인체 구조와 기능 I 3판

해부생리학

ANATOMY & PHYSIOLOGY

an Integrative Approach, third edition

메디컬사이언스
MEDICAL SCIENCE

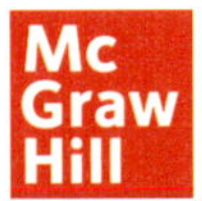

Anatomy & Physiology: An Integrative Approach, Third Edition

1 2 3 4 5 6 7 8 9 LWI 21 20 19 18

Original: Anatomy & Physiology: An Integrative Approach, Third Edition © 2021
By Michael P. McKinley, Valerie Dean O'Loughlin, Theresa Stouter Bidle, Justin York
ISBN 978-1-259-39862-9

This authorized Korean translation edition is published by Medical Science. in arrangement with McGraw-Hill Education Korea, Ltd. This edition is authorized for sale in the Republic of Korea.
This book is exclusively distributed by Medical Science.
When ordering this title, please use ISBN 979-11-90217-39-2

Printed in Korea

인체 구조와 기능 3판

해부생리학

ANATOMY & PHYSIOLOGY an Integrative Approach third edition

2021년 8월 20일 인쇄
2021년 8월 26일 발행

저 자 Michael P. McKinley, Valerie Dean O'Loughlin, Theresa Stouter Bidle, Justin York
역 자 김이석 외 공역
발 행 인 하재용
마 케 팅 이규환
교 정 박혜림
편집디자인 우일미디어
발 행 처 메디컬사이언스
등록 제 2016-000295 호
주소 (03992) 서울특별시 마포구 동교로 23길 21 윤호빌딩402호
전화 (02) 6091-7584 팩스 (070) 7664-5776

* 파본은 교환해 드립니다.
* 인지는 역자와의 합의하에 생략합니다.

ISBN 979-11-90217-39-2 93510
정가 75,000원 (세트)

ANATOMY & PHYSIOLOGY an Integrative Approach, third edition

인체 구조와 기능 I 3판

해부생리학

Michael P. McKinley, Valerie Dean O'Loughlin, Theresa Stouter Bidle, Justin York

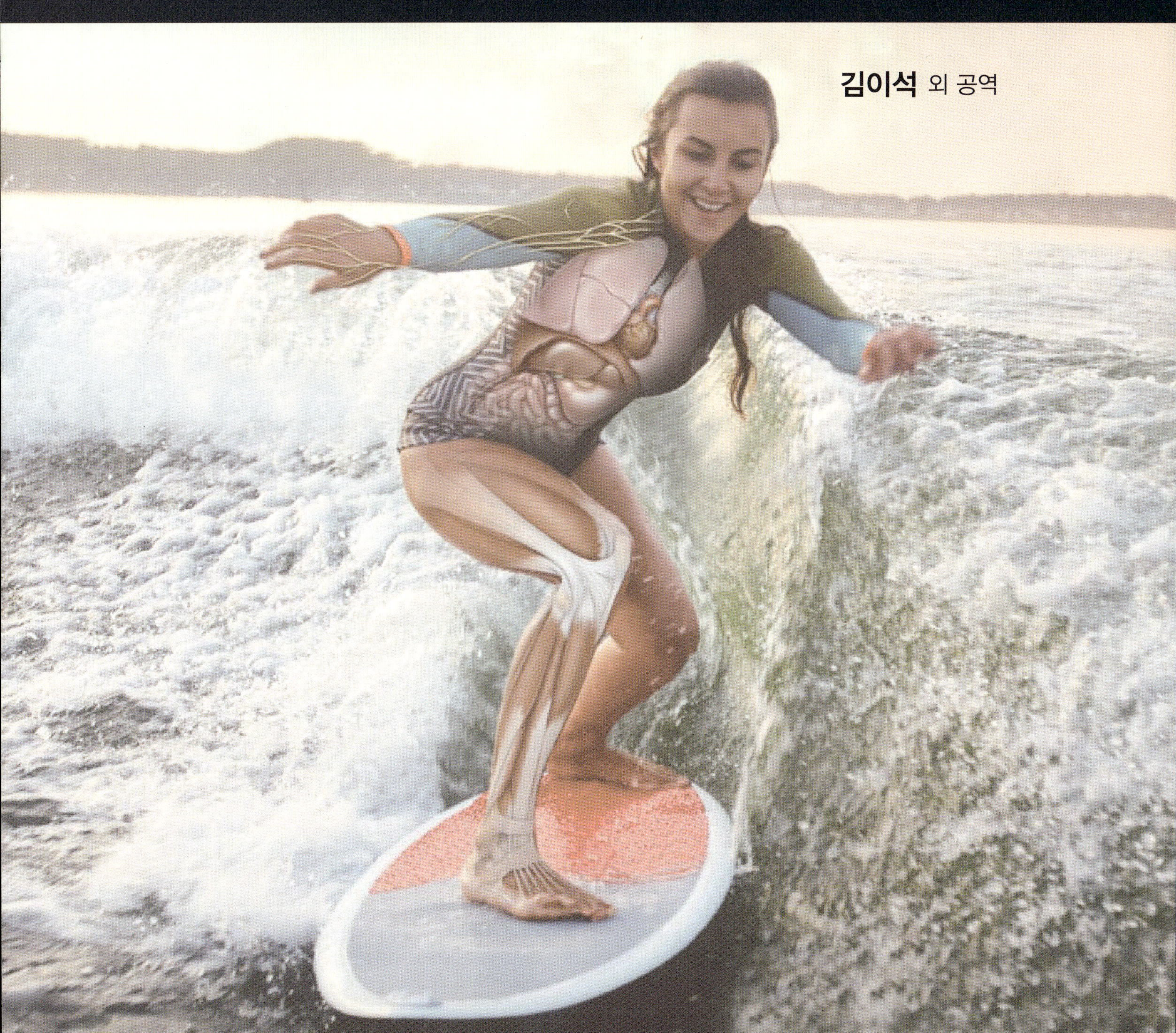

김이석 외 공역

역자 소개

가나다순

편집위원

박지은 마산대학교
이숙희 창원문성대학교
전호선 가야대학교
홍은영 마산대학교
오현주 춘해보건대학교
이영희 동남보건대학교
정광석 동주대학교

교정진

고상진 울산대학교
나옥희 제주관광대학교
전우석 춘해보건대학교
조수옥 서라벌대학교
김성해 동명대학교
이성은 제주한라대학교
정유진 가톨릭상지대학교
하승한 충북보건대학교

번역진

김명주 단국대학교 의과대학 해부학교실
조익현 경희대학교 한의과대학 융합한의과학교실
김현우 충남대학교 의과대학 생리학교실
박진봉 충남대학교 의과대학 생리학교실
한승호 을지대학교 의과대학 생리학교실
김이석 가톨릭대학교 의과대학 해부학교실
김신혜 건양대학교 의과대학 생리학교실
민선식 을지대학교 의과대학 생리학교실
장원석 을지대학교 의과대학 생리학교실

역자 서문

보건의료 분야를 전공하는 학생은 인체의 구조와 기능에 대한 이해를 반드시 갖춰야 한다. 인체의 구조는 해부학에서 주로 다루는 주제이고, 인체의 기능은 생리학에서 주로 다루는 주제이다. 하지만 해부학과 생리학을 따로 떼어서 별개의 과목으로 학습한다면 효율이 매우 떨어지기 때문에 구조와 기능을 함께 이해하는 것이 더욱 효과적이다. 따라서 인체의 구조와 기능을 유기적으로 묶은 학습서를 이용하는 것이 학업수행에 큰 도움이 될 것이다.

이 책은 인체의 구조와 기능에 관한 전문적인 지식을 보건의료 분야를 전공하는 학생들에게 맞춤형으로 제공하고, 해부학과 생리학 분야의 수많은 내용 중에서 핵심적인 사항을 간략하고 밀도 있게 서술함으로써 자칫 방대한 설명으로 낯선 용어에 어려움을 느낄 수 있는 해부학과 생리학의 주요 개념을 쉽게 이해할 수 있도록 자세한 이미지와 함께 설명해 주고 있다.

이 책의 저자인 Michael P. McKinley, Valerie Dean O'Loughlin, Terri Stouter Bidle 등은 수십 편 이상의 논문 출판과 함께 여러 권의 교과서를 저술한 경험이 풍부한 전문가들이다. 그 책들 중의 하나인 Anatomy & Physiology – An Integrative Approach 3판을 역자들이 번역하여 출간하게 되었다.

끝으로 이 책이 출간되기까지 많은 지원을 해주신 메디컬사이언스 대표님과 임직원 여러분에게 진심으로 감사의 말씀을 드린다.

2021년 8월
역자 일동

차례

▶ 인체의 체제

▶ 지지와 신체운동

▶ 전달과 조절

II권 차례

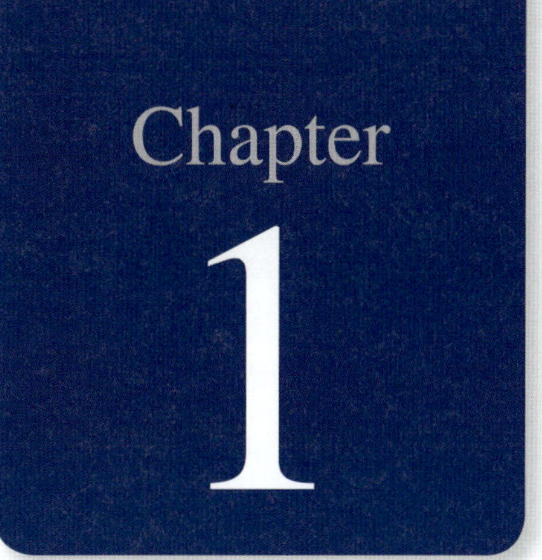

과학으로서의 해부학과 생리학

The Science of Anatomy and Physiology

통합 *INTEGRATE*

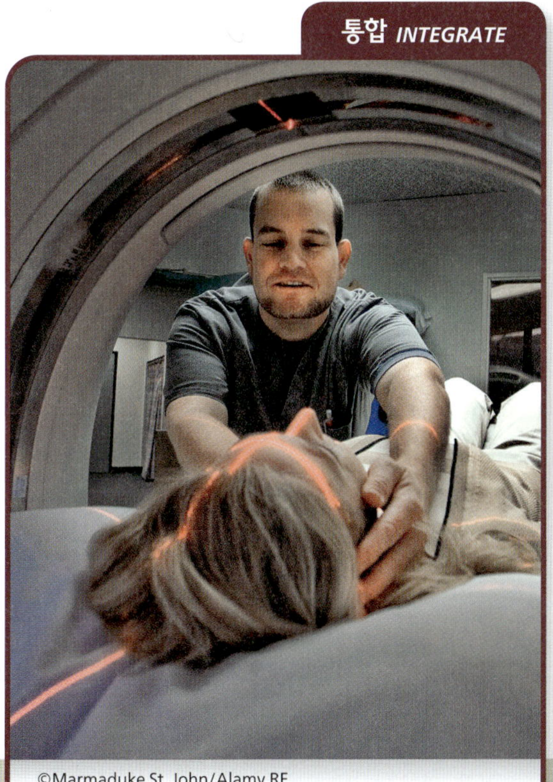

관련 직업

의료영상기사 (Medical Imaging Technologist)

의료영상기사는 MRI, CT, 초음파 등과 같은 다양한 의료영상을 촬영할 수 있도록 훈련을 받는다. 의료영상기사는 의사가 처방한 촬영조건을 정확히 이해할 수 있어야 하며, 의료영상기기를 능숙하게 다룰 줄 알아야 함은 물론 촬영하는 동안 환자와의 원활한 의사소통능력도 갖춰야 한다. 위의 사진은 의료영상기사가 CT 촬영을 위해 환자의 머리위치를 조정하는 모습이다. 뇌의 구조나 위치를 잘 알고 있어야 정확한 뇌의 단면 영상을 얻을 수 있을 것이다.

우리는 인체 해부학과 생리학의 신비로운 세계로 모험을 떠나려 한다. 두 학문은 인체의 놀라운 작용을 탐구한다. 해부학은 몸의 형태와 구조를 연구하고, 생리학은 몸이 기능하는 방식을 연구한다. 이 책을 통해서 인체의 구조와 기능은 서로 분리될 수 없는 주제임을 알게 될 것이다. 이 두 응용과학은 건강과 인체 수행능력의 기초를 이해하도록 돕는다.

이 장은 책의 전반에서 다루고 있는 수많은 개념을 다루고 있으며, 이를 통해 해부학과 생리학의 학습방향 설정에 도움을 주고자 한다. 다루고자 하는 주제는 다음과 같다. (1) 해부학과 생리학의 기본 원칙, (2) 이 책을 효율적으로 공부하는 방법에 대한 팁, (3) 인체를 구성하는 단계, (4) 그리스어와 라틴어에서 유래된 해부학과 생리학의 기초용어, (5) 건강한 신체를 유지하기 위한 일반적인 조절작용인 항상성의 중요한 특징, (6) 항상성 및 건강과 질병 사이의 관계 등이다. 자 이제 인체 해부학과 생리학의 세계에 빠져보도록 하자.

1.1 해부학과 생리학의 비교

여기서는 해부학과 생리학을 비교하고 세분화해 설명할 것이다. 해부학(anatomy)은 구조와 형태를 연구하는 학문이다. “anatomy”라는 단어는 “해부하다”라는 뜻의 그리스어 “anatome”에서 비롯되었다. 해부학자는 인체의 구조와 형태를 연구한다. 구체적으로는 신체 각 부분 사이의 관계 및 개별 기관의 구조를 탐구한다. 생리학(physiology)은 신체기관의 기능을 연구하는 학문이다. 생리학자는 신체기관 및 신체계통이 정상적인 상태에서 어떻게 기능하는지, 그리고 이 기능이 약물이나 질병으로 인해 어떻게 변화하는지를 연구한다. 예를 들어 모세혈관을 공부할 때 해부학자는 얇은 혈관벽의 구조를 설명할 것이고, 생리학자는 얇은 혈관벽을 통해 어떻게 가스와 영양분이 교환되는지를 설명할 것이다.

해부학자와 생리학자는 과학적인 방법을 이용하여 인체의 작동원리를 설명하는 사람들이다. 과학적인 방법은 다음과 같은 철저하고 체계적인 과정으로 이루어진다.

- 관찰을 통해 자연적인 현상이나 사건 조사
- 현상이 일어나는 이유에 대한 설명 가능한 가설 정립
- 데이터를 수집하여 가설 검증
- 가설을 지지하는지 아니면 기각하거나 수정이 필요한지 결정

예전에는 과학적인 방법을 이용하여 혈액이 어떻게 온몸을 순환하는지 설명하는 것이 중요한 시기가 있었으며, 오늘날에도 기억이 어떻게 뇌에 저장되는지 또는 암이 어떻게 온몸으로 퍼지는지 등 여러 다른 주제로까지 확대하여 과학적인 방법을 적용하고 있다.

이 책을 통해 해부학과 생리학을 통합함으로써 구조와 기능이 어떻게 유기적으로 연결되어 있는지 제시하고자 한다.

1.1a 해부학: 구조의 탐구

학습목표

1. 해부학에 대해 설명한다.
2. 현미경해부학과 육안해부학의 세부 분야를 열거한다.

해부학은 그 분야가 매우 광범위해서 더 구체적인 세부분야로 나눌 수 있다. 현미경해부학(microscopic anatomy)은 맨눈으로 관찰할 수 없는 구조를 연구한다. 이 분야를 연구하는 학자들은 대개 개별 세포나 신체조직에서 채취한 얇은 조각을 현미경으로 살핀다. 현미경해부학은 여러 하위 분야가 있으며, 크게 다음과 같이 두 가지로 나눌 수 있다.

- **세포학**(cytology; *cyto*: 세포, *logos*: 학문)은 체세포와 체세포의 내부 구조를 연구하는 학문이다.
- **조직학**(histology; *histos*: 그물, 조직)은 조직을 연구하는 학문이다.

육안해부학(gross anatomy)은 맨눈해부학(macroscopic anatomy)이라고도 하며, 창자(장), 위, 뇌, 심장, 콩팥과 같이 맨눈으로 볼 수 있는 신체기관의 구조와 관계를 탐구한다. 이 육안 조사에서 샘플 또는 샘플의 일부는 해부를 통해 얻는 경우가 많다. 육안해부학에는 다양한 접근법이 있을 수 있다.

- **계통해부학**(systemic anatomy)은 기능별로 나뉘는 신체계통의 해부학을 연구한다. 예를 들어 비뇨계통의 연구는 소변이 형성되는 콩팥, 소변이 운반되는 요관과 요도, 소변이 저장되는 방광에 대해 탐구한다. 학부 과정에서 대부분의 해부학 수업은 이 계통적 접근을 이용해 해부학을 학습한다.
- **국소해부학**(regional anatomy)은 몸의 특정 부분에 존재하는 모든 구조를 한 덩어리로 연구한다. 예를 들어 겨드랑이 부분을 연구한다면 혈관(겨드랑동맥, 겨드랑정맥), 신경(팔신경얼기가지), 림프절(겨드랑림프절), 근육조직, 결합조직, 피부를 연구하는 것이다. 대부분의 의과대학에서는 국소적 접근법을 이용해 육안해부학을 가르친다.
- **표면해부학**(surface anatomy)은 신체 표면에 나타난 해부학적 표지점, 그리고 표지점과 관련이 있는 내부 신체구조에 초점을 맞춘다.
  보건의료전문가는 중요한 부위를 확인하고 찾아내기 위해 표지점을 이용한다. 맥박이 뛰는 위치나 심폐소생술(CPR)을 실시할 신체부위를 예로 들 수 있다. 대부분의 해부학 및 생리학 수업에서도 중요한 표면해부학적 표지점에 대해 가르친다.
- **비교해부학**(comparative anatomy)은 서로 다른 종의 해부학적 구조에서 나타나는 유사점과 차이점을 연구한다. 예를 들면 비교해부학 수업에서는 인간, 침팬지, 개, 고양이의 팔다리 구조를 검토할 수 있다.
- **발생학**(embryology; *embryon*: 어린 것)은 수정에서 출생에 이르기까지 나타나는 발달상의 변화를 다루는 분야이다.

해부학의 여러 전문 분야에서는 의학적 상태의 진단이나 기본적인 과학 연구의 확장에 초점을 맞춘다. 병리해부학(pathologic anatomy; *pathos*: 질병)에서는 질병으로 인한 모든 해부학적 변화를 살핀다. 육안해부학적 변화와 현미경해부학적 구조를 모두 검토한다. 방사선해부학(radiographic anatomy)은 초음파, 자기공명영상(MRI), 엑스레이와 같은 특정 스캔 시술로 시각화할 수 있는 내부 구조 사이의 관계를 탐구한다.

인체는 수천 년간 그다지 변하지 않았기 때문에 해부학에서 새로 배울 것이 없다는 생각이 들 수도 있다. 그러나 실제로는 현재까지도 해부학 연구에서 새로운 정보가 밝혀지고 있으며, 이중 일부는 여러 신체기관의 작용에 대한 기존의 생각을 바꾸고 있다. 해부학이 정적이고 변하지 않는 학문이 아니라 동적이고 끊임없이 변화하는 학문임을 잊지 말아야 한다.

무엇을 배웠는가?

1. 심폐소생술이 필요한 응급상황에서 건강관리종사자에게 표면해부학 지식이 어떻게 중요할 수 있을까?

1.1b 생리학: 기능의 탐구

학습목표

3. 생리학에 대해 설명한다.

4. 생리학의 세부 분야를 열거한다.

생리학자는 다양한 기관계통을 연구하며 일반적으로 신체계통의 작용을 완전히 이해하기 위해 분자나 세포 수준에 초점을 맞춘다. 따라서 생리학을 이해하려면 화학과 세포에 대한 기본 지식이 필수이므로 이 책의 앞부분에서 관련된 내용을 다룬다.

생리학이라는 분야는 해부학과 유사한데, 매우 광범위하며 여러 분야로 세분화할 수 있기 때문이다. 생리학의 구체적인 세부 분야 중 다수는 특정 계통에 초점을 맞춘다. 예를 들어 심장혈관생리학(cardiovascular physiology)은 심장, 혈관, 혈액의 기능을 탐구한다. 심장혈관생리학자는 심장이 혈액을 박출하는 원리, 정상 혈압의 범위, 호흡가스, 영양소, 노폐물이 혈액과 신체조직 사이를 이동할 때 작용하는 세포교환 기전의 상세한 내용을 연구한다. 다른 예로는 신경생리학(neurophysiology; 신경자극이 신경계통을 따라 이동하는 방식과 신경계통 기관이 작용하는 원리 연구), 호흡생리학(respiratory physiology; 호흡가스가 허파와 허파에 혈액을 공급하는 혈관 사이, 그리고 다른 부분들 사이의 가스 교환에 의해 이동하는 원리 연구), 생식생리학(reproductive physiology; 생식호르몬의 조절이 생식주기를 유도하고 생식세포 생산과 성숙에 영향을 미치는 원리 연구)을 들 수 있다.

병태생리학(pathophysiology)은 기관계통의 기능과 그 기관계통에 발생하는 질병 또는 손상 사이의 관계를 탐구한다. 가령 병태생리학자는 혈압, 심장의 수축력, 가스 및 영양소 교환이 심장질환에 어떤 영향을 미치는지 연구할 수 있다.

무엇을 배웠는가?

2 해부학과 생리학의 관계는?

3 심장, 혈관, 혈액의 기능을 탐구하는 생리학은?

통합 INTEGRATE

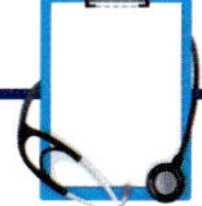

임상적 고찰 1.1 CLINICAL VIEW

질병 발병기전(pathogenesis)의 원인(etiology)

모든 보건의료전문가는 기관계통이 정상 상태에서 어떻게 기능하는지 이해하고 병리가 기관계통의 생리에 어떻게 영향을 미치는지도 이해해야 한다. 이 책의 "임상적 고찰"에서는 특정 병리와 그 병리가 신체계통의 해부학적, 생리학적 측면에 미치는 영향을 소개할 것이다.

1.2 해부학과 생리학의 통합

학습목표

5. 구조에 대한 연구와 기능에 대한 연구가 어떻게 통합되는지를 설명한다.

해부학과 생리학은 얼핏 보기에는 서로 다른 학문으로 여겨질 수 있으나 연구하다 보면 두 학문이 통합되어 있다는 사실을 알 수 있다.

구조(해부학)와 기능(생리학) 사이에는 밀접한 관련이 있기 때문이다. 해부학자는 신체구조가 수행하는 기능을 이해하지 않고서는 해부학적 형태를 완전히 이해할 수 없다. 마찬가지로 생리학자는 신체구조의 형태를 배우지 않고서는 신체기능을 완전히 이해할 수 없다. 인체를 구성하는 성분의 모양과 구조를 결정짓는 것이 바로 기능에서 유래한 것임을 알아야 비로소 해부학과 생리학의 상호의존성을 이해할 수 있다. 이러한 개념을 통해 해부학과 생리학의 학습 방향을 정확히 설정할 수 있을 것이다.

형태와 기능을 분리하지 않고 해부학과 생리학을 통합하여 공부하는 것이 두 분야를 학습하는 가장 효율적인 방법이다. 해부학자와 생리학자가 같은 기관을 조금 다르게 설명하더라도 기관계통을 완전히 이해하기 위해 해부학자는 생리학의 정보를 이용해야 하며, 생리학자는 해부학의 정보를 이용해야 한다. 작은창자벽의 구조를 알지 못하면 작은창자가 음식을 이동시키고 영양소를 소화하거나 흡수하는 방식을 제대로 이해할 수 없다. 그림 1.1은 해부학자와 생리학자가 인체를 탐구하는 방법을 비교하면서 두 학문이 어떻게 통합되는지를 보여 준다. 해부학자(왼쪽 그림)는 신체조직의 형태와 구조에, 생리학자(오른쪽 그림)는 기전과 기능에 초점을 맞춘다. 그러면서도 해부학자와 생리학자 모두 신체조직의 형태와 기능이 밀접한 관련성을 가지고 있다는 점을 이해하고 있다. 이 책 전반에 걸쳐 두 분야를 통합해 해부학적 형태와 생리학적 기능이 불가분의 관계에 있음을 명확히 보여 줄 것이다.

그림 1.1은 이 책의 중요한 특색인 개념모식도의 한 예이다. 이와 같은 그림들이 각 장마다 제시되어 있으며, 각 장에서 다룬 내용을 시각적으로 표현함으로써 주요 내용을 이해하는 데 도움을 주고자 하였다.

무엇을 배웠는가?

4 해부학자와 생리학자가 작은창자를 어떻게 설명하는지 비교하고 대조하라.

1.3 해부학과 생리학을 효율적으로 공부하는 방법

학습목표

6. 해부학과 생리학을 효율적으로 공부하는 가장 좋은 방법을 설명한다.

해부학 및 생리학은 다루는 내용이 많은 과목이어서 익숙하지 않은 학생들은 그 양에 압도될 수 있다. 이 과목에서 학습성과를 얻으려면 신중한 시간관리와 적절한 학습 기술이 무엇보다 필요하다. 강의를 하다 보면 보다 효과적인 학습전략을 세워서 성과를 높이는 학생을 만나곤 한다. 여기서는 이러한 전략 중 일부를 설명하고자 한다.

통합 개념 개관

그림 1.1 해부학자와 생리학자가 인체를 어떻게 탐구하는지 비교하기.
(a) 해부학자는 특정 신체기관(여기서는 작은창자)의 형태와 구조에 초점을 맞춘다.
(b) 생리학자는 신체기관 또는 계통의 기능에 초점을 맞춘다. 그러나 해부학자와 생리학자는 모두 형태와 기능 사이에 밀접한 관련이 있음을 알고 있다.

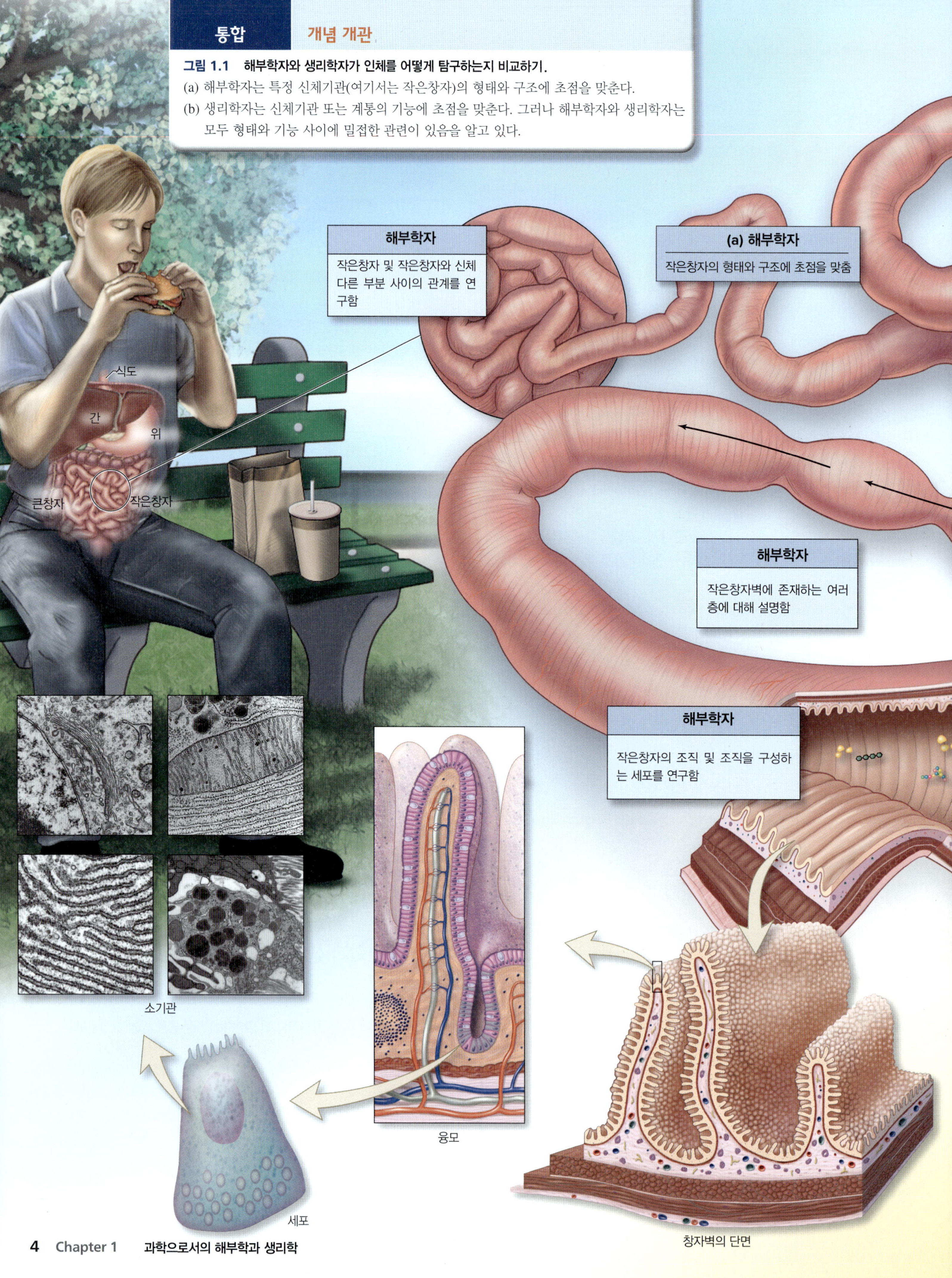

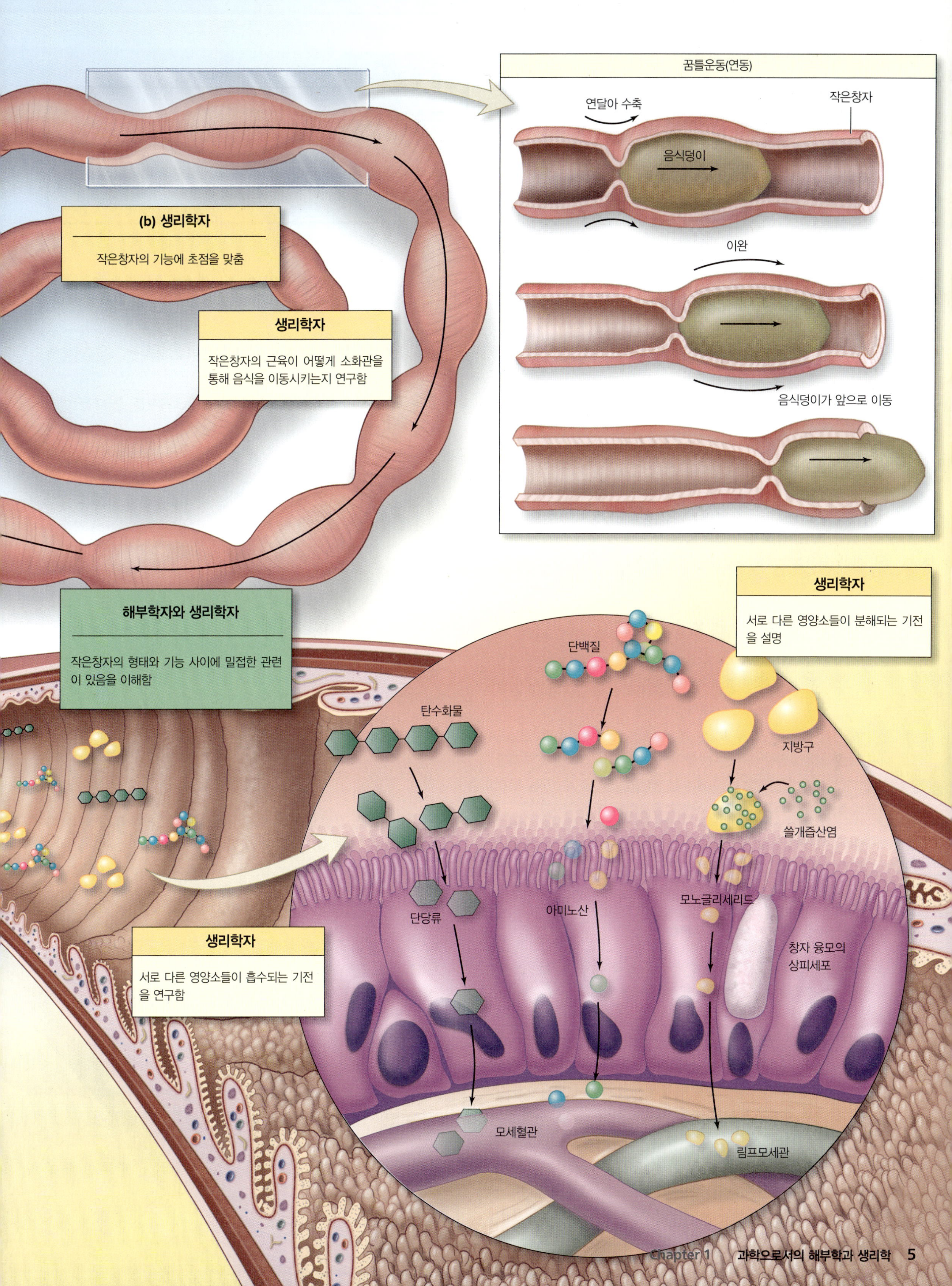

꿈틀운동(연동)
연달아 수축
작은창자
음식덩이
이완
음식덩이가 앞으로 이동
(b) 생리학자
작은창자의 기능에 초점을 맞춤
생리학자
작은창자의 근육이 어떻게 소화관을 통해 음식을 이동시키는지 연구함
해부학자와 생리학자
작은창자의 형태와 기능 사이에 밀접한 관련이 있음을 이해함
생리학자
서로 다른 영양소들이 분해되는 기전을 설명
단백질
탄수화물
지방구
쓸개즙산염
단당류
아미노산
모노글리세리드
창자 융모의 상피세포
생리학자
서로 다른 영양소들이 흡수되는 기전을 연구함
모세혈관
림프모세관

해부학과 생리학을 공부하기에 적절하지 않은 방법

1. **시험 볼 때까지 기다리기**. 앞서 언급했듯이 해부학과 생리학은 내용이 풍부하며 학습자가 많은 내용의 복잡한 과정을 이해할 수 있어야 한다. 시험 며칠 전에 공부를 시작하는 것만으로는 그 내용을 이해하고 자신의 것으로 만들 수 있는 시간이 부족하다.
2. **쉬지 않고 장시간 공부하기**. 1시간 30분 이하의 짧은 시간 동안 공부한 다음 잠시 휴식을 취했다가 다시 공부하면 뇌가 가장 잘 작동한다. 4시간씩 이어지는 마라톤 공부법은 단지 부담감만을 느끼게 해줄 뿐이고 공부한 것을 다 기억하지 못할 것이다.
3. **산만하게 공부하기**. TV를 켜고 휴대전화로 문자를 하거나 컴퓨터가 소셜미디어 계정에 연결되어 있는가? 그렇다면 공부하고 있다고 생각하는 시간이 많게 느껴지지 않을 것이다. 문자에 답하거나, 이메일을 확인하거나, TV 소리를 들을 때마다 책의 내용에 집중하지 않게 된다. 실제로 여러 가지 일을 동시에 한다는 것은 불가능하며, 단지 작업에 집중하지 않고 한 작업에서 다른 작업으로 빠르게 전환하고 있을 뿐이다. 이러한 학습법은 책과 분리되어 있어 책의 내용에 깊게 빠져들지 못하게 한다.
4. **노트나 필기한 내용을 수동적으로 읽기**. 공부를 한다고 필기한 내용을 여러 번 읽지 않는 것이 좋다. 이러한 학습법을 수동 학습이라고 한다. 학습 과정에서 많은 일을 할 필요가 없기 때문에 수동 학습이라고 하는 것이다. 지식을 익히고 있다고 생각할 수도 있지만 실제로는 그 내용에 대한 피상적인 인지 정도에 불과하다. 기억을 통해 내용을 반복적으로 끄집어 내고 다른 적극적인 학습 방법과 함께 내용에 대한 문제를 푼다면 이를 통해 익힌 내용을 빠르게 회상할 수 있다. 자신의 노트나 필기를 다시 읽는 것에 전적으로 의존하는 학생들은 종종 "이 내용을 보기는 했지만 어떤 답을 선택해야 할지 모르겠습니다."라고 말할 것이다.
5. **혼자 공부하기**. 혼자서 공부하면 책의 내용을 잘 파악하고 있는지 다른 사람에게 설명할 수 있는지 등 학습의 성과를 정확하게 측정할 수 없다. 더 어려운 개념을 이해하는 데 도움을 줄 수 있는 학습 파트너가 없다면 책의 내용을 오해할 가능성이 매우 높아진다.

이제 해부학과 생리학을 공부할 때 가장 크게 실수하는 사례 몇 가지를 언급했으므로 더 효과적인 공부 방법은 무엇일지 다음의 모범 사례를 살펴보도록 하자.

해부학과 생리학을 공부하는 모범 사례

1. **예정된 시험 전에 정기적으로 일일 학습 계획 세우기**. 공부는 수업 첫 주에 시작해야 하며, 매일 또는 격일로 공부 일정을 세워야 한다. 시험 전 주까지 기다리지 말고 계획을 세워 바로 내용을 익힌다. 강의 또는 실습 후 학습한 내용을 바로 복습하는 것이 좋다. 또한 학습 중인 내용을 이전 시간에 다룬 내용과 연결지어 공부한다. 이 계획을 따르면 시험 1주일 전에 공부를 새롭게 시작하지 않고 이미 공부한 내용을 검토할 수 있다.
2. **짧은 시간씩 여러 번 공부하라**. 매일 또는 격일로 계획을 세워 타이머를 30분 이하로 설정하고 해부학과 생리학 과목에만 집중한다. 30분 내에 효과적으로 검토할 수 있는 학습 주제도 선택해야 한다. 예를 들어, 피부의 표피와 진피를 비교하고 대조할 수 있는 내용이 적당한 주제이다. 30분이 지나면 5분 정도의 짧은 휴식시간을 가진 다음 타이머를 재설정하여 다시 공부한다. 30분의 짧은 시간이 세 번 지나면 더 긴 휴식시간을 가진다. 4시간씩 길게 공부하는 것보다 더 많은 내용을 검토할 수 있고, 검토한 것은 기억에 남을 것이다.
3. **주의산만을 최소화하기**. 휴대전화를 치우고 TV를 끈 다음 이메일을 종료한다. 연구에 따르면 사람들은 멀티태스킹을 하지 못한다. 오히려 두뇌가 한 작업에서 다른 작업으로 빠르게 이동하므로 각 작업에 대한 활동이 분리되어 잘 조직화되지 않을 수 있다. 방해요소를 최소화하고 학업 내용에 집중할 때 공부가 얼마나 효율적으로 진행되는지 알게 될 것이다. 앞에서 언급한 타이머 기술을 사용하면 짧은 휴식시간 동안 문자나 소셜미디어를 하며 자신에게 보상을 줄 수 있다.
4. **공부할 때 적극적인 학습 방법을 활용하기**. 능동 학습은 그 내용에 참여하고 문제를 해결하며 배운 것을 이전 지식에 적용하는 프로세스이다. 수동 학습의 반대이다. 적극적인 학습의 예는 다음과 같다.
   a. 학업 내용을 정리하기 위해 자신만의 표를 만들기. 강의노트를 작성하여 표 형식으로 재구성한다. 예를 들어, 비슷한 기능의 근육을 묶어 표로 만들 수 있다. 근육을 쓰고 정보를 표 형식으로 재구성하면 서술내용을 읽는 것보다 내용을 더 잘 기억하는 데 도움이 된다.
   b. 해부구조를 그림으로 그리고 설명 붙이기. 장기 및 조직을 직접 그리고 주요 기능에 강조표시를 한다. 그림을 그릴 때 여러 정보를 하나의 다이어그램으로 통합하여 그린다. 아티스트가 아니어도 되고 그림이 예쁘지 않아도 된다. 오직 의미만 담고 있으면 된다.
   c. 생리 기전의 흐름도 그리기. 예를 들어 콩팥에서 만들어진 여과액이 소변이 되는 경로를 그리는 것이다. 혈액이 심장에서 폐로, 다시 심장으로 이동하는 과정을 보여 주는 순서도를 만든다.
   d. 학습 내용에 대한 기출문제 풀기. 교육 연구에 따르면 개인이 여러 번 연습하고 그 내용을 회상할 때 장기학습이 발생할 가능성이 가장 높다고 한다. 교재에는 문제를 풀 수 있는 여러 기회가 있다. 각 장의 끝부분에 기초평가, 응용평가, 종합평가 문제가 실려 있다. 친구와 함께 공부하는 경우에는 문제를 서로 바꿔서 내 본다. 내용을 정확하게 회상할 수 있으면 지식을 얻게 된다. 시험을 치를 때까지 기다리지 말고 시험을 치를 수 있는지 확인한다.

통합 INTEGRATE

학습전략 LEARNING STRATEGY

이와 같은 '학습전략' 상자(항상 녹색으로 표시)는 그 내용을 더 잘 이해하고 배우는 데 도움이 되는 유용한 유추와 기억 보조 및 기타 학습 팁을 제공한다. 각 장에서 이 상자를 찾아보도록 하자.

통합 INTEGRATE

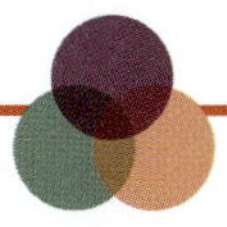

개념 연결 CONCEPT CONNECTION

이와 같은 상자에서는 다양한 기관계통이 서로 관련되어 있으며 따로 작용하지 않는 원리를 조명할 것이다. 가령 심장혈관계통과 호흡계통은 혈액이 전신으로 호흡가스(산소와 이산화탄소)를 운반할 때 함께 작용한다.

e. 친구에게 개념을 설명하고 가르치기. 한 사람이 다른 사람을 가르칠 때 둘 다 배운다는 말이 있다. 교사들은 매년 학생들을 가르치면서 해부학과 생리학 지식을 강화해 왔다. 새로운 개념을 배웠다면 친구와 그 개념을 자신의 말로 설명해 본다. 개념을 설명하고 친구의 질문에 대답하면 지식을 강화하는 데 큰 도움이 된다. 교과서의 개념 개관 그림(예 : 그림 1.1)을 활용하여 다른 사람에게 개념을 설명해 본다.

5. **친구들과 스터디그룹 만들기**. 앞서 언급된 많은 적극적인 학습 방법은 친구와 함께 공부할 때 가장 효과적이다. 혼자 문제를 풀어서는 개념을 진정으로 이해하고 있는지 확실히 알기가 어렵기 때문이다. 친구와 함께 각자 지식의 차이가 있는 부분을 결정하고, 학습 과정에 대한 계획을 세우며, 서로 개념을 설명하며 공부한다.

6. **교과서에서 제시하는 모든 자료를 활용하기**. 교과서와 함께 제공되는 디지털 플랫폼에는 해부학과 생리학을 보다 효율적으로 배우는 데 도움이 되는 수많은 자료가 들어 있다. 따라서 텍스트만 읽지 말고 텍스트의 각 장에 제공된 다음의 보조도구를 사용한다.

   a. 통합(Integrate): 학습전략 상자. 이 상자는 내용을 배우는 데 도움이 되는 유추와 암기법 및 학습 팁을 제공한다.

   b. 통합(Integrate): 개념 연결 상자. 이 상자는 산−염기 균형 또는 호르몬 성장 조절과 같은 여러 장에서 논의되고 제시될 수 있는 주제의 요약을 제공한다. 여러 장에 걸쳐 나오는 내용들을 연결하는 데 도움이 된다.

   c. 통합(Integrate): 개념 개관 그림. 각 장에는 주요 개념에 대한 요약을 제공하도록 설계된 하나 이상의 그림이 있다. 예를 들어, 그림 1.1은 해부학자와 생리학자가 신체를 연구하는 방법을 비교한 개념 개관 그림이다. 이 그림들이 친구에게 개념에 대한 설명을 할 수 있도록 안내해 준다.

   d. 각 장에 준비된 통합 문항. 이 책을 읽으면서 각 텍스트 섹션 끝에 있는 '무엇을 배웠는가?'에 대한 답을 써본다. 각 장을 다 읽은 후에는 질문을 사용하여 지식을 검증한다.

   e. LearnSmart. 각 장은 대화식 e-모듈과 연결되어 있어서 읽은 개념을 스스로 테스트할 수 있다. 이 프로그램은 아직 경험하지 않은 주제를 강조하고 이러한 주제에 대한 학습계획을 만들게 한다.

   f. APR. APR은 대화형 시체 해부 도구로 해부학적 특징을 강조하고 실험실 및 강의 개념을 검토할 수 있게 해준다. 전체 해부학 및 조직학 개념을 아우르고 특정 생리학 과정에 대한 애니메이션을 제시하며 실험실 퀴즈 도구로 자신을 테스트할 수도 있다.

이 모범 사례 목록이 전부는 아니다. 똑같이 효과적인 학습전략이 더 있을 수 있다. A등급의 평점을 보장할 수는 없지만 여기에 설명된 모범 사례를 활용하면 해부학 및 생리학에 대한 이해가 크게 증가할 것이다. 다른 과목에도 이 모범 사례를 이용할 수 있다.

무엇을 배웠는가?

5 친구와 함께 공부하는 것이 혼자 공부하는 것보다 더 효과적인 이유는 무엇인가?

1.4 인체의 구조적 단계

인체의 구성요소를 형태와 기능의 구조적인 계층에 따라 분류해 보자. 이렇게 단계별로 생각하면 생물에 공통적으로 나타나는 특징, 그리고 각 단계가 그 특징을 어떻게 뒷받침하는지를 이해할 수 있다. 예를 들어 기관계통이라는 개념을 이용하면 기능을 다양한 기관 사이의 상호작용으로 이해할 수 있다.

1.4a 생물의 특징

학습목표

7. 모든 생물의 공통되는 특징을 열거한다.

인간을 포함해 모든 유기체에 공통적으로 나타나는 다양한 성질은 다음과 같다.

- **체계.** 모든 유기체에는 복잡한 구조와 질서가 존재한다. 다음 절에서는 점점 더 복잡해지는 다양한 구조적 단계가 인체에 존재함을 관찰할 것이다.
- **대사.** 모든 유기체는 대사(metabolism; *metabole*: 변화)를 한다. 대사는 체내에서 일어나는 모든 화학반응의 집합으로 정의된다. 대사에는 작은 분자가 모여 큰 분자를 이루는 합성대사(동화, anabolism; *anabole*: 모으다)와 큰 분자가 분해되어 작은 분자가 되는 분해대사(이화, catabolism; *katabole*: 파괴)가 있다. 대사반응의 예로는 특정 기능을 수행하기 위해 세포가 가진 에너지를 이용하는 것, 신체 또는 신체기관을 움직이기 위해 근육이 수축하는 것 등을 들 수 있다.

어떻게 생각하는가?

1 음식을 소화할 때 합성 화학반응과 분해 화학반응 중 어느 대사반응이 주로 활용될 것이라고 생각하는가? 그 이유는?

- **성장과 발달.** 유기체는 일생 동안 주변 환경에서 나온 물질을 소화하며 크기가 커지고(성장) 형태 및 기능과 관련해 점점 더 특수화하는(발달) 경우가 많다. 인체가 성장하고 발달하면서 뇌와 같은 구조들이 복잡해지고 정교해진다.
- **반응성.** 모든 유기체에는 반응성(responsiveness)이 나타난다. 반응성이란 자극(stimulus; 외부 또는 내부 환경의 변화)을 감지하고 반응하는 능력이다. 손 피부에 매우 뜨거운 온도와 같은 자극이 발

생하면 사람은 손을 움츠려 부상이나 손상을 예방한다. 반응성은 거의 모든 구조적 단계에서 나타난다.

- **조절.** 유기체는 환경적 변화에 맞추어 신체기능을 조정하거나 통제할 수 있어야 한다. 항상성(homeostasis; *homoios*: 유사한, *stasis*: 고정적인)은 유기체가 일관된 내부 환경(세포외액), 즉 '안정 상태'를 유지할 수 있는 능력을 뜻한다. 체온이 올라가면 신체는 열 손실이 촉진되도록 더 많은 혈액을 신체 표면 가까이 순환시켜 이 변화를 조절함으로써 몸이 항상성을 회복하도록 한다(항상성은 이 장의 뒷부분에서 더 깊이 살펴볼 것이다).
- **생식.** 모든 유기체는 성장, 유지, 보수를 위해 새로운 세포를 만들어 낸다. 체세포는 유사분열이라는 과정을 통해 분화하며, 생식세포(성세포)는 감수분열이라는 세포분열 과정을 통해 생산된다. 적절한 조건하에서 생식세포는 새롭고 살아 있는 유기체로 발달할 수 있다.

무엇을 배웠는가?

6 유기체가 "반응성이 있다"는 것은 어떤 의미이며, 이 특징은 유기체의 생존과 어떤 관련이 있는가?

1.4b 간단한 구조에서 가장 복잡한 구조까지

학습목표

8. 인체의 구조적 단계를 설명한다.

해부학자와 생리학자는 **그림 1.2**에 나타난 것과 같이 단계에 따라 점점 더 복잡해지는 인체의 구조를 파악하고 있다. 단순한 것부터 나열하자면 이 단계는 화학물질단계, 세포단계, 조직단계, 기관단계, 계통단계, 개체단계로 이루어져 있다.

화학물질단계(chemical level)는 가장 단순하며 원자와 분자 수준의 단계이다. 원자(atom)는 물질을 구성하는 가장 작은 단위이다. 2개 이상의 원자가 결합해 분자(molecule)를 형성한다. 분자의 예로는 당, 물, 비타민 등이 있다. 더 복잡한 분자는 고분자(macromolecule)라고 하며 일부 단백질과 데옥시리보핵산(DNA) 분자가 여기에 포함된다. 고분자는 세포 내에서 분화되는 미세 하부 단위인 소기관(organelle)을 형성하며, 이 소기관은 세포 내에서 발견되는 미세기관이다.

세포단계(cellular level)는 세포(cell)로 구성된다. 세포는 가장 작은 생물조직이며, 유기체의 구조와 기능을 구성하는 기본 단위이다. 세포 및 세포 구성물은 화학물질단계의 원자와 분자로 구성된다. 세포의 구조는 매우 다양하며 각자의 기능에 필요한 특수성을 반영한다. 예를 들어 뼈대근육세포에는 매우 길며 근육 수축을 도울 수 있도록 구성된 수많은 단백질 필라멘트가 있다. 한편 적혈구는 신속하고 효율적인 호흡가스교환을 촉진하는 작고 납작한 원반 모양 세포이다.

조직단계(tissue level)는 조직(tissue)으로 구성된다. 조직은 공통된 기능을 수행하는 유사한 세포들의 집합이다. 조직에는 네 가지 유형이 있다. 상피조직은 노출된 표면 및 몸안의 내벽을 감싼다. 결합조직은 구조와 기관을 보호하고 지지하며 결합시킨다. 근육조직은 움직임을 만들어 낸다. 마지막으로 신경조직은 소통을 위한 신경자극을 전도한다.

기관단계(organ level)는 기관(organ)으로 구성된다. 기관은 구체적이고 복잡한 기능을 수행하기 위해 함께 작용하는 2개 이상의 조직 유형으로 구성된다. 작은창자는 소화된 영양소를 처리하고 흡수하기 위해 네 가지 유형 전부의 조직이 함께 작용하는 기관의 예이다.

계통단계(organ system level)는 활동을 조정하고 공통된 기능을 수행하기 위해 함께 작용하는 관련 기관들로 구성된다. 예를 들어 소화계통의 기관(예: 입안, 위, 작은창자, 큰창자, 간)은 음식물 입자를 소화하고 영양소를 흡수하며 노폐물을 배출하기 위해 함께 움직인다.

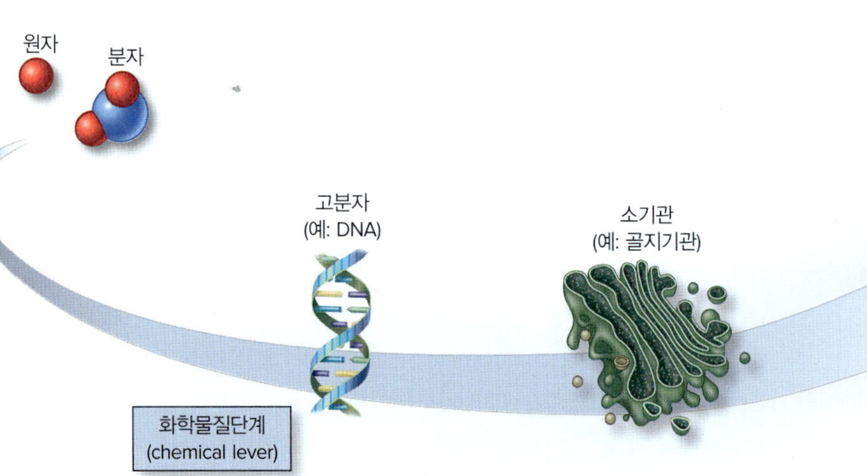

신체기관의 구조 중 가장 높은 단계는 개체단계(organismal level)이다. 모든 신체계통은 살아 움직이는 하나의 개체(organism) 내에서 상호 의존하며 기능한다.

무엇을 배웠는가?

7 더 높은 구조적 단계는 그 아래 단계가 모두 포함되어 있는가? 설명하라.

1.4c 기관계통의 기초

학습목표

9. 인체의 기관계통을 비교한다.

모든 유기체는 대사를 위해 영양소, 수분, 기체를 주변 환경과 교환해야 한다. 단순유기체(예: 세균; 단세포)는 이 물질들을 표면의 막을 통해 직접 교환할 수 있다. 반면 복잡한 다세포유기체는 일상적인 삶을 영위하는 데 필요한 수많은 활동을 수행하기 위해 특화한 구조와 기능을 가진 정교한 기관계통이 있어야 한다. 인간의 경우는 11개의 기관계통(organ system)이 존재한다. 각 기관계통은 상호 관련이 있는 기관들로 구성되며, 이 기관들은 특정한 기능을 수행하기 위해 서로 협력한다(그림 1.3). 인체는 모든 기관계통의 복잡한 연동을 통해 항상성을 유지한다. 각 기관계통에 대한 자세한 검토는 다음 장부터 시작한다.

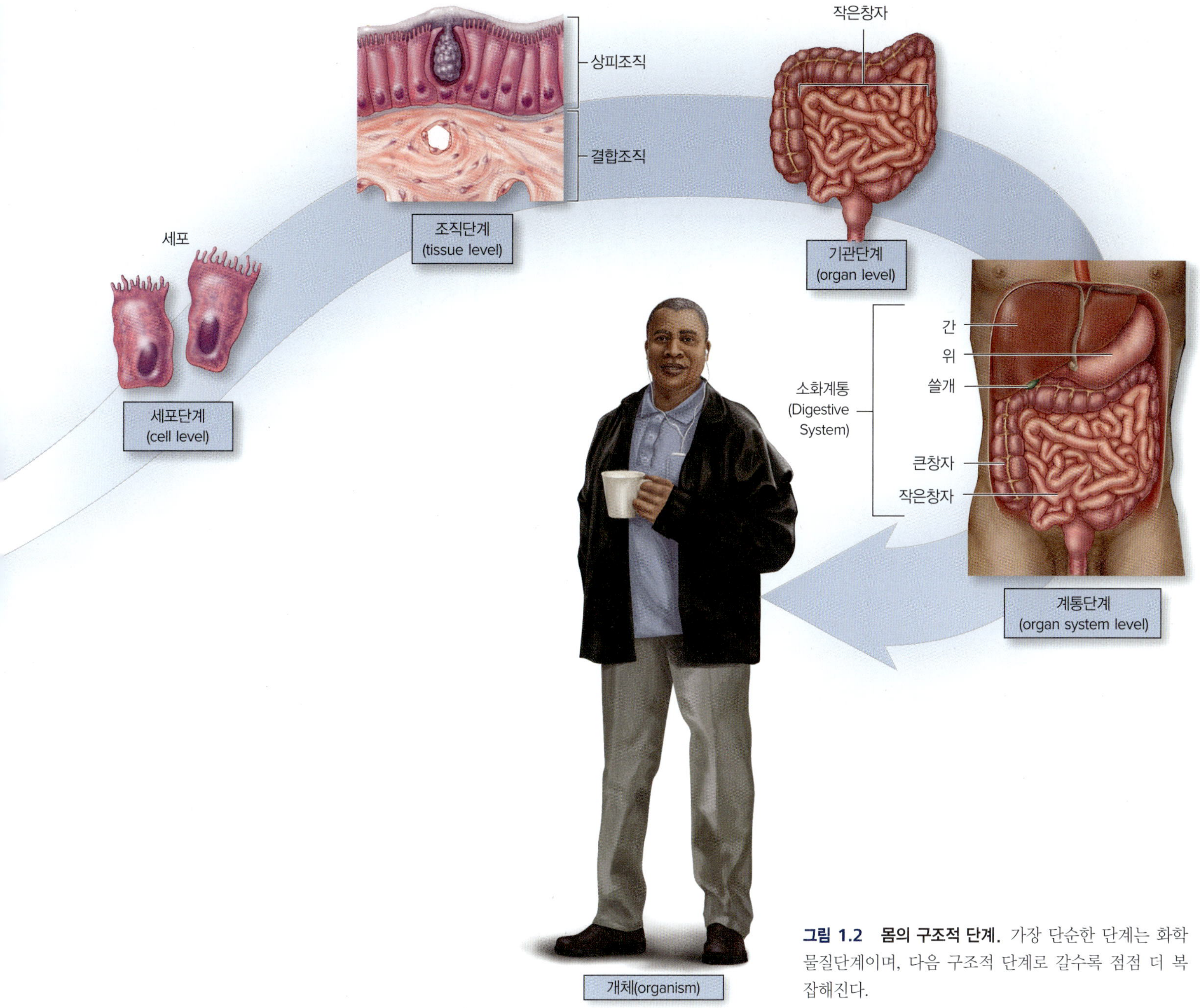

세포

세포단계
(cell level)

상피조직

결합조직

조직단계
(tissue level)

작은창자

기관단계
(organ level)

소화계통
(Digestive
System)

간

위

쓸개

큰창자

작은창자

계통단계
(organ system level)

개체(organism)

그림 1.2 몸의 구조적 단계. 가장 단순한 단계는 화학물질단계이며, 다음 구조적 단계로 갈수록 점점 더 복잡해진다.

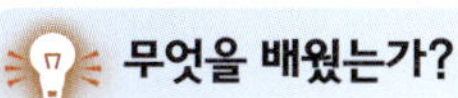
무엇을 배웠는가?

8 소변을 형성할 때 혈액을 걸러 내고 혈액 속 노폐물을 제거하는 기관계통은?

1.5 해부학과 생리학에서 사용하는 용어

해부학과 생리학에서 임상의나 연구원은 같은 특성과 기능에 대해 이야기하기 위해서 정확한 용어를 사용해야 한다. 이러한 필요에 따라 체위, 방향, 부위, 몸안을 가리키는 기술적인 용어가 개발되었다.

이 용어들은 일상적인 대화에서 사용되는 것과 다른데, 대화에서 사용되는 용어는 위치와 자세를 정확히 가리키거나 구조를 정확히 나타내지 못하는 경우가 많기 때문이다. 예를 들어 일상적인 대화에서 사용하는 팔(arm)이라는 용어는 상지 전체를 가리키지만 해부학에서는 상지 중 특정한 부분을 따로 집어서 말한다. 해부학에서 팔(arm)이나 위팔(상완, brachium)이라는 용어는 상지 중 어깨에서 팔꿉치에 이르는 부분만을 가리킨다.

대부분의 해부학 용어와 생리학 용어는 그리스어나 라틴어에서 비롯되었으며, 이 책에서는 적절한 부분에서 용어의 어원과 정의를 자주

통합 INTEGRATE

학습전략 LEARNING STRATEGY

단어를 좀 더 작은 부분으로 쪼개는 것은 그 의미를 이해하고 기억하는 데 도움이 된다. 예를 들어 histology(조직학)는 조직을 연구하는 학문인데, 쪼개면 histos: 직물, 조직, logos: 학문이 되어 이해하기 쉽다. 많은 생물학 용어는 접두사, 접미사와 어근을 나눔으로써 친근하지 않은 용어의 의미를 습득하는 데 도움이 될 수 있다.

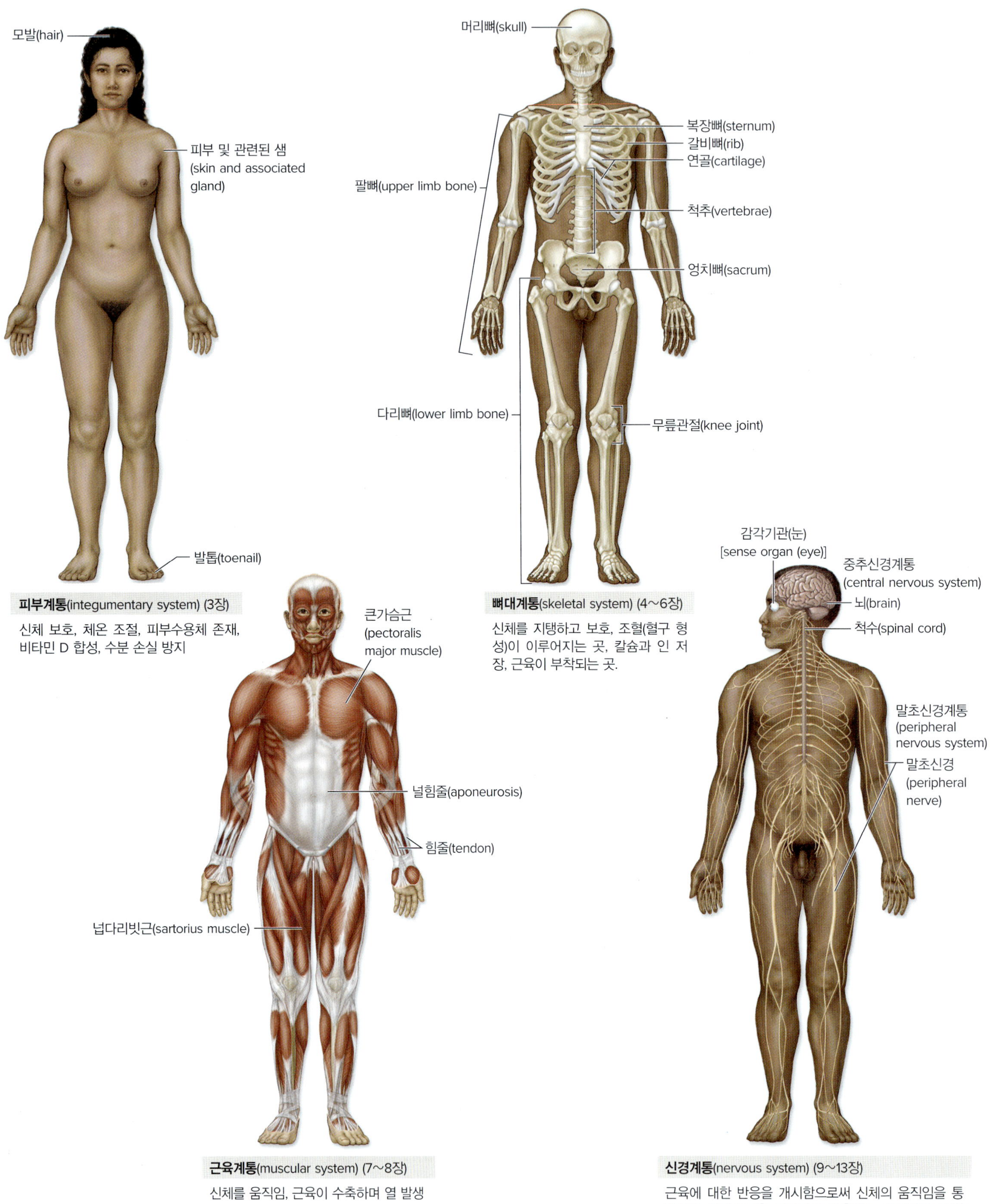

그림 1.3 기관계통. 인체에 존재하는 11개 기관계통의 주요 구성요소와 특징을 나타냈다.

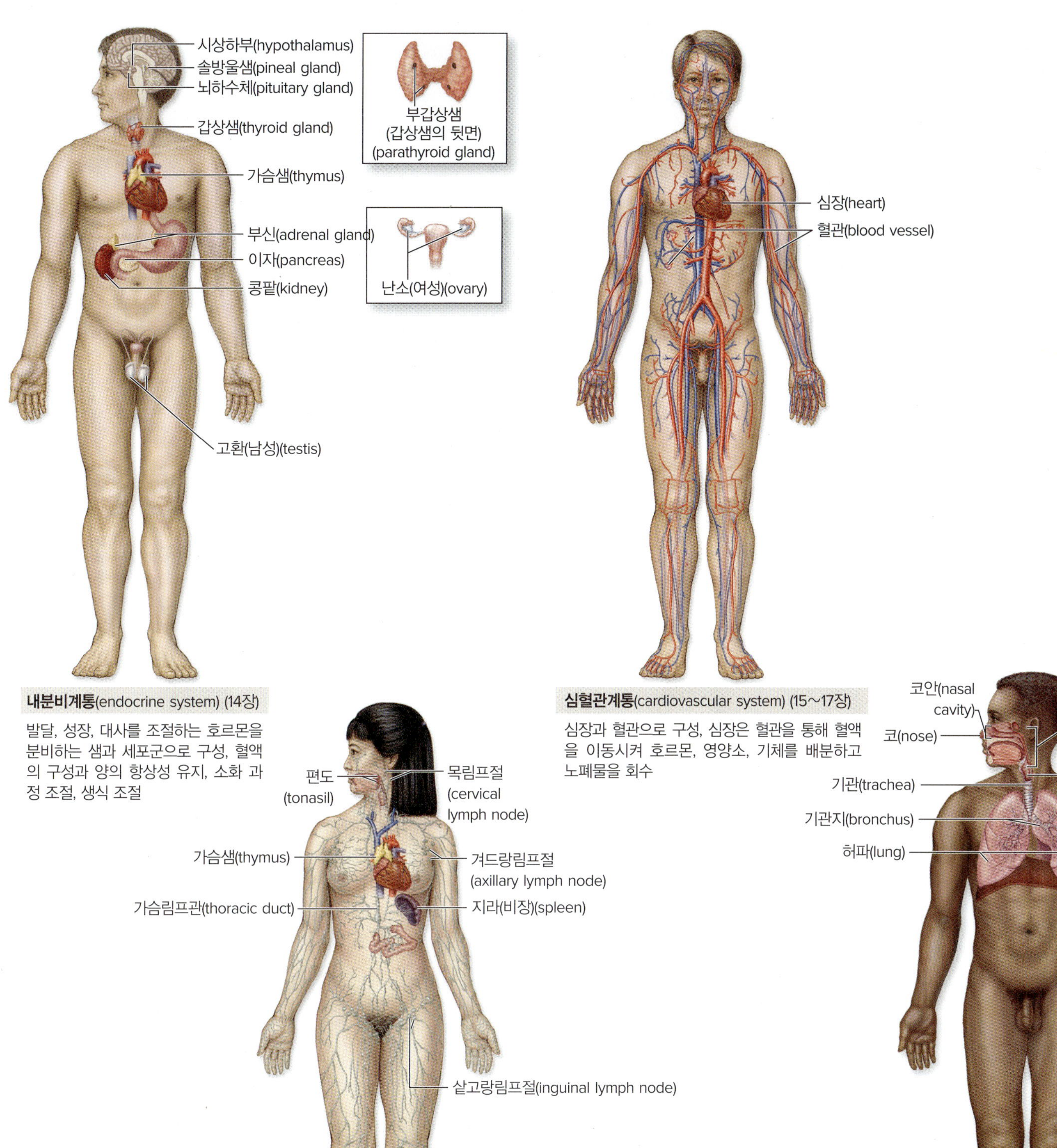

내분비계통(endocrine system) (14장)

발달, 성장, 대사를 조절하는 호르몬을 분비하는 샘과 세포군으로 구성, 혈액의 구성과 양의 항상성 유지, 소화 과정 조절, 생식 조절

심혈관계통(cardiovascular system) (15~17장)

심장과 혈관으로 구성, 심장은 혈관을 통해 혈액을 이동시켜 호르몬, 영양소, 기체를 배분하고 노폐물을 회수

림프계통(lymphatic system) (18장)

림프[림프관을 따라 흐르는 사이질액(간질액)]를 운반하고 거르며 필요 시 면역반응에 참여

호흡계통(respiratory system) (19장)

허파의 혈액과 공기 간 가스(산소와 이산화탄소)의 교환을 담당

그림 1.3 기관계통. (계속)

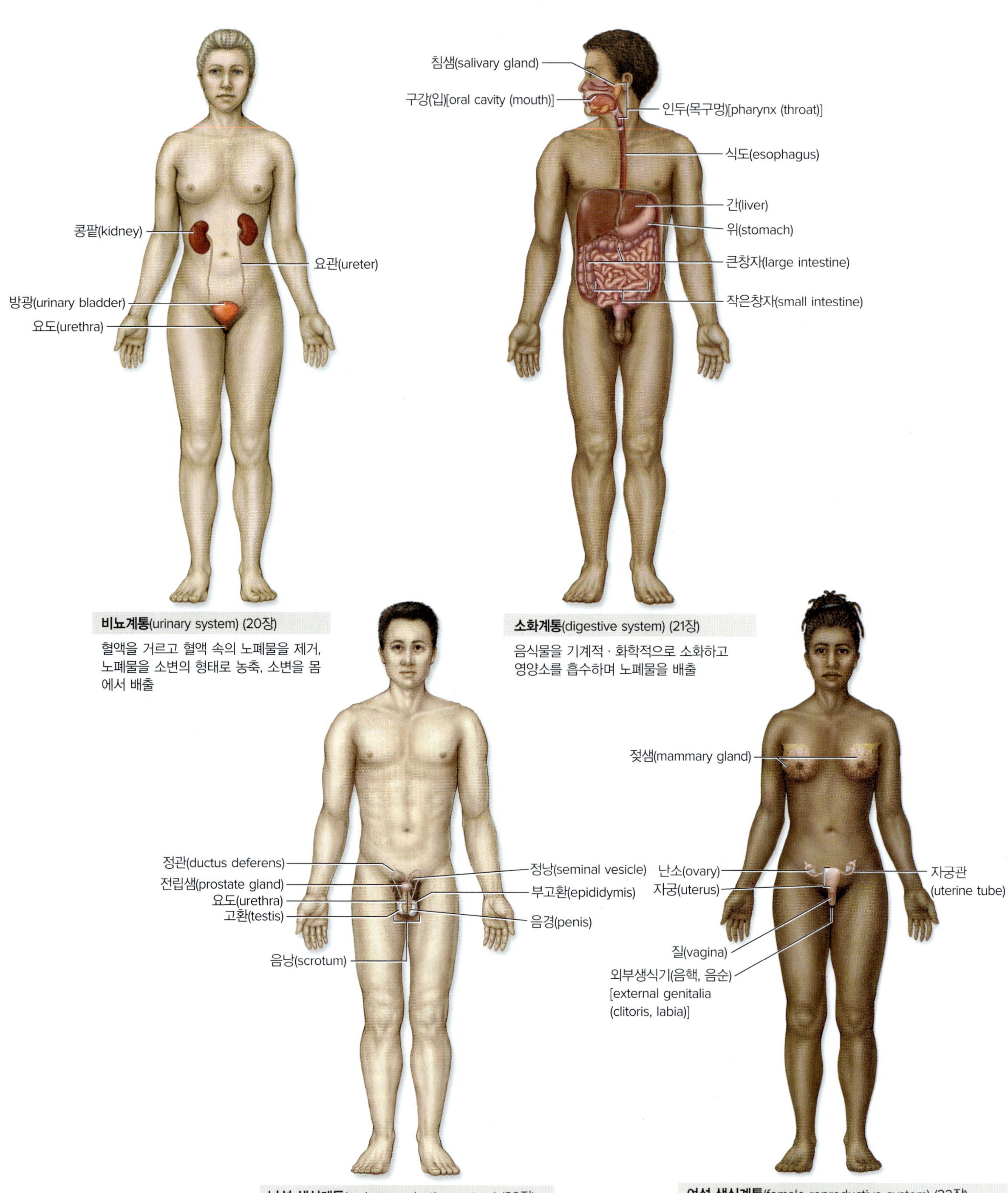

비뇨계통(urinary system) (20장)

혈액을 거르고 혈액 속의 노폐물을 제거, 노폐물을 소변의 형태로 농축, 소변을 몸에서 배출

소화계통(digestive system) (21장)

음식물을 기계적 · 화학적으로 소화하고 영양소를 흡수하며 노폐물을 배출

남성 생식계통(male reproductive system) (22장)

남성 생식세포(정자)와 남성호르몬(예: 테스토스테론) 생산, 정자를 여성에게 전달

여성 생식계통(female reproductive system) (22장)

여성 생식세포(난자)와 여성호르몬(예: 에스트로겐과 프로게스테론) 생산, 남성의 정자 수용, 난자 수정이 이루어지는 곳, 배아와 태아가 발생하고 성장하는 곳, 신생아의 영양을 위한 모유의 생산과 분비

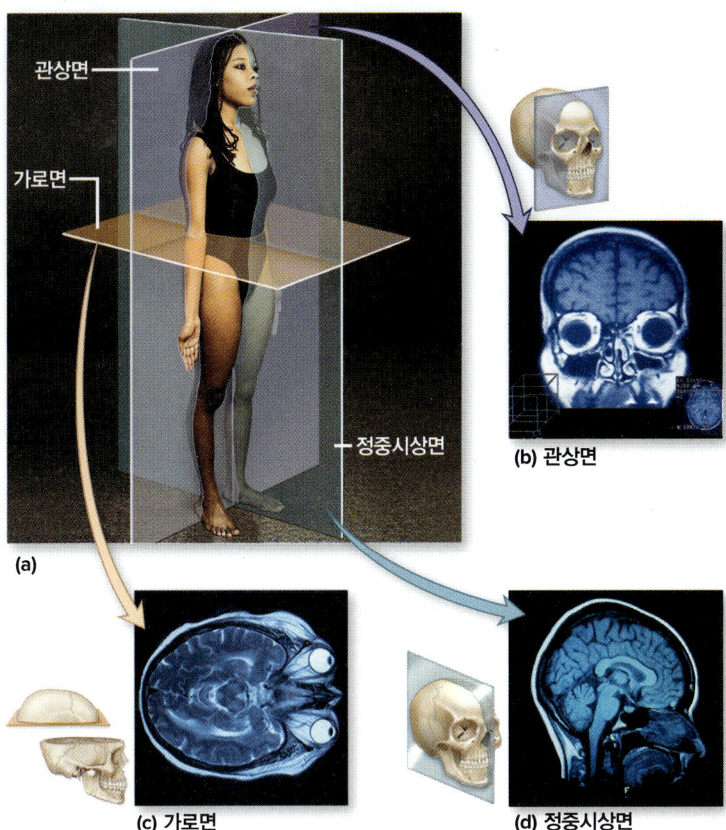

그림 1.4 해부학 자세와 신체의 면. (a) 해부학 자세에서 신체는 똑바로 서 있으며 손바닥이 앞을 향하도록 아래팔을 놓는다. 면이란 신체를 특정한 부분에서 자른 가상의 표면이다. 주요 해부학적 면은 (b) 관상면, (c) 가로면, (d) 정중시상면이다.

제시할 것이다. 우리는『Stedman's Medical Dictionary』(모든 의학용어를 정의함)와『Terminologia Anatomica』(현대적이고 적절한 해부학 용어의 목록을 정리하고 분류함)를 참고했다(번역은 대한의사협회『의학용어집』제5판을 기준으로 하였다)

1.5a 해부학 자세

학습목표

10. 해부학 자세에 대해 설명하고 해부학 자세가 해부학에서 차지하는 중요성을 논한다.

신체의 부위나 부분에 대해 설명하려면 기준이 되는 공통의 시작점이 필요하다. '앞(전방, anterior)'이나 '뒤(후방, posterior)'와 같은 용어가 이와 관련이 있음에 주목하라. 예를 들어 사람이 서 있을 때는 '심장이 위보다 위에 있다'라고 말하는 것이 맞지만 똑바로 누운 경우에는 사실과 다르다. 정확성과 명확성을 위해 해부학자와 생리학자는 인체가 해부학 자세를 취하고 있다는 전제를 기반으로 신체부위에 대해 언급하며, 따라서 해부학 자세는 공통적인 기준점이 된다. 해부학 자세(anatomic position)는 양발을 나란히 바닥에 붙이고 똑바로 서서, 양팔을 몸 옆에 놓되 손바닥이 앞(전방)을 향하며 머리는 반듯이 들고 눈은 앞에 있는 관찰자를 똑바로 바라보는 자세이다(**그림 1.4**). 이 책의 모든 해부학 및 방향과 관련된 용어는 해부학 자세를 전제로 한다.

1.5b 절단면과 면

학습목표

11. 신체의 해부학적 절단면과 면에 대해 설명한다.

해부학자와 생리학자는 체내의 해부학적 구조를 검토하고 한 신체부분의 위치를 다른 부분과 연관 지어 설명하기 위해 신체를 실제 또는 가상으로 '자른 면'에 대해 언급할 때가 있는데, 이 면을 단면 또는 면이라고 한다. 단면(section)은 실제로 신체를 잘라 내부 구조를 드러낸 것이며, 면(plane)은 몸을 지나는 가상의 편평한 표면이다. 세 가지 주요 해부학적 면에는 관상면, 가로면, 정중시상면이 있다(**그림 1.4**).

관상면(coronal plane; *korone*: 왕관)은 이마면(frontal plane)이라고도 하며, 신체나 기관을 앞(전방)과 뒤(후방)로 나누는 수직면이다. 몸통을 관상면으로 나누면 앞부분에는 가슴이 있고 뒷부분에는 등과 볼기가 있다.

가로면(transverse plane)은 수평면(horizontal plane) 또는 횡단면(crosssectional plane)이라고도 하며, 신체나 기관을 위(상방)와 아래(하방)로 나눈다. 몸통 가운데를 가로면으로 나누면 윗부분에는 가슴이 있고 아랫부분에는 배가 있다.

정중시상면(midsagittal plane; *sagitta*: 화살)은 정중면(median plane)이라고도 하며, 신체나 기관을 좌우로 나누는 수직면이다. 머리를 정중시상면으로 나누면 왼쪽 반과 오른쪽 반이 된다(각각 눈 하나, 귀 하나, 코와 입의 반쪽을 포함한다). 정중시상면과 평행하면서도 왼쪽이나 오른쪽으로 치우친 면은 시상면(sagittal plane)이라고 한다. 시상면은 구조를 좌우로 나누지만 좌우의 비율이 서로 다를 수 있다. 정중시상면은 하나밖에 없지만 시상면은 무수히 많을 수 있다.

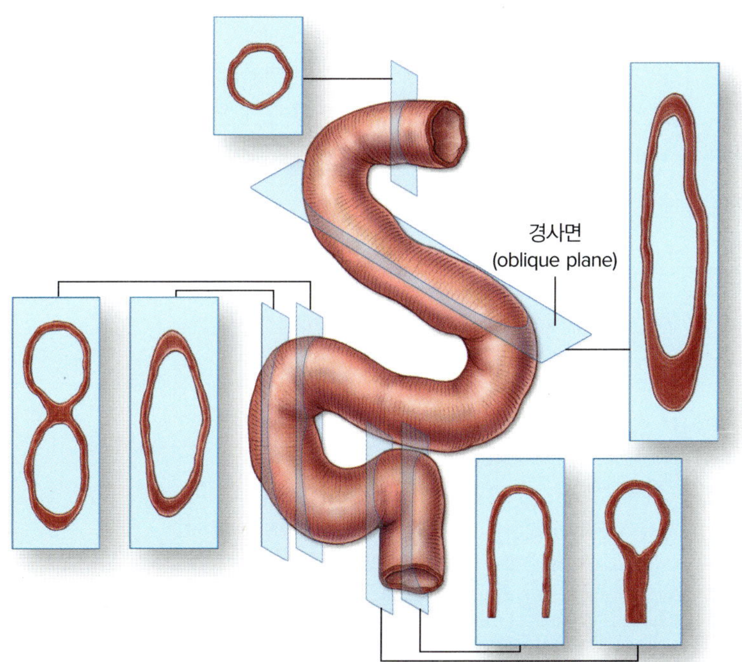

그림 1.5 단면을 삼차원으로 재구성하기. 한 대상의 연속적인 단면을 이용해 삼차원 구조를 재구성할 수 있다. 이 그림은 작은창자의 단면이다. 가령 이 작은창자의 아래쪽과 같이 한 부분의 단면만을 보면 대상의 전체 구조를 제대로 알 수 없다.

이러한 주요 면 외에도 임의의 각도로 구조를 지나는 경사면(oblique plane)이 수없이 존재한다.

신체 단면을 해석하는 일이 보건의료전문가에게 점점 더 중요해지고 있다. 의료영상기술의 진보로 우리는 체내의 단면 영상을 볼 수 있게 되었다(그림 1.4b). 단면 내 대상의 형태를 파악하기 위해서는 연속적인 수많은 단면을 관찰함으로써 삼차원적 형태를 재구성할 수 있어야 한다.

신체나 기관을 서로 다른 면으로 나누면 그 기관이나 부위가 매우 달라 보인다. 예를 들어 배안을 서로 다른 면으로 나누면 길고 꼬불꼬불한 관처럼 생긴 작은창자의 모습이 다양하게 나타난다. 어디서 나누느냐에 따라 단면은 원, 타원, 8자 모양, 또는 양쪽 벽이 평행한 긴 관처럼 보일 수 있다(그림 1.5). 이차원 영상을 삼차원 구조로 변환하고 해석하는 능력은 같은 기관에 대한 조직학적 관점과 육안 해부학적 관점을 비교하고 이해하는 데 특히 중요하다.

무엇을 배웠는가?

9 코와 입을 위와 아래로 나누는 면은?

1.5c 해부구조의 방향

학습목표

12. 서로 다른 해부구조의 방향 용어를 정의한다.

신체가 해부학 자세를 취하면 구체적인 방향용어를 사용해 각 기관의 상대적인 위치를 정확히 말할 수 있다. 이 방향용어는 정확하고 짧으며 대부분 서로 반대방향의 용어와 한 쌍을 이룬다. 앞(anterior)과 뒤(posterior), 등쪽(dorsal)과 배쪽(ventral), 몸쪽(proximal; 몸통과 가까운 쪽)과 먼쪽(distal; 몸통에서 먼 쪽)을 예로 들 수 있다. **표 1.1**와 **그림 1.6**에 흔히 쓰이는 방향 용어를 나타냈다. 표와 그림을 함께 학습하고 필요에 따라 다시 참조하면 해부학 방향에 대한 이해가 쉬워지고 이 책의 나머지 부분에서 해부학을 공부할 때 도움이 될 것이다.

무엇을 배웠는가?

10 "팔꿈치는 손목보다 ○○에 있다"라는 문장에 들어갈 가장 적절한 방향 용어는?

1.5d 국소해부학

학습목표

13. 적절한 해부학 용어를 사용해 신체의 주요 부위를 말한다.

인체는 두 가지 주요 부위로 나눌 수 있는데, 바로 축부위와 부속부위이다. 축부위(axial region)는 머리, 목, 몸통을 포함하며 신체의 중심 수직축을 이룬다. 부속부위(appendicular region)는 축부위에 부착된 팔과 다리로 구성된다. 더 구체적인 부위는 이 두 주요 부위에 속해 있으며 적절한 해부학 용어로 표현된다. **그림 1.7**과 **표 1.2**에 부위를 나타내는 주요 용어와 그 외의 몇 가지 용어를 제시했다. **그림 1.7**에 제시되지 않은 부위도 있다.

표 1.1 해부학 방향 용어

방향	용어	의미	예
신체의 앞(배쪽)과 뒤 [relative to front (belly side) or back of the body]	앞(anterior)	앞쪽, 앞면 방향	위는 척추의 앞에 있다.
	뒤(posterior)	뒤쪽, 뒷면 방향	심장은 복장뼈의 뒤에 있다.
	등쪽(dorsal)	인체의 등쪽	척추는 신체의 등쪽에 있다.
	배쪽(ventral)	인체의 배쪽	배꼽은 신체의 배쪽에 있다.
신체의 위와 아래 (relative to the head or bottom of the body)	위(superior)	머리에 가까운 쪽	가슴은 골반의 위에 있다.
	아래(inferior)	발에 가까운 쪽	위는 심장의 아래에 있다.
	머리쪽(두부) [cranial (cephalic)]	머리 끝	어깨는 발보다는 머리 쪽에 있다.
	꼬리쪽(caudal)	뒤쪽 또는 꼬리뼈 끝	궁둥이는 머리보다 꼬리쪽에 있다.
	입쪽(rostral)	코 또는 입쪽	눈은 뒤통수보다 입쪽에 있다.
신체의 중간선 또는 중심(relative to the midline or center of the body)	안쪽(medial)	신체의 중간선 쪽	허파는 어깨의 안쪽에 있다.
	가쪽(lateral)	신체의 중간선에서 먼 쪽	팔은 심장의 가쪽에 있다.
	깊은(deep)	다른 구조에 비해 안쪽	심장은 가슴우리(흉곽)의 깊은 위치에 있다.
	얕은(superficial)	바깥쪽	피부는 위팔두갈래근의 얕은 위치에 있다.
부속기관의 부착 지점(relative to point of attachment of appendage)	몸쪽(proximal)	몸통에 부착된 지점에 가까움	팔꿈치는 손보다 몸쪽에 있다.
	먼쪽(distal)	몸통에 부착된 지점에서 멂	손목은 팔꿈치보다 먼쪽에 있다.

무엇을 배웠는가?

11 아래팔앞부위는 신체의 어느 부위를 가리키는가?

1.5e 몸안(체강)과 막

학습목표

14. 몸안과 그 하위 공간에 대해 서술한다.

15. 몸안 배쪽에 있는 장막이 하는 역할을 설명한다.

내부 기관과 기관계통은 안(강, cavity)이라는 닫힌 공간 안에 들어 있다. 몸안(체강, body cavity)은 주변의 뼈 또는 내부에 포함된 기관을

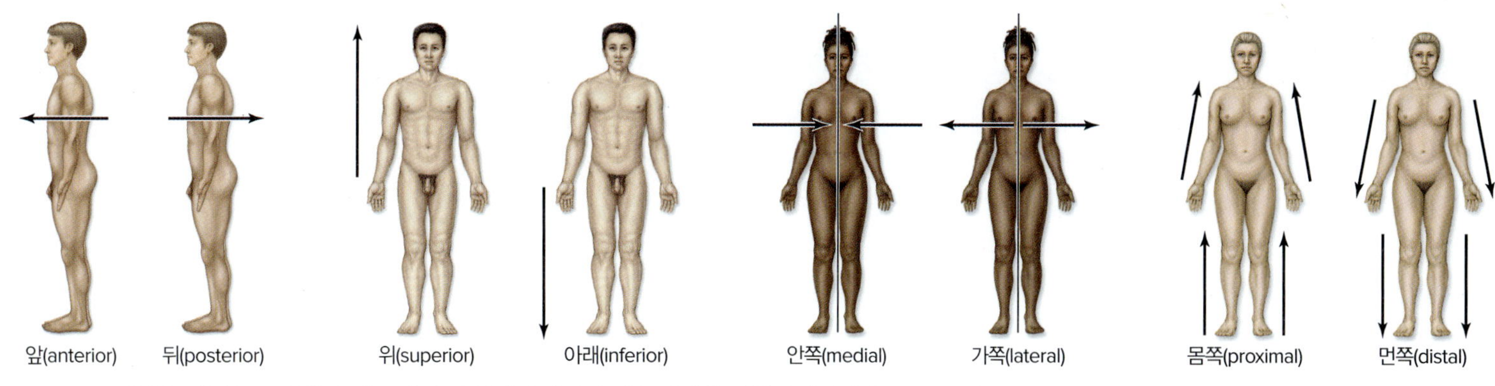

그림 1.6 해부학 방향 용어. 방향 용어는 신체 각 부분의 위치와 상호 관계를 정확히 나타낸다. (표 1.2 참조)

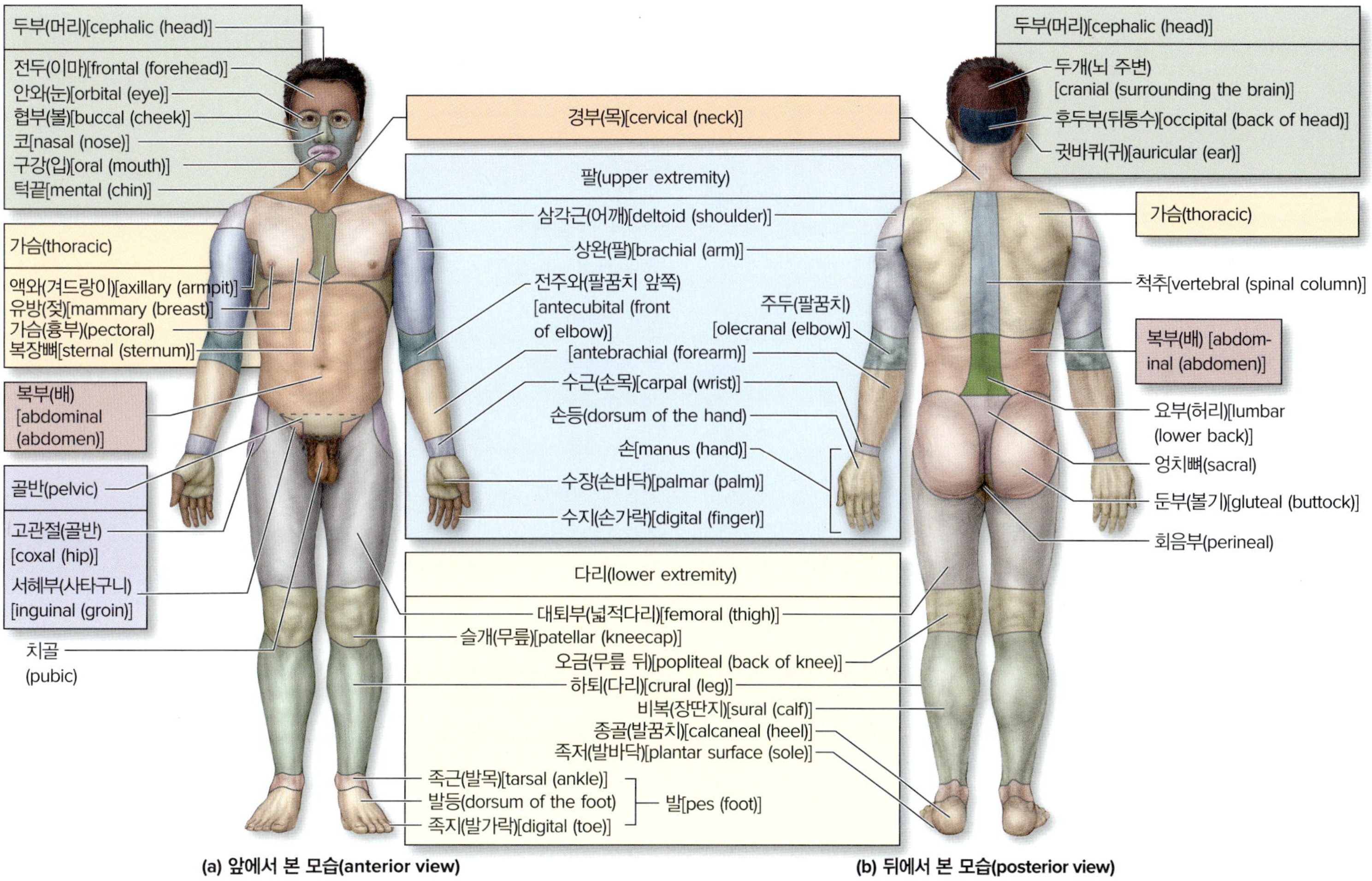

두부(머리)[cephalic (head)]
전두(이마)[frontal (forehead)]
안와(눈)[orbital (eye)]
협부(볼)[buccal (cheek)]
코[nasal (nose)]
구강(입)[oral (mouth)]
턱끝[mental (chin)]
가슴(thoracic)
액와(겨드랑이)[axillary (armpit)]
유방(젖)[mammary (breast)]
가슴(흉부)(pectoral)
복장뼈[sternal (sternum)]
복부(배)
[abdominal
(abdomen)]
골반(pelvic)
고관절(골반)
[coxal (hip)]
서혜부(사타구니)
[inguinal (groin)]
치골
(pubic)
경부(목)[cervical (neck)]
팔(upper extremity)
삼각근(어깨)[deltoid (shoulder)]
상완(팔)[brachial (arm)]
전주와(팔꿈치 앞쪽)
[antecubital (front
of elbow)]
주두(팔꿈치)
[olecranal (elbow)]
[antebrachial (forearm)]
수근(손목)[carpal (wrist)]
손등(dorsum of the hand)
손[manus (hand)]
수장(손바닥)[palmar (palm)]
수지(손가락)[digital (finger)]
다리(lower extremity)
대퇴부(넓적다리)[femoral (thigh)]
슬개(무릎)[patellar (kneecap)]
오금(무릎 뒤)[popliteal (back of knee)]
하퇴(다리)[crural (leg)]
비복(장딴지)[sural (calf)]
종골(발꿈치)[calcaneal (heel)]
족저(발바닥)[plantar surface (sole)]
족근(발목)[tarsal (ankle)]
발등(dorsum of the foot)
족지(발가락)[digital (toe)]
발[pes (foot)]
두부(머리)[cephalic (head)]
두개(뇌 주변)
[cranial (surrounding the brain)]
후두부(뒤통수)[occipital (back of head)]
귓바퀴(귀)[auricular (ear)]
가슴(thoracic)
척추[vertebral (spinal column)]
복부(배) [abdom-
inal (abdomen)]
요부(허리)[lumbar
(lower back)]
엉치뼈(sacral)
둔부(볼기)[gluteal (buttock)]
회음부(perineal)

(a) 앞에서 본 모습(anterior view) **(b) 뒤에서 본 모습(posterior view)**

그림 1.7 부위 용어. 그림의 (a) 앞모습과 (b) 뒷모습은 신체의 주요 부위를 보여 준다. 일상적인 이름은 괄호 속에 병기했다(해부학 신용어, 구용어에 관계없이 이해하기 쉽게 병기했다).

따라 이름 붙인다. 몸안은 뒤부위(후부)와 배쪽몸안으로 나뉜다.

뒤부위(후부)

신체의 뒤부위(posterior aspect)는 뼈 속에 완전히 갇혀 있고 신체적 · 발달적으로 배쪽몸안과 다른 공간을 포함한다는 점에서 배쪽몸안과 차이가 있다. 뒤부위를 설명할 때 등쪽몸안(dorsal body cavity)이라는 용어를 사용하는 경우도 있으나, 배쪽몸안과 뒤부위는 크게 다르기 때문에 여기서는 등쪽몸안이라는 용어를 사용하지 않는다.

뒤부위는 2개의 닫힌 공간으로 나뉜다(**그림 1.8a**). 머리안(두개강, cranial cavity)은 머리뼈로 이루어져 있으며 머리뼈내막(endocranium)이라고도 불린다. 머리안에는 뇌가 있다. 다른 공간은 척주뼈로 이루어진 척주관(vertebral canal)이다. 척주관 안에는 척수가 있다.

배쪽몸안

배쪽몸안(복측체강, ventral cavity)은 비교적 크고 신체 앞쪽에 위치한 몸안이다(**그림 1.8**). 뒤부위와 달리 배쪽몸안과 여기에 속한 몸안들은 뼈 속에 기관이 완전히 갇혀 있지 않다. 배쪽몸안은 가로막으로 나뉘는데, 위에는 가슴안(흉강, thoracic cavity)이 있고 아래에는 배골반안(복골반강, abdominopelvic cavity)이 있다.

뒤부위와 배쪽몸안의 또 다른 명확한 차이는 배쪽몸안에 속하는 몸

표 1.2 인체 부위(부위 이름이 그리스어나 라틴어일 경우 설명의 내용과 중복될 수도 있음)

부위 이름	설명	부위 이름	설명
배부(abdominal)	가슴(흉부) 아래쪽, 볼기뼈 위쪽에 있는 부위	**턱끝(이부)(mental)**	턱끝
아래팔(antebrachial)	팔 앞쪽(상지에서 팔꿈치와 손목 사이의 부분)	**코(비)(nasal)**	코
아래팔꿈치(antecubital)	팔꿈치 앞쪽으로 팔꿈치 부위라고도 함	**뒤통수(후두부)(occipital)**	머리의 뒤쪽
귓바퀴(auricular)	눈에 보이는 귀의 바깥 부분	**팔꿈치(주두)(olecranal)**	팔꿈치의 뒤쪽
겨드랑이(axillary)	겨드랑이	**입(구강)(oral)**	입
위팔(brachial)	팔(상지에서 어깨와 팔꿈치 사이의 부분)	**눈확(안와)(orbital)**	눈
볼(협부)(buccal)	볼	**손바닥(수장)(palmar)**	손바닥(손의 앞쪽)
발꿈치(calcaneal)	발뒤꿈치	**무릎(슬개)(patellar)**	무릎
손목(수근)(carpal)	손목	**골반(pelvic)**	골반
머리(두부)(cephalic)	머리	**정강이(tibial)**	종아리 안쪽 부분
목(경부)(cervical)	목	**발(pes)**	발
엉덩(고)관절(coxal)	엉덩(골반)	**발바닥(족저)(plantar)**	발바닥
머리(두개)(cranial)	머리뼈	**엄지손가락(pollex)**	엄지손가락
종아리(하퇴)(crural)	다리(하지)에서 무릎과 발목 사이	**오금(popliteal)**	무릎의 뒤쪽
세모근(삼각근)(deltoid)	어깨	**두덩(치골)(pubic)**	골반 앞쪽 부위
손발가락(지)(digital)	발가락 혹은 손가락	**노뼈(요골)(radial)**	아래팔 앞쪽의 가쪽(엄지 쪽)
등(배)(dorsal/dorsum)	뒤	**엉치뼈(sacral)**	볼기뼈 사이의 뒤
얼굴(안면)(facial)	얼굴	**어깨뼈(견갑부)(scapular)**	어깨뼈
넙다리(대퇴부)(femoral)	넓적다리	**복장뼈(sternal)**	가슴부위의 앞쪽 중앙
종아리(비골부)(fibular)	다리의 가쪽	**장딴지(비복)(sural)**	장딴지(다리의 뒤쪽)
이마(전두)(frontal)	이마	**발목(족근)(tarsal)**	발목, 발의 뿌리
볼기(둔부)(gluteal)	궁둥이, 볼기	**가슴(thoracic)**	가슴 또는 흉부
엄지발가락(족무지)(hallux)	엄지발가락	**샅 부위(회음부)(perineal)**	항문과 외부 생식기를 포함하는 다리 사이의 마름모꼴 부위
샅(서혜부)(inguinal)	사타구니(때로 넓적다리와 몸통 사이의 선이나 접합부를 가리킴)	**자뼈(척부)(ulnar)**	아래팔 앞쪽의 안쪽 부분
허리(요부)(lumbar)	허리 또는 등의 아래쪽, 갈비뼈와 골반 사이	**배꼽(umbilical)**	배꼽
젖(유방)(mammary)	젖	**척추(vertebral)**	척추
손(수)(manus)	손	**가슴(흉부)(pectoral)**	가슴

안들이 얇은 장막(serous membrane)으로 싸여 있다는 것이다(뒤부위의 몸안에는 장막이 없다). 여기서 막(membrane)이란 연속되는 세포들의 층을 뜻하며, 하나의 세포를 둘러싼 형질막과는 다르다. 장막은 2개의 층, 즉 (1) 주로 체내 벽의 안쪽 표면을 감싸는 벽쪽층(parietal layer), (2) 몸안 내에서 내장(viscera)의 겉면을 감싸는 내장쪽층(visceral layer)으로 구성된다. 벽쪽층의 장막과 내장쪽층의 장막 사이에는 장막안(serous cavity)이라는 잠재된 공간이 있다. 장막은 장막안에 장액(serous fluid)이라는 액체를 분비한다. 장액의 농도는 기름과 같고 윤활제 역할을 한다. 살아 있는 인간의 장기(예: 심장, 허파, 창자)는 움직이며 장기간 또는 체내의 벽에 표면을 문지른다. 장액은 이 운동으로 인한 마찰을 줄여 장기가 더 부드럽게 움직이도록 한다.

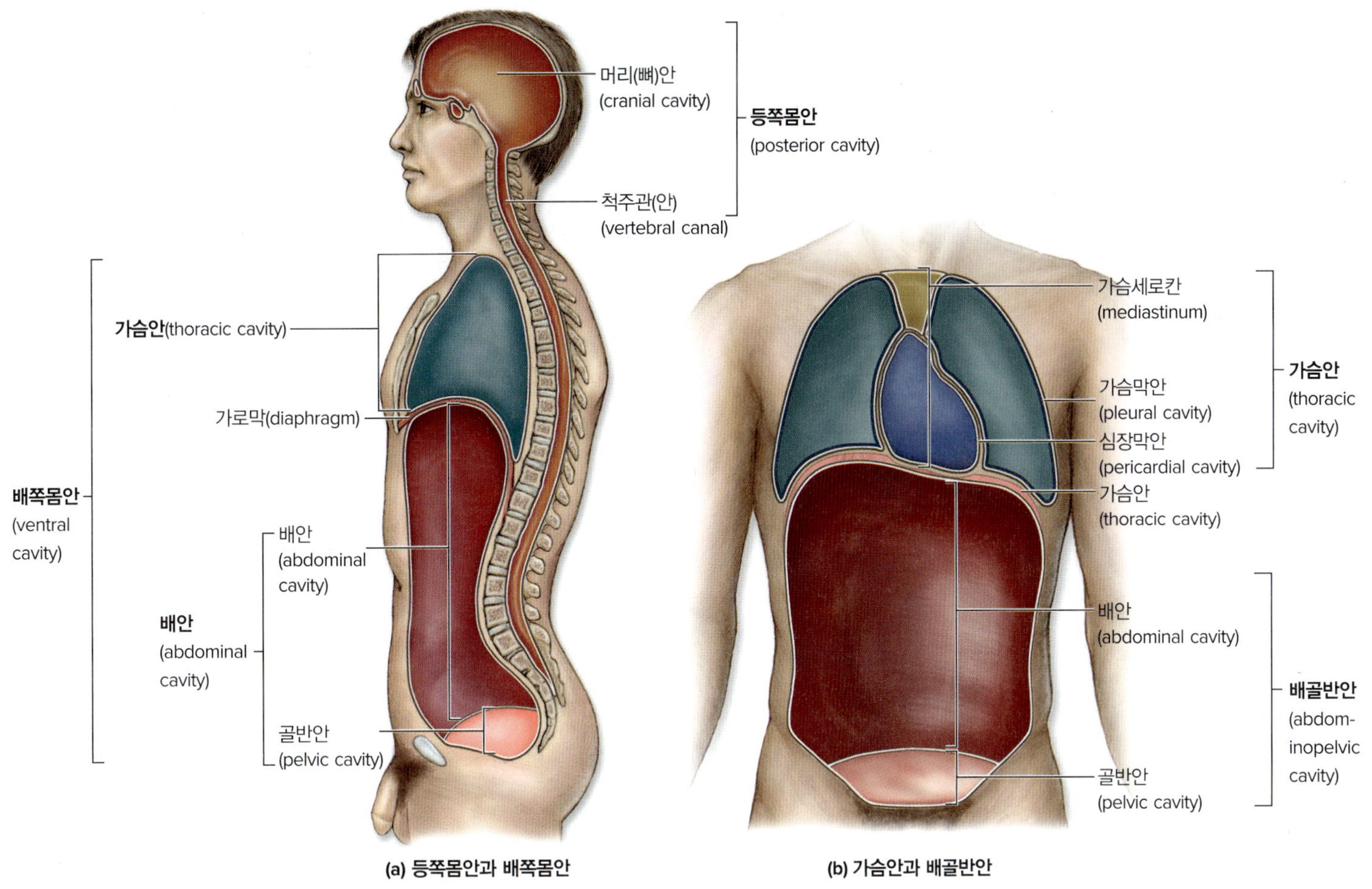

그림 1.8 몸안(체강). 신체는 뒤부위와 배쪽몸안의 두 가지 주요 공간으로 구성된다. (a) 정중시상 단면에서 뒤부위와 배쪽몸안을 모두 볼 수 있다. (b) 관상 단면에서 배쪽몸안 내의 가슴안과 배골반안의 관계를 볼 수 있다.

어떻게 생각하는가?

2 만약 벽쪽층과 내장쪽층 사이에 장액이 없다면 장기는 어떻게 될까?

그림 1.9a는 장막층을 시각화하는 데 유용한 비유를 제공한다. 주먹은 장기에, 풍선은 장막에 빗댈 수 있고, 주먹을 풍선 벽에 대고 눌렀을 때 주먹을 둘러싼 풍선의 안쪽 막은 장막의 내장쪽층으로 볼수 있다. 두 '벽' 사이의 얇고 공기가 들어 있는 공간은 장막안에 비유할 수 있다. 장기가 장막안 내에 있지 않다는 점을 주목하라. 장기는 사실 장막안 밖에 있으며 단지 장막으로 덮여 있을 뿐이다.

가슴안 가슴우리의 중앙에 있는 공간을 가슴세로칸(mediastinum; *medius*: 중간)이라고 한다(**그림 1.8b**). 여기에는 심장, 가슴샘, 식도, 기관, 심장에 연결된 주요 혈관이 있다. 가슴세로칸 내에서 심장은 장막심장막(serous pericardium; *peri*: 주위, *cardia*: 심장)이라는 두 층으로 된 장막 속에 있다. 벽쪽심장막(parietal pericardium)은 가장 바깥쪽에 있는 장막으로 심장 주변의 주머니를 이루고, 내장쪽심장막(visceral pericardium)은 심장의 바깥 표면을 이룬다(**그림 1.9b**). 심장막안(pericardial cavity)은 벽쪽심장막과 내장쪽심장막 사이에 있는 잠재된 공간으로 장액이 들어 있다.

가슴안(thoracic cavity)의 좌우에는 허파가 있고 허파는 가슴막(흉막, pleura)이라는 두 겹의 장막에 둘러싸여 있다(**그림 1.9c**). 벽쪽가슴막(parietal pleura)은 바깥쪽 장막으로 가슴벽의 안쪽 표면을 감싼다. 안쪽 장막은 내장쪽가슴막(visceral pleura)이며 허파의 바깥 표면을 감싼다. 가슴막안(pleural cavity)은 벽쪽가슴막과 내장쪽 가슴막 사이에 있는 잠재된 공간으로 장액이 들어 있다.

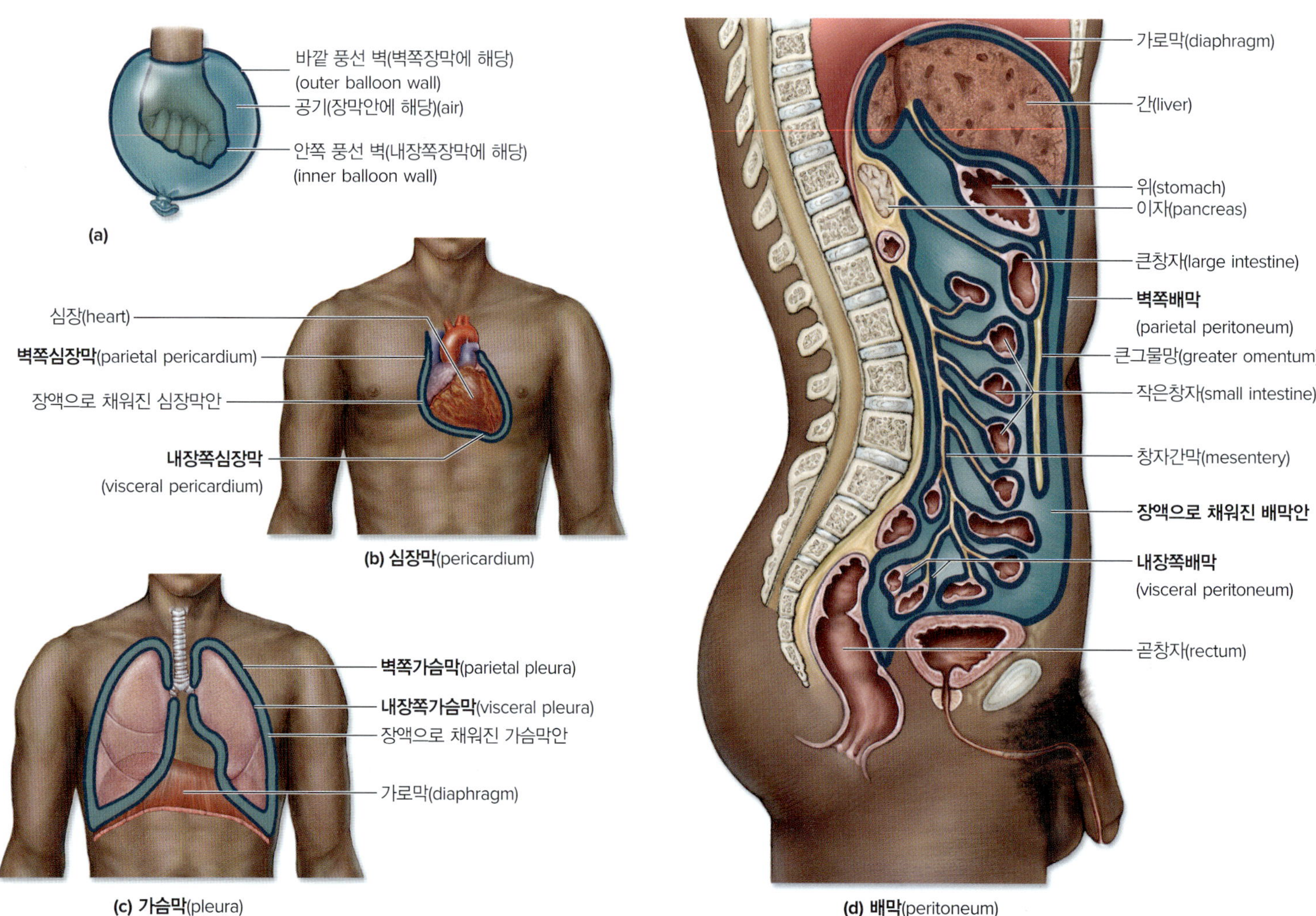

그림 1.9 가슴안과 배골반안의 장막. 장막은 몸안을 덮고(벽쪽층) 몸안에서 장기의 바깥쪽을 감싼다(내장쪽층). (a) 벽쪽장막과 내장쪽장막은 주먹을 감싼 풍선의 안팎과 비슷하다. 여기서 주먹은 장기에 해당한다. (b) 심장을 감싼 벽쪽심장막과 내장쪽심장막. (c) 가슴막안 내 허파와 가슴벽 사이의 벽쪽가슴막과 내장쪽가슴막. (d) 벽쪽배막과 내장쪽배막은 배골반 장기와 체내 벽 사이의 배막안 안을 감싼다.

배골반안 배골반안(abdominopelvic cavity)은 볼기뼈 위에서 수평면으로 잘랐을 때 2개의 좀 더 작은 안으로 나눌 수 있다. 수평면의 위는 배안(복강, abdominal cavity)이다. 골반안(골반강, pelvic cavity)은 수평면 아래의 두 볼기뼈 사이에 있다. 볼기뼈 위의 능선을 촉진(만짐)해 보면 이 두 안이 나뉘는 곳을 느낄 수 있다. 배안에는 대부분의 소화기관, 콩팥, 대부분의 요관이 있다. 골반안에는 큰 창자의 말단, 요관의 나머지 부분, 방광, 내부 생식기가 있다.

배막(복막, peritoneum; *periteino*: 펴다)은 골반안 안쪽을 감싸는 두 층의 장막이다(그림 1.9d). 바깥층인 벽쪽배막(parietal peritoneum)은 배골반안의 내벽을 덮는다. 안쪽 층인 내장쪽배막(visceral peritoneum)은 대부분의 복부장기와 골반부 장기 표면을 덮는다. 이 두 층 사이의 잠재된 공간은 배막안(복막강, peritoneal cavity)이라고 하며 안에 윤활제 역할을 하는 장액이 들어 있다.

무엇을 배웠는가?

12 허파와 관련이 있는 안은 무엇이며, 여기에 있는 장막의 이름은?

1.5f 배골반부위와 사분역

학습목표

16. 배골반부위를 아홉 부분으로 나눌 때의 용어와 사분역으로 나눌 때의 용어를 비교한다.

기관의 위치를 더 정확히 서술하기 위해 흔히 해부학자와 보건의료 전문가는 배골반안을 작은 칸으로 나눈다. 배골반 구역(복골반 구역, abdominopelvic regions)이라고 불리는 9개의 칸은 2개의 가로면과 2개의 정중시상면을 사용해 나타낸다. 이 아홉 구역은 **그림 1.10a**에 제시했으며 아래에 요약했다.

- 배꼽부위(umbilical region)는 가운데 구역이며 중심에 배꼽이 있기 때문에 이러한 이름이 붙었다.
- 명치부위(epigastric region; *epi*: 위, *gaster*: 배)는 배꼽부위 위에 있는 가장 위쪽 구역이다.
- 아랫배부위(hypogastric region; *hypo*: 아래)는 배꼽부위 아래에 있다.

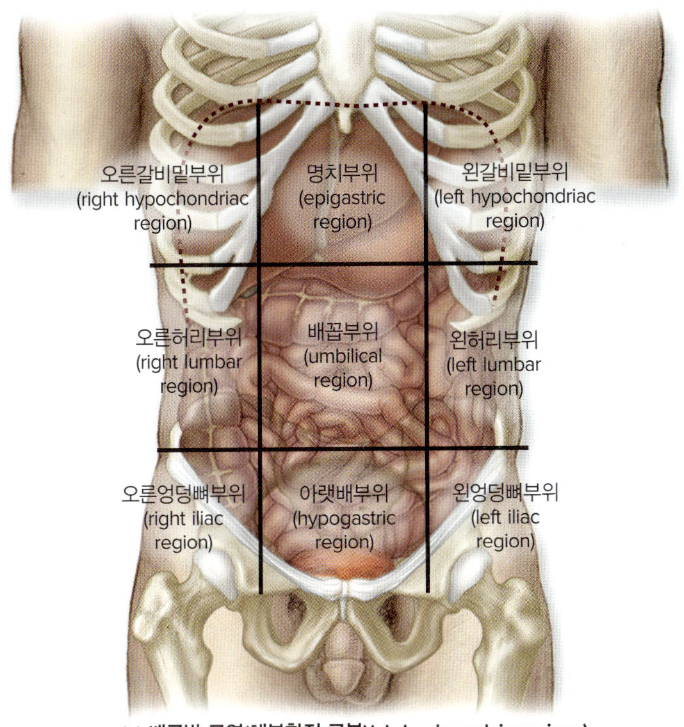

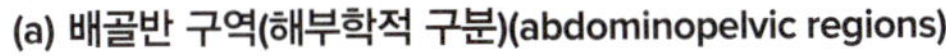
(a) 배골반 구역(해부학적 구분)(abdominopelvic regions)

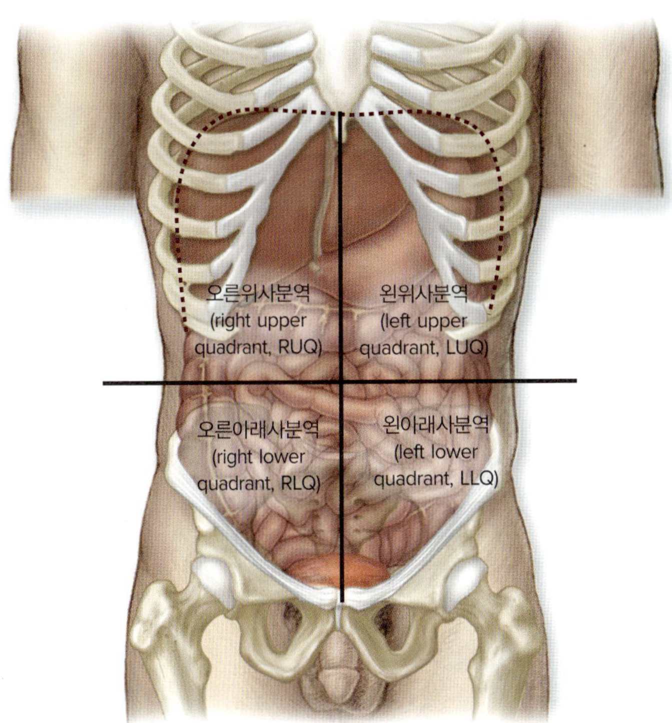

(b) 배골반 사분역(임상적 구분)(abdominopelvic quadrants)

그림 1.10 배골반 구역과 사분역. 배골반안을 설명 또는 식별하기 위해 (a) 아홉 구역이나 (b) 사분역으로 나눌 수 있다.

- 오른갈비밑부위(right hypochondriac region; *chondr*: 연골)와 왼갈비밑부위(left hypo-chondriac region)는 갈비연골 아래쪽과 명치부위 가쪽에 있다.
- 오른허리부위(right lumbar region)와 왼허리부위(left lumbar region)는 배꼽부위 가쪽에 있다.
- 오른엉덩뼈부위(right iliac region)와 왼엉덩뼈부위(left iliac region)는 아랫배부위 가쪽에 있다.

어떤 보건의료전문가는 복부를 더 단순하게 사분역으로 나누는 것을 선호한다. 이때는 배꼽을 중심점으로 삼고 배꼽을 지나는 가상의 가로면과 정중시상면을 만든다(그림 1.10b). 이 사분역들을 오른위사분역(right upper quadrant, RUQ), 왼위사분역(left upper quadrant, LUQ), 오른아래사분역(right lower quadrant, RLQ), 왼아래사분역(left lower quadrant, LLQ)이라고 한다. 이 사분역들은 9개의 구역과 마찬가지로 다양한 아픔, 통증, 부상, 기타 이상 위치를 정확히 밝히고 설명할 때 사용한다.

무엇을 배웠는가?

13 의사가 배를 배꼽 위 및 가로막 바로 아래에서 정중시상면으로 절개하면 아홉 구역 중 어느 곳의 피부가 절개되는가?

1.6 항상성: 신체 내부를 안정되게 유지하려는 성질

체온이 외부 기온에 상관없이 약 37℃를 유지한다는 사실을 알고 있는가? 이와 마찬가지로 눈으로 들어오는 빛의 강도에 따라 동공의 크기가 변하고, 운동 후에는 곧 호흡이 정상으로 돌아온다. 심박수, 혈압, 혈중 포도당 및 산소 수치도 일정한 한도 내에서 조절 및 유지된다. 사실 체내에서는 수백 가지의 해부학적 구조와 생리학적 과정이 지속적으로 감시되고 조절되어 정상 범위 내에서 유지된다.

항상성이란 내부 또는 외부의 조건 변화에 맞추어 체내 환경을 비교적 안정되게 유지하는 신체의 능력이다. 항상성은 이 책 전체의 중심 주제이며, 학습자는 각 장마다 항상성에 대한 적절한 세부 내용을 학습하게 될 것이다. 여기서는 항상성의 전반적인 개념을 소개한다. 항상성 체계의 일반적인 구성요소를 설명하고, 조절과정의 구체적인 예를 들며, 항상성, 건강, 질병의 관계를 설명할 것이다.

1.6a 항상성 체계의 구성요소

학습목표

17. 항상성 체계의 구성요소를 정의한다.

18. 대표적인 각 체계의 구성요소를 이해한다.

신체는 항상성 조절체계를 활용해 항상성을 유지한다. 수용체, 조절중추, 효과기, 이 세 가지 요소는 각 항상성 체계와 관련이 있다(**그림 1.11**).

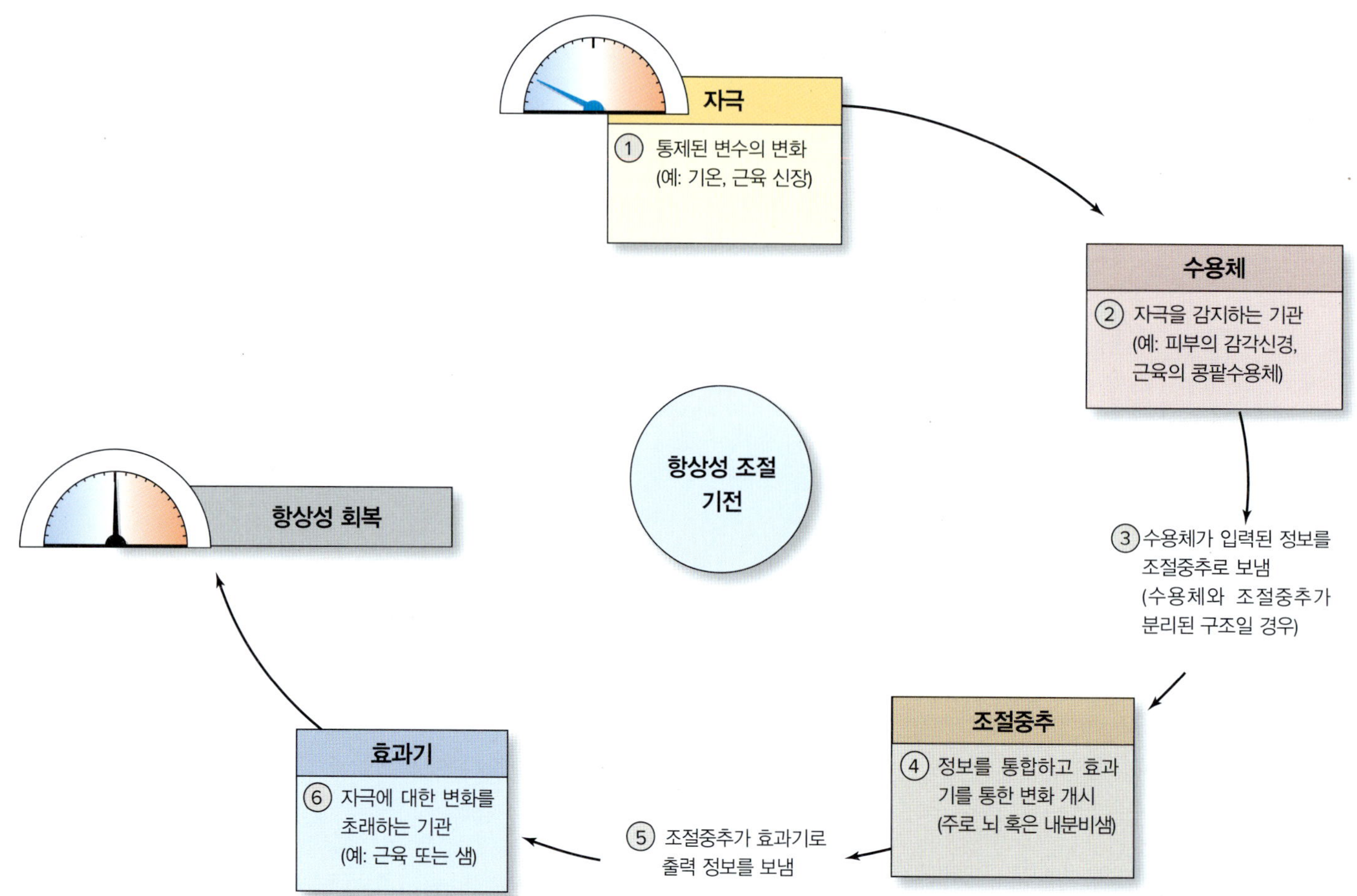

그림 1.11 항상성 조절 기전의 구성요소. 항상성 조절 기전은 수용체(자극 감지), 조절중추(정보를 통합하고 효과기를 통한 변화 개시), 효과기(자극에 대한 반응에서 변화 유발)로 구성된다.

› 수용체

수용체(receptor)는 통제된 물질 또는 과정인 변수 속에서 변화를 감지하는 신체기관이다. 수용체는 주로 감각신경으로 이루어져 있다. 감각신경은 피부, 내부 기관, 또는 눈, 귀, 혀, 코와 같이 특화한 기관에 있을 수 있다. 변수의 변화를 자극(stimulus)이라고 한다. 자극은 기온이나 화학물질, 또는 근육 신장의 변화 등이 있다.

› 조절중추

조절중추(control center)는 수용체가 수용한 내용을 해석하고 효과기를 통한 변화를 개시하는 기관이다. 조절중추가 수용체와 효과기 사이를 매개한다고 볼 수도 있다. 조절중추는 일반적으로 감각신경의 일부(뇌 또는 척수)이거나 내분비기관이다(갑상샘). 신경계통과 관련된 항상성 체계는 변화에 비교적 빠르게 반응한다. 아침에 침대에서 일어날 때의 혈압 조절을 예로 들 수 있다. 반대로 내분비계통은 호르몬 분비를 통해 몇 시간에서 며칠이 걸리는 지속적인 반응을 주로 나타낸다. 근육과 신경이 정상적으로 기능하는 데 필수적인 과정인, 부갑상샘호르몬의 지속적인 혈중 칼슘 농도 조절을 예로 들 수 있다. 한 기관이 자극을 감지하고 이를 조절하기 위한 반응을 유발하면 이 기관은 조절중추인 동시에 수용체라는 점을 기억해야 한다. 예를 들어 이자(pancreas)는 혈당 증가를 감지하므로 수용체인 동시에, 이에 대한 반응으로 인슐린호르몬을 분비하므로 조절중추이다.

› 효과기

효과기(effector)는 자극을 바꾸기 위한 변화를 유발하는 기관이다. 근육과 샘을 포함한 대부분의 신체기관은 효과기의 기능을 한다. 공기가 지나는 통로(세기관지)의 벽에 있는 민무늬근육은 허파로 드나드는 공기를 조절하며, 이자에는 인슐린(insulin)을 분비하는 세포가 있다.

그림 1.11에서 보이듯이 항상성 체계의 반응은 다음과 같은 되먹임고리를 통해 일어난다.

- 자극
- 수용체가 자극을 감지
- 조절중추로 전달되는 정보 입력(분리된 구조의 경우)
- 조절중추가 입력된 정보를 통합한 후 효과기를 통한 변화 개시
- 효과기의 작용으로 항상성 회복

항상성 조절중추에는 두 가지 대분류가 있다. 하나는 자극을 반대방향으로 옮김으로써 변수를 정상 범위 내에서 유지하는 체계이고, 다른 하나는 자극을 같은 방향으로 증폭하는 체계이다. 이 두 유형의 되먹임 조절은 각각 음성되먹임과 양성되먹임이라고 한다.

통합 INTEGRATE

학습전략 LEARNING STRATEGY

항상성 제어 메커니즘의 구성요소를 회사에서 일하는 사람들과 비교하는 것이 유용할 수 있다.

- 수용체는 워크플로의 변화 또는 문제를 먼저 감지하여 회사의 상사에게 보고하는 작업자이다.
- 조절중추는 회사의 보스이다. 수용체로부터 정보를 수신한 후 조절중추는 어떤 조치를 수행해야 하는지 결정한다.
- 효과기는 보스의 행동 명령을 받고 효과 또는 변화를 실행하는 근로자이다.

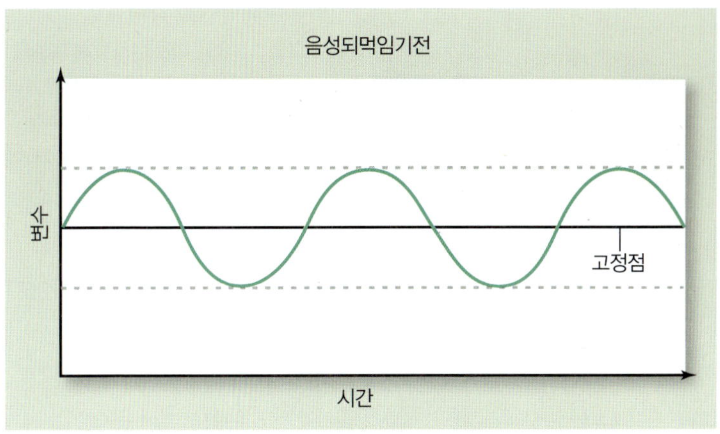

그림 1.12 음성되먹임. 변수가 음성되먹임을 통해 조절될 때 변수가 고정점 주변에서 변동한다는 것을 확인한다(변동이 없는 것이 아니다).

무엇을 배웠는가?

14 항상성 체계의 세 가지 구성요소를 열거하고 각각의 예를 인체에서 찾아본다.

1.6b 음성되먹임으로 조절되는 항상성 체계

학습목표

19. 음성되먹임을 정의한다.

20. 항상성 기전이 어떻게 음성되먹임 감지를 통해 조절되고 환경 변화에 반응하는지를 설명한다.

체내에서 일어나는 대부분의 과정은 음성되먹임으로 조절된다. 항상성 체계가 음성되먹임으로 조절된다면 그 결과로 나타나는 작용은 항상 자극과 반대되는 방향이다. 이 경우 변수는 정상 범위 내 또는 고정점(set point)에서 유지된다.

음성되먹임으로 조절되는 변수가 시간에 따라 변동하는 양상을 **그림 1.12**에 나타냈다. 변수는 항상 고정되어 있는 것이 아니라 시간에 따라 변동하며, 변동은 고정점 주변에서 일어난다. 자극이 증가하면 고정점으로 돌아올 때까지 자극을 줄이기 위해 항상성 체계가 활성화된다. 반대로 자극이 감소하면 항상성 체계는 정상으로 돌아올 때까지 자극을 증가시킨다. 온도 조절과 같은 구체적인 예를 통해 설명하면 이 개념을 이해하기가 더 쉽다.

온도 조절

21℃의 고정점에서 집 안의 온도를 유지하려는 음성되먹임 기전의 작용을 우선 살펴보자. 매우 추운 날에 실내온도가 내려간다. 온도조절장치가 온도 하강을 감지한다. 온도 하강은 집안의 전기배선을 통해 난방장치로 전달되고 난방장치가 작동한다. 난방장치는 온도가 21℃가 될 때까지 집을 데운다. 온도조절장치가 보내는 전기신호로 난방장치가 꺼진다.

체온은 실내온도를 조절하는 방법과 유사하게 조절된다(**그림 1.13a**). 추운 날씨에 실외를 돌아다니면 체온이 떨어지기 시작한다. 피부의 감각수용체가 체온 하강을 감지해 시상하부(뇌의 한 부분)로 신경자극을 보낸다(시상하부는 혈액이 뇌를 지나갈 때 혈액의 온도를 감시함으로써 체온 변화를 직접 감지할 수도 있다). 시상하부는 피부의 혈관으로 가는 신경자극을 변화시켜 혈관 속공간(내강)의 지름이 줄어들도록 하고, 이에 따라 신체 표면을 순환하는 혈액의 양이 줄어든다. 그 결과 피부를 통해 방출되는 열이 줄어든다. 신경자극은 뼈대근육에도 전해져 몸이 떨리고 모공과 관련된 민무늬근육에도 전해져 소름이 돋게 한다.

반대로 매우 더운 날(그림 1.13b) 또는 강도 높은 운동을 했을 때 체온이 상승하면 피부의 감각수용체나 시상하부가 이를 감지한다. 피부의 혈관으로 가는 신경자극이 변화해 혈관 속공간의 지름이 늘어나고 더 많은 혈액이 신체 표면 가까운 곳으로 흐름으로써 피부를 통해 방출되는 열이 늘어난다. 또 시상하부가 보내는 신경자극은 땀샘에도 전해져 땀이 나기 시작한다. 두 가지 반응 모두 몸의 표면에서 더 많은 열이 손실되게 함으로써 몸을 식힌다. 예로 든 이 상황들에서 조절은 신경계통을 통해 발생한다.

신경계통을 통한 항상성 조절의 다른 예로는 유리를 밟거나 손을 데었을 때의 반응으로 나타나는 회피반사, 운동할 때 심박수와 혈압의 조절, 이산화탄소 농도가 높아졌을 때의 호흡수 변화 등이 있다.

조절중추가 내분비계통일 수도 있다는 점을 유념해야 한다. 내분비계통을 통해 조절되는 항상성 체계의 예로는 혈중 칼슘 농도의 감소에 대한 반응으로 부갑상샘에서 분비되는 부갑상샘호르몬, 혈당 증가에 대한 반응으로 이자에서 분비되는 인슐린 등이 있다.

무엇을 배웠는가?

15 추운 날 몸이 열을 보존하기 위해 사용하는 전략은?

1.6c 양성되먹임으로 조절되는 항상성 체계

학습목표

21. 양성되먹임을 정의한다.

22. 양성되먹임고리의 작용을 설명한다.

항상성 체계는 양성되먹임을 통해 조절될 수도 있다. 이 경우에 자극은 외부 변화가 일어날 때까지 같은 방향으로 계속 강화된다(**그림 1.14**). 외부 변화 후에 몸은 항상성을 회복한다. 결과가 작용을 증대하므로

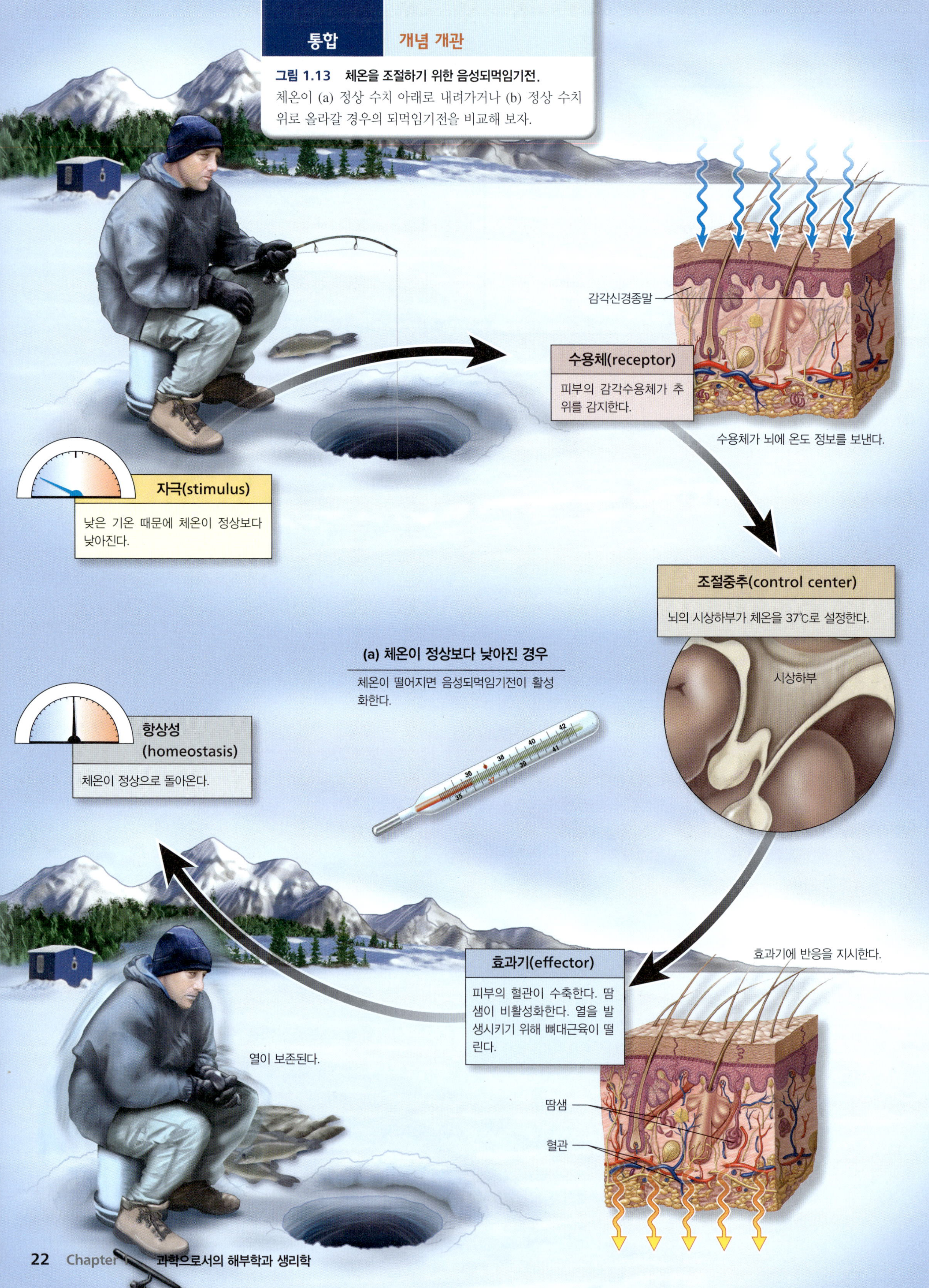

그림 1.13 체온을 조절하기 위한 음성되먹임기전. 체온이 (a) 정상 수치 아래로 내려가거나 (b) 정상 수치 위로 올라갈 경우의 되먹임기전을 비교해 보자.

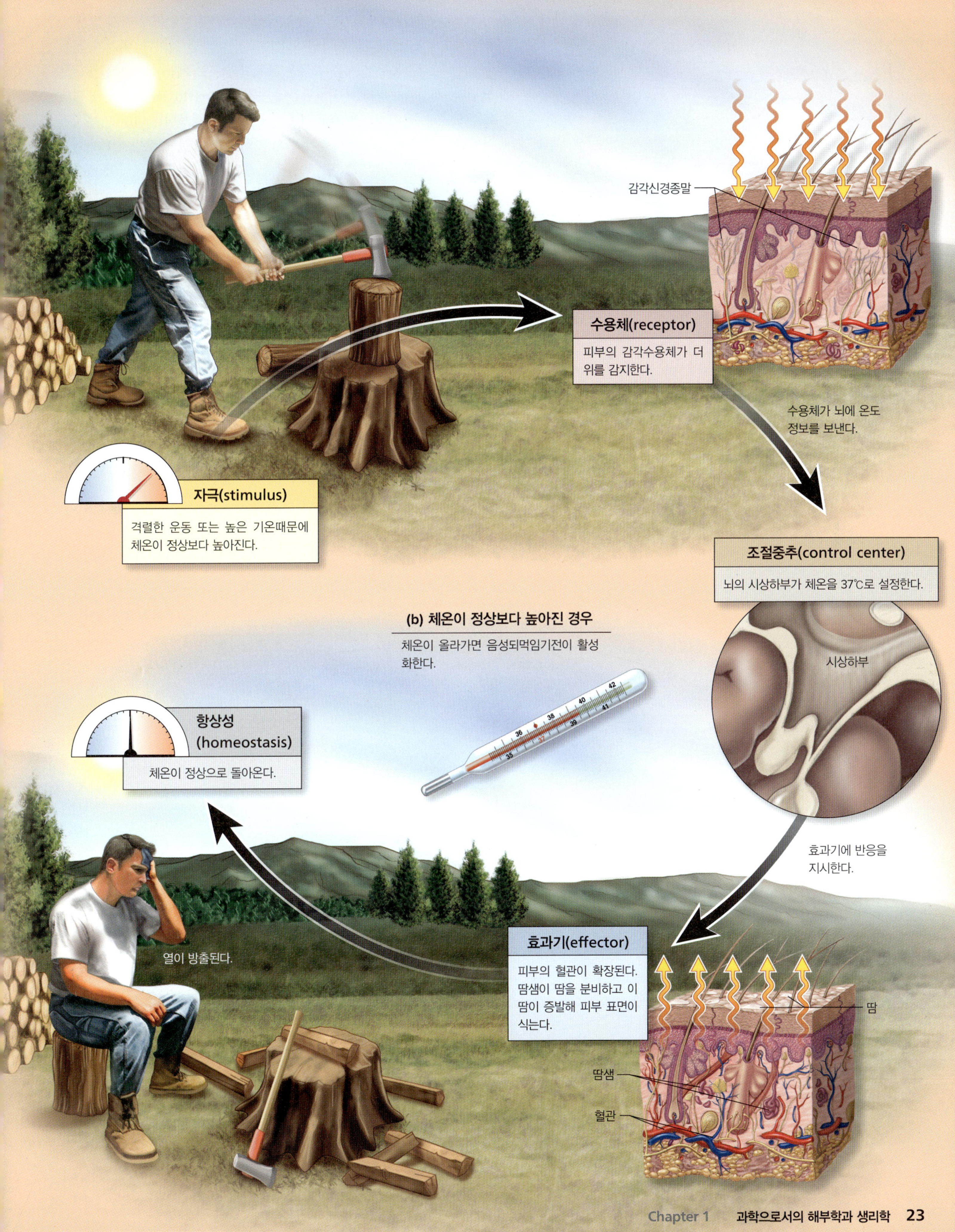
감각신경종말
수용체(receptor)
피부의 감각수용체가 더위를 감지한다.
수용체가 뇌에 온도 정보를 보낸다.
자극(stimulus)
격렬한 운동 또는 높은 기온때문에 체온이 정상보다 높아진다.
조절중추(control center)
뇌의 시상하부가 체온을 37℃로 설정한다.
시상하부
(b) 체온이 정상보다 높아진 경우
체온이 올라가면 음성되먹임기전이 활성화한다.
항상성
(homeostasis)
체온이 정상으로 돌아온다.
효과기에 반응을 지시한다.
효과기(effector)
피부의 혈관이 확장된다. 땀샘이 땀을 분비하고 이 땀이 증발해 피부 표면이 식는다.
열이 방출된다.
땀
땀샘
혈관

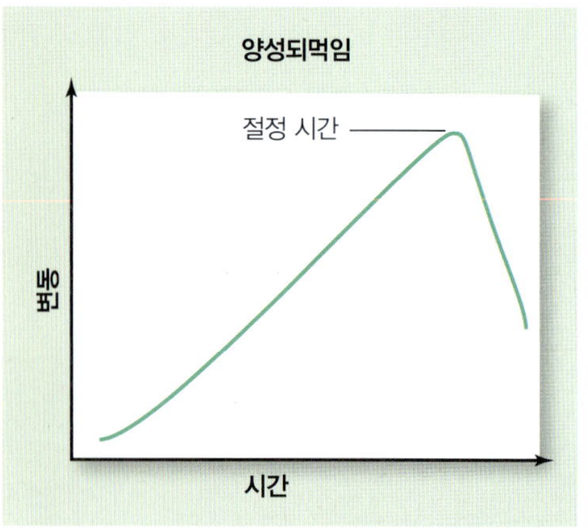

그림 1.14 양성되먹임. 양성되먹임은 절정 사건이 발생할 때까지 자극이 계속 강화되며, 이후에는 신체가 항상성으로 되돌아간다.

(몸을 항상성 상태로 돌려놓는 대신) 양성되먹임기전은 음성되먹임기전에 비해 적게 발생한다.

그림 1.15는 인체의 양성되먹임기전 중 하나인 모유수유를 나타낸 것이다. 아기가 젖을 빨면 유두 부위의 피부에 있는 감각수용체가 처음 자극을 감지한다. 수용체는 이 정보를 조절중추인 뇌의 시상하부에 보낸다. 시상하부는 뇌하수체뒤엽에 옥시토신(oxytoxin) 호르몬을 혈액 속으로 분비하라는 신호를 보낸다. 옥시토신은 효과기로 가는 '출력' 정보이며, 효과기는 유방에 있는 샘조직이다. 옥시토신은 젖샘을 자극해 모유가 나오도록 한다. 수유와 되먹임의 순환은 아기가 빠는 동작을 멈출 때까지 반복된다. 아기가 빠는 것을 중단하면 (따라서 자극이 없어지면) 순환이 멈춘다.

양성되먹임기전의 다른 예로는 혈액 응고 연쇄반응과 진통 및 분만 시의 자궁수축이 있다.

무엇을 배웠는가?

16 음성되먹임기전으로 조절되는 항상성 체계와 양성되먹임기전으로 조절되는 항상성 체계의 주된 차이점은?

1.7 항상성, 건강, 질병

학습목표

23. 항상성 유지와 건강 및 질병 사이의 전반적인 관계를 설명한다.

요약하자면 항상성은 신체의 건강을 유지하기 위한 수많은 생리적 과정을 가리키는 말이다. 다음은 항상성 체계의 특징이다.

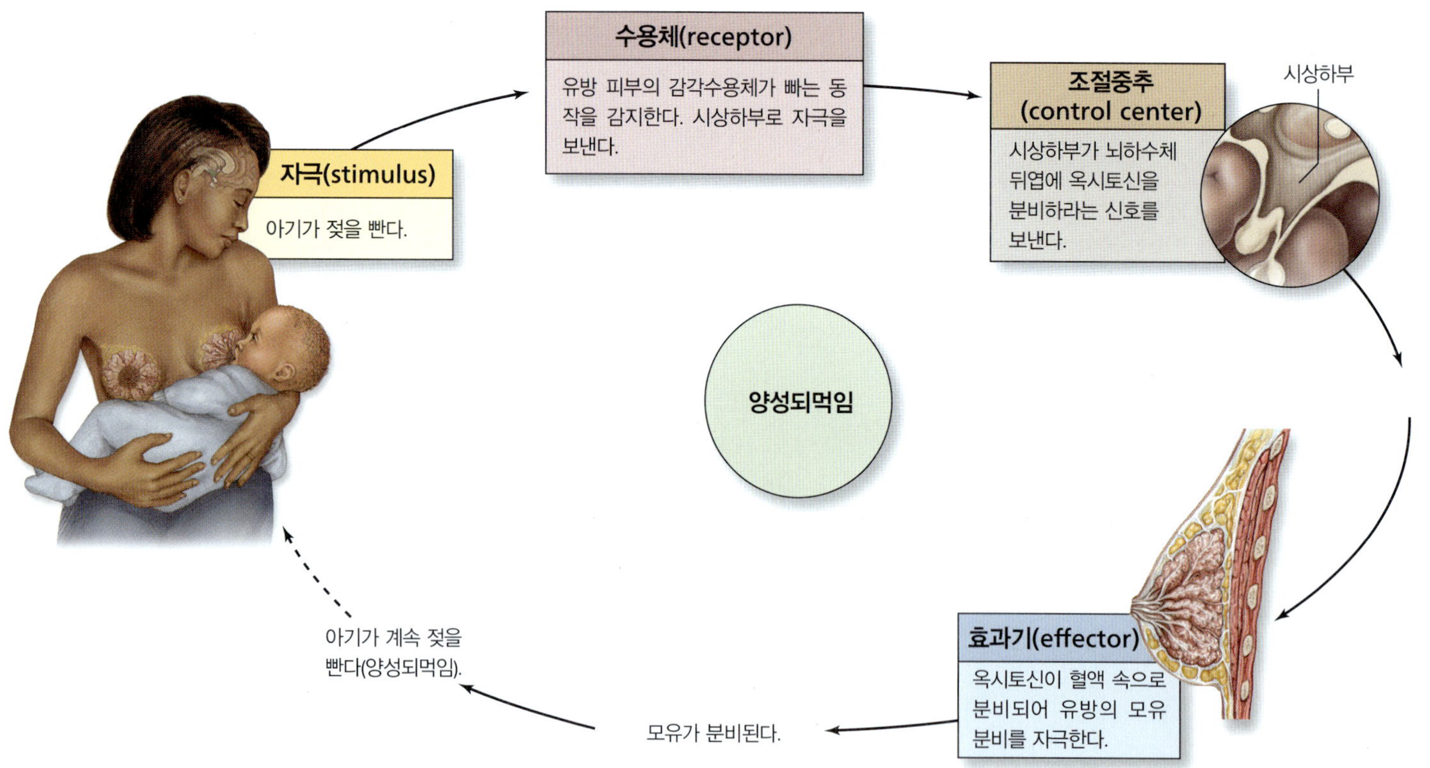

그림 1.15 양성되먹임. 양성되먹임기전은 순환하며 작용하는 경우가 많다. 경로의 첫 단계는 자극이며 경로의 최종 결과는 전체 작용을 자극한다(중단시키지 않는다). 모유수유의 예에서 아기가 젖을 빨아서 발생하는 자극은 호르몬 분비를 촉진해 유방이 더 많은 모유를 분비하도록 한다.

- 동적이다.
- 조절중추는 주로 신경계통 또는 내분비계통이다.
- 수용체, 조절중추, 효과기의 세 가지 요소로 구성된다.
- 대부분 정상 범위 또는 고정점을 유지하기 위해 음성되먹임기전으로 조절된다.
- 항상성 체계가 무너져 항상성 불균형이나 질병이 발생하면 최종적으로는 생명을 위협한다.

당뇨병(diabetis mellitus)은 항상성 불균형의 한 예이다. 당뇨병은 혈당을 조절하는 항상성 기전이 정상적으로 기능하지 않을 때 발생하며, 혈당이 정상 범위를 넘어 변동하고 때로는 혈당치가 극도로 높아진다. 혈당치가 높으면 전신의 해부학적 구조가 손상된다. 당뇨병 환자는 식이요법, 운동, 경우에 따라서는 혈당을 낮추는 약물과 같은 수단을 사용해야 한다.

노화 또는 질병으로 인한 중대한 변화가 원래는 음성되먹임으로 조절되어야 할 변수를 양성되먹임으로 조절되게 바꿈으로써 항상성 불균형이 발생하는 경우도 있다. 심장이 심장마비 등으로 광범위하게 손상된 경우를 예로 들 수 있다. 손상된 심장은 심장 자체를 포함한 신체기관에 혈액을 공급하는 능력이 떨어진다. 따라서 심장으로 오는 영양소와 산소가 줄어든다. 심장은 점점 더 약해져서 신체기관에 혈액을 공급하는 능력도 점점 더 떨어진다. 결국 심장은 너무 약해져서 박동을 멈춘다.

환자를 치료하려면 일반적으로 진단(diagnosis)을 내려야 한다. 바꿔 말하면 항상성 불균형의 구체적인 이유를 밝혀야 한다. 진단을 내린 후에는 신체가 항상성을 유지하도록 약물을 투여하는 등의 치료를 하여 환자를 낫게 한다.

보건의료전문가는 환자가 투여받는 약물이 정상적인 항상성 조절 기전에 미치는 영향도 알고 있어야 한다. 예를 들면 우울증 치료에 사용되는 약물의 유형 중 하나인 SSRI(선택적 세로토닌 재흡수억제제, selective serotonin reuptake inhibitor)의 경우가 있다. paroxetine (Paxil), fluoxetine (Prozac), sertraline (Zoloft)이 SSRI에 속한다. 세로토닌은 신경전달물질의 한 종류이다. 흔히 신경전달물질은 신경자극에 대한 반응으로 하나의 신경세포에서 분비된다. 신경전달물질은 소통을 마치고 나면 다음에 다시 사용되기 위해 신경세포로 재흡수된다. 일부 우울증 환자는 세로토닌 농도가 낮기 때문에 SSRI를 사용해 신경세포의 세로토닌 재흡수를 차단해야 한다. 그 결과, 세로토닌은 신경세포 바깥에 더 오랫동안 남게 되고 효과가 연장되어 환자의 기분을 고양시킨다.

그러나 다른 약물들과 마찬가지로 SSRI에도 문제점이 있다. SSRI의 부작용은 구역, 위 자극, 설사, 또는 이 세 가지가 동시에 나타나는 소화계통 문제이다. 나중에 밝혀진 바에 따르면 세로토닌은 소화계통의 신경세포에서도 사용된다. SSRI는 뇌의 세로토닌 재흡수를 차단함으로써 소화계통의 세로토닌 재흡수에도 영향을 미친다. 본질적으로 SSRI를 복용하면 소화계통이 민감해져서 위와 같은 증상을 일으킨다.

사실상 모든 약물은 이점과 부작용이 동시에 있으며, 이 중 다수는 약물과 상호작용하는 항상성 조절 기전을 검토함으로써 설명할 수 있다. 그러므로 해부학자, 생리학자, 보건의료전문가는 이 기전을 반드시 이해해야 한다.

무엇을 배웠는가?

17 항상성에 문제가 생겼을 때 나타나는 질병 과정의 예로는 무엇이 있는가?

통합 INTEGRATE

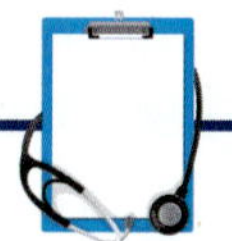

임상적 고찰 1.2
CLINICAL VIEW

임상실습에서 정상 범위 설정하기

변수를 임상적인 "정상 범위"로 인정되는 내용을 보면 흥미롭다. 체온은 37℃, 혈당치는 80~110mg/dL, 혈압은 90~120/60~80mmHg이다. 이 수치들은 전체 인구 중에서 정상적인 개인의 표본을 추출해 규정한 것이다. 변수의 정상 범위는 표본 중 95%의 수치를 통해 규정한다. 보건의료전문가는 나머지 5%의 사람들이 건강한 상태에서도 정상 범위 밖의 특정한 변수에 해당하는 수치를 보인다는 점에 유의해야 한다.

통합 INTEGRATE

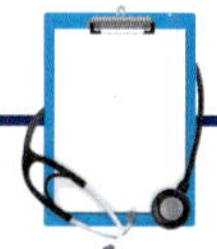

임상적 고찰 1.3
CLINICAL VIEW

임상의사가 사용하는 과학적 방법

임상의사는 환자와 상호작용을 할 때 과학적 방법의 원칙을 적용한다. 건강 문제가 있거나 통증이 있는 환자가 병원을 방문하였을 때 일반적으로 발생할 수 있는 진단 및 치료 과정을 알고 있어야 한다. 먼저 환자에 대한 정보가 수집된다. 간호사는 환자의 체중, 혈압 및 기타 활력징후를 기록한다. 의사는 환자의 병력을 청취하고, 환자의 특정 불편사항을 물으며, 신체 진찰을 시행한다. 수집된 정보에 기초하여 의사는 환자가 겪고 있는 특정 증상의 원인에 대하여 잠정적인 가설을 세운다. 초기 가설에 대한 후속조치로서 임상검사를 지시하고 그 결과를 평가한다. 모든 정보를 수집한 후 의사는 진단이라는 결론을 내리게 된다. 이때 결과가 확정적이지 않은 경우 추가 검사가 필요할 수도 있다. 진단이 결정된 후에는 환자에 대한 치료를 시행하고 치료에 대한 반응을 추적 관찰함으로써 추가적인 정보가 수집된다.

임상적 고찰 1.4 CLINICAL VIEW

의료 영상

보건의료전문가들은 정교한 의료영상기술의 도움으로 비침습적 방법(예: 체내에 기구를 삽입하지 않고)으로 체내 구조를 투시하는 기술을 발전시켜 왔다. 가장 흔한 기술은 방사선촬영, 초음파촬영, 컴퓨터단층촬영, 디지털감산혈관조영, 동적입체화상구성, 자기공명영상(MRI), 양전자방출단층촬영이다.

방사선촬영

방사선촬영(radiography)은 진단을 목적으로 신체 일부의 영상을 얻는 주요 방법이다. 고에너지 방사선의 한 형태인 엑스레이(X-ray)는 체내의 고체기관을 뚫고 들어간다. 엑스레이는 물렁조직(연조직)을 통과할 수 있으나 뼈, 치아, 종양과 같이 밀도가 높은 조직에는 흡수된다. 엑스레이가 물렁조직을 통과하고 나서 흡수된 부분은 엑스레이 필름 영상에서 밝게 표시된다. 엑스레이를 흡수하는 방사선 비투과(radiopaque) 물질로 채워진 경우라면 속이 빈 기관도 투시된다.

엑스레이라는 용어는 엑스레이 기술로 만들어진 사진(방사선촬영)에도 적용된다. 방사선촬영은 치과, 유방촬영, 골절 진단, 흉부 검사에 흔히 사용된다. 엑스레이의 단점은 영상 속에서 기관이 서로 겹쳐 있으면 판독하기 어렵다는 점, 조직밀도의 미세한 차이를 드러내기 어렵다는 점이다. 또 엑스레이의 방사선이 완전히 무해하다고는 할 수 없다.

머리와 목의 방사선촬영(엑스레이)

초음파촬영

두 번째로 가장 널리 사용되는 영상기술은 **초음파촬영**(sonography)이다. 촬영 기술자가 작은 장비를 손에 들고 신체 표면 위를 천천히 움직인다. 이 장비는 고주파 초음파를 만들어 내고 내부 기관에서 반사되는 신호를 포착한다. 여기서 나온 영상을 초음파영상(sonogram)이라고 한다. 초음파촬영은 산과에서 태아를 검사하고 태아의 개월 수, 자세, 발달을 파악하는 데 사용한다. 초음파는 엑스레이처럼 해롭지 않고 장비가 저렴하며 작고 가볍다. 최근까지 초음파의 주된 단점은 영상이 정밀하지 않다는 것이었으나 기술의 진보로 지금은 영상이 크게 발전했다.

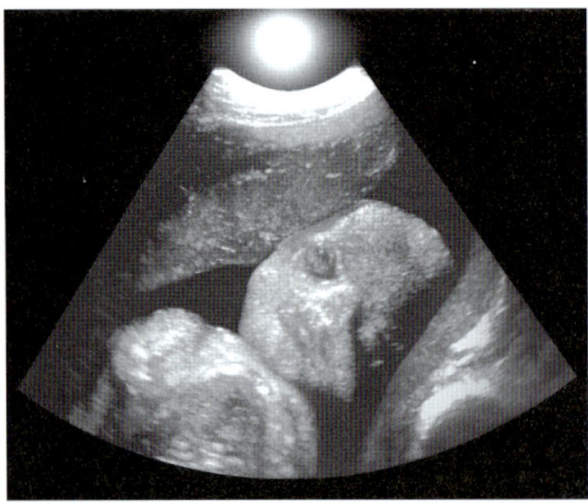

태아의 초음파 영상

방사선촬영이나 초음파촬영으로 원하는 영상을 얻지 못한 경우에는 더 정밀하지만 훨씬 비용이 많이 드는 영상기술을 사용한다.

컴퓨터단층촬영

컴퓨터단층촬영(computed tomography, CT) 스캔은 예전에는 컴퓨터축단층촬영(computerized axial tomography, CAT) 스캔이라고 불렀으며 엑스레이를 더 정밀하게 응용한 방법이다. 환자는 원통형의 속이 빈 기계 속을 천천히 움직인다. 원통의 한쪽에서 저강도 엑스레이가 방출되어 전신을 지나고 탐지기에 수집된 후 컴퓨터의 처리와 분석을 거친다. 이 신호들은 동전의 두께와 비슷한 간격으로 체내의 영상을 만들어 낸다. 이 연속되는 "절편"을 이용해 삼차원 영상을 재구성할 수 있다. 이 좁은 간격에서는 기관이 거의 겹치지 않으며 기존의 엑스레이보다 훨씬 정밀한 영상을 얻을 수 있다. CT 스캔은 종양, 동맥류, 콩팥결석, 뇌출혈 등의 이상을 찾아내는 데 유용하다.

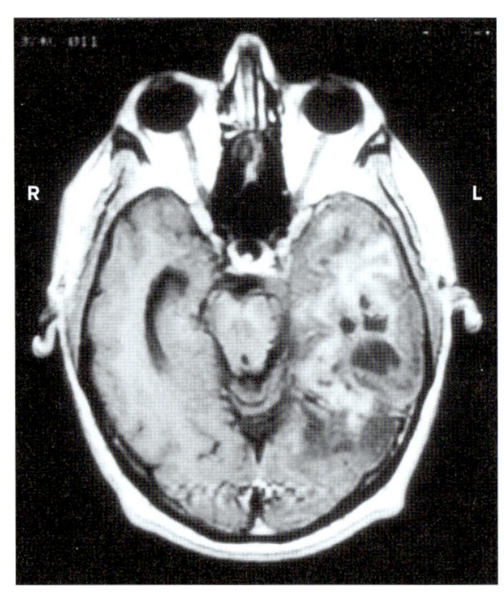

눈높이에서 컴퓨터단층촬영(CT)을 한 머리의 영상

디지털감산혈관조영

디지털감산혈관조영(digital subtraction angiography, DSA)은 주로 혈관을 관찰하는 데 이용하는 새로운 삼차원 엑스레이 기술이다. 혈관에 불투과 조영제를 주사하기 전과 후에 방사선촬영을 한다. 컴퓨터는 주사 전후의 영상을 비교해 후의 영상에서 나온 데이터를 전의 영상에서 제거하거나 감산함으로써 혈관 막힘의 징후가 될 수 있는 영상만을 남긴다. DSA 영상은 막힌 혈관에 의사가 카테터를 삽입해야 하는 스텐트 시술에 유용하다.

동적입체화상구성

새로운 CT 스캐너를 사용하는 **동적입체화상구성**(dynamic spatial re-construction, DSR)은 다음과 같은 두 가지의 중요한 의학적 정보, 즉 (1) 신체기관의 삼차원 영상, (2) 정상적인 기관의 움직임과 내부 부피 변화에 대한 정보를 제공한다. 기존의 정적인 CAT 스캔과 달리 DSR은 의사가 기관의 움직임을 관찰할 수 있다. 느리게 움직이거나 시간에 따라 멈추는 이 관찰은 심장과 혈관의 혈류 관찰에 매우 유용하다.

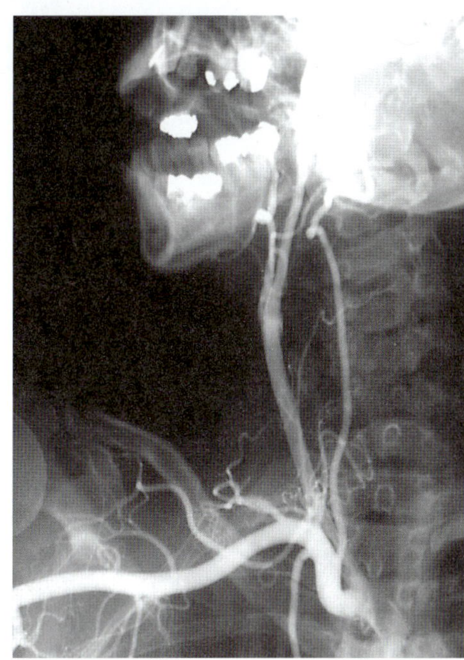

디지털감산혈관조영(DSA)은 혈관의 모습과 정상적인 변화를 삼차원 영상으로 나타낸다.

자기공명영상

자기공명영상(magnetic resonance imaging, MRI)은 예전에 핵자기공명(nuclear magnetic resonance, NMR) 영상이라고 불렸으며, 물렁조직을 시각적으로 나타내기 위한 비침습적 방법으로 개발되었다. 환자는 커다란 전자석으로 둘러싸인 원통 속에 누운 자세를 취한다. 자석은 강한 자기장을 만들어 조직 속 수소원자의 핵에 있는 양성자를 나란히 늘어서게 한다. 그리고 전파에 노출되는 동안 양성자는 추가적인 에너지를 흡수해 다른 방향으로 늘어서게 된다. 수소원자는 전파가 꺼진 후 즉시 자기장을 향해 재정렬된다. 이로 인해 조직의 유형에 따라 원자의 과잉 에너지가 서로 다른 비율로 방출된다. 컴퓨터는 방출된 에너지를 분석해 신체의 영상을 만들어 낸다. MRI는 신경계통의 백색질과 회색질 등 물렁조직을 서로 구분할 때 CT보다 유용하다. 그러나 밀도가 높은 기관(예: 뼈)은 MRI에 잘 나타나지 않는다. 과거 MRI의 또 다른 단점은 환자가 밀폐된 원통 속에 고립되어 폐쇄공포증을 느낀다는 것이었다. 그러나 새로운 MRI 기술로 기계가 개선되어 이 단점은 완화되었다.

최근에 등장한 MRI인 기능성 MRI(functional MRI)는 혈류에서 산소 농도가 부분마다 다르다는 점을 이용해 뇌 기능을 시각화한다. 혈류의 증가는 뇌 활동의 증가와 관련이 있다.

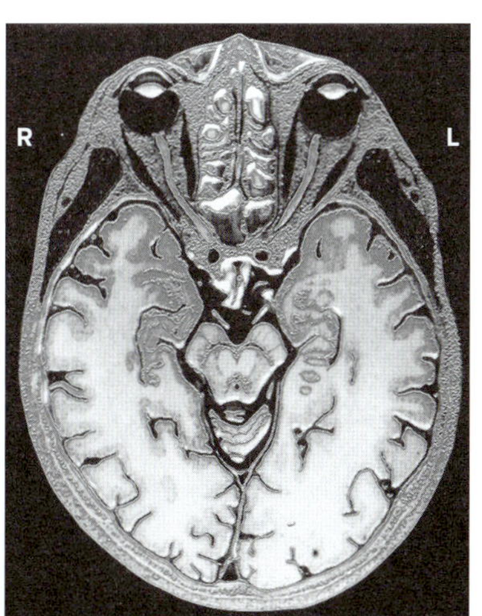

머리를 눈높이에서 자기공명영상(MRI) 스캔한 영상

양전자방출단층촬영

양전자방출단층촬영(positron emission tomography, PET) 스캔은 정해진 시간 동안 조직의 대사 상태를 분석하고 어느 조직이 가장 활성화되었는지 파악하는 데 사용한다. 첫 단계는 양전자(전자와 같지만 양극을 띤다)를 방출하는 방사성 포도당을 주사하는 것이다. 양전자와 전자 사이의 충돌로 감마선이 방출되고 이 감마선을 컴퓨터가 감지해 분석한다. 그 결과로 만들어진 선명한 색채 영상에서 포도당을 가장 많이 사용한 조직이 어디인지 나타난다. 심장학에서는 이 영상을 통해 손상된 심장 조직의 범위를 알 수 있다. 손상된 심장조직은 포도당을 거의 혹은 전혀 소비하지 않기 때문에 영상에서 어둡게 나타난다. PET 스캔은 뇌의 활동 정도를 나타내는 데에도 사용되어 왔다. 최근 PET 스캔은 신체에서 특정한 암이 전이되었는지 찾아내는 데에도 사용된다. 암세포는 포도당을 더 소비해 영상에서 붉게 나타나기 때문이다. PET 스캔은 방사성 동위원소를 사용해 신체의 해부학적 영상을 만들어 내는 핵의학의 한 예이다.

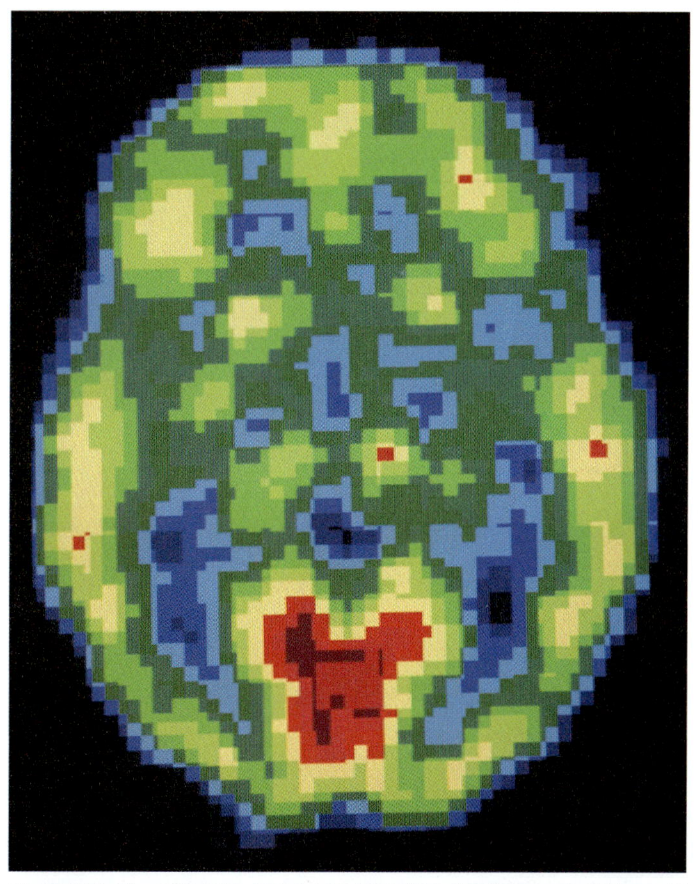

치료를 받지 않는 정신분열증 환자의 뇌를 양전자방출단층촬영(PET)한 영상으로, 붉은 부분은 포도당 소비가 많음을 나타낸다(대사작용). 스캔을 할 때 뇌 뒤쪽의 시각중추가 특히 활성화되어 있었다.

단원 요약 CHAPTER SUMMARY

1.1 해부학과 생리학의 비교	• 해부학은 몸의 구조를 연구하는 학문이고, 생리학은 몸의 기능을 연구하는 학문이다. **1.1a 해부학: 구조의 탐구** • 해부학은 현미경을 이용하는 현미경해부학과 맨눈으로 관찰하는 육안해부학으로 나눌 수 있다. **1.1b 생리학: 기능의 탐구** • 생리학자는 심장혈관생리학과 같이 특정 신체 계통의 기능을 연구하는 사람이며, 질병이나 병리에 초점을 맞출 경우 병태생리학이라고도 한다.
1.2 해부학과 생리학의 통합	• 구조와 기능은 서로 연결되어 있다. 해부학자는 해당 구조의 기능을 알지 못하면 전반적인 형태의 의미를 완전히 이해할 수 없다. 마찬가지로 생리학자도 구조를 공부하지 않으면 전반적인 신체의 기능을 완전히 이해할 수 없다. • 해부학과 생리학을 각각 따로 공부하기보다는 통합하여 학습하는 것이 훨씬 효과적이다.
1.3 해부학과 생리학을 효율적으로 공부하는 방법	• 구조를 그려 보고, 표를 만들며, 친구와 토론을 하는 등 능동적인 학습을 활용할 필요가 있다. 친구에게 정확히 설명할 수 있을 때, 그 개념을 이해하고 있다고 말할 수 있다.
1.4 인체의 구조적 단계	• 과학자들은 인체의 구성요소를 형태와 기능의 구조적 계층에 따라 분류하였다. **1.4a 생물의 특징** • 모든 살아 있는 유기체는 체계, 대사, 성장과 발달, 반응성, 조절, 생식 등의 공통된 성질을 가지고 있다. **1.4b 간단한 구조에서 가장 복잡한 구조까지** • 해부 구조는 화학물질단계, 세포단계, 조직단계, 기관단계, 계통단계, 개체단계에 이르는 연속성의 복잡한 단계로 이루어져 있다. **1.4c 기관계통의 기초** • 사람의 몸은 피부계통, 뼈대계통, 근육계통, 신경계통, 내분비계통, 심혈관계통, 림프계통, 호흡계통, 비뇨계통, 소화계통, 생식계통 등 11개의 기관계통으로 이루어져 있다.
1.5 해부학과 생리학에서 사용하는 용어	• 정확한 해부학 용어를 사용해야 그 구조의 이름과 위치를 명확히 알 수 있다. **1.5a 해부학 자세** • 해부학 자세는 신체부위를 기술할 때 기준이 되는 자세이다. **1.5b 절단면과 면** • 신체를 나누는 관상면, 가로면, 정중시상면을 이용하여 각 구조들 사이의 관계를 3차원적으로 표현할 수 있다. **1.5c 해부구조의 방향** • 해부구조의 위치를 표현하는 방향 용어이다. **1.5d 국소해부학** • 몸의 부위를 나누는 용어이다. **1.5e 몸안(체강)과 막** • 몸안은 장기와 기관계통이 들어 있는 공간이다. • 몸안의 뒤부위는 닫힌 공간으로 머리안과 척주관으로 이루어져 있다. • 배쪽몸안은 가슴안과 배골반안으로 나뉘며, 배골반안은 다시 배안과 골반안으로 나눌 수 있다. **1.5f 배골반부위와 사분역** • 배골반의 부위와 사분역은 배골반장기의 위치를 가늠할 때 사용된다. • 배골반에는 아홉 개의 부위와 네 개의 사분역이 있다.
1.6 항상성: 신체 내부를 안정되게 유지하려는 성질	• 항상성이란 내부 또는 외부의 조건 변화에 맞추어 체내 환경을 비교적 안정되게 유지하려는 신체의 능력이다. **1.6a 항상성 체계의 구성요소** • 구성요소로는 자극을 감지하는 수용체, 자극을 해석하고 효과기로 명령을 내보내는 조절중추, 자극을 바꾸기 위한 변화를 유발하는 효과기가 있다. **1.6b 음성되먹임으로 조절되는 항상성 체계** • 음성되먹임은 자극이 증가하거나 감소할 때 시작되며, 자극이 정상 범주로 돌아오면 끝이 난다. 체내에서 일어나는 대부분의 되먹임 기전은 음성되먹임이다. **1.6c 양성되먹임으로 조절되는 항상성 체계** • 양성되먹임은 자극이 가해졌을 때 시작되며, 절정 사건에 도달할 때까지 양성되먹임이 유지되거나 증가한다.
1.7 항상성, 건강, 질병	• 정상 신체의 구조와 기능, 질병 기전, 약물에 대한 신체 반응 등을 이해하려면 항상성의 개념을 반드시 알고 있어야 한다.

단원 평가

성과 및 평가
분석 및 적용
이해와 암기

기초 평가 Do You Know the Basics?

1. 피부 표면에 있는 표지점을 이용하여 내부 신체구조를 검사하는 것은?
   a. 국소해부학(regional anatomy)
   b. 표면해부학(surface anatomy)
   c. 병리해부학(pathologic anatomy)
   d. 비교해부학(comparative anatomy)

2. 공통 기능을 수행하기 위해 함께 작동하는 둘 이상의 조직으로 구성된 단계는?
   a. 세포단계(cellular)
   b. 분자단계(molecular)
   c. 기관단계(organ)
   d. 개체단계(organismal)

3. 신체의 모든 화학 반응의 합을 나타내는 용어는?
   a. 대사(metabolism)
   b. 반응성(responsiveness)
   c. 자극(stimulus)
   d. 생식(reproduction)

4. 정중시상면(midsagittal plane)은 신체를 어떻게 나누는가?
   a. 앞과 뒤로
   b. 위와 아래로
   c. 오른쪽과 왼쪽 절반으로
   d. 절반이 아닌 오른쪽과 왼쪽으로

5. 몸통에 가장 가깝게 위치한 구조를 설명하는 데 사용되는 용어는?
   a. 먼쪽(distal)
   b. 가쪽(lateral)
   c. 위(superior)
   d. 몸쪽(proximal)

6. 무릎의 앞에 있는 구조는?
   a. 무릎뼈(patellar)
   b. 다리오금(popliteal)
   c. 종아리(pes)
   d. 샅굴(inguinal)

7. 가로막(diaphragm)과 위골반문(pelvic brim) 사이의 공간은?
   a. 배안(abdominal cavity)
   b. 골반안(pelvic cavity)
   c. 가슴막안(pleural cavity)
   d. 심장막안(pericardial cavity)

8. 허파의 표면을 덮고 있는 장막은?
   a. 벽쪽가슴막(parietal pleura)
   b. 내장쪽심장막(visceral pericardium)
   c. 내장쪽배막(visceral peritoneum)
   d. 내장쪽가슴막(visceral pleura)

9. 체내의 환경을 일정하게 유지하는 상태를 의미하는 것은?
   a. 생식(reproduction)
   b. 항상성(homeostasis)
   c. 불균형(imbalance)
   d. 생명(life)

10. 음성되먹임 과정에서 일어나지 않은 현상은?
    a. 어느 정도 변화는 있지만 자극(stimulus)이 발생한다.
    b. 수용체(receptor)가 자극을 감지한다.
    c. 조절중추(control center)가 효과기에 명령을 내린다.
    d. 효과기(effector)가 자극을 증가시켜 되먹임이 지속된다.

11. 해부학과 생리학의 유사점과 차이점은?

12. 인체의 구조적 단계에 대하여 간단한 구조에서 가장 복잡한 구조의 순서로 설명하되 단계별 해부 구조를 예로 들어 기술하시오.

13. 모든 살아 있는 유기체가 공통으로 가지고 있는 성질은?

14. 인체의 11개 기관계통(organ system)을 나열하시오.

15. 해부학 자세를 정의하고 필요한 이유를 설명하시오.

16. 아래팔, 손목, 가슴, 팔오금, 넓적다리, 발을 뜻하는 용어를 영어로 쓰시오.

17. 몸안의 뒤부위에 있는 두 개의 공간과 각 공간에 들어 있는 구조물을 쓰시오.

18. 몸에 있는 장막(serous membrane)의 구조와 기능을 설명하시오.

19. 항상성 체계를 조절하는 주된 요소는?

20. 음성되먹임과 양성되먹임을 비교하여 설명하시오.

응용 평가 Can You Apply What You've Learned?

다음 지문을 읽고 1–3번 문항에 답하시오.

에릭은 배꼽 주변을 만지며 약간의 통증이 있다고 호소한다. 에릭에게 통증의 정확한 위치를 알려달라고 하자 그는 배꼽을 기준으로 오른쪽 아래이면서 볼기뼈에 가까운 곳을 가리킨다.

1. 에릭의 통증이 유발된 곳을 사분역으로 표현하였을 때 옳은 것은?
   a. 오른위사분역(right upper quadrant)
   b. 오른아래사분역(right lower quadrant)
   c. 왼위사분역(left upper quadrant)
   d. 왼아래사분역(left lower quadrant)

2. 에릭의 통증이 유발된 곳을 부위로 표현하였을 때 옳은 것은?
   a. 오른허리(right lumbar)
   b. 오른갈비밑(right hypochondriac)
   c. 오른배꼽(right umbilical)
   d. 오른엉덩(right iliac)

3. 에릭은 의사에게 가서 통증의 원인을 알려달라고 하였다. 의사는 CT 스캔을 처방하였으며, 그 결과 염증이 있고 커져 있는 막창자꼬리(충수돌기, 소화계통과 관련된 기관)가 발견되었다. 에릭은 의사에게 배꼽 부분의 방사선영상을 촬영하지 않은 이유를 물었다. 이에 의사가 이러한 경우 방사선영상이 적절치 않다고 하며 제시한 이유로 옳은 것은?
   a. 방사선영상이 CT 스캔보다 더 비싸서
   b. 방사선영상에서는 물렁조직이 잘 보이지 않아서
   c. 방사선이 막창자꼬리의 염증을 더 악화시킬 것 같아서
   d. 방사선영상은 주로 뼈 손상이 있을 때 사용되기 때문에

4. 뜨겁고 습한 환경에 노출되었을 때 체온을 정상으로 유지하기 위하여 신체에서 일어나는 일로 옳은 것은?
   a. 피부에 있는 혈관이 수축한다.
   b. 땀샘에서 땀이 분비된다.
   c. 오한(shivering)이 일어나도록 근육에 신경자극을 내보낸다.
   d. 털주머니(hair follicle)에 붙어 있는 민무늬근육이 수축하여 소름(goose bump)을 일으킨다.

5. 선택적 세로토닌 재흡수 억제제(SSRI)인 졸로프트(Zoloft)를 먹기 시작한 사람에서 배탈과 설사가 유발되었다. 만일 자신에게 약 때문인지 묻는다면 어떻게 답할 것인가?
   a. 약물이 위장의 점막을 자극해서 증상이 발생한 것이라고 설명한다.
   b. 세로토닌이 뇌뿐만 아니라 창자에도 영향을 미쳐서 창자운동이 증가했기 때문이라고 설명한다.
   c. 약물이 뇌에만 작용하여 기분을 고양시키는 역할을 할 뿐 소화계통의 증상과는 상관이 없다고 설명한다.
   d. 약물이 소화계통에서 빠르게 흡수되어 다른 곳으로 이동하기 때문에 소화계통의 증상과는 상관이 없다고 설명한다.

종합 평가 Can You Synthesize What You've Learned?

1. 린은 경기 도중 자전거와 함께 쓰러졌다. 오른쪽 아래팔부위에서 뼈가 부러졌고, 아래턱부위에 찰과상을 입었으며, 오른쪽 볼기와 넓적다리 부위에 심한 멍이 들었다. 부상이 일어난 곳의 위치를 설명하시오.

2. 칼리는 벌에 쏘여 아나필락시스쇼크(anaphylactic shock)가 나타나 응급실로 이송되었다(예: 호흡이 빨라지고 얕아지며 심장박동이 증가하는 것). 그녀는 에피네프린 주사를 맞았으며, 그 결과 알레르기 반응이 줄어들고 호흡과 심장박동이 정상으로 되돌아 왔다. 에피네프린의 역할로서, 음성되먹임 기전이 발생한 것인지 아니면 양성되먹임 기전이 발생한 것인지 설명하시오.

3. 60세 여성의 작은창자에 생긴 종양을 진단하고자 한다. 종양의 존재 여부를 알 수 있는 가장 좋은 의료영상과 그렇지 않은 부적절한 의료영상은 무엇인지 기술하시오.

Chapter 2

세포의 생물학

Biology of the Cell

통합 *INTEGRATE*

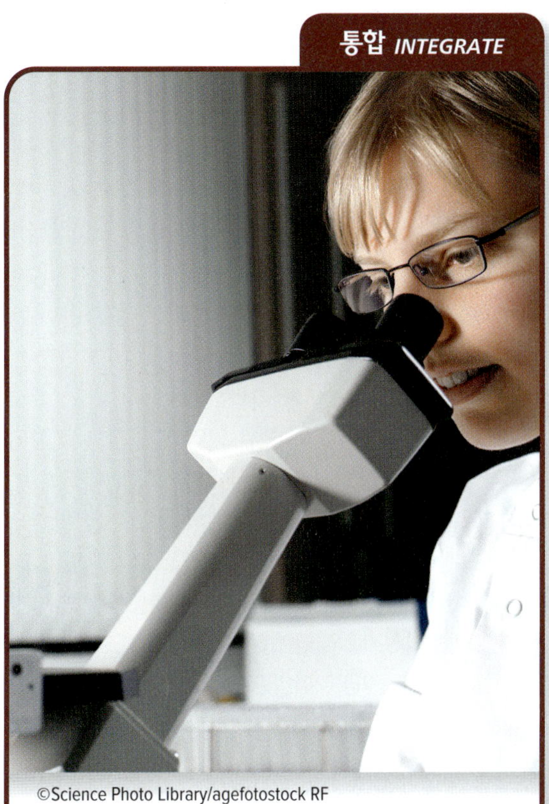

관련 직업

세포학자

세포학자가 현미경으로 세포를 살피며 암을 비롯한 질병의 징후일 수 있는 이상을 찾고 있다. 세포학자는 전문장비를 이용해 세포의 표본을 채취하고 염색을 비롯한 기술로 표본을 더 자세히 관찰한다. 그 다음 세포의 구조와 기능에 대한 폭넓은 지식을 바탕으로 세포 표본을 분석하고, 분석 결과를 병리학자에게 제공해 진단을 내리도록 한다.

심장세포는 심실에서 혈액을 뿜어내기 위해 수축한다. 눈의 망막세포는 빛을 감지한다. 포식세포인 백혈구는 외부 물질(예: 세균, 바이러스)을 탐식한다. 이자세포는 인슐린호르몬을 합성하고 분비한다. 인체의 모든 과정은 궁극적으로 세포와 세포 활동에 의존한다. 이 때문에 세포를 "신체의 기능 단위"라고 부르는 경우가 많다. 세포의 구조와 기능에 대해 알아야 이 책의 뒷부분에 등장하는 개념을 이해할 수 있다.

이 장에서는 세포에 대한 연구, 세포의 전반적인 구성요소와 기능에 대해 설명함으로써 폭넓게 논의한다. 이후의 장에서는 분화된 세포를 탐구하면서 세포의 특수한 기능을 자세히 설명한다.

2.1 세포의 개관

세포를 연구하는 방법을 설명함으로써 세포에 대한 논의를 시작한다. 그 다음에는 세포의 일반적인 크기와 모양에 대해 설명하고 예외가 되는 세포에 대해서도 살펴본다. 결론 부분에서는 모든 세포가 공통적으로 가진 구조적 특징과 기능에 대해 논한다.

2.1a 세포를 연구하는 방법

학습목표

1. 광학현미경, 주사전자현미경 및 투과전자현미경을 구분한다.

세포를 연구하는 학문을 **세포학**(cytology)이라고 한다. 세포의 본성을 탐구할 때 가장 큰 장애물은 세포의 크기가 작다는 사실이다. 세포는 현미경이 발명된 후에 발견되었는데, 인체에서 가장 작은 세포들을 보려면 고배율 현미경이 필요하기 때문이다. 세포의 크기를 나타낼 때 자주 사용하는 단위는 마이크로미터(μm)이다. 1마이크로미터는 1/10,000 cm이다.

현미경 검사는 미세구조를 보기 위해 현미경을 사용하는 것이며 해부학적 검사에서 중요하다. 가장 흔히 사용되는 수단은 광학현미경, 투과전자현미경, 주사전자현미경이다.

현미경 검사 표본은 원래 배경과 대비되지 않기 때문에 잘 보이지 않는다. 그래서 대비 효과를 위해 광학현미경 검사에서는 염료 염색을, 투과전자현미경과 주사전자현미경에서는 중금속 염색을 이용한다. **그림 2.1**은 기도 안쪽을 둘러싼 상피조직 표면의 섬모를 서로 다른 현미경으로 본 것이다.

광학현미경(light microscope, LM)은 표본을 지나는 가시광선을 통해 이차원 영상을 만들어낸다. 유리 렌즈로 초점을 맞추고 상을 확대해 눈에 투사되도록 한다(그림 2.1a).

전자현미경(electron microscope, EM)은 전자빔을 이용해 표본을 '비춘다'. 전자현미경은 광학현미경보다 배율이 높은데, 그보다 더 중요한 점은 전자현미경의 해상도(자세히 볼 수 있는 능력)가 광학현미경보다 몇천 배나 더 높다는 사실이다. 표본의 표면을 삼차원적으로 더 자세히 살펴보려면 **주사전자현미경**(scanning electron microscope, SEM)을 이용한다(그림 2.1b). 이때는 전자빔이 표본의 표면을 지나며, 반사된 전자가 만들어낸 표면 영상이 텔레비전 화면에 나타난다.

투과전자현미경(transmission electron microscope, TEM)은 표본의 얇게 잘린 부분에 전자빔을 통과시킨다. 그 결과로 만들어진 이차원 영상을 화면에 띄워 눈으로 보거나 사진으로 만들어 기록한다. 그림 2.1c의 TEM은 상피세포 표면의 섬모를 확대한 것이다.

무엇을 배웠는가?

1. 세포 내부의 구조를 연구할 때 투과전자현미경을 사용하면 광학현미경에 비해 어떤 점이 좋은가?

2.1b 세포의 크기와 형태

학습목표

2. 사람 세포 크기의 범위를 서술한다.
3. 세포의 형태를 열거한다.

세포는 크기가 서로 비슷한 공 모양이나 주사위 모양의 물체로 묘사되는 경우가 많다. 그러나 실제로는 성인의 몸에 약 75조 개의 세포가 존재하며 이 세포들의 구조는 매우 다양하다. 대부분의 세포는 현미경으로 보아야 하나 일부 세포는 맨눈으로 볼 수 있을 만큼 크다(**그림 2.2**). 예를 들어 적혈구는 직경이 약 7~8 μm로 비교적 작지만 사람의 난자는 약 120 μm이다. 세포의 형태도 매우 다양하다(**그림 2.3**). 공이나 주사위 모양인 세포도 있지만 기둥, 원통, 원반 모양인 세포도 있고 형태가 일정하지 않은 세포도 있다. 세포의 크기 및 모양과 세포가 몸속에서 수행하는 기능 사이에는 상관관계가 있다는 사실을 기억해야 한다.

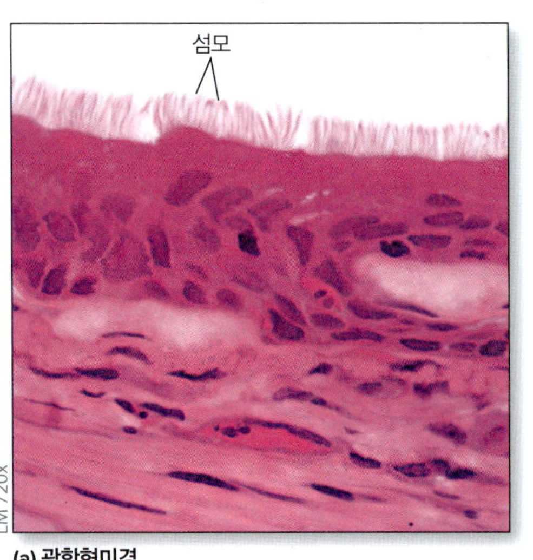

(a) 광학현미경

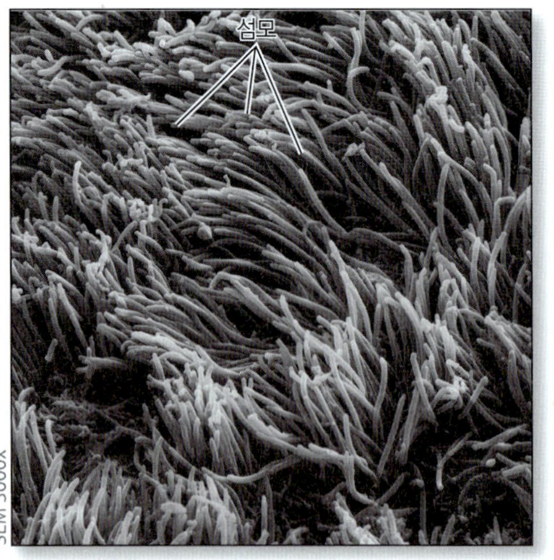

(b) 주사전자현미경

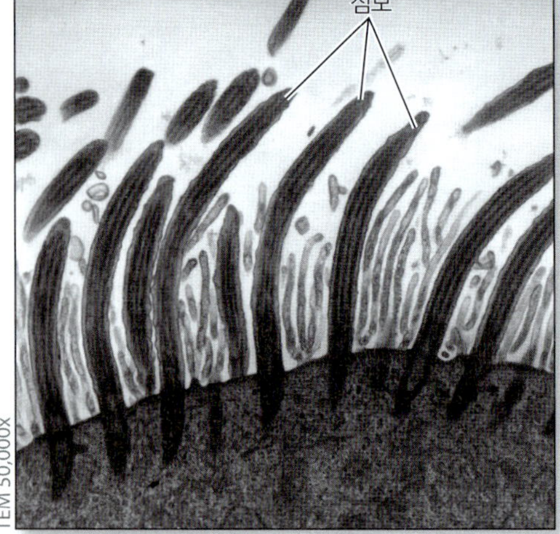

(c) 투과전자현미경

그림 2.1 세포연구를 위한 현미경 기술. 세포해부학을 탐구할 때는 다양한 기술을 사용한다. (a) 광학현미경(LM)이 기도의 내벽을 덮고 있는 섬모라는 이름의 털과 같은 구조를 보여 준다. (b) 주사전자현미경(SEM)은 세포에 있는 동일 유형의 섬모의 3차원적 구조를 보여 준다. (c) 투과전자현미경(TEM)은 섬모의 미세구조를 보여 준다.

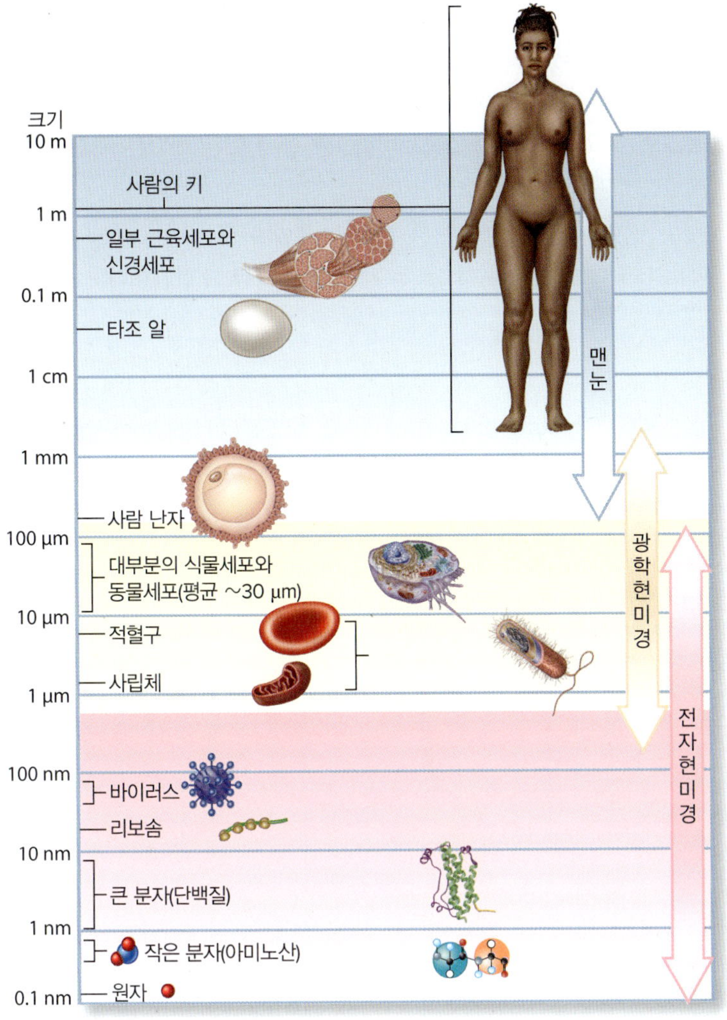

그림 2.2 세포 크기의 범위. 대부분의 사람세포는 크기가 직경 1 μm에서 100 μm 사이이다.

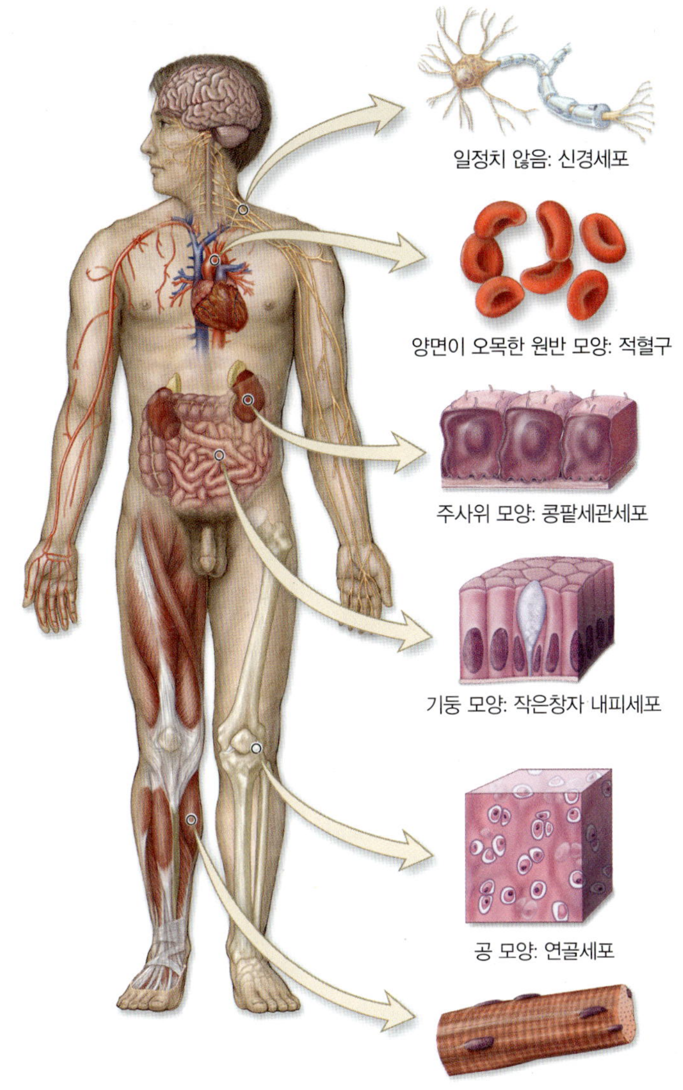

그림 2.3 세포의 다양한 모양. 전신의 세포는 기능이 다양하며 그에 따라 모양도 다르다.

무엇을 배웠는가?

2 일반적인 세포의 크기는 어느 범위 내에 있는가?

2.1c 세포의 공통된 특징과 일반적인 기능

학습목표

4. 세포의 주된 구조적 특징 세 가지를 서술한다.
5. 막결합 소기관과 비막결합 소기관을 제시한다.
6. 세포 소기관과 세포 포함물을 구분한다.
7. 세포가 수행해야 하는 일반적인 기능을 설명한다.

대부분의 세포는 함께 작용하는 특징적인 부분들로 구성되어 있어서 체내에 존재하는 각 유형의 세포가 특정한 공통 기능을 수행할 수 있다.

› 세포 구성요소의 개관

그림 2.4의 일반화된 세포는 실제로 몸에 존재하는 세포는 아니며, 다양한 유형의 세포에 나타나는 특징을 대표하는 그림이다. 공통된 특징은 다음과 같다.

- **세포막**(형질막, plasma membrane; *plasso*: 형성하다)은 세포의 내부 물질과 외부 환경을 나누는 가장 바깥의 장벽이다. 세포막이 변형된 형태로 섬모, 편모, 미세융모가 있다.
- **핵**(nucleus; *nux*: 핵심)은 세포 내에서 가장 큰 구조이며 핵막 속에 들어 있다. 핵의 내용물 중 대부분은 유전물질인 데옥시리보핵산(DNA)이다. 핵 안에 있는 액체는 핵질이라고 한다. 핵 안에는 핵소체라는 어두운 색의 물질이 있다.
- **세포질**(cytoplasm; *kytos*: 세포, *plasma*: 만들어진 것)은 세포막과 핵 사이에 있는 모든 내용물의 총칭이다. 세포질의 세 가지 주요 구성요소는 세포액, 소기관, 포함물이다.

세포질의 구성요소

세포액(cytosol; *sol*: 녹는)은 세포내액(intracellular fluid) 또는 세포질바탕질(cytoplasmic matrix)이라고도 하며, 세포질 속에 있는 끈적거리는 시럽과도 같은 액체이다. 수분을 많이 함유하고 있으며 탄수화물, 지질, 단백질과 같은 고분자와 포도당, 아미노산과 같은 작은 분자가 다량 용해되어 있다. 또 세포 기능에 사용되는 다양한 유형의 이온도 함유되어 있다.

소기관(organelle; *organon*: 장기, *elle*: "작다"는 뜻의 접미사)은 말 그대로 작은 기관이며, 복잡하고 조직적인 동시에 저마다 독특한 형태와 기능을 갖춘 세포 내 기관이다. 소기관은 막결합 소기관과 비막결합 소기관으로 분류한다. **막결합 소기관**(membrane-bound organelle)은 막

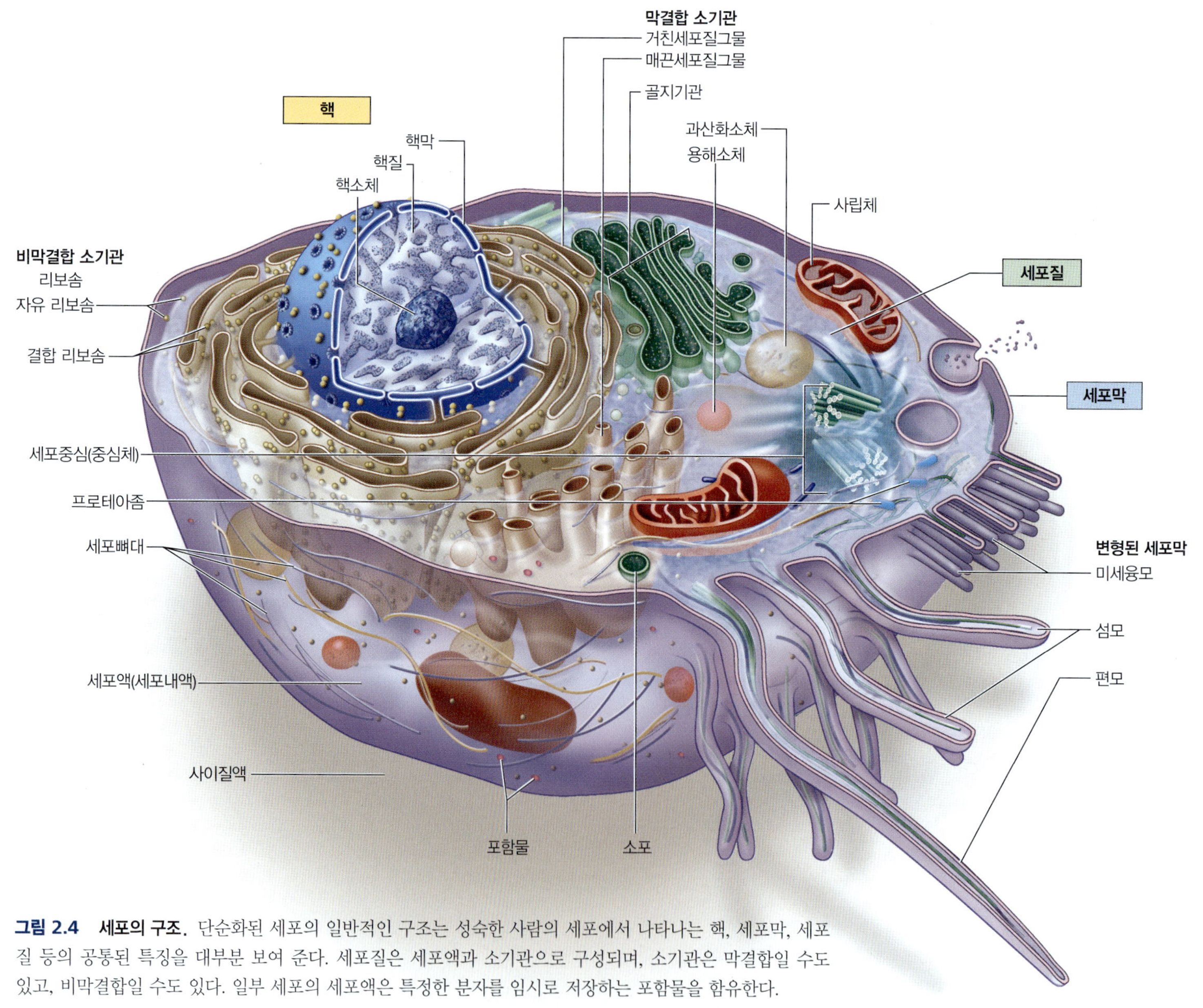

그림 2.4 세포의 구조. 단순화된 세포의 일반적인 구조는 성숙한 사람의 세포에서 나타나는 핵, 세포막, 세포질 등의 공통된 특징을 대부분 보여 준다. 세포질은 세포액과 소기관으로 구성되며, 소기관은 막결합일 수도 있고, 비막결합일 수도 있다. 일부 세포의 세포액은 특정한 분자를 임시로 저장하는 포함물을 함유한다.

소기관(membranous organelle)이라고도 하며, 세포막과 유사한 막 속에 들어 있다. 막은 소기관의 내용물을 세포액과 구분하는데, 이 덕분에 소기관의 특수한 작용이 다른 세포 작용에 방해받지 않고 이루어질 수 있다. 막결합 소기관에는 소포체(조면소포체와 활면소포체), 골지기관, 용해소체, 과산화소체, 사립체가 있다(그림 2.4). 소포는 소포체, 골지기관, 세포막이 임시로 형성하는 막결합 구조이다. **비막결합 소기관**(non-membrane-bound organelle)은 비막소기관(nonmembranous organelle)이라고도 하며, 막 속에 들어 있지 않다. 이 기관들은 주로 단백질로 구성되어 있으며 리보솜(막에 고정되어 있는 리보솜과 세포액 속을 자유롭게 돌아다니는 리보솜이 있음), 세포뼈대, 세포중심, 프로테아좀이 여기에 포함된다. 각 소기관에 대해서는 이 장의 뒷부분에서 자세히 다룬다.

일부 세포의 세포액은 크고 광범위한 분자 집단인 **포함물**(inclusion)을 임시로 저장한다. 대부분의 포함물은 막에 결합되지 않으며 소기관으로 간주되지 않는다. 색소(예: 일부 피부, 모발, 눈 세포에 저장된 색소인 멜라닌)와 비축된 영양소(예: 글리코겐, 트라이글리세라이드)는 세포 포함물의 예이다.

› 세포의 일반적인 기능

다음은 세포가 수행하는 일반적인 기능이다.

- **온전함과 형태를 유지한다.** 세포의 온전함과 형태는 외부 경계를 이루는 세포막, 세포를 지지하는 기능을 하는 내부 구성요소에 달려 있다.
- **영양소를 획득하고 화학적 구성요소를 형성한다.** 각 세포는 주변의 액체 속에서 영양소를 비롯해 필요한 물질을 얻는다. 세포는 다양한 대사과정을 통해 새로운 화학구조를 형성하고 생존에 필요한 에너지를 거둬들인다.
- **노폐물을 제거한다.** 세포는 자신이 만들어 낸 노폐물 분자를 제거해 노폐물이 축적되거나 정상적인 세포 작용을 방해하지 않도록 한다.

또 어떤 세포들은 세포분열을 통해 같은 종류의 세포를 만들어 낼 수 있다. 새로운 세포는 성장 및 죽은 세포의 대체를 위해 공급됨으로써 자신이 속한 조직이나 기관의 유지를 돕는다. 그러나 많은 세포는 발달하는 동안 분열능력을 잃는다.

무엇을 배웠는가?

3 세포의 주된 구조적 특징 세 가지는 무엇인가?

4 세포의 경계를 형성하며 온전함을 유지하는 세포기관은?

2.2 세포막의 화학구조

세포막은 단단한 경계벽이 아니라 비슷한 중량의 지질과 단백질이 혼합된 액체 바탕질이다. 세포막은 세포를 드나드는 물질 대부분의 움직임을 조절한다.

2.2a 지질 요소

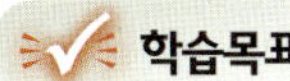

학습목표

8. 세포막의 지질 요소를 열거하고 각 요소의 작용을 설명한다.

세포막에는 인지질, 콜레스테롤, 당지질 등 다양한 유형의 지질이 함유되어 있다(**그림 2.5**).

세포막 속 대부분의 지질은 **인지질**(phospholipid)이다(2.3c). 인지질분자는 막 속에 있는 '꼬리가 2개 달린 풍선'으로 그려지는 경우가 많다. 풍선처럼 생긴 머리는 극성을 띠며 친수성이다. 반대로 2개의 꼬리는 비극성이며 소수성이다. 인지질분자는 쉽게 모여들어 꼬리쪽이 서로 마주 보는 두 줄의 평행한 분자층을 형성한다. 소수성인 꼬리는 막의 내부를 이루고 친수성인 극성 머리는 밖으로 향한다. 세포막의 이 기본적인 구조를 **인지질 이중층**(phospholipid

통합 INTEGRATE

개념 연결
CONCEPT CONNECTION

콜레스테롤은 식물세포에는 없으며 동물세포의 세포막에서만 발견되는 구성요소이다. 따라서 달걀, 우유, 고기와 같은 동물성 식품은 모두 콜레스테롤을 함유하고 있다. 당근, 옥수수, 식물성 기름으로 튀긴 감자칩과 같은 식물성 식품에는 콜레스테롤이 없다.

bilayer)이라고 한다. 인지질 이중층 덕분에 세포액은 세포 안에, 사이질액(interstitial fluid; 세포를 둘러싼 간질액이라고도 하는 액체)은 세포 밖에 남아 있을 수 있다.

콜레스테롤(cholesterol)은 인지질 이중층의 소수성인 부분에 흩어져 있다. 콜레스테롤은 막을 강화하며 온도가 크게 변할 때 안정 작용을 한다.

당지질(glycolipid)은 탄수화물기와 결합한 지질이다. 막의 인지질 이중층에서 바깥에만 존재하며 사이질액에 노출된다. 당지질 분자와 당단백질 분자(다음 절에서 설명)의 탄수화물 부분은 세포 표면을 감싸는 당인 당질층(glycocalyx; *glykys*: 단것, *kalyx*: 겉껍질) 형성을 돕는다. 흥미롭게도 일란성 쌍둥이를 제외하고 모든 사람은 저마다 당질층의 당 양상이 다르다.

세포막의 지질 부분이 물에 녹지 않으므로 세포막은 물과 접촉해도 녹지 않는다. 또 세포막은 대부분의 물질에 대해 효과적인 무극성의 물리적 장벽이 된다. 작고 무극성인 물질만이 아무 도움 없이 쉽게 세포막을 통과할 수 있다.

무엇을 배웠는가?

5 세포막에서 지질은 어떻게 기본적인 물리적 장벽이 되는가?

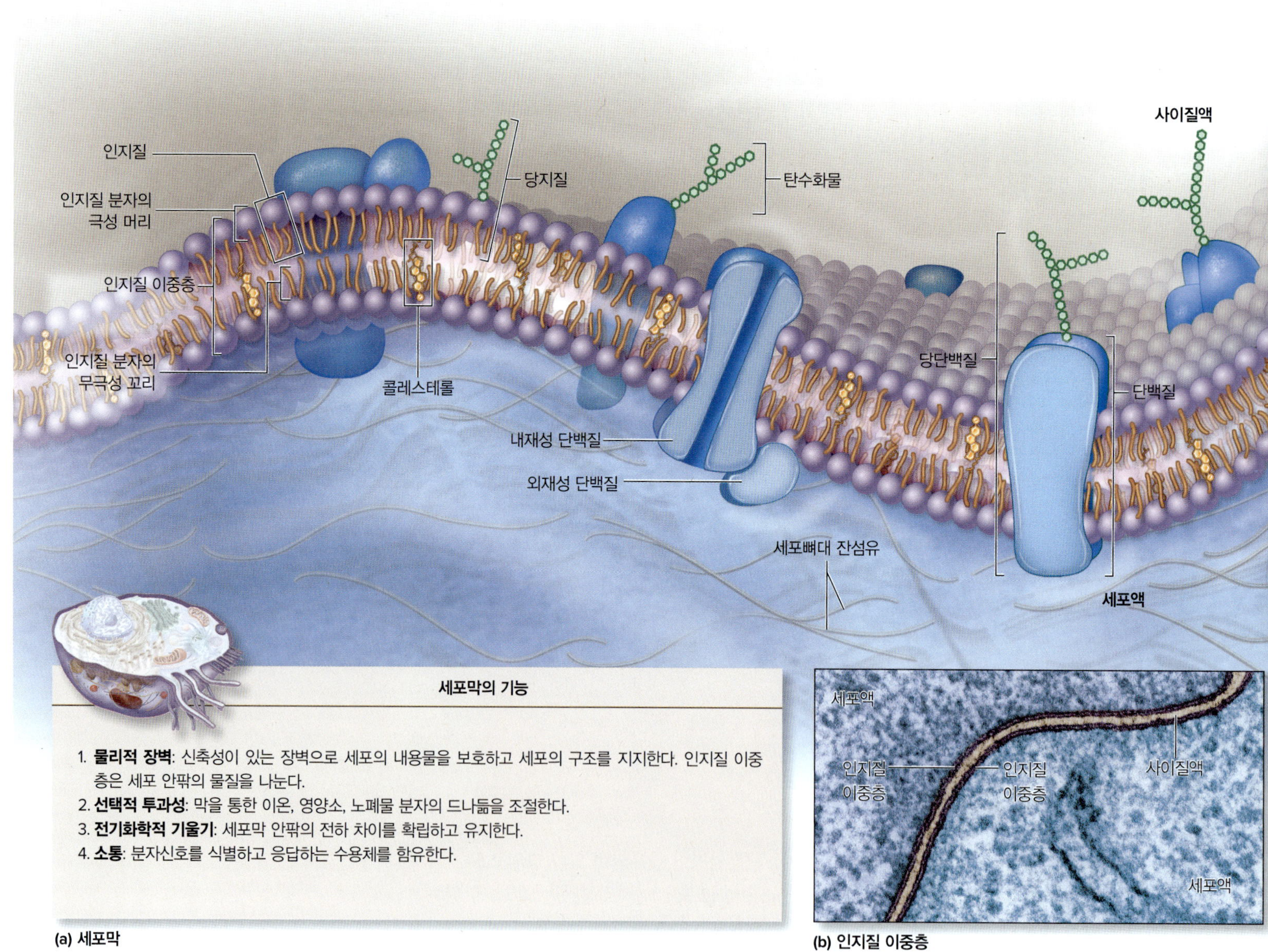

그림 2.5 세포막의 구조와 기능. (a) 세포막은 인지질 이중층이며 콜레스테롤과 단백질이 흩어져서 표면에 결합해 있다. (b) 두 인접 세포들의 인지질 이중층은 투과전자현미경으로 볼 수 있다. 각 세포막의 너비는 약 5~10 nm이다.

2.2b 막 단백질

학습목표

9. 막 단백질을 세포막에서의 상대적인 위치에 따라 두 가지 유형으로 구분한다.

10. 막 단백질이 수행하는 여섯 가지 주요 역할을 열거한다.

세포막의 주된 구성요소는 지질이지만, 무게로는 지질 속에 흩어진 단백질이 거의 절반을 차지한다. 단백질은 액체 이중층 주위를 자유롭게 떠다니며 이동할 수 있다. 이 모습은 수영장에서 수면을 떠다니는 비치볼에 비유할 수 있다. 막의 구체적인 기능 중 대부분은 막에 있는 단백질이 결정한다.

막 단백질은 내재성과 외재성의 두 가지로 분류된다. **내재성 단백질**(integral protein)은 인지질 이중층을 관통하는 형태로 삽입되어 있다(그림 2.5). 내재성 단백질의 소수성 부위가 막의 소수성 내부와 상호작용한다. 반대로 내재성 단백질의 친수성 부위는 막의 안쪽 또는 바깥쪽에서 수분을 함유한 환경에 노출된다. 많은 내재성 막 단백질은 **당단백질**(glycoprotein)이며 탄수화물이 사이질액에 노출되어 있다. 한편 **외재성 단백질**(peripheral protein)은 지질 이중층에 삽입되어 있지 않다. 외재성 단백질은 막의 안쪽 또는 바깥쪽에 느슨하게 연결되어 있으며 내재성 단백질의 노출된 부분에 고정되어 있는 경우가 많다.

단백질과 당단백질은 역할에 따라 기능적으로 분류하기도 한다(**그림 2.6**).

- **수송단백질**(transport protein)은 세포막을 넘어 이동하는 물질의 움직임을 조절한다. 수송단백질의 유형으로는 **통로**(channel), **운반체**(carrier), **펌프**(pump) 등이 있다.
- **세포 표면 수용체**(cell surface receptor)는 리간드라는 특정 분자와 결합한다. 리간드(ligand)는 세포에서 분비되는 분자로 다른 세포의 세포막에 있는 수용체와 결합한다. 리간드의 예로는 신경세포에서 분비되는 신경전달물질과 내분비세포에서 분비되는 호르몬을 들 수 있다.
- **정체성 표지**(identity marker)는 다른 세포와 소통하여 그 세포가 신체에 속해 있다는 사실을 전하는 단백질 또는 당단백질이다. 면역계통의 세포는 정체성 표지를 이용해 정상적이고 건강한 세포와 외부 세포, 손상된 세포, 감염된 세포를 구분하고 후자의 세포들은 파괴된다.
- **효소**(enzyme)는 세포의 내부 또는 외부 표면에 부착되어 화학 반응을 촉진한다.
- **고정부위**(anchoring site)는 세포뼈대(세포 내부의 단백질 골격)를 세포막에 고정하는 단백질이다.
- **세포 부착 단백질**(cell-adhesion protein)은 세포와 세포의 부착에 이용된다. 막 접합을 형성하는 단백질은 세포를 서로 결합하는 등 다양한 기능을 수행한다.

무엇을 배웠는가?

6 세포막을 통하여 물질을 이동시키는 세포막단백질의 유형은 무엇인가? 세 가지 하위 유형도 함께 제시하라.

2.3 막 운반

세포막은 4가지 1차적인 기능을 한다(그림 2.5). 첫째, 세포막은 세포와 사이질액 사이의 물리적 장벽(physical barrier)으로 기능한다. 둘째, 세포막은 선택적 투과성막(selectively permeable boundary membrane)으로서, 물질이 막운반을 통해서 세포의 안과 밖으로 이동하는 것을 조절한다. 셋째, 세포막은 세포 안과 밖의 전기화학적 기울기(electrochemical gradients)를 확립하고 유지한다(2.4 참조). 넷째 세포막은 세포의 교통(cell communication)에 기능한다(2.5 참조). **그림 2.7**에서는 막운반과정을 요약하였다.

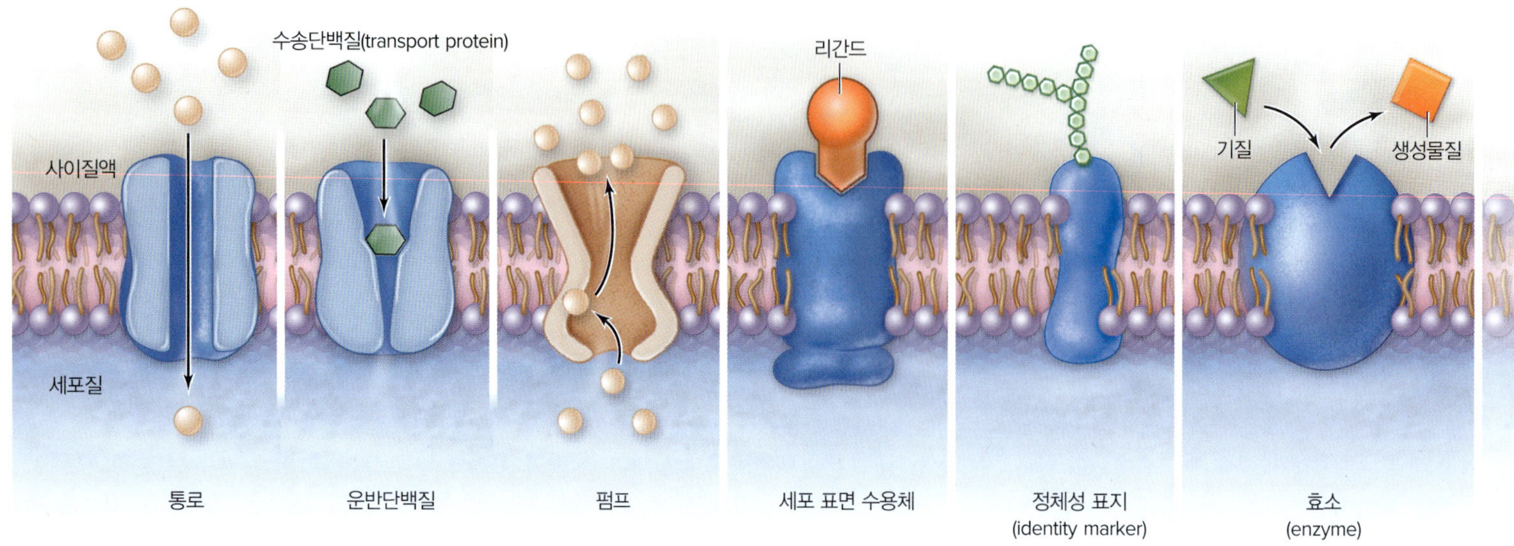

그림 2.6 세포막단백질. 세포막단백질의 주된 기능적 분류로는 수송단백질(통로, 운반체, 펌프), 세포 표면 수용체, 정체성 표지, 효소, 세포뼈대의 고정부위, 세포 부착 단백질이 있다.

세포막을 통하여 물질을 얻고 제거하는 것은 **막 운반**(membrane transport) 과정을 통해 이루어진다. 이 과정은 세포 에너지의 필요 여부에 따라 크게 두 가지로 나뉜다. 수동적 과정(passive process)은 에너지가 필요하지 않다. 대신 물질이 농도기울기를 따라 이동할 (물질이 많은 곳에서 적은 곳으로 이동) 때의 내재적 운동에너지에 의존한다. 확산과 삼투는 수동적 과정의 유형이다. **능동적 과정**(active processes)에서는 세포가 에너지를 사용해야 하기 때문에 수동적 과정과 다르다. 능동적 과정에서는 물질이 농도기울기를 거슬러서 이동하거나(물질이 적은 곳에서 많은 곳으로 이동) 막 결합 소포가 방출(또는 형성)된다. 에너지가 필요한 이 과정들을 각각 능동수송, 소포수송이라고 부른다.

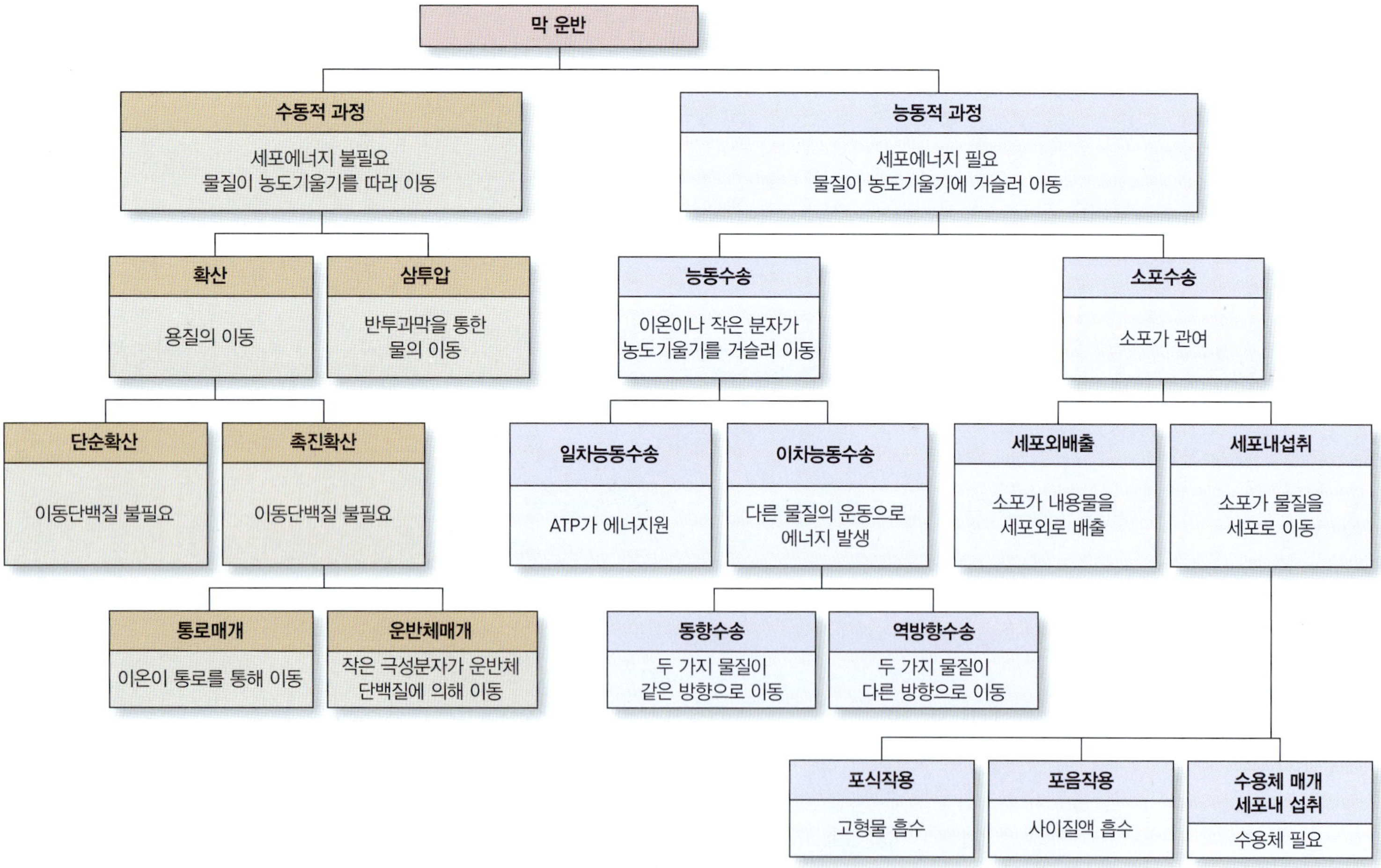

막 운반

- **수동적 과정**: 세포에너지 불필요 / 물질이 농도기울기를 따라 이동
  - **확산**: 용질의 이동
    - **단순확산**: 이동단백질 불필요
    - **촉진확산**: 이동단백질 불필요
      - **통로매개**: 이온이 통로를 통해 이동
      - **운반체매개**: 작은 극성분자가 운반체 단백질에 의해 이동
  - **삼투압**: 반투과막을 통한 물의 이동
- **능동적 과정**: 세포에너지 필요 / 물질이 농도기울기에 거슬러 이동
  - **능동수송**: 이온이나 작은 분자가 농도기울기를 거슬러 이동
    - **일차능동수송**: ATP가 에너지원
    - **이차능동수송**: 다른 물질의 운동으로 에너지 발생
      - **동향수송**: 두 가지 물질이 같은 방향으로 이동
      - **역방향수송**: 두 가지 물질이 다른 방향으로 이동
  - **소포수송**: 소포가 관여
    - **세포외배출**: 소포가 내용물을 세포외로 배출
    - **세포내섭취**: 소포가 물질을 세포로 이동
      - **포식작용**: 고형물 흡수
      - **포음작용**: 사이질액 흡수
      - **수용체 매개 세포내 섭취**: 수용체 필요

그림 2.7 막 운반. 막 운반은 세포에너지의 필요에 따라서 수동적 과정과 능동적 과정으로 구분된다. 수동적 과정은 세포에너지가 필요하지만 능동적 과정은 필요하지 않다.

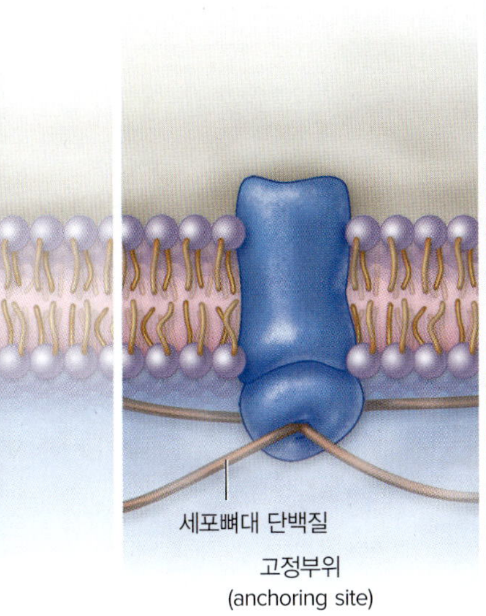

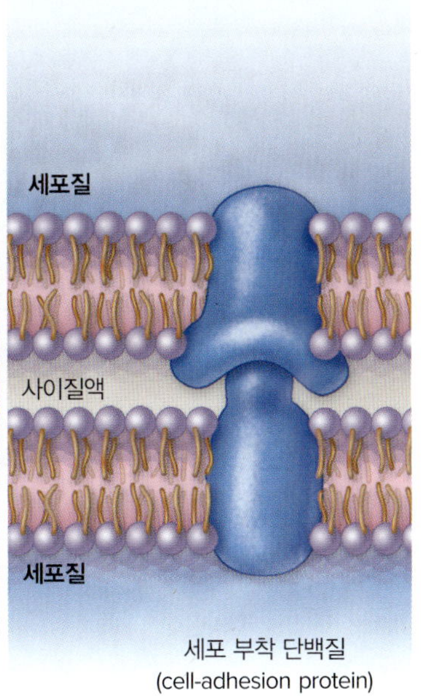

2.3a 수동적 과정: 확산

학습목표

11. 확산의 전반적인 개념을 요약한다.

12. 세포에서 발생하는 단순확산과 촉진확산을 구분한다.

분자와 이온은 내재적 운동에너지로 인해 계속 움직인다. 무작위로 돌아다니며 다른 분자나 이온과 같은 장벽에 부딪히면 튕겨 나가 다른 방향으로 움직인다. 농도기울기가 존재하면 시간이 지나면서 점점 균일하게 분포된다. 물질이 결과적으로 농도가 높은 곳에서 낮은 곳으로 움직이는 것을 **확산**(diffusion; *diffundo*: 다른 방향으로 쏟아지다)이라고 한다. 방해가 없다면 확산은 물질이 평형(equilibrium; 일정한 영역에서 분자가 균일하게 분포하는 것)을 이룰 때까지 계속된다(**그림 2.8**).

물질이 확산되는 속도는 일정하지 않지만 다음과 같은 환경 조건에 따라 달라진다.

- 농도기울기의 정도는 두 영역의 물질 농도 차이를 나타내는 척도이다. 농도기울기가 클수록 확산이 빨라진다.
- 온도는 물질의 내재적 운동에너지(또는 무작위 운동)를 반영한다. 온도가 높을수록 물질을 구성하는 분자와 이온의 무작위 움직임이 커져 확산속도가 빨라진다.

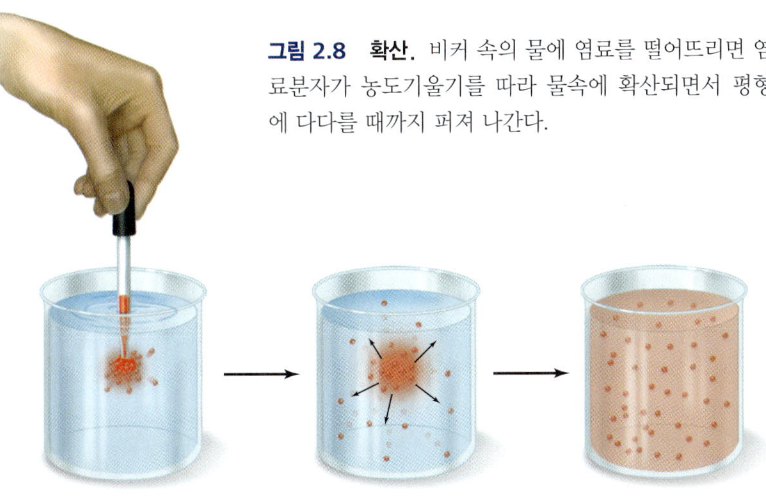

그림 2.8 확산. 비커 속의 물에 염료를 떨어뜨리면 염료분자가 농도기울기를 따라 물속에 확산되면서 평형에 다다를 때까지 퍼져 나간다.

세포 확산

확산은 세포막을 건너 이루어지며 세포액과 사이질액의 다양한 물질(예: O_2, CO_2, 포도당, 이온) 사이에 존재하는 농도기울기를 따라 발생한다. 물질이 도움을 받지 않고 세포막을 통해 확산되면 단순확산이라 하고, 세포막단백질의 도움을 받으면 촉진확산이라고 한다.

단순확산 작고 무극성인 용질은 **단순확산**(simple diffusion)을 통해 농도기울기를 따라 이동한다. 이런 분자들은 수송단백질이 필요하지 않다. 그저 세포막을 이루는 인지질분자들 사이를 통과하면 된다(**그림 2.9**). 단순확산으로 이동하는 물질은 호흡가스(O_2와 CO_2), 작은 무극성 지방산, 에탄올, 요소(아미노산에서 만들어지는 질소성 노폐물) 등이다.

세포막은 단순확산을 조절할 수 없으며 이 물질들의 움직임은 오로지 농도기울기에 달려 있다. 농도기울기가 존재하는 한 물질은 세포막을 건너 이동한다. 호흡기능이나 심혈관기능에 이상이 있으면 산소와 이산화탄소의 농도기울기가 변해 이 기체들의 확산이 감소할 수 있다.

촉진확산 전하를 띠거나 극성인 작은 용질은 무극성 인지질 이중층 때문에 세포 진입이 사실상 차단된다. 세포 안으로 들어가려면 **촉진확산**(facilitated diffusion)이라는 과정에서 세포막단백질의 도움을 받아야 한다. 두 가지 촉진확산, 즉 통로매개 확산과 운반체매개 확산은 막 너머로 물질을 운반하는 데 쓰이는 수송단백질의 유형에 따라 구분된다.

통로매개 확산(channel-mediated diffusion)에서는 작은 이온이 물로 채워진 단백질 통로를 통해 세포막을 건넌다(**그림 2.10a**). 대부분의 경우 각 통로는 한 가지 유형의 이온에 특화되어 있다. 통로는 항상 열려 있는 **누출통로**(leak channel)일 수도 있고, 평소에는 닫혀 있다가 자극(예: 화학물질, 빛, 전압 변화)에 반응할 때만 열리는 **관문통로**(gated channel)일 수도 있다. 예를 들면 Na^+ 누출통로는 항상 Na^+이 통과할 수 있도록 열려 있다. 이와 달리 Na^+의 화학적 관문통로는 특정한 화학물질(예: 신경전달물질)이 존재할 때만 반응해 Na^+을 통과시킨다. 관문통로는 일반적으로 1초 미만 동안 열린다. 통로와 통로매개

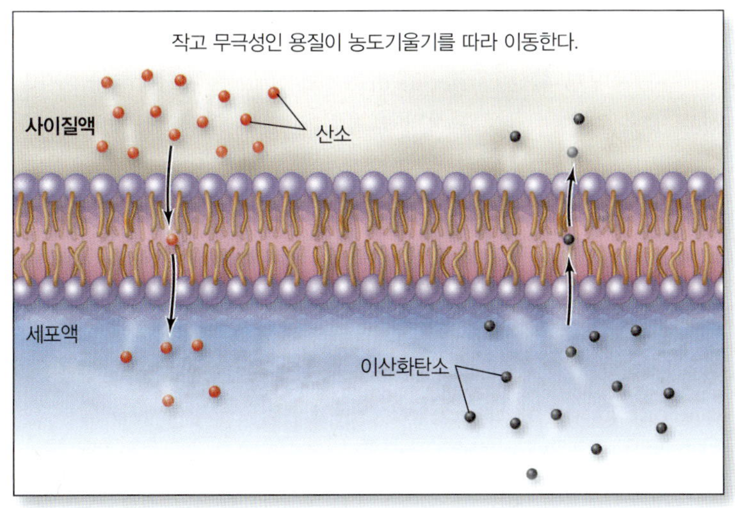

그림 2.9 용질의 단순확산. 작고 무극성인 용질이 세포막의 인지질분자들 사이를 통과하는 것이 단순확산이다. 물질은 농도기울기를 따라 이동한다. 이 그림에서는 산소가 세포 안으로, 이산화탄소가 세포 밖으로 확산되고 있다.

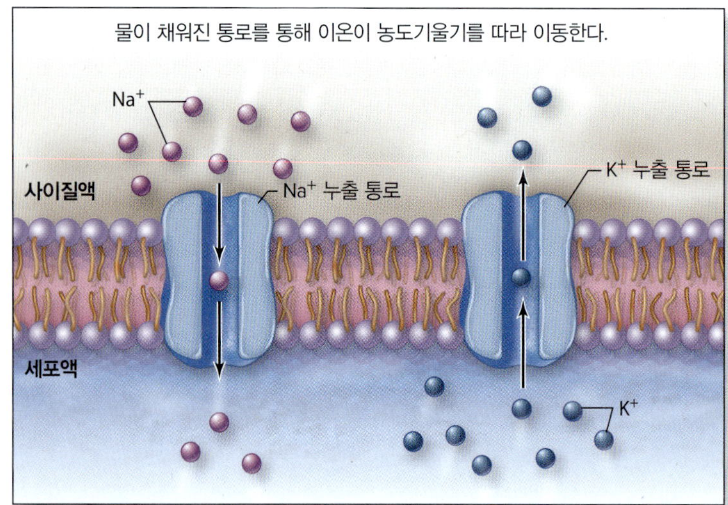

(a) 통로매개 확산

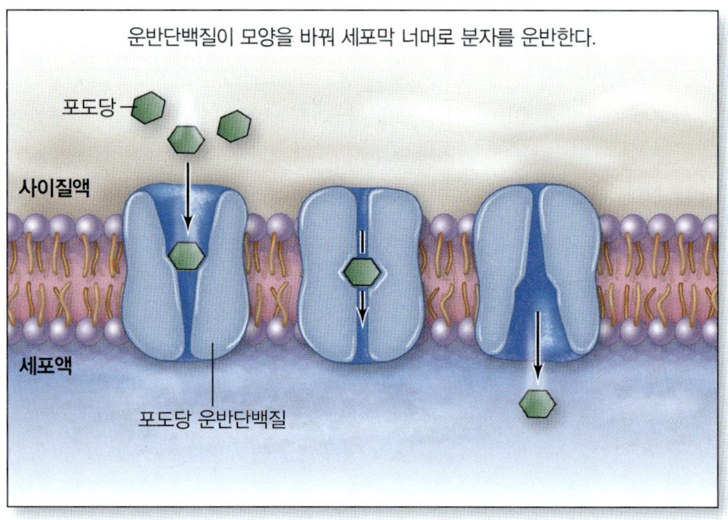

(b) 운반체매개 확산

그림 2.10 용질의 촉진확산. 촉진확산은 이온 또는 작은 극성분자가 농도기울기를 따라 세포막단백질을 통해 운반되는 것이다. (a) 통로매개 확산: 이온(예: Na^+, K^+)은 물이 채워진 특정한 단백질통로를 따라 이동한다. (b) 운반체매개 확산: 작은 극성분자(예: 포도당)는 단백질운반체에 운반된다.

확산은 근육과 신경세포가 정상적으로 기능하는 데 중요하다.

운반체매개 확산(carrier-mediated diffusion)은 단당류나 아미노산과 같은 작은 무극성 분자의 움직임이다. 이 분자들은 **운반단백질**(carrier protein)의 도움을 받아 세포막을 통과한다. 운반단백질은 포도당과 같은 물질을 운반한다. 물질의 결합은 운반단백질이 모양을 바꿔 막의 다른 쪽으로 이동하도록 유도한다. 통로와 마찬가지로 운반체는 농도기울기를 따라 물질을 운반한다. 그림 2.10b에서 운반단백질이 물질과 결합하고, 모양을 바꾸고, 막의 반대편에서 물질과 분리되는 과정을 나타냈다. 단 하나의 물질만을 운반하는 운반체를 **단일운반기**(uniporter)라고 한다. 포도당운반체는 소변의 포도당 손실을 예방하는 단일운반기이다(20.6c 참조).

세포막에 있는 통로와 운반체의 수에 따라 물질이 운반될 수 있는 최대 속도가 달라진다. 촉진확산의 속도는 수송단백질의 수가 많을수록 빨라진다.

무엇을 배웠는가?

7. O_2는 어떻게 세포 안으로 확산되고, CO_2는 어떻게 세포 밖으로 확산되는가?
8. 이온이 세포막을 통과하는 방법과 작은 극성분자가 세포막을 통과하는 방법을 비교하고 대조하라.

2.3b 수동적 과정: 삼투

학습목표

13. 삼투를 정의한다.

14. 삼투압을 정의한다.

15. 삼투와 긴장성의 관계를 서술한다.

삼투는 물분자와 관련이 있고 용질의 움직임과는 관련이 없기 때문에 다른 수동적 막 수송과는 다르다. **삼투**(osmosis; *osmos*: 밀어냄)는 물이 선택적 투과성(selectively permeable) 막을 통과하는 수동적 움직임이다. 이 움직임은 막 양쪽의 물 농도가 서로 다를 때 이에 대한 반응으로 나타난다. **그림 2.11**을 참조한다.

세포막: 선택적 투과막

세포막은 선택적 투과막이다. 물은 통과할 수 있지만 대부분의 용질은 인지질 이중층에 의하여 차단된다.

물분자는 두 가지 방법 중 하나로 세포막을 건넌다. 인지질 이중층의 분자들 사이를 빠져나갈 수도 있고(제한된 양) 내재성 단백질의 **아쿠아포린**(aquaporin; *aqua*: 물, *porus*: 통로)이라는 물 통로를 통해 이동할 수도 있다.

세포막의 인지질 이중층은 대부분의 용질을 통과시키지 않는다. 삼투는 용질이 세포막의 인지질 이중층에 차단당하는지 여부에 따라 용질을 두 가지로 분류한다. **투과성**(permeable) 용질(예: 산소, 이산화탄소, 요소와 같은 작고 무극성인 용질)은 이중층을 통과하고, **비투과성**(nonpermeable) 용질(예: 이온, 포도당, 단백질과 같이 전하를 띠었거나 극성이거나 큰 용질)은 이중층을 통과하지 못한다.

세포막을 사이에 둔 농도기울기

용질이 세포막의 이중층을 통과하지 못하기 때문에 세포액과 사이질액 사이에 용질의 농도 차이가 생길 수 있다. 용질의 농도가 존재하면 물의 농도도 존재한다는 점을 주의한다. 용질의 농도가 높은 용액은 물의 농도가 낮다. 예를 들면 용질이 3%인 용액(물 97%)은 용질이 1%인 용액보다 물의 농도가 낮다(물 99%).

삼투에 따른 물의 세포 출입

삼투에 따라 물이 결과적으로 어떻게 이동하느냐는 세포액과 세포가 존재하는 용액의 농도기울기에 달려 있다. 물은 용질이 1%(물 99%)인 용액에서 용질이 3%(물 97%)인 용액으로 농도기울기를 따라 이동한다. 물은 평형이 이루어질 때까지(세포 속과 세포 밖 용액의 물 농도가 같아질 때까지) 계속 이동한다. 물은 물의 농도가 낮은 쪽으로 이동한다(달리 말하면 물은 용질의 농도가 높은 쪽으로 이동한다).

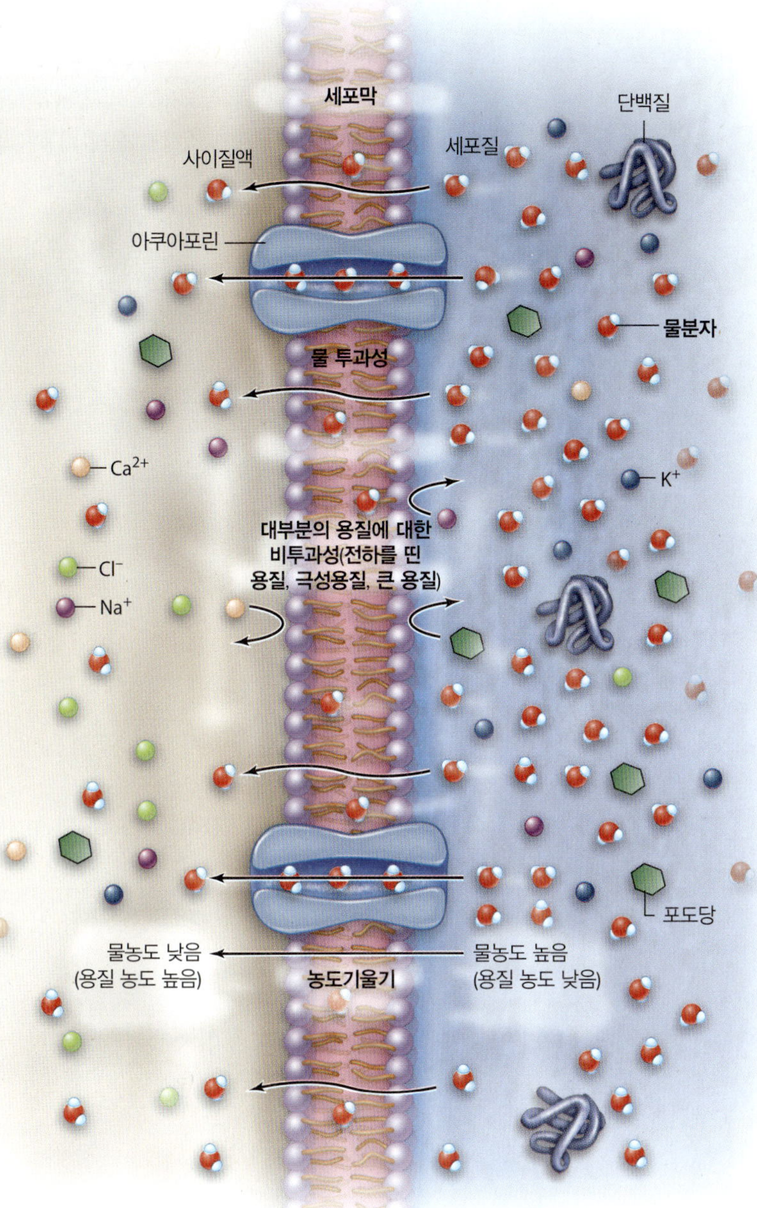

그림 2.11 세포의 삼투. 삼투는 세포의 세포막을 사이에 두고 발생한다. 세포막은 물을 투과시키며 대부분의 용질은 투과시키지 않는다. 물은 평형이 이루어질 때까지 물의 농도가 높은 곳에서 낮은 곳으로 세포막을 건너 이동한다.

그림 2.11은 물이 삼투에 의해 물 농도가 높은 곳에서 낮은 곳으로 이동하는 모습을 보여 준다.

› 삼투압

삼투압(osmotic pressure)은 용액의 농도 차이에 따라 물이 반투과성 막을 통과할 때 발생하는 압력이다. 농도 차이가 클수록 삼투로 이동하는 물의 양이 많아지고 삼투압도 높아진다.

그림 2.12를 보면 삼투에 따른 물의 이동을 시각화하는 데 도움이 된다. 반투과성 막이 U자 모양 관을 반으로 나누고 있다. 이 반투과성 막은 물은 통과시키지만 용질의 통과는 막는다. A부분에는 B부분보다 용질이 많고 물은 적다. 삼투가 일어나 물은 B 쪽에서 A 쪽으로 (중력을 거슬러) 양쪽의 농도가 같아질 때까지 움직인다.

삼투압은 간접적으로 측정할 수 있다. 그림 2.12b의 A부분을 마개로 막아 용액이 원래 높이로 돌아가기 위한 힘을 가한다고 상상해 보자. 가해지는 힘은 U자 관 안에서 정수압을 만들어 낸다[**정수압**(hydrostatic pressure)은 용기의 벽에 액체가 가하는 힘이다]. 이때 가해지는 삼투압은 액체가 원래의 높이로 돌아가기 위해 생기는 정수압과 같다.

어떻게 생각하는가?

1. 세포액의 농도가 0.9%인 세포를 (a) 순수한 물 속에 넣었을 때, (b) 0.2% NaCl 용액에 넣었을 때, 삼투압이 더 큰 쪽은 어디일지 설명하라.

› 삼투와 긴장성

삼투작용으로 물이 세포막을 통과할 때 세포는 물을 잃거나 얻으며 그 결과로 세포의 부피와 삼투압이 변한다. 용액이 삼투작용으로 세포의 부피나 압력("긴장")을 변화시킬 수 있는 능력을 **긴장성**(tonicity)이라고 한다. 용액의 상대적인 농도에 따라 등장성, 저장성, 고장성이라는 용어를 사용한다(**그림 2.13**).

등장성(isotonic; *iso*: 같은, *tonus*: 잡아당김) 용액에서는 세포액과 용액의 용질 농도가 같다. 적혈구의 등장성 용액으로는 0.9% NaCl 용액을 들 수 있다. 이 상태에서는 세포 안팎의 물농도가 같으므로 물이 이동하지 않는다(그림 2.13a).

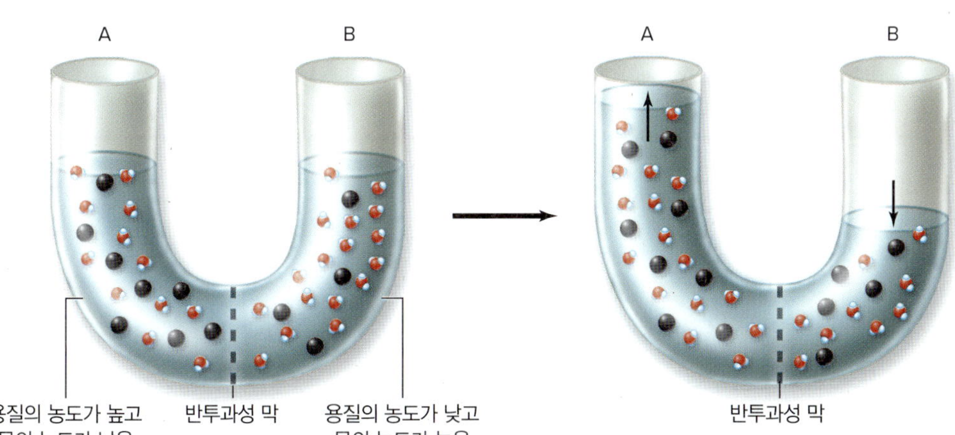

그림 2.12 삼투압. U자 모양 관에 물은 통과시키고 용질은 차단하는 반투과성 막이 있다. 물의 농도기울기가 존재하면 물은 평형이 이루어질 때까지 농도가 높은 쪽에서 낮은 쪽으로 움직인다.

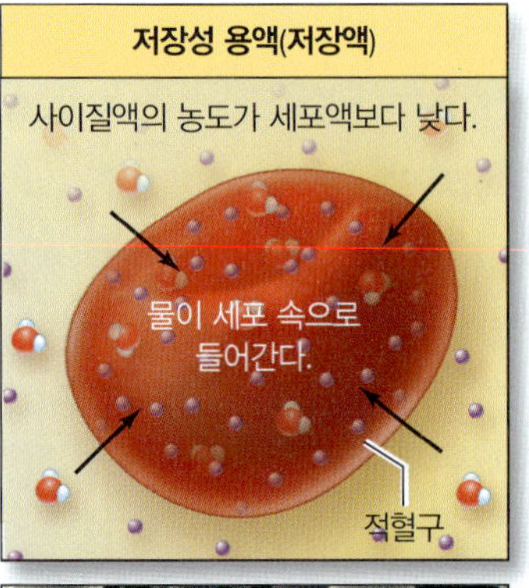

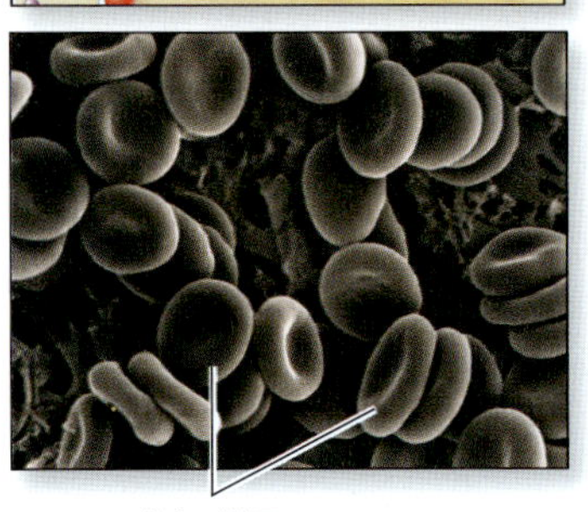

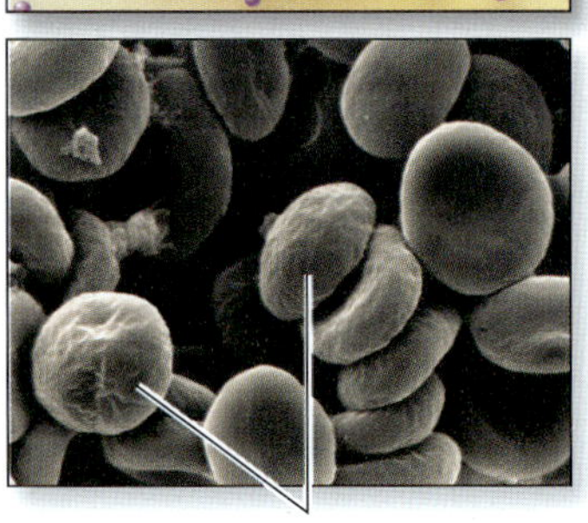

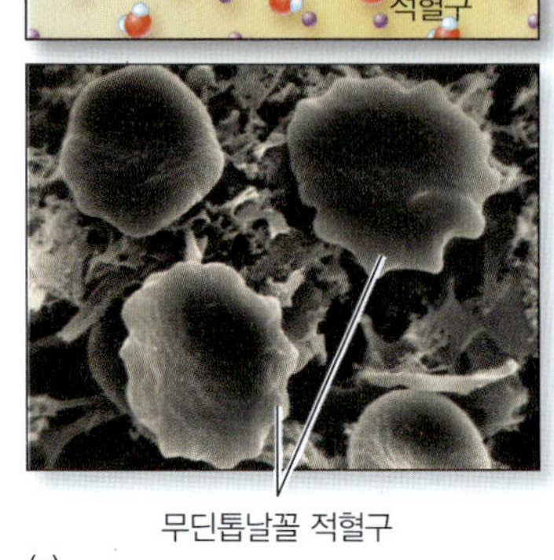

그림 2.13 긴장성. 긴장성은 용액에서 용질 농도의 상대적인 강도를 나타낸다. 긴장성은 물의 이동에 영향을 미친다. (a) 등장성 용액(예: 0.9 NaCl)에서는 결과적으로 물의 이동이 없다. 세포의 형태도 변하지 않는다. (b) 저장성 용액(예: 순수한 물)에서는 물이 세포 속으로 이동한다. (c) 고장성 용액(예: 3% NaCl)에서는 물이 세포 밖으로 이동한다.

저장성(hypotonic; *hypo*: 아래) 용액에서는 세포액보다 용액의 용질 농도가 낮고 물의 농도가 높다. 순수한 물에는 용질이 없으므로 적혈구의 저장성 용액 중 가장 극단적인 예라고 할 수 있다. 이 상태에서 물은 농도기울기를 따라 물이 많은 쪽(세포 밖)에서 물이 적은 쪽(세포 안)으로 이동한다. 물이 들어오면 세포의 부피와 압력이 커진다(그림 2.13b). 농도 차이가 크면 세포의 용해(lysis) 또는 파열이 일어날 수 있다. **용혈**(hemolysis; *hem*: 혈액, *lysis*: 파괴)은 적혈구의 파열을 가리키는 용어이다.

고장성(hypertonic; *hyper*: 위) 용액은 세포액보다 용질의 농도가 높고 물의 농도가 낮다. 예를 들면 3% NaCl 용액은 적혈구의 고장성 용액이다. 이 경우 물은 세포에서 빠져나가 물 농도가 낮은 주변 용액으로 이동하며, 그 결과 세포의 부피와 압력이 감소한다(그림 2.12c). 농도 차이가 크면 세포가 수축해 **무딘톱날꼴**(둔거치상, crenation; *crena*: 표시)이 된다.

통합 INTEGRATE

학습전략 LEARNING STRATEGY

삼투압을 생각할 때 용질이 많은 쪽에서 용질이 물을 "끌어당기는" 힘이라고 생각하면 도움이 된다. 용질의 농도가 높으면 삼투압도 높다. 따라서 더 많은 물이 삼투로 인해 끌려간다.

통합 INTEGRATE

개념 연결 CONCEPT CONNECTION

삼투는 혈액과 세포 사이의 모세혈관 교환(17장), 소변 형성, 체액 평형 유지 등 여러 주요 생리적 과정에서 중요하다.

무엇을 배웠는가?

9 삼투를 정의하라.

10 세포를 등장성, 저장성, 고장성 용액에 넣으면 긴장성은 각각 어떻게 되는가?

11 물의 움직임을 고려해 결론을 내린다면, 일반적으로 물은 삼투로 인해 (a) 등장성 용액, (b) 저장성 용액, (c) 고장성 용액 중 어느 쪽으로 이동하는가?

통합 INTEGRATE

학습전략 LEARNING STRATEGY

긴장성은 세포 주변 액체의 용질 농도를 세포액과 비교하는 척도이다. 어원을 살펴보면 긴장성의 유형을 기억하기 쉽다.

- *iso*는 "같다"는 뜻이다. 등장성(isotonic) 상태에서는 세포액과 세포 외부 액체의 용질 농도가 같고 물이 이동하지 않는다.
- *hypo*는 "아래"라는 뜻이다. 저장성(hypotonic) 용액의 용질 농도는 세포액보다 낮고 물이 세포 속으로 이동한다.
- *hyper*는 "더 많다"는 뜻이다. 고장성(hypertonic) 용액의 용질 농도는 세포액보다 높고 물이 세포 밖으로 이동한다.

2.3c 능동적 과정

학습목표

16. 일차능동수송과 이차능동수송을 비교하고 대조한다.

17. 세포외배출과 세포내섭취의 차이를 설명한다.

18. 포식작용, 포음작용, 수용체 매개 세포내섭취 과정에 대해 서술한다.

막 수송의 능동적 과정에서는 ATP가 분해되면서 나온 에너지를 세포가 사용해야 한다. 이 과정은 살아 있는 유기체에서만 발생한다. 능동적 과정은 능동수송과 소포수송으로 나뉜다(그림 2.7).

› 능동수송

능동수송은 확산으로 일어나는 용질의 이동과 반대되며, 용해된 물질의 분포가 평형에 이르지 않도록 막는다. 능동수송에서 용질은 농도기울기를 거슬러 세포막을 통과한다. 능동수송 과정은 세포와 사이질액 사이의 농도기울기를 유지한다. 능동수송에 필요한 직접적인 에너지원은 그 이동이 일차능동수송이냐 이차능동수송이냐에 따라 결정된다(그림 2.7).

일차능동수송 **일차능동수송**(primary active transport)은 ATP가 분해되면서 나온 에너지를 직접 사용한다. ATP가 분해되면서 떨어져 나온 인산기가 수송단백질에 부착되어 단백질의 모양이 변하고 용질이 막을 통과한다. 이와 같이 단백질에 인산염이 추가되는 것을 **인산화**라고 한다.

이온을 막 너머로 운반하는 능동수송단백질을 **이온펌프**(ion pump)라고 한다. 이온펌프는 세포가 내부의 이온 농도를 유지하도록 하는 주요 요소이다. 한 예로 적혈구 세포막 속의 Ca^{2+} 펌프는 칼슘을 세포 밖으로 내보냄으로써 칼슘 축적으로 적혈구가 경직되는 것을 막는다(그림 2.13). 이 덕분에 적혈구는 모세혈관(가장 작은 혈관)을 통과할 수 있는 유연성을 유지한다. H^+는 또 다른 유형의 수송단백질로 세포의 pH를 유지하는 기능을 한다(**그림 2.14**).

나트륨-칼륨(Na^+/K^+) 펌프(sodium-potassium pump)는 특수한 유형의 이온펌프이다. 교환펌프(exchange pump)라고도 하는데, 농도기울기를 거스르며 한 이온은 세포 안으로 들여보내고 다른 이온은 세포 밖으로 내보내기 때문이다. (Na^+/K^+ 펌프를 "이중펌프"라고 생각하면 도움이 될 것이다. 두 가지 이온을 농도기울기를 거슬러 운반하기 때문이다.) 계속해서 Na^+를 세포 밖으로 내보내고 K^+를 세포 안으로 들여보냄으로써 세포막은 이 이온들의 농도기울기를 계속 가파르게 유지한다.

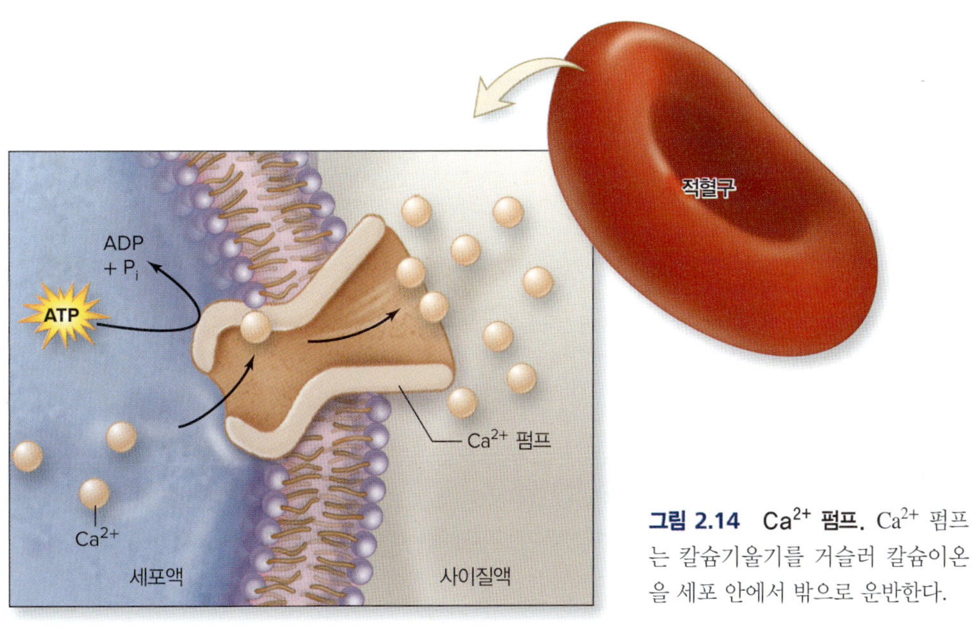

그림 2.14 Ca^{2+} **펌프.** Ca^{2+} 펌프는 칼슘기울기를 거슬러 칼슘이온을 세포 안에서 밖으로 운반한다.

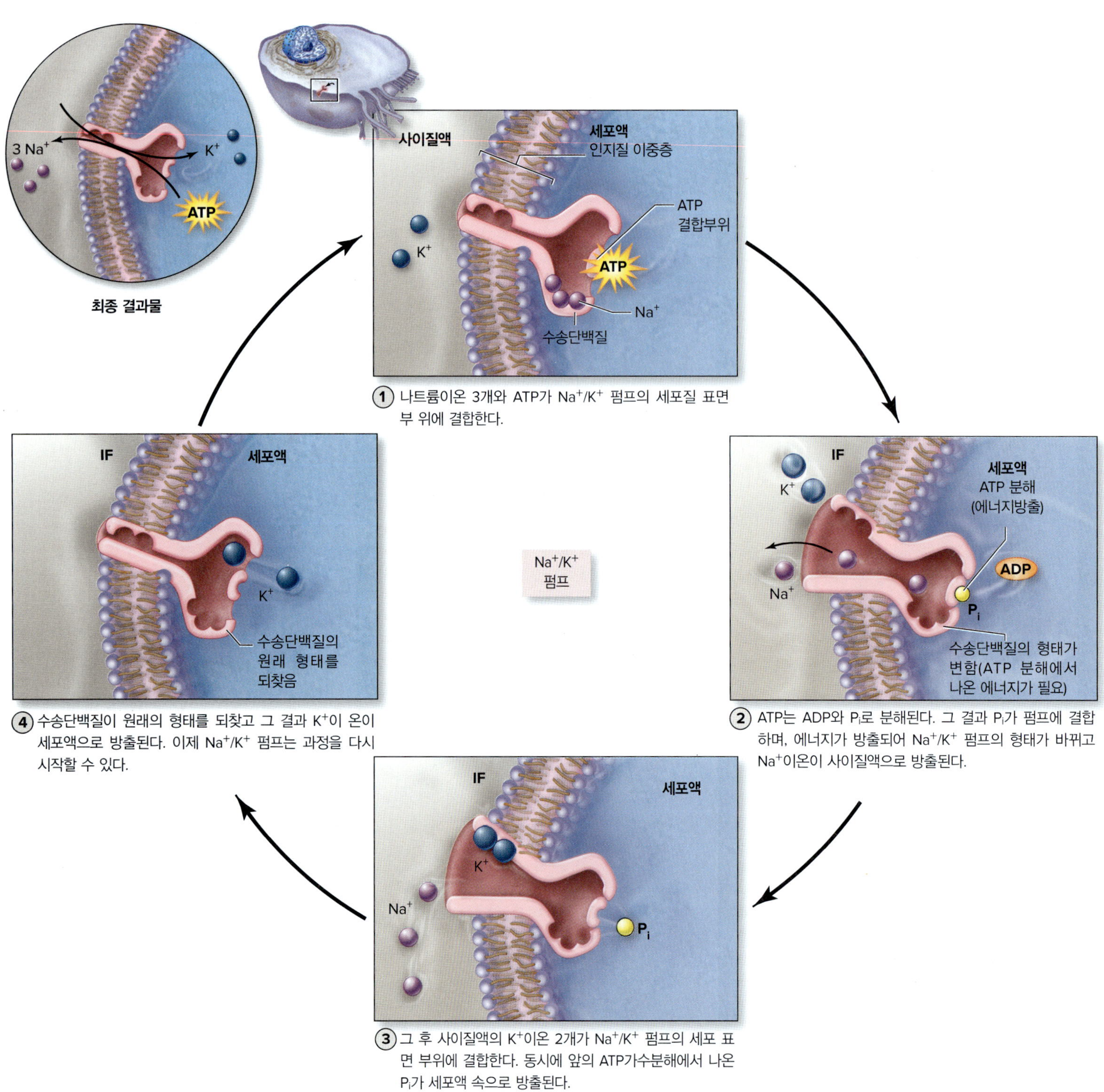

그림 2.15 Na^+/K^+ 펌프. Na^+/K^+ 펌프는 세포막 수송단백질이며 ATP를 사용해 Na^+과 K^+이온을 농도가 높은 곳에서 낮은 곳으로, 세포막을 건너 서로 반대 방향으로 운반한다.

그림 2.15는 Na^+이온 3개가 세포 밖으로 나가고 그때마다 K^+이온 2개가 세포 안으로 들어오는 과정을 보여 준다. 세포는 막 양쪽의 이온 농도를 유지하기 위해 ATP를 이용해야 한다. Na^+/K^+ 펌프는 ATP를 분해하는 효소이므로 나트륨-칼륨 ATP효소라고 부르기도 한다.

이차능동수송 **이차능동수송**(secondary active transport)은 짝지은 수송(coupled transport)이라고도 한다. 이차능동수송에서 물질은 다른 물질이 통로를 지나 특정한 농도기울기에 따라 이동할 때 생긴 에너지를 이용해서 농도기울기에 거슬러 이동한다. 바꿔 말하면 한 물질이 농도기울기를 따라 움직일 때 나오는 운동에너지가 다른 물질이 농도기울기를 거슬러 올라갈 힘을 제공한다. 농도기울기를 따라 움직이는 물질은 Na^+인 경우가 많다. 이차능동수송은 다음과 같은 두 가지 유형이 있다(그림 2.7).

- **동향수송.** 두 물질이 같은 방향으로 움직이면 수송단백질을 **동향수송체**(심포터, symporter) 또는 **공동수송체**(cotransporter)라고 하며, 이 과정을 **동향(수송) 이차능동수송**(symport secondary active transport)이라고 한다.
- **역방향수송.** 두 물질이 서로 반대방향으로 움직이면 수송단백질을 **역방향수송체**(antiporter) 또는 **상호수송체**(countertransporter)라고 하며, 이 과정을 **역방향(수송) 이차능동수송**(antiport secondary active transport)이라고 한다.

그림 2.16은 동향수송체 또는 역방향수송체가 물질을 운반하는 과정을 비교한 것이다. 동향수송의 예에서 포도당은 막의 수송단백질에 결합한다(그림 2.16a). 이 결합은 수송단백질의 형태가 바뀌도록 돕고, 그다음 포도당과 Na^+은 세포 속으로 수송된다. Na^+은 농도기울기를 따라 세포 속으로 들어가면서 포도당이 농도기울기를 거슬러 세포 속으로 들어갈 수 있도록 에너지를 제공한다. Na^+과 포도당이 같은 방향으로 움직인다는 점을 주목해야 한다. 대조적으로 역방향수송체는 두 물질을 반대방향으로 움직인다(그림 2.16b). H^+은 세포 밖으로 나오고 Na^+은 세포 속으로 들어간다. Na^+은 농도기울기를 따라 세포 속으로 들어가면서 H^+이 농도기울기를 거스를 수 있는 에너지를 제공하지만, 이때 H^+은 Na^+과 반대방향으로 움직인다.

이차능동수송의 기전은 최종적으로 Na^+/K^+ 펌프의 일차능동수송 기전(앞에서 설명)에 의존한다. 이 펌프의 작용은 세포막을 사이에 둔 나트륨(Na^+)이온과 칼륨(K^+)이온의 농도기울기 차이를 만들어 내고 유지한다. 나트륨이온의 농도기울기가 크게 유지된 결과로 이차능동수송에 이용되는 위치에너지가 발생한다.

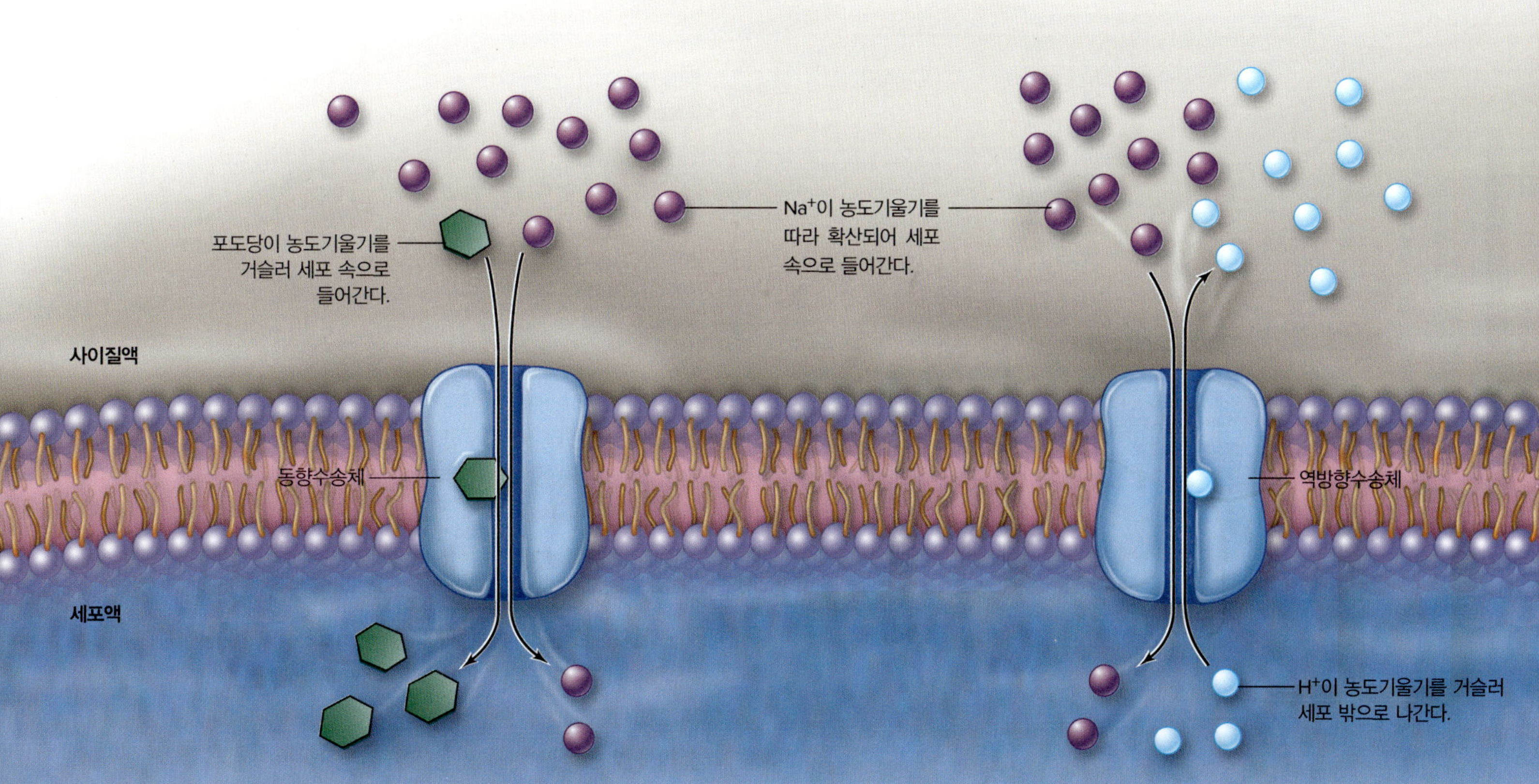

그림 2.16 이차능동수송. 이차능동수송에서는 한 물질이 농도기울기를 거슬러 이동하며, 여기에 필요한 힘은 다른 물질이 농도기울기를 따라 이동할 때 나온다. (a) 동향수송에서는 두 물질이 같은 방향으로 움직인다. (b) 역방향수송에서는 두 물질이 반대방향으로 움직인다.

› 소포수송

소포수송(vesicular transport)은 덩어리 수송(bulk transport)이라고도 한다. 물질로 채워지고 막으로 둘러싸인 **소포**(vesicle; *vesica*: 주머니)가 에너지를 공급받아 큰 물질을 세포막 너머로 운반한다. 소포수송의 과정은 세포외배출과 세포내섭취로 나뉜다. 세포외배출에서는 소포가 세포막과 결합해 물질을 방출하고, 세포내섭취에서는 세포막에 소포가 형성되어 물질을 감싸서 세포 안으로 운반한다.

세포외배출 큰 물질 또는 다량의 물질이 세포에서 분비되는 방법을 **세포외배출**(exocytosis; *exo*: 밖, *kytos*: 세포, *osis*: 상태)이라고 한다(**그림 2.17**). 큰 단백질이나 다당류와 같은 고분자는 너무 크기 때문에 수송단백질의 도움을 받아도 세포막을 통과할 수 없다. 분비될 물질은 일반적으로 세포 내의 수송소포에 감싸진다. 소포와 세포막이 접촉하면 소포의 지질분자와 세포막의 이중층이 재배열되고 두 막이 융합한다. 두 지질 이중층이 융합하려면 ATP가 필요하다. 융합 후 소포 속의 내용물은 세포 밖으로 방출된다. 신경세포의 분자에서 신경전달물질이 분비되는 현상은 세포외배출의 예이다.

세포내섭취 세포가 큰 물질이나 다량의 물질을 외부 환경에서 세포 안으로 받아들이는 것을 **세포내섭취**(endocytosis; *endon*: 안)라고 한다. 세포내섭취는 소화에서 영양소와 세포 바깥의 부스러기를 섭취할 때, 세포외배출에서 세포막에 추가된 막 부위가 회수될 때, 세포과정을 바꾸기 위해 막 단백질의 구성요소를 조절할 때(예: 막 수송과 소통) 이용된다.

세포내섭취의 과정은 세포외배출과 비슷하며 다만 반대순서로 진행된다. 세포내섭취는 사이질액 속의 물질이 세포 표면에서 형성된 소포에 감싸여 세포에 흡수되는 것이다(**그림 2.18**). 세포막의 일부가 세포액을 향해 안으로 접혀 주머니를 만들어 내는데, 이를 **함입**(invagination; *in*: 안, *vagina*: 싸개)이라고 한다. 이 과정이 진행되면서 주머니는 깊어지며 지질막이 융합하면서 떨어져 나온다. 융합은 에너지를 소비하는 과정이다. 세포 속에 새로 들어온 소포는 원래 밖에 있었던 내용물을 세포 속으로 방출한다.

세포내섭취의 세 가지 유형으로 포식작용, 포음작용, 수용체매개 세포내섭취가 있다. 이 유형은 물질이 운반되는 과정과 기전에 따라 구분되는데, 그림 2.17에서 각 유형을 비교했다.

포식작용(phagocytosis; *phago*: 먹다)은 '세포가 먹는다'는 뜻으로, 세포가 **위족**(pseudopodia; *pseudes*: 거짓, *pous*: 발)이라는 형태로 막을 확장해 세포 외부에 있는 큰 입자를 둘러싸서 포획하는 비특이적 과정이다(그림 2.17a). 위족이 입자를 감싸면 막 주머니 속으로 들어가게 된다. 주머니가 흡수되면 내용물은 용해소체(소화효소를 함유한 세포소기관으로 뒤에서 자세히 설명한다)에 융합되어 화학적으로 분해(소화)된다. 일부 유형의 세포만이 포식작용을 할 수 있다. 백혈구가 미생물(예: 세균)을 포획해서 소화할 때 자주 일어나는 현상이다.

포음작용(pinocytosis; *pineo*: 마시다)은 '세포가 마신다'는 뜻으로, 세포가 용질이 녹아 있는 사이질액의 작은 방울을 흡수하는 것이다. 작은 소포가 여러 개 형성된다(그림 2.18b). 사이질액 방울 속에 녹아 있기만 하면 모든 용질이 세포에 흡수되기 때문에 비특이적 과정으로 간

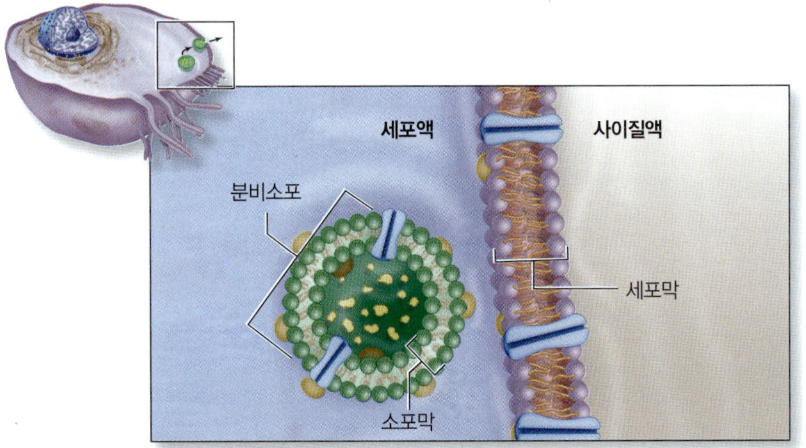

① 소포가 세포막에 접근한다.

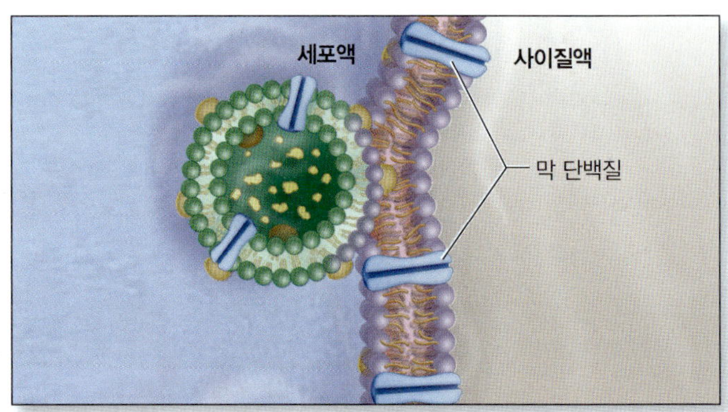

② 소포막과 세포막이 융합한다.

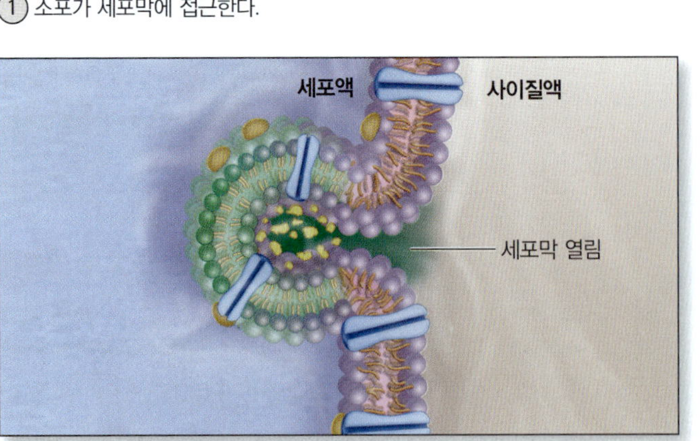

③ 세포막이 세포 바깥을 향해 열린다.

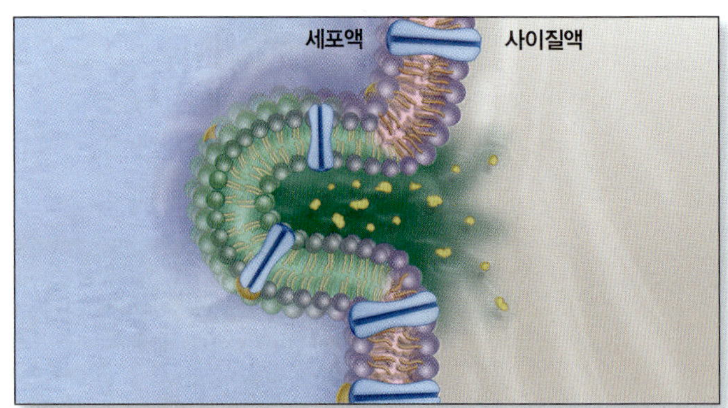

④ 소포의 내용물이 사이질액으로 방출되고 소포막의 구성요소가 세포막에 결합된다.

그림 2.17 세포외배출. 세포외배출 동안 세포는 부피가 큰 물질을 세포에서 사이질액으로 분비하며, 소포는 세포막과 결합한다.

주된다. 포음작용의 예로는 모세혈관벽의 세포를 들 수 있다. 혈장에서 나온 액체 방울이 소포를 채운다(소포는 세포의 반대편으로 운반되고, 물질은 세포외배출을 통해 모세혈관 벽바깥으로 방출된다).

수용체매개 세포내섭취(receptor-mediated endocytosis)는 사이질액의 특정 분자가 먼저 수용체와 결합한 다음 세포 안으로 들어가는 것이다. 수용체매개 세포내섭취 동안에는 사이질액에서 농도가 낮은 물질이라도 세포 안에 다량으로 들어올 수 있다.

이 과정은 사이질액의 특정 분자가 세포막의 특수한 막 단백질 수용체에 부착되어 리간드-수용체 복합체를 형성할 때 시작된다. 리간드 결합 후 리간드-수용체 복합체는 세포막의 면으로 이동해 막 내부에 클라트린(clathrin) 단백질을 함유한 특수한 막 부위에 축적된다. 세포막에서 클라트린으로 덮여 리간드-수용체 복합체를 축적한 부위는 안으로 접혀 **클라트린 피복 소공**(clathrin-coated pit)이라는 함입을 형성한다(그림 2.18c). 이 함입은 깊어지고 떨어져 나오며, 세포막의 지질 이중층은 융합하여 **클라트린 피복 소포**(clathrin-coated vesicle)를 만들어 낸다. 이 소포는 세포액으로 이동한다. 클라트린 피복 소포가 형성된 후 세포 내에 흡수되려면 이 클라트린 피복을 효소가 벗겨 내야 한다. 지질 이중층이 융합되려면 이 세포는 역시 ATP 형성에 쓴은 에너지를 이용해야 한다.

수용체매개 세포내섭취의 예로 혈액 속의 콜레스테롤이 세포 속으로 운반되는 것을 들 수 있다. 콜레스테롤은 혈액 속을 돌아다니다가 저밀도지질단백질(LDL)이라는 단백질분자에 결합한다. LDL은 혈액에서 사이질액으로 이동한 후 세포막의 LDL수용체와 결합한다. 그런 다음 LDL은 위에서 설명한 것과 같은 수용체매개 세포내섭취를 통해 흡수된다.

다양한 수송기전을 **그림 2.19**에 요약했다. 수동과정과 능동과정은 그림의 왼쪽과 오른쪽에 각각 요약되었다. 이 그림을 학습할 때, 확산과 삼투의 수동적 과정(분자와 이온이 농도기울기에 따라 이동)은 세포막을 통해 평형(이온과 분자의 균일한 분포)에 도달하는 것은 용이하다는 것을 주의한다. 이에 비해, 능동수송(분자와 이온이 농도기울기의 반대로 이동)은 세포막을 통하여 평형에 도달하기가 어렵다. 능동전달 과정은 정상 세포 기능에 필요한 세포막의 세포 농도기울기를 유지한다.

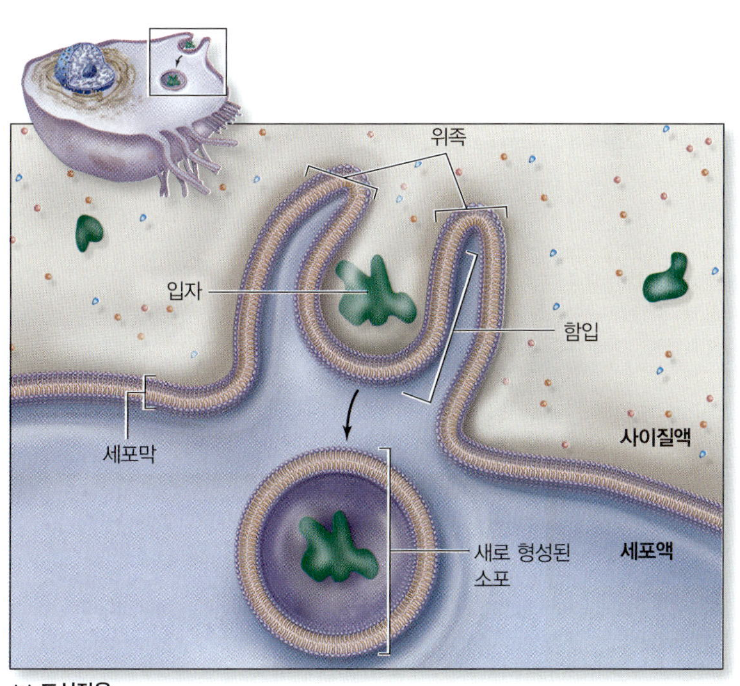

(a) 포식작용

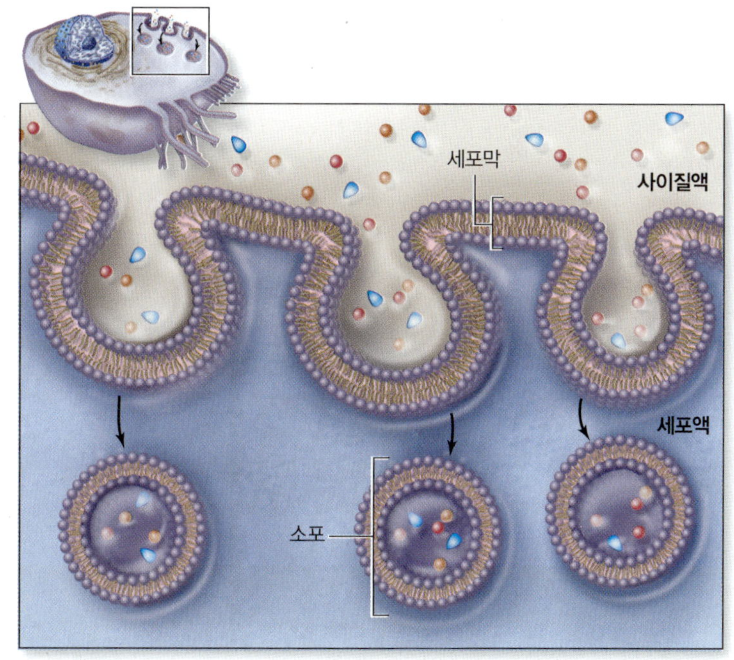

(b) 포음작용

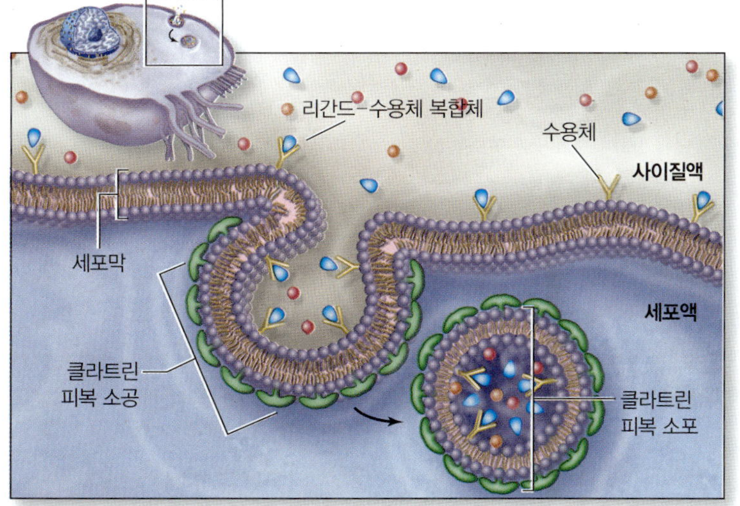

(c) 수용체매개 세포내섭취

그림 2.18 세포내섭취의 세 가지 유형. 세포내섭취는 세포가 사이질액에서 물질을 받아들일 때 소포가 형성되는 과정이다. (a) 포식작용은 막이 위족이라는 형태로 확장되어 비교적 큰 분자를 감싼 후 소포 안으로 흡수하는 과정이다. (b) 포음작용은 사이질액의 수많은 방울이 작은 소포에 흡수되어 세포로 들어가는 과정이다. (c) 수용체매개 세포내섭취는 세포막의 수용체가 특정 분자와 결합해 막에 융합된 후 막의 함입이 소포를 형성해 세포 안으로 들어가는 과정이다.

그림 2.19 막 수송의 수동적 과정과 능동적 과정. 수송 과정은 다음과 같이 크게 두 가지로 분류한다. (a) 세포 에너지가 필요하지 않은 수동적 과정으로 단순확산, 촉진확산(통로매개 확산, 운반체매개 확산), 삼투가 포함된다. (b) 세포 에너지가 필요한 능동적 과정으로 능동수송(일차와 이차)과 소포수송(세포외배출 및 다양한 형태의 세포내섭취)이 포함된다.

(a) 수동적 과정 | 세포 에너지가 필요하지 않다. 물질이 농도기울기를 따라 세포를 드나든다.

확산: 용질이 농도가 높은 곳에서 낮은 곳으로 이동

단순확산: 작은 무극성물질이 세포막의 인지질 분자 사이로 이동

산소

이산화탄소

사이질액

세포액

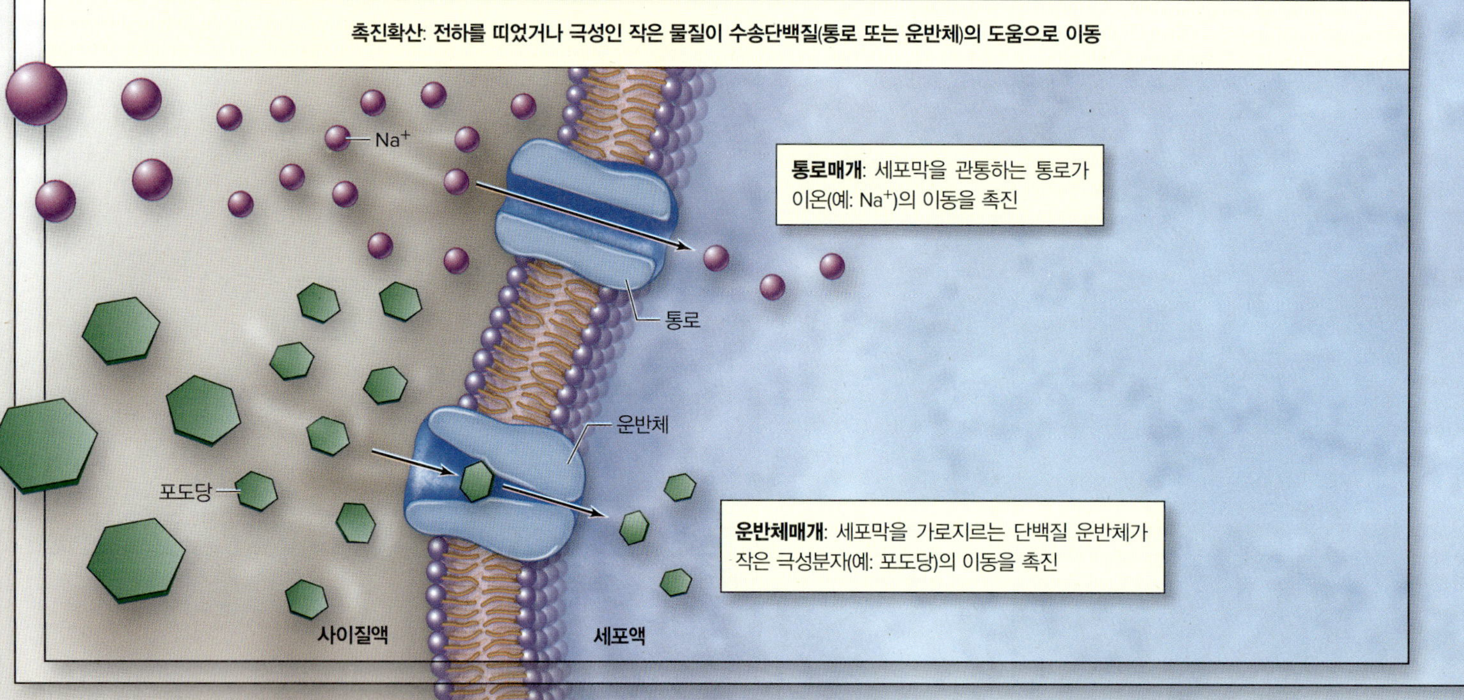

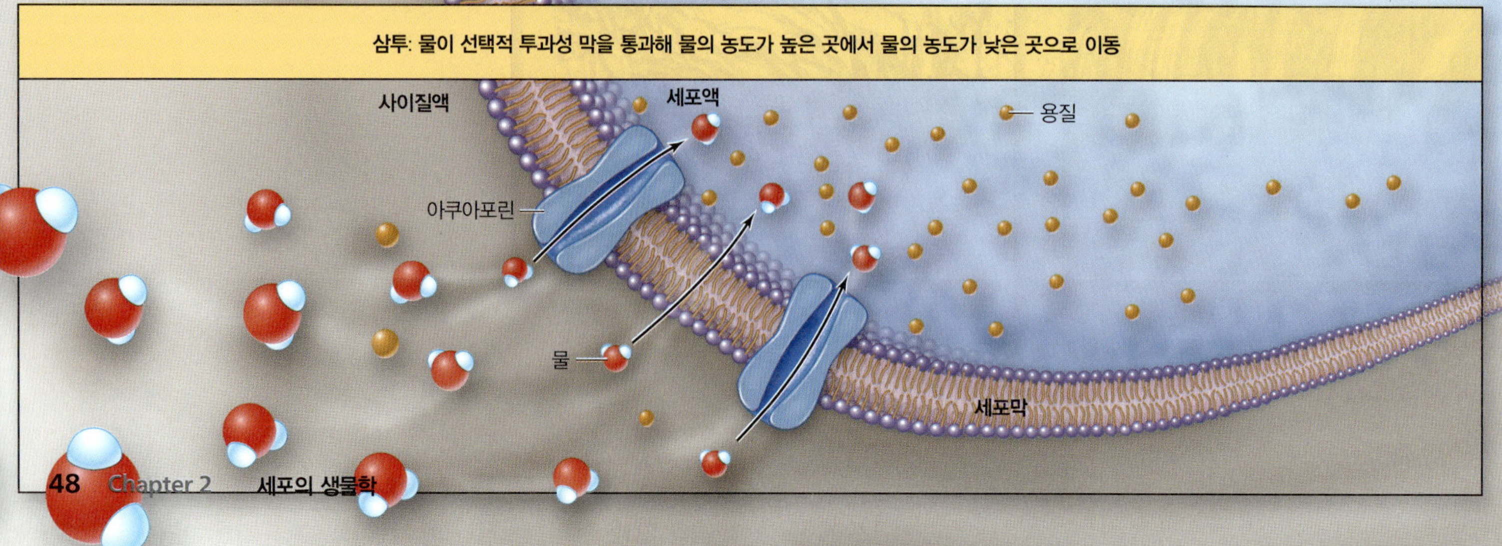

(b) 능동적 과정 | 세포 에너지가 필요하다. 물질이 농도기울기를 거슬러 이동하거나 소포를 통해 이동한다.

능동수송: 물질이 단백질 펌프를 통해 농도기울기를 거슬러 이동

일차능동수송: ATP 분자가 분해되면서 나오는 에너지를 펌프가 직접 받음

수송단백질이 변형 (ATP가 분해될 때 나오는 에너지가 필요)

ADP + P_i

ATP

Na^+

주의: 두 가지 이온이 펌프에 동시에 부착되지 않음

K^+

세포액

사이질액

이차능동수송: 다른 물질(주로 Na^+)이 농도기울기를 따라 이동할 때 나오는 에너지를 펌프가 이용

세포액

사이질액

포도당

Na^+

동향수송: 두 물질이 같은 방향으로 이동

역방향수송: 두 물질이 반대 방향으로 이동

H^+

소포수송: 물질이 소포를 통해 세포막을 건너 이동

세포외배출: 물질이 소포를 통해 세포 밖으로 나감

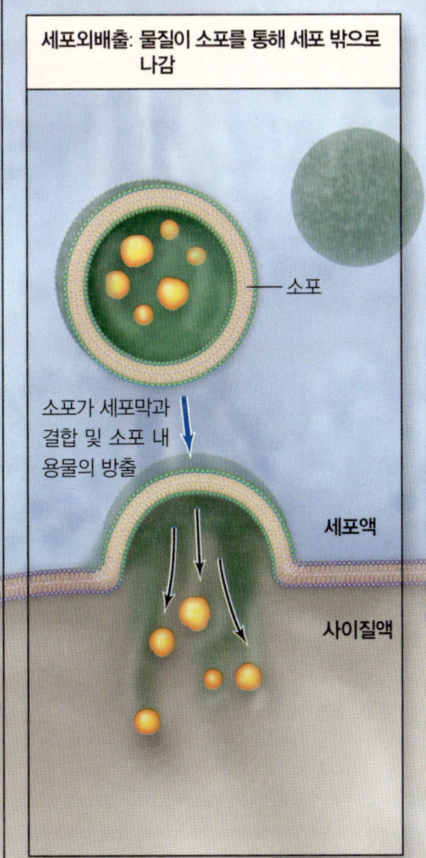

세포내섭취: 물질이 소포를 통해 세포 안으로 들어감, 세포내섭취의 세 가지 유형으로 포식작용, 포음작용, 수용체매개 세포내섭취가 있음

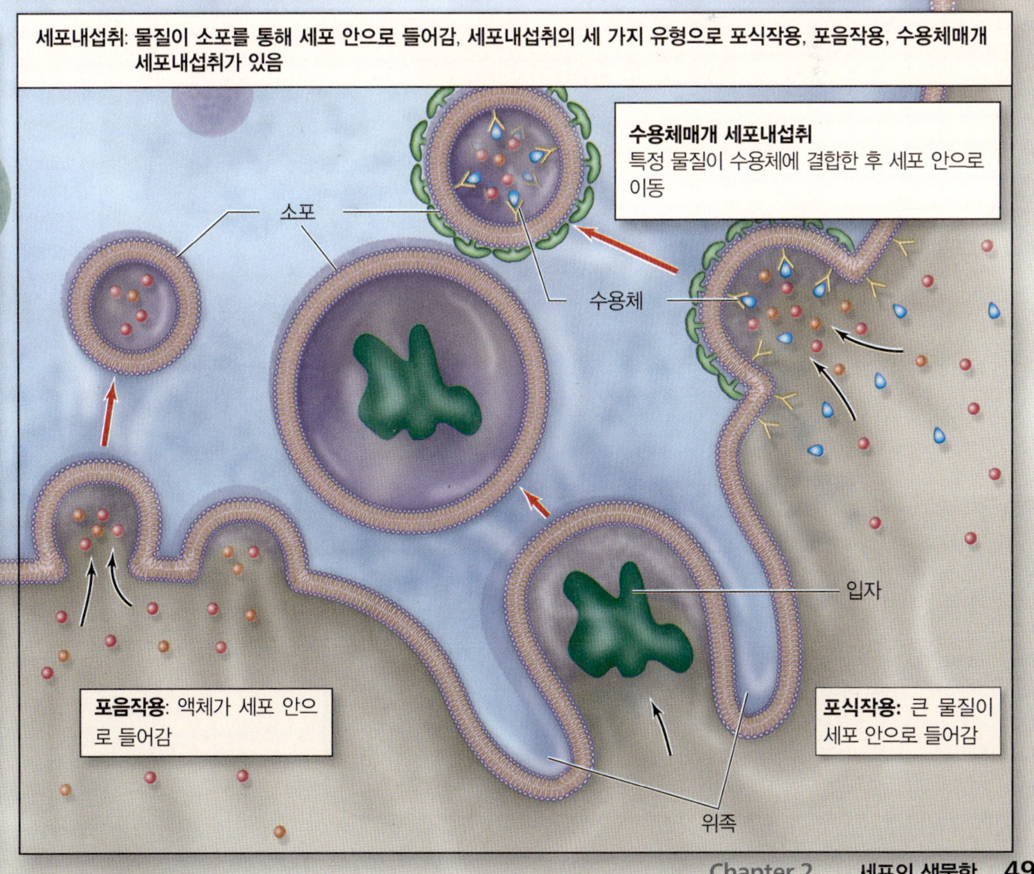

통합 INTEGRATE

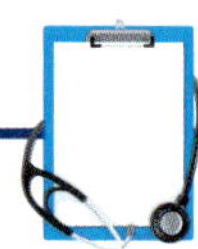

임상적 고찰 2.1 CLINICAL VIEW

가족성 고콜레스테롤혈증

가족성 고콜레스테롤혈증은 LDL과 결합하는 세포수용체단백질의 결함 또는 부재, LDL단백질의 결함, 그 외의 돌연변이와 관련된 유전질환이다. LDL수용체나 LDL단백질에 결함이 있으면 콜레스테롤이 세포로 들어가는 수용체매개 세포내섭취의 정상적인 과정이 방해를 받는다. 콜레스테롤을 함유한 LDL이 혈액 속에 남아서 혈중 콜레스테롤 농도가 매우 높아진다. 결과적으로 콜레스테롤이 혈관에 쌓여 플라크가 쌓이고 혈관이 좁아지는데(죽상경화증), 특히 심장에 혈액을 공급하는 혈관(심장혈관)에서 이 현상이 일어난다. 이 유전적 결함이 있는 사람은 심장동맥이 막혀 심장마비를 일으킬 가능성이 높다. 심장마비가 일어나는 나이는 단백질 결함의 정도에 따라 다르지만 심한 경우는 10대에 심장마비가 발생할 수도 있다.

무엇을 배웠는가?

12 Na^+가 농도기울기를 따라 이동하면서 다른 물질에 농도기울기를 거스를 힘을 제공하는 수송 과정은 무엇인가?

13 백혈구가 세균을 포착하는 것은 어떤 유형의 세포 수송인가?

2.4 휴지막전위

세포막은 세포막에서 전기화학적 기울기, 즉 휴지막전위(resting membrane potential, RMP)를 생성하고 유지하는 기능도 한다. 이것은 근육세포(7.2d 참조)와 신경세포(9.7b 참조)의 정상적 기능에 필수적이다. 여기서는 먼저 휴지막전위를 정의하고, 휴지막전위가 어떻게 생성되고 유지되는지에 대하여 기술한다(**그림 2.20**).

2.4a 개요

학습목표

19. 휴지막전위를 정의한다.

20. 휴지막전위 생성 및 유지에 중요한 세포 조건을 설명한다.

세포의 세포막에는 전하의 차이가 있다. 이 전하의 차이는 전위 에너지를 나타내므로 **막전위**라고 부른다. 세포가 휴지기에 있을 때 막전위를 '**휴지막전위**'라고 부른다. 두 가지 세포의 조건은 휴지막전위를 확립하고 유지하는 데 중요하다.

첫째, 세포는 세포막에 이온과 하전된 분자의 분포가 불균등하다. 세포막과 가까운 세포액(cytosol)은 세포막에 가까운 간질액(interstitial fluid)보다 상대적으로 K^+이 더 많다. 반면, 세포막과 가까운 간질액은 세포막과 가까운 세포액보다 상대적으로 Na^+이 많다. 이러한 K^+(안쪽에 더 많이)과 Na^+(바깥쪽 더 많이)의 상대적 분포는 Na^+/K^+ 펌프 활동의 결과이다(2.3c 참조). 또한, 세포액은 단백질 합성에 의해 형성된 (−)으로 하전된 단백질 분자를 가지고 있다(2.8 참조). 이러한 (−)으로 하전된 단백질은 세포막을 통과하기에는 너무 크다는 점에 유의한다.

둘째, 양전하와 음전하의 상대적 양은 세포막에서 균등하게 분포하지 않는다. 세포의 안쪽보다 바깥쪽은 상대적으로 양전하이다. 따라서 세포의 안쪽은 세포막 부근의 세포 바깥쪽에 비하여 상대적으로 음전하이다. 이러한 전하 차이는 전극으로 측정할 수 있는데, 전극을 세포 바로 안쪽과 바깥쪽에 위치시킨다. 세포의 유형에 따라서 휴지전위의 값은 다양한데, 일반적인 휴지전위는 −50 밀리볼트(mV)와 −100 mV 사이이고, 신경세포(즉, 뉴런)는 −70 mV이다(9.7b 참조).

무엇을 배웠는가?

14 휴지막전위를 정의한다.

2.4b 휴지막전위 생성 및 유지

학습목표

21. 휴지막전위의 생성에서 K^+와 Na^+의 역할을 설명한다.

22. 휴지막전위의 유지에서 Na^+/K^+ 펌프의 필요성을 논의한다.

휴지막전위는 주로 세포막을 가로지르는 이온의 상대적 이동의 결과물이다. 가장 중요한 이온 두 가지는 K^+와 Na^+이다. 이들 각각의 순 이동은 누설 채널(leak channels)의 수와 세포막에서의 **전기화학적 기울기**에 의해 좌우된다. 전기화학적 기울기는 세포막에서 전기적 기울기와 특수 이온의 화학적 농도기울기의 조합이다. 여기서는 우선적으로 휴지막전위를 생성하는 데 있어서 K^+과 Na^+의 기능에 대해 논의한다. 그런 다음에 Na^+/K^+ 펌프의 기능을 설명한다.

〉 휴지막전위 생성

K^+의 역할 칼륨의 확산은 휴지막전위의 특정 값을 설정하는 데 가장 중요한 요소이다. K^+의 이동은 그것의 전기화학적인 기울기에 의존한다. 칼륨이온은 K^+ 누설 채널을 통해 세포 밖으로 나간다. K^+ 누설 채널은 상대적으로 가파른 화학적 농도기울기를 따라서 세포액에서 간질액으로 이동한다. 이러한 K^+의 소실은 세포 안쪽에 있는 상대적으로 음(−)으로 하전된 구조(예: 단백질)를 남긴다. 그들은 너무 커서 세포막을 통과할 수 없기 때문에 세포 안쪽에 남는다. 그러나 K^+이 세포 바깥으로 이동하는 것은 전기기울기와 반대로 일어난다. 세포 바깥쪽의 양전하가 K^+의 이동을 막고, 세포 안쪽의 음전하가 K^+을 끌어당긴다.

따라서 K^+의 세포 밖으로의 이동은 화학적 농도기울기에 따라서 일어나지만, 전기기울기에는 반대로 일어난다. 추가적인 K^+이 세포 바

통합 INTEGRATE

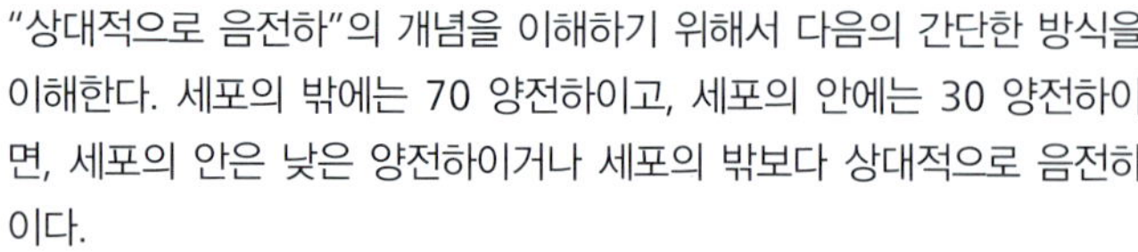

학습전략 LEARNING STRATEGY

"상대적으로 음전하"의 개념을 이해하기 위해서 다음의 간단한 방식을 이해한다. 세포의 밖에는 70 양전하이고, 세포의 안에는 30 양전하이면, 세포의 안은 낮은 양전하이거나 세포의 밖보다 상대적으로 음전하이다.

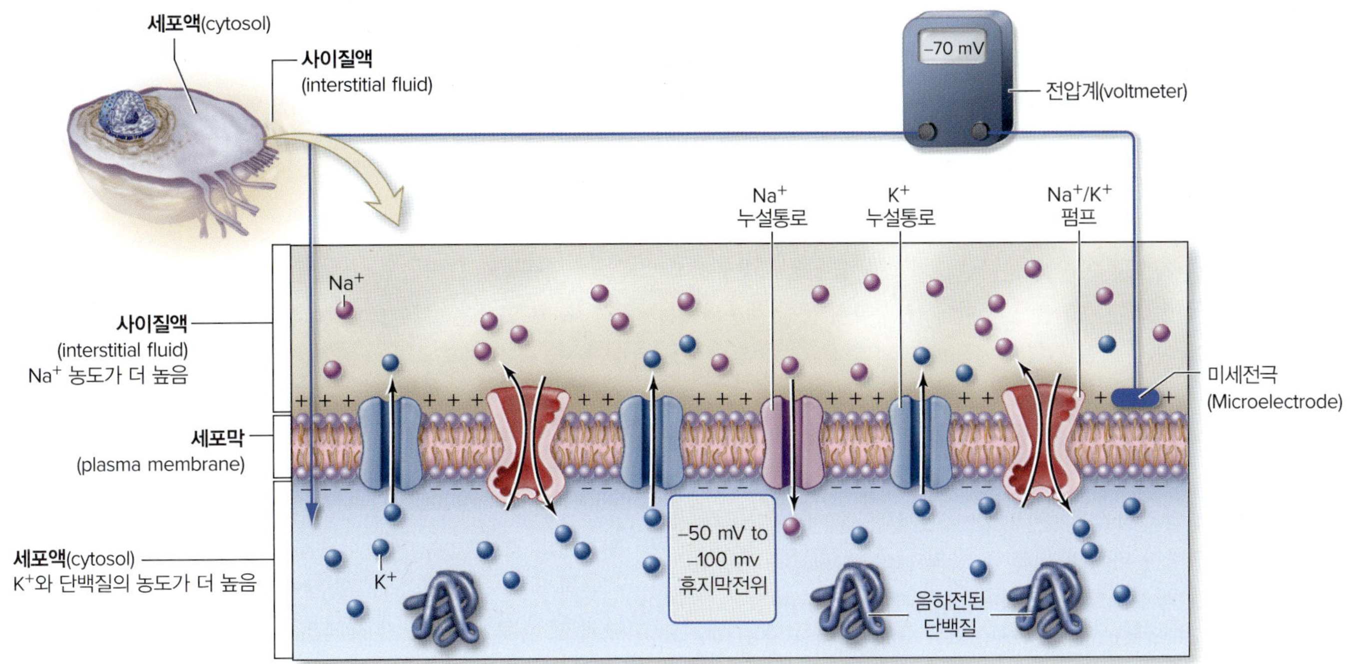

그림 2.20 휴지막전위. 휴지막전위는 세포가 휴지기일 때 세포막을 가로지르는 전기적인 차이이다. 차이는 Na^+, K^+ 및 음하전된 단백질 등과 같은 하전된 물질의 상대적인 농도 때문이다.

깥의 간질액으로 확산되면서 세포의 안은 더 음성이 된다. 결과적으로, K^+을 세포 안에 유지하기 위한 당김은 더 크다. 어느 순간에, K^+이 세포 밖으로 이동하는 것을 막는 전기적인 기울기는 K^+이 세포 밖으로 나갈 수 있도록 하는 화학적 농도기울기의 힘과 같아진다. 따라서 K^+ 운동은 평형에 도달한다. 예를 들면, 신경세포에 K^+ 누설 채널만 존재한다면, 신경세포에서 K^+의 소실은 특정 값이 −90 mV인 휴지막전위가 된다.

Na^+의 기능 나트륨의 세포 내로의 확산은 세포에서 K^+이 손실될 때, 동시에 일어나며, 전기화학적 기울기에 의존한다. 나트륨 이온은 이온의 화학적 농도기울기에 따라서 Na^+ 누출 채널을 통해 간질액에서 세포액으로 이동한다. 나트륨이온도 전기적인 기울기에 의해 세포 안으로 '끌어넣기'가 된다. 이 두 힘(화학적 기울기와 전기적 기울기)은 Na^+이 세포로 이동하도록 촉진한다. 그러나 제한된 수의 Na^+ 누출 채널은 K^+이 세포 밖으로 나가는 것만큼, Na^+이 신경세포 안으로 이동하는 것을 방지한다. 이러한 Na^+의 이동은 세포 안쪽을 더 양성으로 만든다. 따라서 신경세포에서 이러한 Na^+의 이동은 일반적으로 세포의 안쪽에 약 +20 mV의 전하를 더하는 것으로 설명되며, 이는 휴지전위 −70 mV(K^+ 누출 채널만 존재하는 경우는 90 mV)가 된다.

통합 INTEGRATE

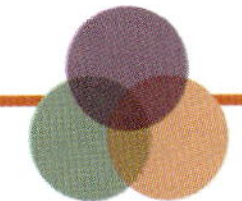

개념 연결 CONCEPT CONNECTION

휴지막전위가 일어나기 위해서는 몇 가지 중요한 생리학적 과정, 즉 뼈대근육(7.2d 참조)과 심장근(16.7a 참조)에서 근육수축, 신경세포에서 자극전도(9.7b 참조) 및 감각수용체에 의한 자극(13.1a)에 반응하는 것과 같은 과정이 필요하다.

› 휴지막전위 유지

Na^+/K^+ 펌프는 K^+과 Na^+이 확산한 이후에 K^+과 Na^+의 기울기를 유지하는 데 중요하다. 각각의 이온은 Na^+/K^+ 펌프에 의해 농도기울기에 거꾸로 펌핑한다(2.3c 참조). Na^+과 K^+은 반대방향으로 이동하는데, Na^+은 세포 밖으로 이동하고, K^+은 세포 안으로 이동한다. 개폐 채널(gated ion channel)의 개폐 조절로 인하여, 휴지막전위의 변화는 특정 이온의 통로를 변화시킬 수 있고, 이러한 운동은 근육세포의 수축(7.3 참조)과 신경세포에서의 임펄스(impulse, 자극)를 전달하는 데 필수적이다(9.8 참조).

무엇을 배웠는가?

15 휴지막전위가 어떻게 생성되고 유지되는지 설명한다.

2.5 세포 소통

세포막은 경계를 이루는 역할, 수송 기능, 안정막전위 형성 외에도 세포 간의 소통에 중요한 역할을 한다. 당단백질과 당지질을 포함한 막의 다양한 구조는 다른 세포와의 직접적인 상호작용, 그리고 세포 밖의 특정 리간드 신호에 대한 식별과 응답을 촉진한다.

2.5a 세포 사이의 직접 접촉

학습목표

23. 세포가 직접 접촉을 통해 어떻게 소통하는지 설명한다.

두 세포의 물리적 접촉, 즉 직접 접촉은 특히 면역계통에 있는 세포들이 정상적으로 기능하는 데 중요하다. 면역계통의 주요 기능 중 하나는 건강하지 않은 세포(예: 감염된 세포, 암세포) 및 외부 세포(예: 세균 세포, 이식된 세포)와 접촉해 그 세포들을 파괴하는 것이다. 체내의 세포들은 당질층을 이용해 면역세포와 직접 접촉함으로써 자신이 신체에 속해 있으며 건강하다는 사실을 알린다. 당질층이 탄수화물 세포의 바깥 표면을 덮은 층이라는 사실을 유념한다. 이 탄수화물은 세포막의 단백질과 지질에서 뻗어 나온다. 당의 양상은 일란성 쌍둥이를 제외하고 모든 사람이 저마다 다르다. 면역계는 세포와 직접 접촉해 다른 세포들과 똑같은 당질층의 당 양상이 나타나는지 확인함으로써 정상적이고 건강한 세포와 불필요한 세포를 구분한다. 건강하지 못한 세포와 외부 세포는 당의 양상이 다르며 면역계에 의해 파괴된다.

세포 간 직접 접촉의 또 다른 예로 정자와 난자가 만나 수정될 때 이루어지는 접촉을 들 수 있다. 정자는 난자만의 독특한 당질층을 알아보고 결합한다.

집적 접촉은 발달과정과 부상 후의 세포 재생에도 매우 중요하다. 만약 손가락을 베였다면 피부의 위쪽 층(표피)에 있는 세포가 분열하기 시작한다(3.3 참조). 부상으로 생긴 틈을 메울 때까지 세포분열은 계속된다. 손상된 조직이 대체되면 세포 접촉으로 인한 억제가 일어나면서 피부조직의 과다 성장을 막는다.

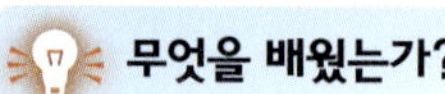

무엇을 배웠는가?

16 세포가 직접 접촉을 통해 소통하는 예를 몇 가지 들어본다.

2.5b 리간드-수용체 신호

학습목표

24. 리간드와 수용체의 결합에 대해 반응하는 일반적인 세 가지 기전을 서술한다.

세포 사이에서 대부분의 소통은 리간드를 통해 이루어진다. 앞에서도 설명했듯이 리간드는 세포에서 분비되는 분자로, 다른 세포의 세포막에 있는 수용체와 결합한다. 신경세포에서 나오는 신경전달물질과 내분비세포에서 나오는 호르몬이 리간드이다. 정보를 수용하는 세포에는 리간드와 결합할 수 있는 수용체가 있다. 결합은 성장, 재생, 각 세포의 세포과정을 조절하는 기전을 개시한다. 리간드와 결합하는 수용체에는 크게 세 종류가 있다. 각 유형은 다음과 같이 리간드에 서로 다르게 반응한다(**그림 2.21**).

(a) 통로형 수용체

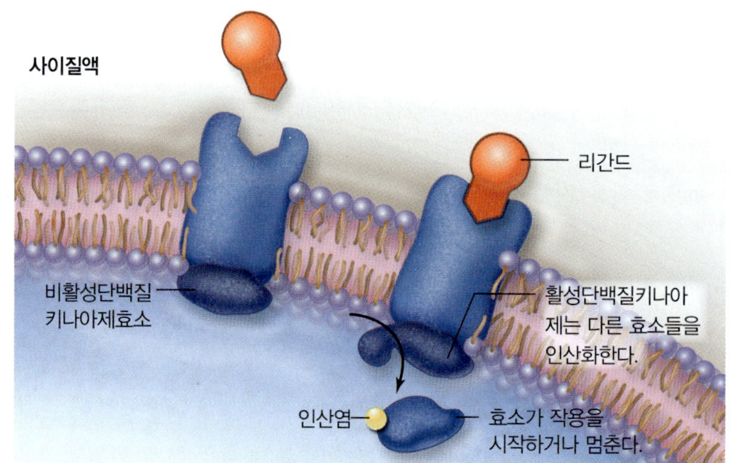

(b) 효소수용체

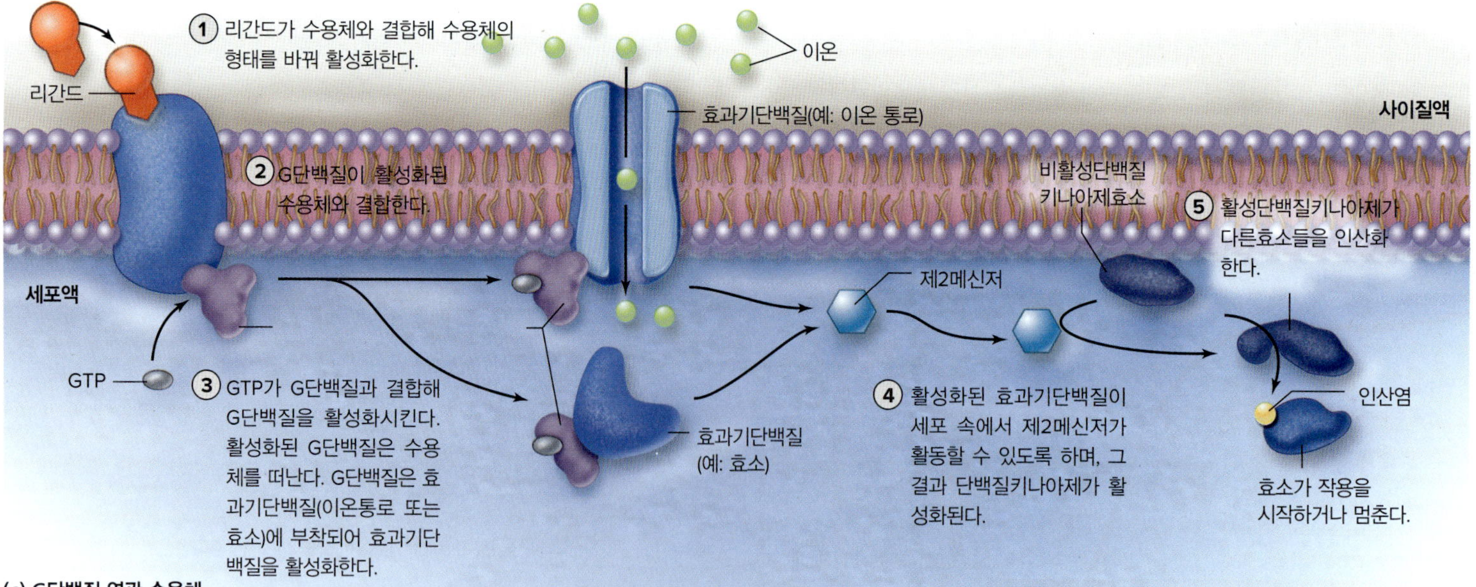

(c) G단백질 연관 수용체

그림 2.21 막 수용체. 수용체와 리간드가 결합하면 세포 변화가 시작된다. (a) 통로형 수용체는 신경전달물질과 결합해 특정 이온이 농도기울기를 따라 이동할 수 있도록 열린다. (b) 효소수용체(주로 단백질키나아제)는 리간드와 결합해 활성화되어 다른 효소를 인산화한다. (c) G단백질연관수용체는 리간드와 결합해 G단백질을 통해 간접적으로 단백질키나아제를 활성화한다. 이 과정을 다섯 단계로 나타냈다.

- **통로형 수용체**(channel-linked receptor) 또는 화학적 관문통로(chemically gated channel)는 신경전달물질 결합에 대한 반응으로 이온이 세포를 드나들 수 있도록 한다(그림 2.21a). 통로형 수용체는 근육세포와 신경세포가 전기적 변화를 시작하는 데 필요하다.
- **효소수용체**(enzymatic receptor)는 단백질키나아제 기능을 하며 활성화되었을 때 세포 안에서 다른 효소를 직접 인산화(인산염 추가)한다(그림 2.21b). 인산화를 통해 효소가 작용을 시작하거나 멈출 수 있다는 사실을 기억한다. 이는 외부 신호에 대한 반응으로 세포 안에서 효소 작용을 변화시키는 기전을 일으킨다.
- **G단백질연관수용체**(G-protein coupled receptor)도 단백질키나아제의 활성화와 관련이 있다. 이 단백질키나아제들은 중간 분자 작용을 하는 G단백질을 통해 간접적으로 활성화된다는 사실을 기억한다. 활성화의 전체 과정을 그림 2.21c에 나타냈으며, G단백질에 대한 자세한 설명은 14.5b절에 제시되어 있다.

무엇을 배웠는가?

17 효소수용체와 G단백질연관수용체의 작용은 어떻게 다른가?

2.6 세포 기관

이 절에서는 막결합 소기관, 비막결합 소기관, 수송소포, 세포 표면에서 뻗어 나온 기관 등의 세포 기관에 대해 설명한다.

2.6a 막결합 소기관

학습목표

25. 일반적인 사람 세포의 막결합 소기관을 열거한다.

26. 각 기관의 구조와 주요 기능을 서술한다.

세포질의 막결합 소기관은 막(세포막의 구성과 유사)에 둘러싸여 있다. 이 막은 소기관의 내용물을 세포액과 분리해 소기관의 작용이 비교적 독립되고 통제된 환경에서 이루어지도록 한다. 각 소기관은 형태, 막의 구성, 관련 효소가 서로 다르다. 이 차이점을 통해 각 기관의 독특한 기능을 알 수 있다. 막결합 세포 소기관에는 세포질그물, 골지기관, 용해소체, 과산화소체, 사립체가 있다(그림 2.4).

› 세포질그물

세포질그물(소포체, endoplasmic reticulum, ER; *endon*: 안, *rete*: 그물)은 막들이 서로 연결된 넓은 그물이다. 모양이 다양하며(예: 평행 한

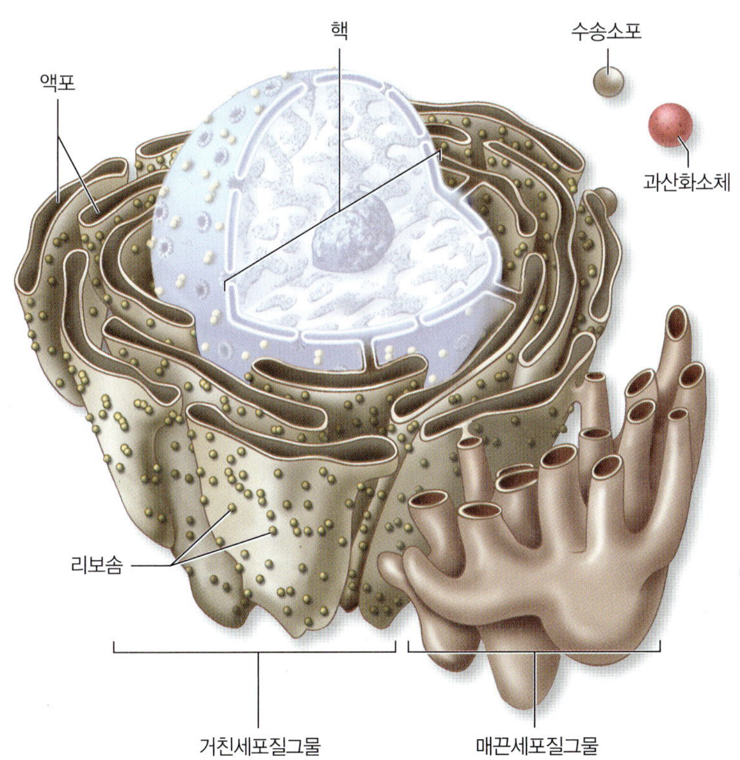

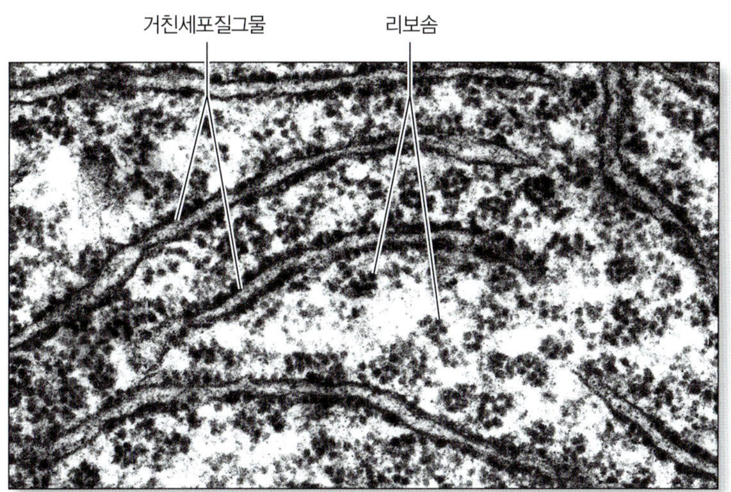

거친세포질그물의 기능

1. **합성:** 형질막으로 분비되고 융합되기 위한 단백질 합성
2. **분자처리:** 단백질 변형(지질단백질을 형성하기 위해 탄수화물 추가)
3. **세포소기관 형성:** 과산화소체의 형성을 도움
4. **소포형성:** 소포체로 단백질을 수송하기 위한 수송소포 형성

매끈세포질그물의 기능

1. **합성:** 지질(예: 스테로이드)합성의 장소
2. **분자처리:** 탄수화물 대사(예: 글리코겐 합성)
3. **해독:** 약과 독의 해독
4. **소포형성:** 골지기관으로 수송하기 위한 수송소포 형성

그림 2.22 세포질그물(ER). 거친세포질그물은 액포와 같은 막으로 이루어져 있으며 세포질 표면에 리보솜이 부착되어 있다. 표면이 매끈하고 가느다란 관이 서로 연결되어 있는 형태이며, 리보솜이 부착되지 않은 매끈세포질그물과 쉽게 구분된다. 그러나 거친세포질그물과 매끈세포질그물은 서로 연결되어 있다.

막, 주머니, 긴 액포, 가느다란 관), 막 안의 액체를 세포액과 분리한다(**그림 2.22**). 흔히 핵막에서 세포막으로 뻗어 있다. 표면이 넓기 때문에 리보솜이 부착될 수 있으며 다양한 효소가 삽입될 수 있다. 리보솜이 부착된 세포질그물을 **거친세포질그물**(조면소포체, rough ER)이라고 하며, 리보솜이 부착되지 않은 세포질그물을 **매끈세포질그물**(활면소포체, smooth ER)이라고 한다.

거친세포질그물 거친세포질그물의 리보솜은 단백질을 생산한다. 이 단백질은 세포질그물의 속공간으로 삽입되고 그 속으로 이동해 합성된다. 세포질그물의 속공간 안에서 단백질에 다른 분자(예: 탄수화물)가 추가되거나 원래 합성되었던 부분이 제거됨으로써 단백질의 원래 구조가 변한다. 변화한 단백질은 감싸여서 저장된다. 세포질 그물의 내용물을 담은 작고 닫힌 막 주머니가 세포질그물에서 떨어져 나와 수송된다. 이 주머니를 **수송소포**(transport vesicle)라고 한다(그림 2.22). 수송소포는 단백질을 거친세포질그물의 속공간에서 골지기관이라는 다른 소기관으로 운반하고 이 단백질은 다시 변화한다. 분비되는 단백질이 많은 세포는 거친세포질그물이 많다. 소화효소를 분비하는 이자세포가 여기에 해당한다. 과산화소체도 세포질그물에서 만들어진, 막에 감싸인 소기관이다.

매끈세포질그물 매끈세포질그물은 거친세포질그물과 이어져 있다. 매끈세포질그물은 가느다란 관 여러 개가 서로 연결된 것처럼 생겼으며, 세포 유형에 따라 다양한 대사과정을 진행한다. 매끈세포질그물의 기능으로는 다양한 지질의 합성 · 수송 · 저장, 탄수화물 대사, 약물 · 알코올 · 독의 해독이 있다. 고환세포(사이질세포) 안에는 스테로이드호르몬인 테스토스테론을 생산하기 위해, 그리고 간세포 안에는 영양소

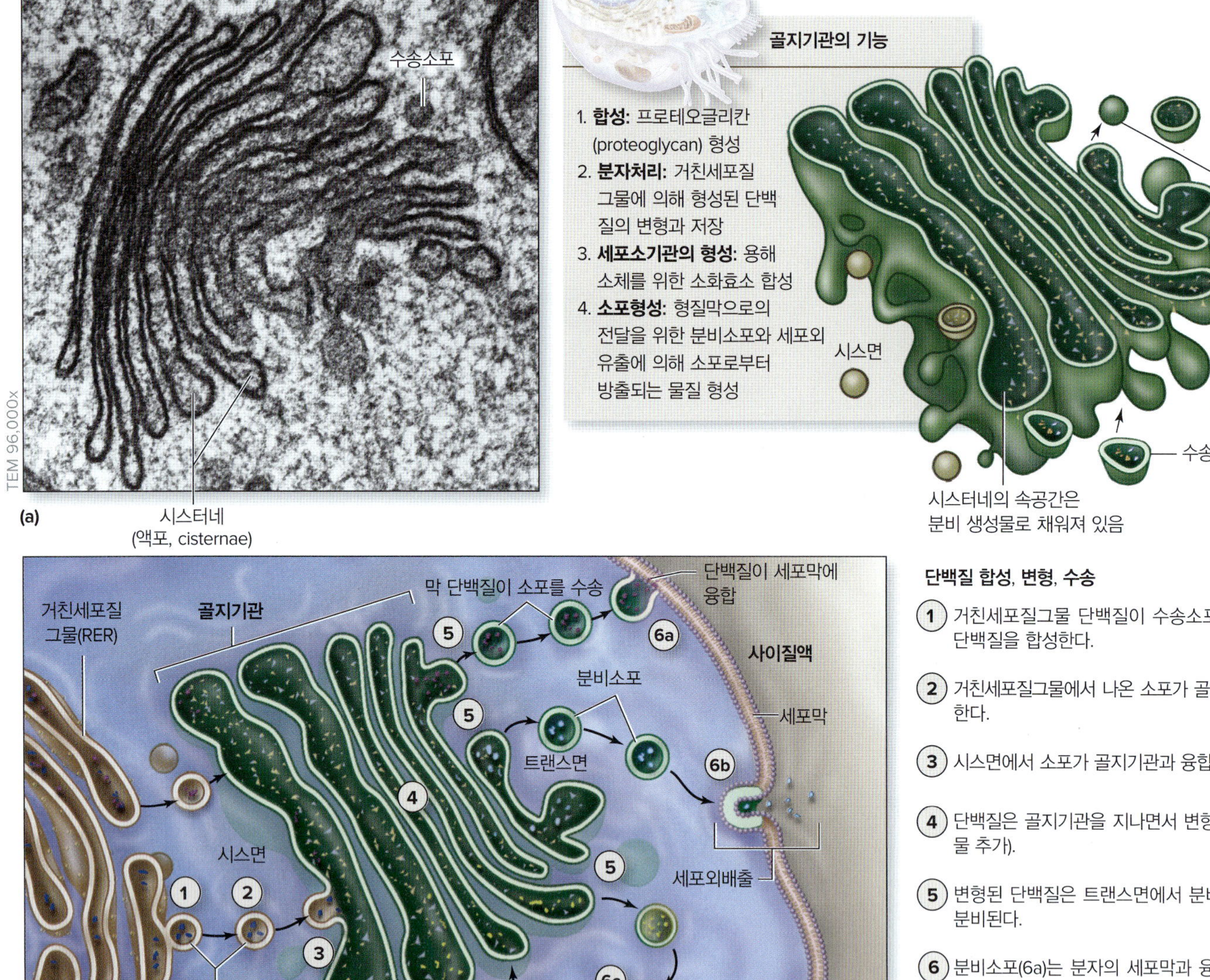

그림 2.23 골지기관과 세포내막계. 각 골지기관은 여러 겹의 납작한 막 주머니(시스터네)로 이루어져 있다. 배열된 주머니들은 구조적 및 기능적 방향성을 보인다. (a) 투과전자현미경 사진과 그림이 골지기관의 다른 모습을 보여 준다. (b) 골지기관은 세포내막계의 일부이다. 세포내막계는 물질을 세포 안팎으로 수송하거나 세포 안에서 수송하는 세포의 막 구조 계통이다.

를 소화하고 약물과 알코올을 해독하기 위해 풍부한 매끈세포질그물이 있다.

› 골지기관

골지기관(Golgi apparatus)은 **골지복합체**(Golgi complex) 또는 **골지체**(Golgi body)라고도 하며, 흔히 여러 개(예: 4~5개)의 길고 납작한 주머니와 같은 막 구조로 이루어져 있다. 이 구조를 시스터네(액포, cisternae)라고 한다(**그림 2.23**). 골지기관은 양쪽이 뚜렷하게 다른 성질을 띤다. 양극을 각각 시스면과 트랜스면이라고 한다. **시스면**(cis-face)은 세포질그물에 더 근접해 있으며 주머니의 너비가 **트랜스면**(trans-face)보다 넓다. 골지기관이 '창고', 시스면이 '물건을 수용하는 곳', 트랜스면이 '물건을 수송하는 곳'이라고 생각하면 이해하기 쉽다.

골지기관의 주요 기능 중 하나는 거친세포질그물에서 만들어진 단백질(그리고 당단백질)을 변형하고, 감싸고, 분류하는 것이다(그림 2.23b). 수송소포는 세포질그물을 떠나 골지면의 시스면과 융합한다. 물질은 시스면에서 트랜스면으로 액포와 액포 사이를 이동한다. 골지면의 속공간에서는 분자가 변형된다. 분자의 일부가 없어질 수도 있고 다른 요소가 분자에 추가될 수도 있다(예: 탄수화물 또는 인산기). 세포질그물에서와 같이, 신호서열(signal sequence)이 추가될 수 있다. 또한 골지기관은 길고, 가지가 없는 다당체(unbranched polysaccharides)를 포함한 자신의 분자를 합성한다. 단백질을 소량 첨가하고 변형하여 프로토글리칸을 형성한다[예: 글리코사미미노글리칸(glycosaminoglycans), 5.2a 참조]. **트랜스면**에서는 분비소포가 형성되어 변형된 물질을 여러 방법으로 처리한다. 어떤 분비소포는 세포막을 구성하고, 또 어떤 소포는 세포외배출을 통해 내용물을 세포에서 사이질액으로 방출한다. 때문에 골지기관은 단백질 분비에 특화된 세포에서 특히 넓게 퍼져 있고 활발히 작용한다.

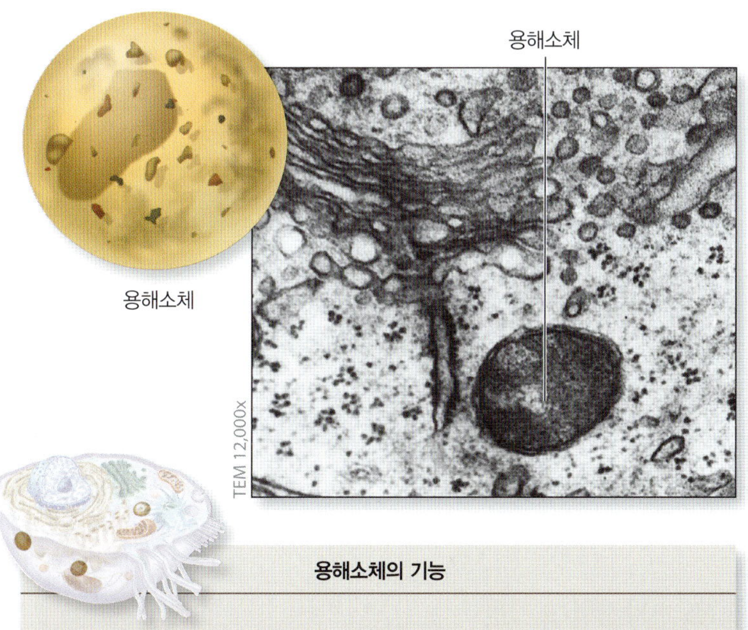

그림 2.24 용해소체. 용해소체는 막으로 둘러싸여 있으며 세포 내 소화를 위한 효소를 함유한다. 용해소체를 그림과 투과전자현미경 사진으로 나타냈다.

골지기관의 트랜스면(trans-face)에서 방출된 소포는 리소좀에 필요한 가수분해 소화효소를 포함할 수도 있다. 골지기관을 '창고(warehouse)'라고 생각하면 된다. 분자는 수신 영역(cis-face)에 도착하여, 그 안에서(생산된 일부 새로운 구조물과 함께) 수정 및 포장된 후, 운송 영역(trans-face)으로 보내진다.

› 용해소체(리소좀)

용해소체(lysosome; *soma*: 몸)는 막으로 둘러싸인 작은 주머니로 안에는 소화효소가 들어 있다(**그림 2.24**). 골지기관에서 형성되며 불필요하거나 해로운 물질을 소화한다. 건강한 세포 내에서 용해소체는 흡수된 소포를 소화한다. 예를 들면 특정한 백혈구가 미생물을 포식한 후 소포는 용해소체와 융합한다. 용해소체의 소화효소는 미생물을 구성하는 큰 생체분자(예: 단백질, 지방, 다당류, 핵산)를 작은 분자로 분해한다. 또 용해소체는 유사한 방식으로 손상된 소기관의 분자구조를 소화한다. 이 과정을 특히 자가포식현상(autophagy; *autos*: 자기, *phago*: 먹다)이라고 한다. 용해소체는 청소 작용을 하기 때문에 '청소부'에 비유되기도 한다.

세포가 손상되거나 죽으면 그 소포의 용해소체에서 나온 효소가 세포액으로 방출되어 그 세포의 분자 구성물이 빨리 소화되도록 한다. 이 과정을 **자가용해**(autolysis; *lysis*: 용해)라고 한다. 리소좀에는 (1) 원치 않는 구조를 제거하는 '청소(cleanup)' 활동 때문에 '쓰레기 수거인(garbagemen)'과 (2) 자가용해의 기능 때문에 '자살 패킷(suicide packets)'이라는 두 가지 별명이 붙여졌다.

어떻게 생각하는가?

2 세포에 용해소체가 없다면(또는 용해소체가 기능하지 않는다면) 어떻게 될까? 세포가 생존할 수 있을까?

› 과산화소체

과산화소체(peroxisome)는 막으로 둘러싸인 주머니이며 대부분 용해

통합 INTEGRATE

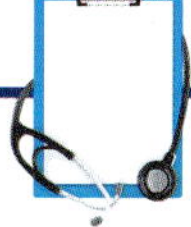

임상적 고찰 2.2 CLINICAL VIEW

용해소체축적병(리소좀 축적병)

용해소체축적병(lysosomal storage disease)은 용해소체 안의 생체분자가 축적되거나 완전히 소화되지 않는 유전질환의 통칭이다. 용해소체축적병은 40종류 이상의 용해소체 효소 중 하나를 담당하는 유전자가 돌연변이를 일으켜 발생한다. **테이-삭스병**(Tay-Sachs disease)은 용해소체축적병의 한 예이다. 이 병에 걸린 사람의 용해소체는 복합 막지질(강글리오시드)을 분해하는 데 필요한 효소가 하나 부족하다. 그 결과, 이 복합지질이 신경세포에 축적된다.

테이-삭스병에 걸렸을 때 세포에 나타나는 징후는 지질이 축적되어 용해소체가 부풀어 오르는 것이다. 환자는 태어났을 때는 정상이지만 생후 6개월 때부터 징후가 나타난다. 신경계통이 손상으로 인한 타격을 받는다. 보통 만 1~2세 때 마비, 실명, 난청이 나타나며 만 4세쯤에 사망한다. 안타깝게도 이 질병의 치료법은 없다.

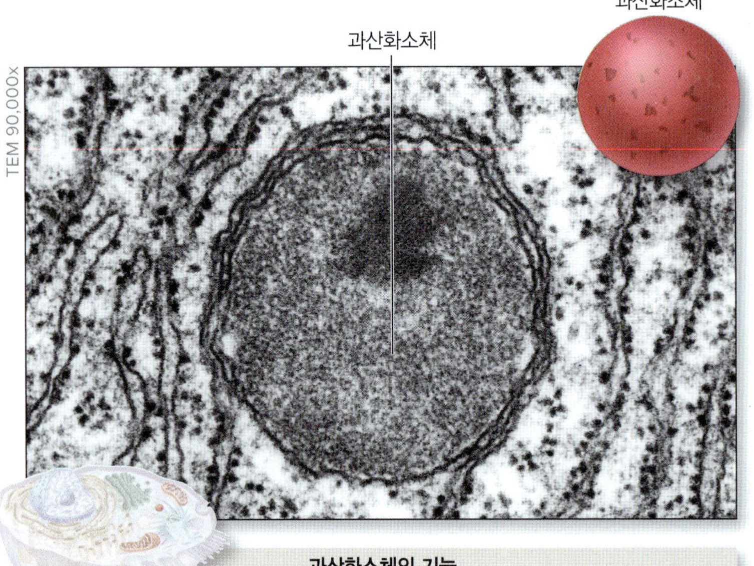

그림 2.25 과산화소체. 세포 내 과산화소체의 모습을 투과전자현미경 사진과 그림으로 나타냈다. 과산화소체는 막으로 둘러싸인 작은 소기관으로 분자를 해독하고 지방산의 분해를 돕는 산화효소를 함유하고 있다.

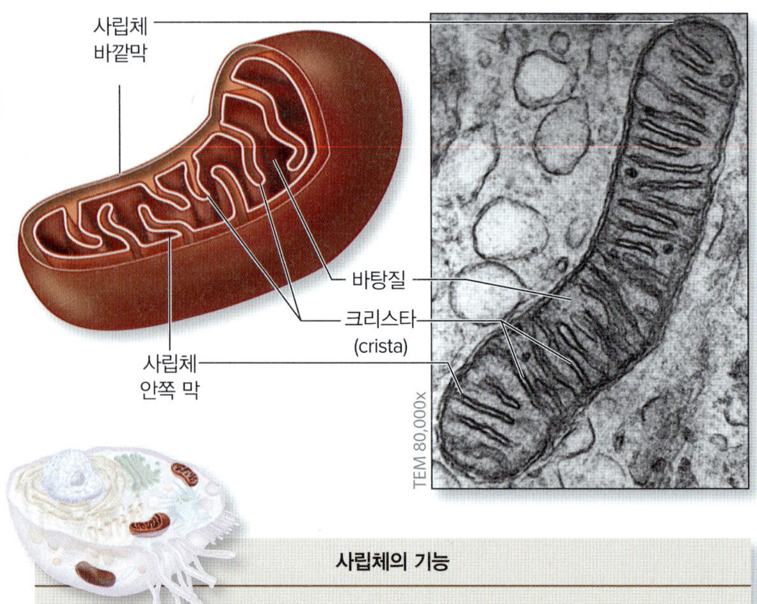

그림 2.26 사립체. 사립체의 각 부분을 그림과 투과전자현미경 사진으로 나타냈다. 사립체는 세포질 내의 이중막으로 둘러싸인 소기관이며 에너지가 필요한 세포과정을 위해 ATP를 생산한다.

소체보다 작다(**그림 2.25**). 거친세포질그물에서 소포가 떨어져 나오면서 생성된다. 최근의 연구에 따르면 과산화소체는 분열(둘로 쪼개지는 과정)을 통해 복제되기도 한다.

과산화소체에는 다양한 산화효소가 들어 있다. 이 효소들은 해독과 베타산화라는 두 가지 주요 기능을 한다. 해독은 분자에서 수소를 제거하고 과산화수소를 형성하는 것이다. 이 과산화수소는 다른 물질(예: 알코올, 포름알데히드)을 산화하는 데 쓰인다. '과산화소체'라는 이름은 과산화수소를 생성하는 작용 때문에 붙은 것이다. 과산화소체는 지방산의 베타산화에 관여한다. 이는 지방산 사슬에서 2개의 탄화수소를 동시에 제거하는 과정이다. 이 탄화수소들은 아세틸조효소 A로 변환되며, 세포의 사립체에 흡수된 후 에너지를 전달해 ATP를 형성할 수 있다.

과산화소체는 간세포에 가장 풍부하며 알코올을 비롯한 해로운 물질을 해독할 때 중심이 된다.

› 세포내막계

세포내막계(endomembrane system)는 세포질그물, 골지기관, 소포, 용해소체, 과산화소체 등 막 결합기관의 광범위한 집합이다. 세포막과 핵막도 세포내막계의 일부로 간주된다. 세포내막계의 모든 기관은 서로 직접 부착되어 있거나 그 사이를 움직이는 소포들로 연결되어 있다. 세포 안에서 일어나는 다양한 대사과정에 관여하며 세포 내에서 물질을 운반한다(그림 2.23b). 또한 물질(예: 세균, 간질액, 콜레스테롤)은 세포내섭취(endocytosis)에 의해 새로운 소포가 형성될 때, 세포로 유입된다(그림 2.18). 다음에 설명하는 사립체(미토콘드리아)는 세포내막계의 성분이 아닌 막으로 둘러싸인 소기관(membrane-bound organelles)이라는 점에 유의한다.

› 사립체(미토콘드리아)

사립체(mitochondria; *mitos*: 실, *chondros*: 알갱이)는 이중막으로 둘러싸인 길쭉한 소기관이며 작고 독특한 원형 DNA 가닥이 들어 있다. 이 조각에는 사립체 단백질을 만들어 내는 유전자가 들어 있다(**그림 2.26**). 사립체는 포도당 및 지방산과 같은 연료 분자의 소화를 완료시키는 산소세포호흡에 관여한다. 소화 중에 나온 에너지는 세포의 에너지 화폐인 ATP분자 합성에 전달된다. 이 때문에 사립체는 세포의 '발전소'로 비유된다. ATP 생산에 대한 수요가 늘어나면 세포 속의 사립체 수도 (분열을 통해) 늘어난다.

무엇을 배웠는가?

18 세포 내의 소화과정에 주로 기능하는, 막으로 둘러싸인 두 가지 소기관은 무엇인가? 어느 기관이 에너지를 생산하는가?

19 소포는 소기관과 세포막 사이에 물질을 운반하는 운송수단에 비유할 수 있다. 세포질그물, 골지기관, 세포막 중 세포내섭취 동안에 소포를 형성하는 것은?

2.6b 비막결합 소기관

학습목표

27. 일반적인 사람 세포의 비막결합 소기관을 열거한다.

28. 각 비막결합 소기관의 구조와 주요 기능을 서술한다.

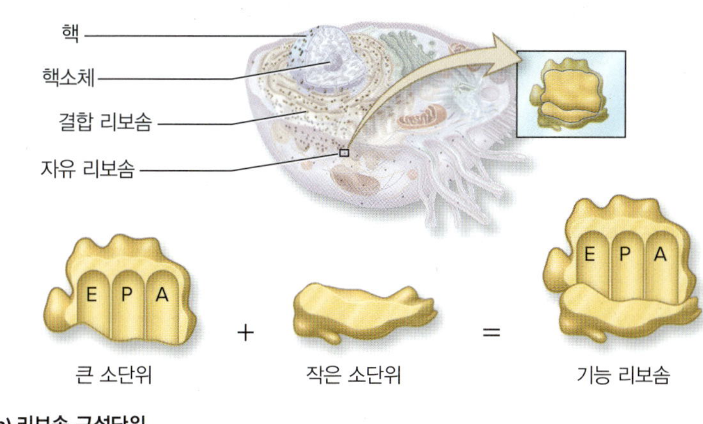

(a) 리보솜 구성단위

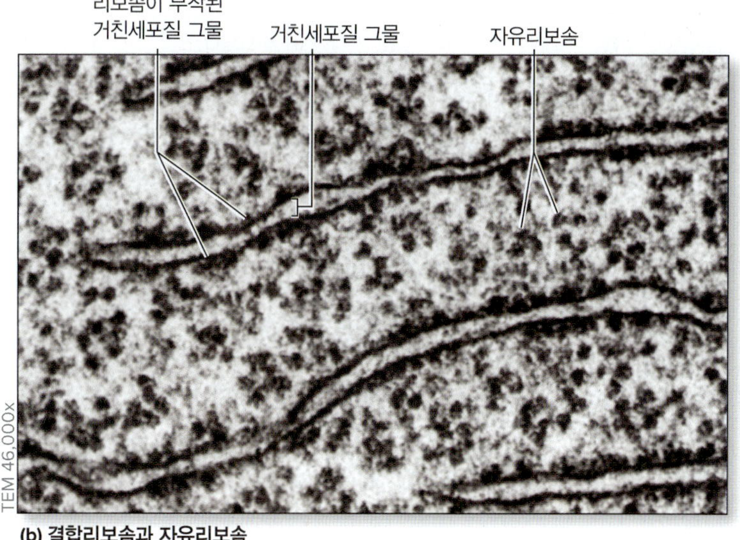

(b) 결합리보솜과 자유리보솜

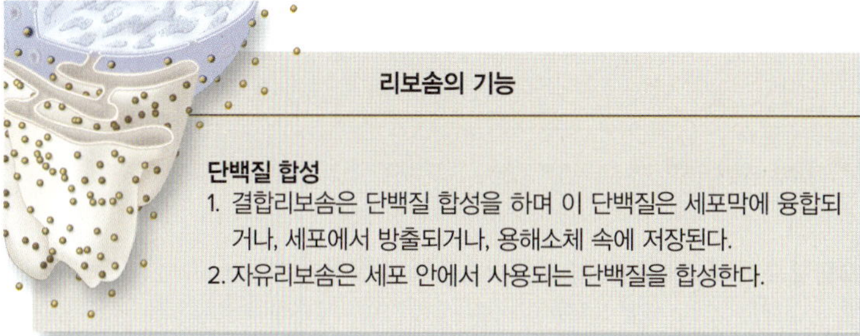

그림 2.27 리보솜. 리보솜은 단백질 합성에 참여하며 세포질그물에 결합하거나 세포액 속을 돌아다닌다. (a) 리보솜은 크고 작은 소단위로 이루어진다. (b) 세포액 속의 자유리보솜과 결합리보솜을 나타낸 투과전자현미경 사진이다.

비막결합 소기관은 단백질로만 이루어지기도 하고 단백질과 RNA로 이루어지기도 한다. 리보솜, 세포뼈대, 세포중심, 프로테아좀이 여기에 포함된다.

› 리보솜(리보소체)

리보솜(ribosome)은 단백질과 리보핵산(RNA)을 함유한 비막결합 소기관이며 크고 작은 소단위로 나뉜다. 큰 소단위에는 *E*, *P*, *A* 부위로 나뉘는 빈 공간이 있다(**그림 2.27**). 리보솜의 소단위를 퍼즐조각이라고 생각하면 이해하기 쉽다. 소단위들은 핵소체에서 만들어져 세포액으로 이동한 후 서로 결합해 리보솜을 완성한다.

리보솜에는 결합리보솜과 자유리보솜이 있다. **결합리보솜**(bound ribosome)은 세포질그물막의 바깥 표면에 결합해 거친세포질그물을 형성한다. 결합리보솜은 단백질을 합성하며 이 단백질은 세포 밖으로 방출되거나, 세포막의 구성요소가 되거나, 용해소체 내의 효소기능을 한다. **자유리보솜**(free ribosome)은 세포액 속을 부유한다. 일반적으로 세포 내에서 기능하는 다른 모든 단백질은 자유리보솜에서 합성된다.

› 세포중심(중심체)

세포중심(centrosome)은 주로 핵에 가까운 곳에 있는 기관이다. 수직으로 배열된 한 쌍의 원통 모양을 한 **중심소체**(centriole; *kentron*: 점, 중심)를 함유하고 있는데, 중심소체는 무정형(일정한 모양이 없음)의 단백질에 둘러싸여 있다(**그림 2.28**). 세포중심의 주요 기능은 세포뼈대 안의 미세관을 배열하는 것이다. 세포중심은 미세관이 염색체 이동을 촉진하기 위해 유사분열방추를 형성할 때 세포분열의 기능을 하는 것으로 잘 알려져 있다. 이 과정에 대해서는 다음 절에서 설명한다.

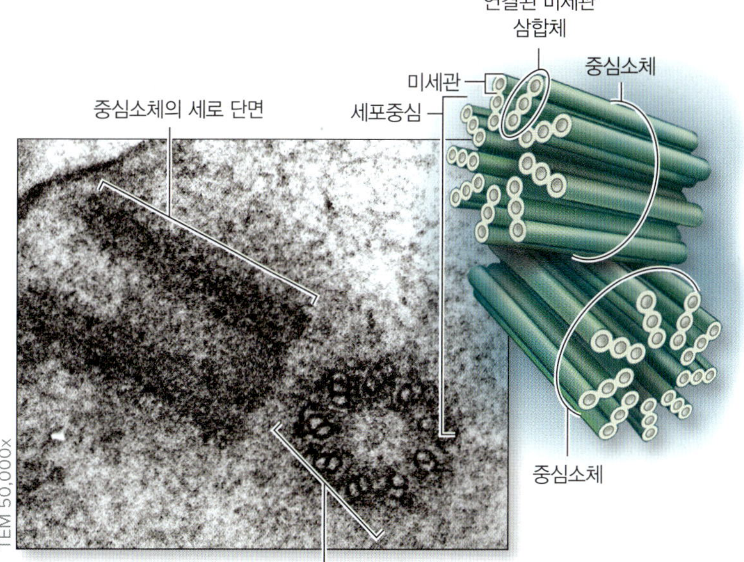

그림 2.28 세포중심과 중심소체. 세포질의 한 부분인 세포중심이 핵에 바로 인접한 한 쌍의 중심소체를 함유한 모습을 투과전자현미경 사진과 그림으로 나타냈다.

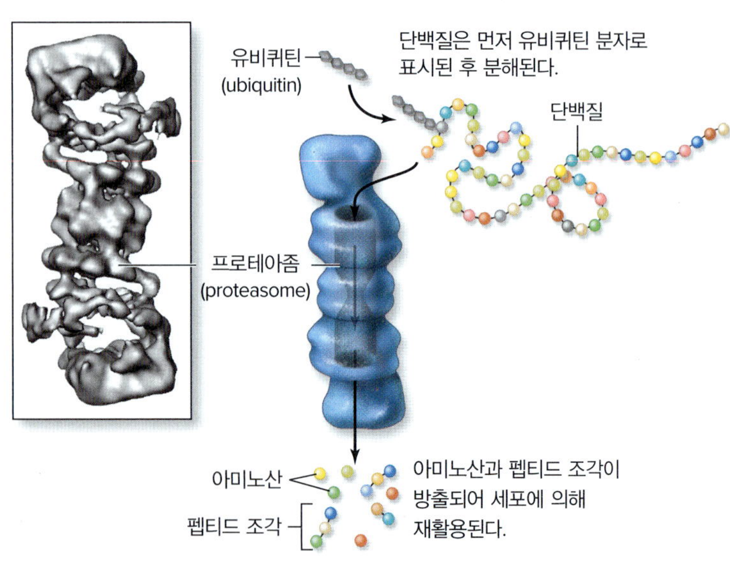

프로테아좀의 기능

1. **단백질 소화**: 손상되었거나 올바르지 않게 접혔거나 불필요한 단백질을 분해한다.
2. **질(quality) 유지**: 밖으로 내보낸 세포 단백질의 질을 조절한다.

그림 2.29 프로테아좀. 프로테아좀은 비정상적이거나 불필요한 세포 단백질을 소화함으로써 세포 내의 질서를 유지한다. 투과전자현미경을 통한 스케치와 그림을 제시했다.

통합 INTEGRATE

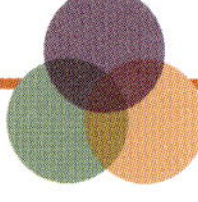

개념 연결 CONCEPT CONNECTION

프로테아좀의 작용의 특별한 예는 바이러스나 다른 감염성 인자가 세포로 들어갈 때 일어난다. 감염성 인자의 단백질은 프로테아좀에 의해서 분해된다. 이렇게 분해된 감염성 인자의 펩타이드 조각은 비자기(nonself)로 여겨지고, 특수화된 백혈구에 제공되어 감염성 인자가 신체에 "침입"했음이 면역계에 알려진다.

› 프로테아좀

큰 원통 모양의 단백질 복합체인 **프로테아좀**(proteasome)은 세포액과 세포핵에 존재하며 단백질을 소화하는 주요 소기관이다(**그림 2.29**). 프로테아좀은 ATP에 의존하는 경로를 통해 세포 단백질을 분해한다. 이러한 단백질로는 손상된 단백질, 올바르지 않게 접힌 단백질, 정상적이지만 세포에 필요하지 않은 단백질 등이 있다. 프로테아좀의 작용은 밖으로 나가는 세포 단백질의 질을 조절하는 수단이 되기도 한다. 이 기능은 세포대사, 세포분열, 세포신호와 관련된 작용을 조절할 때 특히 중요하다. 프로테아좀이 제거할 단백질이 결정되면 유비퀴틴이라는 단백질이 그 단백질에 결합해 제거 표시를 한다. 이는 프로테아좀의 단백질 분해에서 첫 단계이다. 프로테아좀을 불필요한 단백질을 제거하는 '쓰레기장'이라고 생각하면 쉽다.

최근의 연구에 따르면 나이가 많아질수록 프로테아좀 구조가 뚜렷하게 변해 세포에서 단백질을 정상적으로 제거하는 기능이 억제될 수 있다고 한다.

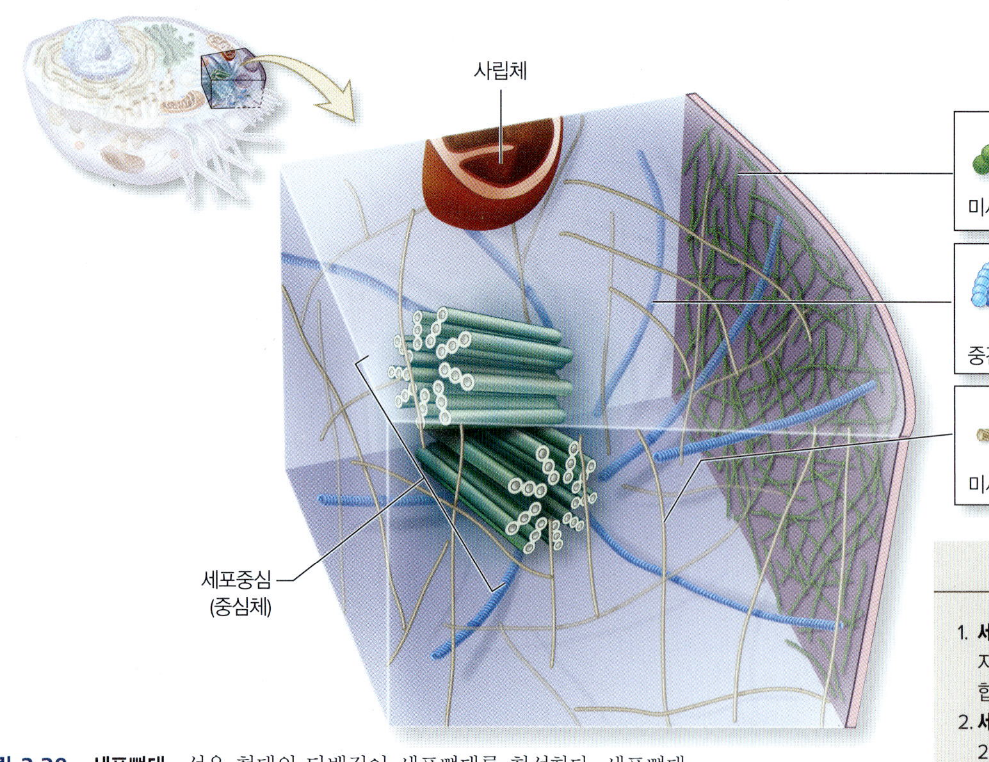

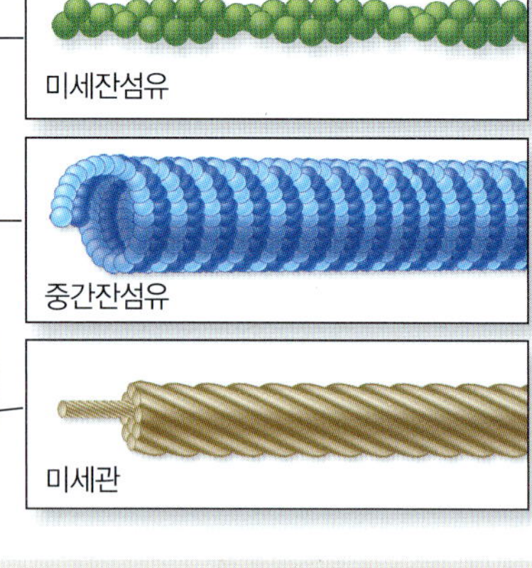

세포뼈대의 기능

1. **세포의 구조를 지지하고 조직**: 세포의 형태 유지; 미세융모, 섬모, 편모의 단백질 지지; 세포접합 안정화; 소기관 조직
2. **세포분열**: 세포분열에서 염색체를 분리; 세포를 2개의 딸세포로 나눔(세포질분열)
3. **이동**: 세포질 흐름을 촉진; 세포 내 소포의 이동에 관여; 근육수축에 참여

그림 2.30 세포뼈대. 섬유 형태의 단백질이 세포뼈대를 형성한다. 세포뼈대는 세포의 형태 유지와 세포기능의 조정을 돕는다. 세포뼈대의 세 가지 요소는 미세잔섬유, 중간잔섬유, 미세관이다.

세포뼈대

세포뼈대(cytoskeleton)는 세포 내 구조 지지, 소기관 조직, 세포분열, 물질 이동 등 다양한 세포 작용에서 중심 역할을 한다. 여러 단백질로 구성된 세포뼈대는 세포 내부 전체에 퍼져 있으며, 세포막의 단백질에 고정되어 있다. 미세잔섬유, 중간잔섬유, 미세관, 이 세 종류의 단백질 분자가 세포뼈대를 구성한다(**그림 2.30**).

미세잔섬유(microfilament; *micros*: 작은)는 세포뼈대의 가장 작은 구성요소이며, 지름은 약 7 nm이다. 액틴단백질 단량체로 구성되어 있으며, 이 단량체는 두 가닥의 서로 얽힌 단백질섬유(가는근육잔섬유)로 마치 진주 목걸이 두 가닥이 꼬인 것 같은 모양이다. 미세잔섬유는 세포막의 세포질 쪽에서 서로 얽혀 망을 형성한다. 세포 형태의 유지를 돕고, 미세융모를 내부에서 지지하며, 세포질분열(세포분열의 한 과정)에서 형성된 두 세포를 분리하고, 세포질 흐름(세포의 형태를 바꾸는 세포질의 움직임)을 촉진하며, 근육 수축에 참여한다. 공 모양의 액틴 단백질이 미세융모의 한쪽 끝에 추가되면 미세융모가 특정한 방향으로 자라고, 다른 쪽에서 제거되면 짧아진다.

미세관(microtubule)은 속이 빈 관으로 지름은 약 25 nm이다. 튜불린(tubulin)이라는 공모양단백질로 이루어진 긴 사슬로 구성되어 있다. 미세관은 계속 유지되는 구조가 아니라 기능을 하기 위해 늘어나기도 하고 짧아지기도 한다. 미세관은 세포의 형태를 유지하고, 세포 내의 소기관을 조직하고 이동시키며, 섬모와 편모의 단백질 성분을 구성하고, 소포의 세포 수송에 참여하며, 세포분열에서 염색체를 분리한다.

중간잔섬유(intermediate filament)의 지름은 8~12 nm이다. 미세잔섬유보다 경직되어 있으며 세포 구조를 지지하고 세포 사이의 결합을 안정화한다. 어느 세포에 있느냐에 따라 단백질 구성이 다르다. 피부, 모발, 손톱에 있는 단백질인 케라틴은 중간잔섬유의 유형 중 하나이다. 신경세포의 신경잔섬유를 이루는 단백질 유형도 있다.

무엇을 배웠는가?

20 세포 내 소화에서 주로 기능하는 비막결합 소기관은 무엇인가?

2.6c 세포 외부 표면의 구조

학습목표

29. 섬모와 편모를 구분한다.

30. 미세융모의 기능을 서술한다.

세포의 표면에서 뻗어 나온 기관으로는 섬모, 편모, 미세융모가 있다. 섬모와 편모는 세포막에서 뻗어 나와 이동에 관여하고 미세융모는 세포막의 표면적을 넓힌다.

섬모와 편모

섬모(cilia; *cilium*: 속눈썹)와 **편모**(flagella; *flagellum*: 채찍)는 세포에서 뻗어 나온 돌출부이다. 섬모와 편모는 세포질뿐만 아니라 구조를 지지하는 미세관단백질도 함유하고 있으며 세포막 속에 들어 있다. 섬모는 기도의 내벽에 있는 것과 같은 특정 세포의 노출된 표면에 다량 존재한다(그림 2.1). 섬모가 있는 세포는 점액을 분비하는 세포와 함께 존재한다. 섬모가 움직이면서 점액소에서 만들어진 점액과 세포 표면에 있는 물질들을 목구멍으로 이동시켜 호흡계통 밖으로 나가게 한다(19.1c 참조).

편모는 섬모와 기본적인 구조가 비슷하지만 길이가 더 길며 대체로 한 가닥이다. 편모의 기능은 세포 전체를 앞으로 나아가게 하는 것이다. 사람의 경우 편모가 있는 세포는 정자뿐이다(그림 22.18). 정자는 난자에 도달하기 위해 여성의 생식관 속을 움직여야 한다.

미세융모

미세융모는 세포막의 표면에서 막이 가늘고 미세하게 뻗어 나온 것이다. 섬모보다 훨씬 작고 빽빽하며 움직이지 못한다(**그림 2.31**). 각 미세융모는 미세잔섬유가 지탱한다(액틴단백질이 빽빽하게 엇갈려 연결되어 구조적으로 중심 역할을 한다). 본질적으로 미세섬유는 세포막의 표면을 더 넓게 만들어 분자가 그 위를 지나갈 때 더 효율적인 막 운반을 촉진한다. 모든 세포에 섬모가 있지 않은 것과 마찬가지로 미세융모도 모든 세포에 있지는 않다. 미세융모가 있는 세포의 예는 작은창자 벽 전체에 있는 세포인데, 미세융모가 존재함으로써 표면적이 넓어져 영양소 흡수가 쉬워진다.

무엇을 배웠는가?

21 섬모와 미세융모는 구조와 기능 면에서 어떻게 다른가?

2.6d 막 이음

학습목표

31. 막 이음의 세 가지 주요 유형의 구조와 기능을 비교하고 대조한다.

세포의 **막 이음**은 세포를 연결하고 받치며 지지한다. 우리 세포의 대부분은 조직이라는 구조적 단위를 구성한다. 조직은 공통 기능을 함께 수행한다. 일부 세포들을 질서 있게 구성하고 상호작용을 조직하기 위해 인접한 세포들 사이에 막 이음이 형성된다. 이음에는 세 가지 유형이 있는데 바로 치밀이음, 부착반점, 틈새이음이다(**그림 2.32**).

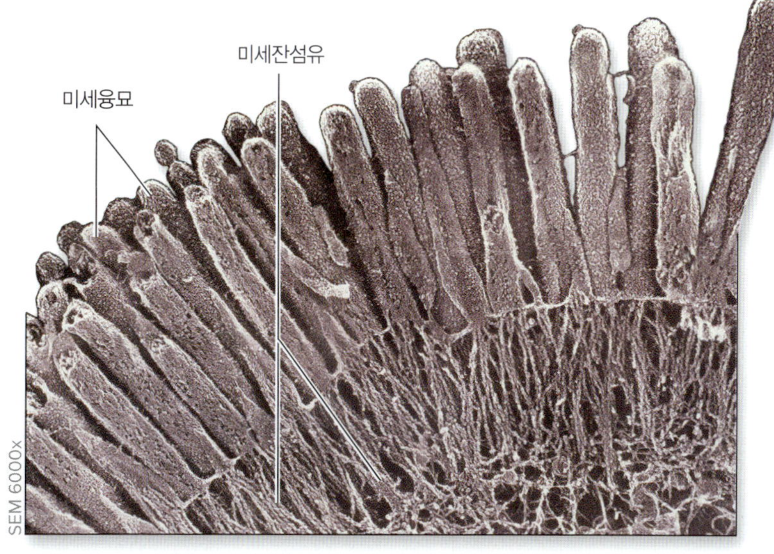

그림 2.31 미세융모. 미세융모는 가늘고 미세한 돌출부이다. 세포막 표면에서 뻗어 나왔으며 미세잔섬유가 지탱한다. 미세융모는 세포막의 표적을 넓히는 기능을 한다.

그림 2.32 막 이음. 몇몇 세포의 바깥 표면에는 세포 사이로 물질이 새나가는 것을 막는 치밀이음, 이웃한 세포들을 결합하는 부착반점, 결합한 세포들 사이로 작은 분자들이 이동하는 통로가 있는 틈새이음이 있다. 반결합체가 부착반점의 절반이며 세포를 바닥막에 고정시킨다.

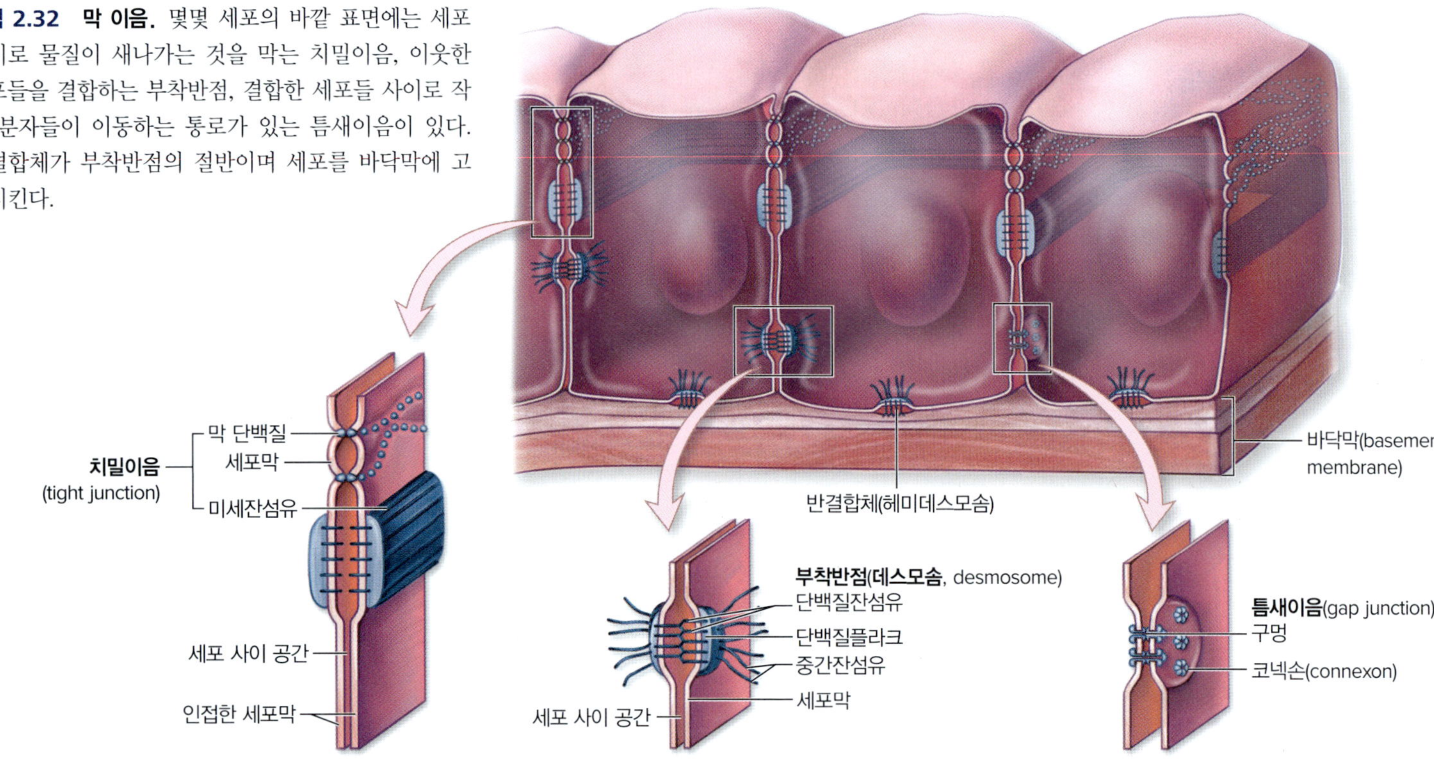

› 치밀이음

치밀이음(tight junction)은 폐쇄띠(zonula occludens)라고도 하며 특정 유형의 세포(예: 상피세포)를 노출된 꼭대기(apical) 표면 가까이에서 둘러싸고 각 세포를 서로 완전히 부착시킨다. 이웃한 세포 사이의 세포막단백질이 융합해 세포의 꼭대기 면이 밀접하게 연결된다. 이 연결을 통해 세포 사이에 빈 공간이 없어짐으로써 물질이 상피세포 사이를 빠져나갈 수 없게 된다. 이 이음은 모든 물질이 세포 사이를 빠져나가는 것이 아니라 세포를 통과하도록 한다. 예를 들면 작은창자에서 치밀이음은 창자의 속공간에 있는 부식성 소화효소가 세포 사이로 빠져나가 체내 기관을 손상시키는 것을 막는다. 또 방광벽에서 소변이 새는 것을 막는다.

› 부착반점(데스모솜)

부착반점(데스모솜, desmosome; *desmos*: 띠, *soma*: 몸)은 부착반(macula adherens; 존재하는 지점)이라고도 하며 밀접한 세포 사이의 걸쇠와도 같다. 각 부착반점은 세포를 서로 연결하는 작은 부위이며, 한 지점에서 물리적인 압력에 대한 저항을 제공한다. 이웃한 세포들 사이에는 서로 떨어진 작은 공간이 있는데, 이 공간에는 단백질잔섬유로 이루어진 촘촘한 망이 펼쳐져 있다. 이 섬유들은 각 세포 내부의 두꺼운 단백질플라크에 고정된다. 세포뼈대의 중간잔섬유는 판에 침투해 세포 전체로 뻗어 나가 세포를 지지하고 세포에 힘을 준다. 각 세포는 완전한 부착반점의 절반을 이룬다. 피부의 바깥층(표피)이나 심장근육과 같이 압력에 노출된 조직의 세포에는 부착반점이 있다. 반결합체(부착반점의 절반)는 표피세포를 바닥층(기저층)에 있는 기저 구성물에 고정시킨다.

› 틈새이음(간극연결)

틈새이음(간극연결, gap junction)은 이웃한 세포의 세포 사이 공간에 형성된다. 이 틈(약 2 nm 길이)을 코넥손(connexon)이라는 6개의 막전위가 가로지른다. 코넥손은 작고 액체로 찬 터널 또는 구멍이다. 틈새이음은 물질이 이웃한 세포들 사이에 오갈 수 있도록 하는 직접적인 통로이다. 이온, 포도당, 아미노산을 비롯한 작은 용질이 이 통로를 통해 한 세포의 세포질에서 이웃 세포로 직접 이동할 수 있다.

세포 간 이온의 흐름을 통해 심장근육의 전기작용이 전파되고 섬모의 움직임과 같은 세포 작용이 조절될 수 있다(**그림 2.33**).

무엇을 배웠는가?

22 부착반점과 치밀이음의 차이점을 서술하라.

2.7 핵의 구조

핵은 세포에서 가장 큰 기관으로 평균 지름은 약 5~7 μm이다. 핵은 세포의 통제중추로 불린다(**그림 2.34**). 보통 세포에는 핵이 하나 있다. 그러나 적혈구에는 핵이 없으며 뼈대근육세포에는 핵이 여러 개 있다. 핵의 모양은 보통 그 핵이 속한 세포와 비슷하다. 예를 들면 입방세포는 중심에 구형의 핵이 있으며, 얇고 납작한 세포는 핵도 마찬가지로 길게 늘어난 모양이다. 일부 세포는 핵의 모양이 독특하다. 예를 들면 일부 백혈구에는 두세 부분으로 이루어진 분엽핵이 있다(표 15.7의 그림 참조).

2.7a 핵막과 핵소체

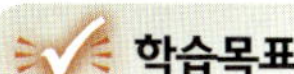

학습목표

32. 핵막에 대해 서술한다.

33. 핵소체의 구조와 기능을 설명한다.

핵은 **핵막**(nuclear envelope, nuclear membrane)이라는 이중막에 싸여 있다. 핵막은 세포질과 **핵질**(nucleoplasm; 핵 속의 액체)을 분리하고, 핵과 핵을 둘러싼 세포질 사이에서 일어나는 물질의 이동을 조절한다. 핵막의 각 층은 인지질 이중층으로 세포막의 구조와 비슷하다. 핵막의 외부는 세포질의 거친세포질그물과 이어진다. **핵구멍**(nuclear pore)은 열린 통로로, 핵막 전체에 존재하며, 이중막 내의 융합된 부분을 관통한다. 핵구멍을 통해 큰 입자가 핵으로 들어오거나(예: 단백질) 핵에서 나갈 수 있다(예: 전령 RNA). 이온과 수용성 분자도 핵구멍을 통해 이동한다.

일반적으로 세포핵에는 어두운 색에 주로 공 모양인 핵소체(nucleolus, 복수형은 nucleoli)가 하나 있다(그림 2.31a). 핵소체는 막으로 싸여 있지 않으며, 단백질과 RNA로 구성되고 리보솜의 크고 작은 소단위를 만들어 낸다.

핵소체가 없는 세포도 있다. 핵소체의 존재와 수는 그 세포의 단백질합성 작용을 반영한다. 예를 들면 신경세포는 많은 단백질을 만들어 내므로 핵소체가 여러 개 있다. 이와 대조적으로 정자는 단백질을 만들어 내지 않기 때문에 핵소체가 없다.

무엇을 배웠는가?

23 핵막에서 핵구멍의 기능은 무엇인가?

24 핵소체의 기능은 무엇인가?

2.7b DNA, 염색질, 염색체

학습목표

34. DNA, 염색질, 유전자의 관계를 서술한다.

핵에는 핵소체와 핵질, 그리고 핵 DNA가 있다. DNA가 뉴클레오티드라는 연속적인 단량체로 이루어진 핵산 생체분자라는 사실을 기억한다(2.7d 참조). 각 **데옥시리보뉴클레오티드**(deoxyribonucleotide)는 오탄당인 데옥시리보오스, 인산염, 그리고 아데닌(A), 시토신(C), 구아닌(G), 티민(T) 중 하나의 질소성 염기로 이루어져 있다. 뉴클레오티드 단량체는 **인산디에스테르 결합**(phosphodiester bond)으로 인산기를 통해 연결되어 중합체 가닥을 형성한다. 각 DNA분

통합 개념 개관

그림 2.33 세포 구조와 그 기능. 세포는 모든 인체 기능을 담당한다. 세포 기능의 대부분은 (1) 세포질 내에서 일어나는데, 여기에는 (1a) 세포액, (1b) 막으로 싸인 세포소기관과 막으로 싸여 있지 않은 세포소기관 및 (1c) 세포봉입체가 포함된다. (2) 핵은 핵막에 둘러싸여 있고, DNA와 핵소체를 포함한다. (3) 세포막은 인지질 이중막, 단백질, 콜레스테롤, 당지질 및 당단백질로 구성된다.

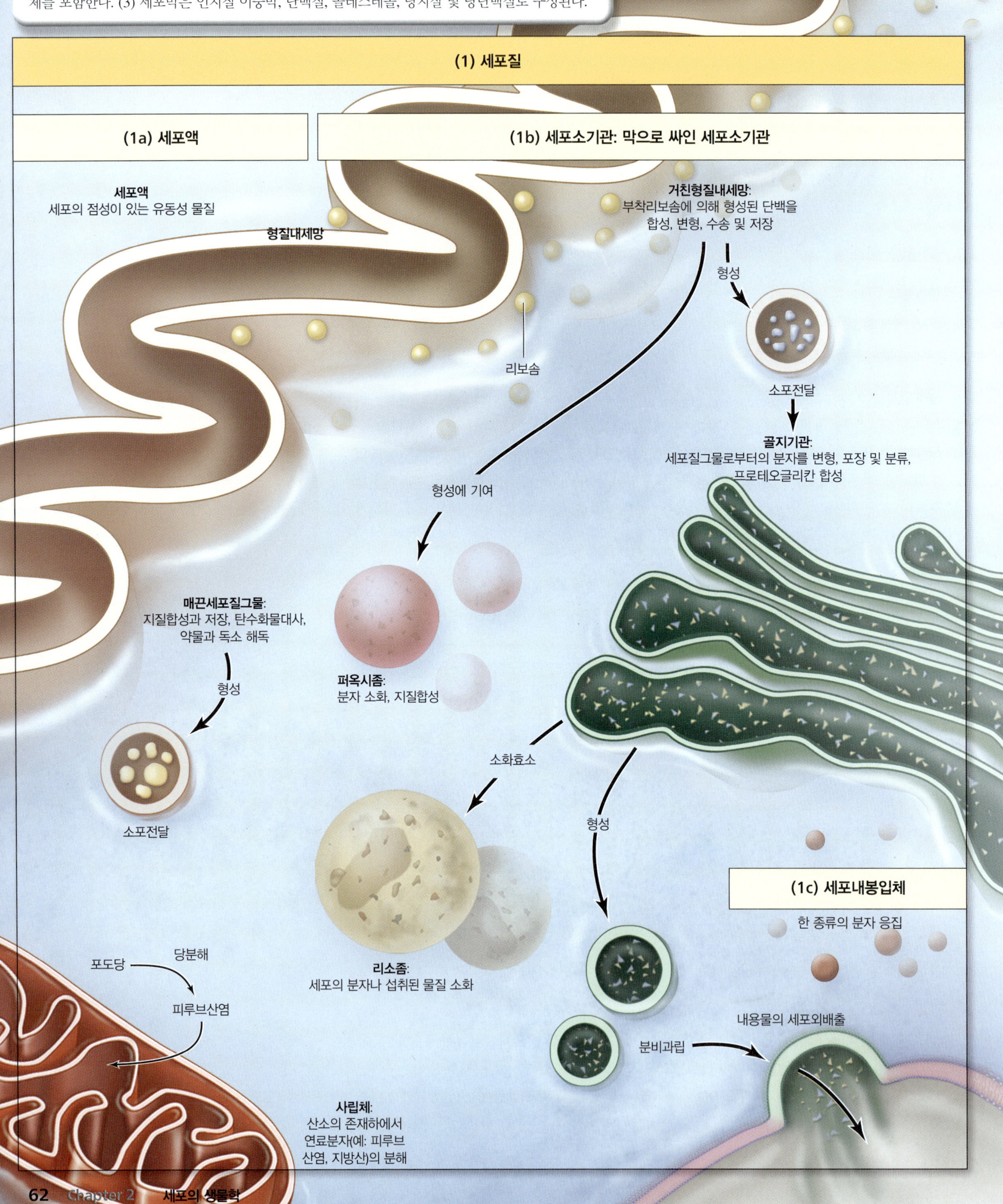

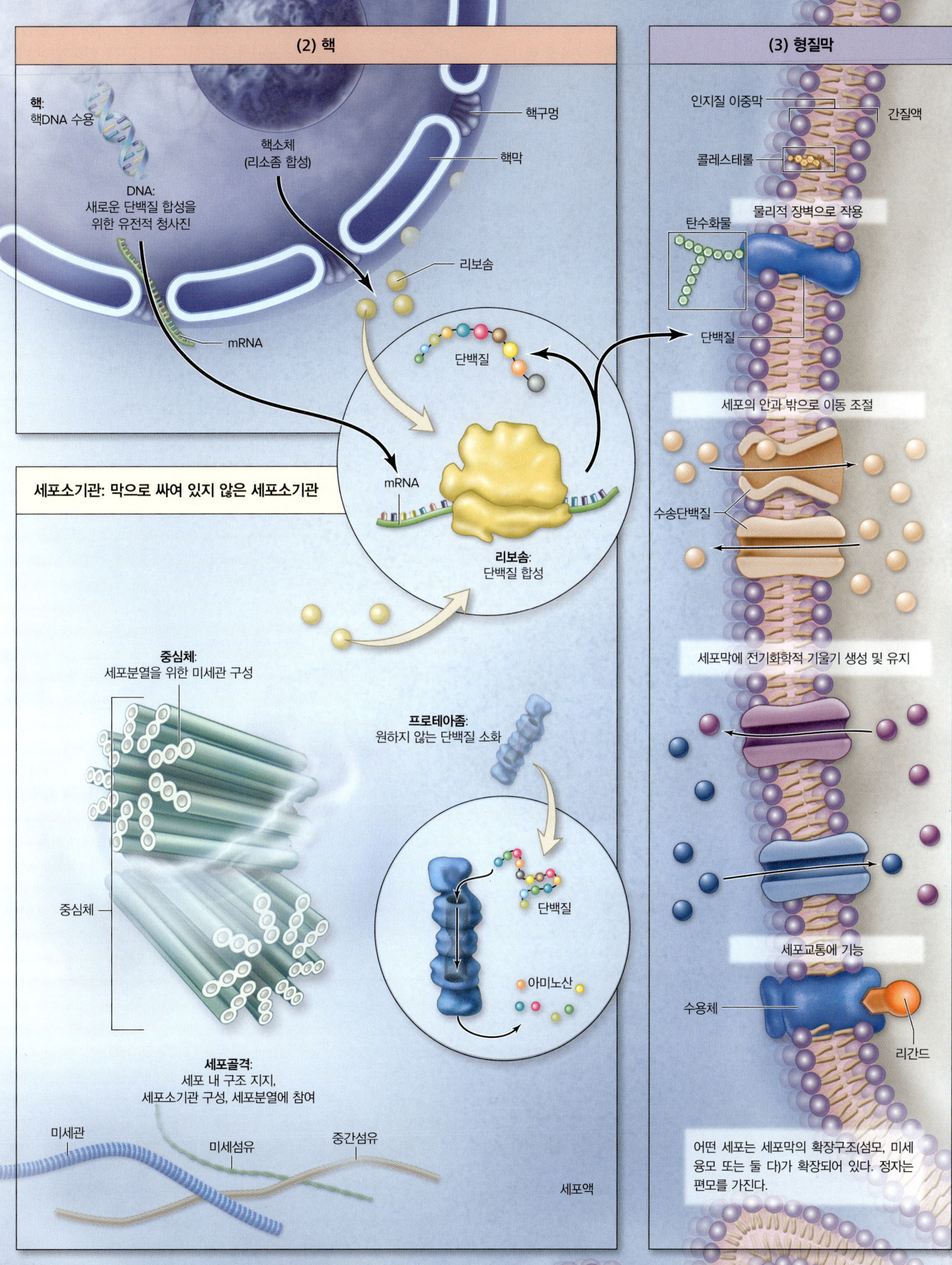
(2) 핵
핵:
핵DNA 수용
DNA:
새로운 단백질 합성을
위한 유전적 청사진
핵소체
(리소좀 합성)
핵구멍
핵막
리보솜
mRNA
단백질
mRNA
리보솜:
단백질 합성
세포소기관: 막으로 싸여 있지 않은 세포소기관
중심체:
세포분열을 위한 미세관 구성
중심체
프로테아좀:
원하지 않는 단백질 소화
단백질
아미노산
세포골격:
세포 내 구조 지지,
세포소기관 구성, 세포분열에 참여
미세관
미세섬유
중간섬유
세포액
(3) 형질막
인지질 이중막
간질액
콜레스테롤
물리적 장벽으로 작용
탄수화물
단백질
세포의 안과 밖으로 이동 조절
수송단백질
세포막에 전기화학적 기울기 생성 및 유지
세포교통에 기능
수용체
리간드
어떤 세포는 세포막의 확장구조(섬모, 미세
융모 또는 둘 다)가 확장되어 있다. 정자는
편모를 가진다.

자에는 상호보완 관계인 뉴클레오티드 가닥이 2개 있다. 뉴클레오티드 염기 사이에 약한 수소결합이 형성되어 이중가닥 구조를 이룬다(그림 2.22). 아데닌 염기는 오직 티민 염기와 쌍을 이루며, 구아닌 염기는 오직 시토신 염기와 쌍을 이룬다는 점을 반드시 기억한다. 염기 사이의 이 특화된 상호작용을 **상보적 염기쌍**(complementary base pairing)이라고 한다.

DNA를 가닥 모양의 사다리라고 한다면 뉴클레오티드 단량체를 구성하는 당과 인산염이 사다리의 세로 버팀목이 된다(그림 2.31b). 사다리의 가로 발판은 상보적 가닥에 약한 수소결합으로 연결된 한 쌍의 뉴클레오티드 염기이다. 뉴클레오티드의 염기배열은 몸에 필요한 특정 단백질을 최종적으로 지정한다.

DNA는 세포의 유전물질 대부분을 담은 거대한 고분자이다(소량의 유전물질은 사립체 속에 있다). 사람 세포 1개 속의 DNA에는 30억 가지가 넘는 뉴클레오티드 쌍이 있다. 사람세포의 핵에는 46개의 이중가닥 구조 DNA분자가 있다. 세포분열 과정에서 이 분자들은 염색체와 마찬가지로 현미경으로 관찰할 수 있다. 핵 속의 DNA를 감싸는 것을 돕기 위해 긴 DNA 이중가닥이 특수한 핵 단백질 다발 주변에 감기는데, 이 다발을 **히스톤**(histone)이라고 한다. 히스톤에 이중가닥이 감긴 복합체를 **뉴클레오솜**(nucleosome, 그림 2.31b)이라고 한다. 세포가 분열하지 않을 때 DNA 및 DNA와 연결된 단백질은 **염색질**(chromatin; *chroma*: 색)이라는 균일한 섬유 모양의 덩어리가 되며, 모양은 마치 실타래 같다. 세포분열에서 보이는 **염색체**(chromosome)는 염색질이 빽빽하게 감긴 것이다.

DNA는 기능 면에서 유전자(gene)라는 개별 단위로 조직된다(그림 2.31c). 유전자는 DNA 속 뉴클레오티드의 분절된 단위로, 특정 단백질의 합성을 지시한다. 전체 DNA의 약 1~2%가 유전자를 이룬다. 유전자의 평균적인 범위는 약 3,000개의 뉴클레오티드 염기쌍이다. 각 유전자에는 시작 신호에 비유할 수 있는 촉진자(promoter) 부위와 멈춤 신호에 비유할 수 있는 종말(terminator) 부위가 있다. 이 신호들은 유전자를 RNA분자 속으로 복제해 단백 질합성을 지시할 때 작동한다.

그림 2.34 핵, DNA, 염색질의 구조, 유전자. (a) 투과전자현미경 사진과 그림으로 세포 내 핵의 특징을 나타냈다. DNA는 세포핵 속의 유전물질이다. (b) DNA 는 이중가닥 모양의 뉴클레오티드 중합체이다. DNA 가닥과 히스톤단백질이 염색질을 형성하고 염색질은 세포분열이 일어날 때 염색체를 형성한다. (c) DNA의 기능 단위는 유전자이다. 유전자는 연속되는 DNA이며 특정 단백질의 합성을 지시한다.

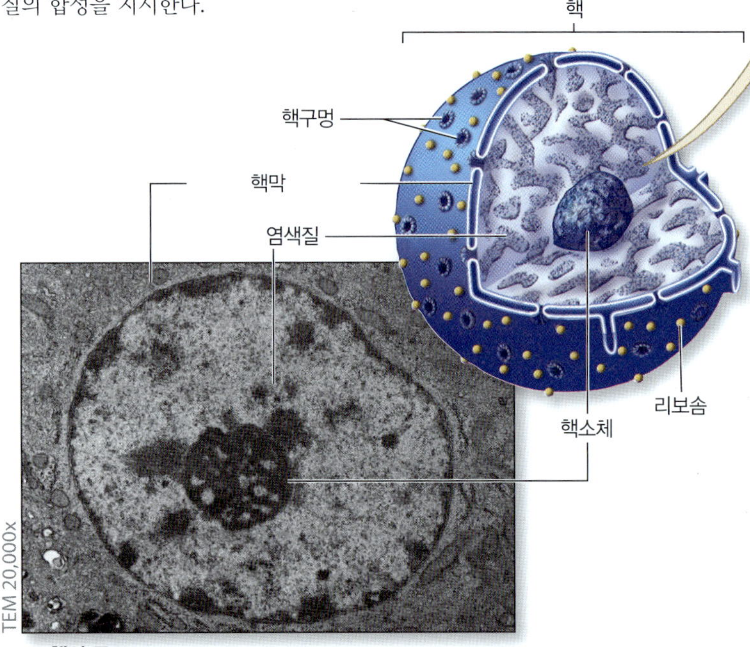

(a) 핵의 구조

염색체
수소결합
상보적 염기쌍
당-인산 뼈대
꼬인 염색질
히스톤 (histone)
DNA
뉴클레오솜 (nucleosome)
질소성 염기

(b) 구조적 단계

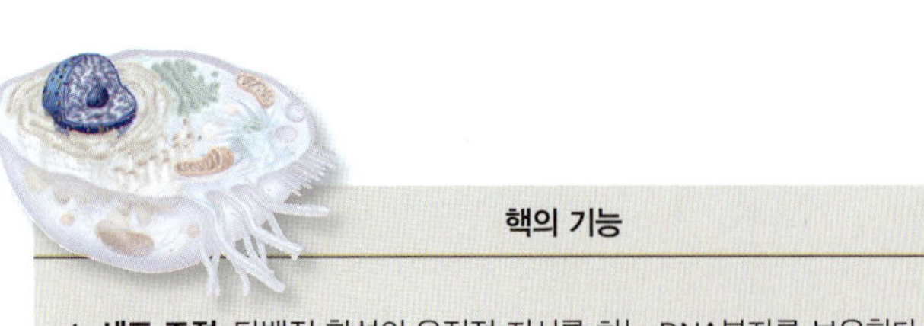

핵의 기능

1. **세포 조절**: 단백질 합성의 유전적 지시를 하는 DNA분자를 보유한다.
2. **생산**: 핵소체에서 리보솜 소단위를 생산한 후 세포질로 내보내 리보솜이 되도록 한다.

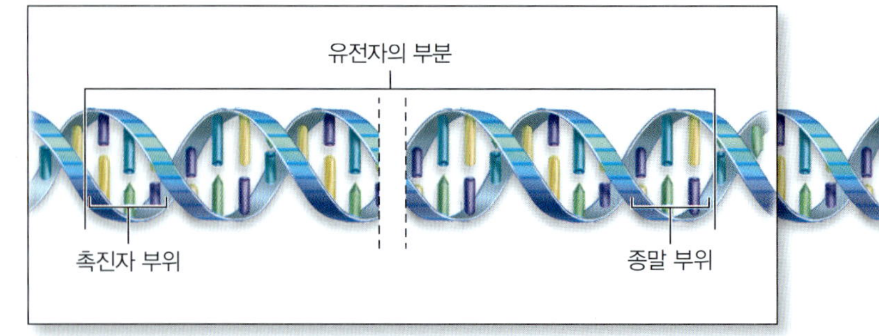

(c) 기능 단위: 유전자

무엇을 배웠는가?

25 DNA와 염색질의 구조적 관계, 그리고 DNA와 유전자의 기능적 관계를 서술하라.

DNA
수소결합
RNA
(T) 티민 ····· (A) 아데닌
(A) 아데닌 ····· (U) 우라실
(C) 시토신 ····· (G) 구아닌
(G) 구아닌 ····· (C) 시토신

2.8 핵과 리보솜의 기능

단백질 합성에 대해 설명하면서 세포 기능에 대한 설명을 계속한다. 단백질 합성은 다른 모든 세포 작용을 최종적으로 좌우하는 중심 과정이다. DNA는 세포질의 리보솜 속에서 이루어지는 단백질 합성을 지시한다. 그 결과로 두 가지의 중요한 일, 즉 (1) 핵 속의 DNA에서 나온 유전자의 리보핵산(RNA)이 복제되는 **전사**(transcription), (2) 세포질 속의 리보솜이 단백질을 합성하도록 하기 위해 RNA를 사용하는 **해독**(번역, translation)이 이루어진다(**그림 2.35**). 두 과정 모두 먼저 어떤 기관이 필요한지 설명한 다음 관련 기전을 살펴본다.

2.8a 전사: RNA 합성

학습목표

35. 전사에 필요한 구조를 열거한다.

36. 전사의 세 가지 단계를 설명한다.

세포의 핵에서 일어나는 **전사**는 DNA를 읽고 복제해서 새로운 RNA 가닥을 만들어 내는 과정이다.

› 필요한 구조

DNA는 전사에서 중요한 부분이다. 전사는 DNA 속에서 연속되는 뉴클레오티드를 보완하는 RNA 분자를 형성할 때 필요하다. RNA는 리보뉴클레오티드 단량체의 연속으로 구성된 핵산이다. 각 뉴클레오티드에는 오탄당, 인산염, 그리고 아데닌(A), 시토신(C), 구아닌(G), 티민(T) 중 하나의 질소성 염기가 들어 있다. DNA와 달리 RNA의 뉴클레오티드 가닥은 이중이 아니라 한 가닥이다.

전사에서 RNA를 형성하려면 리보뉴클레오티드(ribonucleotide)라는 RNA 구성요소가 많이 필요하며 **RNA중합효소**(RNA polymerase)도 필요하다. 이 구조들은 핵의 핵질 속에 있다. RNA중합효소는 상보적 염기쌍을 이용해 리보뉴클레오티드를 DNA에 다음과 같이 결합한다.

통합 INTEGRATE

학습전략 LEARNING STRATEGY

전사과정은 요리법을 베껴 쓰는 것에 비유할 수 있다. DNA는 요리책이고 유전자는 책에 있는 요리법 중 하나이다. 요리책을 펴고(시작), 요리법을 베껴 쓰고(연장), 요리책을 덮는다(종료).

다른 효소와 다양한 조절인자가 과정에 관여하지만 여기서는 DNA, 리보뉴클레오티드, RNA중합효소와 관련된 전사의 기본 과정에 대해서만 논의한다.

› 전사과정

RNA의 세 가지 기능 유형이 전사에서 만들어진다. 이 세 가지 유형은 전령RNA(mRNA), 전달RNA(tRNA), 리보솜RNA(rRNA)이다. 전사의 전체 과정에서 시작, 연장, 종료의 세 가지 주요 사건이 일어난다. 여기서는 mRNA의 형성과정을 살펴보자(**그림 2.36**).

시작 DNA는 흔히 이중가닥 모양으로 꼬여 있다. 따라서 정보를 읽으려면(복제하려면) 먼저 유전자 부위의 꼬임을 풀어야 한다. 특정 효소가 DNA를 부분적으로 풀어 RNA중합효소가 작용할 수 있도록 한다. RNA중합효소는 **mRNA**(messenger RNA) 분자의 합성을 촉진하는 효소이다. DNA를 부분적으로 풀고 나면 RNA중합효소는 DNA 가

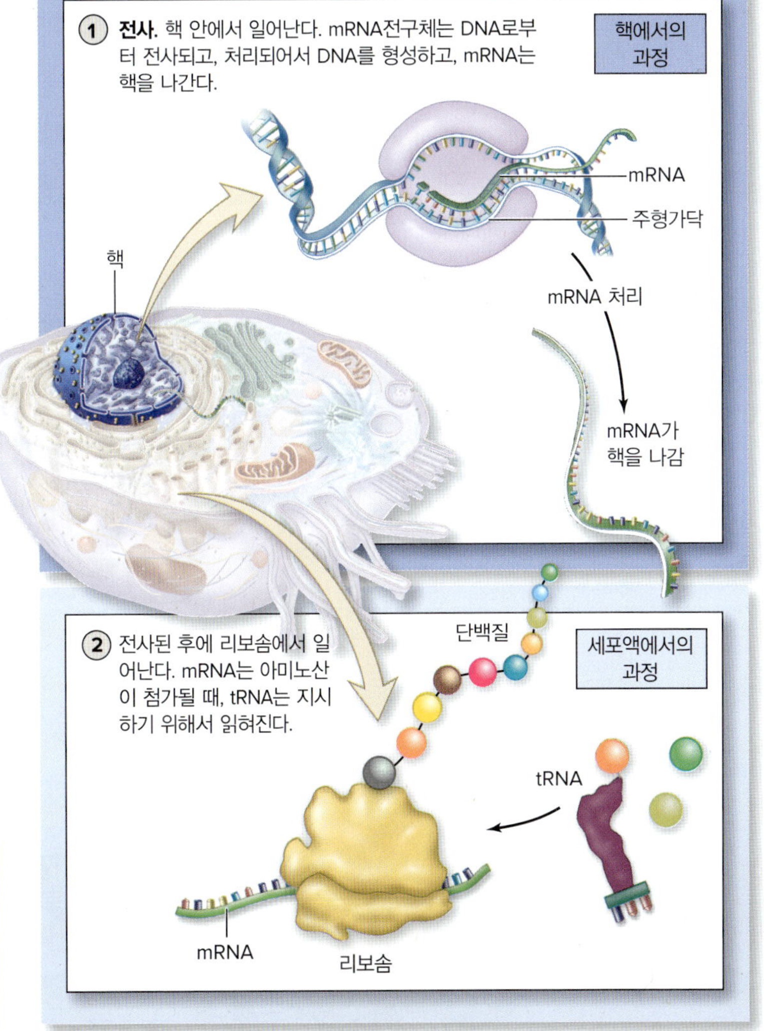

그림 2.35 단백질 합성을 위한 필수 단계

닥에 결합해 유전자와 결합한 촉진자 부위(시작 부위)와 결합할 때까지 가닥을 따라 움직인다.

유전자가 필요하다고 지정한 특정 단백질을 반영하는 여러 조절 인자가 전사를 위해 유전자에 표시를 남긴다. 촉진자는 유전자 전사의 시작 지점 기능을 한다. 유전자가 식별되고 적절한 인자가 조합되면 두 가닥 사이의 수소결합이 끊어져서 해당 부분의 가닥이 펼쳐진다. 이로써 해당 부분의 질소성 염기가 노출된다. RNA는 한 가닥으로 된 분자이므로 DNA 가닥 중 하나만이 복제된다. 이 DNA 가닥을 **주형가닥**(template strand)이라고 한다. 다른 한 가닥은 **암호가닥**(coding strand)이라고 하는데, 이 가닥은 복제되지 않는다.

연장 자유 리보뉴클레오티드는 연장과정에서 DNA 주형가닥의 노출된 염기와 상호보완적으로 염기쌍을 이룬다. RNA중합효소가 이 염기쌍이 이루어지는 것을 돕는다. 염기쌍은 리보뉴클레오티드의 염기와 DNA의 상보적 염기 사이에서 생겨나는 수소결합과 관련이 있다. 예를 들면 DNA 주형가닥의 염기배열이 TTAGCTAGC라면 새로 형성된 RNA 가닥의 염기배열은 AAUCGAUCG이다. (RNA에는 티민 대신 우라실이 있다는 점을 기억한다.) 각 리보뉴클레오티드 사이에 인산디에스테르 결합이 이루어져 RNA중합체를 형성한다. RNA중합효소는 유전자가 전부 전사될 때까지 계속 DNA를 따라 이동한다. 그 결과, 유전자 속의 '정보'에서 새로운 mRNA가 형성된다.

종료 종말 부위가 유전자의 끝부분에 도달하면 DNA 가닥과 새로 만들어진 mRNA 가닥 사이의 수소결합이 끊어지면서 RNA중합효소가 DNA에서 떨어져 나온다. 새로 만들어진 mRNA는 특정 단백질(예: 인슐린)을 합성하기 위한 '요리법'이라고 할 수 있다. DNA는 다시 이중가닥 모양으로 꼬인다.

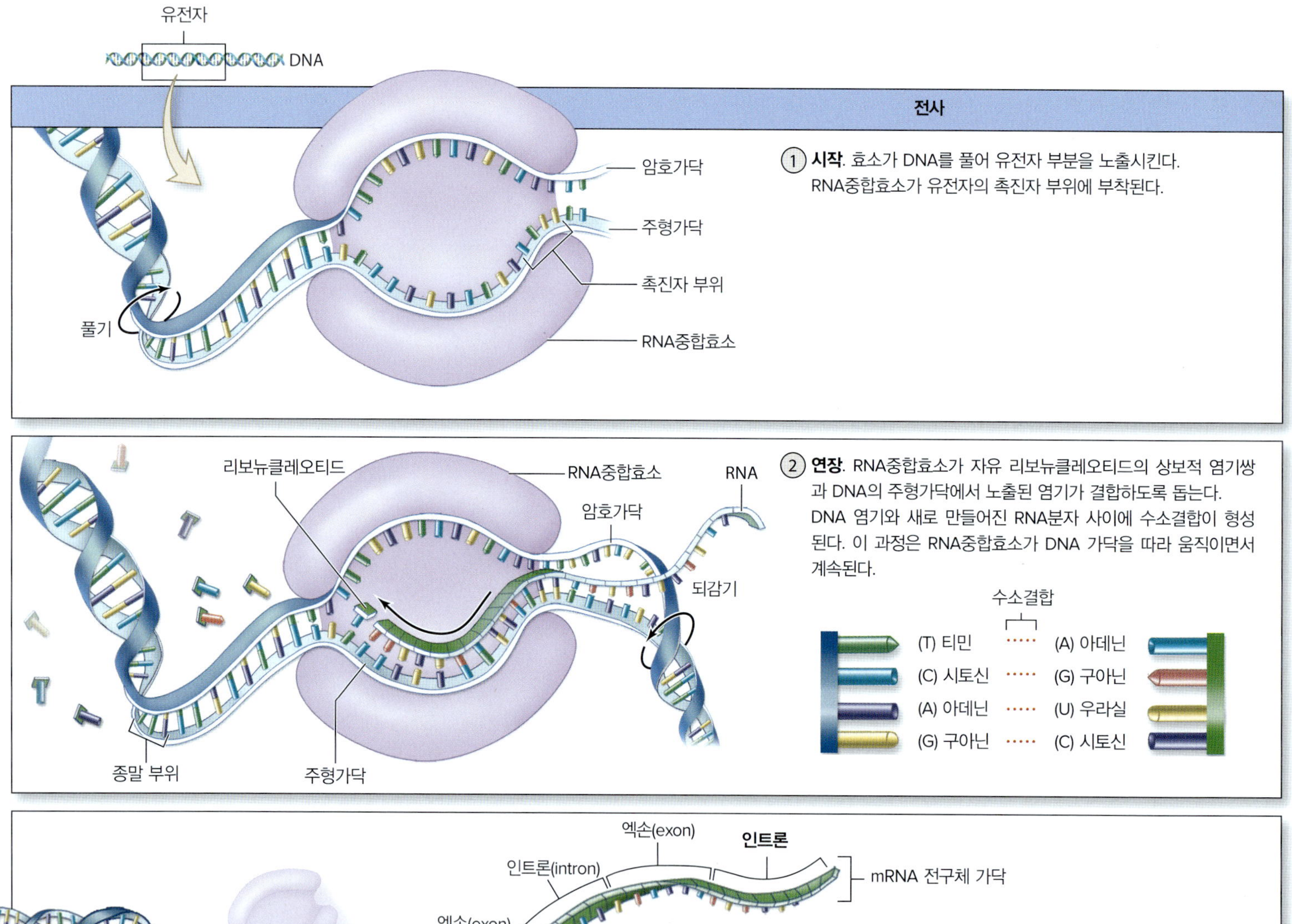

그림 2.36 전사 과정. 전사 과정 동안 DNA의 주형가닥으로부터 RNA가 생성된다. 이 과정에서 세 가지 주요 사건인 시작, 연장, 종료가 일어난다.

› mRNA의 변화

새로 생겨난 mRNA가 핵에서 방출되기 전에 몇 가지 뚜렷한 변화가 생긴다. 처음에 합성된 mRNA 가닥은 더 구체적으로 mRNA **전구체**(pre-mRNA) 또는 **일차 전사물**(primary transcript)이라고 한다. 변화의 결과로 성숙RNA(mature RNA)가 합성되어 단백질을 만드는 데 필요한 자료로 사용된다.

잘라이음 mRNA 전구체에는 부호화된 부위가 아닌 **인트론**(intron)이 포함되어 있다. 인트론은 제거된다(대부분은 분해되지만 일부는 유전자 발현을 조절하는 특수한 기능을 한다). **엑손**(exon)은 DNA의 암호 영역이며 각각 잘린 후 함께 이어 붙는다. **잘라이음 복합체**(spliceosome)라는 리보핵산 단백질분자 복합체(RNA와 단백질로 구성)가 이 과정을 촉진한다. 잘라이음의 양상은 유기체의 발달 단계나 세포의 유형과 같은 여러 요인에 따라 다양해진다. 따라서 잘라이음은 하나의 DNA에서 다량의 단백질을 만들어 내는 수단이라고 할 수 있다.

통합 INTEGRATE

학습전략 LEARNING STRATEGY

mRNA 전구체의 잘라이음은 영화 필름을 잘라서 이어 붙이는 것과 같다고 생각하면 이해하기 쉽다. 필름에서 불필요한 부분을 잘라 내고 남은 부분들을 이어 붙여서 영화의 최종 버전을 만든다. 흥미롭게도 같은 mRNA 전구체를 다양한 방법으로 잘라이음해서 서로 다른 성숙 mRNA를 만들 수 있다(필름을 서로 다른 방법으로 이어 붙이면 다른 이야기가 나오는 것과 비슷하다).

그 외의 변화 성숙 mRNA를 만들기 위한 변형으로는 모자형성과 폴리A꼬리 추가도 있다. **모자형성**(capping)은 리보뉴클레오티드를 함유한 구아닌이 mRNA의 끝과 독특한 결합을 이루는 것이다. 이로써 mRNA의 안정성이 높아져 세포질 속의 핵산소화효소(핵산분해효소)에 소화되지 않을 수 있다. **폴리A꼬리**(poly A tail) 추가는 mRNA의 끝부분이 제거되고 아데닌을 함유한 무수히 많은 리보뉴클레오티드가 끝부분에 추가되는 것이다. 폴리A꼬리 추가는 잘라이음과 마찬가지로 하나보다 많은 성숙 mRNA 전사를 생산하는 수단이다. 제거되는 부분과 폴리A꼬리가 추가되는 부분이 서로 다를 수 있기 때문이다. 폴리A꼬리의 기능 중 하나는 mRNA의 나이를 나타내는 척도로서의 기능이다. 폴리A꼬리는 시간이 지나면서 차례로 떨어져 나가기 때문에 점점 짧아진다. 특정한 양의 꼬리만이 남으면 핵산분해효소가 mRNA를 파괴한다.

새로 만들어진 성숙 mRNA는 핵을 빠져나간다. mRNA는 핵구멍을 통해 세포질로 나가 해독(단백질 합성의 두 번째 사건)을 위해 리보솜을 향해 이동한다.

무엇을 배웠는가?

26 전사에 필요한 세 가지 주요 구조는 무엇인가? 전사가 어디서 어떻게 일어나는지 설명하라.

통합 INTEGRATE

학습전략 LEARNING STRATEGY

해독에 필요한 구성요소를 요리사가 훌륭한 요리를 만드는 것에 비유할 수 있다. 리보솜은 부엌, mRNA는 요리사, tRNA는 조수, 아미노산은 재료, 단백질은 완성된 요리이다. tRNA는 아미노산을 부엌에 가져와 mRNA의 지시대로 단백질을 만들어 낸다.

2.8b 해독: 단백질 합성

학습목표

37. 해독에 필요한 구조를 열거한다.

38. RNA의 세 가지 기능적 형태, 그리고 코돈의 뜻과 코돈 배열의 세 가지 유형을 서술한다.

39. 해독의 세 단계를 서술한다.

해독(translation)은 새로운 단백질의 합성이다. mRNA가 리보솜 속으로 들어가면 리보솜이 정보를 읽는다. mRNA 속에서 연속되는 뉴클레오티드의 부호가 해독된다. 다시 말하면 부호가 아미노산의 언어로 변환되어 새로운 단백질 가닥을 만들어 내는 데 쓰인다. 해독은 세포질 속의 리보솜에서 일어난다.

› 필요한 구조

해독에는 리보솜(rRNA와 단백질로 구성), mRNA, tRNA, 다량의 자유아미노산이 필요하다. 생성물질은 단백질이다.

단백질 합성에는 RNA의 세 가지 기능적 유형이 필요하다(그림 2.37). 한 유형은 리보솜 구조 속에 삽입되어 있기 때문에 rRNA (ribosomal RNA)라고 불린다. 리보솜과 관련있는 부위는 세 곳, 즉 (1) 새로운 아미노산이 추가되는 A(아미노아실) 부위, (2) 새로 만들어진 폴리펩티드를 붙잡아 두는 P(펩티딜) 부위, (3) tRNA가 리보솜을 떠나는 E(출구) 부위이다.

rRNA는 리보솜을 형성하는 특이한 RNA이므로 rRNA라고 부른다. 리보솜 구조 안의 rRNA는 아미노산이 단백질 분자로 결합하는 동안 촉매로 작용한다.

mRNA는 유전자에서 전사된 분자이다. mRNA는 단백질을 합성하기 위한 '지시 사항'을 지니고 있다. mRNA는 선형으로 배열된 뉴클레오티드이며 만들어지는 단백질의 크기에 따라서 길이가 다르다. mRNA에서 뉴클레오티드 3개가 동시에 읽힌다. 각 3염기 단위를 코돈(유전자부호, codon)이라고 한다. mRNA 분자 하나에는 세 종류의 코돈이 있다(그림 2.38).

- **시작코돈**(start codon)에는 항상 3개의 염기인 AUG가 함유되어 있다. 단백질 합성이 시작되는 장소를 나타내는 신호이다.
- **계속코돈**(consecutive codon)은 시작코돈 다음, 종결코돈 전에 아미노산의 집합을 새로운 단백질 합성으로 바꾸라고 지시한다.
- **종결코돈**(stop codon)은 새로운 단백질을 조립하는 데 쓰인 코돈 다음에 오며 항상 UAA, UAG, UGA의 염기배열 중 하나이다. 종

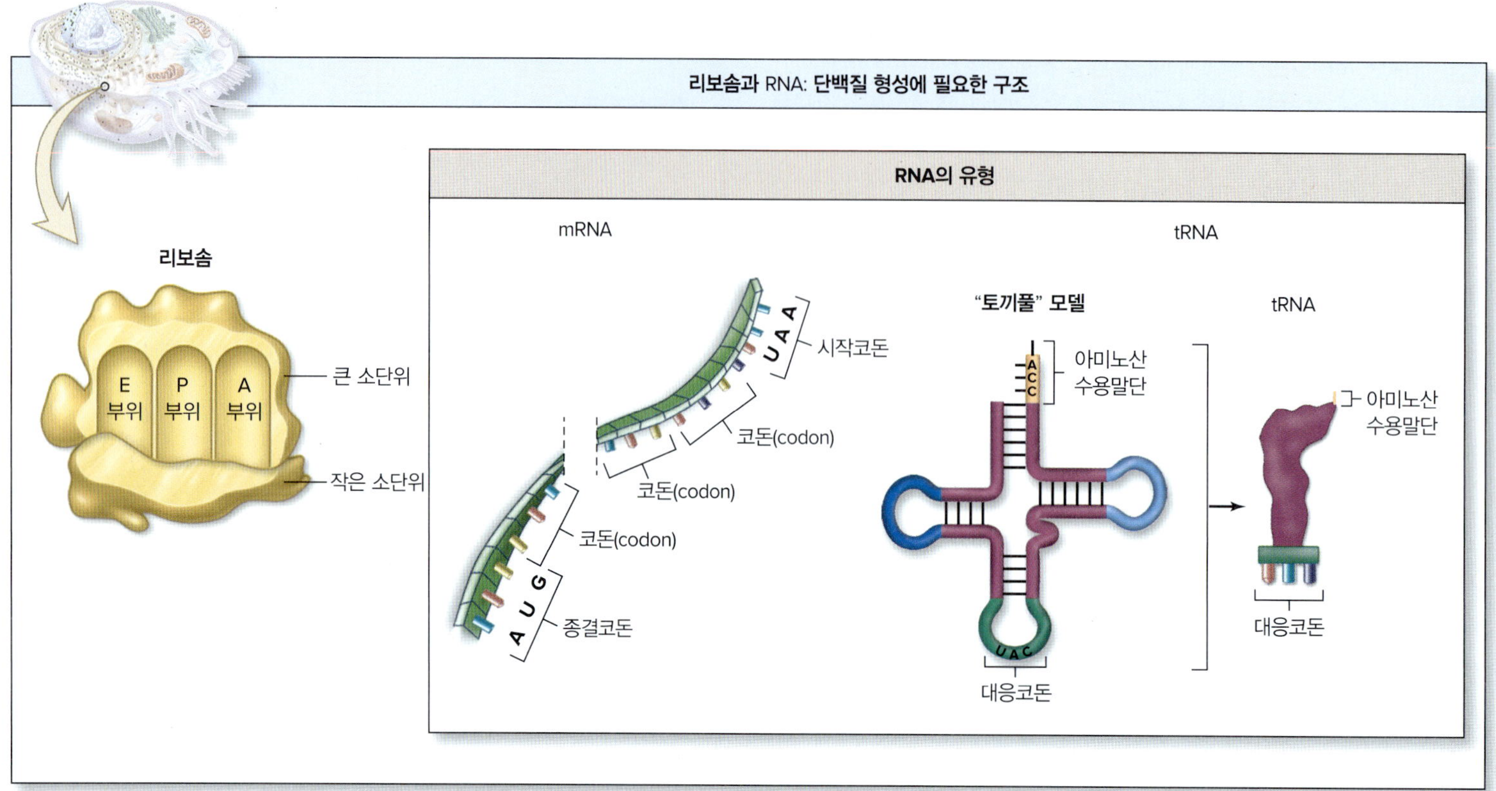

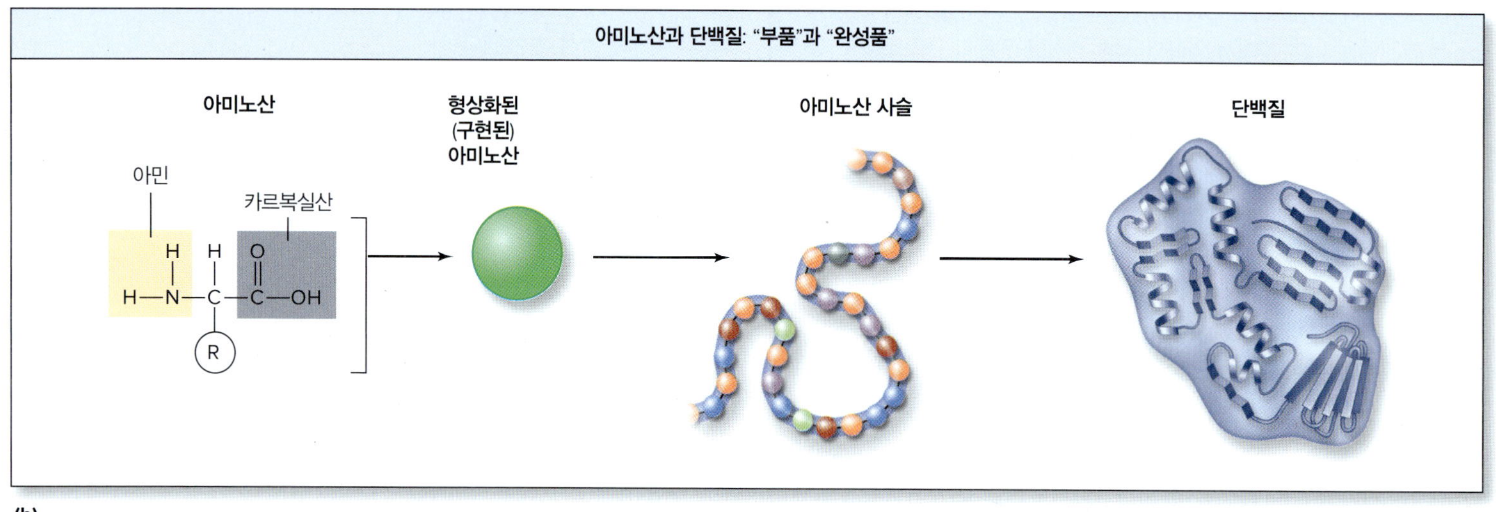

그림 2.37 해독에 필요한 구조. 해독의 과정에서는 단백질합성을 지시하기 위해 mRNA의 정보를 이용한다. (a) 해독은 리보솜에서 이루어지며 mRNA와 tRNA가 필요하다. (b) 아미노산은 단백질분자를 새로 형성하기 위한 부품이다.

합적으로 mRNA 읽기가 끝나는 지점의 역할을 한다.

RNA의 세 번째 유형은 **tRNA(transfer RNA)**이다. tRNA는 특정 아미노산을 정해진 mRNA 코돈으로 가져가는 역할을 한다. tRNA는 보통 70~100개의 뉴클레오티드로 구성된다. 형태를 단순하게 만들어 보인다면 토끼풀의 잎처럼 생겼다. tRNA분자는 크게 두 부분으로 나뉜다. 한 부분은 세 뉴클레오티드 염기가 연속되는 **대응코돈**(anticodon)이다. tRNA의 대응코돈은 mRNA의 상보적 코돈과 염기쌍을 이룬다. 또 한 부분은 아미노산 수용말단이다. 여기서 특정 아미노산이 tRNA에 부착된다. 부착되는 아미노산의 종류는 tRNA의 대응

통합 INTEGRATE

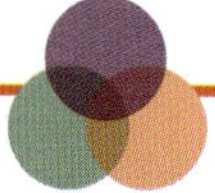

개념 연결 CONCEPT CONNECTION

화학반응의 촉진은 주로 공모양단백질인 효소가 담당한다. 리보솜은 단백질과 rRNA로 이루어져 있다. 단백질합성을 촉진하는 것은 리보솜에 있는 rRNA이며 단백질이 아니다. 이 때문에 리보솜의 rRNA를 촉매성 RNA 분자라는 뜻의 리보자임(ribozyme)이라고 부른다. 이 경우 리보솜의 단백질은 주로 rRNA를 올바른 순서대로 잡아 두는 구조적 역할을 한다.

첫 번째 글자	두 번째 글자 U		두 번째 글자 C		두 번째 글자 A		두 번째 글자 G		세 번째 글자
U	UUU	Phe Phenylalanine	UCU	Ser Serine	UAU	Tyr Tyrosine	UGU	Cys Cysteine	U
	UUC		UCC		UAC		UGC		C
	UUA	Leu Leucine	UCA		UAA	"Stop"	UGA	"Stop"	A
	UUG		UCG		UAG	"Stop"	UGG	Trp Tryptophan	G
C	CUU	Leu Leucine	CCU	Pro Proline	CAU	His Histidine	CGU	Arg Arginine	U
	CUC		CCC		CAC		CGC		C
	CUA		CCA		CAA	Gln Glutamine	CGA		A
	CUG		CCG		CAG		CGG		G
A	AUU	Ile Isoleucine	ACU	Thr Threonine	AAU	Asn Asparagine	AGU	Ser Serine	U
	AUC		ACC		AAC		AGC		C
	AUA		ACA		AAA	Lys Lysine	AGA	Arg Arginine	A
	AUG	Met Methionine; "Start"	ACG		AAG		AGG		G
G	GUU	Val Valine	GCU	Ala Alanine	GAU	Asp Aspartate	GGU	Gly Glycine	U
	GUC		GCC		GAC		GGC		C
	GUA		GCA		GAA	Glu Glutamate	GGA		A
	GUG		GCG		GAG		GGG		G

코돈은 3개의 뉴클레오티드로 구성된다. 예를 들면, threonine을 위한 ACU코돈. 첫 번째 글자인 A는 첫 번째 글자칸에 있다. 두 번째 글자인 C는 두 번째 글자칸에 있다. 세 번째 글자인 U는 세 번째 글자칸에 있다. 각각의 mRNA코돈은 tRNA분자 위에서 교신하는 안티코돈의 서열에 의해서 인지된다. 많은 아미노산은 한 개 이상의 코돈에 의해서 특수화된다. 예를 들면 threonine은 4개의 코돈에 의해서 특수화되어 단지 세 번째 뉴클레오티드가 다르다.

그림 2.38 유전자 부호. Raven, Peter, Johnson, George, Mason, Kenneth, Losos, Jonathan, and Singer, Susan, Biology, 11e, New York, NY: McGraw-Hill Education, 2017, 283.

코돈 배열에 좌우되며 **아미노아실-tRNA합성효소**(aminoacyl-tRNA synthetase)라는 특정 효소가 이 과정을 촉진한다. 이 효소에는 20가지 종류가 있다. 해독 전에 각 아미노산은 각자의 아미노아실-tRNA합성효소에 따라 올바른 tRNA에 부착된다. 아미노산이 부착된 tRNA는 충전 tRNA(charged tRNA)라고 부른다.

이제 각 아미노산은 새로운 단백질을 구성하는 부품이 된다. 살아 있는 유기체의 단백질에서는 일반적으로 20종류의 아미노산이 발견된다. 새로운 단백질을 합성할 때는 수백 개에서 수천 개의 아미노산이 포함될 수 있으며, 20종류의 아미노산 중 필요한 만큼의 양이 세포액의 리보솜 가까이에 있어야 한다.

› 해독과정

mRNA의 지시사항을 실제로 기능하는 단백질로 해독할 때도 전사와 비슷한 세 가지 주요 사건이 일어난다. 바로 시작, 계속, 종료이다(그림 2.39).

시작 리보솜의 작은 소단위, 리보솜의 큰 소단위, 새로 형성된 mRNA, tRNA로 이루어진 복합체가 생겨난다. 리보솜의 작은 소단위는 시작코돈(AUG)에 다다를 때까지 mRNA를 따라 이동한다. 그다음에는 대응코돈 UAC가 있는 충전 tRNA가 mRNA에 있는 시작코돈 AUG와 염기쌍을 이룬다. 아미노산인 메티오닌이 이 tRNA와 결합한다. 메티오닌은 단백질 합성에서 항상 가장 먼저 이용되는 아미노산이지만, 단백질합성이 진행되고 완성되면서 제거될 수 있다. 그리고 리보솜의 큰 소단위가 작은 소단위와 결합한다. 이제 시작코돈은 리보솜의 P부위를 차지한다(그림 2.39, 1단계).

계속 특정 tRNA가 나머지 아미노산을 순서대로 전달한다. 상보적 대응코돈이 있는 충전 tRNA가 A부위의 mRNA에 있는 코돈과 염기쌍을 이룬다. P부위의 아미노산과 A부위의 아미노산 사이에 존재하던 펩티드결합이 끊어진다(P 부위의 tRNA와 아미노산결합이 끊어지면서). 그 다음 리보솜이 (코돈에 대응하는) 3개의 뉴클레오티드 위치를 mRNA의 시작코돈 다음으로 옮긴다. 따라서 tRNA의 위치가 바뀐다. A부위에 있었던 tRNA가 이제는 P부위에 있으며 A부위는 다시 비게 된다. (E부위는 이제 충전된 상태가 아니라 tRNA가 분리되는 곳이 된다.) 이 과정은 전체 mRNA 배열이 해독될 때까지 반복된다. 생성물질은 아미노산의 선형 가닥으로 이루어진 단백질이다(그림 2.39, 2단계).

종료 종결코돈(UAA, UAG, UGA)이 A부위로 들어가면 해독이 끝난다. 이 지점에서 충전 tRNA 대신 방출인자가 A부위로 들어간다. 리보솜이 mRNA 종결코돈의 인자 결합에 다다르면 리보솜의 두 소단위는 mRNA에서 분리되고 새로 합성된 단백질이 방출된다. 하나의 mRNA를 다수의 리보솜이 동시에 읽을 수 있는데, 이 덕분에 단백질의 복사본이 짧은 시간 동안 많이 만들어질 수 있다. 다수의 리보솜이 부착된 mRNA를 **폴리리보솜**(polyribosome)이라고 한다(그림 2.39, 3단계).

그림 2.39에 전사와 해독의 과정을 요약했다. 핵에서 일어나는 DNA의 전사는 DNA의 주형 가닥에서 RNA분자를 만들어 낸다. 그리고 새로 만들어진 mRNA는 핵구멍을 통해 핵으로 이동하기 전에 처리된다. mRNA를 단백질로 해독하는 과정은 세포질의 리보솜에서 아미

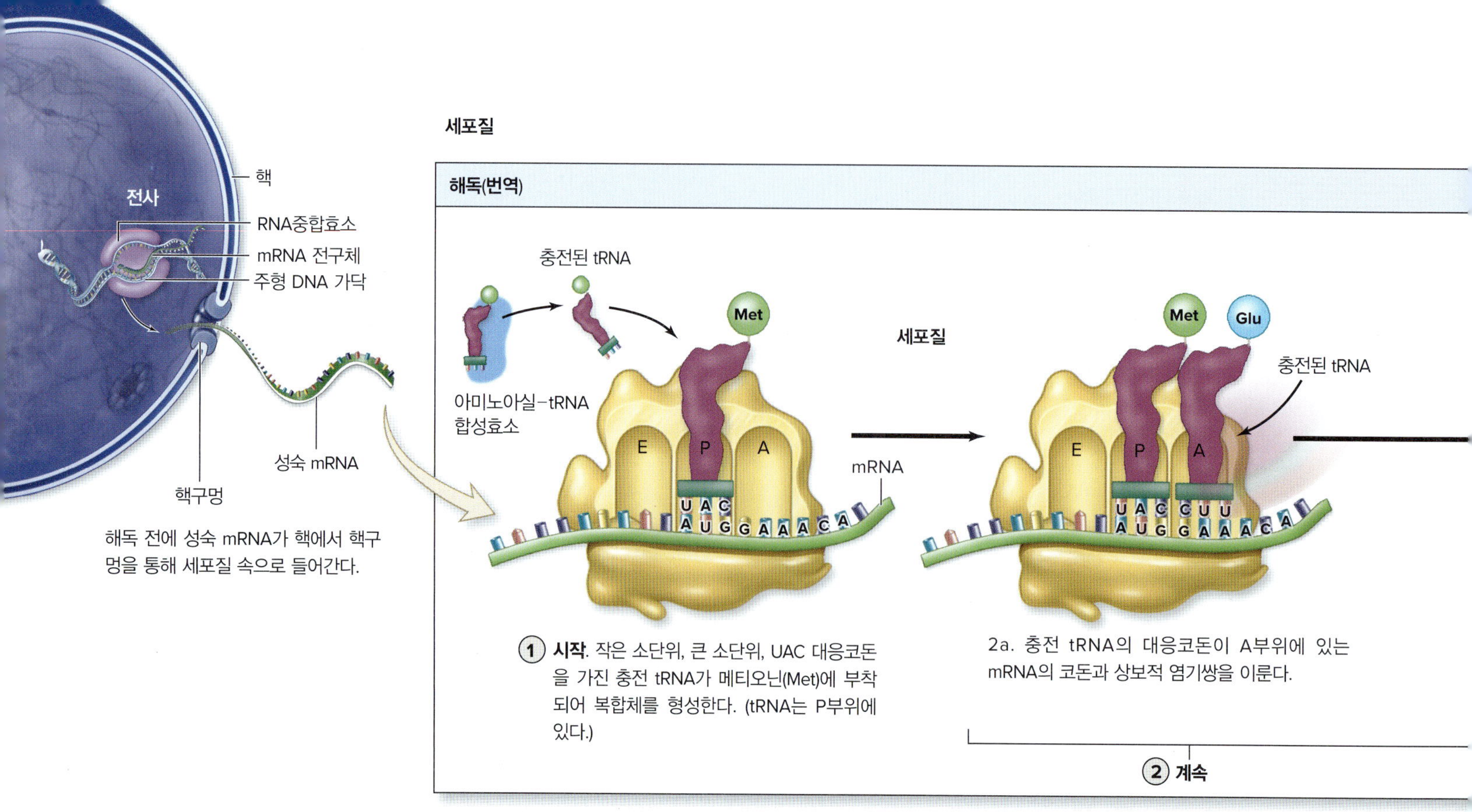
세포질
해독(번역)
핵
전사
RNA중합효소
mRNA 전구체
주형 DNA 가닥
성숙 mRNA
핵구멍
해독 전에 성숙 mRNA가 핵에서 핵구멍을 통해 세포질 속으로 들어간다.
충전된 tRNA
아미노아실-tRNA 합성효소
Met
세포질
E
P
A
mRNA
UAC
AUGGAAACA
Met
Glu
충전된 tRNA
UAC CUU
AUGGAAACA
① 시작. 작은 소단위, 큰 소단위, UAC 대응코돈을 가진 충전 tRNA가 메티오닌(Met)에 부착되어 복합체를 형성한다. (tRNA는 P부위에 있다.)
2a. 충전 tRNA의 대응코돈이 A부위에 있는 mRNA의 코돈과 상보적 염기쌍을 이룬다.
② 계속

그림 2.39 해독 과정. 단백질은 mRNA 해독을 통해 리보솜에서 합성된다. 이 과정은 mRNA가 지시하고 tRNA가 촉진한다. 세 가지 주요 사건인 시작, 계속, 종료가 일어난다.

노산과 결합함으로써 일어나며 다수의 tRNA가 이 과정을 촉진한다.

어떻게 생각하는가?

3 만약 DNA가 특정 유전자 때문에 변이를 일으킨다면 단백질의 구조와 기능에는 어떤 결과가 일어날 수 있을까?

무엇을 배웠는가?

27 코돈과 대응코돈은 무엇인가?

28 mRNA는 리보솜에 어떻게 부착되며, 단백질의 언어로 어떻게 해독되는가?

2.8c 세포의 통제중추인 DNA

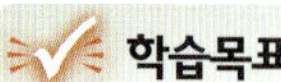

학습목표

40. DNA를 왜 세포의 통제중추라고 하는지 설명한다.

인체는 5만 개 이상의 단백질로 이루어진 것으로 추정된다. 이 단백질들은 촉매반응, 방어, 수송, 지지, 이동, 조절, 저장 등 매우 다양한 기능을 한다. DNA는 신체기능을 수행하는 단백질의 합성을 지시한다.

또 DNA는 세포 안에서 일어나는 대사 변화에도 간접적으로 관여한다. 이 대사 변화에는 스테로이드를 비롯한 지질의 합성, 포도당 산화의 효소 경로 등이 포함된다. DNA는 화학구조의 분해와 합성에서 촉매 역할을 하는 효소들의 합성을 통제한다. DNA는 이 모든 역할을 수행하므로 세포의 통제중추를 이루는 주요 요소로 간주되며, 때로 세포의 '대장'으로 묘사된다.

무엇을 배웠는가?

29 DNA의 유전자 부호는 어떤 생체 분자를 만들기 위한 지시사항인가?

2.9 세포분열

세포는 유형에 따라 두 가지 방법으로 분열한다. **체세포**(somatic cell)는 **유사분열**(mitosis; *mitos*: 실)을 한다. 체세포는 생식세포를 제외한 체내의 모든 세포를 가리키며, 생식세포는 정자나 이차 난모세포가 생겨나도록 하는 세포이다. **생식세포**(sex cell)는 **감수분열**(meiosis)을 한다. 이에 대해서는 22.2절에서 자세히 설명하고 여기에서는 체세포분열에 대해 살펴본다.

세포분열(cell division)은 세포 하나가 나뉘어 세포 2개가 만들어지는 것이며, 정상적으로 기능하는 인체를 이루는 수조 개의 세포를 만들어 내고, 대체하고, 유지하기 위한 필수적인 과정이다. 발달, 조직 성장, 오래되었거나 죽어 가는 세포의 대체, 외상이나 질병으로 손실된 조직을 복구할 때 필요하다.

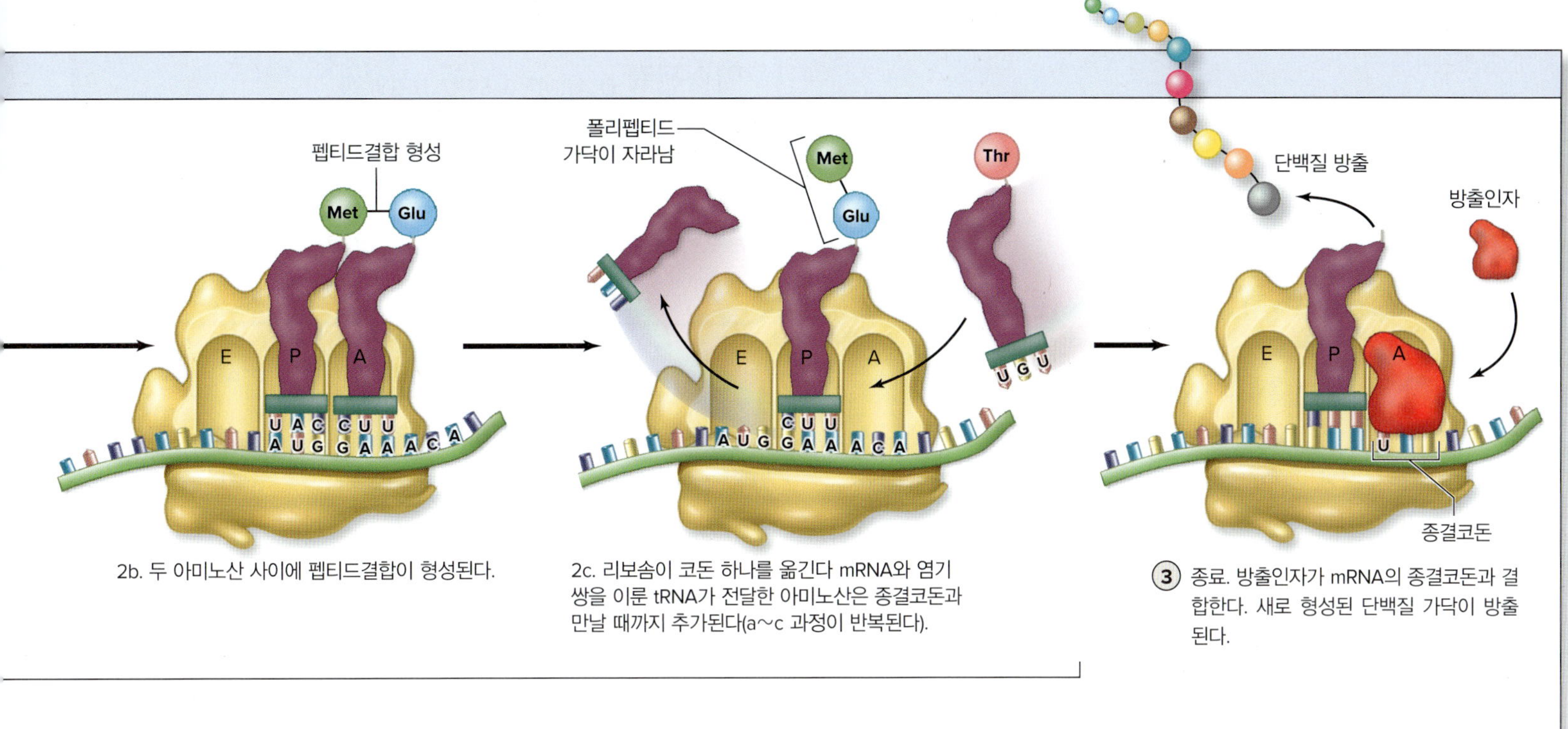

2b. 두 아미노산 사이에 펩티드결합이 형성된다.

2c. 리보솜이 코돈 하나를 옮긴다 mRNA와 염기쌍을 이룬 tRNA가 전달한 아미노산은 종결코돈과 만날 때까지 추가된다(a~c 과정이 반복된다).

3 종료. 방출인자가 mRNA의 종결코돈과 결합한다. 새로 형성된 단백질 가닥이 방출된다.

2.9a 세포의 구조

학습목표

41. 세포분열에서 중심소체의 구조와 기능에 대해 설명한다.

42. 염색질과 염색체의 구조가 어떻게 다른지, 세포에 염색질과 염색체가 언제 존재하는지를 서술한다.

세포중심에서는 수직으로 배열된 원통 모양의 중심소체(centriole) 한 쌍이 핵 가까이에 있다고 앞에서 설명했다(그림 2.28). 세포중심은 세포분열이 일어나는 동안 염색질의 움직임을 촉진하는 미세관을 배열한다.

사람 세포의 핵에는 보통 46개의 서로 분리된 DNA분자가 있다. 유전물질이 느슨하게 꼬인 염색질이나 촘촘하게 꼬인 염색체의 형태로 세포 안에 배열되어 있다는 사실을 앞에서 배웠다(그림 2.34).

무엇을 배웠는가?

30 염색질과 염색체의 차이점은 무엇인가?

2.9b 세포주기

학습목표

43. 세포주기의 단계와 각 단계에서 일어나는 작용을 요약한다.

44. 유사분열의 네 단계를 말하고 설명한다.

45. 세포질분열의 기능을 설명한다.

세포주기(cell cycle)는 체세포분열의 단계를 가리킨다. 세포주기는 세포가 생겨나서 똑같은 2개의 **딸세포**(daughter cell)로 나뉘기까지 세포에 나타나는 구조 및 기능의 모든 변화로 구성된다. 세포주기는 크게 **사이기**(간기, interphase)와 **분열기**(M기, mitotic phase)로 나눌 수 있다(**그림 2.40**).

사이기

대부분의 세포는 살아 있는 동안 많은 시간을 사이기 상태로 보낸다. 사이기는 세포분열이 한 번 일어난 후에 다음 분열이 일어나기까지 세포가 스스로를 유지하고 일반적인 대사작용을 하는 시기이다. 또한 세포가 분열을 준비하는 시기이기도 하다(분열을 앞두고 있다면). 사이기 동안 핵 속의 DNA는 느슨하게 꼬인 염색질 상태이다.

사이기는 G1기, S기, G2기로 나뉜다. 다음과 같은 작용이 **G1기**(G1 phase, first gap stage)에 일어난다. 세포는 자라고 새로운 소기관을 만

통합 INTEGRATE

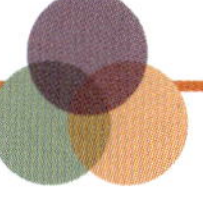

개념 연결 CONCEPT CONNECTION

모든 세포는 발생의 초기 단계 동안 복제할 능력이 있다. 그러나 세포가 그들의 특수한 형태로 변하는 발생기간(분화과정) 동안 어떤 세포는 복제할 수 있는 능력을 유지하는 반면, 어떤 세포는 그 능력이 줄거나 사라진다. 손상되거나 질병에 걸린 세포는 대체되지 않는데, 이러한 결과는 기능소실을 초래한다. 예를 들면, 피부상피세포는 빈번하게 대체된다. 만약 손가락을 베였다면 피부세포는 세포분열을 통해 피부의 손상된 세포를 대체한다(3.4 참조). 그러나 심장근육세포와 같은 다른 세포는 세포분열을 하는 경우가 드물거나 거의 하지 않는다. 그래서 사람이 심장발작을 일으킨다면 심장근육세포는 산소 부족으로 죽고, 이 세포는 대체되지 않거나(16.4a 참조) 제한된 범위가 대체된다.

들어 낸다. 그러면서도 각자 특정한 대사활동을 계속한다. 또 이 시기에는 중심소체가 복제되어 두 쌍이 되는 등 DNA 복제에 필요한 구조가 형성된다.

S기(S phase)는 합성(synthesis)이라고도 한다. 이때 DNA의 이중가닥 46개(염색체 46개)가 복제된다. 복제된 염색체는 똑같은 2개 자매염색분체(sister chromatid)의 형태로 나타난다. 각 염색체의 똑같은 두 가닥은 동원체(centromere; *kentron*: 가운데, *meros*: 부분)에 붙어 있다. DNA를 합성하려면 구성요소인 데옥시리보뉴클레오티드(deoxyribonucleotide)가 다량 필요하며 **DNA중합효소**(DNA polymerase)도 필요하다. 이 구성물들은 핵 내의 핵질에 존재한다.

DNA 복제의 단계(그림 2.41)에서는 DNA를 풀고, 분해하고, 조립하고, 복원한다.

1. **DNA 분자 풀기.** 특수한 효소가 상보적인 DNA 가닥 가닥을 푼다.
2. **부모 가닥 분해하기.** DNA 가닥의 상보적 염기를 서로 결합시키던 수소결합이 끊어진다. 가닥이 분리되고 나면 결합단백질(그림에 없음)이 분리 상태를 유지한다.
3. **새로운 DNA 가닥 조립하기.** DNA의 두 가닥은 틀 역할을 하며, DNA중합효소가 두 부모 가닥을 따라가며 읽는다. 상보적 데옥시리보뉴클레오티드가 쌍을 이루고 DNA중합효소는 새로운 DNA 가닥을 조립한다. 예를 들어 DNA 가닥의 일부에서 염기배열이 TTAGCTAGC라면 DNA중합효소가 조립해서 새로 형성한 상보적 DNA 가닥의 염기 배열은 AATCGATCG일 것이다. 상보적 염기쌍은 수소결합으로 서로 연결된다. DNA중합효소에서 뉴클레오티드 사이의 결합은 인산디에스테르 결합이다.
4. DNA 이중가닥 복원하기. DNA 이중가닥은 원래의 꼬인 가닥 구조로 돌아간다.

이 과정은 DNA 두 가닥의 전체 길이가 복제될 때까지 계속된다. 복제된 두 가닥은 자매염색분체(sister chromatid)라고 하며, 동원체(centromere)라는 영역에 부착되어 있다. 결합된 자매염색분체는 염색체를 형성한다. 자매염색분체는 유사분열기간 동안 동원체에서 분리되며, 분리된 후에는 각각 염색체라고 부른다.

어떻게 생각하는가?

4 DNA 복제와 전사의 차이에 대해 (a) 만들어지는 핵산의 유형, (b) 복사되는 DNA의 양의 관점에서 설명하라.

사이기의 마지막 부분은 짧은 **G_2기**(G_2 phase, second gap phase)이다(그림 2.40). 이 단계에서 중심소체 복제가 완료되고 소기관이 계속 만들어지며 세포분열에 필요한 효소가 합성된다.

통합 INTEGRATE

학습전략 LEARNING STRATEGY

DNA의 복제와 전사(DNA에서 RNA를 형성하는 과정)를 혼동하지 않으려면 다음과 같은 점을 기억하라. mRNA 전사는 요리책에서 요리법 하나를 베껴 쓰는 것과 같다. 요리법은 RNA 언어로 쓰인다. 이와 달리 DNA 복제는 요리책 전체를 복사하는 것과 같다. 복사본은 DNA 언어로 인쇄된다.

M기(유사분열기)

사이기 후에 세포는 M기(유사분열기)로 들어간다. 이 단계에서는 새로운 세포를 2개 만들어 내기 위해 두 가지 일이 일어난다. 핵이 나뉘는 유사분열이 먼저 시작되며 유사분열이 끝나기 전에 세포질이 나뉘는 세포질분열이 시작된다. 유사분열에서는 전기, 중기, 후기, 말기가 연속으로 일어난다. 각 과정은 끊어지지 않고 다음 과정으로 연결된다.

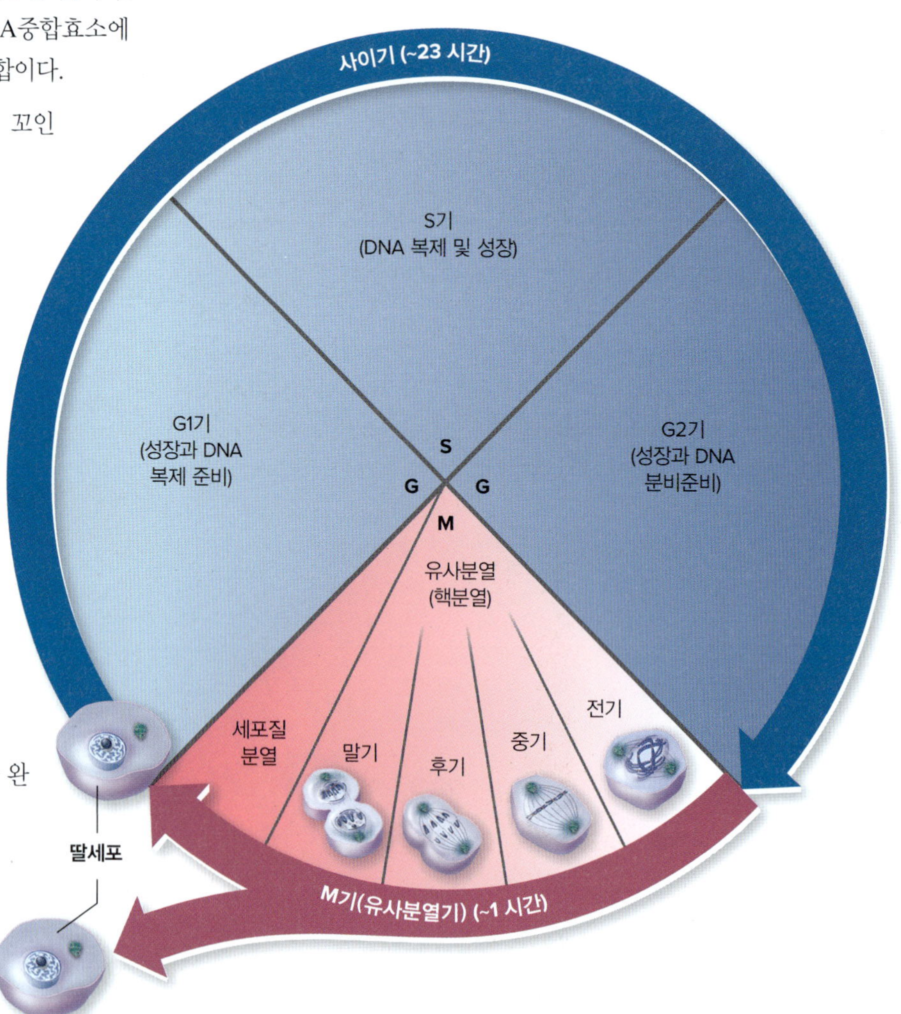

그림 2.40 세포주기. 세포주기는 크게 사이기와 분열기(M기)로 나눈다. 사이기는 성장하는 기간이며 G_1기, S기, G_2기로 나뉜다. 분열기에는 핵이 나뉘는 유사분열과 세포질이 나뉘는 세포질분열이 포함된다.

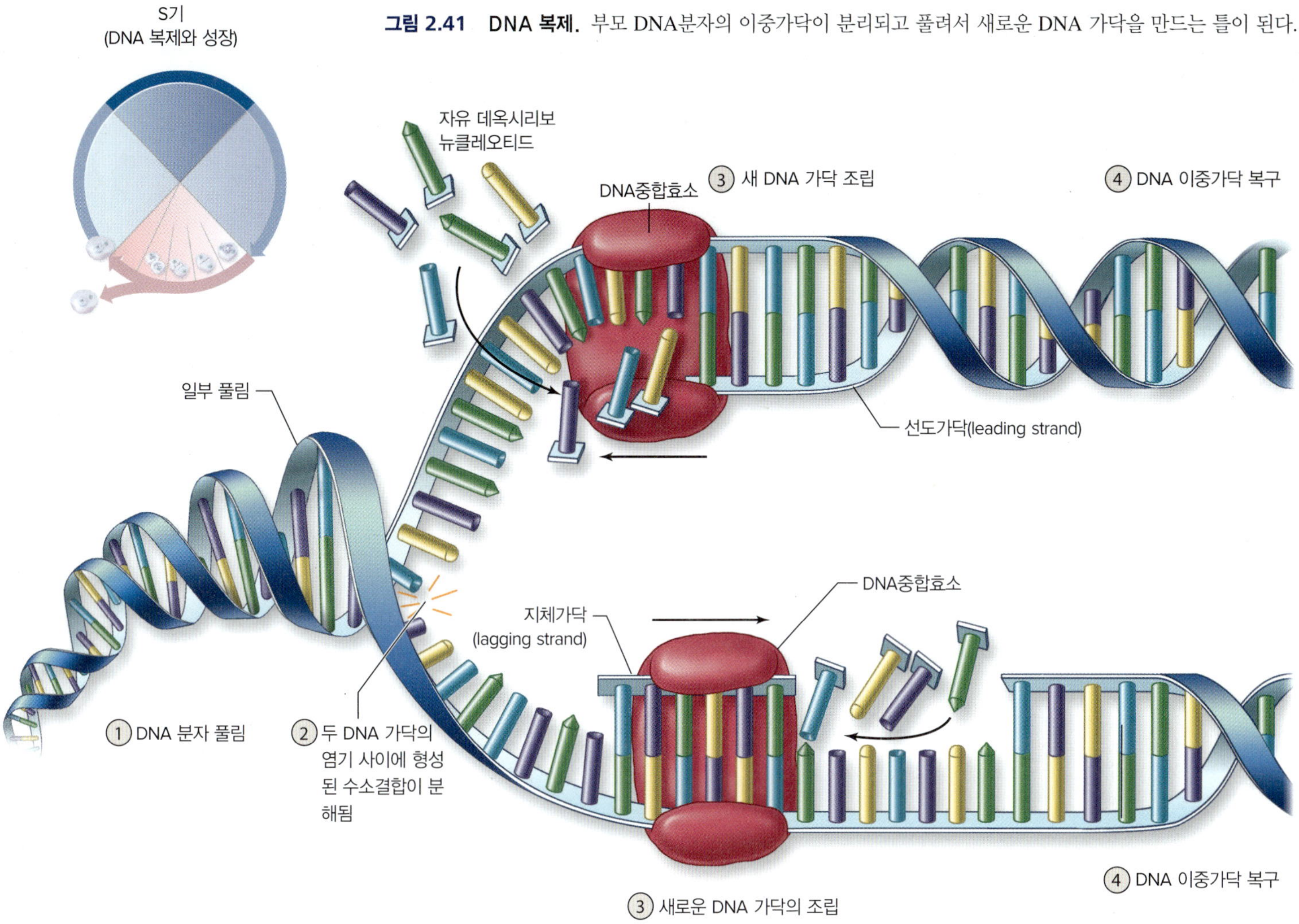

그림 2.41 DNA 복제. 부모 DNA분자의 이중가닥이 분리되고 풀려서 새로운 DNA 가닥을 만드는 틀이 된다.

각 과정에서 일어나는 일을 **그림 2.42**에 요약했다.

전기(prophase)는 유사분열의 첫 단계로, 염색질이 초가닥(supercoil)을 이루어 염색체가 됨으로써 조종하기 쉽고 세포가 분열하는 동안 엉키지 않는다. 염색질 안의 DNA와 단백질이 꼬이고 휘고 비틀림으로써 염색체가 된다. 염색체는 비교적 짧고 굵은 막대기 모양의 두 자매염색분체로 이루어져 있다. 전기 동안 광학현미경으로 관찰할 수 있으며 핵 속의 어두운 색 구조처럼 보인다.

염색질이 초가닥을 이루어 염색체가 된 후에 다른 일이 또 일어난다. 핵소체가 분해되어 사라지는 것이다. 방추사(spindle fiber)라는 긴 미세관이 중심소체에서 자라난다. 길어진 미세관이 두 쌍의 중심소체를 밀어내 서로 분리한다. 그 결과, 중심소체는 한 쌍씩 각각 세포의 반대 극(끝부분)으로 가게 된다. 핵막이 용해되면서 전기가 끝난다. 이로써 염색체가 세포질로 들어가 자유롭게 돌아다니게 된다.

중기(metaphase)는 유사분열의 두 번째 단계이며, 이때 염색체가 세포의 적도판에 늘어선다. 각 중심소체에서 자라난 방추사가 염색체를 향하고 일부 섬유가 각 염색체의 동원체에 부착됨으로써 염색체가 적도판에 늘어서는 것이다. 중심소체에서 염색체로 뻗은 방추사 다발이 타원형으로 배열되는데, 이를 유사분열방추라고 한다. 다음 단계가 시작될 때까지 이 배열이 유지된다.

후기(anaphase)는 방추사가 자매염색분체를 세포의 양극으로 움직일 때 시작된다. 중심 소체가 극 쪽을 향하고 '팔'이 뒤따라간다. 각 염색분체는 이제 각자 동원체가 있는 DNA 이중나선 하나씩으로 구성된 염색체가 된다.

말기(telophase)는 새로운 염색체 무리가 세포의 양극에 도착하면 시작된다. 본질적으로 전기의 과정이 말기에서 역전된다. 염색체가 풀려서 흩어진 실 모양의 염색질이 되고, 2개의 새로운 핵이 핵소체를 만들며, 유사분열방추가 분해되어 사라지고, 새로운 핵막이 각 염색체를 둘러싼다. 말기는 세포핵분열의 마지막 단계이다.

세포질분열 **세포질분열**(cytokinesis; *kytos*: 세포, *kinesis*: 움직임)은 유사분열기의 또 다른 주요 사건으로, 새로 생겨난 두 세포 사이에서 세포막이 나뉘는 것이다. 이 단계는 일찍 시작되어 유사분열의 후기 및 말기와 겹칠 수 있다. 세포의 적도 주변에 있는 미세잔섬유의 수축성 고리가 마치 벨트를 조이듯 어미세포를 조여 두 부분으로 나눈다. 그 결과로 생겨난 **분열구**(cleavage furrow)는 세포질이 나뉘는 지점을 나타낸다. 새로 생겨난 두 딸세포는 사이기에 들어간다.

무엇을 배웠는가?

31 사이기의 S기에 이루어지는 DNA 복제과정을 서술하라.

32 유사분열기(유사분열과 세포질분열)에 일어나는 일은 무엇인가? 각각 설명하라.

그림 2.42 사이기, 유사분열, 세포질분열. 다음 단계들에서 어떤 일이 일어나는지 그림과 현미경 사진으로 나타냈다. (a) 사이기와 (b)~(e) 유사분열. 세포질분열은 유사분열과 일부 겹치며 일반적으로 후기에 시작된다.

사이기 | 유사분열기(유사분열, 체세포분열)

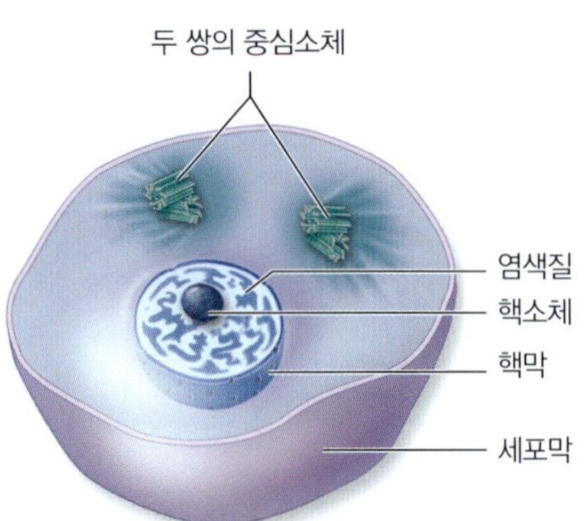

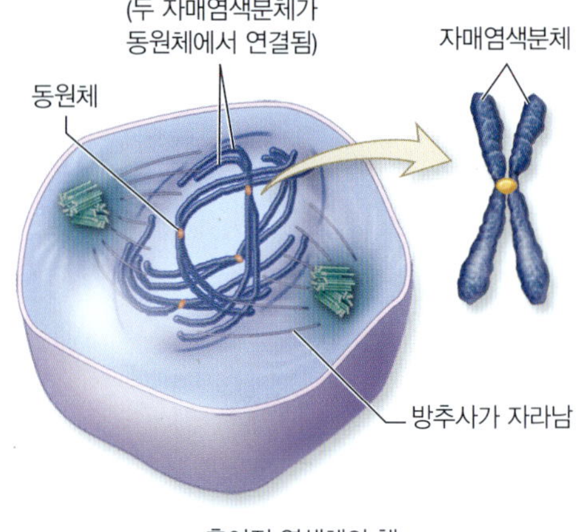

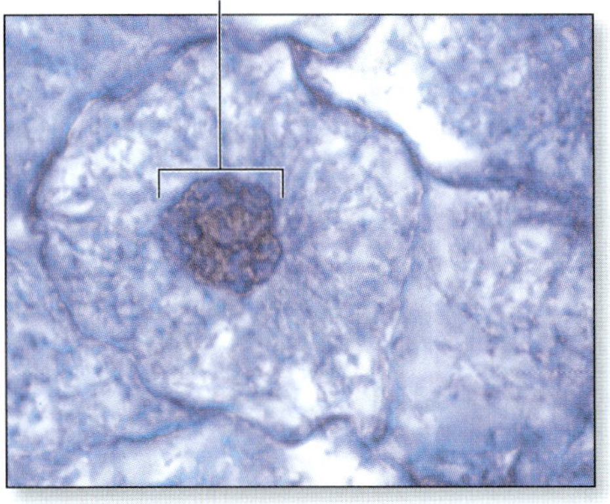

(a) 사이기
DNA 합성을 포함해 세포분열에 필요한 세포 구성물들이 합성된다.

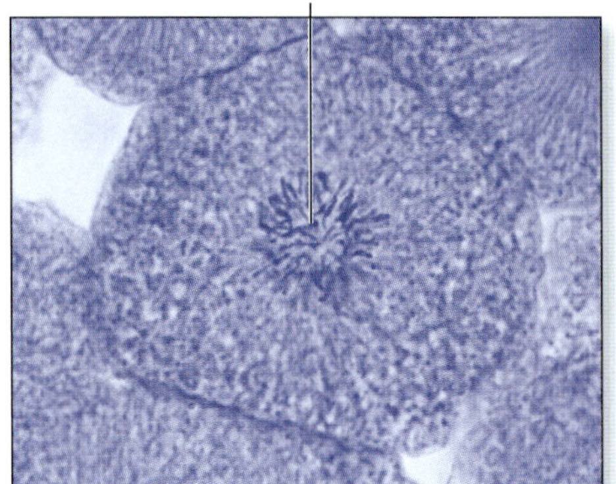

(b) 전기
- 염색질이 꼬이면서 염색체가 나타난다. 핵소체가 분해된다.
- 방추사가 중심소체에서 형성되기 시작한다. 중심소체가 세포의 양극으로 이동한다.
- 이 단계의 끝 부분에 핵막이 분해된다.

통합 INTEGRATE

학습전략 LEARNING STRATEGY

다음은 유사분열 각 과정에서 중요한 사항을 기억하기 쉽도록 도와주는 팁이다.

- 전기(prophase)에서 D는 핵 안에서 형성되는 염색체의 퍼피볼(puffy ball)을 의미한다.
- 중기(metaphase)에서 m은 중간(middle)을 의미한다. 이 시기 동안 염색체는 세포의 중간을 따라서 배열한다.
- 후기(anaphase)에서 a는 떨어져서(apart)를 의미한다. 이 시기에 자매염색분체가 떨어진다.
- 말기(telophase)에서 t는 2(two)를 의미한다. 이 시기에 2개의 새로운 세포는 세포질을 나누기 위해서 분열구가 깊어진다.

2.10 세포의 노화와 죽음

학습목표

46. 세포자멸사를 정의한다.

47. 세포자멸사에서 일어나는 작용을 열거한다.

노화는 정상적이고 계속되는 과정이며 뚜렷한 신체 징후를 나타낼 때가 많다. 이와 달리 세포 내에서 노화로 인해 일어나는 분자 수준의 변화는 뚜렷하지도 않고 잘 알려져 있지도 않다. 정상 세포의 대사기능 저하는 몸 전체에 폭넓게 영향을 미칠 때가 많으며, 이 영향에는 세포가 항상성을 유지하는 능력의 감소도 포함된다. 이 노화의 징후들은 체내에 정상적으로 기능하는 세포가 적다는 사실을 반영하며, 일부 세포가 비정상적으로 기능한다는 사실을 반영할 수도 있다. 노화의 영향을 받는 세포는 구조가 변하거나 특정 소기관의 수가 감소할 수 있다. 예를 들어 사립체의 기능이 떨어지기 시작하면 ATP 합성능력이 저하한다. 또한 핵 속 염색질과 염색체의 분포 및 구조도 변할 수 있다. 주로 반복된 분열의 결과로 염색질과 염색체가 뭉치거나 오그라들거나 부서진다.

세포는 본질적으로 다음 둘 중 하나의 기전을 통해 죽는다. (1) 해로운 물질이나 물리적 손상을 통해 죽거나, (2) 자살하도록 유도되는데, 이는 미리 입력된 죽음의 과정이며 **세포자멸사**(apoptosis; *apo*: 끄다, *ptosis*: 추락)라고 한다.

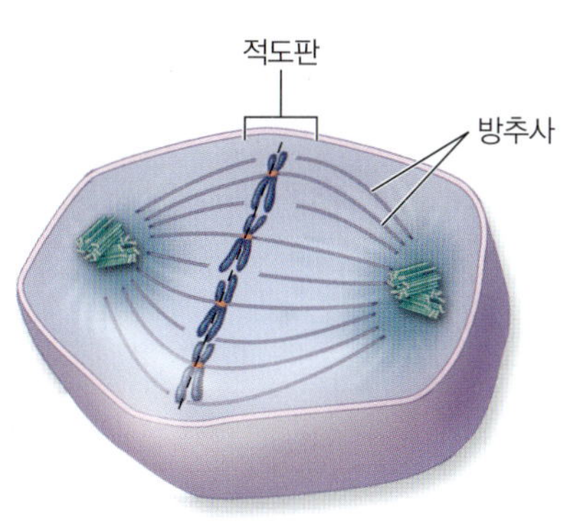

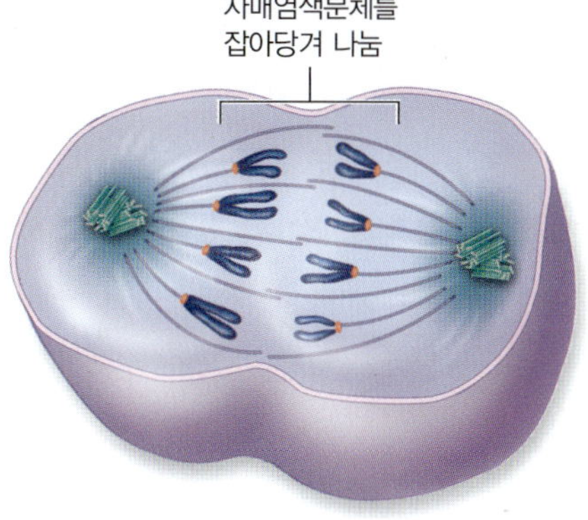

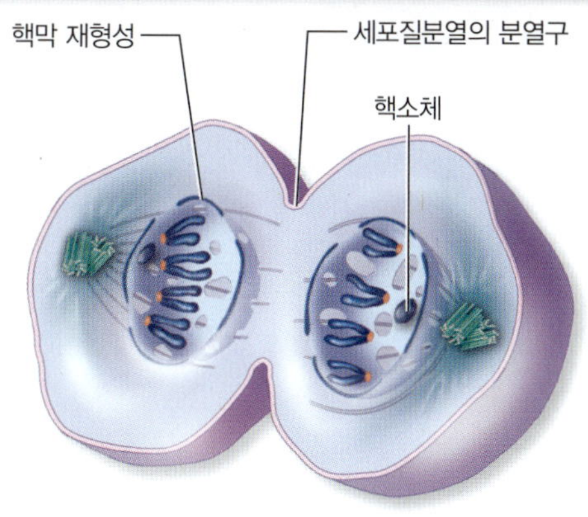

적도판에 늘어선 염색체

방추사

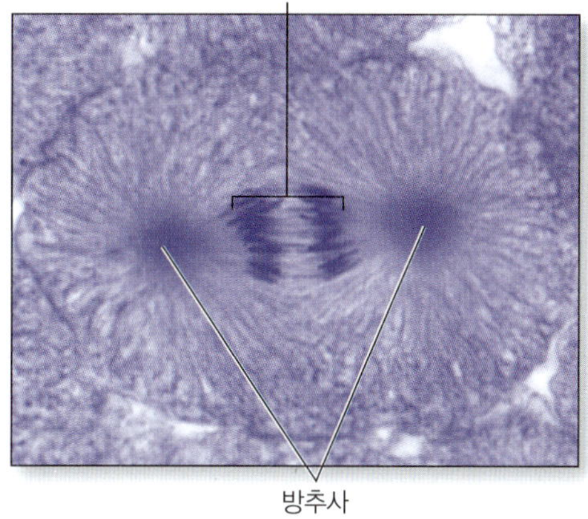

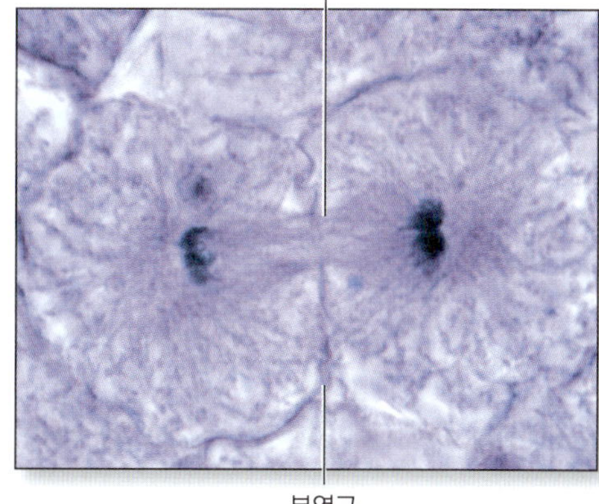

(c) 중기

- 중심소체에서 뻗어 나온 염색체의 동원체에 방추사가 부착된다.
- 방추사가 세포의 적도판에 염색체를 정렬한다.

(d) 후기

- 염색분체를 서로 잇던 동원체가 분리된다.
- 각 자매염색 분체는 이제 각자 동원체를 가진 염색체가 된다.
- 자매염 색분체는 분리되고 세포의 양 끝으로 이동한다.
- 세포질 분열이 시작된다.

(e) 말기

- 염색체가 풀려 염색질이 된다.
- 각 핵에서 핵소체가 다시 생겨난다. 방추사가 분해되어 사라진다.
- 새로운 핵막이 각 염색체를 둘러싸고 생겨난다. 분열구가 깊어지면서 세포질분열이 계속된다.

통합 INTEGRATE

임상적 고찰 2.3 CLINICAL VIEW

종양

정상적인 상태에서는 많은 조절기전이 분열할 때와 분열을 멈출 때를 세포에 알린다. 종양은 세포가 시작 신호 없이 세포주기를 진행하거나 분열을 멈추라는 신호에 반응하지 않을 때 발생한다. 종양은 크기에 따라 정상적인 주변 세포의 기능을 방해할 수 있다. 암 종양은 침습적이며 암세포는 혈관이나 림프액을 타고 다른 신체 부위로 전이되어 다른 종양을 만들어 낼 수 있다.

세포자멸사는 세포의 구성요소가 하나하나 순서대로, 그리고 마지막에는 세포의 잔여물이 파괴되면서 이루어진다. 이 생화학기전은 리간드수용체의 신호로 시작된다. 리간드가 수용체에 결합되면 세포질 속의 스스로를 파괴하는 비활성효소가 작용을 시작해 다음과 같은 일들이 일어난다.

- 핵 변화(염색질 분해)
- 새로운 DNA의 합성을 막기 위한 DNA중합효소 파괴

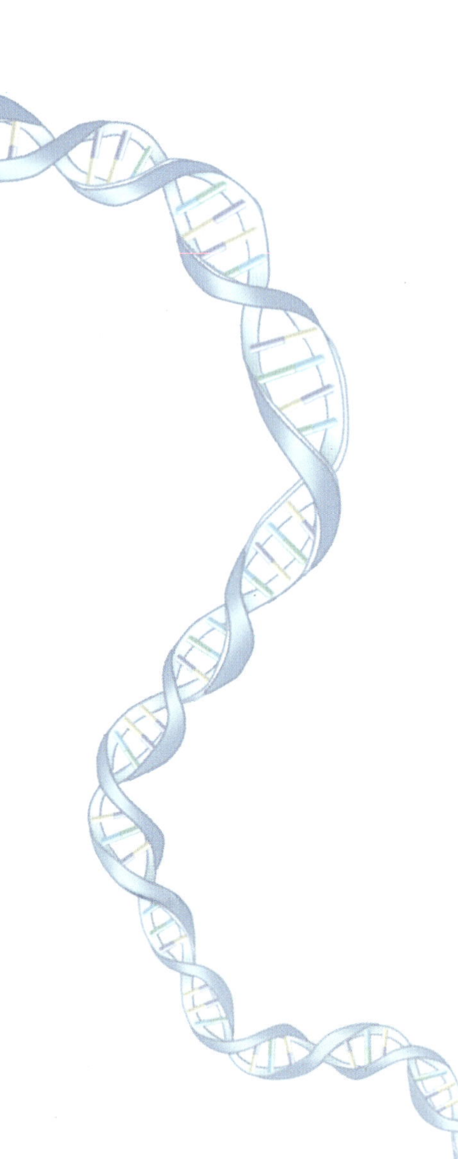

- DNA를 작은 파편들로 소화
- 부피 축소
- 세포뼈대를 소화함으로써 소기관과 핵을 지지하는 구조 파괴(세포가 쪼그라들고 둥글어지며 핵의 모양이 변화함)
- 소기관과 세포막 구조의 비정상적인 발달
- 세포질의 응축과 소기관의 파괴(특히 세포가 일하는 데 필요한 ATP를 사립체가 박탈)
- 포식세포가 해당 세포를 외부에서 파괴하도록 세포막에 신호를 보냄
- 세포막 표면에 작고 불규칙한 물집 형성

세포의 계획된 죽음은 적절한 발달을 촉진하고 해로운 세포를 제거하기 위한 것이다. 예를 들면 손가락과 발가락은 팔다리가 발달할 때 그 끝에 갈퀴 모양의 구조가 형성되면서 적절히 발달하기 시작한다. 이 갈퀴 모양의 구조에서 세포가 계획대로 죽음으로써 손가락과 발가락 사이에 있던 세포와 조직이 제거된다.

세포의 계획된 죽음은 해로운 세포를 제거해 건강에 대한 잠재적인 위협을 낮추기도 한다. 우리 면역계통의 세포들은 바이러스에 감염된 세포의 죽음을 촉진함으로써 감염이 퍼지는 것을 막는다. DNA가 손상된 세포는 발달장애를 일으키거나 암으로 발전하지 않기 위해 자멸사하는 경우가 많은 것으로 추정된다. 일부 암 치료 방법은 특정한 유형의 암세포가 자멸사하도록 유도한다.

무엇을 배웠는가?

33 세포자멸사 과정에서 DNA에 일어나는 변화는 무엇인가?

단원 요약 CHAPTER SUMMARY

- 세포는 인체의 구조적 · 기능적인 단위이다.

2.1 세포의 개요

- 세포는 크기와 모양이 다양하지만, 공통적인 특징과 기능을 가진다.

2.1a 세포를 연구하는 방법

- 세포는 현미경으로 볼 수 있으며, 광학현미경(LM), 주사전자현미경(SEM) 및 투사전자현미경(TEM)을 사용하여 연구할 수 있다.

2.1b 세포의 크기와 형태

- 어떤 세포들은 둥글거나 입방 모양이지만, 어떤 세포들은 편평하거나, 원통형이거나, 타원이거나 또는 상당히 불규칙한 모양이다.

2.1c 세포의 공통된 특징과 일반적인 기능

- 세포의 세 가지 주요 구조의 요소는 핵, 세포막 및 세포질(세포액으로 구성, 세포소기관 및 세포 봉입체로 구성)이다.
- 모든 세포는 세포의 무결성(integrity)과 형태를 유지하고, 영양분을 섭취하며, 화학적 구조물을 형성하고, 폐기물을 처리하며, 가능한 경우에는 세포를 대체한다.

2.2 세포막의 화학구조

- 세포막은 지방질과 단백질이 대략적으로 동등한 무게로 혼합된 유동성 기질이다.

2.2a 지질 요소

- 세포막은 콜레스테롤 분자를 포함한 이중 인지질막(phospholipids)으로 구성된다. 당지질(gylcolipids)은 세포의 바깥면으로 뻗어 있는 탄수화물을 포함한 지질이다.

2.2b 막 단백질

- 세포막 단백질은 세포막을 통과하는 관통단백질(integral protein)인 반면, 말초 단백질은 세포막의 내부 또는 외부 표면에 존재하는 단백질이다.
- 세포막 단백질은 기능적으로 운반 단백질, 수용체, 세포의 유래나 기능성 구분 할 수 있는 정체성 표지(identity marker), 효소, 세포골격 부착 부위, 세포접착 단백질 등을 포함한다.

2.3 막 운반

- 물질은 막 운반과정에 의해 세포 안과 밖으로 이동하는데, 이동은 수동적인 과정과 능동적인 과정으로 구분된다. 수동적인 과정은 세포 에너지의 소비가 필요하고, 능동적인 과정은 에너지가 필요하지 않다.

2.3a 수동적 과정: 확산

- 확산은 용질이 농도가 높은 구역에서 낮은 구역으로 이동하는 현상이다.
- 단순확산은 인지질 이중막을 통한 작은 비극성 분자의 이동이다.
- 채널매개 촉진 확산은 항상 열려 있거나(누출 채널), 자극(개폐 채널)의 결과로서 열리거나 닫히는 채널을 통한 이온 운반과정이다.
- 운반체매개 촉진 확산은 극성 분자의 운반과정인데, 분자가 세포막을 통과할 때, 매개체를 통해 모양을 바꾼다.

2.3b 수동적 과정: 삼투

- 삼투는 물의 농도기울기를 따라, 반투과성 막을 통과하는 물의 수동적인 이동이다.
- 삼투압은 용액의 농도 차이로 인하여, 물이 반투과성 막을 통과하는 이동이다; 농도 차이가 클수록 삼투압이 크다.
- 등장액, 저장액 및 고장액은 용액의 상대적 농도에 의한다.

2.3c 능동적 과정

- 능동적인 과정은 세포 에너지의 소비가 필요하며, 능동수송과 소포수송을 포함한다.
- 능동수송의 두 가지 유형은 ATP로부터 에너지를 직접 얻는 1차 능동수송과 두 번째 물질(보통 나트륨 이온)이 농도기울기에 따라서 이동함으로써 '구동(powered)'되는 2차 능동수송이다.
- 소포수송은 큰 물질이나 상대적으로 많은 양의 물질을 세포 밖으로 또는 세포 안으로 운반하기 위하여 소포가 활용되며, 에너지가 필요하다.
- 세포외유출은 물질을 세포 밖으로 수송하고, 세포내섭취는 물질을 세포 안으로 수송한다.
- 세포내섭취의 3가지 종류는 포식작용, 포음작용 및 수용체매개 세포내섭취이다.

2.4 휴지막전위

- 세포막은 휴지막전위를 생성하고 유지하는 기능을 한다.

2.4a 개요

- 휴지막전위는 세포가 휴식할 때, 세포막에서의 전위 차이이다. 일반적으로 -50 mV와 -100 mV 사이이다.

2.4b 휴지막전위 생성과 유지

- K^+은 K^+ 누출 채널을 통해 세포 밖으로 누출되고, Na^+는 Na^+ 누출 채널을 통해 세포 안으로 누출된다. 이러한 이온의 이동은 일차적으로 휴지막전위를 생성을 담당한다. Na^+/K^+ 펌프는 이온의 움직임에 따른 이온기울기를 유지한다.

2.5 세포의 통신

- 세포의 통신은 직접 접촉 또는 다른 세포에서 방출된 리간드의 결합을 통해 발생한다.

2.5a 세포 사이의 직접 접촉

- 직접 접촉은 잠재적으로 유해한 물질로부터 몸을 보호하는 데 있어서 면역계 세포에 의한 세포 소통의 의미로 사용된다. 또한 수정, 개발 및 세포 치유에도 사용된다.

2.5b 리간드-수용체 신호

- 수용체의 3가지 일반적인 유형은 리간드의 결합에 대한 반응의 차이로 구별된다; 통로형수용체, 효소수용체 및 G단백질연관수용체이다.

(계속)

단원 요약 CHAPTER SUMMARY

2.6 세포 기관	• 세포의 구조는 세포 표면에서 확장되는 막결합 및 비막결합이 결합한 소기관, 소포, 구조물을 포함한다.
	2.6a 막결합 소기관 • 막으로 둘러싸인 세포소기관은 세포소기관의 내용물과 세포액을 분리하는 막으로 둘러싸여 있어서 세포소기관의 특이적인 작용은 세포의 다른 작용에 의해 방해받지 않고 진행될 수 있다. • 막으로 둘러싸인 세포소기관에는 형질내세망, 골기기관, 리소좀, 페록시솜 및 사립체가 포함된다. 이들은 세포 내에서 일어나는 합성 및 분해 과정을 포함하여 다양한 형태의 대사 과정에 관여한다.
	2.6b 비막결합 소기관 • 막으로 둘러싸이지 않은 세포소기관은 단백질 단독 또는 단백질 및 RNA로 구성된다.; 리보솜, 중심소체를 가진 중심체, 프로테아좀, 세포골격 등이 그것이다.
	2.6c 세포 외부 표면의 구조 • 섬모와 편모는 세포막으로 확장으로 미세관들에 의해 지지된다; 섬모는 세포의 바깥 표면에 있는 물질을 청소한다; 편모는 정자만 분포하며, 여성 생식관을 통해 정자를 이동시킨다. • 미세융모는 세포막의 확장 구조로서 미세섬유에 의해 지지되며, 세포 표면적을 늘려 막 수송이 더 효율적이도록 한다.
	2.6d 막이음 • 막 이음에는 치밀이음, 부착반점 및 틈새이음이 있다.
2.7 핵의 구조	• 핵은 세포 내에서 가장 큰 구조이다. 핵은 세포의 모양을 반영하는 형태를 띤다.
	2.7a 핵막과 핵소체 • 핵막은 이중 인지질 막으로, 핵막과 핵질 사이의 경계 역할을 한다. • 세포는 핵 안에 하나의 핵소체를 가진다. 핵소체는 리보솜의 크고 작은 소단위를 만들어 낸다.
	2.7b DNA, 염색질, 염색체 • DNA는 히스톤 단백질을 감싸고, 염색체로 포장된다. • 염색질은 세포가 세포분열할 때, 염색체로 초가닥(supercoiled)이 된다. • DNA는 유전자라고 불리는 기능 단위를 포함한다. 유전자는 특정 단백질을 만드는 지침을 전달하는 DNA의 한 부분이다.
2.8 핵 및 리보솜의 기능	• 핵과 리보솜은 전사와 번역을 수반하는 과정인 단백질을 합성하는 데 필요하다.
	2.8a 전사: RNA 합성 • RNA는 전사를 통해 DNA로부터 형성되는데, 이는 핵에서 발생하며 DNA, 자유 리보뉴클레오티드(ribonucleotides), 효소 RNA중합효소가 필요하다.
	2.8b 해독: 단백질 합성 • 해독은 세포질에서 일어난다. 리보솜(단백질과 rRNA로 구성), 메신저 RNA(mRNA), 전달 RNA(tRNA) 및 대량의 자유아미노산이 필요하며 새로운 단백질을 합성한다.
	2.8c 세포의 통제중추인 DNA • DNA는 단백질 합성을 지시하는 역할을 한다.
2.9 세포분열	• 체세포분열은 세포에서 일어나는 세포분열 중에서 핵을 나누는 두 가지 유형 중 하나이다. • 유사분열을 수반하는 세포분열은 한 세포가 분열하여 두 개의 동일한 세포를 생성하는 것이다. 발생, 조직 성장, 오래되거나 죽어가는 세포의 교체 및 조직 치유에 필요한 과정이다.
	2.9a 세포의 구조 • 세포 복제에 필요한 주요 구조는 염색질(염색체), 중심체, 자유 디옥시리보뉴클레오티드 및 효소 DNA 중합효소이다.
	2.9b 세포주기 • 세포주기는 세포가 딸세포로 분열되는 동안 일어나는 일련의 변화이다. 주요 단계는 사이기와 유사분열기이다.
2.10 세포 노화와 죽음	• 노화와 관련된 세포 변화는 명확하지도 않고, 잘 이해되지도 않는다. • 세포사멸은 유해물질이나 기계적 손상에 의해 발생하거나, 세포자멸사로 불리는 과정을 통하여 일어난다.

단원 평가

기초 평가 Do You Know the Basics?

성과 및 평가
분석 및 적용
이해와 암기

1. 모든 세포가 수행하는 일반기능이 아닌 것은?
   a. 영양분과 화학적 요소들을 얻는 것
   b. 세포막의 무결성 유지
   c. 세포분열을 통한 세포 교체
   d. 폐기물의 처리

2. 세포막의 대부분의 기능을 담당하는 분자는?
   a. 인지질 이중막
   b. 콜레스테롤
   c. 당지질
   d. 단백질

3. 세포에너지를 필요로 하지 않는 과정은?
   a. 1차 능동수송
   b. 운반체매개 촉진 확산
   c. 세포내섭취
   d. 세포외배출

4. 어떤 물질은 그 물질의 농도기울기를 따라 이동한다. 그리고 다른 물질이 농도기울기의 반대방향으로 이동하도록 하기 위해서는 에너지가 사용된다. 이러한 현상을 가장 잘 설명한 것은?
   a. 1차 능동수송
   b. 세포내섭취
   c. 2차 능동수송에서 같은 방향으로
   d. 2차 능동수송에서 반대방향으로

5. 막으로 둘러싸이지 않은 세포소기관은?
   a, 리보솜
   b. 리소좀
   c. 골지기관
   d. 형질내세망

6. 이 세포소기관은 방대한 양의 막으로 구성된다. 지질을 합성하고, 알코올과 같은 유해물질을 해독한다. 이 세포소기관은?
   a. 매끈세포질그물
   b. 사립체
   c. 프로테아좀
   d. 리소솜

7. 기형 단백질, 정상적으로 접히지 않는 단백질, 세포에 의해 더 이상 필요하지 않은 단백질 등을 파괴하는 세포소기관은?
   a. 중심체
   b. 퍼옥시좀
   c. 프로테아좀
   d. 핵소체

8. DNA로부터 RNA를 형성하는 과정을 부르는 명칭은?
   a. 체세포분열
   b. DNA 복제
   c. 해독
   d. 전사

9. 염색질은 염색체를 형성하기 위하여 꼬이고, 핵막은 사라지고, 핵은 용해되고, 방추섬유가 형성되고, 중심체는 극지방으로 이동한다. 유사분열의 어떤 단계인가?
   a. 전기
   b. 중기
   c. 후기
   d. 말기

10. 적혈구는 핵이 없다. 그들이 관여할 수 없는 2가지의 세포과정은?
    a. 지질의 사멸과 합성
    b. 단백질 합성과 세포분열
    c. 원치 않는 단백질의 소화와 세포분열
    d. 소포 형성 및 단백질 합성

11. 세포의 3가지 주요 구조의 일반적인 구조와 기능을 설명하시오.

12. 세포막 단백질의 기능을 나열하고 설명하시오.

13. 단순확산, 촉진확산, 삼투 등 막이동의 수동적 과정을 기술하시오.

14. 1차적 능동적 수송, 2차적 능동적 수송 및 다양한 형태의 소포수송을 포함한 막 수송의 능동적 과정에 대해 설명하시오.

15. 막으로 싸여 있는 구조를 나열하고, 각각의 구조와 기능을 기술하시오.

16. 세포골격을 형성하는 3가지 유형의 단백질을 설명하고, 각각의 일반적인 기능을 설명하시오.

17. 섬모와 미세융모의 구조와 기능을 비교하고 대조하시오.

18. 전사 및 해독 과정을 기술하시오.

19. DNA가 직 · 간접적으로 세포과정을 조절하는 방법을 설명하시오.

20. DNA복제, 유사분열, 세포질분열 등 세포주기의 여러 단계에서 발생하는 과정을 설명하시오.

응용 평가 Can You Apply What You've Learned?

1. 마이클은 테이-삭스(Tay-Sachs) 병을 가지고 태어났다. 마이클의 세포소기관 중에서 유기분자를 소화하는 특정 효소가 없는 기관은?
   a. 사립체
   b. 리소솜
   c. 골지기관
   d. 중심체

2. 20대 청년이 심장마비를 일으켜 급히 병원으로 이송되었다. 혈액 내 콜레스테롤 수치를 검사한 결과, 수치가 매우 높았다. 의사는 환자에게 혈중 콜레스테롤을 포함한 LDL 입자를 효과적으로 제거할 수 없는 유전적 질환이 있다고 말했다. 어떤 세포과정이 정상적으로 작동하지 않았는가?
   a. 채널매개 촉진 확산
   b. 수용체매개 세포내섭취
   c. 세포외배출
   d. 단순확산
3. 종양은 어떠한 세포과정에서 오작동을 수반하는가?
   a. 전사
   b. 해독
   c. 포식작용
   d. 체세포분열
4. 희귀한 유전병은 세포가 테스토스테론에 반응하지 못하는 것과 관련이 있다. 이러한 세포는 무엇이 부족한가?
   a. 테스토스테론을 위한 효소
   b. 테스토스테론을 위한 단백질 운반체
   c. 테스토스테론을 위한 수용체
   d. 모든 세포막 단백질
5. 인슐린 호르몬은 아미노산의 반복단위로 구성된 단백질이다. 어떤 과정을 거쳐 생산되는가?
   a. 전사와 해독
   b. DNA 복제
   c. 체세포분열
   d. 분화

종합 평가 Can You Synthesize What You've Learned?

1. 간은 알부민이라고 불리는 단백질을 생산한다. 알부민의 주요 기능은 삼투압을 발휘하여 체액을 혈액을 되돌리는 것이다. 간경변을 앓고 있고, 알부민 수치가 적당하지 않은 환자의 혈액 삼투압에 어떤 일이 일어날지를 예측하시오.
2. 폐렴 환자(혈액 내 산소 농도가 낮은 호흡기 상태)는 산소의 확산이 정상과 비교하여 증가, 감소, 또는 그대로 유지될 것인지 설명하시오.
3. LDL 수용체 수가 줄어든 젊은 남자의 콜레스테롤 수치가 왜 높아졌는지를 설명하시오.

Chapter 3

피부계통

Integumentary System

통합 *INTEGRATE*

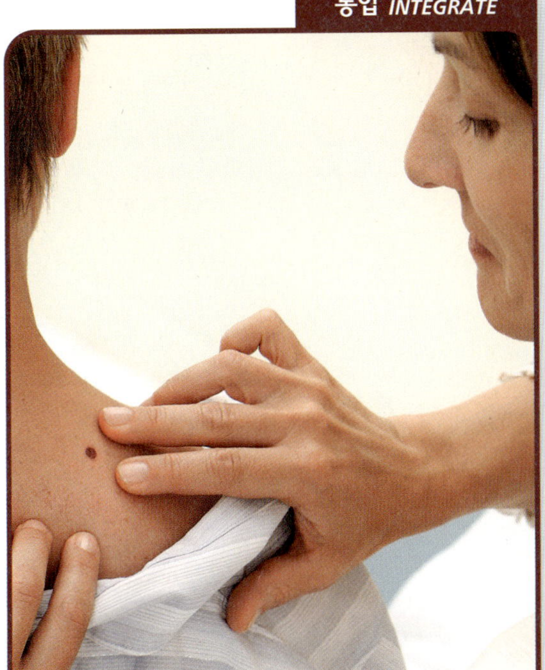

관련 직업

피부과 전문의(Dermatologist)

피부과 전문의는 외피계통(integumentary system, 예: 피부, 머리카락, 손톱, 땀샘)을 전문으로 진료하고 치료하는 의사이다. 피부는 우리를 둘러싼 세계와 우리 몸 사이의 접점으로 우리 건강에 대한 단서를 제공한다. 피부과 전문의는 피부를 구성하는 조직과 외상이 생기면 피부계통이 어떻게 스스로 복구되는지에 대해 완벽하게 알고 있어야 한다. 사진 속 피부과 전문의는 환자의 피부에서 멜라닌세포[표피(epidermis)에 있는 세포의 한 종류]의 악성종양인 흑색종(melanoma)을 진단하기 위해 검사하는 중이다.

외**피**(integument)는 몸을 덮는 피부이다. 피부는 **피부막**(cutaneous membrane)이라고도 한다. **외피계통**(integumentary system)은 피부 및 피부부속물로 이루어지며 부속물에는 손톱, 털, 땀샘, 피부기름샘이 있다. 평균적으로 피부 각 평방인치(1인치 = 2.54 cm)당 최대 30.48 cm의 혈관, 650개의 땀샘, 100개의 피지선, 1,000개 이상의 신경 말단이 있다. 피부는 외부 세계에 대한 장벽 역할을 하며, 외상, 유해 화학물질, 오염물질, 미생물, 햇빛에 손상을 입기 쉽다. 피부색깔의 변화는 몸의 이상이나 비정상을 반영하며, 피부변화나 병변은 전신의 감염이나 질환을 의미하기도 한다. 피부계통을 과학적으로 연구하고 치료하는 분야를 **피부과학**(dermatology; *derma*: 피부, *logos*: 학문)이라고 한다.

이 장에서는 피부에 있는 층과 각 층을 이루는 조직을 탐구하고 또 피부계통의 구조와 기능 사이에 어떤 관련이 있는지도 살펴본다. 외피의 복구와 피부계통의 노화에 대한 논의로 마무리한다.

3.1 피부의 구성요소와 기능

피부는 신체에서 가장 큰 기관으로, 모든 유형의 조직들로 이루어지며, 몸의 내부 구조를 보호하기 위해 서로 조화를 이루며 기능한다. 피부의 표면에는 아래에 있는 층을 보호하는 상피가 있다. 상피 아래에 있는 결합조직은 피부에 장력과 탄력을 준다.

결합조직에는 털을 움직이는 민무늬근육(털세움근 arrector pilim.)이 털주머니(모낭)에 연결되어 있다. 마지막으로 신경조직은 피부에서 감각자극을 감지하고 감시한다. 피부의 감각 자극은 촉각, 압력, 온도, 통증에 대한 정보를 제공한다.

피부는 체중의 7~8%를 차지하며 전체 넓이는 약 1.5~2.0 m^2로 신체 표면 전체를 덮는다. 두께는 부위에 따라 1.5 mm에서 4 mm 이상이 되기도 한다. (비교하면, 복사용지가 약 0.1 mm 두께이므로 피부 두께는 15~40장 사이) 피부는 뚜렷한 두 층으로 나뉜다. 중층편평상피의 층인 **표피**(epidermis)와 그 아래의 주로 성긴조직과 치밀불규칙결합조직으로 이루어진 **진피**(dermis) 층이다(**그림 3.1**). 진피 아래는 성긴결합조직과 지방결합조직으로 이루어진 피부밑층(subcutaneous layer) 또는 피부밑조직(hypodermis)이라고 부르는 층이 있다. 피부밑층은 피부에 속하지 않지만 피부의 구조 및 기능과 밀접한 관련이 있어 이 장에서 기술한다.

3.1a 표피

학습목표

1. 표피의 다섯 층에 대해 서술한다.
2. 두꺼운 피부와 얇은 피부를 구분한다.
3. 피부색의 차이를 유발하는 원인을 설명한다.

피부의 상피를 **표피**(epidermis; *epi*: 위, *derma*: 피부)라고 한다. 표피는 각질화한 중층편평상피이다.

표피를 바닥막에서 꼭대기까지 자세히 살펴보면, 여러 개의 층으로 이루어져 있다. 표피층은 각각 바닥층, 가시층, 과립층, 투명층(두꺼운 피부에만 있음), 각질층이다(**그림 3.2**). 언급한 순서대로 앞의 세 층은 살아 있는 각질형성세포로 이루어지는 반면, 뒤의 두 층은 죽은 각질형성세포로 이루어진다.

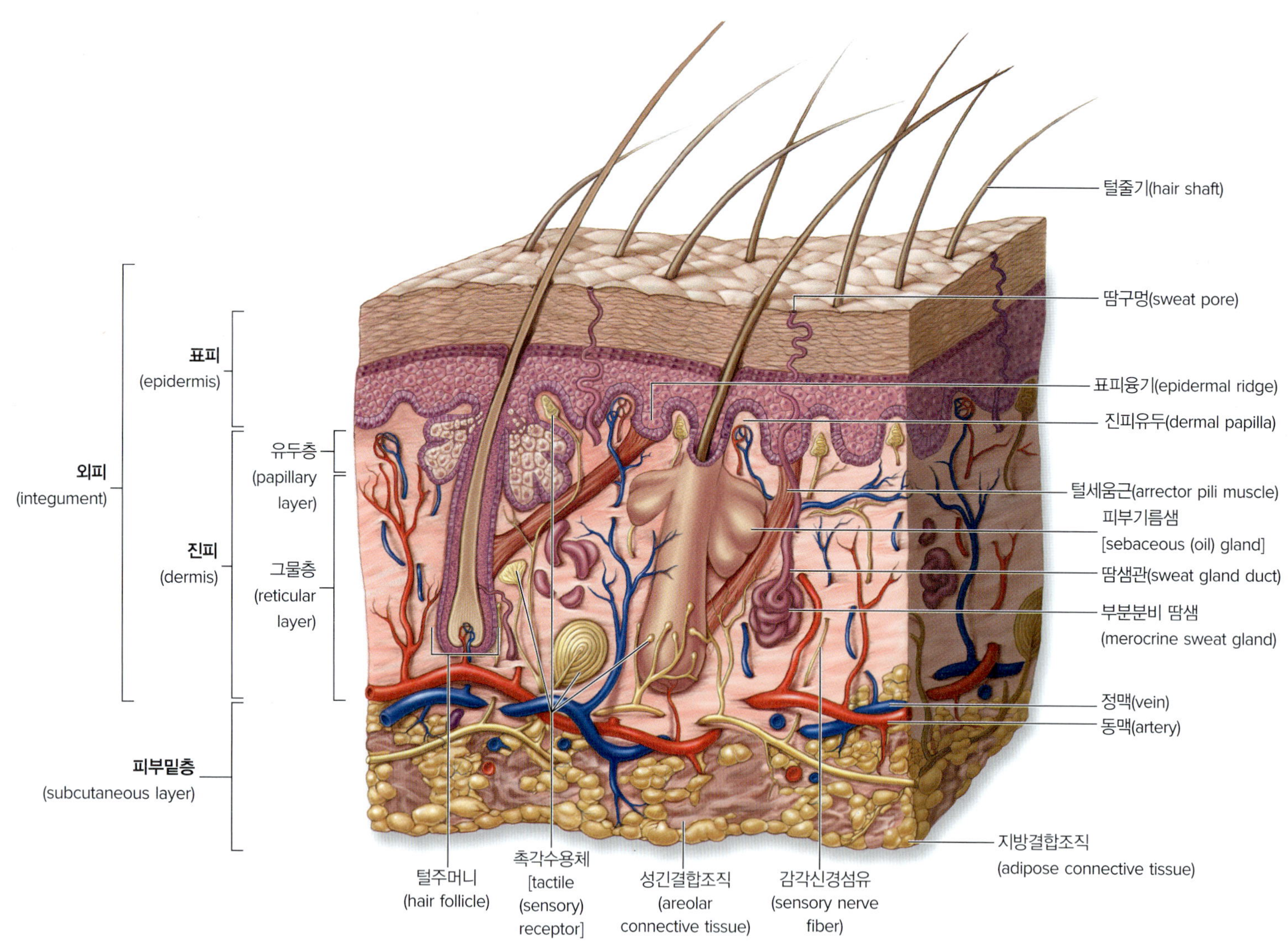

그림 3.1 **피부의 층.** 피부와 피부밑층의 관계를 보여 주는 피부의 단면.

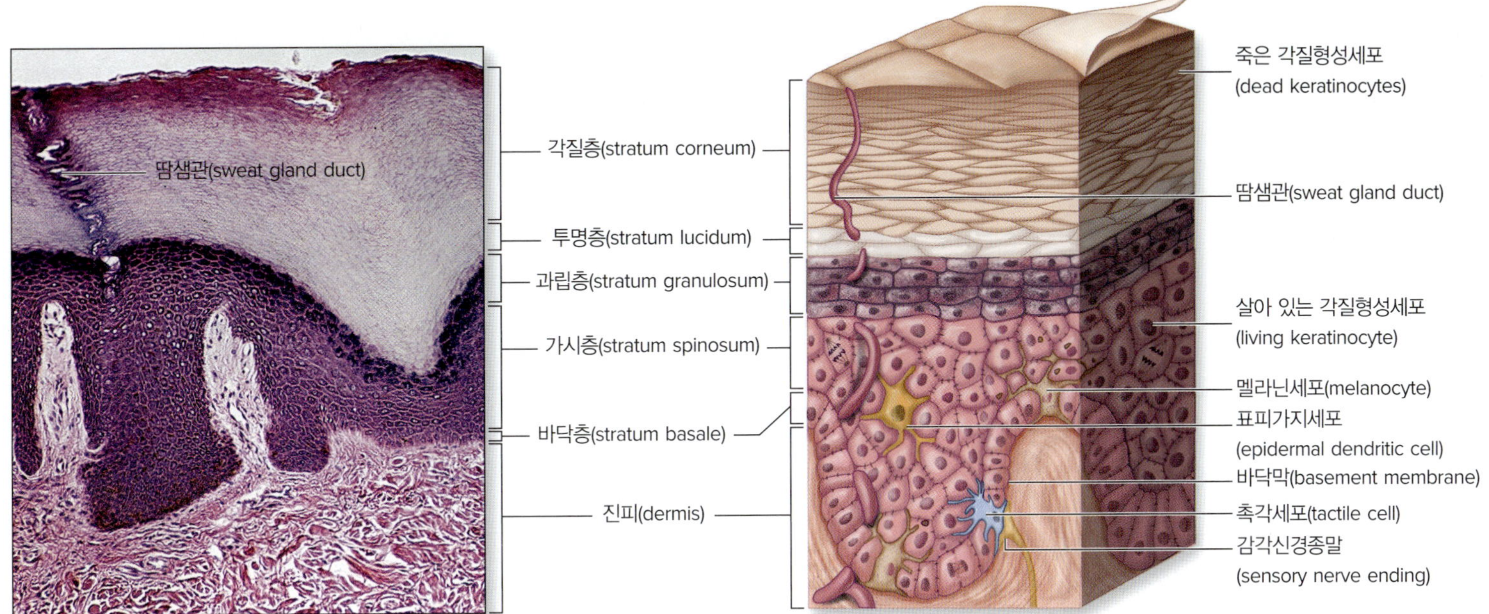

그림 3.2 표피의 층. 두꺼운 피부에서 표피의 층들의 순서와 관계를 비교한 (a) 사진과 (b) 모식도. [(a) Ed Reschke/Getty Images]

› 바닥층

표피에서 가장 아래에 있는 층은 **바닥층**(stratum basale)이며, 배아층(stratum germinativum 또는 basal layer)이라고도 한다. 입방세포 또는 짧은 원주세포로 이루어진 한 겹의 층이 반부착반점(hemidesmosome, 2.6d 참조)에 의해 바닥막과 부착되며, 바닥막은 표피와 진피를 나눈다. 바닥막에는 세 가지 종류의 세포가 있다(**그림 3.2b**).

1. **각질형성세포**(keratinocyte; *keras*: 뿔)는 표피에서 가장 풍부한 세포 유형으로 표피의 모든 층에 존재한다. 바닥층에는 각질형성세포의 줄기세포가 있으며, 이 줄기세포들은 표면에서 떨어져 나간 죽은 각질형성세포를 대체하기 위한 새로운 세포를 만든다. 각질형성세포는 표피를 상당히 강화해 주는 단백질인 **케라틴**(keratin)을 합성해 이런 이름이 되었다. 케라틴은 질기고 불용성인 섬유구조 단백질군 중 하나이다. 섬유성 케라틴 분자는 세포골격의 나선형 중간섬유를 만들기 위해 서로 뒤틀리고 얽힐 수 있다(2.6b 참조). 각질세포에서 발견되는 각질단백질을 사이토케라틴(cytokeratin)이라고 한다. 이 각질형성세포에서 이들의 구조에 의해 피부가 장력이 생기며 표피의 방수가 가능하다.
2. **멜라닌세포**(melanocyte; *melano*: 검은)는 길게 가지처럼 뻗어 나온 돌기가 있으며 바닥층의 각질형성세포 사이에 흩어져 있다. 멜라닌세포는 자외선 노출에 대한 반응으로 **멜라닌**(melanin)색소를 생성하고 저장한다. 멜라닌세포의 세포막 돌기는 **멜라닌소체**(melanosome)라는 색소 알갱이를 바닥층(때로는 그보다더 위에 있는 층)의 각질형성세포로 운반한다. 이 색소(검은색, 갈색, 황갈색 등)는 각질형성세포의 핵 주변에 축적되어 자외선으로부터 핵(DNA)을 보호한다. 피부색이 검어지는 것은 멜라닌세포가 멜라닌을 형성하기 때문이다. 따라서 태닝은 각질형성세포(표피)와 섬유모세포(진피)의 DNA가 자외선에 의해 돌연변이가 생기는 것을 막기 위해 멜라닌세포가 멜라닌을 형성하기 때문에 나타난다.
3. **촉각세포**(tactile cell)는 메르켈세포(Merkel cell)라고도 하며, 수가 적고 바닥층의 다른 세포들 사이에 흩어져 있다(13.2a 참조). 촉각세포는 촉각에 민감하고 압력을 받으면 감각신경종말을 자극하는 화학물질을 분비해 물체의 피부접촉 정보를 제공한다.

› 가시층

여러 층으로 된 다각형의 각질형성세포는 **가시층**(극층, stratum spinosum, spiny layer)을 이룬다. 바닥층에 있는 각질형성 줄기세포가 분열할 때마다 그 딸세포 중 하나는 바닥층에서 바깥 표면으로 밀려 올라가고 다른 하나는 바닥층에 남아 줄기세포를 유지한다. 일단 이 새 세포가 가시층으로 올라가면 더 이상 분열하지 않는 완전히 특화된 각질형성세포로 분화한다. 가시층의 각질형성세포들은 이웃세포들과 부착반점(desmosome)이라는 세포 간 결합에 의해 서로 부착된다.

표피조직을 현미경으로 관찰하기 위한 절편제작 과정에서 가시층 세포들의 세포질은 위축된다. 세포뼈대 성분과 부착반점은 온전하게 남아 있기 때문에 위축된 가시층의 각질형성세포들은 마치 작은 고슴도치들이 바짝 붙은 것처럼 보인다. 이 가시 돋은 모습 때문에 가시층이라는 이름이 붙었다.

가시층에는 각질형성세포 외에도 **표피가지세포**(epidermal dendritic cell)라는 네 번째 유형의 세포가 있다(**그림 3.2b**). 표피가지세포는 표피가 감염과 싸우는 것을 돕는 면역세포이다. 이 면역세포는 가시층과 과립층에 많지만 일반 조직 표본으로는 볼 수 없다. 이 세포의 포식작용은 표피의 맨 위층으로 들어온 병원체와 표피 암세포 같은 병원체로부터 몸을 보호하는 면역반응을 담당한다.

› 과립층

과립층(stratum granulosum, *granular layer*)은 가시층 위에 있는 3~5개 층의 각질형성세포로 이루어진다. 이 층 안에서 **각질화**(각화, keratinization)라는 과정이 시작된다. 이 과정에서 각질형성세포에 케라틴 단백질이 가득 차서 세포의 핵과 소기관이 해체되고 세포는 사멸한다. 각질화는 각질형성세포가 표면과 더 가까운 층으로 이동하면 완료된다. 결국 완전히 각질화된 세포는 핵이나 세포소기관이 없어 사멸한다. 그러나 세포는 죽어도 케라틴을 함유하므로 구조적으로 튼튼하다.

› 투명층

투명층(stratum lucidum, *clear layer*)은 과립층 위의 얇고 반투명한 2~3겹의 세포층이다. 투명층은 손바닥과 발바닥의 두꺼운 피부에만 존재한다. 이 층에 있는 세포들은 색이 연하고 특징이 없으며 경계가 불분명하다. 이 층의 각질형성세포는 납작해지고 **엘레이딘**(eleidin)이라는 반투명한 단백질로 채워진다. 엘레이딘은 케라틴이 성숙해지는 과정의 중간물이다. 이 층은 자외선으로부터 피부를 보호한다.

› 각질층

각질층(stratum corneum, *hornlike* layer; *corneus*: 딱딱하고 거친)은 표피의 가장 위층으로 피부를 눈으로 봤을 때, 보이는 층이 바로 각질층이다. 각질층은 죽은 비늘 모양의 서로 맞물린 각질화한 세포층으로 약 20~30층으로 이루어져 있다. 이 죽은 세포들은 핵이 없으므로 **무핵**(anucleate)이라고 하며, 서로 촘촘하게 붙어 있다.

각질화(cornified)한 상피에는 많은 케라틴이 있다. 각질형성세포가 바닥층의 줄기세포에서 형성된 후 다른 층으로 올라가면 구조와 이웃 세포와의 관계가 변하고 결국 각질층에 이르게 되면 표피에서 떨어져 나간다. 각질형성세포가 이동할 때 나타나는 큰 변화는 앞에서 설명한 케라틴의 합성, 핵과 세포소기관의 상실이다. 각질층의 각질형성세포에 남는 것은 두꺼운 형질막 안의 케라틴 단백질이다.

각질형성 세포의 각질층까지의 이동은 발생 후 첫 2주 동안에 일어난다. 죽고 각질화한 세포는 보통 외부에 노출된 각질층으로, 2주 더 남아서 보호막 역할을 하다 떨어져 나간다. 다시 말해 각질형성세포는 처음 생겨난 후 대략 1달 동안 외피에 머무른다.

정상적으로 각질층은 많은 미생물의 성장에 부적합한 두꺼운 표면을 제공한다. 또 외분비샘에서 표피 표면으로 분비되는 몇몇 분비물(예: 땀, 항균단백질인 demicidin 포함)도 표피에서 미생물이 자라는 것을 억제해 보호기능을 돕는다.

› 표피 다양성

표피는 개인별 차이뿐 아니라, 개인에서 부위에 따라서도 다른 특징을 보인다. 표피는 두께, 색, 피부변형에 있어 다양하다.

두꺼운 피부와 얇은 피부　대부분의 신체 부위에서 피부의 두께는 1~2 mm이다. 피부에서 두꺼운 피부와 얇은 피부를 나누는 기준은 전체 피부의 두께보다는 표피층의 수와 표피의 상대적 두께에 따라 나눈다(**그림 3.3**).

두꺼운 피부(thick skin)는 손바닥, 발바닥, 손가락과 발가락 표피에서 발견된다. 두꺼운 피부에는 5개의 표피층이 모두 존재하며 표피의 두께는 0.4~0.6 mm이다. 땀샘은 있지만, 털주머니나 피부기름샘은 없다.

얇은 피부(thin skin)는 몸의 대부분에 해당한다. 얇은 피부에는 투명층이 없고 나머지 4개의 표피층이 존재한다. 얇은 피부에는 털주머니, 기름샘, 땀샘이 있으며, 표피의 두께는 0.075~0.150 mm이다.

어떻게 생각하는가?

1 왜 두꺼운 피부에는 털주머니와 피부기름샘이 없을까? 두꺼운 피부가 존재하는 부위에 털주머니나 피부기름샘이 있으면 그 부위의 피부역할과 어떤 관련이 있을지 생각해 보자.

피부색　정상 피부의 색깔은 혈색소, 멜라닌, 카로틴 색의 조합으로 만들어진 결과이다. **혈색소**(hemoglobin; *haima*: 피)는 적혈구에 존재하는 산소 결합 단백질이다. 혈색소는 산소와 결합하면 밝은 적색을 띠기 때문에 진피의 혈관들도 따라서 붉은빛을 띠며, 피부색이 연한 사람은 이 붉은빛이 더 많이 보인다. 운동을 할 때와 같이 맨 위층의 혈관이 확장되면 (혈관의 지름이 커지면) 붉은빛이 더 잘 나타난다.

통합 INTEGRATE

학습전략 LEARNING STRATEGY

실험실과 강의 재료 통합: 현미경으로 표피층을 관찰할 때 다음 단계를 따르면 표피층의 구분에 도움이 된다.

1. 층이 표면에 더 가까운지, 아래에 있는지를 살핀다. 각질층은 표면을 이루고 바닥층은 표피의 가장 아래에 있다는 사실을 기억한다.
2. 세포의 모양을 살핀다. 바닥층의 각질형성세포는 입방세포 또는 짧은 원주세포로 되어 있다. 가시층에는 다면체 모양의 세포가 있고 투명층과 각질층은 편평세포로 되어 있다.
3. 각질형성세포에 핵이 있는지 살핀다. 세포가 아직 살아 있으면(바닥층, 가시층, 과립층에 있는 세포) 핵을 볼 수 있다. 투명층과 각질층에 있는 각질형성세포는 죽어서 핵이 없다.
4. 해당 세포층이 몇 겹인지 센다. 바닥층에는 세포층이 한 겹뿐이고 각질층에는 20~30겹의 세포층이 있다. 다른 층에는 2~5겹의 각질형성세포 층이 있다.
5. 세포의 세포질에 눈으로 식별할 수 있는 과립이 있는지 살핀다. 만약 각질형성세포에서 보이는 과립이 있으면 과립층이다.

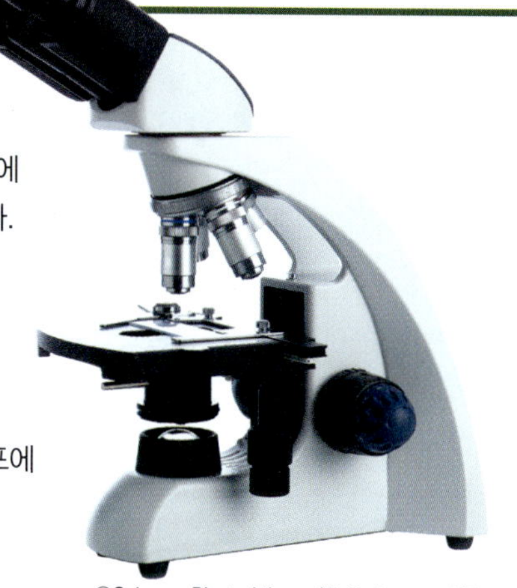

©Science Photo Library/Getty Images RF

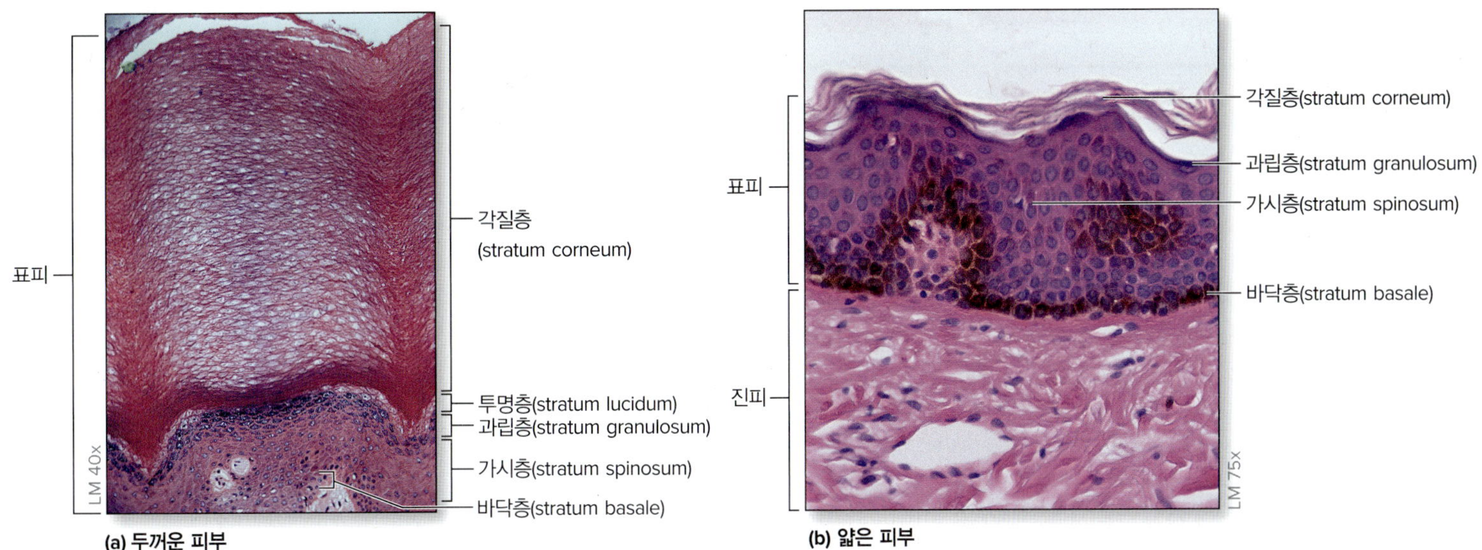

그림 3.3 두꺼운 피부와 얇은 피부. 표피의 중층편평상피는 어느 몸 부위에 있느냐에 따라 두께가 다르다. (a) 두꺼운 피부는 5개 표피층이 모두 존재하는 손바닥과 발바닥에 존재한다. (b) 얇은 피부는 몸의 표면 대부분을 덮으며, 투명층이 없고 4개 표피층만 있다.
[(a, b) Carolina Biological Supply Company/Medical Images]

멜라닌은 앞에서 설명했듯이 멜라닌세포가 만들고 저장하는 색소이며 검은색, 갈색, 황갈색을 띤다. 멜라닌은 바닥층의 멜라닌세포에서 멜라노좀으로 각질형성세포에 전해진다는 점을 기억하자. 각질형성세포가 각질층을 향해 이동하기 때문에 멜라닌세포의 작용이 전체 표피의 색에 영향을 미친다(**그림 3.4**).

피부에 있는 멜라닌의 양은 유전과 빛의 노출량에 따라 달라진다. 모든 사람이 가지고 있는 멜라닌세포의 수는 비슷하다. 그러나 멜라닌세포의 작용과 이 세포들이 만들어 내는 멜라닌의 색은 개인 및 인종에 따라 다르며, 그 결과 사람마다 피부색이 다르다. 피부색이 어두운 사람은 밝은 색의 사람에 비해 멜라닌세포가 만들어 내는 멜라닌의 수가 더 많고 색도 더 진하다. 또 이런 활발한 멜라닌세포는 멜라닌을 과립층과 같이 위쪽에 있는 표피층의 세포에 통합시키는 경향이 있다. 자외선에 대한 노출이 멜라닌세포를 자극해 더 많은 멜라닌을 만들어 내도록 한다는 점을 기억하자.

카로틴(carotene)은 주황색 색소이며 당근, 옥수수, 호박과 같이 주황색 야채에서 얻는다. 정상적으로 카로틴은 각질층의 각질형성세포와 피부밑지방에 축적된다. 체내에서 카로틴은 정상 시각에 중요한 역할(13.4d 참조)을 하는 비타민 A로 변환된다. 비타민 A는 신체의 정상 대사과정에서 형성되는, 잠재적 위험성을 갖는 분자인 자유라디칼(free radical)을 감소시키는 것으로 추정된다. 또한 카로틴은 면역세포의 수를 늘리고 작용을 향상시킬 수 있다.

백색증(Albinism)은 열성 유전되며 멜라닌을 생성하는 데 필요한 효소가 기능을 하지 않는 것이다. 결과적으로 멜라닌세포가 멜라닌을 생성할 수 없다. 백색증이 있는 사람은 전형적으로 흰 머리카락, 창백한 피부, 분홍색 홍채를 가지고 있다.

피부변형 **점**(모반, nevus, mole)은 멜라닌세포가 국소적으로 과잉 성장하는 것으로 해롭지 않다. 그러나 드물게 점은 자외선에 대한 과도한 노출로 인해 악성으로 변할 수 있다. 따라서 악성을 의미하는 변화(**표 3.2** 참조)를 주시해야 한다. **주근깨**(freckle)는 국소적인 멜라닌세포 활성화의 증가(멜라닌세포의 수는 그대로임)로 나타나는 노란색이나 갈색을 띤 점이다. 주근깨 색의 진한 정도는 다양하며, 햇빛에 대한 노출과 유전에 좌우된다.

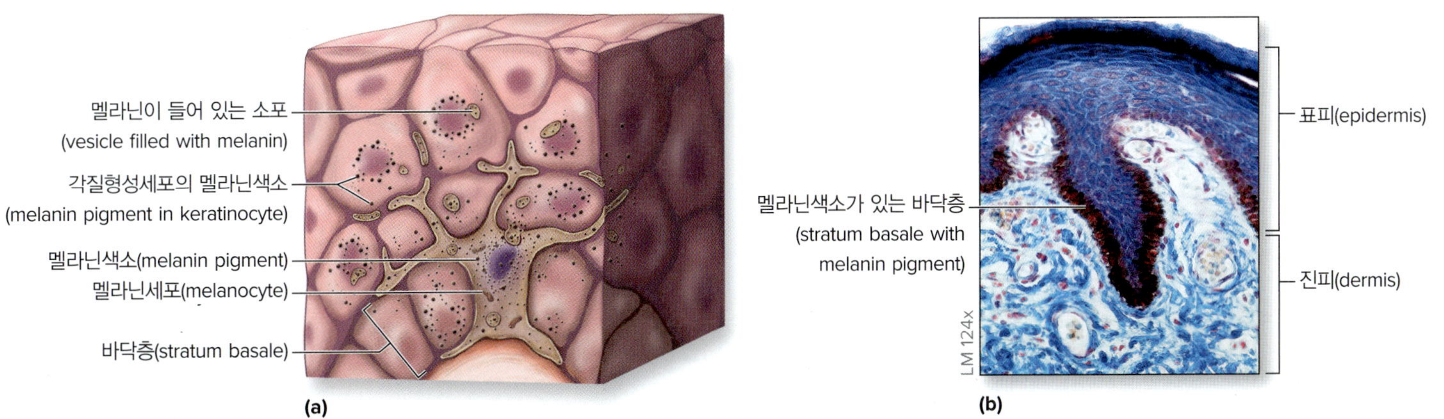

그림 3.4 멜라닌세포의 멜라닌 생성. 멜라닌은 피부에 황갈색, 갈색, 검은색을 형성한다. (a) 멜라닌세포의 소포는 멜라닌색소를 각질형성세포로 운반하며 여기서 핵을 색소가 둘러싼다. (b) 멜라닌은 주로 바닥층 각질세포에 들어 있다. [b) John Burbidge/Science Source]

통합 INTEGRATE

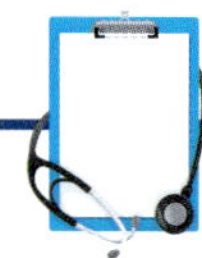

임상적 고찰 3.1 CLINICAL VIEW

자외선, 자외선차단제, 실내 태닝 제품

태양이 만들어 내는 자외선의 종류는 **UVA**(자외선 A), **UVB**(자외선 B), **UVC**(자외선 C)이다. UVA의 파장은 320~400 nm(나노미터), UVB의 파장은 290~320 nm, UVC의 파장은 100~280 nm이다. 가시광선의 파장은 약 400 nm(가장 진한 보라색)부터 시작한다. UVC는 대기 상층에서 흡수되어 지구 표면에 닿지 않지만 UVA와 UVB는 지구 표면에 도달해 사람의 피부색에 영향을 미친다. 흔히 UVA는 "살갗을 그을리게 하는 빛", UVB는 "화상을 입게 하는 빛"이라고 한다. 많은 태닝숍에서는 UVA만을 쓰기 때문에 안전하다고 주장한다.

그러나 UVA도 화상을 유발할 수 있으며 면역계통을 억제한다. UVA와 UVB 모두 피부암을 유발하는 것으로 여겨진다. 따라서 건강한 선탠이란 결코 없다. **자외선차단제**(sunscreen)는 UVA와 UVB를 흡수하거나 차단하는 성분을 함유한 로션이다. 자외선차단제는 피부색이 밝은 사람뿐만 아니라 어두운 사람의 피부도 보호할 수 있지만 반드시 올바른 방법으로 사용해야 한다.

첫째, 자외선차단제는 노출된 피부 전체에 발라야 하며 물이 묻거나 땀이 나면 다시 발라야 한다. 둘째, 자외선차단제의 자외선 차단지수(sun protection factor, SPF)는 충분히 높아야 한다. SPF는 광스펙트럼 노출 실험을 통해 매기는 숫자이다. 자외선차단제를 바른 피부에 붉은 기를 유발하는 데 필요한 빛의 양을, 자외선차단제를 바르지 않은 피부에 붉은 기를 유발하는 데 필요한 빛의 양으로 나눈 숫자가 SPF이다. 예를 들어 SPF가 15인 자외선차단제는 이 자외선차단제를 바르지 않았을 때 10분 만에 햇볕으로 화상을 입은 사람의 경우, 화상이 시작되는 시점을 150분으로 늦춘다. 그러나 아무리 자외선차단제라 하더라도 해로운 햇볕으로부터 피부를 완벽하게 보호해 주지는 못한다.

실내 태닝 제품(sunless tanner)은 자외선 노출 없이 햇볕에 그을린 구릿빛 피부를 만들어 준다. 가장 효과적인 제품들은 **디히드록시아세톤**(dihydroxyacetone, DHA)을 유효성분으로 함유하고 있다. 이 제품들을 표피에 바르면 DHA가 세포 속의 아미노산과 상호작용하여 어두운 갈색을 만들어 낸다. 피부 가장 위의 표피세포만 영향을 받으므로 색 변화는 일시적이며 약 5~7일간 지속된다. 다른 화학성분을 함유한 제품들이 있지만, 효과적으로 보이지는 않는다.

실내 태닝 제품에는 자외선차단제가 포함되어 있지 않고 자외선으로부터 피부를 보호하는 멜라닌이 없어 효과가 없다. 따라서 실내 태닝 제품을 사용하는 사람도 피부 보호를 위해 자외선차단제를 사용해야 한다.

혈관종(hemangioma)은 혈관이 증식해 양성 종양을 만들어서 피부가 변색되는 기형종이다. **모세혈관종**(capillary hemangioma)은 딸기혈관종(strawberry-colored birthmark)이라고도 하며, 밝은 빨간색에서 어두운 보라색 사이의 색을 띤 혹이 출생시 나타났다가 어릴 때 사라진다. 그러나 성인이 되어 발생할 수도 있다. **해면혈관종**(cavernous hemangioma)은 포도주색 반점(port-winestain)이라고도 하며, 진피의 큰 혈관에서 발생해 평생 지속될 수 있다.

피부능선(friction ridge)은 다른 형태의 피부변형이다. 이 능선들은 작은 원뿔에서 복잡한 아치나 소용돌이에 이르기까지 다양한 모양으로 나타난다. 피부능선은 손가락(지문), 손바닥, 발바닥, 발가락에서 관찰된다(**그림 3.5**). 이 능선들은 진피와 외피의 큰 주름과 골짜기로 이루어진다. 이 능선이 접촉 부위의 마찰을 증가시키기 때문에 우리는 손으로 물건을 꽉 쥘 수 있으며 맨발로 걸어도 발이 미끄러지지 않는다. 일부 연구자들은 피부능선이 피부에 유연성을 부여해 피부가 손상받지 않고도 형태가 변화할 수 있다고도 주장한다. 능선의 땀 구멍이 땀을 분비하면 손가락이 닿은 부분에 지문이 선명하게 남을 수 있다. 피부능선은 사람마다 다르기 때문에 능선의 흔적으로 사람을 식별할 수 있다.

무엇을 배웠는가?

1. 장미를 다듬다가 가시에 손바닥의 모든 표피층이 찔렸다. 찔린 표피층을 위에서부터 순서대로 열거하라.
2. 각질화 과정을 간단히 설명하라. 어디서 일어나는가? 왜 중요한가?
3. 혈색소는 피부색에 어떤 영향을 미치는가?
4. 피부능선은 어떤 기능을 하는가?

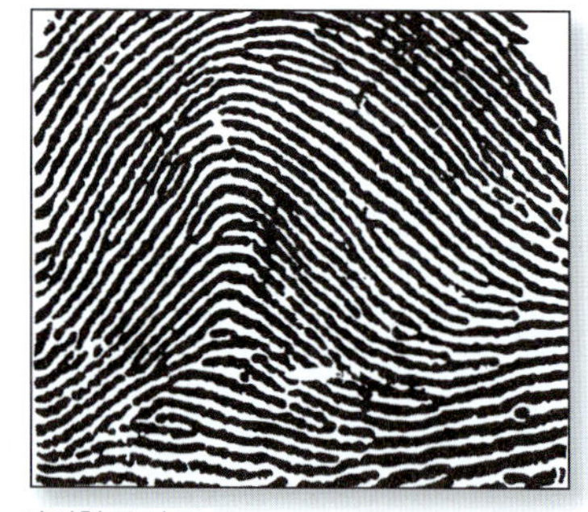

아치형(궁상문)

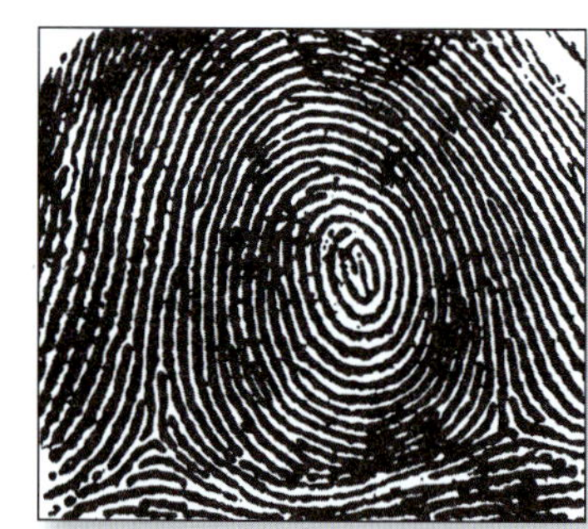

고리형(제상문)

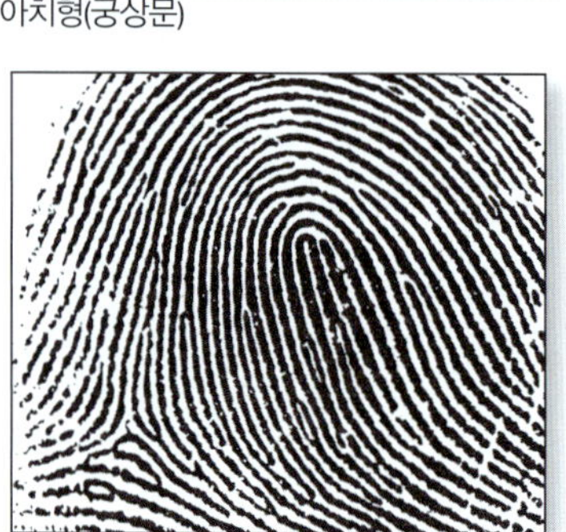

소용돌이형(와상문)

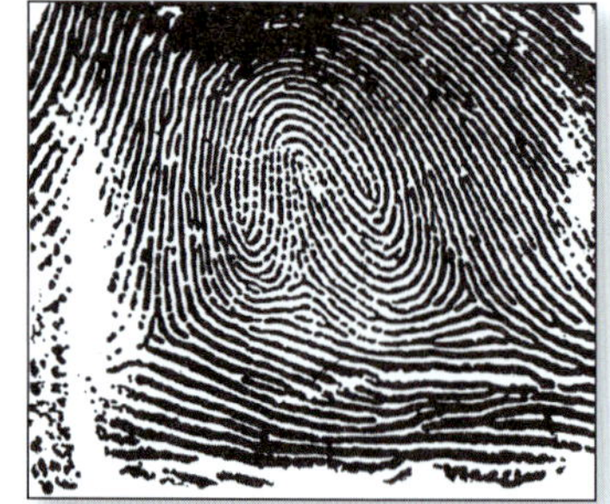

혼합형(혼상문)

그림 3.5 두꺼운 피부의 피부능선. 손바닥 지문(장문), 발가락 지문을 이룬다. 여기서 지문의 기본적인 네 가지 양상을 나타냈다.

3.1b 진피

학습목표

4. 진피의 두 층이 가진 특징을 파악한다.
5. 분할선의 중요성을 설명한다.
6. 피부 진피의 혈관이 체온조절에 어떤 기능을 하는지 서술한다.

진피(dermis)는 표피 아래에 있으며 두께는 0.5~3.0 mm이다. 진피층은 고유결합조직으로 이루어져 있으며, 주로 콜라겐섬유를 함유하고 있으나 탄력섬유와 그물섬유도 존재한다. 더욱이 최근 연구자들은 진피에서 가지세포라는 운동세포를 발견했다. 이 세포는 표피에서 면역기능을 하는 표피가지세포와 비슷하나 다만 진피에 있다는 점이 다르다. 진피의 다른 구성요소로는 혈관, 땀샘, 기름샘, 털주머니, 손발톱뿌리, 감각신경종말, 털세움근이 있다. 진피는 크게 위쪽에 있는 유두층과 아래쪽에 있는 그물층으로 구분할 수 있다(**그림 3.6**).

진피의 유두층

유두층(papillary layer)은 진피의 위쪽 부분으로, 표피에 직접 닿아 있다. 성긴결합조직으로 이루어져 있으며, 유두층이라는 이름은 **진피유두**(dermal papillae; *papilla*: 젖꼭지)라는 진피의 돌기에서 유래했다. 진피유두는 표피 하부의 돌기인 **표피융기**(epidermal ridge)와 서로 맞물린다. 표피융기와 진피유두는 두 층 사이의 접촉면적을 넓히며 두 층이 계란판 두 개가 위아래로 놓인 것처럼 서로 맞물려 있다.

각 진피유두에는 표피세포에 영양을 공급하는 모세혈관이 있다. 또 진피유두에는 촉각수용체로 작용하는 감각신경종말이 있다(**그림 3.1**). 이 수용체들은 표피 표면의 접촉을 끊임없이 감지한다. 촉각수용체에 대해서는 13.2a절에서 자세히 다룬다.

진피의 그물층

그물층(망상층, reticular layer)은 진피의 아래쪽을 차지하는 주된 부분으로 유두층과 피부밑층 사이에 걸쳐 있다. 그물층은 주로 치밀불규칙결합조직으로 이루어졌으며 큰 콜라겐섬유 다발이 모든 방향으로 뻗어 있다. 이 섬유들은 그물 모양으로 서로 엮여 털주머니, 기름샘과 땀샘, 신경, 혈관과 같은 표피의 기관을 둘러싼다. 'reticular'라는 말은 '그물망'이라는 뜻이며 이 콜라겐섬유가 만들어 낸 그물을 가리킨다. 여기서 말하는 그물층은 그물결합조직과는 다르다는 것에 주의해야 한다.

분할선과 튼살

특정 신체 부위에서 피부의 콜라겐섬유와 탄력섬유 대부분은 평행한 다발 형태로 존재한다. 진피의 섬유다발이 가지런한 것은 반복적인 움직임으로 인해 한 방향으로 계속 힘이 가해진 결과이다. 이 섬유다발의 기능은 가해지는 힘에 저항하는 것이다. 피부에 있는 **분할선**(line of cleavage, tension line)은 콜라겐섬유 다발의 주된 방향을 나타낸다(**그림 3.7**). 분할선은 임상적으로나 외과적으로 중요하다. 분할선에 직각

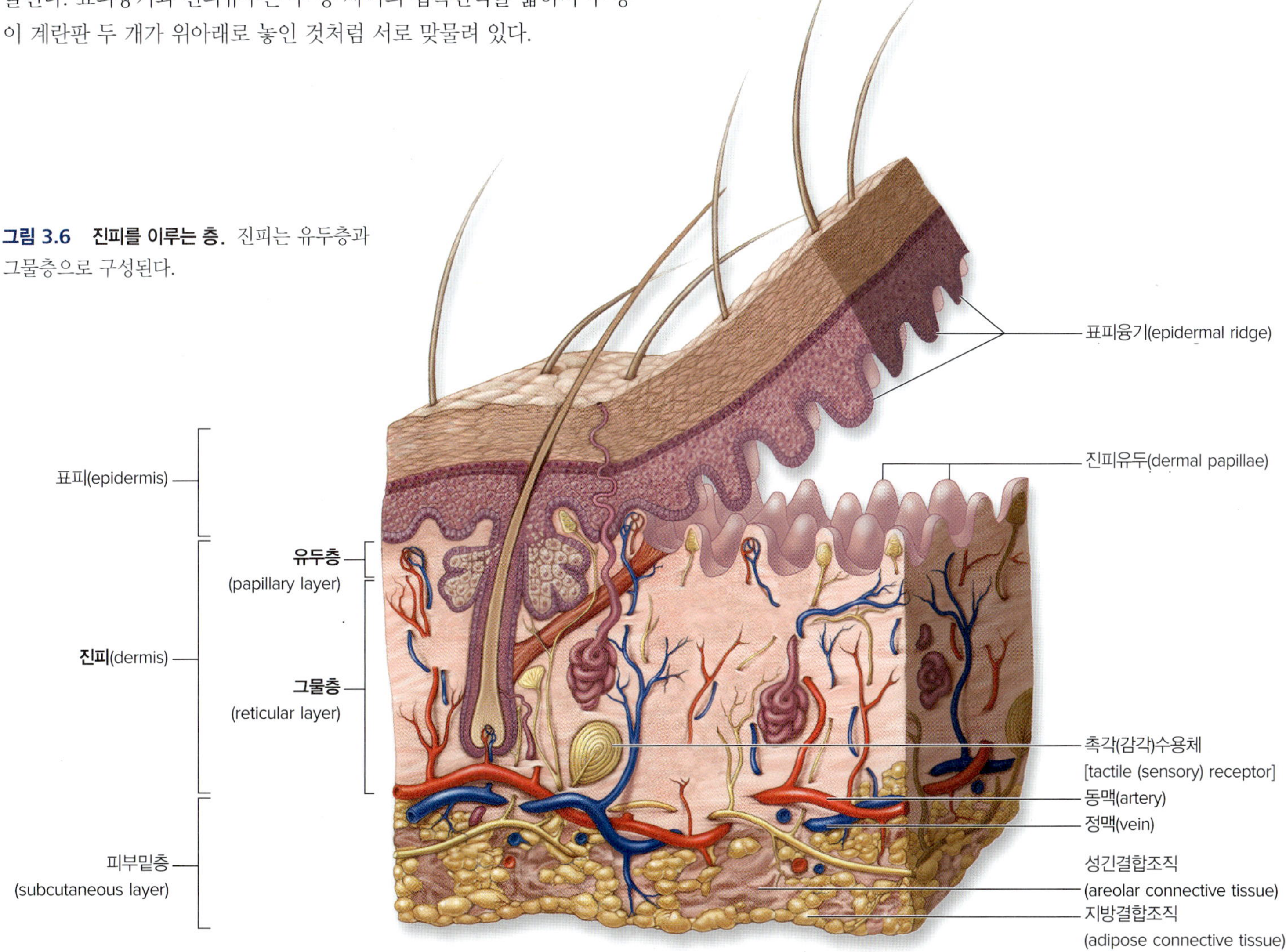

그림 3.6 진피를 이루는 층. 진피는 유두층과 그물층으로 구성된다.

이 되는 방향으로 절개하면 끊어진 탄력섬유가 움츠러들면서 절개 부위가 벌어져서 이 경우는 보통 낫는 속도가 느려지고 흉터가 커진다. 반대로, 분할선과 평행한 방향으로 절개하면 절개 부위가 벌어지지 않는다. 따라서 외과 시술은 분할선을 고려해서 계획해야 상처가 빨리 낫고 흉터가 남지 않는다.

콜라겐섬유와 탄력섬유는 함께 피부에서 나타나는 물리적 특징에 관여한다. 콜라겐섬유가 피부에 장력을 부여하는 반면, 탄력섬유는 일상 활동에서 진피가 늘어났다가 되돌아 갈 수 있게 해 준다. 과도한 체중 증가나 임신의 경우는 피부가 탄성의 범위를 초과해 늘어날 수 있다. 피부가 과도하게 늘어나면 콜라겐섬유 중 일부가 찢어져서 **튼살** (stria; *stria*: 고랑)이 생길 수 있다. 자외선에 대한 노출과 노화는 진피의 유연성과 두께를 감소시켜 피부의 늘어짐이나 주름을 유발한다.

무엇을 배웠는가?

5. 진피의 유두층과 그물층에 있는 조직의 유형과 구조를 비교하고 차이점을 기술하라.
6. 피부의 분할선은 무엇을 가리키는가? 분할선은 의학적으로 왜 중요한가?

통합 INTEGRATE

임상적 고찰 3.2 CLINICAL VIEW

문신

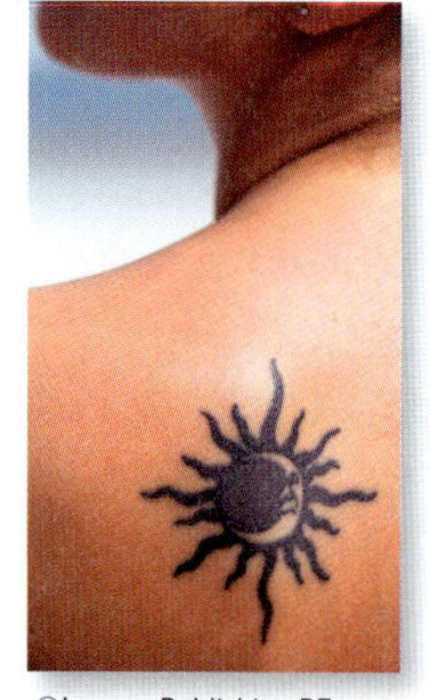

©Ingram Publishing RF

문신(tattoo)은 염료를 진피에 주입함으로써 외피에 영구적인 그림을 남기는 것이다. 진피에서는 세포가 빨리 교체되지 않으므로, 이 부위에 주입된 염료는 오랫동안 남아 있다. 염료 알갱이는 가지세포가 소화하기에 너무 크기 때문에 흉터조직에 둘러싸여 영구적으로 진피층의 일부가 된다. 문신을 완전히 제거하기는 일반적으로 불가능하며 어느 정도의 흉터는 남을 수 있다. 예전에는 문신을 제거하기 위해 절제(문신 도려내기), 박피(문신 갈아 없애기), 냉동수술(문신이 있는 피부를 얼린 후 제거하기)과 같은 방법을 사용했었다. 지금은 문신의 색소를 분해하기 위해 경우에 따라 레이저를 사용하기도 한다. 문신 제거가 쉬운 새로운 문신 물감도 개발되었다.

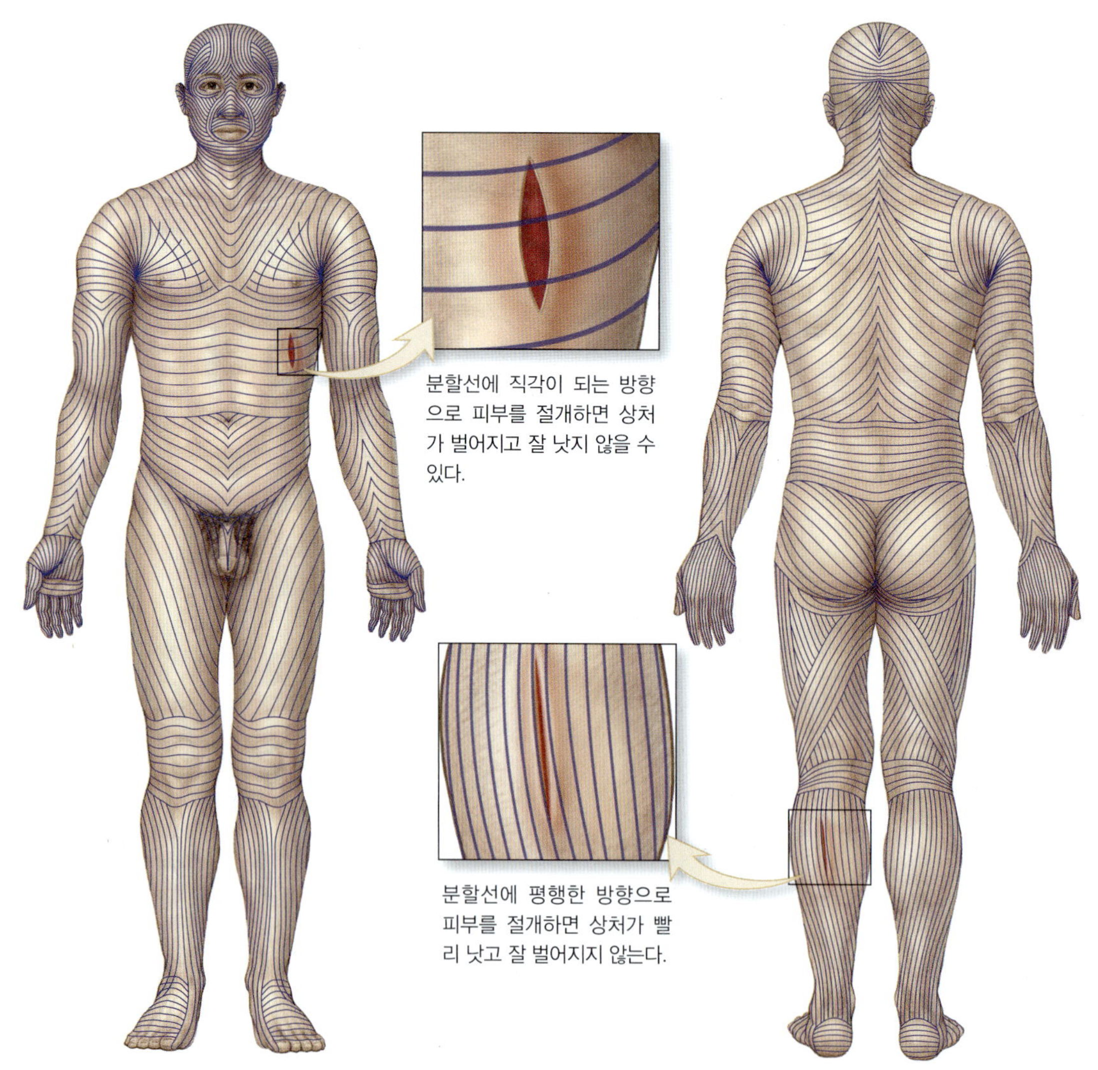

그림 3.7 **분할선.** 분할선은 피부를 분할하고 진피의 그물층에 있는 콜라겐섬유의 주된 방향을 나타낸다.

3.1c 피부밑층

학습목표

7. 피부밑층의 기능을 열거한다.

피부 아래에는 **피부밑층**(피하층, subcutaneous layer)이 있는데, 이를 피부밑조직(피하조직, hypodermis) 또는 얕은근막(천근막, superficial fascia)이라고도 한다. 피부의 일부로 간주하지는 않는다. 피부밑층은 성긴결합조직과 지방결합조직으로 이루어진다(**그림 3.1** 참조).

몸의 몇몇 부위에서는 지방결합조직이 주를 이루며 이 경우 피부밑층을 **피부밑지방**(피하지방, subcutaneous fat)이라고 한다. 진피의 그물층에 있는 결합조직은 피부밑층의 결합조직과 광범위하게 얽혀서 피부의 위치를 안정시키고 피부를 그 아래의 구조와 결합시킨다. 피부밑층은 몸을 감싸고 보호하며 에너지를 저장하고 단열 기능을 한다. 피부밑층에 있는 광범위한 혈관망은 신속한 흡수를 촉진하기 때문에 약물을 피부밑층에 주사하는 경우가 많다. 정상적으로 피부밑층은 남성보다 여성이 더 두껍고 그 분포도 남녀가 다르다. 성인 남성의 피부밑지방은 주로 목, 위팔, 배, 허리, 궁둥이에 축적되고 성인 여성의 피부밑지방은 주로 가슴, 궁둥이, 엉덩이, 넓적다리에 축적된다.

표 3.1은 외피층과 피부밑층을 정리한 것이다.

무엇을 배웠는가?

7 피부밑층을 이루는 조직의 유형은 무엇인가?

표 3.1 외피층과 피부밑층

층	구체적인 층	설명
피부: 표피		
각질층(stratum corneum) 투명층(stratum lucidum) 과립층(stratum granulosum) 가시층(stratum spinosum) 바닥층(stratum basale)	각질층	표피에서 가장 위에 있는 층; 죽어 있고 납작하며 핵이 없고 케라틴으로 채워진 20~30겹의 각질형성세포층
	투명층	핵이 없고 죽어 있는 2~3겹의 세포층; 두꺼운 피부에서만 관찰됨(예: 손바닥, 발바닥)
	과립층	세포질 속에 뚜렷한 입자가 있는 3~5겹의 각질형성세포층; 이 층에서 각질화가 시작됨
	가시층	부착반점으로 서로 결합한 여러 겹의 각질형성세포층; 표피가지세포가 존재
	바닥층	가장 밑에 있는, 바닥막에 결합한 한 겹의 입방세포 또는 짧은 원주세포층; 여기서 유사분열이 이루어짐; 각질형성세포, 멜라닌세포, 촉각세포 함유
피부: 진피		
유두층(papillary layer) 그물층(reticular layer)	유두층	진피의 위층; 성긴결합조직으로 이루어짐; 진피유두 형성
	그물층	진피의 아래층; 치밀불규칙결합조직이 털주머니, 피부기름샘과 땀샘, 신경, 혈관을 둘러쌈
피부밑층		
	없음	피부로 간주되지 않음; 진피 아래에 있음; 성긴결합조직과 지방결합조직으로 이루어짐

통합 INTEGRATE

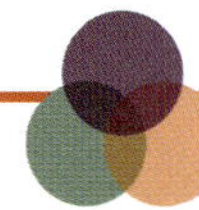

개념 연결
CONCEPT CONNECTION

피부계통은 거의 모든 신체계통을 보호한다:
- 피부는 몸으로 들어오는 병원균과 독소들에 대한 제1방어선을 제공한다.
- 피부는 체액의 손실을 방지하는 데 도움이 되며, 따라서 심혈관계통이 혈액량을 유지하도록 돕는다.
- 근육운동으로 열이 발생하면(7.1a절 참조) 외피계통은 발한과 혈관확장을 통해 여분의 열을 방출하게 돕는다.
- 피부는 신경계통에 풍부한 감각정보를 제공한다(13.2a 참조).
- 피부는 칼슘 항상성에 필요한 비타민 D의 합성을 할 수 있다(4.6a 참조).
- 수지상세포들은 면역반응을 시작하는 면역계통의 구성요소이다.
- 코안의 털은 마신 공기를 여과해 호흡계통을 돕는다(19.2a 참조).
- 외피계통과 비뇨계통은 모두 질소성 노폐물을 배출한다(20.1 참조).

3.1d 피부의 기능

학습목표

8. 피부가 신체를 보호하고 수분 손실을 방지하는 방법을 열거한다.

9. 피부가 칼슘 및 인의 사용에 관여하는 것을 설명한다.

10. 분비와 흡수에서 피부의 역할을 설명한다.

11. 피부에 있는 면역세포들을 구분하고 그 작용을 설명한다.

12. 피부가 어떻게 몸을 식히거나 따뜻하게 유지하는 것을 돕는지 설명한다.

13. 피부의 감각수용체에서 감지되는 감각들을 나열한다.

피부는 보호기능을 제공하고 수분손실 방지를 돕고, 대사조절에 관여한다. 표피와 진피는 함께 물질들을 분비하고 흡수하며, 둘 다 면역기능을 한다. 이 기능들에 대해 자세히 살펴보자.

보호

표피는 부상과 외상으로부터 몸 전체를 보호하는 물리적 장벽의 역할을 한다. 유해한 화학물질, 독소, 미생물 및 과도한 열 또는 추위로부터 보호한다. 피부는 또한 더 깊은 층의 조직을 태양복사, 특히 자외선으로부터 보호한다. 태양에 노출되면, 멜라닌세포가 더 활동적이 되고 더 많은 멜라닌을 생성하여 피부를 어둡게 만든다. 심지어 일광 화상을 입더라도 더 깊은 조직들(근육 및 내부 장기)은 영향을 받지 않는다.

수분손실과 수분증가 방지

표피는 방수가 되지만 완전한 방수는 아니다. 땀이 나면 피부를 통해 언제나 약간의 수분은 손실된다. 더 많은 수분은 천천히 체액이 표피에 침투한 다음 주변 공기로 증발시키는 과정을 통해 손실된다. 심한 화상을 입은 환자를 치료할 때 피부의 수분손실을 막는 데 피부가 얼마나 중요한지를 잘 알 수 있다. 주요한 위험 중 하나가 탈수인데, 보호하는 피부장벽이 없다면 훨씬 더 많은 양의 체액이 몸에서 빠져 나가기 때문이다. 피부는 또한 수분증가를 막는 데 도움을 준다. 만약 피부가 방수되지 않는다면 목욕할 때마다 피부가 물을 흡수해 스펀지같이 부풀어 오를 것이다!

대사조절

비타민 D_3(vitamin D_3)는 **콜레칼시페롤**(cholecalciferol)이라고도 하며, 자외선에 노출되었을 때 각질형성세포에 의해 스테로이드 전구물질로부터 합성된다. 그 후 비타민 D_3는 혈액으로 방출되어 간으로 이동하고, 또 다른 중간 분자(칼시디올, calcidiol)로 전환된 다음 콩팥으로 이동해 칼시트리올(calcitriol)로 전환된다. 칼시트리올은 비타민 D의 활성 형태로 호르몬으로 간주된다(4.6a 참조). 칼시트리올은 작은창자에서 혈액의 칼슘과 인산염 흡수를 증가시켜 섭취한 음식에서 더 많은 양의 칼슘이 흡수되게 한다. 따라서 비타민 D_3의 합성은 혈중 칼슘과 인산염 수치를 조절하는 데 중요하다. 하루에 10~15분 정도의 직사광선만으로도 하루에 필요한 비타민 D를 제공할 수 있다.

피부는 또한 다른 형태의 대사조절에도 관여한다. 일부 화합물을 피부에서 사용할 수 있게 약간 다른 형태로 전환할 수 있다. 예를 들면, 도포용 코르티코스테로이드(예: 하이드로 코르티손)를 피부에 바르면, 코르티코스테로이드 약물이 각질형성세포로 들어가서 염증과 가려움증을 멈추기 위해 사용된다(코르티코스테로이드에 대한 더 자세한 내용은 14.9a 참조).

어떻게 생각하는가?

2 산업혁명 기간 동안 도시의 많은 아동이 야외에서 거의 시간을 보내지 않고 대부분의 시간을 공장에서 일하면서 보내자 구루병(ricket)이 증가하였다. 구루병은 비타민 D가 부족하여 발생하는 뼈 질환이다. 피부기능에 대한 지식을 바탕으로 생각해 볼 때, 왜 이 아동들이 구루병에 걸렸을까?

› 분비와 흡수

피부는 땀을 흘리는 동안 몸에서 물질이 배출되는 분비기능을 한다. 땀은 몸에서 과도한 열을 방출하기 위해 발생한다. 땀은 피부 표면에 노폐물을 분비하므로 때때로 '번거롭게' 느껴진다는 것에 주목해 보자. 땀에서 분비되는 물질로는 물, 염분 및 요소(아미노산 분해의 질소 노폐물)가 있다(20.6e 참조). 분비되는 물, 염분 및 요소의 양은 피부에 의해 조절될 수 있으며, 그렇게 함으로써 피부는 몸의 전해질 수준을 바꿔준다. 따라서 피부는 전해질 항상성에도 역할을 한다. 기름샘에서 배출되는 피지는 표피와 모발을 매끄럽게 하고, 피부의 방수처리에 도움을 준다.

피부는 피임 패치의 에스트로겐이나 니코틴 패치의 니코틴과 같은 특정 화학물질 및 약물을 흡수할 수 있다. 일부 물질은 통과할 수 있는 반면 다른 물질은 효과적으로 차단되기 때문에 피부는 **선택적 투과성**을 한다고 할 수 있다. 오일 또는 지용성 운반체에 용해되는 약물들은 피부에 붙이는 접착 패치를 사용하여 **경피투여**(transdermal administration)로 투여할 수 있다. 이 방식으로 투여되는 약물들은 표피를 천천히 통과해 진피의 혈관으로 흡수된다. 경피패치는 상대적으로 약물이 장기간에 걸쳐 혈액에 천천히 지속적으로 흡수되게 하므로 특히 유용하다. 표피를 통한 약물 확산을 위해서는 패치의 약물 농도를 상대적으로 더 높게 만들어야 한다.

› 면역기능

3.1a절에서 표피가지세포로 불리는 가시층의 작은 면역세포 집단을 알아보았다. 이 세포들은 피부에 침투한 병원균에 대한 면역반응을 시작하는 데 중요한 역할을 한다. 이 세포들은 또한 진피가지세포들과 함께 표피 암세포에 대한 공격도 한다.

› 체온조절

1.6b절에서 체온조절에 대해 이미 학습하였다. 체온은 진피의 광대한 모세혈관 네트워크와 땀샘에 영향을 받는다. 진피의 혈관은 체온과 혈압조절에 중요한 역할을 한다. **혈관수축**(vasosonstriction)은 혈관의 속공간이 좁아지는 것으로, 혈관으로 운반되는 혈액이 상대적으로 줄어든다는 것을 뜻한다. 이런 진피의 혈관을 통해 흐르는 혈액이 줄어들기 때문에 상대적으로 더 많은 혈액이 피부 아래의 더 깊은 혈관들을 통해 운반된다. 이 순기능은 몸의 말단부를 떠나 더 깊은 중심구조로 혈액을 곁순환시키는 효과를 준다. 진피 혈관에서 혈관수축은 열을 보존하기 위해 발생한다. 이것이 추운 날씨에 야외에 나가면 피부가 더 창백해 보이는 이유이다. 또한, 털세움근(arrector pili, 모낭에 부착된 작은 평활근)은 열생성을 위해 수축하도록 자극된다.

반대로 진피 혈관의 **혈관확장**(vasodilation)은 혈관의 속공간이 증가해 상대적으로 더 많은 혈액을 혈관으로 운반한다는 것이다. 진피의 혈관은 혈관을 확장해 더 많은 혈액이 몸 표면에 가깝도록 운반한다. 이 순기능은 몸 말단부로 혈액이 흐르고 더 깊은 중심구조로부터 더 멀어지도록 곁순환시키는 효과를 낸다. 진피 혈관의 혈관확장은 과도한 열을 방출하기 위한 것이다. 진피로부터 추가된 이 혈류는 피부가 더 붉은색/ 분홍빛 색조를 띠게 한다. 이 추가 혈류는 운동할 때 평소보다 더 얼굴이 붉어지는 것을 잘 설명해 준다. 추운 날의 얼굴이 평소보다 더 창백해지는 것을 생각해 보라. 추운 곳에서 들어오면 몸이 따뜻한 온도에 적응하면서 얼굴이 붉어지기도 한다.

› 감각수용체

피부의 진피에는 신경섬유가 광범위하게 분포하는 **신경분포**(innervation)가 있다. 피부의 감각신경섬유들(감각수용체)은 진피와 표피 모두에서 자극을 감별한다. 예를 들면, **촉각세포**(또는 메르켈세포)는 미세한 접촉이나 압력에 의해 변형되면, 특정 감각신경종말을 자극하는 크고 특화된 상피세포이다. 사실, 피부에 작용하는 외부의 많은 자극을 감지, 구별 및 해석하기 위해 피부에는 7가지 주요 유형의 감각수용체가 있다(13.2a절 참조). 또한, 운동신경섬유는 피부를 통해 혈관에서의 샘분비와 혈류를 조절하도록 확장되었다.

그림 3.8 피부의 해부학이 이런 다양한 기능을 어떻게 지원하는지를 설명한다.

(a) 표피의 기능

보호

표피의 층들은 유해 화학물질, 독소, 미생물, 과도한 더위와 추위로부터 몸을 보호한다. 또 피부에서는 멜라닌세포가 자극을 받아 멜라닌을 만들어 냄으로써 그 아래에 있는 조직을 보호한다.

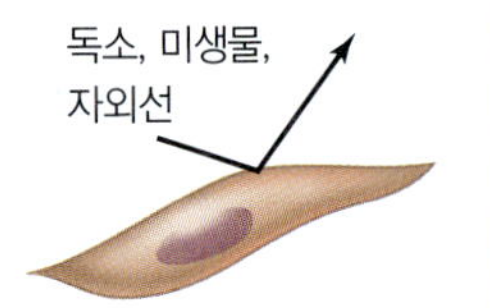

수분손실 방지

표피는 방수 작용을 하여 물이 피부를 쉽게 빠져나가지 못하도록 한다.

대사 조절

각질형성세포는 자외선에 노출되면 비타민 D_3와 멜라닌세포를 만들어 내며, 멜라닌세포는 자극을 받아 멜라닌을 생성함으로써 피부색을 어둡게 한다.

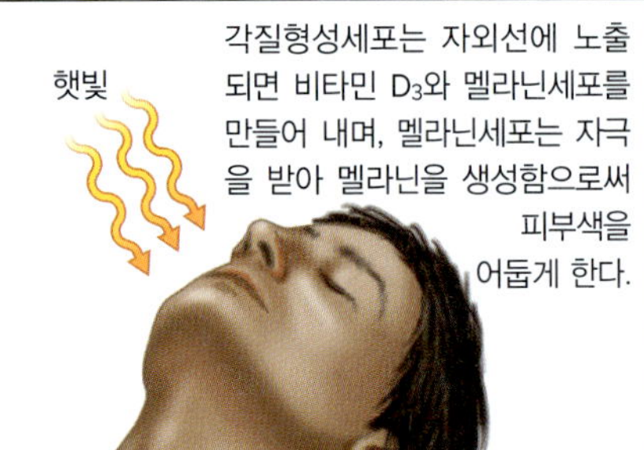

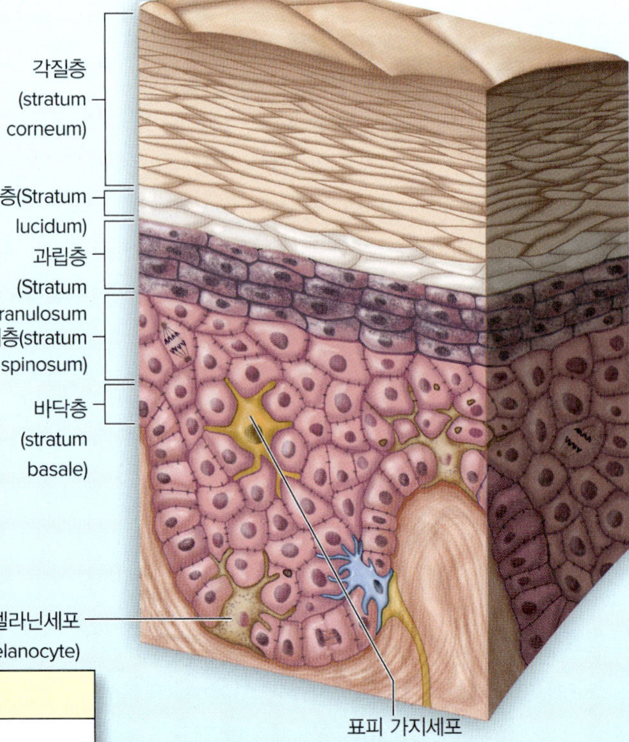

분비와 흡수

진피 구조를 통해 분비되는 물질(피부기름, 나트륨, 물, 요소)은 표피 표면으로 방출된다. 피부는 일부 물질(예: 니코틴이나 에스트로겐 패치와 같은 특정 약물)을 통과시키고 나머지를 차단하므로 선택적 투과성이 있다.

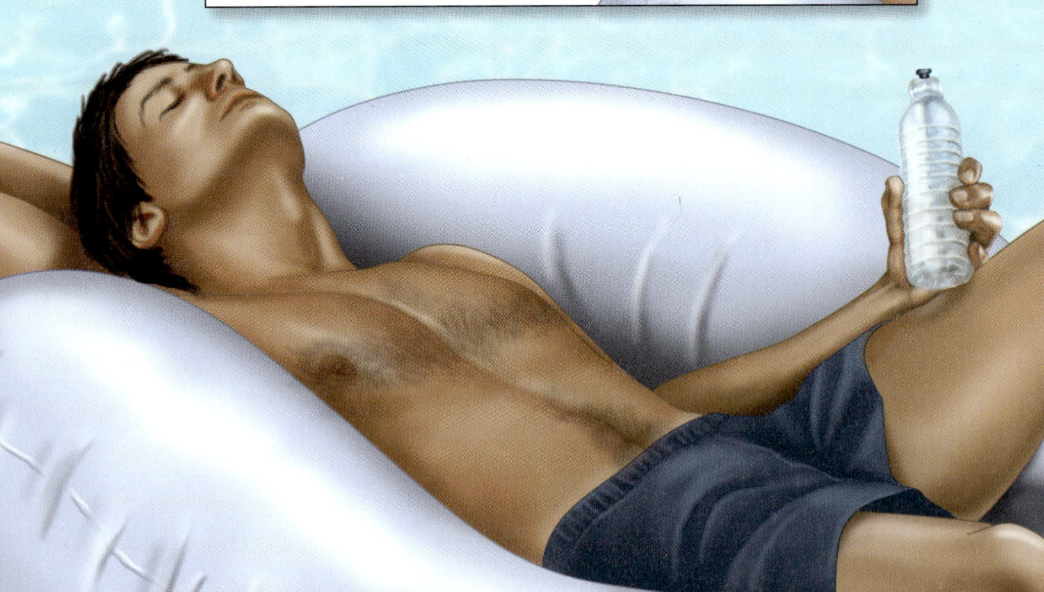

면역 기능

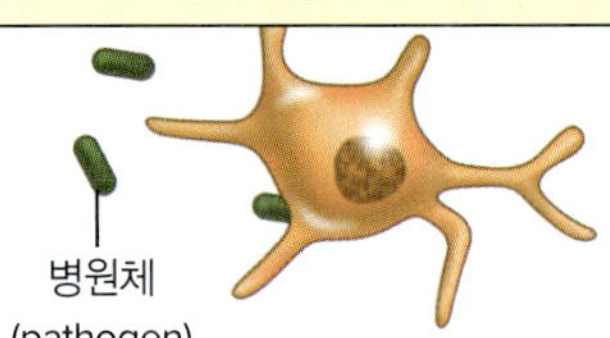

표피 가지세포는 병원체를 포식하고 파괴하며, 면역계통에 병원체의 존재를 알리고, 면역반응을 개시한다(진피에도 가지세포가 있다).

통합 개념 개관

그림 3.8 외피의 형태가 기능에 미치는 영향.

(a) 표피는 여러 겹의 각질화한 상피세포로 이루어져 있어 보호와 수분손실 방지에 적합하다. 또 분비와 흡수, 대사 조절, 면역에도 기여한다.

(b) 진피는 혈관이 풍부한 결합조직으로 이루어져 있으며, 체온 조절, 분비, 흡수, 감각수용에 기여한다.

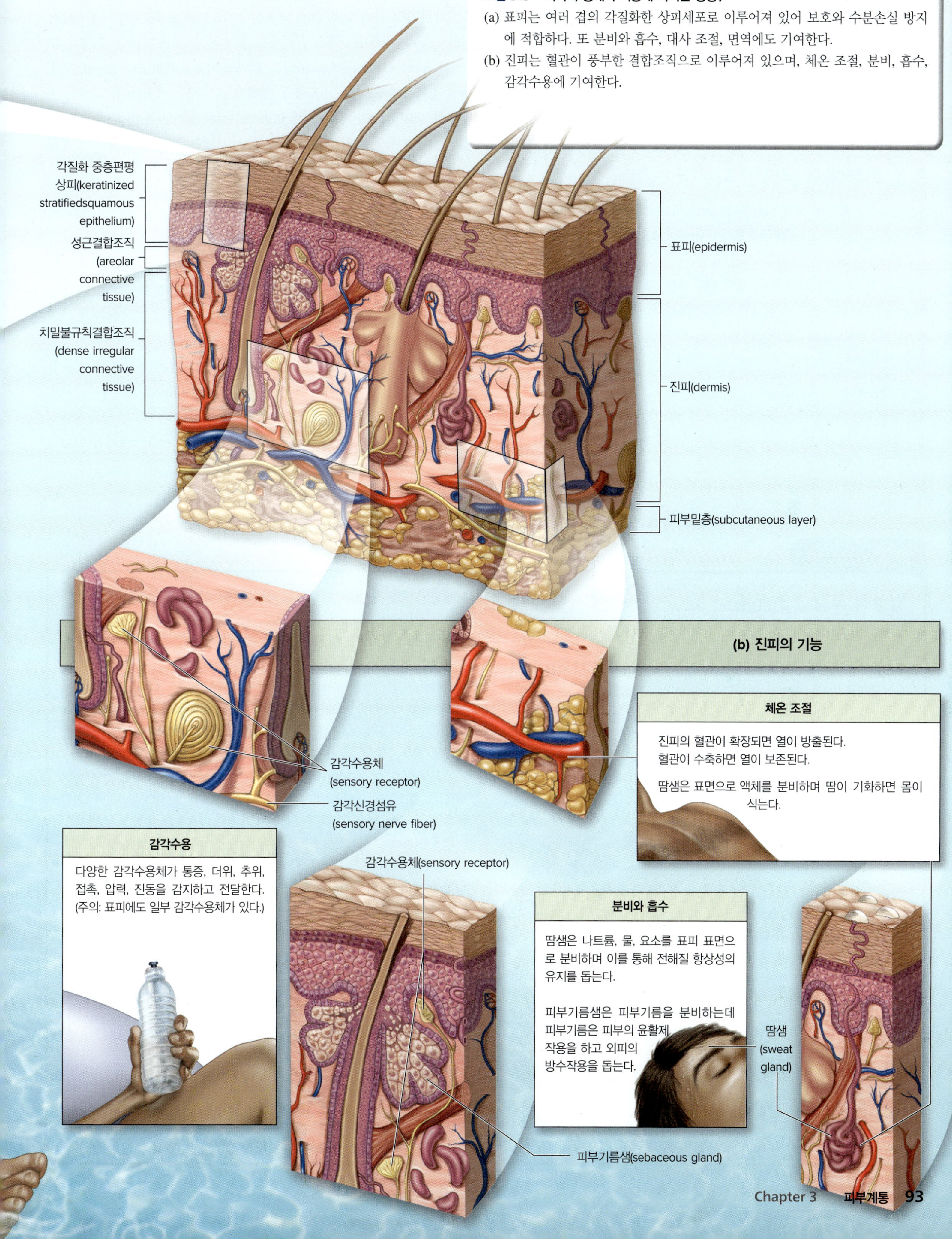

각질화 중층편평상피(keratinized stratifiedsquamous epithelium)
성근결합조직(areolar connective tissue)
치밀불규칙결합조직(dense irregular connective tissue)
표피(epidermis)
진피(dermis)
피부밑층(subcutaneous layer)

(b) 진피의 기능

감각수용체(sensory receptor)
감각신경섬유(sensory nerve fiber)

체온 조절

진피의 혈관이 확장되면 열이 방출된다. 혈관이 수축하면 열이 보존된다.

땀샘은 표면으로 액체를 분비하며 땀이 기화하면 몸이 식는다.

감각수용

다양한 감각수용체가 통증, 더위, 추위, 접촉, 압력, 진동을 감지하고 전달한다. (주의: 표피에도 일부 감각수용체가 있다.)

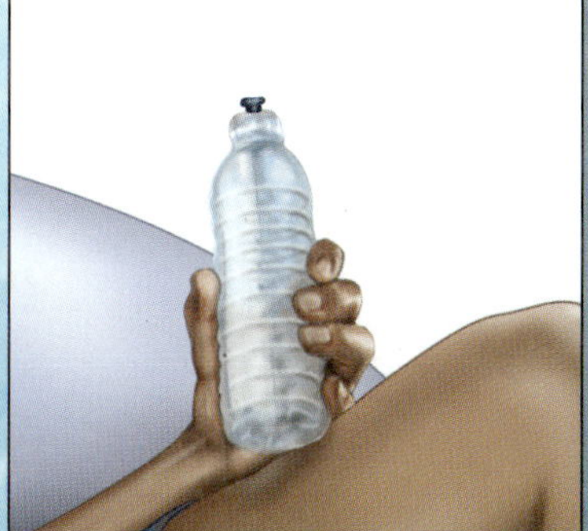

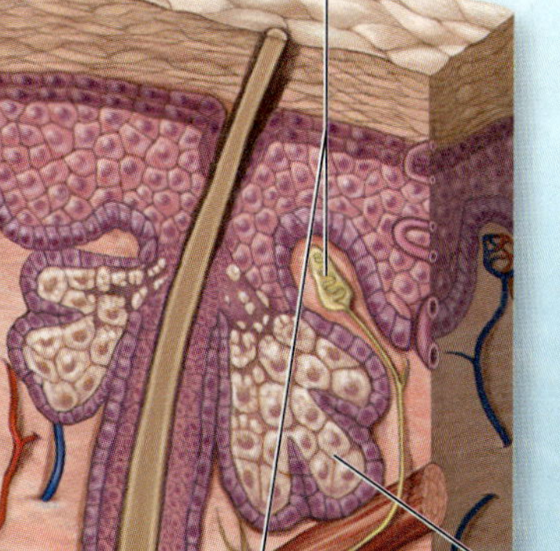

분비와 흡수

땀샘은 나트륨, 물, 요소를 표피 표면으로 분비하며 이를 통해 전해질 항상성의 유지를 돕는다.

피부기름샘은 피부기름을 분비하는데 피부기름은 피부의 윤활제 작용을 하고 외피의 방수작용을 돕는다.

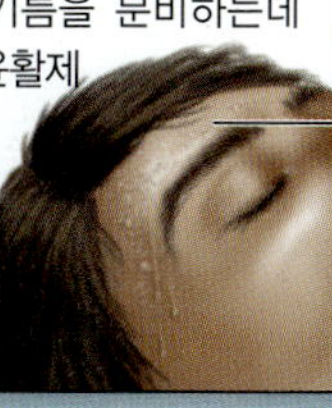

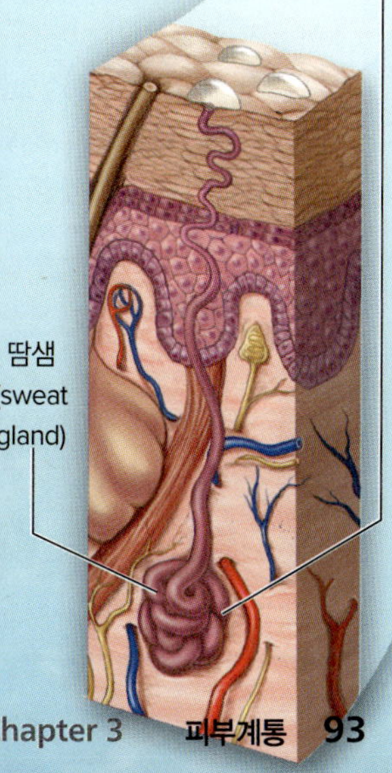

무엇을 배웠는가?

8 피부는 어떻게 비타민 D를 생산하는가?
9 피부는 완전한 방수가 되는가? 이에 대해 설명하라.
10 피부는 과도한 열을 발산하는 몇 가지 방법은 무엇인가?

3.2 피부에서 유래한 피부부속물

손발톱, 털, 피부의 외분비샘은 모두 표피의 상피에서 유래한 것이다. 이 구조들을 피부의 **표피부속물**(epidermal derivative) 또는 표피부속기라고 한다. 표피부속물은 배아 발달기에 표피의 일부로 진피에서 발달한다. 털과 손발톱은 모두 각질화해 죽은 상피세포로 이루어지지만, 외분비샘은 살아 있는 상피세포로 이루어진다.

3.2a 손발톱

학습목표

14. 손발톱의 기능에 대해 서술한다.
15. 손발톱의 주요 구성요소를 열거한다.

손발톱은 손톱과 발톱의 등쪽 끝부분에서 표피의 각질층이 비늘과 같이 변형되어 생겨난다. 손발톱은 뛰거나 발로 차거나 물건을 잡을 때 손가락과 발가락의 먼쪽 끝을 보호한다. 손톱은 물건을 집는 것을 도와준다.

손톱에는 가장 바깥쪽에 있는 흰색의 **자유모서리**(free edge), 분홍색인 **손톱몸통**(조체, nail body), 그리고 피부에 심어진 몸쪽 부위인 **손톱뿌리**(nail root)가 있다(**그림 3.9**). 이 부분들은 **손톱판**(nail plate)을 형성한다. 손톱몸통은 **손톱바닥**(nail bed)이라는 표피층을 덮으며 손톱바닥은 표피의 아랫부분에 있는 살아 있는 세포층만을 함유한다.

손톱몸통은 손톱 아래 모세혈관의 혈류 흐름 때문에 대부분 분홍색을 띤다. 자유모서리 아래는 모세혈관이 없어 흰색을 띤다. 손톱뿌리와 손톱몸통의 몸쪽 끝에서 손톱바닥이 두꺼워져서 **손톱바탕질**(조갑기질, nail matrix)을 형성한다. 이 부분이 손톱에서 계속 자라나는 곳이다. 손톱반달(lunula; *luna*: 달)은 손톱몸통의 몸쪽 끝에서 흰 초승달 모양으로 보이는 부분이다. 두꺼운 바닥층이 아래의 모세혈관을 가려서 흰색으로 보인다.

손톱의 가쪽과 몸쪽 가장자리에서 손톱을 덮는 피부주름을 **손톱주름**(nail fold)이라고 한다. **손톱위허물**[eponychium; *epi*: 사이, *onyx*: 손(발)톱]은 **큐티클**(cuticle)이라고도 하며, 손톱성곽의 가장자리에서 손톱몸통을 향해 뻗어 나온 표피의 좁은 띠이다. **손톱아래허물**(손톱끝밑소피, hyponychium)은 자유모서리 아래에 있는 두꺼워진 상피 부분이다.

통합 INTEGRATE

임상적 고찰 3.3 CLINICAL VIEW

손발톱 이상

손발톱의 형태, 구조, 외양의 변형은 임상적으로 중요하다. 이 변화는 전신 대사에 영향을 미치는 질병의 존재를 의미할 수 있다. 손발톱의 상태는 그 사람의 전반적인 건강의 표지자가 될 수 있다. 손발톱에 발생하는 이상은 다양하다.

취약손(발)톱(brittle nail)은 손(발)톱이 세로로 쪼개지고 손(발)톱판에서 자유모서리가 떨어져 나가기 쉬운 상태이다. 물이나 가정용 화학물질에 과도하게 노출되면 발생할 수 있다. 손(발)톱을 건조하지 않게 유지하면서 물이나 화학물질에 과도하게 노출되지 않도록 하면 완화될 수 있다.

내성손(발)톱(ingrown nail)은 손(발)톱의 가장자리가 주변 피부를 파고드는 것이다. 해당 부위에서 발생한 통증과 염증이 주된 특징이다. 내성발톱을 치료하지 않고 내버려 두면 감염을 유발할 수 있다. 내성발톱은 신발이 너무 꽉 끼거나 발톱을 잘못 깎을 경우 발생할 수 있다.

손(발)톱곰팡이병(손발톱 진균증, onychomycosis; *onych*: 손발톱, *mykes*: 곰팡이, *osis*: 상태)은 지속적으로 따뜻하고 습한 상태에 노출된 손(발)톱이 곰팡이에 감염되는 것이다. 손(발)톱 밑에서 곰팡이가 자라기 시작해 손(발)톱이 누렇게 변색되고 두꺼워지며 취약해지고 끝이 갈라진다. 곰팡이 감염은 손(발)톱을 영구적으로 손상시킬 수 있으며, 감염이 확산될 위험이 있다. 곰팡이 감염을 완전히 없애려면 경구용 약물을 장기간(최소 6~12주, 경우에 따라 1년) 복용해야 한다.

황색손(발)톱증후군(yellow nail syndrome)은 손발톱의 성장과 두꺼워지는 것이 느려지거나 완전히 멈추는 것이다. 손(발)톱이 느리게 자라고 노랗거나, 경우에 따라 초록색도 띤다. 황색손발톱증후군은 흔히 만성 기관지염과 같은 호흡기질환의 부가 징후일 수도 있지만, 언제나 그런 것은 아니다.

숟가락손(발)톱(spoon nail, koilonychia; *koilos*: 속이 빈, *onych*: 손발톱)은 손(발)톱이 바깥쪽이 아닌 안쪽으로 휘어지는 기형이다. 철분 결핍의 징후인 경우가 많으며 철분 결핍을 치료하면 숟가락손(발)톱도 낫는다.

보우선(Beau's line)은 손(발)톱에 생기는 가로선으로 손(발)톱의 성장이 일시적으로 저해된 시점에 형성된 부분에서 나타난다. 손(발)톱 부상이나 심한 질병에 의해서도 발생한다. 또 만성 영양실조를 겪는 사람에서 나타날 수도 있다.

손(발)톱 수직고랑(vertical ridging)은 흔하며, 심각한 의학적 문제를 가리키는 것은 아니다. 나이가 들면서 수직고랑은 점점 더 자주 나타난다.

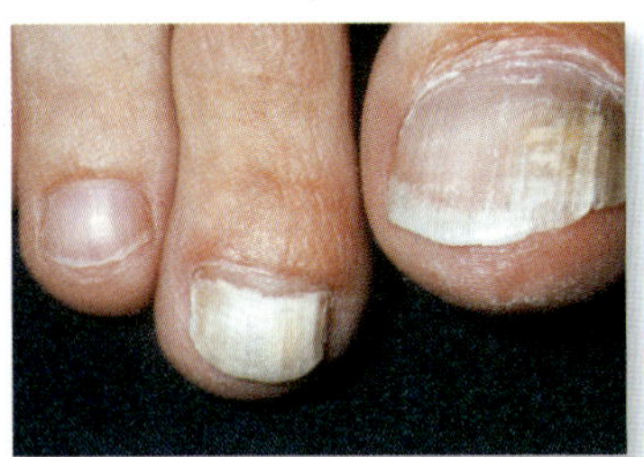
손발톱곰팡이병(onychomycosis)

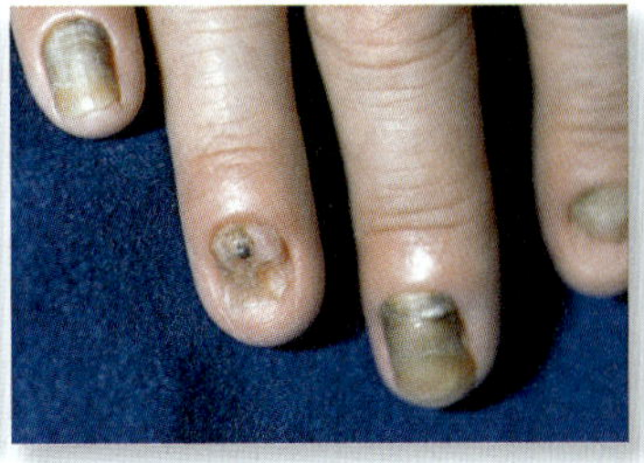
황색손발톱증후군(yellow nail syndrome)

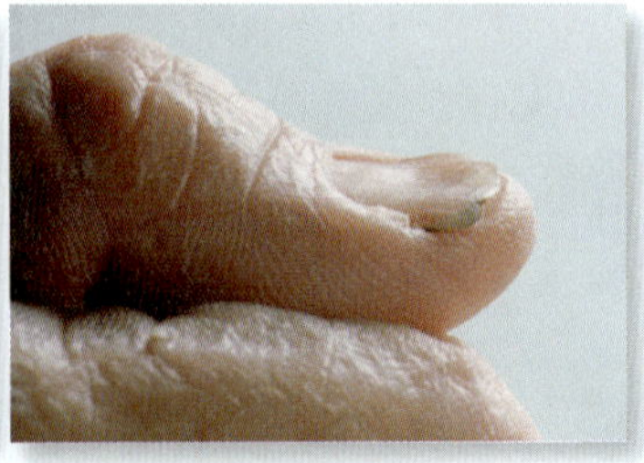
숟가락손(발)톱(spoon nail)

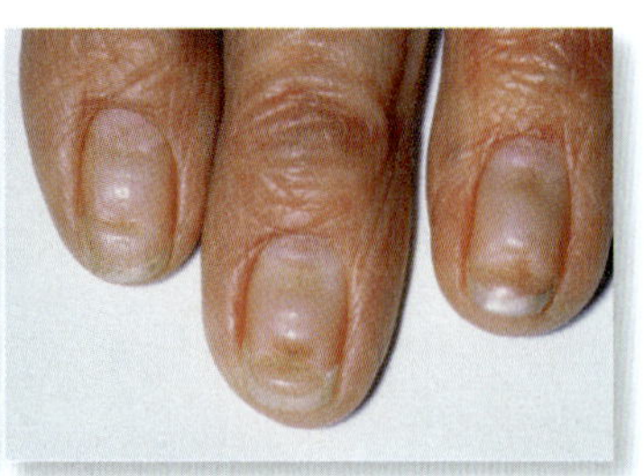
보우 선(Beau's line)

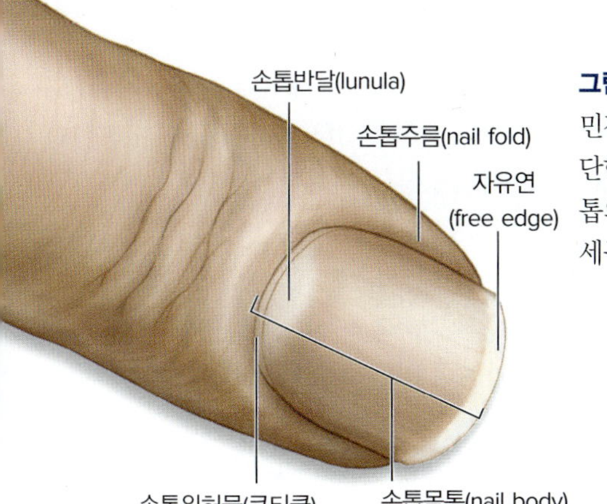

그림 3.9 손톱의 구조. 손톱은 민감한 손가락 끝을 보호하는 단단한 각질층 부속물이다. (a) 손톱의 위모습, (b) 손톱의 내부 상세구조를 보여주는 시상면.

무엇을 배웠는가?

11 손발톱위허물과 손발톱끝아래허물은 어떻게 다른가?

3.2b 털

학습목표

16. 털과 털주머니의 구조에 대해 서술한다.

17. 털의 기능을 열거한다.

털(hair)은 손바닥, 손가락 바닥, 발바닥과 발가락의 바닥과 가쪽, 발가락, 입술, 외부 성기의 일부를 제외하고 몸의 거의 모든 부분에 존재한다. 털의 정상 구조, 털과 피부의 관계를 **그림 3.10**에 나타냈다.

› 털의 유형과 분포

털(hair, pilus) 한 가닥은 가는 실처럼 생겼다. 털은 진피 깊이 뻗어 있는 털주머니에서 자라는 각질화한 세포로 이루어진다. 털주머니는 그 아래의 피부밑층까지 내려가는 경우도 많다. 털의 밀도는 주로 털의 구성과 색소의 차이에 따라 달라진다.

사람의 몸에서는 평생 동안 세 종류의 털이 자라는데, 바로 배냇솜털, 솜털, 종말털이다. **배냇솜털**(lanugo)은 가늘고 색소가 없으며 부드러운 털로, 출생 전 마지막 3개월 쯤에 처음 나타난다. 출생시 대부분의 배냇솜털은 비슷하게 가늘고 색소가 없거나 옅은 **솜털**(vellus; *vellus*: 양털)로 대체된다. 솜털은 사람에서 주가 되는 털이며 팔다리에 있다. **종말털**(성숙털, terminal hair)은 대개 솜털보다 굵고 색소가 있으며 길다. 머리카락, 눈썹, 속눈썹이 여기 해당한다. 사춘기에 겨드랑이와 두덩부의 솜털은 종말털로 바뀌며, 남성의 얼굴에서 수염으로 자란다.

› 털의 구조와 털주머니

털은 길이를 따라 털망울, 털뿌리, 털줄기의 세 부분으로 나눌 수 있다. **털망울**(hair bulb)은 상피세포로 이루어졌으며, 진피에서 유래한 털이 자라는 바닥에서 전구처럼 부풀려 있다. 털망울의 바닥에서 상피가 **털유두**(hair papilla)를 둘러싸는데, 털유두는 작은 혈관과 신경이 있는 소량의 결합조직으로 되어 있다. 털뿌리(모근, hair root)는 털망울에서 피부 표면까지 걸쳐 있는 털의 부분이고, 털줄기(hair shaft)는 피부 표면에서 바깥으로 나와 있는 털의 부분이다. 털망울은 살아 있는 상피세포인 반면, 털뿌리와 털줄기는 죽은 상피세포로 되어 있다.

털은 **털바탕질**(hair matrix) 안에서 일어나는 특수한 유형의 각질화를 통해 만들어진다. 털바탕질은 털망울 안의 털유두 바로 옆에 있는 구조이다. 털바탕질 중심 근처의 상피세포들은 분열해 새로운 세포들을 만들고 이 세포들이 점차 표면으로 밀려 올라간다. **속질**(수질, medulla)은 모든 털 종류에 있는 것은 아니지만, 털바탕질 중심부의 부드러운 잔여물이다. 속질에는 느슨하게 배열된 세포와 빈 공간이 있으며 유연하고 부드러운 케라틴을 함유하고 있다. 자라는 털의 바깥 표면에는 여러 겹의 편평세포들이 비교적 단단한 **겉질**(피질, cortex)을 이룬다. 겉질을 둘러싼 한 겹의 세포층이 털을 싸는 **큐티클**(cuticle)이 된다. 털주머니(모낭, hair follicle)는 털뿌리를 둘러싸는 비스듬한 대롱 모양이다. 털주머니는 항상 진피를 향해 뻗어 나가며 피부밑층까지 이를 때도 있다.

털주머니 벽의 세포는 두 겹의 동심원 층을 이룬다: 그 바깥층은 **결합조직 뿌리집**(connective tissue root sheath)이고, 안쪽층은 표피에서 유래한 **상피조직 뿌리집**(epithelial tissue root sheath)이다(**그림 3.10b**). 털주머니에서 진피유두로 이어진 가느다란 띠 모양 민무늬근들을 모두 **털세움근**(arrector pili m.)이라고 한다. 털세움근에 대한 자극은 보통 공포나 분노와 같은 감정 상태, 또는 추위에 대한 결과이다. 털세움근이 자극을 받아 수축하면 털주머니를 잡아당겨 털을 세우는 '소름(goose bumps)'이 생긴다.

› 털의 기능

몸 표면에 분포한 수백만 가닥의 털은 다음과 같은 중요한 기능을 한다.

- **보호.** 머리털은 햇볕과 부상에서 두피를 보호한다. 콧구멍 안의 털은 입자를 걸러 호흡계통 속으로 들어가지 못하게 하는 반면, 바깥귀길의 털은 벌레와 외부 입자로부터 귀를 보호한다. 속눈썹은 눈을 보호한다.
- **열 보존.** 머리털은 두피의 열이 공기 중으로 전도되어 손실되는 것을 막는다. 두피에 머리털이 없는 사람은 머리숱이 많은 사람에 비해 두피의 열을 훨씬 더 많이 방출한다.
- **감각수용.** 털은 가벼운 접촉을 감지하는 촉각수용체(root hair plexuses)와 관련이 있다(13.2a절 참조).
- **시각적 구분.** 털은 나이와 성별을 가늠하고 개인을 식별할 수 있는 중요한 특징이다.

› 털색깔

털색깔은 털유두 가까이 있는 털바탕질에서 멜라닌이 합성된 결과이다. 다양한 털색깔은 유전적으로 결정된 멜라닌 구조의 차이에 의한 결과이다. 또한, 환경과 호르몬도 털색깔에 영향을 줄 수 있다. 사람이 나이를 먹으면 색소가 덜 생성되어 털의 색깔이 연해진다. 회색털은 털주머니의 멜라닌 생성의 점진적 감소에 의한 결과이다. 즉, 흰 털은 멜라닌 생성이 완전히 멈추면 발생한다.

› 털의 성장과 교체

머리털(모발)은 성장기, 퇴행기, 휴지기의 3단계 성장주기를 거친다.

1. **성장기**(anagen phase)는 털망울의 살아 있는 세포들이 빠르게 성장, 분열 및 머리털로 변하는 성장의 활성화 단계이다. 이는 성장주기에서 가장 긴 부분이며 머리카락의 특정 몸 부위(예: 두피, 눈썹) 및 개인의 유전적 특징에 따라 약 18개월~7년까지 지속된다. 성장기 동안 머리카락 한 가닥은 하루 약 1/3 mm씩 자라며, 이는 한 달에 0.5~1.0 cm에 해당한다. 정상 두피에서는 털주머니의 80~95%가 성장기에 있다.
2. **퇴행기**(catagen phase)는 세포분열이 멈추고 털주머니가 퇴화되는 짧은 퇴행기간이다. 이 짧은 단계는 약 3~4주 동안 지속된다.
3. **휴지기**(telogen phase)는 휴식기이며 일반적으로 머리카락이 빠지는 단계이다. 휴지기의 3~4개월이 지나면, 털망울의 세포들이 다시 자라기 시작하고, 털주머니는 성장기로 다시 들어간다.

털의 성장속도와 성장주기는 다양하다. 그러나 두피에서는 정상에서 하루 10~100가닥의 머리털이 빠진다. 매일 100가닥이 넘는 머리털이 계속 빠지는 것은 건강 문제인 경우가 많다. 때로 약물 노출, 식이, 방사선, 고열, 스트레스 중 하나 이상의 이유로 털이 일시적으로 빠질 수

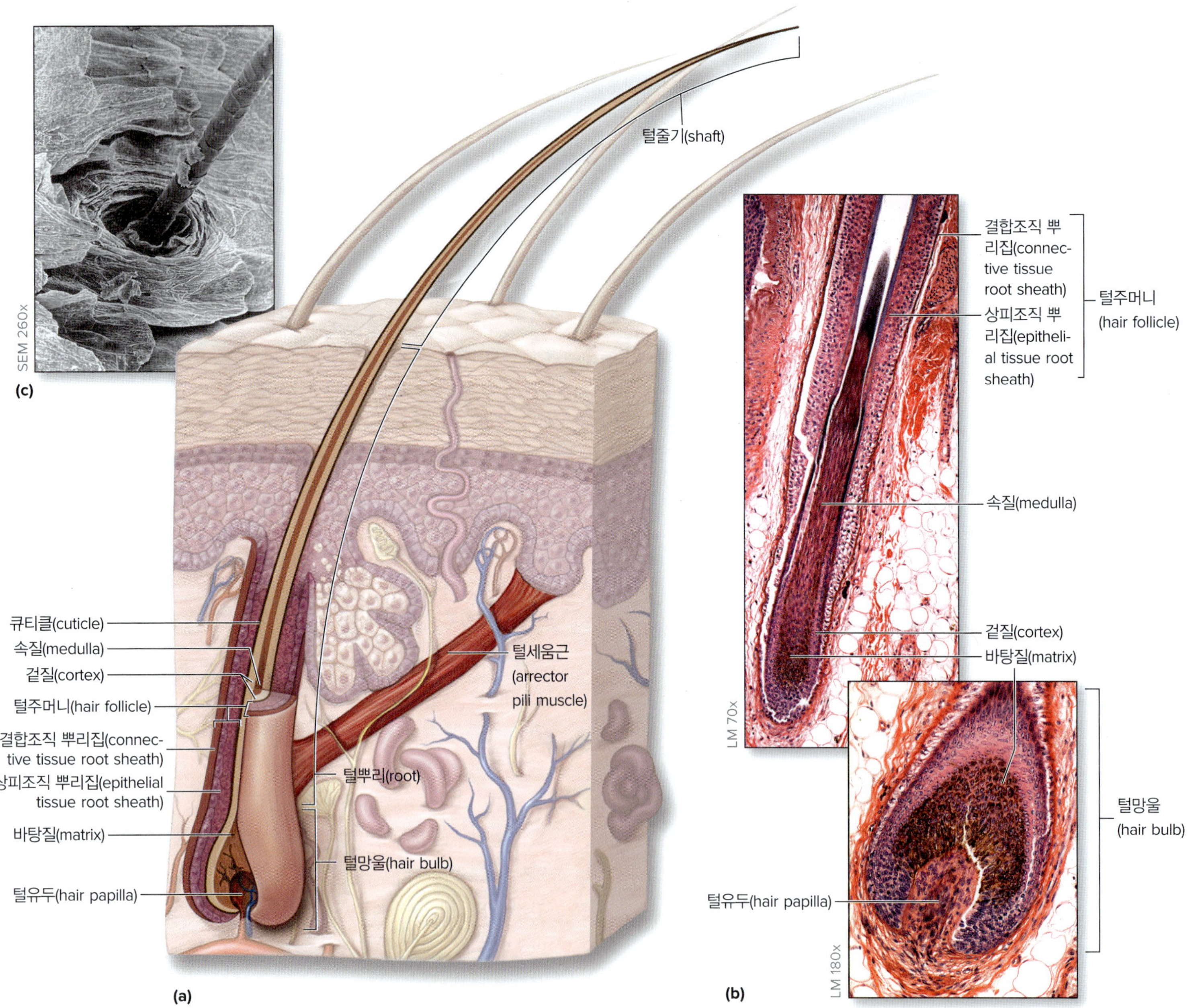

그림 3.10 털. 털은 상피세포의 파생물이다. (a) 털은 표피에서 진피로 들어간 털주머니에서 자란다. (b) 털주머니의 현미경 사진이다. (c) 털주머니에서 털이 나오는 전자현미경(SEM) 사진이다. [(b) McGraw-Hill Education/Al Telser; (c) SPL/Science Source]

있다. **원형탈모**(alopecia areata, spot baldness)는 두피나 몸에서 원형 탈모반이 발생하는 것으로 남녀 모두에게 발생할 수 있다. 원형탈모증은 신체가 선별된 털주머니를 이물질로 착각해 공격하는 자가면역질환이다. **확산성 탈모**(diffuse hair loss)는 두피의 모든 부분에서 털이 빠지는 것이다. 이는 여성이 호르몬, 약물, 철분 결핍으로 인해 주로 겪는다.

남성에서는 균일하지 않고 두피의 정수리 부분만 먼저 탈모가 유발되는 **남성형 대머리**(male pattern baldness)가 발생한다. 이는 유전과 호르몬의 영향이 합쳐진 결과이다. 관련 유전자에는 2개의 대립형질이 있는데, 하나는 고른 털의 성장을 담당하고 하나는 대머리를 담당한다. 남성의 경우 대머리 대립 형질이 우세하며, 고농도의 테스토스테론에 노출되었을 때만 대머리가 발현된다. 테스토스테론은 두피의 종말털을 가느다란 솜털로 교체한다. 이 현상은 머리 꼭대기에서 시작해 양옆으로 내려온다. 여성의 경우는 대머리 형질이 열성이다.

정상에서 종말털이 없어야 하는 몸 부위에 과도한 남성형 털이 나는 것을 **다모증**(hirsutism; *hirsutus*: 얽히고설킨)이라고 한다. 이 모발 성장은 전형적으로 얼굴, 가슴, 등에서 발생하며, 남녀 모두에 영향을 미칠 수 있다. 다모증은 안드로겐이라는 남성호르몬 과잉에 의해 발생하는데, 질병(예, 다낭성난소증후군) 혹은 안드로겐을 증가시키는 약물(예: 임상적 고찰 7.8 "불법 단백동화 스테로이드 사용" 참조)에 의한 것이 가장 흔하다.

무엇을 배웠는가?

12 털의 세 부분은 무엇인가?

13 털은 어떻게 보호와 열 보존 기능을 수행하는가?

3.2c 피부의 외분비샘

학습목표

18. 땀샘의 두 가지 유형을 구분한다.

19. 기름샘의 기능을 설명한다.

20. 두 가지 다른 변형된 피부샘을 말한다.

피부에는 다양한 유형의 외분비샘이 있다. 가장 흔한 두 가지 유형은 **땀샘**(한선, sweat gland, sudoriferous gland)과 **기름샘**(피지선, sebaceous gland)이다(**그림 3.11**).

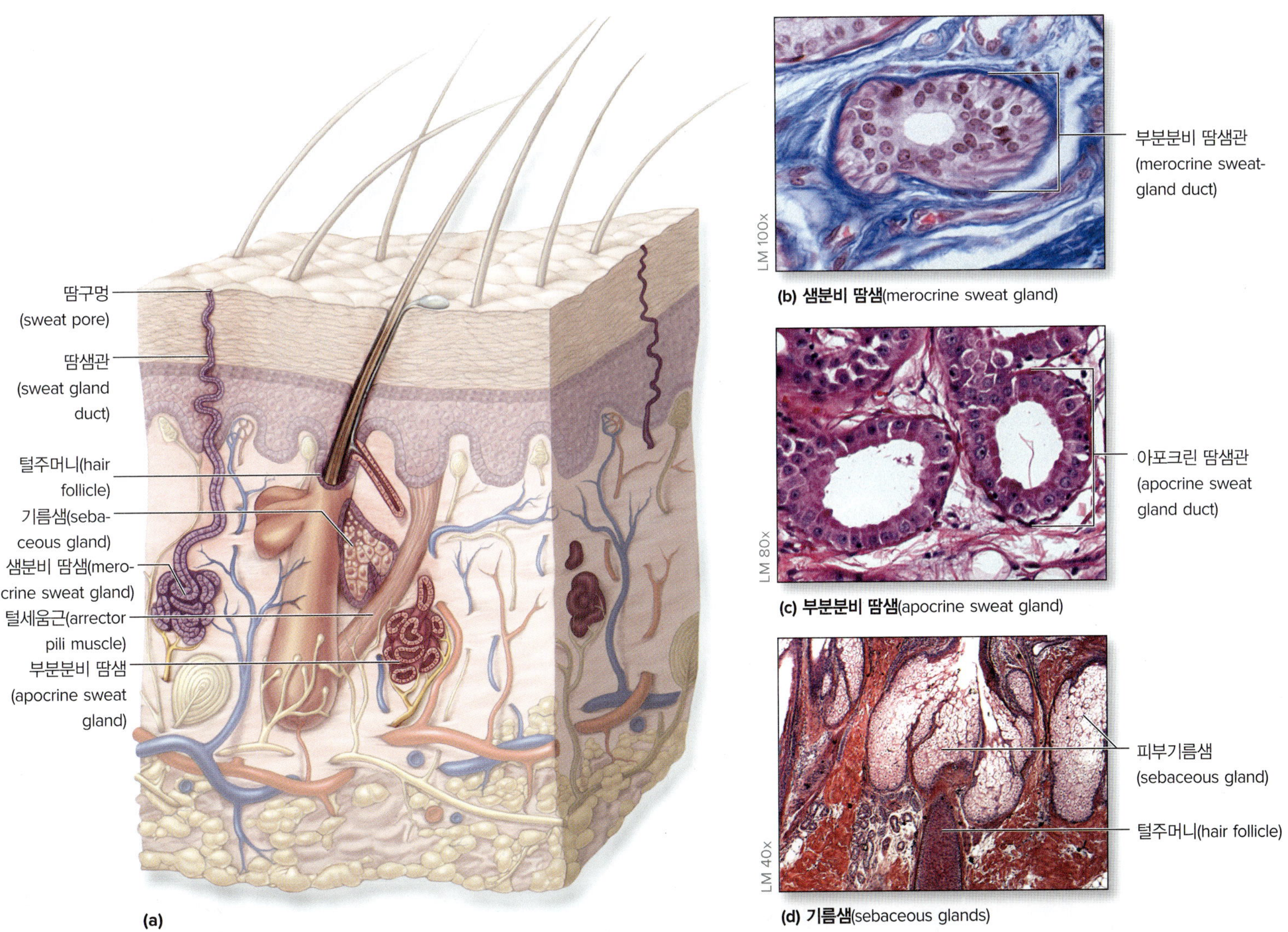

그림 3.11 피부의 외분비샘. (a) 피부에는 땀샘과 기름샘이 있다. (b) 샘분비 땀샘의 관은 내강이 좁고 피부 표면을 향하며 땀구멍을 통해 열려 있다. (c) 부분분비 땀샘의 관은 내강이 넓고 털주머니 속에 분비물을 분비한다. (d) 기름샘은 세포가 파괴되면서 피지를 털주머니로 분비한다.

[(b) ISM/Medical Images; (c) Alvin Telser, Ph.D.; (d) McGraw-Hill Education/Al Telser]

땀샘

피부에 있는 두 가지 유형의 땀샘에는 샘분비(eccrine) 땀샘과 부분분비(apocine) 땀샘이 있다. 두 유형 모두 진피의 그물층에 나선형으로 꼬인 관 모양의 분비부가 있고, 표피 표면(샘분비)이나 털주머니(부분분비) 속으로 분비물을 분비하는 **땀샘관**(sweat gland duct)이 있다. 땀샘관에서 표피 표면을 향해 열려 들어가는 입구를 **땀구멍**(sweat pore)이라고 한다.

두 유형의 땀샘은 모두 근육처럼 수축할 수 있게 특화된 상피세포인 **근육상피세포**(myoepithelial cell)를 갖고 있다. 이 특화된 상피세포들은 분비샘 세포와 그 아래의 바닥막 사이에 끼어 있다. 근육상피세포는 신경자극에 반응해 수축함으로써 샘을 쥐어 짜고, 그 결과 샘에 축적되었던 샘분비물들이 방출된다.

어떻게 생각하는가?

3 교감신경계통은 놀라거나 긴장했을 때 활성화되는 신경계통의 한 부분이다. 놀라거나 긴장하면 땀샘의 분비물 생성과 분비에 어떤 일이 발생할까?

샘분비 땀샘 **샘분비 땀샘**[merocrine (eccrine) sweat gland] (**그림 3.11b**)은 가장 수가 많고 널리 분포하는 땀샘이다. 성인의 피부에는 300~400만 개의 샘분비 땀샘이 있다. 이 땀샘은 단순나선대롱샘으로 분비물을 피부 표면에 직접 분비한다. 샘분비 땀샘이 세포외배출을 통해 분비하는 맑은 분비물을 땀(sweat)이라고 한다. 땀은 약 99%의 물과 1%의 화학물질로 이루어지며, 이 화학물질은 전해질(주로 나트륨과 염소), 대사산물(예, 젖산), 노폐물(요소와 암모니아)로 구성된다.

샘분비 땀샘의 주된 기능은 피부에서 액체를 기화시켜서 체온조절을 하는 것이다(1.5b절 참조). 샘분비 땀샘의 분비를 통해 물과 전해질을 몸 밖으로 배출할 수 있다. 또한, 이 분비는 섭취한 약물의 상당 부분을 배출하는 것을 돕는다. 마지막으로, 샘분비 땀샘 분비는 해로운 화학물질을 희석하고 미생물의 성장을 억제(항균작용)하는 두 작용으로 환경 위험요인들로부터 어느 정도 보호해 준다.

부분분비 땀샘 **부분분비 땀샘**(apocrine sweat gland; **그림 3.11c**)은 나선대롱샘으로 겨드랑이, 젖꼭지 주변, 사타구니, 항문 주변의 털주머니 속에 분비물을 분비한다. 원래 이 샘은 부분분비 기전(세포의 꼭대기[apical] 부분에 있는 세포질이 그 속에 있는 구성물과 함께 떨어져 나가서 분비되는 것)을 통해 분비물을 분비한다고 생각했기 때문에 붙은 이름이 부분분비 땀샘이다. 현재는 연구자들이 샘분비와 부분분비 땀샘이 모두 세포외 배출을 통해 분비물을 분비

통합 INTEGRATE

임상적 고찰 3.4 CLINICAL VIEW

여드름과 여드름 치료

여드름(acne)은 기름샘의 관이 막힌 상태이다. 여드름은 전형적으로 사춘기에 많아지기 시작하는데, 호르몬 농도가 높아지면서 기름샘의 분비가 자극을 받아 털구멍이 쉽게 막히기 때문이다. 여드름은 나이에 관계없이 생길 수 있지만 10대 때 가장 흔하다.

여드름 병변의 유형은 다음과 같다.

- **여드름집**(면포, comedo). 기름샘이 피지로 막힌 상태이다. 열린 여드름집을 **블랙헤드**(blackhead)라고 하는데, 막힌 물질이 검은빛을 띠기 때문이다. 닫힌 여드름집은 표면이 흰색으로 보여 **화이트헤드**(whitehead)라고 한다.
- **구진**(솟음, papule)과 **고름물집**(농포, pustule). 두 가지 모두 반구형의 병변이다. 구진은 전형적으로 액체가 차 있으며, 피부에 빨갛게 솟아오르고 농은 들어 있지 않다. 구진이 백혈구, 죽은 피부세포, 세균의 혼합물(농)로 채워지면 고름물집이 될 수 있다.
- **결절**(nodule). 고름물집과 비슷하나 더 깊은 피부층까지 뻗어 있으며 털주머니의 벽을 파열시키는 경우가 많다. 결절은 흉터를 남기기 쉽다.
- **낭종**(cyst). 크고 액체가 차 있는 결절로, 심한 염증과 통증을 유발하고 피부에 흉터를 남길 수 있다.

여드름은 유형과 정도에 따라 많은 방법으로 치료할 수 있다. 약물의 효과는 사람마다 다르다. 약물의 종류로는 벤조일과산화물, 살리실산, 도포용 및 경구용 항생제, 도포용 비타민 A 유사 화합물[예: 트레티노인(Retin-A)과 같은 레티노이드], 이소트레티노인과 같은 전신 레티노이드(예: Accutane) 등이 있다.

다른 치료법에는 가벼운 화학적 피부박피, 피부과 의사의 여드름 짜기 등이 있다. 만약 심한데도 여드름을 치료하지 않고 짜거나 하면, 움푹 팬 흉터를 남길 수 있다.

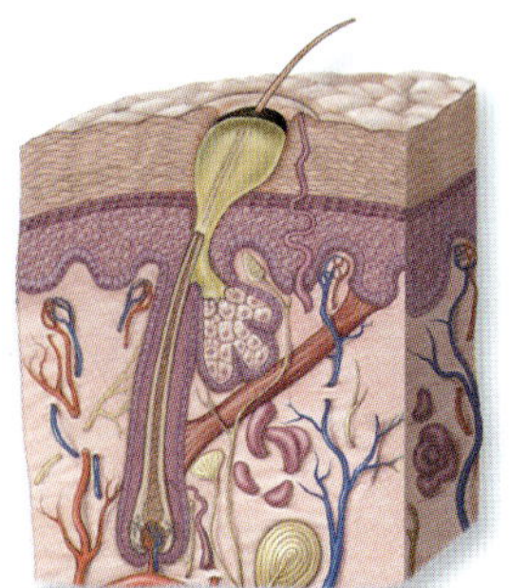
블랙헤드(열린 여드름집) [blackhead(open comedo)]

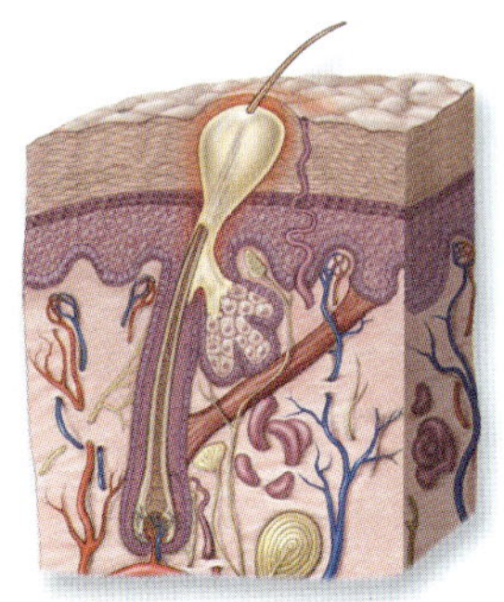
화이트헤드(닫힌 여드름집) [whitehead(closed comedo)]

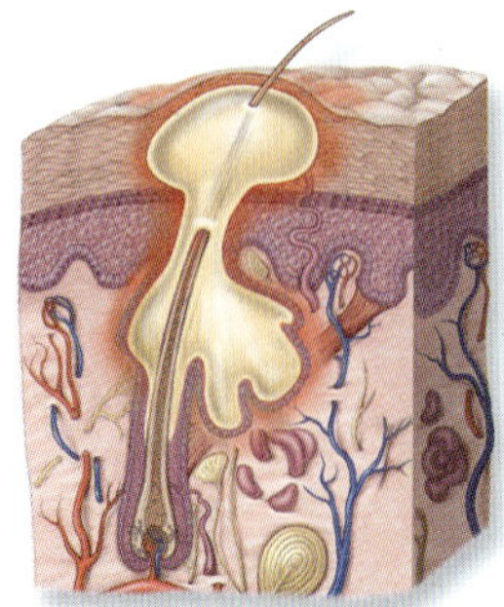
고름물집(pustule)

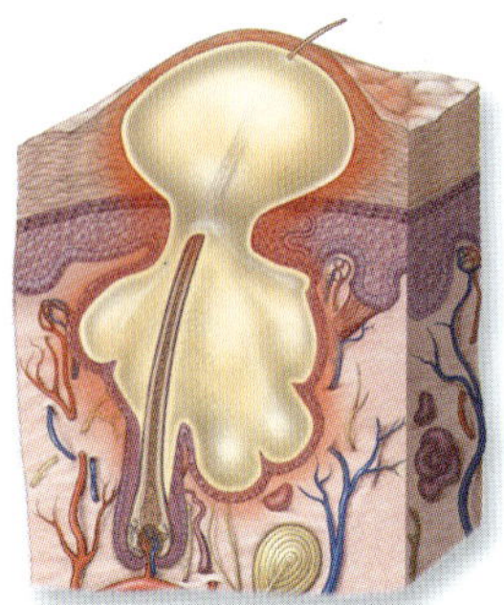
결절(nodule)

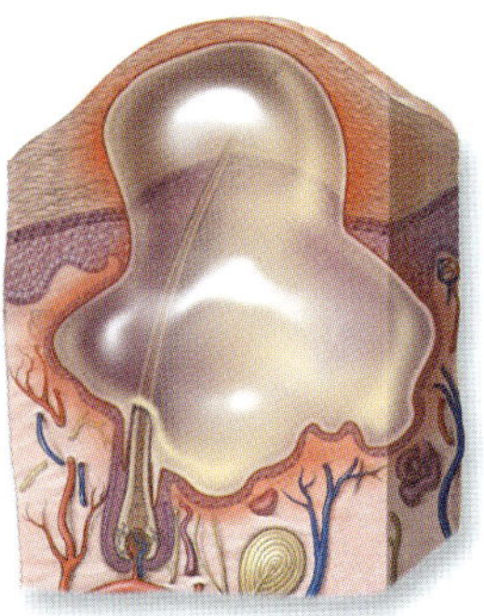
낭종(cyst)

한다는 사실을 밝혀냈다. 그러나 부분분비 땀샘의 분비 부위는 샘분비 땀샘에 비해 속공간이 훨씬 크고 분비물의 성질도 달라서 부분분비 땀샘의 이름을 계속 유지하고 있다. 이 땀샘에서 나오는 분비물은 점성이 있고 탁하다. 또 단백질과 지질을 함유하고 있어, 세균에 의해 활성화되면, 독특하고 강렬한 냄새를 낸다. (겨드랑용 데오드란트는 이 냄새를 감추기 위해 만들어졌으며, 땀 억제제가 함께 들어 있어 땀의 형성을 억제한다.) 이 부분분비 땀샘은 사춘기 무렵에 활성화되어 분비물을 만들기 시작한다.

기름샘

기름샘은 기름기와 광택이 있는 **피지**(*sebum*: 동물의 기름)를 분비하는 완전분비샘(holocrine)이다. 피지는 보통 털주머니 속과 털 표면으로 분비된다. 피부기름은 피부와 털이 마르거나 취약해져 갈라지지 않게 하는 윤활작용을 한다. 또 피지는 살균작용도 어느 정도 한다.

하나의 털주머니에 여러 개의 기름샘이 열릴 수도 있다. 남녀 모두에서 피지는 호르몬, 특히 안드로겐(남성호르몬) 자극에 의해 분비된다. 기름샘은 유년기에는 상대적으로 불활성 상태이다. 남성과 여성 모두 성호르몬 생성이 증가하는 사춘기 동안 기름샘이 활성화한다(22.1 참조).

다른 피부샘

피부에서 분화한 일부 샘들은 몸의 특정 부위에만 존재하는데 2가지 중요한 예가 귀지샘과 젖샘이다.

귀지샘(귀지선, ceruminous gland)은 바깥귀길에만 있는 변형된 부분분비 땀샘으로 방수성 귀지(cerumen)를 분비한다. 귀길에 있는 귀지와 미세한 털은 외부 입자와 작은 벌레가 고막에 닿지 못하게 막아 준다. 또 귀지는 바깥귀길과 고막에서 윤활작용도 한다.

젖가슴의 **젖샘**(유선, mammary gland)은 변형된 부분분비 땀샘이다. 남성과 여성 모두 젖샘이 있으나 임신한 여성과 수유 중인 여성에서만 젖샘이 자손에게 영양을 공급하는 분비물인 젖을 만드는 기능을 한다. 젖샘의 발달과 젖의 생성은 생식호르몬과 뇌하수체호르몬의 복잡한 상호작용을 통해 조절된다(22.3f절 참조).

무엇을 배웠는가?

14 부분분비 땀샘과 샘분비 땀샘의 위치, 분비물, 기능은 서로 어떻게 다른가?

15 기름샘은 어떤 분비물을 분비하며, 그 분비물은 어디로 분비되는가?

3.3 피부계통의 복구와 재생

학습목표

21. 재생과 섬유화를 구분한다.

22. 상처가 낫는 과정을 서술한다.

피부계통의 구성요소들은 스트레스 요인, 외상, 손상에 반응하는 매우 훌륭한 능력이 있다. 피부에 반복적으로 가해지는 기계적 스트레스는 바닥층 줄기세포의 유사분열을 자극해서, 그 결과 외피가 두꺼워지고 스트레스를 견디는 능력이 향상된다. 예를 들어 맨발로 걸어 다니면 발바닥이 두꺼워져서 피부 아래 조직을 더 잘 보호할 수 있다.

손상된 조직은 정상적으로 두 가지 방법 중 한 가지로 복구된다. 손상되거나 죽은 세포가 똑같은 유형의 세포로 복구되는 것을 **재생**(regeneration)이라고 한다. 재생은 기관의 기능을 회복시킨다. 기관의 일부가 너무 심하게 손상되었거나 세포가 분열할 능력이 없어 재생이 불가능할 경우, 몸은 흉터(섬유)조직으로 상처를 메운다. 치료 동안 결합조직에 흉터조직이 침착하는 과정을 **섬유화**(fibrosis)라고 하고, 손상된 부분들을 함께 붙인다. 대체 흉터조직은 섬유모세포에 의해 생성되며 주로 콜라겐섬유로 이루어져 있다. 구조 중 일부는 회복되지만 기능적 작용은 회복되지 않는다. 섬유화는 심한 부상이나 화상에 대한 조직의 복구에 대한 반응이다. 재생과 섬유화 모두 피부 손상의 치유과정에서 발생할 수 있다.

그림 3.12는 피부의 상처 치유 단계들을 설명한다.

1. 잘린 혈관에서 상처로 출혈이 시작된다. 혈액은 응고단백질, 많은 백혈구(white blood cell; 15.3절 참조), 항체를 운반한다.
2. 피떡이 생겨서 임시로 상처의 가장자리를 잇고 병원체가 체내로 들어오지 못하게 하는 장벽이 된다. 피떡 안에서 큰포식세포와 중성구(두 가지 유형의 백혈구, 15.3c절 참조)가 세포의 파편을 청소한다(더 많은 자료는 15.4절 참조).

통합 INTEGRATE

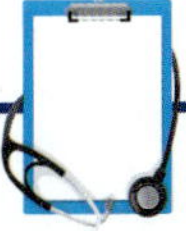

임상적 고찰 3.5 CLINICAL VIEW

건선

건선(psoriasis)은 평생 동안 악화와 관해를 반복하는 피부의 만성 자가면역질환이다. T-림프구라는 림프구가 각질형성세포를 실수로 공격해 새로운 피부세포가 빠른 속도로 과다 생성되고 과다 성장한다. 각질형성세포의 정상 주기가 깨지면서 증식한 세포들은 표피 표면에 흰색의 비늘과 같은 전형적인 비늘피부(plaque)가 된다. 플라크는 전염되지 않지만 환자는 심한 가려움, 통증, 피부 갈라짐, 출혈을 겪을 수 있다. 건선은 어느 부위에나 발생할 수 있으나 가장 흔한 부위는 두피, 팔다리, 궁둥이이다. 치료방법으로는 도포형 코르티코 스테로이드, 자외선, 피부 세포의 생성을 억제하는 경구용 약물(예: methotrexate)이 있다.

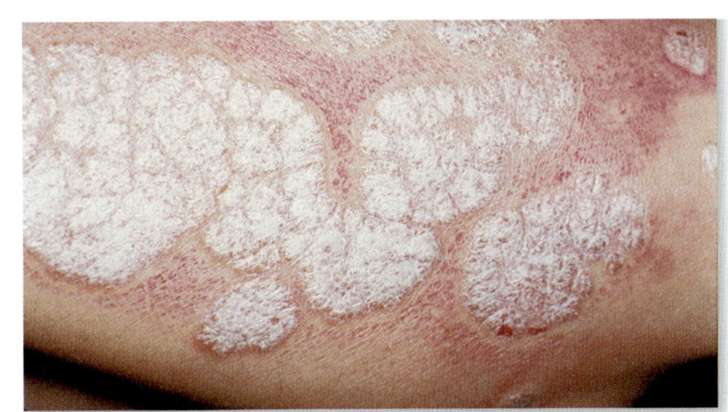

건선 환자의 아래팔에 발생한 다발성 흰 플라크

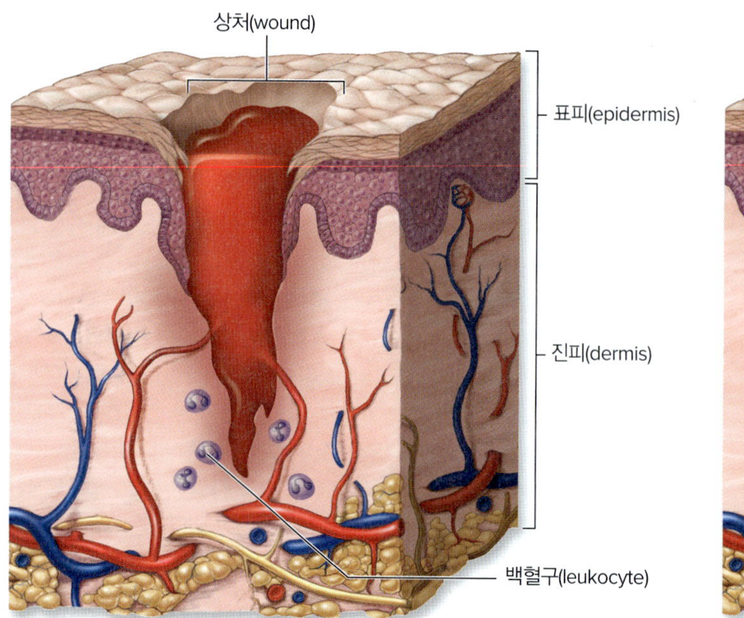

① 잘린 혈관에서 혈액이 상처로 흘러들어 간다.

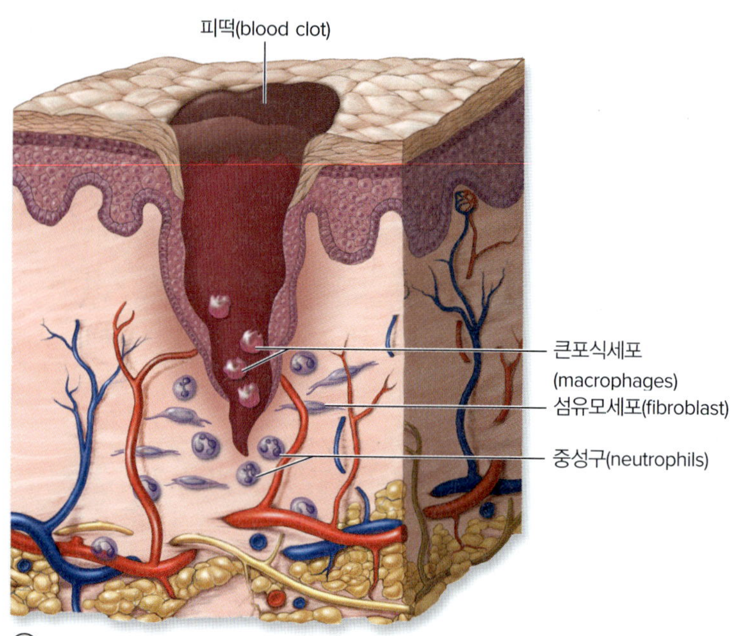

② 피떡이 만들어지고 백혈구가 상처를 청소한다.

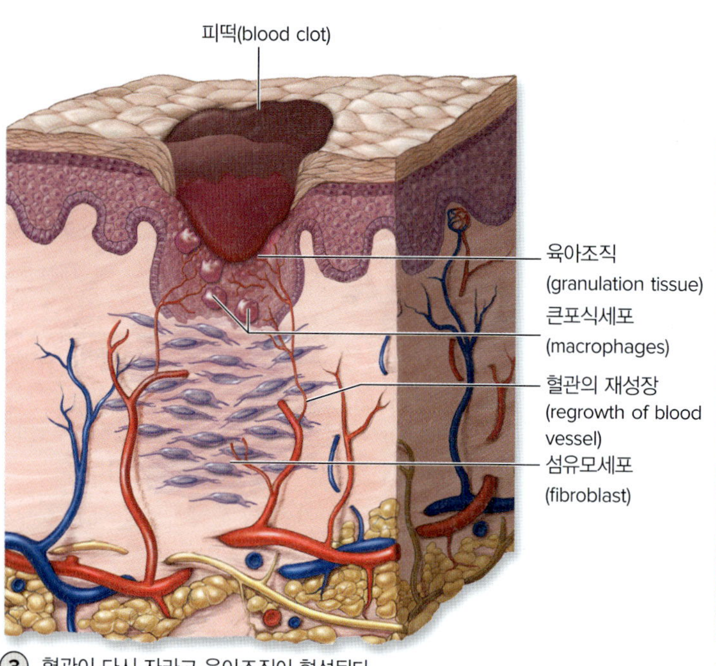

③ 혈관이 다시 자라고 육아조직이 형성된다.

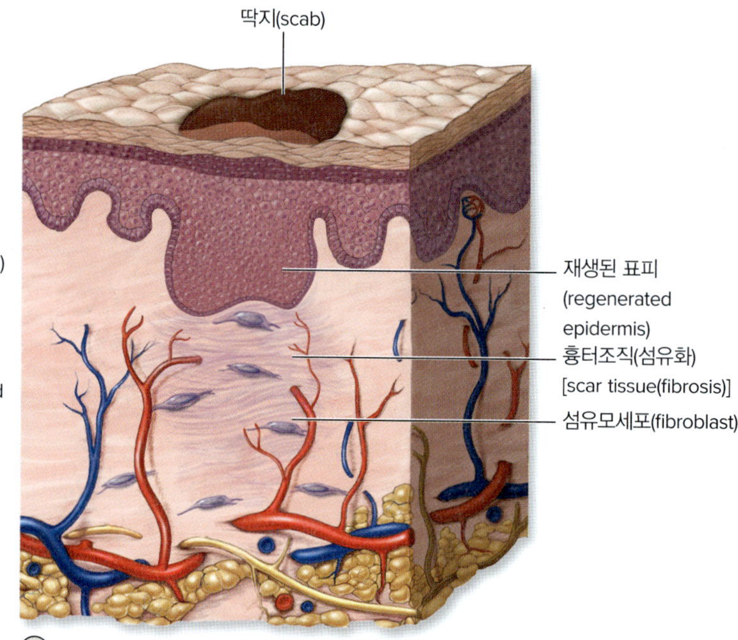

④ 상피가 재생되고 결합조직 섬유화가 발생한다.

그림 3.12 상처 치유의 단계. 조직의 잘린 혈관이 상처의 치유과정을 시작한다.

③ 잘린 혈관이 상처 안에서 재생하고 자란다. 상처 아래의 부드러운 덩어리가 **육아조직**(granulation tissue)이 된다. 육아조직은 상처 치유에서 처음 형성되는 혈관 결합조직이다. 상처 안의 큰포식세포가 응고된 피를 제거하기 시작한다. 섬유모세포는 해당 부위에서 새로운 콜라겐섬유를 만들어 낸다.

④ 상처 가장자리에서 상피세포가 분열하면서 표피의 상피 재생이 일어난다. 이 새로운 상피세포들은 상처 위로 이동하면서 지금 표면에 남아 있는 피떡(딱지) 안으로 간다. 결합조직은 섬유화로 대체된다.

피부(skin)의 복구와 재생 과정은 손상의 정도에 의존한다. 상처 부위가 넓고 깊을수록 피부의 복구에는 더 많은 시간이 필요하다. 또 복구되는 부위는 체액 손실과 감염으로 인한 합병증에 더 취약하다. 손상이 심할수록 외피의 복구와 재생 능력이 더 많이 필요하며, 원래 상태로 돌아올 가능성도 더 낮아진다. 털주머니, 외분비샘, 신경, 털세움근 세포와 같은 피부계통의 몇몇 구성요소는 외피가 심하게 손상되면 복구되지 않는다.

무엇을 배웠는가?

16 육아조직은 무엇이며, 피부의 상처 치유과정 중 어느 단계에 나타나는가?

통합 INTEGRATE

임상적 고찰 3.6 CLINICAL VIEW

화상

화상(burn)은 사고사를 유발하는 주된 원인이며, 일반적으로 열, 방사선, 유해 화학물질, 햇볕, 감전으로 발생한다. 생명이 직접적으로 위협을 받는 경우의 주된 원인은 체액 손실, 감염, 화상으로 죽은 조직이다.

화상은 화상을 입은 조직이 포함된 깊이에 따라 분류한다. 1도 화상과 2도 화상은 부분층 화상, 3도 화상은 전체층 화상이라고 한다.

1도, 2도, 3도 화상은 어떻게 구분할까?

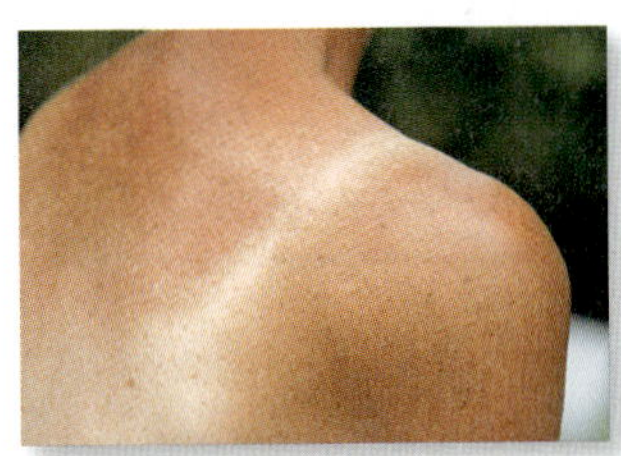
1도 화상

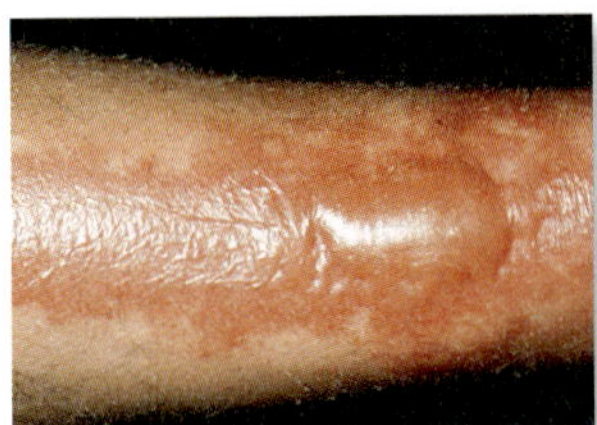
2도 화상

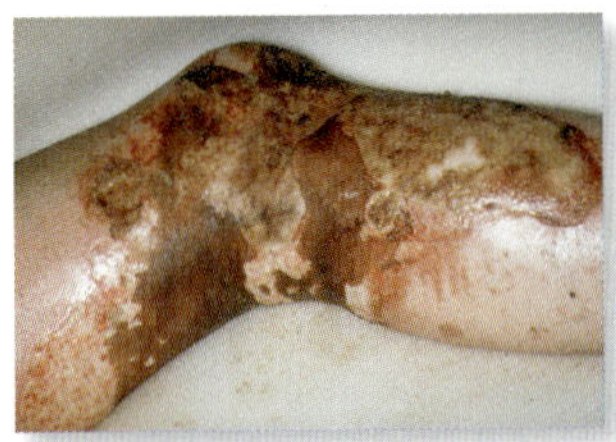
3도 화상

1도 화상(first-degree burn)은 표피화상(superficial burns)이라고도 하며, 표피만 화상을 입는 것으로 발적, 통증, 가벼운 부기가 나타난다. 가벼운 햇볕 화상이 그 예이다. 화상을 입은 부위를 찬물에 담그거나 차갑고 축축한 습포를 대서 치료하며, 그 다음에는 마르고 점착성이 없는 붕대를 감기도 한다. 낫는 데는 평균 3~5일이 걸리며 대부분 흉터가 남지 않는다.

2도 화상(second-degree burn)은 표피와 진피 일부가 화상을 입은 것이다. 피부는 붉은색이나 갈색이나 흰색을 띠며 물집과 통증이 발생한다. 매우 심한 햇볕 화상(물집이 생길 정도), 뜨거운 물이나 화학물질에 덴 경우를 예로 들 수 있다. 치료방법은 1도 화상과 비슷하며, 물집이 터지면 감염의 위험이 높아지기 때문에 물집을 터트리지 않도록 주의해야 한다. 연고를 물집에 바르면 화상 부위의 열이 정체될 수 있기 때문에 권장하지 않는다. 또 팔다리에 화상을 입은 경우 부기를 막기 위해 팔다리를 높은 위치에 두어야 한다. 낫는 데에는 대략 2~4주가 걸리며 가벼운 흉터가 남을 수 있다.

3도 화상(third-degree burn)은 표피, 진피, 피부밑층까지 화상을 모두 입는 것으로 이 부분들이 종종 파괴된다. 3도 화상은 부식성 화학물질이나 불에 접촉하거나, 끓는 물에 오랫동안 닿아서 발생하는 경우가 많다. 3도 화상의 경우 화상을 입은 부위의 피부 전체가 손실되어 그 부위에 수분이 머무를 수 없으므로 탈수가 가장 큰 문제이다. 대부분의 3도 화상은 입원치료를 해야 한다. 3도 화상을 입은 환자는 진피 전체와 혈관이 파괴되고 재생에 한계가 있기 때문에 피부이식이 필요한 경우가 많다.

화상의 전반적인 정도는 어떻게 결정하는가?

화상의 정도는 화상이 몇 도인가를 가지고 판단할 뿐만 아니라, 환자의 나이, 화상의 전체적 크기, 화상 위치에 의해서도 측정한다. 예를 들면, 얼굴 화상은 팔다리의 화상에 비해 더 집중 치료가 필요할 수 있다. 화상을 입은 표면적을 측정할 때는 **9의 법칙**(rule of nines)을 이용한다. 간단히 말해, 대부분의 주요 신체 부위는 몸의 전체 표면적에서 각각 9%씩을 대략 차지한다.

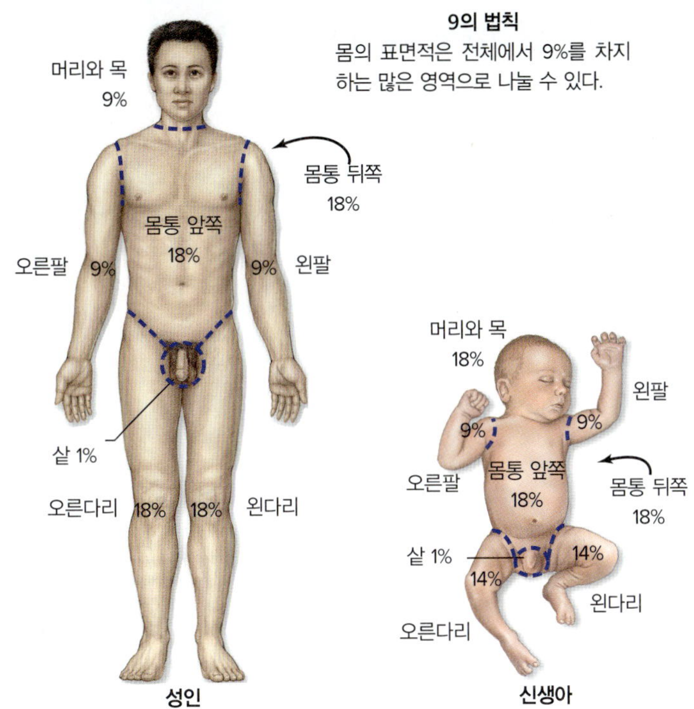

성인과 신생아의 화상 범위를 결정하기 위한 9의 법칙

성인의 경우, 머리와 목의 앞쪽과 뒤쪽은 몸 전체의 표면적에서 각각 9%씩을 차지한다. 팔 한쪽이 각각 9%, 다리와 궁둥이 한쪽이 18%, 몸통 앞쪽이 18%, 몸통 뒤쪽이 18%, 샅이 1%이다. 대체할 체액의 양을 결정하려면 화상 부위의 표면적 측정이 매우 중요하다. 화상을 입은 표면적이 넓을수록 손실되는 수분의 양도 많으므로 경구 또는 정맥내주사를 통해 대체해야 한다.

다음 기준 중 한 가지에 해당하면 매우 심한 화상으로 간주한다.

1. 몸의 25%를 넘는 2도 화상
2. 몸의 10%를 넘는 3도 화상
3. 손, 발, 얼굴, 샅의 3도 화상

화상의 치료에는 어떤 방법을 사용할까?

화상에 대한 일반적인 치료는 체액 손실 관리, 부기 완화, 통증 관리, 상처에서 죽은 조직과 외부 물질 제거(죽은 조직 제거술), 감염 통제, 칼로리 섭취 늘리기 등이다.

혈관의 투과성이 높아져서(혈관이 새기 쉬움) 부기가 발생할 수 있으며 체액이 일부 조직에 고여 순환계통의 전체적인 체액 손실이 악화될 수 있다. 심한 경우 진피를 절개하는 **괴사딱지절개술**(가피절개술, escharotomy)을 실시해 부기로 인한 압박을 완화할 수 있다.

화상과 부기로 인한 통증을 감소시키기 위해 진통제를 투여할 수 있다. 감염을 제한하고 방지하기 위해 항생제를 비롯한 다른 약물도 투여할 수 있다.

마지막으로, 심한 화상을 입은 환자는 몸이 치유작용을 하는 대사가 활발해져 영양이 평소보다 훨씬 더 많이 필요하다. 이 필요를 충족하기 위해 화상 환자는 칼로리 섭취량을 더 늘려야 하며, 정상 칼로리 섭취량의 두세 배 더 필요한 경우도 있다. 영양 공급은 영양관, 정맥내주사, 혹은 두 방법을 모두 사용하는 것이 보통이다.

통합 INTEGRATE

임상적 고찰 3.7 CLINICAL VIEW

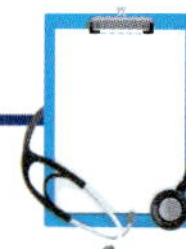

보톡스와 주름

많은 사람이 나이 때문에 생기는 주름을 줄이기 위한 방법을 찾고 있다. 표정을 반복해 지어 생기는 주름의 치료에 인기 있는 방법 중 하나가 **보톡스**(botulinum toxin type A)이다. 보톡스는 클로스트리듐 보툴리눔(*Clostridium botulinum*)이라는 세균이 생성하는 독소로 만들어 낸 약물이다. 다량의 독소는 치명적이지만, 소량을 치료에 사용하면 표정근육의 신경자극을 일시적으로 차단해 표정 때문에 생기는 주름을 줄이거나 없앨 수 있다.

시술은 병원에서 한다. 찡그릴 때 생기는 주름이나 눈가 주름과 같은 주름을 만들어 내는 특정 얼굴근육에 의사가 보톡스를 주사한다. 효과는 일시적이며 근육이 기능을 되찾는 약 4개월 후에 시술을 다시 받아야 한다.

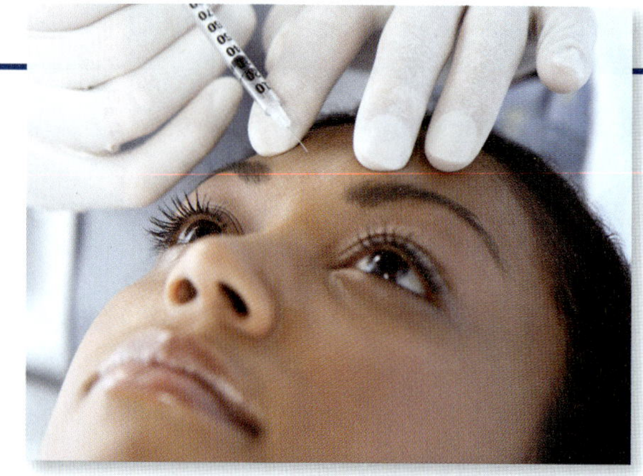

보톡스는 비교적 안전하나, 사람에 따라서는 부작용을 겪을 수 있다. 또 보톡스를 과다 사용하면 표정을 짓지 못할 수도 있다.

3.4 피부계통의 발생과 노화

피부계통의 구조는 외배엽과 중배엽에서 파생된다. 외배엽에서는 표피가, 중배엽에서는 진피가 나온다.

3.4a 피부와 피부부속물의 발생

학습목표

23. 두 배엽층에서 피부가 어떻게 발생하는지 서술한다.

24. 손(발)톱, 털, 샘이 어디서 유래한 것인지 설명한다.

발생 7주 끝에 외배엽은 한 겹의 편평상피층을 형성하며, 이 층은 **태아표피**(periderm)라고 하는 위층과 그 아래의 바닥층이 된다. 이후 바닥층(basal layer)은 표피의 바닥층(stratum basal)을 비롯한 모든 층을 형성한다. 21주에 각질층과 피부능선이 생겨난다. 태아기에 태아표피는 떨어져 나간다. 떨어져 나간 세포들은 기름샘에서 분비되는 피지와 섞여 태아의 피부를 감싸는 **태아기름막**(태지, vernix caseosa)이라고 하는 태아 피부의 방수보호막이 된다.

진피는 중배엽에서 만들어진다. 배아기 3~8주 동안, 중배엽은 중간엽(mesenchyme)이 된다. 중간엽세포들은 약 11주에 진피의 구성요소들을 형성하기 시작한다. 손(발)톱은 발생 10주에 형성되기 시작한다. 손톱은 32주에 손가락 끝에 다다르는 반면, 발톱은 36주에 완전히 형성된다.

털주머니는 9~12주에 **털싹**(hair bud)이라는 세포주머니의 형태로 나타나기 시작한다. 털싹은 표피의 바닥층에서 진피를 뚫고 들어간다. 이 털은 태아가 20주가 되기 전까지는 잘 보이지 않는다. 마지막으로, 땀샘과 기름샘은 표피 바닥층에서 발생하며, 약 20주에 손바닥과 발바닥에서 처음 나타나고 이후는 다른 부위들에서도 나타난다.

무엇을 배웠는가?

17 피부를 형성하는 두 배아층은 무엇인가?

3.4b 피부의 노화

학습목표

25. 나이에 따른 피부의 변화를 설명한다.

26. 피부의 노화에 기여하는 요인을 열거한다.

사춘기가 시작되면서 여드름이 생기는 경우도 있지만, 대부분의 피부 변화는 중년이 되기 전에는 크게 드러나지 않는다. 중년이 된 후에는 줄기세포의 수가 줄어들고 작용이 약해지므로, 피부 복구를 완료하는 데 시간이 오래 걸린다. 건강한 젊은이에서 3주 걸리는 피부의 복구와 재생작용은, 70대가 되면 그 두 배가 걸린다. 또 줄어든 표피 줄기세포의 작용으로 피부가 얇아지고, 이 때문에 마찰이나 물리적 외상에서 몸을 보호하기 힘들어진다.

진피의 콜라겐섬유도 수가 줄고 밀도가 낮아지며 탄력섬유도 탄력을 잃는다. 오랜 세월 동안 특정 표정(눈을 가늘게 뜨기, 미소)만을 반복하면 피부에 주름선이 생긴다. 그 결과 피부에 주름이 지고 탄력이 떨어진다. 또, 표피가지세포의 수가 줄고 효과가 낮아지면서 피부의 면역반응이 약해진다. 털주머니도 가느다란 털을 만들어 내거나 털을 아예 만들지 못하게 된다. 자외선에 오랫동안 과도하게 노출되면 표피세포의 DNA가 파괴되어 노화가 가속될 수 있으며, 이는 거의 모든 피부암을 유발하는 주된 요인이다. 피부암은 가장 흔히 생길 수 있는 암의 종류이다. 머리와 목에 가장 많이 발생하며, 다음으로 햇빛에 자주 노출되는 부위에 잘 발생한다.

피부가 흰 사람, 그중에서도 특히 어릴 때 심한 햇볕 화상을 입었던 사람은 피부암에 걸릴 위험이 가장 높다.

피부암은 누구에게나, 어느 연령대에나 발생할 수 있다. 피부암을 피하기 위해서는 자외선 차단제를 항상 바르고 햇빛에 오래 노출되는 것을 피해야 한다. 점이 많아지거나 커졌는지, 새

표 3.2 피부암

바닥세포암종(basal cell carcinoma)

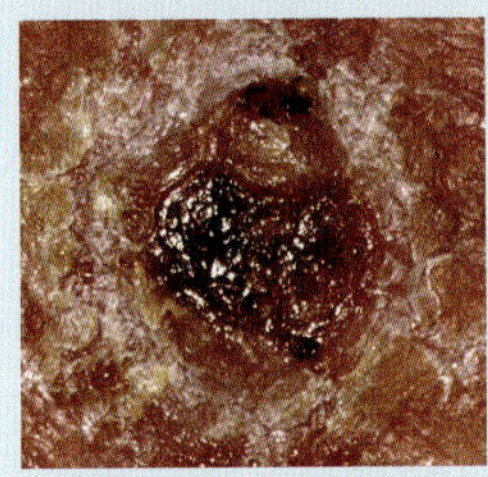

- 피부암 중 가장 흔한 유형
- 거의 전이(예, 몸의 다른 부위로 퍼지는 것)되지 않으므로 가장 덜 위험함
- 바닥세포에서 시작됨
- 처음에는 작고 반짝이며 피부 위로 솟아난 형태를 띠다가 솟아난 부분이 커지면서 가운데가 움푹 꺼지고 가장자리가 진주 빛을 띰
- 주로 얼굴에 나타남
- 수술로 병변을 제거함으로써 치료함

편평세포암종(squamous cell carcinoma)

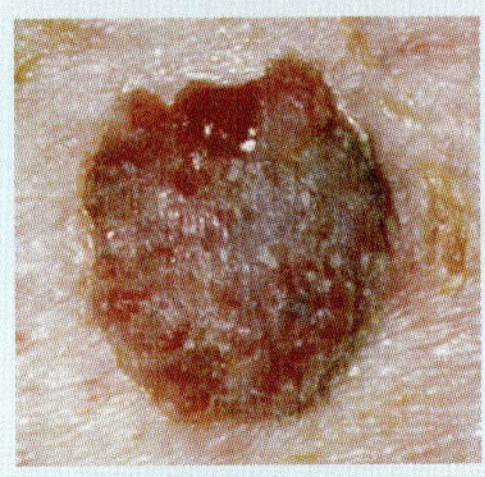

- 가시층의 각질형성세포에서 발생함
- 병변은 주로 두피, 귀, 아랫입술, 손등에 나타남
- 초기 병변은 볼록하고 붉은색을 띠며 비늘 모양이지만, 후기 병변은 오목한 궤양을 형성하며 가장자리가 튀어나옴
- 초기에 발견해서 수술로 병변을 제거함으로써 치료함
- 몸의 다른 부위로 전이될 수 있음

악성흑색종(malignant melanoma)

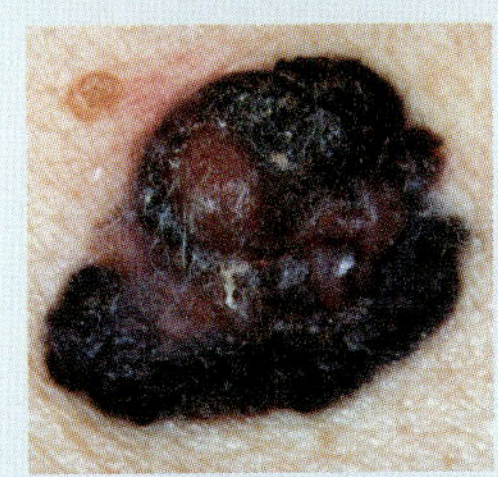

- 빠르게 자라고 전이되기 때문에 피부암 중 가장 치명적인 유형
- 주로 기존의 점에 있는 멜라닌세포에서 발생함
- 심한 햇볕 화상을 입은 적이 있는 사람의 경우(특히 어릴 때) 발생할 위험이 큼
- 점의 크기, 색, 가장자리의 형태, 대칭성이 변하는 것이 특징임
- 초기에 발견하고 수술로 병변을 제거하면 생존율을 높일 수 있음
- 말기인 경우(전이) 완치가 어려우며 화학요법, 인터페론 요법, 방사선 요법으로 치료함

흑색종의 일반적인 징후는 ABCDE 규칙을 사용하여 쉽게 기억할 수 있다. 모반이나 점에서 다음과 같은 변화가 있으면 의사의 진찰을 받아야 한다.

A = 비대칭(Asymmetry) : 점 또는 모반의 절반이 다른 절반과 대칭하지 않는다.
B = 경계(Border): 경계의 가장자리에 패임이 있거나, 불규칙하고, 흐릿하거나 울퉁불퉁하다.
C = 색깔(Color): 색깔이 균일하지 않다. 다른 색조(일반적으로 갈색 또는 검정색, 때로는 흰색, 파란색, 빨간색 패치)들이 보일 수 있다.
D = 직경(Diameter): 침범부위의 직경이 6mm(약 1/4 인치)보다 크거나 커지고 있다.
E = 변화(Evolving): 점의 크기, 모양, 색의 변화, 또는 점의 증상[느낌(가렵거나 부드러움)이나 점 표면에서 발생하는 증상(특히 출혈)]의 변화

(사진) : (바닥세포암종) © Dr. P. Marazzi / 과학자료; (편평세포암종) © Dr. P. Marazzi / 과학 자료; (악성흑색종) © James Stevenson / Science Source

로운 피부병변이 생겼는지 등 피부의 변화를 정기적으로 꼼꼼히 살펴야 하며, 피부과 검진도 정기적으로 받아야 한다. **표 3.2**에서 피부암의 3가지 주요 유형을 비교해서 설명하였다.

 **무엇을 배웠는가?**

 자외선은 노화에 어떻게 영향을 미치는가?

단원 요약 CHAPTER SUMMARY

	• 외피계통에는 피부(skin, integument)와 그 파생물(손톱, 털, 땀샘 및 기름샘)이 모두 포함된다.
3.1 피부의 구성요소와 기능	• 피부는 얕은층 표피(각질중층편평상피로 구성)와 더 깊은 층의 진피(성긴 불규칙 치밀 결합조직으로 구성됨)로 구성된다. • 피부 아래는 피부밑층이 있어 피부가 그 아래구조에 부착할 수 있게 돕는다.
	3.1a 표피 • 표피의 세포의 유형에는 각질형성세포(가장 많은 세포 유형), 멜라닌세포(멜라닌 생성), 표피가지세포(면역 반응 시작), 촉각세포(접촉에 민감한 세포)가 있다. • 표피는 층(strata)이라고 하는 특징적인 층으로 이루어져 있다. 가장 깊은 층부터 가장 얕은 층의 순서로 기저층(가장 깊은 층, 활발히 분열하는 각질형성세포가 있음), 가시층, 과립층, 투명층 및 각질층(여러 겹의 죽은 각질형성세포 층)이 있다. • 케라틴화는 각질형성세포가 케라틴 단백질로 채워지면서 이 세포가 죽는 과정이다. 각질화는 과립층에서 시작한다. • 두꺼운 피부(손바닥, 발바닥)는 5겹의 표피층이 있는 반면 얇은 피부(나머지 신체 부위)는 4겹의 표피층이 있다. • 피부색은 진피 혈관의 헤모글로빈, 멜라닌 색소, 카로틴 색소가 반영된 것이다.
	3.1b 진피 • 진피는 얕은 유두층과 깊은 그물층으로 되어 있다. • 유두층은 주로 성긴결합조직으로 구성된다. 진피 유두는 표피의 표피융기와 서로 맞물린다. • 그물층은 치밀불규칙결합조직으로 구성되어 있으며, 털주머니, 땀샘 분비 부분, 혈관과 신경을 포함하고 있다.
	3.1c 피부밑층 • 피부밑층은 몸 부위를 보호하고, 에너지 저장도 하며 단열도 제공한다.
	3.1d 피부의 기능 • 피부는 보호, 수분손실 및 수분증가 방지, 대사조절, 분비 및 흡수, 면역기능, 체온조절, 감각수용 등 다양한 기능을 한다.
3.2 표피에서 유래한 피부부속물	• 피부의 손톱, 모발 및 외분비샘은 모두 표피에서 유래했으며 표피부속물로 알려져 있다.
	3.2a 손발톱 • 손발톱은 표피의 각질층에서 형성된다. 손발톱은 손발가락을 보호하고 물건 잡는 것을 돕는다.
	3.2b 털 • 털은 털망울(진피의 털이 나오는 곳으로 부푼 구조), 털뿌리(털에서 피부 표면보다 아래에 있는 부분), 털줄기(털에서 피부 표면보다 위에 있는 부분)으로 구성된다. • 털세움근은 수축해서 모발을 들어 올린다. • 모발의 기능에는 보호, 보온, 감각수용, 시각적 구분이 있다.
	3.2c 피부의 외분비샘 • 샘분비 땀샘은 수분 분비물인 땀을 생성한다. • 부분분비 땀샘은 점성 분비물을 생성하며, 박테리아가 활성화되면 심한 냄새가 난다. • 기름샘은 완전분비 방식으로 털주머니에 피지를 배출한다. • 귀지샘은 귀지를 생성하고, 바깥귀길과 고막을 매끈하게 하는 변형된 부분분비 땀샘이다. • 젖샘은 모유를 생산하는 변형된 부분분비 땀샘이다.
3.3 피부계통의 복구와 재생	• 재생은 손상되거나 죽은 세포를 대체하는 것이다. 섬유화는 손상조직을 흉터 조직으로 대체하는 것이다. • 화상을 입은 표면이 넓고 깊을수록, 피부의 복구에는 더 많은 시간이 걸리며, 일반적으로 흉터가 더 광범위하게 생긴다.
3.4 피부계통의 발생과 노화	• 표피 및 표피부속물은 외배엽에서 유래하고, 진피는 중배엽에서 유래한다.
	3.4a 피부와 피부부속물의 발생 • 외피는 3~9주 동안 형성되기 시작한다. • 손(발)톱은 발달 10주차에 형성되기 시작하고, 털주머니는 발달 9~12주 사이에 처음 나타나며, 외분비샘은 20주에 처음 나타난다.
	3.4b 피부의 노화 • 나이가 들어감에 따라, 피부 복구과정은 더 오래 걸리고, 주름이 생기며, 표피는 얇아지고(줄기세포의 활동 감소로 인해), 피부암이 발생할 가능성은 높아진다.

단원 평가

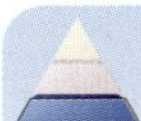

기초 평가 Do You Know the Basics?

성과 및 평가
분석 및 적용
이해와 암기

1. 기름샘에 대한 설명으로 잘못된 것은?
   a. 기름샘은 분비물을 털주머니로 방출한다.
   b. 기름샘은 부분분비 방식으로 분비물을 방출한다.
   c. 기름샘은 진피에 있다.
   d. 기름샘이 분비하는 분비물은 윤활제와 방수 역할을 한다.

2. 각질형성세포가 각질화 과정을 시작하는 표피층은 ___________이다.
   a. 각질층(stratum corneum)
   b. 바닥층(stratum basale)
   c. 투명층(stratum lucidum)
   d. 과립층(stratum granulosum)

3. 몸 전체에서 피부 표면과 통하는 땀샘은 주성분이 물인 분비물을 생성하는 ___________이다.
   a. 부분분비샘
   b. 샘분비샘
   c. 기름샘
   d. 귀지샘

4. 피부의 기능이 아닌 것은?
   a. 물리적 장벽 역할
   b. 진피에 칼슘 저장
   c. 진피 혈관의 혈관 수축과 혈관 확장을 통한 체온조절 역할
   d. 면역방어에 참여

5. 다음의 층과 그것을 형성하는 조직이 일치하는 것은?
   a. 진피의 유두층; 성긴결합조직
   b. 피부밑층; 치밀불규칙결합 조직
   c. 진피의 그물층; 중층편평상피
   d. 표피; 치밀불규칙결합 조직

6. 멜라닌 또는 멜라닌세포에 대한 설명으로 옳은 것은?
   a. 멜라닌은 가시층에 있는 세포에서 생성된다.
   b. 멜라닌은 각질형성세포 안에 축적되는 색소이다.
   c. 피부가 어두운 사람은 피부가 밝은 사람보다 멜라닌세포가 더 많다.
   d. 백색증은 체내 멜라닌세포가 부족해 발생한다.

7. ___________도 화상은 전형적으로 표피와 진피의 일부가 화상을 입었지만, 피부밑층은 영향을 받지 않는 것이다.
   a. 1
   b. 2
   c. 3
   d. 4

8. 털의 형성을 담당하는 털주머니의 세포는?
   a. 털유두세포
   b. 털바탕질세포
   c. 속질세포
   d. 겉질세포

9. 촉각의 감지를 담당하는 표피세포 유형은?
   a. 각질형성세포
   b. 멜라닌세포
   c. 촉각세포
   d. 표피가지세포

10. 상처 치유 과정의 어느 단계에서 육아조직이 처음 형성되는가?
    a. 상처를 따라 흉터조직이 형성된 후
    b. 혈액이 완전히 응고되기 전
    c. 백혈구가 상처 부위에 들어가 상처를 깨끗하게 하기 전
    d. 혈전형성 후와 흉터조직 형성 전 사이

11. 표피의 층 구성을 기술하시오.

12. 표피에 있는 네 가지의 주요 세포 유형, 그 기능 및 이들이 위치하는 층을 나열하시오.

13. 진피를 구성하는 2층의 조직 유형과 구조를 설명하시오.

14. 피부가 비타민 D 생산에 어떻게 관여하고 있는지를 기술하시오.

15. 다음 손(발)톱 부분의 구조와 구성을 비교한다 – 손(발)톱 몸통, 손(발)톱 바닥, 위손톱허물 및 손톱반달.

16. 털의 세 종류를 설명하시오.

17. 귀지샘은 어디에 있으며 무엇을 분비하는가?

18. 피부의 상처복구 과정에 대해 토론하시오.

19. 피부를 형성하는 배아조직은?

20. 노화가 피부에 미치는 영향은?

응용 평가 Can You Apply What You've Learned?

다음 지문을 읽고 1–3번 문항에 답하시오.

1. 알렉산더는 코, 이마, 뺨에 광범위한 여드름이 있는 15세 소년이다. 그는 14세에 사춘기가 시작됐고, 그 시점에서 그의 여드름은 이 부위들에서 더 많아졌다. 그의 여드름에 대한 해부학적 설명은?
   a. 그의 샘분비 땀샘은 많은 양의 땀을 생산하기 시작했다.
   b. 그의 기름샘 관이 막혔다.
   c. 그의 기름샘은 피부를 윤활시키기에 충분한 피지를 생성하지 않고 있다.
   d. 그의 부분분비 땀샘은 심한 냄새가 나는 분비물을 생성한다.

2. 해부학 실험실에서 수잔은 팔이 긁혀 일부 피부세포가 벗겨진 것을 발견했다. 그녀는 이 세포의 슬라이드를 준비하고 현미경으로 검사했다. 세포에 어떤 특성이 있을 것으로 예상되는가?

a. 뚜렷한 핵을 가진 다각형 세포
b. 입방세포, 일부 유사분열을 하고 있음
c. 납작한 무핵세포
d. 풍부한 아교섬유로 둘러싸인 타원형 세포

3. 제니퍼는 교실로 달려가다 미끄러져 무릎이 벗겨지는 상처가 났다. 상처는 얕아 보였지만 제법 출혈이 있었다. 이 사건에서 피부 구성에 대한 지식을 바탕으로, 그녀는 상처가 ______________ 생긴 걸로 진단했다.
   a. 표피의 각질층만
   b. 진피를 제외한 표피의 모든 층에
   c. 표피의 모든 층과 진피의 일부에
   d. 표피와 진피의 모든 층과 피부밑층에

종합 평가 Can You Synthesize What You've Learned?

1. 추운 날 밖에 있으면, 피부가 평소보다 훨씬 창백해진다. 하지만 따뜻한 방에 다시 들어가면 얼굴이 곧 붉어진다. 얼굴색이 이렇게 변하는 이유는?

2. 테리는 화학사고를 당해 몸의 30%에 3도 화상을 입었다. 이 화상의 결과, 테리에게 어떤 잠재적 합병증이 발생할 수 있는가? 테리의 의사로서 이런 합병증을 최소화하려면 어떻게 해야 도움이 되는가?

3. 50세의 존은 얼굴에 있는 점 하나가 평소와 다르게 보이는 것을 발견했다. 점은 정상보다 더 크고, 어둡고, 비대칭이었다. 존의 피부과 의사는 피부암을 의심했다. 이 내용을 바탕으로 하면, 어떤 피부암의 유형일 가능성이 가장 높은가?

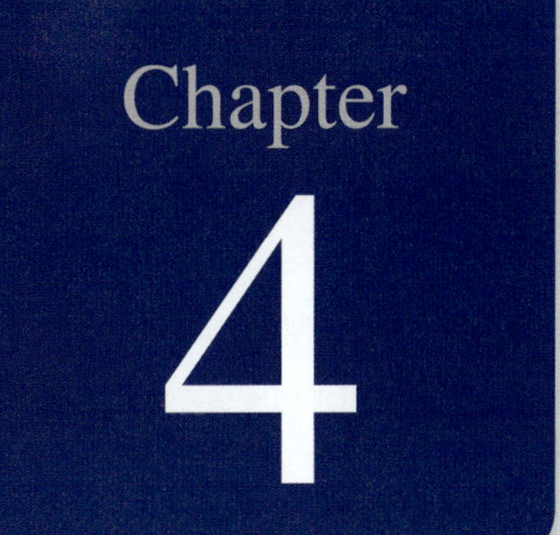

뼈대계통: 뼈의 구조와 기능

Skeletal System: Bone Structure and Function

통합 *INTEGRATE*

©AJPhoto/Hôpital Américain/Science Source

관련 직업

방사선사(Radiologist)

방사선사는 다양한 의료영상기술(방사선 촬영, CT, MRI 등)을 이용해 체내의 구조를 자세히 보여 주는 영상을 만들어 낸다. 이 영상기술은 대부분 비침습적이며 체내의 병리와 부상을 진단하는 데 이상적이다. 모든 방사선사는 뼈대 구조를 정확히 알아보고 관련 근육 및 물렁조직과 구분할 줄 알아야 한다. 또 부러진 뼈와 성장 중인 뼈를 구분할 수 있어야 하는데, 이 둘은 비전문가의 눈에는 비슷해 보일 수 있기 때문이다.

뼈대계통이라고 하면 메마르고 마치 무생물과 같은, 크기와 모양이 다양한 뼈를 떠올릴 것이다. 그러나 뼈대(골격, skeleton; *skeletos*: 메마른)는 몸의 물렁조직을 지탱하는 틀 외에도 매우 다양한 역할을 한다. 뼈대계통은 살아 움직이는 조직으로 이루어져 있다. 뼈대계통은 다른 모든 기관계통과 상호작용하며 계속해서 재구성되고 재형성된다.

이 장에서는 뼈대계통을 간략히 설명한 후 주요 내용인 뼈의 해부학 구조에 대하여 심도 있는 설명이 이루어질 것이다. 그리고 연골의 성장, 뼈의 형성, 뼈의 성장과 재형성, 혈중 칼슘 농도 조절, 노화가 뼈대계통에 미치는 영향 등 생리학적으로 중요한 내용들도 짚어 나갈 것이다. 또한 말미에는 골절과 치유에 대한 내용도 다룬다.

4.1 뼈대계통의 개요

학습목표

1. 뼈대계통을 이루는 구조를 나열한다.
2. 치밀뼈와 해면뼈를 비교하고 대조한다.
3. 뼈대계통 안에 있는 연골의 유형과 위치를 서술한다.

사람의 뼈대계통에는 뼈대의 뼈, 연골, 인대, 그 밖에 뼈를 안정시키거나 연결하는 결합조직이 포함되어 있다.

뼈대의 뼈(bone)는 뼈대계통을 이루는 기본적인 기관이다. 뼈는 몸에서 견고한 틀을 이루며 여러 기능을 수행한다. 몸에 있는 대부분의 뼈에는 두 가지 유형의 뼈 결합조직이 존재한다. **치밀뼈**(compact bone, dense bone, cortical bone)는 상대적으로 치밀한 뼈 결합조직이며, 희고 매끈하고 단단하다. 치밀뼈는 전체 뼈의 질량에서 약 80%를 차지한다. **해면뼈**(해면골, spongy bone, cancellous bone, trabecular bone)는 치밀뼈 속에 있으며, 구멍이 많고 전체 뼈의 질량에서 약 20%를 차지한다. 뼈 내부에 있는 공간에는 결합조직인 적색뼈속질(red bone marrow) 또는 황색뼈속질(yellow bone marrow)이 있다.

연골(cartilage)은 반고형의 결합조직으로 뼈보다 유연하다. 연골에는 세 가지의 유형이 있으며, 그중 두 가지는 성인과 아동의 뼈대에 존재한다(**그림 4.1**).

- **유리연골**(hyaline cartilage)은 복장뼈에 붙어 있고(갈비연골), 몇몇 뼈의 끝을 감싸며(관절연골), 성장판 안에 있다(뼈끝연골). 또한 유리연골은 몸에 있는 대부분의 뼈가 형성될 때 모델이 된다.
- **섬유연골**(fibrocartilage)은 압력, 즉 무게를 견디는 연골이다. 척추사이원반, 두덩결합(골반뼈 사이에 있는 연골), 무릎관절의 연골덩이(반달연골)를 이룬다.

뼈대계통에 있는 **인대**(ligament; 뼈와 뼈를 서로 고정하는 치밀규칙결합조직), **힘줄**(tendon; 근육을 뼈에 고정하는 치밀규칙결합조직), 그 외 결합조직 구조의 역할은 6장에서 다룬다.

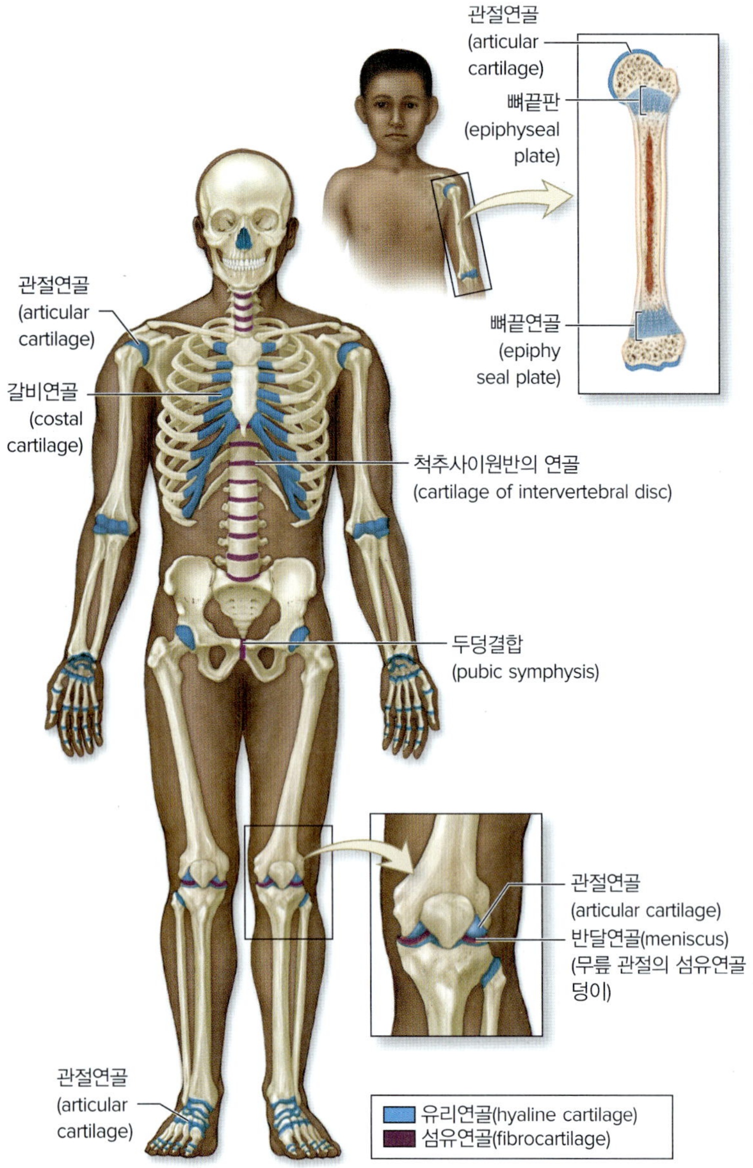

그림 4.1 성인과 아동의 뼈대에서의 연골 분포 영역. 성인과 아동의 뼈대에는 두 가지 유형의 연골이 존재하는데, 바로 유리연골과 섬유연골이다.

무엇을 배웠는가?

1. 치밀뼈와 연골뼈의 구성을 설명하라.
2. 섬유연골이 발견되는 신체 부위 세 곳은 어디인가?

4.2 뼈: 뼈대계통의 주요 기관

사람의 뼈(넓적다리에 있는 넙다리뼈나 위팔에 있는 위팔뼈와 같은 뼈들)는 기관이다. 우리 몸속의 뼈는 실습실에서 보는 것처럼 흰색이 아니다. 오히려 노란색에 가깝다. 실습실의 뼈가 하얗게 보이는 것은 탈색 과정을 거쳤기 때문이다.

여기서는 뼈의 일반적인 기능, 형태에 따른 뼈의 분류, 맨눈해부학과 조직학적 측면에서 본 뼈에 대해 설명한다.

4.2a 일반적인 기능

학습목표

4. 뼈의 일반적인 기능에 대해 서술한다.

뼈는 지지와 보호, 움직임, 조혈, 무기질과 에너지의 저장 등 여러 가지 기본적인 기능을 한다.

통합 INTEGRATE

개념 연결 CONCEPT CONNECTION

근육계통과 신경계통이 제대로 기능하려면 칼슘이 필요하다. 혈중 칼슘 농도가 낮으면 칼슘 공급량을 충분히 보유하고 있는 뼈대계통이 이 두 계통들의 자극을 받아 칼슘을 제공한다.

› 지지와 보호

뼈는 구조를 지지하고 전신의 틀 역할을 한다. 또 뼈는 연약한 조직과 장기를 부상에서 보호한다. 갈비뼈는 심장과 허파를 보호하며 머리뼈는 뇌를 감싸고 보호한다. 척추뼈는 척수를 감싸고 골반뼈는 비뇨기, 생식기, 소화관의 끝을 둘러싼다.

› 움직임

뼈는 뼈대근육, 물렁조직, 일부 기관이 부착되는 곳이다. 뼈에 부착된 근육은 수축해 뼈를 잡아당김으로써 지렛대 기능을 한다. 뼈는 뼈대근육이 만들어 낸 힘의 방향과 크기를 바꿀 수 있다. 뛰기와 달리기에 필요한 강력한 수축부터 손가락에서 가시를 빼는 데 필요한 섬세하고 정확한 움직임에 이르기까지 다양한 움직임이 가능하다.

› 조혈

조혈(hemopoiesis; *haima*: 피, *poiesi*: 만들기)은 혈구를 형성하는 과정이다. 이는 혈구와 혈소판을 형성하는 줄기세포를 함유한 적색뼈속질 결합조직에서 이루어진다. (조혈 과정은 15.3a절에서 자세히 다룬다.)

› 무기질과 에너지 저장

몸에서 칼슘이나 인과 같은 무기질 중 대부분은 뼈에 저장되었다가 분비된다. 칼슘은 근육 수축, 혈액 응고, 신경자극 전도와 같은 신체기능에 반드시 필요한 무기질이다. 인은 ATP 이용에 필요하며 형질막의 중요한 구성성분이다.

몸에 칼슘이나 인이 필요할 때는 뼈 결합조직 중 일부가 분해되어 칼슘이나 무기질을 혈액 속으로 방출한다. 또 지질 형태의 위치에너지는 어른의 일부 뼈에서 뼈몸통의 황색뼈속질에 저장된다.

무엇을 배웠는가?

3 뼈에 저장되는 두 가지 무기질은 무엇이며, 각각 몸에서 어떤 기능을 하는가?

4.2b 뼈의 분류

학습목표

5. 뼈의 형태에 따른 네 가지 주요 분류에 대해 서술한다.

뼈의 모양과 크기는 기능에 따라 다양하다. 뼈는 모양에 따라 긴뼈, 짧은뼈, 납작뼈, 불규칙뼈로 나눌 수 있다(**그림 4.2**).

긴뼈(장골, long bone)는 가로보다 세로가 길다. 긴뼈에는 길쭉한 원통 모양의 뼈몸통(골간)이 있다. 긴뼈는 가장 흔한 형태로 팔(팔, 위팔, 손바닥, 손가락)과 다리(넓적다리, 종아리, 발바닥, 발가락)에 있다. 긴뼈의 크기는 다양해 손가락과 발가락의 작은 뼈들도 긴뼈이고, 상대적으로 큰 정강뼈와 종아리뼈도 긴뼈이다.

짧은뼈(단골, short bone)는 가로와 세로의 길이가 비슷하다. 짧은뼈의 예로는 손목뼈(수근골)와 발목뼈(족근골)가 있다. 일부 근육의 힘줄에 있는, 작고 깨알 같은 모양을 한 종자뼈(종자골, sesamoid bone)도 짧은뼈로 분류한다. 무릎뼈(슬개골)는 종자뼈 중 가장 크다.

납작뼈(편평골, flat bone)는 납작하고 얇기 때문에 이러한 이름이 붙었으며 살짝 구부러졌을 수도 있다. 근육이 부착되기 좋도록 표면적이 넓고 아래의 물렁조직을 보호한다. 납작뼈는 머리뼈(두개골)의 위쪽, 어깨뼈(견갑골), 복장뼈(흉골), 갈비뼈(늑골)를 이룬다.

불규칙뼈(irregular bone)는 모양이 정교하고 때로는 복잡하며 앞의 세 분류 중 어느 것에도 부합하지 않는다. 척추뼈(척추골), 볼기뼈(관골), 그리고 벌집뼈(사골), 나비뼈(접형골), 봉합뼈와 같이 머리뼈에 있는 여러 뼈를 예로 들 수 있다.

무엇을 배웠는가?

4 몸에 있는 납작뼈의 예를 몇 가지 들라.

4.2c 뼈의 맨눈해부학

학습목표

6. 긴뼈의 구성요소를 설명한다.

7. 긴뼈와 다른 뼈를 맨눈해부학의 관점에서 비교한다.

8. 혈관과 신경이 뼈를 위해 어떤 기능을 하는지 설명한다.

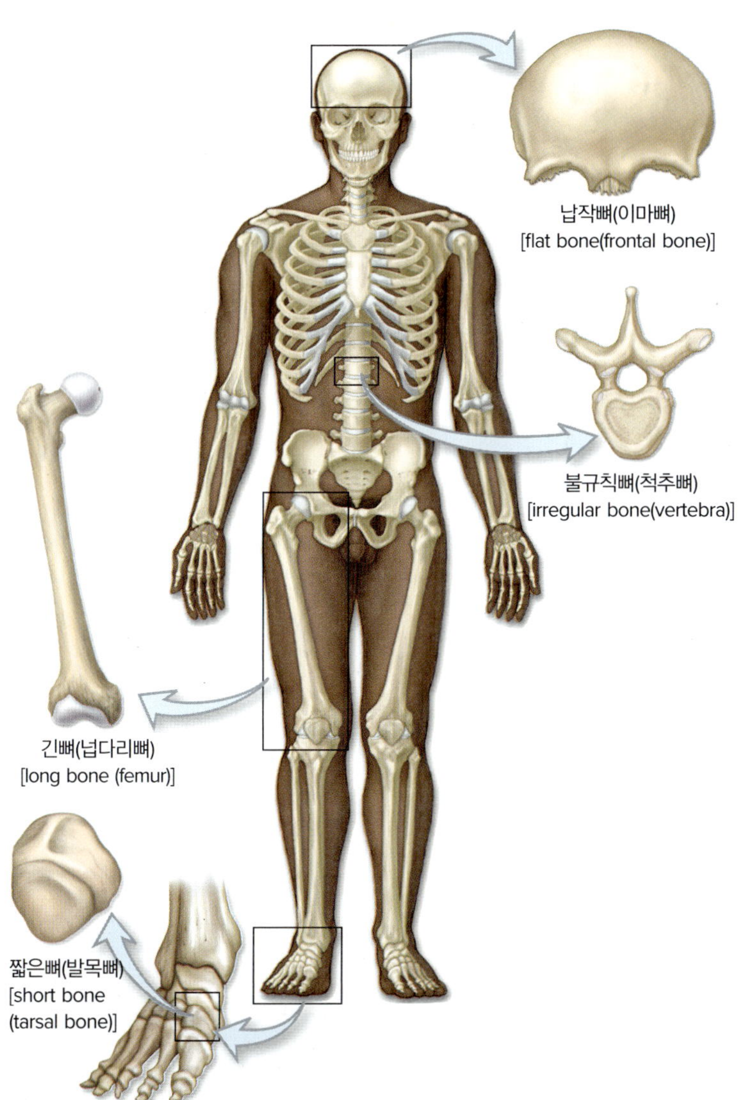

그림 4.2 뼈의 모양에 따른 분류. 뼈는 모양에 따라 긴뼈, 짧은뼈, 납작뼈, 불규칙뼈로 나눌 수 있다.

여기서는 긴뼈를 맨눈해부학의 관점에서 자세히 탐구한다. 긴뼈를 다른 뼈와 비교하고 뼈의 혈관분포와 신경분포에 대해 살펴볼 것이다.

› 긴뼈의 맨눈해부학

긴뼈는 몸에서 가장 흔한 뼈의 형태이므로 뼈의 구조를 살펴볼 때 좋은 표본이 될 수 있다(**그림 4.3a**).

긴뼈의 각 부분 긴뼈를 맨눈으로 봤을 때 두드러지는 부분 중 하나는 **뼈몸통**(골간, diaphysis; 복수형은 *diaphyses*; 사이에서 자람)이라는 줄기 부분이다. 뼈몸통은 길쭉하고 일반적으로 원통형이며, 긴뼈에서 지렛대 역할을 하고 무게를 떠받칠 때 주축이 된다. 뼈몸통의 치밀뼈에서 해면뼈의 조각뼈가 안쪽으로 뻗어 나온다. 뼈몸통 속의 빈 공간은 **뼈속질공간**(뼈속질강, medullary cavity)이라고 하는데, 어릴 때는 이 속에 적색뼈속질이 있지만 어른이 되면 황색뼈속질로 대체된다.

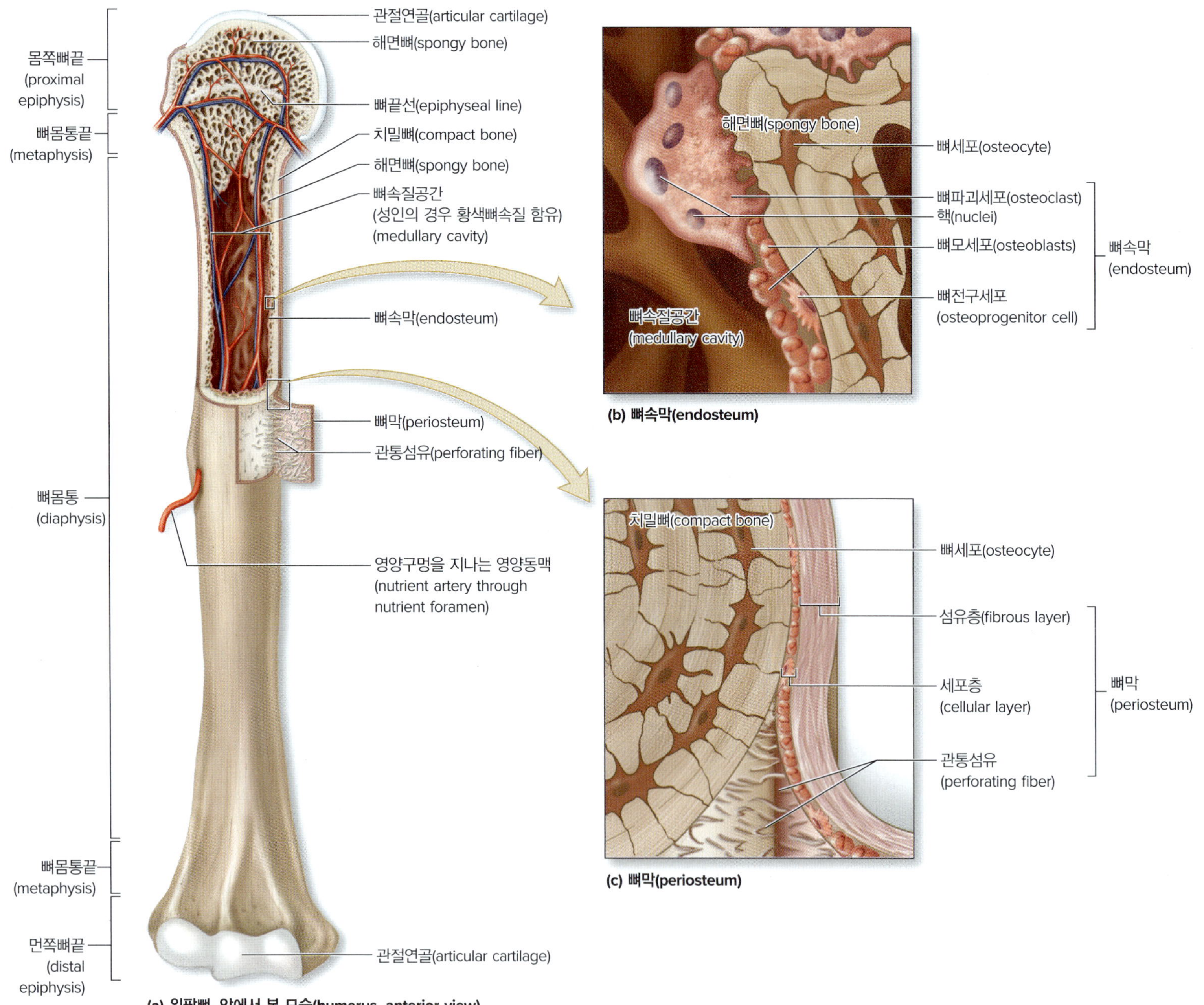

(a) 위팔뼈, 앞에서 본 모습(humerus, anterior view)

(b) 뼈속막(endosteum)

(c) 뼈막(periosteum)

그림 4.3 긴뼈의 맨눈해부학. 긴뼈는 팔다리의 물렁조직을 지지한다. (a) 위팔뼈와 같은 전형적인 긴뼈에는 치밀뼈와 해면뼈가 모두 존재한다. (b) 뼈속막은 뼈속질공간의 가장자리를 따라 뼈의 내부 공간을 감싼다. (c) 뼈막은 뼈줄기의 겉 표면을 감싼다.

긴뼈의 양쪽 끝에는 **뼈끝**(골단, epiphysis, 복수형은 epiphyses; *epi*: 사이, *physis*: 성장)이라는 넓고 울퉁불퉁한 부분이 있다. **몸쪽뼈끝**(근위골단, proximal epiphysis)은 몸통에 가까운 뼈끝이며, **먼쪽뼈끝**(원위골단, distal epiphysis)은 몸통에서 먼 뼈끝이다. 뼈끝은 바깥쪽의 얇은 치밀뼈층과 안쪽의 두꺼운 해면뼈로 이루어져 있다. 뼈끝 속의 해면뼈는 여러 방향에서 오는 압력을 견딘다. 뼈끝의 관절 표면은 **관절연골**(articular cartilage)이라는 얇은 유리연골층으로 덮여 있다. 관절연골은 관절의 마찰을 줄이고 충격을 흡수한다.

뼈몸통끝(골간단, metaphysis)은 성숙한 뼈에서 뼈몸통과 뼈끝 사이에 있는 부분이다. 성장 중인 뼈의 경우 여기에 뼈끝판(골단판, epiphyseal plate) 또는 성장판(growth plate)이라고 불리는 부분이 있다. 뼈끝판은 뼈의 길이가 계속 자라도록 하는 얇은 유리연골층이다. 성인의 경우에는 뼈끝판의 흔적이 뼈끝선(골단선, epiphyseal line)이라는 얇고 뚜렷한 치밀뼈의 형태로 남아 있다.

뼈의 겉면과 안쪽 면 **뼈막**(골막, periosteum; *peri*: 주위의, *osteon*: 뼈)이라는 거친 막이, 유리연골로 덮인 부분을 제외하고 뼈의 겉면을 둘러싼다(**그림 4.3a, c**). 뼈막은 두 층으로 이루어져 있다. 치밀불규칙결합조직으로 이루어진 바깥의 섬유층은 뼈를 보호하고 혈관과 신경을 뼈의 표면에 고정되어 있으며, 인대와 힘줄이 부착될 곳을 제공한다. 안쪽의 세포층에는 뼈파괴세포, 뼈모세포, 뼈전구세포가 있다. 이 세포들의 기능은 잠시 뒤에 설명한다. 뼈막은 관통섬유(perforating fiber) 또는 샤페이섬유(Sharpey's fiber)라고 불리는 수많은 콜라겐섬유로 뼈에 고정되어 있다. 이 섬유들은 수직으로 뼈몸통에 연결되어 있다.

뼈속막(골내막, endosteum)은 속질공간에서 뼈의 내부 공간 전체를 덮는 불완전한 세포층이다(**그림 4.3a, b**). 뼈속막에는 뼈막과 마찬가지로 뼈파괴세포, 뼈모세포, 뼈전구세포가 있다.

› 다른 뼈 유형의 맨눈해부학

짧은뼈, 납작뼈, 불규칙뼈는 맨눈해부학적 구조가 긴뼈와 다르다. 표면은 대체로 치밀뼈로 이루어져 있으며, 안쪽은 전체가 해면뼈로 이루어지고 속질공간이 없다. **그림 4.4**는 머리뼈의 치밀

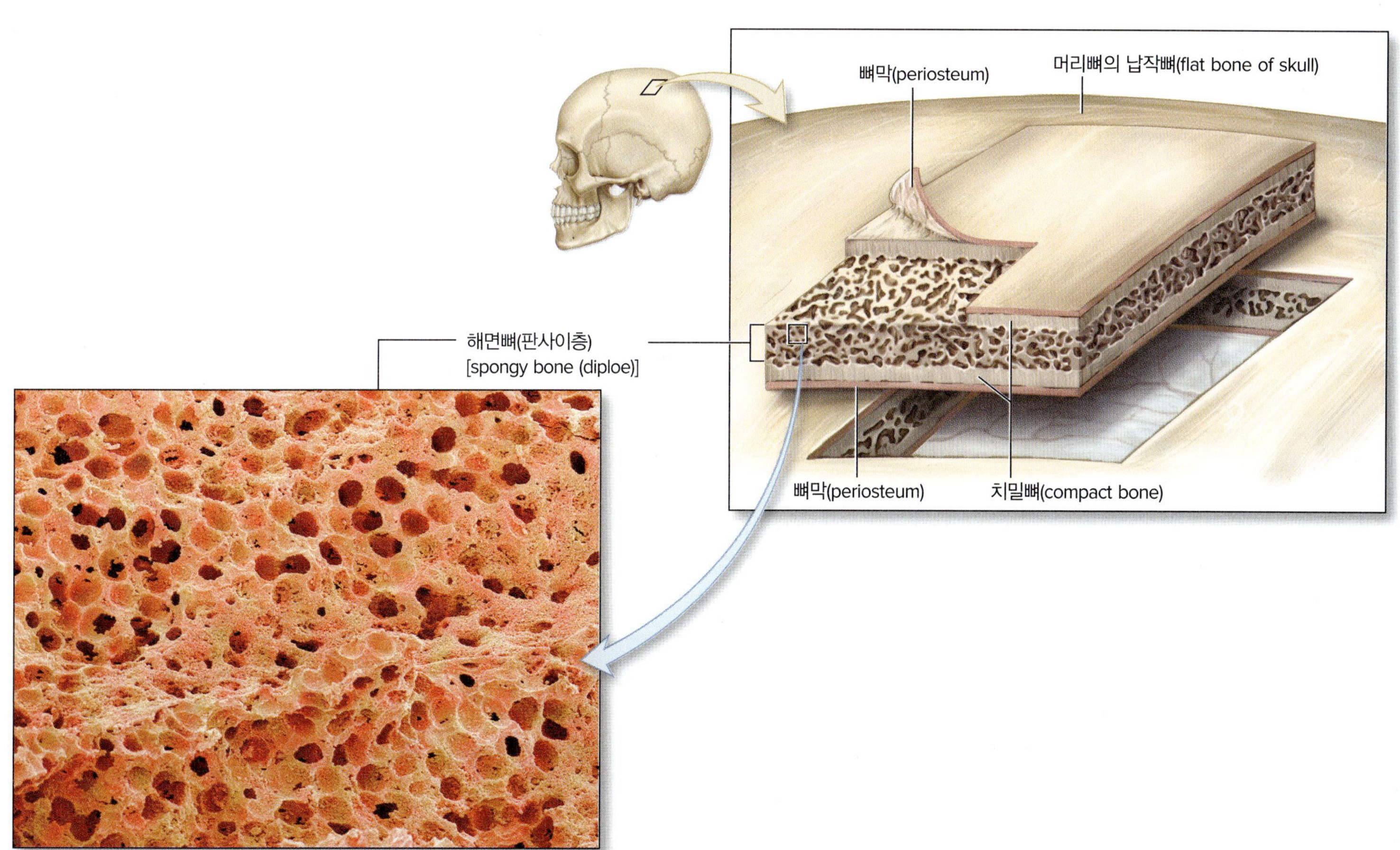

그림 4.4 **머리뼈의 납작뼈.** 이 뼈들은 두 겹의 치밀뼈와 그 사이의 해면뼈(판사이층)로 이루어져 있다. 두 겹의 치밀뼈는 모두 뼈막으로 싸여 있다.

뼈와 해면뼈의 배열을 나타낸 것이다. 대체로 평행한 치밀뼈 사이에 해면뼈층이 하나 들어 있다. 머리뼈의 납작뼈에 있는 해면뼈는 판사이층(판간층, diplo ; *deplous*: 둘)이라고도 한다.

뼈의 혈액 공급과 신경분포

뼈, 그중에서도 특히 해면뼈가 있는 부분에는 혈관이 풍부하게 분포한다(**그림 4.3a**). 혈관은 뼈막에서 뼈로 들어간다. 일반적으로 영양구멍(영양공, nutrient foramen)이라는 작은 구멍을 통해 영양동맥 하나가 들어가고 영양정맥 하나가 나온다. 혈관은 세포에 필요한 영양과 산소를 공급하고 세포의 노폐물을 제거한다.

뼈로 가는 신경은 혈관과 함께 영양구멍으로 들어가 뼈, 뼈막, 뼈속막, 뼈속질공간에 분포한다. 이 신경들은 주로 뼈대의 부상에 대한 신호를 보내는 감각신경이다.

무엇을 배웠는가?

5 뼈몸통과 뼈끝의 구조는 어떻게 다른가?

6 뼈에 있는 영양구멍은 어떤 기능을 하는가?

4.2d 뼈속질

학습목표

9. 뼈속질에서 두 가지 유형의 구조와 위치를 비교하고 대조한다.

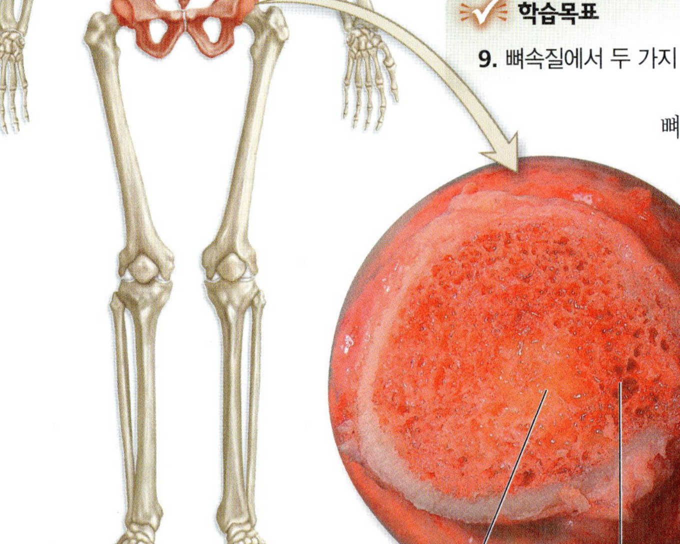

그림 4.5 적색뼈속질과 황색뼈속질. (a) 성인 뼈대에서의 적색뼈속질 분포 영역, (b) 넙다리뼈 앞부분의 단면에서 볼 수 있는 적색뼈속질과 황색뼈속질의 비교.

뼈속질은 뼈의 부드러운 결합조직이며 적색뼈속질과 황색뼈속질로 나뉜다(**그림 4.5**). **적색뼈속질**(red bone marrow)은 뼈속질조직(myeloid tissue)이라고도 하며 적혈구를 형성한다. 또 그물결합조직, 미성숙 혈구, 지방을 함유하고 있다.

적색뼈속질의 위치는 아동과 성인이 다르다. 아동의 경우 적색뼈속질이 대부분의 뼈에 있는 해면뼈, 그리고 긴뼈의 속질 공간에 있다. 아동이 성장해 성인이 되면 적색뼈속질 중 대부분이 퇴화해 **황색뼈속질**(yellow bone marrow)이라는 지방질의 물질이 된다. 그 결과, 성인의 경우에는 머리뼈의 납작뼈, 척추뼈, 갈비뼈, 복장뼈, 볼기뼈와 같은 몸통뼈대의 일부에 적색뼈속질이 있다. 또 위팔뼈와 넙다리뼈의 몸쪽뼈끝에도 적색뼈속질이 있다.

심한 빈혈(적혈구의 수가 정상보다 적어서 체내의 세포에 도달하는 산소의 양이 부족해지는 상태)에 걸리면 황색뼈속질이 다시 적색뼈속질로 변화해 적혈구의 생성을 촉진할 수 있다.

무엇을 배웠는가?

7 성인의 뼈대에서 적색뼈속질이 있는 곳은?

통합 INTEGRATE

임상적 고찰 4.1 CLINICAL VIEW

골수이식

방사선이나 화학 치료로 골수가 파괴되었거나, 골수가 비정상적으로 기능하는 사람(골수가 비정상적인 혈구를 생성하는 백혈병에 걸린 사람)에게 적색골수를 이식할 수 있다. 공여자의 골수는 주로 엉덩뼈능선에서 채취하며 드물게는 복장뼈에서 채취한다. 채취한 세포는 수여자의 혈류에 주사하는데, 주사된 세포는 적색뼈속질의 정상적인 위치로 이동한다. 수혈할 때 혈액형이 서로 맞아야 하듯 이 공여자와 수여자의 골수가 서로 맞아야 면역계통이 조직을 외부 물질로 인식해 공격하지 않는다. 따라서 수여자의 골수와 최대한 맞아야 골수를 기증할 수 있다.

4.2e 현미경해부학: 뼈 결합조직

학습목표

10. 뼈 세포의 네 가지 유형과 각각의 기능을 서술한다.

11. 뼈바탕질의 구성에 대해 설명한다.

12. 뼈바탕질의 형성과 흡수에 대해 설명한다.

13. 치밀뼈와 해면뼈의 구조를 비교한다.

뼈의 주된 구성요소는 **뼈 결합조직**(bone connective tissue, osseous connective tissue; *os*: 뼈)이다. 뼈는 다른 모든 결합조직과 마찬가지로 세포와 세포바깥바탕질로 이루어져 있다.

여기서는 뼈 결합조직을 이루는 세포와 바탕질, 바탕질이 형성되고 흡수되는 과정, 그리고 치밀뼈와 해면뼈를 현미경으로 봤을 때 어떤 모습인지를 살펴보자.

뼈의 세포

뼈의 결합조직에는 뼈전구세포, 뼈모세포, 뼈세포, 뼈파괴세포의 네 가지 유형이 있다(**그림 4.6**).

뼈전구세포(골전구세포, osteoprogenitor cell)는 중간엽에서 나온 줄기세포이다(**그림 6.2c**). 뼈전구세포가 유사분열하면 "얽맨세포"와 함께 줄기세포가 생성되며, 이 줄기세포가 성숙해 뼈세포가 된다. 앞에서 설명했듯이 이 줄기세포는 뼈막과 뼈속막에 존재한다.

뼈모세포(골모세포, osteoblast; *blast*: 싹)는 뼈전구 줄기세포에서 형성된다. 뼈모세포는 뼈

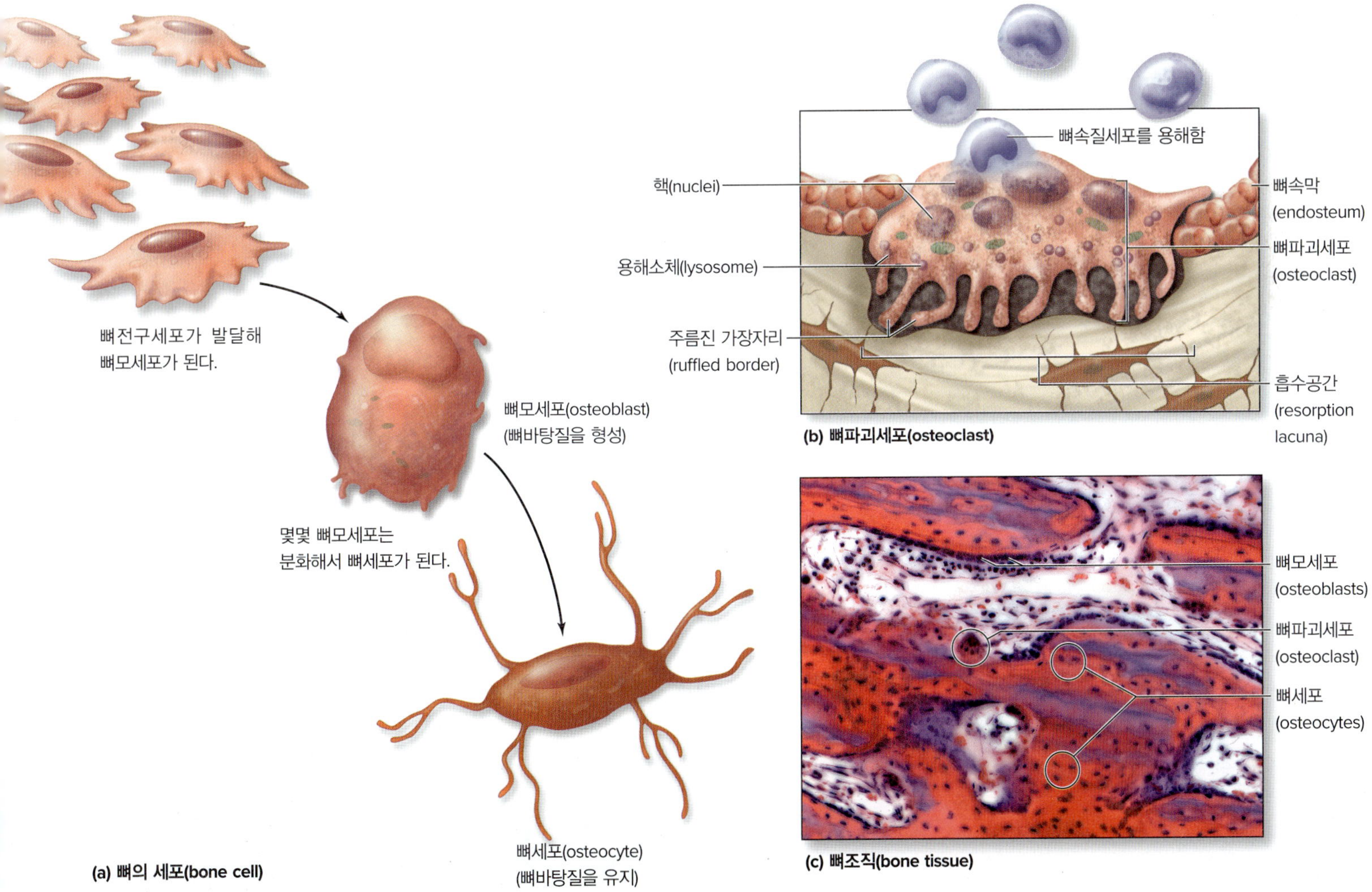

통합 INTEGRATE

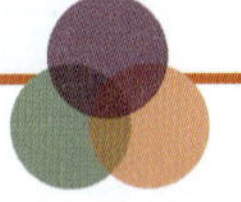

개념 연결
CONCEPT CONNECTION

뼈전구세포는 뼈대계통으로 분화하기 위한 성체줄기세포(adult stem cell)의 한 종류이며, 연구자들은 이 세포의 의학적 치료제 가능성을 연구하고 있다.

그림 4.6 뼈 결합조직에 있는 세포의 유형. 뼈 결합조직에는 네 가지 유형의 세포가 존재한다. (a) 뼈전구세포는 발달해서 뼈모세포가 되며 뼈모세포 중 다수는 뼈세포로 분화한다. (b) 일부 뼈속질세포는 융합되어 뼈파괴세포가 된다. (c) 뼈모세포, 뼈세포, 뼈파괴세포의 현미경 사진.

통합 INTEGRATE

임상적 고찰 4.2 CLINICAL VIEW

변형뼈염

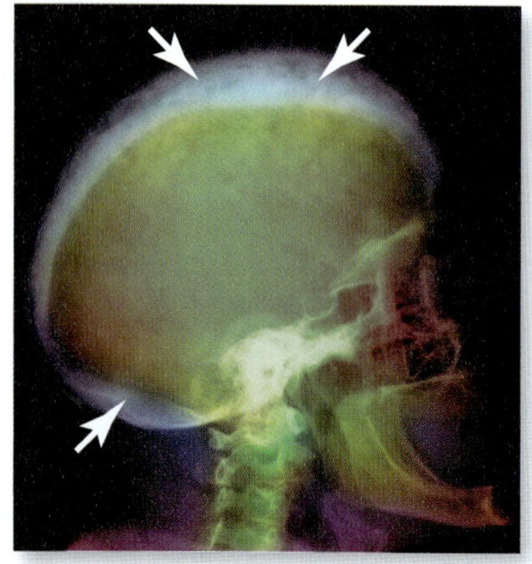

변형뼈염 환자의 머리뼈 가쪽을 찍은 엑스레이 사진. 화살표는 뼈침착이 과도한 부분을 가리킨다.

변형뼈염(osteitis deformans)은 뼈에 생기는 파제트병으로 뼈파괴세포와 뼈모세포의 기능 사이에 균형이 깨지면서 발생한다. 과도한 뼈흡수(뼈파괴세포의 과잉 활동) 후에 과도한 뼈침착(뼈모세포의과잉 활동)이 일어나는 것이다. 변형뼈염의 경우 뼈파괴세포가 정상보다 다섯 배 많으며 그 안에 핵이 20개 이상 들어 있다(정상 뼈파괴세포는 핵이 3~5개이다). 그 결과 큰 뼈파괴세포들은 높은 비율로 뼈를 흡수한다. 과도한 뼈흡수에 대한 반응으로 뼈모세포는 뼈를 더 침착하지만 이 새로운 뼈들은 엉성하고 불안정한 탓에 변형과 골절에 취약하다. 가장 흔히 영향을 받는 뼈는 골반뼈, 머리뼈, 척추뼈, 넙다리뼈, 정강뼈이다. 초기 증상은 뼈의 변형과 통증이고 병이 계속 진행되면 다리가 휠 수 있으며, 머리뼈가 두꺼워지고 커지는 경우가 많다.

의 표면에 나란히 위치하는 경우가 많다. 활성 뼈모세포는 입방체에 가까운 형태이며, 거친 세포질그물과 골지기관이 풍부해서 작용이 활발하다. 뼈모세포는 뼈바탕질이 처음 생겨날 때의 반고체 유기체인 **풋뼈**(유골, osteoid; *eidos*: 유사함)를 합성하고 분비한다. 풋뼈는 소금염 침착의 결과로 석회화한다. 이 무기질이 풋뼈에 침착한 결과, 뼈모세포는 자신이 형성하고 분비한 바탕질 속에 갇혀 뼈세포로 분화한다.

뼈세포(골세포, osteocyte)는 성숙한 뼈세포이며, 석회화한 풋뼈에 갇혀 뼈를 형성하는 기능을 잃은 뼈모세포에서 비롯된다. 원래 옆에 있던 뼈모세포와의 결합은 지속된다. 뼈세포는 뼈바탕질을 유지하고 뼈에 가해지는 물리적인 스트레스를 감지한다. 스트레스를 감지하면 뼈모세포가 신호를 받아 표면에서 새로운 뼈바탕질을 축적할 수 있다.

뼈파괴세포(파골세포, osteoclast; *klastos*: 부서진)는 크고 핵이 여러 개이며 포식작용을 하는 세포이다. 단핵구가 생성될 때와 유사하게 융합된 뼈속질세포에서 비롯된다(15.3c 참조). 이 세포들은 뼈와 접촉하는 가장자리가 주름져 있어서 뼈에 닿는 표면적이 넓다. 뼈파괴세포는 뼈 표면의 흡수공간(침식공간, resorption lacuna, Howship's lacuna)이라는 움푹한 홈 속에 들어 있거나 인접해 있다. 뼈파괴세포는 뼈흡수라는, 뼈를 분해하는 중요한 과정에 관여한다.

뼈바탕질의 구성

뼈 결합조직의 바탕질을 구성하는 요소 중에는 유기물질과 무기물질이 모두 존재한다. 유기물질은 뼈모세포가 생성하는 풋뼈이다. 풋뼈는 콜라겐 단백질에 추가된 프로테오글리칸(콘드로이틴황산 포함) 반고체 바탕질, 그리고 콜라겐섬유를 묶어 두고 지탱하는 당단백질로 이루어져 있다. 이 유기물질은 늘어나고 비틀리는 힘에 저항함으로써 뼈에 장력을 부여하며 전반적인 탄성에 기여한다.

뼈바탕질을 이루는 무기물질은 염으로 이루어졌으며, 이 염은 주로 인산칼슘, 즉 $Ca_3(PO_4)_2$이다. 인산칼슘과 수산화칼슘은 상호작용해 수산화인회석(hydroxyapatite) 결정을 만들어 낸다. 수산화인회석의 화학식은 $Ca_{10}(PO_4)_6(OH)_2$이다. 또 이 결정은 석회화 과정에서 다른 염(예: 탄산칼슘)과 이온(예: 나트륨, 마그네슘, 황산, 불소)을 포함한다. 이 결정들은 세포바깥바탕질의 긴 콜라겐섬유 축 주위에 축적된다. 이 결정들은 바탕질을 단단하게 만들고 뼈가 단단하고 뻣뻣해지도록 하며, 이 덕분에 뼈에는 힘이 생긴다.

뼈바탕질의 유기물질과 무기물질이 알맞은 비율을 이루어야 뼈가 적절히 기능할 수 있다. 단백질이 손실되거나 비정상적인 단백질이 존재하면 뼈가 부서지기 쉽다. 칼슘이 부족하면 뼈가 물렁물렁해진다.

뼈바탕질: 형성과 흡수

뼈형성(골형성, bone formation)은 뼈모세포가 뼈바탕질의 초기 형태인 반고체 유기체를 분비하면서 시작된다. 그다음에 일어나는 **석회화**(calcification)는 광물질화(mineralization)라고도 하며, 수산화인회석 결정이 뼈바탕질에 침착해 뼈를 형성하는 과정이다. 석회화는 칼슘이온과 인이온의 농도가 결정을 이루는 수준에 도달해 과포화 상태가 됨으로써 수산화인회석 결정을 형성하고, 이 수산화인회석 결정이 콜라겐섬유 안팎에 축적되는 것이다. 뼈형성의 과정에는 비타민 D(위창자길의 칼슘 흡수를 강화), 비타민 C(콜라겐 형성에 필요), 석회화를 위한 칼슘과 인 등 다양한 물질이 필요하다.

뼈흡수(골흡수, bone resorption)는 뼈파괴세포가 뼈에 인접한 세

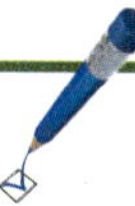

학습전략 LEARNING STRATEGY

건물 1층을 지을 때 콘크리트 보강용 강철봉 사이에 부은 콘크리트를 뼈바탕질이라고 생각하라. 콜라겐섬유가 강철봉이고 수산화인회석을 함유한 바탕질이 콘크리트이다. 강철봉이 없으면 콘크리트가 부서지고, 콘크리트가 없으면 강철봉이 구부러진다.

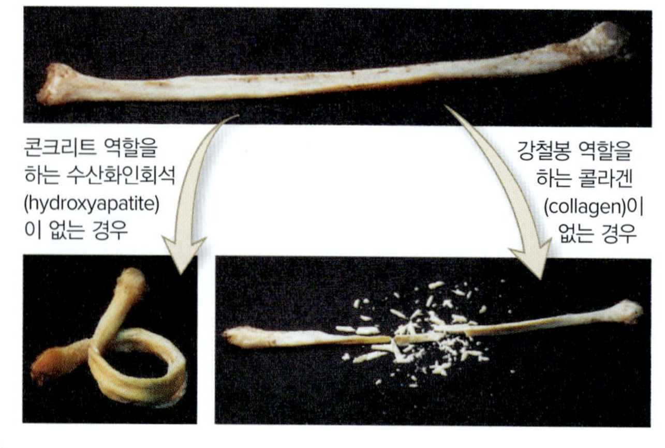

포 바깥공간으로 분비하는 물질이 뼈바탕질을 파괴하는 과정이다. 뼈파괴세포 안의 용해소체(리소좀)에서 분비되는 단백질 가수분해효소가 바탕질의 유기물질(콜라겐섬유와 프로테오글리칸)을 화학적으로 분해하고, 염산(HCl)이 뼈바탕질의 무기질(칼슘과 인)을 용해한다. 자유로워진 칼슘과 인 이온은 혈액으로 들어간다. 뼈흡수는 혈중 칼슘 농도가 낮을 때 일어날 수 있다(이 장의 뒷부분에서 자세히 설명한다).

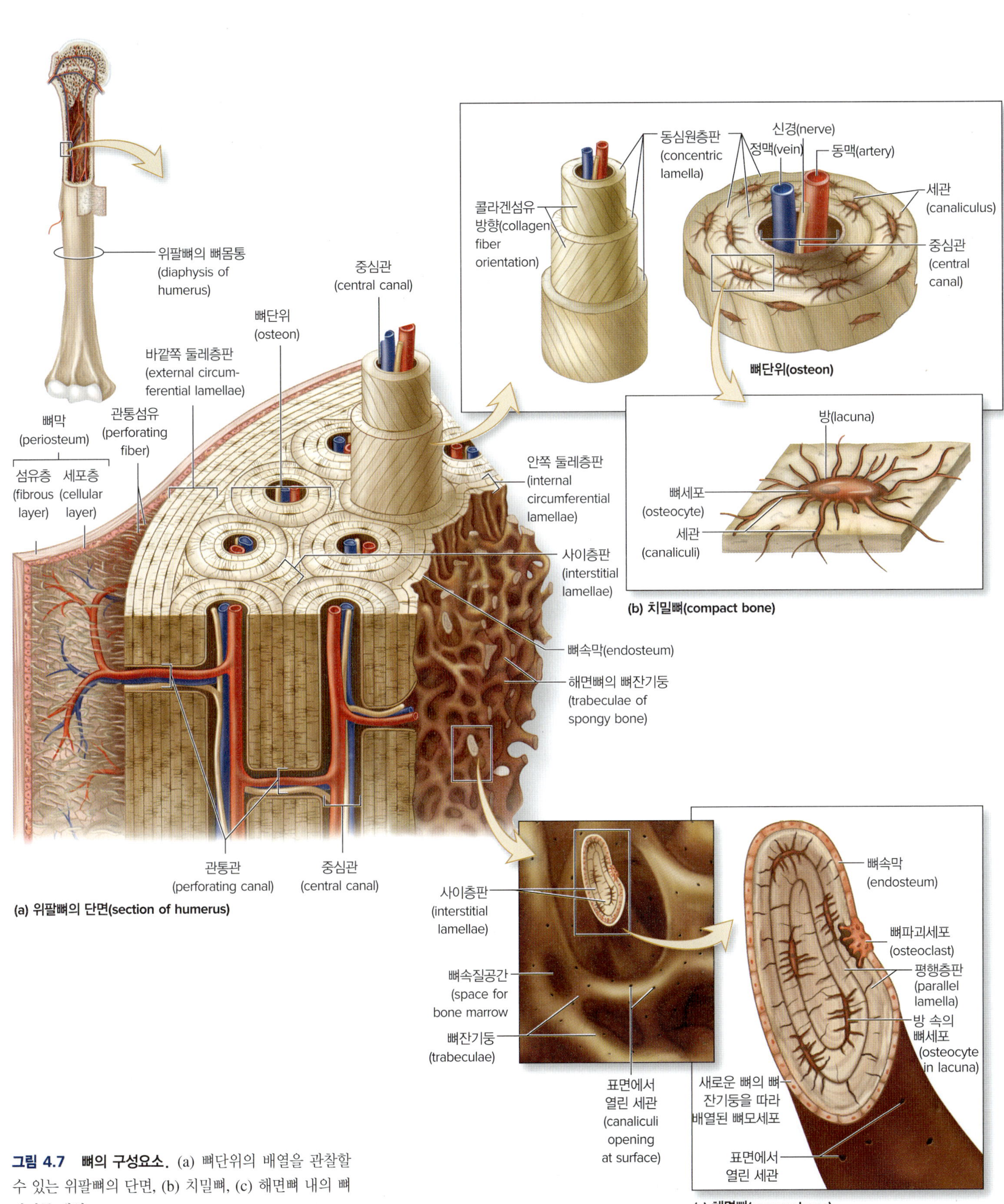

그림 4.7 뼈의 구성요소. (a) 뼈단위의 배열을 관찰할 수 있는 위팔뼈의 단면, (b) 치밀뼈, (c) 해면뼈 내의 뼈잔기둥 배열.

통합 INTEGRATE

학습전략 LEARNING STRATEGY

뼈단위의 구성요소를 양궁의 과녁에 비유하면 기억하기 쉽다.

- 과녁 전체는 뼈단위에 비유할 수 있다.
- 과녁의 중심은 중심관이다.
- 과녁의 동그라미들은 동심원층판이다.

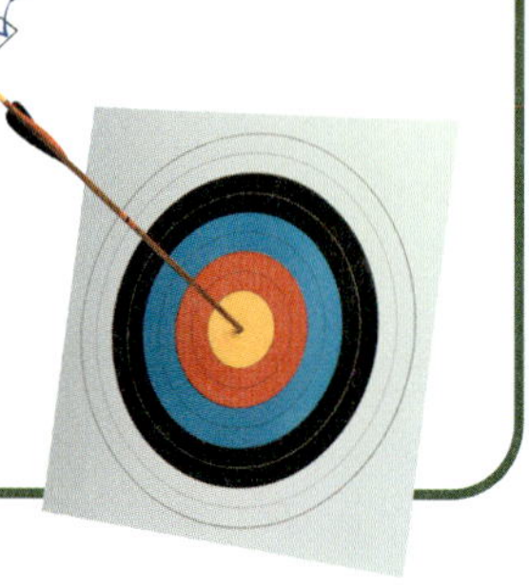

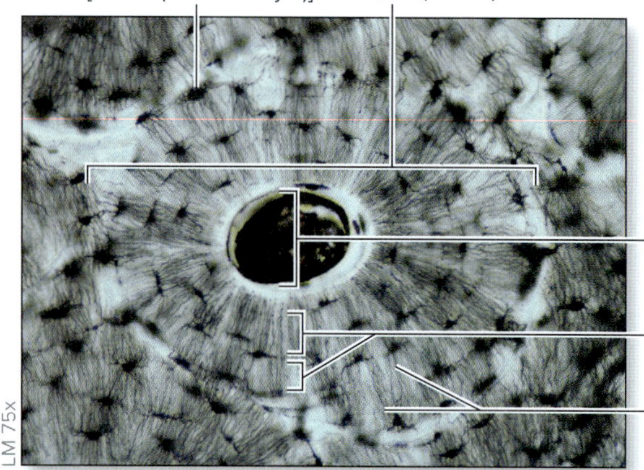

(a) 치밀뼈(compact bone)

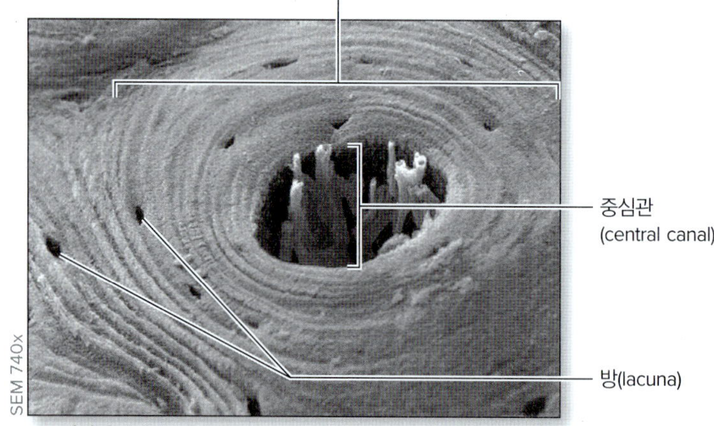

(b) 치밀뼈(compact bone)

해면뼈 뼈잔기둥 (trabeculae of spongy bone)
적색뼈속질 (red bone marrow)
LM 200x

(c) 해면뼈(spongy bone)

그림 4.8 뼈의 현미경해부학. (a) 광학현미경으로 본 치밀뼈 단면의 뼈단위, (b) 주사현미경으로 본 치밀뼈 단면의 뼈단위, (c) 광학현미경으로 본 해면뼈.

› 치밀뼈와 해면뼈의 현미경해부학적 비교

치밀뼈와 해면뼈를 현미경으로 보면 각각 구조가 독특하다(**그림 4.7**).

치밀뼈의 현미경해부학 치밀뼈는 **뼈단위**(골원, osteon) 또는 하버스계(Haversian system)라고 부르는 작은 원통형의 구조로 이루어져 있다. 뼈단위는 성숙한 치밀뼈의 기본적인 기능 및 구조 단위이다(**그림 4.7a, b**). 뼈단위는 긴뼈의 뼈몸통에 평행하게 배열되어 있으며 뼈단위의 단면은 마치 과녁처럼 보인다. 뼈단위의 구성요소는 여러 가지이다.

- **중심관**(central canal)은 하버스관(Haversian canal)이라고도 하며, 뼈단위 중심에 뼈단위와 평행하게 배열된 원통형의 통로이다. 중심관 속에는 뼈로 가는 혈액과 신경이 있다.
- **동심원층판**(concentric lamella; *lamina*: 판, 잎)은 중심관을 둘러싸고 뼈단위의 부피를 형성하는 뼈 결합조직의 고리이다. 동심원층판의 수는 뼈단위에 따라 다르다. 각 층판은 한 방향으로 비스듬히 배열된 콜라겐섬유를 함유하고 있다. 서로 밀접한 층판에서는 섬유의 방향이 서로 90°씩 다르다. 콜라겐섬유의 방향이 서로 엇갈려 있기 때문에 뼈는 더 튼튼해지고 탄력이 생긴다.
- **뼈세포**(골세포, osteocyte)는 인접한 동심원층판 사이의 작은 공간에 있는 성숙한 뼈세포이다. 이 세포들은 뼈바탕질을 유지한다.
- **방**(lacuna)은 뼈세포가 있는 작은 공간이다.
- **세관**(canaliculus; *canalis*: 관)은 뼈 결합조직 내의 각 방에서 뻗어 나와 층판을 지나고 다른 방과 중심관으로 이어지는, 작고 서로 연결되어 있는 통로이다. 세관에는 세포 간의 접촉과 소통을 가능하게 하는 뼈세포 세포질 돌기가 있다. 영양, 무기질, 기체, 노폐물은 이 통로 내에서 세포질 신장을 통해 중심관의 혈관과 뼈세포 사이를 오갈 수 있다.

그림 4.8은 뼈단위의 단면을 광학현미경과 주사전자현미경으로 관찰한 것이다. 다음과 같은 여러 구조는 치밀뼈에서 나타나지만 뼈단위의 일부는 아니다(**그림 4.7a**).

- **관통관**(perforating canal)은 볼크만관(Volkmann canal)이라고도 하며, 속에 혈관과 신경이 있다는 점에서 중심관과 비슷하다. 그러나 관통관은 중심관에 수직으로 배열되어 있으며 서로 다른 뼈단위의 여러 중심관을 연결해 뼈단위들 사이의 혈관을 연결하고 신경을 분포시킨다.
- **둘레층판**(circumferential lamella)은 뼈막 바로 안[바깥쪽 둘레층판(external circumferential lamella)] 또는 뼈속막 안[안쪽 둘레층판(internal circumferential lamella)]에 있는 뼈로 된 고리이다. 두 가지 둘레층판은 모두 뼈 전체의 둘레를 감싸므로 둘레층판이라는 이름이 붙었다.
- **사이층판**(interstitial lamella, interstitial system)은 뼈단위 사이에 있는 치밀뼈의 구성요소, 또는 부분적으로 흡수된 뼈단위의 나머지 부분이다. 그래서 마치 한 입 베어 문 것처럼 보인다. 사이층판

은 불완전하며 일반적으로 중심관이 없다.

해면뼈의 현미경해부학 해면뼈는 치밀뼈와 달리 뼈단위가 없다(**그림 4.7c, 4.8c**). 대신 좁은 막대기와 판으로 이루어진 열린 격자 형태의 뼈잔기둥(골소주, trabecula; *trabs*: 기둥) 구조가 있다. 뼈속질(존재할 경우)이 기둥 사이를 채운다. 해면뼈의 일부를 현미경으로 관찰하면 뼈바탕질로 이루어진 평행층판(parallel lamella)이 보인다. 서로 인접한 층판 사이에는 방에 들어 있는 뼈세포가 있으며, 수많은 세관이 방에서 뻗어 나온다. 뼈잔기둥의 표면을 향해 열린 세관 안에서 세포질 돌기를 통해 영양이 확산되어 뼈세포에 전달된다.

뼈잔기둥이 작은 뼈 조각에서 서로 교차하는 그물망과 판을 이루는 경우가 많다는 점을 기억한다. 이 구조는 압력을 틀 전체로 분산함으로써 뼈가 여러 방향에서 오는 압력을 잘 견디도록 한다. 놀이터의 정글짐을 떠올려 보자. 여러 명의 아이가 저마다 다른 곳에 매달리거나 한 곳에만 매달려도 정글짐은 그 무게를 잘 견딘다. 압력과 힘이 구조 전체로 분산되기 때문이다.

무엇을 배웠는가?

8 뼈전구세포, 뼈모세포, 뼈세포, 뼈파괴세포는 어떤 기능을 하는가?

9 뼈바탕질을 이루는 유기물질과 무기물질은?

10 뼈단위의 주된 구성요소는?

4.2f 현미경해부학: 유리연골 결합조직

학습목표

14. 유리연골의 구조와 유리연골 바탕질 속 세포의 구조를 분석한다.

유리연골에는 수많은 세포가 유리와 같은 바탕질 속에 흩어져 있다. 바탕질은 젤리와 같은 기저물질 속에 꽂힌 단백질섬유(주로 콜라겐)로 이루어져 있다. 이 기저물질은 콘드로이틴황산과 같은 프로테오글리칸을 함유하고 있다는 점이 뼈의 기저물질과 비슷하나, 무기질염에 칼슘이 없다는 점이 뼈와 다르다. 이 때문에 유리연골은 탄성이 있고 유연하다. 또 연골은 수분함량이 높아서(60~70%의 무게를 차지) 잘 압축되므로 충격흡수기능이 뛰어나다.

연골모세포(chondroblast; *chondros*: 모래 또는 연골)는 중간엽세포에서 나오며 연골바탕질을 만들어 낸다. 연골모세포가 스스로 생성하고 만들어 낸 바탕질 속에 갇히고 나면 이 세포들은 **연골세포**(chondrocyte)가 되며 **방**(lacuna)이라는 작은 공간을 차지한다. 이 성숙한 연골세포들은 바탕질을 유지한다. 유리연골(관절연골 제외)은 형태 유지를 돕는 **연골막**(perichondrium)이라는 치밀불규칙결합조직으로 덮여 있다. 성숙한 연골은 혈관과 신경이 없다. 영양과 산소는 연골막의 혈관에서 확산을 통해 연골에 공급된다. 뼈 결합조직과 연골 결합조직 사이의 중요한 차이점을 표 4.1에 요약했다.

무엇을 배웠는가?

11 유리연골 조직이 뼈 조직과 크게 다른 점은?

표 4.1 뼈 결합조직과 유리연골 결합조직 비교

특징	뼈 결합조직	유리연골 결합조직
바탕질을 이루는 세포	뼈모세포	연골모세포
성숙한 세포	뼈세포	연골세포
방 속 세포 유무	있음	없음
바탕질의 칼슘 유무	있음	없음
성숙한 조직의 혈액 공급	풍부함	혈관이 없음

4.3 연골의 성장

학습목표

15. 연골의 사이질성장과 덧붙이성장을 비교한다.

뼈의 성장에 대해 설명하기 전에 연골의 성장과정을 설명한다. 특정 유형 뼈의 형성과 성장은 유리연골의 성장에 좌우되기 때문이다.

연골의 발생과 성장은 배아기에 시작된다. 연골은 사이질성장으로 길어지고 덧붙이성장으로 굵어진다(**그림 4.9**).

사이질성장(간질성장, interstitial growth)은 연골의 내부에서 다음의 네 단계를 통해 이루어진다(**그림 4.9a**).

① 방 속의 연골세포가 자극을 받아 유사분열을 시작한다.

② 분열 후 2개의 세포가 하나의 방을 차지한다. 이 세포들을 이제 연골모세포라고 한다.

③ 연골모세포들이 새로운 연골바탕질을 합성하고 분비하기 시작하면 두 세포는 서로를 밀어낸다. 이 세포들은 각자 하나의 방을 차지하며 이제 연골세포라고 불린다.

④ 연골세포가 바탕질을 계속해서 만들어 내면서 연골은 안에서 계속 자라난다.

덧붙이성장(부가성장, appositional growth)은 연골의 주변부에서 이루어지는 성장이며, 그 결과로 연골이 굵어진다. 덧붙이성장은 다음의 세 단계로 이루어진다(**그림 4.9b**).

① 연골막의 안쪽 가장자리에 있던 분화하지 않은 줄기세포가 분열하기 시작한다. (연골막에는 줄기세포와 마찬가지로 중간엽 세포가 있다는 사실을 기억한다.)

② 연골모세포로 분화할 새로운 미분화 줄기세포와 얽맨세포가 형성된다. 이 연골모세포들은 기존 연골의 주변부에 있으며 그곳에서 새로운 연골바탕질을 생성하고 분비하기 시작한다.

③ 바탕질 형성의 결과로 연골모세포는 서로를 밀어내고 연골세포가 되어 각각 하나의 방을 차지한다. 연골세포가 바탕질을 계속 만들어 내면서 연골은 주변에서 계속 자라난다.

배아 발생 초기에 사이질성장과 덧붙이성장이 동시에 일어난다. 사이질성장은 연골이 성장하면서 급속히 둔화된다. 연골이 반고체가 되어 더 늘어날 수 없기 때문이다. 그 후로는 조직의 주변부에서만 성장이 이루어지므로 후기에는 주로 덧붙이성장을 한다. 연골이 완전히

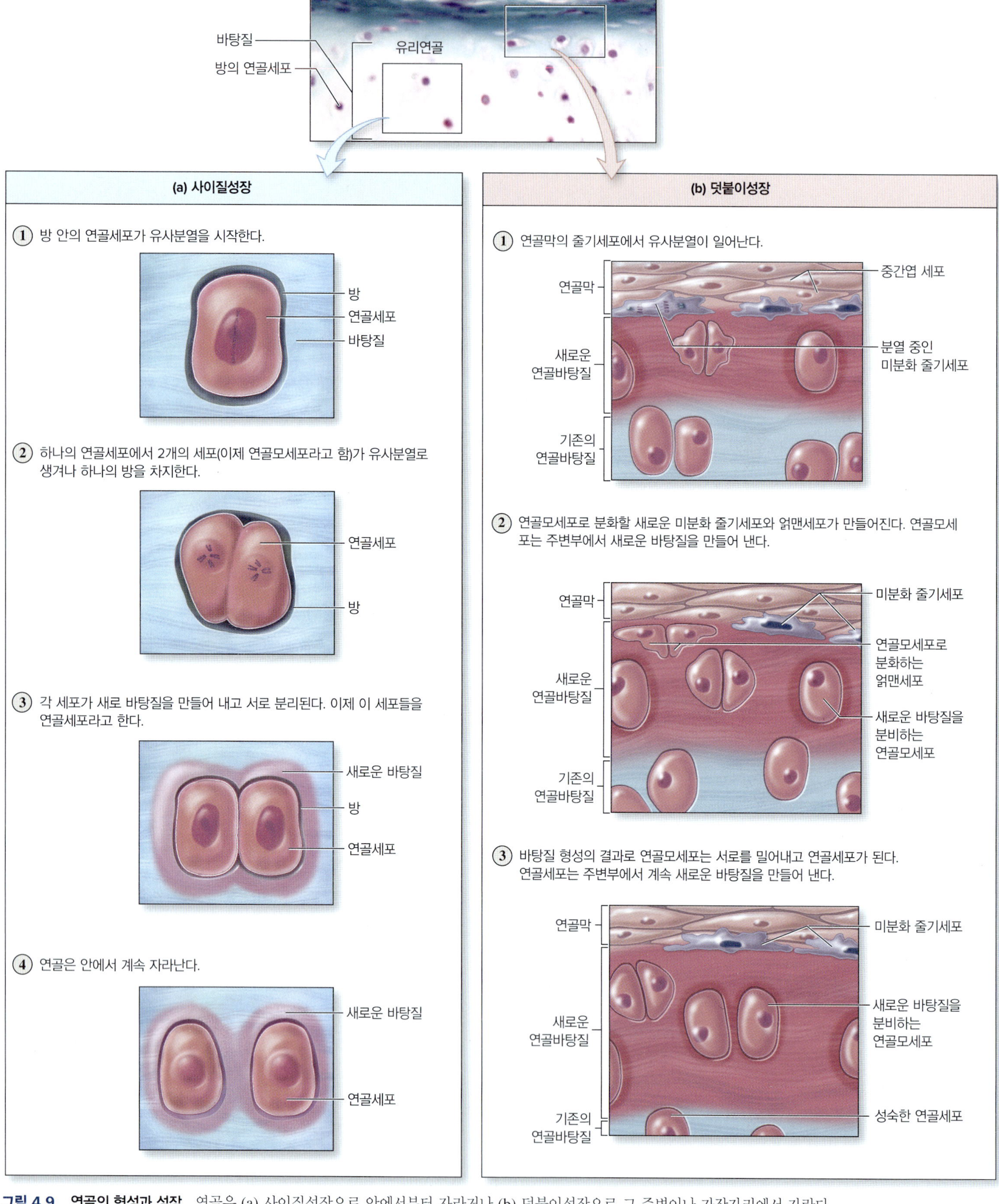

그림 4.9 연골의 형성과 성장. 연골은 (a) 사이질성장으로 안에서부터 자라거나 (b) 덧붙이성장으로 그 주변이나 가장자리에서 자란다.

성장하면 새로운 연골 성장이 일반적으로 멈춘다. 그 후로는 연골이 부상을 입었을 때만 연골 성장이 이루어지는 경우가 대부분이며, 조직에 혈관이 없기 때문에 이 성장도 제한된다.

무엇을 배웠는가?

12 연골의 사이질성장과 덧붙이성장은 어디에서 이루어지는가?

4.4 뼈의 형성

뼈형성(골형성, ossification, osteogenesis; *facio*: 만들기)이란 뼈의 결합조직이 형성되고 발달하는 것이다. 뼈형성은 배아기에 시작되며, 아동기와 청소년기에 뼈대가 자라는 동안 계속된다. 배아 발생기의 8~12주에 중간엽의 두꺼운 축합에서 형성되거나(막속뼈되기) 뼈의 유리 연골 모형에서 형성된다(연골속뼈되기).

4.4a 막속뼈되기

학습목표

16. 막속뼈되기로 만들어지는 뼈는 무엇인지 열거한다.

17. 막속뼈되기의 네 가지 주요 단계를 설명한다.

막속뼈되기(막내골화, intramembranous ossification)는 말 그대로 막속에서 뼈가 자라는 것이다. 중간엽의 얇은 층을 막이라고 부르는 경우가 있기 때문에 이런 이름이 붙었다. 막속뼈되기는 이 뼈들의 근원인 중간엽이 나중에 진피가 되는 부분에 있기 때문에 진피뼈되기(dermal ossification)라고도 한다.

통합 INTEGRATE

학습전략 LEARNING STRATEGY

연골 속 뼈 성장은 복잡한 과정이다. 모든 세부사항을 암기하기 전에 다음의 기초를 기억하라.

1. 뼈의 유리연골 모형이 형성된다.
2. 뼈몸통에서 먼저 뼈가 유리연골을 대체한다.
3. 그다음 뼈끝에서 뼈가 유리연골을 대체한다.
4. 결국 뼈끝판과 관절연골을 제외하고 모든 부분에서 뼈가 유리연골을 대체한다.
5. 20대 후반부터 모든 뼈끝판에서 뼈되기가 일어나고 뼈의 길이 성장이 완료된다.

막속뼈되기를 통해 머리뼈의 납작뼈, 얼굴뼈 중 일부(광대뼈, 위턱뼈), 아래턱뼈, 빗장뼈의 중심부가 생겨난다. 모세혈관이 밀집함으로써 중간엽이 두꺼워지고 응결하면서 뼈의 형성이 시작된다. 이 과정은 여러 단계로 진행된다(**그림 4.10**).

① **발생 8주째 초반에 중간엽의 두꺼워진 부분에서 뼈되기중심이 형성된다.** 두꺼워지고 응결한 중간엽의 일부 세포가 분열하며, 형성된 얽맨세포가 뼈전구세포로 분화한다. 일부 뼈전구세포는 뼈모세포가 되어 풋뼈를 분비하기 시작한다. 뼈모세포가 증가하면서,

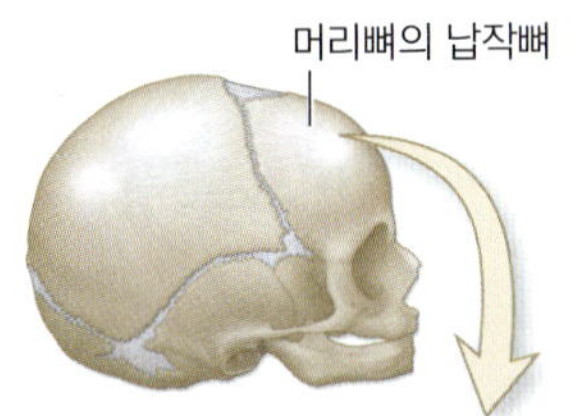

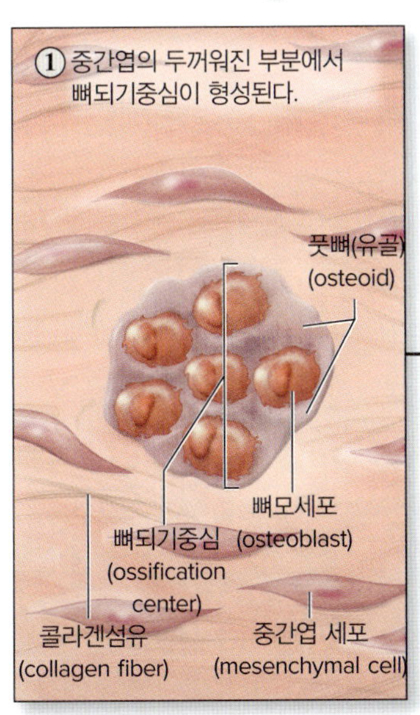

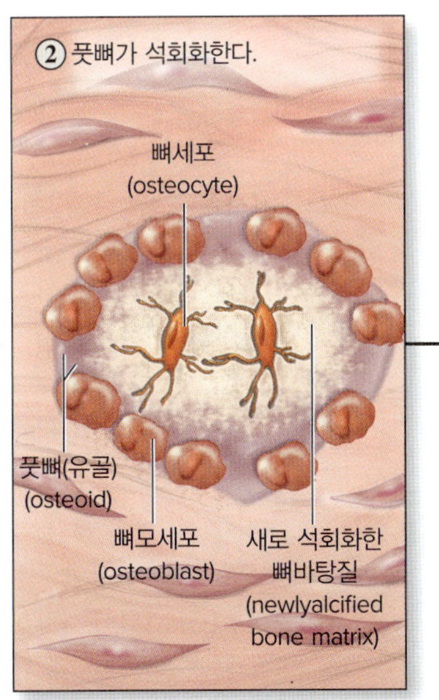

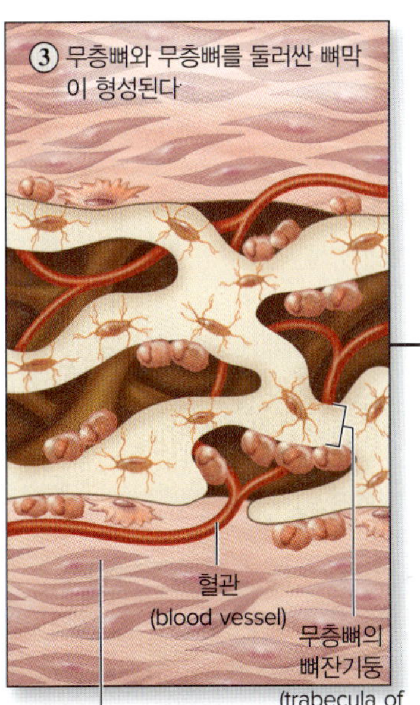

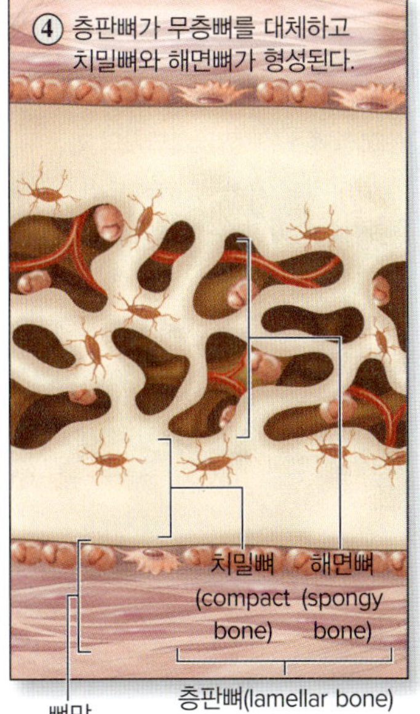

그림 4.10 막속뼈되기. 머리뼈의 납작뼈는 일련의 과정을 거쳐 중간엽 세포에서 형성된다.

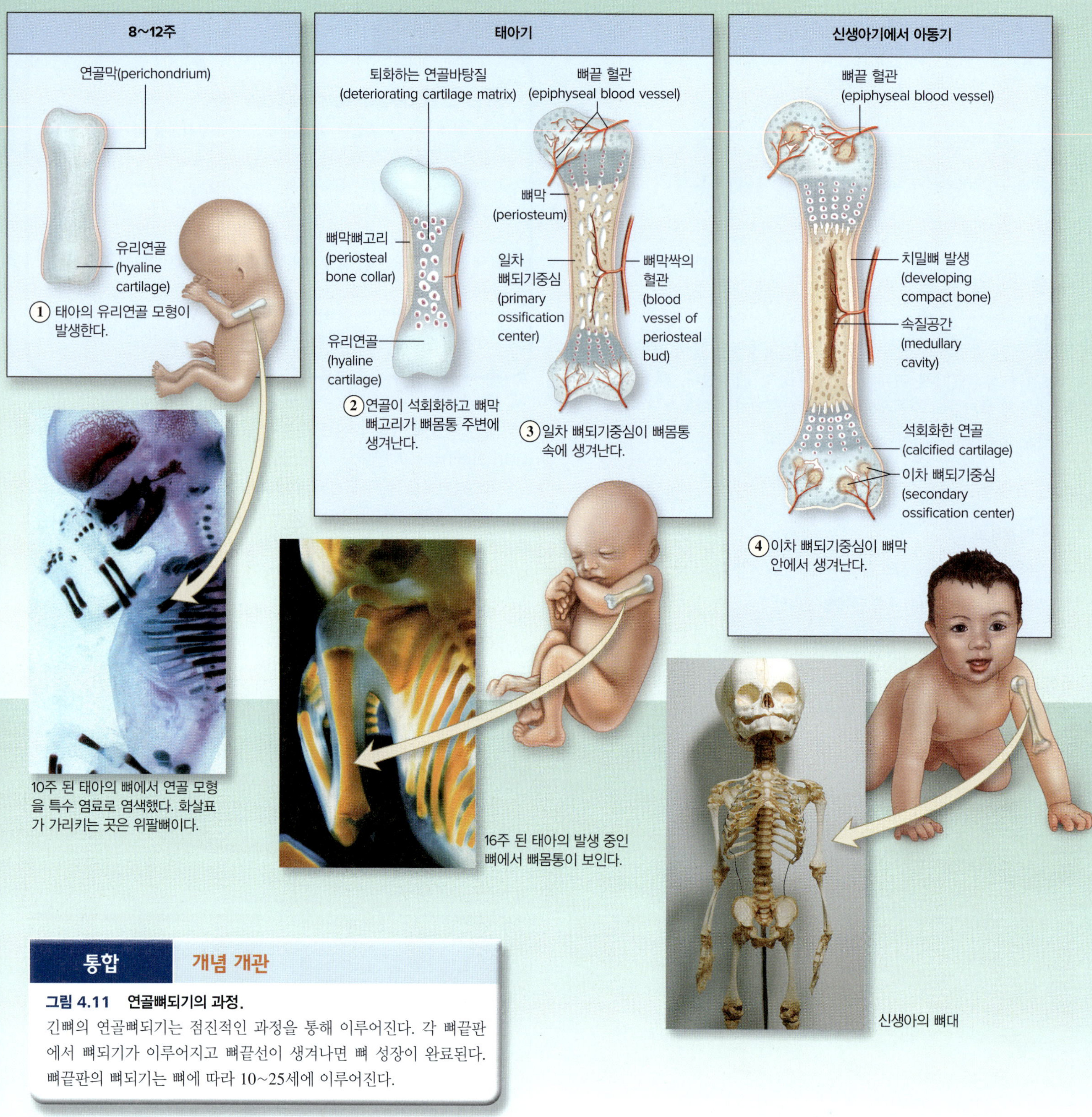

그림 4.11 연골뼈되기의 과정.
긴뼈의 연골뼈되기는 점진적인 과정을 통해 이루어진다. 각 뼈끝판에서 뼈되기가 이루어지고 뼈끝선이 생겨나면 뼈 성장이 완료된다. 뼈끝판의 뼈되기는 뼈에 따라 10~25세에 이루어진다.

두꺼워진 중간엽 안에서 여러 개의 뼈되기중심이 발달한다.

② **풋뼈(유골, osteoid)가 석회화한다.** 칼슘염이 풋뼈에 침착하고 결정화(고체화)하면서 풋뼈는 신속히 석회화한다. 석회화로 인해 바탕질의 방 속에 뼈모세포가 갇히고, 이 갇힌 세포들은 뼈세포가 된다.

③ **무층뼈와 무층뼈를 둘러싼 뼈막(periosteum)이 형성된다.** 처음에 새로 형성된 뼈 결합조직은 미성숙하고 잘 조직되지 않은 무층뼈(woven bone)이다. 무층뼈는 일차뼈(primary bone)라고도 한다. 무층뼈는 층판뼈(lamellar bone)로 대체되며, 층판뼈는 이차뼈(secondary bone)라고도 한다. 무층뼈를 둘러싸고 있던 중간엽이 두꺼워져서 뼈막을 이룬다. 중간엽 세포는 성장하고 발달해 추가로 뼈모세포를 만든다. 또 새로 형성된 혈관들도 이 부분 전체를

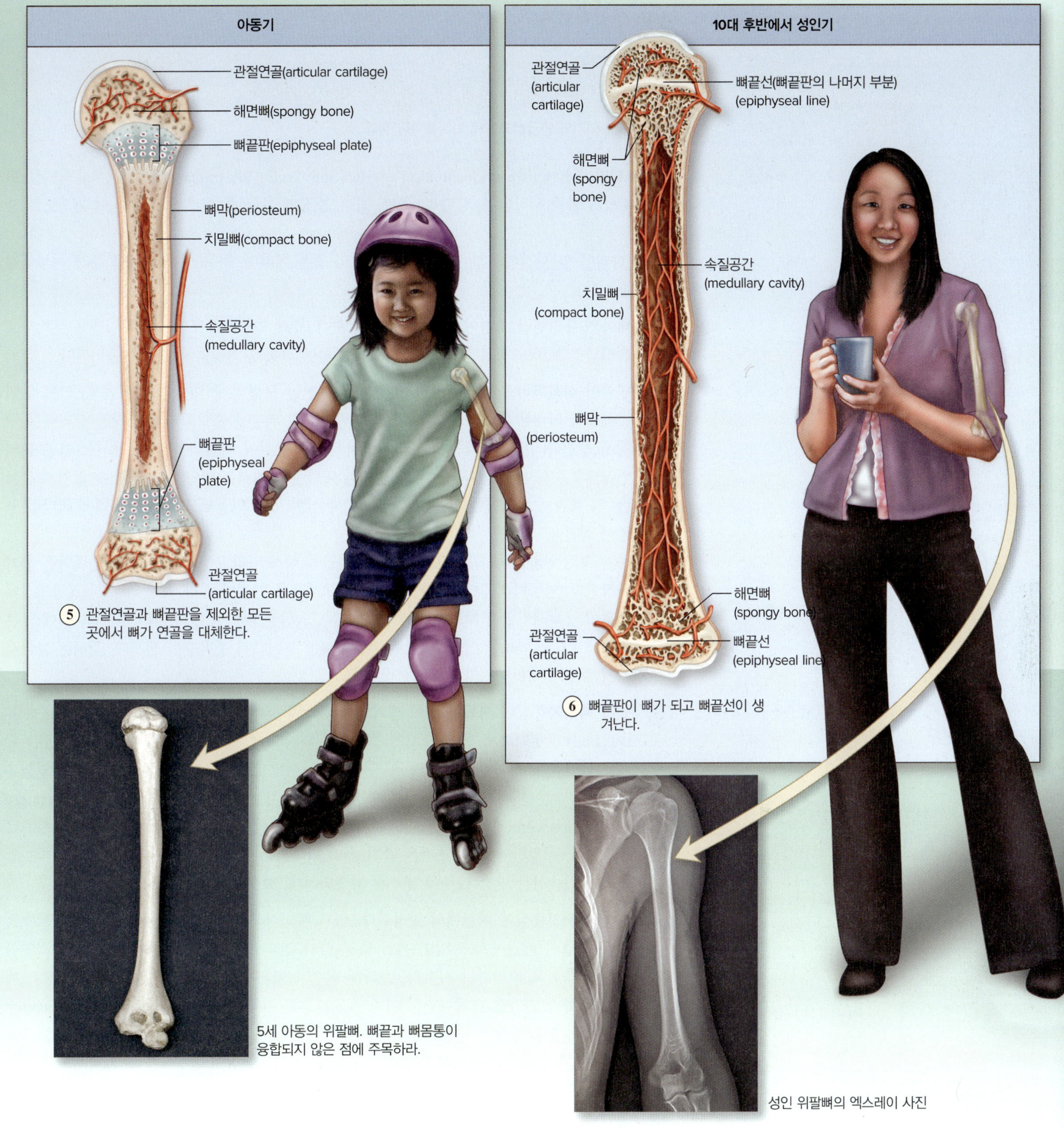

5세 아동의 위팔뼈. 뼈끝과 뼈몸통이 융합되지 않은 점에 주목하라.

성인 위팔뼈의 엑스레이 사진

덮는다. 석회화한 뼈잔기둥 및 뼈잔기둥 사이의 공간은 해면뼈로 이루어져 있다.

④ **층판뼈가 무층뼈를 대체하고 치밀뼈와 해면뼈가 형성된다.** 층판뼈는 무층뼈의 뼈잔기둥을 대체한다. 내부 및 외부 표면에서 뼈잔기둥 사이의 공간이 채워지며 이 뼈는 치밀뼈가 된다. 내부에서 뼈잔기둥은 약간 변형되어 해면뼈를 만들어 낸다. 머리뼈에 있는 납작뼈의 전형적인 구조를 보면 두 층의 치밀뼈 사이에 한 층의 해면뼈가 있다.

무엇을 배웠는가?

13 막속뼈되기는 언제 시작되는가, 이 방법을 통해 형성되는 뼈는 무엇인가?

4.4b 연골뼈되기

학습목표

18. 긴뼈의 연골뼈되기가 어떤 단계를 통해 이루어지는지 설명한다.

19. 막속뼈되기와 연골뼈되기의 차이를 설명한다.

연골뼈되기(연골내골화, endochondral ossification; *endo*: 안, *chondral*: 연골)는 유리연골 모형의 형성과 함께 시작되며, 팔다리, 골반, 척추, 빗장뼈의 끝 등 대부분의 뼈가 이 과정으로 생겨난다.

팔다리에 있는 긴뼈의 발생은 연골뼈되기의 좋은 예이며, 다음 여섯 단계를 통해 이루어진다(**그림 4.11**).

1. **태아의 유리연골 모형이 발생한다.** 발생 8~12주에 연골모세포가 연골바탕질을 분비하고 유리연골 모형이 형성된다. 연골세포가 방 안에 갇히고 연골막이 연골을 둘러싼다.

2. **연골이 석회화하고 뼈막뼈고리가 생겨난다.** 연골 모형의 중심(미래의 뼈몸통) 안에서 연골세포가 비대해지고(커지고) 주변의 연골바탕질 일부를 흡수하면서 바탕질에 커다란 구멍이 생긴다. 이 연골세포들이 커지면서 연골바탕질이 석회화하기 시작한다. 이 부분의 연골세포는 죽어서 붕괴되는데, 석회화한 바탕질 안에서는 영양이 확산될 수 없기 때문이다. 그 결과로 석회화한 연골 줄기에서 한때 살아 있는 연골세포가 있던 자리에 커다란 구멍이 생긴다.
   줄기 속의 연골이 석회화하면서 혈관이 연골을 향해 자라고 줄기를 둘러싼 연골막을 뚫기 시작한다. 연골막의 줄기세포가 분열해 뼈모세포를 만들어 낸다. 주변의 지지 결합조직에 혈관이 풍부해지면서 뼈모세포가 발달하고 연골막은 뼈막이 된다. 뼈막의 안쪽 층에 있는 뼈모세포가 석회화한 연골 줄기 주변에 풋뼈를 분비해서 풋뼈층이 생긴다. 풋뼈는 굳어서 줄기 주변에 뼈막뼈고리를 형성한다.

3. **일차 뼈되기중심이 뼈몸통 속에 생겨난다.** 모세혈관과 뼈모세포의 성장인 뼈막싹(periosteal bud)이 뼈막에서 연골 줄기의 중심으로 확장되어, 한때 연골세포가 있던 빈 공간 속으로 들어간다. 석회화한 연골의 나머지 부분은 뼈모세포가 풋뼈를 만들어 낼 때 틀 역할을 한다. 이 부분은 뼈형성의 첫 번째 중심이므로 일차 뼈되기중심(일차 골화중심, primary ossification center)이라고 한다. 뼈는 일차 뼈되기중심에서 뼈끝을 향해 양쪽 방향으로 발달한다. 건강한 뼈 결합조직은 줄기 속의 퇴화하는 석회화 연골을 신속히 대체한다. 일차 뼈되기중심은 발생 12주에 대부분 형성되는데, 형성이 완전히 끝나지는 않는다.

4. **이차 뼈되기중심이 뼈끝에서 형성된다.** 일차 뼈되기중심이 만들어질 때와 기본적으로 똑같은 과정이 뼈끝에서도 일어난다. 출생 시기 전후로 각 뼈끝의 중심에 있는 유리연골이 석회화하고 퇴화하기 시작하고, 뼈끝 혈관과 뼈전구세포가 각 뼈끝으로 들어간다. 뼈가 석회화한 연골을 대체하면서 이차 뼈되기중심(이차 골화중심, secondary ossification center)이 만들어진다. 출생 때 이차 뼈되기중심이 모두 만들어지지 않는다는 점을 주의한다. 일부는 아동기 후기에 만들어진다. 이차 뼈되기중심이 형성되면 뼈파괴세포가 뼈몸통에서 일부 뼈바탕질을 흡수해 빈 속질공간을 만들어 낸다.

5. **뼈가 관절연골과 뼈끝연골을 제외한 거의 모든 연골을 대체한다.** 뼈 발생의 후기에 뼈가 거의 모든 유리연골을 대체한다. 유리연골은 각 뼈끝의 관절 표면에 있는 관절연골과 뼈끝판에만 남는다.

6. **뼈끝판이 뼈가 되고 뼈끝선이 생길 때까지 뼈의 길이는 계속 자란다.** 뼈 길이 성장은 사춘기에 뼈끝판이 뼈끝선으로 대체될 때까지 계속된다. 뼈끝선은 뼈가 다 자랐다는 증거이다. 대부분의 뼈끝판은 10~25세에 뼈끝선이 된다. (빗장뼈의 뼈끝판은 20대 후반에 뼈가 된다.)

통합 INTEGRATE

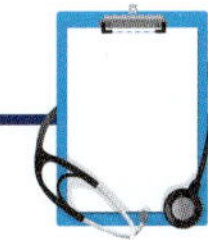

임상적 고찰 4.3 CLINICAL VIEW

법의인류학: 사망 당시의 나이 추정

뼈끝판이 뼈가 되면 뼈의 나머지 부분에 차례로 융합되는데, 이 융합의 시기는 명확히 규명되었다. 뼈끝판에서 뼈되기가 아직 일어나지 않았으면 뼈몸통과 뼈끝은 서로 분리되어 있다. 따라서 뼈끝과 뼈몸통이 분리되어 있으면(융합된 하나의 뼈가 아니면) 성인이 아니라 미성년의 뼈이다. 법인류학은 이 해부학적 정보를 이용해 뼈대를 바탕으로 나이를 파악한다.

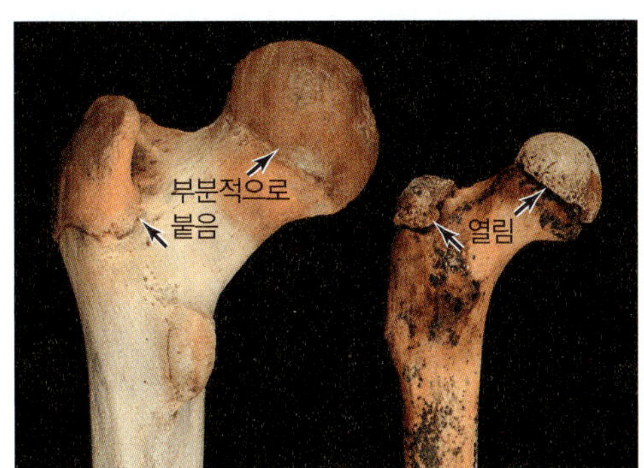

(왼쪽) 부분적으로 붙음: 뼈끝이 부분적으로 융합한 넙다리뼈
(오른쪽) 열림: 뼈끝과 뼈몸통 사이에 융합이 일어나지 않음

뼈끝판의 융합은 점차적으로 이루어지며 보통 다음과 같은 단계로 진행된다.

- 열림(뼈끝과 다른 뼈끝이 융합하지 않음)
- 부분적으로 붙음(뼈끝과 뼈의 나머지 부분이 일부 융합하지만 경계가 뚜렷하게 보일 수 있음)
- 완전히 붙음(뼈끝에서 눈에 보이는 부분이 뼈의 나머지 부분과 완전히 융합함)

남아 있는 뼈대를 이용해 사망 당시의 나이를 파악할 때는 완전히 융합한 부분과 아직 열려 있는 부분을 보고 그 사이에서 나이를 결정한다. 예를 들어, 주로 17세에 융합하는 뼈끝판이 완전히 붙어 있고, 주로 19세에 융합하는 다른 뼈끝판이 아직 열려 있다면 이 뼈대의 주인은 17~19세이다. 뼈끝판의 융합으로 나이를 추정하는 현재의 기준에서는 남성의 뼈대를 이용한다. 여성의 뼈끝판은 남성보다 1~2년 먼저 융합하므로 여성의 뼈대를 살필 때는 이 점을 고려해야 한다. 또한 일부 뼈끝판의 융합 시기는 사람에 따라 다를 수 있다. 이 사실들을 염두에 두고 몇몇 뼈끝판의 융합 시기를 정리한 다음의 표를 살펴보자.

뼈	남성의 경우 뼈끝이 완전히 융합하는 나이
위팔뼈, 가쪽 위관절융기 (humerus, lateral epicondyle)	11~16세(여성: 9~13세)
위팔뼈, 안쪽 위관절융기 (humerus, medial epicondyle)	11~16세(여성: 10~15세)
위팔뼈, 머리(humerus, head)	14.5~23.5세
몸쪽 노뼈(proximal radius)	14~19세
먼쪽 노뼈(distal radius)	17~22세
먼쪽 종아리뼈와 정강뼈 (distal fibula and tibia)	14.5~19.5세
몸쪽 정강뼈(proximal tibia)	15~22세
넙다리뼈, 머리(femur, head)	14.5~21.5세
먼쪽 넙다리뼈(distal femur)	14.5~21.5세
빗장뼈(clavicle)	19~30세

어떻게 생각하는가?

1 왜 연골뼈되기의 과정은 복잡한가? 왜 태아기 때 뼈의 형성이 끝나지 않고 유리연골 모형이 형성된 후에 뼈몸통과 뼈끝이 따로 형성되어야 할까?

무엇을 배웠는가?

14 긴뼈가 연골뼈되기를 통해 형성되는 과정을 간단히 서술하라.

4.5 뼈의 성장과 재형성

뼈의 성장과 재형성은 모두 배아 발생기에 이루어진다. 여기서는 이 두 과정을 살펴보고 각 과정을 조절하는 주요 호르몬에 대해 알아보자.

4.5a 뼈의 성장

학습목표

20. 뼈끝판의 다섯 층을 비교 및 대조하고, 여기서 뼈의 길이가 어떻게 성장하는지 서술한다.

21. 덧붙이성장의 단계를 서술한다.

연골이 자랄 때 긴뼈의 길이가 자라는 것을 사이질성장이라 하고, 지름이 자라서 굵어지는 것을 덧붙이성장이라 한다.

사이질성장

사이질성장은 뼈끝판 내의 연골 성장에 좌우된다. 뼈끝판을 현미경으로 보면 뼈끝에 가까운 첫 번째 층부터 뼈몸통에 가까운 마지막층까지 총 5개의 서로 이어진 층이 있다(**그림 4.12**).

1. **휴지 연골층**. 이 층은 뼈몸통의 속질공간에서 가장 멀고 뼈끝에서 가장 가깝다. 연골바탕질 전체에 분포한 작은 연골세포로 이루어졌으며 성숙하고 건강한 유리연골과 비슷하다. 이 부분은 뼈끝을 뼈끝판에 고정한다.
2. **증식하는 연골층**. 이 층의 연골세포는 빠르게 유사분열하고 다소 커지며, 납작한 방들이 세로로 기둥을 이루면서 마치 동전을 쌓아 놓은 것처럼 배열된다. 이 기둥은 뼈몸통과 평행하다.
3. **비대해지는 연골층**. 이 층에서는 연골세포가 분열을 중단하고 비대해지기(커지기) 시작한다. 연골세포가 비대해지면서 바탕질을 흡수하기 때문에 방의 벽이 얇아진다.
4. **석회화한 연골층**. 이 층은 흔히 2~3겹의 연골세포층으로 이루어져 있다. 방으로 이루어진 기둥 때문에 무기질이 침착하고 이 석회화로 인해 연골세포가 파괴되고 바탕질이 불투명해진다.
5. **뼈되기층**. 기둥에서 방 사이의 벽이 파괴되고 세로로 통로가 생긴다. 모세혈관과 속질공간에서 나온 뼈전구세포가 이 공간으로 들어간다. 남아 있는 석회화 연골바탕질에 뼈의 새로운 바탕질이 침착한다.

뼈의 길이 성장은 특히 연골세포가 유사분열하는 2층과 연골세포가 비대해지는 3층에서 이루어진다. 이 작용들은 함께 휴지 연골을 뼈끝으로 밀어낸다. 이 성장을 가능하게 하는 것은 석회화한 단단한 뼈의 바탕질이 아니라 유리연골의 유연한 바탕질이라는 점을 기억한다. 뼈의 길이가 성장하면 그 후 새로운 뼈 결합조직이 5층에서 같은 비율로 생성된다. 따라서 뼈의 길이가 자라는 것은 곧 유리연골 결합조직이 성장해서 나중에 뼈로 대체되는 것이다. 이 과정은 뼈의 발생기에 이루어지는 막속뼈되기 과정과 비슷하다.

아동기에 뼈끝판은 두께를 유지하며 줄기의 중심에서 밀려난다. 성인기에 뼈끝 연골의 성장속도가 느려지고 뼈모세포의 작용은 가속된다. 그 결과 뼈끝판이 계속 좁아져서 결국 사라지고 사이질성장이 완전히 멈춘다. 마지막에는 뼈끝선이라는 가느다란 치밀뼈로 된 선만이 뼈끝판의 흔적으로 남는다. 유리연골이 없어지고 뼈끝선이 나타나는 것은 사이질성장이 끝났다는 신호이다.

어떻게 생각하는가?

2 의사는 환자의 엑스레이를 보고 환자의 성장이 끝났는지 어떻게 알 수 있을까?

덧붙이성장

덧붙이성장은 뼈막 내에서 이루어진다(**그림 4.13**). 이 과정에서는 뼈막 안쪽의 세포층에 있는 뼈모세포가 바깥 둘레층판이라는 표면과 평행한

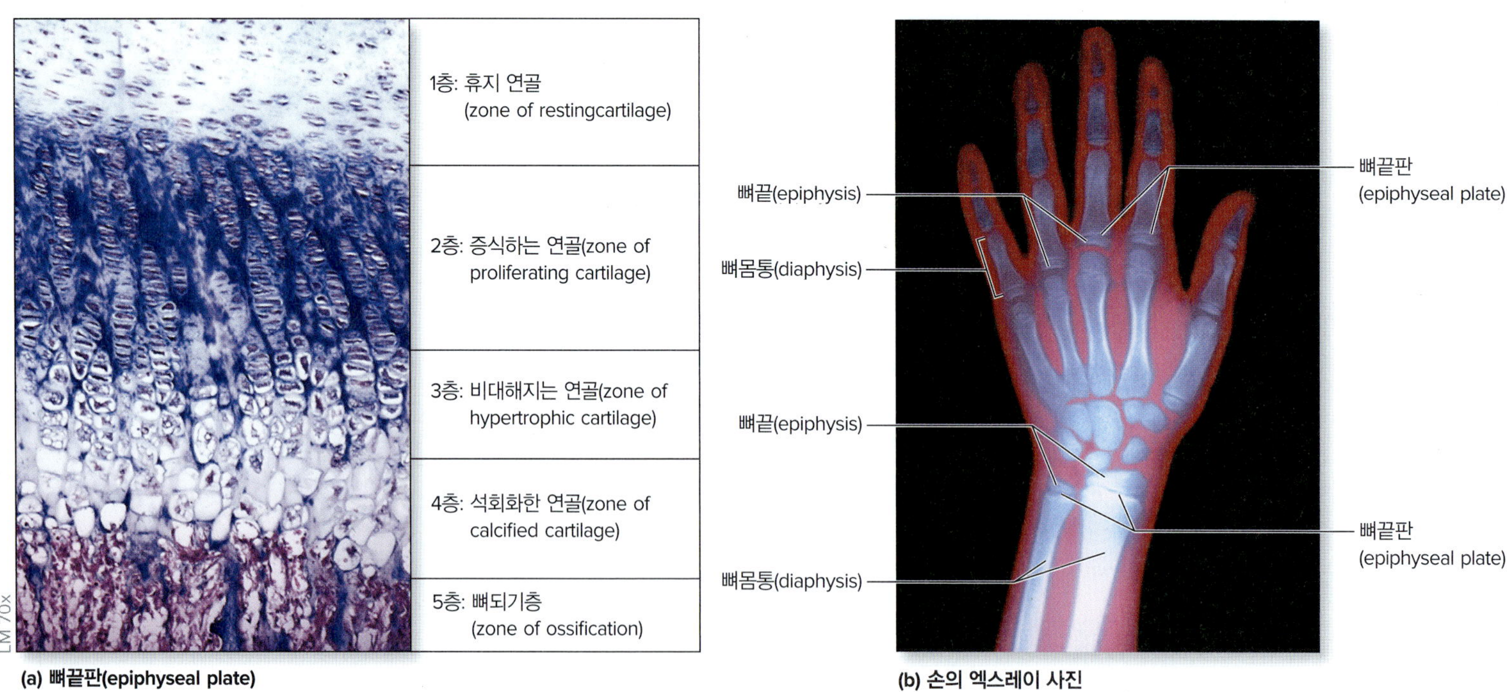

그림 4.12 뼈끝판. (a) 성장하는 긴뼈에서 뼈몸통과 뼈끝 사이의 경계에 있는 뼈끝판에는 서로 이어지는 다섯 층이 있다. 1~4층은 연골이고 5층은 뼈이다. (b) 아동의 손 엑스레이 사진. 긴뼈의 뼈끝과 뼈몸통 사이에서 연골 뼈끝판이 어두운 선의 형태로 보인다.

통합 INTEGRATE

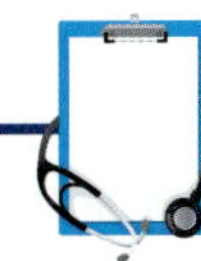

임상적 고찰 4.4 CLINICAL VIEW

연골무형성 난쟁이증

연골무형성증(achondroplasia)은 유리연골이 뼈로 변환되는 비정상적인 상태이다. 그중 가장 흔한 형태는 다른 뼈는 계속 정상적으로 자라는데 팔다리의 긴뼈는 아동기에 성장을 멈추는 연골무형성 난쟁이증(achondroplastic dwarfism)이다. 연골무형성 난쟁이증에 걸린 사람은 키가 작고 일반적으로 머리가 크다. 또 다리가 휘고 허리앞굽음증(허리뼈가 비정상적으로 휨)이 있을 수 있다. 연골무형성 난쟁이증은 뼈끝판의 두 번째와 세 번째 영역(그림 4.12a)에 있는 연골세포가 증식하고 커지지 못하기 때문에 발생한다. 대부분의 경우는 DNA 복제과정에서 저절로 돌연변이가 일어나는 것이 원인이며, 부모에게서 자녀에게 유전되는 경우도 있다.

층 안에서 뼈바탕질을 생성하고 침착한다. 이 층판은 나이테에 비유할 수 있다. 숫자가 늘어날수록 지름도 커지는 것이다. 따라서 새로운 뼈가 주변부에 생성될수록 뼈가 굵어진다. 새로운 뼈가 생성되는 동안 속질공간의 뼈파괴세포가 뼈바탕질을 흡수함으로써 속질공간이 점점 커진다. 뼈의 주변부가 성장하고 속질공간의 뼈가 흡수되면서 신생아의 뼈는 커져서 성숙한 뼈가 된다.

무엇을 배웠는가?

15 뼈의 지름은 어떻게 성장하는가?

4.5b 뼈의 재형성

학습목표

22. 뼈의 재형성을 정의하고, 뼈의 종류와 부분에 따라 어떻게 달라지는지 예를 든다.

23. 기계적 스트레스가 뼈의 재형성에 미치는 영향을 설명한다.

뼈가 다 자란 후에도 뼈는 일생에 걸쳐 교체되고 변형될 수 있다. 새로운 뼈 조직이 계속 추가되는(뼈 침착) 이 지속적이고 동적인 과정을 **뼈 재형성**(bone remodeling)이라고 한다. 뼈 재형성은 뼈막 표면과 뼈속막 표면에서 모두 이루어진다.

성인의 뼈대 중 약 20%는 교체되는 것으로 추정된다. 그러나 뼈의 재형성은 뼈대의 모든 부분에서 같은 속도로 이루어지지는 않는다. 예를 들어 사람 뼈대의 치밀뼈는 해면뼈보다 느린 속도로 교체된다. 넙다리뼈의 먼쪽 부분은 4~6개월마다 교체되는 한편, 이 뼈의 뼈몸통은 평생이 걸려도 완전히 교체되지 않을 수도 있다.

뼈의 재형성은 명백히 뼈모세포, 뼈세포, 뼈파괴세포의 협응이 좌우한다. 이 세포들의 상대적인 작용은 두 가지 주요 요인의 영향을 받는다. 바로 호르몬과 뼈가 받는 기계적인 스트레스이다.

기계적 스트레스(mechanical stress)는 무게를 견디는 움직임과 운동의 형태로 발생하며, 정상적인 뼈 재형성에 필요하다. 뼈세포는 스트레스를 감지해 뼈모세포와 소통한다. 뼈모세포는 뼈세포의 합성을 늘리고 무기질염을 침착한다. 기계적 스트레스에 대한 반응으로 뼈는 일정한 시간이 지나면 더 강해진다.

뼈에 상당한 영향을 미치는 기계적 스트레스는 뼈대근육의 수축과 중력에서 유발된다. 일반적으로 운동선수의 뼈는 반복적이고 스트레스를 주는 운동의 결과로 눈에 띄게 굵어진다. 무거운 물건 들기, 걷기, 달리기와 같이 무게를 견디는 운동은 뼈가 발달하고 유지되도록 돕는다. 나이가 들면서 뼈 질량이 줄어드는 것은 피할 수 없지만, 연구에 따르면 청소년기와 성인기 초기에 정기적으로 무게를 견디는 운동을 함으로써 전체 뼈 질량을 증가시킬 수 있다. 또 최근의 연구 결과로는 70대와 80대에도 적절한 운동을 하면 뼈 질량이 증가할 수 있다. 반대로 기계적 스트레스가 없어지거나 크게 줄면 콜라겐 형성이 감소하고 무기질이 제거되어서 뼈가 약해진다. 뼈가 부러져 석고붕대를 하거나 침대에 누워 있는 사람의 경우, 팔다리를 움직이지 못하면서 뼈에 가해지는 스트레스가 줄어들어 뼈가 약해진다. 우주에 있는 우주비행사는 중력의 부재로 인해 뼈 질량이 줄어들지 않도록 반드시 운동을 해야 한다.

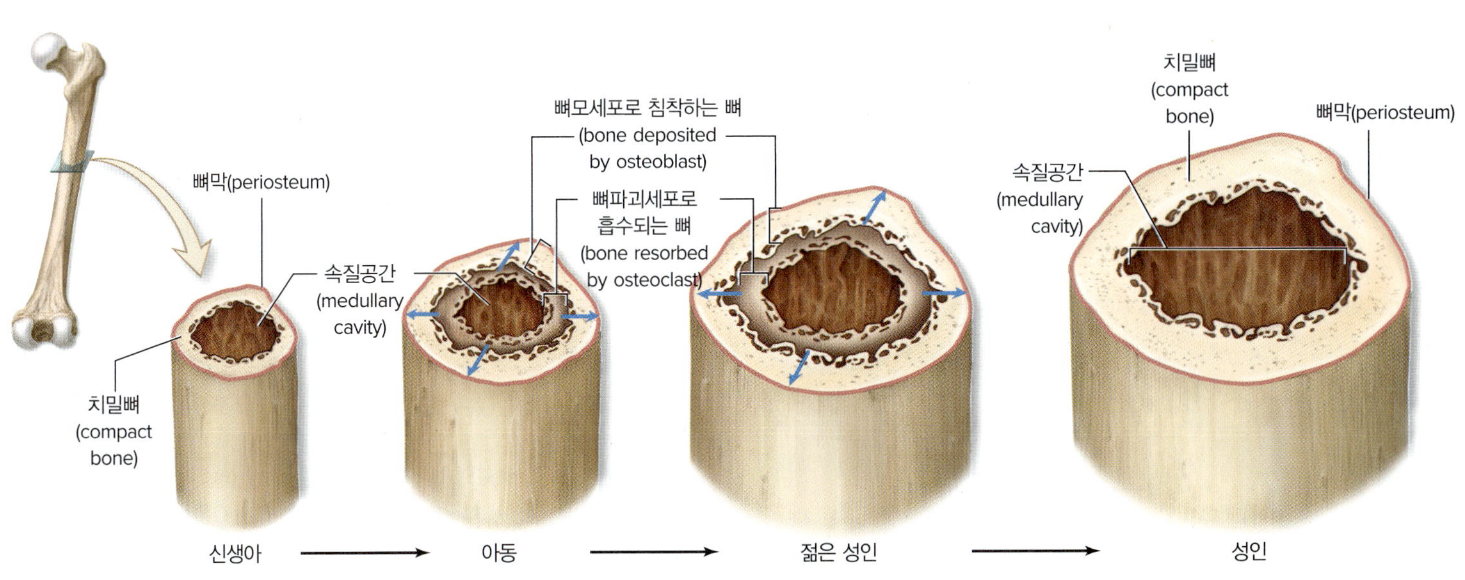

그림 4.13 뼈의 덧붙이성장. 새로운 뼈가 표면에 추가되면서 뼈의 지름이 커진다. 동시에 뼈의 일부가 안쪽 표면에서 제거되면서 속질공간이 커질 수 있다.

통합 INTEGRATE

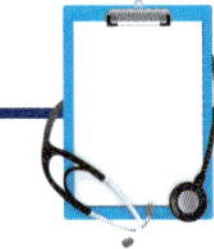

임상적 고찰 4.5 CLINICAL VIEW

왜 일반적으로 남성이 여성보다 키가 클까?

남성이 여성보다 키가 큰 것은 두 가지 과정과 관련이 있다. 첫째로, 여성의 성장 급증(growth spurt)은 주로 에스트로겐이, 남성의 성장급증은 주로 테스토스테론이 촉발한다. 역설적으로 에스트로겐은 테스토스테론보다 더 강력하게 성장을 자극한다. 성장판이 에스트로겐에 반응하면 더 빨리 닫히며 그 결과로 성장이 가속되는 기간이 짧아진다. 둘째로, 여성은 남성보다 2~3년 빨리 사춘기가 시작되므로, 사춘기 전에 성장할 수 있는 아동기가 남성보다 짧다.

무엇을 배웠는가?

16 뼈의 재형성은 언제 어디에서 이루어지는가?

4.5c 뼈의 성장과 재형성에 영향을 미치는 호르몬

학습목표

24. 뼈의 성장과 재형성에 영향을 미치는 호르몬과 각 호르몬의 효과를 서술한다.

호르몬이란 하나의 세포에서 혈액으로 분비되어 전신을 돌아다니면서 다른 세포에 영향을 미치는 분자이다. 호르몬은 특정 세포의 세포수용체에 결합해 세포의 변화를 개시한다. (호르몬에 대한 자세한 내용은 14장에서 다룬다.) 어떤 호르몬은 연골세포, 뼈모세포, 뼈파괴세포의 작용을 변화시킴으로써 뼈의 구성과 성장 양상에 영향을 미친다(표 4.2).

표 4.2 호르몬이 뼈의 유지와 성장에 미치는 영향

호르몬	뼈에 미치는 영향
성장호르몬	간을 자극해 소마토메딘호르몬을 만들어 내도록 한다. 소마토메딘은 뼈끝판의 연골 증식을 유발하며 그 결과 뼈가 길어진다.
갑상샘호르몬	뼈모세포의 기초대사율을 변화시켜 뼈 성장을 자극한다.
칼시토닌	뼈의 칼슘 침착을 촉진하고 뼈파괴세포의 작용을 억제한다.
칼시트리올	뼈의 칼슘 침착을 촉진하고 파골세포의 활성을 억제한다.
부갑상샘호르몬	뼈파괴세포의 뼈흡수를 촉진해 혈중 칼슘 농도를 높인다.
성호르몬(에스트로겐과 테스토스테론)	뼈모세포를 자극한다. 뼈끝판의 성장과 닫힘을 촉진한다.
글루코코르티코이드	글루코코르티코이드(예: 코르티솔, 코르티손)의 농도가 만성적으로 높으면 뼈의 소실이 증가하며, 아동의 경우 뼈의 성장에 장애가 발생한다.
세로토닌	세로토닌의 농도가 만성적으로 높으면 뼈전구세포가 뼈모세포로 분화하는 현상이 억제된다.

성장호르몬(growth hormone)은 소마토트로핀(somatotropin)이라고도 하며 뇌하수체 전엽에서 만들어진다(14.7d 참조). 성장호르몬은 간을 자극해 **소마토메딘**(성장호르몬 촉진인자, somatomedin)이라는 호르몬을 만들어 내게 함으로써 뼈의 성장에 영향을 미친다. 성장호르몬과 소마토메딘은 뼈끝판의 연골 성장을 직접 자극한다.

갑상샘호르몬(thyroid hormone)은 갑상샘에서 분비되며 뼈에 있는 세포들의 기초대사율에 영향을 미침으로써 뼈의 성장을 자극한다(14.8b 참조). 성장호르몬과 갑상샘호르몬의 비율이 적절히 조절되면 이 두 호르몬은 사춘기 때까지 뼈끝판의 정상적인 작용을 조절하고 유지한다. 갑상샘호르몬의 농도가 낮아서 발생하는 갑상샘저하증은 아동의 경우 뼈대의 성장 장애를 비롯한 문제들을 일으킨다.

사춘기에 비교적 다량으로 분비되기 시작하는 성호르몬(**에스트로겐**, **테스토스테론**; 22.1b 참조)은 뼈의 성장을 극적으로 가속한다. 성호르몬은 뼈끝판의 연골 성장과 뼈형성 속도를 높인다. 그 결과로 긴뼈의 길이가 늘어나고 키가 큰다. 역설적으로 사춘기에 성호르몬 농도가 높아지는 것은 뼈끝판의 성장이 끝나기 시작한다는 신호이다. 뼈형성이 연골 성장보다 빠르게 이루어지기 때문이다. 마침내 뼈 성장이 연골 부분을 점령해 모든 연골이 뼈로 대체된다.

어떻게 생각하는가?

3 테스토스테론의 효과에 대한 지식을 바탕으로, 어린 소년(사춘기 전)이 합성대사 스테로이드(테스토스테론과 비슷한 효과가 있는 물질)를 복용할 경우 왜 성장이 저해될 위험이 있는지 설명하라.

글루코코르티코이드(glucocorticoid)는 부신겉질에서 분비되며 혈당 농도를 조절하는 스테로이드호르몬의 집단이다. 코르티솔은 가장 기본적인 글루코코르티코이드이다. 코르티솔의 양이 많으면 뼈소실이 증가하며 아동의 경우 뼈끝판의 성장에 장애가 일어난다. 심한 천식을 앓는 아동을 치료하기 위해 항염증 작용을 하는 글루코코르티코이드를 고용량으로 투여할 경우, 성장을 모니터링해야 하는 이유는 이 때문이다.

세로토닌(serotonin)은 신경계통의 신경전달물질이라는 화학적 신호를 보내는 분자이다. 그러나 다른 신체계통에서는 호르몬과 같은 역할도 한다. 연구자들은 대부분의 뼈 속 세포에 세로토닌 수용체가 있고, 체내를 순환하는 세로토닌의 농도가 너무 높으면 뼈전구세포가 뼈모세포로 분화하지 못한다는 사실을 밝혀냈다. 즉, 세로토닌은 뼈모세포의 분화에 영향을 미치므로 정상적인 뼈 재형성의 속도와 조절에 관여하는 것으로 보인다. 세로토닌의 농도가 비정상적으로 높은 것이 뼈

통합 INTEGRATE

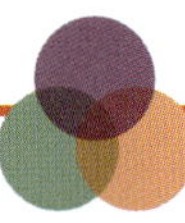

개념 연결 CONCEPT CONNECTION

내분비계통(14장)의 많은 호르몬은 뼈 조직의 정상적인 성장 및 항상성과 관련이 있다. 성장호르몬, 갑상샘호르몬, 칼시토닌, 성호르몬은 뼈의 성장을 촉진하며 부갑상샘호르몬, 글루코코르티코이드, 세로토닌은 뼈의 성장을 억제하거나 뼈흡수를 증가시킬 수 있다. 그 결과, 내분비계통의 장애는 부분적으로 뼈대계통의 장애로 나타나는 경우가 많다.

밀도가 낮아지는 장애와 관련이 있는지에 대해 연구가 이루어지고 있다.

다른 세 가지 호르몬(부갑상샘호르몬, 칼시트리올, 칼시토닌)도 뼈 재형성의 조절에 관여하며, 이 호르몬들에 대해서는 다음 절에서 자세히 설명한다.

무엇을 배웠는가?

17 성장호르몬과 갑상샘호르몬은 뼈의 성장과 질량에 어떤 영향을 미치는가?

4.6 혈중 칼슘 농도 조절

혈중 칼슘 농도의 조절은 매우 중요한데, 칼슘은 근육수축의 개시, 신경세포(뉴런)를 포함한 세포들에서 일어나는 분자의 세포외배출, 박동조율세포의 심장 자극, 혈액 응고와 같은 다양한 생리적 과정에 필요하기 때문이다. 생명 유지를 위해서는 혈중 칼슘 농도가 1 dL당 8.9~10.1 mg의 정상 범위로 유지되어야 한다. 혈중 칼슘을 조절하는 두 가지 주요 호르몬은 칼시트리올(비타민 D의 활성형)과 부갑상샘호르몬이다. 갑상샘이 만들어 내는 칼시토닌도 칼슘을 조절하지만 덜 중요한 역할을 수행하는 것으로 보인다. 뼈대는 칼슘을 저장하는 역할을 하므로 혈중 칼슘 조절에 대해 알아본다.

4.6a 비타민 D가 칼시트리올로 활성화하는 과정

학습목표

25. 비타민 D가 칼시트리올로 활성화하는 과정을 설명한다.

칼시트리올과 부갑상샘호르몬의 작용을 효과적으로 설명하려면 먼저 비타민 D가 칼시트리올로 활성화하는 효소 경로에 대해 설명해야 한다. 이 과정은 다음의 세 단계로 이루어진다(**그림 4.14**).

1 자외선이 혈액 속을 순환하는 전구 분자(변형된 콜레스테롤 분자인 7-디히드로콜레스테롤)를 비타민

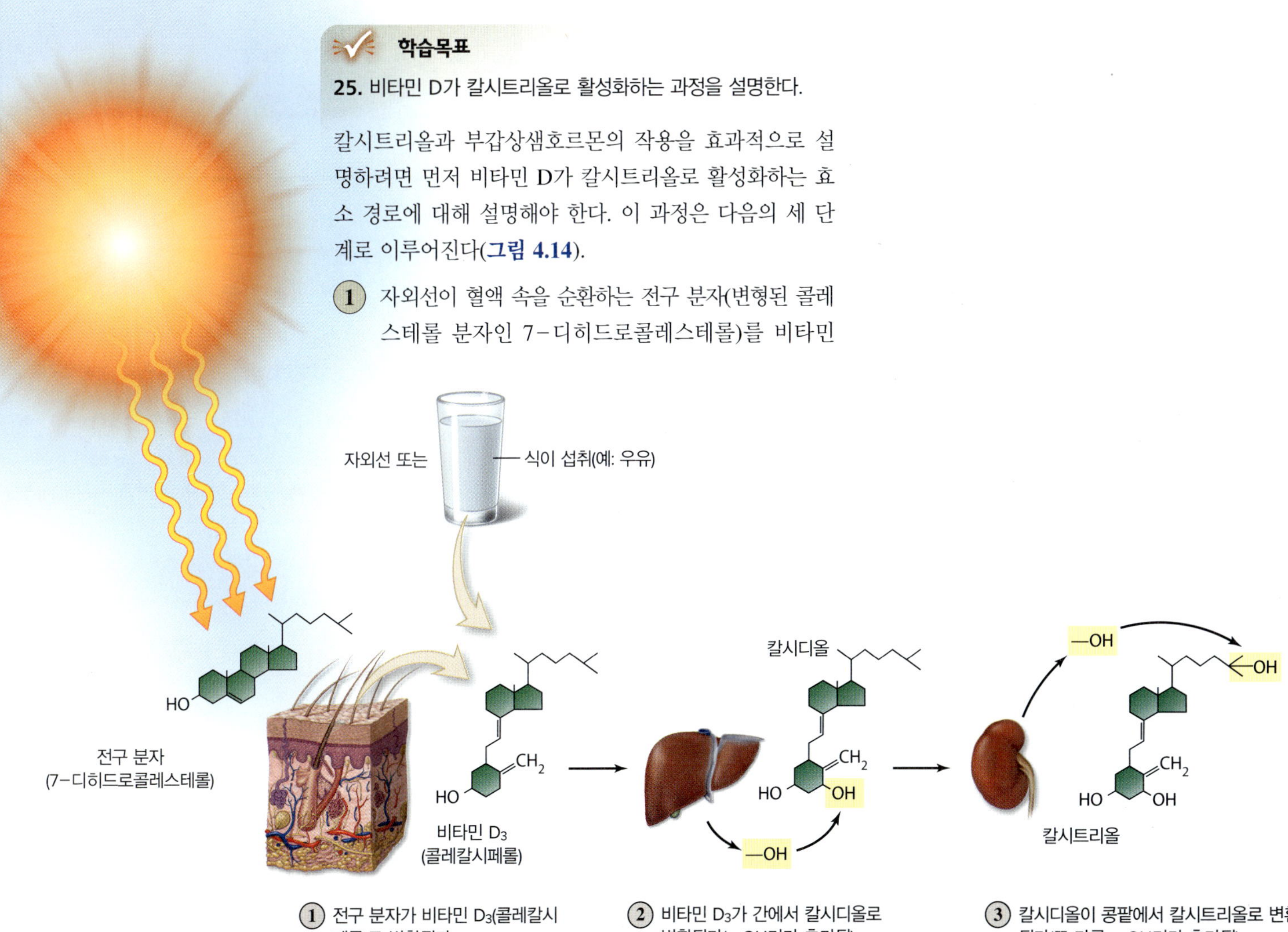

그림 4.14 칼시트리올 생산. 칼시트리올은 다음과 같은 과정으로 만들어진다. 각질형성세포가 자외선에 노출되면 각질형성세포 속의 전구 분자(7-디히드로콜레스테롤)가 비타민 D_3(콜레칼시페롤)로 변형된다. 사람은 또 우유와 같은 음식물을 통해 비타민 D_3를 섭취할 수 있다. 그 후 간이 비타민 D_3에서 칼시디올을 합성한다. 마지막으로 콩팥이 칼시디올을 칼시트리올로 바꾼다.

D_3(콜레칼시페롤)로 바꾼다. 또 음식 속의 비타민 D_3가 작은창자에서 혈액으로 흡수 된다(대부분의 사람이 비타민 D_3를 얻는 주된 원천은 우유이다).

2 비타민 D_3가 혈액 속을 순환한다. 간의 혈관을 지날 때, 간 효소가 하이드록실기(–OH)를 추가함으로써 비타민 D_3는 칼시디올로 바뀐다. 1번 과정과 2번 과정은 제한된 조절을 통해 지속적으로 일어난다.

3 칼시디올이 혈액 속을 순환하다. 콩팥의 혈관을 지날 때 콩팥 효소가 하이드록실기를 또 추가함으로써 칼시디올은 칼시트리올로 바뀐다. 칼시트리올은 비타민 D_3의 활성형이다. 부갑상샘호르몬이 있으면 콩팥의 마지막 효소 단계의 속도가 높아진다. 즉, 갑상샘호르몬이 있으면 더 많은 칼시트리올이 형성된다.

비타민 D와 그 활성형인 칼시트리올은 작은창자가 혈액으로 칼슘이온(Ca^{2+})을 흡수하도록 자극하는 고유의 기능이 있다.

무엇을 배웠는가?

18 비타민 D_3를 칼시트리올로 활성화하는 과정과 관련이 있는 장기들은 무엇인가?

4.6b 부갑상샘호르몬과 칼시트리올

학습목표

26. 부갑상샘호르몬의 분비에 대해 설명한다.

27. 부갑상샘호르몬과 칼시트리올이 어떻게 함께 기능해서 혈중 칼슘 농도를 조절하는지 설명한다.

부갑상샘호르몬(부갑상선호르몬, parathyroid hormone, PTH)은 혈중 칼슘 농도가 낮아질 때 부갑상샘(14.2a 참조)에서 분비된다(**그림 4.15**). 칼시디올은 지속적으로 형성된다. 콩팥에서 칼시디올이 칼시트리올로 변환되는 과정의 마지막 효소 단계는 부갑상샘호르몬이 있으면 더 쉽게 이루어진다.

부갑상샘호르몬과 칼시트리올은 다음과 같은 주요 기관과 상호작용한다.

- **뼈.** 부갑상샘호르몬과 칼시트리올은 상승작용(따로 작용할 때보다 함께 작용할 때의 효과가 더 큼)을 해서 뼈에서 혈액으로 방출되는 칼슘의 양을 늘린다. 구체적으로 이 호르몬들은 뼈파괴세포의 작용을 강화한다. 뼈파괴세포는 뼈바탕질을 흡수해 칼슘이 뼈에서 혈액으로 방출되도록 한다.
- **콩팥.** 부갑상샘호르몬과 칼시트리올은 상승작용을 해서 콩팥이 소변으로 배설하는 칼슘의 양이 줄어들도록 자극한다(그 결과 더 많은 칼슘이 혈액 속에 남는다). 구체적으로는 콩팥의 세관이 재흡수하는 칼슘의 양을 늘린다(20.6 참조).
- **작은창자.** 칼시트리올에만 해당되는 기능으로, 작은창자에서 혈액으로 흡수하는 칼슘의 양을 늘리는 기능이 있다.

통합 INTEGRATE

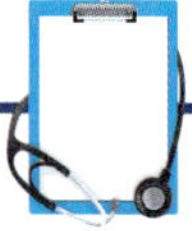

임상적 고찰 4.6 CLINICAL VIEW

구루병

구루병(rickets)은 아동기에 비타민 D가 부족해서 발생하는 질병이며, 풋뼈 조직이 과다 생성되고 충분히 석회화하지 않는 것이 특징이다. 구루병 환자는 체중이 늘 때 다리가 휘고 다리뼈가 구부러진다. 또 주로 혈중 칼슘 농도가 낮을 때 일어나는 증상인 성장 저하와 저칼슘혈증도 나타나며 때로 테타니(근육의 경련과 단일수축)도 나타난다. 산업혁명 시대의 아이들은 공장 안에서 일하도록 강요당했기 때문에 구루병에 많이 걸렸다. 현재도 일부 개발도상국에서 구루병이 발생하고 있다. 최근에는 미국의 도시 지역에서도 구루병의 발병률이 늘었다. 아이들이 실내에서 대부분의 시간을 보내며 우유를 충분히 마시는 대신 청량음료를 마시기 때문이다.

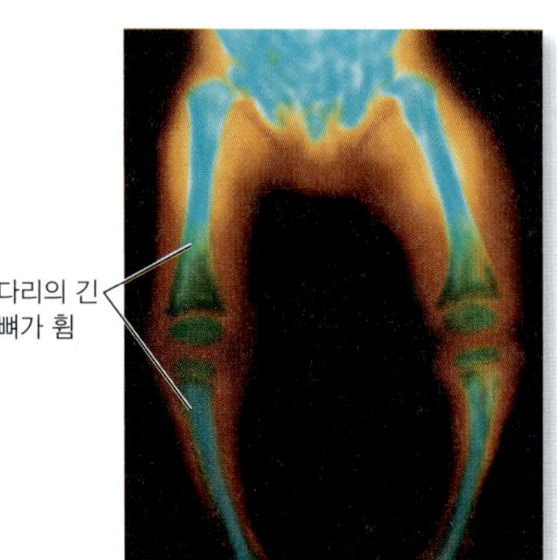

구루병에 걸린 아동의 방사선 사진

뼈에서 칼슘을 흡수하고, 콩팥에서 상실되는 칼슘을 줄이고, 위창자길에서 흡수되는 칼슘을 늘림으로써 혈중 칼슘 농도가 상승하고 정상적인 항상성 범위가 유지된다. 결국 부갑상샘호르몬의 분비는 음성되먹임(negative feedback)에 의해 억제된다.

무엇을 배웠는가?

19 부갑상샘호르몬과 칼시트리올은 언제 분비되며, 이때 어떤 기관들이 반응하는가?

통합 INTEGRATE

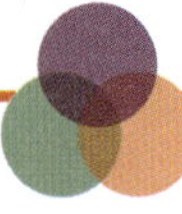

개념 연결 CONCEPT CONNECTION

혈중 칼슘 농도는 내분비계통, 뼈대계통, 콩팥(비뇨계통)의 상호작용을 통해 적절히 조절될 수 있다. 혈중 칼슘 농도가 정상보다 낮으면 부갑상샘호르몬과 칼시트리올(내분비계의 호르몬)이 뼈 결합조직을 자극해 칼슘을 혈액으로 방출하도록 하고, 콩팥이 소변으로 배출하는 칼슘의 양을 줄이며, 작은창자가 혈액으로 흡수하는 칼슘의 양을 늘린다. 혈중 칼슘 농도가 높으면 갑상샘이 칼시토닌을 분비해 뼈 침착을 자극하고 콩팥의 칼슘 배설을 늘리도록 한다.

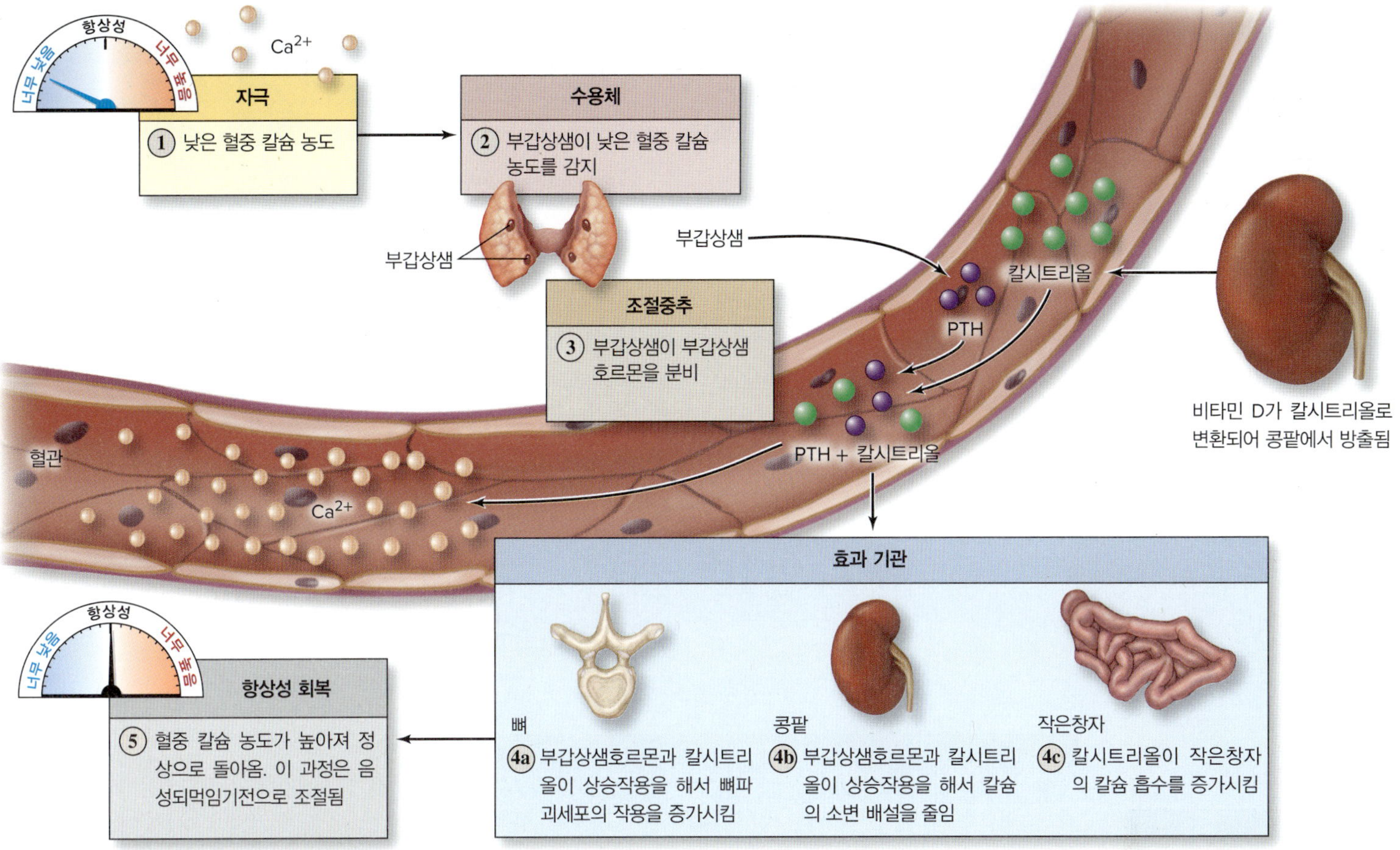

항상성
너무 낮음
너무 높음
Ca^{2+}

자극

① 낮은 혈중 칼슘 농도

수용체

② 부갑상샘이 낮은 혈중 칼슘 농도를 감지

부갑상샘

조절중추

③ 부갑상샘이 부갑상샘 호르몬을 분비

부갑상샘

칼시트리올

PTH

비타민 D가 칼시트리올로 변환되어 콩팥에서 방출됨

혈관

Ca^{2+}

PTH + 칼시트리올

효과 기관

뼈

4a 부갑상샘호르몬과 칼시트리올이 상승작용을 해서 뼈파괴세포의 작용을 증가시킴

콩팥

4b 부갑상샘호르몬과 칼시트리올이 상승작용을 해서 칼슘의 소변 배설을 줄임

작은창자

4c 칼시트리올이 작은창자의 칼슘 흡수를 증가시킴

항상성
너무 낮음
너무 높음

항상성 회복

⑤ 혈중 칼슘 농도가 높아져 정상으로 돌아옴. 이 과정은 음성되먹임기전으로 조절됨

그림 4.15 부갑상샘호르몬(PTH)과 칼시트리올(PTH)이 혈중 칼슘 농도에 미치는 영향. 혈중 칼슘 농도는 부갑상샘, 칼시트리올, 그 외의 여러 효과기관(뼈, 콩팥, 장)이 관여하는 음성되먹임으로 면밀히 조절된다. 혈중 칼슘 농도가 낮으면 먼저 부갑상샘이 자극을 받아 부갑상샘호르몬이 분비된다. 또 부갑상샘호르몬과 칼시트리올은 여러 효과인자를 자극해 결과적으로 혈중 칼슘 농도가 높아지고 항상성이 회복되도록 한다.

통합 INTEGRATE

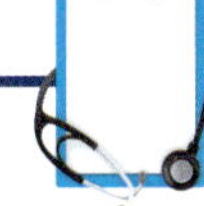

임상적 고찰 4.7 CLINICAL VIEW

뼈엉성증

뼈엉성증(골다공증, osteoporosis)은 뼈의 질량이 감소하고 뼈가 약해져서 골절에 취약해지는 질병이다. 뼈엉성증의 발병률은 고령일수록 높으며, 특히 백인 여성에게 잘 발병하고, 심한 정도는 나이 및 폐경 여부와 관련이 있다. 흡연도 뼈엉성증의 위험 인자이다. (1) 여성은 남성보다 뼈의 질량이 낮고, (2) 여성은 남성에 비해 뼈의 질량이 더 일찍, 더 빨리 낮아지기 시작하며(35세경부터 시작되는 경우도 있음), (3) 폐경 후의 여성은 뼈 성장을 자극해 뼈엉성증에서 뼈를 보호하는 것으로 알려진 에스트로겐이 크게 줄어든다. 따라서 폐경 후의 여성은 뼈엉성증에 걸릴 위험이 높다. 뼈엉성증의 결과로 나타나는 골절은 손목, 골반, 척추에서 가장 빈번히 발생한다.

뼈엉성증의 가장 좋은 치료는 예방이다. 젊은 성인은 적절한 뼈 밀도를 유지해 이후의 노화로 인한 정상적인 뼈 질량 상실에 대비하기 위해 영양과 신체활동에 신경을 써야 한다. 칼슘 보충제와 비타민 D를 함께 섭취하면 뼈의 건강 유지를 도울 수 있으나 새로운 뼈의 성장을 자극하지는 못한다. 의학적 치료의 두 가지 전략은 (1) 뼈 상실의 속도를 늦추는 것, (2) 새로운 뼈의 성장을 자극하는 것이다. 비스포스포네이트(bisphosphonate)라는 약물(예: Fosamax, Actonel, Boniva)이 현재 뼈엉성증의 진행을 늦추는 데 처방되고 있다. 이 약물들은 뼈파괴세포의 기능에 간섭해 재형성 과정의 뼈 흡수를 저지한다. 그러나 불행히도 이 약물들은 턱뼈의 괴사 및 다른 뼈의 성장 장애를 유발할 위험이 있기 때문에, 환자에게 한 번에 5년 이상 이 약물들을 복용하지 않도록 권한다. 이 약물들은 사람들이 원하던 치료약이 아닐 수 있으며, 뼈 성장의 조절은 연구자들이 지금까지 밝혀낸 것보다 훨씬 더 복잡하다.

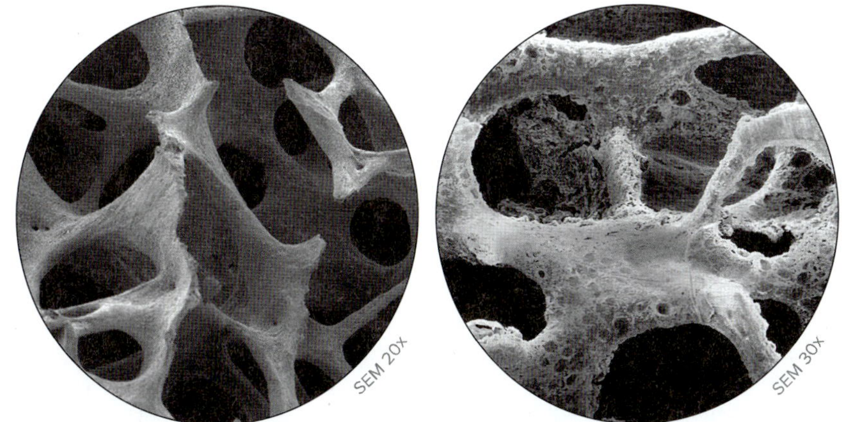

(a) 정상 뼈 (b) 뼈엉성증에 걸린 뼈

4.6c 칼시토닌

학습목표

28. 칼시토닌호르몬과 관련된 항상성 체계에 대해, 그리고 이 항상성 체계가 혈중 칼슘 농도에 미치는 영향에 대해 설명한다.

칼시토닌(calcitonin; *calx*: 석회, *tonos*: 늘어남)은 혈중 칼슘 농도 조절에 관여하는 또 다른 호르몬이다. 그러나 부갑상샘호르몬이나 칼시트리올보다는 작은 역할을 한다. 칼시토닌은 혈중 칼슘 농도가 높을 때 갑상샘에서 분비된다(구체적으로는 소포곁세포). 또 운동으로 인한 스트레스가 발생할 때도 분비된다. 칼시토닌의 전반적인 기능은 아직 완전히 밝혀지지 않았지만 주로 뼈파괴세포의 활동을 억제하는 것으로 알려져 있다. 또한 콩팥을 자극해 소변으로 나가는 칼슘의 양을 늘려서 결국 혈중 칼슘 농도가 낮아진다.

칼시토닌에서는 다음과 같은 한계가 관찰되었다.

- 칼시토닌의 효과는 성장 중인 아동의 경우와 같이 뼈가 빠른 속도로 전환되는 상태에서 가장 크다.
- 고용량의 칼시토닌을 투여하면 혈중 칼슘 농도가 일시적으로만 낮아진다. 즉, 치료 목적으로 칼시토닌을 주사해도 혈중 칼슘 농도를 장기적으로 낮출 수는 없다.

무엇을 배웠는가?

20 칼시토닌은 콩팥과 뼈 결합조직에서 어떻게 작용해 혈중 칼슘 농도를 조절하는가?

4.7 노화의 영향

학습목표

29. 노화가 뼈의 구조에 미치는 영향에 대해 설명한다.

노화는 두 가지 측면에서 뼈 결합조직에 영향을 미친다. 첫째로, 뼈의 장력이 뼈모세포의 단백질 합성 속도의 감소로 인해 줄어든다. 그 결과

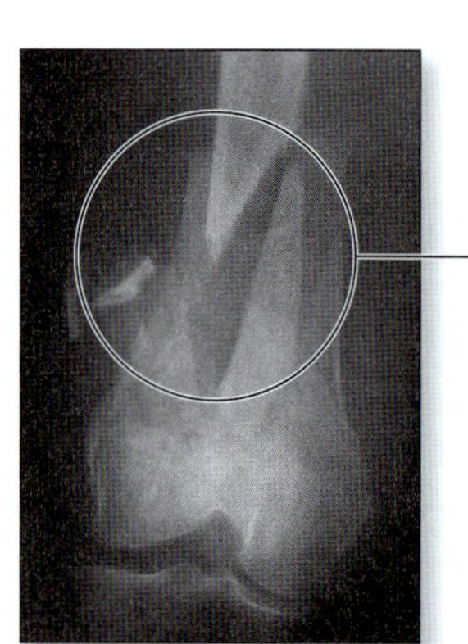

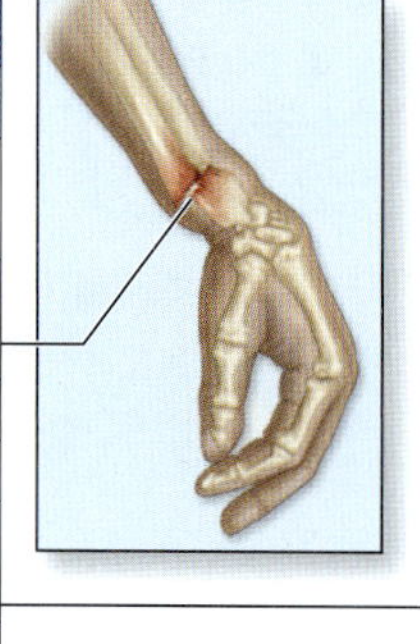

골절의 분류	
골절	**설명**
찢김골절(견열골절)(avulsion)	신체 일부가 완전히 절단됨(주로 발가락이나 손가락)
콜리스골절(colles)	가쪽 아래팔뼈(노뼈)의 먼쪽 끝이 부러짐; '포크 모양' 변형이 발생
분쇄골절(comminuted)	뼈가 큰 조각과 그 사이의 작은 조각 여러 개로 쪼개짐
완전골절(complete)	뼈가 2개 이상의 조각으로 부서짐
복합골절(개방골절)[compound (open)]	부러진 뼈 끝이 피부를 뚫고 나옴
압박골절(compression)	뼈가 으깨짐(떨어졌을 때 척추에 발생할 수 있음)
함몰골절(depressed)	부러진 부분이 오목하게 패임(머리뼈 골절과 같은 경우)
전위골절(displaced)	부러진 뼛조각이 해부학적 위치에서 벗어남
뼈끝골절(골단골절)(epiphyseal)	뼈끝판에서 뼈끝이 뼈몸통과 분리됨
생나무골절(greenstick)	불완전굴곡골절이라고도 하는 부분골절; 뼈의 한쪽이 부러짐(다른 쪽은 구부러짐)
가는선골절(hairline)	뼈가 제자리에 있으면서 가느다란 금이 감(머리뼈에 흔히 발생)
끼임골절(감입골절)(impacted)	뼛조각이 다른 뼈에 단단히 파고듦
불완전골절(incomplete)	뼈의 한쪽으로만 확장된 부분골절
선골절(선상골절)(linear)	골절이 뼈의 긴 축에 평행하게 나타남
경사골절(oblique)	뼈가 사선으로 골절됨
병적골절(pathologic)	질병으로 인해 뼈가 약해짐(예: 암)
포트골절(pott)	정강뼈와 종아리뼈의 먼쪽 끝이 골절됨
단순골절(폐쇄골절)[simple (closed)]	부러진 뼈가 피부를 뚫고 나오지 않음
나선형골절(spiral)	골절이 긴뼈의 축을 따라 나선형으로 발생; 비트는 힘으로 발생
피로골절(긴장골절)(stress)	달리기와 같이 반복적으로 압력이 발생할 때 일어나는 골절(엑스레이로는 발견하기 힘든 경우가 많으므로 정확한 규명을 위해 뼈 스캔이 필요할 수 있음)
가로골절(횡골절)(transverse)	골절이 뼈의 긴 축에 직각이 되는 방향으로 발생

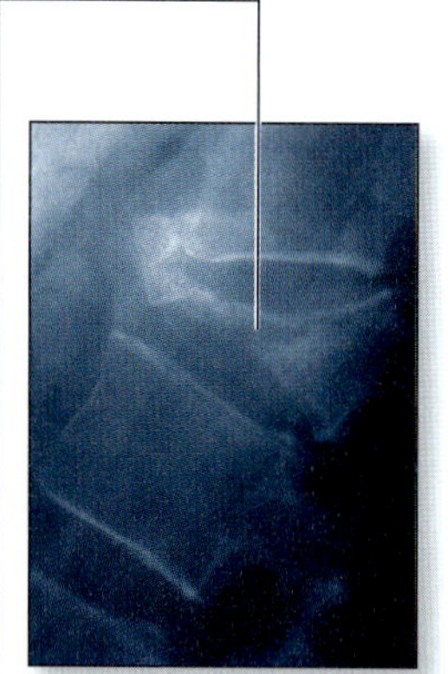

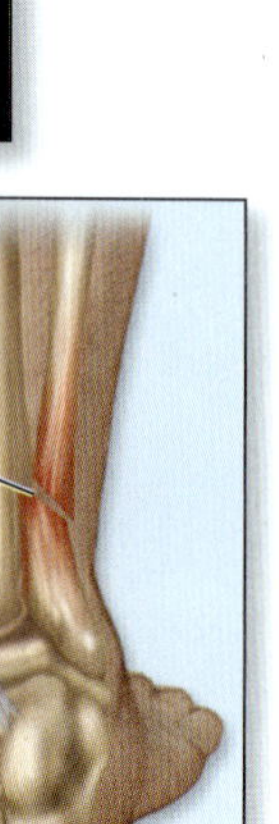

그림 4.16 골절의 분류.

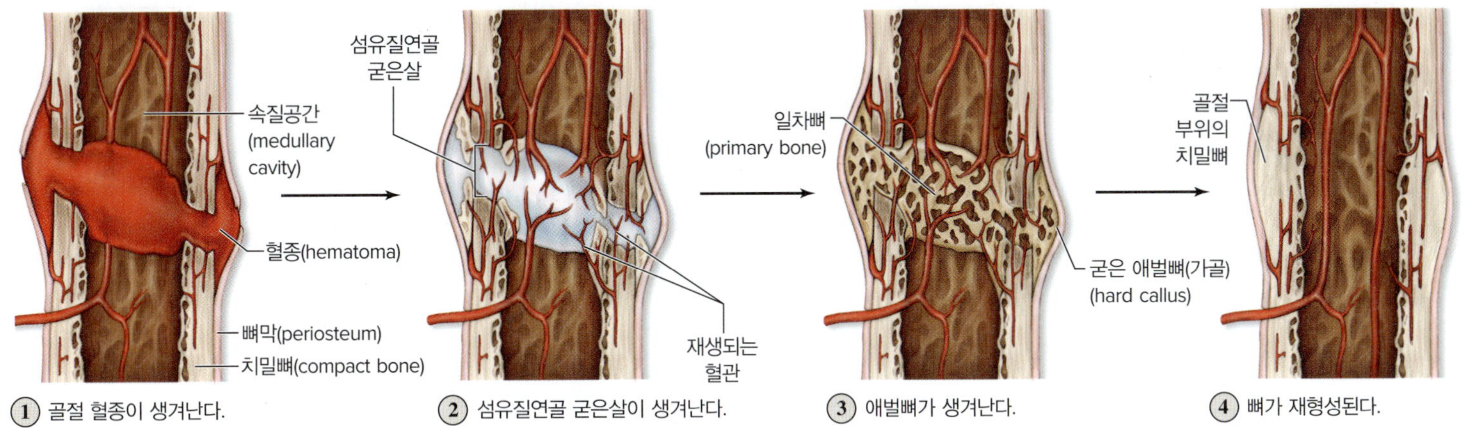

그림 4.17 골절의 치유. 골절의 치유는 일련의 과정을 통해 이루어진다.

뼈바탕질에 있는 무기질의 상대적인 양이 증가하며(바탕질 단백질이 감소함으로써) 뼈가 약해지고 부러지기 쉬워진다.

둘째로, 뼈는 칼슘을 비롯한 무기질을 잃는다(광물 제거). 뼈는 가늘어지고 약해져서 뼈되기가 충분히 일어나지 못한다. 이 상태를 **뼈감소증**(골감소증, osteopenia; *penia*: 빈곤)이라고 한다. 노화는 모든 사람에게 다소간의 뼈감소증을 유발한다. 뼈 질량의 감소는 이르면 35~40세에도 일어날 수 있으며, 이때 뼈모세포의 작용은 감소하는데 뼈파괴세포의 작용은 예전 수준을 유지한다. 서로 다른 부위의 뼈대는 저마다 영향을 받는 정도가 다르다. 척추, 턱뼈, 뼈끝에서는 뼈 질량이 크게 감소해 키가 줄어들고 이가 빠지며 팔다리가 약해진다.

10년이 지날 때마다 여성은 대체로 남성보다 뼈 질량이 많이 줄어든다. 고령의 여성은 다수가, 고령의 남성은 그보다 적은 수가 **뼈엉성증**(골다공증, osteoporosis; *poros*: 구멍, *osis*: 상태)을 겪는다. 뼈엉성증의 특징은 뼈 질량이 감소해 뼈가 정상적인 기능을 하지 못하는 것이다('임상적 고찰 4.7: 뼈엉성증' 참조).

또 비타민 D와 성장호르몬, 에스트로겐, 테스토스테론과 같은 여러 호르몬이 노화와 함께 감소한다. 호르몬 농도의 저하도 뼈 질량 감소에 영향을 미친다.

무엇을 배웠는가?

21 여성이 남성보다 뼈엉성증에 걸리기 쉬운 이유를 설명하라.

4.8 골절과 치유

학습목표

30. 골절이 치유되는 네 단계에 대해 설명한다.

뼈는 튼튼하지만 큰 압력이나 갑작스러운 충격으로 부러질 수 있다. 뼈가 부러지는 것을 **골절**(fracture)이라고 하며, 골절은 여러 가지로 분류된다. **피로골절**(긴장골절, stress fracture)은 뼈가 반복적으로 부하를 겪는 신체활동이 증가해서 뼈에 가느다란 금이 간 상태이다(예: 달리기 선수). **병적골절**(pathologic fracture)은 주로 병으로 약해진 뼈에서 발생한다. **단순골절**(폐쇄골절, simple fracture)은 뼈가 피부를 뚫지 않지만 **복합골절**(개방골절, compound fracture)은 부러진 뼈의 한쪽 끝 또는 양쪽 끝이 피부를 뚫고 나올 수 있다. **그림 4.16**에 골절의 분류를 나타냈다.

단순골절은 낫는 데 약 2~3개월이 걸리며 복합골절은 더 오래 걸린다. 골절은 아동의 경우 훨씬 빨리 낫고(평균 3주) 나이가 들수록 낫는 속도가 느려진다. 노인의 경우 뼈가 가늘어지고 약해지므로 골절의 위험이 높아지며, 일부 복합골절은 제대로 낫기 위해 수술이 필요하다. 골절의 치유는 다음과 같은 네 단계로 설명할 수 있다(**그림 4.17**).

통합 INTEGRATE

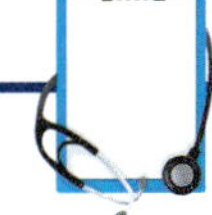

임상적 고찰 4.8 CLINICAL VIEW

뼈 스캔

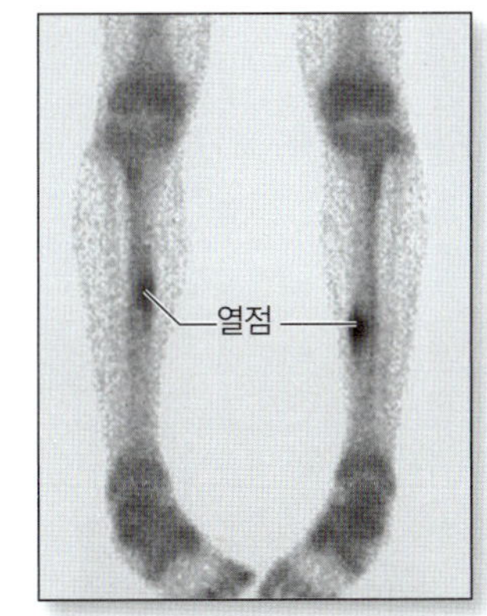

비정상 뼈 스캔(양쪽 정강뼈에 피로골절의 징후인 '열점'이 나타남)

뼈 스캔은 뼈의 병리를 탐지할 수 있는 검사이다. 뼈에 흡수되는 소량의 방사능 추적자 화합물을 환자의 정맥에 주사하는 경우가 많다. 그 후 스캔 카메라가 뼈에서 방출되는 방사선을 탐지하고 측정한다. 영상으로 보면 정상 뼈 조직은 균일한 회색으로 보인다(옆의 사진에서는 몸통 뼈대가 부속 뼈대에 비해 어둡게 보인다).

이상이 있는 뼈를 스캔하면 "열점(hot spot)"이라는 어두운 부분 또는 "냉점(cold spot)"이라는 밝은 부분이 나타난다. 열점은 흔히 대사가 증가하거나 뼈 조직의 교체가 활발한 곳을 나타낸다. 피로골절 또는 암의 전이가 열점을 유발할 수 있다. 냉점은 뼈 조직의 대사작용이 감소했음을 나타내며, 이 경우 뼈의 혈관이 괴사(혈액 공급이 부족해 혈관이 죽음)했을 수 있다.

1. **골절 혈종이 생겨난다.** 골절이 일어나면 뼈 안과 뼈막 안의 혈관이 찢어져 출혈이 일어난다. 출혈의 결과로 피가 굳어서 생기는 골절 혈종(fracture hematoma)이 형성된다.

2. **잘섬유질연골이 형성된다.** 골절 부위에 가까운 뼈막과 뼈속막에서 뼈모세포가 증가해, 재생된 모세혈관이 골절 혈종에 침투한다. 먼저 골절 혈종은 앞거짓뼈(procallus)라는 활발히 성장하는 결합조직으로 재편성된다. 앞거짓뼈의 섬유모세포는 부러진 뼈가 다시 붙는 것을 돕는 콜라겐섬유를 만들어 낸다. 새로 자라나는 결합조직의 연골모세포는 연골과 결합한 치밀규칙결합조직을 형성한다. 마지막으로 앞거짓뼈는 섬유질연골 굳은살(fibrocartilaginous callus)이 된다. 섬유질연골 굳은살 단계는 최소한 3주간 지속된다.

3. **잘애벌뼈가 생겨난다.** 부상을 입은 지 1주일 안으로, 섬유질연골 굳은살에 가까운 부위의 뼈전구세포가 뼈모세포가 되어 뼈잔기둥을 만들어 낸다. 섬유질연골 굳은살은 그 후 이 뼈로 대체되며, 이 뼈는 애벌뼈(가골, hard callus, bony callus)를 형성한다. 애벌뼈의 일차 뼈잔기둥은 계속 성장해 몇 달 동안 굵어진다.

4. **뼈가 재형성된다.** 재형성은 골절 치유의 마지막 단계이다. 애벌뼈는 최소 3~4개월간 유지되며, 그동안 뼈파괴세포가 바깥 표면 및 안쪽 표면에서 여분의 뼈 물질을 제거한다. 치밀뼈가 일차뼈를 대신한다. 흔히 골절 부위는 조금 굵어지는데(엑스레이상으로 나타난다) 굵어지지 않는 경우도 있다.

무엇을 배웠는가?

22 골절 치유의 기본적인 네 단계는 무엇인가?

23 섬유질연골 굳은살이 형성되는 동안 뼈에 무게가 실리면 어떤 점이 위험한지 설명하라.

단원 요약 CHAPTER SUMMARY

	• 뼈대계통은 살아 있는 역동적인 조직이다.
4.1 뼈대계통의 개요	• 뼈대계통은 뼈, 연골, 인대, 기타 결합조직으로 이루어져 있고, 뼈를 고정시키거나 이어 주는 역할을 한다.
4.2 뼈: 뼈대계통의 주요 기관	• 뼈는 대부분을 차지하는 뼈결합조직을 포함하여 여러 종류의 조직으로 이루어진 기관이다.
	4.2a 일반적인 기능 • 뼈의 역할은 지지와 보호, 움직임, 항상성, 무기질과 에너지 저장이다.
	4.2b 뼈의 분류 • 뼈는 모양에 따라 긴뼈, 짧은뼈, 납작뼈, 불규칙뼈로 분류된다.
	4.2c 뼈의 맨눈해부학 • 긴뼈는 뼈몸통, 뼈끝, 뼈몸통끝, 관절연골, 뼈속질공간으로 이루어져 있다. • 긴뼈는 겉에 뼈막이 덮고 있고, 그 안쪽 면은 뼈속막으로 덮여 있다. • 모든 뼈는 풍부한 혈액공급과 신경지배를 받는다.
	4.2d 뼈속질 • 뼈속질은 뼈의 속 공간을 채우는 물질이며 적색뼈속질(조혈조직)과 황색뼈속질로 구분된다.
	4.2e 현미경해부학: 뼈 결합조직 • 뼈전구세포는 뼈 줄기세포이고, 뼈모세포는 풋뼈를 생산하며, 뼈세포는 뼈바탕질을 유지하고, 뼈파괴세포는 뼈를 흡수한다. • 뼈바탕질은 콜라겐섬유 및 당단백질, 프로테오글리칸, 수산화인회석으로 이루어진 무기질로 구성되어 있다. • 치밀뼈는 뼈의 바깥쪽 단단한 부분을 형성하고, 해면뼈는 속공간을 구성한다.
	4.2f 현미경해부학: 유리연골 결합조직 • 유리연골은 방 속의 연골세포 및 반고형의 바탕질로 이루어져 있다.
4.3 연골의 성장	• 연골의 성장은 사이질성장으로 길어지고 덧붙이성장으로 굵어진다.
4.4 뼈의 형성	• 뼈되기는 뼈 결합조직이 생성되는 과정이다.
	4.4a 막속뼈되기 • 막속뼈되기는 얇은 중간엽층에서 뼈가 만들어지는 과정이다.
	4.4b 연골뼈되기 • 연골뼈되기는 유리연골 모형을 이용해서 점차 새로운 뼈조직을 만드는 과정이다.
4.5 뼈의 성장과 재형성	• 뼈의 성장과 재형성은 발생 때 일어난다.
	4.5a 뼈의 성장 • 뼈의 성장은 뼈끝판의 사이질성장으로 길어지고 뼈막 주변의 덧붙이성장으로 굵어진다. • 뼈끝판은 연골로 이루어진 다섯 층으로 이루어져 있으며 결국 뼈로 대치된다.
	4.5b 뼈의 재형성 • 뼈모세포에 의해 뼈조직이 새로 만들어지고 뼈파괴세포에 의해 흡수되는 일련의 연속된 과정을 재형성이라고 한다.

단원 요약 CHAPTER SUMMARY

4.5 뼈의 성장과 재형성	**4.5c 뼈의 성장과 재형성에 영향을 미치는 호르몬** • 성장호르몬, 갑상샘호르몬, 성호르몬은 뼈모세포의 활성을 증가시켜 뼈의 성장을 자극한다. • 고용량의 글루코코르티코이드는 뼈의 성장을 방해하고, 고용량의 세로토닌은 뼈의 재형성을 방해한다. • 칼시토닌은 뼈파괴세포의 활성을 억제하고 뼈모세포의 활동을 자극하는 반면 부갑상샘호르몬과 칼시트리올은 뼈파괴세포의 활성을 증가시킨다.
4.6 혈중 칼슘 농도 조절	• 칼슘의 항상성을 유지하려면 흡수와 배출 및 저장이 섬세하게 조절되어야 한다.
	4.6a 비타민 D가 칼시트리올로 활성화하는 과정 • 비타민 D는 몇 단계의 효소작용을 통해 칼시트리올로 활성되는 전구호르몬이다.
	4.6b 부갑상샘호르몬과 칼시트리올 • 부갑상샘호르몬은 혈중 칼슘 농도가 낮아질 때 부갑상샘에서 분비되며, 칼시트리올의 마지막 생성 단계를 촉진한다. • 부갑상샘호르몬과 칼시트리올의 공동 작용에 의해 정상 범위가 될 때까지 혈중 칼슘 농도가 증가한다.
	4.6c 칼시토닌 • 칼시토닌은 혈중 칼슘 농도가 높을 때 갑상샘에서 분비되는 호르몬이다. 성인에서는 부갑상샘호르몬과 칼시트리올에 비해 혈중 칼슘 농도의 조절에 큰 기여를 하지는 않는다.
4.7 노화의 영향	• 노화로 인하여 뼈의 긴장도가 떨어지고 뼈에서 칼슘과 기타 무기질이 빠져나가게 된다.
4.8 골절과 치유	• 뼈가 부러진 것을 골절이라고 하며, 혈관과 뼈막 및 뼈속막이 온전할 경우 쉽게 치유된다.

단원 평가

기초 평가 Do You Know the Basics?

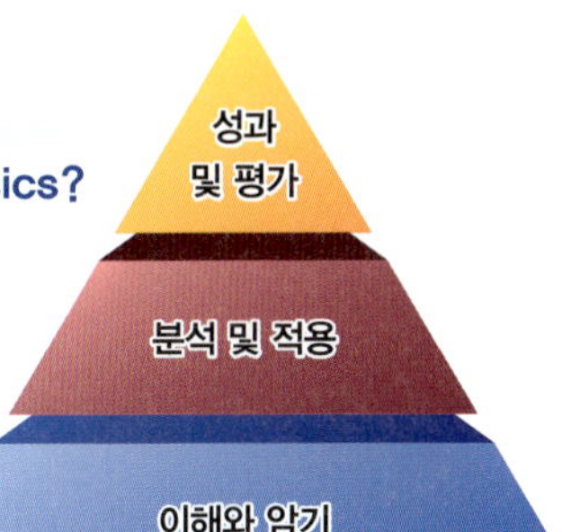

1. 막속뼈되기로 만들어지는 뼈는 무엇인가?
   a. 넙다리뼈(femur)
   b. 갈비뼈(rib)
   c. 볼기뼈(hip bone)
   d. 이마뼈(frontal bone)

2. 연골의 기능이 아닌 것은?
   a. 조혈(hemopoiesis)작용을 한다.
   b. 물렁조직(soft tissue)을 지지하는 역할을 한다.
   c. 연골뼈되기의 초기 모형을 제공한다.
   d. 관절이 잘 움직일 수 있도록 뼈끝에서 미끄러운 면을 제공한다.

3. 뼈의 기능이 아닌 것은?
   a. 뇌, 심장, 허파와 같은 장기를 보호한다.
   b. 뼈대근육을 통해 움직임을 일으킨다.
   c. 뼈 결합조직 안에 인(phosphorus)을 저장한다.
   d. 황색뼈속질(yellow bone marrow)는 혈구세포를 만든다.

4. 넙다리뼈(femur)를 모양에 따라 분류하면 어디에 해당하는가?
   a. 짧은뼈(short bone)
   b. 납작뼈(flat bone)
   c. 긴뼈(long bone)
   d. 불규칙뼈(irregular bone)

5. 긴뼈의 뼈속질공간(medullary cavity)을 만드는 뼈로 옳은 것은?
   a. 뼈세포(osteocyte)
   b. 뼈모세포(osteoblast)
   c. 뼈파괴세포(osteoclast)
   d. 뼈전구세포(osteoprogenitor cell)

6. 뼈의 구조에 대한 설명으로 옳은 것은?
   a. 뼈끝(epiphysia): 뼈의 끝부분에 있는 치밀뼈(compact bone) 성분
   b. 관절연골(articular cartilage): 뼈의 끝부분에 있는 섬유연골(fibrocartilage)
   c. 뼈막(periosteum): 뼈의 굵기 성장에 관여
   d. 관통섬유(perforating fiber): 뼈를 뚫고 주행하는 혈관

7. 뼈단위(osteon)에 대한 설명으로 옳은 것은?
   a. 둘레층판(circumferential lamella)은 혈관과 신경을 둘러싼다.
   b. 세관(canaliculi)은 뼈세포들 사이의 영양분과 노폐물이 이동하는 통로이다.
   c. 뼈단위의 중심부에 관통관(perforating canal)이 있다.
   d. 뼈단위는 긴뼈 몸통에서 수직으로 배열되어 있다.

8. 유리연골(hyaline cartilage)에 대한 설명으로 옳지 않은 것은?
   a. 유리연골 바탕질에 칼슘이 들어있다.
   b. 유리연골은 무혈관성이다.
   c. 유리연골에는 신경이 없다.
   d. 유리연골은 유연한 반고형의 결합조직이다.

9. 혈중 칼슘 농도를 증가시키기 위한 것으로 옳지 않은 것은?
   a. 갑상샘에서 칼시토닌을 분비한다.
   b. 소변으로 칼슘 배출을 감소시킨다.
   c. 부갑상샘에서 부갑상샘호르몬을 분비한다.
   d. 작은창자에서 칼슘을 흡수하여 혈액으로 유리시킨다.

10. 뼈끝선(epiphyseal line)이 나타나는 경우로 옳은 것은?
   a. 뼈끝판(epiphyseal plate)의 성장이 끝났을 때
   b. 뼈끝판의 성장이 시작될 때

c. 뼈의 직경이 굵어지기 시작할 때
d. 골절이 발생하였을 때

11. 전형적인 긴뼈(long bone)의 구조를 설명하시오.
12. 뼈모세포(osteoblast)와 뼈파괴세포(osteoclast)의 일반적인 기능을 설명하시오.
13. 치밀뼈(compact bone)의 현미경 구조를 설명하시오.
14. 사이질성장(interstitial growth)과 덧붙이성장(appositional growth)의 특징을 비교하여 설명하시오.
15. 연골뼈되기(endochondral ossification)의 단계를 나열하시오.
16. 뼈끝판(epiphyeasl plate)에 있는 연골의 다섯 층 중에서 뼈의 길이 성장과 직접적으로 관련이 있는 층을 설명하시오.
17. 운동이 뼈의 질량에 미치는 영향을 설명하시오.
18. 뼈의 성장에 관여하는 성장호르몬과 글루코코르티코이드의 특징을 비교하여 설명하시오.
19. 부갑상샘호르몬이 혈중 칼슘 농도를 조절하는 기전을 설명하시오.
20. 골절의 치유 단계를 설명하시오.

응용 평가 Can You Apply What You've Learned?

1. 조지는 혈액세포 암인 백혈병을 앓고 있는 친구에게 뼈속질를 기증하려고 한다. 30세인 철수에게서 뼈속질를 채취하려면 바늘을 어디에 삽입해야 할까?
   a. 넙다리뼈몸통(diaphysis of femur)
   b. 볼기뼈(hip bone)
   c. 정강뼈(tibia)의 먼쪽 뼈끝
   d. 위팔뼈몸통(diaphysis of humerus)

2. 다음과 같은 과제가 주어졌다. 두 개의 작은 닭 또는 칠면조 뼈를 하나는 오븐에서 약 30분 동안 고온에서 굽고, 다른 하나는 식초(산성 pH)에 며칠 동안 담가둔다. 다음 중 발생 가능한 상황으로 옳은 것은?
   a. 두 경우 모두 뼈바탕질의 단백질이 변성되어 뼈가 유연해졌다.
   b. 오븐의 경우 뼈바탕질의 단백질이 소실되어 뼈가 유연해졌지만 식초에 담근 것은 칼슘이 빠져나가 부서지기 쉬운 상태가 되었다.
   c. 오븐의 경우 고온으로 인하여 단백질이 변성되어 뼈가 부서지기 쉬운 상태가 되었고, 식초에 담근 것은 칼슘이 빠져나가 뼈가 유연해졌다.
   d. 오븐의 뼈는 단백질이 소실되어 뼈가 유연해졌고, 식초의 뼈도 칼슘이 빠져나가 뼈가 유연해졌다.

3. 자신의 개가 소뼈를 씹어서 뼈를 부서뜨렸다. 이후 뼈 속의 어떤 물질을 끄집어 내어 먹고 있었는데, 이 물질은 무엇인가?
   a. 적혈구(red blood cell)
   b. 지방(fat)
   c. 뼈모세포(osteoblast)
   d. 원래는 들어 있지 않은 비정상적인 물질

4. 숲에서 발견된 유골의 나이 추정을 위해 법의인류학자는 어떤 뼈에 초점을 맞추는가?
   a. 뼈끝(epiphysis)과 뼈몸통(diaphysis)가 만나는 곳
   b. 뼈대의 개수
   c. 다리 긴뼈의 길이
   d. 관절연골의 유무

5. 실습실에서 발생 중인 뼈 슬라이드를 보았을 때 뼈끝판(epiphyseal plate)에서 커진 연골세포(chondrocyte)가 세로 방향으로 배열되어 있는 모습을 발견하였다. 어떤 층의 모습에 해당하는가?
   a. 휴지 연골(zone of rest)
   b. 증식하는 연골(zone of proliferation)
   c. 비대해지는 연골(zone of hypertrophy)
   d. 석회화한 연골(zone of calcification)

종합 평가 Can You Synthesize What You've Learned?

1. 진행된 갑상샘종양을 치료하는 전통적인 수술 절차는 영향을 받는 장기를 제거하는 것이다. 이 수술 결과에 대해 일부 우려되는 문제는 갑상샘의 뒤쪽에 붙어 있는 작은 부갑상샘이 함께 제거될 수 있다는 것이다. 외과의는 왜 이 부갑상샘 제거에 대해 우려하는가? 부갑상샘 조직을 플라스틱 메시 홀더에 분리한 다음 이 홀더를 몸에 다시 이식하는 새로운 수술법이 개발되었다. 이 이식 시술이 환자에게 필요한 이유는?

2. 소방관이 화재를 진압하다가 사다리에서 넘어져 오른쪽 다리의 넓적다리와 종아리의 뼈가 심하게 골절되었다. 그는 몇 주 동안 입원해야 했고 다리의 뼈가 치료되는 몇 달 동안 휠체어를 사용했다. 부목을 제거하자 오른쪽 넓적다리와 종아리의 뼈가 얇고 약해진 것으로 나타났다. 뼈가 얇아지고 약해지는 데 어떤 요인이 영향을 미쳤으며, 소방관은 뼈의 힘을 향상시키기 위해 어떻게 해야 하는가?

3. 14살 엘리스는 도시의 아파트에 살고 있다. 그녀는 야외활동을 좋아하지 않기 때문에 여가시간의 대부분을 TV를 보거나 비디오게임을 하고, 청량음료를 마시며 전화로 친구와 대화한다. 어느 날 오후 엘리스는 전화통화를 하면서 계단을 내려가다가 다리가 골절되었다. 그녀는 건강해 보이지만 다리를 치료하는 데 예상보다 오래 걸렸다. 치유시간이 길어졌던 이유는?

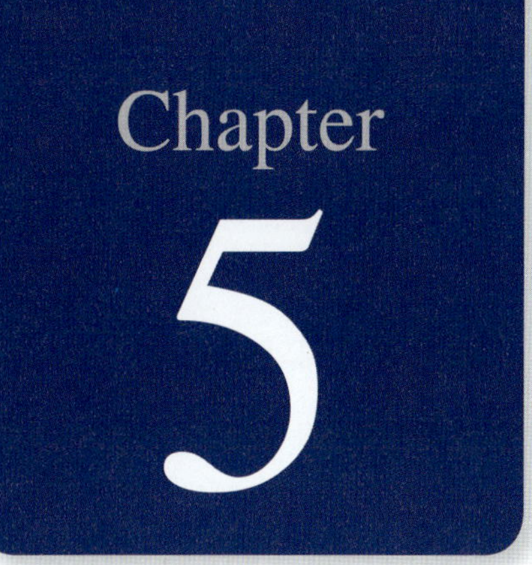

뼈대계통: 몸통뼈대와 팔다리뼈대

Skeletal System: Axial and Appendicular Skeleton

통합 *INTEGRATE*

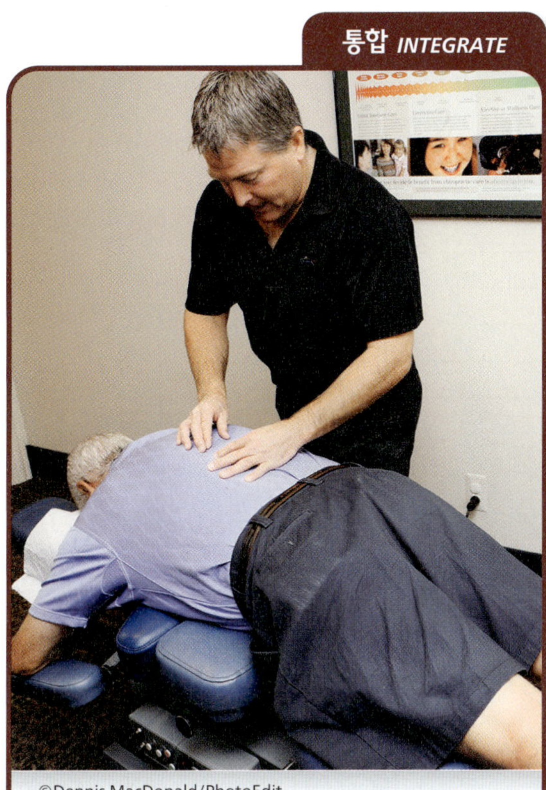

©Dennis MacDonald/PhotoEdit

관련 직업

지압요법사(Chiropractor)

지압요법사는 근육뼈대계통에 초점을 맞추는 보건의료전문가이다. 지압요법사는 뼈가 있는 부위의 표면을 촉진해 뼈와 그 위의 근육, 결합조직을 도수치료(manual therapy)한다. 지압요법사는 척추를 비롯한 부위를 치료함으로써 다양한 근육 불균형을 교정하고 척추의 영향을 받는 신경의 기능을 개선할 수 있다. 이 사진에서 지압요법사는 척추를 교정하기 위해 환자의 등에 있는 가시돌기와 가로돌기를 촉진하고 있다.

뼈대의 뼈는 체내에서 물렁조직을 지지하는 틀 역할을 하고, 중요한 기관을 보호하며, 체중을 견디고, 몸의 움직임을 돕는다. 일반적으로 성인의 뼈대에는 이름이 있는 뼈가 206개 있으나 사람에 따라 그 개수가 다를 수도 있다. 뼈의 크기, 모양, 무게는 저마다 다르며, 이 차이는 뼈대의 여러 기능과 직접적인 관련이 있다.

범죄학자, 병리학자, 인류학자는 뼈를 보고 복잡한 해부학적 사실을 알아낸다. 뼈대는 성별, 연령, 병적 소견 등 그 사람에 대한 정보를 제공한다. 이 장에서는 각 뼈의 이름과 특징을 설명할 뿐 아니라 죽은 사람의 뼈를 보고 나이를 추정하는 방법, 특정 뼈를 보고 성별을 알아내는 방법에 대해서도 살펴볼 것이다. 학습자는 해부학 실습실에 있는 뼈를 이용해 죽은 사람의 나이와 성별을 알아내는 연습을 할 수 있다. 이런 연습을 통해 뼈의 다양한 형태를 배우고, 실습실에 있는 뼈의 수수께끼를 풀 수 있을 것이다.

5.1 뼈대의 구성요소

이 절에서는 뼈의 특징적인 표지의 이름을 설명한다. 그다음 뼈대의 두 가지 하위 분류인 몸통뼈대와 팔다리뼈대를 탐구한다.

5.1a 몸통뼈대와 팔다리뼈대

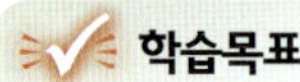

학습목표

1. 몸통뼈대와 팔다리뼈대의 기능과 구성을 비교하고 대조한다.

뼈대계통은 몸통뼈대와 팔다리뼈대로 나눌 수 있다(**그림 5.1**).

몸통뼈대(축골격, axial skeleton)는 몸의 중심축에 있는 뼈들로 이루어져 있으며, 크게 머리뼈, 척주, 가슴우리로 나눌 수 있다. 몸통뼈대의 주된 기능은 기관을 지지하고 보호하는 틀 역할을 하는 것이다. 또 대부분의 몸통뼈대에 있는 해면뼈에는 혈구를 형성하는 조혈조직이 있다(15.3a 참조).

팔다리뼈대(부속골격, appendicular skeleton)는 팔다리의 뼈, 그리고 팔다리를 몸통뼈대에 연결하는 이음뼈가 포함된다. 팔(가슴)이음

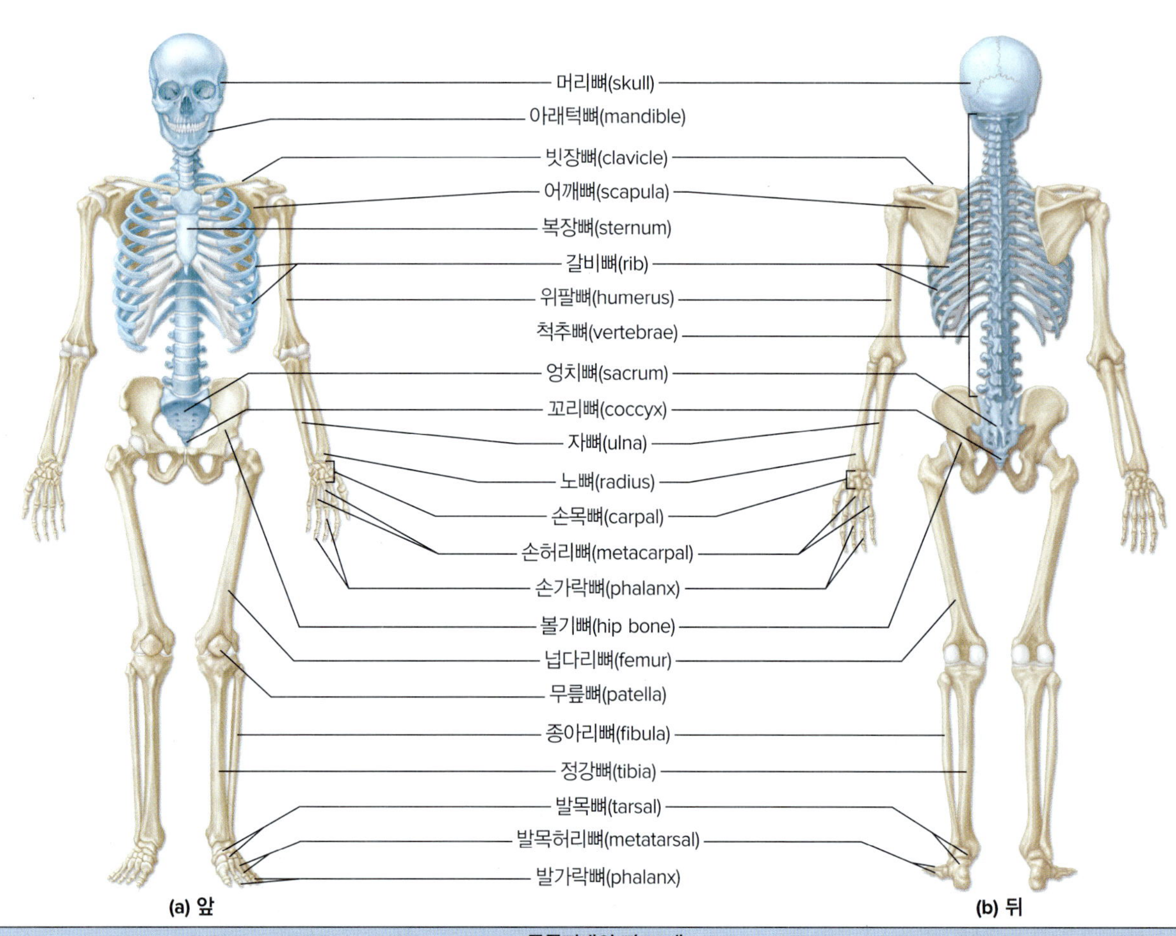

몸통뼈대의 뼈(80개)			
머리뼈(skull) **(22개)**	뇌머리뼈(cranial bone) (8) 이마뼈(frontal bone) (1), 마루뼈(parietal bone) (2), 관자뼈(temporal bone) (2), 뒤통수뼈(occipital bone) (1), 나비뼈(sphenoid bone) (1), 벌집뼈(ethmoid bone) (1)	**척주** (vertebral column) **(26개)**	목뼈(cervical vertebra) (7)
			등뼈(thoracic vertebra) (12)
	얼굴뼈(facial bone) (14) 광대뼈(zygomatic bone) (2), 눈물뼈(lacrimal bone) (2), 코뼈(nasal bone) (2), 보습뼈(vomer) (1), 아래코선반뼈(inferior nasal conchae) (2), 입천장뼈(palatine bone) (2), 위턱뼈(maxillae) (2), 아래턱뼈(mandible)(1)		허리뼈(lumbar vertebra) (5)
			엉치뼈(sacrum) (1)
			꼬리뼈(coccyx) (1)
머리뼈와 관련된 뼈(7개)	귀속뼈(auditory ossicles) (6) 망치뼈(malleus) (2), 모루뼈(incus) (2), 등자뼈(stapes) (2), 목뿔뼈(hyoid bone) (1)	**가슴우리** (thoracic cage) **(25개)**	복장뼈(sternum) (1)
			갈비뼈(rib) (24)

팔다리뼈대의 뼈(좌우 각 63개씩 총 126개)					
팔(가슴)이음뼈 (pectoralgirdle) **(총 4개)**	빗장뼈(clavicle) (2)	어깨뼈(scapula) (2)	**다리이음뼈** (pelvic girdle) **(총 2개)**	볼기뼈(hip bone) (2)	
팔뼈(upper limb) **(좌우 각 30개씩 총 60개)**	위팔뼈(humerus) (2)	손목뼈(carpal) (16)	**다리뼈**(lower limb)**(좌우 각 30개씩 총 60개)**	볼넙다리뼈(femur) (2)	발목뼈(tarsals) (14)
	노뼈(radius) (2)	손목허리뼈(metacarpal) (10)		무릎뼈(patella) (2)	발목허리뼈(metatarsal) (10)
	자뼈(ulna) (2)	손가락뼈(phalanx) (28)		정강뼈(tibia) (2)	발가락뼈(phalanx) (28)
				종아리뼈(fibula) (2)	

그림 5.1 몸통뼈대와 팔다리뼈대. 몸통뼈대와 팔다리뼈대를 비교한 (a) 앞모습과 (b) 뒷모습. 몸통뼈대는 파란색으로, 팔다리뼈대는 연갈색으로 나타냈다.

뼈는 팔을 제자리에 고정하는 뼈로 이루어지고, 다리이음뼈는 다리를 고정하는 뼈로 이루어져 있다.

무엇을 배웠는가?

1. 몸통뼈대는 일반적으로 어떤 기능을 하며, 몸통뼈대에 속하는 뼈는 무엇인가?

5.1b 뼈의 표지점

학습목표

2. 흔한 뼈표지를 가리키는 용어와 친숙해진다.

뼈의 표지점(bone marking)은 몸에 있는 각 뼈를 특징짓는 뼈 표면의 특징이다. 뼈 표면의 돌출부는 근육, 힘줄, 인대가 부착되는 곳이다. 이웃한 뼈 사이의 관절 부위는 대부분 표면이 매끈하다. 움푹 팬 곳, 홈, 구멍은 혈관과 신경이 지나는 곳이다. 해부학자들은 이 특징들을 가리키기 위해 특정한 용어를 사용한다(**그림 5.2**).

뼈의 표지점을 가리키는 이름을 알면 이 장에서 다룰 뼈에 대해 더 잘 이해할 수 있다. 예를 들어 머리뼈의 큰구멍(대공, foramen magnum)이라는 말을 들었을 때 'foramen'이 구멍이라는 것을 알면 이해가 빠르다.

무엇을 배웠는가?

2. 구멍과 틈새의 차이는 무엇인가?

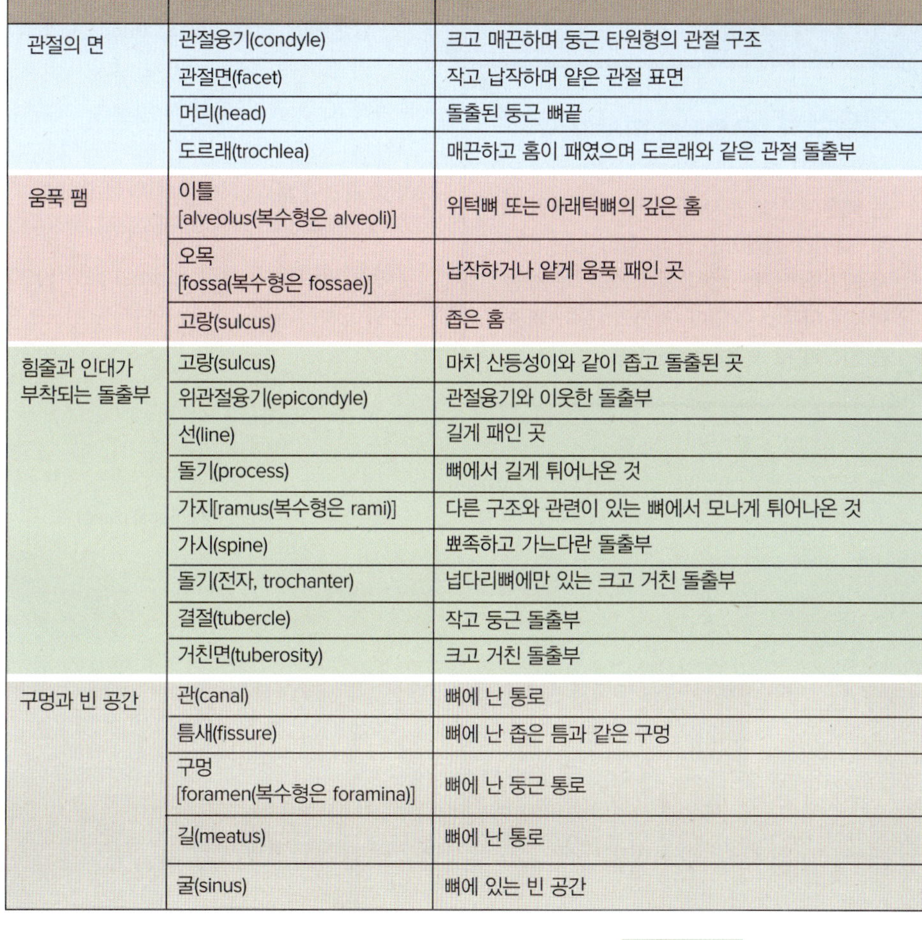

일반적인 구조	해부학용어	설명
관절의 면	관절융기(condyle)	크고 매끈하며 둥근 타원형의 관절 구조
	관절면(facet)	작고 납작하며 얕은 관절 표면
	머리(head)	돌출된 둥근 뼈끝
	도르래(trochlea)	매끈하고 홈이 패였으며 도르래와 같은 관절 돌출부
움푹 팸	이틀 [alveolus(복수형은 alveoli)]	위턱뼈 또는 아래턱뼈의 깊은 홈
	오목 [fossa(복수형은 fossae)]	납작하거나 얕게 움푹 패인 곳
	고랑(sulcus)	좁은 홈
힘줄과 인대가 부착되는 돌출부	고랑(sulcus)	마치 산등성이와 같이 좁고 돌출된 곳
	위관절융기(epicondyle)	관절융기와 이웃한 돌출부
	선(line)	길게 패인 곳
	돌기(process)	뼈에서 길게 튀어나온 것
	가지[ramus(복수형은 rami)]	다른 구조와 관련이 있는 뼈에서 모나게 튀어나온 것
	가시(spine)	뾰족하고 가느다란 돌출부
	돌기(전자, trochanter)	넙다리뼈에만 있는 크고 거친 돌출부
	결절(tubercle)	작고 둥근 돌출부
	거친면(tuberosity)	크고 거친 돌출부
구멍과 빈 공간	관(canal)	뼈에 난 통로
	틈새(fissure)	뼈에 난 좁은 틈과 같은 구멍
	구멍 [foramen(복수형은 foramina)]	뼈에 난 둥근 통로
	길(meatus)	뼈에 난 통로
	굴(sinus)	뼈에 있는 빈 공간

그림 5.2 뼈의 표지점. 뼈의 특징적인 부분을 가리킬 때는 특정한 해부학 용어를 사용한다.

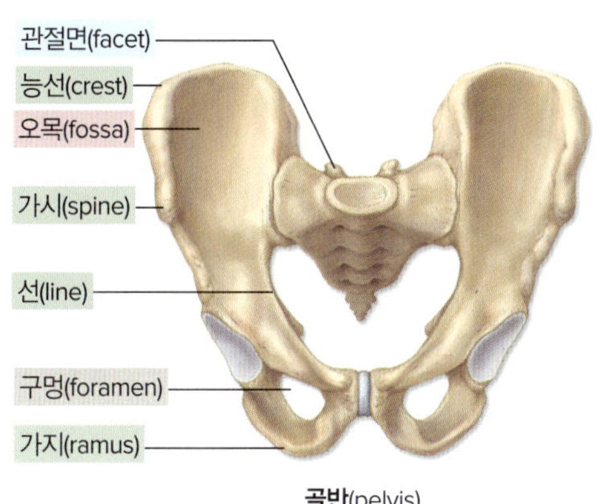

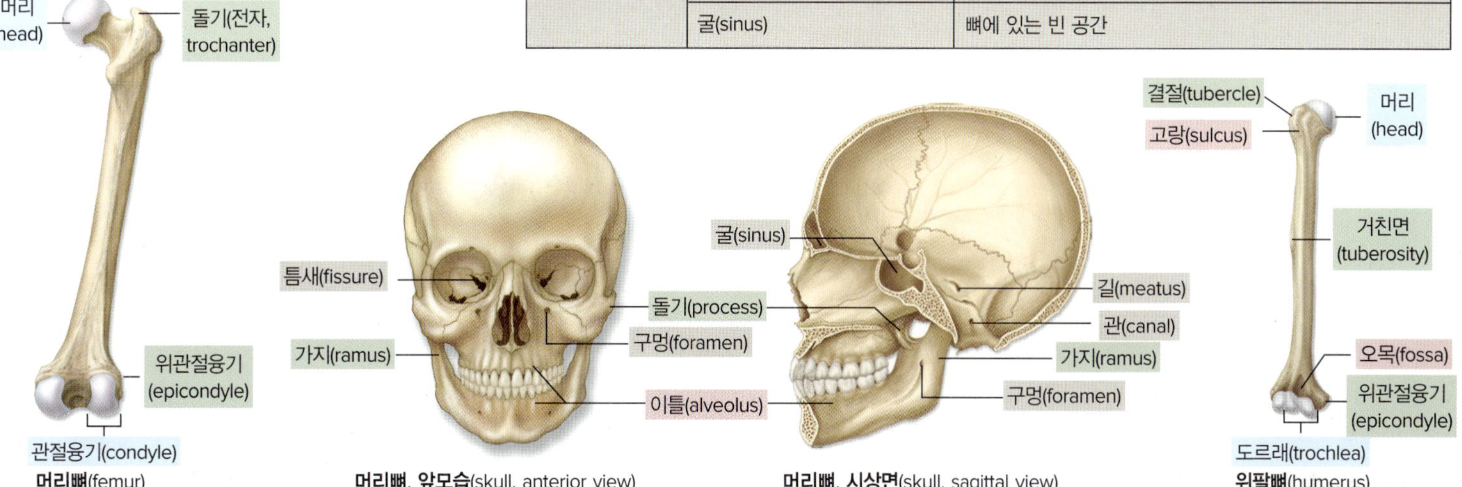

5.2 머리뼈를 이루는 뼈와 머리뼈의 특징

가장 복잡한 뼈인 머리뼈에 대해 논하면서 뼈대에 대한 학습을 시작한다. 머리뼈는 22개의 뼈로 이루어져 있다. 여기서는 머리뼈의 해부학적 측면과 중요한 부위, 뼈를 서로 연결하는 결합(섬유관절), 눈확 및 코의 복합체와 코곁굴의 구체적인 특징에 대해 살펴본다.

5.2a 머리뼈의 전반적인 해부학

학습목표

3. 뇌머리뼈와 얼굴뼈를 구분한다.

머리뼈(skull)는 뇌머리뼈와 얼굴뼈로 이루어져 있다. **뇌머리뼈**(뇌두개골, cranial bone)는 뇌를 완전히 감싸고 가두는 둥근 **머리뼈**(cranium)를 이룬다.[1] 머리뼈는 지붕과 바닥으로 구성된다. 머리뼈의 지붕은 머리덮개뼈(두개관, calvaria)라고 하며, 이마뼈의 일부, 마루뼈, 뒤통수뼈의 일부가 여기에 속한다. 머리뼈의 바닥(base)은 벌집뼈, 나비뼈, 관자뼈로 이루어져 있다. 해부학 실험실에 있는 일부 머리뼈는 머리덮개뼈가 잘려 있어서 머리덮개뼈와 바닥을 구분하기 쉽다.

얼굴뼈(안면골, facial bone)는 얼굴을 형성하고 소화계통과 호흡계통의 입구를 보호한다. 자신의 볼, 턱, 콧등을 만져 보자. 이 뼈들이 바로 얼굴뼈이다. 얼굴뼈는 얼굴에 형태와 개성을 부여하고, 눈확과 코안의 일부를 이루며, 이를 지탱하고, 표정 및 씹기(저작)와 관련된 근육이 부착될 공간을 제공한다. 한 쌍씩의 광대뼈, 눈물뼈, 코뼈, 아래코선반뼈, 입천장뼈, 위턱뼈, 그리고 각각 1개씩인 보습뼈와 아래턱뼈가 총 14개의 얼굴뼈를 구성한다.

머리뼈에는 중요한 공간(강)이 있다(**그림 5.3**). 그중 가장 큰 것은 뇌를 가두고 보호하며 지탱하는 **머리안**(두개강, cranial cavity)이다(성인의 머리안은 부피가 약 1,300~1,500 cm^3이다). 또 머리뼈는 눈확(안와), 입안, 코안, 코곁굴 등의 작은 공간을 형성한다.

[1]골학자(뼈를 연구하는 학자)는 머리뼈(cranium)를 전체 머리뼈(skull)에서 아래턱뼈를 뺀 것으로 정의한다. 이 책에서는 뇌머리뼈(cranium)를 뇌를 감싸는 뼈만으로 한정한다.

통합 INTEGRATE

학습전략 LEARNING STRATEGY

많은 뼈의 이름은 그 뼈가 속한 부위의 이름과 같다. 뼈에 대해 학습하기 전에 표 1.1 해부학 방향 용어와 표 1.2 인체 부위를 복습하면 도움이 될 것이다. 또한 이 책은 세계해부학회(IFAA)에서 승인되고 Terminologica Anatomica에서 편찬한 해부학 용어를 사용하고 있다는 점도 알아두길 바란다.

통합 INTEGRATE

학습전략 LEARNING STRATEGY

실험실에서 뼈를 관찰할 때 자신의 몸에 있는 뼈를 촉진해 보자. 이렇게 하면 뼈의 위치, 뼈끼리 결합하는 방식, 살아 있는 몸에서 뼈가 움직이는 방식, 몸이 뼈를 이용하는 방식을 이해할 수 있다. 자신의 몸을 "뼈 학습 길잡이"로 사용하는 것이다.

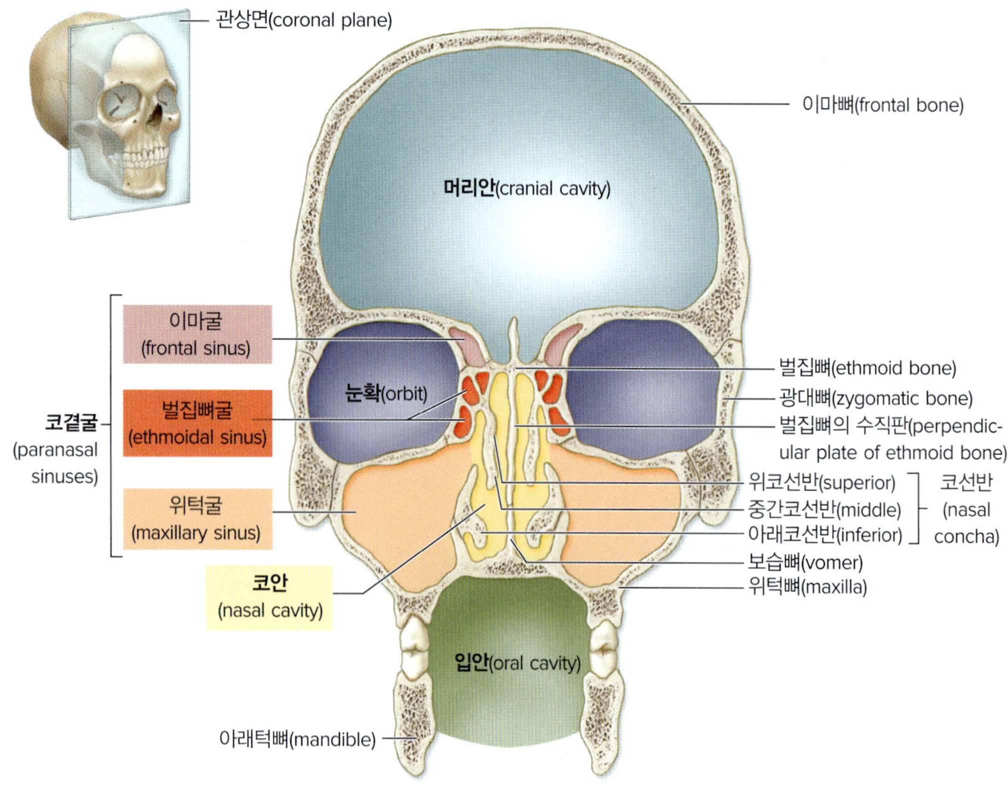

그림 5.3 머리뼈의 주요 공간. 머리뼈의 관상면 그림으로 머리안, 눈확, 코곁굴, 코안, 입안을 서로 다른 색으로 나타냈다.

무엇을 배웠는가?

3 머리뼈(skull)를 이루는 뼈는 무엇인가? 이 중 뇌머리뼈(cranial bone)는 무엇인가? 얼굴뼈는 무엇인가?

5.2b 머리뼈의 모양과 중요한 특징

학습목표

4. 머리뼈와 얼굴뼈를 여러 방향에서 보았을 때 각 부분을 파악한다.
5. 머리뼈를 이루는 각 뼈의 중요한 표지와 특징을 학습한다.
6. 세 머리뼈우묵의 위치와 내용물을 비교하고 대조한다.

머리뼈의 복잡한 성질을 잘 이해하기 위해 먼저 머리뼈의 전체적인 모습을 파악한 다음, 특정 방향에서 보았을 때 어떤 뼈들이 가장 잘 보이는지 학습한다. 이 절에서는 중요한 특징 중 일부만 언급하고 이 장의 뒷부분에서 각 머리뼈를 자세히 살펴보자.

어떻게 생각하는가?

1 머리뼈가 하나의 큰 뼈로 구성되어 있지 않고 여러 개의 작은 뼈로 구성되어 있다는 것이 장점인 이유는 무엇인가?

머리뼈의 표면을 관찰하면 혈관과 신경이 통과하는 관, 틈새, 구멍 등 다양한 뼈의 표지점이 보인다. 머리뼈와 얼굴뼈에 있는 중요한 구멍을 표 5.1에 요약했다. 머리뼈를 여러 방향에서 관찰할 때 이 표를 참고한다(이 표는 10.9절에서 신경에 대해 학습할 때와 17장에서 혈관에 대해 학습할 때도 중요하다).

표 5.1 머리뼈의 주요 통로

통로	위치	통로를 지나는 것
	머리뼈(cranial bones)	
목동맥관(carotid canal)	관자뼈의 바위 부분	속목동맥
벌집구멍(cribriform foramina)	벌집뼈의 체판	후각신경(CN I)
파열구멍(foramen lacerum)	관자뼈의 바위 부분 사이에 있는 나비뼈와 뒤통수뼈	없음
큰구멍(foramen magnum)	뒤통수뼈	척추동맥, 척수, 더부신경(CN XI)
타원구멍(foramen ovale)	나비뼈의 큰날개	삼차신경의 아래턱 가지(CN V_3)
원형구멍(foramen rotundum)	나비뼈의 큰날개	삼차신경의 위턱 가지(CN V_2)
가시구멍(foramen spinosum)	나비뼈의 큰날개	가운데 수막 혈관
혀밑신경관(hypoglossal canal)	뒤통수뼈의 뒤통수 융기 앞 중앙	혀밑신경(CN XII)
아래눈확틈새(inferior orbital fissure)	위턱뼈, 나비뼈, 광대뼈의 접합부	눈확아래신경(CN V_2의 가지)
목정맥구멍(jugular foramen)	관자뼈와 뒤통수뼈의 사이(목동맥관 뒤)	속목정맥, 혀인두신경(CN IX), 미주신경(CN X), 더부신경(CN XI)
꼭지구멍(mastoid foramen)	관자뼈의 꼭지돌기 뒤	꼭지 이끌정맥
시각신경관(optic canal)	나비뼈의 작은날개, 눈확 뒤 중앙	시각신경(CN II)
마루뼈구멍(Parietal foramen)	시상봉합에 인접한 마루뼈	마루이끌정맥
붓꼭지구멍(stylomastoid foramen)	관자뼈의 꼭지돌기와 붓돌기 사이	얼굴신경(CN VII)
위눈확틈새(superior orbital fissure)	나비뼈의 큰날개와 작은날개 사이, 눈확 뒤	눈정맥, 눈돌림신경(CN III), 도르래신경(CN IV), 삼차신경의 눈 가지(CN V_1), 갓돌림신경(CN VI)
눈확위구멍 (supraorbital foramen or notch)	이마뼈의 눈확위 가장자리	눈확위동맥, 눈확위신경(CN V_1의 가지)
	얼굴뼈(facial bone)	
큰입천장구멍과 작은입천장구멍 (greater and lesser palatine foramina)	입천장뼈(Palatine bone)	입천장혈관, 큰입천장신경과 작은입천장신경(CN V_2의 가지)
앞니구멍(incisive foramen)	위턱뼈의 단단입천장에서 앞니 뒤	코입천장신경의 가지들(CN V_2의 가지)
눈확아래구멍(infraorbital foramen)	위턱뼈의 눈확 아래	눈확아래동맥, 눈확아래신경(CN V_2의 가지)
눈물고랑(lacrimal groove)	눈물뼈(Lacrimal bone)	코눈물관(Nasolacrimal duct)
턱뼈구멍(mandibular foramen)	아래턱뼈의 가지 중앙 표면	아랫니틀 혈관, 아랫니틀신경(CN V_3의 가지)
턱끝구멍(mental foramen)	아래턱뼈의 앞 가쪽, 두 번째 작은어금니 아래	아래턱혈관, 아래턱신경(CN V_3의 가지)

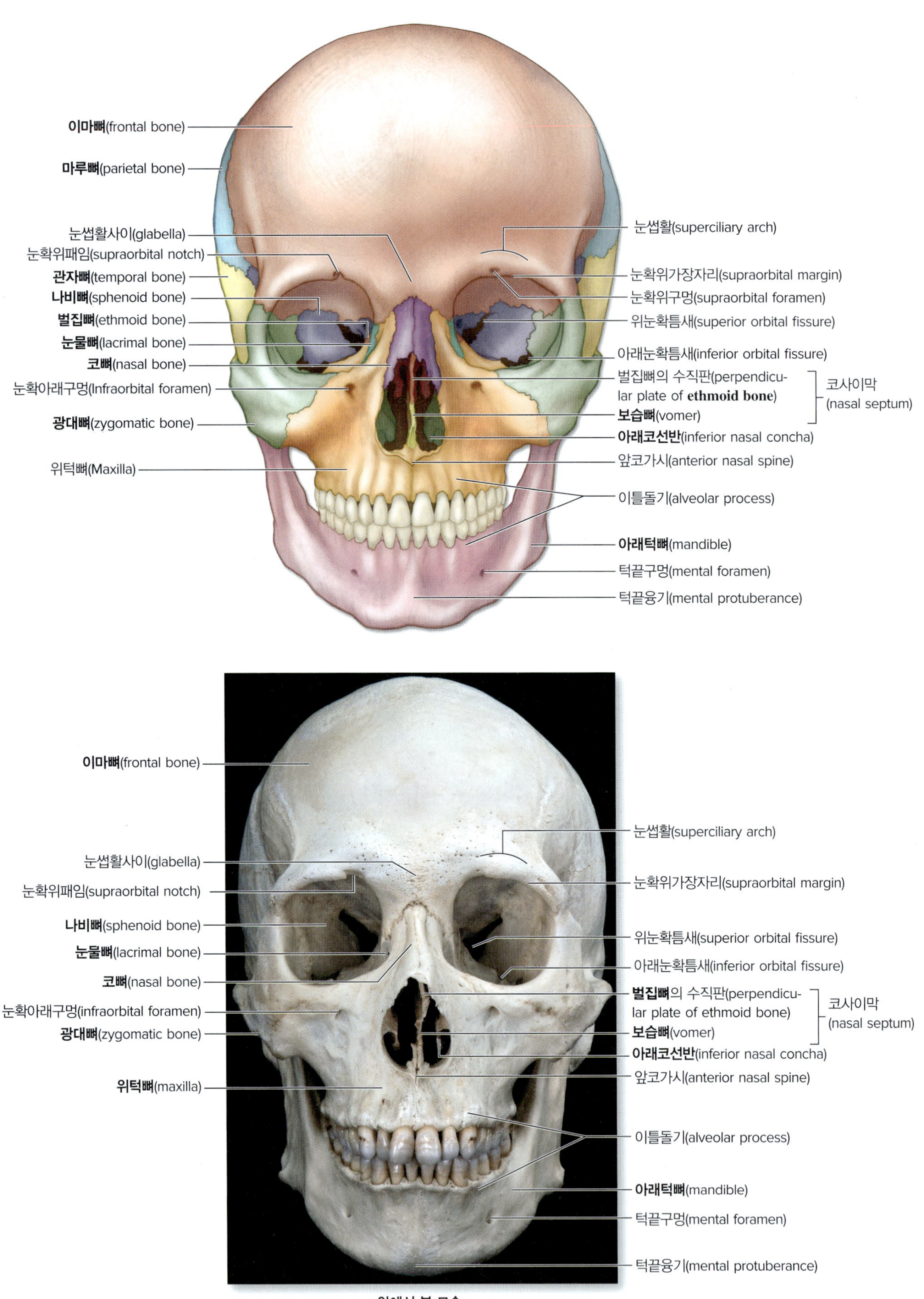

그림 5.4 앞에서 본 머리뼈. 이마뼈, 코뼈, 위턱뼈, 아래턱뼈가 잘 보인다.

› 앞에서 본 모습

머리뼈를 앞에서 보면(그림 5.4) 여러 주요 뼈를 볼 수 있다. **이마뼈**(전두골, frontal bone)는 이마를 이룬다. 왼 · 오른 눈확(안와, orbit)은 여러 머리뼈의 복잡한 교합으로 이루어져 있다. 각 눈확에는 **위눈확틈새**(상안와열, superior orbital fissure)와 **아래눈확틈새**(하안와열, infe-rior orbital fissure)라는 큰 틈이 있다. 이마뼈에서 눈확 위 앞쪽의 표면에는 **눈썹활**(superciliary arch; *super*: 위, cilium: 눈썹)이 있다. 남성의 머리뼈는 대체로 여성의 머리뼈에 비해 눈썹활이 크고 튀어나와 있다. 왼 · 오른 코뼈(비골, nasal bone)는 콧등을 이룬다. 코뼈 위 눈확 사이에는 **눈썹활사이**(미간, glabella; *glabellus*: 매끄러운)라는 특징적인 부분이 있다.

왼 · 오른 **위턱뼈**(상악골, maxilla)는 얼굴의 중심선에서 결합해 위턱 대부분과 코안의 가쪽 경계를 이룬다. 위턱뼈는 또 양쪽 눈확의 바닥 일부와 입안의 천장을 이룬다. 위턱뼈에서 양쪽 눈확의 아래에는 **눈확아래구멍**(안와하공, infraorbital foramen)이 있으며, 이 구멍을 통해 혈관과 신경이 얼굴로 연결된다.

아래턱뼈(하악골, mandible)는 아래턱을 이룬다. 아래턱에서 튀어나온 턱끝은 **턱끝융기**(mental protuberance)라고 한다. 위턱과 아래턱의 입 가장자리에는 이가 있는 **이틀돌기**(alveolar process)가 있다.

머리뼈를 앞에서 보면 코안도 보인다. 코안의 아래쪽 경계에는 튀어나온 **앞코가시**(전비극, anterior nasal spine)가 있다. 코안을 왼쪽과 오른쪽으로 반씩 나누는 얇은 등성이는 **코사이막**(비중격, nasal sep-tum)이라고 한다. 코안의 아래 가쪽벽을 따라 **아래코선반**(하비갑개, inferior nasal concha)이 있다.

› 위에서 본 모습

그림 5.5a의 머리뼈를 위에서 본 모습에서는 주로 4개의 머리뼈(cra-nial bone)가 나타난다. 이 4개의 뼈는 이마뼈, **마루뼈**(두정골, parietal bone) 2개, **뒤통수뼈**(후두골, occipital bone)이다. 이마뼈와 마루뼈의 교합을 관상봉합이라고 하는데, 관상면을 따라 형성되어 있기 때문에 이런 이름이 붙었다. 시상봉합은 왼 · 오른 마루뼈를 머리뼈의 중앙선을 따라 연결한다.

시상봉합 뒤의 1/3 지점에는 하나 또는 2개의 **마루뼈구멍**(두정골공, parietal foramen)이 있으며, 이 구멍으로 뇌와 두피 사이의 작은 정맥들이 드나든다. 각 마루뼈의 가쪽 표면에는 둥글고 매끈한 **마루융기**(두정골융기, parietal eminence)가 있다. 시옷봉합의 위쪽에서는 뒤통수뼈와 2개의 마루뼈가 봉합된다.

› 뒤에서 본 모습

그림 5.5b의 머리뼈를 뒤에서 본 모습에서는 뒤통수뼈의 일부, 마루뼈의 일부, 관자뼈의 일부가 보인다. 또 뒤통수뼈와 마루뼈 사이의 시옷봉합도 보인다. 시옷봉합에는 하나 이상의 봉합뼈(보름뼈)가 있을 수 있다. **바깥뒤통수뼈융기**(external occipital protuberance)는 머리뼈의 뒷면에서 튀어나온 부분이다. 자신의 뒤통수를 만져 보면 남성의 바깥뒤통수뼈융기는 튀어나오고 뾰족한 데 비해 여성의 바깥뒤통수뼈융기는 덜 튀어나온 경우가 많다. 바깥뒤통수뼈융기에는 가로로 난 선인 **위목덜미선**(superior nuchal line)과 **아래목덜미선**(inferior nuchal line)이 있다(그림 5.7).

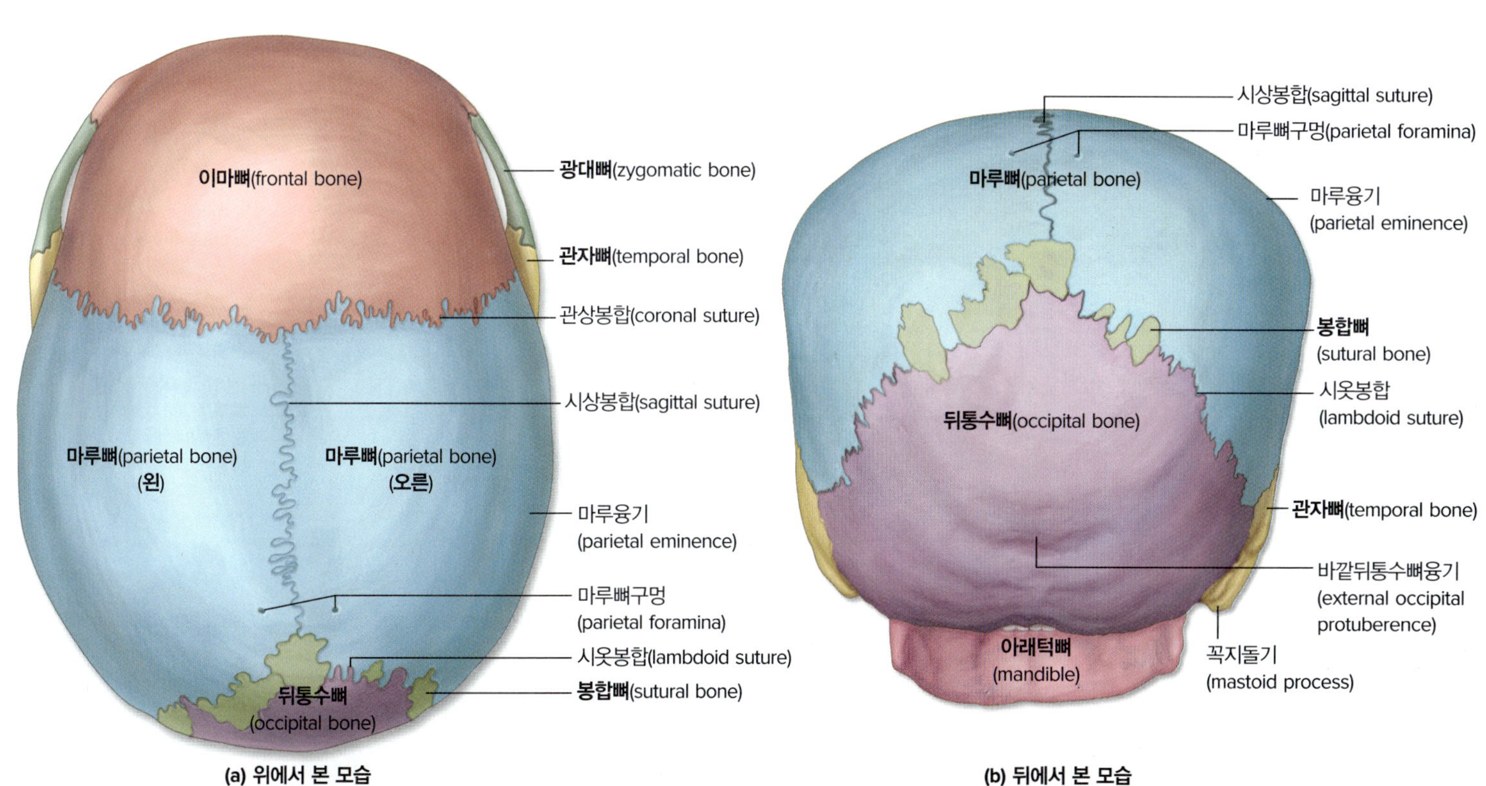

그림 5.5 머리뼈를 위와 뒤에서 본 모습. (a) 머리뼈를 위에서 보면 주요 봉합과 납작뼈가 보인다. (b) 머리뼈를 뒤에서 보면 주로 뒤통수뼈와 마루뼈가 보인다.

› 옆에서 본 모습

머리뼈를 옆면에서 보면(그림 5.6) 한쪽 마루뼈, **관자뼈**(측두골, temporal bone), **광대뼈**(관골, zygomatic bone; *zygoma*: 연결, 멍에)가 보인다. 또 위턱뼈, 아래턱뼈, 이마뼈, 뒤통수뼈의 일부가 보인다. **위관자선**(superior temporal line)과 **아래관자선**(inferior temporal line)은 마루뼈

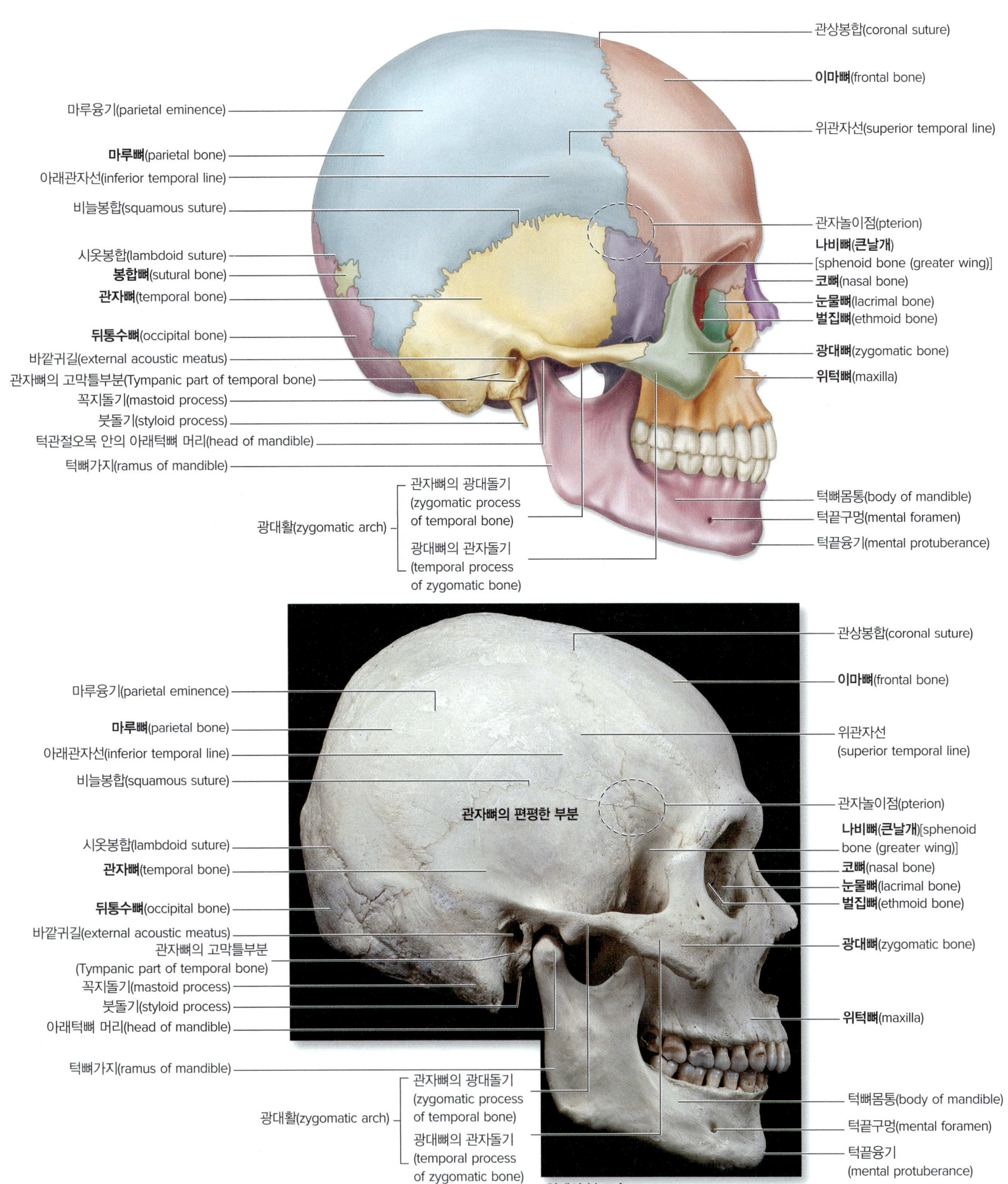

그림 5.6 머리뼈를 옆에서 본 모습. 마루뼈, 관자뼈, 광대뼈, 이마뼈, 뒤통수뼈, 위턱뼈, 아래턱뼈가 잘 보인다.

와 이마뼈의 표면을 가로지르고 관자놀이 근육이 부착되는 곳을 나타낸다(8.3c 참조). **작은 눈물뼈**(누골, lacrimal bone; *lacrima*: 눈물)는 앞에서 위턱뼈와 관절로 연결되어 있고 뒤에서는 벌집뼈와 연결되어 있다. **나비뼈**(접형골, sphenoid bone)의 일부는 이마뼈, 마루뼈, 관자뼈와 관절로 연결되어 있다. 이 부분을 **관자놀이점**(pterion; *ptéron*: 날개)이라고 하며, **그림 5.6**에 동그라미로 표시되었다. 관자놀이점은 이 4개의 뼈가 만나는 H 모양의 봉합이다.

광대뼈의 **관자돌기**(temporal process)와 관자뼈의 **광대돌기**(zygomatic process)는 서로 만나 **광대활**(관골궁, zygomatic arch)을 이룬다. 손가락을 광대뼈에 올려놓고 귀를 향해 뒤로 움직여 본다. 그것이 바로 광대활이다. 광대활은 위턱관절이 관자뼈의 **턱관절오목**(하악와, mandibular fossa)과 만나는 점의 위에서 끝난다. 이 관절을 **턱관절**(악관절, temporomandibular joint, TMJ)이라고 하며 턱관절에 대해서는 6.7a절에서 자세히 다룬다. 손가락을 귓구멍 앞에 갖다 대고 입을 벌렸다 다물어 보면 턱관절의 움직임을 느낄 수 있다.

관자뼈의 편평한 부분은 비늘봉합 바로 아래에 있다. 턱관절오목의 바로 뒤 가쪽은 관자뼈의 고실 부분이다. 이것은 **바깥귀길**(외이도, external acoustic meatus)이라는 통로를 둘러싼 뼈로 된 작은 고리이다. 바깥귀길의 아래와 뒤에는 바깥귀길 뒤의 돌출부인 **꼭지돌기**(유돌기, mastoid process; *masto*: 가슴, *eidos*: 유사함)가 있다.

› 시상단면에서 본 모습

머리뼈를 시상면을 따라 자르면 머리뼈속막과 코안을 형성하는 뼈를 볼 수 있다(**그림 5.7a**). 머리안은 이마뼈, 마루뼈, 관자뼈, 뒤통수뼈, **벌집뼈**(사골, ethmoid bone), 나비뼈의 복잡한 관절 연결로 이루어져 있다.

머리뼈의 안쪽 표면에 혈관 자국이 보일 수 있다. 시상면에서는 **이마굴**(전두동, frontal sinus; 이마뼈에 있는 공간)과 **나비굴**(접형동, sphenoidal sinus; 나비뼈의 열린 공간)이 보인다.

또 시상단면에서는 코사이막을 이루는 뼈를 더 분명히 볼 수 있다. 벌집뼈의 **수직판**(perpendicular plate)은 코사이막의 뒤쪽 윗부분을, **보습뼈**(vomer)는 뒤쪽 아랫부분을 이룬다(코사이막의 앞쪽은 연골이다). 벌집뼈는 머리안의 앞쪽 바닥과 코안의 지붕을 나누는 역할을 한다. 위턱뼈의 **입천장돌기**(palatine process)와 **입천장뼈**(구개골, palatine bone)는 단단입천장을 이룬다(**그림 5.7b**). 단단입천장은 코안의 바닥과 입천장의 일부를 이룬다. 입천장을 따라 혀를 움직여 보면 그 부분이 위턱뼈의 앞과 입천장뼈의 뒤이다.

› 아래에서 본 모습

아래에서 보면 단단입천장이 가장 앞쪽에 있다(**그림 5.7b**). 입천장을 뒤쪽에서 보면 나비뼈의 **안쪽날개판**(내측익돌판, medial pterygoid plate; *pteryx*: 날개와 같은)과 **가쪽날개판**(외측익돌판, lateral pterygoid plate)이 보인다. 두 판은 **날개돌기**(pterygoid process)를 이룬다. 안쪽에서 이 구조에 밀접한 곳에 코안 내부로 통하는 구멍이 있는데, 이 구멍을 **뒤콧구멍**(후비공, choana)이라고 한다.

턱관절오목과 날개돌기 사이에는 여러 쌍의 구멍과 관이 있는데, 대부분 특정한 혈관과 신경이 지나는 통로이다. 예를 들어 **목정맥구멍**(경정맥공, jugular foramen)은 관자뼈와 뒤통수뼈 사이에 있으며, 목정맥과 여러 신경이 지나는 통로이다. **목동맥관**(경동맥관, carotid canal; *karoo*: 재우다)의 입구는 목정맥구멍 앞쪽 중앙에 있으며, 속목동맥이 이 관을 지난다.

붓돌기(경상돌기, styloid process; *stylos*: 기둥)는 꼭지돌기의 앞쪽 중앙에 있는, 가늘고 뾰족하게 돌출된 뼈로 여러 목뿔과 혀 근육이 여기에 부착된다. **붓꼭지구멍**(경유돌공, stylomastoid foramen)은 꼭지돌기와 붓돌기 사이에 있다. 얼굴신경(CN VII)은 붓꼭지구멍을 통해 뻗어 나가 얼굴 근육에 분포한다.

머리뼈에서 가장 큰 구멍은 말 그대로 **큰구멍**(대공, foramen magnum)이다. 이 구멍을 통해 척수가 머리안으로 들어가 뇌줄기로 이어진다. 큰구멍의 양쪽에는 둥근 **뒤통수관절융기**(occipital condyle)가 각각 하나씩 있다. 뒤통수관절융기는 척주의 첫 번째 목뼈와 관절로 연결된다. 각 관절융기의 앞쪽 중앙 가장자리에는 **혀밑신경관**(설하신경관, hypoglossal canal)이 있다. 혀밑신경(CN XII)이 이 관을 지나 혀근육으로 간다.

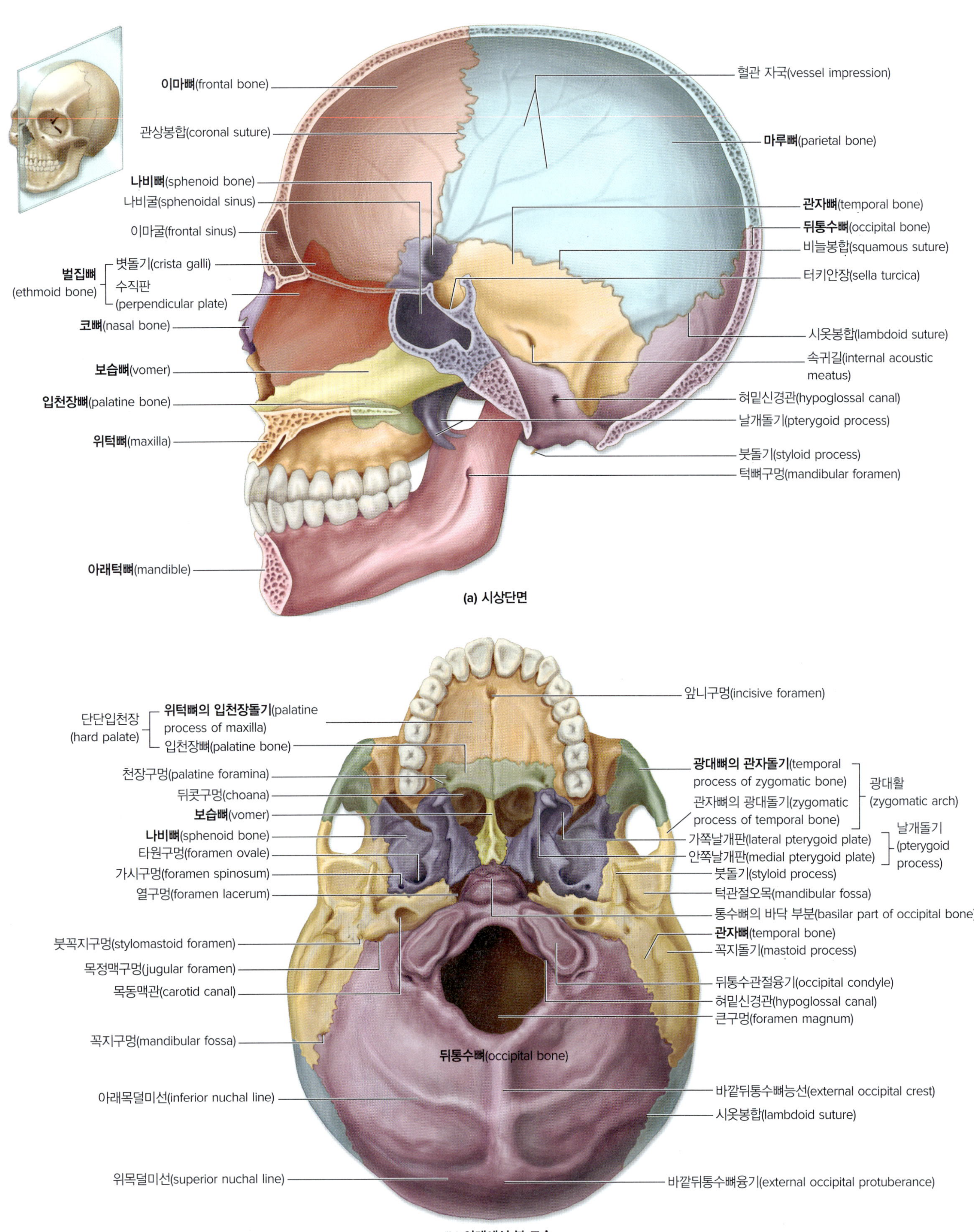

그림 5.7 머리뼈의 시상단면과 아래에서 본 모습. (a) 벌집뼈의 수직판, 보습뼈, 이마굴과 나비굴, 머리뼈들이 내부에서 이루는 관계 등은 시상단면에서 가장 잘 보인다. (b) 단단입천장, 나비뼈, 관자뼈의 일부, 뒤통수뼈의 큰구멍은 아래에서 잘 보인다.

› 머리뼈바닥의 안쪽 모습

머리뼈의 윗부분을 잘라 내면 머리뼈바닥을 볼 수 있다(**그림 5.8**). 벌집뼈의 섬세한 **체판**(cribriform plate; *cribrum*: 체, *forma*: 형태)을 둘러싼 이마뼈가 보인다. 체판에는 **체구멍**(cribriform foramen)이라는 수많은 구멍이 있으며, 이 구멍을 통해 후각신경(CN I)이 코안의 위쪽 부분으로 뻗어 나간다. 체판의 앞쪽 중앙에는 **볏돌기**(계관, crista galli)라는 정중시상 융기가 있다. 볏돌기에는 뇌의 대뇌낫이 부착된다(10.2a 참조). 상대적으로 큰 나비뼈가 이마뼈의 뒤쪽에 있다. 나비뼈는 머리뼈와 얼굴뼈를 연결하기 때문에 '다리뼈'라고 불리는 경우가 많다. 나비뼈에서 가쪽으로 뻗어 나간 부분을 나비뼈의 **큰날개**(대익, greater wing)와 **작은날개**(소익, lesser wing)라고 한다. 뇌하수체는 나비뼈의 **터키안장**(sella turcica)이라는 홈 안에서 뇌의 바닥을 향해 매달려 있다. 터키안장 앞에는 **시각신경관**(optic canal)이 있으며, 이 관을 통해 시각신경(CN II)이 눈확 속의 눈에서 뇌를 향해 뻗어 나간다.

머리뼈바닥의 가쪽은 각 관자뼈의 **바위부분**(petrous part; *petra*: 바위)으로 이루어지고, 뒤쪽은 뒤통수뼈로 이루어진다. **속귀길**(내이도, internal acoustic meatus)은 관자뼈의 안쪽 부분에서 열려 있으며, 얼굴신경(CN VII)의 몸쪽 부분과 속귀신경(CN VIII)을 지나간다. 뒤통수뼈 내부에서 가장 눈에 띄는 부분은 **속뒤통수뼈융기**(internal occipital protuberance)이다. **속뒤통수뼈능선**(internal occipital crest)은 속뒤통수뼈융기에서 큰구멍의 뒤쪽 가장자리로 뻗어 나간다. 머리뼈 속의 큰 고랑은 정맥굴로 이루어져 있다(10.2a 참조). 머리뼈의 각 뼈는 표면적인 특징이 있으며, 각 뼈에 대해 **표 5.2**에 정리 및 요약했다. 얼굴뼈는 **표 5.3**에 요약했다.

다른 뼈에 가려 보이지 않는 몇몇 머리뼈와 얼굴뼈의 관절은 **그림 5.9**에 나타냈다.

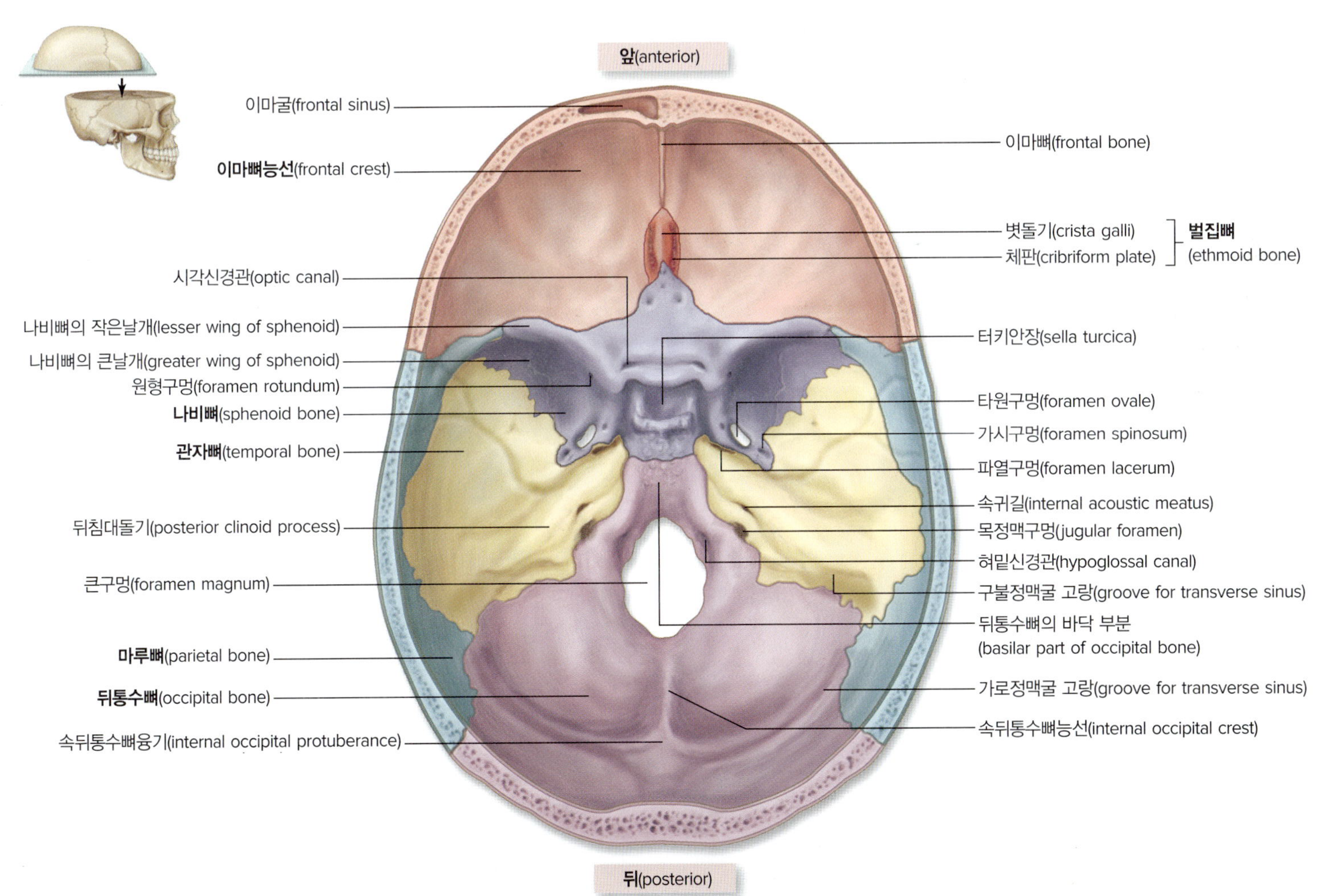

그림 5.8 머리뼈바닥의 내부 모습. 가로 단면에서 이마뼈, 벌집뼈, 나비뼈, 관자뼈, 뒤통수뼈의 안쪽 모습이 잘 보인다.

표 5.2 뇌머리뼈와 그 특징[1]

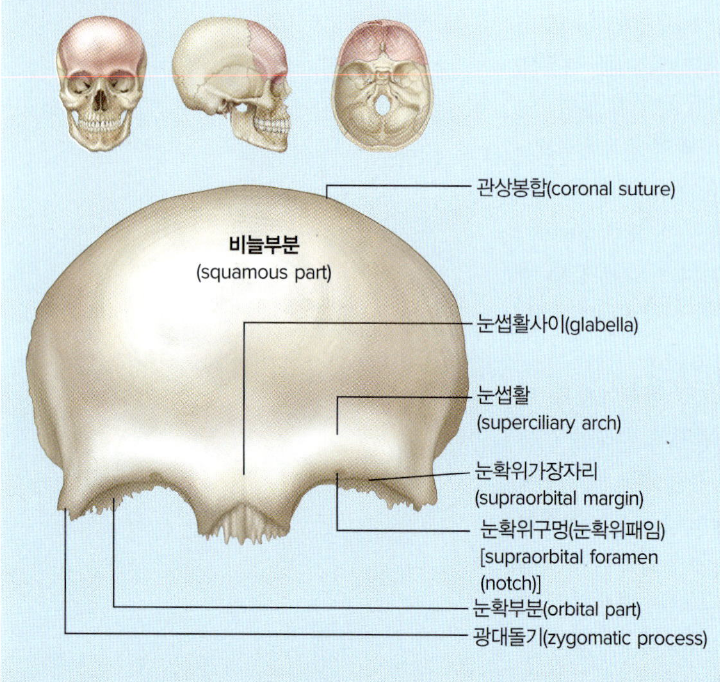

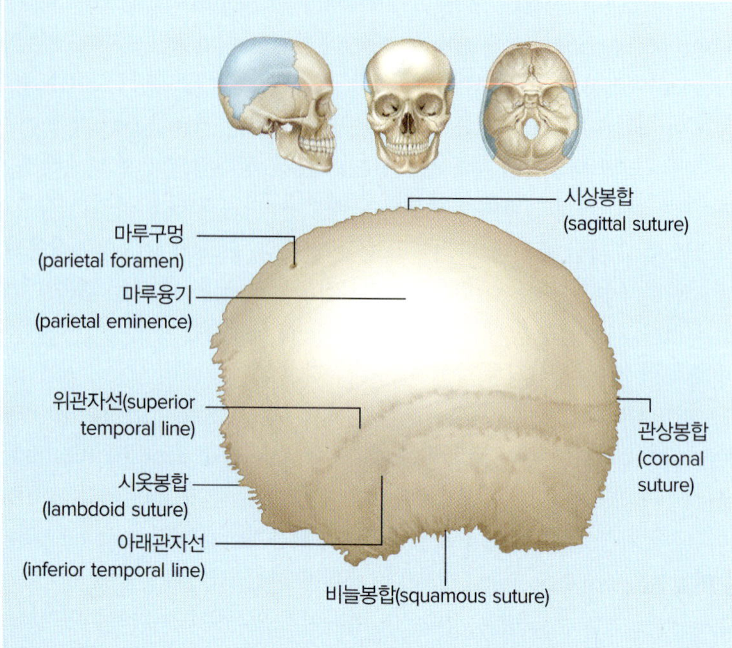

(a) 이마뼈		(b) 마루뼈	
관련된 통로	눈확위패임(눈확위구멍)	**관련된 통로**	마루뼈구멍
뼈의 설명과 경계	머리뼈의 윗부분과 앞부분을 이룸; 머리뼈우묵의 앞쪽 일부와 눈확	**뼈의 설명과 경계**	머리뼈의 가쪽 벽과 위 벽을 이룸
각 부분과 그 기능[1]	**이마뼈능선**: 뇌가 머리뼈 안에서 고정되도록 돕는 수막이 부착되는 곳 **이마굴**: 뼈를 가볍게 하고 흡입한 공기에 수분을 공급하며 목소리가 공명하게 함 **눈확부분**: 눈확의 지붕을 이룸 **비늘부분**: 머리덮개 근육이 부착되는 곳 **눈확위가장자리**: 눈확을 보호하는 위쪽 가장자리를 이룸	**각 부분과 그 기능**[1]	**아래관자선과 위관자선**: 관자 근육이 부착되는 곳 **마루뼈융기**: 머리뼈의 양쪽 면에 있는 둥근 융기를 이룸

1. 이 표에 모든 특징이 정리되어 있지는 않다. 이 장의 그림 5.3~5.8을 참조한다.

표 5.2 뇌머리뼈와 그 특징[1](계속)

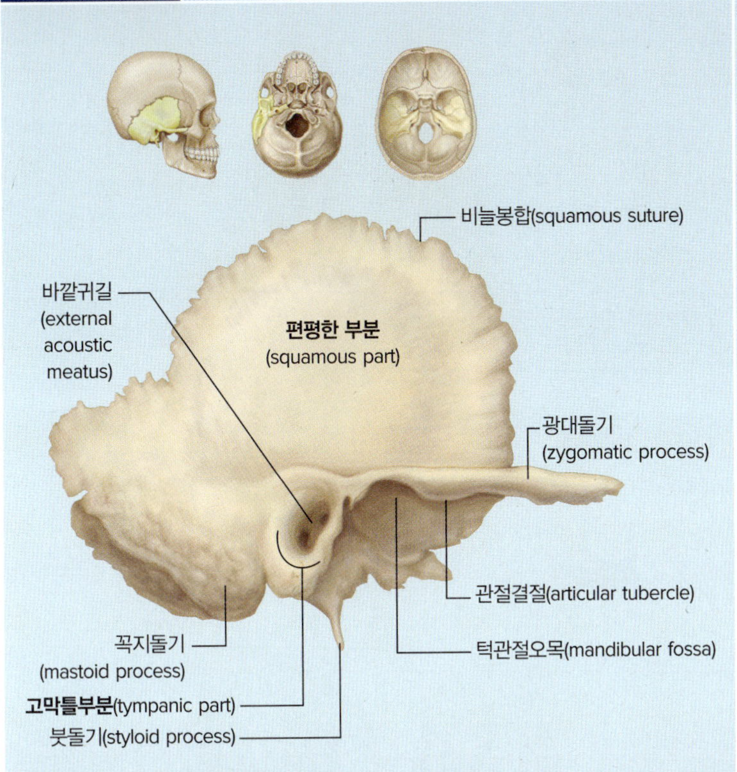

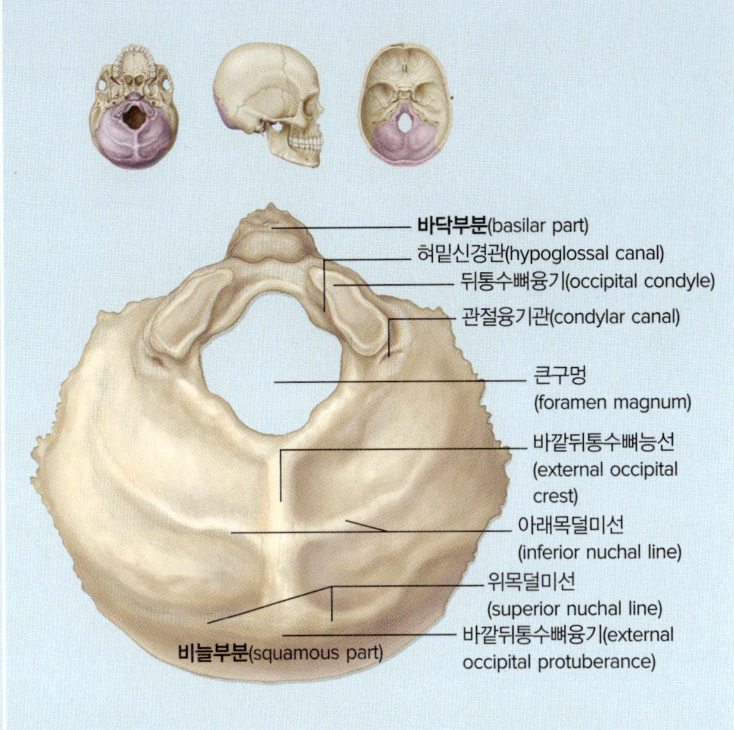

(c) 관자뼈		(d) 뒤통수뼈	
관련된 통로	붓꼭지구멍 목동맥관 바깥귀길 속귀길 꼭지구멍 목정맥구멍(뒤통수뼈와 함께 이룸)	**마루뼈구멍**	큰구멍 혀밑신경관 목정맥구멍(관자뼈와 함께 이룸) 관절융기관
뼈의 설명과 경계	머리뼈의 아래 가쪽 벽을 이룸; 중간머리뼈우묵의 일부를 이룸; 아래에 세 부분이 포함되어 있음	**뼈의 설명과 경계**	머리뼈우묵 뒤의 대부분을 포함해 머리뼈의 뒤 아래쪽 일부를 이룸; 머리뼈바닥의 일부를 이룸
각 부분과 그 기능[1]	**바위부분**: 속귀의 감각기관을 보호 **비늘부분**: 일부 턱 근육이 부착됨 **고막틀부분**: 바깥귀길이 있음 **꼭지돌기**: 목을 뻗거나 머리를 돌리는 일부 목 근육이 부착됨 **붓돌기**: 목뿔뼈 인대와 근육이 부착됨 **광대돌기**: 광대뼈와 관절로 연결되어 광대활을 이룸 **턱관절오목**: 위턱뼈와 관절로 연결됨 **관절결절**: 턱관절오목 안에서 위턱뼈의 머리 위치가 변하는 것을 제한함	**각 부분과 그 기능**[1]	**바깥뒤통수뼈능선**: 인대가 부착됨 **바깥뒤통수뼈융기**: 목 인대와 근육이 부착됨 **아랫목덜미선과 위목덜미선**: 목 인대와 근육이 부착됨 **뒤통수뼈융기**: 첫 목뼈와 관절로 연결됨

1. 이 표에 모든 특징이 정리되어 있지는 않다. 이 장의 그림 5.3~5.8을 참조한다.

(계속)

표 5.2 뇌머리뼈와 그 특징[1](계속)

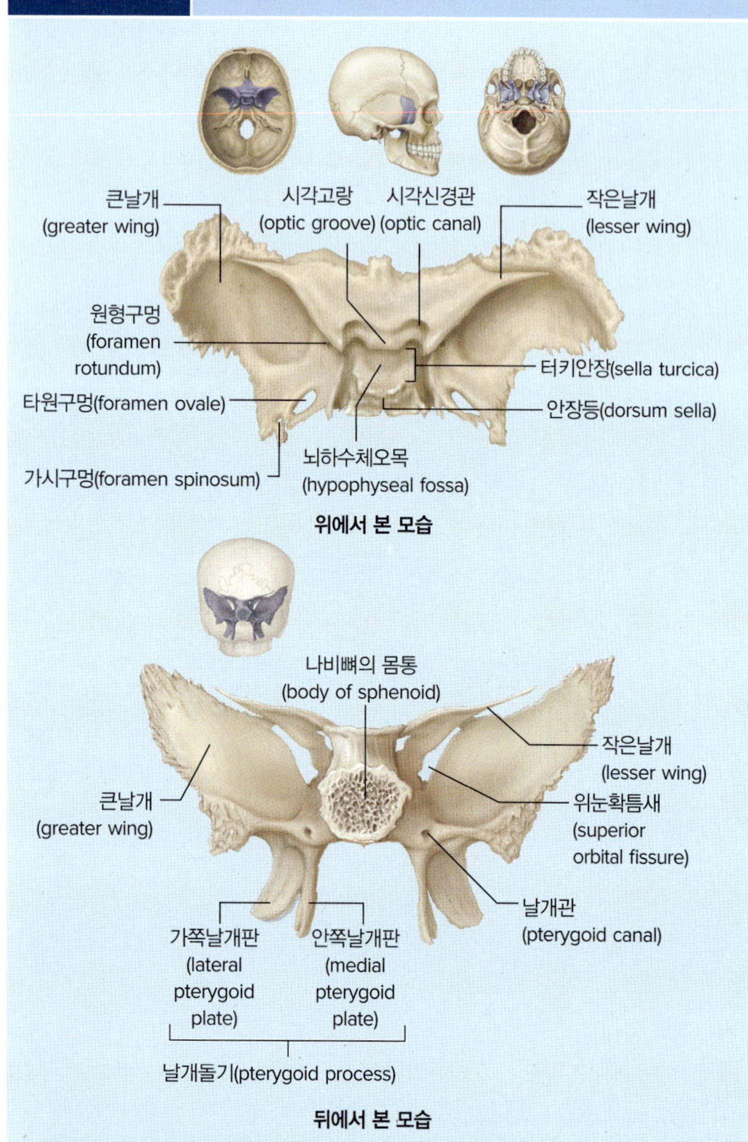

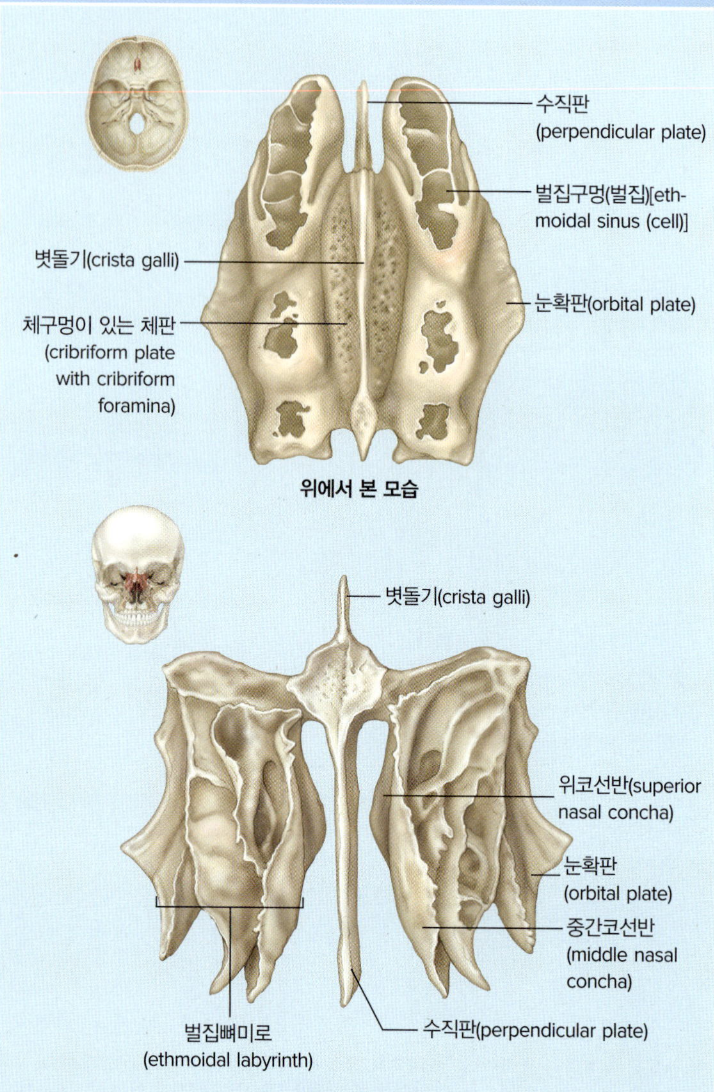

(e) 나비뼈	
관련된 통로	파열구멍(관자뼈 및 뒤통수뼈와 함께 이룸) 타원구멍 원형구멍 가시구멍 시각신경관 날개관 위눈확틈새
뼈의 설명과 경계	머리뼈의 바닥 일부; 눈확의 뒤 일부; 머리뼈우묵의 앞과 가운데 일부를 이룸
각 부분과 그 기능[1]	**뇌하수체오목**: 뇌하수체가 얹혀지는 오목한 곳 **몸통**: 나비굴이 있음 **터키안장**: 뇌하수체오목을 포함하여 그 주변을 둘러싸는 뼈를 모두 일컫는 용어 **시각고랑**: 시각신경관 사이에서 몸통에 움푹 팬 곳 **안쪽날개판과 가쪽날개판**: 씹기 근육이 부착됨 **작은날개**: 머리뼈우묵 앞의 일부를 이룸; 시각신경관을 포함함 **큰날개**: 머리뼈우묵 가운데의 일부, 머리뼈의 가쪽 표면, 안와를 이룸 **나비굴**: 뼈를 가볍게 하고 흡입한 공기에 수분을 공급하며 목소리가 공명하게 함[2]

(f) 벌집뼈	
관련된 통로	체구멍
뼈의 설명과 경계	머리뼈우묵의 앞 일부; 코사이막의 일부; 코안의 지붕과 가쪽벽; 눈확의 안쪽벽 일부를 이룸
각 부분과 그 기능[1]	**체판**: 후각신경(CN I)이 지나는 체구멍을 포함함 **볏돌기**: 뇌가 머리뼈 안에서 고정되도록 돕는 대뇌낫이 부착됨 **벌집뼈미로**: 벌집구멍과 코사이막을 포함함 **벌집구멍(벌집)**: 뼈를 가볍게 하고 흡입한 공기에 수분을 공급하며 목소리가 공명하게 함 **위코선반과 중간코선반**: 코안을 통하는 기류를 증가시켜 공기가 충분히 습해지고 코 점막에 의해 깨끗해지도록 함 **눈확판**: 눈확의 안쪽 벽을 이룸 **수직판**: 코사이막의 위쪽 부분을 이룸

1. 이 표에 모든 특징이 정리되어 있지는 않다. 이 장의 그림 5.3~5.8을 참조한다.
2. 그림 5.13 참조

표 5.3 얼굴뼈와 그 특징[1]

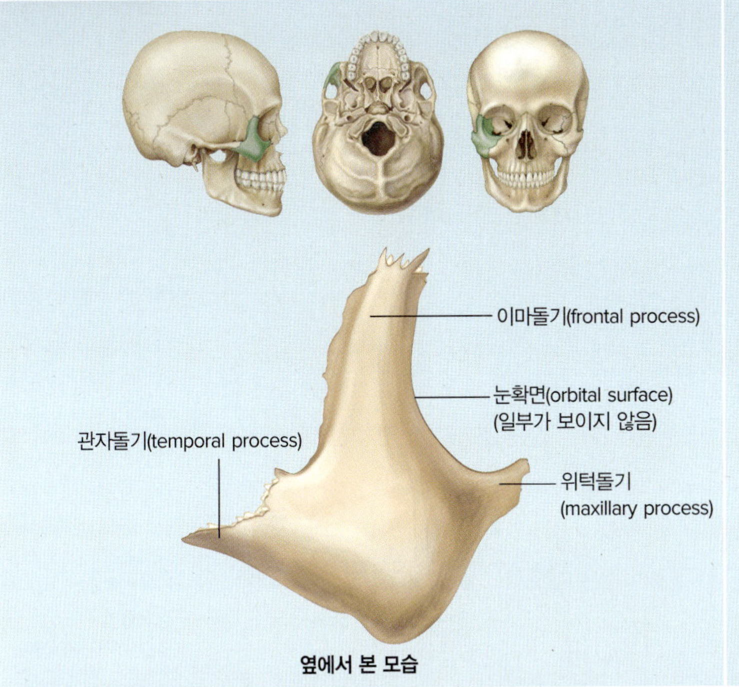

옆에서 본 모습

(a) 광대뼈

관련된 통로	없음
뼈의 설명과 경계	볼과 눈확의 가쪽 부분을 이룸
각 부분과 그 기능	**이마돌기**: 이마뼈와 관절로 연결됨 **관자돌기**: 관자뼈와 관절로 연결되어 광대활을 이룸 **위턱돌기**: 위턱뼈와 관절로 연결됨

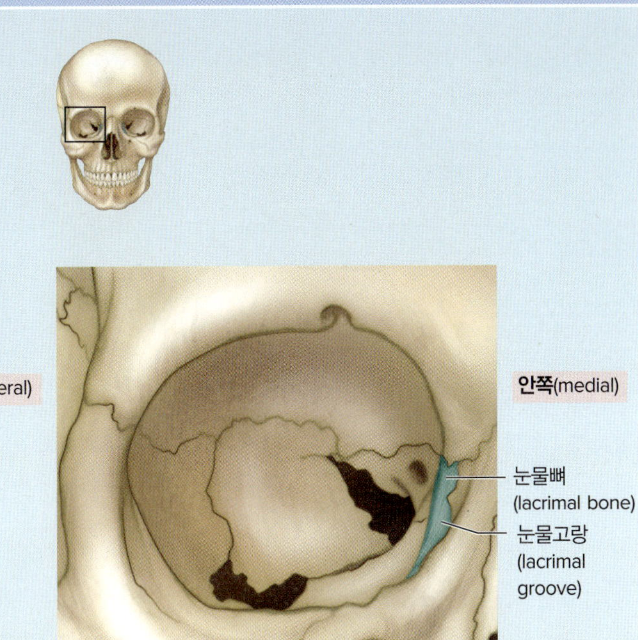

오른쪽 눈물뼈, 앞에서 본 모습

(b) 눈물뼈

마루뼈구멍	눈물고랑(그림 5.6 참조)
뼈의 설명과 경계	눈확의 안쪽벽 일부를 이룸
각 부분과 그 기능	**눈물고랑**: 코눈물관을 포함함

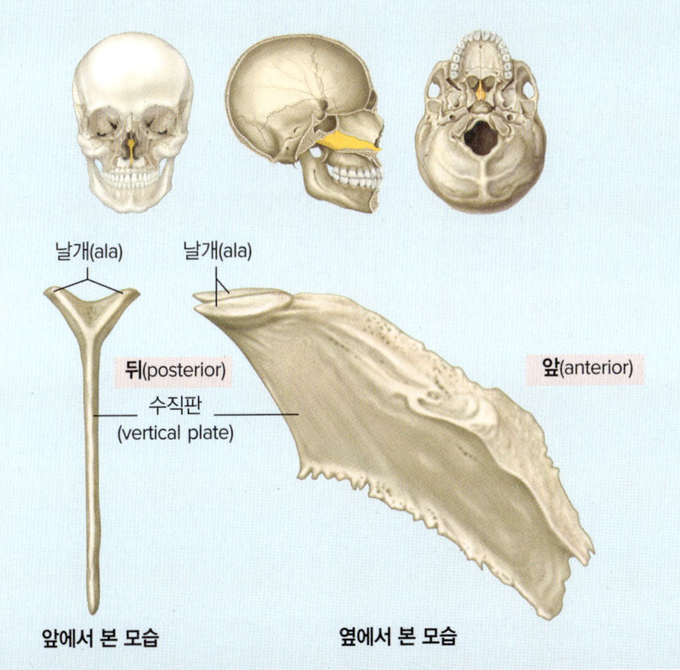

앞에서 본 모습 옆에서 본 모습

(c) 보습뼈

관련된 통로	없음
뼈의 설명과 경계	코사이막의 아래와 뒤 일부를 이룸
각 부분과 그 기능	**날개**: 나비뼈와 관절로 연결됨 **수직판**: 벌집뼈의 수직판과 관절로 연결됨

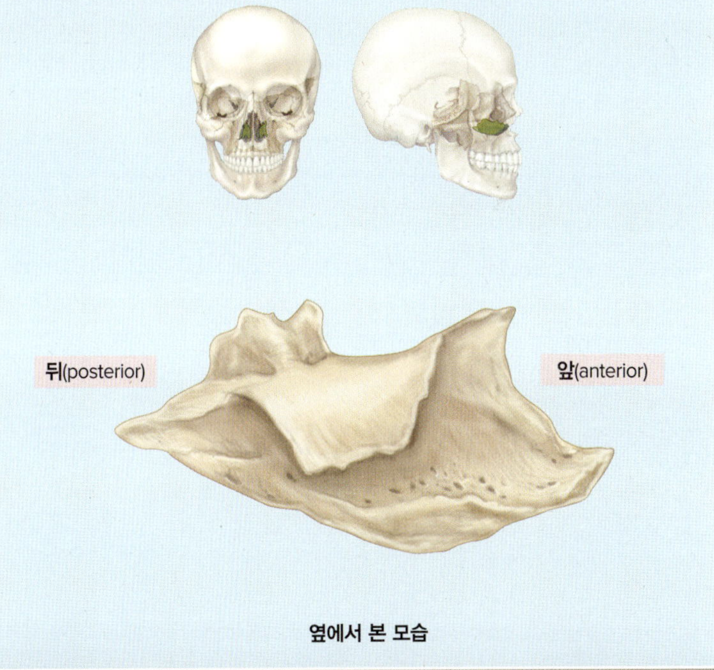

옆에서 본 모습

(d) 아래코선반

마루뼈구멍	없음
뼈의 설명과 경계	코안의 가쪽벽에서 안쪽으로 튀어나온 휘어진 뼈
각 부분과 그 기능	코안에서 기류를 증가시킴

1. 이 표에 코뼈의 특징은 정리되어 있지 않다. 그림 5.4와 5.6을 참조한다.

(계속)

표 5.3 얼굴뼈와 그 특징[1](계속)

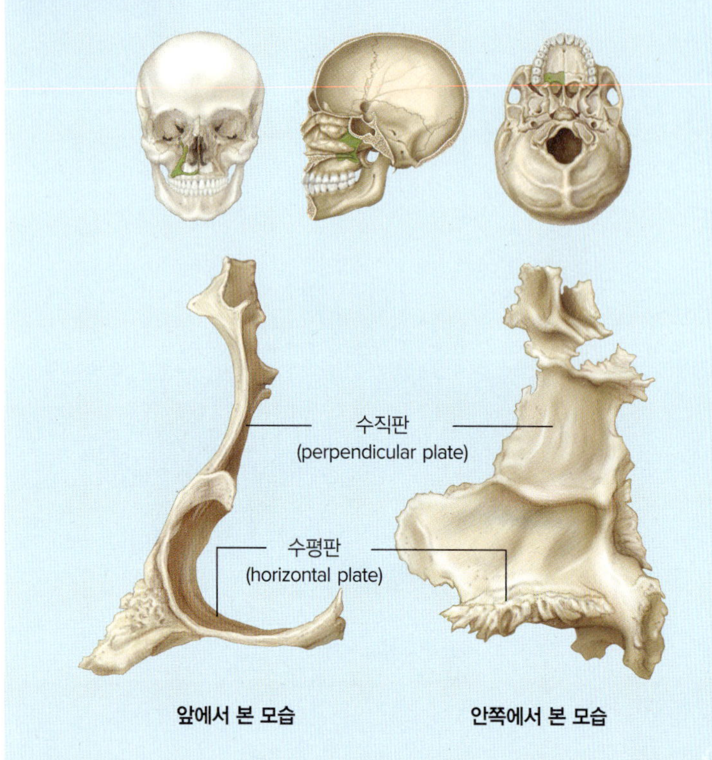

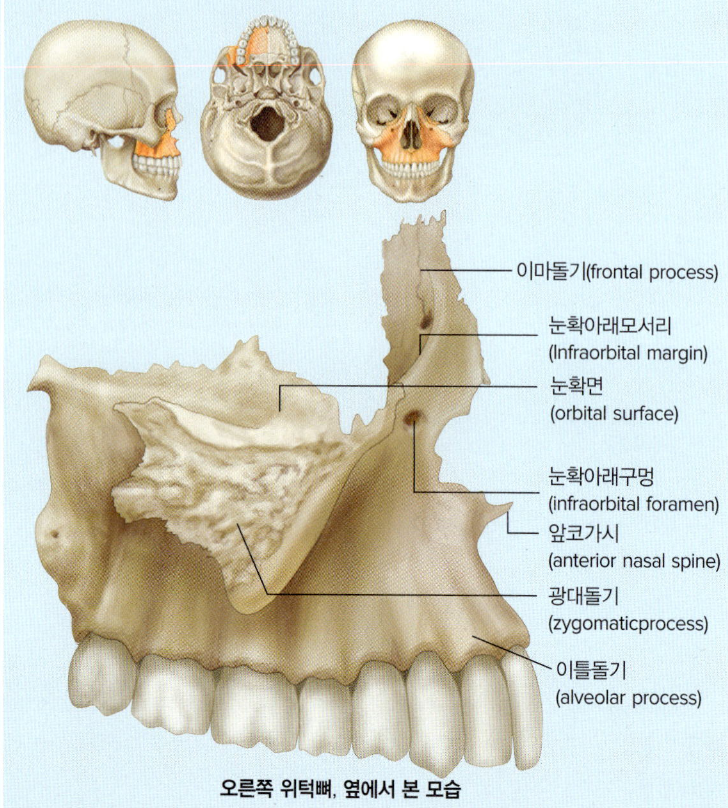

(e) 입천장뼈		(f) 위턱뼈	
관련된 통로	큰입천장구멍과 작은입천장구멍	**관련된 통로**	앞니구멍 눈확아래구멍
뼈의 설명과 경계	단단입천장의 뒤를 이룸; 또 코안과 눈확 벽의 작은 일부를 이룸	**뼈의 설명과 경계**	얼굴의 앞쪽 부분; 위턱과 단단입천장의 일부; 눈확의 아래 부분; 코안의 벽 일부를 이룸
각 부분과 그 기능[1]	**수평판**: 단단입천장의 뒤를 이룸 **수직판**: 코안과 눈확의 일부를 이룸	**각 부분과 그 기능**[1]	**앞코가시**: 좌우 위턱뼈가 만나서 형성됨; 앞으로 튀어나온 부분 **이틀돌기**: 이가 있는 곳 **이마돌기**: 콧등의 가쪽 면 일부를 이룸 **눈확아래 가장자리**: 눈확의 아래 가쪽 가장자리를 이룸 **위턱굴**: 뼈를 가볍게 함 **눈확면**: 눈확의 일부를 이룸 **입천장돌기**: 뼈입천장의 대부분을 이룸 **광대돌기**: 광대뼈와 관절로 연결됨

1. 이 표에 모든 특징이 정리되어 있지는 않다. 그림 5.3~5.8을 참조한다.

표 5.3 얼굴뼈와 그 특징[1](계속)

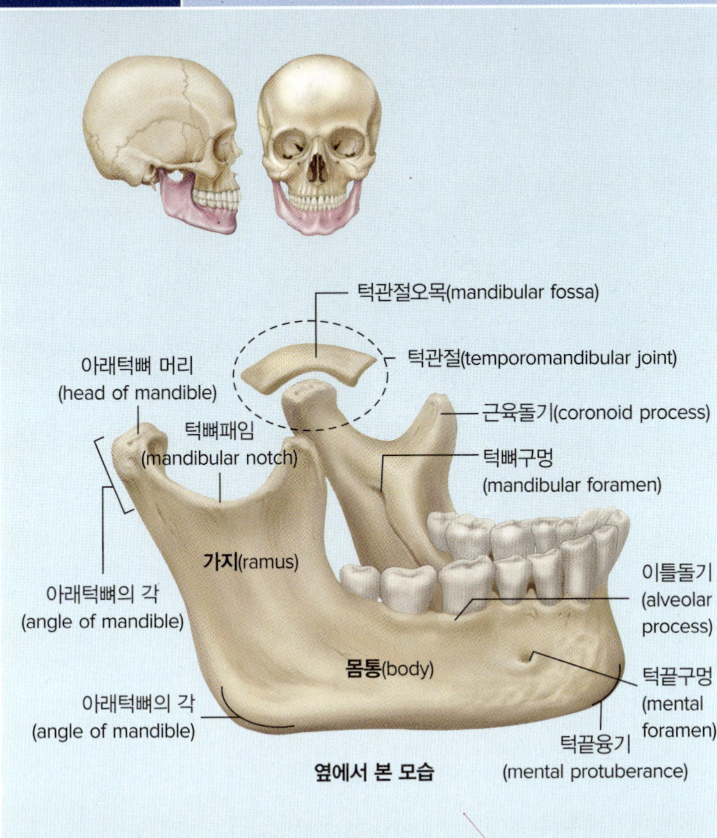

옆에서 본 모습

	(g) 아래턱뼈
관련된 통로	턱뼈구멍 턱끝구멍
뼈의 설명과 경계	아래턱을 이룸
각 부분과 그 기능[1]	**이틀돌기**: 이가 있음 **아래턱뼈의 각**: 몸통과 가지의 이음부 **몸통**: 아래턱뼈의 가로 부분 **관절돌기**: 가지 뒤쪽에 튀어나온 부분; 아래턱뼈의 머리를 포함함 **근육돌기**: 가지 앞쪽에 튀어나온 부분 **아래턱뼈 머리**: 관자뼈와 관절로 연결됨 **턱뼈패임**: 관절돌기와 갈고리돌기 사이에서 U자로 패인 부분 **턱끝융기**: 턱끝을 이룸 **턱목뿔선**: 턱목뿔근이 부착됨 **가지**: 아래턱뼈의 세로 부분

1. 이 표에 모든 특징이 정리되어 있지는 않다. 그림 5.3~5.8을 참조한다.

통합 INTEGRATE

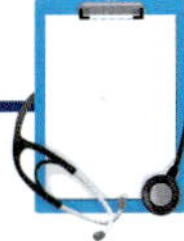

임상적 고찰 5.1 CLINICAL VIEW

입술갈림증과 입천장갈림증

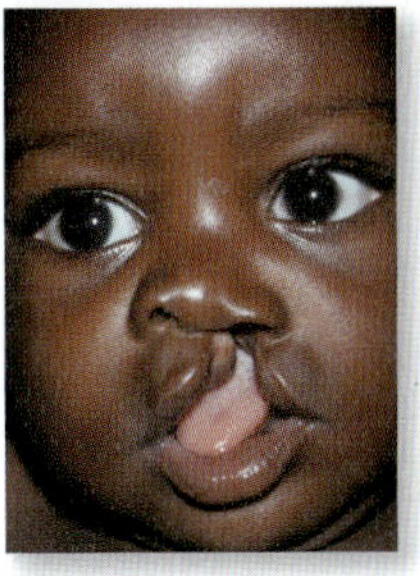

입술갈림증

©Dr. M. A. Ansary/SPL/Science Source

입술갈림증(구순열, cleft lip)은 배아 발생기에 위턱의 구성요소가 완전히 융합하지 않아서 윗입술에서 한쪽 콧구멍을 향해 틈이 생기는 것이다. 입술갈림증은 신생아 1,000명 중 1명꼴로 나타나며 남성에게 더 흔하다. 요인은 여러 가지이며 유전적 요인과 환경적 요인(예: 임신 중의 흡연 또는 알코올 섭취)이 모두 작용한다.

또 다른 이상으로는 입천장의 가운데 선이 선천적으로 갈라진 **입천장갈림증**(구개열, cleft palate)이 있다. 입천장갈림증은 좌우 위턱뼈와 입천장뼈가 불완전하게 융합하거나 전혀 융합하지 않았을 때 나타난다. 심한 경우에는 음식물이 입안에서 코안으로 쉽게 이동하기 때문에 아동이 음식물을 삼키는 데 문제가 있다. 입천장갈림증은 신생아 2,500명 중 1명꼴로 나타나며 여아에게 더 흔하다. 입술갈림증과 마찬가지로 입천장갈림증의 요인도 여러 가지이다. 때로는 입천장갈림증과 입술갈림증이 함께 나타난다.

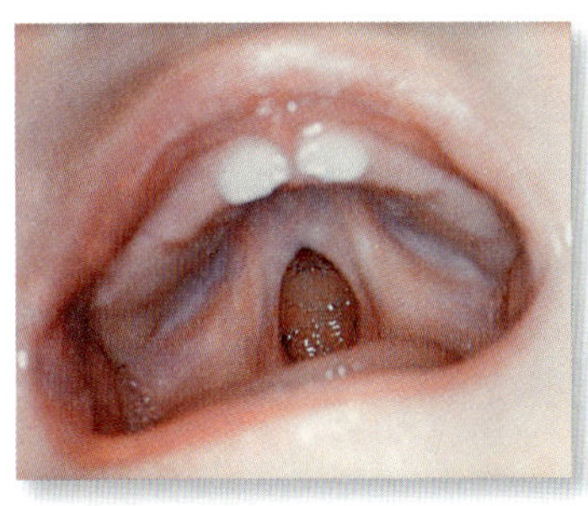

입천장갈림증

©Biophoto Associates/Science Source

그림 5.9 머리뼈 내부의 뼈. 벌집뼈와 나비뼈 등 머리뼈에 있는 여러 뼈는 대부분 다른 뼈보다 깊은 곳에 있다. 이 그림은 이 뼈의 위치를 그보다 바깥에 있는 뼈와 비교해 나타냈다.

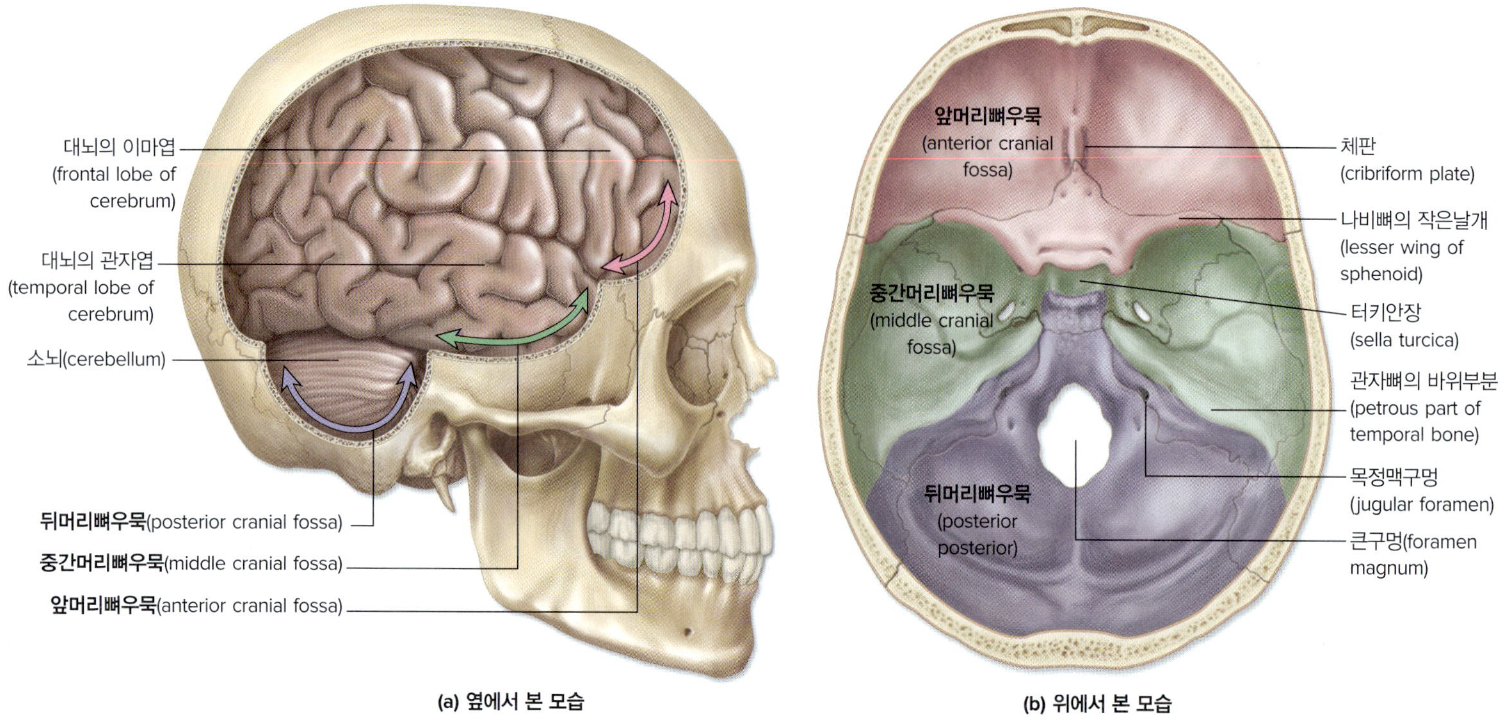

그림 5.10 머리뼈우묵. 뇌의 배쪽 표면의 윤곽과 평행한, 머리뼈 안 홈의 세 층(앞, 중간, 뒤)을 (a) 가쪽과 (b) 위에서 본 그림.

머리뼈우묵 머리안의 바닥은 **머리뼈우묵**(두개와, cranial fossa)의 굴곡진 움푹한 세 공간으로 이루어져 있다(**그림 5.10**).

앞머리뼈우묵(전두개와, anterior cranial fossa)은 세 공간 중에서 가장 얕다. 앞머리뼈 우묵은 이마뼈, 벌집뼈, 나비뼈의 작은날개로 이루어져 있으며, 뇌의 이마엽이 여기에 있다(10.3b 참조).

중간머리뼈우묵(중두개와, middle cranial fossa)은 앞머리뼈우묵의 아래와 뒤에 있다. 중간머리뼈우묵은 나비뼈의 작은날개 뒤쪽 가장자리에서(앞으로) 관자뼈의 바위부분 앞쪽에(뒤로) 걸쳐 있으며, 뇌의 관자엽과 뇌하수체가 여기에 있다.

뒤머리뼈우묵(후두개와, posterior cranial fossa)은 머리뼈우묵 중 가장 아래에 있으며, 관자뼈의 바위 부분 뒤에서 뒤통수뼈로 뻗어 있다. 뒤머리뼈우묵은 소뇌와 뇌줄기의 일부를 지탱한다(10.5와 10.6 참조).

무엇을 배웠는가?

4 머리뼈를 앞에서 보면 어떤 뼈가 주로 보이는가?

5 중간머리뼈우묵을 이루는 뼈와, 이 우묵에 있는 뇌의 부분은 무엇인가?

5.2c 봉합

학습목표

7. 머리뼈들 사이에 있는 봉합의 위치를 서술한다.

봉합(suture; *sutura*: 솔기)은 머리뼈 사이의 경계를 이루는, 움직이지 않는 관절이다(그림 5.5~5.7). 봉합에서는 치밀규칙결합조직이 머리뼈를 단단히 연결한다. 봉합은 마치 퍼즐조각처럼 서로 복잡하게 맞물려 있는 경우가 많다.

머리뼈에는 수많은 봉합이 있으며 저마다 이름이 다르다. 작은 봉합의 이름은 대부분 그 봉합이 연결하는 뼈나 부위에 따라 지어졌다. 예를 들어 뒤통수꼭지봉합은 뒤통수뼈와 관자뼈의 꼭지돌기가 있는 부분이 연결된다. 여기서는 가장 큰 봉합인 관상봉합, 시옷봉합, 시상봉합, 비늘봉합에 대해서만 다룬다.

- **관상봉합**(coronal suture; *coron*: 왕관)은 관상면을 따라 머리뼈의 위쪽 표면을 옆으로 가로지른다. 관상봉합은 앞쪽의 이마뼈와 그 뒤쪽의 마루뼈를 잇는 관절이다. 시옷봉합(lambdoid suture)은 마치 활처럼 머리뼈의 뒤쪽 표면을 가로지르며 마루뼈와 뒤통수뼈를 잇는 관절이다. "lambdoid"는 이 봉합의 모양을 닮은 그리스 글자 람다(lambda), 즉 'ʌ'에서 유래했다.
- **시상봉합**(sagittal suture; *sagitta*: 화살)은 정중시상면을 따라 관상봉합과 시옷봉합 사이에 뻗어 있다. 좌우 마루뼈를 연결하는 관절이다.
- **머리뼈 양쪽에 있는 비늘봉합**(squamous suture, squamosal suture)은 관자뼈와 마루뼈를 연결하는 관절이다. 관자뼈의 편평한 부분은 일반적으로 마루뼈 위를 덮는다.

봉합의 흔한 변형 중 하나는 **봉합뼈**(sutural bone)이며, 이 뼈를 **보름뼈**(Wormian bone)라고도 한다(**그림 5.5b**). 봉합뼈의 크기는 조약돌이나 동전만 할 수도 있고 훨씬 더 클 수도 있다. 봉합뼈는 저마다 다른 뼈되기중심을 대표하며 시옷봉합에서 가장 흔하고 많다.

성인이 되면 결합한 뼈가 서로 융합하면서 봉합이 대부분 사라진다(닫힌다). 융합은 내부에서 시작되며 그다음 머리뼈의 바깥 표면이 융합된다. 봉합이 닫히는 시기는 매우 다양하나 일반적으로 관상봉합은 20대 후반에서 30대 초반에 처음 융합하기 시작하며, 그 뒤에 시상봉합(주로 30대나 그 후반), 시옷봉합(주로 40대)이 융합한다. 비늘봉합은 성인기 후기(60세 이상) 전에는 융합하지 않으며 평생 융합하지 않을 수도 있다. 골학자는 머리뼈의 봉합이 얼마나 닫혔는지 살펴봄으로써 그 사람의 사망 당시 나이를 추정할 수 있다.

무엇을 배웠는가?

6 시옷봉합에서 서로 연결되는 뼈는 무엇인가? 봉합은 주로 언제 융합하는가?

통합 INTEGRATE

임상적 고찰 5.2 CLINICAL VIEW

머리뼈붙음증과 쏠린머리증

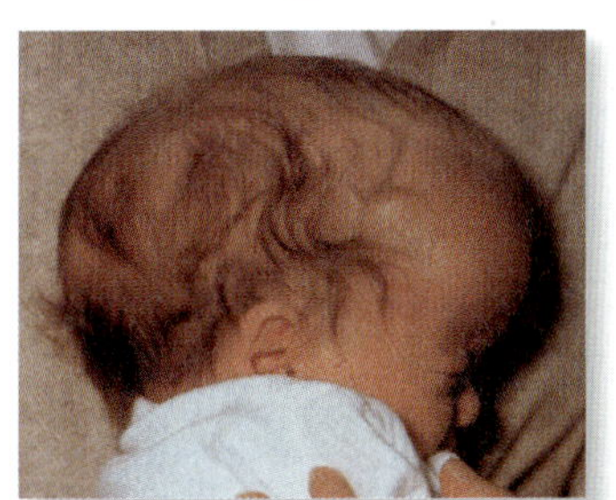

시상봉합붙음

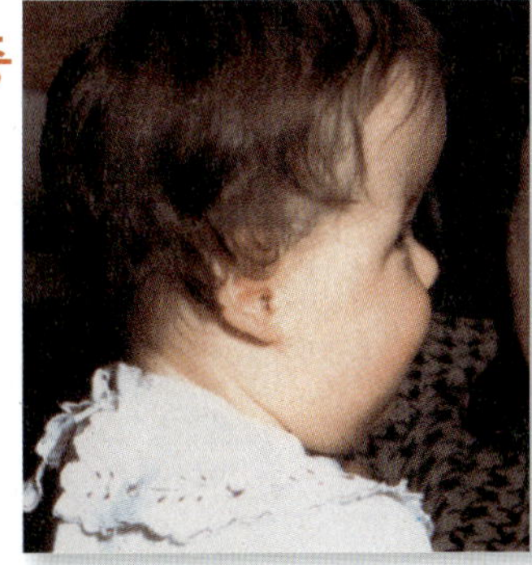

관상봉합붙음

머리뼈의 성장이 성인기에 멈추면 봉합은 점차 융합해 사라진다. **머리뼈붙음증**(두개골유합증, craniosynostosis)은 하나 이상의 머리뼈 봉합이 너무 이른 시기에 융합되거나 폐쇄되는 것으로 원인은 여러 가지이다. 융합이 너무 어린 나이 또는 자궁 내(in utero)에서 일어나면 머리뼈의 모양이 크게 변한다. 머리뼈붙음증을 수술로 치료하지 않으면 머리와 얼굴 형태가 비정상적으로 성장하는 경우가 많다. 예를 들어 시상봉합이 이른 시기에 융합하면[이 상태를 **시상봉합붙음**(시상봉합유합, sagittal synostosis)이라고 함] 뇌가 자랄 때 머리뼈가 옆으로 같이 자랄 수 없어서 대신 앞뒤로 자란다. 시상봉합붙음이 있는 아이의 머리뼈는 매우 길고 좁으며 이 상태를 **배모양머리증**(주상두증, scaphocephaly) 또는 긴 머리증(장두증, dolichocephaly)이라고 한다. **관상봉합붙음**(관상봉합유합, coronal synostosis)은 관상봉합이 너무 이른 시기에 융합하는 것이며 이 때문에 머리뼈가 비정상적으로 짧고 넓어진다.

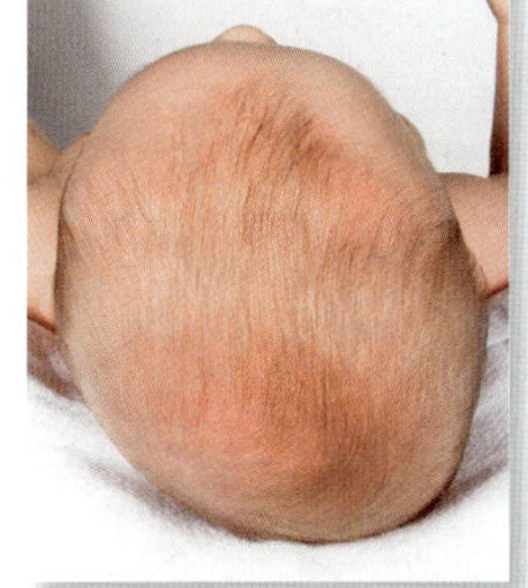

쏠린머리증

쏠린머리증(사두증, plagioce-phaly)은 머리뼈의 한쪽(주로 이마 또는 뒤통수)이 비스듬히 납작해져서 머리형태가 비대칭이 되는 것이다. 쏠린머리증은 관상봉합붙음이 한쪽에서만 진행되거나 시옷봉합붙음이 비대칭으로 나타난 결과일 수 있다. 또 한쪽으로만 누워서 자는 등의 정상적인 변형 요인으로 인해 일어날 수도 있다. 미국에서 쏠린머리증은 1990년대 이후로 증가했다. 영아급사증후군(SIDS)의 발생률을 낮추기 위해 아기를 엎드려 재우지 않고 바로 눕혀 재우게 하는 미국 국립아동보건 · 인간개발연구소의 바로 눕혀 재우기 캠페인 때문이다. 가벼운 쏠린머리증은 교정 헬멧으로 바로잡을 수 있지만 심한 경우는 수술이 필요할 수도 있다.

5.2d 눈확복합체와 코복합체, 코곁굴

학습목표

8. 눈확복합체와 코복합체를 이루는 뼈를 열거한다.

9. 코곁굴의 위치와 기능에 대해 설명한다.

눈확이라는 몸안은 눈과 눈을 움직이는 근육을 가두고 보호한다. **눈확복합체**(orbital complex)는 눈확을 이루는 뼈로 구성된다. 눈확복합체의 경계는 **그림 5.11**에 나타냈다.

코복합체(nasal complex)는 코안과 코곁굴을 감싸는 뼈와 연골로 구성된다. 이 뼈 중 대부분은 **그림 5.12**와 같이 시상단면에서 가장 잘 보인다.

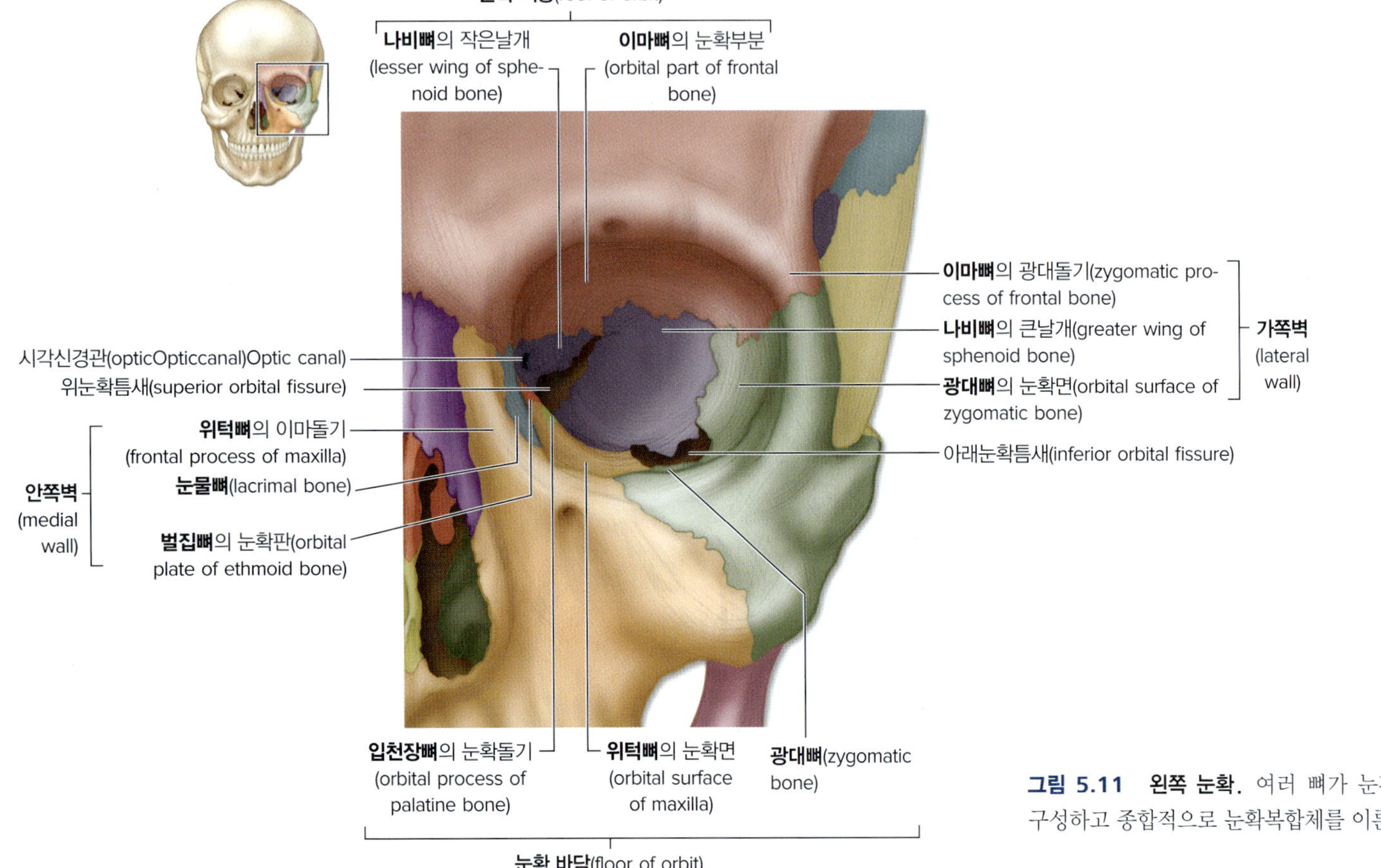

그림 5.11 왼쪽 눈확. 여러 뼈가 눈확을 구성하고 종합적으로 눈확복합체를 이룬다.

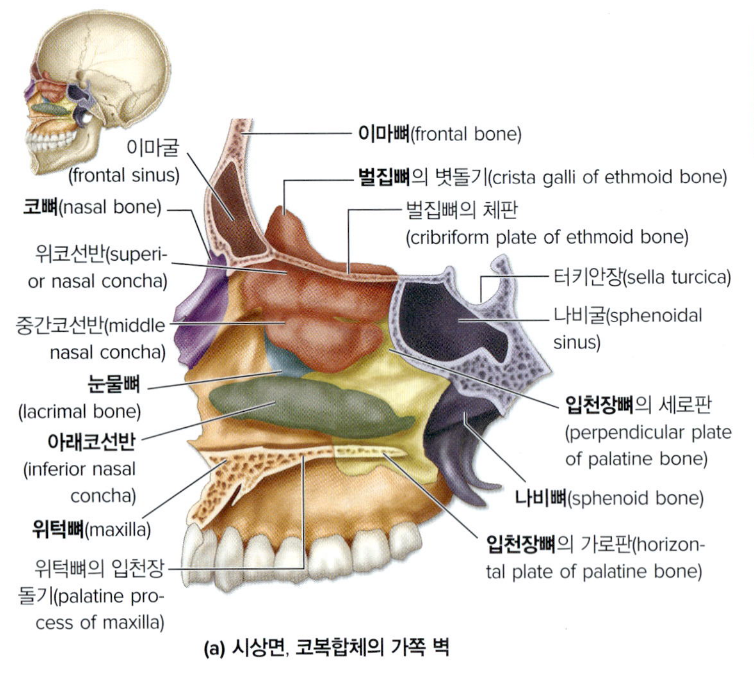

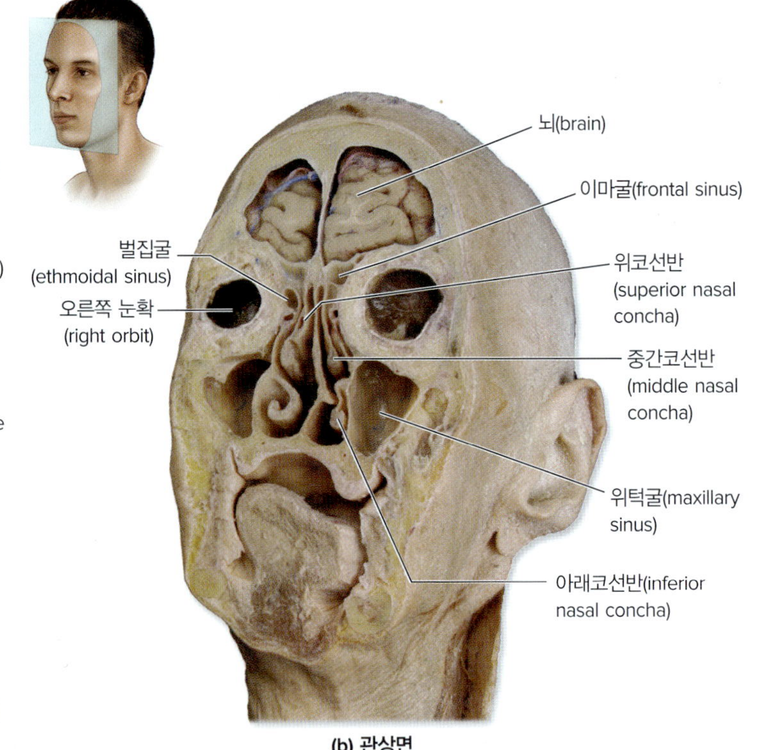

그림 5.12 코복합체. 여러 머리뼈가 복잡한 코복합체를 이룬다. (a) 코복합체의 오른쪽을 보여 주는 시상단면, (b) 코복합체를 보여 주는 머리의 관상단면.

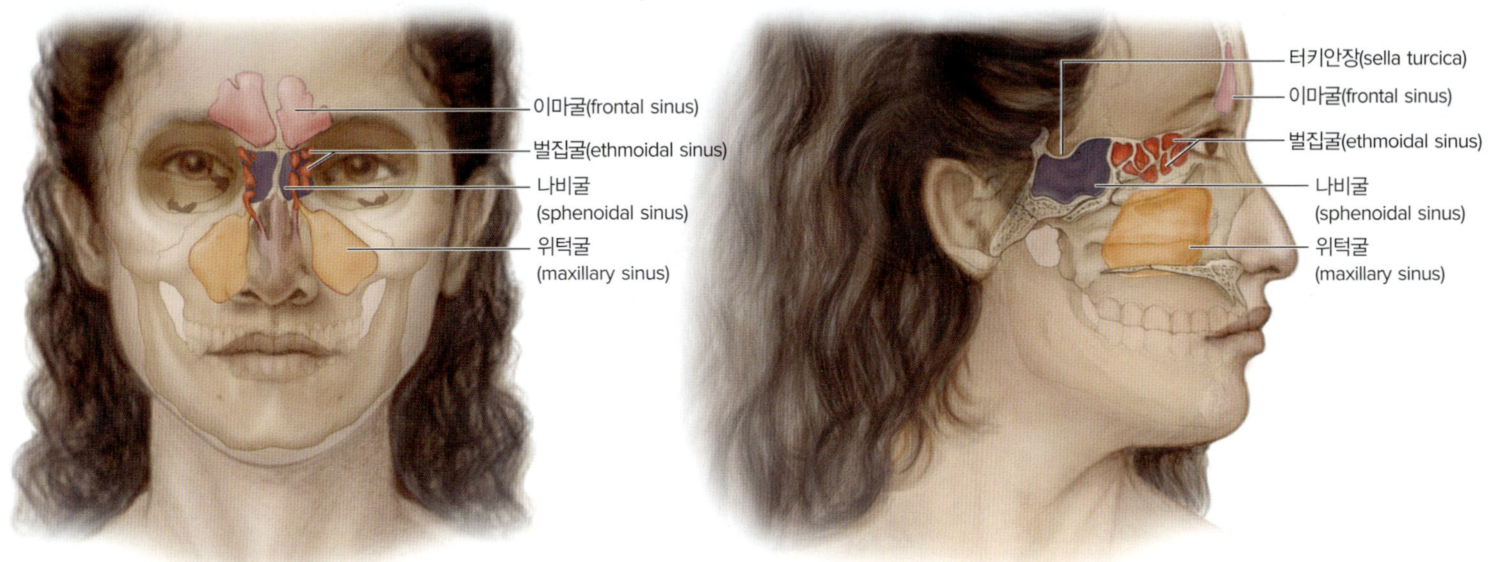

그림 5.13 코곁굴. 코곁굴은 이마뼈, 벌집뼈, 나비뼈, 위턱뼈 안에 있는 공기로 찬 공간이다. (a)는 앞에서 본 모습, (b)는 옆에서 본 모습이다. 안은 점막으로 덮여 있으며 코안을 연장시키는 역할을 한다.

통합 INTEGRATE

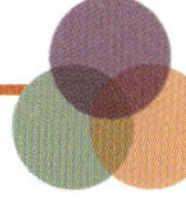

개념 연결 CONCEPT CONNECTION

머리뼈에 코곁굴이 없다면 호흡계통이 효과적으로 기능할 수 없다(19.2b 참조). 코곁굴이 없으면 흡입한 공기를 효율적으로 데우고 습도를 높일 수 없을 것이며, 목소리도 매우 다르게 들릴 것이다. 코를 막고 말을 해 보면 목소리가 달라지는 것을 느낄 수 있는데, 이는 코곁굴에서 목소리가 공명하지 않기 때문이다.

앞에서 이미 벌집굴, 이마굴, 위턱굴, 나비굴을 각 뼈와 관련지어 설명했다. 공기로 차 있고 코안으로 통하는 이 굴들을 한데 묶어 **코곁굴**(부비동, paranasal sinus)이라고 한다(**그림 5.13**). 코곁굴의 안쪽은 점막으로 덮여 있어서 들이마신 공기에 수분과 온기를 제공한다. 또한 코곁굴은 머리뼈의 무게를 줄이고 목소리가 공명하도록 한다.

무엇을 배웠는가?

7 눈확 바닥을 이루는 뼈는 무엇인가?

8 코곁굴이 있는 4개의 뼈는 무엇인가?

5.3 머리뼈와 관련된 뼈

학습목표

10. 귀속뼈의 위치를 서술한다.

11. 목뿔뼈의 구조와 기능을 설명한다.

귀속뼈와 목뿔뼈는 머리뼈와 관련이 있는 몸통뼈대의 뼈이다. **귓속뼈**(auditory ossicle)는 양쪽 관자뼈의 바위 부분 안에 있는 3개의 작은 귀뼈이다. 이 귀뼈들 – **망치뼈**(추골, malleus), **모루뼈**(침골, incus), **등자뼈**(등골, stapes) – 에 대해서는 13.5a절에서 자세히 다룬다.

목뿔뼈(설골, hyoid bone)는 아래턱뼈와 후두 사이에서 머리뼈 아래에 있는 가늘고 구부러진 뼈이며(**그림 5.14**), 다른 뼈와 관절로 연결되어 있지는 않다. 중간에는 몸통이 있고 양쪽으로 두 쌍의 뿔과 같은 돌기가 있는데, 이 돌기를 각각 **큰뿔**(대각, greater bone)과 **작은뿔**(lesser bone)이라고 한다. 목뿔뼈의 뿔과 몸통에는 혀와 후두의 근육과 힘줄이 부착된다.

무엇을 배웠는가?

9 각 귀속뼈의 이름은 무엇이며, 귀속뼈는 어느 뼈 속에 있는가?

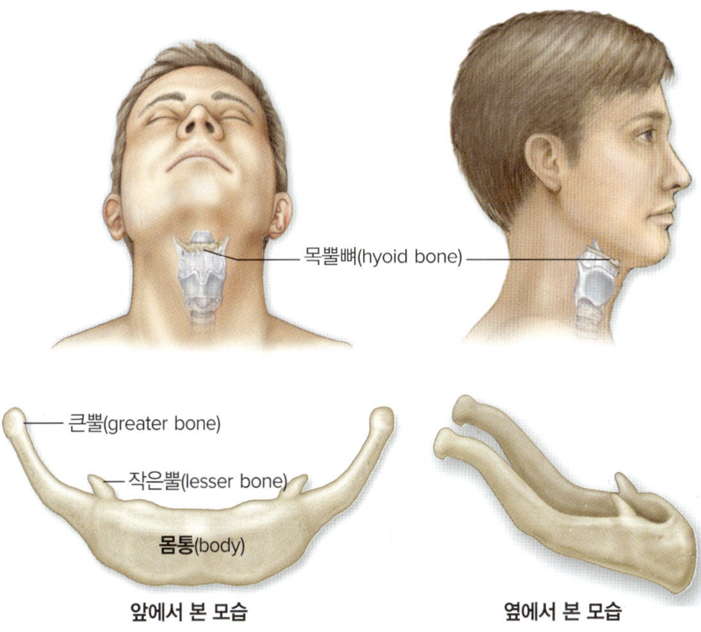

그림 5.14 목뿔뼈. 목뿔뼈는 아래턱뼈 아래에 있으며 다른 뼈와 직접 연결되지 않았다.

5.4 머리뼈를 분석해 성별과 나이 추정하기

머리뼈를 통해 그 사람의 성별과 나이를 알 수 있다. 먼저 성별을 파악하는 데 이용하는 머리뼈의 몇몇 진단적 특징을 설명하고, 태아기, 아동기, 이른 성인기, 노령기에 머리뼈가 어떻게 변하는지 비교한다.

5.4a 성별에 따른 머리뼈의 차이

학습목표

12. 남성의 머리뼈와 여성의 머리뼈의 유사점과 차이점을 설명한다.

여성과 남성의 머리뼈는 형태와 크기 면에서 몇 가지 뚜렷한 차이를 보이는데, 이를 성적 **두형태성**(sexual dimorphism)이라고 한다. 흔히 여성의 머리뼈는 섬세하고 작으며, 남성의 머리뼈는 크고 튼튼한 경향이 있다. 성별에 따라 일반적으로 머리뼈에 나타나는 차이를 **표 5.4**에 요약했다.

그러나 성별을 파악하기 위해 머리뼈를 비롯한 뼈들을 이용할 때는 주의해야 한다. 뼈대와 뼈대의 각 부분은 인종에 따라서 크기와 강도가 다르다. 예를 들면 일부 아시아 남성의 뼈대보다 미국 원주민 여성의 뼈대가 더 튼튼할 수 있다. 또 영아와 미성년자의 경우는 성별을 파악하기가 어렵거나 아예 불가능하다. 사춘기가 끝나기 전에는 양쪽 성별의 머리뼈가 모두 여성의 머리뼈와 비슷하기 때문이다.

성별을 정확히 파악하려면 여러 뼈대의 특징을 살피고, 더 많이 나타난 특징을 바탕으로 판단해야 한다. 예를 들어 한 머리뼈에서 여성적인 특징이 두 가지 나타나고 남성적인 특징이 네 가지 나타났다면 이 머리뼈는 남성의 것으로 분류해야 할 것이다. 해부학 실험실에서 실제 사람의 머리뼈를 사용한다면 **표 5.4**를 참고해 그 머리뼈 주인의 성별을 추정해 보자.

어떻게 생각하는가?

2 아동기에는 남성의 머리뼈와 여성의 머리뼈가 모두 여성적인 특징을 나타내기 때문에 머리뼈를 보고 성별을 파악하기가 어렵다. 남성이 성인이 되면 이 특징이 바뀌는데, 이러한 변화를 유발하는 요인은 무엇인가?

무엇을 배웠는가?

10 여성의 머리뼈와 남성의 머리뼈에서 서로 다른 부분은?

5.4b 머리뼈의 성장

학습목표

13. 태아, 아동, 성인의 머리뼈 구조를 비교한다.

14. 숫구멍을 열거하고 각 숫구멍이 닫히는 나이를 제시한다.

머리뼈를 이루는 요소들의 형태와 구조는 영아와 성인의 경우가 서로 다르며, 이 때문에 비율과 크기가 달라진다. 머리뼈는 5세 이전에 가장 많이 자란다. 이 시기에는 뇌가 계속 자라면서, 발달하는 머리뼈의 안쪽 표면에서 바깥 방향으로 압력을 가한다. 뇌의 성장은 5세에 90~95%가 진행되며, 이때 머리뼈의 성장이 거의 완료되며 봉합도 거의 발달한다. 어릴 때는 몸의 다른 부분에 비해 머리뼈가 훨씬 빨리 자란다는 점을 기억한다. 따라서 아동의 머리뼈는 성인의 경우와 비교했을 때 몸의 다른 부분보다 크다.

그림 5.15에 신생아의 머리뼈를 옆에서 본 모습과 위에서 본 모습을 나타냈다. 신생아의 머리뼈는 아직 뇌를 완전히 둘러쌀 만큼 크지 않으며 일부 머리뼈는 유연한 치밀규칙결합조직으로 연결되어 있다. 이 조직을 숫구멍(천문, fontanelle, fontanel)이라고 하는데, 아기의 머리에

표 5.4 성별에 따른 머리뼈의 차이

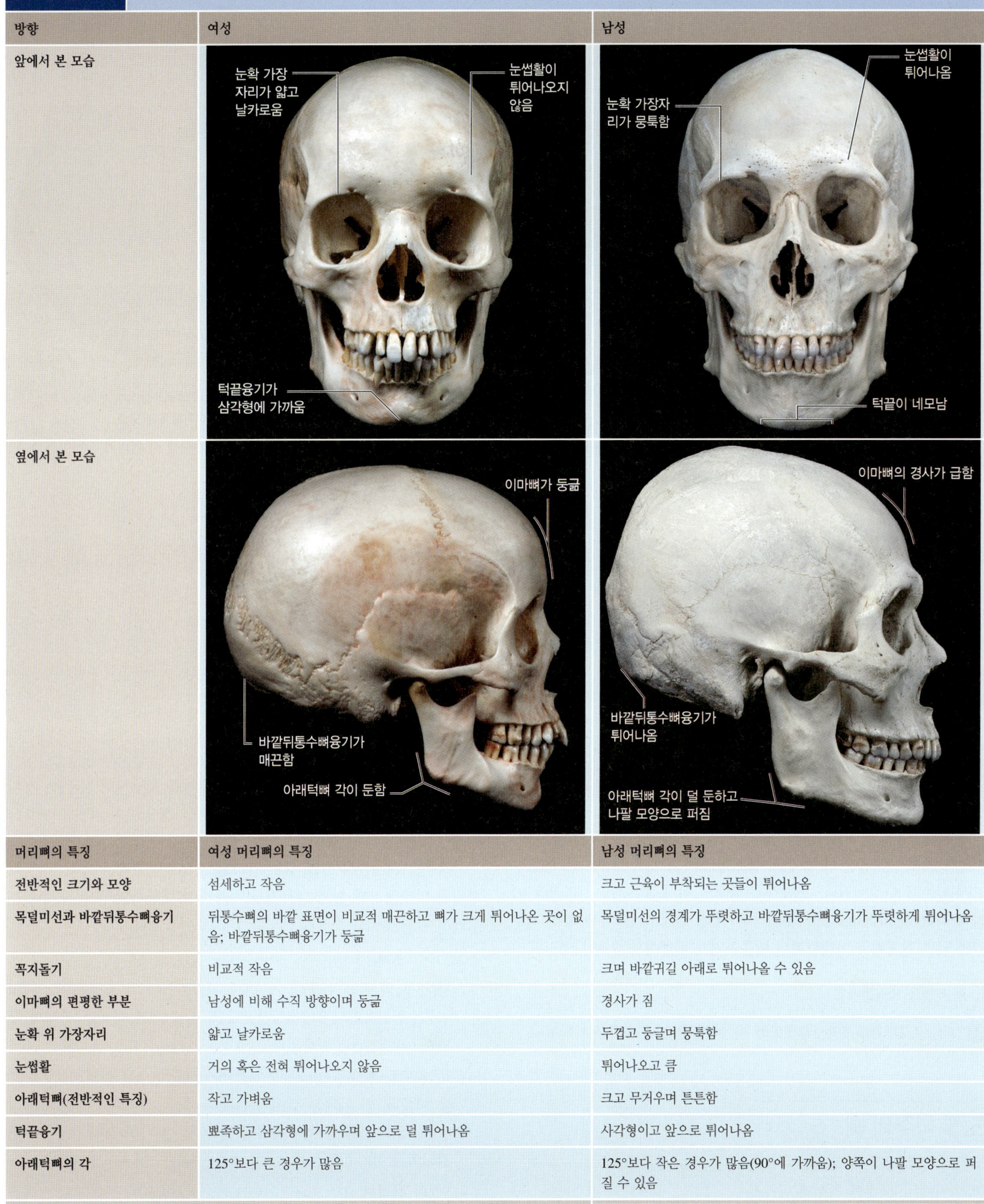

방향	여성	남성
앞에서 본 모습		
옆에서 본 모습		
머리뼈의 특징	**여성 머리뼈의 특징**	**남성 머리뼈의 특징**
전반적인 크기와 모양	섬세하고 작음	크고 근육이 부착되는 곳들이 튀어나옴
목덜미선과 바깥뒤통수뼈융기	뒤통수뼈의 바깥 표면이 비교적 매끈하고 뼈가 크게 튀어나온 곳이 없음; 바깥뒤통수뼈융기가 둥긂	목덜미선의 경계가 뚜렷하고 바깥뒤통수뼈융기가 뚜렷하게 튀어나옴
꼭지돌기	비교적 작음	크며 바깥귀길 아래로 튀어나올 수 있음
이마뼈의 편평한 부분	남성에 비해 수직 방향이며 둥긂	경사가 짐
눈확 위 가장자리	얇고 날카로움	두껍고 둥글며 뭉툭함
눈썹활	거의 혹은 전혀 튀어나오지 않음	튀어나오고 큼
아래턱뼈(전반적인 특징)	작고 가벼움	크고 무거우며 튼튼함
턱끝융기	뾰족하고 삼각형에 가까우며 앞으로 덜 튀어나옴	사각형이고 앞으로 튀어나옴
아래턱뼈의 각	125°보다 큰 경우가 많음	125°보다 작은 경우가 많음(90°에 가까움); 양쪽이 나팔 모양으로 퍼질 수 있음

사진들: 왼쪽 위, 오른쪽 위, 왼쪽 아래, 오른쪽 아래

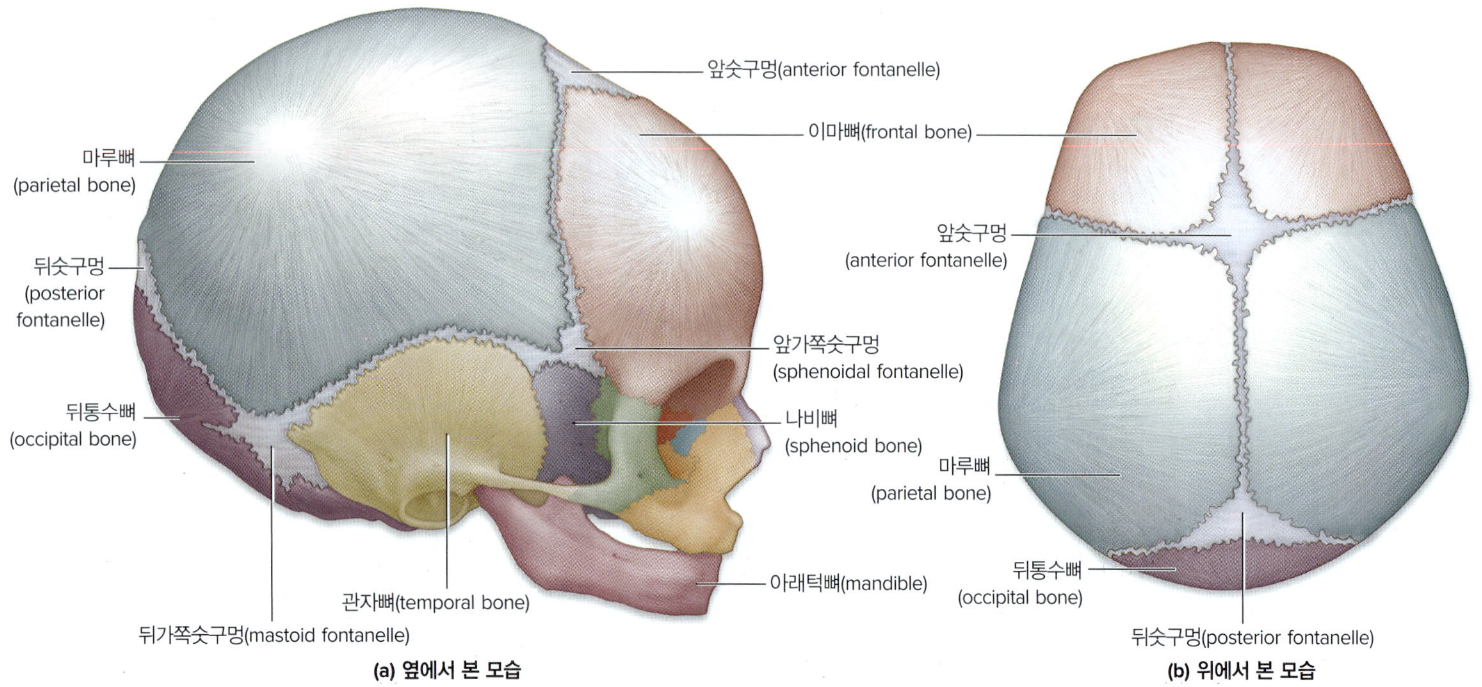

그림 5.15 태아(영아)의 머리뼈. 숫구멍으로 나뉜 영아의 머리뼈를 (a) 옆쪽과 (b) 위에서 보면 납작뼈가 보인다. 숫구멍으로 인해 출생 시 머리뼈가 변형될 수 있으며 출생 후에 뇌가 자랄 수 있다.

있는 부드러운 부분이 바로 숫구멍이다. 숫구멍은 다소 유연하므로 아기가 태어날 때 머리가 산도를 쉽게 통과하도록 돕는 작용을 한다. 이 일시적인 변형 때문에 갓 태어난 아기의 머리는 뾰족한 경우가 많지만 태어난 지 며칠 후에는 정상으로 돌아온다. **뒤가쪽숫구멍**(후측두천문, mastoid fontanelle)이나 **앞가쪽숫구멍**(전측두천문, sphenoidal fontanelle)과 같은 숫구멍은 태어난 후에 비교적 빨리 닫힌다. 그러나 다른 숫구멍은 머리뼈가 뇌의 성장을 따라잡는 출생 몇 달 후까지 남아 있다. **뒤숫구멍**(후천문, posterior fontanelle)은 일반적으로 9개월에 닫히고, 이보다 더 큰 **앞숫구멍**(전천문, anterior fontanelle)은 15개월까지 닫히지 않는다.

나이가 들면서 머리뼈는 많은 변화를 더 겪는다. 위턱굴은 5세에 더 발달하며 이마굴은 10세에 제대로 형성된다. 그 후에 봉합이 융합하고 뼈되기가 이루어진다. 노화가 진행되면 이가 닳는데, 이 과정을 이의 **생리적 마모**(dental attrition)라고 한다. 결국 이를 일부 혹은 전부 잃게 되면 위턱뼈와 아래턱뼈의 이틀돌기가 퇴행해서 끝내 사라진다.

무엇을 배웠는가?

11 가장 큰 2개의 숫구멍은 무엇이며, 이 숫구멍은 언제 사라지는가?

5.5 척주의 뼈

성인의 **척주**(등골뼈, vertebral column)는 26개의 뼈로 이루어져 있으며 여기에는 24개의 **척추뼈**(vertebra), 그리고 엉치뼈와 꼬리뼈를이루는 융합한 척추뼈가 포함된다. 각 척추뼈(처음 뼈와 마지막 뼈는 제외)는 위아래의 다른 척추뼈와 관절로 연결되어 있다. 여기서는 척주의 전반적인 기능과 구분, 척주의 곡선, 일반적인 척추뼈의 해부학, 척주를 이루는 다섯 부분의 구성요소에 대해 상세히 살펴본다.

5.5a 척추뼈의 유형

학습목표

15. 척주의 기능에 대해 서술한다.

16. 척추뼈의 다섯 가지 유형을 열거한다.

척주는 몸을 수직으로 지탱하고 머리의 무게를 떠받치며 서 있는 자세를 유지한다. 척주의 가장 중요한 기능은 연약한 척수를 감싸고 보호하는 것이다.

척주는 다섯 부분으로 나뉜다(**그림 5.16**). 척추뼈는 속해 있는 뼈 부위를 나타내기 위해서 대문자를 사용해서 구분하며, 대문자 뒤에는 위에서 아래 순서로 숫자를 붙인다.

- 7개의 **목뼈**(경추, cervical vertebra; *cervix*: 목; C_1~C_7)는 목 부분(경부)의 뼈를 이룬다. 첫 번째 목뼈(C_1)는 위에 있는 머리뼈의 뒤통수관절융기와 관절로 연결되고, 일곱 번째 목뼈는 아래의 첫 번째 등뼈와 연결되어 있다.
- 12개의 **등뼈**(흉추, thoracic vertebra; T_1~T_{12})는 등의 상부(흉부)를 이룬다. 각 등뼈는 옆에 있는 한두 쌍의 갈비뼈와 관절로 연결된다. 열두 번째 등뼈는 아래에 있는 첫 번째 허리뼈와 관절로 연결되어 있다.
- 5개의 **허리뼈**(요추, lumbar vertebra; L_1~L_5)는 등 하부의 오목한 부분(요부)을 이룬다. 다섯 번째 허리뼈는 아래에 있는 첫 번째 엉치뼈와 관절로 연결되어 있다.

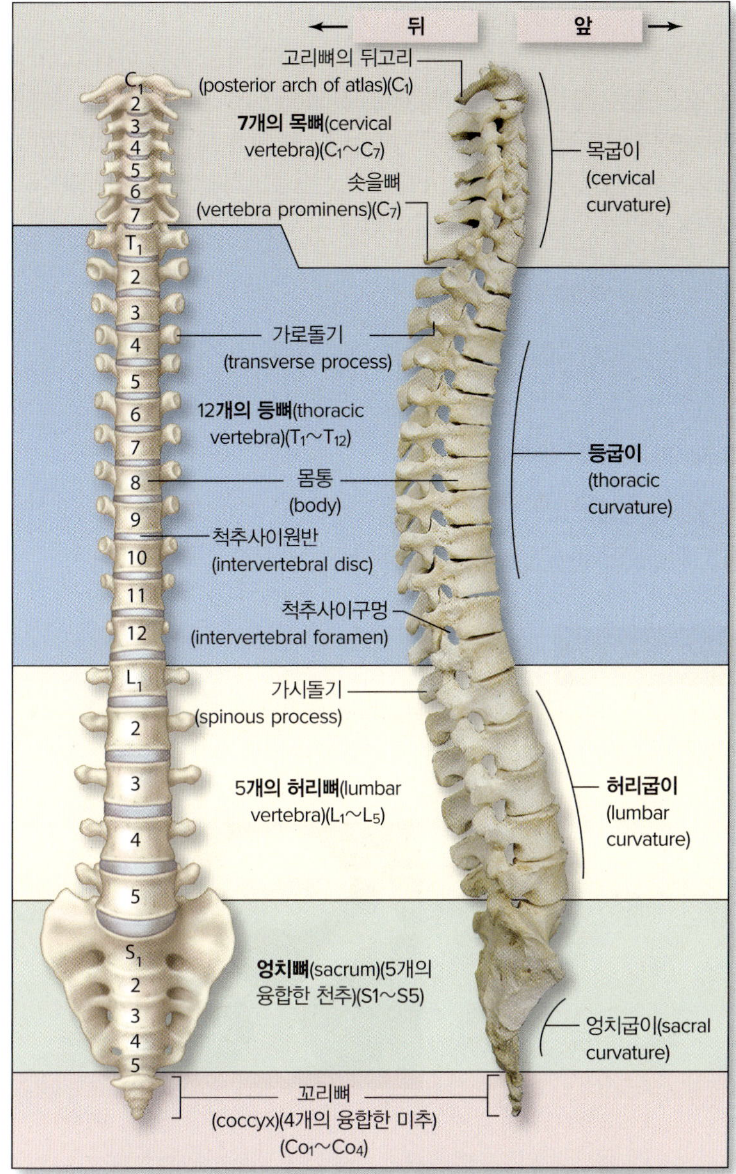

그림 5.16 척추. (a) 앞과 (b) 우측에서 본 척추. 척추뼈의 유형과 척추굽이가 나타난다.

- **엉치뼈**(천골, sacrum)는 5개의 엉치뼈(천추; S_1~S_5)로 이루어져 있으며 엉치뼈는 20대 중 · 후반에 하나의 뼈 구조로 융합한다. 엉치뼈는 위에 있는 L_5, 아래에 있는 첫 번째 꼬리뼈, 옆에 있는 2개의 볼기뼈와 관절로 연결되어 있다.
- **꼬리뼈**(coccyx)는 4개의 꼬리뼈(미추, coccygeal vertebra; Co_1~Co_4)로 이루어져 있으며, 꼬리뼈는 사춘기 동안 융합한다. 첫 번째 꼬리뼈(Co_1)는 위에 있는 엉치뼈의 끝과 관절로 연결되어 있다. 훨씬 더 나이가 든 후 꼬리뼈도 엉치뼈와 융합한다.

무엇을 배웠는가?

12 등의 오목한 부분에 있는 척추뼈를 무엇이라고 하는가? 이곳에는 몇개의 척추뼈가 있는가?

통합 INTEGRATE

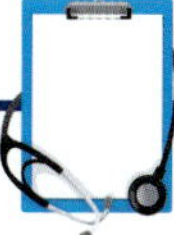

임상적 고찰 5.3 CLINICAL VIEW

비정상 척주굽이

비정상 척주굽이로는 크게 척주뒤굽음증, 척주앞굽음증, 척주옆굽음증이 있다.

척주뒤굽음증(척주후만증, kyphosis)은 뒤로 튀어나온 등굽이가 과도하게 굽어서 등이 구부정해 보이는 것이다. 척주뒤굽음증은 뼈엉성증 때문에 일어나는 경우가 많지만 척주 압박골절, 뼈연화증(성인의 뼈에서 광물 제거가 발생하는 질병), 비정상적인 척주 성장, 척추뼈 속에 있는 근육의 만성적인 수축으로 인해서도 일어날 수 있다.

척주앞굽음증(척주전만증, lordosis)은 허리굽이가 과도해서 등이 뒤로 젖혀진 상태로, 이 경우 배와 엉덩이가 튀어나와 보인다. 척주앞굽음증은 척주뒤굽음증의 경우와 같은 원인으로 발생할 수 있으며, 임신이나 비만으로 인해 배의 무게가 증가함으로써 발생할 수도 있다.

척주옆굽음증(척주측만증, scoliosis)은 척주굽이 이상 중 가장 흔하다. 척주가 비정상적으로 옆으로 휜 상태이며, 성장하는 동안 척추뼈고리와 척추뼈몸통이 한쪽에서 형성되지 못하거나 불완전하게 형성된 경우 발생할 수 있다. 또 등의 한쪽 근육이 마비되거나 경련을 일으킬 때도 발생할 수 있다. 미성년자의 경우 상태가 심하지 않다면 보조기를 착용해서 치료할 수 있으나 상태가 심하다면 수술이 필요할 수도 있다.

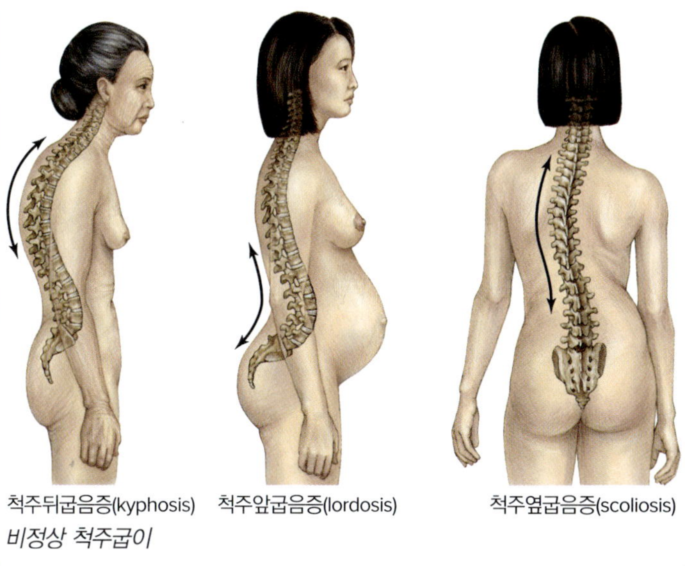

비정상 척주굽이

5.5b 척주굽이

학습목표

17. 성인의 척주에 있는 4개의 척주굽이를 열거한다.

18. 만곡 발달의 과정을 설명한다.

척주는 곧거나 뻣뻣하지 않으며 다소 유연하다. 성인의 척주를 옆에서 보면 4개의 **척주굽이**(spinal curvature)가 나타난다. 이 굽이는 각각 **목굽이**(경추만곡, cervical curvature), **등굽이**(흉추만곡, thoracic curvature), **허리굽이**(요추만곡, lumbar curvature), **엉치굽이**(천추만곡, sacral curvature)라고 한다. 굽이가 있는 척추는 섰을 때 곧은 척추보다 체중을 더 잘 지탱할 수 있다.

척주굽이는 태아기, 신생아기, 아동 발달기를 거쳐 순차적으로 나타난다. **일차굽이**(primary curve)는 등굽이와 엉치굽이이다. 신생아에게는 일차굽이만 나타나므로 신생아의 척주는 C자 모양이다.

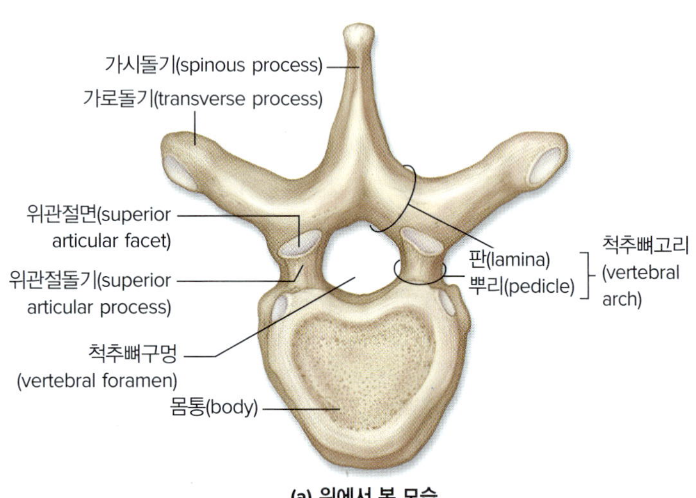

(a) 위에서 본 모습

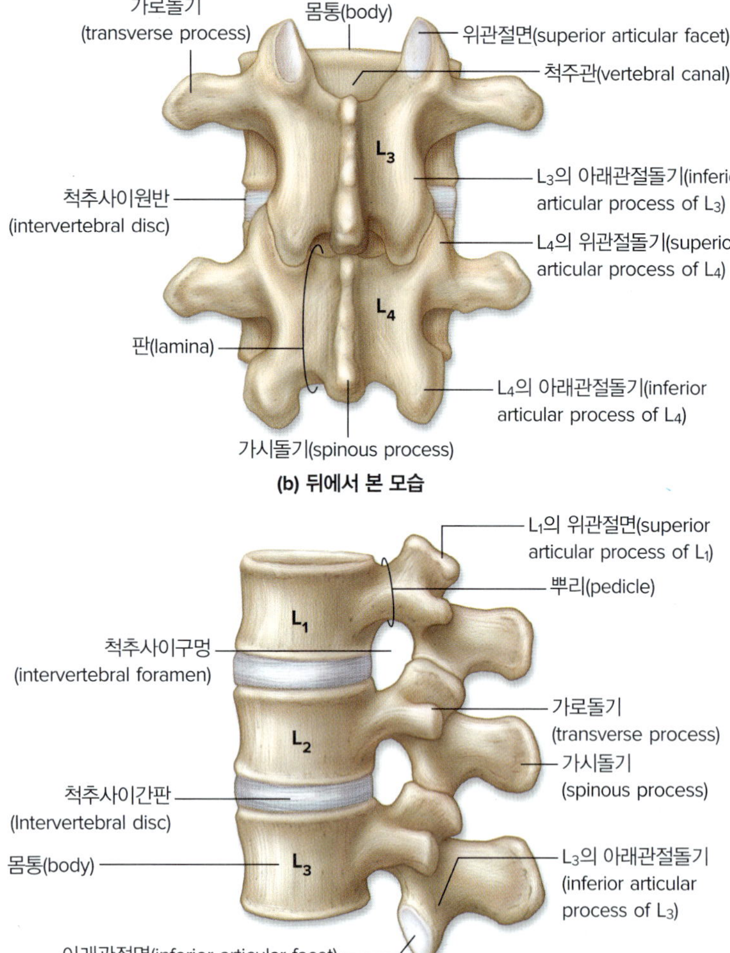

(c) 옆에서 본 모습

그림 5.17 척추뼈의 해부학. (a) 등뼈를 위에서 본 모습, (b) 허리뼈 사이를 잇는 관절을 뒤에서 본 모습, (c) 허리뼈 사이를 잇는 관절을 옆에서 본 모습.

이차굽이(secondary curve)는 목굽이와 허리굽이이며, 출생 후에 나타난다. 이 굽이는 앞으로 휘어져 있으며 몸통의 무게를 다리로 옮기는 것을 돕기 때문에 **보상굽이**(compensation curve)라고도 한다. 목굽이는 아이가 도움 없이 혼자서 머리를 들 수 있을 때 나타나고(일반적으로 3~4개월), 허리굽이는 아이가 서고 걸을 때 나타난다(일반적으로 첫돌). 아이가 더 능숙하게 걷게 되면서 이 굽이가 뚜렷해진다.

무엇을 배웠는가?

13 이차굽이는 무엇이며 언제 나타나는가? 이차굽이의 기능은 무엇인가?

5.5c 척추뼈의 해부학

학습목표

19. 전형적인 척추뼈의 각 부분을 열거한다.

표 5.5 목뼈, 등뼈, 허리뼈의 각 부분

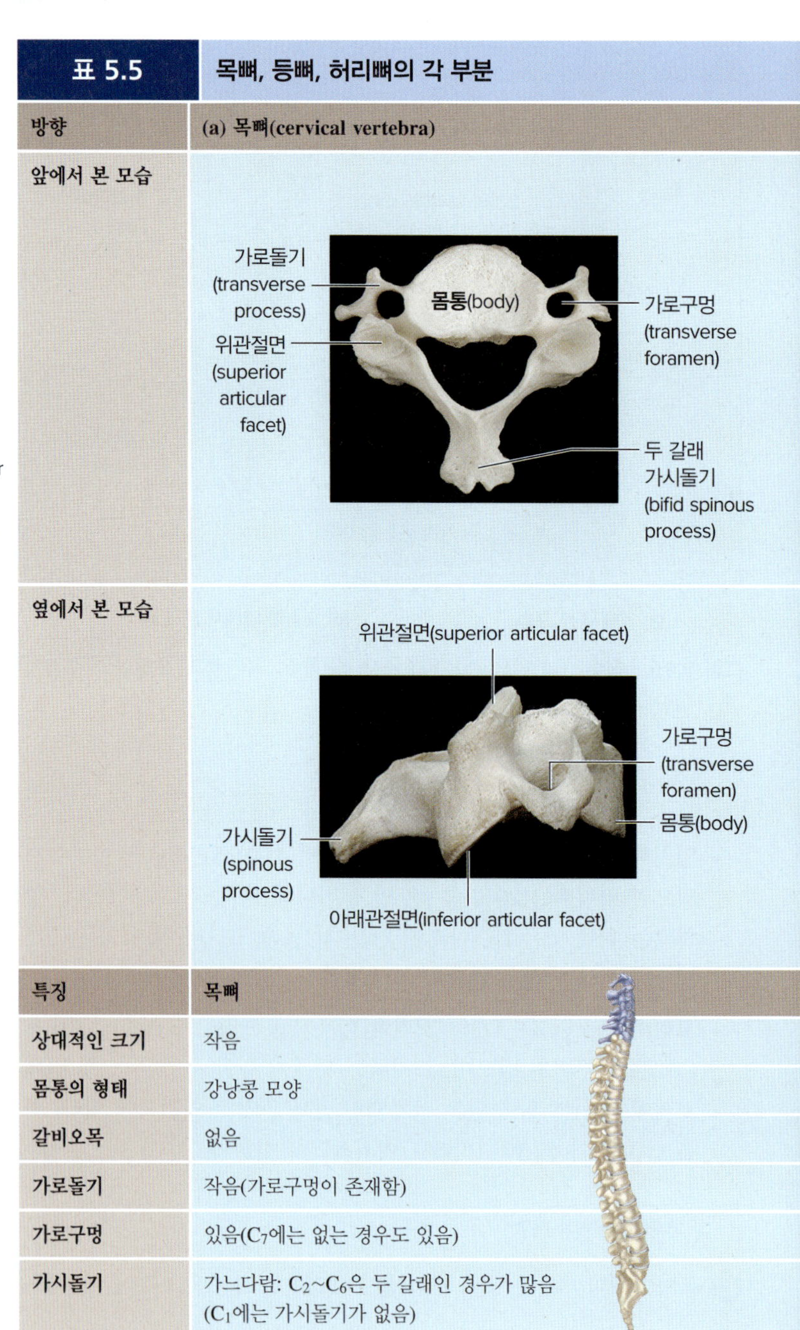

방향	(a) 목뼈(cervical vertebra)
앞에서 본 모습	
옆에서 본 모습	
특징	**목뼈**
상대적인 크기	작음
몸통의 형태	강낭콩 모양
갈비오목	없음
가로돌기	작음(가로구멍이 존재함)
가로구멍	있음(C_7에는 없는 경우도 있음)
가시돌기	가느다람: C_2~C_6은 두 갈래인 경우가 많음 (C_1에는 가시돌기가 없음)

20. 척추뼈의 서로 다른 유형을 비교하고 대조한다.

모든 척추뼈에는 몇 가지의 공통된 구조적 특징이 있다(**그림 5.17**).

척추뼈의 앞에는 굵은 원통 모양의 **척추뼈몸통**(척추체, vertebral body, centrum)이 있으며, 이 부분은 무게를 지탱한다. 척추뼈몸통의 뒤에는 척추뼈고리(척추궁, vertebral arch, neural arch)가 있다. 몸통과 척추뼈고리는 함께 **척추뼈구멍**(vertebral foramen)이라는 구멍을 감싼다. 길게 겹친 척추뼈구멍은 세로 방향의 척주관(vertebral canal)을 이루며 그 속에는 척수가 있다. 인접한 척추뼈 사이에 옆으로 난 구멍은 **척추사이구멍**(추간공, intervertebral foramen)이다. 척추사이구멍은 척추신경이 몸의 여러 부분으로 뻗어 나가는 가로방향의 통로이다(11.5 참조).

척추뼈고리는 2개의 뿌리와 2개의 판으로 이루어져 있다. **뿌리**(pedicle; *pes*: 발)는 몸통의 뒤 가쪽 가장자리에서 뻗어 나오며, **판**(lamina; *lamina*: 층)은 각 뿌리의 뒤쪽 가장자리에서 뒤쪽 중앙으로 뻗어 나간다. **가시돌기**(극돌기, spinous process)는 좌우 판의 접합부에서 뒤로 돌출되어 있다. 대부분의 가시돌기는 등의 피부를 만져 보면 느껴진다. 척추뼈고리의 양쪽으로 튀어나온 돌기는 **가로돌기**(횡돌기, transverse process)라고 한다.

각 척추뼈에는 뿌리와 판 사이의 접합부에서 나온 **위관절돌기**(superior articular process)와 **아래관절돌기**(inferior articular process)가 있다. 각 관절돌기에는 **관절면**(articular facet)이라는 매끈한 표면이 있다. 각 척추뼈에 있는 아래관절돌기의 관절면은 그 아래척추뼈에 있는 위관절돌기의 관절면과 관절로 연결되어 있다.

길게 쌓인 척추뼈몸통은 인대로 고정되고 서로 연결된다. 이웃한 척추뼈몸통 사이에는 **척추사이원반**(추간판, intervertebral disc)이라는 섬유연골이 있다. 척추사이원반은 바깥쪽의 **섬유테**(섬유륜, anulus fibrosus)라는 섬유연골고리와 안쪽의 원형 젤라틴인 **속질핵**(nucleus

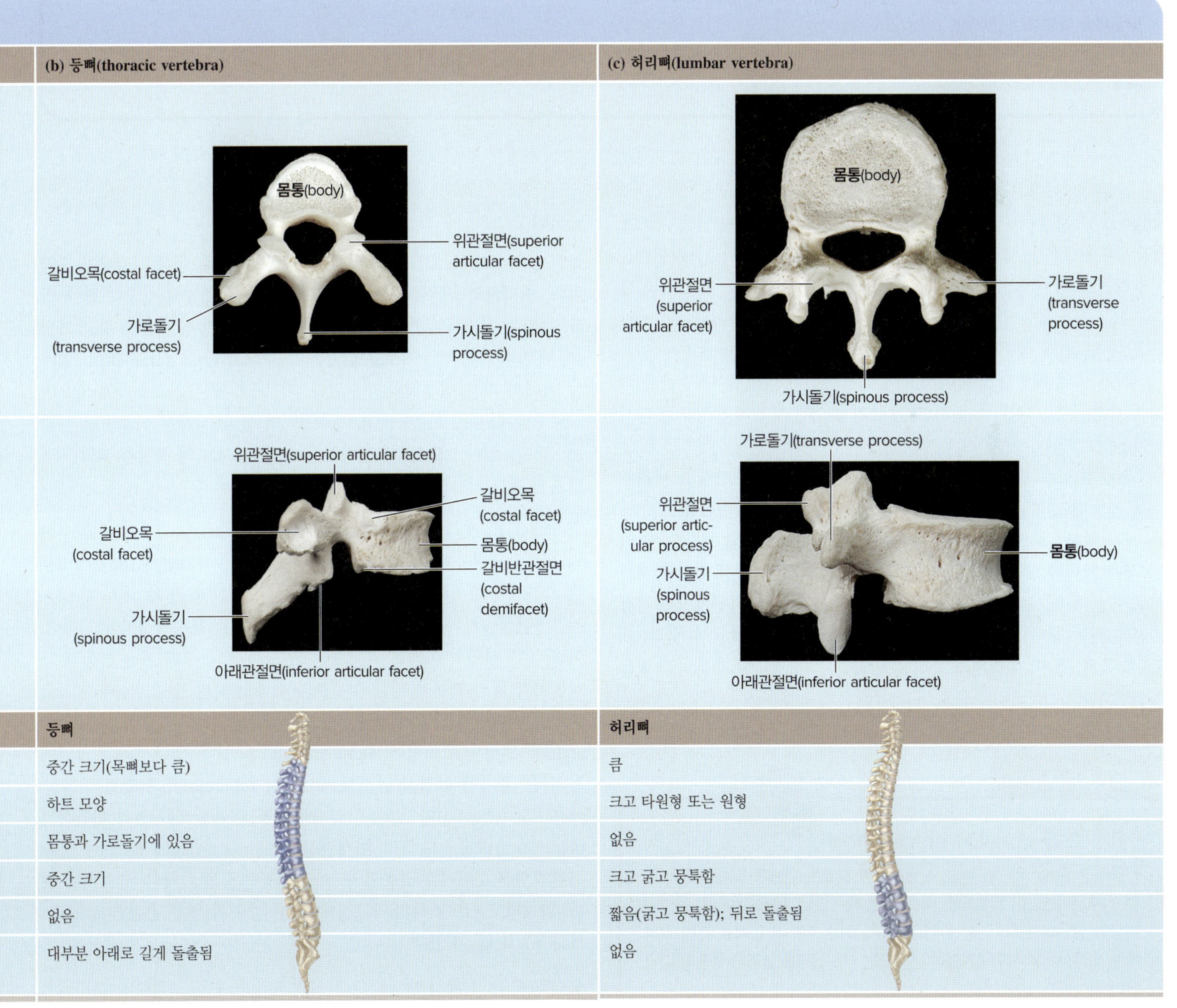

등뼈	허리뼈
중간 크기(목뼈보다 큼)	큼
하트 모양	크고 타원형 또는 원형
몸통과 가로돌기에 있음	없음
중간 크기	크고 굵고 뭉툭함
없음	짧음(굵고 뭉툭함); 뒤로 돌출됨
대부분 아래로 길게 돌출됨	없음

통합 INTEGRATE

임상적 고찰 5.4 CLINICAL VIEW

척추원반탈출

척추원반탈출(탈출추간판, herniated disc)은 젤라틴으로 이루어진 속질핵이 섬유테 밖으로 돌출된 것이다. 이렇게 되면 원반의 내용물이 척주관을 향해 뒤 가쪽으로 불룩해지며 척수 또는 척수신경(혹은 둘 모두)이 눌린다. 목뼈와 허리뼈의 척추사이원반이 가장 영향을 받기 쉬운데, 이 부분의 척주가 많이 움직이고, 특히 허리 부분은 늘어난 무게를 감당하기 때문이다. 목뼈의 척추원반탈출은 목과 팔 아랫부분의 통증을, 허리뼈의 척추원반탈출은 허리 통증을 일으킬 수 있다. 허리뼈의 척추원반탈출이 신경뿌리를 누르기 시작하면 환자는 다리 전체에 통증을 느낄 수 있으며, 이 상태를 **궁둥신경통증**(좌골신경통증, sciatica)이라고 한다.

치료방법으로는 원반이 스스로 회복될 때까지 두고 보는 방법, 이부프로펜과 같은 비스테로이드 항염증제(NSAIDS), 스테로이드 약물, 물리치료가 있다. 수술로는 원반에서 탈출한 부분을 제거하는 미세수술인 **미세척추원반절제술**(미세추간판절제술, microdiscectomy), 그리고 가까운 척추뼈의 판과 등근육을 절개해 탈출한 부분을 제거하는 침습적 기술인 **척추원반절제술**(추간판절제술, discectomy)이 있다.

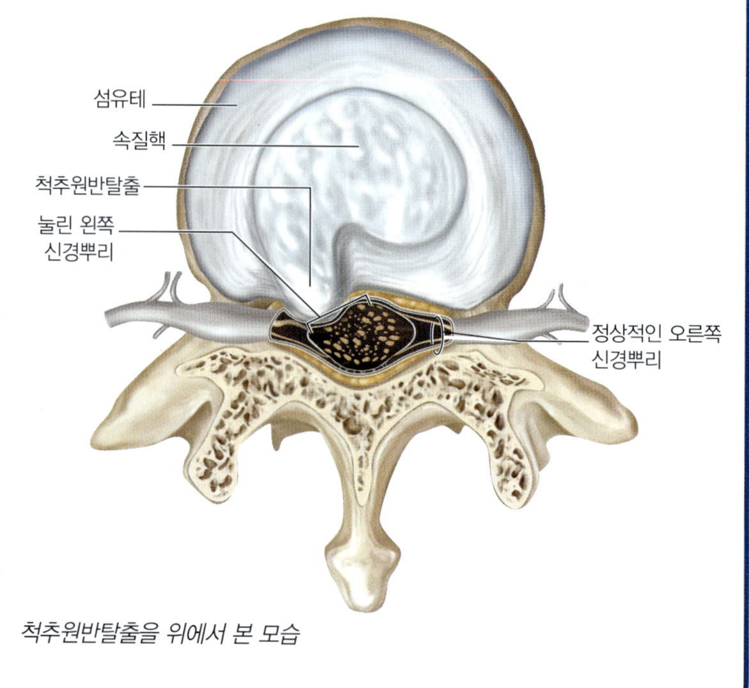

척추원반탈출을 위에서 본 모습

pulposus)으로 이루어져 있다('임상적 고찰 5.4: 척추원반탈출' 참조). 척추사이원반은 전체 척주 길이의 약 1/4을 차지한다. 척추사이원반은 척추뼈몸통 사이에서 충격을 흡수하고 척주가 구부러질 수 있도록 한다. 예를 들어 몸을 앞으로 굽히면 굽은 곳(앞)의 척추사이원반이 눌리고 반대쪽(뒤)의 척추사이원반은 밀려난다.

하루 종일 체중과 중력이 척주에 작용하면서 척추사이원반은 눌리고 납작해진다. 그러나 누워서 자는 동안 늘어나서 원래 모양으로 다시 돌아온다.

일반적으로 머리뼈에 가까운 척추뼈일수록 작다. 아래로 내려갈수록 지탱해야 하는 체중이 늘어나면서 척추뼈도 점점 커진다. 척추뼈는 여러 부분으로 나뉘지만 해부학적으로 완전히 분리해 생각할 수 있는 것은 아니다. 예를 들면 가장 아래에 있는 목뼈는 가장 위의 등뼈와 서로 이웃해 있기 때문에 어느 정도 구조가 비슷하다. 마찬가지로 가장 아래에 있는 등뼈는 가장 위에 있는 허리뼈와 비슷해 보일 수 있다. **표 5.5**에 목뼈, 등뼈, 허리뼈의 특징을 비교하고 각 척추뼈 부분의 특징을 나열했다.

통합 INTEGRATE

개념 연결 CONCEPT CONNECTION

건강하고 정상적인 척추뼈는 신경계통의 알맞은 기능에 필수적이다. 만약 척추사이원반이 탈출되면 척수 혹은 척수신경 부분을 눌러서 통증과 저림의 원인이 된다. 심한 비정상 척주굽이는 척수에 충격을 가해 결국에는 비정상 척추사이구멍협착이 나오는 척수신경을 눌러서 통증이 나타난다.

› 목뼈

목뼈는 척추뼈 중에서 가장 위에 있다. 일반적으로 몸통은 강낭콩 모양이며, 머리뼈의 뒤통수뼈에서 목을 지나 가슴을 향해 아래로 뻗어 있다. 목뼈는 머리의 무게만을 지탱하기 때문에 몸통이 비교적 작고 가볍다. 대부분의 목뼈는 **가로구멍**(횡돌기공, transverse foramen)이 있다는 점에서 다른 척추뼈와 구분된다. 가로구멍에는 가로돌기에 있으며 가로구멍 속에는 척추동맥과 척추정맥이 있다(C_7에는 가로구멍이 없는 경우가 있다). **표 5.5**에 전형적인 목뼈(C_3~C_6)의 특징을 요약했다. 다른 목뼈는 여기서 설명한다.

고리뼈(C_1) 첫 번째 목뼈는 **고리뼈**(환추, atlas)라고 하며, 뒤통수뼈의 뒤통수관절융기와 연결되어 머리를 지탱한다(**그림 5.18a**). 'atlas'는 그리스 신화에서 이 세상을 어깨에 짊어진 신 아틀라스에서 따왔다. 뒤통수관절융기와 고리뼈 사이의 관절을 고리뒤통수관절이라고 하며, 이 관절은 사람이 고개를 끄덕일 수 있도록 한다. 고리뼈는 몸통과 가시돌기가 없기 때문에 다른 척추뼈와 쉽게 구분할 수 있다. 대신 고리뼈에는 반원형의 **앞고리**(전궁, anterior arch)와 **뒤고리**(후궁, posterior arch)로 연결된 가쪽덩이(lateral mass)들이 있다. 앞고리와 뒤고리에는 얕은 융기인 **앞결절**(전결절, anterior tubercle)과 **뒤결절**(후결절, posterior tubercle)이 있다. 고리뼈에는 또 움푹한 타원형의 **위관절면**(superior articular facet)과 **아래관절면**(inferior articular facet)이 있다. 위관절면은 뒤통수관절융기와, 아래관절면은 중쇠뼈와 연결되어 있다. 마지막으로 고리뼈의 앞고리에는 치아돌기를 위한 관절면(articular facet for dens)이 있다.

중쇠뼈(C_2) 신체가 발달하면서 고리뼈의 몸통은 고리뼈와 분리되어

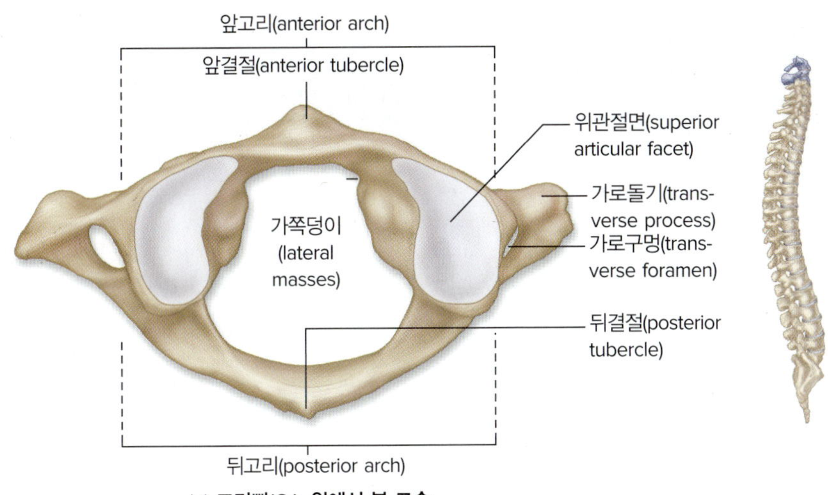

(a) 고리뼈(C_1), 위에서 본 모습

그림 5.18 목뼈 C_1과 C_2. 고리뼈(C_1)와 중쇠뼈(C_2)는 다른 목뼈와 구조가 다르다. (a) 고리뼈를 위에서 보면 몸통과 가시돌기가 없다. (b) 중쇠뼈를 뒤 위쪽에서 보면 치아돌기가 잘 보인다. (c) 고리뼈와 중쇠뼈를 연결하는 관절을 고리중쇠관절이라고 하며, 이 관절 덕분에 고리뼈가 부분적으로 돌아갈 수 있다.

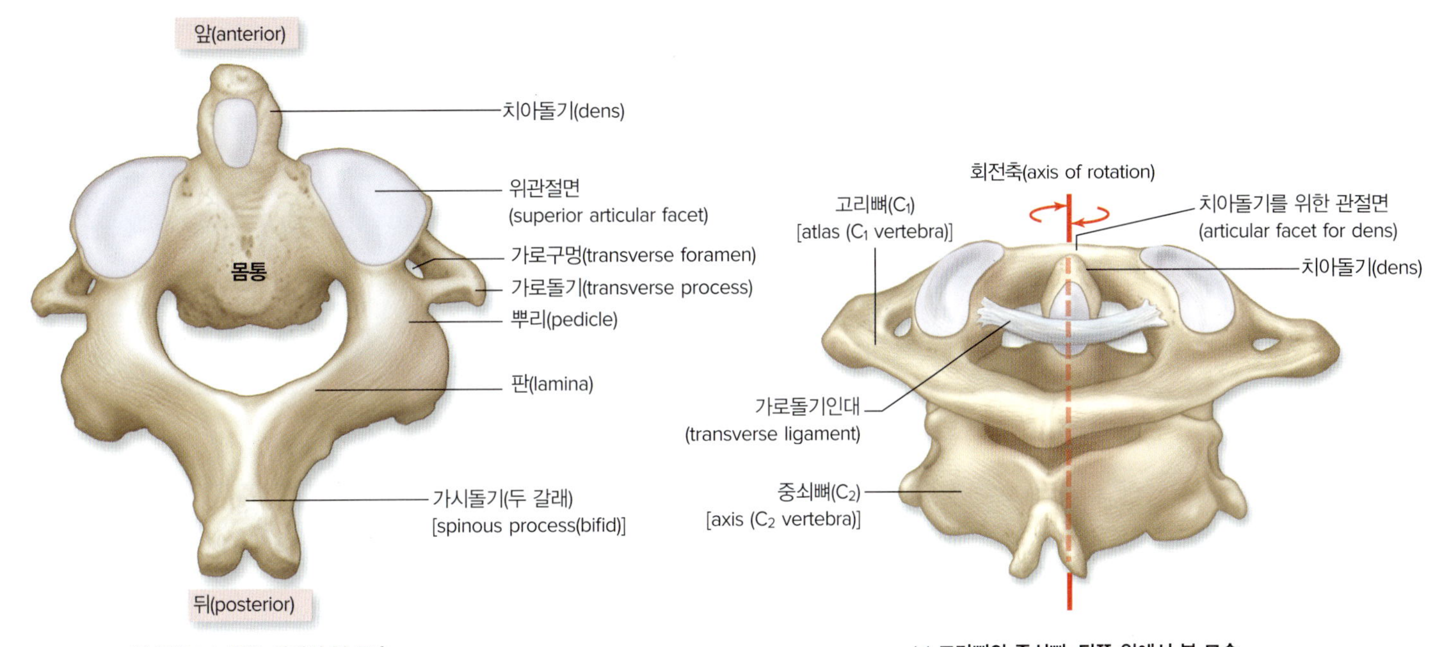

(b) 중쇠뼈(C_2), 뒤쪽 위에서 본 모습

(c) 고리뼈와 중쇠뼈, 뒤쪽 위에서 본 모습

두 번째 목뼈인 **중쇠뼈**(축추, axis)와 융합한다(**그림 5.18b**). 이 융합으로 중쇠뼈의 가장 큰 특징인 **치아돌기**(치돌기, dens, odontoid process; *odont*: 이)가 생겨난다. 치아돌기는 고리뼈와 머리뼈가 옆으로 돌아갈 수 있도록 하는 축의 작용을 한다. 고리뼈와 중쇠뼈를 연결하는 관절을 고리중쇠 관절이라고 하며, 이 관절이 있는 덕분에 사람은 좌우로 고개를 흔들 수 있다(**그림 5.18c**).

솟을뼈(C_7) 일곱 번째 목뼈는 목뼈에서 등뼈로 넘어가는 영역이다(**그림 5.16**). C_7의 가시돌기와 모든 등뼈는 두 갈래로 갈라져 있지 않다. 그러나 C_7의 이 돌기는 다른 목뼈에 있는 돌기보다 훨씬 길다. 어깨뼈 사이와 목 아래의 피부를 만져 보면 이 돌기가 쉽게 느껴진다. 이 때문에 C_7은 **솟을뼈**(융추골, vertebra prominens)라고도 불린다.

› 등뼈

등뼈는 12개이며 각각 갈비뼈와 관절로 연결되어 있다(**표 5.5**). 등뼈는 대부분 하트 모양이며, 몸통 옆과 가로돌기 양쪽에 **갈비오목**(costal facet) 또는 **갈비반관절면**(costal demifacet; 반원형의 오목)이 있다는 점에서 다른 척추뼈들과 구분된다. 갈비뼈의 머리는 등뼈 통의 갈비오목 또는 갈비반관절면과 관절로 연결된다. 갈비뼈의 결절은 가로돌기의 갈비오목과 관절로 연결된다.

등뼈는 가로갈비오목의 면에서 서로 조금씩 다르다. T_1~T_{10}은 가로돌기에 가로갈비오목이 있다. T_{11}과 T_{12}는 결절이 없기 때문에(따라서 가로돌기와 연결되어 있지 않기 때문에) 가로갈비오목이 없다. 등뼈의 몸통에 있는 갈비오목도 서로 다르다. 몇몇 등뼈는 하나의 완전한 오목이 있고 나머지는 2개의 반관절면이 있다.

› 허리뼈

허리뼈는 척추뼈 중에서 가장 크다. 전형적인 허리뼈의 몸통은 다른 모든 척추뼈보다 굵고 타원형이다(**표 5.5**). 다른 척추뼈에 있는 특징적인 부분이 허리뼈에는 없다. 다시 말해 허리뼈에는 가로구멍도 없고 갈비오목도 없다.

허리뼈는 체중의 대부분을 견딘다. 허리뼈의 가시돌기는 굵기 때문에 표면적이 넓어서, 허리굽이를 강화하거나 조정하는 허리근육이 부착되기에 좋다.

어떻게 생각하는가?

3 눈앞에 가로구멍과 두 갈래의 가시돌기가 있는 척추뼈 하나가 있다. 이 척추뼈는 목뼈, 등뼈, 허리뼈 중 무엇인가?

엉치뼈

엉치뼈는 앞으로 휜 삼각형에 가까운 뼈로, 골반안의 뒤쪽벽을 이룬다(**그림 5.19**). 엉치뼈의 **꼭대기**(apex)는 좁고 아래로 튀어나와 있고, 바닥(base)은 넓은 표면이다. 엉치곶이는 여성보다 남성이 더 돌출되었다.

엉치뼈(sacrum)는 융합한 5개의 천추(sacral vertebra)로 이루어져 있다. 천추는 사춘기 직후에 융합하기 시작하며 흔히 20~30세에 완전히 융합한다. 융합한 뒤에 남아 있는 가로선을

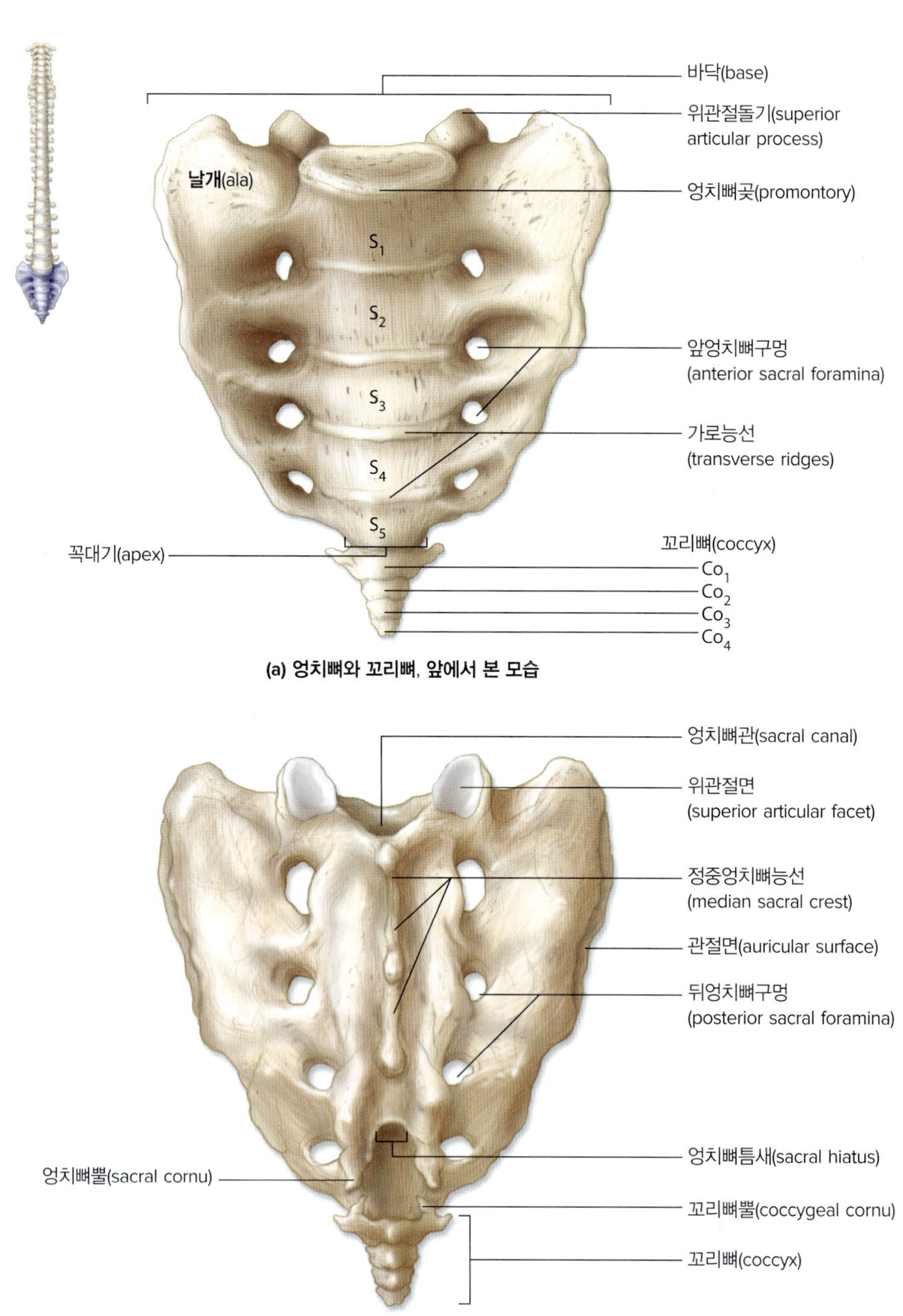

그림 5.19 엉치뼈와 꼬리뼈. 엉치뼈는 5개의 엉치뼈가 융합해서 생겨나며, 꼬리뼈는 4개의 꼬리뼈가 융합해서 생겨난다. (a) 엉치뼈의 곶은 앞에서 잘 보인다. (b) 정중엉치뼈능선과 엉치뼈틈새는 뒤에서 잘 보인다.

가로능선(횡선, transverse ridge)이라고 한다. 엉치뼈는 한 쌍의 **위관절돌기**(superior articular process)를 통해 위에 있는 L_5와 결합한다. 척주관은 뒤에서 훨씬 좁아지면서 엉치뼈 안으로 이어지는 **엉치뼈관**(천골관, sacral canal)이 된다. 엉치뼈관이 끝나는 곳에는 **엉치뼈틈새**(천골열공, sacral hiatus; *hio*: 하품하다)라는, 아래로 뚫린 구멍이 있다. 엉치뼈틈새의 양쪽에는 튀어나온 뼈인 엉치뼈뿔(천골각, sacral cornu)이 있다.

첫 번째 천추의 앞 위쪽 가장자리는 골반안을 향해 앞으로 튀어나와 있는데, 이 부분을 곶(promontory)이라고 한다. 4개의 가로선이 엉치뼈의 앞쪽 표면을 가로지르며 천추가 융합한 곳을 나타낸다. **앞엉치뼈구멍**(전천골공, anterior sacral foramen)과 **뒤엉치뼈구멍**(후천골공, posterior sacral foramen)은 각각 여러 쌍을 이루며, 앞엉치뼈구멍을 통해서는 골반 장기로 가는 신경이, 뒤엉치뼈구멍을 통해서는 볼기 부분으로 가는 신경이 지난다. **정중엉치뼈능선**(정중천골능선, median sacral crest)이라는 등쪽 능선은 각 천추의 가시돌기가 융합한 흔적이다. 엉치뼈의 양 가쪽은 날개(ala)라고 한다. 날개의 가쪽 표면에는 **관절면**(articular surface)이 있다. 관절면은 다리이음뼈의 볼기뼈와 연결되는 곳이며, 이 연결을 통해 튼튼하고 안정된 **엉치엉덩관절**(천장관절, sacroiliac joint)이 형성된다.

› 꼬리뼈

4개의 작은 미추(coccygeal vertebra)가 융합해 꼬리뼈(coccyx)를 이룬다. 미추는 약 25세부터 서로 융합하기 시작한다. 꼬리뼈는 여러 힘줄과 몇 개의 근육이 부착되는 곳이다. 첫 번째와 두 번째 미추에는 융합되지 않은 척추뼈고리와 가로돌기가 있다. 첫 번째 미추의 튀어나온 판을 **꼬리뼈뿔**(coccygeal cornu)이라고 한다. 꼬리뼈뿔은 휘어져서 엉치뼈뿔과 만난다. 남성은 꼬리뼈뿔이 앞으로 튀어나오는 편이고 여성은 뒤쪽으로 튀어나오는 편이다. 아주 나이가 많은 사람의 경우는 꼬리뼈가 엉치뼈와 융합할 수 있다.

통합 INTEGRATE

임상적 고찰 5.5
CLINICAL VIEW

꼬리뼈손상

꼬리뼈는 작지만 멍이 들거나 골절되기 쉽다. 꼬리뼈를 손상시킬 수 있는 활동으로는 엉덩방아를 찧는 경우, 의자에 털썩 주저앉는 경우, 운동하다가 부딪히는 경우, 자전거를 타는 경우 등이 있다. 또한 꼬리뼈는 출산 중에 다칠 수 있다. 꼬리뼈손상으로 인한 심한 통증을 꼬리뼈통증(coccydynia)이라고 한다. 꼬리뼈의 멍과 골절은 치료하는 데 몇 주가 걸리지만 휴식, 얼음 및 비스테로이드성 항염증제 등을 쓰면 순조롭게 회복된다.

무엇을 배웠는가?

14 가로구멍, 척추사이구멍, 척추뼈구멍의 위치와 기능을 비교하라.

15 고리뼈와 중쇠뼈는 다른 목뼈와 어떻게 다른가?

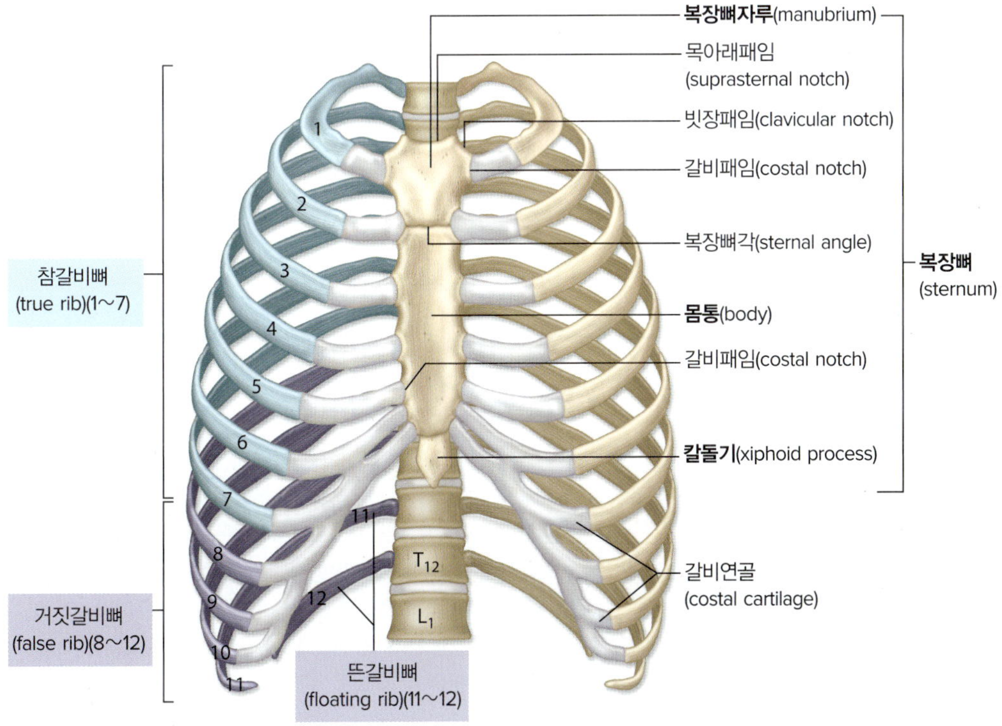

그림 5.20 가슴우리. 가슴우리는 등뼈, 갈비뼈, 복장뼈로 이루어져 있다. 가슴우리는 가슴안의 장기를 보호하고 감싼다.

통합 INTEGRATE

임상적 고찰 5.6 CLINICAL VIEW

복장뼈구멍

성인의 4~10%는 복장뼈몸통 중앙에 **복장뼈구멍**(흉골공, sternal foramen)이 있다. 복장뼈구멍은 복장뼈 몸체의 좌우뼈되기중심이 완전히 융합하지 못해서 남은 흔적이다. 이 구멍은 총상의 흔적으로 오인되는 경우도 있다. 따라서 범죄현장을 조사하는 사람은 뼈대를 검사할 때 반드시 이 선천적인 기형에 대해 알고 있어야 한다. 자신에게 복장뼈구멍이 있다는 사실을 몰랐던 사람이 침 시술을 받다가 침이 복장뼈구멍을 통해 심장을 찔러 사망하는 경우도 드물게 있다.

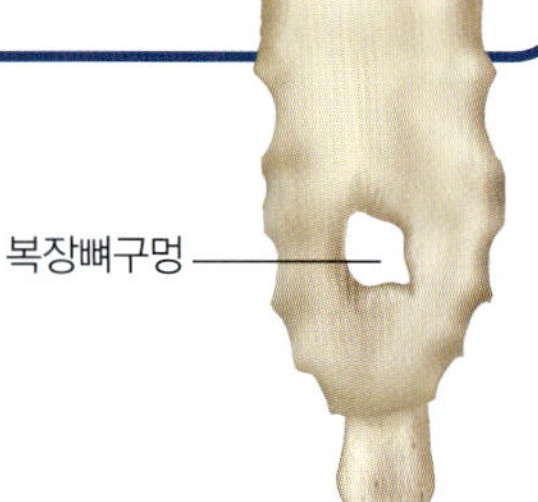

5.6 가슴우리의 뼈

가슴을 이루는 뼈로 된 틀을 가슴우리(흉곽, thoracic cage)라고 하며, 가슴우리의 뒤쪽은 등뼈로, 가쪽은 갈비뼈로, 앞쪽은 복장뼈로 이루어져 있다(**그림 5.20**). 가슴우리는 가슴의 기관을 둘러싸고 보호하며 많은 근육이 부착될 곳을 제공한다.

5.6a 복장뼈

학습목표

21. 복장뼈의 세 가지 주요 구성요소와 각각의 특징을 설명한다.

복장뼈(흉골, sternum; *sternon*: 가슴)는 가슴우리 벽의 앞쪽 중앙선을 이루는 납작한 뼈로, 모양이 검과 비슷하다. 복장뼈는 복장뼈자루, 몸통, 칼돌기의 세 가지 부분으로 이루어져 있다.

복장뼈자루(흉골병, manubrium)는 복장뼈에서 가장 넓고 위에 있는 부분이다(검의 자루에 비유할 수 있다). 2개의 **빗장패임**(쇄골절흔, clavicular notch)이 복장뼈를 좌우의 빗장뼈와 관절로 연결한다. 빗장패임 사이에 있는 상방의 얕은 자국은 **목아래패임**(흉골상절흔, suprasternal notch, *jugular* notch)이다. 한 쌍의 **갈비패임**(늑골절흔, costal notch)은 첫 번째 갈비뼈의 갈비연골과 연결된다.

몸통(body)은 복장뼈에서 가장 긴 부분이며 부피가 크다(검의 몸통에 비유할 수 있다). 2번에서 7번 갈비뼈의 갈비연골은 몸통에 있는 갈비패임에 연결된다. 몸통과 복장뼈자루는 피부를 통해 만져지는 가로선인 **복장뼈각**(흉골각, sternal angle)에서 연결된다. 복장뼈각은 두 번째 갈비뼈의 갈비연골이 연결되는, 중요한 표지가 되는 부위이다. 갈비뼈를 셀 때 복장뼈각을 이용할 수 있다.

칼돌기(xiphoid process; *xiphos*: 검)는 검의 끝에 비유할 수 있다. 칼돌기는 작고 아래쪽으로 돌출된 연골이며, 40세가 넘을 때까지도 뼈가 되지 않는 경우가 많다.

무엇을 배웠는가?

16 복장뼈각을 이루는 복장뼈의 구조는 어떠하며, 복장뼈각은 임상적으로 왜 중요한가?

5.6b 갈비뼈

학습목표

22. 모든 갈비뼈에 나타나는 특징을 서술한다.

23. 참갈비뼈와 거짓갈비뼈를 구분한다.

통합 INTEGRATE

임상적 고찰 5.7 CLINICAL VIEW

갈비뼈 발생의 변이

약 200명 중 1명은 일곱 번째 목뼈의 갈비뼈요소가 길어져서 흔적뼈인 **목갈비뼈**(경부늑골, cervical rib)가 생겨난다. 목갈비뼈는 팔로 가는 동맥과 신경을 눌러서 저림이나 통증을 유발할 수 있다. 이보다 드물지만 첫 번째 등뼈의 갈비뼈요소에서 한 쌍의 갈비뼈가 형성되는 경우도 있다. 어떤 사람은 열두 번째 갈비뼈 쌍이 없는데, 열두 번째 등뼈의 갈비뼈요소가 길어지지 못했기 때문이다. 그 외의 갈비뼈 이상으로는 융합한(쌍두) 갈비뼈도 있다. 전 세계 인구의 1.2%(사모아인은 8.4%)에게 나타나는 **갈린갈비뼈**(bifid rib)는 복장뼈에 닿는 부분이 두 갈래로 갈라진 것이다.

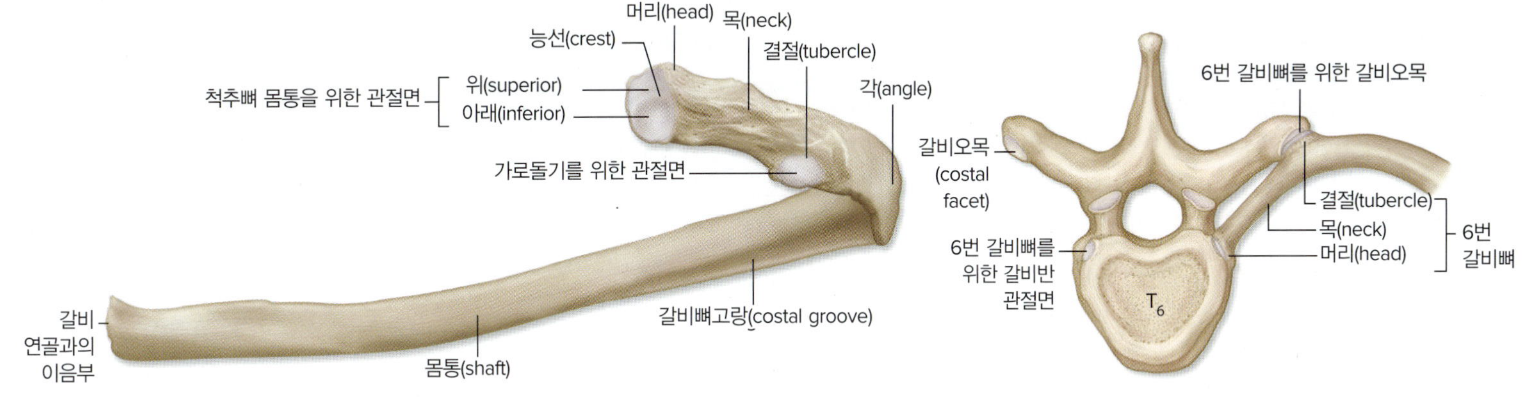

(a) 갈비뼈

(b) 위에서 본 모습

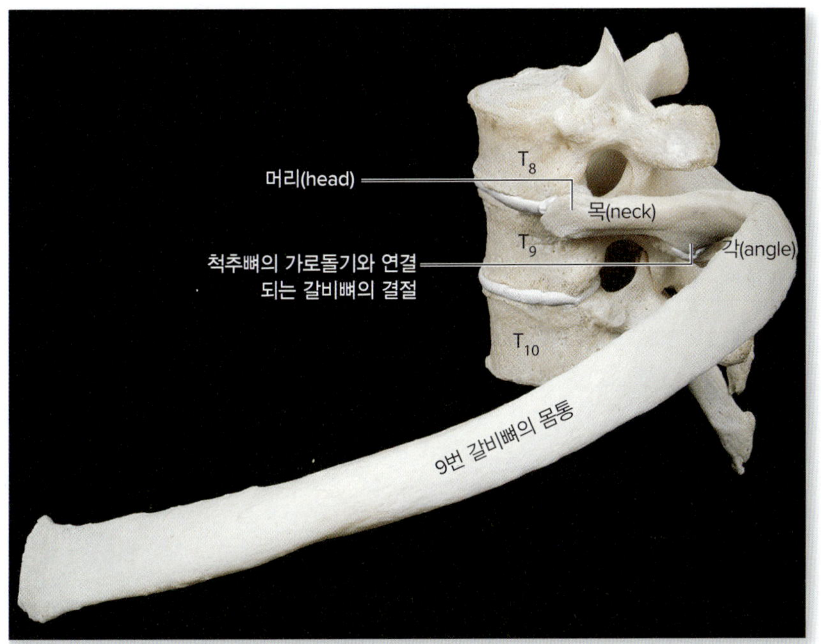

(c) 옆에서 본 모습

그림 5.21 갈비뼈의 해부학, 갈비뼈와 등뼈의 관절 연결. 갈비뼈는 한 쌍씩 뒤쪽의 등뼈와 부착되며 앞쪽의 가슴우리벽을 향해 뻗어 나간다. (a) 2~10번 갈비뼈의 각 부분, (b) 2개의 척추뼈와 하나의 갈비뼈가 관절로 연결된 모습을 위에서 본 모습, (c) 옆에서 본 모습.

갈비뼈는 길고 구부러진 납작한 뼈로, 등뼈와 가슴 앞쪽벽의 끝 사이에서 시작된다(**그림 5.21a**). 남성과 여성 모두 갈비뼈가 열두 쌍이다. 1~7번 갈비뼈를 참갈비뼈(진성늑골, true rib)라고 한다. 참갈비뼈는 서로 분리된 연골의 확장인 **갈비연골**(늑연골, costal cartilage; *costa*: 갈비)로 각각 빗장뼈에 연결되어 있다(**그림 5.20**). 가장 작은 참갈비뼈는 첫 번째 뼈이다.

8~12번 갈비뼈는 **거짓갈비뼈**(가성늑골, false rib)라고 하는데, 갈비연골이 복장뼈에 직접 붙어 있지 않기 때문이다. 8~10번 갈비뼈의 갈비연골은 7번 갈비뼈의 갈비연골과 융합해 간접적으로 복장뼈와 연결되어 있다. 마지막 두 쌍의 거짓갈비뼈(11번과 12번)는 복장뼈와 연결되어 있지 않기 때문에 **뜬갈비뼈**(부유늑골, floating rib)라고 한다.

전형적으로 갈비뼈는 **머리**(head) 부분이 척주와 관절로 연결되어 있다(**그림 5.21**). 머리의 관절면은 관절 사이의 능선(crest)에 의해 **위관절면**(superior articular facet)과 **아래관절면**(inferior articular facet)으로 나뉜다. 이 관절면들의 표면은 등뼈의 몸통에 있는 갈비반관절면 또는 갈비오목과 연결된다. 갈비뼈의 **목**(neck)은 머리와 결절 사이의 부분이다. 갈비뼈의 **결절**(tubercle)에는 등뼈의 가로돌기에 있는 갈비오목과 연결되는 관절면이 있다. **그림 5.21**은 대부분의 갈비뼈가 어떻게 등뼈와 연결되는지를 나타낸 것이다.

갈비뼈의 **각**(angle)은 결절의 **줄기**(shaft)가 복장뼈를 향해 앞으로 휘어지기 시작하는 곳이다. 그 아래쪽 사이의 가장자리를 따라 뚜렷하게 난 **갈비뼈고랑**(늑골구, costal groove)은 가슴

통합 개념 개요

그림 5.22 팔 뼈대와 다리 뼈대의 유사점.
(a) 팔다리의 몸쪽 부분은 이음뼈로 고정되어 있다.
(b) 팔다리의 먼쪽 부분은 2개의 긴뼈를 포함하며, 여러 개의 짧은 뼈와 손발의 수많은 긴뼈도 있다.

(a) 팔다리의 몸쪽 부분

"이음뼈"가 팔다리를 지탱한다.

각 이음뼈에는 둥근 컵 모양으로 움푹 팬 부분(확)이 있으며 여기에 팔다리뼈의 몸쪽 부분에 있는 머리가 연결된다.

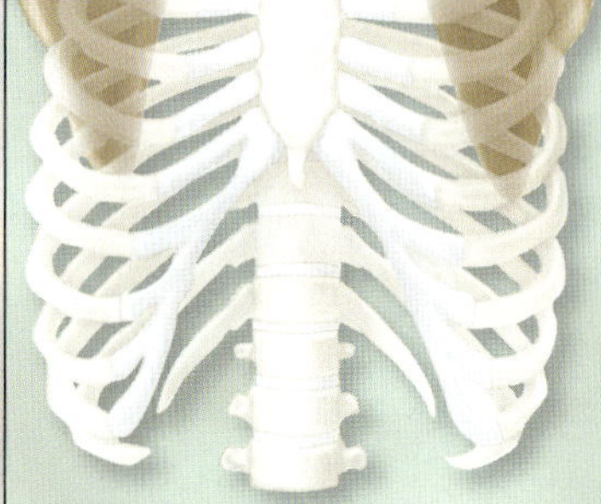

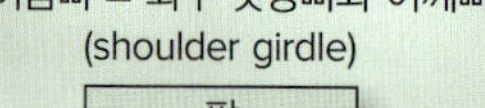

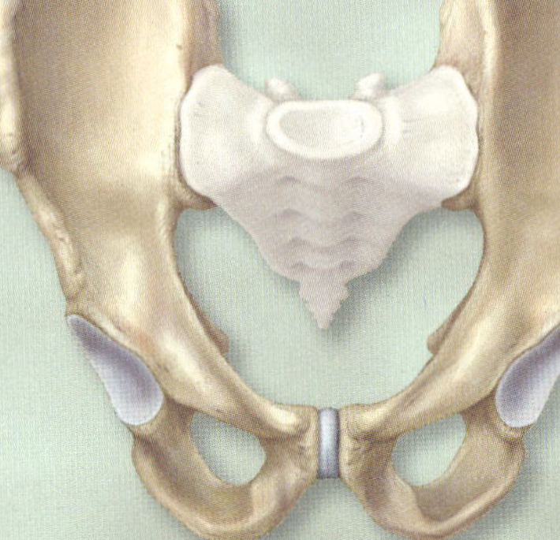

팔이음뼈 = 좌우 빗장뼈와 어깨뼈 (shoulder girdle) — 팔

다리이음뼈 = 좌우 볼기뼈 (pelvic girdle) — 다리

팔다리의 몸쪽 부분에는 둥근 머리가 있는 뼈 하나가 있다.

위팔뼈와 넙다리뼈의 둥근 머리는 이음뼈에 들어맞으며 어깨관절과 엉덩이관절이 폭넓게 움직일 수 있도록 한다.

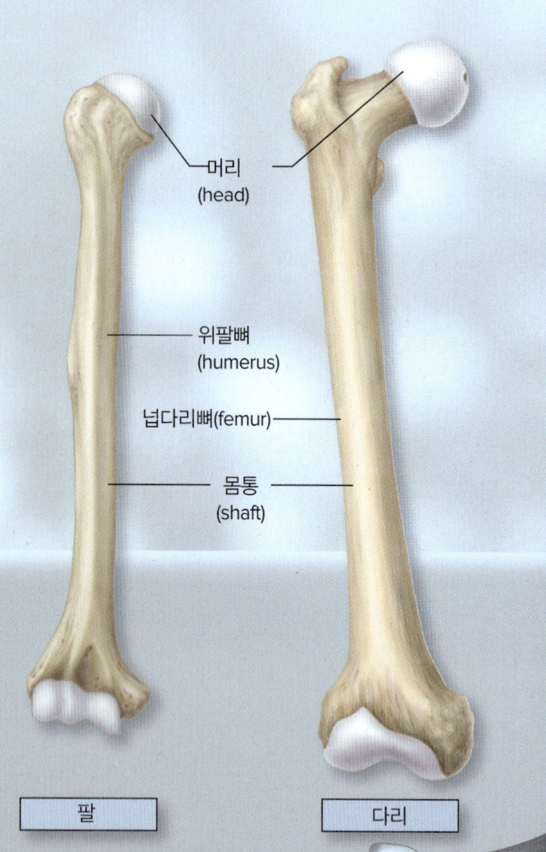

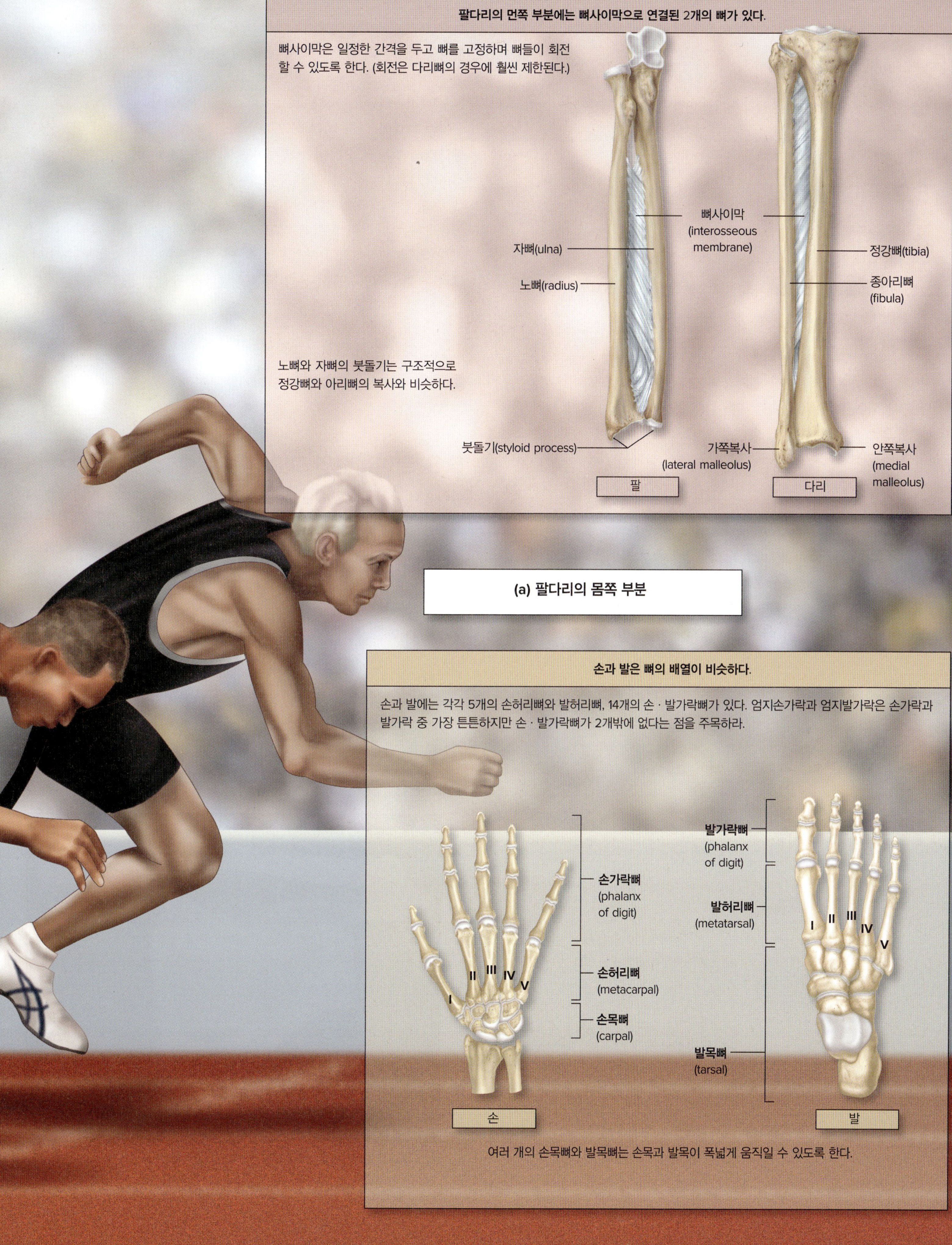
팔다리의 먼쪽 부분에는 뼈사이막으로 연결된 2개의 뼈가 있다.
뼈사이막은 일정한 간격을 두고 뼈를 고정하며 뼈들이 회전할 수 있도록 한다. (회전은 다리뼈의 경우에 훨씬 제한된다.)
뼈사이막
(interosseous membrane)
자뼈(ulna)
노뼈(radius)
정강뼈(tibia)
종아리뼈
(fibula)
노뼈와 자뼈의 붓돌기는 구조적으로 정강뼈와 아리뼈의 복사와 비슷하다.
붓돌기(styloid process)
가쪽복사
(lateral malleolus)
안쪽복사
(medial malleolus)
팔
다리
손과 발은 뼈의 배열이 비슷하다.
손과 발에는 각각 5개의 손허리뼈와 발허리뼈, 14개의 손 · 발가락뼈가 있다. 엄지손가락과 엄지발가락은 손가락과 발가락 중 가장 튼튼하지만 손 · 발가락뼈가 2개밖에 없다는 점을 주목하라.
손가락뼈
(phalanx of digit)
손허리뼈
(metacarpal)
손목뼈
(carpal)
발가락뼈
(phalanx of digit)
발허리뼈
(metatarsal)
발목뼈
(tarsal)
I
II
III
IV
V
손
발
여러 개의 손목뼈와 발목뼈는 손목과 발목이 폭넓게 움직일 수 있도록 한다.

(a) 팔다리의 몸쪽 부분

우리벽으로 가는 신경(11.5c 참조)과 혈관이 지나는 길이다.

무엇을 배웠는가?

17 갈비뼈의 머리와 결절은 각각 어디와 연결되는가?

5.7 팔다리: 비교

학습목표

24. 팔다리에 공통적으로 나타나는 뼈대의 특징을 설명한다.

25. 팔의 뼈대와 다리의 뼈대가 다른 이유를 기능의 관점에서 설명한다.

사람은 네발동물에서 진화했다. 네발동물의 사지는 서로 매우 비슷하다. 사지가 모두 체중을 지탱하고 몸을 이동시키도록 만들어졌기 때문이다. 그러나 우리의 조상이 지금의 인류로 진화함으로써 우리는 두발동물이 되었다. 평소에는 다리만이 체중을 지탱하고, 걷거나 뛸 때 몸을 앞으로 나아가게 한다. 반대로 팔은 이러한 기능을 하지 않아도 되며 물건을 잡거나 손으로 도구를 사용하는 등 다른 기능을 할 수 있다.

사람의 팔다리뼈대는 진화과정에서 나온 공통점이 몇 가지 있으며, 주로 하는 기능에 따라 차이점도 있다. **그림 5.22**에 유사점을 요약했다. 팔다리의 몸쪽 부분은 이음뼈로 지탱된다. 팔이음뼈(빗장뼈와 어깨뼈)는 두 팔을 고정하고 다리이음뼈(양쪽 볼기뼈)는 두 다리와 관절로 연결된다. 각 팔다리의 몸쪽 부분에는 큰 뼈가 하나씩 있는데, 팔에는 위팔뼈가 있고 다리에는 넙다리뼈가 있다. 각 팔다리의 가쪽 부분에는 뼈가 2개 있는데, 이 뼈들은 조금 회전할 수 있다. 손목과 발목에는 여러 가지 움직임을 취할 수 있는 뼈가 여러 개 있다(손목뼈와 발목뼈). 마지막으로 손과 발은 각각 손허리뼈(손바닥)와 발허리뼈(발바닥의 움푹 들어간 곳) 5개, 손·발가락뼈(손가락뼈와 발가락뼈) 14개가 있다는 점에서 매우 비슷하다.

팔 뼈대와 다리 뼈대의 구조적 차이는 기능의 차이에서 비롯된다. 팔다리의 전반적인 차이를 이해하면 각각의 뼈를 학습하기가 더 쉬울 것이다. 다리는 체중을 견디고 보행에 이용되므로 특정 관절은 안정성을 위해 일부 움직임이 제한된다. 팔은 체중을 견디지 않으므로 팔뼈와 아래팔뼈는 다리뼈에 비해 작고 가볍다. 또 팔의 관절은 다리 관절에 비해 더 잘 움직이므로 사람은 팔을 더 폭넓은 활동에 활용할 수 있다. 그러나 잘 움직이는 관절은 안정성이 떨어져 팔관절 중 일부(예를 들면 어깨관절)는 부상을 입기 쉽다.

무엇을 배웠는가?

18 팔과 다리의 기능적 차이 중 몇 가지를 서술하라.

5.8 팔이음뼈와 그 기능

팔이음뼈(상지대, pectoral girdle; *pectus*: 가슴뼈)는 몸통과 관절로 이어지고 팔을 지탱한다. 팔이음뼈는 빗장뼈와 어깨뼈로 이루어져 있다.

5.8a 빗장뼈

학습목표

26. 빗장뼈와 그 중요한 부분에 대해 서술하고 위치를 밝힌다.

빗장뼈(쇄골, clavicle; *clavis*: 열쇠)는 복장뼈자루와 어깨뼈봉우리 사이에 뻗은 긴 S자 모양의 뼈이다(**그림 5.23**). 빗장뼈의 **복장끝**(흉골단,

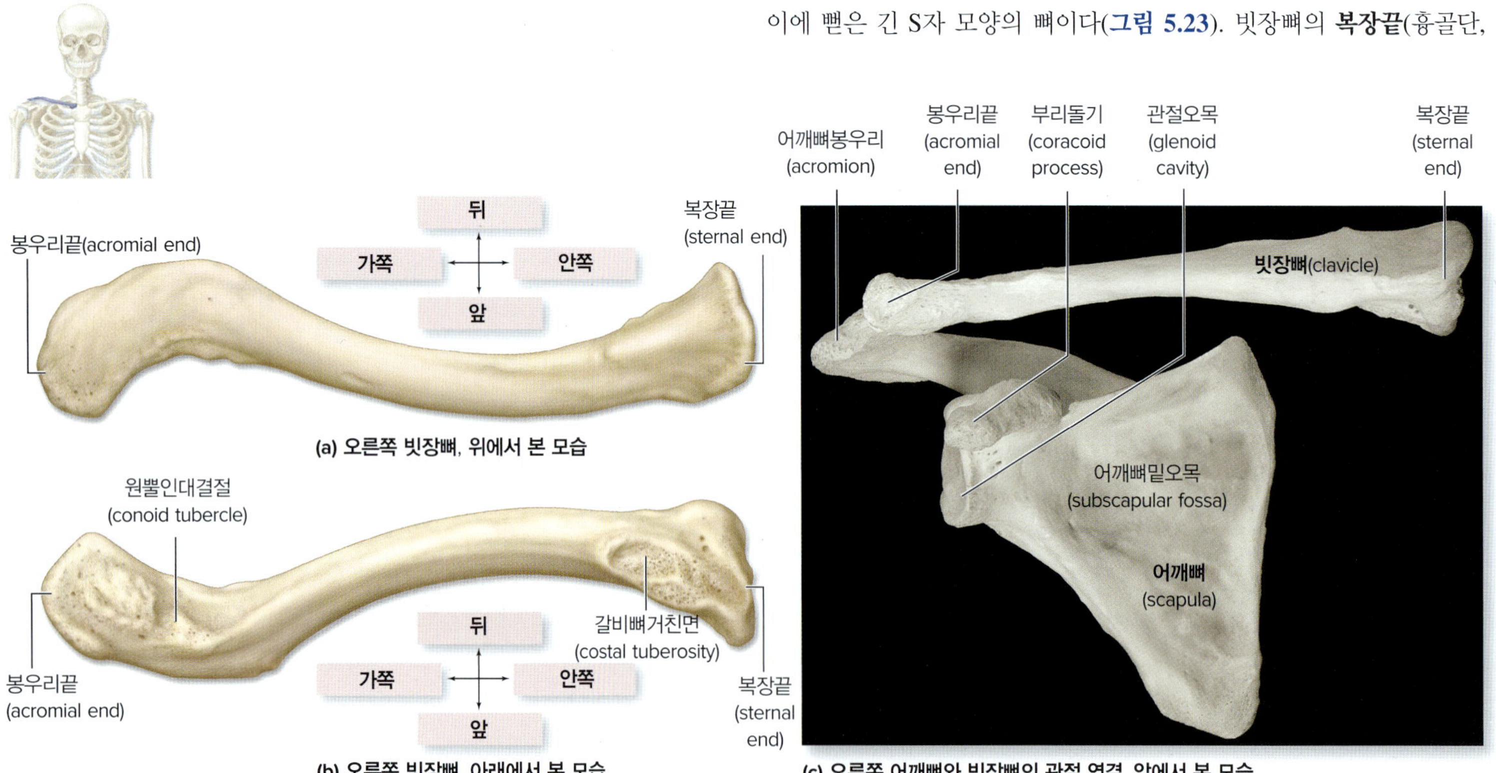

그림 5.23 빗장뼈. S자 모양의 빗장뼈는 유일하게 팔이음뼈와 몸통뼈대를 직접 잇는다. 오른쪽 빗장뼈를 (a) 위에서 본 모습과 (b) 아래에서 본 모습, (c) 관절로 연결된 오른쪽 빗장뼈와 어깨뼈의 앞모습이다.

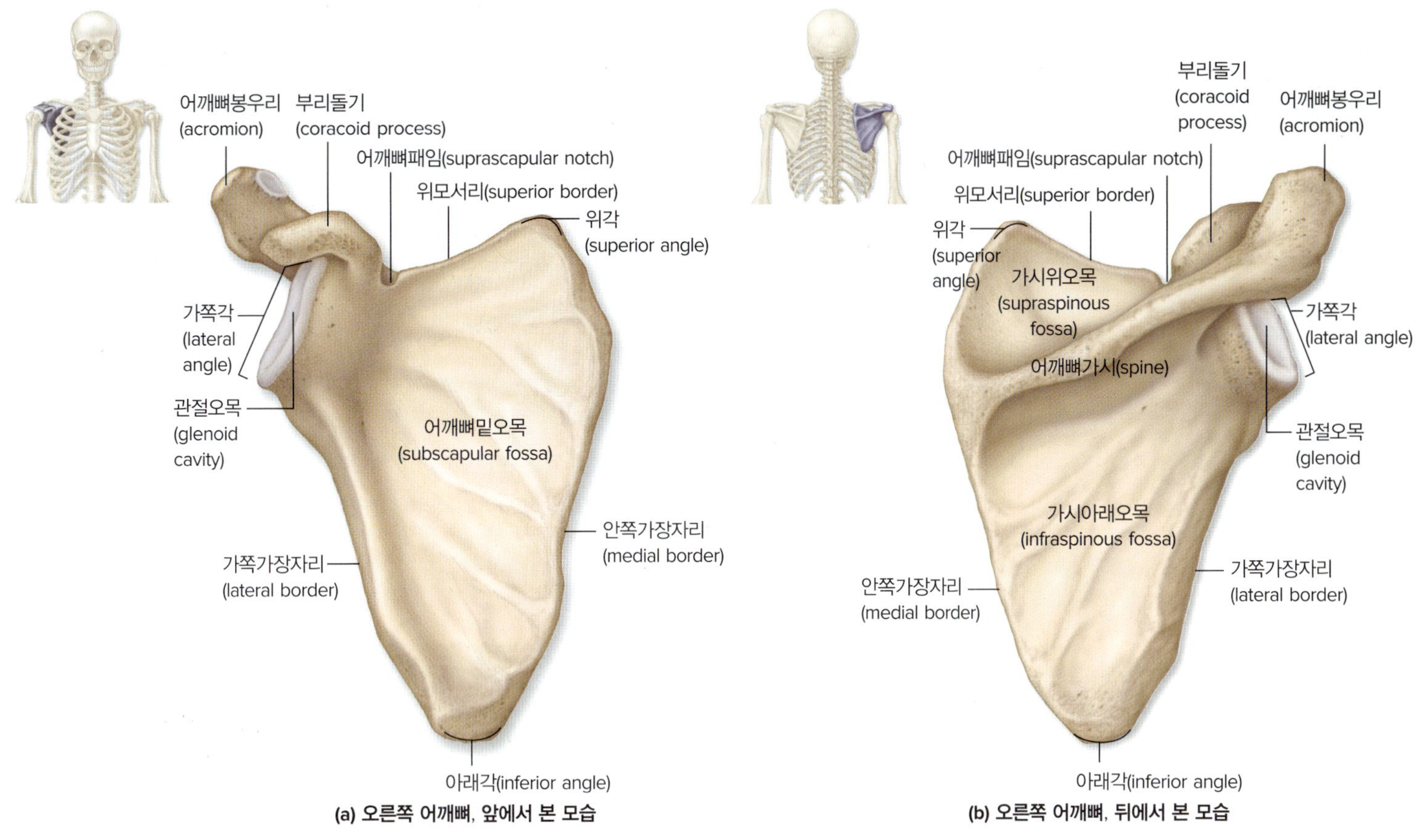

그림 5.24 **어깨뼈.** 오른쪽 어깨뼈를 (a) 앞에서 본 모습, (b) 뒤에서 본 모습.

sternal end, medial end)은 피라미드와 비슷한 모양이며, 복장뼈자루와 관절로 연결되어 복장빗장관절을 이룬다. 빗장뼈의 **봉우리끝**(견봉단, acromial end, lateral end)은 넓고 납작하다. 봉우리끝은 어깨뼈봉우리와 관절로 연결되어 봉우리빗장관절을 이룬다. 자신의 몸에서 복장뼈의 상방을 찾은 후 손을 옆으로 움직이면 빗장뼈가 만져진다. 피부 아래로 느껴지는, 옷의 머리 구멍에 가까운 흰 뼈가 바로 빗장뼈이다.

빗장뼈의 위쪽 표면은 비교적 매끈하며 아래 표면에는 근육이 부착되는 홈과 능선이 있다. 봉우리 끝과 가까운 아래 표면에는 **원뿔인대결절**(conoid tubercle)이라는 거친 면이 있다. 복장끝에서 아래로 튀어나온 돌기는 **갈비뼈거친면**(늑골조면, costal tuberosity)이라고 한다.

무엇을 배웠는가?

19 빗장뼈의 복장끝과 봉우리끝은 어떻게 다른가?

5.8b 어깨뼈

학습목표

27. 어깨뼈의 중요한 부분과 특징에 대해 서술한다.

어깨뼈(견갑골, scapula)는 넓고 납작한 삼각형 모양의 뼈이다(**그림 5.24**). 등의 위 가쪽에 손을 올려놓고 팔을 움직여 보면 팔과 함께 뼈가 움직이는 것이 느껴지는데, 그 뼈가 바로 어깨뼈이다. **어깨뼈가시**(견갑극, spine of scapula)는 어깨뼈의 뒷면에 있는 능선으로, 이 부분은 피부 위에서도 쉽게 만져진다. 어깨뼈가시는 마찬가지로 뒷면에 있는 더 큰 돌출부인 **어깨뼈봉우리**(견봉, acromion; *akron*: 끝, *omos*: 어깨)로 이어지며, 어깨뼈봉우리는 어깨 양쪽에 튀어나온 뼈이다. 자신의 어깨 위를 만져 보았을 때 손에 느껴지는 돌출부가 어깨뼈봉우리이다. **부리돌기**(coracoid process)는 앞에 있는 더 작은 돌출부로 근육이 부착되는 곳이다.

어깨뼈는 삼각형이므로 모서리가 3개 있다. **위모서리**(상연, superior border)는 어깨뼈가시 위쪽에 있는 가로방향의 모서리이다. **안쪽모서리**(내측연, medial border)는 **척추뼈모서리**(추골연, vertebral border)라고도 하며, 척추뼈에 가장 가까운 쪽의 모서리이다. **가쪽모서리**(외측연, lateral border)는 **겨드랑모서리**(axillary border)라고도 하며 겨드랑이에 가까운 모서리이다. 위모서리에 있는 **어깨뼈패임**(suprascapular notch)은 사람에 따라서는 **어깨뼈구멍**(suprascapular foramen)의 형태로 존재하며, 어깨위신경과 혈관이 지나는 통로이다.

이 모서리들 사이에는 위각, 아래각, 가쪽각이 있다. **위각**(상각, superior angle)은 위모서리와 안쪽모서리 사이에 있고, **아래각**(하각, inferior angle)은 안쪽모서리와 가쪽모서리 사이에 있다. **가쪽각**(외측각, lateral angle)은 주로 잘려 나간 모양의 얕은 **관절오목**(glenoid cavity)으로 이루어져 있다. 관절오목은 위팔뼈와 관절로 연결된다.

어깨뼈의 넓고 비교적 매끈한 앞면은 **어깨뼈밑오목**(견갑하와, subscapular fossa; *sub*: 아래)이라고 하며, 어깨밑근이라는 큰 근육이 이 오목을 덮는다. 어깨뼈가시는 어깨뼈의 뒷면을 2개의 얕은 오목으로 나눈다. 가시 상방의 움푹 팬 곳을 **가시위오목**(극상와, supraspinous fossa; *supra*: 위)이라고 하고, 아래에 있는 넓은 공간은 **가시아래오목**

(극하와, infraspinous fossa)이라고 한다. 이 두 오목에는 각각 가시위근과 가시아래근이 부착된다(8.8a 참조).

무엇을 배웠는가?

20 어깨뼈에는 어떤 오목이 있으며, 각 오목에는 무엇이 있는가?

5.9 팔뼈

팔은 위팔(상완), 아래팔(전완), 손(수부)으로 이루어져 있다. 복잡한 구조로 된 손이 있기 때문에 인간은 다른 척추동물들보다 훨씬 더 많은 일을 할 수 있다.

하나의 팔은 총 30개의 뼈로 이루어져 있다.

- 위팔에 있는 위팔뼈 1개
- 아래팔에 있는 노뼈 1개와 자뼈 1개
- 손목을 이루는 손목뼈 8개
- 손바닥을 이루는 손허리뼈 5개
- 손가락을 이루는 손가락뼈 14개

5.9a 위팔뼈

학습목표

28. 위팔뼈에 있는 관절에 대해 서술한다.

29. 위팔뼈의 각 표지점과 특징을 열거한다.

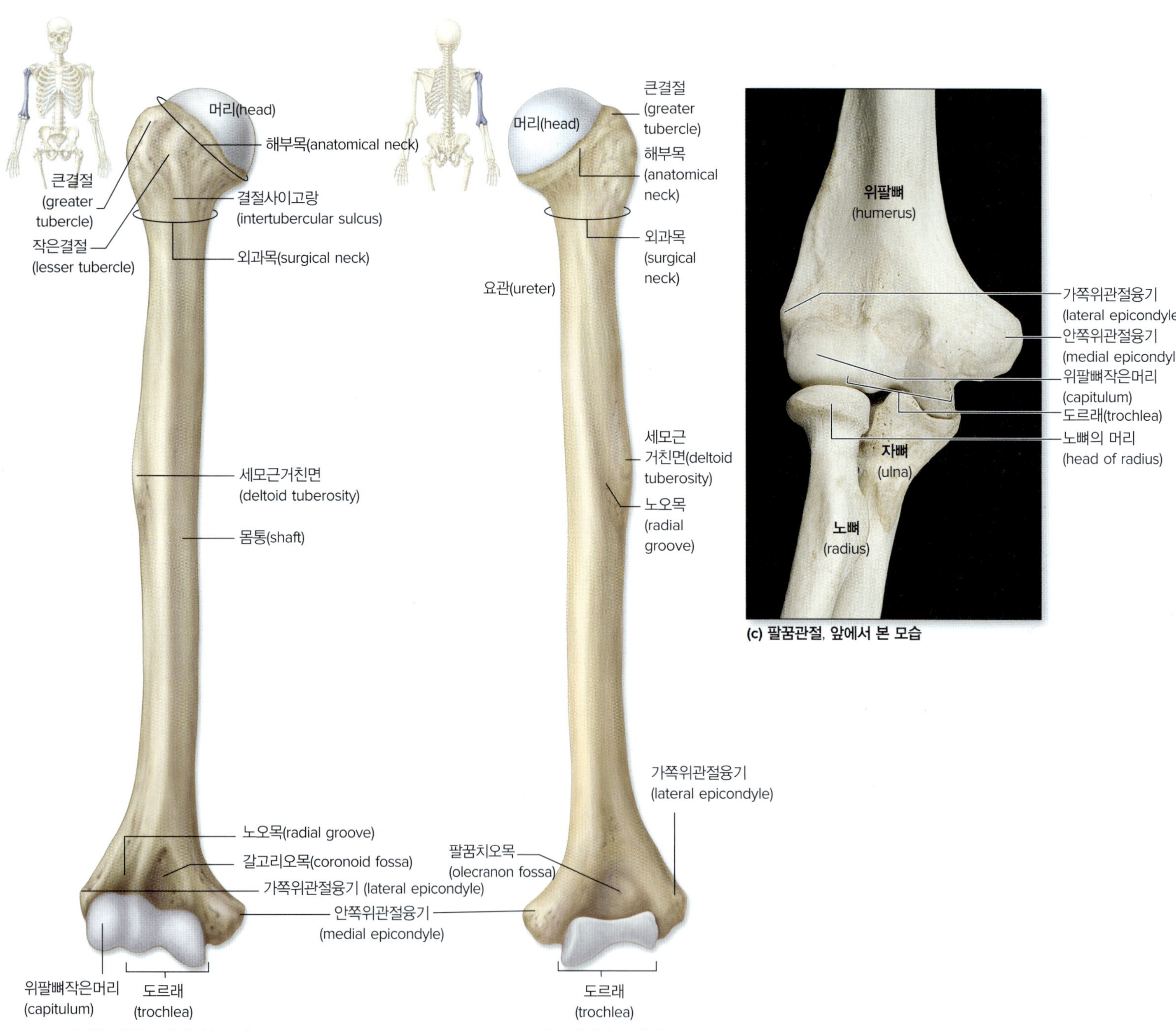

그림 5.25 위팔뼈와 팔꿈관절. 오른쪽 위팔뼈를 (a) 앞에서 본 모습, (b) 뒤에서 본 모습, (c) 팔꿈관절을 앞에서 본 모습.

위팔뼈(상완골, humerus)는 팔뼈 중 가장 길고 크다(**그림 5.25**). 위팔뼈의 몸쪽 끝에 있는 구형의 **머리**(head)는 어깨뼈의 관절오목과 관절로 연결된다. 머리 가쪽에 튀어나온 **큰결절**(대결절, greater tubercle)은 어깨의 둥근 윤곽을 이룬다. **작은결절**(소결절, lesser tubercle)은 작고 머리를 기준으로 더 안쪽에 있다. 두 결절 사이에는 **결절사이고랑**(결절간구, intertubercular sulcus)이 있는데, 이 부분은 **두갈래근고랑**(bicipital sulcus, bicipital groove)이라고도 한다. 결절사이고랑은 위팔두갈래근의 긴 머리에 있는 힘줄이 있는 곳이다(8.8c 참조).

결절과 머리 사이에는 **해부목**(해부경, anatomical neck)이 있다. 해부목은 뼈끝판의 위치를 나타내는 잘 보이지 않는 홈이다. **외과목**(외과경, surgical neck)은 결절 바로 먼쪽에서 좁아지는, 머리가 줄기로 전환되는 부분이다. 이 부분은 골절이 잘 일어나므로 외과목이라고 불린다.

위팔뼈의 **줄기**(shaft)에는 **어깨세모근거친면**(삼각근조면, deltoid tuberosity; *deltoid*: 삼각형의, 그리스 문자 Δ와 같은)이라는 거친 면이 있다. 이 면은 줄기의 가쪽면을 따라 존재하며 위팔뼈 길이의 약 절반을 차지한다. 어깨세모근이 이 거친 표면에 부착된다(8.8b 참조). **노신경고랑**(요골신경구, radial groove, spiral groove)은 어깨세모근거친면에 이웃해 있으며 노신경(11.5e 참조)과 몇몇 혈관이 이 고랑을 지난다.

위팔뼈, 노뼈, 자뼈는 함께 팔꿈관절을 이룬다(**그림 5.25c**). **안쪽위관절융기**(내측상과, medial epicondyle; *epi*: 사이, *kondylos*: 손가락마디)와 **가쪽위관절융기**(외측상과, lateral epicondyle)는 먼쪽 위팔뼈에서 튀어나온 부분으로, 근육이 부착되는 곳이다. 팔꿈치의 양 옆면을 만져 보았을 때 튀어나온 곳이 바로 안쪽위관절융기와 가쪽위관절융기이다. 안쪽위관절융기를 향해 뒤쪽으로 자신경이 향한다(11.5e 참조). (팔꿈치를 부딪혀서 찌릿하게 아프면 자신경을 건드린 것이다.)

위팔뼈의 먼쪽 끝에는 아래팔의 뼈와 연결되는 매끈한 면이 있다. **위팔뼈작은머리**(상완골소두, capitulum; *caput*: 머리)는 가쪽에 있으며 노뼈의 머리와 관절로 연결된다. **도르래**(활차, trochlea; *trochileia*: 도르래)는 안쪽에 있으며, 자뼈의 도르래패임과 관절로 연결된다. 또 위팔뼈의 먼쪽 끝에는 움푹 패인 곳이 3개 있는데, 2개는 앞면에 있고 하나는 뒷면에 있다. 앞면에 있는 **노오목**(요골와, radialfossa)은 노뼈의 머리가 있는 곳이다. 마찬가지로 앞면에 있는 **갈고리오목**(구돌와, coronoid fossa; *korone*: 까마귀, *eidos*: 닮은)은 자뼈의 갈고리돌기가 있는 곳이고, 뒷면에 있는 **팔꿈치오목**(주두와, olecranon fossa; *olene*: 자뼈, *kranion*: 머리)은 팔꿈치를 폈을 때 자뼈의 팔꿈치머리가 오는 곳이다.

무엇을 배웠는가?

21 위팔뼈에 있는 해부목과 외과목의 차이는 무엇인가?

22 위팔뼈에서 노뼈 및 자뼈와 연결되는 부분은 무엇인가?

5.9b 노뼈와 자뼈

학습목표

30. 노뼈와 자뼈의 각 부분을 비교하고 대조한다.

31. 노뼈, 자뼈, 위팔뼈가 관절로 어떻게 연결되는지를 설명한다.

32. 아래팔의 엎침과 뒤침을 구분한다.

노뼈와 자뼈는 아래팔을 이룬다(**그림 5.26**). 해부학 자세에서 이 뼈들은 평행을 이루며 **노뼈**(요골, radius)가 더 가쪽에 있다. 노뼈의 몸쪽 끝에는 튀어나온 원반 모양의 **머리**(head)가 있으며, 이 머리는 위팔뼈 작은머리와 관절로 연결된다. 머리에서 **노뼈거친면**(요골조면, radial tuberosity, bicipital tuberosity)을 향해 좁은 **목**(neck)이 이어진다. 노뼈거친면에는 위팔두갈래근이 부착된다.

노뼈의 **줄기**(shaft)는 약간 휘어 있으며 먼쪽으로 갈수록 넓어진다. 먼쪽 끝의 가쪽에는 **붓돌기**(styloid process)가 있다. 손목 가쪽에서 엄지손가락을 기준으로 바로 몸쪽에 있는 튀어나온 부분이 이 붓돌기이다. 노뼈의 먼쪽 안쪽 표면에는 **자패임**(척골절흔, ulnar notch)이 있는데, 자패임은 자뼈의 먼쪽 끝에 있는 안쪽 표면과 연결된다.

자뼈(척골, ulna; *olene*: 팔꿈치)는 노뼈보다 길고 안쪽에 있는 뼈이다. 자뼈의 몸쪽 끝에서는 C자 모양의 **도르래패임**(trochlear notch)이 위팔뼈의 도르래와 맞물려 있다. 도르래패임의 뒤쪽 위에는 **팔꿈치머리**(olecranon)라는 돌출부가 있다. 팔꿈치머리는 위팔뼈의 팔꿈치오목과 연결되어 팔꿈치 뒤의 움푹한 곳을 이룬다. 도르래패임의 아래 가장자리에는 위팔뼈의 갈고리오목과 연결되는 **갈고리돌기**(coronoid process)가 있다. 갈고리돌기의 가쪽에는 매끈하고 흰 노패임이 있으며, 노패임과 노뼈의 머리가 만나 몸쪽 노자관절을 이룬다. 자뼈의 몸쪽 끝에는 **자뼈거친면**(tuberosity of ulna)이 있다. 자뼈의 먼쪽 끝으로 갈수록 줄기가 점점 좁아지고 그 끝에는 혹과 같은 **머리**(head)가 있다. 머리의 뒤 안쪽에는 **붓돌기**(styloid process)가 있는데, 손목의 안쪽(새끼손가락 쪽)을 만져 보면 자뼈의 붓돌기가 만져진다.

노뼈와 자뼈에는 서로를 향하는 **뼈사이모서리**(골간연, interosseous border)가 있다. 자뼈의 뼈사이모서리는 가쪽을 향하며 노뼈의 뼈사이모서리는 안쪽을 향한다. 이 뼈사이모서리들은 **뼈사이막**(골간막, interosseous membrane)으로 연결된다. 뼈사이막은 **뼈사이인대**(interosseous ligament)라고도 하며, 치밀규칙결합조직으로 이루어져 있다. 이 막은 노뼈와 자뼈의 거리를 일정하게 유지시키며, 아래팔이 회전할 수 있도록 한다. 회전하는 동안 움직이는 뼈 관절은 몸쪽 및 먼쪽 노자관절이다.

해부학 자세에서는 손바닥이 앞을 향하고 아래팔의 뼈가 **뒤침**(회외, supination)을 이룬다(**그림 5.26c**). 노뼈와 자뼈가 평행하다는 것을 유념한다. 자신의 아래팔을 뒤친 상태에서 보면 노뼈가 아래팔의 가쪽(엄지손가락 쪽)에 있고 자뼈가 안쪽(새끼손가락 쪽)에 있다.

아래팔의 **엎침**(회내, pronation)에서는 노뼈가 자뼈 위로 교차되며 두 뼈가 뼈사이막을 사이에 두고 회전한다(**그림 5.26d**). 아래팔을 엎

통합 INTEGRATE

학습전략 LEARNING STRATEGY

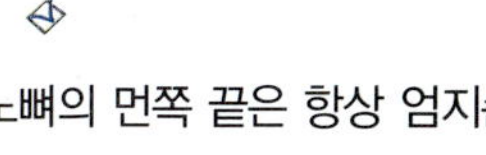

아래팔의 자세(뒤침과 엎침)와 관계없이 노뼈의 먼쪽 끝은 항상 엄지손가락 쪽에 있으며 자뼈의 먼쪽 끝은 새끼손가락 쪽에 있다.

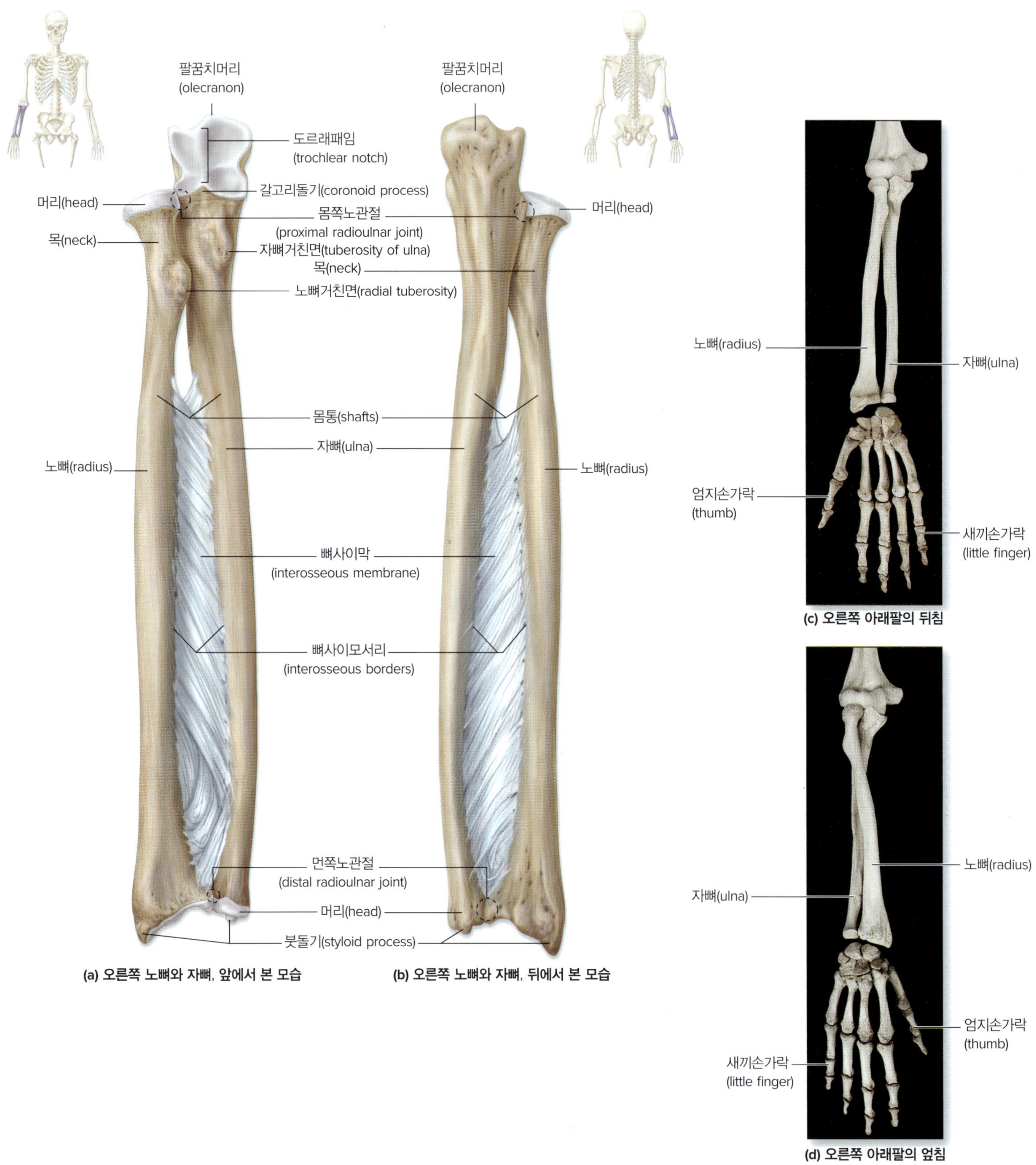

(a) 오른쪽 노뼈와 자뼈, 앞에서 본 모습

(b) 오른쪽 노뼈와 자뼈, 뒤에서 본 모습

(c) 오른쪽 아래팔의 뒤침

(d) 오른쪽 아래팔의 엎침

그림 5.26 노뼈와 자뼈. 노뼈와 자뼈를 포함한 오른쪽 아래팔뼈를 (a) 앞에서 본 모습, (b) 뒤에서 본 모습, (c) 오른쪽 아래팔의 뒤침, (d) 엎침.

치면 손바닥이 뒤를 향한다. 자신의 아래팔을 엎친 상태에서 보면 노뼈의 머리는 팔꿈치의 가쪽에 있으나 노뼈의 먼쪽 끝은 엇갈려서 안쪽에 있다.

팔을 뻗고 아래팔을 뒤치면 아래팔의 뼈가 팔꿈치 관절에서 가쪽을 향할 수 있는데, 이 자세를 팔꿈치의 **운반 각도**(carrying angle)라고 하며, 이 각도에서는 걸을 때 아래팔이 흔들려도 골반에 걸리적거리지 않게 된다. 여성은 남성보다 운반각이 넓은데, 이는 골반이 상대적으로 넓기 때문인 것으로 추정된다.

통합 INTEGRATE

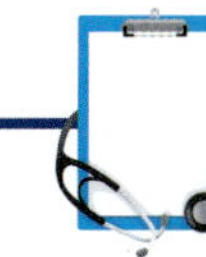

임상적 고찰 5.8 CLINICAL VIEW

손배뼈 골절

손배뼈는 다른 손목뼈보다 골절되기 쉽다. 손을 뻗은 채로 넘어지면 손배뼈가 두 조각으로 부러질 수 있다. 혈관이 손배뼈의 몸쪽에서 찢어지면 흔히 무혈관괴사(avascular necrosis)를 일으킨다. 그 결과 혈액의 공급이 부족해 그 부분의 뼈 조직이 죽는다. 이 합병증 때문에 손배뼈 골절은 완전히 낫는 데 오래 걸린다.

무엇을 배웠는가?

23 노뼈와 자뼈에 공통적으로 존재하는 부분은 무엇인가?

24 아래팔을 엎치면 노뼈와 자뼈의 위치가 어떻게 되는지 서술하라.

5.9c 손목뼈, 손허리뼈, 손가락뼈

학습목표

33. 손목뼈와 손허리뼈의 위치를 서술한다.

34. 손가락뼈와 그 상대적인 위치에 대해 설명한다.

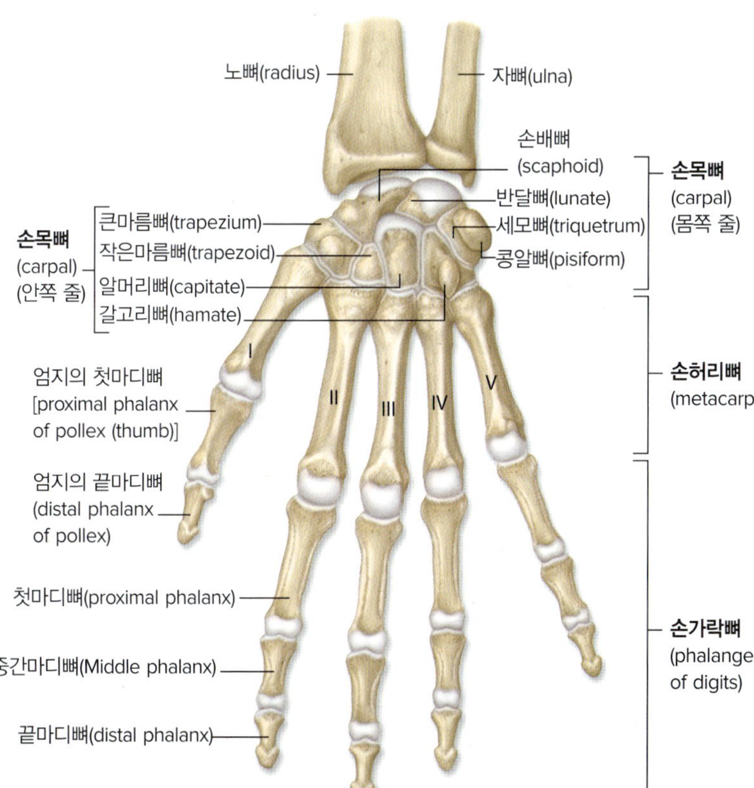

그림 5.27 손목뼈, 손허리뼈, 손가락뼈. 손목뼈는 손목을 이루고, 손허리뼈와 가락뼈는 손을 이룬다. 오른손의 손목과 손을 앞(손바닥 쪽)에서 본 그림이다.

손목과 손을 이루는 뼈는 손목뼈, 손허리뼈, 손가락뼈이다(**그림 5.27**). **손목뼈**(수근골, carpal)는 손목을 이루는 작은 짧은뼈이다. 손목뼈는 각각 4개씩 두 줄을 이루며(몸쪽 줄과 먼쪽 줄) 손목이 다양하게 움직일 수 있도록 한다.

손목뼈의 몸쪽 줄(proximal row)에 있는 뼈는 가쪽에서 안쪽으로 **손배뼈**(주상골, scaphoid; *skaphe*: 배), **반달뼈**(월상골, lunate; *luna*: 달), **세모뼈**(삼각골, triquetrum; *triquetrus*: 세모꼴의), **콩알뼈**(두상골, pisiform; *pisum*: 콩, *forma*: 모습)의 순이다.

손목뼈의 먼쪽 줄(distal row)에 있는 뼈는 가쪽에서 안쪽으로 **큰마름뼈**(대능형골, trapezium; *trapeza*: 탁자), **작은마름뼈**(소능형골, trapezoid), **알머리뼈**(capitate), **갈고리뼈**(hamate; hamus: 갈고리)의 순이다.

손바닥에 있는 뼈는 **손허리뼈**(중수골, metacarpal; *meta*: 저편)라고 한다. 5개의 손허리뼈가 먼쪽 손목뼈와 관절로 연결되어 손바닥을 지탱한다. 손허리뼈에는 로마 숫자 I~V를 붙여 구분한다. I번은 엄지 쪽 손바닥이고 V번은 새끼손가락 쪽 손바닥이다.

손가락에는 14개의 뼈가 있으며, 이 뼈를 **손가락뼈**(phalanx)라고 한다. 둘째손가락에서 새끼손가락까지는 각각 3개의 손가락뼈가 있으나 엄지손가락(pollex)에는 손가락뼈가 2개뿐이다. **첫마디뼈**(proximal phalanx)는 손허리뼈의 머리와 연결되며 **끝마디뼈**(distal phalanx)는 손가락 맨 끝에 있는 뼈이다. **중간마디뼈**(중지골, middlephalanx)는 첫마디뼈와 끝마디뼈 사이에 있다. 엄지에는 중간마디뼈가 없다.

무엇을 배웠는가?

25 손목뼈 8개의 이름을 열거하라. 골절되었을 때 무혈관괴사를 일으키기 쉬운 뼈는 무엇인가?

5.10 다리이음뼈와 그 기능

성인의 **골반**(pelvis)은 엉치뼈, 꼬리뼈, 좌우 볼기뼈(관골, hip bone), 이렇게 4개의 뼈로 이루어져 있다(**그림 5.28**). 골반은 배쪽몸안의 아래에서 내장을 보호하고 지탱한다.

다리이음뼈(하지대, pelvic girdle)라는 말은 좌우 볼기뼈만을 가리킨다. 다리이음뼈는 몸통과 연결되며 좌우 다리가 부착되는 곳이다. 사람이 똑바로 서 있으면 골반이 약간 앞으로 나온다.

5.10a 볼기뼈

학습목표

35. 볼기뼈를 이루는 3개의 뼈를 열거한다.

36. 볼기뼈가 넙다리뼈 및 엉치뼈와 어떻게 연결되는지 설명한다.

37. 볼기뼈의 각 부분을 서술한다.

볼기뼈는 영어로 hip bone, coxal bone, innominate bone이라고 표기한다. 양쪽 볼기뼈는 각각 엉덩뼈, 궁둥뼈, 두덩뼈로 이루어져 있다(**그림 5.29**). 이 세 가지 뼈는 13~15세에 융합해 하나의 볼기뼈를 이룬다.

볼기뼈는 뒤쪽의 엉치뼈와 엉치엉덩관절로 결합한다. 넙다리뼈는 볼기뼈의 가쪽 표면에 있는 깊고 굴곡진 홈에 결합하며, 이 홈을 **절구**(관골구, acetabulum)라고 한다. 절구에는 매끄럽고 굴곡진 표면인 **반**

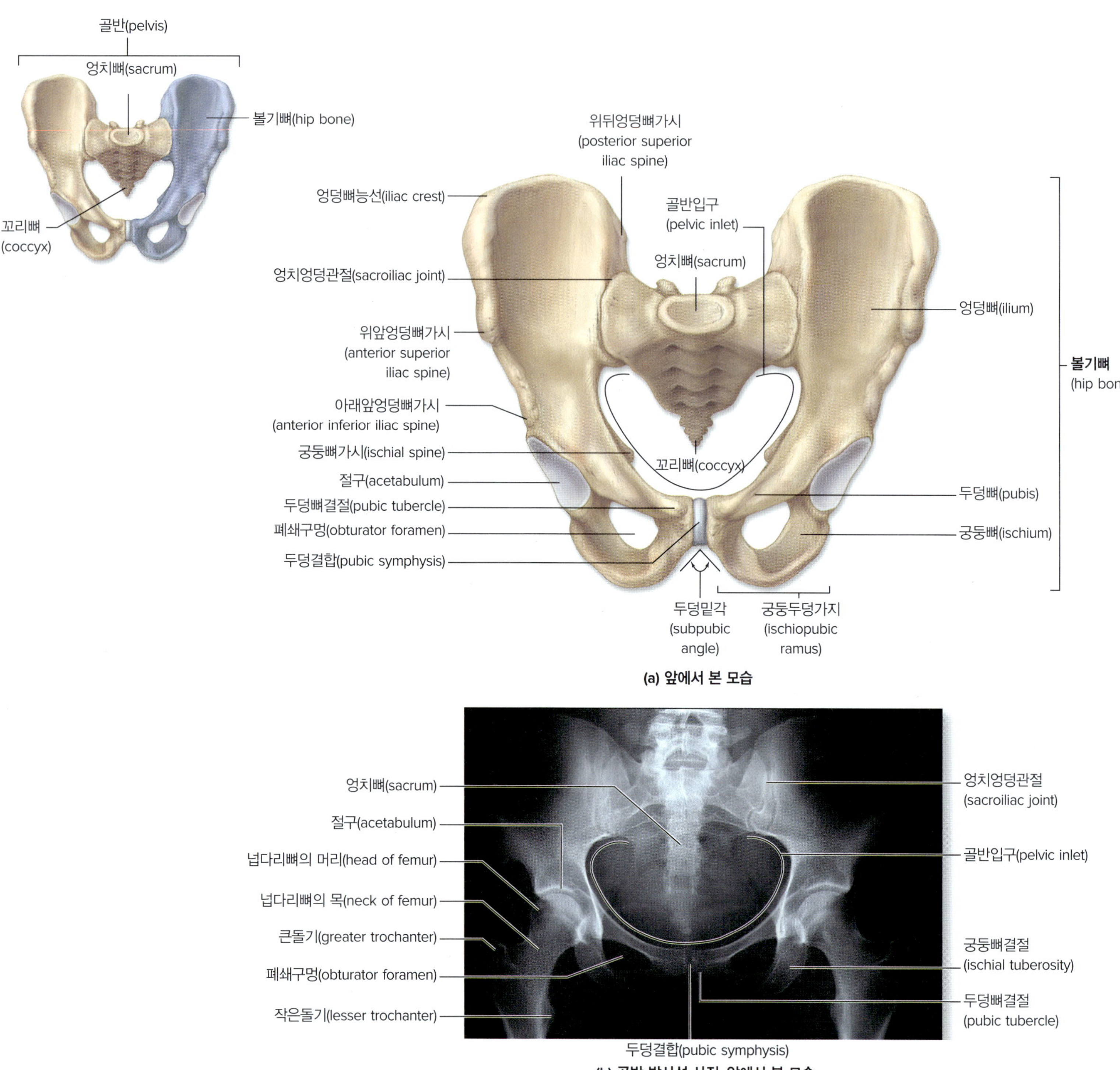

그림 5.28 골반. 완전한 골반은 (a) 좌우 볼기뼈, 엉치뼈, 꼬리뼈로 이루어져 있다. (b) 골반과 넙다리뼈 사이의 관절을 앞에서 찍은 방사선 사진이다.

달면(월상면, lunate surface)이 있다. 반달면은 C자 모양이며 넙다리뼈의 머리와 연결된다. 엉덩뼈, 궁둥뼈, 두덩뼈는 모두 절구의 일부를 이룬다. 다시 말해 절구는 이 세 뼈가 융합하는 부분이다.

어떻게 생각하는가?

4 어깨뼈에 있는 관절오목과 볼기뼈의 절구를 비교하고 대조하라. 팔이음뼈와 다리이음뼈 중 어느 쪽이 뼈를 더 튼튼하고 치밀하게 연결할까, 그 이유는?

볼기뼈를 이루는 세 뼈 중 가장 큰 것은 **엉덩뼈**(장골, ilium)이다. 엉덩뼈는 볼기뼈의 위쪽 부위와 절구의 일부를 이룬다. 엉덩뼈에서 넓고 부채꼴 모양인 부분을 **날개**(ala)라고 한다. 날개의 아래 끝 부분, 엉덩뼈 안쪽 표면에는 **활꼴선**(arcuate line; *arcuatus*: 활 모양)이라는 능선이 있다. 날개의 안쪽 가장자리에는 **엉덩뼈오목**(장골와, iliac fossa)이라는 움푹 팬 곳이 있다. 엉덩뼈의 가쪽 표면에는 볼기근이 부착되는 곳인 **앞볼기근선**(전둔근선, anterior gluteal line; *gloutos*: 궁둥이), **뒤볼기근선**(후둔근선, posterior gluteal line), **아래볼기근선**(하둔근선, inferior gluteal line)이 있다(8.9a 참조). 엉덩뼈의 아래 안쪽에는 넓고 거친 **귀모양면**(이상면, auricular surface)이 있으며, 여기에서 엉덩뼈가 엉치뼈와 관절로 연결된다.

엉덩뼈의 가장 위에 있는 능선은 엉덩뼈능선(장골능선, iliaccrest)

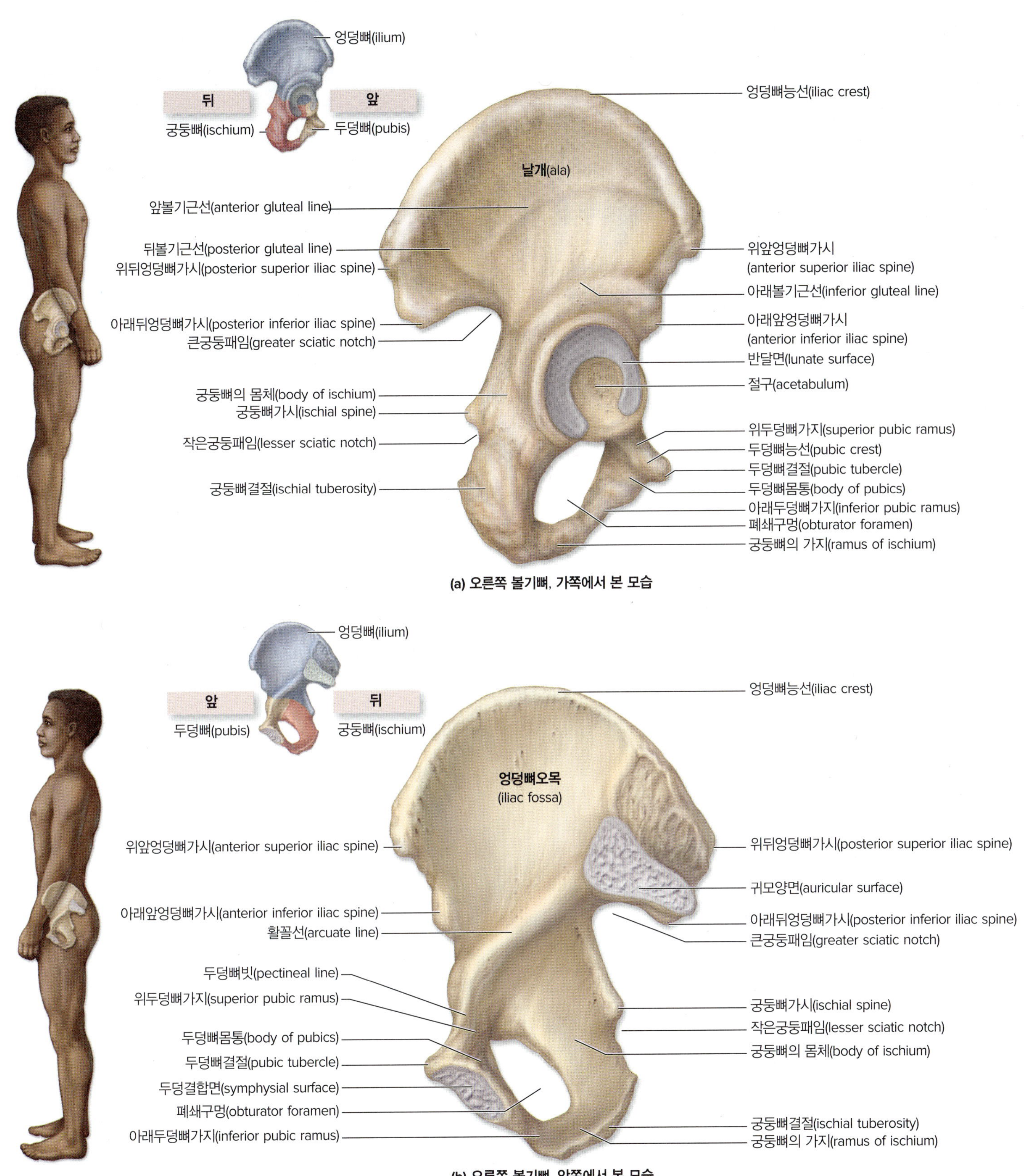

그림 5.29 볼기뼈. 각 볼기뼈는 엉덩뼈, 궁둥뼈, 두덩뼈의 융합으로 형성된다. 이 뼈들의 각 부분을 (a) 가쪽에서 본 모습, (b) 안쪽에서 본 모습이다.

이다. 엉덩이의 뒤 위쪽을 만져 보면 양쪽에서 만져지는 뼈의 능선이 바로 엉덩뼈능선이다. 엉덩뼈능선은 **위앞엉덩뼈가시**(전상장골극, anterior superior iliac spine)에서 앞쪽으로 나오며, 뒤쪽으로는 **위뒤엉덩뼈가시**(상후장골극, posterior superior iliac spine)를 향해 뻗어 있다. 날개 아래에는 **아래앞엉덩뼈가시**(전하장골극, anterior inferior iliac spine)와 **아래뒤엉덩뼈가시**(하후장골극, posterior inferior iliac spine)가 있다. 아래뒤엉덩뼈가시는 **큰궁둥패임**(대좌골절흔, greater sciatic notch)과 이웃해 있으며 궁둥신경이 이 패임을 통해 다리로 향한다.

엉덩뼈는 절구의 위쪽과 뒤쪽 가장자리 가까이에서 **궁둥뼈**(좌골, ischium)와 융합한다. 절구 뒤쪽에서 삼각형의 **궁둥뼈가시**(좌골극, ischial spine)가 두드러지게 안쪽으로 튀어나와 있다. 궁둥뼈가시의 위쪽에 있는 커다란 뼈는 궁둥뼈의 **몸통**(body)이라고 한다. 궁둥뼈가시의 아래쪽에 있는 반원형의 패임은 **작은궁둥패임**(소좌골절흔, lesser sciatic notch)이다. 궁둥뼈의 뒤 가쪽 가장자리에는 거친 돌출부인 **궁둥뼈결절**(좌골결절, ischial tuberosity)이 있다. 궁둥뼈결절은 사람이 앉을 때 체중을 지탱하기 때문에 어떤 보건의료전문가는 궁둥뼈결절을 'sit bone'이라고 부르기도 한다. 앉아 있을 때 엉덩이를 만져 보면 큰 궁둥뼈결절이 만져진다. 궁둥뼈의 긴 **가지**(ramus)는 궁둥뼈결절에서 앞으로 뻗어 나와 두덩뼈와 융합한다. **두덩뼈**(치골, pubis)는 절구에서 엉덩뼈 및 궁둥뼈와 융합한다. 궁둥뼈가지는 **아래두덩뼈가지**(inferior pubic ramus)와 앞쪽에서 융합해 **궁둥두덩가지**(좌골치골가지, ischiopubic ramus)를 이룬다(그림 5.28). **위두덩뼈가지**(superior pubic ramus)는 절구의 앞쪽 가장자리에서 뻗어 나온다. 볼기뼈의 **폐쇄구멍**(폐쇄공, obturator foramen)은 두덩뼈가지와 궁둥뼈가지로 둘러싸인 공간이다. 위두덩뼈가지의 앞쪽 위 표면에 있는 거친 면인 두덩뼈능선(pubic crest)은 **두덩뼈결절**(pubic tubercle)에서 끝난다. 두덩뼈의 앞 안쪽에 있는 거친 면은 **두덩결합면**(치골결합면, symphysial surface) 또는 **두덩결합**(치골결합, pubic symphysis)이라고 하며, 두덩뼈 사이의 관절이 결합하는 부위이다. 두덩뼈의 안쪽 표면에서는 **두덩뼈빗**(치골근선, pectineal line)이 시작되어 대각선으로 두덩뼈를 가로질러 활꼴선과 융합한다.

무엇을 배웠는가?

26 융합해서 볼기뼈를 이루는 3개의 뼈는 무엇인가?

27 궁둥뼈결절은 어디에 있으며, 궁둥뼈결절의 다른 이름은 무엇인가? 또 그 기능은 무엇인가?

5.10b 작은골반과 큰골반

학습목표

38. 작은골반과 큰골반을 구분한다.

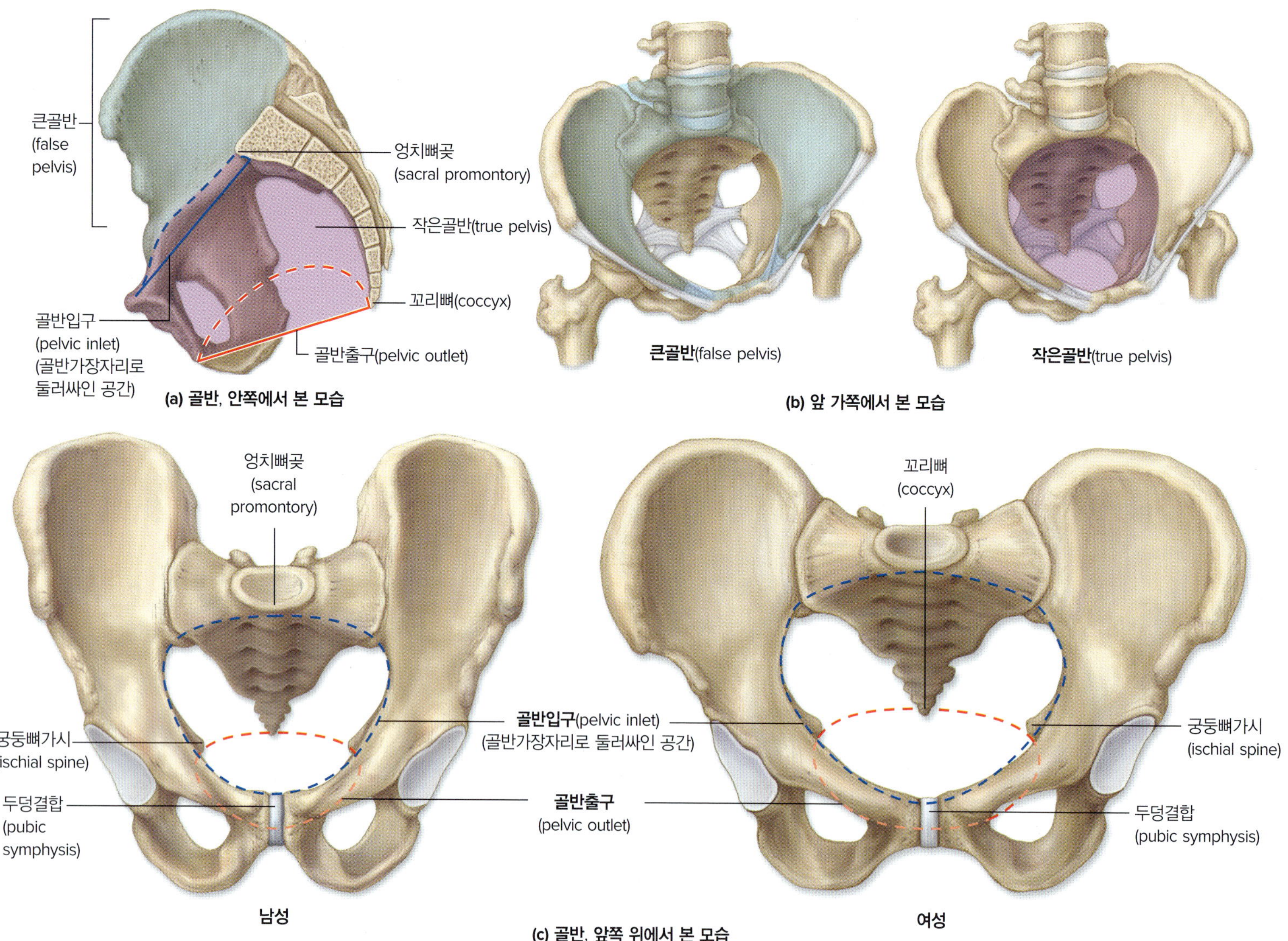

그림 5.30 골반의 각 부분. 골반가장자리는 골반을 작은골반과 큰골반으로 나누는 뼈로 된 능선이다. 골반입구는 골반가장자리로 둘러싸인 공간이며, 골반출구는 작은골반 아래쪽의 구멍이다. 작은골반과 큰골반을 (a) 안쪽에서 본 모습, (b) 앞 가쪽에서 본 모습, (c) 남성과 여성의 골반을 앞쪽 위에서 보고 성별에 따른 골반입구와 골반출구의 차이를 나타낸 것이다.

39. 위골반문과 아래골반문을 비교하고 대조한다.

골반가장자리(골반상협부, pelvic brim)는 두덩뼈능선, 두덩뼈빗, 활꼴선에서 엉치뼈의 날개와 곶의 둥근 아래 가장자리를 향해 뻗어나온 타원형의 연속되는 능선이다. 골반가장자리는 전체 골반을 작은골반과 큰골반으로 나눈다(**그림 5.30**). **작은골반**(true pelvis)은 골반가장자리의 아래에 있다. 작은골반은 골반강을 둘러싸고 골반장기가 들어 있는 깊은 공간을 이룬다. **큰골반**(false pelvis)은 골반가장자리의 위에 있다. 엉덩뼈의 날개로 둘러싸여 있는 큰골반은 배안의 아랫부분을 이루며, 배의 장기 중 아래에 있는 장기가 큰골반 안에 있다.

골반에는 위와 아래로 구멍이 있는데 둘 다 임상적으로 중요하다. **골반입구**(pelvic inlet)는 **위골반문**(superior pelvic aperture)이라고도 하며 위에 있는, 골반가장자리로 둘러싸인 공간이다. 달리 말하면 골반가장자리는 뼈로 된 타원형의 융기이고, 골반입구는 골반가장자리로 둘러싸인 공간이다. 골반입구는 작은골반과 큰골반 사이의 가장자리가 이루는 구멍이다.

골반출구(pelvic outlet)는 **아래골반문**(inferior pelvic aperture)이라고도 하며, 꼬리뼈, 궁둥뼈결절, 두덩결합면의 아래 가장자리로 둘러싸인, 아래쪽에 있는 구멍이다. 남성의 경우 흔히 궁둥뼈결절이 골반출구를 향해 튀어나와 있으며, 이 때문에 골반출구의 지름이 좁다. 반대로 여성의 궁둥뼈가시는 골반출구를 향해 튀어나온 경우가 적다(그래서 궁둥뼈가시가 산도를 막지 않는다). 골반출구는 근육과 피부로 덮여 있으며 **샅**(회음, perineum)이라는 부위를 이룬다. 골반출구의 너비와 크기는 여성의 경우에 특히 중요한데, 분만 중에 태아의 머리가 나오려

표 5.6 성별에 따른 골반의 차이

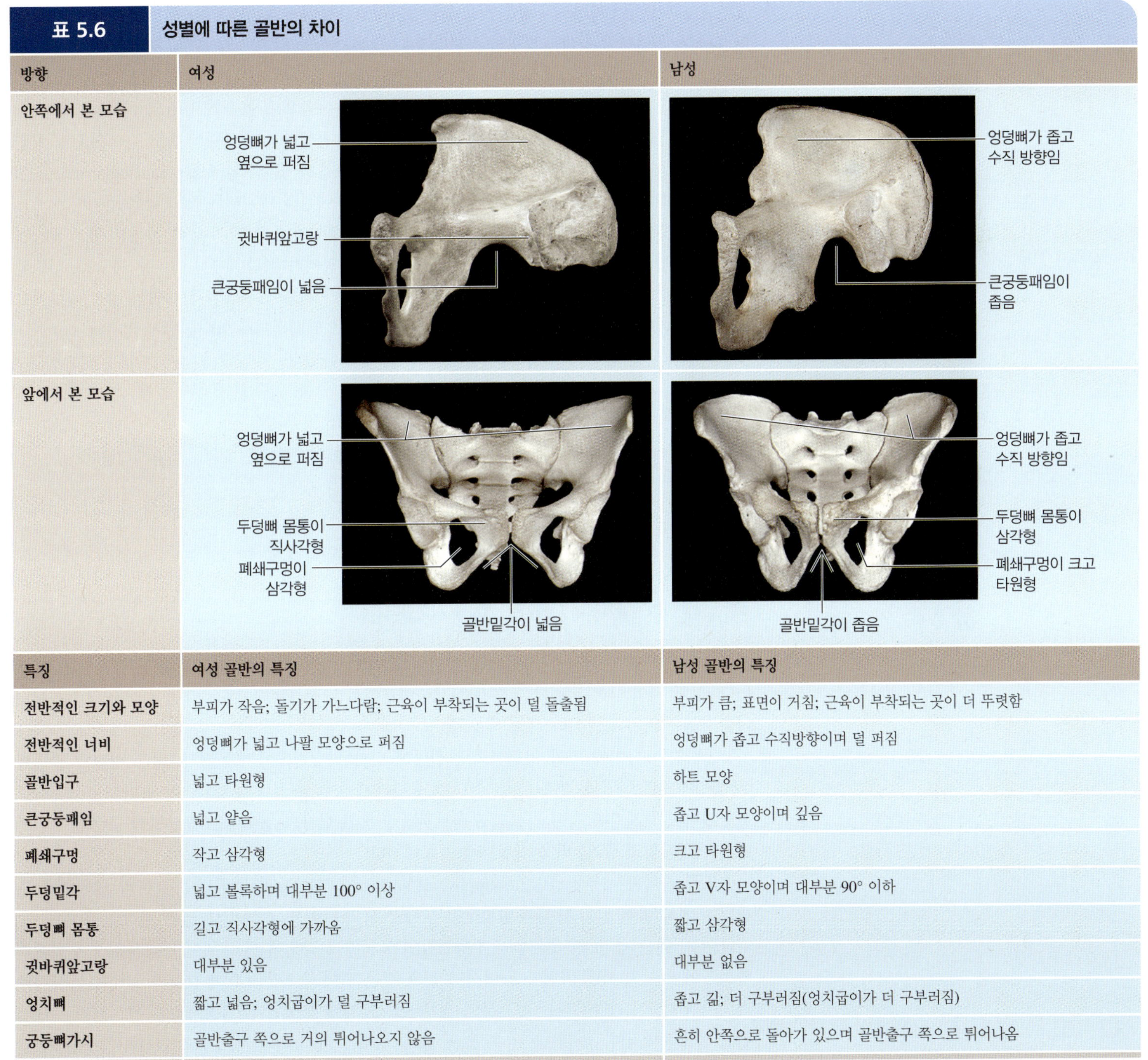

특징	여성 골반의 특징	남성 골반의 특징
전반적인 크기와 모양	부피가 작음; 돌기가 가느다람; 근육이 부착되는 곳이 덜 돌출됨	부피가 큼; 표면이 거침; 근육이 부착되는 곳이 더 뚜렷함
전반적인 너비	엉덩뼈가 넓고 나팔 모양으로 퍼짐	엉덩뼈가 좁고 수직방향이며 덜 퍼짐
골반입구	넓고 타원형	하트 모양
큰궁둥패임	넓고 얕음	좁고 U자 모양이며 깊음
폐쇄구멍	작고 삼각형	크고 타원형
두덩밑각	넓고 볼록하며 대부분 100° 이상	좁고 V자 모양이며 대부분 90° 이하
두덩뼈 몸통	길고 직사각형에 가까움	짧고 삼각형
귓바퀴앞고랑	대부분 있음	대부분 없음
엉치뼈	짧고 넓음; 엉치곱이가 덜 구부러짐	좁고 길; 더 구부러짐(엉치곱이가 더 구부러짐)
궁둥뼈가시	골반출구 쪽으로 거의 튀어나오지 않음	흔히 안쪽으로 돌아가 있으며 골반출구 쪽으로 튀어나옴

통합 INTEGRATE

개념 연결

CONCEPT CONNECTION

뼈대계통과 여성의 생식계통(22.3 참조)은 서로 연관이 있다. 여성은 골반뼈의 형태에 따라 분만과정에 어려움을 겪을 수 있다.

면 골반출구가 충분히 넓어야 하기 때문이다.

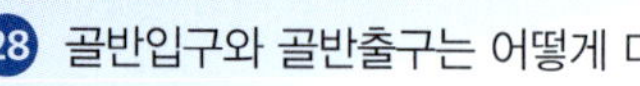

무엇을 배웠는가?

28 골반입구와 골반출구는 어떻게 다른가?

5.10c 성별에 따른 골반의 차이

학습목표

40. 남성의 골반과 여성의 골반을 해부학적으로 비교하고 대조한다.

머리뼈를 조사함으로써 뼈대의 성별을 밝혀낼 수 있지만 가장 믿을 만한 수단은 골반, 그중에서도 볼기뼈를 살피는 것이다. 볼기뼈는 성별에 따라 가장 차이가 많은 뼈인데, 이는 여성이 임신과 출산을 하기 때문이다. 예를 들면 여성의 골반은 태아의 머리가 산도를 통과해야 하므로 남성의 골반보다 얕고 넓다.

남성의 골반이 여성보다 좁은 것을 보면 알 수 있듯이 골반의 차이점 중 몇 가지는 바로 눈에 띈다. 그러나 골반뼈의 형태와 방향을 검토하면 더 많은 차이를 발견할 수 있다. 예를 들어 여성의 엉덩뼈는 더 가쪽으로 퍼지고 남성의 엉덩뼈는 앞으로 돌출되어 있으며, 이 때문에 남성의 골반이 일반적으로 좁다. 여성은 골반이 넓으므로 절구가 더 가쪽으로 돌출되어 있고 큰궁둥패임도 더 넓다. 이와 달리 남성의 절구는 앞으로 돌출되어 있고, 큰궁둥패임이 훨씬 좁고 깊으며 U자 모양이다. 또한 여성은 큰궁둥패임과 엉치엉덩관절 사이의 홈인 **귓바퀴앞고랑**(preauricular sulcus)이 있는 경우가 많고 남성은 이 고랑이 없는 경우가 많다. 여성의 엉치뼈는 짧고 넓은 편이다.

여성의 두덩뼈 몸통은 훨씬 더 길고 거의 직사각형이며, 남성의 두덩뼈 몸통은 짧고 삼각형이다. **두덩밑각**(치골하각, subpubic angle)은 좌우 두덩뼈가 결합면에서 이루는 각으로, 두덩활(pubic arch)이라고도 한다. 여성은 두덩뼈가 훨씬 길기 때문에 두덩밑각도 훨씬 넓고(일반적으로 100° 이상) 볼록하다. 남성의 두덩밑각은 훨씬 좁고 일반적으로 90°를 넘지 않는다.

여성과 남성 골반의 뚜렷한 차이점을 **표 5.6**에 나타냈다.

무엇을 배웠는가?

29 남성과 여성의 골반은 두덩뼈의 크기, 골반밑각, 큰궁둥패임, 전체적인 모양이 어떻게 다른가?

5.10d 나이에 따른 볼기뼈의 차이

학습목표

41. 나이에 따라 볼기뼈에 나타나는 변화를 서술한다.

볼기뼈는 성별과 나이를 나타내는 훌륭한 지표이며, 사망 시의 나이를 추정할 때도 이용할 수 있다. 사망 시의 나이는 정확한 숫자보다는 연령대로 추정하는데, 이는 나이에 따라 볼기뼈에서 나타나는 변화가 사람마다 다소 다를 수 있기 때문이다.

골학자는 나이에 따라 엉덩뼈의 관절면에 나타나는 변화에 주목했다. 젊은 성인의 관절뼈는 일반적으로 물결과 같으며(예: 언덕과 골짜기가 있는 것처럼 보임) 결이 곱다. 나이가 들면 관절면이 납작해지며 결이 거칠고 오돌토돌해진다. 고령자의 경우에는 관절면에 구순화가 일어나며(골관절염의 증거) 더욱 거칠고 불규칙해진다.

또한 골학자는 두덩결합면(symphysial surface of the pubis)이 나이에 따라 균일하게 변한다는 것을 밝혀냈다. 사실 두덩결합면은 사망 시의 나이를 추정할 수 있는 가장 좋은 수단 중 하나이다. 젊은 성인(15~24세)의 두덩결합면은 물결과 같으며 면 주위에 가장자리가 뚜렷하게 형성되어 있지 않지만 나이가 들면서 물결과 같은 면이 편평해지고 결합면의 둘레에 가장자리가 형성된다. 이 가장자리는 대부분의 경우 35~50세에 완성된다. 가장자리가 완성되면 두덩결합면이 오목해지며, 고령자의 경우 움푹 팰 수 있다. 가장자리가 부서지고 구순화(관절염)가 관절면의 테두리를 따라 일어날 수 있는데, 이 마지막 단계는 흔히 50세 이후에 일어난다.

무엇을 배웠는가?

30 젊은 성인과 나이 든(50세 이상) 성인의 두덩결합면은 어떻게 다른가?

5.11 다리뼈

다리는 넓적다리, 다리, 발로 이루어져 있다. 발은 두 발로 걷고 뛸 때 몸을 지탱할 수 있는 구조이다.

다리에 있는 뼈의 배열과 개수는 팔과 비슷하며, 한쪽 다리에 30개의 뼈가 있다.

- 넓적다리에 있는 넙다리뼈 1개
- 무릎에 있는 무릎뼈 1개

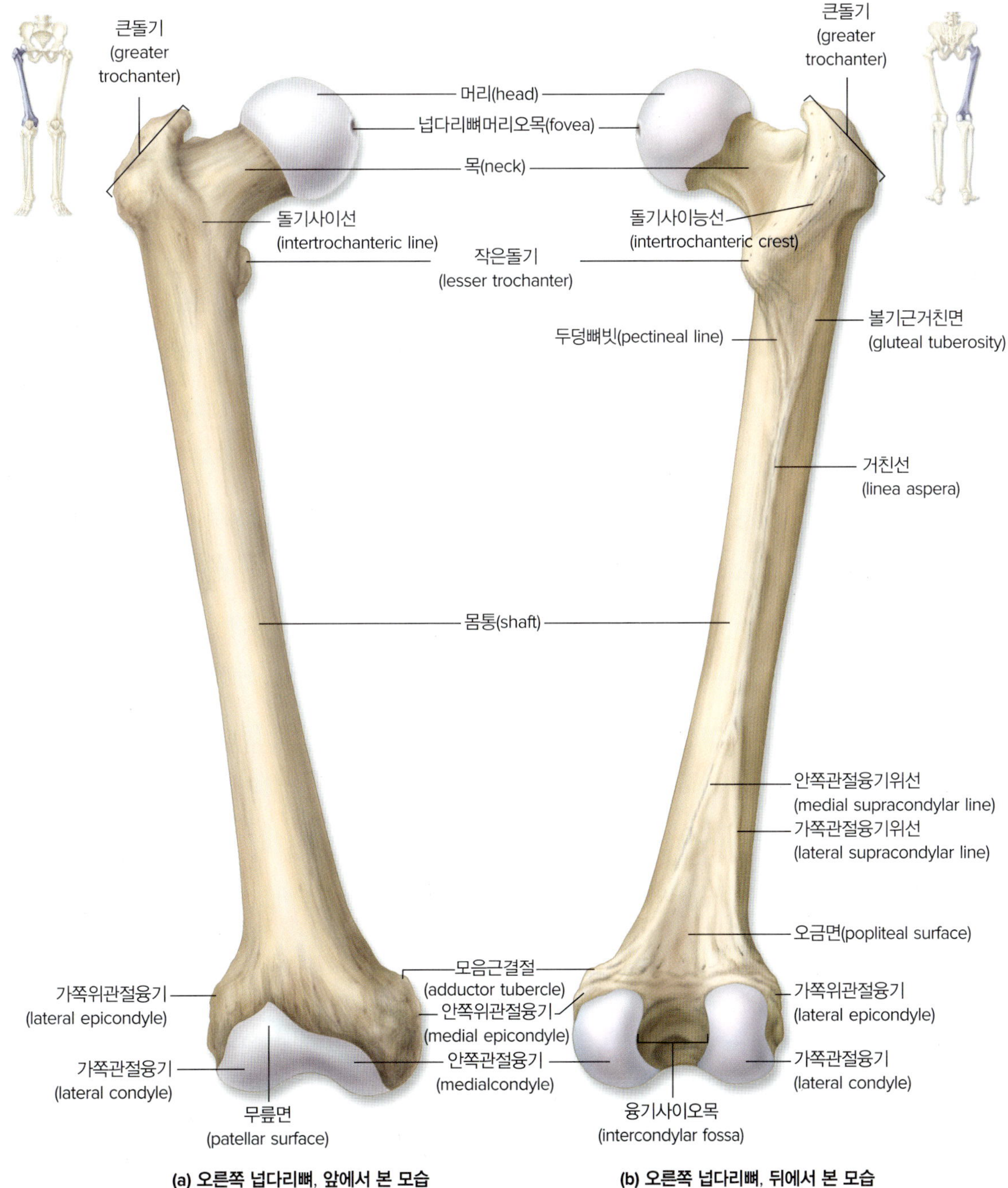

그림 5.31 넙다리뼈. (a) 무릎면과 돌기사이선은 앞에서 가장 잘 보인다. (b) 작은돌기와 오금면은 뒤에서 가장 잘 보인다.

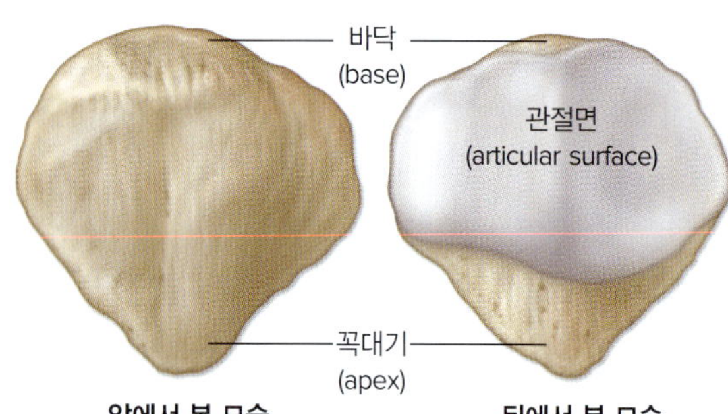

그림 5.32 무릎뼈. 무릎뼈는 넙다리네갈래근의 힘줄 안에 있는 종자뼈이다. 오른쪽 무릎뼈를 그림으로 나타냈다.

- 다리에 있는 정강뼈 1개와 종아리뼈 1개
- 발목과 발의 몸쪽 부분을 이루는 발목뼈 7개
- 발바닥의 움푹한 부분을 이루는 발허리뼈 5개
- 발가락을 이루는 발가락뼈 14개

5.11a 넙다리뼈와 무릎뼈

학습목표

42. 넙다리뼈의 관절에 대해 서술한다.

43. 넙다리뼈의 각 부분을 서술한다.

44. 무릎뼈의 위치와 기능을 설명한다.

넙다리뼈(대퇴골, femur)는 몸에서 가장 길고 튼튼하며 무거운 뼈이다(**그림 5.31**). 넙다리뼈의 **머리**(head)는 거의 구형이며 절구에서 볼기뼈와 연결된다. 넙다리뼈의 머리에는 **넙다리뼈머리오목**(대퇴골두와, fovea capitis)이라는 작은 홈이 있다. 여기에서 작은 인대가 넙다리뼈를 절구에 연결한다. 머리에서 먼쪽에는 길고 잘록한 **목**(neck)이 **줄기**(shaft)와 만나 각을 이룬다. 그 결과, 넙다리뼈 안쪽이 비스듬해지고 무릎이 가운데로 모인다.

큰돌기(대전자, greater trochanter)는 목과 줄기의 접합부에서 가쪽으로 튀어나와 있다. **작은돌기**(소전자, lesser trochanter)는 넙다리뼈의 뒤 안쪽면에 있다. 이 돌기들은 튼튼한 볼기근과 넓적다리근이 있는 거친 돌기이다. 큰돌기와 작은돌기는 **돌기사이능선**(전자간능선, intertrochanteric crest)이라는 굵고 비스듬한 능선으로 넙다리뼈의 뒷면에 연결되어 있다. 앞쪽에서는 위로 솟아오른 **돌기사이선**(전자간선, intertrochanteric line)이 두 돌기 사이를 지나 엉덩관절주머니의 먼쪽 가장자리가 된다. 돌기사이능선의 뒤쪽에서는 **두덩뼈빗**(치골근선, pectineal line)에 두덩근육이 부착된다. **볼기근거친면**(gluteal tuberosity)은 큰볼기근이 부착되는 곳이다(8.9a 참조).

볼기근거친면과 두덩뼈빗은 **거친선**(조선, linea aspera)이라는 중앙의 볼록한 능선에서 합쳐지며, 거친선에는 많은 넓적다리근육이 부착된다. 거친선은 먼쪽에서 **안쪽관절융기위선**(내측과상선, medial supracondylar line)과 **가쪽관절융기위선**(외측과상선, lateral supracondylar line)으로 나뉜다. 그 사이에는 편평한 삼각형 면인 **오금면**(슬와면, popliteal surface; *poples*: 오금)이 있다. 안쪽관절융기선은 **모음근결절**(내전근결절, adductor tubercle)에서 끝난다. 모음근결절은 큰모음근이 부착되는 거칠고 솟아오른 돌출부이다(8.9 참조).

넙다리뼈의 먼쪽 아랫면에는 2개의 매끈한 타원형 관절면인 **안쪽관절융기**(medial condyle)와 **가쪽관절융기**(lateral condyle)가 있다. 각 관절융기 위에는 **안쪽위관절융기**(medial epicondyle)와 **가쪽위관절융기**(lateral epicondyle)가 있다. 무릎을 구부렸을 때 무릎관절의 양쪽에서 만져지는 것이 위관절융기이다. 안쪽관절융기위선과 가쪽관절융기위선은 위관절융기에서 끝난다. 넙다리뼈의 먼쪽 뒷면에는 깊은 **융기사이오목**(과간와, intercondylar fossa)이 두 관절융기를 나눈다. 앞면에는 **무릎면**(슬개면, patellar surface)이라는 매끈한 홈이 무릎관절과 넙다리뼈가 만나는 곳에 있다.

무릎뼈(슬개골, patella; *patina*: 얇은 원반)는 크고 삼각형에 가까운 종자뼈이며, 넙다리네갈래근의 힘줄 속에 있다(**그림 5.32**). 무릎뼈는 힘줄이 더 매끄럽게 움직이도록 하며 무릎관절을 보호한다. 위쪽의 **바닥**(base)은 넓고 아래쪽의 **꼭대기**(apex)는 뾰족하다. 무릎뼈의 뒷면에는 넙다리뼈의 무릎면과 연결되는 **관절면**(articular surface)이 있다.

무엇을 배웠는가?

31 큰돌기와 작은돌기는 어디에 있으며, 어떤 기능을 하는가?

32 넙다리뼈의 무릎면은 어디에 있는가?

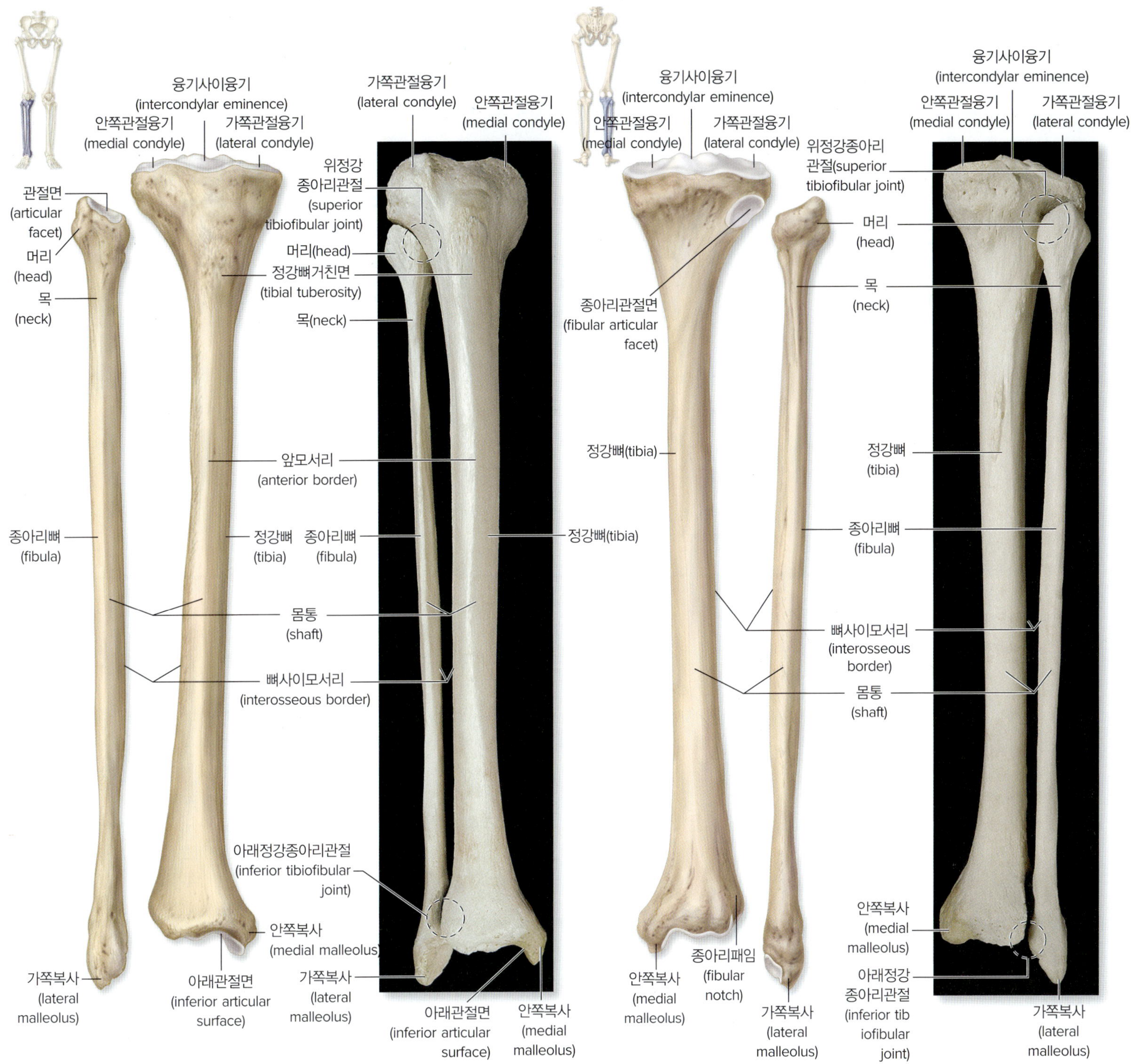

그림 5.33 정강뼈와 종아리뼈. 정강뼈와 종아리뼈는 다리에 있는 뼈이다. 오른쪽 정강뼈와 종아리뼈를 그림과 사진으로 나타냈다. (a) 앞에서 본 모습, (b) 뒤에서 본 모습.

5.11b 정강뼈와 종아리뼈

학습목표

45. 정강뼈와 종아리뼈의 각 부분을 서술한다.

46. 정강뼈와 종아리뼈의 기능이 어떻게 다른지 설명한다.

47. 정강뼈와 종아리뼈가 어떻게 관절로 연결되는지 서술한다.

다리뼈대에는 2개의 평행한 뼈가 있다. 하나는 굵고 튼튼한 정강뼈이며, 다른 하나는 가느다란 종아리뼈이다(그림 5.33). 노뼈, 자뼈와 같이 이 두 뼈는 **뼈사이모서리**(골간연, interosseous border)가 뼈사이막으로 연결되어 있다. 뼈사이막은 정강뼈와 종아리뼈를 일정한 위치에 고정하고 이 두 뼈가 조금 회전할 수 있도록 한다.

정강뼈(경골, tibia)는 안쪽에 있으며, 다리에서 유일하게 체중을 지탱하는 뼈이다. 위쪽에 있는 넓은 머리에는 비교적 납작한 면이 2개 있는데, 바로 **안쪽관절융기**(medial condyle)와 **가쪽관절융기**(lateral condyle)이다. 이 두 융기는 각각 넙다리뼈의 안쪽관절융기 및 가쪽관절융기와 연결된다. 돌출된 **융기사이융기**(intercondylar eminence)가 이 융기를 나눈다. 정강뼈의 몸쪽 뒤 가쪽에는 **종아리뼈머리관절면**(비골두관절면, fibular articular surface)이 있으며, 이 면은 종아리뼈와 함께 **위정강종아리관절**(상경비관절, superior tibiofibular joint)을 이룬다. 위정강종아리관절은 **몸쪽정강종아리관절**(근위경비관절, proximal tibiofibular joint)이라고도 한다.

몸쪽관절융기에 가까운 앞쪽의 거친 면은 **정강뼈거친면**(경골조면, tibial tuberosity)이다. 무릎 바로 아래쪽을 만져 보면 정강뼈거친면이 만져지며, 무릎인대가 여기에 부착된다. **앞모서리**(전연, anterior border)는 흔히 **정강이**(shin)라고 하며, 정강뼈거친면에서 앞면을 따라 먼쪽으로 뻗어 나온 돌출된 능선이다.

통합 INTEGRATE

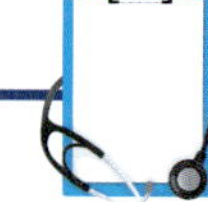

임상적 고찰 5.9 CLINICAL VIEW

발의 병리

엄지건막류(bunion; *buigne*: 혹)는 첫 번째 발허리발가락관절이 국소적으로 붓는 것이다. 이 때문에 엄지발가락이 완전히 앞을 향하지 않고 둘째발가락 쪽을 향한다. 엄지건막류는 너무 꽉 끼는 신발 때문에 발생하는 경우가 많으며 가장 흔한 발 질환 중 하나이다.

오목발(요족, pes cavus, clawfoot)은 세로활이 과도하게 높아지는 것이다. 발허리뼈와 몸쪽 가락뼈 사이의 관절이 너무 확장되고 다른 가락뼈 관절은 구부러져서 발이 휘게 된다.

발끝모음조막발증(내반첨족, talipes equinovarus)은 흔히 선천성 내반족(congenital clubfoot)이라고도 한다. 이 변형은 흔히 자궁이 좁을 때 발생한다. 발이 영구적으로 뒤집히고(발바닥이 안쪽으로 비틀림) 환자가 발끝으로 서려고 하면 발목이 발바닥 쪽으로 굽는다(발바닥이 뒤쪽으로 비틀림).

편평발(편평족, pes planus)은 흔히 평발(flat feet)이라고 하며, 안쪽 세로활이 납작해서 발바닥 전체가 땅에 닿는 상태이다. 편평발은 흔히 비만, 자세 이상, 지지조직의 약화로 발생한다. 하루 종일 서 있는 사람은 밤에 발이 다소 편평해질 수 있으나 휴식을 잘 취하면 원래대로 돌아온다.

발허리뼈피로골절(metatarsal stress fracture)은 발이 반복적인 압박이나 피로를 겪어 뼈의 바깥쪽 표면에 작은 금이 가는 것이다. 특히 달리기 선수는 발에 반복적인 힘을 받기 때문에 이 부상을 입기 쉽다.

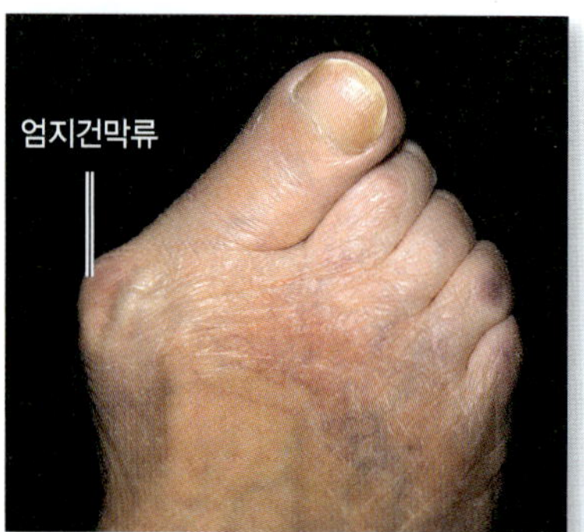

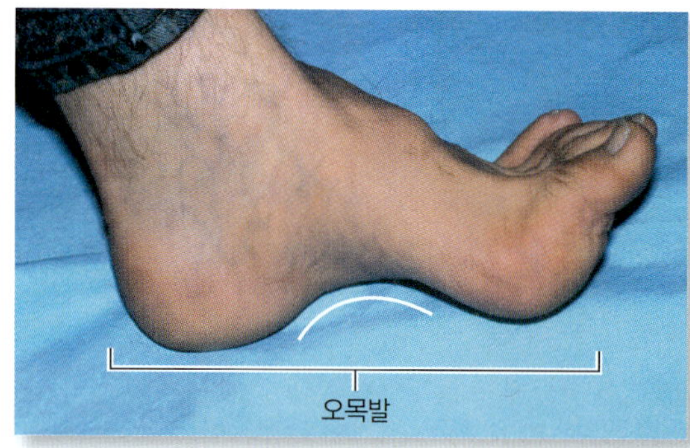

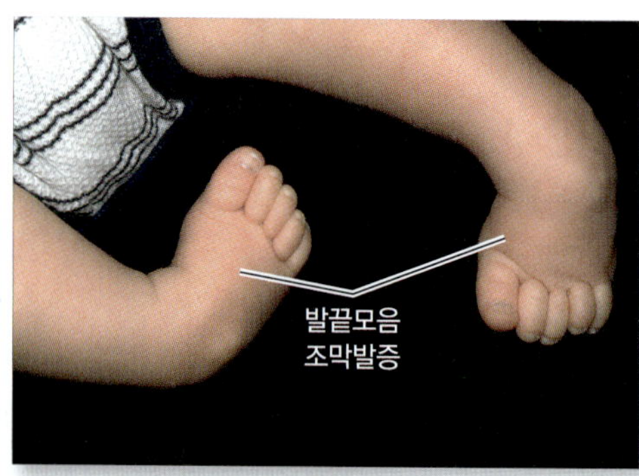

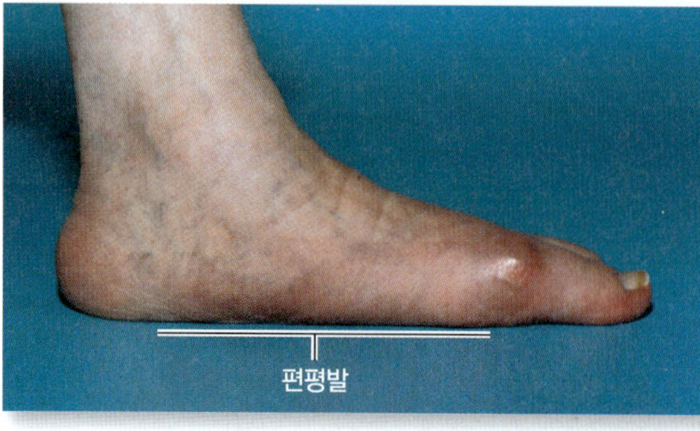

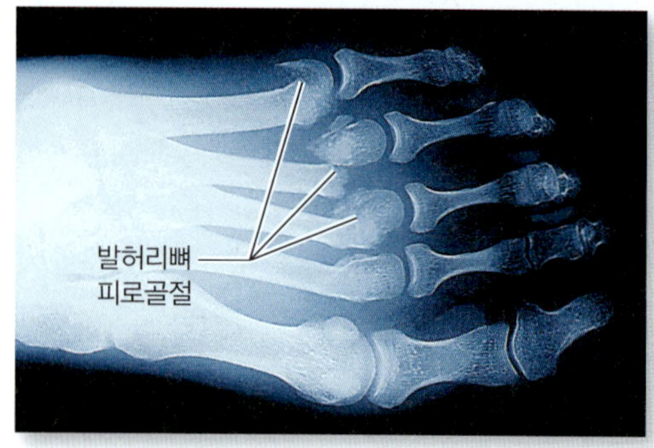

정강뼈는 먼쪽으로 갈수록 좁아지지만 안쪽 가장자리에는 큰 돌출부인 **안쪽복사**(내과, medial malleolus; *malleus*: 망치)가 있다. 발목의 안쪽을 만져 보면 튀어나온 곳이 바로 안쪽복사이다. 정강뼈의 먼쪽 뒤 가쪽에는 **종아리패임**(비골절흔, fibular notch)이 있으며, 이 패임은 종아리뼈와 만나 **아래정강종아리관절**(inferior tibiofibular joint)을 이룬다. 아래정강종아리관절은 **먼쪽정강종아리관절**(distal tibiofibular joint)이라고도 한다. 정강뼈의 아래 먼쪽에는 **매끈한 아래관절면**(inferior articular surface)이 있으며, 여기에는 발목뼈 중 하나인 목말뼈가 연결된다.

종아리뼈(비골, fibula)는 길고 가늘며 다리에서 가쪽에 있는 뼈이다. 종아리뼈는 체중을 지탱하지 않지만 여러 근육이 종아리뼈에서 시작된다. 둥근 혹과 같은 **머리**(head)는 정강뼈 가쪽관절융기의 조금 아래 뒤쪽에 있다. 머리에서 먼쪽에는 **목**(neck)이 있으며, 그보다 먼쪽에는 **줄기**(shaft)가 있다. 종아리뼈의 먼쪽 끝은 **가쪽복사**(외과, lateral malleolus)라고 하며, 발목관절의 가쪽으로 확장되어 가쪽이 안정되도록 한다. 발목의 가쪽을 만져 보면 느껴지는 혹이 바로 가쪽복사이다.

어떻게 생각하는가?

5 다리의 안쪽복사와 가쪽복사는 아래팔의 어떤 부분과 비슷한가?

무엇을 배웠는가?

33 정강뼈와 종아리뼈 둘 다에 있는 부분은 무엇인가?

34 정강뼈의 주된 기능은 무엇인가?

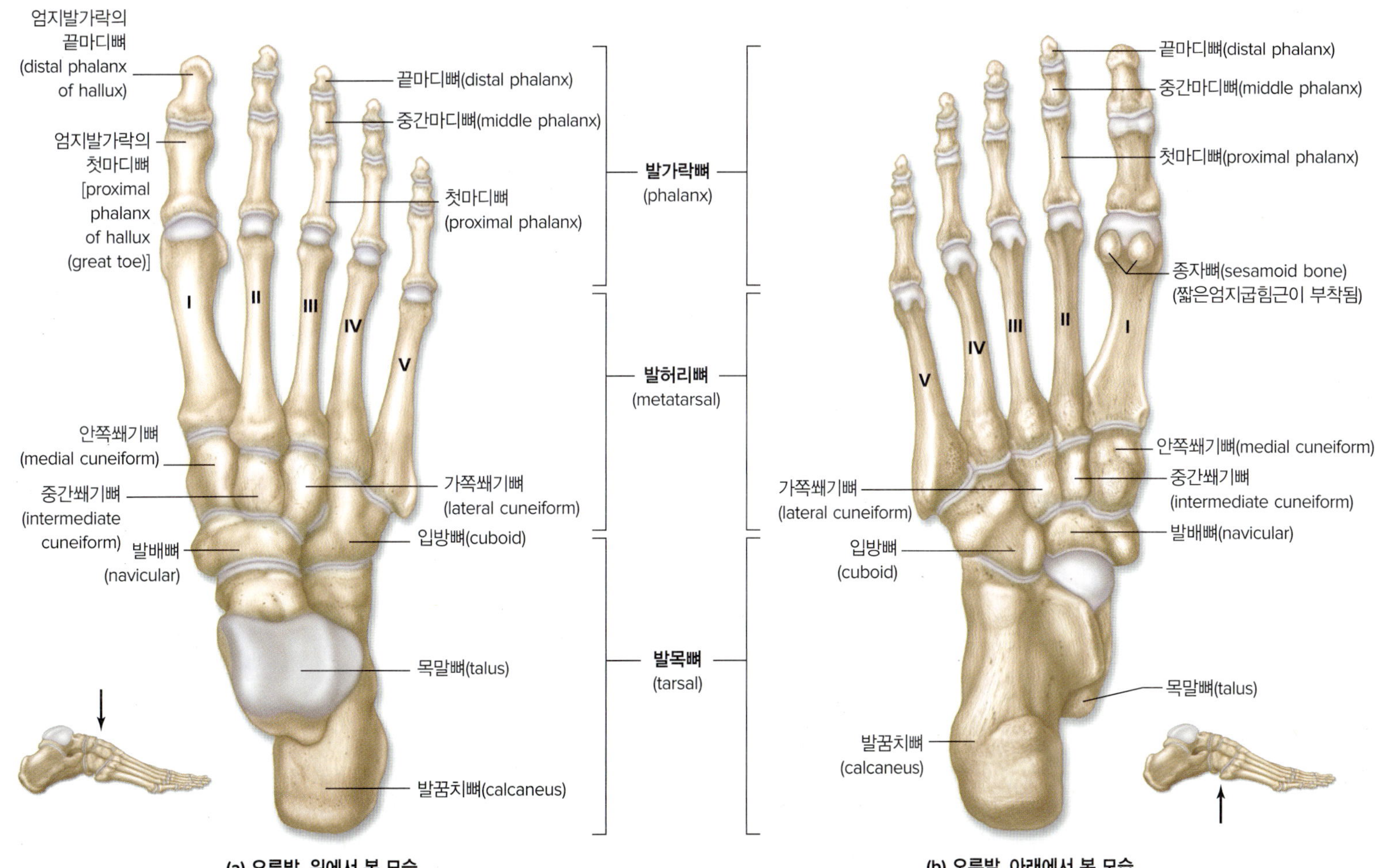

그림 5.34 발목뼈, 발허리뼈, 발가락뼈. 발목뼈는 발목과 몸쪽 발을, 발허리뼈는 발바닥의 움푹한 부분을, 발가락뼈는 발가락을 이룬다. 오른발을 (a) 위와 (b) 아래에서 본 모습이다.

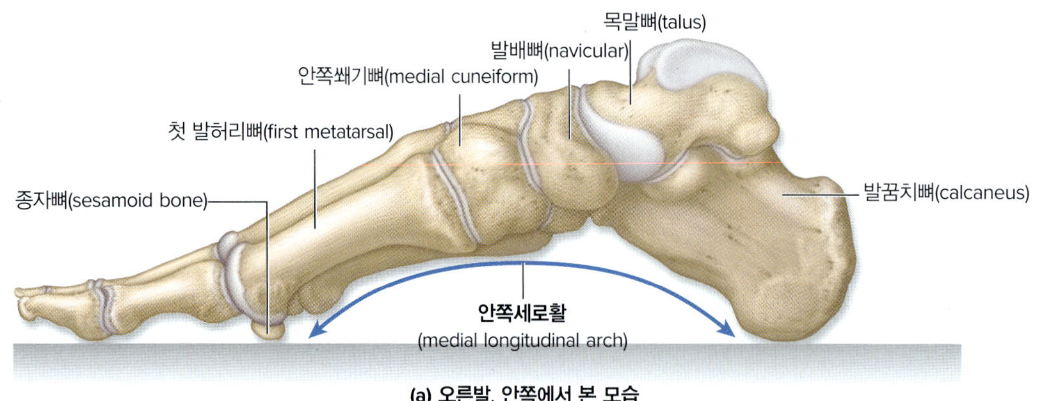

(a) 오른발, 안쪽에서 본 모습

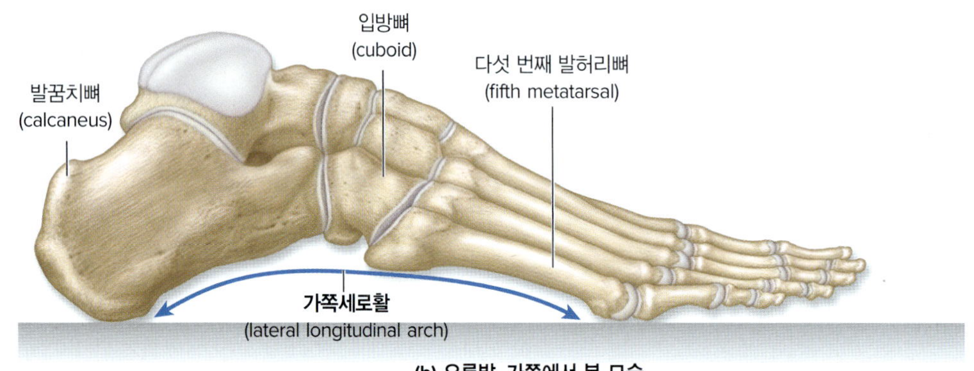

(b) 오른발, 가쪽에서 본 모습

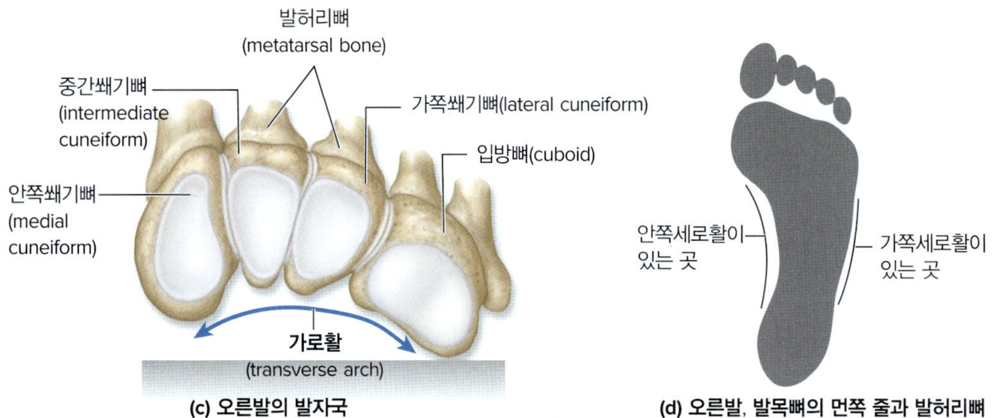

(c) 오른발의 발자국

(d) 오른발, 발목뼈의 먼쪽 줄과 발허리뼈

그림 5.35 발의 활. 발에는 2개의 세로활과 하나의 가로활이 있어서 체중을 더 잘 지탱할 수 있다. (a) 안쪽세로활, (b) 가쪽세로활, (c) 가로 단면으로 본 가로활, (d) 세로활의 위치를 나타내는 발자국 그림.

5.11c 발목뼈, 발허리뼈, 발가락뼈

학습목표

48. 발목뼈와 발허리뼈의 위치를 서술한다.

49. 발가락뼈와 그 상대적인 위치를 서술한다.

발목과 발을 이루는 뼈는 발목뼈, 발허리뼈, 발가락뼈이다(**그림 5.34**). 발목과 몸쪽 발에 있는 7개의 **발목뼈**(족근골, tarsal; *tarsus*: 편평한 면)는 손목에 있는 8개의 손목뼈와 어느 정도 비슷하나 형태와 배열은 손목뼈와 다르다.

목말뼈, 발꿈치뼈, 발배뼈는 발목뼈 중에서 몸쪽 줄에 있는 것으로 간주된다. **목말뼈**(거골, talus)는 발목뼈 중 가장 위쪽에 있으며, 두 번째로 크고 정강뼈와 연결되어 있다. **발꿈치뼈**(종골, calcaneus)는 발목뼈 중 가장 크며 발꿈치를 이룬다. 뒤쪽 끝에는 거칠고 혹과 같이 생긴 돌출부가 있으며, 튼튼한 다리 뒤쪽 근육에서 뻗어 나온 발꿈치힘줄(아킬레스건)이 여기에 부착된다(8.9c 참조). **발배뼈**(주상골, navicular bone; *navis*: 배)는 발목의 안쪽에 있다.

먼쪽 줄에 있는 4개의 발목뼈는 3개의 쐐기뼈와 하나의 입방뼈로 이루어져 있다. **안쪽쐐기뼈**(내측설상골, medial cuneiform; *cuneus*: 쐐기), **중간쐐기뼈**(중간설상골, intermediate cuneiform), **가쪽쐐기뼈**(lateral cuneiform)는 발배뼈 앞에 있으며, 발배뼈와 연결되는 쐐기 모양의 뼈이다. 가쪽에 있는 **입방뼈**(cuboid bone; *kybos*: 정육면체)는 가쪽쐐기뼈의 안쪽면에서 관절로 이어지고 가쪽쐐기뼈의 뒷면에 있다.

발허리뼈(중족골, metatarsal)는 5개의 긴뼈이며, 손목의 손허리뼈와 배열 및 이름이 비슷하다. 발허리뼈는 발바닥의 움푹한 부분을 이루며 안쪽에서 바깥쪽으로 로마 숫자 I~V를 붙여서 구분한다. 발허리뼈는 몸쪽에서 쐐기뼈 또는 입방뼈와 관절로 연결된다. 먼쪽에서는 몸쪽발가락뼈와 관절로 연결된다. 첫 번째 발허리뼈의 머리에는 2개의 작은 종자뼈가 있다. 이 종자뼈는 짧은엄지굽힘근의 힘줄 속에서 이 힘줄이 더 잘 움직이도록 한다(8.9d 참조).

발가락에 있는 뼈는 손가락과 마찬가지로 **발가락뼈**(phalanx)라고 한다. 발가락에는 총 14개의 발가락뼈가 있다. **엄지발가락**(족무지, hallux; *hallex*: 엄지발가락)에는 발가락뼈가 2개뿐이다(몸쪽과 먼쪽). 다른 4개의 발가락에는 발가락뼈가 3개씩 있다(첫마디뼈, 중간마디뼈, 끝마디뼈).

무엇을 배웠는가?

35 발목뼈 7개의 이름을 열거하라.

5.11d 발바닥의 활

학습목표

50. 발에 있는 3개의 활과 그 기능을 서술한다.

정상적인 발바닥은 활 모양으로 휘어 있다. 휜 부분은 발이 체중을 지탱하는 것을 돕고, 사람이 서 있을 때 발바닥에 있는 혈관과 신경이 눌리지 않도록 한다. 발에 있는 3개의 활은 안쪽세로활, 가쪽세로활, 가로활이다(**그림 5.35**).

안쪽세로활(medial longitudinal arch; *arcus*: 활)은 3개의 활 중 가장 높고 뒤꿈치에서 엄지발가락으로 뻗어 있다. 안쪽세로활은 발꿈치뼈, 목말뼈, 발배뼈, 쐐기뼈, I~III번 발허리뼈로 이루어져 있다. 안쪽세로활은 발의 안쪽이 땅에 닿는 것을 막고 사람의 발자국이 특징적인 모양이 되게 한다(**그림 5.35d**).

가쪽세로활(lateral longitudinal arch)은 안쪽세로활만큼 높지 않지만 발자국의 모양에 영향을 미친다. 이 활은 새끼발가락에서 뒤꿈치로 뻗어 있으며, 쐐기뼈, 입방뼈, IV번과 V번 발허리뼈로 이루어졌다.

가로활(transverse arch)은 세로활과 수직 방향이며 발목뼈의 먼쪽 줄과 5개의 모든 발허리뼈 바닥으로 이루어져 있다.

활의 형태는 주로 발의 뼈 자체로 유지된다. 뼈들이 맞물려서 활을 통해 무게를 지탱하도록 되어 있다. 아치형의 다리(bridge)를 이루는 활 모양으로 구부러진 쐐기 모양의 벽돌이 다른 기계적 장치 없이도 다리를 지탱하는 것과 비슷하다. 또 뼈에 부착된 튼튼한 인대와 힘줄을 잡아당기면서 수축하는 근육도 활 형태의 유지를 돕는다.

무엇을 배웠는가?

36 편평한 발보다 활이 있는 발이 더 바람직한 이유는?

5.12 뼈대의 발생

학습목표

51. 팔다리싹이 어떻게 만들어지는지 서술한다.

52. 팔싹과 다리싹의 발생을 비교하고 대조한다.

팔다리뼈대는 4주째에 발생하기 시작하며 배아의 가쪽에서 작은 융기 모양의 **팔다리싹**(limb bud)이 나타난다. 팔싹은 4주 초(약 26일째)에 나타나고 다리싹은 그보다 며칠 후(28일째)에 나타난다(**그림 5.36**). 다리의 발생은 팔의 발생보다 약 2~4일 늦다. 팔다리싹은 몸쪽 부분이 먼저 생겨난(4~5주째) 다음에 먼쪽 부분이 생겨난다.

각 팔다리싹은 가쪽판중배엽으로 이루어지며 외배엽으로 덮여 있다. 팔다리의 근육조직은 벽쪽중배엽에서 생겨나며 벽쪽중배엽은 발생 5주째 동안 발생하는 팔다리로 옮겨 간다.

각 팔다리싹의 꼭대기에서 외배엽의 일부가 두껍게 솟아올라 **꼭대기외배엽능선**(apical ectodermal ridge)을 이룬다. 기전이 완전히 밝혀진 것은 아니지만 이 능선은 그 아래 조직에 팔다리의 다양한 구성요소를 만들도록 지시하는 것으로 보인다.

처음에 팔다리싹은 원통형이다. 팔싹의 먼쪽 부분은 5주 초에 둥근 노 모양의 **원시손판**(수원시판, hand plate)이 된다. 원시손판은 나중에 손바닥과 손가락이 된다. 다리싹에서는 이와 비슷한 **원시발판**(족원시판, foot plate)이 6주째에 생겨난다. 원시손판과 원시발판은 길고 굵은 가락열(digital ray)이 되고 가락열은 손가락과 발가락이 된다. 손판의 가락열은 6주 후반에 나타나고 발판의 가락열은 7주 초반에 나타난다. 처음에 가락열은 조직으로 연결되어 있다가 예정된 **세포사**(apoptosis)를 겪는다. 세포사를 통해 중간 조직들이 죽으면 가락열 사이에 패임이 생기고 손가락과 발가락이 생겨난다. 이 과정은 7주째에 일어나며 8주째에 손가락과 발가락이 완전히 만들어진다.

무엇을 배웠는가?

37 둥근 원시손판(또는 원시발판)은 어떻게 5개의 손가락(또는 발가락)이 되는가?

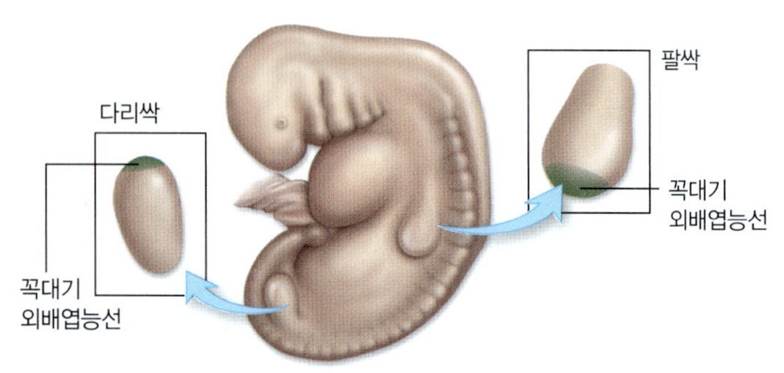

4주: 팔다리싹이 생긴다.

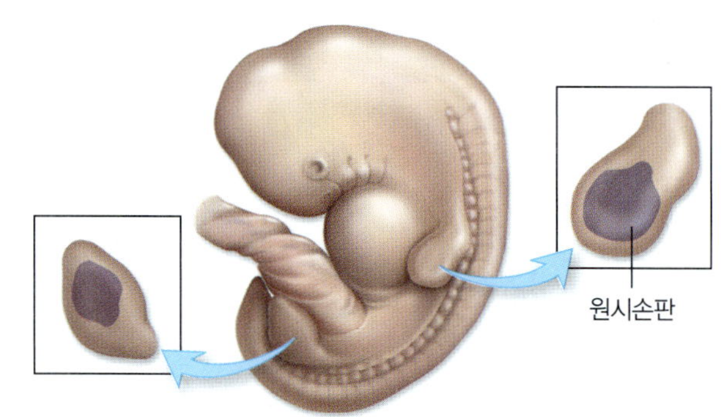

5주: 원시손판이 생긴다.

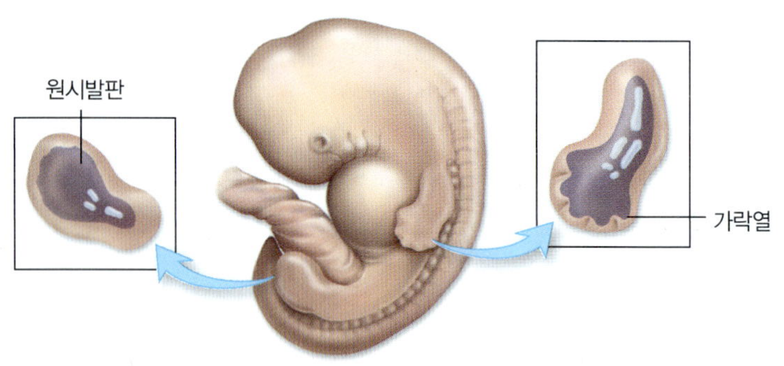

6주: 원시손판에서 가락열이 생긴다. 원시발판이 생긴다.

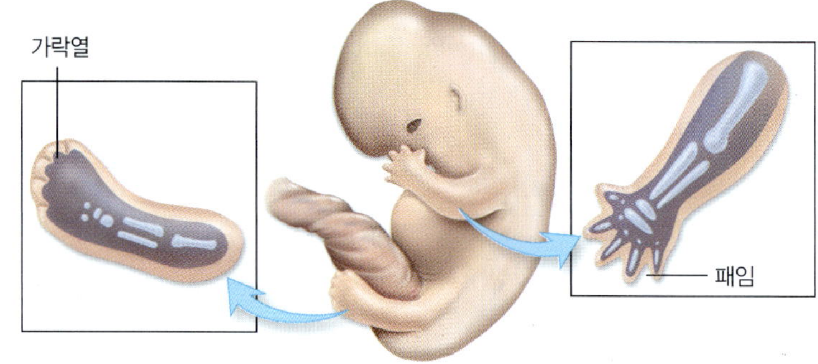

7주: 원시손판의 가락열 사이에 패임이 나타난다. 원시발판에서 가락열이 생긴다.

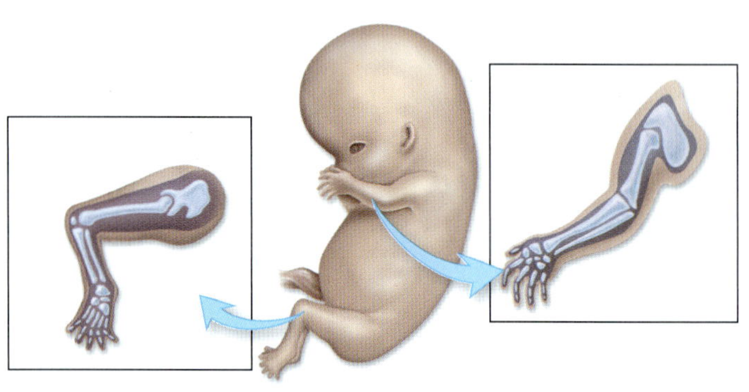
8주: 손가락과 발가락이 만들어진다.

그림 5.36 팔다리뼈대의 발생. 팔다리싹은 4~8주에 발생한다. 팔은 다리에 비해 2~4일 빨리 발생한다.

통합 INTEGRATE

임상적 고찰 5.10 CLINICAL VIEW

팔다리 기형

팔다리와 손가락 기형은 유전적 또는 환경적 영향으로 발생한다. 팔다리와 손가락 기형 중에는 다음과 같은 것들이 있다.

- 손가락과다증(다지증, polydactyly; *poly*: 많은, *daktylos*: 손가락)은 손가락이나 발가락이 정상보다 많은 상태이다. 이는 대물림되는 경우가 많으며, 유전적 요소가 있는 것으로 보인다.
- 손가락결손증(ectrodactyly; *ectro*: 선천적으로 신체 일부가 없음)은 손가락이나 발가락 중 하나가 없는 것이다. 손가락과다증과 마찬가지로 대물림된다.
- 손가락붙음증(합지증, syndactyly; *syn*: 함께)은 손가락과 발가락이 비정상적으로 서로 붙어 있는 것이다. 가락열 사이의 중간 조직이 정상적인 세포사를 겪지 않은 경우에 발생한다. 가벼운 경우에는 손가락이나 발가락 사이에 조직이 남아 있으며, 심한 경우에는 2개 이상의 손가락이나 발가락이 완전히 붙어 있다.
- 팔다리없음증(amelia; *a*: 없는, *melos*: 팔다리)은 팔이나 다리 하나가 완전히 없는 것이며, 부분팔다리증(부분무지증, meromelia; mero: 부분)은 팔다리의 일부가 없는 것이다.
- 바다표범손발증(phocomelia; *phoke*: 바다표범)은 바다표범의 지느러미와 같은 짧고 뭉툭한 팔다리를 가리킨다.

이 상태는 모두 유전적인 요인으로 발생할 수 있으나, 임신부가 약물을 사용한 경우와 같이 환경의 영향으로 일어나는 일이 더 많다. 팔다리 기형과 관련된 약물의 대표적인 예로 1954년에 유럽에서 비바르비투르계 수면제로 처음 출시된 **탈리도마이드(thalidomide)**를 들 수 있다. 의사들은 이 약이 구역을 가라앉히는 데 도움이 된다는 사실을 발견했고, 일부 의사가 입덧을 겪는 임신부에게 이 약을 처방했다.

1950년대 후반과 1960년대 초반에 유럽과 캐나다에서 팔다리 기형의 발생률이 크게 증가했다(탈리도마이드는 미국에서는 승인되지 않았다). 연구자는 이 약물이 염색체 DNA의 특정 부분과 결합해 특정 유전자의 결합을 차단해서 발현을 막는다는 사실을 밝혀냈다. 태아의 유전자 중 가장 많이 영향을 받은 것은 혈관 성장을 담당하는 유전자였다. 혈관이 충분히 분포하지 않으면 팔다리싹의 형성이 저해된다. 연구자와 임상의는 임신부가 배아 발생 4~8주(팔다리 발생에서 가장 중요한 시기)에 탈리도마이드를 복용하면 팔다리의 형성이 크게 저해된다는 사실을 밝혀냈다.

탈리도마이드는 1960년대에 시장에서 퇴출되었다. 그러나 최근에 항염증 효과가 큰 약물이라는 사실이 밝혀져 다시 출시되었으며, 나병의 파괴적인 영향을 경감하는 데 특히 효과적이라는 것이 입증되었다. 또 이 약물은 다발골수종(골수세포에 생기는 암의 일종), 에이즈 증상, 루푸스(자가면역질환의 일종) 치료에도 쓰인다. 탈리도마이드는 기형 유발 물질이 배아 발달의 섬세한 과정에 어떻게 영향을 미치며, 왜 가임기의 여성이 약물을 복용하기 전에 자신이 임신 여부를 확인해야 하는지를 보여 주는 대표적인 예이다.

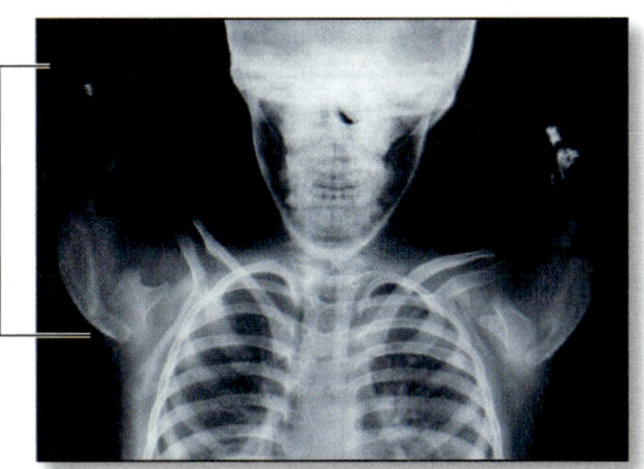

바다표범손발증이 있는 아동의 방사선 사진

단원 요약 CHAPTER SUMMARY

5.1 뼈대의 구성요소	• 전형적인 성인 뼈대는 206개의 뼈로 이루어져 있으며, 뼈의 특징을 이용하여 신장, 연령, 건강상태 등을 확인할 수 있다.
	5.1a 몸통뼈대와 팔다리뼈대 • 몸통뼈대는 머리뼈, 척주, 가슴우리로 이루어져 있다. • 팔다리뼈대는 팔이음뼈, 다리이음뼈, 팔뼈, 다리뼈로 이루어져 있다.
	5.1b 뼈의 표지점 • 뼈의 나타난 특징을 표현하는 여러 해부학용어가 있다.
5.2 머리뼈를 이루는 뼈와 머리뼈의 특징	**5.2a 머리뼈의 전반적인 해부학** • 뇌머리뼈는 머리뼈안을 감싸고, 얼굴뼈는 소화계통과 호흡계통의 입구를 보호하는 역할을 한다.
	5.2b 머리뼈의 모양과 중요한 특징 • 머리뼈의 다양한 방향에서 낱개뼈, 구멍, 돌기, 표지점 등을 볼 수 있다. • 뇌머리뼈는 이마뼈 및 한 쌍의 마루뼈, 관자뼈, 뒤통수뼈, 나비뼈, 벌집뼈로 이루어져 있다. • 얼굴뼈는 한 쌍의 광대뼈, 눈물뼈, 코뼈, 아래코선반, 입천장뼈, 위턱뼈 및 하나의 보습뼈, 아래턱뼈로 이루어져 있다. • 앞, 중간, 뒤머리뼈우묵은 머리안에 위치하며, 뇌의 특정 부위를 감싸고 있다.
	5.2c 봉합 • 봉합은 머리뼈들 사이의 움직임이 적은 관절이다.
	5.2d 눈복합체와 코복합체, 코곁굴 • 눈복합체를 이루는 일곱 개의 뼈: 위턱뼈, 이마뼈, 눈물뼈, 벌집뼈, 나비뼈, 입천장뼈, 광대뼈 • 코복합체는 코안과 코곁굴을 감싸는 뼈와 연골로 이루어져 있다. • 코곁굴은 머리뼈를 가볍게 해주고, 목소리가 공명하도록 한다.

(계속)

단원 요약 CHAPTER SUMMARY

5.3 머리뼈와 관련된 뼈

- 귀속뼈에는 망치뼈, 모루뼈, 등자뼈가 있으며, 관자뼈 안에 들어 있는 작은 뼈들이다.
- 목뿔뼈는 다른 뼈와 관절을 이루지 않고 근육과 인대의 부착점 역할을 한다.

5.4 머리뼈를 분석해 성별과 나이 추정하기

- 머리뼈의 특징을 이용해 성별과 연령을 추정할 수 있다.

5.4a 성별에 따른 머리뼈의 차이

- 여성의 머리뼈는 좀 더 작고 턱이 뾰족하며 눈확위모서리가 날카롭다.
- 남성의 머리뼈는 좀 더 거칠고 목덜미능선과 같은 표지점이 더 뚜렷하며 아래턱각이 사각이다.

5.4b 머리뼈의 성장

- 숫구멍은 아기가 태어날 때 산도를 쉽게 통과할 수 있도록 일시적 변형을 돕는다.
- 성인이 되면 봉합이 닫히기 시작하며 뼈로 되고 이를 이용해 연령을 추정할 수 있다.

5.5 척주의 뼈

- 척주는 26개의 척추뼈로 이루어져 있다.

5.5a 척추뼈의 유형

- 성인의 척추뼈는 7개의 목뼈, 12개의 등뼈, 5개의 허리뼈, 엉치뼈, 꼬리뼈로 이루어져 있다.

5.5b 척주굽이

- 척주굽이는 체중을 지지하는 데 큰 도움을 준다.

5.5c 척추뼈의 해부학

- 전형적인 척추뼈는 몸통과 척추뼈고리로 이루어져 있다. 이 둘이 함께 척추뼈구멍을 형성하고 이웃한 척추뼈구멍이 모여 척수가 지나는 척주관을 형성한다.
- 목뼈는 가로구멍과 두 갈래로 갈라진 가시돌기가 특징이다.
- 등뼈는 그 몸통과 가로돌기에 갈비오목이 있는 것이 특징이다.
- 허리뼈는 목뼈와 등뼈보다 훨씬 크며 갈비오목과 가로구멍이 없다.
- 엉치뼈는 삼각형 모양의 뼈로 20대 후반 쯤에 5개의 분절이 융합된 것이다.
- 꼬리뼈는 20대 중반 쯤에 4개의 작은 분절이 융합된 뼈이다.

5.6 가슴우리의 뼈

가슴우리는 등뼈, 갈비뼈, 복장뼈로 이루어져 있다.

5.6 a 복장뼈

- 복장뼈는 자루, 몸통, 칼돌기로 이루어져 있다.

5.6b 갈비뼈

- 갈비뼈는 12쌍이다. 첫째~일곱째 갈비뼈를 참갈비뼈라고 하고, 여덟째~열두째 갈비뼈를 거짓갈비뼈라고 하며, 마지막 열한째와 열두째 갈비뼈는 뜬갈비뼈라고도 한다.

5.7 팔다리: 비교

- 팔뼈와 다리뼈는 각각 팔이음뼈와 다리이음뼈를 통해 연결되어 있다.
- 위팔과 넓적다리에는 하나의 뼈가 있고, 아래팔과 종아리에는 2개의 뼈가 있으며, 손목과 발목에는 여러 개의 작은 뼈가 있고, 손과 발에는 각각 14개의 손발가락뼈가 있다.

5.8 팔이음뼈와 그 기능

- 팔이음뼈는 빗장뼈와 어깨뼈로 이루어져 있으며, 몸통뼈대와 팔뼈를 이어 주는 역할을 한다.

5.8a 빗장뼈

- 빗장뼈는 S자 모양의 뼈로 안쪽의 복장뼈 및 가쪽의 어깨뼈와 관절을 이룬다.

5.8b 어깨뼈

- 어깨뼈는 삼각형의 납작한 뼈로 관절오목을 통해 위팔뼈의 머리와 관절은 이룬다.

5.9 팔뼈

- 팔뼈는 위팔뼈, 노뼈, 자뼈, 8개의 손목뼈, 5개의 손허리뼈, 14개의 손가락뼈로 이루어져 있다.

5.9a 위팔뼈

- 위팔뼈는 위팔의 뼈이다. 몸쪽에서 어깨뼈와 관절을 이루고, 먼쪽의 팔꿉에서 노뼈 및 자뼈와 관절을 이룬다.

5.9b 노뼈와 자뼈

- 노뼈와 자뼈는 아래팔의 뼈이다.

5.9c 손목뼈, 손허리뼈, 손가락뼈

- 손목은 8개의 손목뼈로 이루어져 있고, 손바닥은 5개의 손허리뼈로 이루어져 있으며, 손가락은 14개의 손가락뼈로 이루어져 있다.

5.10 다리이음뼈와 그 기능

- 다리이음뼈는 2개의 볼기뼈로 이루어져 있으며, 여기에 엉치뼈와 꼬리뼈를 합친 것이 골반뼈이다.

5.10a 볼기뼈

- 볼기뼈는 엉덩뼈, 궁둥뼈, 두덩뼈가 융합된 것이다. 볼기뼈의 절구는 넙다리뼈의 머리와 관절을 이룬다.

5.10b 작은골반과 큰골반

- 골반가장자리는 골반을 큰골반과 작은골반으로 나누는 경계이다.

5.10c 성별에 따른 골반의 차이

- 볼기뼈는 몸에서 성별에 따른 차이가 가장 많이 나타나는 뼈이다.
- 여성의 골반은 남성에 비해 넓고 큰궁둥패임이 확장되어 있으며 두덩뼈의 모양이 사각이다.

(계속)

단원 요약 CHAPTER SUMMARY

	5.10d 나이에 따른 볼기뼈의 차이 • 나이가 들수록 울퉁불퉁했던 두덩결합의 관절면이 점점 편평해진다.
5.11 다리뼈	• 다리뼈는 넙다리뼈, 무릎뼈, 정강뼈, 종아리뼈, 발목뼈 7개, 발허리뼈 5개, 발가락뼈 14개로 이루어져 있다.
	5.11a 넙다리뼈와 무릎뼈 • 넙다리뼈는 둥근 머리와 긴 목을 가지고 있다. • 안쪽과 가쪽관절융기는 정강뼈의 관절융기와 관절을 이룬다. • 무릎뼈는 무릎을 보호하며, 넙다리네갈래근 힘줄의 앞에 위치한다.
	5.11b 정강뼈와 종아리뼈 • 정강뼈는 종아리의 안쪽에 위치하는 두껍고 단단한 뼈이며, 안쪽복사가 발목관절의 안쪽으로 튀어나와 있다. • 종아리뼈는 종아리의 가쪽에 위치하는 얇은 뼈이며, 가쪽복사가 발목관절의 가쪽으로 튀어나와 있다.
	5.11c 발목뼈, 발허리뼈, 발가락뼈 • 발목은 7개의 발목뼈로 이루어져 있고, 발바닥은 5개의 발허리뼈로 이루어져 있으며, 발가락은 14개의 발가락뼈로 이루어져 있다.
	5.11d 발바닥의 활 • 발을 형성하는 3개의 활을 통해 체중을 지지하고, 서 있을 때 발바닥을 지나는 구조가 눌리지 않도록 한다.
5.12 뼈대의 발생	• 팔다리뼈대는 발생 4주에 나타나는 팔다리싹에서 만들어지며, 8주때에 팔다리 대부분의 발생이 끝난다.

단원 평가

성과 및 평가

분석 및 적용

이해와 암기

기초 평가 Do You Know the Basics?

1. 코중격을 형성하는 뼈로 옳은 것은?
   a. 벌집뼈(ethmoid bone)의 수직판과 보습뼈(vomer)
   b. 벌집뼈(ethmoid bone)의 수직판
   c. 벌집뼈(ethmoid bone)의 수직판과 코뼈(nasal bone)
   d. 보습뼈(vomer)와 나비뼈(sphenoid bone)

2. 표지점의 설명으로 옳은 것은?
   a. foramen: 뼈가 튀어나온 것
   b. facet: 뼈에 있는 구멍
   c. tubercle: 작게 튀어나온 것
   d. alveolus: 좁은 고랑

3. 이마뼈와 마루뼈가 만나서 형성한 봉합으로 옳은 것은?
   a. 이마봉합(coronal suture)
   b. 시상봉합(sagittal suture)
   c. 시옷봉합(lambda suture)
   d. 비늘봉합(squamous suture)

4. 출생 시 영아의 머리뼈 사이가 서로 중첩하며 작아질 수 있는 것은 머리에 무엇이 있기 때문인가?
   a. 뼈되기중심(ossification center)
   b. 숫구멍(fontanelle)
   c. 구멍(foramina)
   d. 오목(fossa)

5. 몸통이 하트 모양이고 가시돌기가 길게 아래로 뻗어 있는 척추뼈는?
   a. 목뼈
   b. 등뼈
   c. 허리뼈
   d. 엉치뼈

6. 여성 골반의 특징으로 옳은 것은?
   a. 좁은 U자 모양의 큰궁둥패임(greater sciatic notch)
   b. 100° 이상의 넓은 두덩밑각(subpubic angle)
   c. 짧은 삼각형 모양의 두덩뼈몸통
   d. 작고 하트 모양의 골반입구(pelvic inlet)

7. 아래팔을 뒤침(suoination)했을 때의 현상으로 옳은 것은?
   a. 엄지손가락이 가쪽에 위치한다.
   b. 노뼈와 자뼈가 서로 교차한다.
   c. 새끼손가락이 가쪽에 위치한다.
   d. 콩알뼈(pisiform bone)가 뒤를 향한다.

8. 어깨뼈(scapula)에서 가시(spine)에 의해 나뉘는 두 공간으로 옳은 것은?
   a. 가시위오목(supraspinous fossa)과 어깨뼈밑오목(subscapular fossa)
   b. 어깨뼈밑오목과 가시아래오목(infraspinous fossa)
   c. 가시아래오목과 가시위오목
   d. 가시위오목과 관절오목(glenoid cavity)

9. 정강뼈와 관절을 이루는 넙다리뼈의 부위는?
   a. 거친선(linea aspera)
   b. 안쪽과 가쪽관절융기(medial and lateral condyle)
   c. 넙다리뼈머리(head of femur)
   d. 큰돌기(greater trochanter)

10. 의자에 앉았을 때 바닥에 닿는 구조로 옳은 것은?
    a. 두덩뼈(pubic bone)
    b. 궁둥뼈결절(ischial tuberosity)
    c. 엉치엉덩관절(sacroiliac joint)
    d. 엉덩뼈능선(iliac crest)
11. 봉합(suture)이란 무엇이며, 머리뼈의 모양과 성장에 어떤 영향을 미치는가?
12. 머리뼈의 아래면에서 보이는 뇌머리뼈(cranial bone)와 얼굴뼈(facial bone)는?
13. 코곁굴(paranasal sinus)의 기능은?
14. 척주굽이(spinal curvature)는 무엇이며, 언제 형성되는지와 그 기능을 설명하시오.
15. 참갈비뼈, 거짓갈비뼈, 뜬갈비뼈의 유사점과 차이점을 설명하시오.
16. 팔이음뼈(pectoral girdle)와 다리이음뼈(pelvic girdle)의 구조와 기능을 비교하시오.
17. 팔과 다리의 주요 유사점과 차이점은?
18. 작은골반(true pelvis)과 큰골반(false pelvis)을 비교하여 설명하시오. 또한 이 둘을 나누는 표지점은?
19. 발바닥 활의 기능은?
20. 팔다리의 발생에 대하여 설명하시오. 팔다리싹을 형성하는 배엽층(germ layer)은 어디인가? 각 주(week)에 일어나는 주요 현상들을 설명하시오.

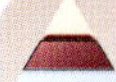

응용 평가 Can You Apply What You've Learned?

다음 지문을 읽고 1-5번 문항에 답하시오.

당신은 숲에서 발생한 범죄 현장의 조사에 참여하게 되었다. 등산객이 나뭇잎 아래에서 유골을 발견하였는데, 당신은 뼈 전문가로서 뼈를 식별하고 유골의 연령과 성별을 결정하는 일을 맡게 되었다. 이제 뼈대 검사를 시작하려고 한다.

1. 당신이 식별하는 첫번째 뼈는 길이가 길고 다소 크다. 둥근 머리가 있으며, 길다란 목이 있고, 뼈의 먼쪽에 부드러운 관절융기가 확인된다. 이 뼈의 목 근처에는 큰 뼈돌기도 돌출되어 있다. 이러한 점을 바탕으로 이 뼈는 무엇이라고 생각하는가?
   a. 위팔뼈(humerus)
   b. 노뼈(radius)
   c. 넙다리뼈(femur)
   d. 정강뼈(tibia)
2. 유골의 나머지 부분을 살펴보자 사망 전에 골절된 S자 모양의 뼈가 보인다. 이 뼈는 떨어질 때 손을 뻗어서 골절되었을 가능성이 높다. 어떤 뼈인가?
   a. 빗장뼈(clavicle)
   b. 손허리뼈(metacarpal)
   c. 갈비뼈(rib)
   d. 손가락뼈(phalages)
3. 머리뼈를 들고 검사를 시작한다. 꼭지돌기(mastoid process)는 다소 작고 바깥뒤통수뼈융기(external occipital protuberance)는 뚜렷하지 않다. 눈확위모서리(supraorbital margin)는 날카롭고 턱끝융기(mental eminence)는 뾰족하다. 이러한 모든 소견을 통해 얻은 결론으로 옳은 것은?
   a. 뼈대는 상당 기간 묻혀 있었다.
   b. 머리뼈는 여성의 것이다.
   c. 머리뼈는 남성의 것이다.
   d. 머리뼈는 소아의 것이다.
4. 위 3번 문항에서 답한 것을 토대로 이 유골의 골반에서 기대되는 소견은?
   a. 좁은 골반입구(pelvic inlet)
   b. 길고 사각의 두덩뼈(pubic bone)
   c. 좁은 U자 모양의 큰궁둥패임(greater sciatic notch)
   d. 90°의 두덩밑각(subpubic angle)
5. 경찰은 유골의 연령도 추정 가능한지 알고 싶어 한다. 당신은 모든 긴뼈의 뼈끝(epiphysis)이 뼈몸통(diaphyis)에 융합되어 있고, 모든 영구치(permanent teeth)가 돌출된 것을 확인하였다. 머리뼈의 봉합(suture)은 여전히 열려 있으며, 두덩결합면(symphyseal surface)은 편평하지만 주변의 테두리는 뚜렷하게 형성되지 않았다. 이를 통해 추정 가능한 연령은?
   a. 10세 이하
   b. 10~20세
   c. 20~35세
   d. 35~50세

종합 평가 Can You Synthesize What You've Learned?

1. 폴은 병원 신생아실 창문을 통해 갓 태어난 딸을 보았고, 아이의 머리뼈가 이상하게 생겨서 고민에 빠졌다. 아이의 머리 모양은 며칠 안에 정상으로 돌아올 것이라며 간호사는 그에게 너무 걱정하지 말라고 하였다. 머리뼈 기형의 원인은 무엇이며, 신생아 머리뼈의 어떤 해부학적 특징으로 인해 정상 모양으로 되돌아갈 수 있다고 생각하는가?
2. 임신 초기에 한 여성이 의사를 방문하였다. 그녀는 루푸스를 앓고 있는데 탈리도마이드(thalidomide) 약물이 증상 치료에 놀라운 가능성을 보여준다는 얘기를 듣고 찾아온 것이다. 지금 의사는 이 약을 처방해야 하는가, 처방하지 말아야 하는가? 이유도 함께 설명하시오.
3. 법의인류학자들이 동굴에서 발견된 사람 골반뼈의 일부를 조사하고 있다. 골반뼈만으로 뼈대의 성별과 연령 및 일부 신체적 특징을 알 수 있는 방법은?

Chapter 6

뼈대계통: 관절
Skeletal System: Articulation

통합 *INTEGRATE*

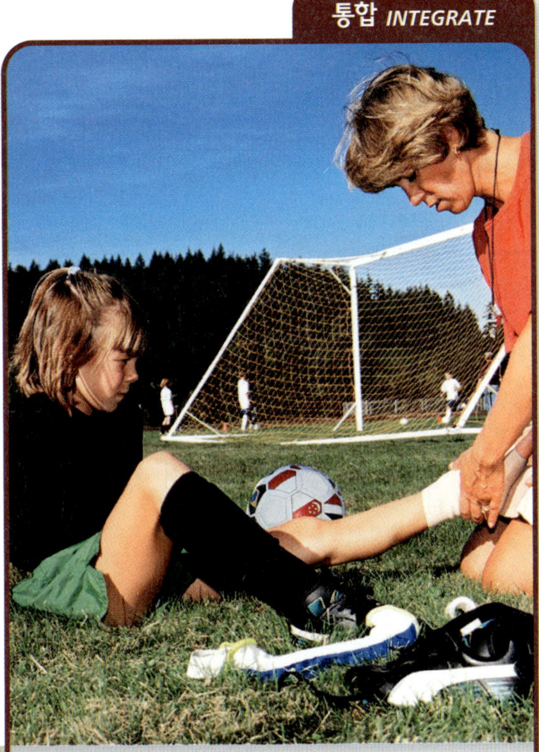

©Russell Illig/Getty Images RF

관련 직업

선수 트레이너(Athletic Trainer)

선수 트레이너는 근육뼈대 부상, 특히 이 장에서 다룰 관절과 관련된 부상을 진단한다. 선수 트레이너는 각 관절의 정상적인 움직임 범위, 관절을 지탱하는 근육과 인대의 구조, 부상이 운동성과 최종적인 치유에 미치는 영향을 알아야 한다. 사진에서 선수 트레이너는 경기장에서 부상을 입은 축구선수의 발목을 살피고 붕대로 감고 있다.

뼈대는 중요한 기관을 보호하고 물렁조직을 지탱한다. 뼈대의 뼈속질공간에서는 새로운 혈구가 만들어진다. 또 뼈대는 근육계통과 상호작용해 몸의 움직임을 돕는다. 뼈는 단단해서 구부러지지 않지만 관절에서 서로 만난다. 이 장에서는 관절의 모양과 지지구조에 따라 뼈가 어떻게 관절로 연결되고 움직이는지 살펴본다.

6.1 관절의 분류

학습목표

1. 관절을 정의한다.
2. 관절의 구조적 분류와 기능적 분류를 비교한다.
3. 관절의 운동성과 안정성의 반비례관계를 설명한다.

관절(joint, articulation)은 뼈와 뼈, 뼈와 연골, 뼈와 이가 맞닿는 부분이다. 뼈는 관절에서 서로 **연결된다**(articulate). 관절을 연구하는 학문을 **관절학**(arthrology; *arthron*: 관절, *logos*: 학문)이라고 한다.

관절은 구조적인 특징에 따라 분류하기도 하고, 가능한 움직임에 따라 분류하기도 한다(**표 6.1**). 관절은 뼈의 관절면을 결합하는 결합조직의 유형에 따라서, 그리고 연결되는 뼈 사이에 공간이 있느냐에 따라서 구조적으로 분류한다.

- **섬유관절**(fibrous joint)은 관절안이 없고 뼈가 치밀규칙(섬유)결합조직으로 연결되는 관절이다.
- **연골관절**(cartilaginous joint)은 관절안이 없고 뼈가 연골로 연결되는 관절이다.
- **윤활관절**(synovial joint)은 액체로 찬 관절안이 있으며, 여기서 뼈의 관절면이 서로 분리되어 있다. 관절면은 결합조직 피막으로 싸여 있으며 뼈는 여러 힘줄로 서로 부착된다.

또 관절은 가능한 운동범위에 따라 기능적으로 분류한다.

- **못움직관절**(부동관절, synarthrosis; *syn*: 합친, 함께)은 움직이지 못하는 관절이다. 두 가지 유형의 섬유관절과 한 가지 유형의 연골관절이 여기에 해당한다.
- **반관절**(반가동관절, amphiarthrosis; *amphi*: 주변)은 조금 움직일 수 있는 관절이다. 한 가지 유형의 섬유관절과 한 가지 유형의 연골관절이 여기에 해당한다.
- **움직관절**(가동관절, diarthrosis; *di*: 둘)은 자유롭게 움직일 수 있는 관절이다. 모든 유형의 윤활관절이 여기에 해당한다.

관절은 머리뼈에서 서로 맞물린 봉합처럼 전혀 움직이지 못하기도 하고, 위팔뼈가 어깨뼈와 결합한 어깨관절처럼 광범위하게 움직이기도 한다. 관절의 운동성과 안정성은 그 관절의 구조에 따라 결정된다. 관절의 운동성과 안정성은 반비례하여 관절의 운동성이 높으면 안정성이 낮다. 반대로 관절이 움직이지 못하면 대신 안정성은 최대가 된다. **그림 6.1**은 여러 관절의 운동성과 안정성 사이의 반비례관계를 나타낸 것이다. 이 그림을 통해 몇 가지 흔한 관절의 구조적 분류와 기능적 분류를 비교할 수 있다.

통합 INTEGRATE

학습전략 LEARNING STRATEGY

관절의 이름을 기억할 때는 그 관절을 이루는 뼈의 이름을 생각하면 쉽다. 예를 들어 오목위팔관절은 어깨뼈의 관절오목이 위팔뼈와 만나는 관절이며, 복장빗장관절은 복장뼈의 복장뼈자루가 빗장뼈의 복장끝과 만나는 관절이다.

이제부터 나올 관절에 대한 자세한 논의는 구조적 분류에 따른 것이다. 필요에 따라 기능적 범주도 포함한다.

무엇을 배웠는가?

1. 관절에서 운동성과 안정성은 어떤 관계가 있는가?
2. 모든 섬유관절은 못움직관절인가? 이유를 설명하라.

6.2 섬유관절

혈섬유관절의 뼈는 치밀규칙결합조직으로 이어져 있다. 섬유관절에는 관절안이 없으므로 뼈와 뼈 사이에 공간이 없다. 대부분의 섬유관절은 움직이지 못하거나 조금만 움직일 수 있으며 섬유관절의 주된 기능은 2개의 뼈를 결합하는 것이다. 섬유관절의 예는 이틀 속의 이, 머리

표 6.1 관절의 분류

구조적 분류	구조적 특징	구조적 범주	기능적 분류
섬유관절(그림 6.2)	치밀규칙결합조직이 뼈끝과 뼈의 부분들을 결합함; 관절안이 없음	못박이관절 봉합 인대결합	못움직관절 반관절
연골관절(그림 6.3)	연골덩이가 뼈끝 사이에 끼어 있음; 관절안이 없음	유리연골결합 섬유연골결합	못움직관절 또는 반관절
윤활관절(그림 6.6)	뼈끝이 관절연골로 덮여 있음; 관절안이 뼈를 서로 떨어뜨려 놓음; 관절은 내벽이 윤활막으로 덮이고 관절주머니에 싸여 있음; 윤활액을 함유함	평면관절 경첩관절 중쇠관절 타원관절 안장관절 절구(공이)관절	움직관절

통합 **개념 개관**

그림 6.1 관절의 운동성과 안정성 사이의 관계. 뼈관절은 잘 움직일수록 안정성이 낮고, 움직이기 어려울수록 안정성이 높다.

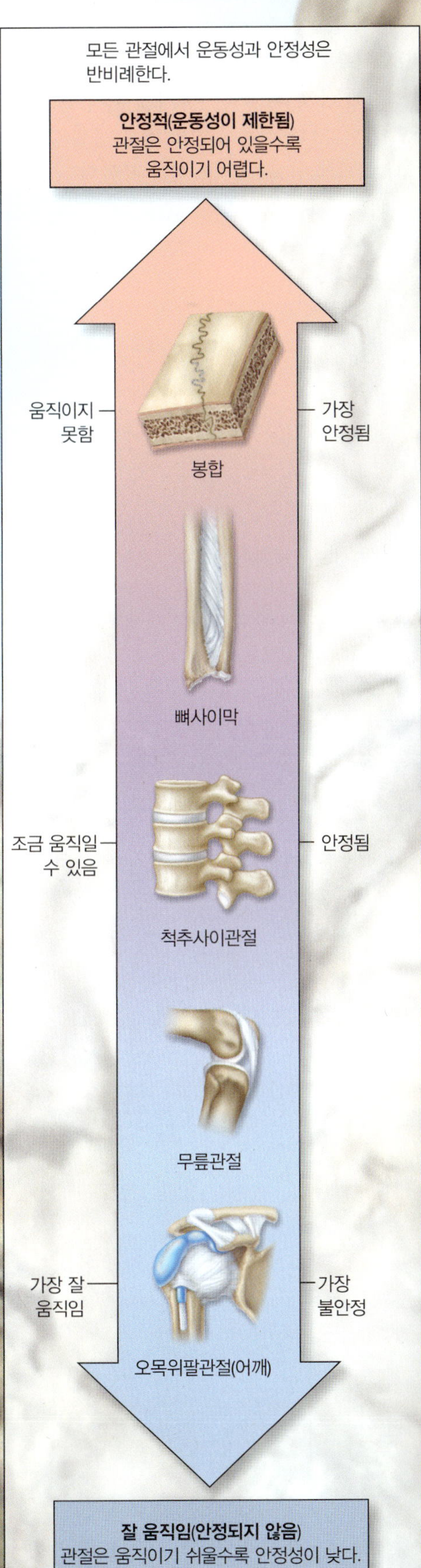

뼈 사이의 봉합, 노뼈와 자뼈 사이 또는 정강뼈와 종아리뼈 사이의 관절 등이다. 이 절에서는 섬유관절의 가장 흔한 유형인 못박이관절, 봉합, 인대결합에 대해 살펴본다(**그림 6.2**).

6.2b 못박이관절

학습목표

4. 못박이관절의 위치와 특징을 설명한다.

못박이관절(정식관절, gomphosis; *gomphos*: 빗장, osis: 상태)은 말뚝과 비슷하다. 인체에 유일하게 존재하는 못박이관절은 위턱뼈와 아래턱뼈의 이틀과 치아뿌리이다. 치아는 섬유로 된 **치아주위막**(치주막, periodontal membrane; *peri*: 주위, *odous*: 이)으로 단단히 고정되어 있다. 치아 관절은 기능적으로 못움직관절로 분류된다.

치과 교정기가 고통스러울 수 있고 치아를 교정하는 데 오래 걸리는 이유는 못박이관절의 구조와 직접적인 관련이 있다. 치과 교정은 쥠쇠, 밴드, 고리, 버팀대를 이용해서 원래 움직이지 못하는 치아 관절의 위치를 바꾸는 것이다. 이 기계적 스트레스 인자에 반응해 뼈모세포와 뼈파괴세포가 함께 작용해 이틀돌기를 변형시킴으로써 관절이 다시 형성되고 치아의 위치가 서서히 바뀐다.

무엇을 배웠는가?

3 못박이관절은 어디에 있으며, 어떤 유형의 움직임이 가능한가?

6.2b 봉합

학습목표

5. 봉합의 위치와 기능을 서술한다.

봉합(suture)은 움직이지 못하는 섬유관절(못움직관절)로 머리뼈의 특정 뼈들 사이에서만 발견된다. 봉합은 특이하고 서로 맞물리는, 일반적으로 불규칙한 가장자리로 이루어져 있어서 강도가 높고 골절의 가능성이 낮다. 봉합은 뼈를 연결하는 것 외에도 아동기에 뇌가 자랄 때 머리뼈도 같이 자랄 수 있도록 한다. 나이 든 성인의 경우 봉합의 치밀규칙결합조직이 뼈가 되어서 머리뼈가 융합한다. 뼈가 봉합선을 따라 완전히 융합하면 사라진 봉합들은 **뼈붙음**(골유합, synostosis; *syn*: 합친, 함께, *osteon*: 뼈)이 된다.

무엇을 배웠는가?

4 봉합은 무엇으로 이루어졌으며, 어느 신체 부위에 있는가?

6.2c 인대결합

학습목표

6. 인대결합의 위치를 열거하고 기능에 대해 서술한다.

인대결합(syndesmosis; *syndesmos*: 매다)은 뼈가 치밀규칙결합조직

섬유관절: 치밀규칙결합조직이 뼈를 서로 고정한다; 관절공간은 없다.

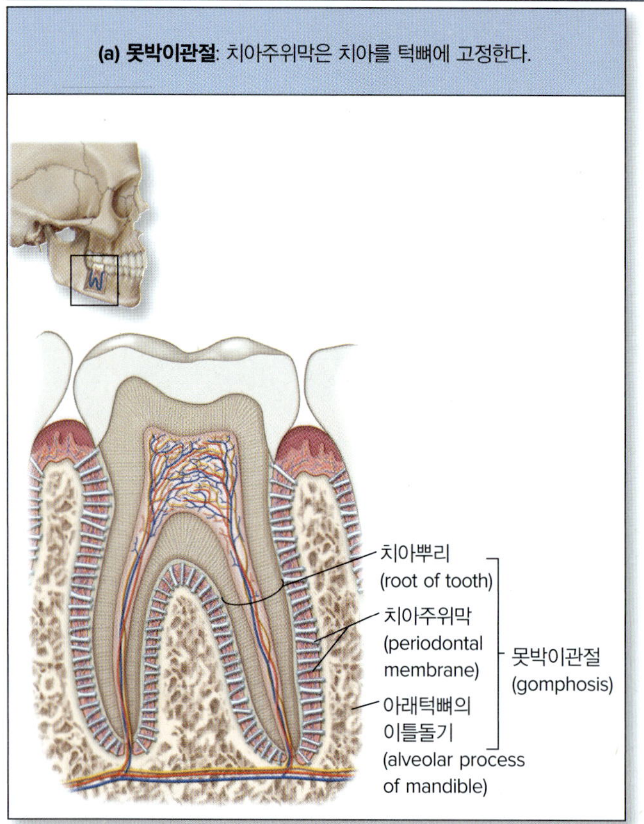

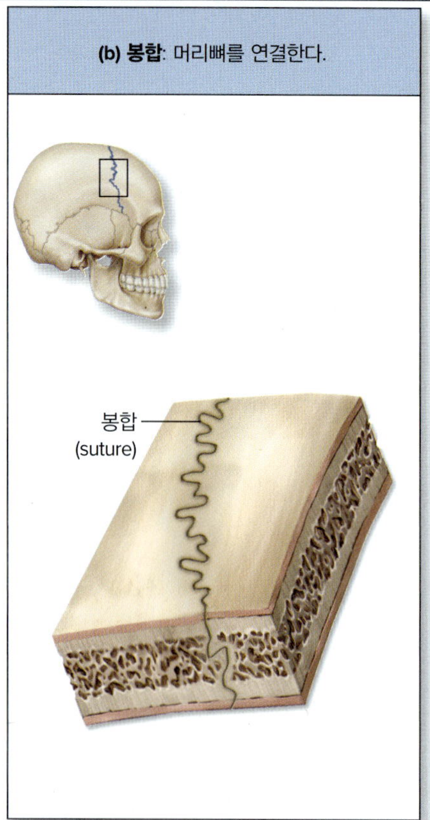

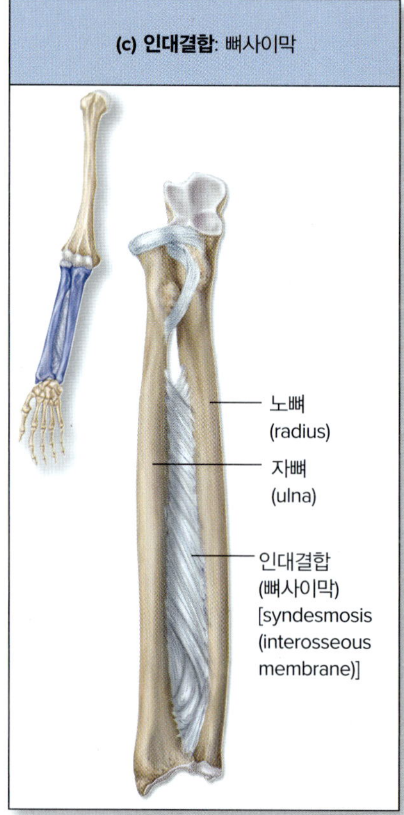

그림 6.2 섬유관절. 섬유관절에서는 치밀규칙결합조직이 뼈를 결합해 움직임을 막거나 제한한다. (a) 못박이관절은 치아와 턱뼈(이틀뼈) 사이의 움직이지 못하는 관절이다. (b) 봉합은 머리뼈의 움직이지 못하는 관절이다. (c) 노뼈와 자뼈 사이의 인대결합은 뼈가 조금 움직일 수 있도록 한다.

의 긴 가닥으로만 연결된 섬유관절이다. 인대결합은 조금 움직일 수 있기 때문에 반관절로 분류된다. 인대결합은 노뼈와 자뼈 사이, 정강뼈와 종아리뼈 사이에 존재한다. 연결되는 두 뼈의 줄기는 **뼈사이막**(골간막, interosseous membrane)이라는 넓은 인대 판으로 결합되며 **뼈사이인대**(interosseous ligament)라고도 한다. 뼈사이막은 노뼈와 자뼈(또는 정강뼈와 종아리뼈)가 서로 엇갈려 움직이는 회전축이 된다.

무엇을 배웠는가?

5 인대결합은 어떤 유형의 움직임이 가능한가?

6.3 연골관절

연골관절은 관절로 이어진 뼈와 뼈 사이에 연골이 있다. 섬유관절과 마찬가지로 연골관절에도 관절안이 없으며, 연골관절은 움직이지 못하거나 조금 움직일 수 있다. 뼈 사이에 있는 연골은 유리연골이거나 섬유연골이다. 연골관절의 두 가지 유형으로는 유리연골결합과 섬유연골결합이 있다(**그림 6.3**).

6.3a 유리연골결합

학습목표

7. 유리연골결합의 위치와 기능을 서술한다.

뼈가 유리연골로 연결된 관절을 **유리연골결합**(synchondrosis; *chondros*: 연골)이라고 한다. 기능적으로 볼 때 모든 유리연골결합은 움직이지 못하므로 못움직관절로 분류된다.

어떻게 생각하는가?

1 왜 유리연골결합은 못움직관절인가? 유리연골결합이 못움직관절이면 어떤 점이 좋은가?

아동의 뼈끝판에 있는 유리연골은 긴뼈의 뼈끝과 뼈몸통을 결합하는 유리연골결합을 이룬다(그림 6.3a). 유리연골의 성장이 멈추면 뼈가 연골을 대체해 유리연골결합이 사라진다(4.4b 참조).

나비뼈와 뒤통수뼈 사이의 유리연골결합은 나비뼈의 몸통과 뒤통수뼈의 바닥 부분 사이에 존재한다. 이 유리연골결합은 18~25세에 융합하므로 머리뼈를 보고 나이를 추정할 때 유용하다(5.4b 참조).

유리연골결합의 다른 예는 갈비연골에서 찾을 수 있다. 각 갈비뼈와 갈비연골 사이에 있는 **갈비연골관절**(늑연골관절, costochondral joint; *costa*: 갈비)은 유리연골결합이다. 마지막으로 갈비연골로 이루어진 첫 번째 갈비뼈와 복장뼈 사이의 결합(첫째복장갈비관절)도 유리연골결합이다. 첫 번째 갈비뼈와 갈비연골(유리연골)은 복장뼈자루에 단단히 결합해 가슴우리의 안정성을 높인다(복장뼈와 2~7번 갈비뼈의 갈비연골 사이에 있는 복장갈비관절은 유리연골결합이 아니라 윤활관절이라는 점을 주의한다).

통합 INTEGRATE

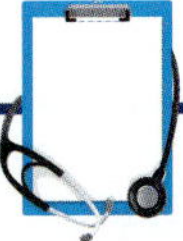

임상적 고찰 6.1 CLINICAL VIEW

갈비연골염

갈비연골염(늑연골염, costochondritis; *costa*: 갈비뼈, *itis*: 염증)은 갈비연골관절의 염증과 자극을 뜻하며, 가슴의 국소적인 통증을 유발한다. 갈비연골염의 원인은 대부분 알려져 있지 않지만 기록으로 남아 있는 일부 사례의 경우에는 가슴벽의 반복적인 외상(예: 반복적인 강한 기침 또는 무리한 운동), 관절의 세균 또는 바이러스 감염 등으로 발생했다. 국소적인 가슴 통증은 심근경색증(심장마비)으로 오인할 수 있다. 갈비연골염은 아스피린과 같은 비스테로이드 항염증제로 치료할 수 있으며, 적절히 휴식하고 치료하면 대부분의 경우 몇 주 후에 증상이 사라진다.

무엇을 배웠는가?

6 유리연골관절은 무엇으로 이루어졌으며, 어느 신체 부위에 있는가?

연골관절: 관절하는 뼈의 끝 사이에 연골이 있다; 관절공간은 없다.

(a) **유리연골결합**: 유리연골 함유

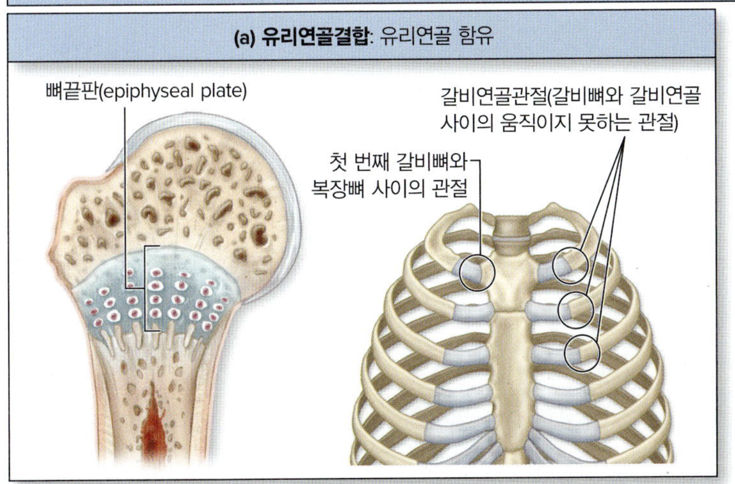

(b) **섬유연골결합**: 섬유연골 함유

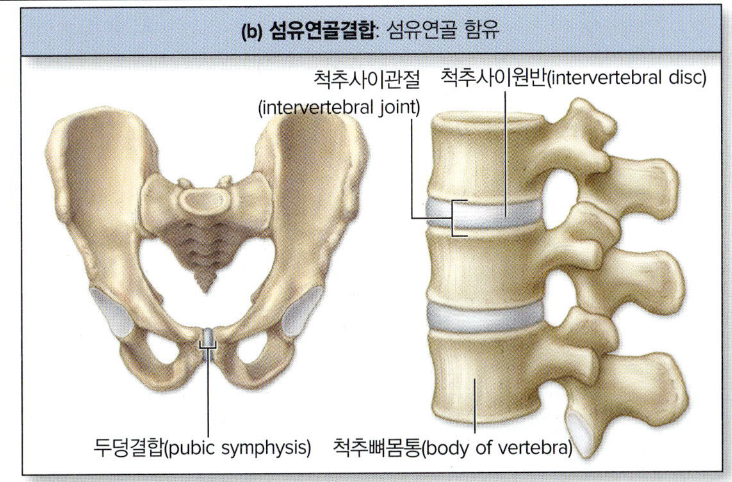

그림 6.3 연골관절. 연골관절에서는 관절로 이어진 뼈가 연골로 연결된다. (a) 유리연골결합은 긴뼈의 뼈끝판, 갈비뼈와 갈비뼈 사이, 갈비뼈의 갈비연골, 첫 번째 갈비뼈와 복장뼈 사이에 있는 움직이지 못하는 관절이다. (b) 섬유연골결합은 조금 움직일 수 있으며 두덩결합과 척추사이관절에 있다.

6.3b 섬유연골결합

학습목표

8. 섬유연골결합의 위치와 섬유연골결합이 각 위치에서 하는 기능을 서술한다.

섬유연골결합(symphysis)에서는 뼈와 뼈 사이에 섬유연골덩이가 있다(그림 6.3b). 섬유연골은 압력과 장력에 저항하며 탄력이 있는 충격흡수제의 역할을 한다. 모든 섬유연골결합은 반관절이므로 조금 움직일 수 있다.

섬유연골결합의 한 예로 좌우 두덩뼈 사이에 있는 두덩결합을 들 수 있다. 임신한 여성은 두덩결합이 좀 더 잘 움직여서 태아가 산도를 빠져나올 때 골반의 모양이 조금 변한다.

섬유연골결합의 다른 예로는 이웃한 척추뼈의 몸통들이 척추사이원반으로 서로 분리되기도 하고 결합하기도 하는 척추사이관절을 들 수 있다. 각 척추사이원반은 이웃한 척추뼈가 조금씩만 움직일 수 있도록 한다. 그러나 모든 척추사이원반의 집단적인 움직임은 척추를 상당히 유연하게 한다.

무엇을 배웠는가?

7 섬유연골결합은 기능적으로 어디에 속하는가? 그 이유는 무엇인가?

6.4 윤활관절

윤활관절은 자유롭게 움직일 수 있다. 오목위팔(어깨)관절, 턱관절, 팔꿉관절, 무릎관절 등 흔히 알려진 대부분의 관절은 윤활관절이다.

6.4a 윤활관절의 특징과 해부학

학습목표

9. 모든 윤활관절에 공통적으로 나타나는 특징을 서술한다.

10. 윤활관절의 기본적인 각 부분을 열거한다.

11. 전형적인 윤활관절에 있는 윤활액의 구성과 기능을 설명한다.

앞에서 설명한 다른 관절들과 달리 윤활관절에 있는 뼈들은 관절안 이라는 공간으로 서로 분리되어 있다. 모든 윤활관절은 자유롭게 움직일 수 있기 때문에 기능적으로 움직관절로 분류된다. 움직관절과 윤활관절을 동일한 뜻으로 사용하는 경우도 많다. 모든 윤활관절에는 기본적으로 관절주머니, 관절안, 윤활액, 관절연골, 인대, 신경, 혈관과 같은 부분이 있다(**그림 6.4**).

각 윤활관절은 두 층으로 된 주머니인 **관절주머니**(관절낭, articular capsule, joint capsule)로 이루어져 있다. 바깥층은 **섬유층**(fibrous lyaer), 안쪽층은 **윤활막**(활막, synovial membrane, synovium)이다. 섬유층은 치밀결합조직으로 구성되며, 뼈와 뼈가 서로 떨어 지지 않도록 관절을 강화한다. 윤활막은 주로 성근결합조직으로 이루어져 있으며, 연골로 덮이지 않은 내부의 관절면을 모두 덮고 관절주머니의 내벽을 이루며 윤활액의 생성을 돕는다.

윤활관절 속의 모든 뼈 표면은 **관절연골**(articular cartilage)이라는 얇은 유리연골층으로 덮여 있다. 이 연골은 많은 기능을 한다. 움직일 때 관절의 마찰을 줄이고, 관절에 가해지는 압력을 흡수하는 쿠션 역할을 하며, 관절로 결합한 뼈끝의 손상을 예방한다. 이 특수한 유리연골에는 연골막이 없다. 성숙한 연골은 무혈관인데, 이 말은 연골에 영양을 공급하고 노폐물을 제거할 혈관이 없다는 뜻이다. 관절연골을 건강하게 유지하기 위해서는 운동할 때 반복적으로 발생하는 압력과 확장이 필수적인데, 이 작용은 연골의 영양 공급과 노폐물 제거를 강화하기 때문이다.

관절안(관절강, joint cavity, articular cavity)은 윤활관절에만 존재하며, 관절 속에서 뼈와 뼈를 서로 떼어 놓는 공간이다. 관절안에 있는 관절연골과 윤활액은 뼈가 윤활관절에서 움직일 때 함께 작용해 마찰을 줄인다.

관절안의 내벽은 **윤활액**(활액, synovial fluid)을 분비하는 윤활막으로 이루어져 있다. 윤활액은 점성과 기름기가 있는 물질로 관절 안에 존재한다. 윤활액은 윤활막세포, 그리고 혈장에서 만들어지는 거른액(여과액)에서 생성되며, 다음과 같은 세 가지 기능을 한다.

1. 윤활액은 뼈 표면에 있는 관절연골이 잘 미끄러지도록 한다(자동차의 엔진오일이 엔진에서 움직이는 부품의 윤활작용을 하는 것과 같다).
2. 윤활액은 관절연골의 연골세포에 영양을 공급한다. 비교적 적은 양의 윤활액이 이 세포들에 영양을 공급하고 노폐물을 제거하기 위해 반드시 계속 순환해야 한다. 윤활관절이 움직일 때마다 관절연골이 압축되었다가 확장되면서 윤활액이 연골바탕질 안팎을 순환한다.
3. 윤활액은 충격흡수제 역할을 해서, 관절이 받는 압력이 갑자기 증가할 때 압력과 충격을 관절면 전체에 고르게 분산시킨다.

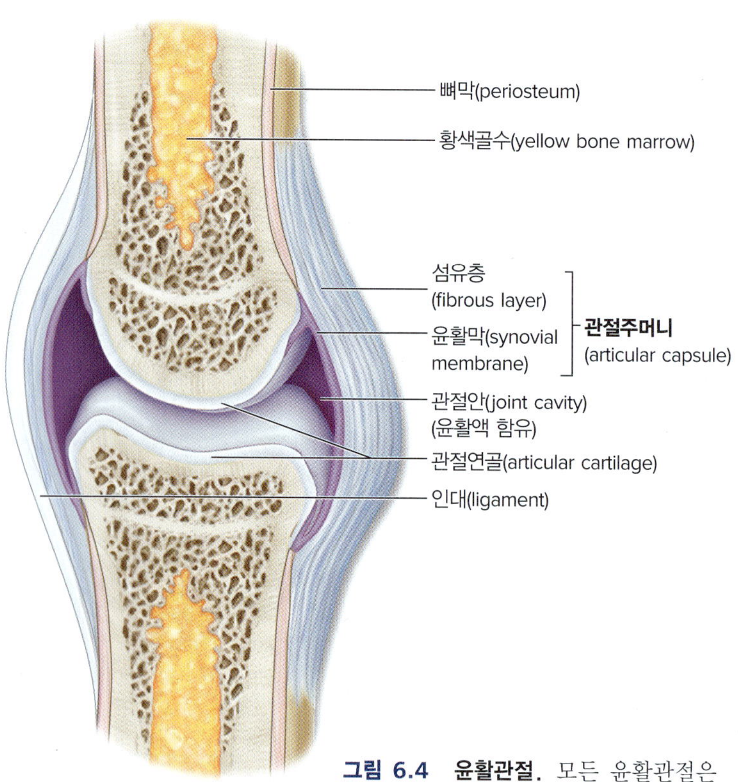

그림 6.4 **윤활관절.** 모든 윤활관절은 움직관절이며 다양하게 움직일 수 있다.

인대(ligament; *ligamentum*: 끈)는 치밀규칙결합조직으로 이루어져 있으며, 뼈와 뼈를 연결한다. 인대는 대부분의 윤활관절을 안정시키고 강화하며 보강한다. 관절주머니의 바깥에 있는 **바깥인대**(extrinsic ligament)는 물리적으로 분리되어 있다. **고유인대**(intrinsic ligament)는 관절주머니의 두꺼운 부분으로, 관절주머니 바깥에 있는 **관절주머니바깥인대**(관절낭외인대, extracapsular ligament)와 관절주머니 안에 있는 **관절주머니속인대**(관절낭내인대, intracapsular ligament)가 있다.

모든 윤활관절에는 수많은 **감각신경**(sensory nerve)과 **혈관**(blood vessel)이 있다. 감각신경과 혈관은 관절주머니와 인대에 분포한다. 감각신경은 관절의 통증자극을 감지하고 관절 내의 움직임과 늘어남의 정도를 알린다. 신경계통은 관절이 늘어나는 것을 감시함으로써 우리의 자세 변화를 감지하고 몸의 움직임을 조정할 수 있다.

힘줄(건, tendon; *tendo*: 확장)은 인대와 유사하며 치밀결합조직으로 이루어져 있지만 윤활관절의 일부는 아니다. 뼈와 뼈를 연결하는 인대와 달리 힘줄은 근육을 뼈에 부착한다. 근육이 수축하면 근육에서 나온 힘줄은 그 근육이 부착된 뼈를 움직여서 관절이 움직이게 한다. 힘줄은 관절을 지나거나 둘러싸 기계적으로 지지함으로써 관절을 안정시키며, 때로는 관절이 움직이는 범위나 정도를 제한하기도 한다.

윤활관절에는 앞에서 말한 구성요소 외에도 일반적으로 부속구조인 윤활주머니와 지방덩이가 있다. **윤활주머니**(윤활낭, bursa)는 섬유로 된 주머니와 같은 구조로, 속에는 윤활액이 들어 있고 내벽은 윤활막으로 덮여 있다(**그림 6.5a**). 윤활주머니는 대부분의 윤활관절에 있으며 뼈, 인대, 근육, 피부, 힘줄이 서로 겹치거나 마찰하는 곳에도 있다. 윤활주머니는 관절안에 연결되어 있을 수도 있고 완전히 분리되어 있을 수도 있다. 다양한 몸의 움직임으로 발생하는 마찰, 예를 들면 힘줄이나 인대가 뼈와 함께 일으키는 마찰을 완화하도록 만들어졌다. 힘줄집(건초, tendon sheath)이라는 긴 윤활주머니는 마찰이 과도한 부위에서 힘줄을 감싼다. 힘줄집은 손목과 발목의 일부에 특히 많다(**그림 6.5b**).

지방덩이(지방체, fat pad)는 윤활관절의 주변부에 많다. 관절을 둘러싸는 역할을 하며 관절을 보호하는 효과가 어느 정도 있다. 지방덩이는 뼈가 움직여서 관절안의 모양이 변할 때 빈자리를 채우는 경우가 많다(그림 6.5a).

통합 INTEGRATE

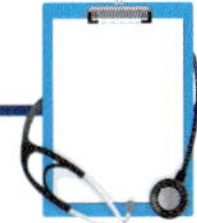

임상적 고찰 6.2 CLINICAL VIEW

손마디를 꺾어서 우두둑 소리 내기

윤활관절을 늘리거나 잡아당기면 관절의 부피가 즉시 늘어나고 관절안의 윤활액에 가해지는 압력이 감소한다. 이 때문에 관절안의 일부가 진공 상태가 되며, 그 결과로 윤활액 안에 녹아 있던 기체의 용해도가 낮아져서 공기방울이 되는데, 이 과정을 공간형성(공동화, cavitation)이라고 한다. 관절이 일정한 지점까지 늘어나면 압력은 더욱 낮아지고 공기 방울이 터지면서 우두둑 소리가 난다. 윤활액에 공기가 다시 녹기까지는 약 20~30분이 걸린다. 공기가 녹기 전에는 우두둑 소리를 또 낼 수 없다. 속설과 달리 손마디를 꺾어 소리를 낸다고 해서 관절염에 걸리지는 않는다.

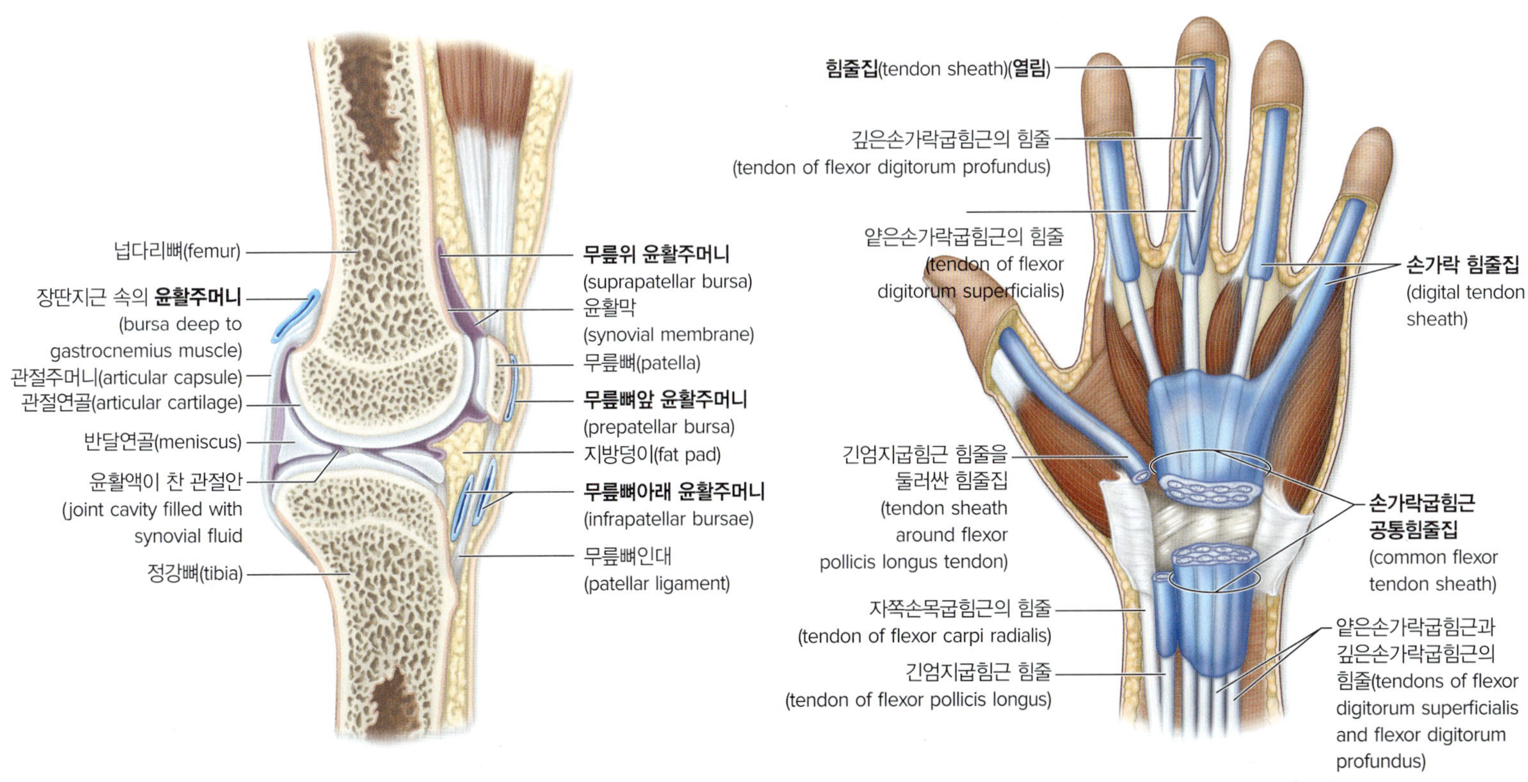

그림 6.5 윤활주머니와 힘줄집. 윤활주머니와 힘줄집은 윤활액으로 채워져 있고 인대, 근육, 힘줄, 뼈가 서로 마찰하는 곳에서 마찰을 줄인다. (a) 무릎관절에는 여러 개의 윤활주머니가 있다(파란색과 보라색으로 표시). (b) 손목과 손에는 수많은 힘줄집이 있다(파란색으로 표시).

무엇을 배웠는가?

8 모든 유형의 윤활관절에 공통적으로 나타나는 특징은 무엇인가?

9 관절 속에 있는 윤활액의 용도는 무엇인가?

6.4b 윤활관절의 분류

학습목표

12. 관절의 움직임을 세 가지의 수직축이라는 관점에서 설명한다.

13. 윤활관절의 여섯 가지 유형을 비교하고 대조한다.

윤활관절은 관절면과 움직임의 유형에 따라 분류한다. 윤활관절의 움직임은 세 가지의 교차하는 수직면 또는 수직축이라는 관점에서 가장 잘 설명할 수 있다.

- **홑축관절**(일축성관절, uniaxial joint; *unus*: 하나)은 뼈가 하나의 면 또는 축에서 움직이는 관절이다.
- **쌍축관절**(이축성관절, biaxial joint; *bi*: 둘)은 뼈가 2개의 면 또는 축에서 움직이는 관절이다.
- **뭇축관절**(다축성관절, multiaxial joint) 또는 3축성관절(triaxial joint; *tri*: 셋)은 뼈가 여러 개의 면 또는 축에서 움직이는 관절이다.

앞에서 언급했듯이 모든 윤활관절은 움직관절이다. 그런데 그중 몇 가지는 더 자유롭게 움직인다. 윤활관절의 여섯 가지 유형을 운동성이 가장 낮은 관절에서 높은 관절까지 순서대로 나열하자면 평면관절, 경첩관절, 중쇠관절, 타원관절, 안장관절, 절구관절이다. 이 관절들과 각각의 구체적인 예는 **그림 6.6**에 나타냈다.

어떻게 생각하는가?

2 절구관절은 미끄럼관절보다 더 자유롭게 움직인다. 그렇다면 이 두 관절 중 어느 쪽이 더 안정적인가?

평면관절(plane joint; *planus*: 납작한)은 미끄럼관절(gliding joint)이라고도 하며, 윤활관절 중 가장 단순하면서 동시에 움직관절 중 움직임이 가장 제한된다. 해부학자들은 이 관절의 움직임을 수직면의 관점에서 어떻게 설명해야 할지 논의했다. 여기서는 홑축관절로 분류하는데, 이 관절은 단일면에서 옆으로만 움직일 수 있고, 회전하거나 각도가 변하지 않기 때문이다. 관절면은 평면이다. 평면관절의 예로는 손목뼈사이관절과 발목뼈사이관절을 들 수 있다(손목뼈와 발목뼈 사이에 있는 관절).

경첩관절(접번관절, hinge joint)은 한 뼈의 볼록한 면이 다른 뼈의 오목한 면에 결합하는 관절이다. 마치 문의 경첩처럼 하나의 축에서 움직이므로 홑축관절로 분류하며 팔꿉관절을 예로 들 수 있다. 자뼈의 도르래패임이 위팔뼈의 도르래와 직접 결합해 아래팔은 위팔에서 앞뒤로만 움직일 수 있다. 무릎과 손가락(손가락뼈 사이) 관절에도 경첩관절이 있다.

중쇠관절(차축관절, pivot joint)은 표면이 둥근 뼈가 인대와 다른 뼈로 이루어진 고리에 결합하는 관절이다. 한 뼈가 다른 뼈에 대해 세로축에서 회전한다. 노뼈의 둥근 머리가 자뼈와 결합해 노뼈가 회전하는 몸쪽 노자관절을 예로 들 수 있다. 또 다른 예는 맨 위 2개의 목뼈 사이에 있는 고리중쇠관절이다. 중쇠뼈의 둥근 치아돌기가 고리뼈의 앞쪽 활에 있는 관절면 속에 들어가 있으며 머리를 좌우로 흔들 때 이 관절이 움직인다.

타원관절(과상관절, condylar joint, ellipsoid joint)은 한 뼈의 타원형 관절면이 다른 뼈의 오목한 타원형 면에 결합하는 쌍축관절이다. 쌍축관절은 앞뒤와 양옆 등 2개의 축에서 움직일 수 있다. 타원관절의 예로는 두 번째에서 다섯 번째 손가락에 있는 손허리손가락관절을 예로 들 수 있다. 이 관절들은 흔히 손가락마디라고 한다. 자신의 손허리손가락관절이 어떻게 움직이는지 살펴보면 손가락을 구부리거나 펴는 움직임이 한 축에서 일어난다. 또 손가락을 서로 떼거나 붙이는 움직임은 다른 축에서 일어난다.

안장관절(saddle joint)은 두 뼈의 관절면에 마치 안장과 같이 볼록하고 오목한 부분이 있기 때문에 붙은 명칭이다. 이 쌍축관절은 타원관절이나 경첩관절보다 더 넓은 범위에서 움직일 수 있다. 엄지손가락의 손목손허리뼈관절(큰마름뼈와 첫 번째 손허리뼈 사이)이 안장관절에 속한다. 이 관절이 있기 때문에 엄지손가락이 다른 손가락을 향해 움직여서 물건을 움켜쥘 수 있다.

절구관절(ball-and-socket joint)은 한 뼈의 둥근 머리가 다른 뼈의 컵 모양 오목에 들어가는 뭇축관절이다. 이 관절의 예로는 엉덩관절과 오목위팔(어깨)관절이 있다. 이 관절은 뭇축관절이므로 세 면에서 움직일 수 있다. 자신의 팔을 움직여 보고 움직임의 범위가 얼마나 넓은지 관찰해 본다. 절구관절은 윤활관절 중에서 가장 자유롭게 움직이는 관절이다.

무엇을 배웠는가?

10 여섯 종류의 관절은 각각 어떤 유형의 움직임을 보이는가?

6.5 윤활관절의 움직임

윤활관절에서는 미끄럼운동, 각운동, 돌림운동, 특수운동(특정 관절에서만 나타나는 운동), 이렇게 네 가지 유형의 운동이 일어난다(**표 6.2**).

6.5a 미끄럼운동

학습목표

14. 미끄럼운동을 정의하고 미끄럼운동을 하는 관절을 열거한다.

미끄럼(활주, gliding)은 마주보는 두 표면이 서로 조금 앞뒤나 양옆으로 움직이는 단순한 운동이다. 미끄럼운동에서 뼈와 뼈 사이의 각은 변하지 않으며, 어느 방향으로든 제한된 움직임만 가능하다. 미끄럼운동은 일반적으로 손목뼈나 발목뼈의 평면관절에서 나타난다.

무엇을 배웠는가?

11 일반적으로 어느 관절이 미끄럼운동을 하는가?

통합 개념 개관

그림 6.6 윤활관절. 윤활관절은 관절막으로 덮인 관절주머니 안에 관절공간이 있다. 모든 윤활관절은 움직관절이다. 여섯 가지 유형의 윤활관절과 그 위치를 나타냈다.

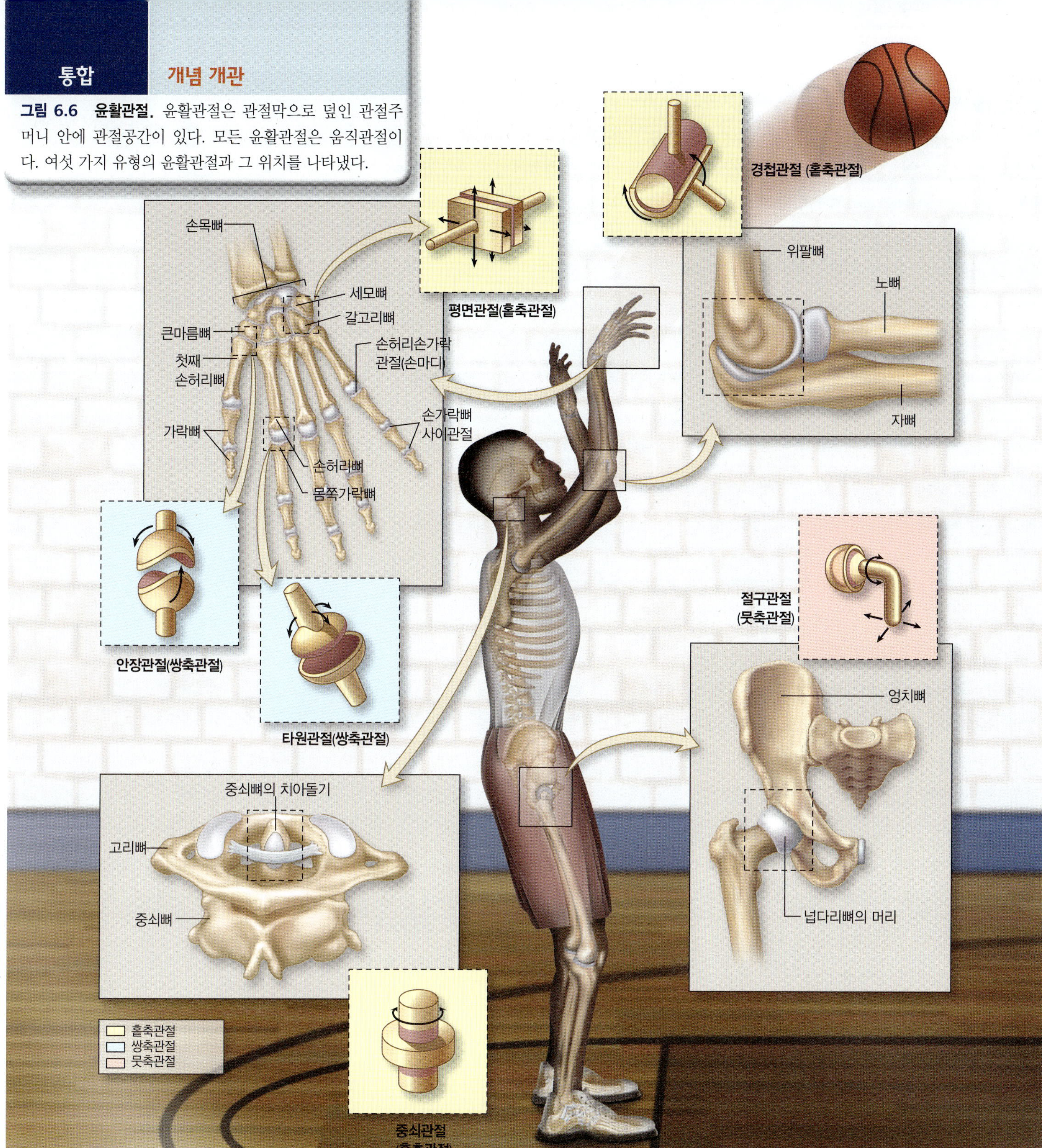

윤활관절

구조적 분류	예	기능적 분류
홑축관절 **평면관절**: 뼈의 납작하거나 약간 굽은 면이 다른 뼈의 면과 관절 **경첩관절**: 뼈의 볼록한 면이 다른 뼈의 오목한 면과 관절 **중쇠관절**: 뼈의 둥근 면이 인대나 다른 뼈에 의해서 형성된 고리에 들어가서 관절	**평면관절**: 손목뼈사이관절, 발목뼈사이관절 **경첩관절**: 팔꿉관절, 무릎관절, 손가락관절 **중쇠관절**: 고리중쇠관절	움직관절
쌍축관절 **타원관절**: 뼈의 타원형의 관절면이 다른 뼈의 오목한 관절면과 관절 **안장관절**: 뼈의 안장 모양의 관절면이 다른 뼈의 안장 모양의 관절면에 관절	**타원관절**: 손허리손가락관절 **안장관절**: 손목손허리관절	움직관절
뭇축관절 **절구관절**: 뼈의 둥근 머리가 다른 뼈의 오목한 관절면에 들어가서 관절	**절구관절**: 어깨관절, 엉덩관절	움직관절

표 6.2 윤활관절의 운동

운동	설명	짝을 이루는 운동[1]
미끄럼운동	**마주보는 관절면이 거의 모든 방향으로 서로 미끄러져 지나간다. 움직임의 정도가 작다.**	
각운동	**뼈와 뼈 사이의 각이 커지거나 작아진다.**	
굽힘(flexion)	뼈와 뼈 사이의 각이 작아진다.	폄
폄(extension)	뼈와 뼈 사이의 각이 커진다.	굽힘
젖힘(hyperextension)	해부학 자세의 정상 범위를 넘어 폄운동이 계속된다.	굽힘
가쪽굽힘(lateral flexion)	척주뼈가 관상면에서 옆쪽 방향으로 움직인다(굽는다).	없음
벌림(abduction)	뼈가 중심선에서 벗어난 쪽으로 움직인다.	모음
모음(adduction)	뼈가 중심선 쪽으로 움직인다.	벌림
휘돌림(circumduction)	굽힘, 벌림, 폄, 모음이 연속으로 종합된 계속적인 움직임; 팔다리나 손가락 끝이 원을 그린다.	없음
돌림운동	**뼈가 세로축을 중심으로 돈다.**	
엎침(pronation)	아래팔이 돌아가서 손바닥이 뒤를 향한다.	뒤침
뒤침(supination)	아래팔이 돌아가서 손바닥이 앞을 향한다.	엎침
특수운동	**앞의 범주에 해당하지 않는 움직임을 말한다.**	
내림(depression)	신체 일부가 아래로 움직인다.	올림
올림(elevation)	신체 일부가 위로 움직인다.	내림
발등굽힘(dorsiflexion)	발목 관절이 움직여서 발등(윗면)이 다리의 앞면을 향한다.	발바닥쪽굽힘
발바닥쪽굽힘(plantar flexion)	발목 관절이 움직여서 발바닥이 다리의 뒷면을 향한다.	발등굽힘
안쪽번짐(inversion)	발이 비틀려서 발바닥이 안쪽을 향한다.	가쪽번짐
가쪽번짐(eversion)	발이 비틀려서 발바닥이 가쪽을 향한다.	안쪽번짐
내밂(protraction)	신체 일부가 해부학 자세에서 앞으로 움직인다.	뒤당김
뒤당김(retraction)	신체 일부가 해부학 자세에서 뒤로 움직인다.	내밂
맞섬(opposition)	엄지손가락이 손바닥을 가로질러 다른 손가락들을 향함으로써 물건을 쥘 수 있도록 하는 특수한 움직임이다.	위치복원

1 일부 운동(예: 휘돌림운동)은 짝을 이루는 운동이 없다.

6.5b 각운동

학습목표

15. 각운동에 대해 서술한다.

16. 각운동의 구체적인 유형을 열거한다.

17. 각운동을 하는 관절의 예를 든다.

각운동(angular motion)은 두 뼈 사이의 각이 커지거나 작아지는 것이다. 이 움직임은 여러 윤활관절에서 나타난다. 각운동에는 구체적으로 굽힘과 폄, 젖힘, 가쪽굽힘, 벌림과 모음, 휘돌림이 있다.

굽힘(flexion; *flecto*: 굽히다)은 뼈와 뼈 사이의 각이 줄어드는 몸 앞뒷면의 움직임이다. 뼈 사이의 각이 줄어들면서 뼈가 서로 가까워진다. 손가락을 손바닥 쪽으로 굽혀 주먹을 쥐는 것, 팔꿈치를 굽혀 아래팔이 위팔과 가까워지는 것, 위팔이 앞을 향하도록 어깨를 굽히는 것, 목을 굽혀 머리가 앞을 향하고 눈이 발을 향할 때를 예로 들 수 있다.

굽힘의 반대는 **폄**(extension; *extensio*: 펴다)으로, 뼈와 뼈 사이의 각이 늘어나는 몸 앞뒷면의 움직임이다. 폄은 몸 앞뒷면에서 일어나는, 펴는 작용이다. 몸의 앞면에서 팔이 멀어질 때까지 위팔과 아래팔을 펴거나, 주먹을 쥔 다음에 다시 손가락을 펴는 것이 폄의 예이다.

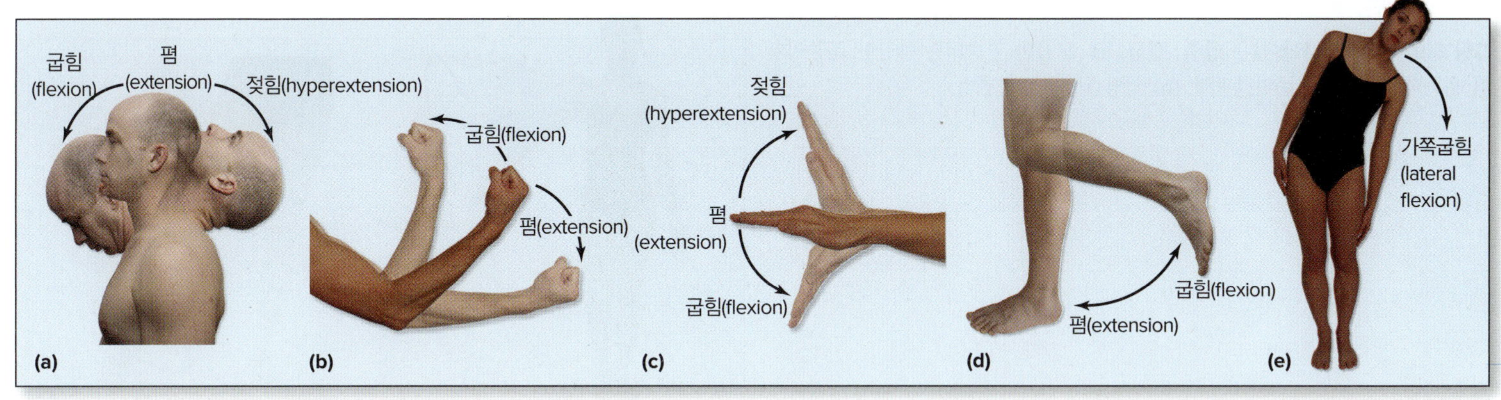

그림 6.7 굽힘, 폄, 젖힘, 가쪽굽힘. 굽힘은 몸의 앞뒷면에서 관절의 각이 줄어드는 것이고, 폄은 늘어나는 것이다. 젖힘은 관절이 180°보다 더 많이 펴지는 것이다. 가쪽굽힘은 관상면에서 관절의 각이 줄어드는 것이다. 이 운동들이 나타나는 관절의 예로 (a) 고리뒤통수관절, (b) 팔꿉관절, (c) 손목관절, (d) 무릎관절, (e) 척추사이 관절을 나타냈다.

관절이 180° 이상으로 펴지면 **젖힘**(과다폄, hyperextension; *hyper*: 정상 범위를 넘어)이라고 한다. 예를 들어 손바닥이 아래를 향하도록 팔을 펴고 손등을 젖혀서, 마치 손가락에 낀 반지를 보듯이 하면 손목이 젖힘운동을 하는 것이다. 다양한 신체 부위의 굽힘, 폄, 젖힘을 **그림 6.7 a-d**에 나타냈다.

가쪽굽힘(lateral flexion)은 몸통이 관상면에서 옆쪽으로 움직이는 것이다. 주로 척주에서 목뼈와 허리뼈 사이에 있는 척추에서 잘 나타난다(그림 6.7e).

어떻게 생각하는가?

3 의자에 똑바로 앉아 있을 때 엉덩관절과 무릎관절은 굽어진 것인가, 펴진 것인가?

벌림(외전, abduction)은 신체 일부가 몸의 중심선에서 벗어난 쪽으로 움직이는 것이다. 위팔이나 넓적다리가 몸의 중심선에서 옆쪽으로 움직이는 것을 예로 들 수 있다. 손가락이나 발가락의 벌림이란 손가락이나 발가락을 펴서, 중심선 작용을 하는 가운데손가락이나 가운데발가락에서 멀어지게 하는 것이다. 손목의 벌림[노뼈치우침(radial deviation)이라고도 함]은 손과 손가락이 몸에서 떨어져 옆을 가리키는 것이다. 벌림의 반대는 **모음**(내전, adduction)으로, 신체 일부가 몸의 중심선 쪽으로 움직이는 것이다. 올린 위팔이나 넓적다리를 다시 몸의 중심선으로 되돌리는 것, 손가락을 손의 중심선으로 다시 모으는 것을 예로 들 수 있다. 손목의 모음[자뼈치우침(ulnar deviation)이라고도 함]은 손과 손가락이 몸을 향하도록 하는 것이다. 다양한 신체 부위에서 나타나는 벌림과 모음을 **그림 6.8**에 나타냈다.

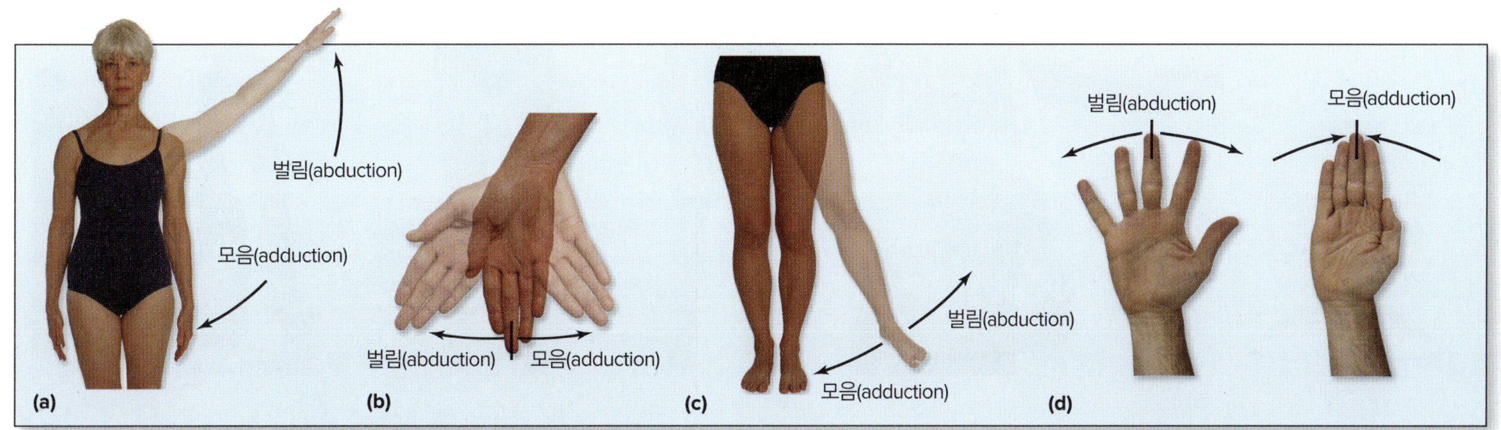

그림 6.8 벌림과 모음. 벌림은 신체 일부를 몸통에서 먼 옆쪽으로 움직이는 것이며, 모음은 신체 일부를 몸통 쪽으로 움직이는 것이다. 이 운동의 예로 (a) 오목위팔관절, (b) 손목관절, (c) 엉덩관절, (d) 손허리손가락관절을 나타냈다.

그림 6.9 휘돌림. 휘돌림은 굽힘, 벌림, 폄, 모음이 연속되는 복잡한 운동이다. 이 운동의 예로 (a) 오목위팔관절, (b) 엉덩관절을 나타냈다.

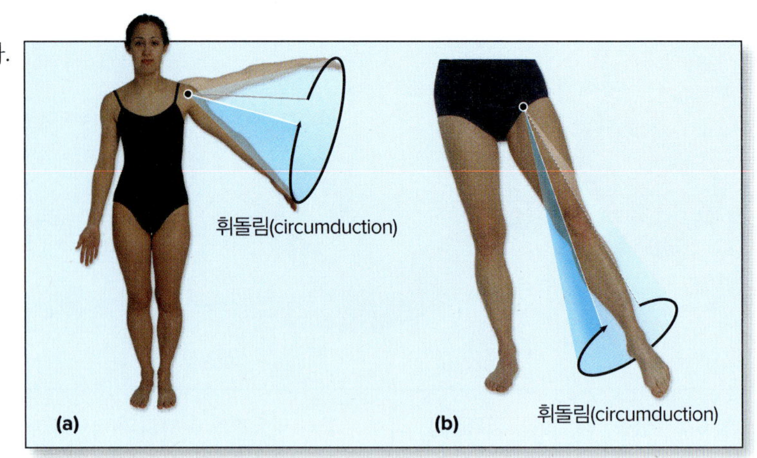

휘돌림(circumduction; *circum*: 주위; *duco*: 그리다)은 부속기관의 몸쪽 끝은 비교적 고정되어 있으면서 먼쪽 끝은 원을 그리는 연속적인 움직임이다(**그림 6.9**). 그 결과로 가상의 원뿔형이 만들어진다. 칠판에 동그라미를 그릴 때 이 운동이 나타난다. 손이 움직일 때 어깨는 가만히 있으며, 원뿔의 꼭짓점은 가만히 있는 어깨이고, 원뿔의 바닥은 손이 그리는 원이다. 휘돌림은 굽힘, 벌림, 폄, 모음이 연속된 결과로 나타나는 복잡한 운동이다.

무엇을 배웠는가?

12 굽힘과 폄은 어떻게 다른가? 휘돌림에는 어떤 운동이 관련되어 있는가?

6.5c 돌림운동

학습목표

18. 돌림운동을 정의하고 돌림운동을 하는 관절을 열거한다.

돌림(rotation)은 뼈가 세로축을 중심으로 도는 운동이다(**그림 6.10**) 돌림운동은 고개를 좌우로 흔들 때 고리중쇠관절에서 일어난다. 몇몇 팔 돌림은 안쪽면에서 벗어나거나 안쪽면을 향한다. 예를 들면 **가쪽돌림**(lateral rotation, external rotation)은 넙다리뼈나 위팔뼈의 앞면을 가쪽으

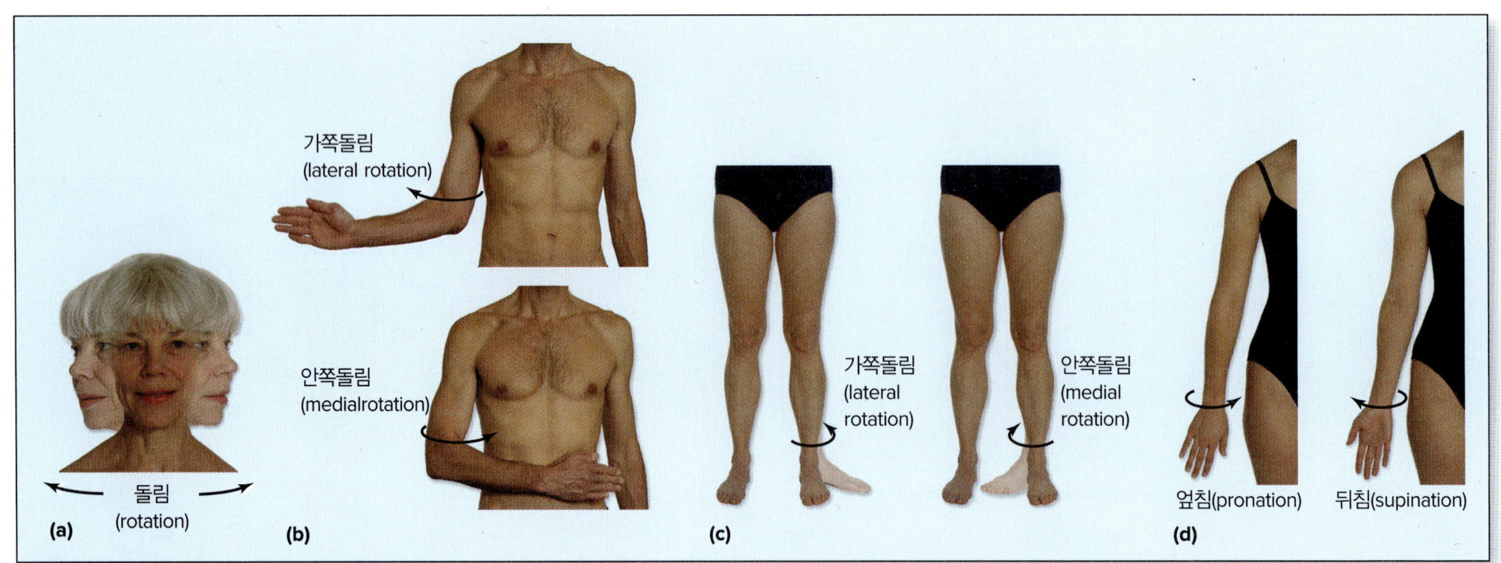

그림 6.10 돌림운동. 돌림은 뼈가 세로축을 중심으로 돌도록 한다. 이 운동의 예로 (a) 고리중쇠관절, (b) 오목위팔관절, (c) 엉덩관절, (d) 아래팔의 엎침과 뒤침을 나타냈다.

로 돌리는 것이며, **안쪽돌림**(medial rotation, internal rotation)은 넙다리뼈나 위팔뼈의 앞면을 안쪽으로 돌리는 것이다.

엎침(pronation)은 아래팔을 안쪽돌림해서 손바닥이 뒤 또는 아래를 향하는 것이다. 이때 노뼈와 자뼈가 X자로 엇갈린다(5.9b 참조). **뒤침**(supination)은 아래팔이 가쪽돌림해서 손바닥이 앞 또는 위를 향하는 것이다. 해부학 자세에서는 아래팔이 뒤쳐져 있다. 그림 6.10d에 엎침과 뒤침을 나타냈다.

무엇을 배웠는가?

13 엎침이란 무엇이며, 어느 신체 부위가 이 운동을 하는가?

6.5d 특수운동

학습목표

19. 특수운동이 무엇인지 설명하고, 특수운동을 하는 관절의 예를 든다.

몇 가지 운동은 특정 관절에서만 이루어지며 앞에서 설명한 기능적 범주 중 어디에도 해당하지 않는다. 이 특수운동으로는 내림과 올림, 발등굽힘과 발바닥쪽굽힘, 안쪽번짐과 가쪽번짐, 내밂과 뒤당김, 맞섬이 있다.

내림(depression; *de*: 벗어난, 아래의, *presso*: 누르다)은 신체 일부가 아래로 움직이는 것이다. 내림의 예는 음식을 씹을 때 입을 벌리면 아래턱뼈가 내려가는 것, 어깨를 아래로 내리는 것이다. **올림**(elevation)은 신체 일부가 위로 움직이는 것이다. 올림의 예는 입을 다물 때 아래턱뼈가 올라가는 것, 어깨를 위로 움직이는 것(어깨를 움츠리는 것)이다. **그림 6.11a**에 오목위팔관절의 올림과 내림을 나타냈다.

발등굽힘과 발바닥쪽굽힘은 발목관절에서만 일어난다(그림 6.11b). **발등굽힘**(dorsiflexion)은 발목관절이 굽어서 발등과 발가락이 다리를 향하는 것이다. 이 움직임은 발꿈치를 땅에 댈 때 일어나며, 걸을 때 발가락이 땅을 긁는 것을 예방한다. **발바닥쪽굽힘**(plantar flexion; *planta*: 발바닥)은 발목관절이 움직여서 발가락이 아래를 향하는 것이다. 발레리나가 발끝으로 설 때 발목관절이 완전히 발바닥쪽굽힘을 이룬다.

안쪽번짐과 가쪽번짐은 발의 발목뼈사이관절에서만 일어난다(그림 6.11c). **안쪽번짐**(inversion)에서는 발바닥이 안쪽을 향하며, **가쪽번짐**(eversion)에서는 발바닥이 가쪽을 향한다. (일부 뼈학자와 달리기 선수들은 이러한 움직임을 가리킬 때 엎침과 뒤침이라는 말을 사용하기도 한다. 간단히 말하자면 안쪽번짐은 발의 뒤침이며 가쪽번짐은 발의 엎침이다.)

내밈(protraction)은 해부학 자세에서 신체 일부를 앞으로 움직이는 것으로, 턱관절을 앞으로 내밀거나 팔짱을 낌으로써 어깨를 앞으로 구부리는 것을 예로 들 수 있다. 후자의 경우 봉우리빗장관절과 복장빗장관절이 움직이면 빗장뼈가 앞으로 움직인다. **뒤당김**(retraction)은 해부학 자세에서 신체 일부가 뒤로 움직이는 것이다. 그림 6.11d에 턱관절의 내밂과 뒤당김을 나타냈다.

손목손허리관절에서는 엄지가 손바닥을 가로질러 손가락의 끝과 만나는데, 이 움직임을 **맞섬**(opposition)이라고 한다(그림 6.11e). 이렇게 함으로써 손으로 물건을 쥘 수 있으며, 이 운동은 인간의 손가락 운동 중 가장 독특하다. 맞섬에 반대되는 운동은 **위치복원**(reposition)이다.

무엇을 배웠는가?

14 안쪽번짐과 가쪽번짐의 차이는 무엇이며, 이 운동들은 어느 관절에서 이루어지는가?

6.6 윤활관절과 지렛대

해부학자들은 윤활관절의 움직임과 근육 수축을 분석할 때 지렛대의 원리와 비교하는 경우가 많다. 역학적 원리를 생물학에 응용하는 학문을 **생물역학**(생체역학, biomechanic)이라고 한다.

그림 6.11 윤활관절의 특수 운동. (a) 오목위팔관절의 내림과 올림, (b) 발목관절의 발등굽힘과 발바닥쪽굽힘, (c) 발목뼈사이관절의 가쪽번짐과 안쪽번짐, (d) 턱관절의 내밂과 뒤당김, (e) 손목손허리관절의 맞섬.

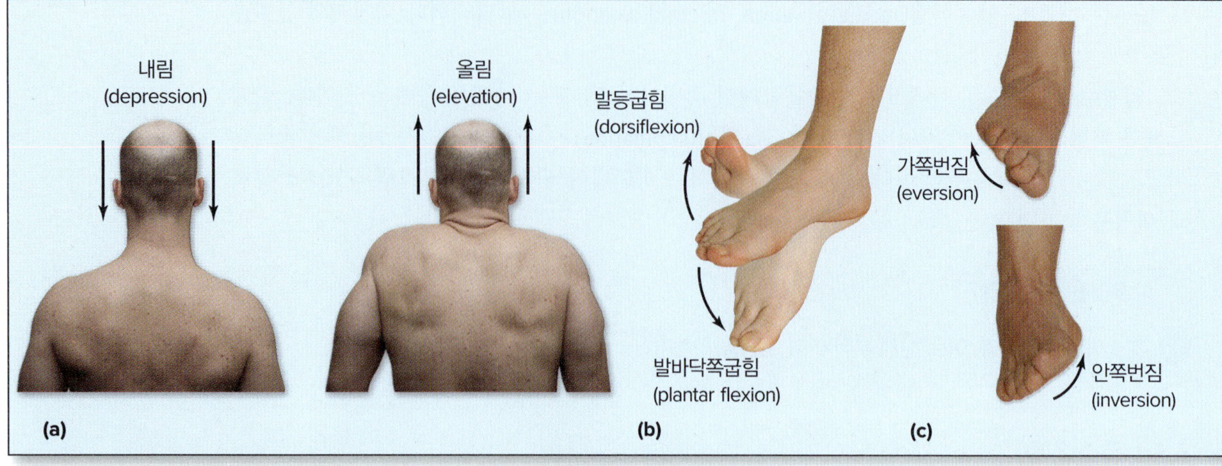

6.6a 지렛대와 관련 용어

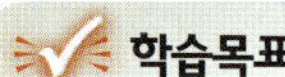

학습목표

20. 지렛대를 정의한다.

21. 지렛대의 힘팔과 저항팔을 구분한다.

지렛대(lever)는 **지렛목**(fulcrum)이라는 고정점을 축으로 움직이는 길고 뻣뻣한 물체이며, 친숙한 예로 시소를 들 수 있다. 지렛대는 힘(force)이 만들어 내는 움직임의 속도와 거리, 가해지는 힘의 방향, 힘의 크기를 변화시킬 수 있다.

지렛대의 한 점에 가해진 **힘**(effort)이 다른 부분의 **저항**(resistance)을 초과하면 움직임이 일어난다. 지렛대의 지렛목에서 힘이 가해지는 부분까지를 **힘팔**(effort arm)이라고 하며, 지렛목에서 저항이 일어나는 부분까지를 **저항팔**(resistance arm)이라고 한다. 몸에서 긴뼈는 지렛대, 관절은 지렛목에 해당하며, 뼈에 부착된 관절에서 힘이 발생한다.

무엇을 배웠는가?

⑮ 지렛대에서 힘팔과 저항팔은 어떻게 다른가?

6.6b 지렛대의 유형

학습목표

22. 인체에 있는 세 가지 유형의 지렛대를 비교하고 대조한다.

인체에는 1형, 2형, 3형 지렛대가 있다(**그림 6.12**).

1형 지렛대

1형 지렛대(first-class lever)는 힘과 저항 사이, 지렛대의 가운데에 지렛목이 있다. 1형 지렛대의 예로 가위를 들 수 있다. 힘은 가위 손잡이에 가해지고 저항은 가위의 날에 존재하며 지렛목(움직임을 위한 중심축)은 가위의 가운데, 손잡이와 날 사이에 있다. 몸에 있는 1형 지렛대의 예로는 목의 고리뒤통수관절을 들 수 있다. 목의 뒤에 있는 근육이 머리뼈의 목덜미선을 아래로 잡아당겨, 머리가 앞으로 기울어지는 것에 저항한다.

통합 INTEGRATE

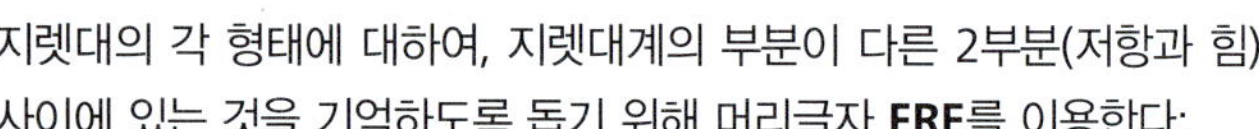

학습전략 LEARNING STRATEGY

지렛대의 각 형태에 대하여, 지렛대계의 부분이 다른 2부분(저항과 힘) 사이에 있는 것을 기억하도록 돕기 위해 머리글자 **FRE**를 이용한다:

- 1형 지렛대에서 지렛목**(F)**이 저항(R)과 힘(E) 사이에 있다.
- 2형 지렛대에서 저항**(R)**이 지렛목과 힘 사이에 있다.
- 3형 지렛대에서 힘**(E)**이 지렛목과 저항 사이에 있다.

2형 지렛대

2형 지렛대(second-class lever)는 저항이 지렛목과 힘 사이에 있다. 이 유형의 흔한 예로는 외바퀴 손수레의 손잡이를 드는 경우를 들 수 있다. 손잡이는 손잡이의 반대편에 있는 바퀴를 중심축으로 움직이고, 짐은 가운데에 실린다. 짐의 무게가 저항이고 손잡이를 위로 드는 것이 힘이다. 2형 지렛대에서는 힘이 항상 저항에 비해 지렛목에서 멀기 때문에 적은 힘으로도 큰 무게의 균형을 잡을 수 있다. 2형 지렛대는 몸에서 보기 드물지만 발바닥의 앞부분이 눌리면서 (발바닥쪽굽힘) 사람이 발끝으로 설 때 2형 지렛대의 형태가 나타난다. 장딴지근육의 수축이 발꿈치에 부착된 발꿈치힘줄을 통해 위로 잡아당기는 작용을 만들어 낸다.

3형 지렛대

3형 지렛대(third-class lever)에서는 힘이 저항과 지렛목 사이에 가해진다. 겸자로 작은 물체를 집어 드는 경우를 예로 들 수 있다. 3형 지렛대는 몸에서 가장 흔한 유형의 지렛대이다. 팔꿈치에서 보이는 3형 지렛대의 경우, 위팔뼈와 자뼈 사이에 있는 관절이 지렛목이고, 위팔두갈래근이 힘을 가하며, 저항은 손에 든 물건의 무게 또는 아래팔 자체의 무게이다. 앞니로 음식을 깨물 때 아래턱도 3형 지렛대의 작용을 한다. 턱관절이 지렛목이고 관자근이 힘을 가하며 음식이 저항이다.

무엇을 배웠는가?

⑯ 1형, 2형, 3형 지렛대에서 지렛목, 저항, 힘의 위치는 어떻게 다를까?

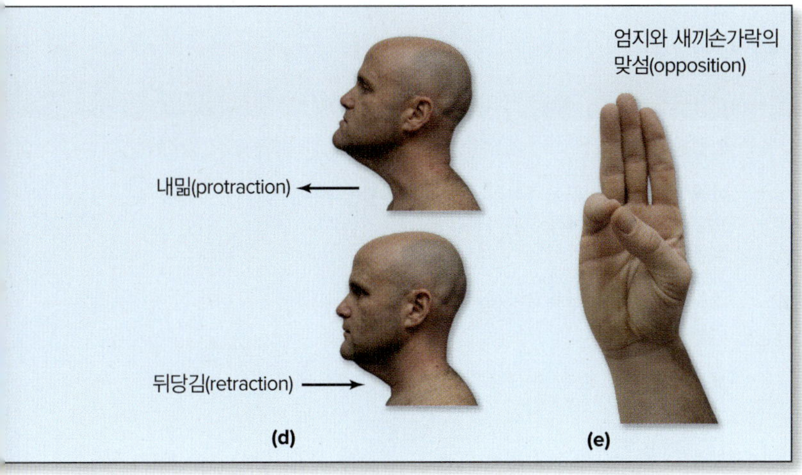

6.7 몇몇 관절의 특징과 해부학

몸통뼈대와 팔다리뼈대에는 여기서 설명할 것보다 더 많은 관절이 있다. **표 6.3**에 몸통뼈대에 있는 주요 관절의 중요한 특징을 요약했다.

이 절에서는 몸통뼈대와 팔다리뼈대에서 가장 흔히 알려진 관절들의 구조와 특징을 검토한다. 바로 머리뼈의 턱관절, 어깨관절, 팔꿉관절, 엉덩관절, 무릎관절, 발목관절이다.

6.7a 턱관절

학습목표

23. 턱관절의 각 부분에 대해 서술한다.

24. 턱관절의 운동을 열거한다.

턱관절(악관절, temporomandibular joint, TMJ)은 아래턱뼈의 머리와 관자뼈와 만나서 이루는 관절이다. 구체적으로 말하면 앞쪽에 관절결절이 있고 뒤쪽에 턱관절오목이 있다. 이 작고 복잡한 관절은 머리뼈에서 유일하게 움직이는 관절이다(**그림 6.13**, 표 6.3).

턱관절은 여러 가지 독특한 부분으로 이루어져 있다. 느슨한 **관절주머니**(관절낭, articular capsule)가 관절을 둘러싸고 폭넓은 움직임을 돕는다. 두꺼운 섬유연골덩이인 관절원반(articular disc)은 뼈와 뼈가 서로 닿지 않게 하고 가로방향으로 뻗어서 윤활공간을 둘로 나눈다. 그 결과 턱관절에는 2개의 윤활공간이 존재한다. 하나는 관자뼈와 관절원반 사이에 있고 다른 하나는 관절원반과 아래턱뼈 사이에 있다.

여러 인대가 이 관절을 지탱한다. 관절주머니바깥인대인 **나비아래턱인대**(접하악인대, sphenomandibular ligament)는 나비뼈에서 아래턱뼈 가지의 안쪽 표면을 향해 앞쪽 아래로 뻗은 얇은 띠이다.

관자아래턱인대(측두하악인대, temporomandibular ligament)는 **가쪽인대**(lateral ligament)라고도 하며, 관절결절에서 아래턱뼈를 향해 뒤쪽 아래로 뻗은 2개의 짧은 띠로 이루어져있다.

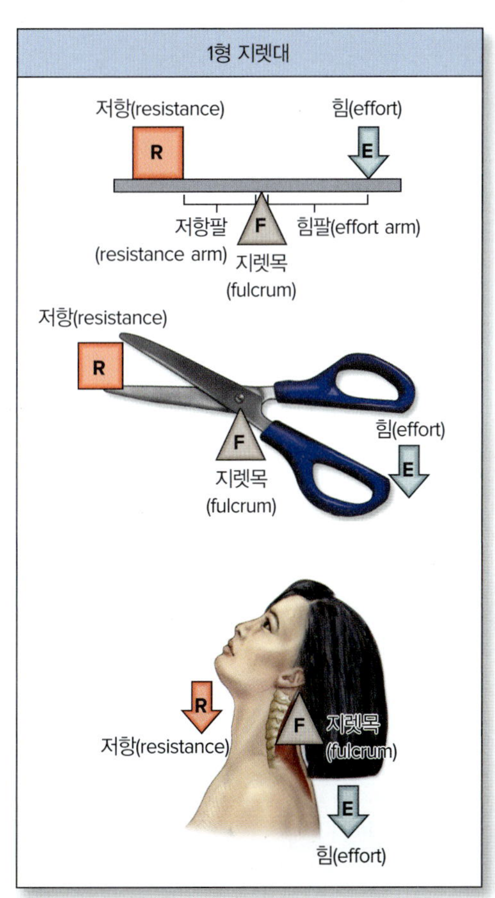

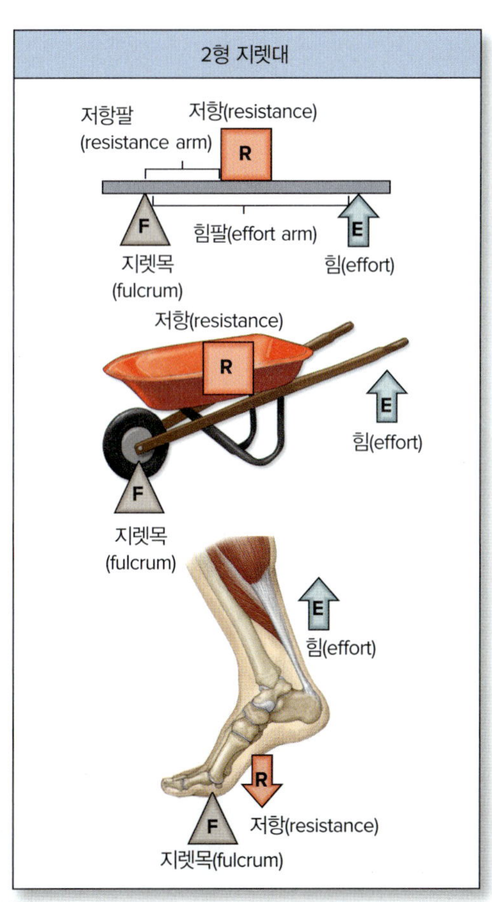

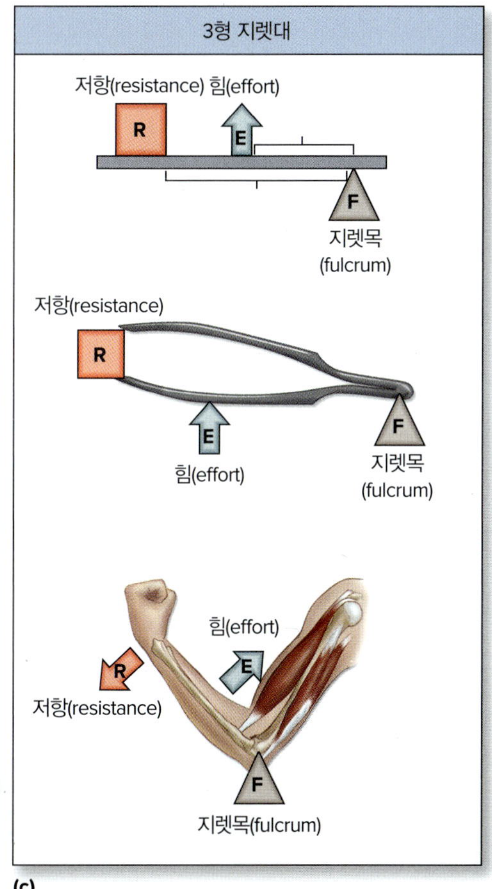

그림 6.12 지렛대의 분류. (a) 1형 지렛대는 가위나 등세모근(목)과 같이 지렛목이 저항과 힘 사이에 있다. (b) 2형 지렛대는 외바퀴 손수레나 장딴지근육과 같이 저항이 지렛목과 힘 사이에 있다. (c) 가장 흔한 유형의 지렛대는 3형 지렛대이며, 겸자나 팔근육과 같이 힘이 저항과 지렛목 사이에 있다.

표 6.3 몸통뼈대 관절

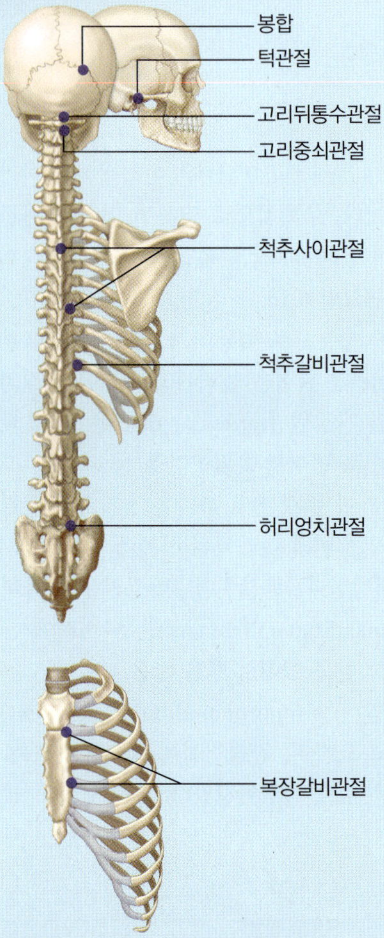

봉합
턱관절
고리뒤통수관절
고리중쇠관절
척추사이관절
척추갈비관절
허리엉치관절
복장갈비관절

관절	구성요소	구조적 분류
봉합(suture)	인접한 머리뼈	섬유관절
턱관절(temporomandibular)	아래턱뼈의 머리와 관자뼈의 턱관절오목 아래턱뼈의 머리와 관자뼈의 관절결절	윤활(경첩, 평면)관절
고리뒤통수관절(atlanto-occipital)	고리뼈의 위쪽 관절면과 뒤통수뼈의 뒤통수 관절융기	윤활(타원)관절
고리중쇠관절(atlantoaxial)	고리뼈의 앞쪽 활과 중쇠뼈의 치아돌기	윤활(중쇠)관절
척추사이관절(intervertebral)	인접한 척추뼈들의 몸통 인접한 척추뼈들의 위아래 관절돌기	척추뼈 몸통 사이의 반(복합)관절; 관절돌기 사이의 움직관절
척추갈비관절(vertebrocostal)	갈비뼈의 머리면, 인접한 등뼈의 몸통, 인접한 등뼈들 사이의 척추사이원반 갈비뼈 결절의 관절 부분, 등뼈 수직돌기의 면	윤활(평면)관절
허리엉치관절(lumbosacral)	다섯째 허리뼈의 몸통과 엉치뼈의 바닥 다섯째 허리뼈의 아래 관절면과 첫째 천추의 위 관절면	허리뼈 몸통과 엉치뼈 바닥 사이의 연골관절(섬유연골결합); 관절돌기 사이의 윤활(평면)관절
복장갈비관절(sternocostal)	복장뼈와 갈비뼈의 첫 일곱 쌍	복장뼈와 첫째 갈비뼈 사이의 연골관절(유리연골결합); 복장뼈와 2~7번 갈비뼈 사이의 윤활(평면)관절

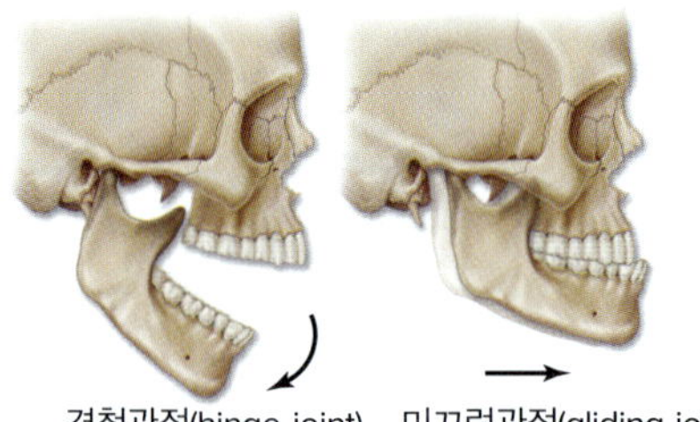

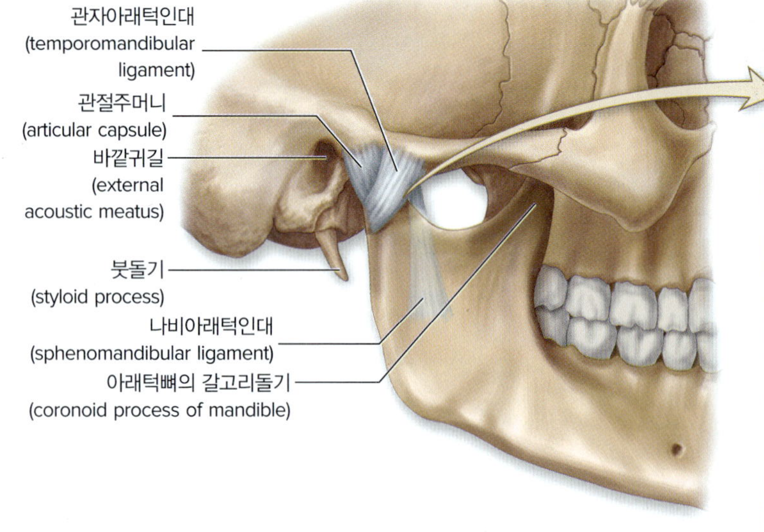

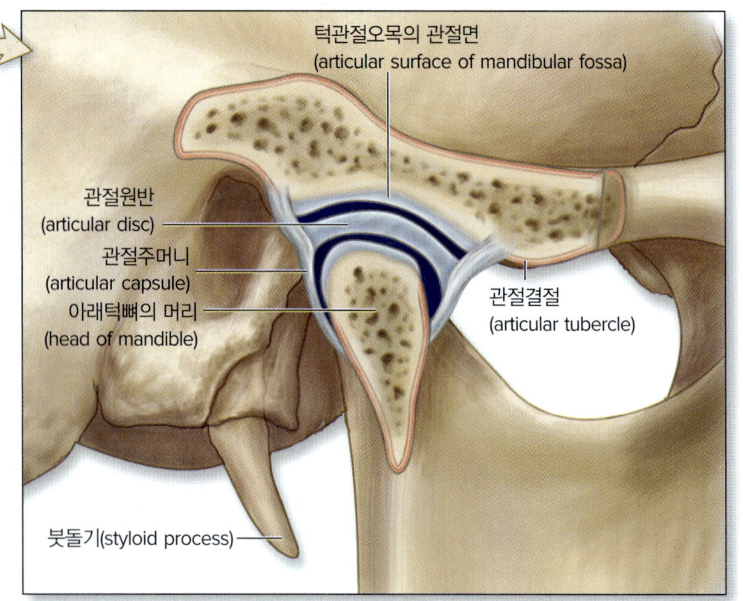

그림 6.13 턱관절. 아래턱뼈의 머리와 관자뼈의 턱관절오목이 만나는 턱관절은 다양한 운동을 한다.

기능적 분류	운동 설명
못움직관절	움직이지 못함
움직관절	내림, 올림, 옆굽힘, 내밂, 뒤당김, 약간의 돌림
움직관절	머리의 폄과 굽힘; 양옆으로 약간의 옆굽힘
움직관절	머리돌림
척추뼈 몸통 사이의 연골관절(섬유연골결합); 관절돌기 사이의 윤활(평면) 관절	폄, 굽힘, 척주의 옆굽힘
움직관절	약간의 미끄럼
허리뼈 몸통과 엉치뼈 바닥 사이의 반(복합)관절; 관절돌기 사이의 움직관절	폄, 굽힘, 척주의 옆굽힘
복장뼈와 첫째 갈비뼈 사이의 못움직관절; 복장뼈와 2~7번 갈비뼈 사이의 움직관절	복장뼈와 첫째 갈비뼈 사이에는 움직임 없음; 복장뼈와 2~7번 갈비뼈 사이에는 약간의 미끄럼이 가능

턱관절은 경첩운동, 미끄럼운동, 약간의 중쇠관절 운동을 한다. 턱관절은 음식을 씹을 때 턱을 올리고 내리면서 경첩과 같은 기능을 한다. 깨물 때는 턱을 내밀면서 약간 앞으로 미끄러지고, 음식을 이 사이로 갈면서 약간 옆으로 미끄러진다.

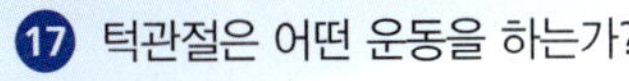

무엇을 배웠는가?

17 턱관절은 어떤 운동을 하는가?

통합 INTEGRATE

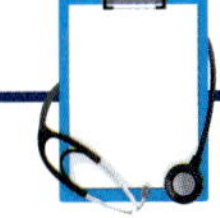

임상적 고찰 6.3 CLINICAL VIEW

턱관절장애

턱관절은 다양한 장애가 발생하기 쉽다. 껌을 씹거나 이를 갈거나 이를 악무는 습관이 있는 사람들은 턱관절장애에 잘 걸린다. 가장 흔한 장애는 관절을 지탱하는 인대에 이상이 생기면서 발생하며, 그 결과로 관절원반이 안쪽에서 조금씩 이동하게 된다. 관절원반이 정상적인 위치에서 벗어나면 입을 벌리고 다물 때 딱딱 소리가 날 수 있다. 턱관절장애로 인한 통증은 턱관절뿐만이 아니라 코곁굴, 고막, 입안, 눈, 이에서도 느껴질 수 있다. 근육과 턱을 포함한 이 모든 구조에 삼차신경의 수많은 가지가 분포해 있기 때문에 통증이 광범위한 것이다(10.9절).

6.7b 어깨관절

학습목표

25. 어깨의 관절을 이루는 3개의 관절을 서술한다.

26. 오목위팔관절이 비교적 불안정한 이유를 설명한다.

어깨의 움직임과 관련된 관절로는 복장빗장관절, 봉우리빗장관절, 오목위팔관절이 있다(**표 6.4**).

복장빗장관절

복장빗장관절(sternoclavicular joint)은 복장뼈의 복장뼈자루와 빗장뼈의 복장끝이 만나 이루는 안장관절이다(**그림 6.14**). 관절원반이 이 관절을 두 부분으로 나누어 2개의 윤활공간을 만든다. 그 결과로 올림, 내림, 휘돌림과 같은 폭넓은 운동이 가능하다.

관절주머니의 섬유와 여러 개의 관절주머니바깥인대(예: 복장빗장인대, 갈비빗장인대)가 이 관절을 지탱하고 안정되게 한다. 이 구조로 인해 복장빗장관절은 안전성이 매우 높다. 손을 뻗은 채로 넘어져서 이 관절에 힘이 가면 이 관절이 탈구되기 전에 빗장뼈가 부러진다.

봉우리빗장관절

봉우리빗장관절(견봉쇄골관절, acromioclavicular joint)은 봉우리뼈와 빗장뼈의 가쪽 끝 사이에 있는 평면관절이다(**그림 6.15**). 관절안의 두 뼈 사이에 섬유연골관절원반이 있다. 이 관절은 복장빗장관절 및 오목위팔관절과 함께 작용해 팔이 제대로 움직일 수 있도록 한다.

여러 개의 인대가 이 관절에 큰 안정성을 부여한다. 위에서는 **봉우리빗장인대**(견봉쇄골인대, acromioclavicular ligament)가 섬유 관절주머니를 강화한다. 또 매우 튼튼한 **부리빗장인대**(오구쇄골인대, coracoclavicular ligament)가 빗장뼈를 어깨뼈의 부리돌기에 결합시킨다. 만약 이 인대가 찢어지면(심한 어깨 빠짐의 경우; "임상적 고찰 6.4: 어깨관절의 탈구" 참조) 봉우리뼈와 빗장뼈가 제자리에 있지 못한다.

오목위팔(어깨)관절

오목위팔관절(관절상완관절, glenohumeral joint)을 흔히 어깨관절이라고 한다. 이 관절은 위팔뼈의 머리와 어깨뼈의 관절오목으로 이루어진 절구관절이다(**그림 6.15**). 오목위팔관절은 몸에서 가장 폭넓은 운동을 할 수 있으므로 몸에서 가장 불안정하며 가장 잘 탈구되는 관절이다.

섬유연골로 이루어진 **오목테두리**(관절순, glenoid labrum)는 관절오목을 둘러싸고 표면을 덮는다. 비교적 느슨한 관절주머니가 위팔뼈의 외과목에 부착된다. 오목위팔에는 중요한 인대가 여러 개 있다. **부리어깨봉우리인대**(오구견봉인대, coracoacromial ligament)는 부리돌기와 어깨뼈봉우리 사이의 공간에 뻗어 있다. **큰 부리위팔뼈인대**(coracohumeral ligament)는 관절주머니의 윗부분에 있는 두꺼운 부분이다. 부리위팔뼈인대는 부리돌기에서 위팔뼈의 머리로 뻗어 있다. **오목위팔인대**(관절상완인대, glenohumeral ligament)는 관절주머니의 앞부분에 있는 3개의 두꺼운 부분이다. 이 인대들은 뚜렷하지 않거나 없는 경우가 많으며 최소한의 지지작용만을 한다. 또 위팔두갈래근 긴갈래의 힘줄이 관절주머니 안을 가로지르면서 위팔뼈의 머리를 관절 안에서 안정시킨다.

표 6.4 팔이음뼈와 팔 관절

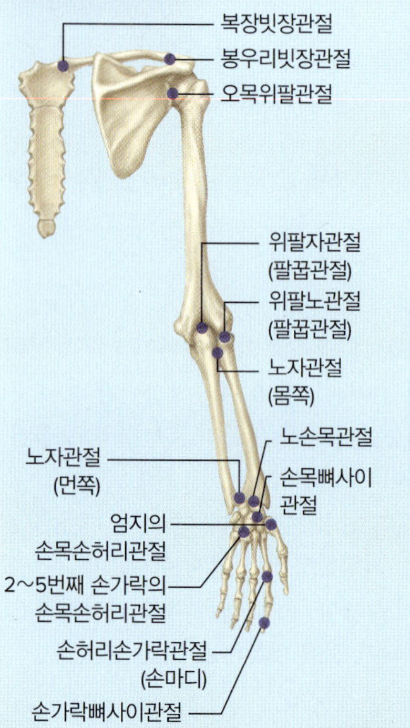

복장빗장관절
봉우리빗장관절
오목위팔관절
위팔자관절 (팔꿉관절)
위팔노관절 (팔꿉관절)
노자관절 (몸쪽)
노손목관절
노자관절 (먼쪽)
손목뼈사이 관절
엄지의 손목손허리관절
2~5번째 손가락의 손목손허리관절
손허리손가락관절 (손마디)
손가락뼈사이관절

관절	구성요소	구조적 분류	기능적 분류	운동 설명
복장빗장관절 (sternoclavicular)	빗장뼈의 복장끝, 복장뼈의 복장뼈자루, 첫째 갈비연골	윤활관절(안장)	움직관절	올림, 내림, 휘돌림
봉우리빗장관절 (acromioclavicular)	빗장뼈의 봉우리끝과 어깨뼈의 봉우리	윤활관절(평면)	움직관절	빗장뼈에서 어깨뼈가 미끄럼운동
오목위팔관절 (glenohumeral)	어깨뼈의 관절오목과 위팔뼈의 머리	윤활관절(절구공이)	움직관절	벌림, 모음, 휘돌림, 폄, 굽힘, 가쪽돌림, 팔의 안쪽돌림
팔꿉관절(elbow)	**위팔자관절**: 위팔뼈의 도르래와 자뼈의 도르래패임 **위팔노관절**: 위팔뼈의 위팔뼈작은머리와 노뼈의 머리	윤활관절(경첩)	움직관절	아래팔의 폄과 굽힘
노자관절(radioulnar)	**몸쪽 관절**: 노뼈의 머리와 자뼈의 노패임 **먼쪽 관절**: 자뼈의 먼쪽 끝과 노뼈의 자패임	윤활관절(중쇠)	움직관절	자뼈에 대해 노뼈가 회전
노손목관절(radiocarpal)	노뼈의 먼쪽 끝; 반달뼈, 손배뼈, 세모뼈	윤활관절(타원)	움직관절	벌림, 모음, 휘돌림, 손목의 폄과 굽힘
손목뼈사이관절 (intercarpal)	손목뼈의 몸쪽 줄에서 서로 이웃한 뼈들 손목뼈의 먼쪽 줄에서 서로 이웃한 뼈들 손목뼈의 몸쪽 줄과 먼쪽 줄 사이에서 서로 이웃한 뼈들(손목뼈중간관절)	윤활관절(평면)	움직관절	미끄럼
손목손허리관절 (carpometacarpal)	**엄지**: 큰마름뼈와 첫째 손허리뼈 **다른 손가락들**: 손목뼈와 둘째~다섯째 손허리뼈	엄지의 윤활관절(안장); 다른 손가락의 윤활관절(평면)	움직관절	벌림, 모음, 휘돌림, 엄지의 폄과 굽힘 및 맞섬; 다른 손가락들의 미끄럼
손허리손가락관절(손마디) [metacarpo-phalangeal (MP joints, "knuckles")]	손허리뼈의 머리와 몸쪽 손가락뼈의 바닥	윤활관절(타원)	움직관절	벌림, 모음, 휘돌림, 손가락의 폄과 굽힘
손가락뼈사이관절 [interphalangeal (IP joints)]	몸쪽 손가락뼈와 가운데 손가락 뼈의 머리, 가운데 손가락뼈와 먼쪽 손가락뼈의 바닥	윤활관절(경첩)	움직관절	손가락의 폄과 굽힘

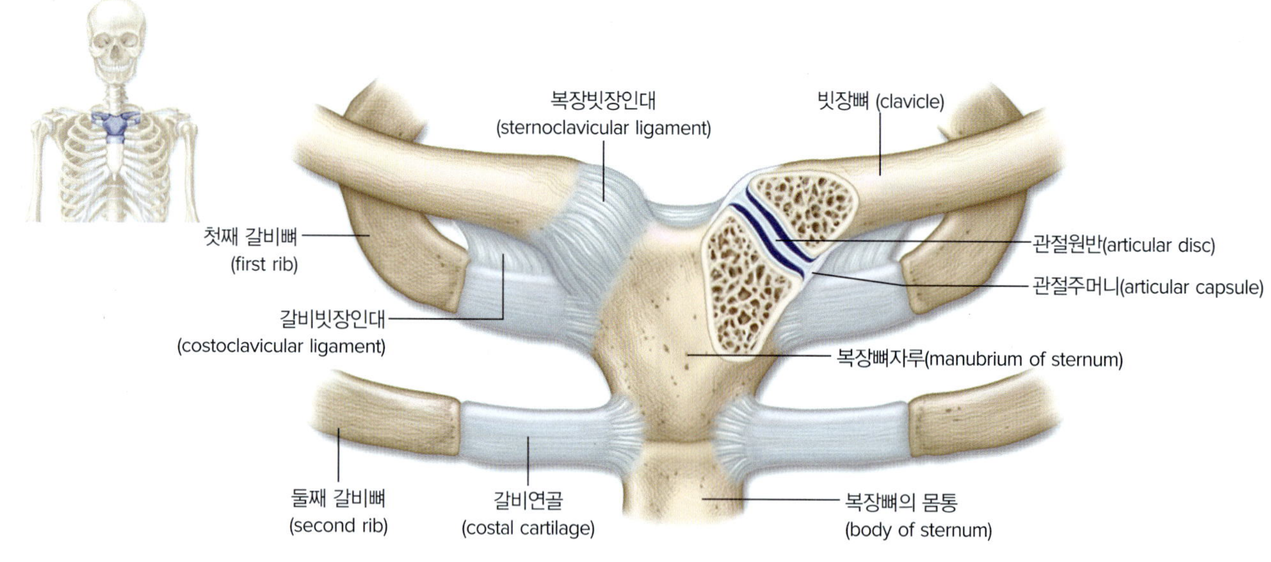

그림 6.14 복장빗장관절. 복장빗장관절은 어깨 전체의 운동을 안정시킨다.

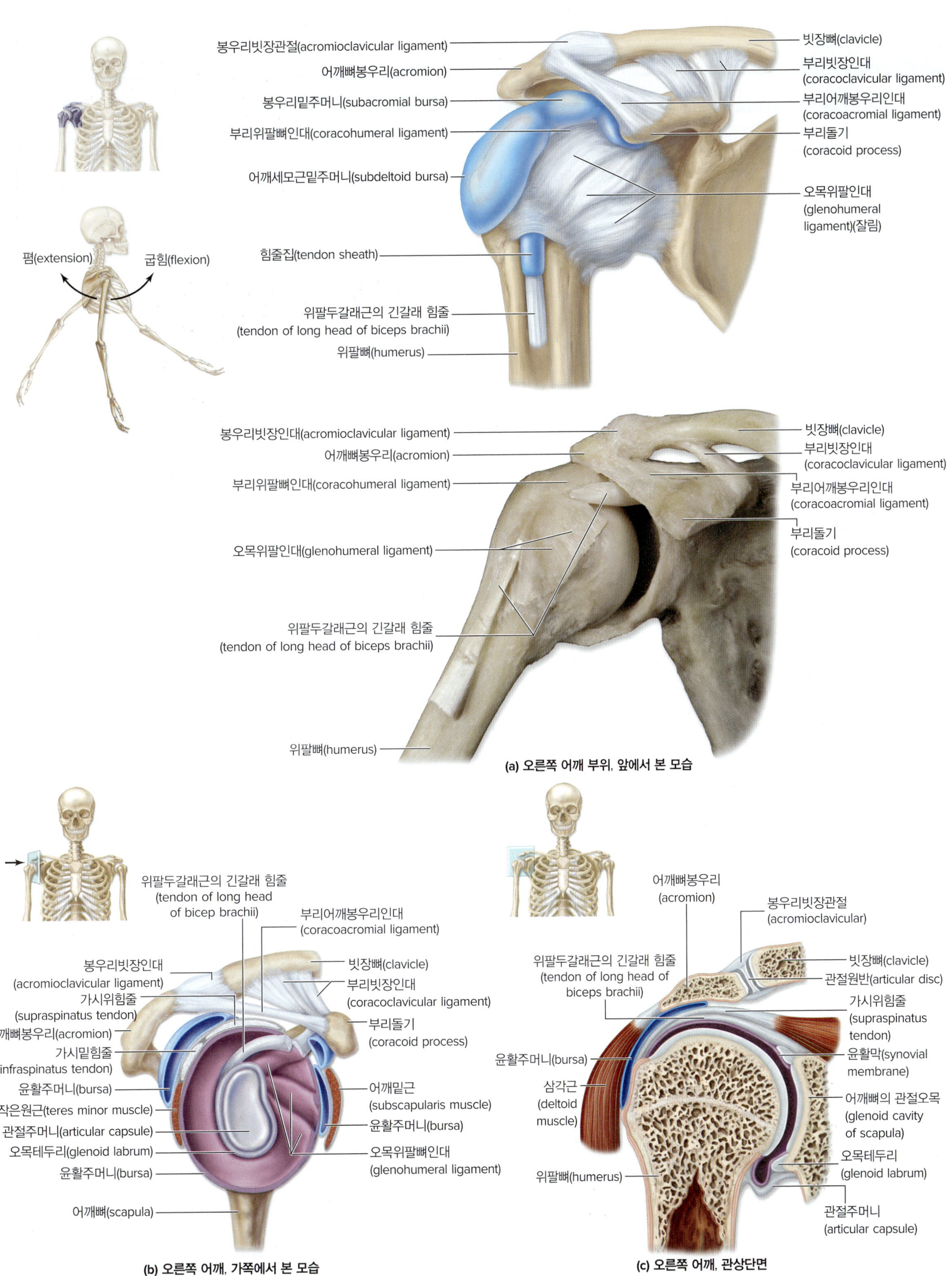

그림 6.15 봉우리빗장관절과 오목위팔관절. (a) 몸의 오른쪽에 있는 두 관절의 앞쪽 그림과 표본 사진, (b) 어깨의 관절을 이루는 뼈들과 지지구조를 보여 주는 우측 가쪽 모습, (c) 우측 관상단면.

통합 INTEGRATE

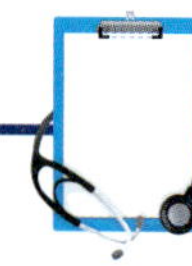

임상적 고찰 6.4 CLINICAL VIEW

어깨관절의 탈구

오목위팔관절은 매우 잘 움직이고 비교적 불안정하기 때문에 탈구되는 일이 흔하다. 오목위팔관절 탈구는 완전히 벌린 팔에 큰 타격이 있을 때, 예를 들어 미식축구선수가 공을 던지기 직전에 다른 선수와 부딪히거나, 팔을 뻗은 사 람이 넘어졌을 때 주로 일어난다.

오목위팔관절 탈구는 다음과 같은 순서로 일어난다. 먼저 충격이 위팔뼈의 머리를 관절주머니의 아래로 밀어 관절주머니가 찢어지면서 위팔뼈가 탈구된다. 위팔뼈의 머리가 관절주머니로 고정되지 못하면 가슴근육이 위팔뼈의 머리를 위쪽과 안쪽으로 밀어 부리돌기 바로 아래에 오게 한다. 그 결과로 어깨가 편평해지고 각이 져 보이게 되는데, 위팔뼈의 머리가 오목위팔관절주머니의 앞쪽 아래에 있기 때문이다.

오목위팔관절 탈구는 위팔뼈를 관절안에 다시 집어넣어서 치료할 수 있는 경우도 있는데 이는 반드시 훈련을 받은 전문가가 해야 한다. 심한 경우에는 수술이 필요할 수 있다.

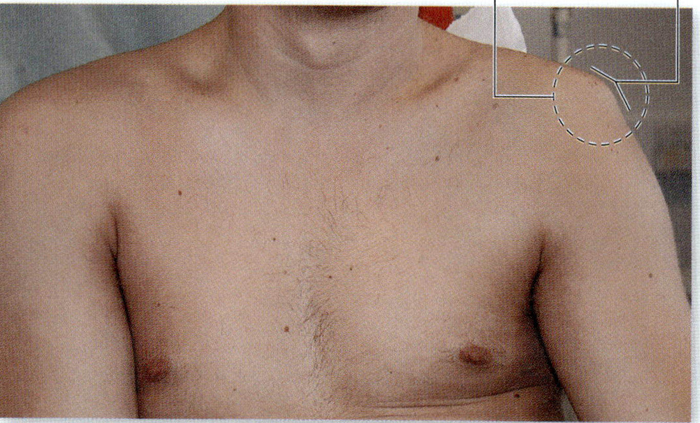

탈구된 오목위팔관절

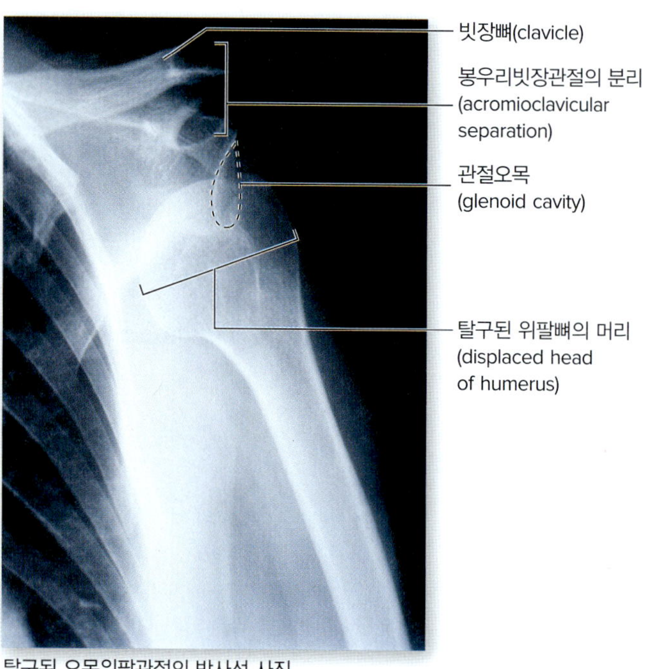

탈구된 오목위팔관절의 방사선 사진

통합 INTEGRATE

개념 연결
CONCEPT CONNECTION

어깨관절은 뼈대계통과 근육계통의 상관관계를 잘 보여 준다. 오목위팔관절의 안정성은 대부분 뼈대의 요소가 아닌 근육조직에서 나온다. 이 근육조직이 부상을 입으면 어깨관절이 영향을 받는다.

오목위팔관절의 인대들은 관절을 최소한으로만 강화한다. 이 관절을 강화하는 작용은 관절을 둘러싼 **돌림근띠**(회전근개, rotator cuff)가 대부분 수행한다(8.8b 참조). 돌림근띠 근육들(가시밑근, 어깨밑근, 가시위근, 작은원근)은 함께 위팔뼈의 머리를 관절오목 안에 고정한다. 이 근육들의 힘줄은 관절을 둘러싸고(아래쪽은 제외) 관절주머니와 융합한다. 관절의 아래쪽은 돌림근띠 근육의 지지를 받지 못하기 때문에 가장 약하며 부상을 입기 쉽다.

윤활주머니는 힘줄과 큰 근육이 관절주머니를 가로지르는 어깨의 특정한 부분에서 마찰을 줄인다. 어깨에는 비교적 많은 윤활주머니가 있다.

무엇을 배웠는가?

18 왜 어깨관절은 인체에서 가장 잘 움직이며 그와 동시에 가장 불안정한 관절로 간주되는가?

6.7c 팔꿉관절

학습목표

27. 팔꿉관절과 팔꿉관절의 움직임을 서술한다.

28. 팔꿉관절이 비교적 안정된 이유를 설명한다.

팔꿉관절(주관절, elbow joint)은 2개의 관절로 이루어진 경첩관절이다. (1) 자뼈의 도르래 패임이 위팔뼈의 도르래와 결합하는 위팔자관절, (2) 위팔뼈의 위팔뼈작은머리와 노뼈의 머리가 결

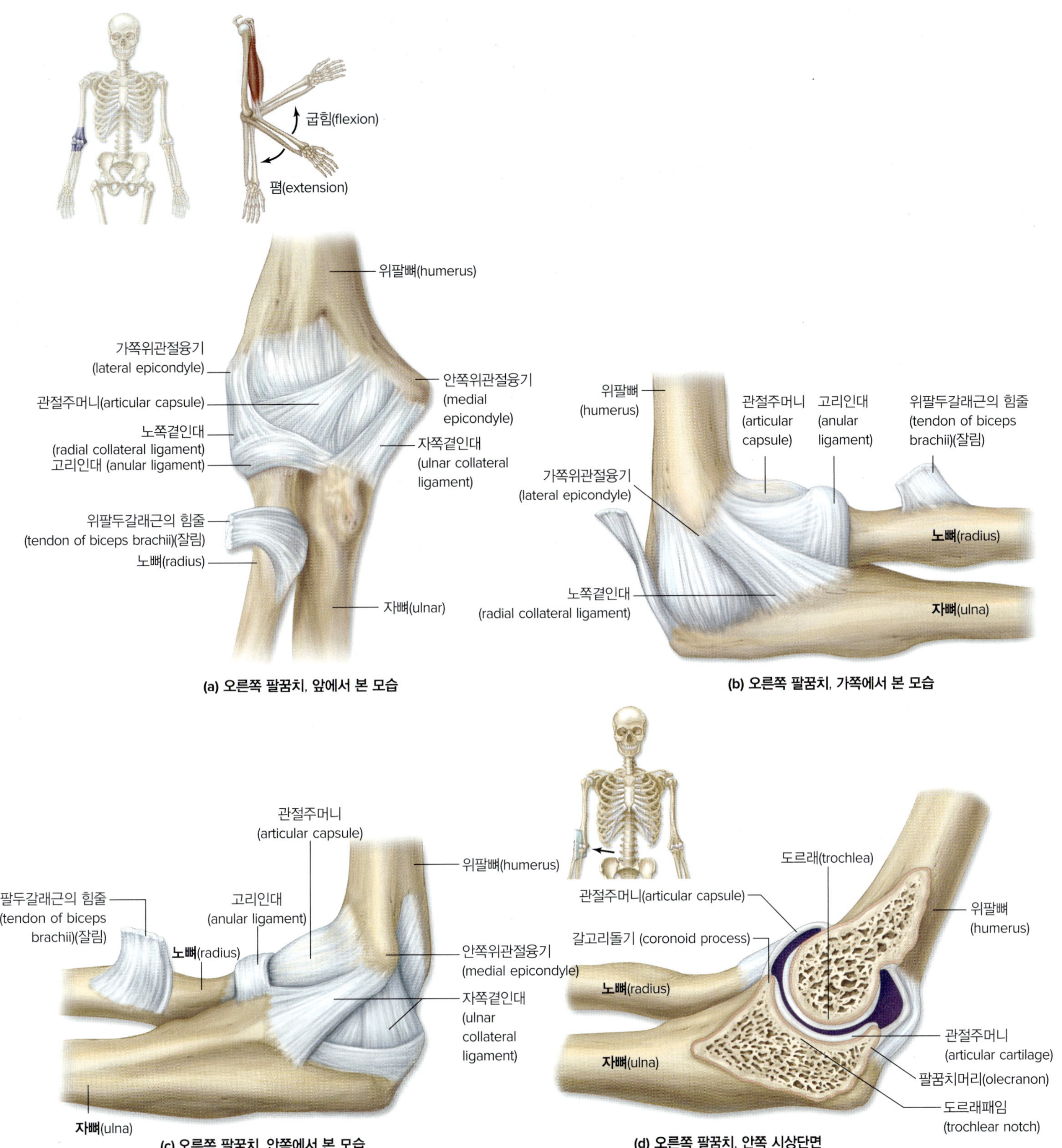

그림 6.16 팔꿉관절. 팔꿉관절은 경첩관절이다. 오른쪽 팔꿉관절의 (a) 앞에서 본 모습, (b) 가쪽에서 본 모습, (c) 안쪽에서 본 모습, (d) 안쪽 시상단면이다.

합하는 위팔노관절이 팔꿉관절을 이룬다. 두 관절 모두 하나의 관절주머니 안에 있다(**그림 6.16**, 표 6.4).

팔꿉관절은 여러 가지 이유로 매우 안정된 관절이다. 먼저 관절주머니가 상당히 두껍기 때문에 관절을 효과적으로 보호할 수 있다. 그리고 위팔뼈와 자뼈의 표면이 잘 맞물려 있어서 뼈들이 관절을 잘 지탱한다. 또한 여러 개의 튼튼한 인대가 관절주머니를 보강한다. 안정성과 운동성은 반비례하므로 팔꿉관절은 매우 안정되지만 오목위팔관절과 같은 다른 관절처럼 잘 움직이지는 못한다.

팔꿉관절에는 관절을 지지하는 중요한 인대가 2개 있다. **노쪽곁인대**(요측측부인대, radial collateral ligament)는 **가쪽곁인대**(외측측부인대, lateral collateral ligament)라고도 하며, 관절을 가쪽면에 고정한다. 이 인대는 고리인대와 위팔의 가쪽위관절융기 사이에서 노뼈의 머리를 둘러서 뻗어 있다. **자쪽곁인대**(척측측부인대, ulnar collateral ligament)는 **안쪽곁인대**(내측측부인대, medial collateral ligament)라고도 하며, 관절을 안쪽면에 고정한다. 이 인대는 위팔뼈의 안쪽위관절융기에서 자뼈의 갈고리돌기와 팔꿈치머리를 향해 뻗어 있다. 그리고 **고리인대**(요골윤상인대, anular ligament; *anulus*: 고리)는 노뼈의 목을 두르고 노뼈의 몸쪽 머리를 자뼈에 결합한다. 등자돌림인대는 노뼈의 머리가 고정되도록 돕는다.

관절주머니와 인대가 지탱하기는 하지만 팔꿉관절도 심한 충격이나 큰 부하를 받으면 손상될 수 있다. 예를 들어 손을 편 채로 넘어졌고 팔꿈치관절이 조금 굽어 있었다면 뒤에서 자뼈에 가해지는 압력이 팔꿈치를 편 근육의 수축과 결합해 자뼈의 도르래패임을 부러뜨릴 수 있다. 때로 팔꿈치에 힘이 가해져 탈구될 수도 있다. 특히 뼈끝판이 계속 자라는 시기에는 부상 가능성이 더 높으므로 아동과 10대는 위팔뼈 위관절융기의 탈구나 골절에 취약할 수 있다.

무엇을 배웠는가?

19 팔꿉관절의 등자돌림인대는 어떤 기능을 하며, 아동의 고리인대와 팔꿉관절은 어떤 부상을 입을 수 있는가?

6.7d 엉덩관절

학습목표

29. 엉덩관절과 그 움직임에 대해 서술한다.

30. 엉덩관절이 오목위팔관절보다 안정된 이유를 설명한다.

엉덩관절(고관절, hip joint, coxal joint)은 넙다리뼈의 머리와 볼기뼈의 비교적 깊고 오목한 절구가 이루는 관절이다(**그림 6.17**, **표 6.5**). 섬유연골인 **절구테두리**(비골순, acetabular labrum)가 이 오목을 더 깊게 만든다. 상대적으로 넓은 엉덩관절의 뼈 구조는 이로써 오목위팔관절보다 훨씬 튼튼하고 안정된 상태가 된다. 안정성이 높은 만큼 엉덩관절은 오목위팔관절보다 움직일 수 있는 범위가 좁다. 엉덩관절은 체중을 지탱하므로 안정성이 높아야 한다(따라서 운동성은 낮다).

엉덩관절은 튼튼한 관절주머니, 여러 개의 인대와 강력한 근육으로 지탱된다. 관절주머니는 절구에서 넙다리뼈의 큰돌기로 뻗으면서 넙다리뼈의 머리와 목을 에워싼다. 이 덕분에 넙다리뼈의 머리가 절구에서 빠지지 않을 수 있다. 관절주머니의 인대섬유는 넙다리뼈의 목 주위를 감으며 뒤집힌다. 이 뒤집힌 섬유는 **지지띠섬유**(retinacular fiber)라고 하며, 관절주머니를 더욱 안정시킨다. 지지띠동맥은 지지띠섬유에 맞닿아 뻗어 있는데(깊은넙다리동맥의 가지), 이 동맥은 넙다리뼈의 머리와 목으로 가는 혈액을 전부 공급한다.

관절주머니는 나선 모양을 이루는 3개의 관절주머니속인대로 보강된다. **엉덩넙다리인대**(장골대퇴인대, iliofemoral ligament)는 Y자 모양이며 관절주머니의 앞부분을 강하게 보강한다. **궁둥넙다리인대**(좌골대퇴인대, ischiofemoral ligament)는 나선형이며 뒤에 있는 인대이다. **두덩넙다리인대**(치골대퇴인대, pubofemoral ligament)는 관절주머니의 아랫부분에 있는 두꺼운 삼각형의 인대이다. 이 인대들은 모두 엉덩관절을 펴면 팽팽해지므로 엉덩관절은 폈을 때 가장 안정적이다. 엉덩관절을 굽히고 넓적다리를 움직여 보면 움직일 수 있는 폭이 넓을 것이다. 반대로 엉덩관절을 펴고(일어서고) 넓적다리를 움직여 보면 인대들이 팽팽하기 때문에 관절을 굽혔을 때만큼 자유롭게 움직일 수 없다.

작은 인대인 **넙다리뼈머리인대**(대퇴골두인대, ligament of head of femur, ligamentum teres)는 절구에서 시작된다. 이 인대는 넙다리뼈 머리의 오목에 부착되어 있다. 이 인대는 관절에 힘을 부여하지 않는 대신 넙다리뼈의 머리로 가는 작은 동맥이 있는 경우가 많다.

깊은 오목, 튼튼한 관절주머니, 관절을 지지하는 인대, 근육덩이가 있으므로 엉덩관절은 안정성이 높다. 엉덩관절이 할 수 있는 운동은 굽힘, 폄, 벌림, 모음, 돌림,

통합 INTEGRATE

임상적 고찰 6.5
CLINICAL VIEW

노뼈 머리의 불완전탈구

불완전탈구(아탈구, subluxation)란 관절의 뼈 표면 사이의 접촉이 어긋났으나 일부는 접촉한 상태를 가리킨다. 노뼈의 머리가 불완전탈구된 경우 노뼈의 머리가 고리인대에서 빠진다. 영어로는 이 상태를 pulled elbow, nursemaid'selbow, slipped elbow 등으로 부른다. 이 부상은 거의 아동에게 나타나는데(특히 만 5세 미만) 아동의 등자돌림인대가 약하고 노뼈의 머리도 완전히 형성되지 않았기 때문이다. 5세 후에는 인대와 노뼈의 머리가 더 성숙해서 이 부상의 위험이 극적으로 줄어든다. 그러나 아동의 엎친 아래팔을 갑자기 잡아당기면 이 부상이 일어날 수도 있다.

다행히 치료는 간단하다. 소아과 의사가 아동의 아래팔을 천천히 뒤치고 펴면서 뒤에서 노뼈의 머리에 압력을 가하면 된다. 이렇게 하면 말 그대로 노뼈의 머리를 고리인대 속에 다시 집어넣을 수 있다. 대부분의 경우 이렇게 도수치료를 하면 즉시 치료된다.

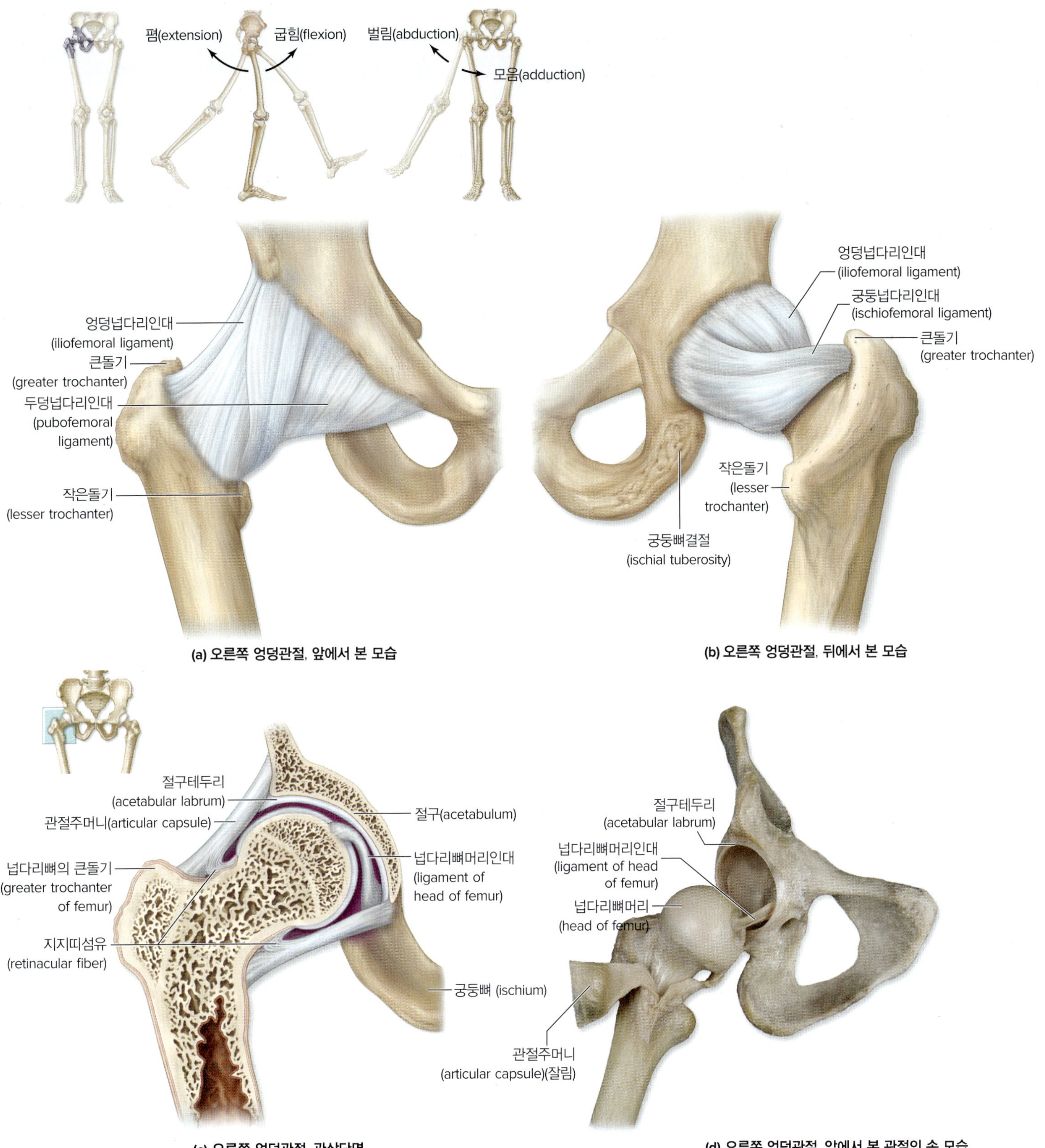

그림 6.17 엉덩관절. 엉덩관절은 넙다리뼈의 머리와 볼기뼈의 절구로 이루어져 있다. 오른쪽 엉덩관절의 (a) 앞에서 본 모습, (b) 뒤에서 본 모습, (c) 관상단면을 그림으로 나타냈다. (d)는 관절주머니를 잘라 속 구조를 볼 수 있게 한 표본 사진이다.

휘돌림이다.

무엇을 배웠는가?

20 오목위팔관절과 엉덩관절은 운동성과 안정성이라는 면에서 어떻게 다른가?

6.7e 무릎관절

학습목표

31. 무릎관절과 그 움직임에 대해 서술한다.

32. 무릎관절을 지탱하는 인대를 열거한다.

표 6.5 다리이음뼈와 다리 관절

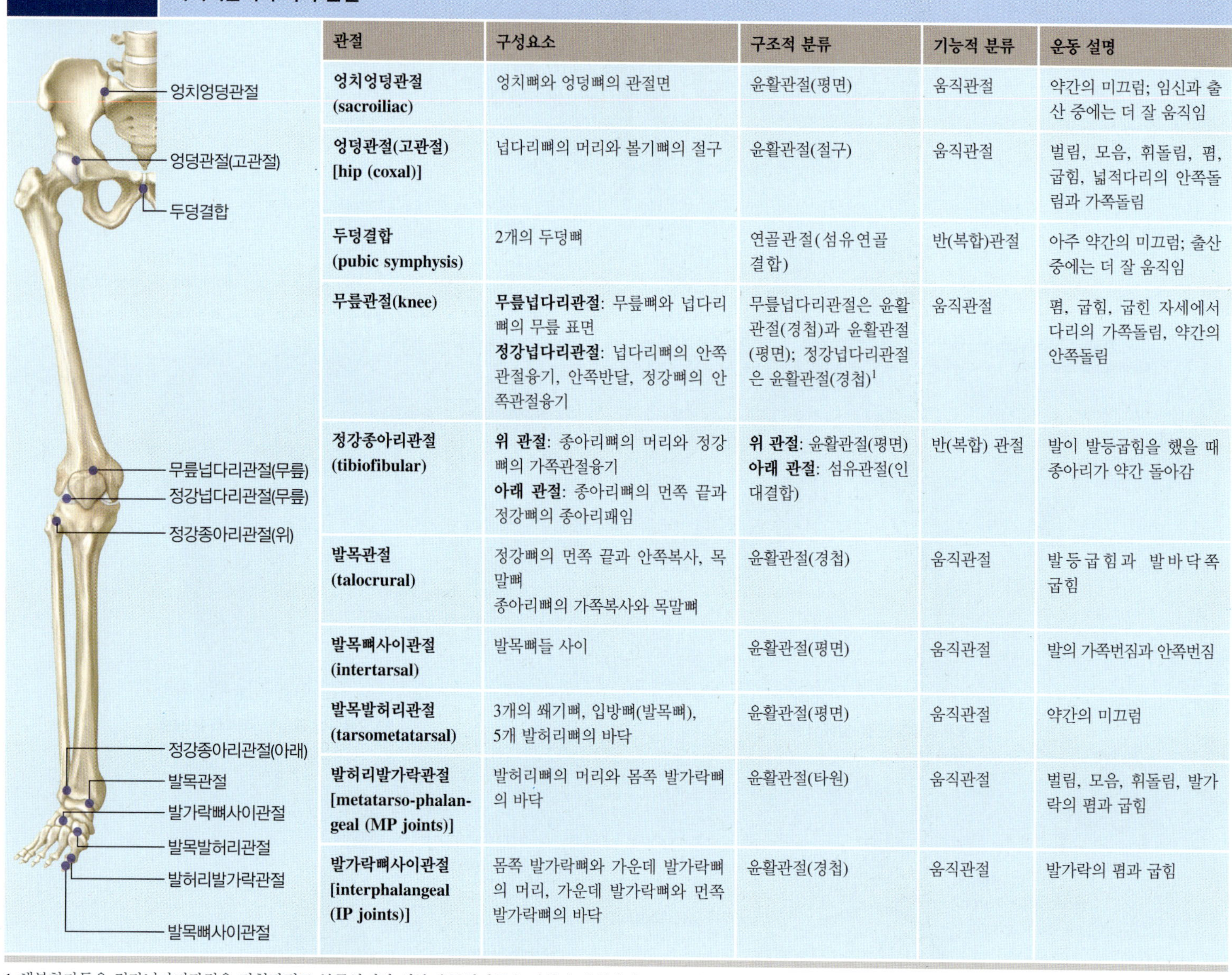

관절	구성요소	구조적 분류	기능적 분류	운동 설명
엉치엉덩관절 (sacroiliac)	엉치뼈와 엉덩뼈의 관절면	윤활관절(평면)	움직관절	약간의 미끄럼; 임신과 출산 중에는 더 잘 움직임
엉덩관절(고관절) [hip (coxal)]	넙다리뼈의 머리와 볼기뼈의 절구	윤활관절(절구)	움직관절	벌림, 모음, 휘돌림, 폄, 굽힘, 넓적다리의 안쪽돌림과 가쪽돌림
두덩결합 (pubic symphysis)	2개의 두덩뼈	연골관절(섬유연골결합)	반(복합)관절	아주 약간의 미끄럼; 출산 중에는 더 잘 움직임
무릎관절(knee)	**무릎넙다리관절**: 무릎뼈와 넙다리뼈의 무릎 표면 **정강넙다리관절**: 넙다리뼈의 안쪽관절융기, 안쪽반달, 정강뼈의 안쪽관절융기	무릎넙다리관절은 윤활관절(경첩)과 윤활관절(평면); 정강넙다리관절은 윤활관절(경첩)[1]	움직관절	폄, 굽힘, 굽힌 자세에서 다리의 가쪽돌림, 약간의 안쪽돌림
정강종아리관절 (tibiofibular)	**위 관절**: 종아리뼈의 머리와 정강뼈의 가쪽관절융기 **아래 관절**: 종아리뼈의 먼쪽 끝과 정강뼈의 종아리패임	**위 관절**: 윤활관절(평면) **아래 관절**: 섬유관절(인대결합)	반(복합) 관절	발이 발등굽힘을 했을 때 종아리가 약간 돌아감
발목관절 (talocrural)	정강뼈의 먼쪽 끝과 안쪽복사, 목말뼈 종아리뼈의 가쪽복사와 목말뼈	윤활관절(경첩)	움직관절	발등굽힘과 발바닥쪽굽힘
발목뼈사이관절 (intertarsal)	발목뼈들 사이	윤활관절(평면)	움직관절	발의 가쪽번짐과 안쪽번짐
발목발허리관절 (tarsometatarsal)	3개의 쐐기뼈, 입방뼈(발목뼈), 5개 발허리뼈의 바닥	윤활관절(평면)	움직관절	약간의 미끄럼
발허리발가락관절 [metatarso-phalangeal (MP joints)]	발허리뼈의 머리와 몸쪽 발가락뼈의 바닥	윤활관절(타원)	움직관절	벌림, 모음, 휘돌림, 발가락의 폄과 굽힘
발가락뼈사이관절 [interphalangeal (IP joints)]	몸쪽 발가락뼈와 가운데 발가락뼈의 머리, 가운데 발가락뼈와 먼쪽 발가락뼈의 바닥	윤활관절(경첩)	움직관절	발가락의 폄과 굽힘

1 해부학자들은 정강넙다리관절을 경첩관절로 분류하지만 일부 운동학자들은 변형된 타원관절로 분류하기도 한다.

통합 INTEGRATE

임상적 고찰 6.6 CLINICAL VIEW

넙다리뼈 목의 골절

넙다리뼈 목의 골절은 엉덩이 골절이라고 잘못 표현되는 경우가 많다. 하지만 볼기뼈가 부러지지 않았으므로 이 표현은 틀렸다. 이 부상의 경우 다리 근육이 당겨져서 다리가 가쪽으로 돌아가기 때문에 다리가 몇 센티미터 짧아 보인다. 넙다리뼈 골절에는 돌기사이골절과 머리아래골절이 있다.

돌기사이골절(전자간골절, intertrochanteric fracture)은 엉덩관절주머니의 먼쪽 또는 밖에서 일어난다. 다른 말로 하면 이 골절은 관절주머니 바깥의 골절이며, 큰돌기와 작은돌기 사이에 골절 선이 있다. 이 유형의 부상은 청년과 중년에게 주로 나타나는데, 외상에 대한 반응으로 발생한다.

머리아래골절(두하골절, subcapital fracture)은 관절주머니속골절(관절낭내골절, intracapsular fracture)이라고도 하며, 엉덩관절주머니안, 넙다리뼈의 머리에 매우 가까운 곳에서 일어난다. 이 유형의 골절은 일반적으로 뼈가 뼈엉성증으로 약해져서 골절에 취약한 노인에게 나타난다.

머리아래골절이 발생하면 넙다리뼈의 머리와 목으로 가는 지지띠동맥이 찢어진다. 넙다리뼈 머리의 힘줄도 찢어질 수 있다. 그 결과, 넙다리뼈의 머리와 목은 혈액 공급을 받지 못해, 혈액이 없어서 뼈가 죽는 **무혈관성괴사**(avascular necrosis)가 생길 수 있다. 많은 경우 금속으로 된 넓적다리 머리와 목으로 죽어 가는 뼈를 대체하는 엉덩관절 대체 수술이 필요하다. 그러나 이 수술은 위험이 따르며, 많은 노인이 수술 합병증으로 사망한다.

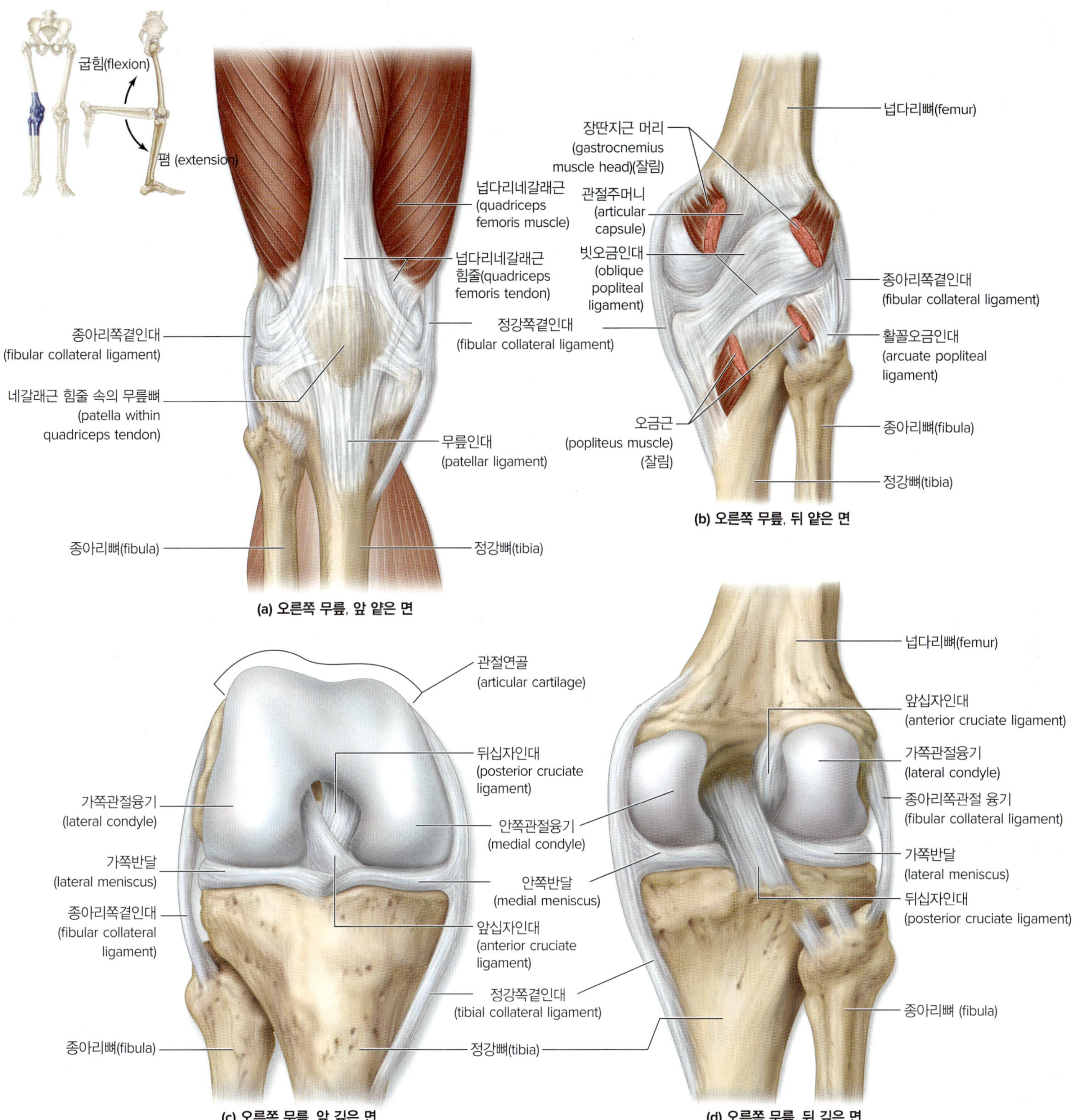

그림 6.18 무릎관절. 무릎관절은 몸에서 가장 복잡한 움직관절이다. (a) 얕은 표면의 모습, (b) 뒤 얕은 면의 모습, (c) 앞 깊은 면의 모습, (d) 뒤 깊은 면의 모습을 통해 오른쪽 무릎을 이루는 각 부분의 복잡한 상관관계를 알 수 있다.

무릎관절(knee joint)은 몸에서 가장 크고 복잡한 움직관절이다(**그림 6.18**, 표 6.5, 그림 6.5). 일차적으로는 경첩관절이지만 무릎을 굽히면 약간의 돌림과 옆쪽로서의 미끄러짐도 가능하다. 구조적으로 무릎관절은 서로 다른 2개의 관절로 이루어져 있다. (1) **정강넙다리관절**(경대퇴관절, tibiofemoral joint)은 넙다리뼈의 관절융기와 정강뼈의 관절융기 사이에 있으며, (2) **무릎넙다리관절**(슬개대퇴관절, patellofemoral joint)은 무릎뼈와 넙다리뼈의 무릎면 사이에 있다.

무릎관절에는 안쪽, 가쪽, 뒤쪽만을 감싸는 관절주머니가 있다. 관절주머니는 앞을 감싸지 않고 넙다리네갈래근의 힘줄이 앞을 감싼다. 무릎뼈는 이 힘줄 속에 들어 있으며 **무릎인대**(슬개인대, patellar ligament)가 무릎뼈 뒤로 뻗어 나가서 정강뼈의 정강뼈거친면에 부착된다. 무릎에는 하나의 통합된 관절주머니도 없고 통합된 관절안도 없다.

통합 INTEGRATE

임상적 고찰 6.7 CLINICAL VIEW

무릎인대와 연골 부상

무릎은 상당한 무게를 견딜 수 있고 관절을 지지하는 인대도 많지만 부상에 매우 취약하며, 운동선수의 경우는 특히 더욱 그렇다. 무릎은 힘줄과 인대로만 보강되기 때문에 무릎인대 부상이 매우 흔하다.

정강쪽곁인대는 무릎 가쪽을 부딪혔을 때와 같이 무릎이 강제로 벌려질 때 부상을 잘 입는다. 정강쪽곁인대는 안쪽반달에 부착되어 있으므로 안쪽반달도 같이 부상을 입을 수 있다.

종아리쪽곁인대 부상은 무릎의 안쪽을 부딪혀서 무릎이 과도하게 모였을 때 발생할 수 있다. 종아리쪽곁인대는 매우 튼튼하고 무릎의 안쪽을 부딪히는 일이 흔하지 않기 때문에 이 유형의 부상은 상당히 드물다.

앞십자인대는 무릎에 젖힘이 일어났을 때 부상을 입을 수 있다. 달리다가 발이 구멍에 빠졌을 때를 예로 들 수 있다. 앞십자인대는 다른 무릎인대에 비해 약하므로 특히 부상을 입기 쉽다. 의사는 앞십자인대의 부상 여부를 알기 위해 정강이를 앞쪽으로 부드럽게 잡아당긴다. 이를 **전방끌기검사**(anterior drawer test)라고 하며, 정강이가 앞으로 너무 많이 움직이면 앞십자인대가 찢어진 것이다.

뒤십자인대 부상은 다리가 과도하게 굽거나 정강뼈가 넙다리뼈보다 뒤쪽으로 움직이면 일어날 수 있다. 뒤십자인대는 튼튼한 편이므로 부상이 드물다. 의사는 뒤십자인대 부상 여부를 알기 위해 정강이를 뒤로 부드럽게 민다. 이 **후방끌기검사**(posterior drawer test)에서 정강이가 뒤로 너무 많이 움직이면 뒤십자인대가 찢어진 것이다.

안쪽반달과 가쪽반달도 부상에 취약하다. 무릎을 부딪히거나 무릎관절을 과도하게 사용하면 반달이 찢어질 수 있다. 반달은 섬유연골로 이루어져 있으므로 스스로 재생될 수 없으며 수술로 치료해야 하는 경우가 많다.

부상의 **불행삼주징**(unhappy triad)이란 정강쪽곁인대, 안쪽반달, 앞십자인대가 모두 부상을 당하는 경우로 미식축구선수에게 가장 흔한 부상이다. 선수가 반칙을 당해 무릎 가쪽에 타격을 입으면 다리가 억지로 벌어져 가쪽으로 돌아간다. 타격이 크면 정강쪽곁인대가 찢어지고, 정강쪽곁인대와 연결된 안쪽반달도 찢어진다. 정강쪽곁인대와 안쪽반달을 찢은 힘은 앞십자인대로 전달된다. 앞십자인대는 비교적 약하기 때문에 함께 찢어진다.

무릎인대 부상의 치료는 부상의 정도와 유형에 따라 다르다. 보존치료는 무릎을 일정한 기간 동안 고정해 관절을 쉬게 하는 것이다. 수술로 치료할 경우에는 찢어진 인대를 복원하거나 다른 힘줄 또는 인대(예: 네갈래근 힘줄)를 접목해서 대체한다. 현재는 수술을 할 때 관절경검사를 병행하는 경우가 많다. **관절경검사**(arthroscopy)는 보존적 수술의 일종으로 무릎을 약간만 절개해 **관절경**(arthroscope; 카메라와 광원이 달린 장비)을 무릎에 삽입하는 것으로, 많이 절개하지 않고도 수술할 부위를 잘 볼 수 있다.

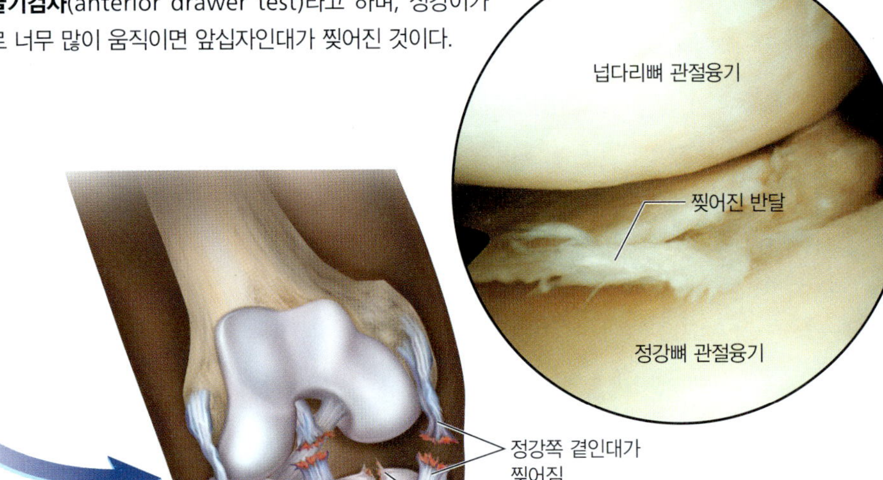

뒤쪽에서 관절주머니는 여러 개의 오금인대로 강화된다.

무릎관절의 양옆에는 무릎을 폈을 때 팽팽해져서 관절을 더 안정시키는 2개의 곁인대가 있다. **종아리쪽곁인대**(비골측부인대, fibular collateral ligament)는 **가쪽곁인대**(외측측부인대, lateral collateral ligament)라고도 하며, 관절의 가쪽면을 보강한다. 이 인대는 넙다리뼈에서 종아리뼈로 뻗어 있으며 다리가 과도하게 모아지는 것을 막는다(즉, 다리가 넓적다리에 비해 너무 안쪽으로 움직이는 것을 막는다). **정강쪽곁인대**(경골측부인대, tibial collateral ligament)는 **안쪽곁인대**(내측측부인대, medial collateral ligament)라고도 하며, 무릎관절의 안쪽면을 보강한다. 이 인대는 넙다리뼈에서 정강뼈로 뻗어 있으며 다리가 과도하게 벌어지는 것을 막는다(즉,

다리가 넓적다리에 비해 너무 바깥쪽으로 움직이는 것을 막는다). 이 인대는 무릎관절의 안쪽반달에도 부착되어 있어서 정강쪽곁인대가 부상을 당하면 흔히 안쪽반달도 영향을 받는다.

관절주머니의 깊은 부분과 무릎관절 안에는 정강뼈의 관절융기 위에 한 쌍의 C자 모양 섬유연골덩이가 있다. 이 연골덩이들은 **안쪽반달**(내측반월, medial meniscus)과 **가쪽반달**(외측반월, lateral meniscus)이라고 한다. 안쪽반달과 가쪽반달은 안쪽과 가쪽에서 무릎관절을 부분적으로 안정시키고 관절면 사이에서 충격을 흡수하며, 넙다리뼈가 움직일 때 관절면을 따라 계속 모양이 바뀐다.

무릎관절 깊은 곳의 관절주머니에는 2개의 **십자인대**(cruciate ligament)가 있다. 십자인대는 정강뼈에서 넙다리뼈의 앞뒤 운동을 제한한다. 십자인대는 서로 X자 모양으로 엇갈려 있기 때문에 이런 이름이 붙었다. **앞십자인대**(전십자인대, anterior cruciate ligament, ACL)는 넙다리뼈의 뒤에서 정강뼈의 앞으로 뻗어 있다. 무릎을 펴면 앞십자인대가 팽팽히 당겨져서 젖힘을 방지한다. 앞십자인대는 정강뼈가 넙다리뼈의 앞으로 너무 많이 움직이지 않게 한다. **뒤십자인대**(후십자인대, posterior cruciate ligament, PCL)는 넙다리뼈의 앞쪽 아래에서 정강뼈의 뒤쪽으로 뻗어 있다. 뒤십자인대는 무릎을 굽혔을 때 팽팽해져서 무릎이 과도하게 굽는 것을 방지하며, 정강뼈를 넙다리뼈의 뒤로 너무 많이 움직이지 않게 한다.

사람은 두 발로 걷는 두발동물이다. 두발보행에서는 무릎을 폈을 때 무릎이 고정되는 것과 똑바로 서 있을 때 다리근육이 피로해지지 않는 것이 중요하다. 무릎을 완전히 펴면 정강뼈가 가쪽으로 돌아가 앞십자인대가 팽팽해지고 정강뼈와 넙다리뼈 사이에 있는 안쪽반달과 가쪽반달이 눌린다. 오금근이 수축하면 무릎관절이 굽는다(무릎을 편 채로 고정할 수 있는 능력과 부상이나 질병 때문에 무릎을 굽히지 못하는 것은 서로 다르다).

무엇을 배웠는가?

21 무릎관절의 관절주머니 속 인대들은 각각 어떤 기능을 하는가?

6.7f 발목관절

학습목표

33. 발목관절과 그 움직임에 대해 서술한다.

발목관절(거퇴관절, talocrural joint, ankle joint)은 크게 변형된 경첩관절로 발등굽힘과 발바닥쪽굽힘이 가능하다. 하나의 관절주머니 안에 2개의 관절이 있는데, 하나는 정강뼈의 먼쪽 끝과 목말뼈 사이에 있고, 다른 하나는 종아리뼈의 먼쪽 끝과 목말뼈의 가쪽 사이에 있다(**그림 6.19**, 표 6.5). 정강뼈의 안쪽복사와 종아리뼈의 가쪽복사는 안쪽과 가쪽 가장자리를 넓게 형성해서 목말뼈가 옆으로 미끄러지지 않도록 한다.

발목관절에는 해부학적으로 독특한 부분이 여러 가지 있다. 관절주머니는 정강뼈의 먼쪽 면, 안쪽복사, 가쪽복사, 목말뼈를 감싼다. 여러 가닥으로 된 **세모인대**(삼각인대, deltoid ligament)는 **안쪽인대**(내측인대, medial ligament)라고도 하며, 안쪽에서 정강뼈를 발에 연결한다. 이 인대는 발이 과도하게 가쪽번짐이 되지 않도록 한다. 이 인대는 매우 튼튼해서 찢어지는 일이 거의 없으며, 이 인대가 파열되기 전에 안쪽복사가 먼저 빠져나온다. **가쪽인대**(lateral ligament)도 마찬가지로 여러 갈래로 되어 있으나 훨씬 얇고 가쪽에서 종아리뼈를 발에 연결한다. 이 인대는 발이 과도하게 안쪽번짐이 되지 않도록 한다. 가쪽인대는 세모인대만큼 튼튼하지 않아서 삐거나 찢어지기 쉽다. **앞정강종아리인대**(전경비인대, anterior tibiofibular ligament)와 **뒤정강종아리인대**(후경비인대, posterior tibiofibular ligament)는 정강뼈와 종아리뼈를 연결한다.

무엇을 배웠는가?

22 어느 뼈들이 발목관절을 이루며, 이 관절은 어떤 운동을 할 수 있는가?

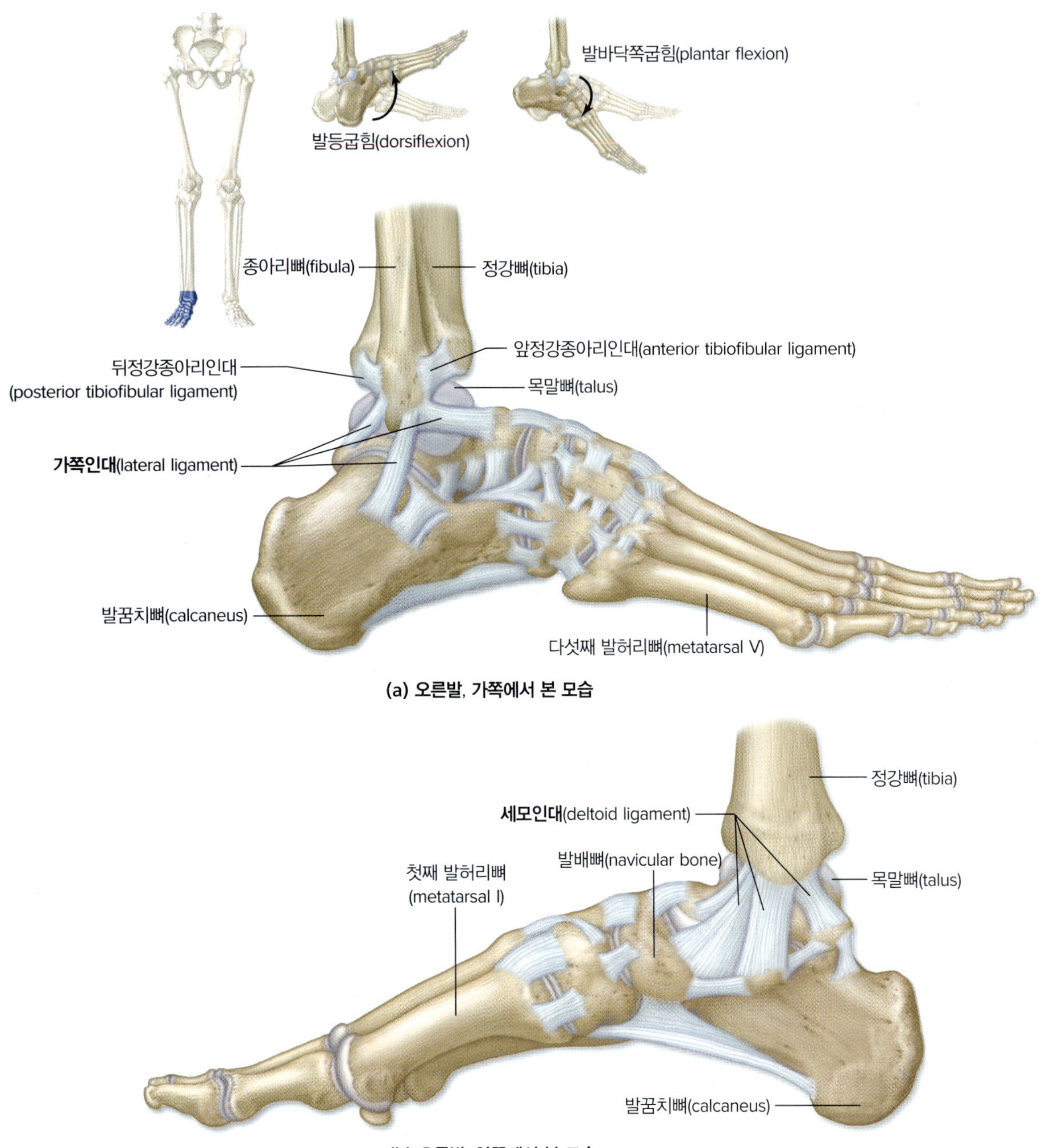

그림 6.19 발목관절. 오른발을 (a) 가쪽에서 본 모습과 (b) 안쪽에서 본 모습을 통해 발목관절이 정강뼈, 종아리뼈, 목말뼈 사이의 관절임을 알 수 있다. 발목관절은 발등굽힘과 발바닥쪽굽힘만을 할 수 있다.

통합 INTEGRATE

임상적 고찰 6.8 CLINICAL VIEW

발목 삠과 포트골절

삠(염좌, sprain)은 골절이나 탈구 없이 인대가 늘어나거나 찢어지는 것이다. 발목이 뒤틀리면 발목 삠이 발생하는데, 거의 모든 경우에 과도한 안쪽번짐으로 인한 것이다. 가쪽인대의 섬유가 늘어나거나(가벼운 삠) 찢어져서(심한 삠) 가쪽복사 앞쪽 아래가 국소적으로 붓고 물렁거린다. 세모(안쪽)인대가 튼튼하기 때문에 과도한 가쪽번짐으로 인한 삠은 거의 일어나지 않는다. 인대가 혈관이 별로 없는 치밀규칙결합조직으로 이루어져 있다는 점을 기억한다. 혈관이 적은 조직은 낫는 데 오래 걸리며, 이는 발목 삠의 경우에도 마찬가지이다. 또 같은 부상을 다시 입는 경우도 많다.

만약 과도한 가쪽번짐이 발생하면 이 부상을 **포트골절**(Pott fracture; 4.8 참조)이라고 한다. 과도한 가쪽번짐이 일어나면 매우 튼튼하고 찢어지지 않는 세모인대가 당겨진다. 그 결과, 정강뼈의 안쪽복사가 빠질 수 있다. 이 부상을 유발한 힘은 목말뼈를 가쪽으로 미는데, 발목이 옆으로 움직이는 것을 더 이상 안쪽복사가 막을 수 없기 때문이다. 목말뼈가 가쪽으로 움직여 종아리뼈에 힘을 가하면 종아리뼈가 골절된다(주로 가쪽 끝 또는 가쪽복사). 결과적으로 정강뼈와 종아리뼈가 모두 골절되지만 세모인대는 온전하게 남아 있다.

6.8 관절의 발생과 노화

학습목표

34. 배아기와 태아기에 관절의 세 가지 주요 유형이 어떻게 형성되는지 설명한다.

35. 나이에 따라 관절에 흔히 나타나는 몇 가지 변화에 대해 서술한다.

관절은 발생 6주에 형성되기 시작하며 태아기에 점차 분화한다. 미래에 섬유관절이 될 부분에서는 발생하는 뼈를 둘러싼 중배엽이 치밀규칙결합조직으로 분화하고, 미래의 연골관절에서는 중배엽이 섬유연골이나 유리연골로 분화한다.

윤활관절의 발생은 더 복잡하다. 가장 가쪽에 있는 중배엽은 관절주머니를 이루고 관절을 지지하는 인대가 된다. 그보다 바로 안쪽에서는 중배엽이 윤활막을 이루고 관절안으로 윤활액을 분비하기 시작한다. 중심에 있는 중배엽은 윤활관절의 유형에 따라 흡수되거나 반달 또는 관절원반을 이룰 수 있다.

뼈끝판이 닫히기 전에 부상을 입으면 뼈끝판이 불완전탈구 또는 골절될 수 있으며, 이는 관절의 발달과 건강을 저해할 수 있다. 구체적인 예로는 뼈가 완전히 자라지 못하거나 관절에 관절염과 같은 변화가 일어나는 것이다.

통합 INTEGRATE

임상적 고찰 6.9 CLINICAL VIEW

관절염

관절염(arthritis)은 다양한 유형으로 나타나는 관절의 염증성 또는 퇴행성 질환이다. 유형마다 증상이 같은데 관절의 부기, 통증, 뻣뻣함이 나타난다. 관절염은 미국에서 지체부자유를 유발하는 질환 중 가장 흔하다. 관절염의 유형 중 흔한 것으로는 통풍관절염, 뼈관절염, 류마티스관절염이 있다.

통풍관절염(gouty arthritis)은 주로 중년과 노년에 나타나며 남성에게 더 흔하다. 흔히 통풍(gout)이라고 부르는 이 질환은 요산(정상적인 세포 노폐물)의 혈중 농도가 높아져서 발생한다. 요산이 비정상적으로 많으면 혈액, 윤활액, 윤활막 속에 요산염 결정이 축적되며 몸이 요산염 결정에 염증 반응을 일으켜 관절통이 발생한다. 통증은 하나의 관절에서 시작되어(주로 엄지발가락) 다른 관절로 확산된다. 끝내는 뼈의 관절면들이 서로 융합함으로써 관절을 움직이지 못하게 된다.

뼈관절염(골관절염, osteoarthritis, OA)은 관절염 중 가장 흔한 유형이다. 이 만성 퇴행성 관절질환은 지우개를 계속 쓰면 지우개가 닳듯이 관절을 반복해서 사용한 결과 관절연골이 닳아서 발생한다. 연골이 많이 닳으면 뼈관절염이 일어난다. 결국 뼈와 뼈가 서로 마찰해 뼈 표면이 닳는다. 보호기능을 하는 관절연골이 없으면 관절의 움직임이 뻣뻣하고 고통스러워진다. 뼈관절염이 가장 많이 생기는 관절은 손가락관절, 손마디관절, 엉덩관절, 무릎관절, 어깨관절이다. 뼈관절염은 주로 노인에게 나타나지만 관절에 반복적인 스트레스를 받음으로써 젊은 나이에 뼈관절염을 앓는 운동선수가 점점 늘어나고 있다.

류마티스관절염(rheumatoid arthritis, RA)은 일반적으로 젊은 나이나 중년에 나타나며 여성에게 훨씬 흔하다. 대략 40~50세에 시작되는 경우가 많다. 증상은 관절의 통증과 부기, 근육 약화, 뼈엉성증, 심장 및 혈관과 관련된 종합적인 문제이다. 류마티스관절염은 몸의 면역계통이 자신의 몸을 공격하는 자가면역질환(autoimmune disorder)이다. 류마티스관절염의 시작은 윤활막 염증이다. 윤활액과 백혈구가 작은 혈관에서 관절안으로 새어 나와 윤활액의 부피가 커진다. 그 결과, 관절이 붓고 염증에 걸린 윤활막이 두꺼워진다. 끝내는 관절연골이 침식되며 그 아래의 뼈도 침식되는 경우가 많다. 흉터조직이 생겨나 뼈가 되고 뼈끝이 서로 융합해서(관절굳음[관절강직, ankylosis]이라는 과정) 관절을 쓰지 못하게 된다. 류마티스관절염에는 흔히 두 가지 약물을 처방한다. 빨리 작용하는 일차 선택약은 비스테로이드성 항염증제와 코르티코스테로이드로, 관절통증을 완화하는 데 사용한다. 느리지만 오래 작용하는 이차 선택약으로는 methotrexate와 hydroxychloroquine 등이 있으며, 이 약물들은 질환이 완화되도록 하고 관절의 파괴를 늦춘다.

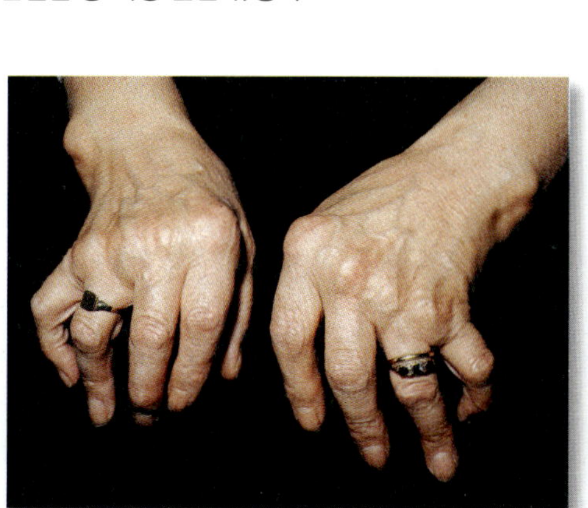

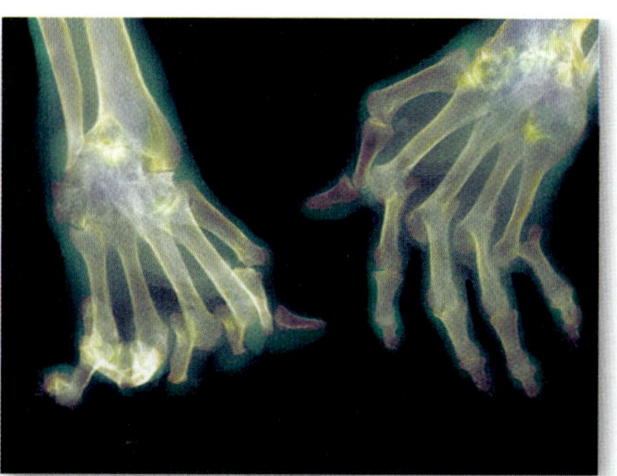

류마티스관절염에 걸린 손의 사진 및 방사선 사진

©©John Watney/Science Source; (b) ©CNRI/Science Source

관절염은 관절연골이 손상되는 류마티스 질환이다("임상적 고찰 6.9: 관절염" 참조). 노화한 관절에서 주로 발생하는 문제는 뼈관절염이며, 이를 퇴행성 관절염이라고도 한다. 원인은 다양할 수 있으나 주로 관절면이 계속 닳아서 발생한다.

뼈의 강도가 지속적인 스트레스를 통해 유지되듯이 관절의 건강도 적절한 운동과 관련이 있다. 운동은 관절연골을 압박해 윤활액이 연골을 빠져나왔다가 다시 연골바탕질 안으로 들어가도록 한다. 이 흐름을 통해 연골 내의 연골세포가 연골 건강 유지에 필요한 영양을 공급한다. 또 운동은 관절을 지지하고 안정시키는 근육을 강화한다. 그러나 심한 운동은 관절 문제를 유발하고 뼈관절염을 악화할 수 있으므로 피해야 한다.

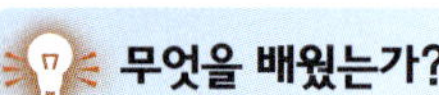

무엇을 배웠는가?

23 나이가 들면서 관절은 어떻게 변하는가?

단원 요약 CHAPTER SUMMARY

	• 관절은 뼈가 접촉하는 구조이다. 관절은 구조, 기능 및 그들이 허용하는 운동량이 다르다.
6.1 관절의 분류	• 관절의 세 가지 구조적 종류는 섬유, 장막 및 윤활 관절이다. • 관절의 세 가지 기능적 분류는 못움직관절, 반관절 및 움직관절이다.
6.2 섬유관절	• 섬유관절은 관절공간이 없고, 관절하는 뼈의 사이를 치밀규칙결합조직이 연결한다.
	6.2a 못박이관절 • 못박이관절은 치아와 아래턱뼈 및 위턱뼈 사이의 못움직관절이다.
	6.2b 봉합 • 봉합은 머리뼈의 뼈를 단단하게 묶는 봉합이다. 유합봉합(fused sutures)은 뼈붙음이라고 한다.
	6.2c 인대결합 • 인대결합은 반관절이며, 뼈는 뼈사이막으로 연결된다.
6.3 연골관절	• 연골관절은 관절공간이 없다; 관절하는 뼈 사이의 연골은 유리연골 또는 섬유질연골일 수 있다.
	6.3a 유리연골결합 • 유리연골결합은 관절하는 뼈 사이에 유리연골이 끼여 있는 못움직관절이다.
	6.3b 섬유연골결합 • 섬유연골결합은 관절하는 뼈 사이에 섬유연골성 원반이 끼여 있는 반관절이다.
6.4 윤활관절	• 모든 윤활관절은 움직관절이다.
	6.4a 윤활관절의 특징 및 구조 • 윤활관절에는 관절주머니, 관절안, 윤활액, 관절연골, 인대, 신경 및 혈관이 있다.
	6.4b 윤활관절의 관절 분류 • 윤활관절에는 평면관절, 경첩관절, 중쇠관절, 타원관절, 안장관절 및 절구관절의 6종류가 있다.
6.5 윤활관절의 운동	• 윤활관절에서 발생하는 운동은 미끄럼운동, 각운동, 회전운동 및 특수운동이 있다.
	6.5a 미끄럼운동 • 미끄럼운동은 두 개의 반대쪽 표면이 서로 앞뒤로 또는 좌우로 미끄러지는 단순운동이다.
	6.5b 각운동 • 각운동은 관절의 각도를 감소시키거나 증가시키는 것이다. 각운동에는 굽힘, 폄, 젖힘, 가쪽굽힘, 벌림, 모음 및 휘돌림이 있다.
	6.5c 회전운동 • 회전운동은 중쇠운동을 수반한다. 회전운동의 예로는 가쪽회전, 안쪽회전, 엎침 및 뒤침이 있다.
	6.5d 특수운동 • 특수운동으로는 아래내림과 올림, 등쪽굽힘, 바닥쪽굽힘, 가쪽번짐, 안쪽번짐, 내밂 및 맞섬이 있다.

(계속)

단원 요약 CHAPTER SUMMARY(계속)

6.6 윤활관절 및 지렛대	• 생물역학은 생물학에 기계적 원리를 적용하는 학문이다.
	6.6a 지렛대의 정의 • 윤활관절은 지렛대와 비교할 수 있다. 지렛대는 한 지점에 가해지는 힘이 다른 지점의 저항을 초과할 때, 움직임이 발생하는 데는 지렛목이 필요하다.
	6.6b 지렛대의 종류 • 1형 지렛대는 힘과 저항 사이에 지렛목이 있다. • 2형 지렛대는 지렛목과 힘 사이에 저항이 있다. • 3형 지렛대는 인체에서 가장 흔한 형태인데, 저항과 지렛목 사이에 힘이 가해진다.
6.7 선택된 관절의 특징과 구조	• 각 관절에서, 관절하는 뼈의 독특한 특징들은 의도한 운동을 지지해 준다.
	6.7a 턱관절 • 턱관절은 아래턱뼈의 머리와 관자뼈의 턱관절오목 사이의 관절이다.
	6.7b 어깨관절 • 복장빗장관절과 봉우리빗장관절은 어깨운동을 지지한다. • 오목위팔관절(어깨관절)은 어깨뼈의 관절오목과 위팔뼈 머리 사이의 절구관절이다.
	6.7c 팔꿈치관절 • 팔꿈치관절은 위팔뼈, 노뼈 및 자뼈 사이의 경첩관절이다.
	6.7d 엉덩관절 • 엉덩관절은 넙다리뼈의 머리와 볼기뼈의 절구 사이의 절구관절이다.
	6.7e 무릎관절 • 무릎관절은 기본적으로는 경첩관절이지만, 약간의 회전과 미끄러짐이 가능하다.
	6.7f 발목관절 • 발목관절은 발목의 등쪽굽힘과 바다쪽굽힘을 허용하는 경첩관절이다.
6.8 관절의 발생과 노화	• 관절은 발생 6주에 형성되기 시작한다. • 골관절염은 노화와 함께 발생하는 흔한 관절질환이다.

단원 평가

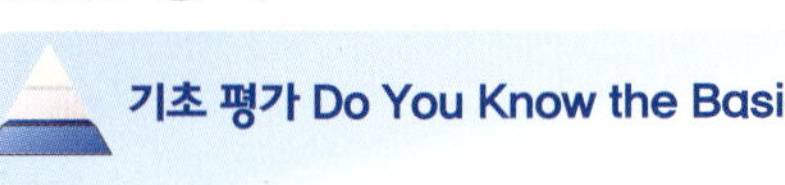

성과 및 평가
분석 및 적용
이해와 암기

1. 인체에서 가장 큰 운동 범위를 가진 관절은?
   a. 무릎관절
   b. 엉덩관절
   c. 어깨관절
   d. 팔꿈치관절

2. 발바닥을 바깥쪽으로 또는 가쪽으로 돌리는 운동을 무엇이라고 하는가?
   a. 등쪽굽힘
   b. 안쪽번짐
   c. 가쪽번짐
   d. 바닥쪽굽힘

3. ______는 두 개의 뼈가 유합봉합에 의해 연결된다.
   a. 못박이관절
   b. 뼈붙음(골유합)
   c. 섬유연골결합
   d. 인대결합

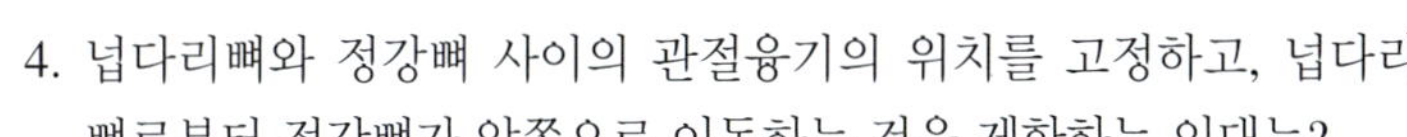

4. 넙다리뼈와 정강뼈 사이의 관절융기의 위치를 고정하고, 넙다리뼈로부터 정강뼈가 앞쪽으로 이동하는 것을 제한하는 인대는?
   a. 정강쪽곁인대
   b. 뒤십자인대
   c. 앞십자인대
   d. 종아리쪽곁인대

5. 다음 중 움직관절은?
   a. 섬유연골결합
   b. 유리연골결합
   c. 인대결합
   d. 안장관절

6. 힘은 저항과 지렛목 사이에 위치한다. 예로는 무릎관절이 있다. 어떤 지렛대인가?
   a. 1형 지렛대
   b. 2형 지렛대
   c. 3형 지렛대
   d. 위의 2가지

7. 손허리손가락관절은 타원형의 관절표면을 가지고, 두 면 사이에서 운동을 허용한다. 어떤 종류의 윤활관절인가?
   a. 타원관절
   b. 평면관절

c. 경첩관절
d. 안장관절

8. 엉덩관절에 안정감을 주는 데 관계가 없는 인대는?
a. 궁둥넙다리인대
b. 두덩넙다리인대
c. 엉덩넙다리인대
d. 넙다리뼈머리인대

9. 윤활액의 기능은?
a. 관절을 부드럽게 한다.
b. 관절연골에 영양분을 공급한다.
c. 관절 안에서 충격을 흡수한다.
d. 위의 모두가 해당한다.

10. 바닥쪽굽힘과 등쪽굽힘은 ________ 관절에서 허용되는 운동이다.
a. 엉덩관절
b. 무릎관절
c. 복장빗장관절
d. 발목관절

11. 관절의 안정성과 이동성 모두에 영향을 미치는 요인에 대하여 설명하시오. 관절의 이동성과 안정성의 관계는 어떻게 되는가?

12. 섬유관절과 윤활관절 관절은 뼈를 서로 고정하는 치밀규칙결합조직을 가진다. 이 두 관절의 구조적 및 기능적 차이점은?

13. 기능적으로 못움직관절로 분류되는 모든 관절을 나열하고 설명하시오.

14. 인체에서 경첩관절와 중쇠관절의 구조, 기능 및 위치에 대해 비교하고, 설명하시오.

15. 1형, 2형 및 3형 지렛대를 비교하고 대조하시오.

16. 모음, 벌림, 엎침 및 뒤침의 운동을 비교하고 설명하시오.

17. 대부분의 발목 삠(염좌)은 과도한 안쪽번짐에 의한 손상이다. 그러나 과도한 가쪽번짐에 의한 손상은 상대적으로 적다. 이의 해부학적 이유는?

18. 팔꿉관절을 지지하는 주요 인대는?

19. 무릎관절에 있는 정강쪽곁인대와 종아리쪽곁인대의 기능을 비교하시오. 둘 중에서 더 자주 손상되는 것과 그 이유는?

20. 골관절염과 류마티스 관절염의 유사점과 차이점은?

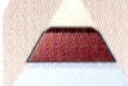

응용 평가 Can You Apply What You've Learned?

다음 지문을 읽고 1~3번 문항에 답하시오.

엄마와 4살짜리 아들이 장난감 가게에 갔는데, 아이는 가게를 떠나려고 하지 않았다. 아이가 성질을 내며 엄마에게 반항하자, 엄마는 아들의 팔을 잡아당겨 가게 밖으로 데리고 나갔다. 팔을 당긴 직후 아들은 아파서 울었고, 팔꿈치 가쪽에 뚜렷한 혹이 보였다. 어머니는 당황하여 아들을 의사에게 데리고 갔다. 의사는 아들의 팔꿈치를 검사한 결과, 아들의 노뼈의 머리가 불완전하게 탈구되어 있다는 것을 알아냈다.

1. 엄마가 아들의 팔꿈치를 잡아당겼을 때 노뼈의 머리를 제자리에 고정시키지 못한 인대는?
a. 고리인대
b. 자쪽곁인대
c. 노쪽곁인대
d. 갈고리인대

2. 의사는 이런 유형의 부상은 5세 이하의 아동에게 흔하다고 말한다. 이것의 한 가지 이유는?
a. 자뼈의 팔꿈치머리는 노뼈의 팔꿈치오목과 적절하게 맞지 않는다.
b. 노뼈의 머리가 완전히 형성되지 않았다.
c. 안쪽과 가쪽 위관절융기의 성장판이 아직까지 위팔뼈에 융합되지 않았다.
d. 팔꿈치관절의 관절주머니는 앞쪽면이 약하다.

3. 어떤 뼈가 팔꿈치의 가쪽에 두드러진 혹을 만들었는가?
a. 노뼈의 위관절융기
b. 자뼈의 갈고리돌기
c. 노뼈머리
d. 노쪽곁인대

4. 로버트가 달리는 도중에 길이 패인 곳에 발이 빠져 오른쪽 발목을 삐었다. 이 발목의 가쪽면을 따라 부기가 나타났다. 어떤 인대가 손상되었으며 어떤 동작으로 부상이 발생했는가?
a. 발의 과다 가쪽번짐으로 인한 세모인대
b. 발의 과다 가쪽번짐으로 인한 가쪽인대
c. 발의 과다 안쪽번짐로 인한 세모인대
d. 발의 과다 안쪽번짐으로 인한 가쪽인대

5. 한 가지를 제외한 대부분의 무릎인대는 관절의 폄에 따라 팽팽해진다. 어느 무릎인대가 관절의 굴곡에 따라 팽팽해지고, 관절의 과도한 굽힘을 방지하는가?
a. 앞십자인대
b. 뒤십자인대
c. 무릎인대
d. 정각쪽곁인대

종합 평가 Can You Synthesize What You've Learned?

1. 에린은 축구 연습 도중에 동료의 쭉 뻗은 다리에 걸려 넘어져서 바닥에 어깨를 부딪히며 넘어졌다. 그녀는 극심한 고통으로 병원에 실려 갔다. 검사 결과, 위팔뼈머리가 겨드랑 쪽(아래앞쪽)으로 움직인 것으로 확인되었다. 이 부상에서 에린에게 무슨 일이 일어났는가?

2. 루카스와 오마르가 축구 경기를 보는 동안, 한 선수가 상대선수의 가쪽 무릎에 부딪혀서 무릎관절에 과도한 벌림을 일으키는 '클리

핑(clipping)'으로 벌칙을 받았다. 루카스는 오마르에게 클리핑이 왜 문제냐고 물었다. 선수가 클리핑될 때, 어떤 관절이 가장 위험하며, 어떤 부상이 일어날 수 있는가?

3. 재키는 오른쪽 귀에서 고통을 느껴 의사의 진료를 받았다. 의사가 그녀의 귀를 검사한 결과, 감염의 징후는 없었다. 의사는 재키에게 그녀의 귀에 인접한 얼굴 부분을 촉진하면서 입을 벌렸다가 다물어 보라고 하였다. 재키는 귀에 통증을 느끼고 있는데, 의사는 왜 재키에게 입을 움직이게 하는 것인가? 두 가지는 어떻게 연관되어 있는가? 재키가 입을 벌렸다가 다물 때, 의사가 무엇을 발견할 것이라고 생각하는가?

Chapter 7

근육조직

Muscle Tissue

통합 *INTEGRATE*

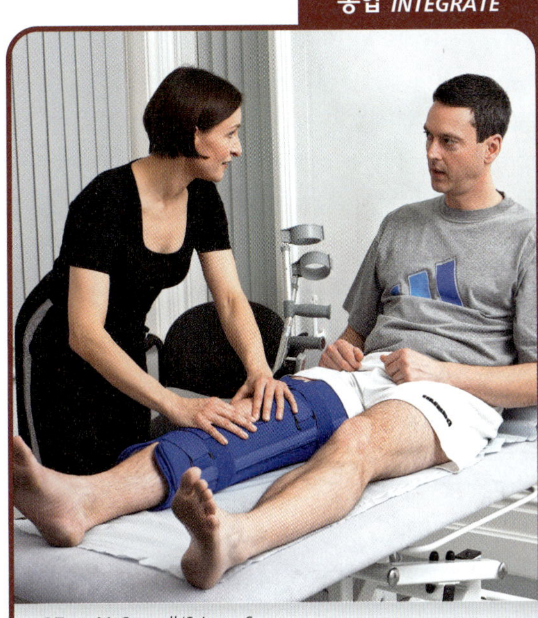

관련 직업

스포츠의학 의사
(Sports Medicine Physician)

스포츠의학 전문의는 교육을 많이 받고 훈련된 의사들로서, 경기력 향상을 위해 운동선수나 신체적으로 활동적인 사람과 함께 일하는 의사이다. 의과대학 이후의 교육에는 소아과, 내과, 응급의학, 신경 근골격계 또는 재활 전문 분야가 포함되며 스포츠의학 분야의 공인된 펠로우십 프로그램에서 추가로 2년의 훈련을 받는다. 스포츠의학 의사는 국가 스포츠의학 인증시험을 통과한 후 스포츠의학 추가 자격 인증서를 획득한다.

이 의료 전문 분야의 사람들은 급성 및 과용 만성 부상의 예방, 진단 및 치료에 중점을 두고 운동 상태를 극대화하기 위한 운동 프로그램을 개발하고 관리한다. 또한 건강을 유지하고 운동능력을 극대화하기 위한 영양 지침을 제공하는 등 환자의 전반적인 건강을 향상시키는 데 관심을 둔다. 이 장에서 무릎 부상을 치료하는 스포츠의학 의사에 대해 살펴볼 것이다.

"근육"이라는 말을 들었을 때 많은 사람들은 뼈를 움직이는 근육을 생각할 것이다. 700개가 넘는 뼈대근육에는 각각의 이름이 있으며, 이 근육들이 모여 근육계통(muscular system)을 이룬다. 그러나 뼈대근육에만 근육조직이 있는 것은 아니다. 근육조직은 몸의 거의 모든 부분에 분포하며 전신에서 일어나는 물질의 움직임을 담당한다. 이 중요한 조직은 우리가 먹은 음식을 위창자길을 따라 이동시키며, 생산된 노폐물을 배설하고, 폐에 들어가는 공기의 양을 조절하고, 혈액을 신체조직에 공급한다.

뼈대근육, 심장근육, 평활근 등 세 종류의 근육조직을 5.3절에서 처음 소개하고 비교하였다. 여기서는 뼈대근육을 해부학 및 생리학적 관점에서 자세히 설명한다. 이 장의 끝부분에서는 심장근육에 대해 짧게 설명하고(16.3f 참조), 민무늬근육에 대해서도 포괄적으로 다룬다. 근육계통에 있는 각 뼈대근육의 이름은 8장에서 살펴볼 것이다.

7.1 뼈대근육의 개관

뼈대근육은 일반적으로 정상 성인의 몸무게 중 40~50%를 차지한다. 주로 뼈대에 부착되어 있으나 위창자길과 요로의 열린 부분에도 존재한다. 뼈대근육 기관의 일반적인 기능과 뼈대근육 조직의 특징에 대해 설명하면서 뼈대근육에 대한 논의를 시작한다.

7.1a 뼈대근육의 기능

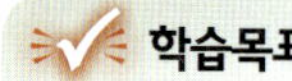
학습목표

1. 뼈대근육의 일반적인 다섯 가지 기능을 설명한다.

몸에 있는 수백 개의 뼈대근육은 다음과 같은 기능을 한다.

- **몸의 움직임.** 뼈에 부착된 근육의 수축으로 걷기와 같은 큰 움직임과 어떤 물체를 들어올릴 때와 같이 비교적 작고 정확한 움직임이 일어난다. 또한 근육 수축으로 말하기, 쓰기, 얼굴표정의 변화, 호흡과 연관된 움직임(19.5b 참조), 삼키기에서 자발적 단계와 연관된 움직임(21.2c 참조)과 같이 매우 발달된 움직임이 일어난다.
- **자세 유지.** 특정 뼈대근육의 수축으로 몸통, 골반, 다리, 목, 머리가 안정되고 자세가 유지된다. 이 자세 근육은 사람이 깨어 있는 동안 몸이 쓰러지지 않도록 계속 수축해 있다.
- **보호와 지지.** 몇몇 뼈대근육은 복강벽(그림 8.16 참조)과 골반안의 바닥(그림 8.17 참조)을 따라 층을 이루며 배열되어 있다. 이 근육층은 배골반안에서 내부기관을 보호하고 이 기관들이 정상적인 위치를 유지하도록 지탱한다.
- **물질을 보존하고 움직이기.** 조임근(괄약근, *sphincter*: 띠)이라는 원형의 근육 띠는 수축과 이완을 반복하면서 물질이 지나는 통로를 조절한다. 위창자길과 요로의 구멍(orifices; *orificium*: 구멍)에 있는 조임근은 사람이 대소변의 배출을 자의적으로 통제할 수 있도록 한다.
- **열의 생산.** 근육조직의 수축에는 에너지가 필요하며 이 에너지를 이용할 때 항상 열이 만들어진다. 근육은 계속 열을 만들어 내는 작은 용광로와 같으며 정상적인 체온 유지를 돕는다. 추울 때는 불수의적인 근육수축으로 열이 발생하기 때문에 몸을 떨게 된다. 운동을 할 때는 근육활동에 의해 생산되는 추가 열을 방출하기 위해 땀이 난다(1.6b, 3.1d 참조).

무엇을 배웠는가 ?

1 뼈대근육의 다섯 가지 주요 기능은 무엇인가?

7.1b 뼈대근육 조직의 특징

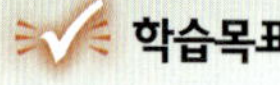
학습목표

2. 뼈대근육의 다섯 가지 특징을 서술한다.

뼈대근육은 흥분성, 전도성, 수축성, 신장성, 탄력성을 가진 근육세포로 이루어져 있다.

- **흥분성**(excitability)은 뼈대근육세포가 화학적 자극이나 늘림과 같은 자극에 반응하는 능력이다. 자극으로 인해 흥분성 세포막을 가로지르는 이온의 이동이 발생하여 안전막전위의 변화가 일어난다. 뼈대근육세포는 운동신경에서 방출되는 신경전달물질인 아세틸콜린이 근육세포 수용체와 결합하면 반응한다(7.3a 참조).
- **전도성**(conductivity)은 활동전위 동안 막전위의존적 통로가 순차적으로 열리면서 세포막을 따라 퍼지는 전기신호를 말한다. 이 전기적 신호로 인해 (자극이 일어난) 근육세포의 세포막과 (수축이 일어나는) 근육세포 내부와 기능적으로 연결된다(7.3b 참조).
- **수축성**(contractility)은 뼈대근육세포 안에 있는 수축단백질이 미끄러지면서 일어난다. 수축으로 인해 근육세포가 몸을 움직이게끔 하거나 다른 근육 기능을 수행하게 한다. 근육 세포의 흥분성, 전도성, 수축성을 그림 7.9에 단계 1에서 3으로 각각 나타냈다.
- **신장성**(extensibility)은 근육세포가 늘어나는 것이다(그림 7.25 참조). 신장성은 수축단백질이 서로 미끄러져 겹침의 정도를 줄이기 때문에 가능하다. 근육의 신장성은 운동전에 하는 근육스트레칭을 할 때 나타난다.
- **탄력성**(elasticity)은 근육이 짧아지거나 늘어난 후 원래 길이로 되돌아가는 근육세포의 능력이다. 근육세포의 탄력성은 수축단백질과 연결되어 있는 용수철 같은 케넥틴(connection) 단백질의 긴장성이 없어지는 정도에 달려 있다.

무엇을 배웠는가 ?

2 뼈대근육의 수축성, 탄력성, 신장성에 대해 설명하라. 이 세 가지는 서로 어떻게 다른가?

7.2 뼈대근육의 해부학

허벅지의 두덩정강근 같은 단일근육(그림 8.1 참조)은 전체 근육 길이만큼 긴 수천 개의 근육세포로 이루어질 수 있다. 뼈대근육세포는 다른 세포와 달리 길이가 길기 때문에 근육섬유 또는 **근섬유**(muscle fiber, myofiber)라고 불리는 경우가 많다. 여기서는 뼈대근육의 맨눈해부학, 개별 뼈대근육섬유의 현미경해부학, 뼈대근육섬유의 분포에 대해 살펴본다.

통합 INTEGRATE

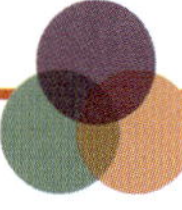

개념 연결 CONCEPT CONNECTION

흥분성의 특징은 신경전달물질(9.8a 참조)과 특정 유형의 감각자극에 반응하는 감각수용체(13.1a 참조)에 반응할 수 있는 뉴런이라고 하는 신경세포와 같은 다른 신체세포에서도 나타난다.

7.2a 뼈대근육의 맨눈해부학

학습목표

3. 뼈대근육과 관련된 세 가지의 결합조직층을 설명한다.
4. 힘줄과 널힘줄의 구조와 기능을 서술한다.
5. 혈관과 신경이 근육에 수행하는 기능을 설명한다.

뼈대근육은 특정 기능을 함께 수행하는 두 개 이상의 조직으로 이루어진 기관(1.4b 참조)이다. 각각의 뼈대근육은 뼈대근육섬유, 결합조직층, 혈관, 신경으로 이루어져 있다. **그림 7.1**에 근육 구성을 나타냈다. 한 근육 내에 있는 근육섬유의 구체적인 배열을 볼 수 있다. 많은 근육섬유가 **다발**(속, fascicle; *fascis*: 다발) 내에 묶여 있으며, 많은 다발이 전체 뼈대근육 내에 묶여 있음을 주목하라.

어떻게 생각하는가?

1 뼈대근육의 구조를 가장 작은 단위부터 열거하라: 근육섬유, 근육, 다발.

결합조직의 구성요소

근육에는 세 층의 결합조직층이 있는데, 바로 근육바깥막, 근육다발막, 근세포막이다. 이 층들은 보호와 지지 기능을 하고, 체내에서 뼈대 또는 다른 구조에 부착되는 수단이 되며, 혈관과 신경이 분포할 공간을 제공한다.

- **근육바깥막**(근외막, epimysium; *epi*: 위; *mys*: 근육)은 전체 뼈대근육을 둘러싸는 치밀불규칙결합조직층이다. 이 섬유조직은 질긴 가죽처럼 전체 근육을 둘러싸서 근육을 보호하고 지지한다.
- **근육다발막**(근주위막, perimysium; *peri*: 주위)은 각 다발을 둘러싸는 치밀불규칙결합조직층이다. 이 질긴 섬유결합조직은 각 근육섬유다발을 보호하고 지지한다.
- **근세포막**(근내막, endomysium; *endon*: 안)은 각 근육섬유 주위의 그물코 모양의 결합조직으로 이루어져 있다. 근세포막은 근육섬유들을 정교하게 덮어서 각각의 근육섬유를 전기적으로 절연하는 기능을 한다.

근육바깥막, 근육다발막, 근세포막 모두 근육섬유의 끝까지 확장되어 **힘줄**(건, tendon)이나 **널힘줄**(건막, aponeurosis)을 형성한다. 힘줄(건, tendon)은 치밀규칙결합조직으로 이루어진 굵은 끈과 같은 구조이나, 널힘줄(건막, aponeurosis; *apo*: ~에서, *neuron*:힘줄)은 얇고 납작한 판을 이루는 치밀불규칙결합조직이다(그림 8.5, 8.16 참조). 힘줄과 널힘줄 모두 근육이나 뼈 요소(뼈와 인대) 또는 근막과 연결되어 있다. 뼈대근육섬유가 수축하여 결합조직말이집을 당겨서 이 힘이 힘줄로 전달되어 뼈를 움직인다고 상상하라.

통합 INTEGRATE

학습전략 LEARNING STRATEGY

접두사 myo, mys 및 sarco는 이 장에서 자주 사용되며, 각각은 근육의 일부 기능(예: myofibril: 근원섬유, epimysium: 근육바깥막, sarcolemma: 횡문근형질막)을 의미한다.

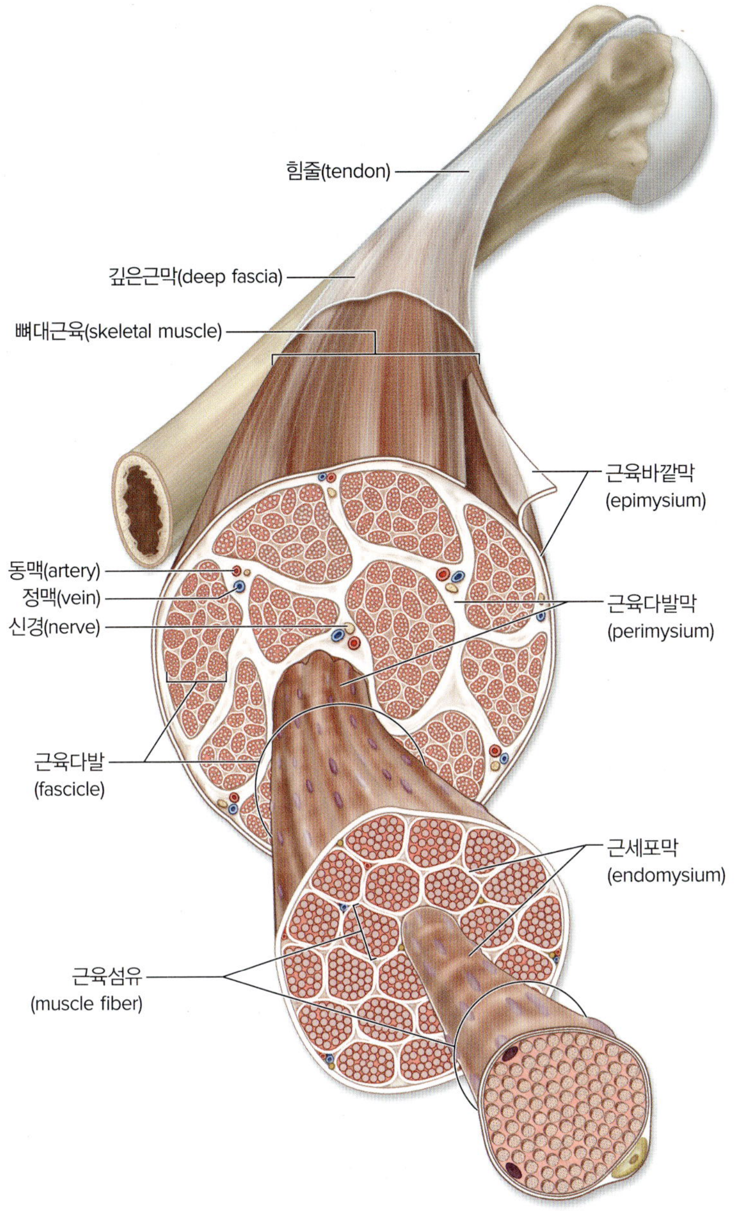

그림 7.1 뼈대근육의 구조. 뼈대근육은 여러 개의 다발로 이루어져 있으며 근육다발은 거친 결합조직 막인 근육바깥막이 감싸고 있다. 각 다발은 근육다발막이라는 결합조직층으로 싸여 있다. 다발 안에서 각 근육섬유는 근세포막이라는 연약한 결합조직층으로 둘러싸여 있다.

깊은근막(deep fascia, *fashea*: 띠 혹은 주입기)은 내장쪽근막(visceral fascia) 또는 근막(muscular fascia)이라고도 하며, 근육바깥막 외부에 추가로 넓게 펼쳐져 있는 치밀불규칙결합조직이다. 깊은근막은 각 근육을 분리하고, 비슷한 기능을 하는 근육을 한데 결합하며, 신경과 혈관, 림프관을 함유하고, 근육 사이의 공간을 채운다. 깊은근막은 **얕은근막**(천근막, superficial fascia)이라는 층 또는 **피부밑층**(*subcutaneous layer*; 3.1c 참조)의 깊숙한 곳에 있다. 얕은근막은 근육을 피부와 분리하는 성근결합조직과 지방결합조직으로 이루어져 있다.

통합 INTEGRATE

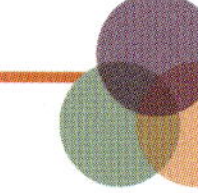

개념 연결

CONCEPT CONNECTION

신경도 유사한 결합조직의 묶음으로 배열되어 있다(9.1c 참조). 그러나 전체 신경은 신경바깥막(epineurium)으로 둘러싸여 있고, 축삭다발은 각각 신경다발막으로 싸여 있으며, 각 축삭은 신경속막(endoneurium)으로 둘러싸여 있다.

› 혈관과 신경

뼈대근육에는 혈관이 광범위하게 분포해 있다. 혈관은 근육바깥막과 근육다발막 사이로 뻗어 있으며, 근세포막에 도달하여 각 근육섬유를 둘러싼다. 모세혈관(17.1c 참조)이라는 가장 작은 혈관은 근세포막과 연관되어 있으며 혈액과 뼈대근육섬유 사이의 물질(예: 산소, 포도당, 노폐물) 교환기능을 한다(17.3의 모세혈관 물질교환 참조).

뼈대근육에는 뼈대근육 수축을 조절하는 운동신경(몸신경계; 9.1b 참조)이 분포한다. 몸운동신경세포는 뇌와 척수에서 빠져나와 뼈대근육섬유로 뻗어 있다. 각 **운동신경세포**에는 축삭이라는 **긴 돌기**(신경섬유)가 있는데, 이 섬유는 말단에서 광범위하게 갈라진다(9.2b 참조). 축삭은 3개의 결합조직층을 통해 확장되어 개별 근육섬유와 거의 접촉한다(즉, 운동신경세포와 근육섬유 사이에 약 30 나노미터의 매우 작은 간격이 있음). 축삭과 근육섬유 자체 사이의 접합을 신경근육이음부라고 하며, 이는 7.2c절에서 살펴볼 것이다. 뼈대근육은 신경계에 의해 의식적으로 제어되기 때문에 **맘대로근**(수의근, voluntary muscle)으로 분류한다.

무엇을 배웠는가?

3 근육과 관련이 있는 결합조직 구조, 즉 근육바깥막, 근육다발막, 근세포막, 깊은근막, 얕은근막의 위치와 기능을 제시하라.

7.2b 뼈대근육의 현미경해부학

학습목표

6. 뼈대근육섬유가 어떻게 다행융합세포로 되었는지를 설명한다.

7. 뼈대근육섬유에 있는 근세포막, T관, 근육세포질그물, 세동이(triad)에 대해 서술한다.

8. 굵은필라멘트와 가는필라멘트를 구분한다.

9. 근육원섬유, 근육잔섬유, 근육원섬유마디의 배열에 대해 설명한다.

10. 뼈대근육섬유 내의 에너지 생성과 관련된 구조를 열거하고 설명한다.

뼈대근육섬유(그림 7.1)는 근육을 이루는 주요 세포이다. 뼈대근육섬유에는 다른 세포와 마찬가지로 골지체, 리보솜 및 소포와 같은 전형적인 세포구조물이 있는 세포질이 있다(4.6 참조). 뼈대 근육섬유의 세포질은 보다 구체적으로 근형질(sarcoplasm; *sark*: 살)이라 한다. 여기서는 뼈대근육섬유의 특수한 세포구조와 수축단백질에 대해 자세히 설명한다.

› 다핵세포

뼈대근육섬유는 일반적으로 지름이 10~500 μm(마이크로미터)이며, 길이는 앞에서 언급했듯이 전체 근육의 길이와 똑같을 수 있으므로 100 μm~30 cm에 이른다. 이렇게 길어지기 위해서는 발생기 동안 **근육모세포**(myoblast)라는 한 무리의 배아세포가 융합해 하나의 뼈대근육섬유를 이루어야 한다(**그림 7.2**). 이 융합에 참여하는 각 근육모세포의 핵 개수를 모두 더하면 섬유의 최종적인 핵 개수가 된다. 결과적으로 뼈대근육섬유는 **다핵세포**(multinucleated cell)가 된다(핵이 여러 개 있는 세포)(**그림 7.3a**).

어떤 근육모세포는 발생기에 근육섬유와 융합하지 않고 **위성세포**(satellite cell)가 되어 성숙한 뼈대근육 조직 속에 남는다. 뼈대근육이 부상을 입으면 일부 위성세포가 분화하도록 자극을 받아 제한된 범위 내에서 복구와 재생을 돕는다.

그림 7.2 뼈대근육의 발생 근육모세포라는 배아근육세포가 융합해 하나의 뼈대근육섬유를 형성한다. 발생 후에는 근육섬유와 위성세포가 모두 존재한다. 위성세포는 뼈대근육섬유가 되지 않는 근육모세포이다. 대신 출생 후에도 뼈대근육 조직에 남아서 근육의 복구를 돕는다.

› 근세포막과 T관

뼈대근육섬유의 세포막을 **근세포막**(근초, 횡문근형질막, sarcolemma; *lemma*: 겉껍질)이라고 한다(그림 7.3). 근세포막의 심부를 살펴보면 **T관**(T-tubule) 또는 가로세관(횡세관, trans-*verse* tubule; *trans*: 가로질러, *versus*: 돌다)이라는, 막으로 이루어진 좁은 관들이 뼈대근육섬유 내로

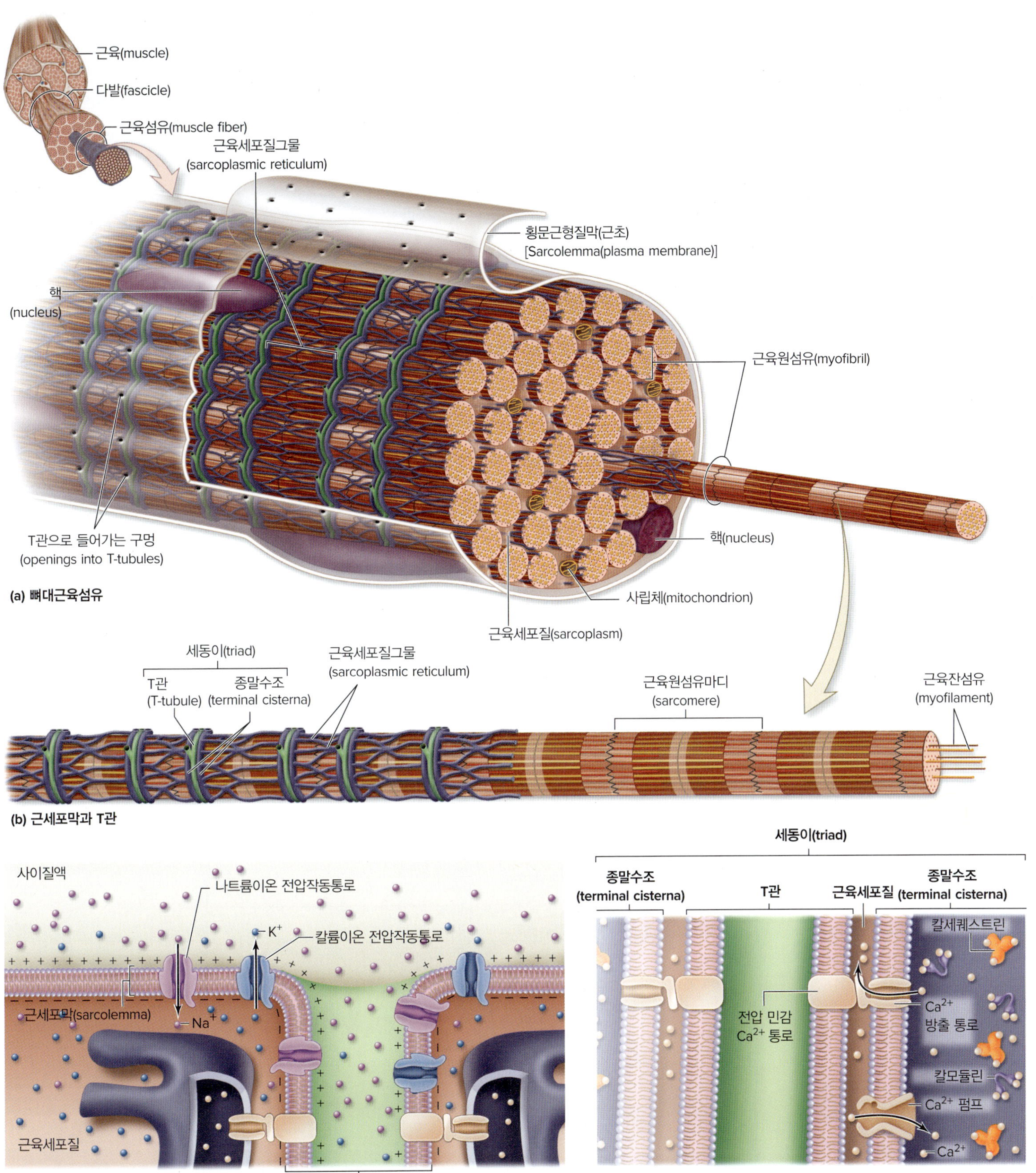

그림 7.3 뼈대근육섬유의 구조와 배열. (a) 근육섬유는 주로 근육원섬유로 이루어져 있으며, 근육원섬유는 근육섬유의 길이를 따라 뻗어 있다. (b) 근육원섬유는 근필라멘트(단백질 필라멘트)로 구성되며, 근육세포질그물 분절로 둘러싸여 있다. (c) 근세포막은 T관이라는 근세포막이 깊숙이 뻗어서 근육세포질그물과 물리적으로 연결되어 있으며, T관에는 전압의존적 나트륨통로와 칼륨통로가 있다. (d) 세동이(triad)는 T관과 근육세포질그물의 양족 종말수조(terminal cisterna)를 말한다. 이 영역에서 T관에는 전압에 민감한 칼슘통로가 있으며, 종말수조의 막에는 칼슘 방출통로와 칼슘펌프가 있다.

들어가 세포질그물인 근육세포질그물까지 뻗어 있다. 근세포막과 T관의 길이를 따라 전압의존적 통로들이 있다(그림 7.3c). 이들 통로에는 전압의존적 나트륨통로와 칼륨통로가 있는데, 이 통로들은 7.3b절에서 살펴볼 전기적 신호(활동전위)를 전도하는 역할을 한다(전압의존적 통로와 화학적으로 작동하는 채널은 9.6a에서 살펴볼 것이다).

근육원섬유

뼈대근육섬유 부피의 약 80%는 **근육원섬유**(myuofibrils)라는 긴 원통형 구조로 구성된다(그림 7.3a). 뼈대근육섬유에는 수백에서 수천 개의 근육원섬유가 있다. 각 근육원섬유(직경 약 1~2 μm)는 뼈대근육섬유의 전체 길이로 뻗어 있다. 각 근육원섬유는 **근육잔섬유**(myofilament) 라고하는 수축성 단백질 다발로 구성되며, 근육세포질그물의 일부로 둘러싸여 있다(그림 7.3b).

근육세포질그물

근육세포질그물(근형질세망, sarcoplasmic reticulum; *rete*: 그물)은 다른 세포의 매끈세포질그물과 비슷한 세포 내의 막 복합체이다(2.6a 참조). 근육세포질그물의 각 부분은 근육원섬유 주위를 막그물 소매처럼 둘러싸고 있다. 근육세포질그물의 양끝에는 **종말수조**(terminal cisternae)라는 막힌주머니(맹낭, blind sac)가 있는데, 마치 소매 끝단의 모양과 같다. 종말수조는 칼슘이온을 저장하는 역할을 하며 각 T관과 밀접해 있다(그림 7.3d). 2개의 종말수조와 가운데에 있는 T관은 상호작용을 하여, 근육이 수축할 때 기능하는 **세동이**(삼조체, triad)라는 구조를 이룬다. 세동이 내에 T관의 막에는 전압에 민감한 칼슘통로(dihydropyridine 수용기)가 있어 전기적 신호(즉, 활동전위)에 반응한다. 근육세포질그물의 종말수조에는 칼슘 방출통로(ryanodine 수용기)가 있다. 여기 세동이에서 근세포막과 T관을 따라 전도된 전기신호(활동전위)와 근육세포질그물(7.3b 참조)에서 칼슘이 방출되는 연결이 일어난다. 이 Ca^{2+}의 방출로 7.3c절에 살펴볼 근육수축이 시작한다.

근육세포질그물막에는 Ca^{2+} 펌프가 있어 세포액에서 근육세포질그물로 Ca^{2+}이 이동하여 **칼모듈린**(calmodulin)과 **칼시케스트린**(calsequestrin)이라는 특수한 단백질과 결합하여 저장된다. 칼슘펌프는 일차능동이동을 통해 세포액 내 칼슘 농도를 낮게 유지한다. 이 펌프는 근육수축을 시작하기 위해 방출된 후 Ca^{2+}을 근육세포질그물의 종말수조로 회수한다.

근육잔섬유

근육잔섬유(myofilament; *filum*: 실)는 근육원섬유 내에 다발로 있는 수축성 단백질이다(그림 7.3b). 근육잔섬유는 근육원섬유만큼 길지 않다. 오히려 근육원섬유의 전체 길이로 확장하려면 근육잔섬유의 여러 연속단위가 필요하다. 근육원섬유 다발에는 굵은필라멘트와 얇은필라멘트의 두 가지 유형의 근섬유가 있다(**그림 7.4**).

굵은필라멘트 **굵은필라멘트**(thick filament, thick myofilament)는 200~500개의 **미오신**(myosin) 단백질 분자로 이루어진 다발로 구성된다(그림 7.4a). 하나의 미오신단백질은 2개의 가닥으로 이루어져 있는데, 각 가닥에는 구형의 머리와 긴 꼬리가 있다. 머리에는 가는필라멘트의 액틴과 결합하는 부위가 있다. 또한 머리에는 ATP효소 부위가 있어 ATP가 여기에 결합하면 ADP와 P_i로 분리된다(미오신의 머리가 ATPase 효소로 기능하기 때문에 미오신은 종종 더 구체적으로 미오신 ATPase라고 한다). 미오신 분자의 두 가닥의 꼬리는 서로 얽혀 있다. 미오신 분자의 긴 꼬리는 굵은필라멘트의 중심을 향하고 머리는 굵은필라멘트의 가장자리를 향하고 있다. 미오신단백질 분자를 두 개의 얽힌 골프 클럽, 즉 골프 클럽 손잡이가 중앙에, 클럽 헤드가 양쪽 끝에 있는 것으로 생각하면 도움이 될 것이다.

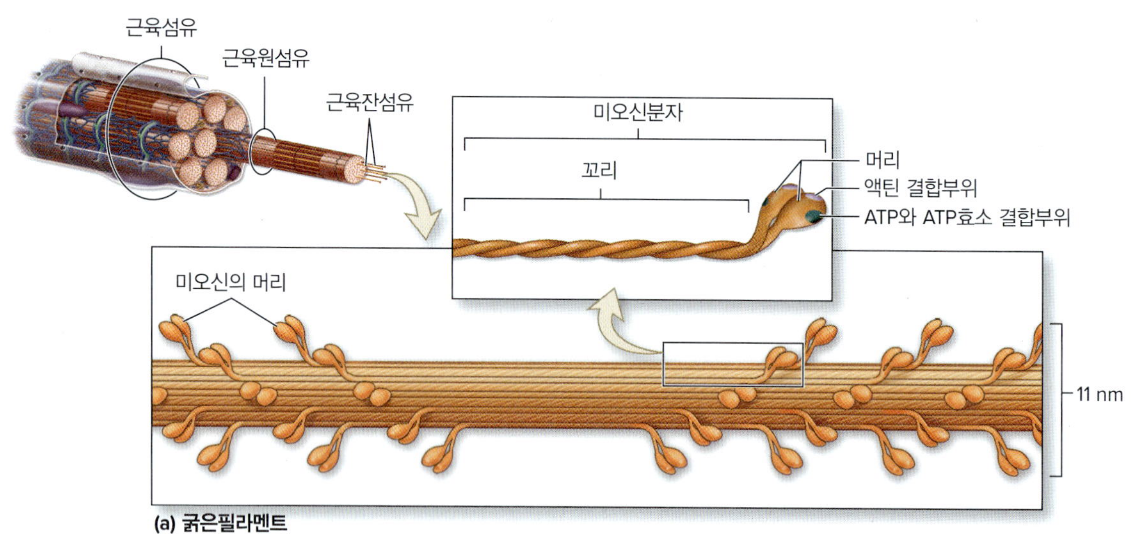

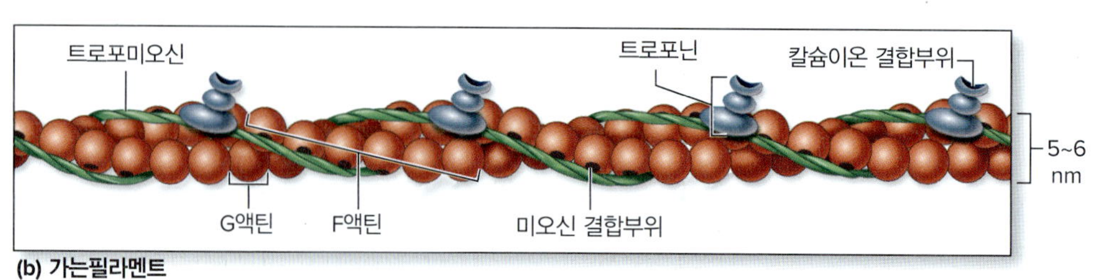

그림 7.4 굵은필라멘트와 가는필라멘트의 분자구조. 굵은필라멘트와 가는필라멘트로 나뉘는 근육잔섬유는 근육원섬유 내에서 다발을 이루는 수축단백질이다. (a) 굵은필라멘트는 200~500개의 미오신단백질분자로 이루어져 있다. (b) 가는필라멘트는 액틴, 트로포미오신, 트로포닌단백질로 이루어져 있다.

가는필라멘트 **가는필라멘트**(thin filament, thin myofilament)는 지름이 약 5~6 nm로 굵은필라멘트의 절반가량이다. 가는필라멘트는 주로 두 가닥의 **액틴**(actin) 단백질로 이루어져 있으며, 두 가닥은 서로 꼬여서 나선 모양을 이룬다(그림 7.4b). 각 액틴 가닥에는 여러 개의 작은 구형 분자(구상 액틴 또는 G액틴)가 서로 연결되어 하나의 섬유가닥(실 액틴 또는 F액틴)을 이룬다. F액틴은 두 가닥의 구슬 목걸이를 서로 꼬아 놓은 것, G액틴은 각각의 구슬에 비유할 수 있다. G액틴분자에는 **미오신결합부위**(myosinbinding site)라는 독특한 부위가 있다. 근육이 수축할 때 미오신의 머리는 액틴에 있는 미오신결합부위에 결합한다.

트로포미오신과 트로포닌은 가는필라멘트와 관련된 조절단백질이다. 이 둘을 합쳐서 **트로포닌-트로포미오신복합체**(troponin-tropomyosin complex)라 한다. 트로포미오신(tropomyosin)은 짧고 가늘며 꼬인 잔섬유로 끈 모양 단백질이다. 연속된 트로포미오신 분자가 수축하지 않은 근육의 미오신결합부위를 포함해 액틴 가닥의 작은 영역을 덮는다. **트로포닌**(troponin)은 공 모양의 단백질로 트로포미오신과 결합한다. 트로포닌에는 Ca^{2+}과 결합하는 부위가 있다.

근육원섬유마디의 구조

근육원섬유 안의 근육잔섬유는 현미경으로 볼 수 있는, 반복되는 원통형의 단위로 배열되어 있으며(2 μm 길이) 이 배열을 **근육원섬유마디**(근절, sarcomere; *meros*: 부분)라고 한다. **그림 7.5a**는 근육섬유 안의 근육원섬유 단면에 나타나는 여러 개의 연속되는 근육원섬유마디를 보여 준다. 근육원섬유마디의 수는 근육섬유 속 근육원섬유의 길이에 따라 다양하다. 근육원섬유마디는 서로 겹치는 굵은필라멘트와 가는필라멘트로 이루어져 있다.

원통형의 근육원섬유마디를 이차원 형태로 나타낸 것이 그림 7.5b이다. 각 근육원섬유마디의 양끝이 Z판으로 나뉜 것을 볼 수 있다. Z판(Z disc)은 **Z선**(Z line)이라고도 하며, 근육잔섬유에 수직방향으로 위치한 특수한 단백질로 이루어졌고, 가는필라멘트의 닻 역할을 한다. 근육원섬유의 끝에서 보면 Z판은 납작한 판처럼 보이나, 옆에서 보면 판의 옆 모서리만이 보이며 때로는 지그재그 모양의 선처럼 보이기도 한다.

굵은필라멘트와 가는필라멘트는 근육원섬유마디 안에서 겹쳐서 다음과 같은 부분을 형성한다.

- **I띠**(I band)는 Z판의 양쪽 방향에서 뻗어 나오며 Z판에 양분된다. 근육원섬유마디의 끝인 이 부분에는 가는필라멘트밖에 없어서 현

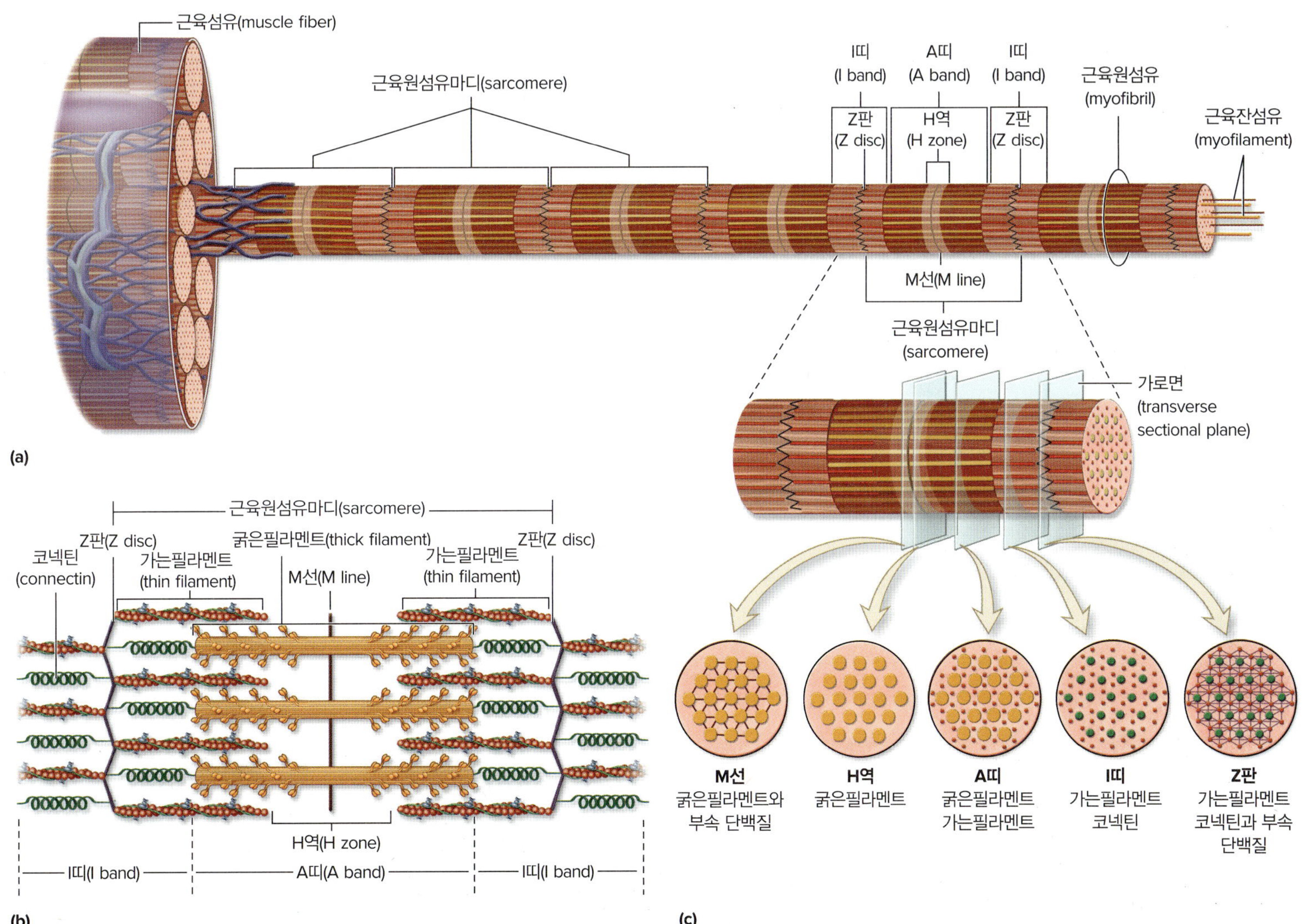

그림 7.5 **근육원섬유마디의 구조.** (a) 수많은 근육원섬유마디가 모여 긴 근육원섬유를 이룬다. (b) 근육원섬유마디의 세로면, (c) 근육원섬유마디에서 여러 영역에서 가로면.

통합 INTEGRATE

학습전략 LEARNING STRATEGY

다음과 같은 방법으로 A띠와 I띠를 기억할 수 있다.
"dark"라는 단어에 "A" 문자가 포함되어 있다고 기억하면 A띠가 어두운색을 띤다는 것이 쉽게 생각날 것이다. 반대로 "light"라는 단어에 "I" 문자가 포함되어 있다고 기억하고 I띠가 밝은색을 띤다고 생각하면 될 것이다.

미경으로 보면 밝게 보인다. 근육이 최대로 수축하면 가는필라멘트가 굵은필라멘트에 평행하게 당겨져 I띠가 사라진다.

- **A띠**(A band)는 근육원섬유마디의 중심부이며, 모든 굵은필라멘트가 여기에 있다. 가는필라멘트는 A띠의 양끝에서 굵은필라멘트와 부분적으로 겹친다. A띠는 현미경으로 보면 어둡게 보인다. A띠는 근육 수축 중에 길이가 변하지 않는다.
- **H역**(H zone)은 H띠(H band)라고도 하며, 휴지 상태의 근육원섬유마디에 있는 A띠에서 가장 중심 부분이다. 이 부분에서는 가는필라멘트가 겹치지 않고 굵은필라멘트만 존재한다. 근육이 최대로 수축하면 가는필라멘트가 굵은필라멘트보다 더 당겨지면서 이 부분이 사라진다.
- **M선**(M line)은 H역의 가운데에 있는 가는 가로 단백질 그물구조이다. M선은 굵은필라멘트가 부착되는 곳이며, 근육이 수축하고 이완할 때 굵은필라멘트의 배열을 유지한다.

서로 겹치는 근육잔섬유는 뼈대근육섬유 안에서 밝은 부분과 어두운 부분이 반복되는 줄무늬(striation)라는 독특한 양상을 만들어 낸다. 광학현미경(그림 7.6b 참조) 또는 전자현미경(그림 7.15 참조)으로 뼈대근육조직의 세로단면을 볼 때 줄무늬를 볼 수 있다. 이 줄무늬는 가는필라멘트와 굵은필라멘트의 크기와 밀도 차이 때문에 나타난다.

그림 7.5c는 근육원섬유마디에서 다양한 부분의 가로면이다. 굵은필라멘트와 가는필라멘트의 크기, 배열, 구조가 근육원섬유마디 안의 다양한 부분에서 어떻게 차이가 나는지 볼 수 있다. A띠의 가로면에서 굵은필라멘트와 가는필라멘트의 배열을 비교해 본다. A띠의 가로면에서 가는필라멘트에 비해 굵은필라멘트의 배열은 다음과 같다. 한 가는필라멘트 주변에 삼각형을 형성하는 3개의 굵은필라멘트가 있고, 한 굵은필라멘트는 6개의 가는필라멘트로 끼워져 있다.

어떻게 생각하는가?

2 근육이 수축하면 (a) A띠의 너비, (b) H역의 너비, (c) Z판들의 관계, (d) I띠의 너비가 어떻게 변할까?

그 외의 구조 및 기능 단백질 다른 단백질도 근육섬유에서 구조물 역할과 기능적 역할을 한다. 코넥틴, 디스트로핀이 여기에 포함된다(코넥틴만 그림 7.5에 나타냈다).

코넥틴(connectin)은 티틴(titin)이라고도 하며, 굵은필라멘트의 중심을 통해 Z판에서 M선으로 뻗은 밧줄 모양의 단백질이다(그림 7.5b). 굵은필라멘트의 위치를 안정시키며 근육원섬유마디 내에서 굵은필라멘트의 배열을 유지한다. 또한 코넥틴 분자의 일부는 용수철처럼 꼬여서, 근육이 수축할 때 압축되어 수동적인 장력을 만들어 낸다. 근육이 이완할 때 이 수동적 장력이 방출되어 근육원섬유마디가 원래의 휴지기 길이로 돌아온다. 즉, 코넥틴은 근육섬유의 탄력성에 기여한다(7.1b 참조).

디스트로핀(dystrophin)은 근세포막과 인접한 근육원섬유를 근세포막 속의 단백질에 고정하는 단백질복합체의 일부이다. 이 단백질은 근육섬유를 둘러싸고 있는 근세포막의 결합조직에도 뻗어 있다. 다시 말해 디스트로핀은 근육섬유 속의 근육잔섬유단백질을 외부의 단백질과 연결한다. 디스트로핀단백질의 구조나 양이 비정상적인 경우 근이영양증(근육퇴행위축, muscular dystrophy)라는 유전적 질환이 일어난다(임상적 고찰 7.1: "근이영양증" 참조).

에너지 생성과 관련된 사립체와 그 외의 구조물

뼈대근육섬유에는 에너지가 많이 필요하며 ATP 생산을 촉진하는 여러 성분이 있다(7.4a 참조). 뼈대근육섬유에는 산소세포호흡에 필요한 사립체가 풍부하며, 일반적으로 하나의 뼈대근육섬유에는 약 300개의 사립체가 있다. 또 섬유는 즉시 연료분자로 쓰기 위한 글리코겐(해당소포

통합 INTEGRATE

학습전략 LEARNING STRATEGY

뼈대근육이 수축할 때 무엇이 짧아지고 무엇이 원래 길이대로 있는지 기억하려면 이 실험을 해 보라. 그림처럼 손바닥을 얼굴 쪽으로, 엄지를 위쪽으로 향하게 한다. 손가락 사이에 원통이 있다고 생각하고 손가락을 깍지를 낀다. 손가락은 가는필라멘트를, 원통은 굵은 필라멘트를, 엄지는 Z판을, 엄지손가락 간의 거리는 근육원섬유마디를 나타낸다. 이제 손가락이 서로 더 가까이 가도록 움직여 본다. 손가락(굵은필라멘트)과 원통(가는필라멘트)의 길이는 변하지 않는다. 그러나 엄지 간의 거리(근육원섬유마디)는 짧아진다. 손가락 사이의 공간(H역)과 원통과 겹치지 않은 손가락(I 띠) 모두 근육 수축 동안 사라진다. 따라서 각 구조물의 길이는 그대로 있지만 구조물 간의 관계는 변한다는 것을 유념한다.

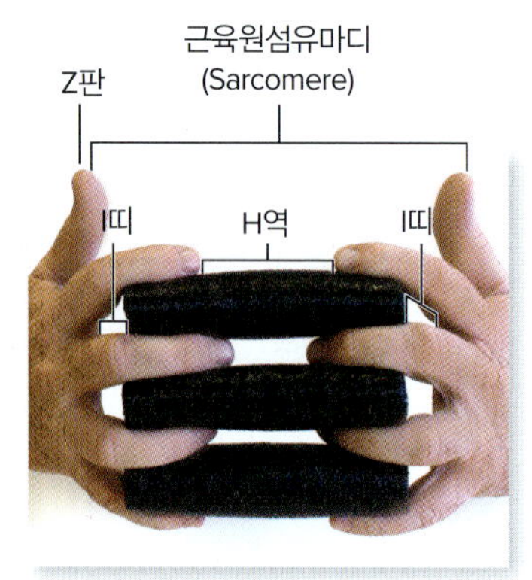

(a) 이완된 근육원섬유마디

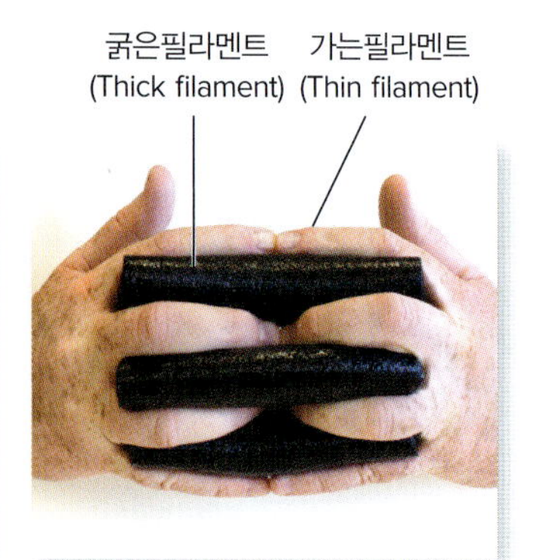

(b) 수축된 근육원섬유마디

통합 INTEGRATE

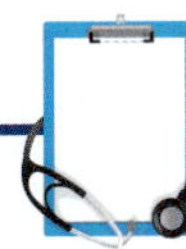

임상적 고찰 7.1 CLINICAL VIEW

근이영양증

근이영양증(muscular dystrophy)은 뼈대근육이 퇴화되고 힘을 잃고 지방 및 섬유질 결합조직으로 점차 대체되는 유전성 질환을 총칭하는 용어이다. 악순환으로 새로운 결합조직은 혈액순환을 방해하여 근육 퇴화를 더욱 가속화한다.

뒤시엔느 근이영양증(Duchenne muscular dystrophy, DMD)은 가장 흔한 형태의 질병이다. 거의 남성에서만 나타나는 질병이며 3,500명 중 약 1명 꼴로 발생한다. DMD는 디스트로핀(dystrophin)의 합성을 지시하는 유전자인 성연관 열성 대립유전자의 발현 때문이다. DMD에서 디스트로핀은 비정상적인 구조를 갖거나 생성되는 양이 부족하다. 디스트로핀의 결함, 감소 또는 부재로 인해 근형질막이 불안정해져서 근육 수축 동안 생성되는 힘에 쉽게 손상된다. 그 결과 과도한 칼슘이온이 근육섬유로 들어가서 수축성 단백질을 손상시키고 이로 인해 근육섬유가 손실된다.

이런 사람들은 어린 시절에 근육 장애가 분명하게 나타난다. 아이는 자주 넘어지고 다시 일어나는 것도 힘든 걷기 문제가 생긴다. 엉덩이가 먼저 영향을 받은 다음, 다리, 그리고 결국 복부 및 척추 근육이 영향을 받는다. 근육 위축으로 근육이 짧아져서 척추측만증과 같은 자세 이상이 나타난다(척추측만, 임상적 고찰 5.3: "비정상 척주굽이" 참조). DMD는 환자가 청소년기에 휠체어에 의존해야 하는 불치병이다. DMD 환자는 30세 이상으로 생존하는 경우가 거의 없으며 일반적으로 호흡기 또는 심장 합병증으로 사망한다.

체라는 과립)을 비축해 놓는다. **미오글로빈**(myoglobin)은 근육조직에만 있는 분자이다. 미오글로빈은 혈색소와 다소 비슷한, 붉은빛을 띠는 구형 단백질이다. 근육이 휴식할 때 산소와 결합하며, 근육이 수축할 때 산소를 방출한다. 이 추가적인 산소 공급원은 산소세포호흡과 ATP 생산을 강화하는 수단이다. 뼈대근육섬유에는 근육조직에만 존재하는 크레아틴인산(creatine phophate)이라는 분자도 있다. 크레아틴인산은 근육섬유에 ATP를 매우 신속하게 공급한다. 뼈대근육섬유에서 높은 에너지 수요를 충족하기 위해 ATP가 어떻게 제공하는지는 7.4a절에서 상세하게 다룬다.

무엇을 배웠는가?

4 근육원섬유마디를 그리고 각 부분의 이름을 나열하라.

5 다발, 근육원섬유, 근육잔섬유, 근육, 근육섬유, 근육원섬유마디를 맨눈해부학 및 현미경해부학적 구조가 큰 것부터 차례대로 나열하고, 구조적 관계를 서술하라.

7.2c 뼈대근육섬유의 신경분포

학습목표

11. 운동단위를 정의하고 근육 내 운동단위의 분포에 대해 서술하며 운동단위의 크기가 다양한 이유를 설명한다.

12. 신경근육이음부의 세 가지 구성요소에 대해 서술한다.

이 절에서는 뼈대근육섬유와 이를 조절하는 운동신경세포 사이의 해부학적 관계에 대해 살펴본다.

› 운동단위

몸운동신경세포는 뇌 또는 척수에서 전기신호(신경신호)를 전송하여 뼈대근육 활동을 제어하는 신경세포이다(9.1b 참조). 각 운동신경세포의 축삭돌기는 많은 개별 가지로 나누어져 수많은 뼈대근육섬유를 자극한다. 하나의 운동신경세포와 이 운동신경세포가 제어하는 뼈대근육섬유를 운동단위(motor unit)라고 한다(**그림 7.6**).

하나의 운동신경세포가 제어하는 뼈대근육섬유의 수, 즉 운동단위의 크기는 근섬유가 5개 미만인 작은 운동단위부터 수천 개의 근육섬

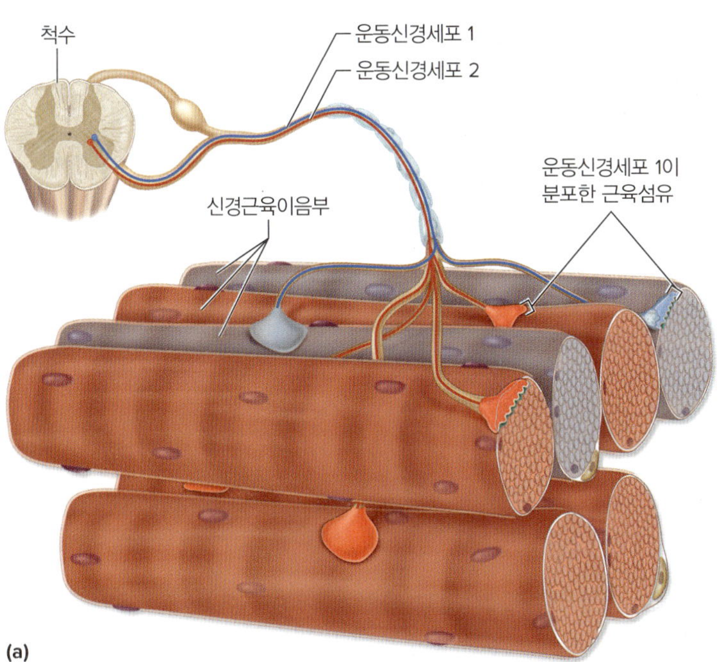

(a)

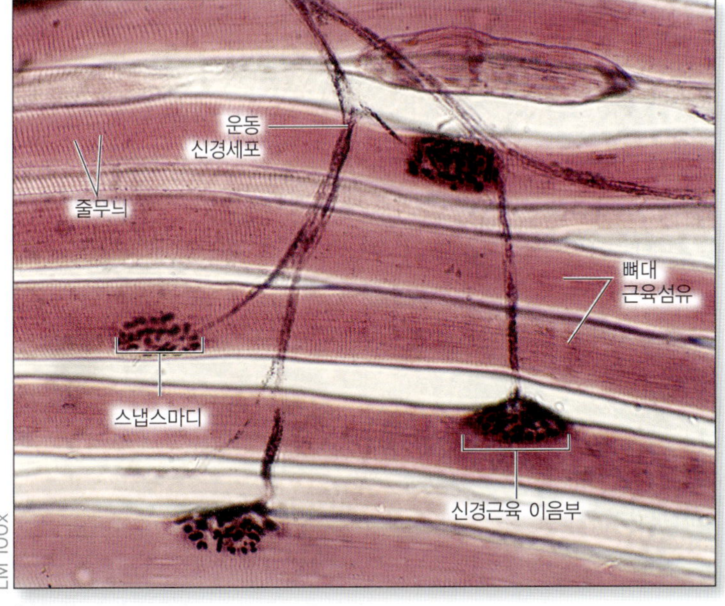

(b)

그림 7.6 운동단위. (a) 운동단위란 운동신경세포, 그리고 운동신경세포가 분포하는 모든 뼈대근육섬유이다. 이 그림에서는 서로 다른 색으로 2개의 운동단위를 나타냈다. (b) 하나의 운동단위에 있는 운동신경세포의 종말과 뼈대근육섬유의 광학현미경 사진.

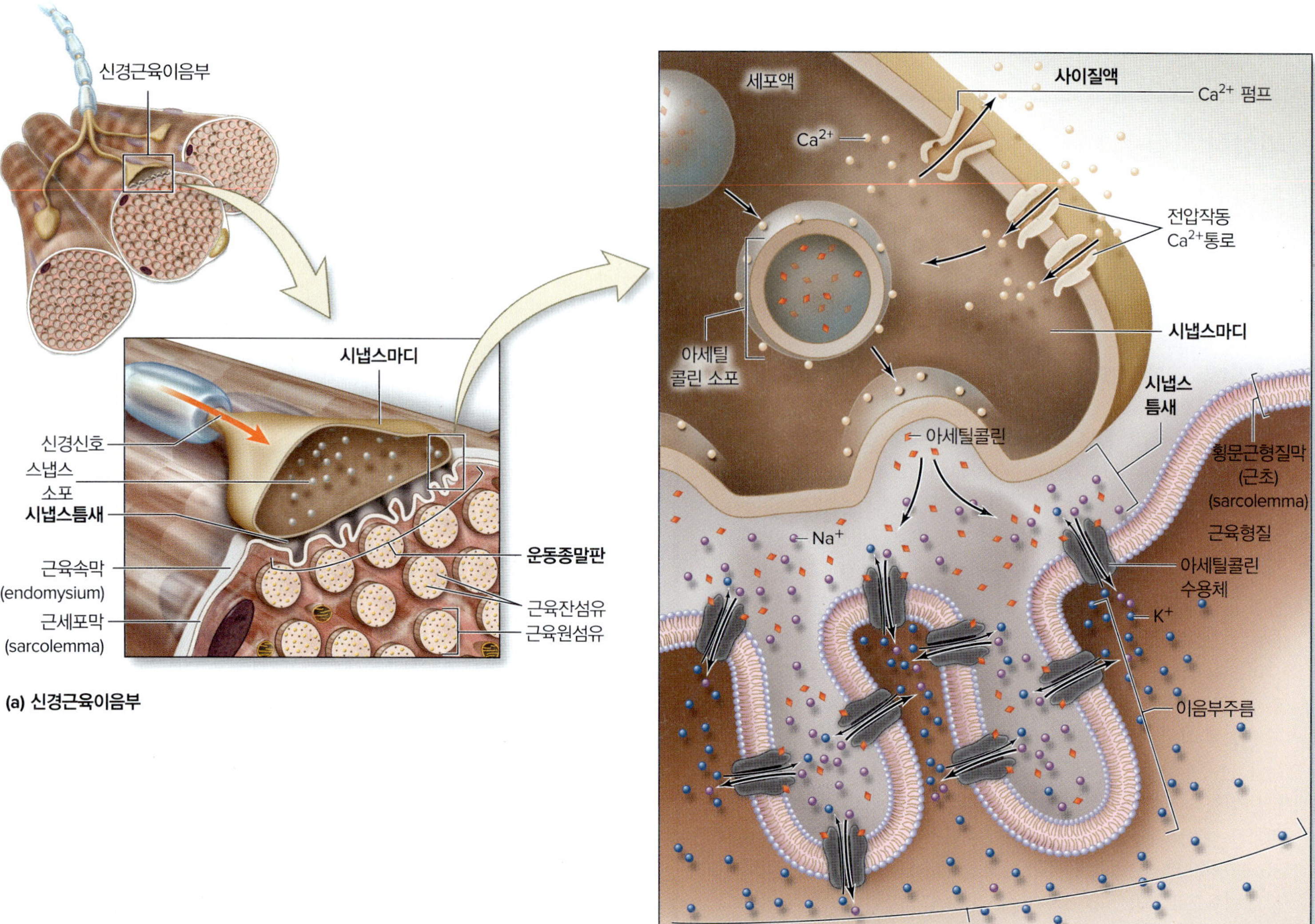

(a) 신경근육이음부

(b) 신경근육이음부의 확대모습

그림 7.7 신경근육이음부의 구조. 축삭의 시냅스마디는 뼈대근육섬유와 만나 신경근육이음부를 이룬다. (a) 신경근육이음부의 세 가지 주요 구성요소는 시냅스마디, 운동종말판, 시냅스틈새이다. (b) 시냅스마디에는 신경전달물질인 아세틸콜린을 함유한 시냅스소포가 있다. 시냅스마디의 세포막에는 Ca^{2+} 펌프와 전압작동 Ca^{2+}통로가 있다. 운동종말판에는 화학적으로 작동하는 이온통로인 아세틸콜린수용체가 있다.

유가 있는 큰 운동단위까지 다양하다. 운동단위의 크기는 제어 정도를 결정한다. 운동단위의 크기와 제어 정도 사이에는 반비례관계가 있다. 예를 들어 눈을 움직이는 근육(8.3b 참조)은 더 잘 조절되어야 하므로 눈에 분포하는 운동단위는 작다. 반대로 다리의 힘을 내는 근육의 경우는 섬세한 조절이 필요 없기 때문에 하나의 운동신경세포는 수천 개의 뼈대근육섬유를 통제한다.

한 운동단위의 뼈대근육섬유는 근육의 한 부분에서 무리를 짓지 않고 근육의 대부분에 분산되어 있다. 일반적으로 운동단위의 자극은 근육의 국소적인 부분에서 강한 수축을 일으키지 않고 넓은 부분에서 약한 수축을 일으킨다.

› 신경근육이음부

각 뼈대근육섬유에는 하나의 신경근육이음부가 있다. **신경근육이음부**(neuromuscular junction)는 주로 운동신경세포의 신경지배를 받는 뼈대근육섬유의 중간 부분에 위치한다(**그림 7.7a**). 신경근육이음부에는 시냅스마디, 운동종말판, 시냅스틈새라는 부분이 있다.

시냅스마디 운동신경세포의 **시냅스마디**(종말단추, synaptic knob)는 축삭의 확장된 끝이다. 근육섬유에서 축삭과 근세포막이 인접한 곳에서 시냅스마디는 커지고 납작해져서 근세포막의 비교적 넓은 표면을 덮는다. 시냅스마디의 세포액에는 신경전달물질인 아세틸콜린(acetylcholine, ACh) 분자로 채워진 수많은 **시냅스소포**(synaptic vesicle)가 있다.

시냅스마디에 대해서는 설명할 것이 여러 가지 있다(그림 7.7b). 첫 번째로, Ca^{2+}펌프가 시냅스마디의 세포막에 삽입되어 있다. 신경신호가 시냅스마디에 도착하기 전에는 축삭막의 Ca^{2+}펌프가 Ca^{2+} 농도기울기를 만들어서 신경세포의 안보다 밖에 칼슘이온이 더 많이 존재한다. 두 번째로, 전압작동Ca^{2+}통로도 시냅스마디의 세포막에 삽입되어 있다. 이 통로가 열리면 Ca^{2+}이 농도기울기를 따라 사이질액에서 시냅스마디로 들어와 아세틸콜린을 소포에서 세포외로 유출시킨다. 세 번째로, 소포는 일반적으로 시냅스마디의 막에서 튕겨 나간다.

운동종말판 **운동종말판**(motor end plate)은 근육섬유의 근세포막에 있는 특정 영역이다('운동종말'은 운동신경세포의 끝에 있다는 것을 의미하고 '판'은 큰 접시 모양을 설명하기 때문에 이름이 붙었다). 운동종말판에는 수많은 이음부주름이 있어서 시냅스마디에 덮이는 막 표

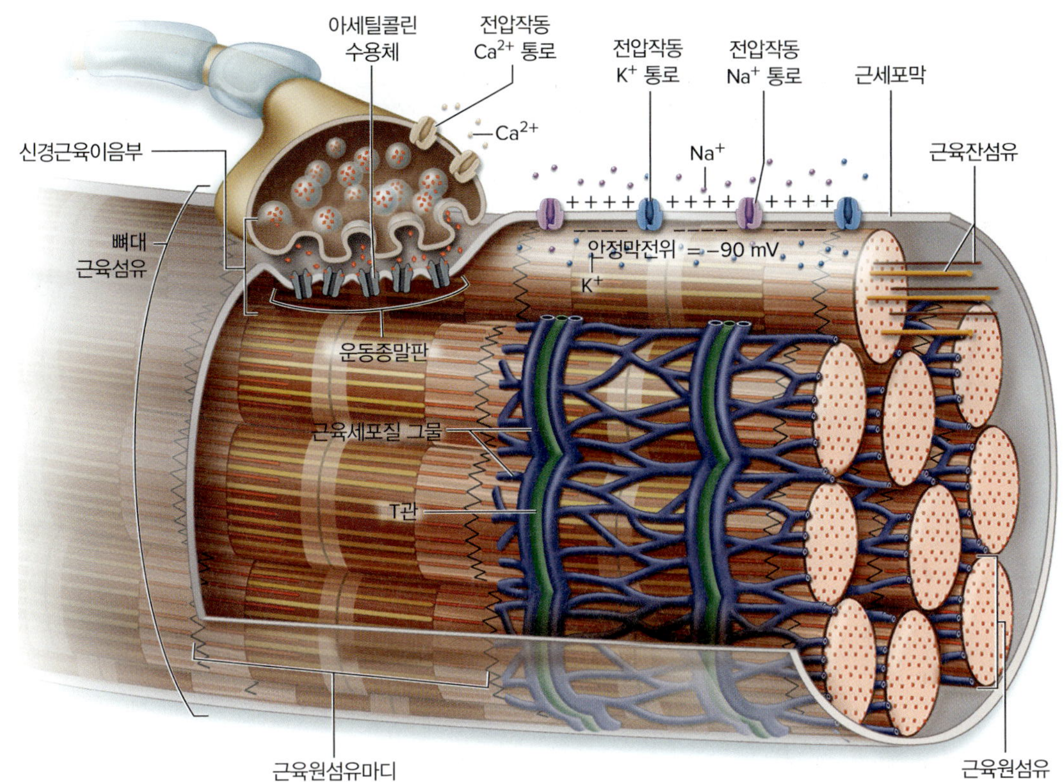

그림 7.8 휴지 상태의 뼈대근육섬유. 휴식 시 뼈대근육섬유는 −90mV의 음의 안정막전위(RMP)를 가지며, 세포 외부에 더 많은 Na^+이 있고 세포 내부에 더 많은 K^+이 있다. 모든 게이트 통로가 닫혀 있고 Ca^{2+}은 근육세포질그물 내에 저장되어 있으며 수축성 단백질(myofilaments)은 이완된 위치에 있다.

면적이 넓어진다. 운동종말판에는 방대한 양의 아세틸콜린수용체(ACh receptor)가 있다. 이 세포막 단백질통로는 화학적으로 작동하는 이온 통로이다. 아세틸콜린이결합하면 이 통로가 열려 Na^+이 근육섬유 안으로 들어가고 K^+이 나온다. 아세틸콜린수용체는 마치 문과 같고 아세틸콜린만이 이 문을 여는 열쇠이다.

시냅스틈새 **시냅스틈새**(synaptic cleft)는 시냅스마디와 운동종말판을 나누는, 매우 좁고(30 nm) 액체로 채워진 공간이다. 시냅스틈새 안에 있는 **아세틸콜린에스테라아제**(acetylcholinesterase, AChE) 효소는 시냅스틈새로 아세틸콜린분자가 방출되면 신속히 분해한다.

무엇을 배웠는가 ?

6 운동단위란 무엇이며, 왜 크기가 다양한가?

7 신경근육이음부의 해부학적 구조를 설명하고 각 부분의 이름을 서술하라.

7.2d 휴식상태의 뼈대근육섬유

학습목표

13. 휴식상태의 뼈대근육섬유를 기술한다.

뼈대근육섬유는 근육이 쉬고 있을 때 몇 가지 중요한 특징을 보인다. 이 절을 읽으면서 그림 7.8을 참조한다.

뼈대근육섬유의 필수적인 특징 중 하나는 근세포막을 가로지르는 전하 차이이다. 원형질막 내부의 세포질액은 세포 외부의 사이질액보다 상대적으로 음의 값을 띤다. 세포가 휴지 상태일 때의 이러한 전하 차이를 **안정막전위**(resting membrane potential, RMP)라고 한다. 뼈대근육섬유의 안정막전위는 약 −90 mV이다. 안정막전위는 누출 채널과 Na^+/K^+ 펌프에 의해 형성되고 유지된다(그림 7.8에 표시되지 않음). Na^+/K^+ 펌프의 주요 기능은 Na^+(세포 외부에 더 많은 Na^+)과 K^+(세포 내부에 더 많은 K^+)에 대한 농도구배를 유지하는 것이다.

운동종말판의 아세틸콜린수용체(화학적으로 작동되는 이온통로)와 근세포막과 T관의 전압작동성 Na^+ 통로와 K^+ 통로는 닫혀 있고 Ca^{2+}이 종말수조에 저장되어 있다. 근육세포질그물과 근육원섬유마디의 수축성 단백질(myofilaments)은 이완된 상태에 있다.

무엇을 배웠는가 ?

8 근세포막에서 Na^+과 K^+의 분포를 서술하라.

통합 INTEGRATE

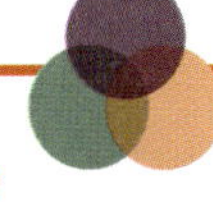

개념 연결 CONCEPT CONNECTION

신경계가 뼈대근육섬유를 자극하지 못하거나 기능이 손상되면 근육섬유 수축이 감소하거나 사라질 수 있다. 원인에는 다음과 같은 손상이 있다. (1) 근육을 수축하기 위해 신경자극을 유발하는 뇌 구성요소(임상적 고찰 10.9: "뇌혈관사고" 참조) (2) 뇌에서 많은 신경자극을 뼈대근으로 전달하는 척수(임상적 고찰 11.3: "척수손상의 치료" 참조) 및 (3) 뼈대근육섬유를 자극하는 몸운동신경세포(임상적 고찰 9.5: "신경독성" 및 임상적 고찰 11.2: "회색질척수염(poliomyelitis)" 참조). 독소도 뼈대근육 수축을 방해할 수 있다(임상적 고찰 7.3: "근육마비와 신경독" 참조).

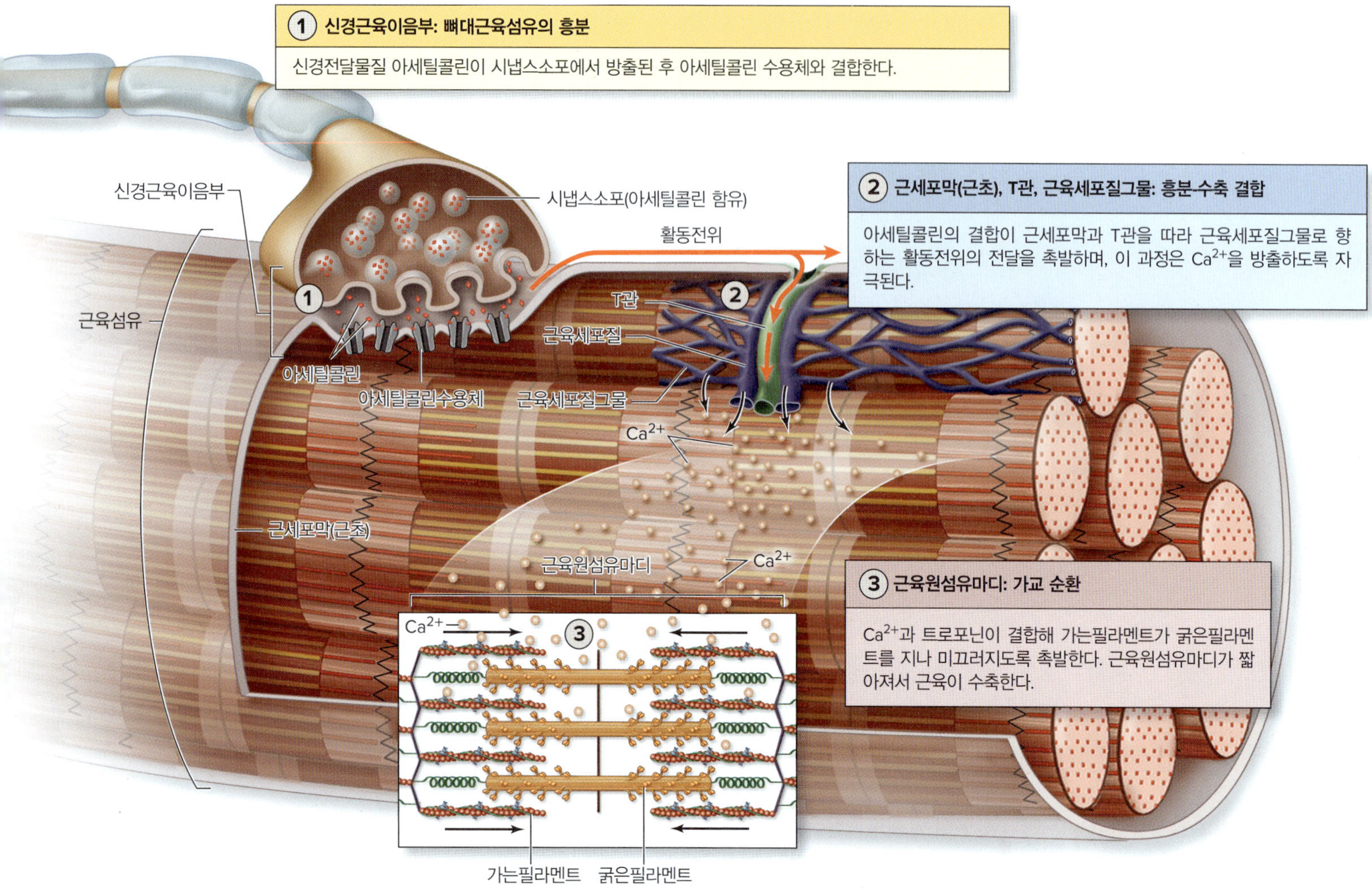

① 신경근육이음부: 뼈대근육섬유의 흥분

신경전달물질 아세틸콜린이 시냅스소포에서 방출된 후 아세틸콜린 수용체와 결합한다.

② 근세포막(근초), T관, 근육세포질그물: 흥분-수축 결합

아세틸콜린의 결합이 근세포막과 T관을 따라 근육세포질그물로 향하는 활동전위의 전달을 촉발하며, 이 과정은 Ca^{2+}을 방출하도록 자극된다.

③ 근육원섬유마디: 가교 순환

Ca^{2+}과 트로포닌이 결합해 가는필라멘트가 굵은필라멘트를 지나 미끄러지도록 촉발한다. 근육원섬유마디가 짧아져서 근육이 수축한다.

신경근육이음부
시냅스소포(아세틸콜린 함유)
활동전위
근육섬유
아세틸콜린
아세틸콜린수용체
T관
근육세포질
근육세포질그물
Ca^{2+}
근세포막(근초)
근육원섬유마디
가는필라멘트
굵은필라멘트

그림 7.9 뼈대근육 수축 현상의 개요. 뼈대근육의 수축에는 (1) 신경근육이음부, (2) (활동전위가) 근세포막과 T관을 따라 근육세포질그물로 전달되는 과정, (3) 근육원섬유마디 안에서 일어나는 사건이 있다.

7.3 뼈대근육 수축의 생리학

운동신경세포는 뼈대근육섬유를 자극한다. 이 자극은 궁극적으로 장력을 생성하기 위해 뼈대근육섬유 내의 근육잔섬유 사이의 상호작용을 초래한다. 발생된 장력은 근육이 부착된 골격(또는 기타 신체 구조) 부분에 가해져 신체의 움직임을 유발한다.

뼈대근육 수축의 해부학적 구조와 이와 관련된 생리학적 과정에는 (1) 신경근이음부 (2) 근세포막, T관 및 근육세포질그물 (3) 근육원섬유마디에서 발생하는 사건이 있다. 이 과정에 대한 개요를 **그림 7.9**에 제시하였다.

7.3a 신경근육이음부: 뼈대근육섬유의 흥분

학습목표

14. 운동신경세포에서 신경전달물질인 ACh의 방출로 이어지는 사건을 설명한다.

뼈대근육 수축에서 첫 번째로 일어나는 현상은 몸운동신경세포에 의한 근육섬유 흥분(excitation)이다. 이는 신경근육이음부에서 일어나며, 이 현상의 결과로 아세틸콜린이 분비되어 아세틸콜린수용체와 결합한다. 이러한 과정이 **그림 7.10**에 요약되어 있다.

› 시냅스마디로 칼슘 유입

신경신호가 몸신경계의 운동신경세포에서 축삭을 따라 전달된다(9.8c 절에서 신경신호에 대해 더 자세히 다룬다). 신경신호로 시냅스마디의

통합 INTEGRATE

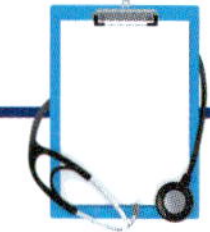

임상적 고찰 7.2 CLINICAL VIEW

중증근무력증

중증근무력증(myasthenia gravis, *asthenia*: 쇠약)은 1만 명 중 1명꼴로 일어나는 자가면역질환으로, 주로 20~40세의 여성에게 발생한다. 자신의 항체가 신경근육이음부를 공격하여 아세틸콜린수용체를 서로 결합시킨다. 비정상적으로 무리를 지은 아세틸콜린수용체는 세포내섭취를 통해 근세포막에서 제거되며, 그 결과 근세포막에 있는 수용체 수가 크게 줄어든다. 이 때문에 근육자극이 감소함으로써 쉽게 지치고 근육이 약해진다. 눈과 얼굴의 근육이 먼저 공격받는 경우가 많으며 사물이 2개로 보이고 눈꺼풀이 처진다. 이 증상 뒤에는 삼킴곤란, 팔다리 약화, 전반적으로 체력 저하가 따른다. 일부 환자는 일상생활이 가능하나 대부분의 환자는 호흡계통 근육의 마비로 일찍 사망한다.

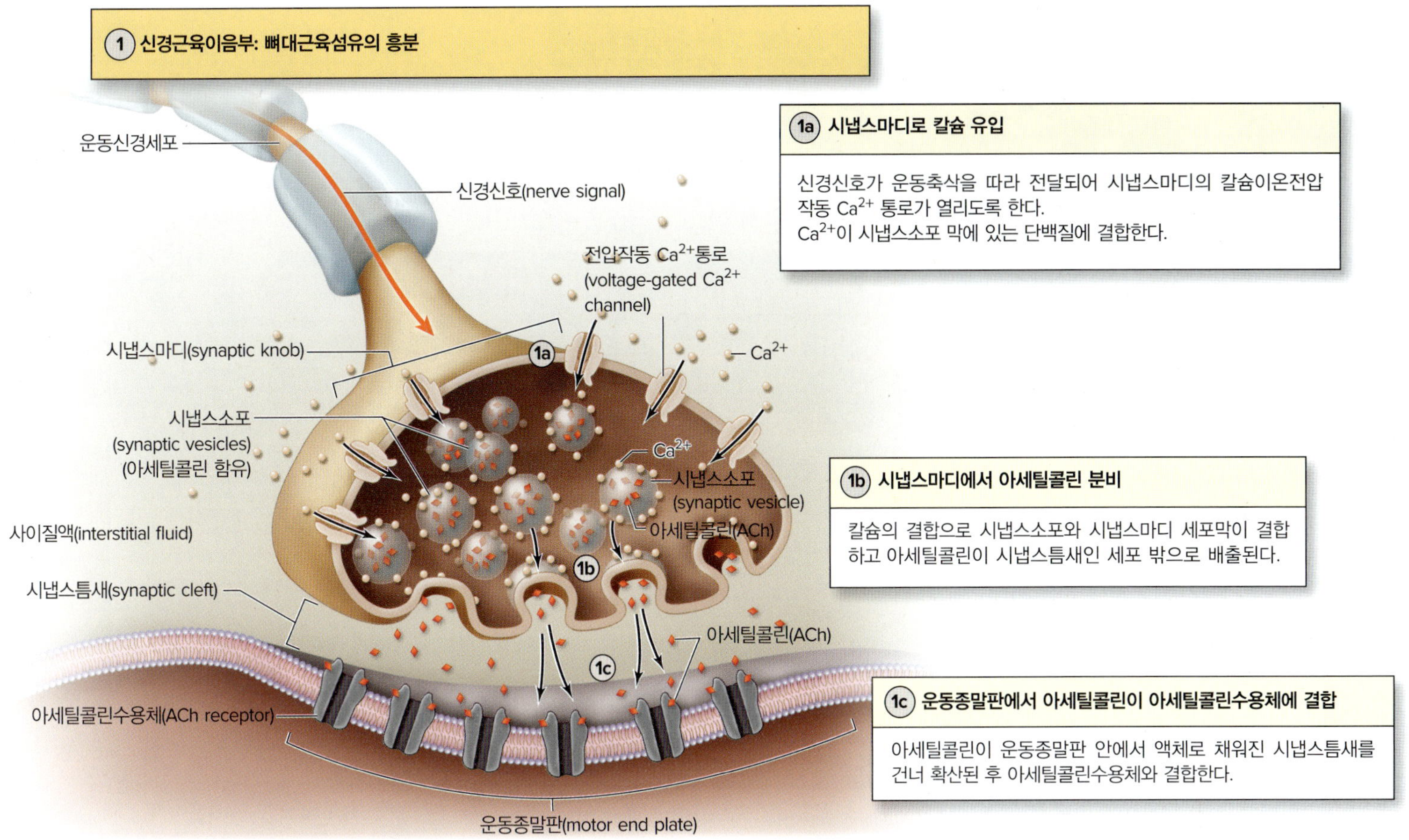

1 신경근육이음부: 뼈대근육섬유의 흥분

1a 시냅스마디로 칼슘 유입

신경신호가 운동축삭을 따라 전달되어 시냅스마디의 칼슘이온전압작동 Ca^{2+} 통로가 열리도록 한다.
Ca^{2+}이 시냅스소포 막에 있는 단백질에 결합한다.

1b 시냅스마디에서 아세틸콜린 분비

칼슘의 결합으로 시냅스소포와 시냅스마디 세포막이 결합하고 아세틸콜린이 시냅스틈새인 세포 밖으로 배출된다.

1c 운동종말판에서 아세틸콜린이 아세틸콜린수용체에 결합

아세틸콜린이 운동종말판 안에서 액체로 채워진 시냅스틈새를 건너 확산된 후 아세틸콜린수용체와 결합한다.

그림 7.10 신경근육이음부: 뼈대근육섬유의 흥분. 뼈대근육섬유는 신경전달물질이 운동신경세포 시냅스마디에서 방출되면서 흥분한다.

전압작동Ca^{2+}통로가 열리면, Ca^{2+}은 농도경사에 따라 사이질액에서 열린 통로를 통해 시냅스마디로 이동한다. Ca^{2+}은 시냅스소포의 바깥 표면에 노출된 막 단백질(synaptotagmin)과 결합한다(단계 1a).

› 시냅스마디에서 아세틸콜린 분비

칼슘이온이 시냅스소포에 결합하면 시냅스소포가 시냅스마디 세포막과 결합하고, 그 결과로 아세틸콜린이 시냅스틈새로 세포외배출된다. 신경신호 한 번당 약 300개의 소포가 방출된다(단계 1b).

› 운동종말판에 아세틸콜린이 결합

아세틸콜린은 액체로 채워진 시냅스틈새로 확산된 후 운동종말판에 있는 아세틸콜린수용체와 결합한다. 그 결과, 근육섬유가 흥분한다(단계 1c).

신경신호는 운동축삭을 따라 반복적으로 전파된다(초당 10~40회). 따라서 이러한 사건(단계 1a–1c)은 신경세포에 의한 뼈대근육섬유의 자극이 중지되고 아세틸콜린에스테라제가 시냅스 틈새 내에 있는 ACh의 분해를 촉매할 때까지 계속된다(임상적 고찰 9.6: "아세틸콜린 기능의 변화와 호흡 변화" 참조).

무엇을 배웠는가?

9 시냅스소포가 시냅스마디 막에 결합해 아세틸콜린이 세포외로 배출되도록 촉발하는 것은 무엇인가?

7.3b 근세포막, T관, 근육세포질그물: 흥분–수축 결합

학습목표

15. 흥분–수축 결합의 과정을 서술한다.

근육이 수축할 때 두 번째로 일어나는 생리학적 현상은 흥분–수축결합(excitaion–contration coupling)이다. 이 사건은 근세포막, T관, 근육세포질그물에서 일어난다. 이 과정에서는 뼈대근육이음부의 뼈대근육자극(첫 번째 단계)과 뼈대근육섬유의 근육원섬유마다 안에서 근육잔섬유가 미끄러짐으로써 발생하는 수축(세 번째 단계)이 짝을 이룬다. 흥분–수축 결합에서는 다음의 세 가지 과정이 일어난다. 운동종말판에서 종말판전위가 발생하고, 근세포막과 T관을 따라 활동전위가 시작되고 전달되며, 근육세포질그물에서 칼슘이온이 방출되는 것이다. 이 사건들을 **그림 7.11**에 요약하였다.

› 운동종말판에서 종말판전위 발생

화학작동이온통로인 ACh수용체가 ACh과 결합하면 일시적으로 통로가 열린다(단계 2a). 이 통로가 열리면 뼈대근육섬유 안으로 Na^+이 빠르게 확산되며 K^+은 바깥으로 느리게 확산된다. 나가는 K^+보다 들어오는 Na^+이 많으므로 뼈대근육섬유의 안쪽은 양전하를 띠게 된다. Na^+과 K^+의 흐름은 저항이 생기면서 빠르게 느려지다가 중단된다. 따라서 종말판전위는 일시적이며 운동종말판에 국한된다. 그러나 약 –90 mV에서 –65 mV의 안정막전위를 변경하기에 충분한 양전하 이득이 있는 경우 종말판전위가 생성된다. **종말판전위**(end-plaste poten-

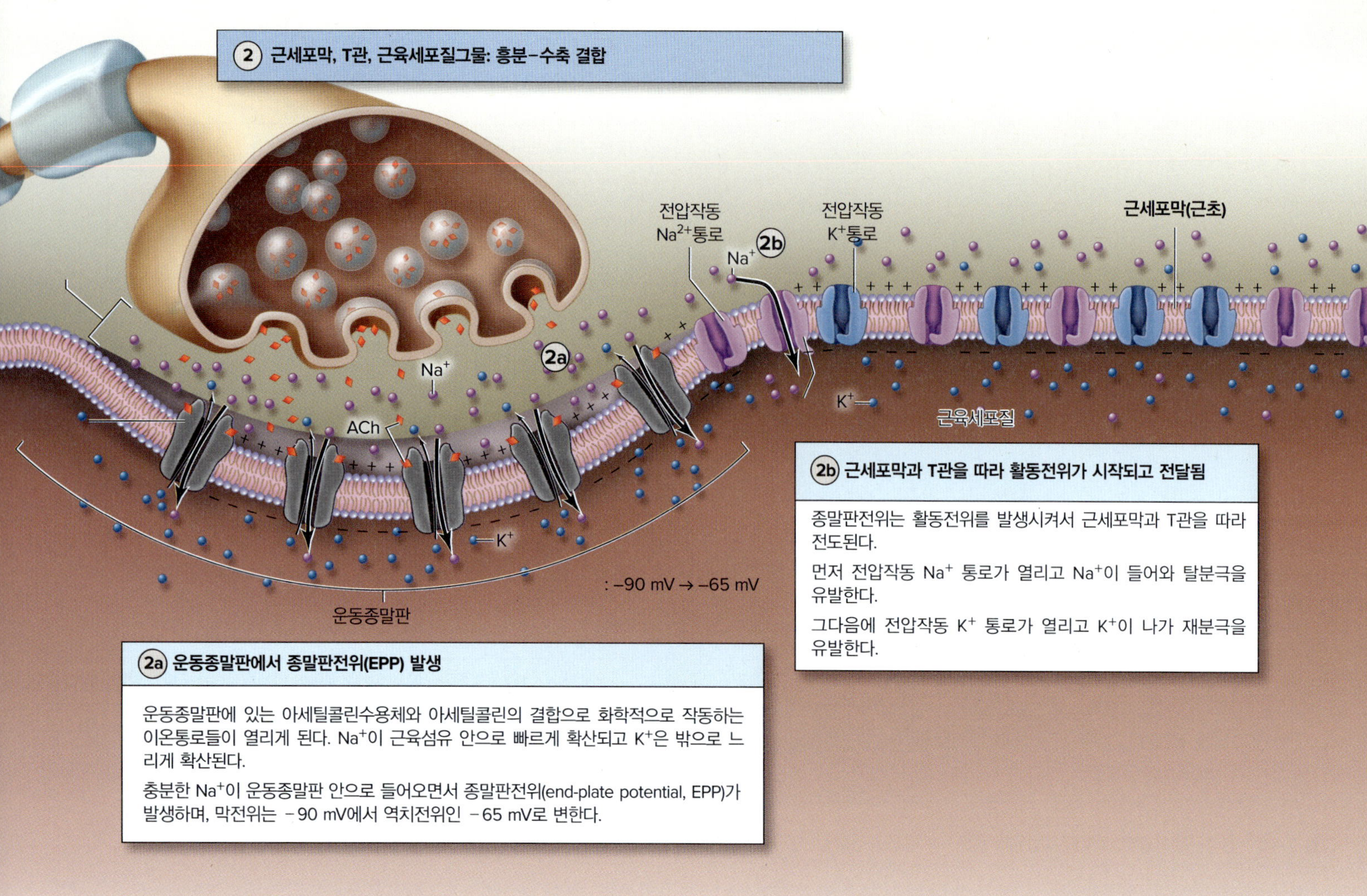

그림 7.11 뼈대근육섬유. 흥분–수축 결합. 운동신경세포에 의한 뼈대근육섬유의 흥분은 근육섬유 내의 근육잔섬유 수축과 짝을 이룬다(주의: 정상적으로 T관과 종말수조 사이에는 공간이 없다. 공간은 설명용이다).

tial)는 종말판에서의 최소 전압 변화(즉 임계값)로, 근세포막에서 전압작동통로를 열어 활동전위를 시작할 수 있다.

› 근세포막과 T관을 통한 활동전위의 발생과 전도

종말판전위는 활동전위를 촉발하고 활동전위는 뼈대근육섬유의 근세포막과 T관을 따라 전달된다(단계 2b). **활동전위**(action potential)는 두 가지 작용으로 이루어진다. 이 두 가지 작용은 뼈대근육섬유의 근세포막 안쪽이 Na^+의 유입으로 인해 양전하를 띠게 되는 탈분극, 그리고 K^+의 유출로 인해 근세포막 안쪽이 원래의 음극 안정막전위로 돌아가게 되는 재분극이다.

운동종말판에서 종말판전위의 변화로 인해 인접한 부분에 있는 나트륨이온 전압작동통로가 자극을 받아 열린다. 전압작동Na^{2+}통로가 열리면 Na^+이 농도기울기를 따라 빠르게 근세포막을 건너 근육섬유 안으로 들어간다. Na^+이 충분히 유입되면 근세포막의 막전위가 역치전위인 –65 mV에서 +30 mV로 역전되어 상대적으로 음전하를 띠었던 안쪽이 양전하로 바뀐다. 이렇게 근세포막의 극성이 역전되는 것을 **탈분극**(depolarization)이라고 한다.

탈분극이 근세포막과 T관의 길이를 따라 전달되면 전압작동Na^{2+}통로가 차례로 열린다. 근세포막의 첫 부분에서 Na^+이 유입되면 인접한 부분도 전압 변화를 겪어 그 부분의 전압작동Na^{2+}통로 열린다. Na^+이 유입되어 이 부분의 탈분극을 일으키고, 인접한 부분의 탈분극이 근세포막과 T관을 따라 빠르게 반복된다. 근세포막과 T관을 따라가는 활동전위의 전달은 마치 도미노를 쓰러뜨리는 것과 비슷해서 한 번 시작되면 끝에 다다를 때까지 멈추지 않는다.

전압작동Na^{2+}통로가 열린 직후 근세포막과 T관을 따라 있는 전압작동K^+통로도 열린다. 전압작동K^+통로가 열리면 K^+이 농도기울기를 따라 근세포막을 건너 근육섬유 밖으로 나간다. K^+이 충분히 유출되면 근세포막과 T관의 막전위가 역전되어 음의 안정막전위(–90 mV)가 다시 확립된다. 막전위가 +30 mV에서 안정막전위(–90 mV)로 다시 돌아가는 과정을 재분극(repolarization)이라고 한다. 전압작동 K^+통로도 차례로 열리며 재분극도 근세포막과 T관을 따라 전달된다. 재분극으로 인해 뼈대근육섬유가 운동신경세포에 의해 다시 자극될 때 새로운 활동전위를 전파할 수 있다.

활동전위는 근세포막을 따라 전도되고 전압작동통로의 순차적 개방으로 발생하는 자체 지속되는 막전위의 변화이다. 근세포막에서 활동전위 전도는 신경세포에서 발생하는 활동전위 전도와 유사하다(9.8c 참조).

그림 7.12는 근세포막에서의 전기적 변화 그래프이다. 이러한 전기적 변화에는 임계값 도달, 탈분극 및 재분극이 포함된다. 탈분극과 재분극을 포함하는 기간을 **불응기**(refractory period)라고 한다. 이 짧

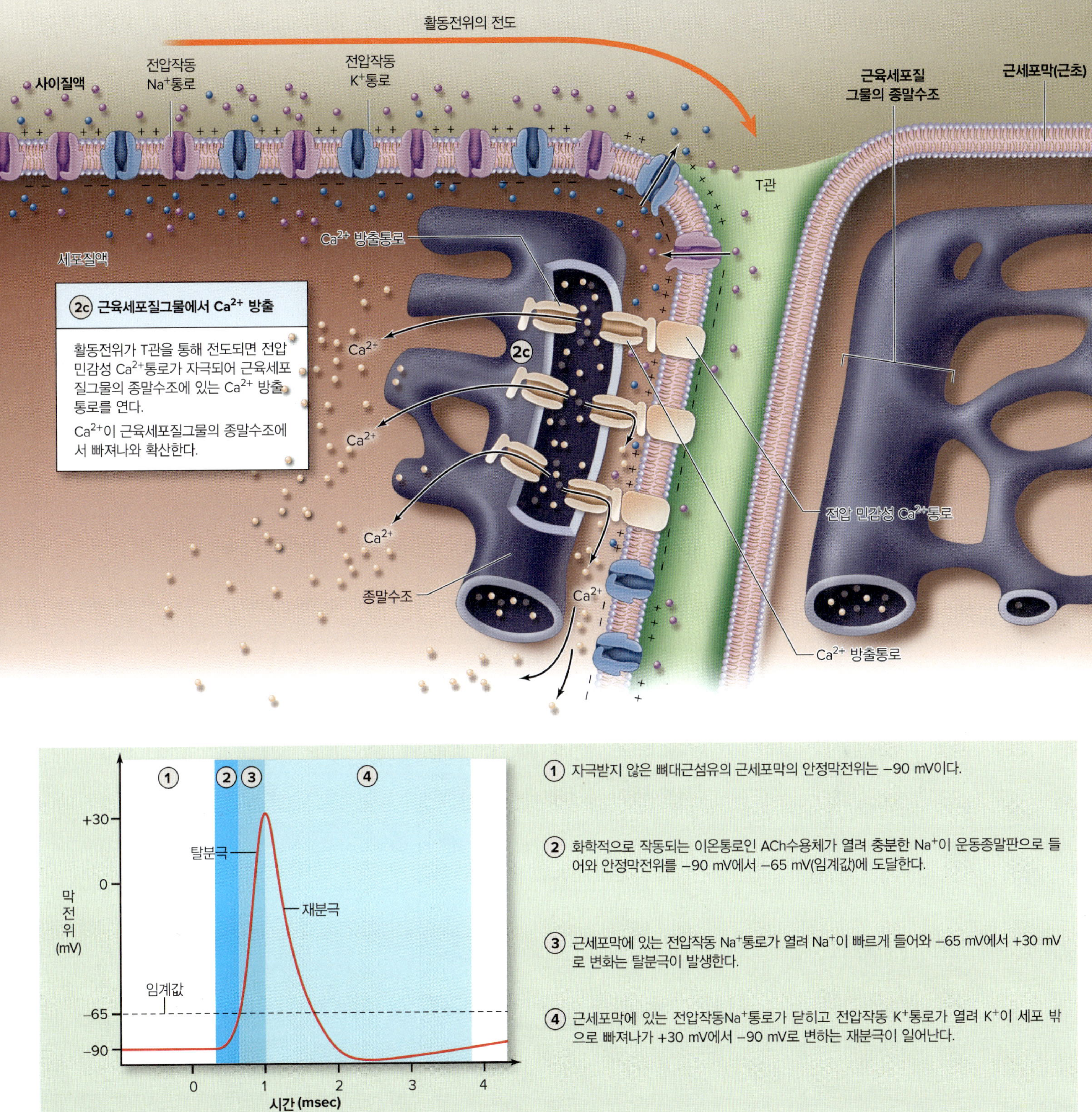

그림 7.12 근세포막에서의 활동전위의 단계. 신경근육이음부에서 시작된 활동전위와 관련된 막 전압(mV) 변화. 변화는 수 밀리초만에 일어나며 근세포막에서 전압작동Na^{2+}통로와 전압작동K^{+}통로의 개폐로 인해 발생한다.

은 시간 동안 근육은 다시 자극될 수 없으므로 불응기가 중요하다. 새로운 활동전위는 근세포막이 안정막전위로 돌아갈 때 발생할 수 있다.

근육세포질그물에서 칼슘이온의 방출

활동전위가 근육세포질그물에 도달하면, (1) T관에 있는 전압작동 Ca^{2+}통로(디하이드로피리딘 수용체)의 형태학적 변화를 자극하고, (2)

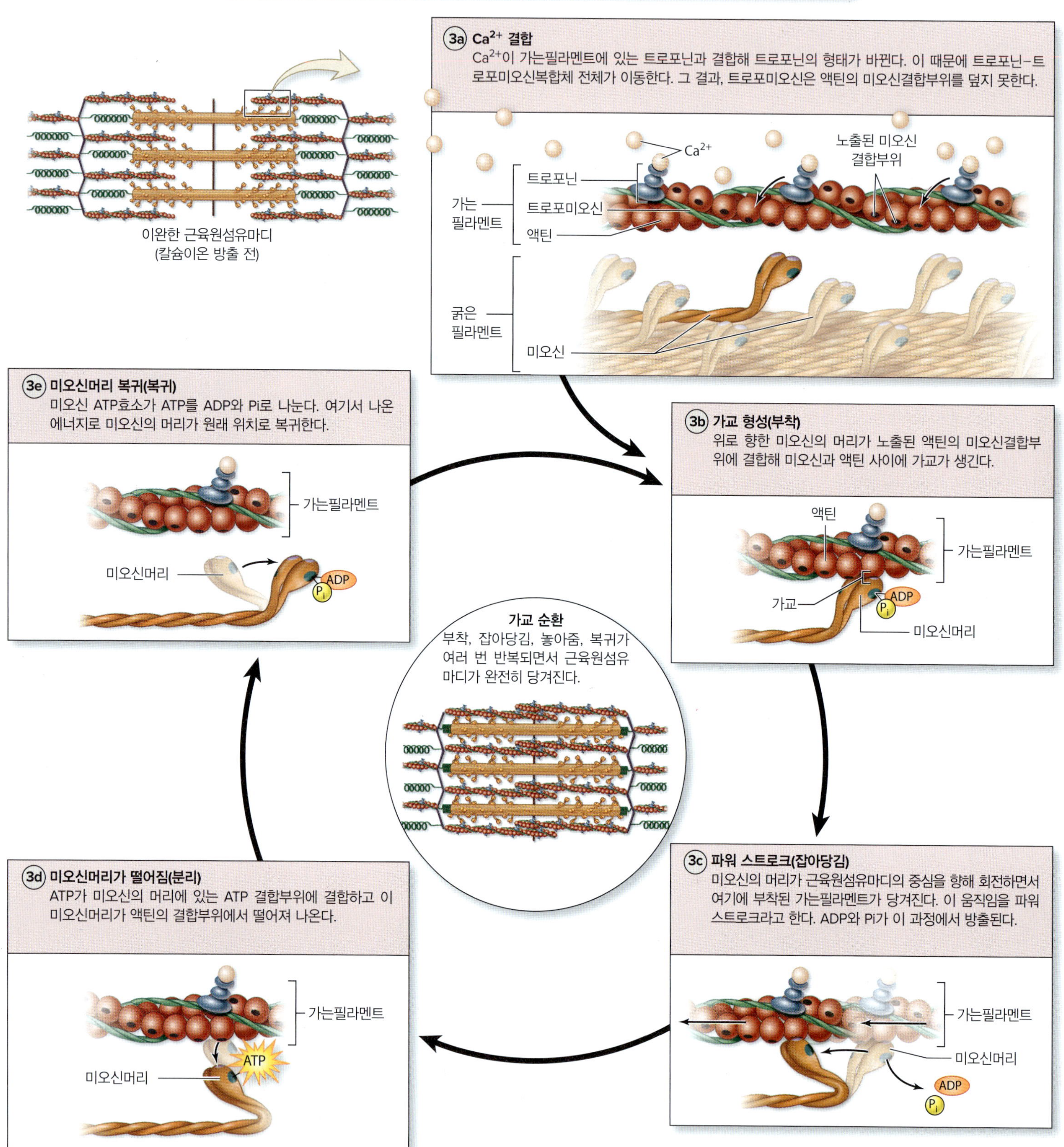

그림 7.13 근육원섬유마디: 뼈대근육 수축. 수축단백질이 근육원섬유마디의 중심을 향해 서로 스쳐 미끄러지면서 근육원섬유마디가 짧아진다.

근육세포질그물의 종말수조에 있는 Ca^{2+}방출 통로의 형태학적 변화를 일으켜 개방되도록 한다(그림 7.11, 단계 2c). 이로 인해 Ca^{2+}이 종말수조에서 세포질로 확산된다. 확산된 칼슘으로 근육원섬유에 있는 굵은필라멘트와 가는필라멘트가 결합한다.

무엇을 배웠는가?

10 흥분-수축 결합이라는 생리적 과정에서 연관된 두 과정은 무엇인가?

11 흥분-수축 결합에서 일어나는 현상을 서술하라.

7.3c 근육원섬유마디: 가교 순환

학습목표

16. 근육이 수축할 때 근육원섬유마디에서 일어나는 변화를 요약한다.

뼈대근육의 수축작용에서 일어나는 세 번째 생리적 과정은 Ca^{2+}의 결합과 가교 순환이다. 이 사건들을 **그림 7.13**에 요약하였다.

› 칼슘 결합

근육세포질그물에서 방출된 칼슘은 가는필라멘트의 구성요소인 구형의 트로포닌의 소단위에 결합한다. 그 결과로 트로포닌의 형태가 변한다. 트로포닌이 트로미오신과 결합해 트로포닌-트로포미오신복합체를 이룬다는 점을 상기한다. 트로포닌의 형태가 변하면 트로포닌-트로포미오신복합체 전체가 움직여 액틴의 미오신 결합부위가 노출되어 가교 순환이 시작된다(단계 3a).

› 가교 순환

가교 순환(crossbridge cycle)에서는 네 단계, 즉 (1) 가교 형성(미오신머리가 액틴에 부착), (2) 파워 스트로크(미오신머리가 움직여서 가는필라멘트를 잡아당김), (3) 미오신머리가 액틴에서 떨어짐, (4) 미오신머리의 원위치가 반복되는 것을 말한다.

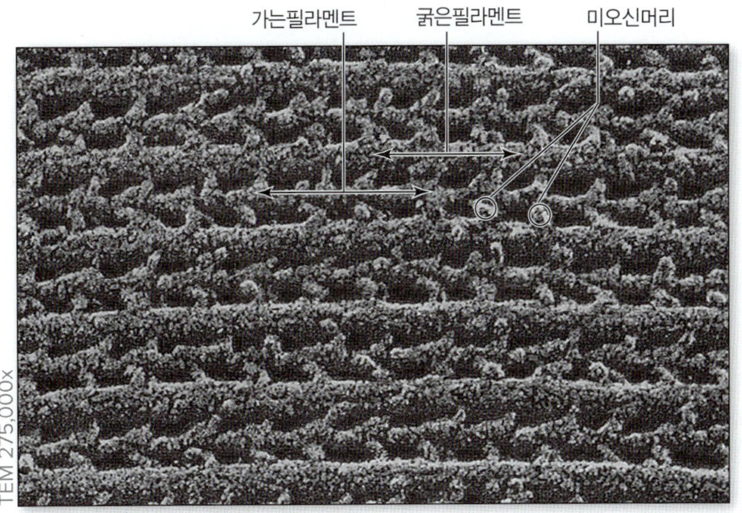

그림 7.14 근육원섬유마디의 일부분. 근육원섬유마디에 대한 전자현미경 사진으로 굵은필라멘트의 미오신머리와 가는필라멘트의 상호작용을 볼 수 있다.

가교 형성 "젖혀진", 즉 결합할 수 있도록 준비된 미오신머리는 액틴의 노출된 미오신결합부위에 부착된다. 미오신의 머리가 부착되면 굵은필라멘트와 가는필라멘트 사이에 **가교**(crossbridge)가 형성된다(단계 3b).

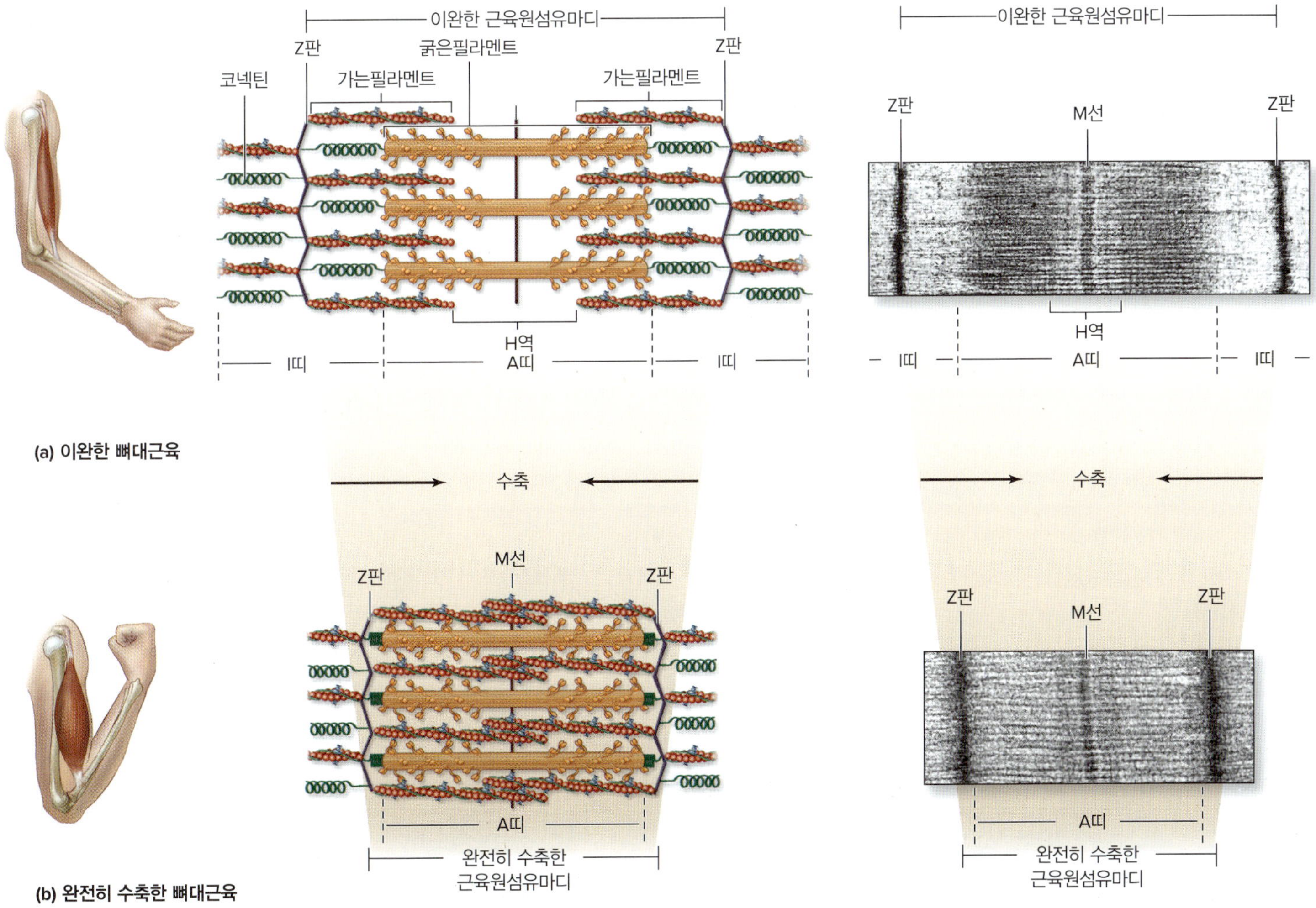

(a) 이완한 뼈대근육

(b) 완전히 수축한 뼈대근육

그림 7.15 근육원섬유마디의 단축. 뼈대근육이 수축할 때 짧아지는 근육원섬유마디의 모습을 그림과 전자현미경 사진으로 나타냈다. (a) 이완한 뼈대근육에서는 A띠, I띠, H역이 모두 보인다. (b) 완전히 수축한 근육에서는 근육원섬유마디가 짧아지고 Z판이 서로 가까워지며 I띠가 좁아져서 사라질 수 있고 H역은 사라진다.

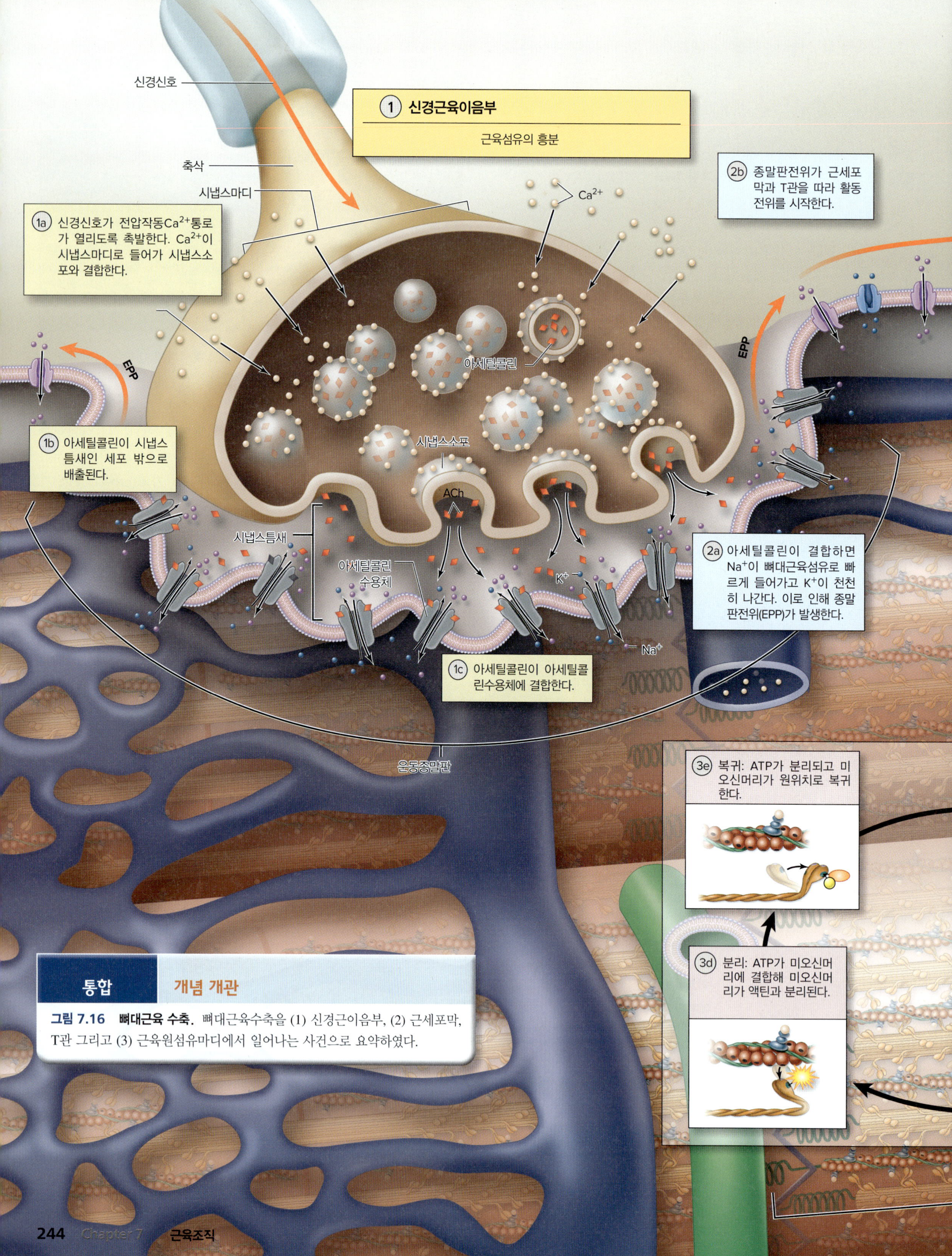

통합 **개념 개관**

그림 7.16 뼈대근육 수축. 뼈대근육수축을 (1) 신경근이음부, (2) 근세포막, T관 그리고 (3) 근육원섬유마디에서 일어나는 사건으로 요약하였다.

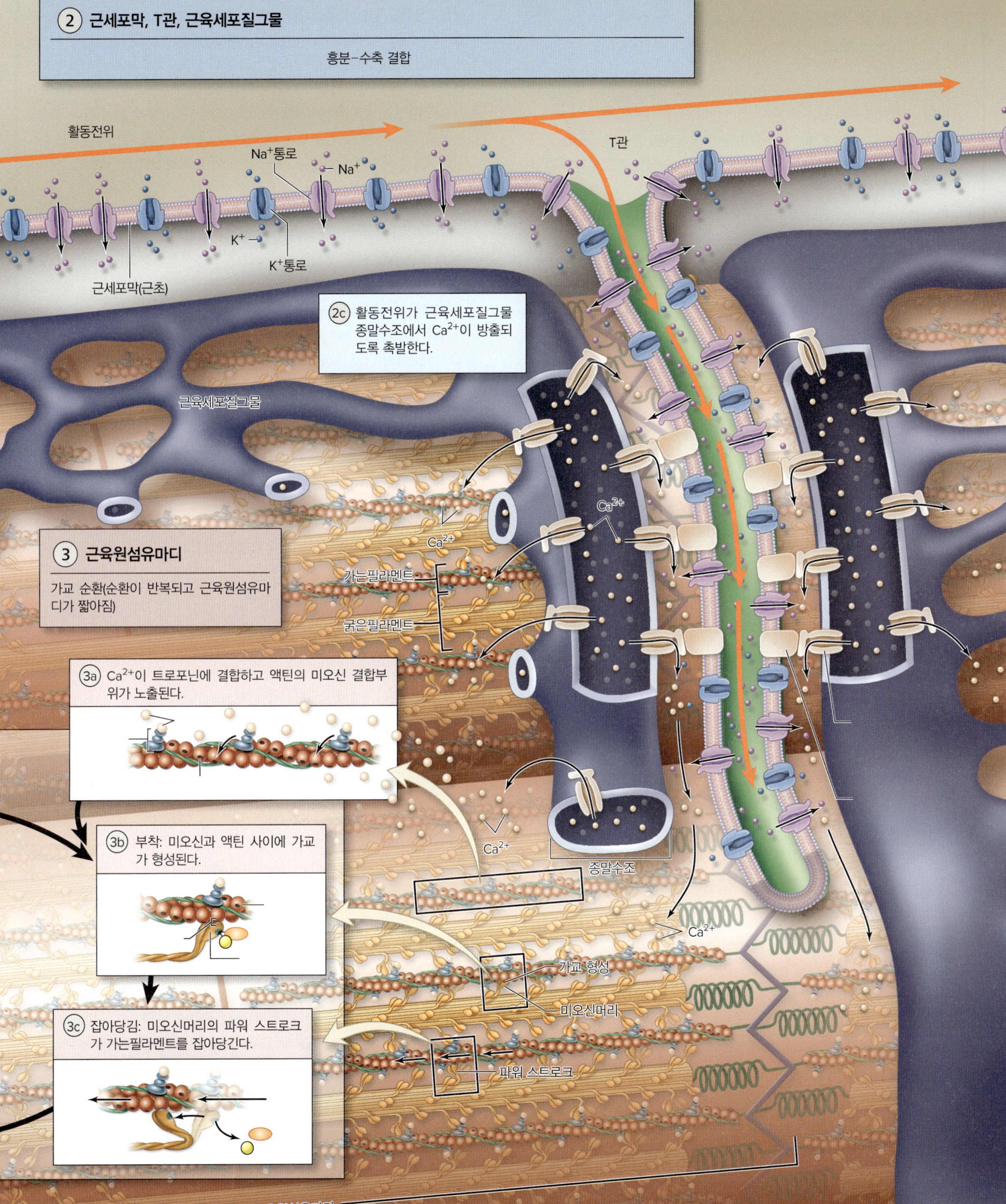
② 근세포막, T관, 근육세포질그물
흥분-수축 결합
활동전위
Na^+통로
Na^+
T관
K^+
K^+통로
근세포막(근초)
2c 활동전위가 근육세포질그물 종말수조에서 Ca^{2+}이 방출되도록 촉발한다.
근육세포질그물
Ca^{2+}
Ca^{2+}
③ 근육원섬유마디
가교 순환(순환이 반복되고 근육원섬유마디가 짧아짐)
가는필라멘트
굵은필라멘트
3a Ca^{2+}이 트로포닌에 결합하고 액틴의 미오신 결합부위가 노출된다.
3b 부착: 미오신과 액틴 사이에 가교가 형성된다.
3c 잡아당김: 미오신머리의 파워 스트로크가 가는필라멘트를 잡아당긴다.
Ca^{2+}
종말수조
Ca^{2+}
가교 형성
미오신머리
파워 스트로크
수축하고 있는 근육원섬유마디

통합 INTEGRATE

임상적 고찰 7.3 CLINICAL VIEW

근육 마비와 신경독

뼈대근육이 수축할 수 없는 근육 마비(muscular paralysis)는 신경근육이음부의 신경계통 기능이나 흥분-수축 결합이 손상되었을 때 일어날 수 있다. 이러한 손상은 신경계의 구성요소를 손상시키는 신경독(neurotoxin)에 의해 일어날 수 있다. 독소로 인한 두 가지 마비 상태로 파상풍과 보툴리누스 중독이 있다.

파상풍(tetanus)은 클로스트리듐 테타니(*Clostridium tetani*)라는 세균이 만들어 내는 독소 때문에 발생하는 강직마비의 일종이다. 이 독소는 글리신(척수의 억제성 신경전달물질)을 차단해 근육의 과도한 자극과 수축을 유발한다. 관통한 상처가 흙이나 식물성 물질로 오염된 경우는 클로스트리듐 테타니 감염에 특히 취약하다. 이 상태는 생명을 위협할 수 있으므로 예방접종을 해야 한다.

보툴리눔독소증(botulism)도 생명을 위협할 수 있는 근육 마비로 클로스트리듐 보툴리눔(*Clostridium botulinum*)이라는 세균이 만들어 내는 독소 때문에 발생한다. 독소는 시냅스마디에서 아세틸콜린의 분비를 막아 근육 마비를 유발한다. 클로스트리듐 테타니와 마찬가지로 클로스트리듐 보툴리눔도 주변 환경에 흔하며 무산소 상태에서만 독소를 만들어 낸다. 보툴리눔독소증의 대부분은 높은 온도로 보툴리눔균의 포자를 살균하지 않은 통조림을 섭취함으로써 발생한다. 또한 만 1세 이하의 영아가 저온살균하지 않은 꿀을 섭취하면 위창자길에 보툴리눔 균의 포자가 들어갈 수 있다.

미국 식품의약국(FDA)은 일시적인 주름 감소를 위해 보툴리눔 독소 A형(보톡스) 사용을 승인했다(임상적 고찰 6.7: "보톡스와 주름" 참조). 보톡스는 또한 특정 장애 또는 상태 (예: 뇌성마비, 다발성경화증, 사경(기운목), 뇌졸중 또는 척수 손상 후의 변화)와 관련된 근육의 과다 수축(경직)을 줄이는 데 임상적으로 사용된다. 보톡스 주사는 경직에 대한 가장 중요한 치료법 중 하나가 되었으며, 주사 후 1~2주 후에 가장 효과적이며 최대 3~6개월 동안 경직이 감소한다. 치료는 3개월마다 반복해야 할 수 있다.

파워 스트로크 가교가 형성된 후 미오신의 머리는 안쪽으로 회전하는데, 이를 **파워 스트로크**(power stroke)라고 한다. 미오신의 머리가 회전하면 가는필라멘트가 굵은필라멘트를 조금 지나 근육원섬유마디의 중심부를 향해 당겨진다. 이 과정에서 ADP와 P_i가 방출되고 ATP 결합부위가 다시 빈 상태가 된다(단계 3c).

미오신머리의 분리 그다음 미오신의 머리에 있는 ATP 결합부위에 ATP가 결합해서 미오신의 머리가 액틴의 결합부위에서 떨어진다(단계 3d).

미오신머리 원위치 ATP효소(미오신의 머리에 있는 효소)가 ATP를 ADP와 P_i로 나누어 여기서 나온 에너지가 미오신의 머리를 위로 향하게 되돌려 놓는다(단계 3e).

Ca^{2+}이 여전히 남아 있고 미오신결합부위가 계속 노출되어 있다면 이 네 단계는 계속되어 미오신의 머리가 부착되고, 잡아당기고, 분리되고, 원위치한다. 이 과정이 반복됨으로써 근육원섬유마디가 짧아지며 근육원섬유마디는 이완된 상태에서 수축된 상태가 된다. 뼈대 근육섬유가 운동신경세포에 의해 매우 빠른 속도로 반복적으로 자극되기 때문에 칼슘 수치는 상승한 상태로 유지된다. **그림 7.14**는 액틴에서 미오신머리와 액틴의 미오신결합부위 사이의 가교에 대한 전자현미경 사진이다.

뼈대근육섬유가 이완된 상태와 수축하여 짧아진 상태를 **그림 7.15**에 나타내었다. 근육 수축 시 근육원섬유마디의 변화는 다음과 같다. H역이 사라지고 I띠 폭이 좁아지거나 사라질 수 있으며, 각 근육원섬유마디에서 Z판은 서로 가까워진다. 그러나 가는필라멘트와 굵은필라멘트는 짧아지지 않는다. 굵은필라멘트를 지나 미끄러지는 가는필라멘트의 반복적인 움직임에 대한 설명을 **필라멘트 활주이론**(sliding filament theory)이라고 한다. 뼈대근육 수축의 세 가지 사건이 **그림 7.16**에 통합되어 있다.

어떻게 생각하는가 ?

3 사망한 후에는 칼슘이 근육세포질그물에서 빠져나온다. ATP가 없으면 사후경직(사후경축)이 일어난다. ATP를 이용할 수 없을 때 근육이 수축한 상태를 유지하는 이유를 설명하라.

무엇을 배웠는가 ?

12 Ca^{2+}이 뼈대근육 수축에서 하는 기능은 무엇인가?

13 근육원섬유마디를 짧게 하는 가교 순환에서 반복되는 네 가지 과정을 설명하라.

14 미오신의 머리를 액틴에서 분리시키는 것은 무엇인가? 무엇이 미오신의 머리를 복귀시키는가?

7.3d 뼈대근육 이완

학습목표

17. 뼈대근육이 이완하려면 아세틸콜린, 활동전위, 근육세포질의 Ca^{2+} 농도, 트로포닌-트로포미오신복합체가 어떻게 되어야 하는지 논한다.

18. 뼈대근육의 탄력성과 근육 이완의 관계를 설명한다.

근육 이완에서 일어나는 첫 번째 단계는 운동신경세포를 따라 전도되는 빠른 신경신호가 끝나는 것이다. 신경신호가 중단되면 아세틸콜린은 더 이상 분비되지 않고 시냅스틈새에 있던 아세틸콜린은 아세틸콜린에스트라아제에 의해 가수분해된다(그림 9.25 참조). 아세틸콜린수용체는 닫히고 운동종말판의 종말판전위와 근세포막 및 T관의 활동전위가 멈춘다.

T관, 근육세포질그물에 있는 세동이(triad)의 칼슘통로는 자극을 받지 않은 원래 상태로 되돌아가 Ca^{2+}을 더 이상 방출하지 않는다. Ca^{2+}펌프는 근육세포질그물에서 이미 방출된 Ca^{2+}을 종말수조로 계속 돌려보낸다. 뼈대근육섬유의 자극이 중단된 후 근육세포질그물에 남아

통합 INTEGRATE

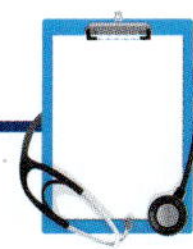

임상적 고찰 7.4 CLINICAL VIEW

사후경직

심장박동이 멈추면 몇 시간 내에 뼈대근육섬유에서 ATP가 완전히 소모된다. 따라서 ATP를 필요로 하는 Ca^{2+}펌프가 작동하지 않아 근육세포질그물은 근육세포질에서 Ca^{2+}을 회수하는 능력을 잃는다. 굵은필라멘트에 있는 미오신의 머리를 가는필라멘트의 액틴에 있는 미오신결합부위에서 떼어 내려면 ATP가 필요하다는 것을 기억한다. ATP가 없기 때문에 굵은필라멘트와 가는필라멘트 사이의 가교가 분리되지 않는다. 그 결과로 근육세포질 속에 이미 존재하던 Ca^{2+}과 근육세포질그물 밖으로 계속 빠져나오는 Ca^{2+}이 뼈대근섬유의 지속적인 수축을 일으킨다. 모든 뼈대근육이 수축한 상태가 되어 사망자의 몸은 뻣뻣해진다. 사후경직(사후경축, rigor mortis)이라는 이 생리적 상태는 15~24시간 지속된다. 사후경직은 그 후 용해소체효소가 근육섬유에서 분비되어 근육원섬유의 자가용해를 유발하면서 사라진다.

법의병리학자들은 대략적인 사망시간을 알아내기 위해 사후경직의 발생과 풀어짐을 이용하는 경우가 많다. 사후경직의 발생과 풀어짐 속도는 다양한 요인의 영향을 받기 때문에 주변 환경의 상태를 함께 고려해야 한다. 예를 들어 시신의 온도가 높으면 보통 온도에 비해 사후경직이 훨씬 빨리 일어났다가 사라질 것이다. 다음 표는 체온과 주변 온도가 일반적인 범위라고 가정했을 때 사망 시간을 추정하는 간략한 기준이다.

사망 후 경과시간	체온	경직
사망 후 3시간 이전	따뜻함	없음
사망 후 3~8시간	따뜻하나 차가워지기 시작	경직 발생
사망 후 8~24시간	주위 온도와 같음	경직에서 풀어지기 시작
사망 후 24~36시간	주위 온도와 같음	없음

있는 Ca^{2+}은 근육세포질그물에 있는 저장소로 운반되어 운반되어 칼모듈린과 칼세퀘스트린(calsequestrin) 단백질과 결합한다.

Ca^{2+}이 제거되면 트로포닌은 원래의 형태로 돌아오며 동시에 트로포미오신은 액틴의 미오신결합부위로 움직인다. 이로 인해 미오신과 액틴 사이에 가교가 형성되지 않는다. 근육섬유가 원래 가지고 있는 탄력성을 통해 근육은 원래의 이완된 상태로 돌아온다. 수축기 동안 압축된 코넥틴 단백질에서 발생한 수동적 장력이 풀림으로써 이 과정이 촉진된다.

상당한 양의 ATP가 근육세포질그물에 있는 Ca^{2+}펌프에서 사용된다는 점은 흥미롭다. 근육섬유의 세포질 내의 칼슘 수준은 Ca^{2+}이 인산이온(ATP에서 방출됨)과 결합하여 수산화인회석(hydroxyapatie, 4.2e 참조)을 형성하는 것을 방지하기 위해 낮게 유지되어야 하며, 수산화인회석은 뼈조직에서와 유사한 과정에서 근육을 석회화하고 경화시킨다. 따라서 ATP는 (미오신 ATPase에 의한) 수축과 이완 모두에 필요하다. 실제로 사망 후처럼 충분한 ATP를 사용할 수 없는 경우 근육 이완이 일어나지 않고 근육이 수축한 상태로 유지된다(임상적 고찰 7.4: “사후경직” 참조).

무엇을 배웠는가?

15 아세틸콜린에스테라아제와 Ca^{2+} 펌프는 근육의 이완에서 어떤 기능을 하는가?

7.4 뼈대근육의 대사

여기에서는 근육섬유가 매우 높은 에너지 요구를 충족하는 방법과 ATP를 공급하는 다양한 수단을 기준으로 삼아 뼈대근육섬유를 세 가지 주요 유형으로 분류하는 방법을 구체적으로 설명한다.

7.4a 뼈대근육 대사를 위한 에너지 공급

학습목표

19. 미오신 키나아제, 크레아틴 키나아제, 해당과정 및 호기성 세포호흡을 통해 뼈대근육 내에 ATP를 공급하는 방법을 설명한다.
20. ATP를 공급하는 수단이 운동의 강도 및 지속시간과 어떤 관련이 있는지 설명한다.

뼈대 근육섬유에 필요한 대부분의 ATP는 근육 수축(7.3c 참조) 중에 굵은필라멘트의 마오신 머리를 재설정하는 데 사용되며, 이는 매우 많은 양의 ATP(굵은필라멘트당 초당 약 2,500개의 ATP 분자)를 필요로 한다. ATP는 또한 7.3d절에 설명한 대로 Ca^{2+} 저장고 역할을 하는 종

통합 INTEGRATE

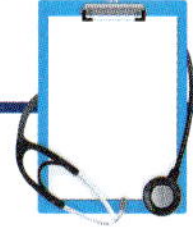

임상적 고찰 7.5 CLINICAL VIEW

진단도구로서의 크레아틴 키나아제 혈중 농도

크레아틴 포스포키나아제(creatine phosphokinase)라고도 하는 크레아틴 키나아제는 크레아틴과 ATP 사이에 인산염을 전달하는 데 도움이 되는 효소이다. 심장근육과 뼈대근에는 다양한 형태의 크레아틴 키나아제가 존재한다. 심근경색증을 앓고 있는 환자는 혈중 심장근육 형태의 크레아틴 키나아제가 상승한다(심장마비; 임상적 고찰 16.5: "관상심장병, 협심증 및 심근경색" 참조). 이것은 심장 손상을 식별하기 위한 진단 도구로 사용된다. 대조적으로, 뼈대근육 형태의 크레아틴 키나아제의 수치 상승은 근이영양증과 같은 퇴행성 골격근 질환을 진단하는 데 사용된다(임상적 고찰 7.1: "근이영양증" 참조). 그러나 크레아틴 키나아제의 뼈대근육 형태의 상승은 격렬한 운동 후에도 발생할 수 있으므로 항상 질병의 징후인 것은 아니다.

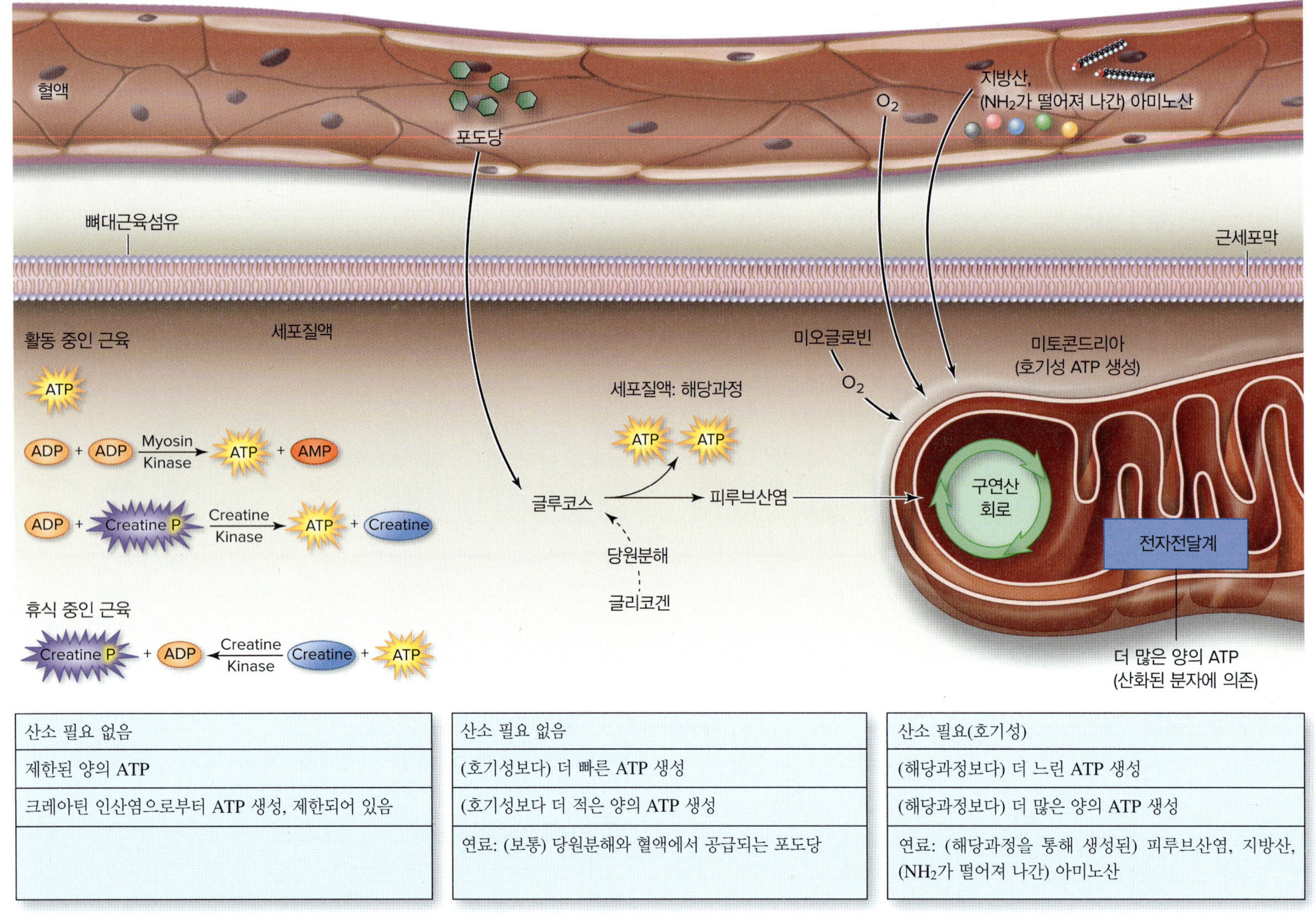

그림 7.17 **ATP 생성을 위한 대사과정.** (a) 근육에는 제한된 양의 ATP 분자가 있다. ATP는 다른 ADP 또는 크레아틴 인산염에서 ADP로의 인산염 전달을 통해 생성된다. (b) 세포질 내에서 발생하는 해당과정은 제한된 양의 ATP 생산을 신속하게 생산하는 수단이다. (c) 미토콘드리아 내에서 발생하는 호기성 세포호흡은 훨씬 더 많은 양의 ATP 생산을 느리게 생산하는 수단이다.

말수조로 회수하기 위해 근육세포질그물 막에 있는 Ca^{2+}펌프가 작동하는 데에도 필요하다.

평상시 뼈대근육섬유 내에는 매우 제한된 양의 ATP가 존재하며, 한 ADP에서 인산염(P_i)이 다른 ADP로 이동하여 ATP와 아데노신 모노포스페이트(AMP)를 생성할 때 추가로 소량이 빠르게 생성될 수 있는데, 이는 마이오키나아제(myokinase)에 의해 촉매되는 효소반응이다(**그림 7.17a**). 이것은 일반적으로 최대 운동을 하는 약 5~6초 동안만 에너지를 제공한다. 따라서 이러한 높은 에너지 수요를 맞추려면 다른 원천에서 ATP를 형성해야 한다. 여기에는 크레아틴 인산염, 해당과정 및 호기성 세포호흡을 통해 형성된 ATP가 포함된다.

› 크레아틴 인산염

크레아틴 인산염(creatine phosphate, 그림 3.4c 참조)은 크레아틴과 인산염(P_i) 사이에 고에너지 화학 결합을 가진 분자이며, 에너지 요구사항이 크게 변동하는 조직(예: 근육, 뇌)에 존재한다. 뼈대근육이 활발하게 수축할 때, 크레아틴 인산염의 P_i는 ADP로 쉽게 전달되어 **크레아틴 키나아제**(creatine kinase)에 의해 촉매되는 효소반응으로 ATP(및 크레아틴)를 형성한다(그림 7.17a). 이것은 최대 운동하는 동안 10~15초의 에너지를 제공한다.

나중에 휴식시간에는 뼈대근육 내 소량의 ATP 및 크레아틴 인산염 저장량이 보충된다. ATP는 세포호흡을 통해 형성되며, 일부 형성된 ATP 분자 중 일부는 크레아틴 인산염을 재생하는 데 사용된다. 휴식 중에 발생하는 과정은 운동 중에 발생하는 과정의 반대이다. ATP의 인산염(P_i)은 크레아틴으로 전달되어 추가 크레아틴 인산염과 ADP를 형성하며, 이는 또한 크레아틴 키나아제가 촉매작용하는 효소반응이다. ATP를 형성하기 위해 ADP에 인산염(P_i) 전달을 포함하는 이러한 효소반응은 산소 없이 일어난다.

어떻게 생각하는가?

4 뼈대근육 조직이 손상되면 크레아틴 키나아제가 분비된다. 혈중 크레아틴 키나아제 농도와 근육조직 손상의 범위 사이에는 어떤 관련이 있는가?

그림 7.18 에너지원의 활용 활동의 강도와 지속 시간은 에너지 활용에 중요한 요소이다. 짧은 전력 질주의 경우 저장되어 있는 ATP와 인산염 전달을 통해 사용할 수 있는 ATP가 주로 사용되는 반면, 더 긴 달리기의 경우 초기에 해당과정이 사용되지만 호기성 세포호흡으로 대체된다.

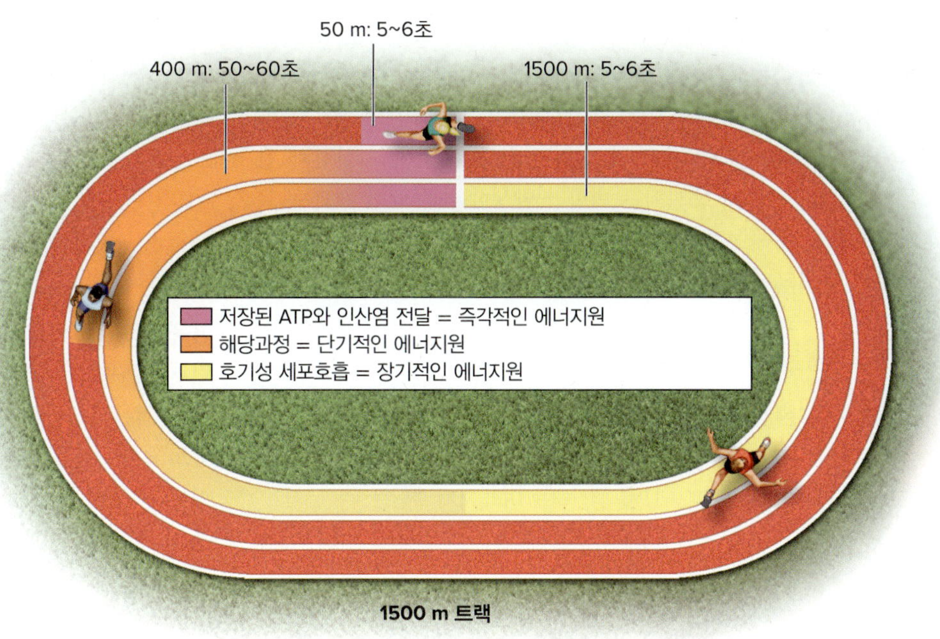

› 해당과정

해당과정(glycolysis)은 포도당이 두 개의 피루브산염(pyruvate) 분자로 분해되어 2개의 ATP 분자를 생성하는 대사 경로이다(그림 7.17b). 이 과정은 세포질액에서 발생하며 산소가 있을 때 기능할 수 있지만, 산소는 필요하지 않다. 포도당은 당원분해를 통해 근육섬유 내의 글리코겐 저장소에서 직접 이용할 수 있거나 혈액에서 전달된다.

해당과정을 통해 ATP를 생산하는 주요 장점 중 하나는 산소가 필요하지 않다는 것, 즉 비산화성이라는 것이다. 다른 하나는 ATP 생산의 빠른 속도(즉, 시간당 생산되는 ATP의 양이 호기성 세포호흡 속도의 거의 두 배)이다. 호기성 세포호흡보다 생성되는 ATP의 총량이 더 적지만, ATP는 더 빠르게 생성되며, 이는 최대 운동에서 격렬한 운동(예: 100 m 달리기)에 필요하다.

해당과정에서 생성되는 피루브산염 분자는 어떻게 될까? 피루브산염 분자의 운명은 산소 가용성에 달려 있다. 피루브산염 분자는 (1) (충분한 산소를 사용할 수 있는 경우) 호기성 세포호흡을 통해 분해되기 위해 미토콘드리아에 들어가거나 (2) (산소 가용성이 낮은 조건에서) 젖산 분자로 전환된다.

› 호기성 세포호흡

호기성 세포호흡(aerobic cellular respiration)은 미토콘드리아 내에서 발생하며 혈액이나 미오글로빈에서 방출되는 산소가 필요하다(그림 7.17c). 이 과정에는 중간 단계, 구연산회로, 전자전달계의 세 단계가 있다. 호기성 세포분해를 통해 ATP를 생산하는 주요 이점 중 하나는 산화될 수 있는 다양한 영양소이다. 여기에는 (해당과정을 통해 생성된) 피루브산염, 지방산 및 (탈아민화된, NH_2가 떨어져 나간) 아미노산이 있다. 다른 장점은 ATP 형성속도가 해당과정보다 느리지만 더 많은 양의 ATP가 생성된다는 것이다. 생성되는 양은 산화되는 영양소에 따라 다르다(예: 피루브산염은 17개의 ATP 분자를 생성하고 지방산 팔미트산염은 129개의 ATP 분자를 생성함). 이렇게 많이 생성된 ATP는 중간 수준의 활동을 오래 하는 경우(예: 조깅)에 사용된다.

› 젖산염 형성과 운명

피루브산염으로부터의 **젖산염 형성**(lactate formation)은 산소 가용성이 낮은 조건에서 발생한다. 예를 들어, 호기성 세포호흡에 대한 뼈대근육의 산소 요구량을 충족할 수 없는 격렬한 운동 중에 발생한다. 대신 피루브산염 분자는 **젖산 탈수소효소**(lactate dehydrogenase)에 의해 촉매되는 효소반응인 젖산 분자로 전환된다.

형성 후 젖산은 어떻게 될까? 젖산은 뼈대근육섬유 내의 미토콘드리아로 들어가서 피루브산염으로 다시 전환되고 호기성 세포호흡을 통해 이산화탄소로 산화되거나 뼈대근육섬유를 떠나 혈액으로 들어갈 수 있다. 혈액에 들어가는 젖산은 다음 중 하나의 변화를 겪는다.

(1) 심장의 심장근육에 의해 흡수되며, 여기서 (뼈대근육에서와 같이) 피루브산염으로 다시 전환되고 호기성 세포호흡을 통해 산화된다(16.3f 참조) 또는 (2) 간에서 흡수되어 포도당 생성을 통하여 포도당이 된다. 포도당 분자는 간에서 다시 혈액으로 방출되어 뼈대근육섬유로 흡수될 수 있다. 젖산이 포도당으로 전환되는 간으로의 순환과 그에 따른 간에서 근육으로의 포도당 수송을 **젖산 순환**(또는 코리 순환, Cori cycle)이라고 한다. 젖산이 뼈대근육에 축적되지 않으므로 근육통의 원인이 아님을 주의한다(임상적 고찰 7.7: "운동으로 인한 근육통" 참조).

› 에너지 공급과 다양한 운동 강도

신체활동 중에 ATP를 공급하는 주요 수단으로 크레아틴 인산염, 해당과정 및 호기성 세포호흡 중 어떤 것을 사용하느냐는 활동의 강도와 지속시간에 따라 달라진다. 휴식 때 뼈대근육은 지방산 산화와 관련된 호기성 세포호흡을 통해 거의 필요한 ATP를 독점적으로 얻는다. 운동 중 에너지 사용을 설명하기 위해 다른 거리를 달리는 트랙 경기에서 주자에게 ATP를 공급하는 주요 수단을 살펴보자(**그림 7.18**).

5~6초 정도 걸리는 50미터 달리기에서는 주로 저장되어 있는 ATP와 두 ADP 분자 사이로 인산염(Pi)의 전달, 크레아틴 인산염과 ADP 사이 인산염의 전달을 통해 ATP가 공급된다. 50~60초 걸리는 400미터 달리기에서는 처음에는 저장되어 있는 ATP와 인산염 전달을 통해서, 그다음은 해당과정을 통해서 만들어지는 ATP가 공급된다. 마지막으로 5~6분 정도 걸리는 1,500미터 달리기에서는 ATP는 세 가지 방법으로 모두 공급되지만 주로 약 1분 후에 호기성 과정을 통해 공급된다. 그러나 세 가지 다른 에너지 원천 간에 겹치는 부분이 있음을 명심한다.

약 1분 이상 지속되는 강렬한 운동은 심혈관 및 호흡기를 통해 충분한 산소를 공급하는 신체의 능력에 달려 있다. 규칙적인 유산소운동(기준선 이상으로 심박수를 높이는 중간 강도의 지속적인 운동으로 정의됨)을 하면 호흡계(19.8b 참조)와 심혈관계(17.7 참조)의 심장과 혈관 모두에서 산소 전달이 증진되는 변화가 발생한다. 이러한 변화로 호기성 세포호흡을 통해 ATP를 보다 효과적으로 제공할 수 있으므로 더 높은 수준의 강도와 더 긴 시간 동안 운동할 수 있다(7.8a 참조).

무엇을 배웠는가?

16 인산염을 함유한 분자를 통해 근육조직은 ATP를 즉시 추가로 사용할 수 있게 된다. 이 분자는 무엇인가?

17 1,500미터 달리기를 할 때 ATP를 생산하는 여러 가지 수단은 무엇인가?

7.4b 산소부채

학습목표

21. 산소부채를 정의하고 산소부채가 왜 발생하는지를 설명한다.

일정한 시간 동안 뼈대근육에 공급될 수 있는 산소의 양에는 한계가 있다. 필요한 산소의 양이 이용 가능한 산소의 양을 넘는 동안 계속 운동을 하면 산소부채가 발생한다. **산소부채**(oxygen debt)란 운동 후에 운동 전의 상태로 회복하기 위해 흡입해야 하는 산소의 양이다. 주로 다음과 같은 목적을 위해 산소가 추가로 필요하다.

- 뼈대근육섬유의 미오글로빈 분자의 산소를 대체하고 ATP 및 크레아틴 인산염을 보충하며 저장되는 당원을 보충하기 위해
- 간세포에서 젖산을 포도당으로 다시 전환하기 위해

강제 호흡에 관여하는 호흡근(19.5b 참조), 신체에 더 많은 혈액을 펌프질하는 심장, 전체적으로 더 높아진 대사율에도 추가 산소가 필요하다. 다음에 어떤 사람이 운동 후 심하게 호흡하는 것을 보면, 산소 부족을 '상환'하여 운동 전 상태로 돌아가는 데 도움이 된다는 것을 알 수 있을 것이다.

무엇을 배웠는가?

18 산소부채란 무엇이며, 강도 높은 운동 후에 추가 산소는 어떻게 이용되는가?

7.5 뼈대근육섬유의 유형

뼈대근육섬유의 유형은 크게 세 가지로 나뉜다. 여기서는 뼈대근육섬유를 분류하는 기준을 설명하고 각 유형에 대해 살펴본다.

7.5a 근육섬유의 분류기준

학습목표

22. 뼈대근육섬유의 유형을 분류하는 두 가지 주요 기준을 설명한다.

근육을 이루는 뼈대근육섬유는 (1) 수축의 유형, (2) ATP 공급에 사용되는 주요 수단에 따라 세 가지 범주로 나뉜다.

수축의 유형

뼈대근육섬유는 근육수축의 힘, 속도, 지속시간이 저마다 다르다. **힘**(power)은 근육섬유의 지름과 관련이 있다. 큰 근육섬유에는 더 많은 근육원섬유가 병렬로 있어 강력한 수축을 생성할 수 있다.

속도(speed)는 전통적으로 뼈대근육섬유에 있는 ATP를 쪼개는 효소인 미오신 ATPase의 상대적으로 느린 또는 빠른 유전자 변이를 발현하는지에 따라 설명되었다. 빠른 유전자 변이가 있는 것을 **빠른연축근육섬유**(fast-twitch fiber)라고 하며, 느린 유전자 변이가 있는 것을**느린연축근육섬유**(slow-twitch fiber)라고 한다. 그러나 최근 연구에 따르면 빠른연축근육섬유는 느린연축근육섬유에 비해 활동전위의 전달속도도 빠르고 근육세포질그물의 Ca^{2+} 방출 및 재흡수속도도 빠르다. 이 때문에 빠른연축근육섬유는 느린연축근육섬유에 비해 자극 후 수축을 더 빨리 시작할 수 있으며(각각, 0.01 msec, 최소 0.02 msec) 수축의 **지속시간**(duration)도 짧다(각각, 7.5 msec, 100 msec).

빠른연축근육섬유는 흔히 다음의 세 가지 특징이 모두 있다. 강하게 수축하고, 자극 후에 수축을 더 빨리 시작하며, 수축의 지속시간이 짧다. 이 특징들은 왜 빠른연축근육섬유가 느린연축근육섬유보다 수축의 힘과 속도가 높은지를 설명해 준다.

ATP 공급 수단

뼈대근육섬유를 구분하는 두 번째 기준은 ATP를 공급할 때 주로 쓰는 수단이 산소세포호흡이냐 무산소세포호흡이냐 하는 것이다. **산화섬유**(oxidative fiber)는 산소세포호흡을 이용하며 넓은 모세혈관망, 다수의 사립체, 붉은 색소 미오글로빈의 풍부한 공급 등 산소세포호흡을 원활히 하는 특징이 많다[미오글로빈과 미토콘드리아가 있기 때문에 이 섬유들은 붉은색을 띠며, 이 섬유를 **적색섬유**(red fiber)라고 부르기도 한다]. 생성되는 ATP가 많기 때문에, 여기서 나온 에너지를 이용해 산화섬유는 피로해지지 않고 오랜 시간 동안 수축을 지속할 수 있다. 따라서 이 섬유들은 **피로 저항성**(fatigue-resistant)이 있다고 말하기도 한다.

이와 달리 **해당섬유**(glycolytic fiber)는 무산소세포호흡을 이용한다. 일반적으로 해당섬유는 산소세포호흡에 필요한 소기관을 적게 가지고 있다. 모세혈관망이 성기고 미토콘드리아와 미오글로빈이 적다[미오글로빈과 사립체가 적어서 흰색으로 보이기 때문에 **백색섬유**(white fiber)라고 부르기도 한다]. 그러나 무산소세포호흡에 필요한 포도당을 공급하기 위해 글리코겐이 많이 저장되어 있으며, 이 점은 산소가 적을 때 유리하다. 해당작용에서 생성되는 ATP가 적기 때문에 해당섬유가 지속할 수 있는 운동시간은 짧다. 해당섬유는 일반적으로 근육활동을 조금만 계속해도 쉽게 지치므로 **피로성**(fatigable)이라고 하기도 한다.

무엇을 배웠는가?

19 빠른연축근육섬유와 느린연축근육섬유의 차이점, 산화섬유와 해당섬유의 차이점을 설명하라.

7.5b 근육섬유 유형의 분류

학습목표

23. 세 가지 뼈대근육섬유 유형을 비교하고 대조한다.

생리학자들은 수축의 유형과 ATP를 공급하는 데 사용되는 에너지의 유형을 이용해 뼈대근육섬유를 세 가지 하위 유형으로 나눈다(**표 7.1**).

- **느린 산화섬유**(slow oxidative fiber)는 I형 섬유라고도 하며, 일반적으로 지름이 다른 뼈대근육섬유의 절반이고, 느린 미오신 ATP 효소를 가지고 있다. 이 섬유는 수축의 속도와 강도가 낮다. 그러나 지치지 않고 오랫동안 수축할 수 있는데, ATP가 주로 산소세포호흡을 통해 공급되기 때문이다. 이 섬유는 미오글로빈 분자와 미토콘드리아가 풍부해 어두운 적색을 띤다.
- **빠른 산화섬유**(fast oxidative fiber)는 중간섬유(intermediate fiber) 또는 IIa형 섬유라고도 하며, 뼈대근육섬유 중 가장 적게 나타나는 유형이다. 크기는 중간이고 빠른 ATP효소를 가지고 있다. 주로 산소호흡을 통해 ATP를 공급받아 빠르고 강력한 수축을 한다. 그러나 빠른 산화섬유에 분포한 혈관은 느린 산화섬유에 분포한 모세혈관망만큼 널리 분포하지 않아서 영양과 산소의 전달속도가 더 느리다. 빠른 산화섬유에도 미오글로빈이 있지만 느린 산화섬유만큼 풍부하지 않다. 빠른 산화섬유는 느린 산화섬유보다 밝은 적색을 띠기 때문에 현미경으로 보았을 때 구분할 수 있다.
- **빠른 해당섬유**(fast glycolytic fiber)는 빠른 무산소섬유(fast anaerobic fiber) 또는 IIb형 섬유라고도 하며, 가장 흔한 뼈대근육섬유 유형이다. 지름이 가장 크고 빠른 미오신 ATP효소를 가지고 있으며, 힘이 강하고, 속도도 빠르다. 그러나 ATP는 주로 해당과정을 통해 제공되기 때문에 짧은 시간 동안만 수축할 수 있다. 이 섬유는 미오글로빈과 미토콘드리아가 상대적으로 부족하므로 흰색을 띤다.

무엇을 배웠는가?

20 어떤 뼈대근육섬유 유형이 느리고 피로에 강한가? 이 뼈대근육섬유 유형의 장점은 무엇인가?

7.5c 근육섬유 유형의 분포

학습목표

24. 근육에서 뼈대 근육섬유 유형의 분포와 이 분포가 근육의 기능과 어떤 관련이 있는지 설명한다.

세 가지 근육섬유 유형이 전형적인 뼈대근육에 혼합되어 있는 것이 **그림 7.19**에 있다. 근육 대부분에는 세 가지 섬유 유형이 모두 혼합되어 있지만 근육섬유 유형의 상대적 비율은 신체의 뼈대근육에 따라 다르

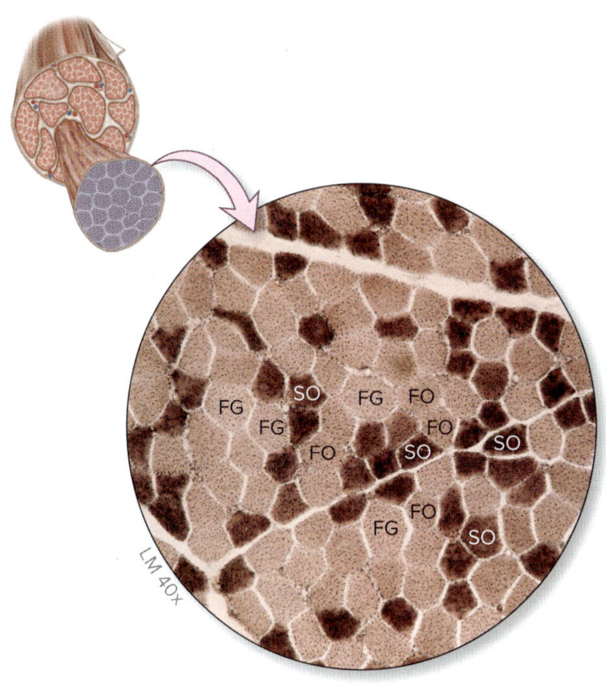

그림 7.19 뼈대근육의 섬유 유형 비교. 특정 염료로 염색하여 근육섬유 유형을 보여 주는 뼈대근육의 가로면. 색을 통해 근육의 섬유 유형을 구분할 수 있다. 느린 산화섬유(SO)는 색이 가장 어둡고, 빠른 해당섬유(FG)의 색이 가장 밝으며, 빠른 산화섬유(FO)는 느린산화섬유보다 색이 덜 어둡다.

표 7.1 각 뼈대근육섬유 유형의 구조적 · 기능적 특징

섬유의 특징	느린 산화섬유(I형)	빠른 산화섬유(IIa형)	빠른 해당섬유(IIb형)
ATP 이용	느림	빠름	빠름
ATP 생성능력	높음, 산소성	중간, 산소성	제한됨, 무산소성
모세혈관의 분포	광범위	중간 정도로 광범위	적음
섬유의 색	적색	밝은 적색	백색(창백함)
수축속도	느림	빠름	빠름
피로에 대한 저항성	가장 높음	높음	낮음
섬유의 지름	가장 작음	중간	가장 큼
사립체의 수	많음	많음	적음
미오글로빈의 양	많음(큼)	중간	적음(작음)
주된 섬유 기능	지구력(예: 자세 유지, 마라톤)	중간 정도의 지속시간, 적당한 운동(예: 걷기, 자전거 타기	짧은 지속시간, 강도 높은 운동(예: 달리기, 역도)
많이 분포하는 근육	몸통과 장딴지 근육	다리근육	팔근육

며 근육의 기능을 반영한다. 예를 들어, 눈과 손의 외인성 근육은 신속하지만 짧은 수축이 필요하므로 빠른 해당섬유의 비율이 높다. 대조적으로, 느린 산화섬유는 많은 자세 등 근육과 종아리 근육에 풍부한데, 이는 우리가 똑바른 자세를 유지하는 데 도움이 되도록 거의 지속해서 수축한다.

개인 간에도 변이가 존재하며, 이는 뛰어난 능력을 지닌 운동선수에게서 가장 명확하게 나타난다. 엘리트 장거리달리기 선수는 다리근육에 느린 산화섬유의 비율이 더 높으며, 단거리달리기나 역도 등의 짧은 기간에 격렬한 활동을 하는 운동선수는 빠른 해당섬유의 비율이 더 높다. 뼈대근육섬유 유형의 이러한 비율 차이는 주로 유전자에 의해 결정지만 훈련 유형에 의해 다소 결정되기도 한다. 근육이 지구력 운동에 반복적으로 사용될 경우 일부 빠른 해당섬유는 빠른 산화섬유와 같은 모습과 기능적 능력을 개발할 수 있다. 이 변화가 실제로 뼈대근육섬유 유형의 변화를 나타내는지 또는 훈련이 중단되면 원래대로 되돌아가는, 즉 단순히 근육의 일시적인 변화인지는 논란의 여지가 있다.

무엇을 배웠는가?

21 자세를 유지하는 근육은 주로 어떤 유형의 뼈대근육섬유로 구성되는가?

7.6 뼈대근육의 장력

근육 장력(muscle tension)이란 뼈대근육이 자극받아 수축할 때 생성되는 힘이다. 장력이라는 용어는 근육이 한 구조물을 당길 수만 있기 때문에 근육이 가하는 힘을 설명하는 데 사용된다. 근육 내의 수축성 단백질에 의해 생성된 장력은 근육을 감싸는 결합조직으로 전달되어 몸의 일부분을 움직이게 한다(7.2a 참조).

수축하는 근육의 근육장력은 여러 가지 고전적인 실험을 통해 측정한다. 이 실험 중 하나는 개구리에서 궁둥신경이 붙어 있는 장딴지근육의 표본을 채취해 사용한다. 이 장딴지근육을 **근육운동기록기**(myogram)에 고정한다. 근육운동기록기란 근육이 자극을 받았을 때의 근육 장력 변화를 기록한 그래프이다. 여기서는 (1) 근육 단일수축, (2) 운동단위동원 (3) 파형가중, 불완전강축, 강축의 생성과 그래프에 대해 설명한다.

7.6a 근육 단일수축

학습목표

25. 근육이 단일수축할 때 어떤 일이 일어나는지 서술하고 각 사건을 단일수축 그래프와 연결한다.

뼈대근육 또는 궁둥신경과 직접 접촉하는 전극을 통해 근육에 단일 자극과 짧은 기간의 연발 자극을 가하여, 이에 대한 근육 수축은 근육운동기록기를 사용하여 기록한다(**그림 7.20**). 근육이 반응해 단일수축을 할 때까지 전압을 계속 올린다. **단일수축**(연축, twitch)이란 단일자극에 대한 뼈대근육의 반응으로, 한 번의 짧은 수축기와 그 후의 이완기를 말한다. 근육이 단일수축하는 데 필요한 최소한의 전압 강도를 **문턱값**(역치, threshold)이라 한다. 문턱값보다 낮은 전압을 문턱밑자극(subthresholdstimulus)이라고 한다.

단일수축에서는 자극을 가한 후 근육섬유의 수축이 시작되기 전까지 **잠재기**(잠복기, latent period, lag period)라는 공백이 있다. 잠재기 동안에는 섬유의 길이가 변하지 않는다. 잠재기는 흥분-수축 결합, 근육세포질그물에서 세포액으로 Ca^{2+}의 분비, 근육섬유 내의 장력 형성의 시작이라는 시간을 요하는 사건들이 일어나기 때문이다. **수축기**(contraction period)는 반복되는 파워 스트로크가 가는필라멘트를 굵은필라멘트 쪽으로 잡아당겨서 근육원섬유마디가 짧아질 때 시작되며, 근육이 수축할 때 근육장력이 증가한다. **이완기**(relaxation period)는 Ca^{2+}이 다시 근육세포질그물로 되돌아가면서 가교가 끊어질 때 시작되며, 근육이 이완하는 동안 근육 장력은 감소한다. 이완은 근육조직 내 코넥틴의 탄력성에 의존해 원래 길이로 돌아가는 수동적 과정이다.

어떻게 생각하는가?

5 앞에서 설명한 뼈대근육의 유형 분포를 바탕으로, 눈 바깥쪽 근육의 단일수축이 장딴지근육의 단일수축보다 짧을지 혹은 길지를 예상하고 그 이유를 설명하라.

단일수축에 필요한 시간은 근육에 어떤 뼈대근육섬유가 우세하게 분포하느냐에 따라 다르다(7.5b 참조). 외인성 안구근육은 주로 7.5밀리초 정도로 빠른 단일연축을 생성하는 빠른 섬유이지만, 가자미근(깊은 종아리근육; 그림 8.35 참조)은 주로 약 100밀리초 정도로 단일수축을 하는 느린 단일연축 섬유이다.

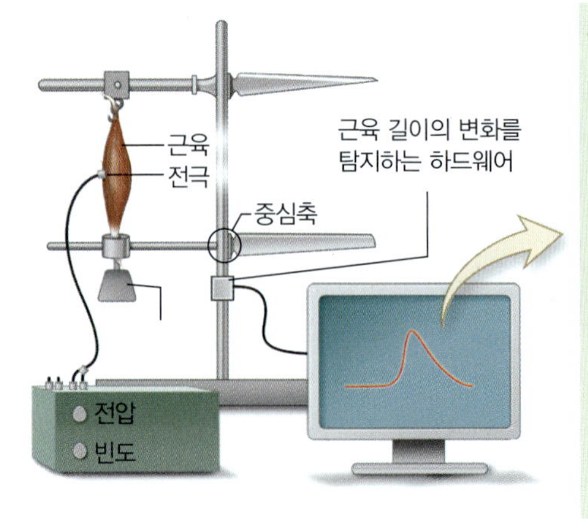

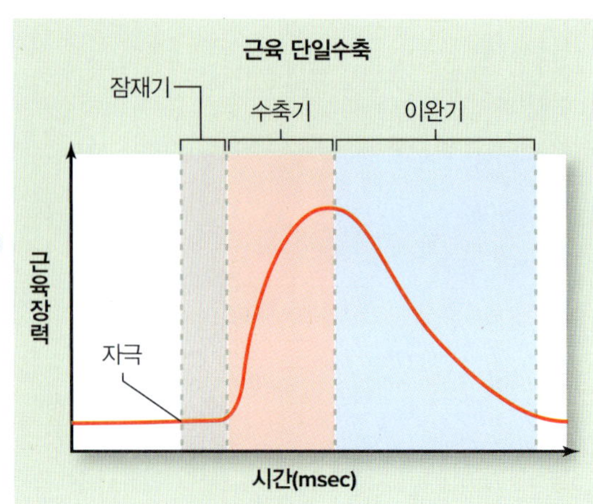

그림 7.20 근육 단일수축. 뼈대근육에 지속시간이 짧은 단일자극을 가하면 근육 단일수축이 일어나며, 이는 근육운동기록기를 통해 기록된다. 잠재기는 근육섬유가 자극을 받고 수축하는 힘이 발생하기까지 걸리는 시간이다. 수축기는 근육장력이 증가하는 동안이고, 이완기는 근육 장력이 감소하는 동안을 가리킨다.

무엇을 배웠는가?

22 단일수축의 각 구성요소(잠재기, 수축기, 이완기)에서 근육에는 어떤 사건이 일어나는가?

7.6b 자극 강도의 변화: 운동단위 동원

학습목표

26. 자극의 강도가 증가할 때 운동단위 동원에 어떤 일이 일어나는지를 설명한다.

자극강도를 증가시키면서 장딴지근육을 반복적으로 자극하는 실험을 통하여 운동단위 동원현상을 볼 수 있다. 자극의 빈도는 계속 동일하며 자극과 자극 사이의 시간간격은 근육이 수축했다가 이완하기에 충분하다. 운동단위는 저마다 자극에 대한 민감성이 다르므로 전압을 높일수록 더 많은 운동단위가 수축한다(**그림 7.21**). 결과적으로 각 근육수축으로 나오는 장력은 모든 운동단위가 자극을 받는 최대 수축지점까지 계속 증가한다. 자극 강도가 증가함에 따라 근육장력도 증가하는데, 이것을 **동원**(반사점증, recruitment) 또는 **다중운동단위가중**(multiple motor unit summation)이라고 한다.

사람의 근육이 어떻게 실무율 법칙을 따르는 동시에 다양한 강도의 힘을 낼 수 있는지는 동원을 통해 설명할 수 있다. **실무율법칙**(all-or-none law)이란 단일 근육섬유가 자극에 반응해서 수축할 때는 완전히 수축하고, 자극이 충분하지 않으면 전혀 수축하지 않는다는 것이다. 다시 말해 단일 근육섬유는 최대로 수축하거나 전혀 수축하지 않거나 둘 중 하나이다.

힘의 강도와 근육운동의 정확도는 주로 활성화한 운동단위의 수에 따라 달라진다. 적은 수의 운동단위가 활성화하면 그만큼 적은 근육섬유가 수축해 힘의 강도도 낮다. 반대로 많은 운동단위가 활성화하면 그만큼 많은 근육섬유가 수축해 힘의 강도도 높다. 그러나 운동단위 동원은 무작위로 일어나는 것이 아니다. 오히려 근육 내 운동단위의 크기를 기반으로 한다(그림 7.21c). (가장 민감한) 가장 작은 운동단위가 먼저 동원되고, 이후 덜 민감한 더 큰 운동단위가 계속해서 동원된다. 이렇게 하면 힘이 덜 필요할 때(예: 연필 잡기) 미세한 운동 제어가 가능하고 더 많은 힘이 필요할 때(예: 여행가방 들어 올리기) 최대의 힘을 얻을 수 있다.

무엇을 배웠는가?

23 동원이란 무엇인가? 몸에서 그 중요성을 설명하라.

7.6c 자극 빈도의 변화: 파형가중, 불완전강축, 강축

학습목표

27. 자극의 빈도가 증가할 때 나타나는 파형가중, 불완전강축, 강축을 구분한다.

이번에는 전압은 그대로 두고 자극의 빈도를 높이는 실험을 보자. **그림 7.22**의 두 그래프는 자극 빈도가 각각 다르다. **그림 7.22**의 세 그래프에서 자극의 빈도가 서로 다르다는 점을 유념한다.

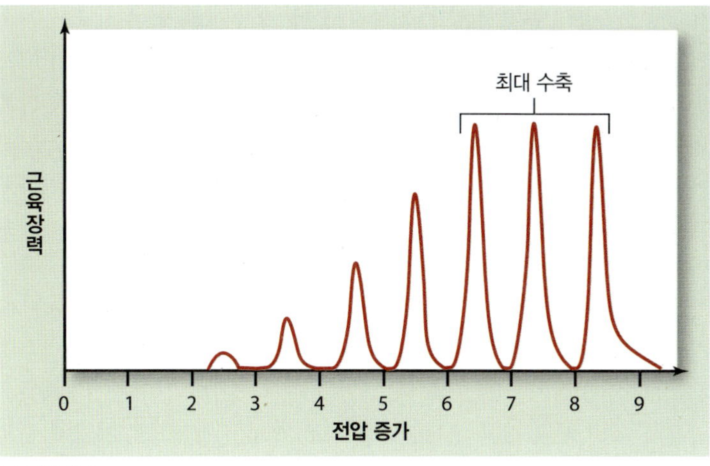

(a) 근육장력

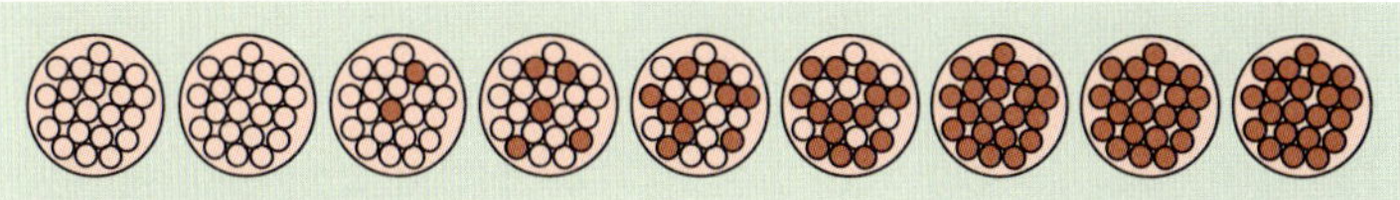

(b) 흥분된 운동단위의 상대적 비율

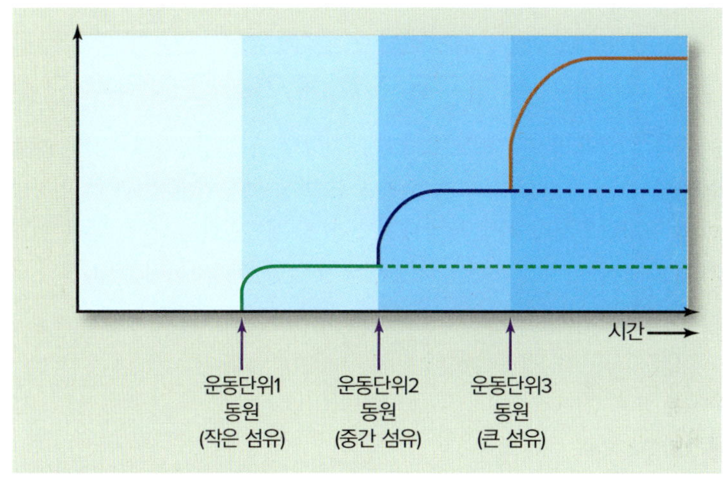

(c) 흥분된 운동단위의 상대적 크기

그림 7.21 자극 강도의 변화에 대한 뼈대근육의 반응. 자극의 강도를 증가하면 (a) 근육장력이 증가하고, (b) 수축하는 운동단위의 수가 점차 증가하며, (c) 더 큰 운동단위가 점차 활성화한다.

그림의 첫 번째 그래프는 상대적으로 느린 속도(초당 10개의 자극 이하)로 자극할 때 발생하는 뼈대근육의 반응을 보여준다(그림 7.22a). 이 속도에서 각 근육 단일수축은 다음 자극이 가해지기 전에 근육이 수축한 후 완전히 이완되고 있으며, 각 근육 단일수축으로 생성되는 근육 긴장이 동일함을 볼 수 있다.

자극이 너무 빠르게 발생하는 경우(예: 초당 20~50개의 자극) 다음 자극 전에 뼈대근육이 완전히 이완하지 않는다(그림 7.22b). 빠르게 다시 자극을 받은 근육은 새로운 수축 파형 효과가 이전 파형에 합쳐져서 수축력이 가중된다. 수축 파형이 합쳐지기 때문에 이러한 효과를 **파형가중**(wave summation) 또는 자극의 빈도 증가(속도 또는 타이밍)에 따라 달라지기 때문에 **시간적 가중**(temporal summation)이라 한다.

자극의 빈도가 더 증가하면 수축주기 중 이완시간이 더 감소하여 **불완전강축**(incomplete tetany; 장력 그래프가 점점 더 위로 향하고 수축 파형 간의 거리가 감소)이 나타난다. 자극의 빈도를 더 높이면(초당

40~50회) 끝내 근육섬유의 수축이 '융합'해서 이완 없이 수축이 지속적으로 이어진다. 이 지속적인 수축을 **강축**(tetany; 수축 그래프가 매끈한 선이 됨)이라 한다. 자극이 계속되면 근육은 **피로**(fatigue), 즉 반복되는 자극 때문에 근육장력이 감소한다(근육피로에 대해서는 7.7d절에서 다룬다). 신경계에 의해 근육에서 발생하는 자극의 빈도 변화로 뼈대근육 수축은 점진적으로 힘을 증가시키면서 조화된 활동을 할 수 있다.

인체에서 근육의 신경자극은 대부분 초당 25회를 넘지 않는다. 따라서 근육 강축은 실험조건에서만 볼 수 있다. 인체에서 지속적인 수축은 물건이 떨어지지 않도록 들고 있을 때 나타난다. 이때 신경계통은 같은 근육의 서로 다른 운동단위를 서로 겹치는 양상으로 자극해 근육장력이 오래 지속되도록 한다.

무엇을 배웠는가?

24 파형가중에서는 어떤 일이 일어나는가? 인체에서 파형가중이 왜 중요한지 설명하라.

7.7 체내의 뼈대근육 장력에 영향을 미치는 요소

여기서는 인체의 근육활동에 영향을 미치는 근긴장, 길이-장력 관계, 등척성 또는 등장성 수축 동안 근장력 발생 여부와 같은 여러 인자에 대해 설명하면서 근육장력에 대한 논의를 계속한다. 그리고 근육 피로가 근육 장력을 생성하는 능력에 어떻게 영향을 미치는지를 이 절의 끝에 살펴볼 것이다.

7.7a 근긴장

학습목표

28. 근긴장에 대해 서술하고 근긴장의 중요성을 설명한다.

근육은 휴식할 때도 완전히 이완하지 않는다. **근긴장**(muscle tone)은 몸신경계가 불수의적으로 근육을 자극해서 생성되는 휴지기 근육의 장력이다. 일정한 장력을 유지하기 위해 근육 내 소수의 운동단위가 무작위로 항상 자극을 받는다. 운동단위가 피로해지지 않도록 휴식하는 동안 자극을 받는 운동단위는 계속 바뀐다.

소수의 운동단위가 무작위로 수축함으로써 근육에는 장력이 생기는데, 이를 **휴식근긴장**(resting muscle tone)이라고 한다. 이 무작위적인 수축은 근육이 움직일 만큼 충분한 장력을 만들어 내지는 않는다. 휴식근긴장은 근육의 힘줄에 지속적인 장력을 가해 뼈와 관절의 위치를 안정시킨다. 근육 긴장의 또 다른 기능은 수축을 위해 근육을 '준비 상태'로 두어 자극에 보다 쉽게 반응할 수 있도록 하는 것이다. 깊은 수면(빠른 안구 운동과 관련된 수면, 즉 REM 수면, 10.8c 참조) 동안 근육 긴장도는 감소한다. 잠자는 아이(일시적으로 근긴장이 없는)를 안고 있는 것과 비교하여 깨어 있는 아이(근긴장이 있는 아이)를 안고 있을 때 근긴장의 차이를 주목하라. 잠자는 아이는 몸이 덜 경직되어 있어서 잠자는 아이를 안는 것이 더 어렵다는 것을 느낄 수 있을 것이다.

무엇을 배웠는가 ?

25 뼈대근육의 근긴장은 어떤 기능을 하는가?

7.7b 등척수축과 등장수축

학습목표

29. 등척수축과 등장수축을 구분하고 각각 예를 든다.

지속적인 근육 수축의 결과를 설명하려면 두 가지의 주된 요소, 즉 (1) 근육이 만들어 내는 힘, (2) 극복해야 할 저항(부하)을 고려해야 한다. 근긴장이 저항을 뛰어넘을 만큼 충분하지 않으면(근육이 만들어 내는 힘이 부하보다 작으면) 근육은 움직이지 않는다. 이 유형의 근육 수축을 **등척수축**(제길이수축, isometric contraction; *iso*: 같은, *metron*: 척도)이라고 한다. 이 경우 근육은 수축하고 근긴장은 증가하지만 근육의 길이는 그대로이다. 등척수축의 예로는 벽을 밀 때(다리근육을 스트레

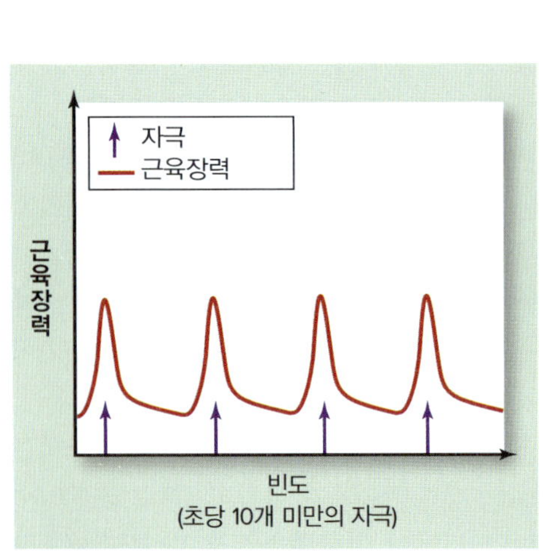

(a) 단일수축

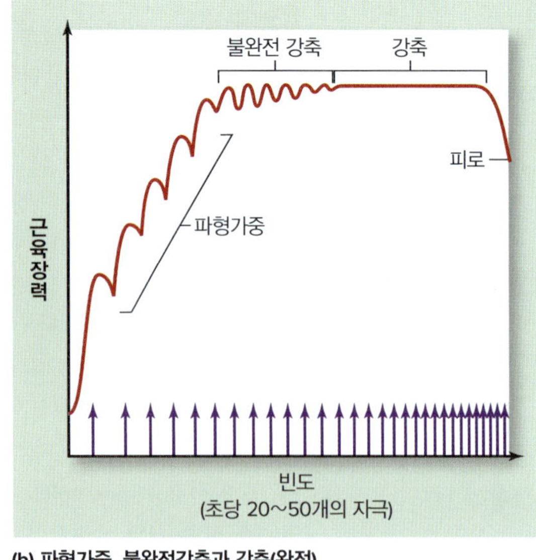

(b) 파형가중, 불완전강축과 강축(완전)

그림 7.22 자극 빈도 변화에 대한 뼈대근육의 반응. (a) 단일수축은 항상 자극의 낮은 비율로 인해 같은 크기의 근육장력을 만든다. (b) 파형가중, 불완전강축, 강축은 근육이완 정도를 다르게 하는 다양한 빈도에 자극되었을 때 관찰된다.

칭하는 자세), 체육관에서 매우 무거운 역기를 드는데 팔이 움직이지 않을 때, 삽으로 눈을 퍼내는데 눈덩이가 너무 무거울 때, 고정된 자세로 아기를 안고 있을 때를 들 수 있다(**그림 7.23a**).

뼈대근육의 장력이 근육운동을 일으킬 때, 이 유형의 근육 수축을 **등장수축**(등장력수축, isotonic contraction; *tonos*: 장력)이라고 한다. 근육길이가 변할 때 뼈대근육의 긴장은 동일하다. 등장수축의 예로는 걷기, 아기 들어 올리기, 테니스 라켓 휘두르기 등이 있다. 등장성 수축은 근육이 수축할 때 근육이 짧아지거나 늘어나는지에 따라 두 가지 하위 범주로 구분할 수 있다(그림 7.23b). 근육 길이가 짧아지는 것을 **동심수축**(concentric contraction)이라고 한다. 근장력이 저항보다 크기 때문에 발생한다. 아기를 들어 올릴 때 상완의 두갈래근(이두근)에서 발생할 수 있다. 반대로 근육 길이가 늘어나는 것을 **편심수축**(eccentric contraction)이라고 한다. 편심수축 동안 근육은 하중을 이동하는 데 필요한 것보다 적은 힘을 가하고 근육은 길어진다. 손에 10파운드의 무게를 들고 있는 상태에서 앞쪽 팔의 근육(예: 두갈래근육)이 5파운드의 힘을 내면 두갈래근이 (팔이 늘어남에 따라) 원심성 수축으로 늘어난다. 이 수축의 예로는 아기를 요람에 내려놓을 때의 위팔두갈래근을 들 수 있다. **그림 7.24**는 세 가지 유형의 근육 수축에서 근육 장력과 근육 길이의 관계를 시각적으로 보여 준다.

무엇을 배웠는가?

26 아령을 들 때 위팔두갈래근을 굽히면 어떤 유형의 움직임이 일어나는가?

7.7c 길이-장력 관계

학습목표

30. 뼈대근육 수축의 길이-장력 관계를 설명한다.

근육이 자극을 받았을 때 만들어 내는 장력의 검토에 영향을 미치는 요인 중 하나는 근육이 수축하기 시작했을 때 굵은필라멘트와 가는필라멘트가 겹치는 정도이다. 이 원칙을 길이-장력 관계(length-tension relationship)라고 한다. 근육은 자극을 받았을 때의 길이에 따라 다른 크기의 장력을 만들어 낼 수 있다. 이러한 길이-장력 관계를 나타낸 그래프를 **길이-장력 곡선**(length-tension curve)이라고 한다(**그림 7.25**).

정상적인 휴식 중에 자극을 받은 뼈대근육섬유는 최대의 수축력을 만들어 내는데, 이는 굵은필라멘트와 가는필라멘트가 최대로 겹칠 수 있는 최적의 상태이기 때문이다. 반대로 이미 수축했거나 과도하게 늘어진 근육은 자극을 받았을 때 더 약하게 수축한다. 이미 수축한 근육이 약하게 수축하는 이유는 굵은필라멘트가 Z판에 가까워서 필라멘트의 미끄러짐이 제한되기 때문이다. 반면 과도하게 늘어진 근육이 약하게 수축하는 이유는 서로 겹쳐서 가교를 형성할 굵은필라멘트와 가는필라멘트가 적기 때문이다. 예를 들면 팔꿈치를 쭉 폈을 때보다 조금 굽혔을 때 더 무거운 아령을 들 수 있다. 팔꿈치를 폈을 때는 굵은필라멘트와 가는필라멘트가 최소한으로 겹치기 때문이다.

지금까지 뼈대 근육섬유에 의해 생성되는 근육 장력의 크기에 영향을 미치는 여러 가지 요인을 논의하였다. 주요 네 가지 요인

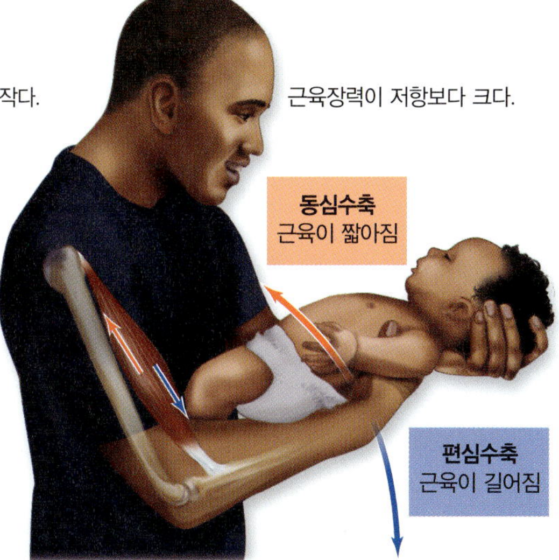

등척수축	등장수축
근육장력이 저항보다 작다. 장력이 발생하지만 근육이 짧아지지 않으며 움직임이 일어나지 않는다.	근육장력이 저항보다 크다. 근육이 짧아지거나(동심수축) 길어지며(편심수축) 움직임이 일어난다.
(a)	(b)

그림 7.23 등척수축과 등장수축

통합 INTEGRATE

임상적 고찰 7.6
CLINICAL VIEW

등척수축과 혈압의 증가

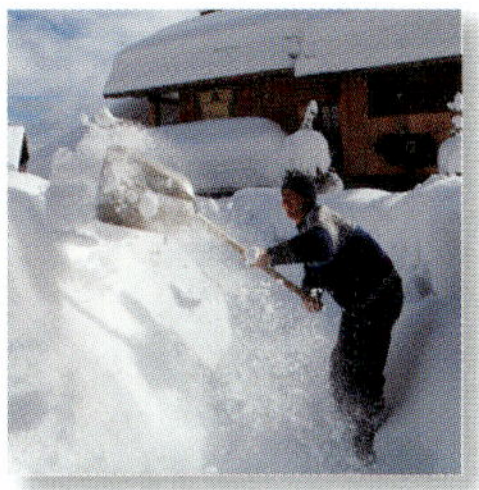
©Ed Scott/agefotostock RF

혈압의 증가는 일반적으로 뼈대근육의 지속적인 등척수축과 관련이 있다. 따라서 고혈압인 사람은 강도 높은 운동 도중에 혈압이 더 오를 수 있으며 심장마비의 위험이 높아질 수 있다(임상적 고찰 16.4: 관상심장병, 협심증 및 심근경색증 참조). 심장마비의 위험이 있는 사람은 눈을 치울 때 조심해야 한다. 지속적인 등척수축과 (추위로 인해) 전신 말초혈관 수축으로 혈압이 위험한 수준까지 오를 수 있기 때문이다(혈압에 대한 더 자세한 사항은 17.5a 참조)

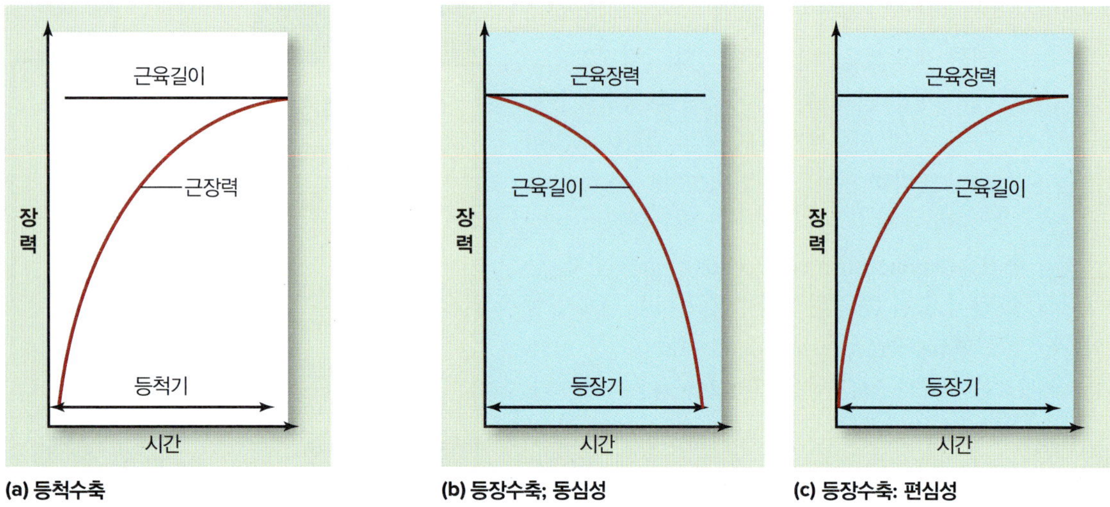

(a) 등척수축 **(b) 등장수축; 동심성** **(c) 등장수축: 편심성**

그림 7.24 근육수축 동안 근육길이와 장력 관계. (a) 등척수축 동안 근육길이는 그대로이고 근육장력은 증가한다. (b) 동심성 등장수축 동안 근육장력은 그대로이고 근육길이는 감소한다. (c) 편심성 등장수축 동안 근육장력은 그대로이고 근육길이는 증가한다.

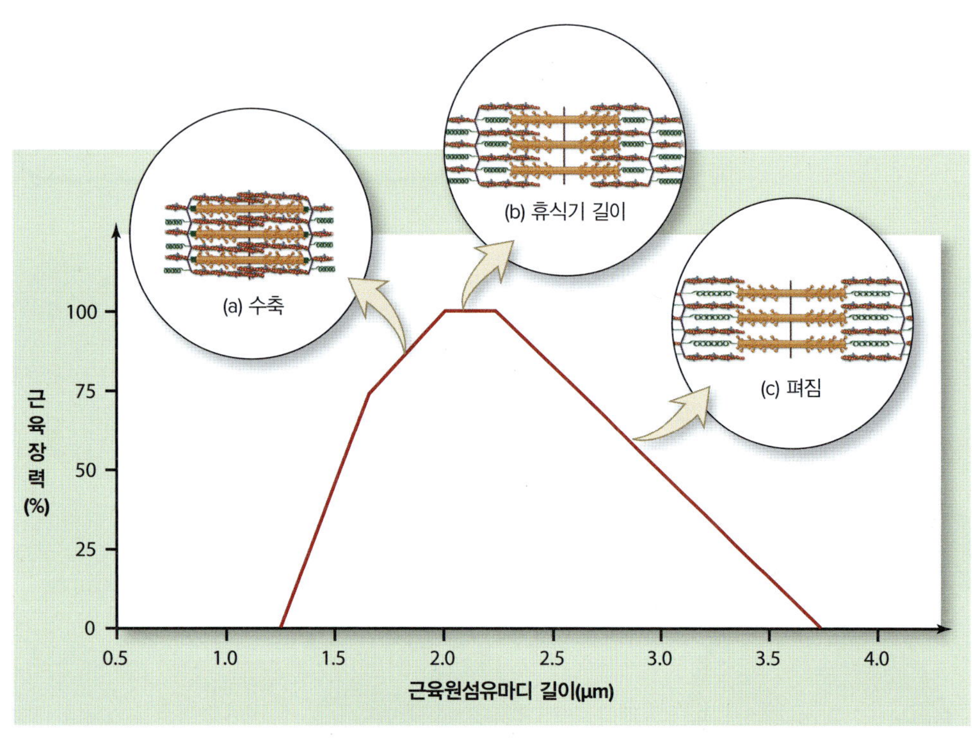

그림 7.25 길이-장력 곡선. 근육이 만들어 내는 장력과 근육 수축 전 휴식기 길이 사이의 관계를 그래프로 나타냈다. (a) 자극을 받을 때 근육이 이미 수축한 상태라면 더 짧아지기 어려우므로 수축이 약하다. (b) 정상적인 휴식기 길이의 근육은 근육원섬유가 최대로 겹치기 때문에 가장 강하게 수축할 수 있다. (c) 자극을 받을 때 근육이 과도하게 늘어진 상태라면 근육원섬유가 최소한으로 겹치기 때문에 비교적 작은 수축이 발생한다.

을 **그림 7.26**에 요약하였다.

 **무엇을 배웠는가 ?**

27 물건을 들어 올리기 위해 무릎을 굽혔을 때와 허리를 굽혔을 때 등근육에서 발생하는 수축력이 어떻게 차이가 나는지, 길이-장력 관계를 바탕으로 설명하라. 또 길이-장력 관계의 중요성을 설명하라.

7.7d 근육피로

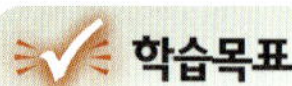

학습목표

31. 근육피로를 정의하고 몇 가지 원인을 설명한다.

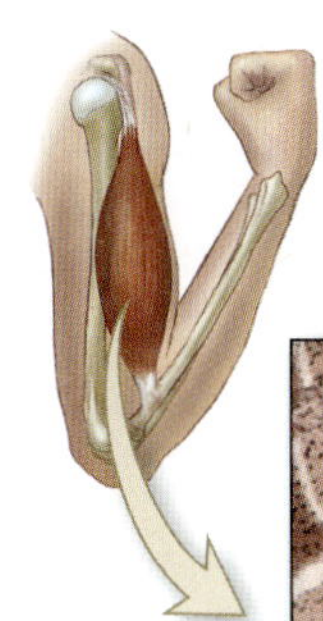

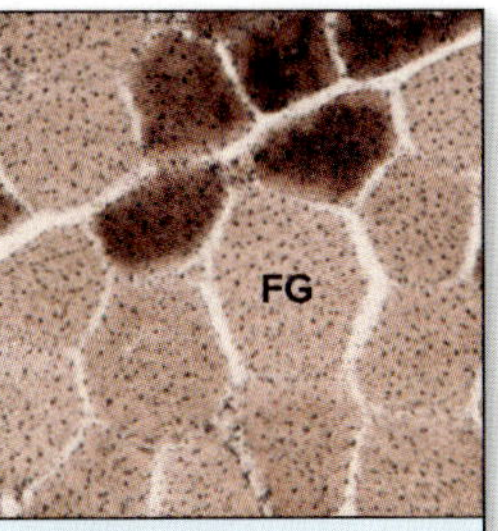

(a) 빠른해당섬유:
직경이 커서 큰 힘과 빠른 속도를 낼 수 있다.

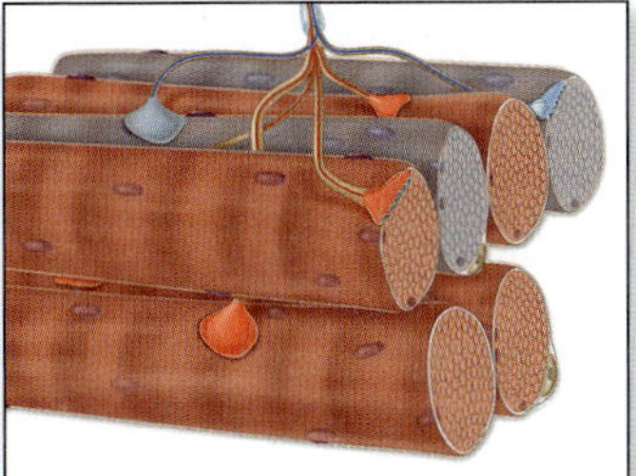

(b) 큰 운동단위:
근육에서 동원되는 운동단위가 많으면 큰 힘을 낼 수 있다.

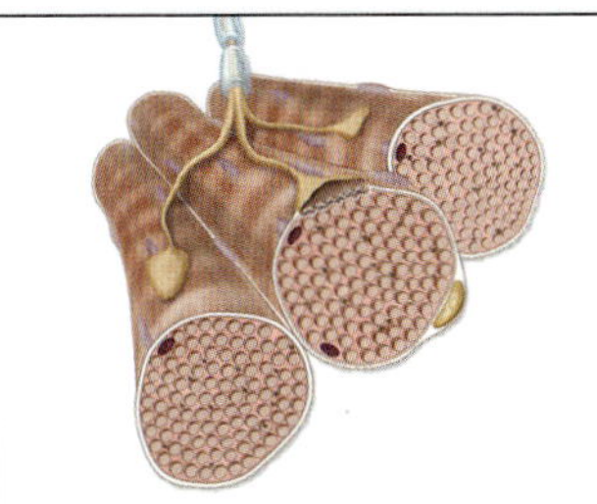

(c) 높은 자극 빈도:
근유섬유는 수축 사이에 완전히 이완하지 않아 파형가중으로 큰 힘을 낼 수 있다.

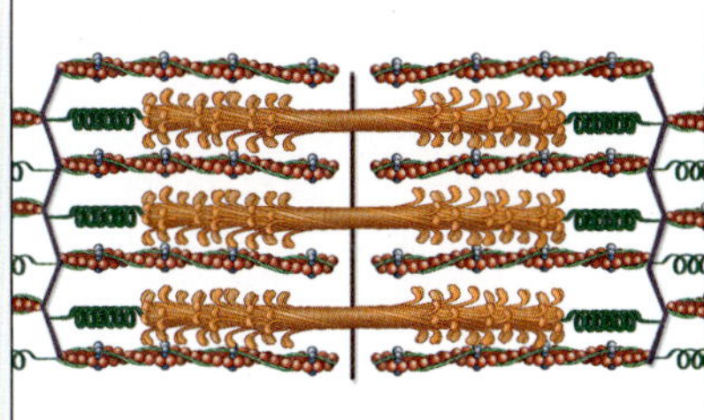

(d) 휴식 근육길이:
최대 근육잔섬유가 겹칠 수 있기 때문이다.

그림 7.26 수축력 최대화. (a) 주로 빠른해당 뼈대근육섬유로 구성되고, (b) 큰 운동단위를 포함하며, (c) 높은 빈도로 자극되고, (d) 근육이 휴식 길이에서 자극을 받을 때 강력한 수축을 할 수 있다.

근육피로(근피로, muscle fatigue)란 근육이 장력을 만들어 내는 능력이 감소하거나 상실된 상태이다. 과도하거나 지속적인 운동(예: 마라톤) 중에 나타나는 근육피로의 주된 원인은 글리코겐 비축량의 감소이다. 그러나 논쟁 중이지만 다른 원인도 있다. 여기에서는 다음과 같은 특정한 생리적 사건으로 구분한다.

- **신경근육이음부의 흥분.** 근육피로는 신경근육이음부에서 시냅스 마디로 들어갈 Ca^{2+}이 부족하거나, 신경전달물질을 분비할 시냅스소포의 양이 감소할 때 발생할 수 있다(7.3a 참조). 두 가지 상태 모두 뼈대근육을 자극하는 운동신경세포의 능력을 제한한다.
- **흥분-수축 결합.** 근육피로는 이온(Na^+, K^+ 등) 농도가 변해 근육섬유가 근세포막을 따라 활동전위를 전도하는 능력이 저해될 때 발생할 수 있다(7.3b 참조). 이렇게 되면 근육세포질그물에서 Ca^{2+}을 방출하도록 하는 자극을 전도할 수 없다.
- **가교 순환.** 근육피로는 인이온(P_i) 농도의 증가로 발생할 수 있다. 근육세포질에서 인이온의 농도가 증가하면 가교 순환 중 미오신의 머리에서 인이온 방출이 방해를 받아 순환의 속도가 느려진다. 또 근육피로는 근육세포질그물의 Ca^{2+}의 양이 적을 때도 일어날 수 있다(Ca^{2+} 양의 감소는 과도하게 많은 인이온과 결합하기 때문이다). Ca^{2+}의 농도가 낮으면 트로포닌과 결합할 Ca^{2+}이 적어 근육수축이 약해진다. 즉, 인이온 농도의 증가와 Ca^{2+} 농도의 감소가 모두 근육이 수축할 때 힘이 약해지게 한다.

ATP의 부족은 근육피로의 주된 원인으로 여겨지지 않는다. 운동을 계속할 때 ATP 농도는 미토콘드리아 내의 산소세포호흡을 통해 대체로 유지되기 때문이다. 그러나 세포 속 ATP의 위치를 볼 때 ATP도 요인으로 작용할 수 있다는 설도 있다. 즉, ATP는 근육잔섬유 쪽이 아니라 사립체 내에 있기 때문이다.

무엇을 배웠는가?

28 뼈대근육 수축의 세 가지 주요 과정에서 어떤 변화가 근육피로를 유발하는가?

통합 INTEGRATE

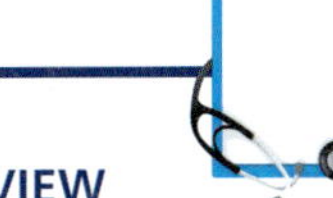

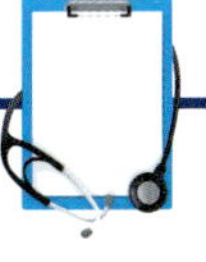

임상적 고찰 7.7 CLINICAL VIEW

운동으로 인한 근육통

산소가 낮은 조건에서 운동(3.4b 참조)으로 인한 젖산이 뼈대근육에 축적되기 때문에 운동 후에 근육통이 생긴다고 일반적으로 생각하고 있다. 그러나 연구에 따르면 젖산은 뼈대근육섬유에 축적되지 않으며(7.4a 참조), 근육통이 발생하는 이유 중 하나는 뼈대근육이 미세하게 찢어져서 체액이 정체되고 염증이 생기기 때문이다.

7.8 운동과 노화가 뼈대근육에 미치는 영향

뼈대근육은 운동과 노화의 과정에 영향을 받는다. 여기서는 뼈대근육이 지속적인 운동 프로그램 또는 운동 부족에 어떤 영향을 받는지 살펴보고, 나이로 인한 변화도 함께 설명한다.

7.8a 운동의 영향

학습목표

32. 운동 프로그램 또는 운동 부족이 뼈대근육에 일으키는 변화를 비교하고 대조한다.

› 지속적인 운동 프로그램이 근육에 일으키는 변화

뼈대근육섬유를 반복적으로 자극하는 운동의 결과는 운동 유형(지구력 운동 또는 저항 운동)에 따라 다르다. **지구력 운동**(endurance exercise, 즉 유산소 운동)에는 심박수를 증가시키는 지속적이고 중간 정도의 활동이 있다(예: 장거리달리기). 이러한 유형의 운동은 주로 뼈대근육섬유에 에너지를 공급하는 방식에 변화를 일으킨다(7.4a 참조). 뼈대근육섬유에 특이적으로 발생하는 변화는 (1) 호기성 세포호흡을 통해 ATP 생성을 높이는 미토콘드리아 내 효소와 미토콘드리아 수의 증가; (2) 호기성 세포호흡에 지방산을 사용하기 위한 효소의 증가; (3) 젖산염 탈수소 효소의 양 증가(젖산염을 피루브산염으로 전환)가 있다. 지방산과 피루브산염의 가용성이 높을수록 뼈대근육섬유 내의 글리코겐 고갈이 지연되어 피로가 늦게 발생한다(7.7d 참조).

지구력 운동은 또한 심혈관계의 변화를 유도한다. 심장벽이 두꺼워져 심장에서 펌프질할 수 있는 혈액량이 증가하고(16.9a 참조) 혈관 신생을 통해 뼈대근육 내에 추가 혈관이 형성된다(17.4a 참조). 이 두 가지 변화 모두 보다 효율적으로 뼈대근육에 혈액과 산소를 전달한다. 이러한 변화는 또한 호기성 세포호흡을 통해 ATP 생산을 증가시킨다.

이에 비해 강력한 근육 수축(예: 역도 또는 파워 리프팅)을 생성하는 **저항 운동**(resistance exercise)은 뼈대근육을 더 강하게 만든다. 저항 운동은 뼈대근육섬유를 자극하여 특히 빠른해당근육섬유에서 수축 단백질(미오신, 액틴)을 증가시킨다. 이러한 변화는 주로 근육 크기를 증가시키는데, 이를 **비대**(hypertrophy; *hyper*: 위, *trophe*: 영양)라 한다. 비대는 또한 미토콘드리아의 수, 미오글로빈 양, 글리코겐 비축량의 증가로 인해 발생한다. ATP 및 크레아틴 인산 저장량도 약간 증가한다. 최근 증거에 따르면 근육섬유 수가 일부(제한적으로) 증가할 수 있으며, 이를 **증식**(hyperplasia, 과다증식)이라고 한다. 보디빌더 또는 역도 선수는 일반적으로 발생하는 것보다 더 큰 근육 질량을 자극하기 위해 합성대사스테로이드를 사용할 수도 있다. 그러나 그와 관련하여 수많은 중대한 부작용이 발생한다(임상적 고찰 7.9: "경기력 향상 화합물로서의 합성대사스테로이드" 참조).

› 운동 부족으로 인한 근육의 변화

운동이나 근육 사용이 부족하면 근육섬유의 크기가 줄어드는데, 이 현상을 **위축**(atrophy; *a*: 없는)이라고 한다. 그 결과, 근육섬유의 크기, 근긴장, 힘이 감소하고 근육에 탄력이 없어진다. 근육 사용이 일시적으로만 감소해도 위축이 일어날 수 있다. 뼈가 부러졌을 때 석고붕대를 하기 전과 후의 팔다리 근육을 비교해 보면 근긴장과 근육 크기가 눈에 띄게 감소해 있다. 신경계통이 손상되었거나 척추를 다쳐 마비가 된 사람은 영향을 받은 부위의 근긴장과 근육 크기가 점차 감소한다. 근육 위축은 초기에는 회복될 수 있지만 죽었거나 죽어 가는 근육섬유를 대체할 수는 없다. 극도의 위축이 발생하면 전체적인 근육 기능 손상은 영구적인데, 이는 근육이 (지방) 결합조직으로 대체되기 때문이다. 따라서 일시적으로 움직일 수 없는 환자는 물리치료가 필요하다.

무엇을 배웠는가?

29 근육이 비대해지면 뼈대근육섬유에는 해부학적으로 어떤 변화가 일어나는가?

통합 INTEGRATE

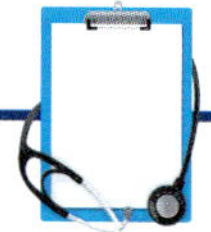

임상적 고찰 7.8 CLINICAL VIEW

뼈대근육의 불균형 발달

과거와 비교하면 오늘날의 젊은 운동선수들은 한 종목의 스포츠에만 몰두하고 더 많은 스포츠 시즌에 해당 스포츠를 할 가능성이 더 크며, 일년 내내 같은 스포츠를 하는 때도 있다. 결과적으로 물리치료사는 더 많은 스포츠 관련 부상을 치료하고 있다. 그들은 부상의 증가가 뼈대근육이 불균형하게 발달하였기 때문이라 지적한다. 예를 들어, 축구 선수는 넙다리뒤근육이 과도하게 발달하고(그림 8.1b 참조) 넙다리네갈래근(대퇴사두근)이 발달하지 않아(그림 8.1a 참조) 부상 위험이 더 높다.

7.8b 노화의 영향

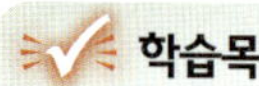

학습목표

33. 노화가 뼈대근육에 미치는 영향을 요약한다.

흔히 30대 중반이 되면 뼈대근육량이 천천히 점진적으로 줄어들기 시작하여 50세 이후에는 더 명확해진다. 근육원섬유의 크기와 수, 근육원잔섬유의 수의 감소로 인해 뼈대근육섬유의 직경이 감소한다. 그러나 노화와 관련된 대부분의 근육량 손실은 뼈대근육섬유 수의 감소로 인해 발생한다. 이 손실은 부분적으로 신체활동 감소 때문이다. 또한 뼈대근육섬유를 자극하는 운동신경세포의 점진적인 손실이 발생하여 뼈대근육섬유의 위축, 즉 손실을 초래한다. 다른 운동신경세포가 뼈대근육섬유를 자극할 수 있으나 이로 인해(운동단위의 크기가 증가하기 때문에) 미세한 운동 제어가 힘들어진다. 따라서 노인은 점차 신체적 일과 균형에 더 많은 어려움을 겪는다. 근력 운동으로 근육 크기를 증가시켜 감소를 늦출 수 있다.

나이가 들면 미오글로빈(산소저장 능력)과 글리코겐 비축량이 적어지며 ATP를 만들어 내는 능력도 감소한다. 전체적으로 근육의 힘과 지구력이 손상되고 피로도 빨리 찾아온다. 노화하면 심혈관 기능도 떨어져서 운동할 때 활성화된 근육으로의 혈액공급이 훨씬 느리다.

나이가 들면 근육조직은 질병이나 부상에서 회복하는 능력이 떨어진다. 뼈대근육의 위성세포(7.2b 참조) 수가 꾸준히 감소하고, 복구 능력이 낮아지면서 흉터조직이 자주 형성된다. 또한 뼈대근육의 탄력도 감소한다. 근육은 지방결합조직과 치밀규칙(섬유)결합조직으로 대체되는 경우가 많은데, 이 과정을 **섬유화**(fibrosis)라고 한다. 이와 같은 결합조직이 증가하면 근육의 유연성이 떨어진다. 콜라겐섬유가 증가하면 움직임과 순환이 제한되기 때문이다.

생활방식이나 운동 양상과 관계없이 우리는 결국 근육 능력이 감소한다. 그러나 평생 건강을 위해 노력하면 나이가 들어서도 좋은 몸매를 유지할 가능성이 높다.

무엇을 배웠는가?

30 노화되면 뼈대근육에 어떤 변화가 일어나는가?

통합 INTEGRATE

임상적 고찰 7.9 CLINICAL VIEW

운동능력을 강화하는 화합물인 합성대사스테로이드

합성대사스테로이드(anabolic steroid)는 천연 테스토스테론의 작용을 모방하는 합성물질이다. '합성대사(동화작용, anabolism)'라는 용어는 단순한 분자(예: 아미노산)를 복잡한 분자(예: 단백질)로 합성하는 것을 의미한다. 현재 합성대사라는 성질을 이용한 화합물이 100가지 이상 개발되었는데, 미국에서는 합법적으로 사용하기 위해 처방이 필요하다. 합성대사스테로이드는 늦어진 사춘기 치료, 특정 유형의 발기부전, HIV 감염을 비롯한 질병의 증상 제거 등 일부 의학적 용도로만 사용된다. 합성대사스테로이드는 근육단백질의 생성을 자극하므로 일부 운동선수에게 운동 능력 강화제로 인기를 얻게 되었다.

힘과 속도를 향상하기 위해 추가적인 근육 발달을 자극하려면 비교적 다량의 합성대사스테로이드가 필요하다. 그러나 근육의 힘과 속도 강화에는 대가가 따른다. 합성대사스테로이드를 오래 사용하면 심각한 부작용이 많이 발생한다는 보건의료전문가들의 보고가 있다. 부작용으로 심장질환과 뇌졸중, 콩팥 손상, 간종양, 고환 위축, 정자 수 감소, 남성의 비정상적인 젖가슴 발달, 여드름, 고혈압, 공격적인 행동, 성격 이상 등의 위험이 증가한다. 합성대사스테로이드는 테스토스테론의 효과를 모방하므로 여성이 사용하면 생리불순, 수염, 극단적이면 자궁과 젖샘의 위축이 발생한다. 심지어 불임도 보고되었다. 투여경로도 문제이다. 많은 스테로이드 제제는 주사로 투여해야 하는데, 주삿바늘을 잘못 사용하거나 다른 사람과 함께 쓰면 병원체(예: 에이즈, 간염)에 전염될 수 있다. 이러한 이유로 합성대사스테로이드를 운동 능력 강화제로 사용하는 것은 대부분 금지되었다.

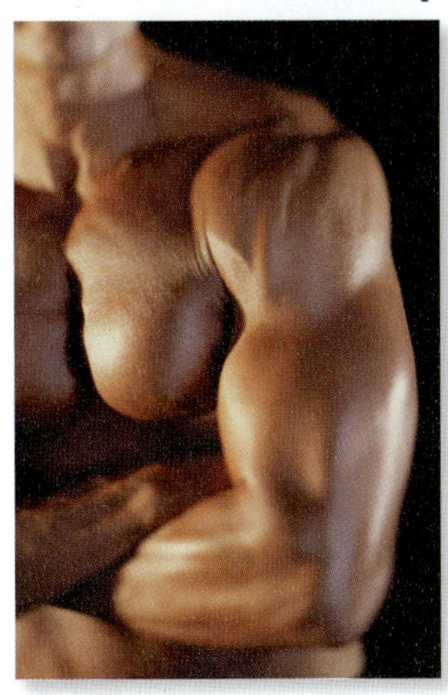

7.9 심장근육 조직

학습목표

34. 뼈대근육과 심장근육의 유사점과 차이점을 열거하고 설명한다.

몸에는 뼈대근육 외에 두 종류의 근육이 존재하는데, 바로 심장근육과 민무늬근육이다. 여기서는 심장근육에 대해 짧게 살펴본다(자세한 설명은 16.3e 참조).

심장근육세포(cardiac muscle cell)는 심장벽에 굵은 다발의 형태로 배열된 근육세포이다(**그림 7.27**). 심장근육세포는 가지 모양으로 갈라지며 뼈대근육섬유보다 짧고 굵다(지름은 약 15 μm, 길이는 50~100 μm). 각 세포는 사이원반이라는 접합부에서 이웃한 근육세포와 결합한다. **사이원반**(개재원반, intercalated disc)은 심장근육에만 있으며, 부착반점(desmosome)과 틈새이음(gap junction)으로 이루어져 있다(2.6d 참조). 심장근육세포에는 핵이 1~2개 있고 뼈대근육섬유와 마찬가지로 근육원섬유마디가 있기 때문에 줄무늬가 있다. 뼈대근육세포에는 미토콘드리아가 많으며, 쉬지 않고 움직여야 하므로 오로지 산소호흡을 통해 ATP을 만들어 낸다.

심장근육은 특화된 **자율박동**(autorhythmic) 조절기의 자극을 받는다. 이 부분이 있기 때문에 심장은 쉬지 않고 규칙적으로 뛸 수 있다. 자율신경계통(심장근, 민무늬근, 샘 분비를 조절하는 신경계 부분으로 12장에서 자세히 논의)은 심장근육의 수축 속도와 수축력을 조절한다.

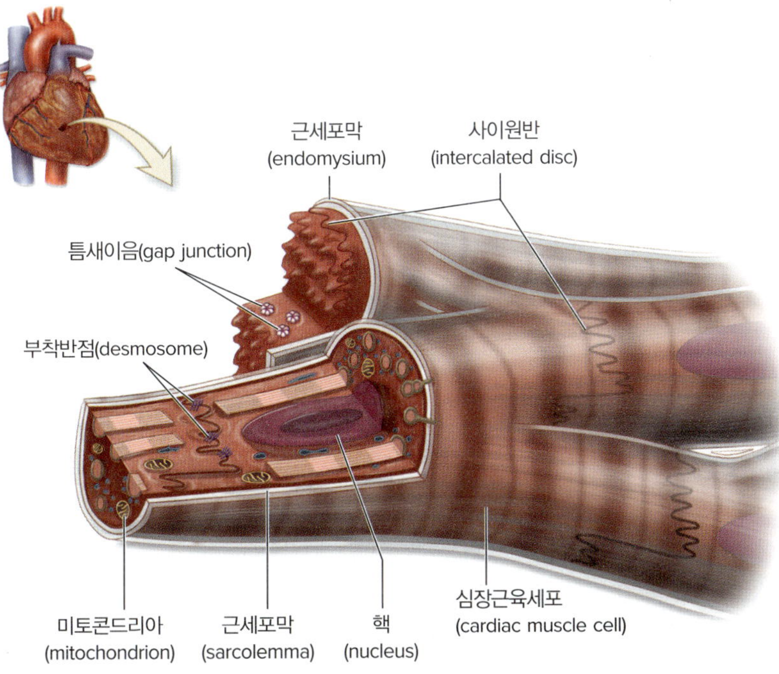

그림 7.27 심장근육. 심장근육은 심장벽에만 있다. 심장근육세포는 가지 모양으로 갈라지며 사이원반으로 연결된다.

무엇을 배웠는가?

31 뼈대근육과 심장근육이 해부학적 또는 생리학적으로 다른 점 세 가지는 무엇인가?

7.10 민무늬근육 조직

민무늬근육 조직은 전신에 있으며 성인의 경우 체중의 약 2%를 차지한다. 여기서는 민무늬근육의 분포, 현미경 해부학, 수축 기전, 조절되는 방법, 기능적 범주 등 전반적인 특징에 대해 살펴본다.

7.10a 민무늬근육의 분포

학습목표

35. 민무늬근육이 분포하고 있는 다양한 신체기관을 말한다.

민무늬근육 조직은 다양한 신체계통의 기관 벽에 존재한다. 민무늬근육의 기능은 위치에 따라 결정되는데, 예를 들면 다음과 같다(**그림 7.28**).

- 심장혈관계: 혈관은 혈압과 혈액 공급량을 조절한다.
- 호흡계: 세기관지는 허파꽈리를 드나드는 공기의 양을 조절한다.
- 소화계: 위, 작은창자, 큰창자는 섭취한 음식물이 위창자길을 지날 때 음식물을 섞고 이동시킨다.
- 비뇨계: 요관은 소변을 콩팥에서 방광으로 이동시켜서 소변으로 배출한다.
- 여성생식계: 자궁은 분만 시 아기가 빠져나가도록 한다.

이러한 예는 우리 몸의 민무늬근육이 하는 일 중 일부에 불과하다. 또 민무늬근육은 눈에 들어오는 빛의 양을 조절하는 홍채, 사물에 초점을 맞추는 수정체(13.4b 참조), 소름을 돋게 하는 털세움근(3.2b 참조)과 같은 특수한 구조물을 구성한다.

민무늬근육의 세포는 크기가 커질(비대) 수 있다는 점에서 뼈대근육 및 심장근육과 비슷하다. 그런데 뼈대근육과 심장근육은 유사분열을 통해 세포의 수를 늘릴(증식) 수 있는 능력이 제한되어 있으나 민무늬근육은 이 능력이 있다. 자궁벽의 민무늬근육은 임신 중에 세포가 비대해지고 증식함으로써 자궁벽을 두껍게 만든다. 유사분열 능력이 있으면 손상 후에 흉터조직이 아니라 원래의 조직이 그 자리를 대체하므로 조직에 중요한 이점이 된다(2.9 참조). 몸에 있는 민무늬근육의 다양한 분포를 생각할 때는 민무늬근육이 손상되었을 경우 새로운 민무늬근육으로 대체되며 손상 전과 똑같이 기능할 잠재력이 있다는 점을 기억해야 한다.

무엇을 배웠는가?

32 인체에서 민무늬근육이 존재하는 곳은 어디인가?

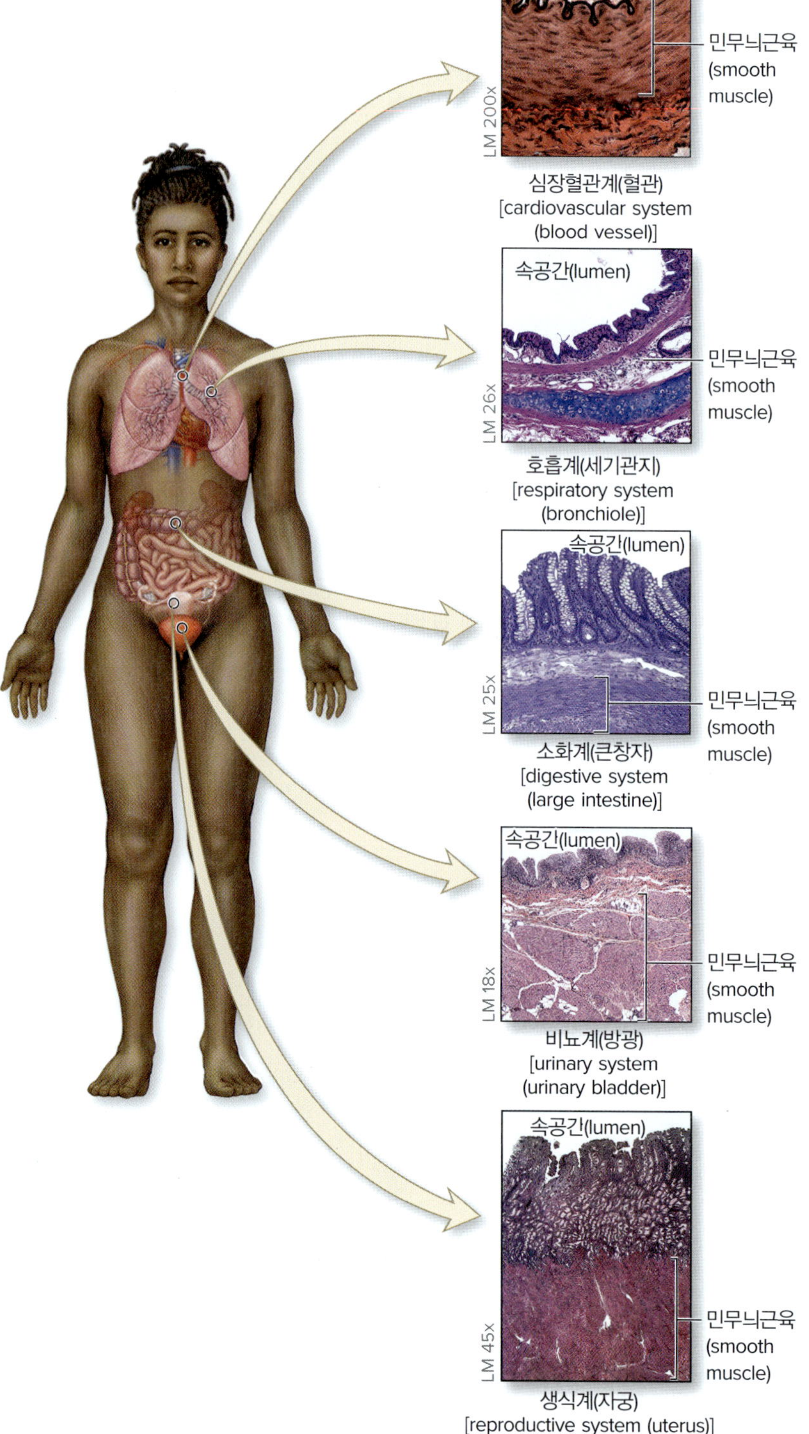

그림 7.28 민무늬근육의 분포. 민무늬근육은 대부분의 내장 벽을 비롯해 전신에 존재한다.

7.10b 민무늬근육의 현미경해부학

학습목표

36. 민무늬근육과 뼈대근육의 현미경해부학을 비교한다.

민무늬근육세포는 작고 방추형(가운데가 넓고 끝이 좁음)이며 가운데에 핵이 있다(**그림 7.29**). 지름은 대개 5~10 μm, 길이는 50~200 μm이다. 즉, 뼈대근육에 비해 지름은 10배 정도 작고 길이는 1,000배 정도 짧다. 근세포막이 각 민무늬근육세포를 감싼다. 세포의 뾰족한 끝은 이웃한 세포의 가운데 두꺼운 부분과 겹쳐서 세포들을 밀착시킨다.

근세포막에는 다양한 유형의 Ca^{2+} 통로(예: 전압작동, 화학작동, 양식작동)가 있어서 세포가 다양한 유형의 자극에 반응할 수 있다. 민무늬근육에는 T관이 없다. 대신 근세포막의 표면에 **작은함몰**(소포, caveola, *caveola*: 작은 주머니)이라는 움푹 들어간 부분들이 있어서 표면적이 넓다. 근육세포질그물은 드물고 근세포막과 가까운 곳에 있어 일부 작은 함몰과 접촉해 있다. Ca^{2+}은 세포바깥의 사이질액과 근육세포질그물에서 비롯된다.

민무늬근육의 고정단백질과 수축단백질의 배열

민무늬근육에는 세포뼈대, 치밀소체, 조밀판을 포함한 고정단백질이 독특하게 배열되어 있다. 세포뼈대 망은 광범위한 **중간잔섬유**(inter-

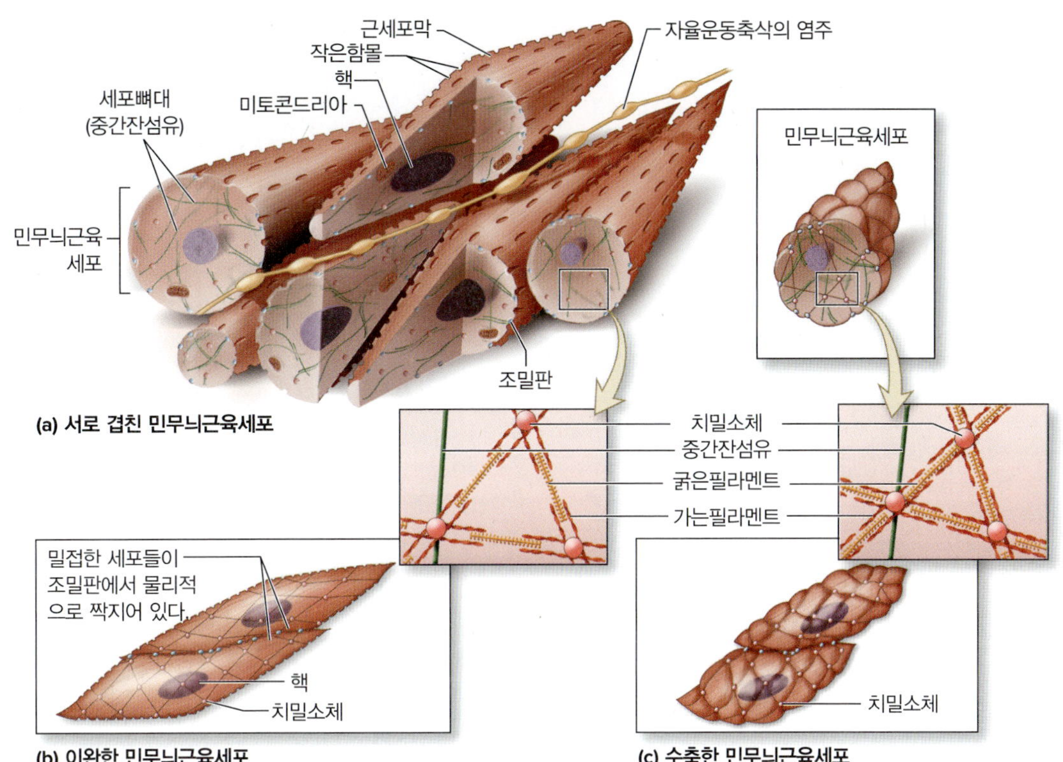

그림 7.29 민무늬근육의 현미경해부학. (a) 민무늬근육세포는 방추세포이며 서로 겹쳐서 밀집해 있다. (b) 이완한 민무늬근육세포는 방추형으로 늘어나 있다. (c) 수축한 민무늬근육세포는 근육세포질 내의 치밀소체와 세포막 내의 조밀판을 끌어당기는 중간잔섬유의 수축단백질이 가하는 장력으로 밀집한다.

mediate filament) 배열로 이루어져 있다(2.6b 참조). 중간잔섬유는 민무늬근육세포의 근육세포질과 상호작용하는 지점에서 **치밀소체**(dense body)로 연결되어 있으며, 근세포막의 안쪽 표면과 접촉하는 지점에서 **조밀판**(dense plaque)으로 연결되어 있다. 중간잔섬유가 세포에 퍼져 있으며, 치밀소체는 중간잔섬유를 고정하고, 조밀판은 중간잔섬유를 세포막에 고정한다고 할 수 있다.

민무늬근육의 수축단백질은 뼈대근육이나 심장근육과 달리 근육원섬유마디가 아니라 치밀소체와 조밀판 사이에 배열되어 있다. 뼈대근육에서 근육원섬유마디를 양쪽에 고정하는 Z판도 없다. 근육원섬유마디와 Z판이 없기 때문에 줄무늬도 없고, 이런 이유로 민무늬근육은 말 그대로 '민무늬'이다.

수축단백질은 민무늬근육세포의 세로축에 비스듬한 방향으로 있으며 나선 모양으로 보인다. 그 결과, 민무늬근육이 수축하면 꼬이게 되며(7.10c 참조) 마치 코르크 마개를 따는 기구와 비슷하게 움직인다(**그림 7.29c**).

› 민무늬근육과 뼈대근육의 근육잔섬유 비교

뼈대근육의 굵은필라멘트는 양끝에만 미오신머리가 있지만, 민무늬근육의 굵은필라멘트는 길이를 따라 전체에 미오신머리가 있다. 미오신머리가 더 많기 때문에 액틴과 더 많은 가교를 형성해 근육이 강력하게 수축할 수 있다. 또 이 미오신머리들은 가는필라멘트의 액틴을 '붙잡을' 수 있도록 변형되어, ATP를 추가로 사용하지 않고도 부착을 유지한다. 이 기전을 **걸쇠다리 기전**(latchbridge mechanism)이라고 한다.

어떻게 생각하는가 ?

6 민무늬 세포 내의 걸쇠다리 기전은 (a) 근육 수축에 필요한 ATP의 양과 (b) 민무늬근의 피로 저항성에 어떤 영향을 미칠까?

민무늬근육의 가는필라멘트는 액틴과 트로포미오신으로 구성되어 있으나 뼈대근육과 심장근육과는 달리 트로포닌은 없다. 대신 민무늬근육이 수축을 개시하려면 두 가지의 다른 단백질, 즉 (1) Ca^{2+}과 결합해 **Ca^{2+}–칼모듈린복합체**(Ca^{2+}–calmodulin complex)를 형성하는 단백질인 칼모듈린, (2) Ca^{2+}–칼모듈린복합체에 의해 활성화되어 민무늬근육의 미오신머리를 인산화하는 효소인 **미오신L사슬인산화효소**(myosin light-chain kinase, MLCK)가 필요하다. 민무늬근육의 미오신머리가 인산화되면 ATP효소의 작용이 활성화된다.

미오신L사슬인산가수분해효소(myosin light-chain phosphatase)라는 세 번째 단백질은 미오신머리를 탈인산화해 ATP효소의 작용을 비활성화하는 효소이다. 민무늬근육이 이완하려면 이 비활성화가 필요하다.

무엇을 배웠는가 ?

33 민무늬근육세포에서 고정단백질과 수축단백질은 어떻게 배열되어 있는가?

34 민무늬근육세포에 있는 칼모듈린, 미오신L사슬인산화효소, 미오신L사슬인산가수분해효소의 구체적인 역할은 무엇인가?

7.10c 민무늬근육의 수축 기전

학습목표

37. 민무늬근육 수축에서 일어나는 일련의 과정을 설명한다.

민무늬근육의 수축은 다음 부분에서 뼈대근육의 수축과 유사하다. (1) Ca^{2+}으로 수축을 시작한다. (2) 가는필라멘트가 굵은필라멘트 쪽으로 미끄러진다. (3) ATP가 필요하다. 그러나 **그림 7.30**과 같이 큰 차이점도 있다.

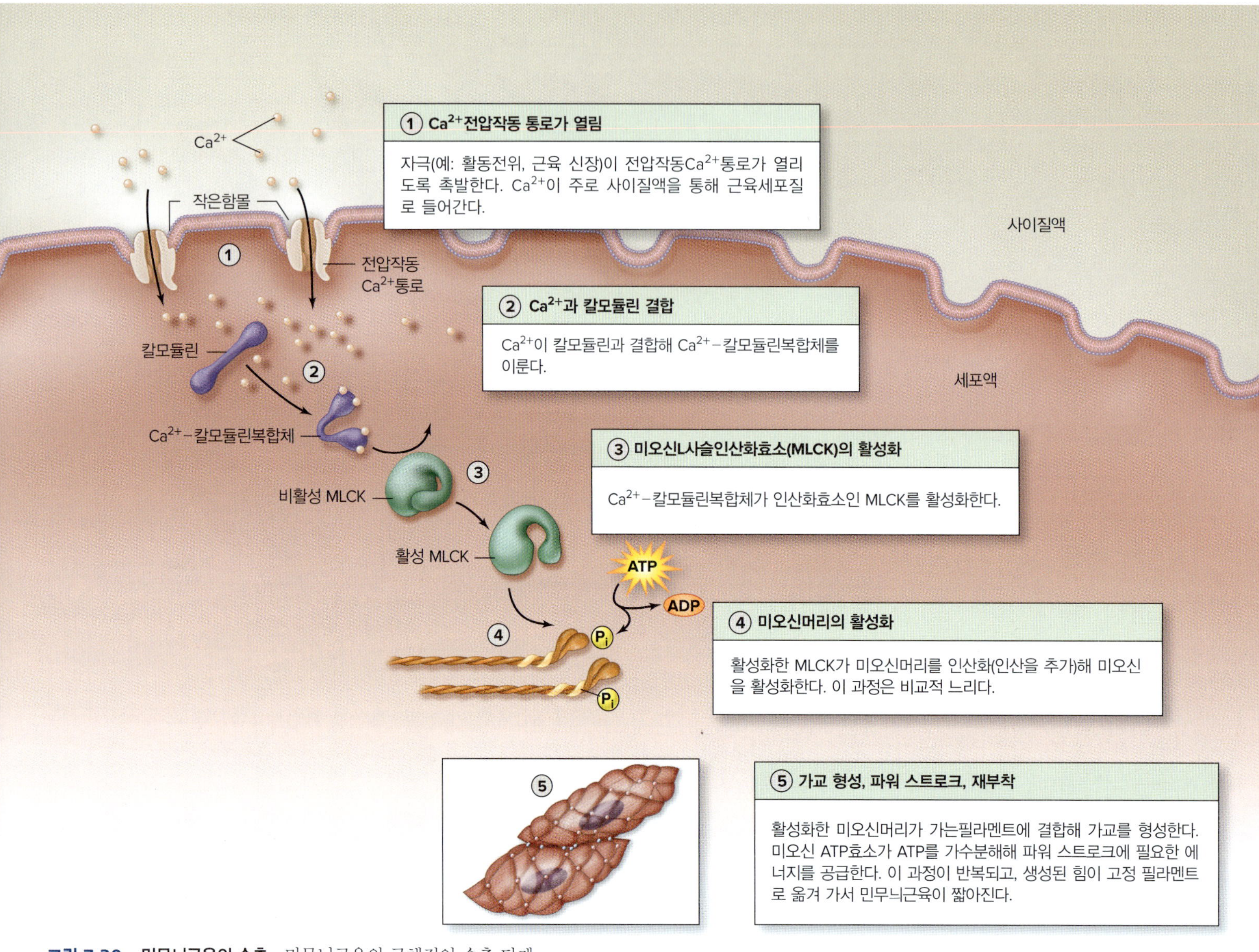

그림 7.30 민무늬근육의 수축. 민무늬근육의 구체적인 수축 단계

자극에 대한 반응으로 사이질액과 근육세포질그물에서 온 Ca^{2+}이 근육세포질로 들어간다. Ca^{2+}은 칼모듈린과 결합해 Ca^{2+}−칼모듈린복합체를 형성하며, 이 복합체는 MLCK와 결합해 MLCK를 활성화한다. 활성화된 인산화효소(MLCK)는 미오신머리를 인산화해 미오신 ATP 효소의 작용을 활성화하고 미오신머리가 액틴과 결합해 가교를 형성하게 한다. 가교순환은 뼈대근육(그림 7.13 참조)처럼 반복적으로 일어나지만 더 느리다. 이 미끄러짐의 결과로 세포뼈대의 중간잔섬유에 고정된 치밀소체와 근세포막에 부착된 조밀판이 당겨진다. 고정 필라멘트가 안으로 움직여 전체 민무늬근육세포가 짧아진다.

민무늬근육의 이완은 뼈대근육의 이완보다 복잡하다. 자극이 중단되고 근육세포질에서 Ca^{2+}이 제거되어야 할 뿐 아니라, 미오신L사슬인산가수분해효소가 미오신을 탈인산화해야 한다. 민무늬근육은 Ca^{2+}이 제거되고 미오신머리가 탈인산화한 후에도 수축상태를 유지할 수 있다는 점에 주목한다. 앞에서 설명한 특수한 걸쇠다리 기전 때문에 미오신이 가는필라멘트에 부착된 채로 남아 있을 수 있기 때문이다.

› 민무늬근육 수축의 특징

민무늬근육의 수축은 다음과 같은 세 가지 특징이 있으며, 이 특징 때문에 민무늬근육이 효과적으로 기능할 수 있다.

수축의 개시와 지속시간 민무늬근육의 수축은 일반적으로 느리게 시작해서, 자극 후 약 500 msec 후에 최대 장력이 발생한다. 잠재기가 비교적 긴 이유는 MLCK가 미오신머리를 인산화해야 하고 ATP효소의 작용속도가 다양하기 때문이다. 수축의 지속시간은 1~2초가량인데, Ca^{2+}펌프가 근육세포질에서 Ca^{2+}을 제거하는 속도가 느리고, 인산가수분해효소가 미오신머리를 탈인산화해야 하며, 미오신이 액틴에 고정(걸쇠다리 기전)되었을 수 있기 때문이다. 민무늬근육은 빠르게 수축할 필요는 없지만, 대신 긴 시간 동안 수축상태를 유지하는 능력이 필요하다. 민무늬근육은 위창자길이나 혈관과 같은 내장의 벽에서 지속적인 근긴장(긴장수축)을 유지해야 하므로 이 특징은 중요하다.

피로 저항성 민무늬근육의 수축에 필요한 에너지는 뼈대근육에 비해 적으며, ATP는 일반적으로 산소세포호흡을 통해 공급된다. 걸쇠다리

기전으로 인해 ATP를 추가로 쓰지 않고도 근육수축을 유지할 수 있다. 결과적으로 민무늬근육은 **피로해지지 않고**(피로 저항성, fatigue-resistant) 오랜 시간 동안 수축할 수 있다. 이는 바로 앞에서 언급한 긴장수축을 유지하기 위해 꼭 필요한 요건이다.

넓은 범위의 길이-장력 곡선 민무늬근육의 길이-장력 곡선은 뼈대근육보다 범위가 넓다. 뼈대근육이 수축할 때 나오는 힘은 자극 당시의 근육 길이에 따라 다르다는 사실을 유념한다. 최적의 수축 길이일 때 힘도 최대이며, 짧아지거나 길어지면 수축력이 감소한다(그림 7.25). 전자의 경우는 Z판이 추가적인 수축을 막기 때문에, 후자의 경우는 굵은필라멘트의 중심에는 미오신머리가 없기 때문에 제한이 발생한다. 민무늬근육에는 이 제한이 없다. 따라서 휴식기 길이보다 절반쯤 짧거나 2배쯤 길 때도 강력하게 수축할 수 있다. 예를 들어 방광에 소변이 차서 방광벽이 늘어나는 경우를 생각해 보자(20.8c 참조). 소변의 양이 많을수록 방광벽의 민무늬근육도 더 많이 늘어난다. 민무늬근육은 늘어난 정도와 관계없이 강하게 수축할 수 있기 때문에 소변의 양과 관계없이 쉽게 소변을 볼 수 있다.

무엇을 배웠는가?

35 민무늬근육 수축의 각 단계를 설명하라.

36 민무늬근육이 효과적으로 기능을 할 수 있는 고유의 특징은 무엇인가?

7.10d 민무늬근육의 조절

학습목표

38. 민무늬근육을 조절하는 여러 수단에 대해 설명한다.

우리는 소화관의 벽에 있는 민무늬근육을 마음대로 조절할 수 없다. 의도하지 않아도 배가 꼬르륵거리는 사실을 보아도 알 수 있다. 민무늬근육은 심장근육처럼 자율신경계의 조절을 받는다. 신경계의 자극에 대한 민무늬근육의 반응(수축 또는 이완)은 신경전달물질의 분비와 이 신경전달물질과 결합하는 수용체에 달려 있다. 세기관지의 벽에 있는 민무늬근육을 예로 들면, 아세틸콜린 분비에 대한 반응으로 수축하고 노르에피네프린 분비에 대한 반응으로 이완한다.

또한 민무늬근육은 늘어난 것에 대한 반응으로 수축하기도 한다. 이러한 생리적 반응을 **근원성 반응**(myogenic response *genesis*: 기원)이라고 한다. 예를 들면 혈관벽, 위벽, 방광벽에 있는 민무늬근육에서 이러한 반응이 일어난다. 그러나 늘어난 상태가 오래 유지되면 반응이 지속되지 않고 대신 긴장성 **이완반응**(stress-relaxation response)이 나타난다. 이 반응은 민무늬근육이 늘어나서 '긴장'했을 때 일어난다. 처음에는 수축으로 반응하지만 일정한 시간이 지나면 이완한다. 예를 들어 삼킨 음식이 위로 들어가면 위벽은 늘어나고, 위벽의 민무늬근육은 수축한다. 시간이 지나면서 민무늬근육은 이완해 더 많은 음식이 쉽게 위로 들어갈 수 있다.

민무늬근육은 다양한 호르몬의 자극, pH의 감소, 낮은 산소 농도, 이산화탄소 농도 증가, 특정 약물, 길잡이세포(pace-maker cell)의 자극을 받아 수축한다. 예를 들어 옥시토신이라는 호르몬

통합 INTEGRATE

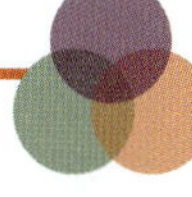

개념 연결 CONCEPT CONNECTION

전신 혈압의 변화에도 불구하고 신체구조물로의 혈류는 혈관 내 민무늬근육의 근원성 반응으로 인해 상대적으로 일정하게 유지될 수 있으며(17.4b 참조), 이는 콩팥의 자동조절을 통한 사구체(모세혈관)로의 혈류를 조절하는 데 특히 중요하다(20.5e 참조).

은 자궁의 민무늬근육을 수축시켜 아기가 분만되도록 한다. 길잡이(심장의 박동조율기와 비슷함)는 위벽과 작은창자의 민무늬근육이 박자에 맞추어 수축하도록 자극하여 이들 기관의 속공간에서 내용물이 섞이고 이동되도록 한다.

무엇을 배웠는가?

37 민무늬근육을 조절하는 다양한 형태의 자극은 무엇인가?

38 민무늬근육의 긴장성 이완반응을 설명하라.

7.10e 민무늬근육의 기능적 범주

학습목표

39. 다단위민무늬근육과 단단위민무늬근육의 주된 기능적 차이를 설명한다.

40. 다단위민무늬근육과 단단위민무늬근육의 분포와 조절을 비교한다.

민무늬근육은 섬유가 자극을 받았을 때 독립적으로 수축하느냐, 집단으로 수축하느냐에 따라 크게 두 가지로 나눌 수 있다. 다단위민무늬근육세포는 자극을 받았을 때 개별적으로 수축하고, 단단위민무늬근육세포는 자극을 받았을 때 함께 수축한다(**그림 7.31**).

그림 7.31 다단위민무늬근육과 단단위민무늬근육. (a) 다단위민무늬근육의 섬유는 자극을 받았을 때 독립적으로 수축한다. 해부학적 배열은 뼈대근육섬유와 비슷하게 운동단위로 되어 있으나 운동신경세포는 자율신경계통의 일부이다. (b) 단단위민무늬근육 세포는 자극을 받았을 때 집단으로 수축한다. 이 현상은 민무늬근육을 자극하는 수많은 자율운동신경세포의 염주와 세포 사이에 위치하여 자극을 전파하는 틈새이음에 의해 촉진된다.

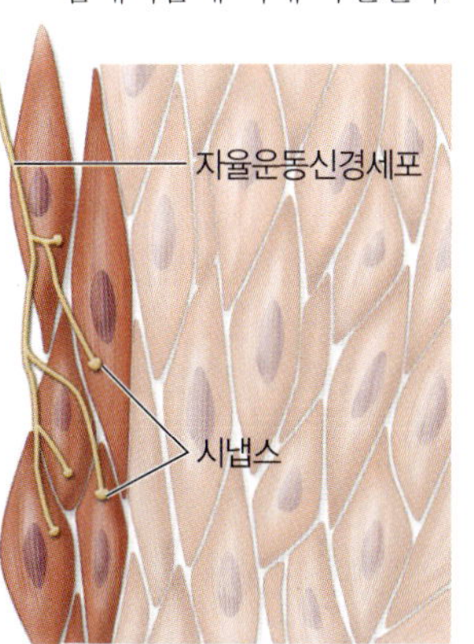

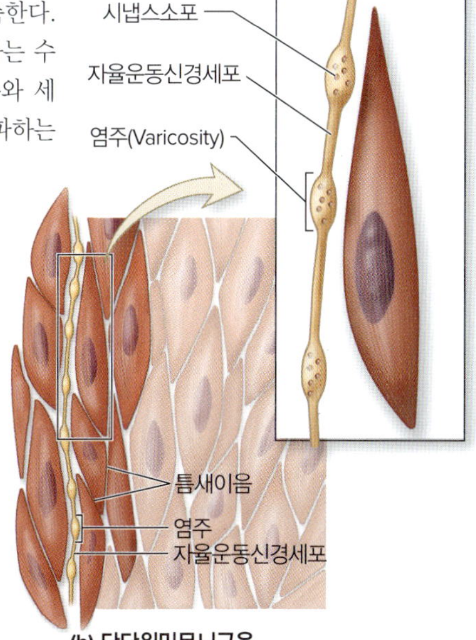

다단위민무늬근육(multiunit smooth muscle)은 홍채와 섬모체근에 존재하고(그림 13.15 참조), 피부의 털세움근(그림 3.10 참조), 호흡계의 큰 기도벽(그림 19.1 참조), 큰 동맥벽(그림 17.3 참조)을 이룬다. 이 기관들에 있는 민무늬근육세포는 운동단위로 배열되었으며, 신경근육이음부가 있다(그림 7.31a). 이 두 가지 특징은 뼈대근육과 유사하나 운동신경세포는 자율신경계에 속한다. 다단위민무늬근육의 수축 정도는 활성화한 운동단위의 수에 따라 다르며 더 많은 운동단위가 자극을 받으면 장력이 증가한다.

대부분의 민무늬근육은 **단단위민무늬근육**(single-unit smooth-muscle)에 속한다. 단단위민무늬근육세포는 대부분 두세 겹의 판을 형성한다. 이 민무늬근육 판은 소화관, 요로, 생식관, 기도의 일부, 대부분의 혈관벽 내에 있다. 이 큰 판들에서 세포와 세포는 틈새이음을 통해 기능적으로 연결된다.

단단위민무늬근육에 대한 신경자극은 근육세포와 가까이 있는 자율운동신경세포의 부어오른 부분들, 즉 **염주**(varicosity)를 통해서 일어난다(그림 7.21b). 염주 안의 시냅스소포는 한 가지 유형의 신경전달물질(예: 아세틸콜린 또는 노르에피네프린)을 함유하고 있다. 민무늬근육세포의 수용체는 이 세포들의 근세포막에 흩어져 있다. 이는 뼈대근육세포의 수용체가 운동종말판에만 모여있는 것과 대조된다(그림 7.7 참조). 단단위민무늬근육에서 수용체가 분산되어 있는 배열을 **분산 이음**(diffuse junction)이라고 한다. 염주에서 분비된 신경전달물질은 수많은 민무늬근육세포를 동시에 자극한다. 마치 잔디나 정원에 스프레이로 물을 뿌리는 것과 비슷하다. 이 자극은 틈새이음을 통해 세포에서 세포로 퍼지며 민무늬근육세포는 하나의 단위를 이루어 함께 수축한다.

표 7.2은 뼈대근육, 심장근육, 민무늬근육의 중요한 특징을 비교한 것이다.

무엇을 배웠는가 ?

39 눈의 민무늬근육은 다단위민무늬근육이고 소화기관벽의 민무늬근육은 단단위민무늬근육인 이유를 설명하라.

표 7.2 근육조직 유형: 전반적인 비교

근육조직	뼈대근육	심장근육	민무늬근육
분포 및 기능	주로 뼈대와 피하조직에 부착; 뼈대, 피부, 기타 신체 구성요소의 자발적인 움직임	심장에만 존재; 혈관으로 혈액을 박출	속이 빈 기관(예: 장, 혈관)의 벽; 눈의 홍채와 섬모체근, 외피의 털세움근; 신체 구성요소의 불수의적인 움직임
연관 결합조직	근육바깥막, 근육다발막, 근세포막	근세포막만 있음	근세포막만 있음
세포의 외형과 형태	주변부에 여래 개의 핵인 있는 긴 원통형 섬유; 줄무늬; T관, 직경: 크다 (10~500 μm) 길이: 길다(100 μm ~30 cm)	한 두 개의 핵이 중심에 있으며, 중간 크기이며, 가지가 있는 세포; 줄무늬; T관; 사이원반 직경; 중간(약 15 μm) 길이: 짧다(50~100 μm)	작은 방추형의 세포가 서로 겹치며, 가운데에 핵이 하나 있음; 줄무늬가 없음; 작은함몰 직경: 작다(5~10 μm) 길이: 짧다(50~200 μm)
칼슘의 원천	잘 발달한 근육세포질그물	뼈대근육만큼 근육세포질그물이 잘 발달하지 않음; 대부분의 Ca^{2+}은 사이질에서 옴	근육세포질그물이 잘 발달하지 않음; 대부분의 Ca^{2+}은 사이질에서 옴
수축 단위와 Ca^{2+} 결합	근육원섬유마디; Ca^{2+}이 트로포닌과 결합	근육원섬유마디; Ca^{2+}이 트로포닌과 결합	근육원섬유마디가 없음; Ca^{2+}이 트로포닌이 아닌 칼모듈린과 결합
자극	신경조절이 수의적(몸신경계에 의해 조절됨) 흥분	심장의 박동조율기에 의한 자율박동; 틈새이음으로 전파; 신경조절이 불수의적(자율신경계에 의해 조절); 흥분 또는 억제	다단위민무늬근육: 신경근육이음부에서 자율신경계에 의해 조절됨; 흥분 또는 억제; 틈새이음이 없음 단단위민무늬근육: 자율신경자극이 염주를 통해 틈새이음으로 전파됨; 기타 자극(예, 늘어남, pH)
반응속도와 주요 에너지원	느린 산화섬유: 느림; 산소성 ATP의 생성 빠른 산화섬유: 빠르고 강력함; 산소성 ATP의 생성 빠른 해당섬유: 빠르고 강력함, 해당작용에 의한 ATP의 생성	느림; 산소성 ATP의 생성	매우 느리며, 산소성 ATP의 생산
조직재생능력	제한됨	제한됨	있음

단원 요약 CHAPTER SUMMARY

	• 근육조직은 뼈대를 움직이며, 몸 안팎으로 물질을 이동시킨다.
7.1 뼈대근육의 개관	• 뼈대근육은 여러 기능을 하며, 특정 특성이 있다.
	7.1a 뼈대근육의 기능 • 뼈대근육은 신체의 움직임, 자세유지, 신체구조물의 보호와 지지, 물질의 이동과 제거, 체온을 유지에 필요한 열 생산의 역할을 한다.
	7.1b 뼈대근육 조직의 특징 • 뼈대근육조직은 흥분성, 전도성, 수축성, 확장성 및 탄력성을 갖고 있다.
7.2 뼈대근육의 해부학	• 개별 뼈대근육은 한 근육의 전체 길이까지 뻗어 있으며 근육섬유라고 한다.
	7.2a 뼈대근육의 맨눈해부학 • 뼈대근육은 근육바깥막, 근육다발막, 근세포막의 세 가지 결합조직층으로 둘러싸여 있다. • 힘줄은 근육 끝을 다른 구조물에 부착하는 이 세 가지 결합조직층의 연장이다. • 뼈대근육에는 많은 혈관이 분포되어 있으며, 근육을 수의적으로 제어하는 운동신경세포의 신경지배를 받고 있다.
	7.2b 뼈대근육의 현미경해부학 • 뼈대근육섬유는 다핵세포이다. • 근세포막, T관, 근육세포질그물에는 근육 흥분성, 전도성 및 근육 수축 시작에 참여하는 펌프와 통로가 있다. • 뼈대근육섬유는 근육원섬유로 채워져 있으며, 근육원섬유는 미오신 단백질이 주성분인 굵은필라멘트와 액틴 단백질이 주성분인 가는필라멘트로 이루어져 있다. • 근육잔섬유는 근육원섬유마디라는 기능 단위가 반복되어 배열되어 있다. • 근육조직 섬유에는 코넥틴(티틴)과 디스트로핀이라는 특수한 구조적 기능적 단백질이 있다. • 수많은 미토콘드리아, 글리코겐, 미오글로빈 및 인산 크레아틴은 모두 뼈대근육 조직의 높은 에너지 수요를 충족시키는 데 작용한다.
	7.2c 뼈대근육섬유의 신경분포 • 운동단위는 운동신경세포와 이 운동신경세포가 신경지배하여 조절하는 모든 근육섬유로 구성된다. • 신경근이음부는 운동신경세포가 근육섬유를 신경지배하고 있는 부분이다.
	7.2d 휴식상태의 뼈대근육섬유 • 휴식상태의 뼈대근육섬유의 RMP는 −90mV이며 세포 외부에 Na^+이 더 많고 세포 내부에 K^+이 더 많다.
7.3 뼈대근육 수축의 생리학	• 뼈대근육 생리학에는 흥분, 흥분−수축 결합, 가교순환 이 세 가지 주요 사건이 있다.
	7.3a 신경근육이음부: 뼈대근육섬유의 흥분 • 흥분 사건에는 시냅스소포 내에 있는 신경전달물질인 아세틸콜린(ACh)의 방출을 자극하는 신경신호의 도착이 있다.
	7.3b 근세포막, T관, 근육세포질그물: 흥분−수축 결합 • 흥분−수축 결합은 운동신경세포에 의한 근육의 흥분을 근세포막, T관, 근육세포질그물로 전달하여 근육 수축에 이르기까지의 과정이다.
	7.3c 근육원섬유마디: 가교 순환 • 가교 순환은 근육세포질그물에서 Ca^{2+}의 방출부터 시작된다. 이로 인해 미오신머리가 액틴에 결합하여 굵은필라멘트 사이로 가는필라멘트를 당길 수 있다. 이 과정을 필라멘트 활주 이론이라 한다.
	7.3d 뼈대근육 이완 • 근육은 근육섬유의 자연적인 탄력성을 통해 휴식상태로 돌아간다.
7.4 뼈대근육의 대사	• 뼈대근육조직은 에너지에 대한 높은 대사 요구가 있다.
	7.4a 뼈대근육 대사를 위한 에너지 공급 • 뼈대근육에 에너지를 공급하는 주요 수단은 제한된 양의 ATP, 인산염 전달, 해당작용 및 호기성 세포호흡이다. • 활동의 기간과 강도에 따라 ATP 공급의 주요 수단이 결정된다.
	7.4b 산소부채 • 산소부채는 운동 전 상태를 회복하기 위해 운동 후 추가로 흡입해야 하는 산소량이다.
7.5 뼈대근육섬유의 유형	• 뼈대근육섬유 유형을 세 가지 범주로 분류하기 위해 두 가지 기준이 사용된다.
	7.5a 근육섬유의 분류기준 • 근육섬유 유형을 분류하는 기준에는 생성된 수축 유형(힘, 속도, 지속시간)과 ATP 공급의 주요 수단(해당과정과 호기성 세포호흡)이 있다.
	7.5b 근육섬유 유형의 분류 • 뼈대근육섬유의 세 가지 하위 유형에는 느린산화섬유(SO), 빠른산화섬유(FO), 빠른해당섬유(FG)가 있다.
	7.5c 근육섬유 유형의 분포 • 일반적으로 뼈대근육에는 모든 유형의 근육섬유가 있다. 그러나 상대적인 비율은 신체의 뼈대근육마다 다르며, 다리 근육과 같이 특정 근육도 개인마다 다르다.

(계속)

단원 요약 CHAPTER SUMMARY

7.6 뼈대근육의 장력	• 근육 장력은 근육이 수축하도록 자극될 때 생성되는 힘이다.
	7.6a 근육 단일수축 • 근육 단일수축은 자극에 대한 반응으로 나타나는 하나의 짧은 수축과 이후에 나타나는 이완을 말한다.
	7.6b 자극 강도의 변화: 운동단위 동원 • 자극 강도를 높이면 점점 더 많은 운동단위가 동원되어 더 큰 장력을 발생한다.
	7.6c 자극 빈도의 변화: 파형가중, 불완전강축, 강축 • 자극 빈도를 높이면 근장력 기록 그래프에서 세 가지 변화(파형가중, 불완전강축, 강축)를 관찰할 수 있다.
7.7 몸안 뼈대근육의 장력에 영향을 미치는 요소	• 인체의 근육 장력과 관련된 네 가지 요소는 근 긴장도, 등척 및 등장 수축, 길이-장력 관계, 근육 피로이다.
	7.7a 근긴장 • 근긴장은 관절을 안정시키기 위한 뼈대근육의 휴식 시 장력이다.
	7.7b 등척수축과 등장수축 • 등척수축은 저항을 초과하지 않는 장력을 생성한다. 근육의 짧아짐이 없다. • 등장성 수축은 저항을 초과하는 장력을 생성한다. 뼈대근육섬유의 길이가 변한다. 동심 등장 수축에서는 근육섬유가 짧아지고 편심 등장수축에서는 근육섬유가 길어진다.
	7.7c 길이-장력 관계 • 근육 장력은 자극 시 근육잔섬유의 중첩 정도에 의해 영향을 받는다. 이것은 길이-장력 관계로 설명된다.
	7.7d 근육피로 • 피로는 근육이 수축력을 생성하는 능력이 감소하거나 없어지는 것을 말한다.
7.8 운동과 노화가 뼈대근육에 미치는 영향	• 뼈대근육은 운동과 노화의 영향을 받는다.
	7.8a 운동의 영향 • 운동의 효과는 주로 지구력 운동 프로그램인지 저항 운동 프로그램인지에 따라 다르다.
	7.8b 노화의 영향 • 노화에 대한 뼈대근육 조직의 일반적인 반응은 운동 부족으로 가속화되는 진행성 위축과 섬유증이다.
7.9 심장근육 조직	• 심장근육은 심장벽에 있는 줄무늬, 분지되어 있는 세포로 구성된다. 수축리듬은 심박조율기에 의해 제어되고 자율신경계에 의해 무의식적으로 변경된다.
7.10 민무늬근육 조직	• 민무늬근육은 몸 전체에 존재하며 일반적으로 성인 체중의 약 2%를 구성한다.
	7.10a 민무늬근육의 분포 • 민무늬근육은 대부분의 기관 벽과 기타 특수 구조물에 있다.
	7.10b 민무늬근육의 현미경해부학 • 민무늬근육은 줄무늬가 없는 것 외에도 수축단백질, 고정단백질, 조절단백질은 뼈대근육과 심장근육과 비교하여 몇 가지 중요한 차이점이 있다.
	7.10c 민무늬근육 수축 기전 • 민무늬근육 수축은 가는필라멘트가 굵은필라멘트 사이로 미끄러짐으로써 발생하지만, 그 기전은 뼈대근육과 심장근육 수축과 다르다.
	7.10d 민무늬근육의 조절 • 민무늬근육은 자율신경계, 늘어남, 기타 다양한 유형의 자극(예: pH)에 의해 제어된다.
	7.10e 민무늬근육의 기능적 분류 • 민무늬근육은 독립적으로 수축하는지 아니면 하나의 단위로 수축하는지에 따라 다단위민무늬근육과 단단위민무늬근으로 나눌 수 있다.

단원 평가

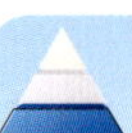

기초 평가 Do You Know the Basics?

1. 근육원섬유다발로 구성되고, 근세포막(sarcolemma)으로 둘러싸여 있으며, 결합조직인 근세포막(endomysium)으로 둘러싸인 뼈대근육 구조의 단위는?
   a. 근육원섬유(myofibril)
   b. 다발(fascicle)
   c. 근육잔섬유(myofilament)
   d. 뼈대근육섬유(skeletal muscle fiber)

2. 뼈대근육섬유의 원형질막에서 일어나는 생리적 사건은?
   a. 칼슘 방출
   b. 활동전위의 전도
   c. 칼슘과 트로포닌의 결합
   d. 가교순환

3. 뼈대근육섬유에서 Ca^{2+}은 어디에서 방출되는가?
   a. ACh수용체
   b. 운동종말판
   c. 근육세포질그물
   d. 근세포막과 T관

4. 뼈대근육을 뼈에 연결하는 조밀규칙 결합조직다발을 무엇이라고 하는가?
   a. 힘줄
   b. 인대
   c. 근세포막
   d. 다발

5. 흥분수축 결합에서 T관의 기능은?
   a. 활동전위를 근육세포질그물로 전도해 칼슘이온을 방출한다.
   b. 근육세포질의 과도한 Na^+과 K^+을 재흡수하여 저장한다.
   c. 가는필라멘트와 굵은필라멘트를 분리시킨다.
   d. 근육섬원유마디의 구조를 지지한다.

6. 근육수축동안 I 띠는?
   a. H역을 가린다.
   b. 짧아지거나 좁아진다.
   c. Z선과 겹친다.
   d. 동일한 길이로 유지된다.

7. 뼈대근육섬유의 동심수축 동안, 근육섬유와 근육원섬유는?
   a. 길어진다.
   b. 동일한 길이로 유지된다.
   c. 직경이 증가한다.
   d. 짧아진다.

8. 트로포닌-트로포미오신 복합체가 근육 이완 때 원래 원래 모양을 되찾게 하는 원인은 무엇인가?
   a. ACh 수용체 자극
   b. Na^+이 T관으로 확산
   c. 근육세포질그물로 Ca^{2+}의 재흡수
   d. 트로포마이오신과의 결합 해제

9. 지속적이고 낮은 강도의 운동 시 뼈대근육은 주로 어떤 에너지원을 사용하는가?
   a. 아미노산
   b. 글루카곤
   3. 지방산
   d. 크레아틴 인산염

10. 뼈대근육과 심장근육의 유사점은?
    a. 분지하는 세포가 있다.
    b. 사이원반이 있다.
    c. 불수의적 조절을 받는다.
    d. 무늬가 있다.

11. 근육원섬유마디, 근육원섬유, 근육잔섬유, 뼈대근육섬유의 구조적 관계를 설명하시오.

12. 굵은필라멘트, 가는필라멘트, A띠, H역, I띠, Z판, M선을 그리고 표기하시오.

13. 운동신경세포와 뼈대근 근육섬유의 비율이 다리의 자세 근육보다 안구 운동을 제어하는 근육에서 더 큰 이유를 설명하시오.

14. 뼈대근육의 수축 과정을 순서대로 나열하시오.
    a. 미오신머리가 근육원섬유마디의 중심을 향해 회전한다.
    b. 칼슘이온이 근육세포질그물에서 방출되어 트로포닌과 결합한다.
    c. 활동전위가 근세포막과 T관을 따라 전도된다.
    d. 마이오신이 액틴과 결합하여 가교를 형성한다.
    e. 마이오신 머리에 ATP 분자가 결합하여 액틴에서 떨어진다.
    f. 트로포미오신 분자가 액틴의 활성부위에서 이동한다.
    g. ATP효소가 ATP를 쪼개어 미오신머리가 초기화하는 데 필요한 에너지를 제공한다.

15. 뼈대근육 수축에 사용되는 ATP를 제공하는 다양한 방법을 설명하시오.

16. 단거리달리기에서 뛰어난 운동선수가 다리근육에 느린단일수축 섬유가 적은 이유를 설명하시오.

17. 길이-장력 관계를 기반으로 자극 시 뼈대근육이 안정된 길이에 있을 때 가장 큰 힘을 생성하는지 설명하시오.

18. 민무늬근육이 피로 없이 오랫동안 수축할 수 있는 이유를 설명하시오.

19. 민무늬근육이 지속적으로 늘어났을 때의 반응을 설명하시오.

20. 다단위민무늬근육과 단단위민무늬근육이 어디에 분포하고 있는지를 설명하고, 각각이 어떻게 조절되는지를 설명하시오.

응용 평가 Can You Apply What You've Learned?

1. 세균 독소는 뼈대근육의 운동종판에서 ACh의 방출을 차단하는 것으로 알려져 있다. 이 독소로 인해 근육은 어떻게 되겠는가?
   a. 뼈대근육은 수축력이 증가한다.
   b. 뼈대근육은 더 빈번하게 수축한다.
   c. 근육을 자극하는 능력이 손상된다.
   d. 다른 신경전달물질이 근육을 자극할 것이다.

2. 한 개인이 다른 개인보다 50 m 달리기에서 더 빠른 주된 이유 중 하나는?
   a. 직경이 작은 근육섬유가 더 많기 때문
   b. 다리근육에 산화섬유가 더 많기 때문
   c. 근육에 산소를 전달하는 능력이 향상되어 있기 때문
   d. 다리근육에 빠른단일수축섬유의 비율이 높기 때문

3. 어떤 전해질 불균형이 근육수축에 필요하지 않기 때문에 근육수축을 손상시킬 가능성이 가장 낮을까?
   a. F^-
   b. Na^+
   c. K^+
   d. Ca^{2+}

4. 사후경직이 나타나는 이유는?
   a. 트로포미오신이 액틴의 미오신 결합장소에 남아 있기 때문
   b. ATP가 부족하여 미오신머리가 액틴과 결합하여 있기 때문
   c. 미오신이 변형되기 때문
   d. 모든 Ca^{2+}이 근육세포질그물에 남아 있기 때문

5. 어떤 운동선수는 일주일에 세 번 유산소운동을 한다. 변화 중 하나는 뼈대근육에 산소를 전달하는 능력이 증가한 것이다. 시간이 지남에 따라 더 큰 강도와 지속시간으로 운동을 계속할 수 있다. 이러한 변화의 이유는?
   a. 인산염 전달 반응의 증가
   b. 해당과정을 통한 ATP 생성이 증가되고, 호기성 세포호흡을 통한 ATP 생성이 감소
   c. 호기성 세포호흡을 통한 ATP의 생산 증가
   d. 젖산 생산 증가

종합 평가 Can You Synthesize What You've Learned?

1. 법의학 경력을 쌓으려면 해부학 및 생리학 과정이 필요하며, 이 과정 중에 사망 후 신체가 뻣뻣해지는 이유를 배운다. 뼈대근육 생리학에 대해 어느 정도 이해하고 있는 사람에게 설명을 하시오.

2. 신경근육이음부에서 아세틸콜린의 방출을 억제하는 보툴리눔 독소의 효과를 설명하시오. (아세틸콜린 수용체에 결합하여 아세틸콜린이 결합하는 것을 막아) 아세틸콜린 수용체를 놓고 경쟁하는 독인 큐라레와 비슷한 효과가 있는지를 설명하시오.

3. 방광벽에는 민무늬근육이 있다. 소변을 봐야겠다는 느낌이 들지만 때때로 그 느낌이 사라지는 이유를 설명하시오. 긴장-이완 반응을 바탕으로 답하시오.

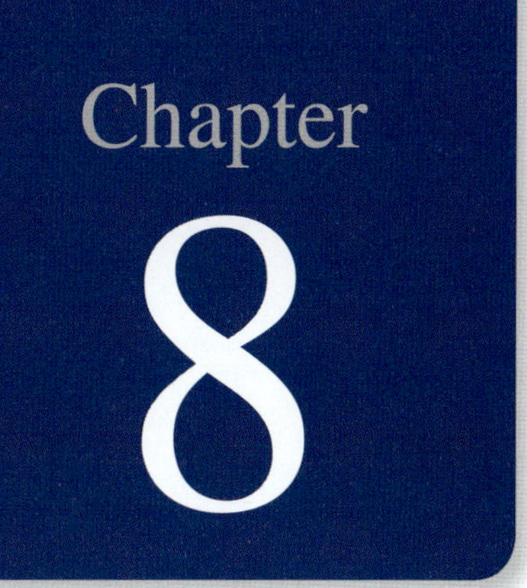

근육계통: 몸통근육과 팔다리근육

Muscular System: Axial and Appendicular Muscle

통합 *INTEGRATE*

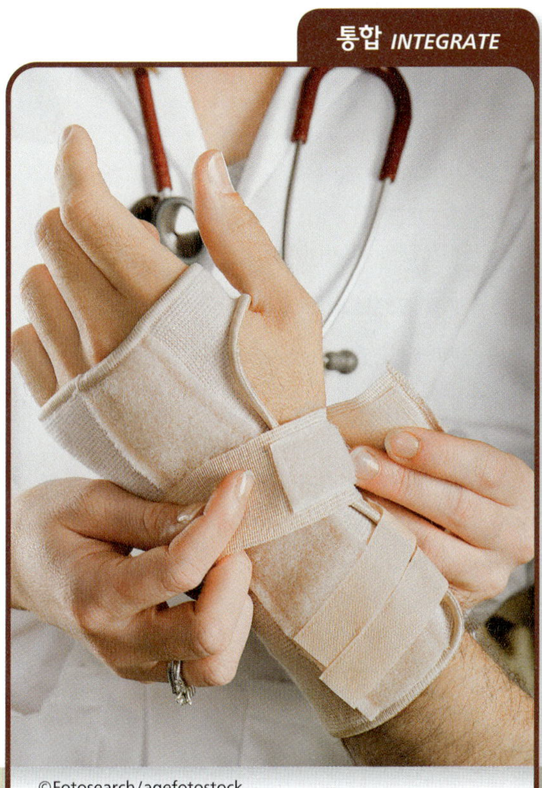

©Fotosearch/agefotostock

관련 직업

물리치료사

물리치료사는 손상을 입은 사람의 운동성과 삶의 질을 개선한다. 정형외과 물리치료사(물리치료의 한 분야)는 근육뼈대 장애를 치료하고 환자가 정형외과 수술 후에 운동성을 회복하도록 돕는다. 물리치료사는 뼈대근육의 기능에 대해, 그리고 어떤 근육이 작용근이고 대항근인지 반드시 이해해야 한다. 물리치료사는 이 지식을 이용해 환자를 위한 치료 계획을 세운다. 사진 속의 환자는 손목 손상에서 회복하는 중이다.

뼈대계통을 몸통과 팔다리로 나누었듯이 근육계통도 나눌 수 있다. 몸통근육(axial muscle)은 몸통뼈대의 부분들에서 시작되고 삽입된다. 몸통근육은 머리와 척주를 지지하고 움직이며, 얼굴의 각 부분을 움직여 비언어 소통을 하고, 씹을 때 아래턱뼈를 움직인다. 또한 음식을 씹고 삼키는 동작과 호흡을 돕고, 배 장기와 골반 장기를 지탱하고 보호한다. 팔다리근육(appendicular muscle)은 팔다리의 움직임을 조절하며, 팔이음뼈와 다리이음뼈의 움직임을 안정시키고 통제한다. 이 근육들은 몸에서 차지하는 위치 또는 움직이는 뼈대에 따라 분류된다. 두 분류에 속하는 근육 중 몇 가지를 그림 8.1에 나타냈다.

이 장에서 다루는 근육은 몸에서 차지하는 위치에 따라 분류된다. 각 분류에서 근육에 대한 설명과 함께 작용, 붙는곳, 신경분포에 대한 내용이 있는 표를 제시할 것이다. (신경분포란 하나 또는 여러 개의 신경이 근육에 분포해 근육이 수축하도록 자극하는 것이다. 신경에 대한 자세한 정보가 담긴 표는 10.9절과 11.5절에 있다.)

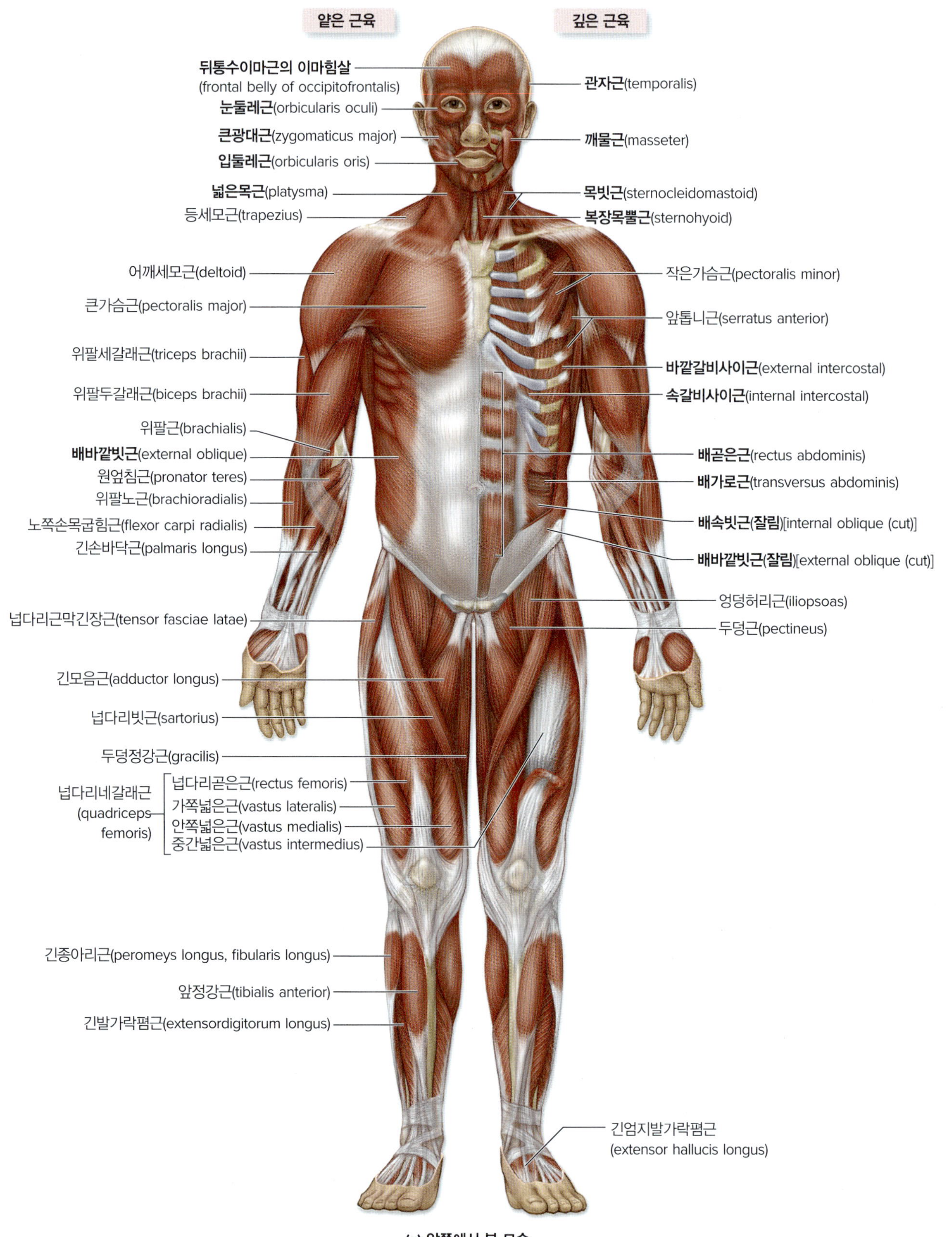

그림 8.1 몸의 근육조직. (a) 몸의 오른쪽에 있는 얕은 근육과 왼쪽에 있는 깊은 근육 몇 가지를 앞쪽에서 본 모습. (b) 몸의 왼쪽에 있는 얕은 근육과 오른쪽에 있는 깊은 근육 몇 가지를 뒤쪽에서 본 모습. 몸통근육은 볼드체로 나타냈다. 이 그림에 나타난 모든 근육의 이름을 표기하지는 않았다.

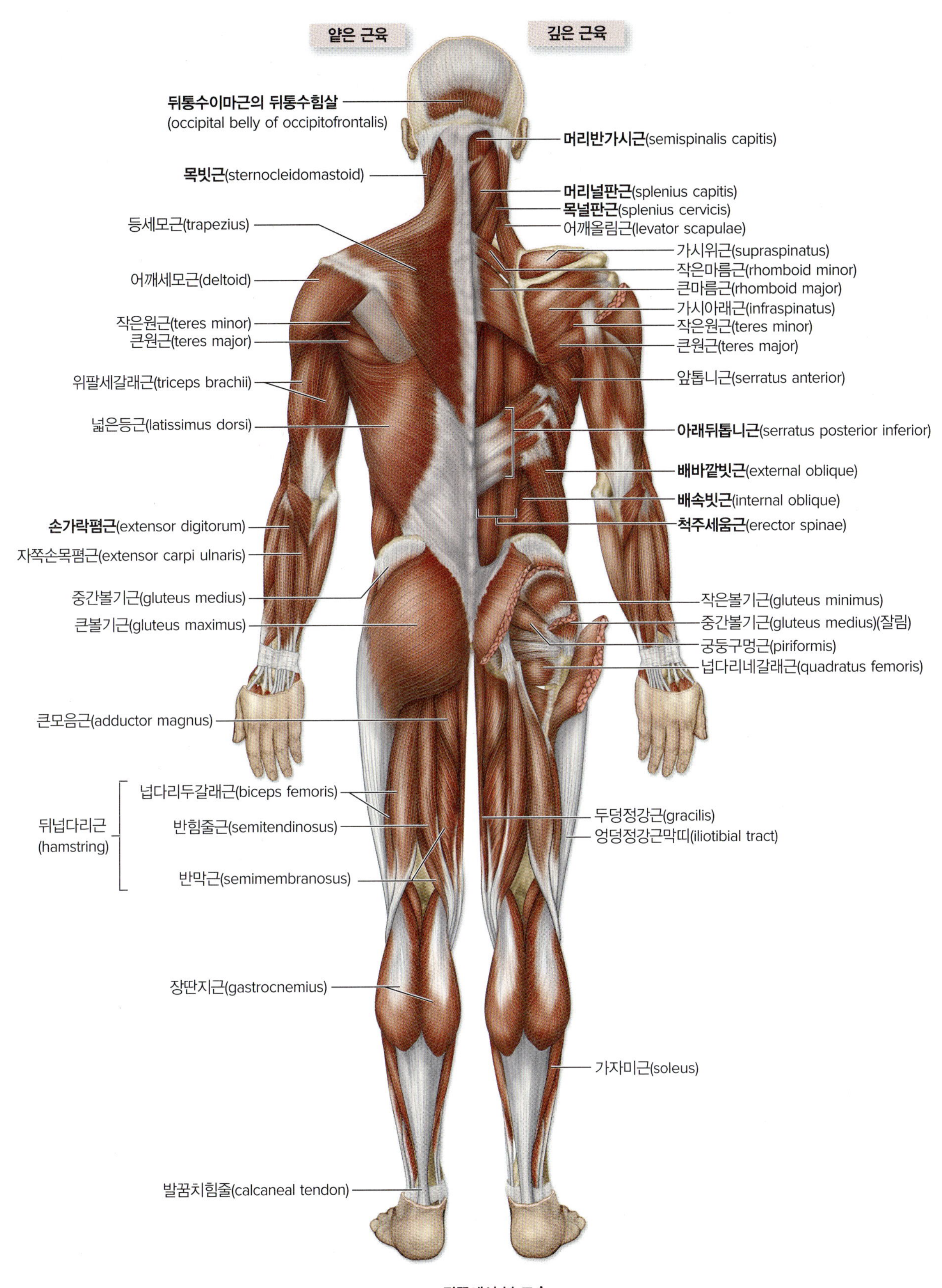

얕은 근육
깊은 근육
뒤통수이마근의 뒤통수힘살
(occipital belly of occipitofrontalis)
머리반가시근(semispinalis capitis)
목빗근(sternocleidomastoid)
머리널판근(splenius capitis)
목널판근(splenius cervicis)
어깨올림근(levator scapulae)
등세모근(trapezius)
가시위근(supraspinatus)
작은마름근(rhomboid minor)
어깨세모근(deltoid)
큰마름근(rhomboid major)
가시아래근(infraspinatus)
작은원근(teres minor)
작은원근(teres minor)
큰원근(teres major)
큰원근(teres major)
위팔세갈래근(triceps brachii)
앞톱니근(serratus anterior)
넓은등근(latissimus dorsi)
아래뒤톱니근(serratus posterior inferior)
배바깥빗근(external oblique)
배속빗근(internal oblique)
손가락폄근(extensor digitorum)
척주세움근(erector spinae)
자쪽손목폄근(extensor carpi ulnaris)
작은볼기근(gluteus minimus)
중간볼기근(gluteus medius)
중간볼기근(gluteus medius)(잘림)
큰볼기근(gluteus maximus)
궁둥구멍근(piriformis)
넙다리네갈래근(quadratus femoris)
큰모음근(adductor magnus)
넙다리두갈래근(biceps femoris)
뒤넙다리근
(hamstring)
두덩정강근(gracilis)
반힘줄근(semitendinosus)
엉덩정강근막띠(iliotibial tract)
반막근(semimembranosus)
장딴지근(gastrocnemius)
가자미근(soleus)
발꿈치힘줄(calcaneal tendon)

(b) 뒤쪽에서 본 모습

8.1 뼈대근육의 구성과 작용

7.2절에서 뼈대근육을 맨눈해부학적 관점과 현미경해부학적 관점에서 살펴보았다. 여기서는 뼈대근육이 붙는곳을 비교하고, 뼈대근육섬유가 조직된 양상과 뼈대근육의 전반적인 작용을 설명한다.

8.1a 뼈대근육의 부착

학습목표

1. 뼈대근육의 위쪽(또는 몸쪽)과 아래쪽(또는 먼쪽)을 비교하고 대조한다.

근육의 끝에는 근육바깥막(근육외막, epimysium), 근육중간막(근육중막, perimysium), 근육속막(근육내막, endomysium)으로 구성되는 3가지의 결합조직층이 있는데, 이것은 섬유성 힘줄(finrotic tendon)을 형성하여 근육을 뼈, 피부 또는 다른 근육에 붙인다. 힘줄은 간혹 얇고 편평한 널힘줄(aponeurosis)을 형성하기도 한다.

많은 뼈대근육은 뼈와 뼈 사이에 뻗어 있으며, 최소한 하나의 움직관절을 가로지른다. 뼈대근육이 수축하면 뼈 하나는 움직이고 다른 뼈 하나는 대부분 움직이지 않는다. 근육이 부착된 곳 중 덜 움직이는 곳을 **이는곳**(기시부, origin; *origo*: 근원)이라고 하고, 더 잘 움직이는 곳을 **닿는곳**(종지부, insertion; *inserto*: 심다)이라고 한다. 그러나 근육의 이는곳과 닿는곳은 운동이나 자세에 의하여 항상 쉽게 정해지는 것이 아니며, 해부학자와 의사는 이러한 용어를 더 이상 사용하지 않는다. 그래서 여기서는 대부분의 몸통근육(axial muscles)을 논의할 때는 위쪽 붙는곳(superior attachment)과 아래쪽 붙는곳(inferior attachment)이라고 하고, 팔다리근육(appendicular muscles)을 논의할 때는 몸쪽 붙는곳(proximal attachment)과 먼쪽 붙는곳(distal attachment)이라고 한다. 몸통 뼈대를 움직이는 근육의 경우, 위쪽 붙는곳은 간혹 아래쪽 붙는곳보다 더 많이 움직인다. 즉, 근육이 수축할 때, 근육의 위쪽 부분은 아래쪽으로 당겨진다. 팔다리뼈를 움직이는 움직이는 근육에서 보통은 먼쪽 붙는곳이 몸쪽 붙는곳보다 더 많이 움직이고, 근육이 수축할 때, 먼쪽 붙는곳은 몸쪽 붙는곳으로 움직인다(**그림 8.2**). 위팔두갈래근(상완이두근, biceps humerus)의 몸쪽 붙는곳은 어깨뼈(견갑골, scapula)이고, 먼쪽 붙는곳은 노뼈(요골, radius)이다. 위팔두갈래근이 수축할 때, 노뼈는 어깨뼈쪽으로 당겨져서 팔꿈치에서 팔이 굽는다.

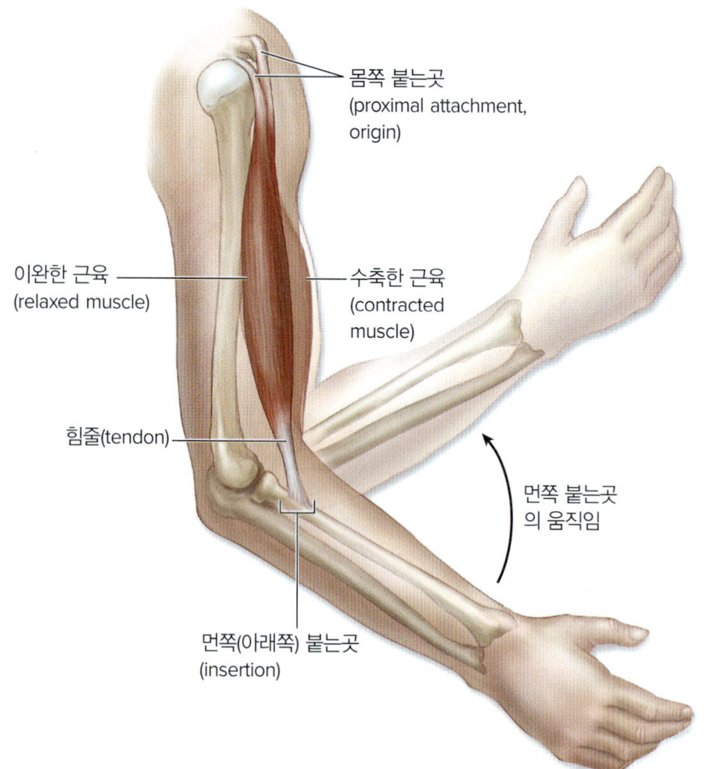

그림 8.2 근육의 붙는곳. 몸쪽 붙는곳은 근육이 부착된 곳 중 덜 움직이는 곳이고 먼쪽 붙는곳은 더 움직이는 곳이다. 이 그림에서는 위팔두갈래근을 나타냈다.

무엇을 배웠는가?

1 뼈대근육의 몸쪽 붙는곳과 먼쪽 붙는곳은 어떻게 다른가?

8.1b 뼈대근육섬유의 구성방식

학습목표

2. 뼈대근육이 조직된 양상들 사이의 차이점을 설명한다.

7.2a절에서 언급했듯이 근육섬유다발은 각 근육 내에서 서로 평행하다. 그러나 서로 다른 근육의 다발은 다양하게 구성된 경우가 많다. 다발의 배열은 크게 원형, 평행, 수렴 및 깃으로 구분할 수 있다(**그림 8.3**).

› 돌림근육

돌림근육(circular muscle)의 섬유는 구멍이나 오목 주변에 동심원형태로 배열되어 있다. 돌림근육은 조임근(괄약근, sphincter)이라고도 하며, 이 근육이 수축하면 통로의 지름이 좁아진다. 입을 둘러싼 입둘레근을 예로 들 수 있다.

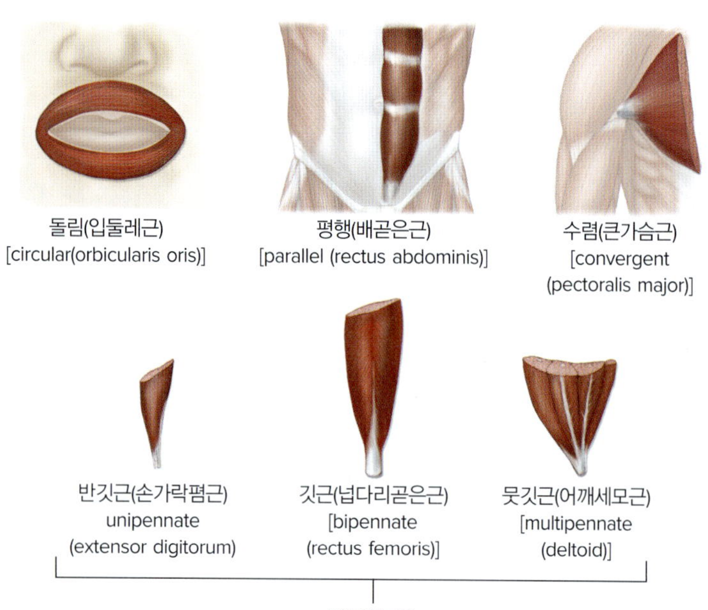

그림 8.3 근육섬유의 조직. 근육다발은 기본 형태인 돌림, 평행, 수렴 및 깃 중 하나의 형태로 배열되어 있다.

통합 INTEGRATE

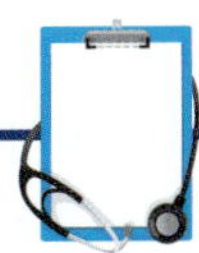

임상적 고찰 8.1 CLINICAL VIEW

근육내주사

근육내주사(근육주사, intramuscular injection)는 약물을 투여하는 방법 중 하나이다. 뼈대근육에는 혈액 공급이 풍부하기 때문에 약물을 주사기로 근육에 주입할 수 있다. 약물은 근육의 혈관을 통해 심장혈관계통으로 들어가 온몸으로 전달된다. 이 투약방법을 이용하면 큰 불편 없이 다량의 약물을 한 번에 전달할 수 있으며, 입이나 정맥을 통해 투여했을 때에 비해 전달이 더 느리고 균일하다. 또 어떤 약물은 먹는 것보다 근육을 통해 투여했을 때 더 잘 흡수된다. 경구로 고용량을 투여하면 몸이 견디지 못하는 약물도 있다.

근육 내로 투여하는 약물의 예로는 대부분의 백신, 몇몇 난임 치료제와 피임약, 일부 고용량 항생제(페니실린 등)가 있다. 근육내주사를 흔히 놓는 곳으로 어깨세모근, 볼기근, 넙다리네갈래근이 있다.

› 평행근육

평행근육(parallel muscle)의 다발은 세로축에 평행하다. 평행근육은 가운데가 넓은 원통형일 수도 있다. 이 경우 중심을 힘살(belly) 또는 배(gaster)라고 한다. 이 근육은 수축했을 때 길이가 짧아지고 지름은 늘어난다. 평행근육은 지구력이 좋지만 강하지는 않다. 평행근육의 예로는 배곧은근(배 앞쪽의 근육)과 팔의 위팔두갈래근이 있다.

› 수렴근육

수렴근육(convergent muscle)의 섬유는 넓게 퍼져 나가며 공통의 부착부위로 수렴한다. 이 부착부위는 하나의 힘줄이나 힘줄판, 또는 솔기(봉선, raphe)라는 가느다란 콜라겐섬유띠이다. 이 근육섬유는 세모꼴인 경우가 많으며, 좁아지는 끝에 힘줄이 있는 부채에 비유할 수 있다. 수렴근육은 용도가 다양하다. 근육섬유 중 하나의 묶음만 활성화하면 잡아당기는 방향이 변하기 때문이다. 그러나 수렴근육의 섬유가 동시에 모두 수축하면 같은 크기의 평행근육만큼 힘줄을 강하게 끌어당기지 못한다. 힘줄의 반대쪽에 있는 근육섬유가 같이 작용하지 않고 다른 방향으로 끌어당기기 때문이다. 수렴근육의 예로는 큰가슴근을 들 수 있다.

› 깃모양근육

깃모양근육(pennate muscle; *penna*: 깃털)은 다발이 힘줄에 대해 서로 같은 방향으로 뻗어서 마치 커다란 깃털처럼 보이기 때문에 이런 이름이 붙었다. 깃모양근육은 몸통을 지나는 힘줄이 하나 혹은 그보다 많으며 다발은 힘줄에 비스듬한 방향으로 배열되어 있다. 깃모양근육은 힘줄에 대해 일정한 각을 이루면서 끌어당기기 때문에 평행근육만큼 힘줄을 많이 움직이지 못한다. 그러나 깃모양근육이 수축하면 같은 크기의 평행근육보다 더 많은 장력이 발생하므로 더 강한 근육이라고 할 수 있다.

깃모양근육에는 세 가지 유형이 있다.

- **반깃근**(반우상근, unipennate muscle)에서는 모든 근육섬유가 힘줄의 한쪽에만 존재한다. 손가락을 펴는 긴 근육인 손가락폄근이 반깃근이다.
- **깃근**(우상근, bipennate muscle)은 가장 흔한 유형이며, 힘줄의 양쪽에 근육섬유가 있다. 손허리뼈의 손바닥과 등쪽에 있는 뼈사이근은 깃근으로 이루어져 있어서 손가락을 모으고 벌릴 수 있도록 한다[예: 넙다리곧은근(rectus femoris)].
- **뭇깃근**(다우상근, multipennate muscle)은 근육 안에 힘줄이 가지 모양으로 뻗어 있다. 어깨관절의 위쪽 표면을 덮는 어깨세모근(deltoid)이 뭇깃근이다.

무엇을 배웠는가?

2 깃모양근육과 평행근육 중 어느 것이 더 강한가?

8.1c 뼈대근육의 작용

학습목표

3. 작용근, 대항근 및 협동근을 구분한다.

보통 뼈대근육은 따로따로 작용하지 않고 함께 작용해서 움직임을 만들어 낸다. 근육은 주된 작용에 따라 작용근, 대항근, 협동근으로 분류할 수 있다.

작용근(agonist; *agon*: 시합)은 주작용근(주동근, prime mover)이라고도 하며, 수축해서 특정한 움직임을 만들어 내는 근육을 가리킨다. 아래팔을 펴는 움직임을 예로 들면 아래팔의 위팔세갈래근이 작용근이다. 주작용근을 도와 보조적으로 작용하는 근육을 보조근(assistant mover)이라 한다.

대항근(길항근, antagonist; *anti*: 맞서)은 작용근과 반대로 작용하는 근육이다. 예를 들어 작용근이 폄 운동을 만들어 낸다면 대항근은 굽힘 운동을 만들어 낸다. 작용근의 수축은 대항근을 신장시키고 대항근의 수축은 작용근을 신장시킨다. 이때 신장된 근육은 완전히 이완하지 않는다. 대신 신장된 근육 내의 장력이 운동의 속도를 조절하고 운동이 매끄럽게 이루어지도록 한다. 위팔세갈래근이 아래팔을 펴는 작용근이 될 때, 위팔뼈의 앞쪽에 있는 위팔두갈래근은 대항근이 되어 움직임을 안정시키고 아래팔을 굽히는 반대작용을 한다.

협동근(협력근, synergist; *ergo*: 일)은 작용근을 돕는 근육이다. 흔히 협동근은 작용근이 신장되어서 큰 힘을 낼 수 없는 상태에서 운동을 시작할 때 가장 유용하다. 협동근의 예로는 팔의 위팔두갈래근과 위팔근을 들 수 있다. 두 근육은 협동해 팔꿉관절의 폄을 돕는다. 협동근은 관절의 움직임을 제한하고 작용근을 도와서 안정화시킴으로써 작용근을 도울 수도 있다. 이런 경우의 협동근을 고정근(fixator)이라고 한다.

무엇을 배웠는가?

3 작용근과 협동근은 어떻게 다른가?

8.2 뼈대근육의 이름

학습목표

4. 근육의 이름과 관련이 있는 근육의 일곱 가지 양상을 열거한다.

5. 작용, 구체적인 신체 부위, 형태, 크기를 나타내는 말이 이름에 포함된 근육의 예를 든다.

1.4절에서 몸에 대해 설명하는 해부학적 용어 몇 가지를 배웠고 5장에서는 해부학 용어를 뼈에 어떻게 적용하는지를 살펴보았다. 뼈대근육에 이름을 붙이는 법도 비슷하며, 흔히 근육의 이름을 보면 그 근육을 식별할 단서를 얻을 수 있다. 그림 8.4를 보면 알 수 있듯이 뼈대근육의 이름은 다음의 기준을 따라 짓는다.

- **근육의 작용**. 근육의 주된 기능이나 움직임을 나타내는 이름으로는 굽힘근(굴근, flexor), 폄근(신근, extensor), 엎침근(회내근, pronator) 등이 있다. 이 말이 포함된 근육의 이름은 근육의 외형이나 위치를 알 수 있는 다른 말도 포함하는 경우가 많다. 예를 들어 긴발가락굽힘근은 발가락을 굽히는 긴 근육이다.
- **구체적인 신체 부위**. 넙다리굽힘근은 넙다리에 있으며, 앞정강근은 정강뼈의 앞면에 있다. 몸에서 얕은 곳에 있는 근육은 얕은근(천근, superficialis) 또는 바깥근(externus)이라고 하며, 반대로 깊

근육의 작용	예
모음[adductor(adducts body part)]	큰모음근(adductor magnus)
벌림[abductor(abducts body part)]	긴엄지벌림근(abductor pollicis longus)
굽힘[flexor(flexes a joint)]	노쪽손목굽힘근(flexor carpi radialis)
폄[extensor(extends a joint)]	긴엄지발가락폄근(extensor hallucis longus)
구체적인 신체 부위	**예**
입[oris(mouth)]	입둘레근(orbicularis oris)
목[cervicis(neck)]	목반가시근(semispinalis cervicis)
위팔[brachial(arm)]	위팔두갈래근(biceps brachii)
손목[carpi(wrist)]	자쪽손목굽힘근(flexor carpi ulnaris)
엄지손가락[pollicis(thumb)]	엄지맞섬근(opponens pollicis)
볼기[gluteal(buttocks)]	중간볼기근(gluteus medius)
넙다리[femoris(thigh)]	넙다리네갈래근(quadratus femoris)
엄지발가락[hallucis(great toe)]	긴엄지발가락폄근(extensor hallucis longus)
앞[anterior(toward the front of the body)]	앞정강근(tibialis anterior)
뒤 또는 등[posterior or dorsal/dorsi (toward the back of the body)]	뒤정강근(tibialis posterior) 넓은등근(latissimus dorsi)
위[superior(closer to the head)]	위뒤톱니근(serratus posterior superior)
아래[inferior(closer to the feet)]	아래뒤톱니근(serratus posterior inferior)
얕음[superficialis(superficial)]	얕은손가락굽힘근(flexor digitorum superficialis)
깊음[profundus(deep)]	깊은손가락굽힘근(flexor digitorum profundus)
부착된 부분	**예**
복장뼈와 빗장뼈[sternum and clavicle (cleido)]	목빗근(sternocleidomastoid)
갈비뼈 사이(between the ribs)	갈비사이근(intercostal)
어깨뼈밑오목(subscapular fossa)	어깨밑근(subscapularis)
종아리뼈(fibula)	긴종아리근(peroneus longus, fibularis longus)
광대뼈(zygomatic bone)	큰광대근(zygomaticus major)
근육 섬유의 방향	**예**
곧음[rectus(straight)]	배곧은근(rectus abdominis)
비스듬함[oblique(angled)]	배바깥빗근(external oblique)
둘레[orbicularis(circular)]	눈둘레근(orbicularis oculi)
근육의 형태	**예**
세모[deltoid(triangular)]	어깨세모근(deltoid)
네모[quadratus(rectangular)]	네모엎침근(pronator quadratus)
사다리꼴[trapezius(trapezoidal)]	등세모근(trapezius)
긺[longus(long)]	긴엄지벌림근(abductor pollicis longus)
짧음[brevis(short)]	짧은엄지벌림근(abductor pollicis brevis)
근육의 크기	**예**
2개의 근육 중 큼[major(larger of two muscles)]	큰가슴근(pectoralis major)
2개의 근육 중 작음 [minor(smaller of two muscles)]	작은가슴근(pectoralis minor)
가장 큼[maximus(largest)]	큰볼기근(gluteus maximus)
중간[medius(medium sized)]	중간볼기근(gluteus medius)
가장 작음[minimus(smallest)]	작은볼기근(gluteus minimus)
붙는곳의 갈래/힘줄	**예**
두갈래근(갈래가 2개)[biceps(two heads)]	넙다리두갈래근(biceps femoris)
세갈래근(갈래가 3개)[triceps(three heads)]	위팔세갈래근(triceps brachii)
네갈래근(갈래가 4개)[quadriceps(four heads)]	넙다리네갈래근(quadriceps femoris)

그림 8.4 근육의 이름. 근육은 다양한 특징에 따라 이름을 붙인다.

통합 INTEGRATE

학습전략 LEARNING STRATEGY

다음 방법은 근육에 대해 학습하는 데 도움이 될 수 있다.

- 근육은 여러 분류로 나뉜다. 분류를 따라 학습하는 것이 가장 쉽다.
- 특정 근육에 대해 공부할 때는 자신의 몸을 촉진해 보고 거울을 통해 근육의 위치를 살펴본다. 작용을 느껴 보려면 근육을 수축시켜 본다.
- 근육의 이름과 친숙해지려면 큰 소리로 읽어 본다.
- 모형, 표본, 사진, 해부된 동물을 눈으로 보고 근육의 이름과 연관시켜 본다.
- 근육의 작용을 이해하기 위해 뼈대에서 근육이 붙는곳의 위치를 확인한다.
- 각 근육 이름의 유래를 학습한다.

은 곳에 있는 근육은 깊은근(심근, profundus) 또는 속근(internus)이라고 한다.

- **근육의 부착**. 많은 근육의 이름을 통해 그 근육의 중요한 부착부위를 알 수 있다. 예를 들어 목빗근(흉쇄유돌근, sternocleidomastoid)은 복장뼈, 빗장뼈 및 관자뼈의 꼭지돌기이다.
- **근육섬유의 방향**. 배곧은근은 근육섬유가 세로로 배열되어 있기 때문에 이러한 이름이 붙었다. 빗근(oblique, obliquus)은 섬유가 몸의 세로축에 대해 비스듬한 방향으로 뻗어 있다. 배속빗근과 배바깥빗근은 근육섬유가 비스듬한 배근육이다.
- **근육의 형태**. 형태를 나타내는 근육의 이름으로는 어깨세모근(deltoid), 둘레근(orbicu laris), 마름근(rhomboid) 등이 있다. 짧은 근육은 짧은근(brevis), 긴 근육은 긴근(longus)이나 가장긴근(longissimus)이라고 한다. 길고 큰 근육은 큰원근(teres)이라고 한다.
- **근육의 크기**. 큰 근육은 큰근(magnus, major, maximus)이라 하고, 작은 근육은 작은근(minor, minimus)이라고 한다. 크기를 나타내는 근육의 이름으로는 큰볼기근, 중간볼기근, 작은볼기근이 있다.
- **붙는곳의 갈래/힘줄**. 많은 근육은 이름으로 붙는곳을 알 수 있다. 예를 들면, 두갈래근(이두근, biceps)은 몸쪽 붙는곳에 갈래 또는 힘줄이 2개이고, 세갈래근(삼두근, triceps)은 3개이며, 네갈래근(사두근, quadriceps)은 4개이다.

무엇을 배웠는가?

4 근육의 이름에서 형태를 나타내는 단어로는 무엇이 있는가?

5 큰볼기근은 근육의 이름을 짓는 기준 중 무엇을 따랐는가?

8.3 머리와 목의 근육

머리와 목에 있는 근육은 여러 분류로 나뉜다. 거의 모든 근육(목 앞쪽의 근육 몇 가지는 제외)이 머리뼈 또는 목뿔뼈에서 시작한다.

8.3a 표정근육

학습목표

6. 이마, 눈 주위의 피부, 코 주위의 피부를 움직이는 근육의 이름을 말하고 각 근육의 작용을 서술한다.
7. 입과 볼을 움직이는 근육을 열거하고 각 근육의 작용을 서술한다.

표정근육이 붙는곳은 머리뼈 또는 피부의 얕은근막이다(**그림 8.5**). 그래서 이 근육이 수축하면 피부가 당겨져 움직인다. 이 근육 중 대부분에는 7번 뇌신경(CN VII)과 얼굴신경이 분포한다(10.9 참조).

머리덮개근(두개표근, epicranius)은 **뒤통수이마근**(후두전두근,

통합 INTEGRATE

임상적 고찰 8.2 CLINICAL VIEW

특발얼굴신경마비(벨마비)

표정근육 중 한쪽이 마비되는 것을 **얼굴신경마비**[facial nerve(CN Ⅶ) paralysis]라고 한다. 원인을 모를 경우는 **특발얼굴신경마비**(idiopathic facial nerve paralysis; *idios*: 스스로, *pathos*: 괴로움) 또는 벨마비(Bell palsy)라고 한다. 얼굴신경마비는 단순헤르페스 1형 바이러스 감염과 관련이 있을 수도 있다. 또 낮은 기온에 노출되었을 때도 얼굴신경마비가 일어날 수 있으며, 흔히 창문을 열어 둔 채 머리 한쪽에 바람을 쐬면서 잠을 잔 사람에게 흔히 일어난다. 근본 원인이 무엇이든 신경에 염증이 생기며 좁은 붓꼭지구멍(stylomastoid foramen) 안에서 신경이 눌린다. 그 결과, 그 쪽의 근육이 마비된다.

얼굴신경마비에 대한 치료는 흔히 증상을 완화하는 것이다. 의사는 프레드니손(prednisone) (스테로이드의 일종)을 사용해 신경의 염증과 부기를 없애는 경우가 많다. 단순헤르페스 감염이 의심되면 아시클로버(Zovirax)

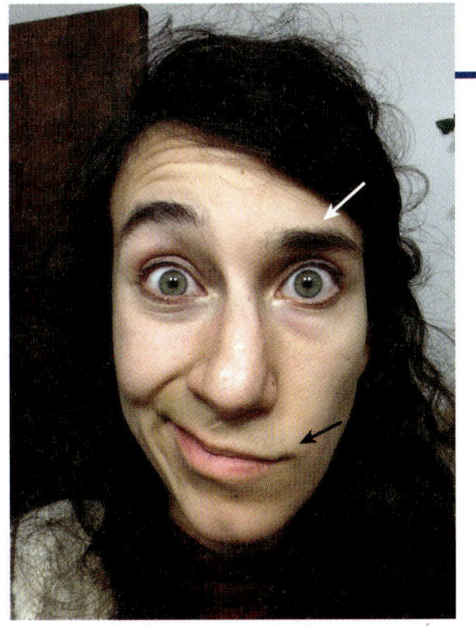

왼쪽 얼굴신경(CN VII) 마비. 사진 속 여성이 미소 지으려 할 때 입의 왼쪽이 처지고(화살표) 왼쪽 입둘레근이 수축하지 않는 것을 주목하라.

라는 항바이러스 약물도 투여한다. 특발얼굴신경마비는 근본 원인을 알 수 없는 것과 마찬가지로 회복되는 과정도 알 수 없다. 환자의 50% 이상이 첫 증상이 나타난 후 30일 내로 완전히 낫는다. 그러나 회복은 이보다 느릴 수도 있고, 전혀 회복되지 않을 수도 있다.

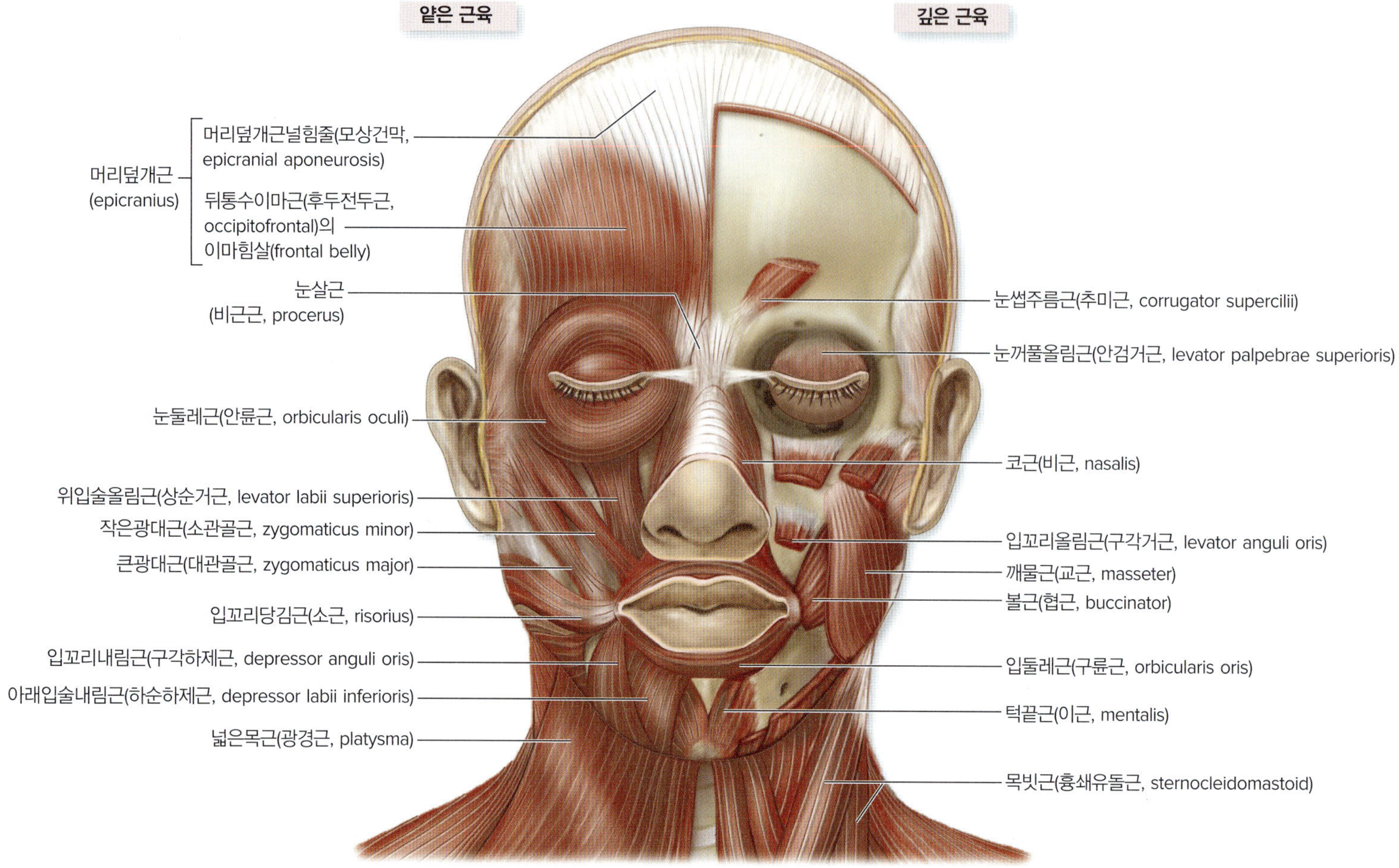

(a) 앞쪽에서 본 모습

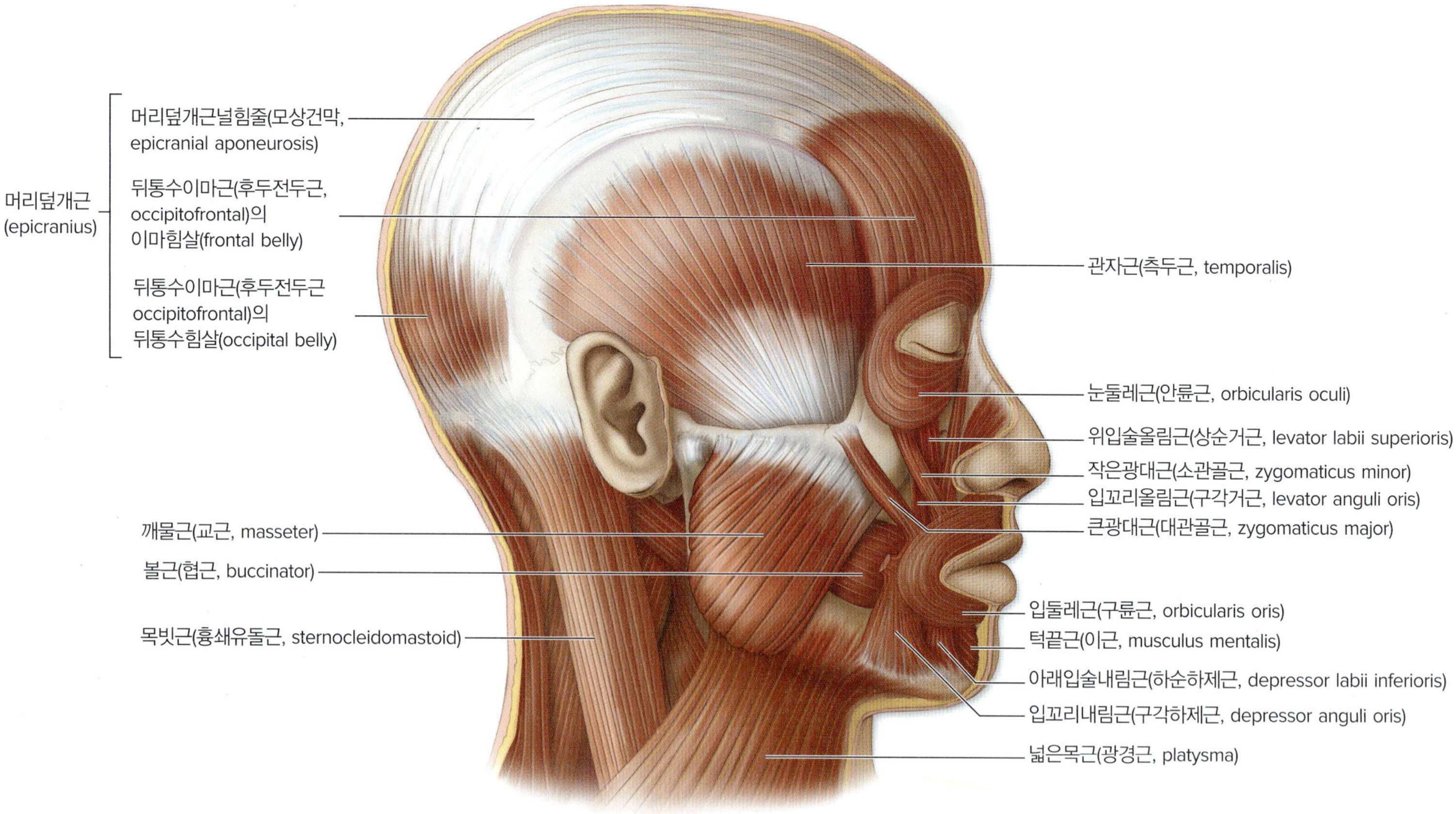

(b) 뒤쪽에서 본 모습

그림 8.5 얼굴 표정근육.

occipitofrontalis muscle)과 넓은 **머리덮개근널힘줄**(모상건막, epicranial aponeurosis, galea aponeurotica)로 이루어져 있다. 뒤통수이마근의 **이마힘살**(frontal belly)은 이마뼈보다 얕은 곳에 있다. 이 근육이 수축하면 눈썹이 올라가고 이마 피부에 주름이 생긴다. 뒤통수이마근의 **뒤통수힘살**(occipital belly)은 머리뼈의 뒷면을 덮는다. 이 근육이 수축하면 머리덮개가 약간 뒤로 당겨진다.

이마힘살의 심부에는 **눈썹주름근**(추미근, corrugator supercilii)이 있다. 이 근육은 눈썹을 모으고 코 주변에 수직방향 주름을 만든다. **눈둘레근**(안륜근, orbicularis oculi)은 눈 둘레의 원형 근육섬유로 이루어져 있다. 이 근육이 수축하면 윙크하거나 눈을 깜빡이거나 가늘게 뜰 때 눈꺼풀이 감긴다. **눈꺼풀올림근**(안검거근, levator palpebrae superioris)은 눈을 뜰 때 위눈꺼풀을 들어 올린다.

코와 관련이 있는 표정근육은 여러 가지가 있다. 코근(비근, nasalis)은 콧구멍의 가장자리를 들어 올린다. 코를 벌름거릴 때 코근을 사용한다. 악취를 맡아서 코를 찡그릴 때는 **눈살근**(비근근, procerus)을 사용한다. 이 근육은 뒤통수이마근의 이마힘살과 이어지고 콧등을 지난다. 이 근육이 수축하면 콧등에 가로 주름이 생긴다.

입은 얼굴에서 가장 표현이 풍부한 부분이다. **입둘레근**(구륜근, orbicularis oris)은 입 둘레의 근육섬유로 이루어져 있다. 입을 다물 때 이 근육이 수축하고 입맞춤을 하려고 입을 뾰족하게 내밀 때도 이 근육을 사용한다. **아래입술내림근**(하순하제근, depressor labii inferioris)은 이름과 같이 아랫입술을 내린다. **입꼬리내림근**(구각하제근, depressor anguli oris)은 입꼬리를 내리므로 '찌푸림 근육'으로 여겨진다(그러나 얼굴을 찌푸릴 때는 여러 근육이 필요하다).

반대로 일부 입근육은 윗입술의 일부 또는 전체를 올린다. **위입술올림근**(상순거근, levator labii superioris)은 비웃거나 이를 드러낼 때 윗입술을 올린다. **입꼬리올림근**(구각거근, levator angulioris)은 입꼬리를 위쪽과 가쪽으로 올린다. **큰광대근**(대관골근, zygomaticus major)과 **작은광대근**(소관골근, zygomaticus minor)은 입꼬리올림근과 함께 작용한다. 미소를 지을 때 이 근육들을 모두 사용한다. **입꼬리당김근**(소근, risorius)은 입꼬리를 가쪽으로 당긴다. 이 근육은 입을 다문 채로 미소를 지을 때 사용한다.

턱끝근(이근, mentalis)은 아랫입술에 부착되어 있으며 수축하면 아랫입술이 돌출된다(부루퉁한 표정을 지을 때). **넓은목근**(광경근, platysma)은 목의 피부를 긴장시켜 아랫입술을 아래로 끌어당긴다. 거울을 보면서 목의 피부를 긴장시키면 이 얇은 근육이 불거지는 것을 볼 수 있다.

볼근(협근, buccinator)은 음식을 씹을 때 볼을 치아 쪽으로 누른다(이 때문에 우리가 음식을 먹을 때 볼이 다람쥐처럼 불룩해지지 않는다). 영아는 젖을 빨 때 볼근을 이용한다. 몇몇 트럼펫 연주자는 트럼펫을 불 때 볼에 바람을 넣어서 볼근이 늘어나 있다.

표 8.1에 표정근육의 부착 부위와 운동을 요약했다. **그림 8.6**에는 이 근육이 특징적인 표정을 만들어 내는 방법을 나타냈다.

무엇을 배웠는가?

6 미소를 지을 때 수축해야 하는 표정근육은?

7 찌푸린 표정을 지을 때 입꼬리가 내려가게 하려면 어떤 근육이 수축해야 하는가?

표 8.1 얼굴 표정근육

부위/근육	작용	뼈에 붙는곳(B)/부드러운 조직에 붙는곳(S)	신경분포(10.9 참고)
머리덮개			
머리덮개근: 머리덮개근널힘줄과 뒤통수이마근의 두 힘살로 이루어짐			
뒤통수이마근 (후두전두근, occipitofron-tal muscle)의 이마힘살(frontal belly)	머리덮개와 눈썹을 움직임; 이마 피부에 주름이 지게 함	B: 이마뼈 S: 머리덮개근널힘줄	CN VII(얼굴신경)
뒤통수이마근 (후두전두근, occipitof-rontal muscle)의 뒤통수힘살(occipital belly)	머리덮개 뒤당김	B: 위목덜미선 S: 머리덮개근널힘줄	CN VII(얼굴신경)
코			
코근 (비근, nasalis)	콧등을 누르고 코끝을 내림; 콧구멍 가장자리를 올림	B: 위턱뼈와 콧방울연골 S: 코의 등쪽	CN VII(얼굴신경)
눈살근 (비근근, procerus)	코를 움직이고 주름이 지게 함	B: 코뼈와 옆쪽 코 연골 S: 콧등의 널힘줄과 이마의 피부	CN VII(얼굴신경)
입			
볼근 (협근, buccinator)	씹을 때 볼을 누르고 이 사이에 음식이 머무르게 함	B: 위턱뼈와 아래턱뼈의 이틀돌기 S: 입둘레근	CN VII(얼굴신경)
입꼬리내림근 (구각하제근, depressor anguli oris)	입꼬리를 아래쪽과 가쪽으로 움직임 ('찌푸림' 근육)	B: 아래턱뼈 S: 입 아래쪽 가장자리의 피부	CN VII(얼굴신경)
아래입술내림근 (하순하제근, depressor labii inferioris)	아랫입술을 아래쪽으로 움직임	B: 아래턱뼈의 몸통 중 중앙선보다 가쪽에 있는 부분 S: 아랫입술 피부	CN VII(얼굴신경)

(계속)

표 8.1	얼굴 표정근육(계속)		
부위/근육	**작용**	**뼈에 붙는곳(B)/부드러운 조직에 붙는곳(S)**	**신경분포(10.9 참조)**
입꼬리올림근 (구각거근, levator anguli oris)	입꼬리를 위쪽과 가쪽으로 움직임('미소' 근육)	B: 가쪽 위턱뼈 S: 입의 위쪽 가장자리 피부	CN VII(얼굴신경)
위입술올림근 (상순거근, levator labii superioris)	입술을 벌림; 윗입술을 들어 올리고 찡그림(윗니를 드러냄)	B: 광대뼈; 위턱뼈 S: 윗입술의 피부와 근육	CN VII(얼굴신경)
턱끝근 (이근, mentalis)	아랫입술을 내밂('부루퉁한 표정'); 턱에 주름이 지게 함	B: 중앙 아래턱뼈 S: 턱 피부	CN VII(얼굴신경)
입둘레근 (구륜근, orbicularis oris)	입술을 누르고 내밂('입맞춤' 근육)	B: 위턱뼈와 아래턱뼈; 다른 얼굴근육의 섬유와 섞임 S: 입을 둘러쌈; 입에 대해 비스듬한 방향으로 있는 피부와 근육	CN VII(얼굴신경)
입꼬리당김근 (소근, risorius)	입술 가장자리를 가쪽으로 움직임; 입술을 긴장시킴	B: 깨물근과 관련된 깊은근막 S: 입에 대해 비스듬한 방향으로 있는 피부	CN VII(얼굴신경)
큰광대근 (대관골근, zygomaticus major)	입 가장자리를 올림('미소' 근육)	B: 광대뼈 S: 입의 위 가쪽 가장자리에 있는 피부	CN VII(얼굴신경)
작은광대근 (소관골근, zygomaticus minor)	입 가장자리를 올림('미소' 근육)	B: 광대뼈 S: 윗입술 피부	CN VII(얼굴신경)
		눈	
눈썹주름근 (추미근, corrugator supercilii)	눈썹을 아래쪽과 안쪽으로 당김; 코 위에 세로 주름을 만듦	B: 눈썹활의 안쪽 끝 S: 눈확위모서리와 눈썹활 위쪽의 피부	CN VII(얼굴신경)
눈꺼풀올림근 (안검거근, levator palpebrae superioris)	위눈꺼풀을 올림	B: 나비뼈의 작은 날개 S: 위눈꺼풀판과 위눈꺼풀 피부	CN III(눈돌림신경)
눈둘레근 (안륜근, orbicularis oculi)	눈을 감음; 윙크, 깜빡임, 가늘게 뜸('깜빡임' 근육)	B: 눈확의 안쪽 벽 또는 가장자리 S: 눈꺼풀 주위의 피부	CN VII(얼굴신경)
		목	
넓은목근 (광경근, platysma)	아랫입술을 아래쪽으로 당김; 목근육을 긴장시킴	B: 세모근의 근막, 큰가슴근, 어깨뼈봉우리 S: 볼과 아래턱뼈의 피부	CN VII(얼굴신경)

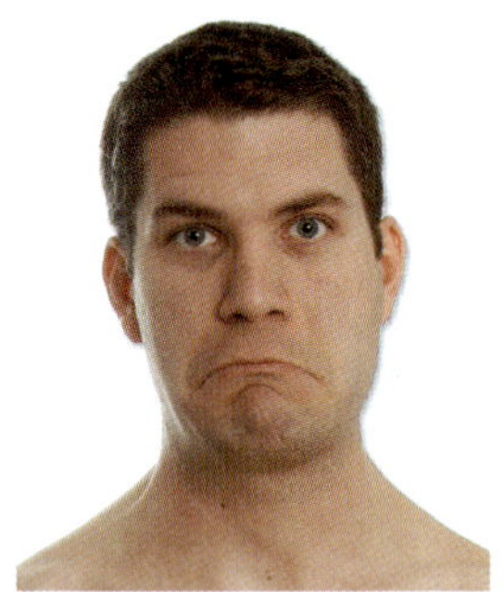
입꼬리내림근(구각하제근, depressor anguli oris muscle)(찌푸림)

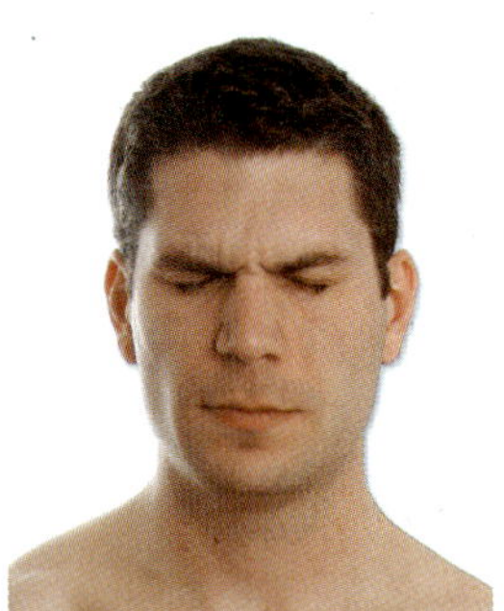
눈둘레근(안륜근, orbicularis oculi muscle) (깜빡임/눈 감음)

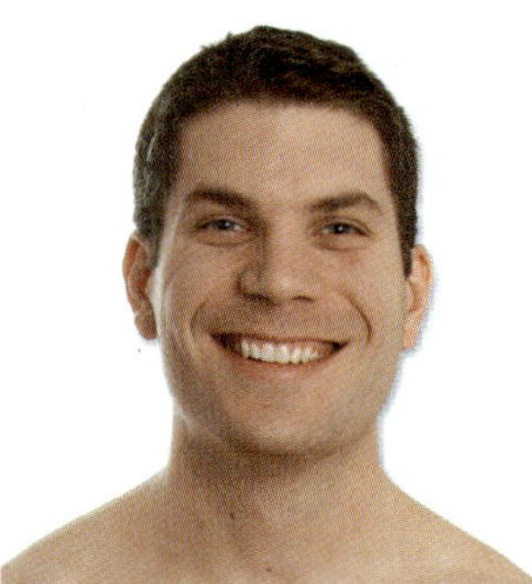
큰광대근(대관골근, zygomaticus major muscle)(미소)

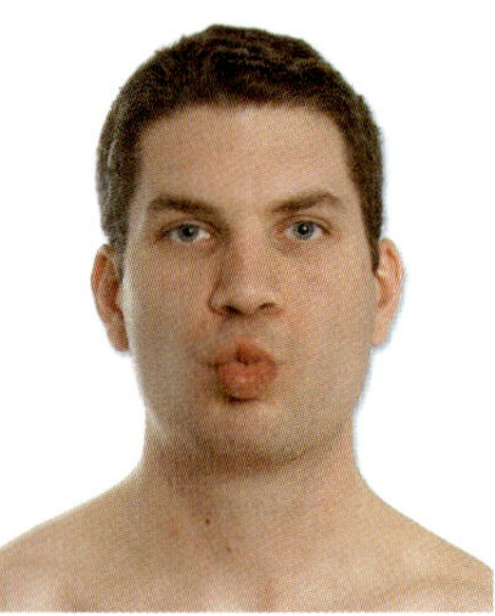
입둘레근(구륜근, orbicularis oris muscle) (입 다물기/입맞춤)

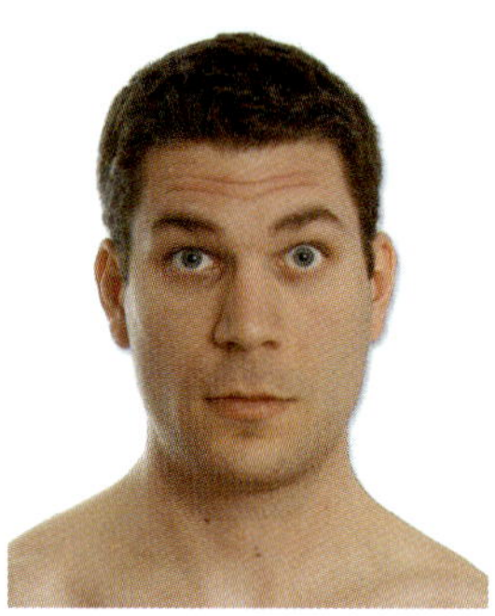
뒤통수이마근(후두전두근, occipitofrontal muscle)의 이마힘살(frontal belly) (이마에 주름 지음, 눈썹을 올림)

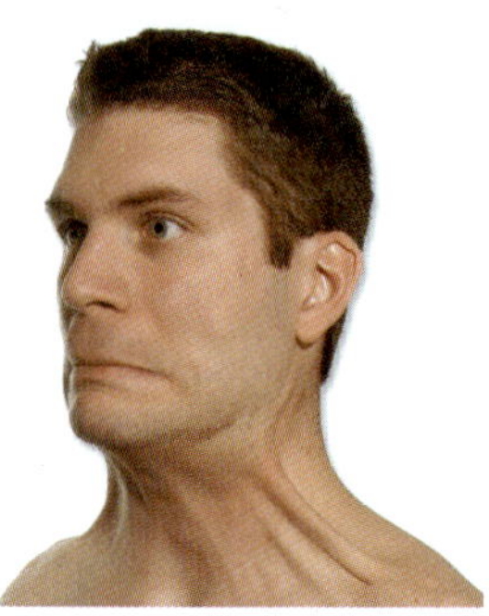
넓은목근(광경근, platysma) (목 피부를 긴장시킴)

그림 8.6 일부 표정근육의 표면해부학. 이 근육들은 소통의 수단으로 자주 사용되는 복잡한 표정을 만들어 낸다.

8.3b 바깥눈근육

학습목표

8. 여섯 가지 바깥눈근육과 친숙해지고 각 근육이 눈의 움직임에 어떻게 영향을 미치는지 서술한다.

9. 바깥눈근육에 분포하는 뇌신경 세 가지의 이름을 서술하고 각 신경이 작용하는 근육을 식별한다.

바깥눈근육(외안근, extrinsic eye muscle, extraocular muscle)은 눈을 움직인다. 이 근육은 흰자위막(공막, sclera)이라는 눈의 바깥 표면에 붙기 때문에 바깥눈근육이라고 부른다. 바깥눈근육은 총 여섯 가지이며, 곧은근 4개(안쪽, 가쪽, 아래, 위)와 빗근 2개(아래와 위)로 이루어져 있다(그림 8.7).

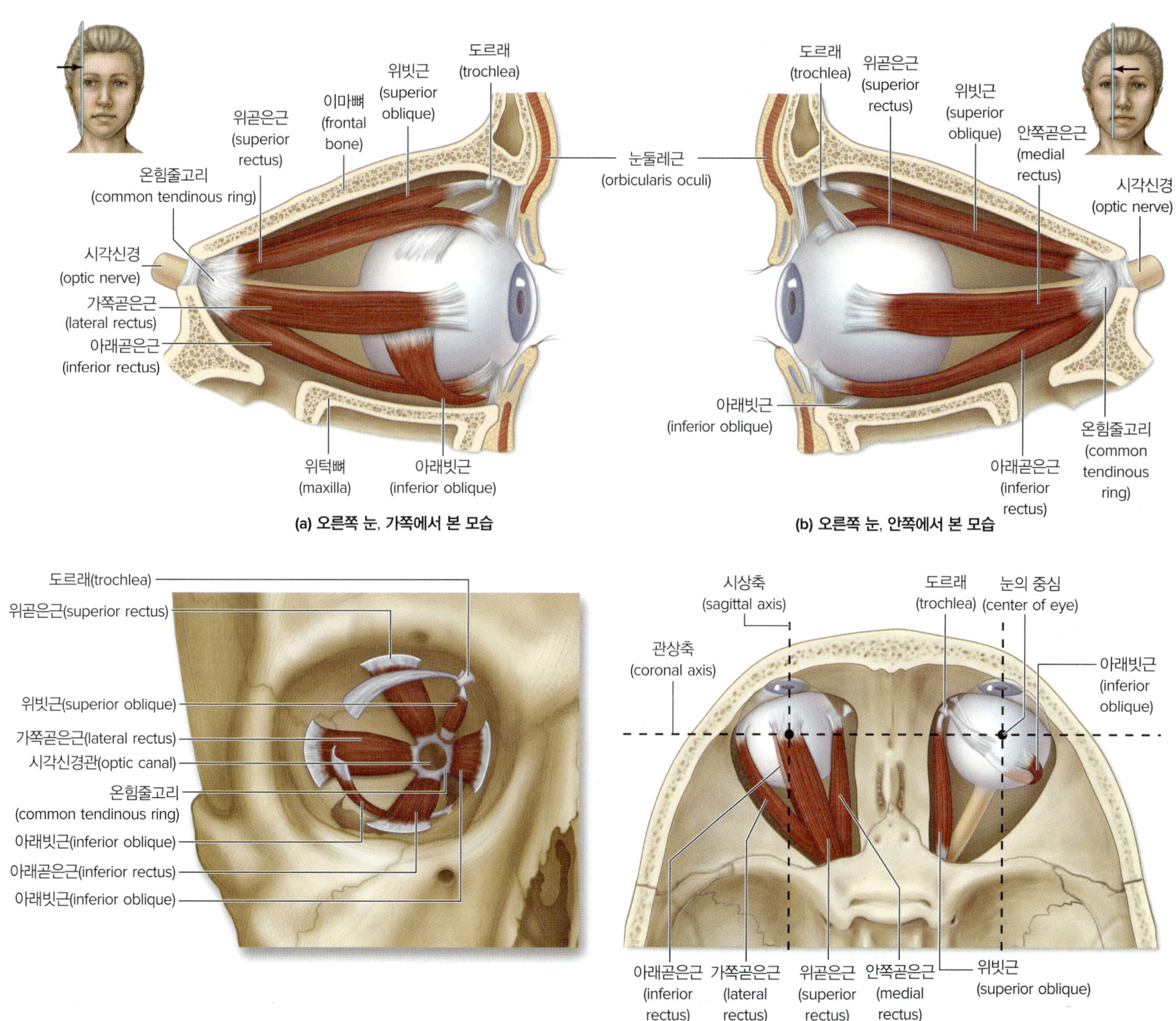

그림 8.7 바깥눈근육. 바깥눈근육은 눈의 움직임을 조절한다. 근육의 이름은 굵은 글씨체로 나타내었다. (a) 오른쪽 눈을 가쪽에서 본 그림으로 대부분의 바깥눈근육의 닿는곳을 볼 수 있다. (b) 오른쪽 눈을 안쪽에서 본 그림으로 안쪽곧은근을 잘 볼 수 있다. (c) 오른쪽 눈확을 앞쪽에서 본 그림으로 눈 근육 대부분의 붙는곳은 온힘줄고리이다. (d) 좌우 눈확을 위에서 내려다본 그림으로 곧은근과 빗근의 붙는곳의 차이와 이 차이가 눈의 움직임에 주는 영향을 볼 수 있다.

눈의 곧은근은 눈확의 **온힘줄고리**(총건륜, common tendinous ring)에서 일어나서 눈 앞부분에 붙으며, 눈을 기준으로 하여 각 근육의 위치에 따라 이름이 붙었다(안쪽, 가쪽, 아래, 위).

안쪽곧은근(내직근, medial rectus)은 눈의 앞 안쪽 표면에 부착되어 있으며, 눈을 안쪽으로 잡아당긴다(눈을 모은다). 이 근육에는 CN III(눈돌림신경)이 분포해 있다. **가쪽곧은근**(외직근, lateral rectus)은 눈의 앞 가쪽 표면에 부착되어 있으며, 눈을 가쪽으로 잡아당긴다(눈을 벌린다). 이 근육에는 **CN VI**(갓돌림신경)이 분포해 있다(신경의 이름을 보면 그 신경이 분포한 근육을 알 수 있다). **아래곧은근**(하직근, inferior rectus)은 눈의 앞 아래쪽에 부착되어 있으며, 눈을 아래(아래를 볼 때)와 안쪽(자신의 코를 볼 때)으로 잡아당긴다. **위곧은근**(상직근, superior rectus)은 위쪽에 있고 흰자위막의 앞 위쪽에 부착되어 있으며, 눈을 위(위를 볼 때)와 안쪽(자신의 코를 볼 때)으로 잡아당긴다. 아래곧은근과 위곧은근에는 CN III이 분포해 있다. 그림 8.7d를 보면 위곧은근과 아래곧은근이 눈의 가로축에 평행하게 눈을 직접 잡아당기지 않는다는 것을 알 수 있다. 두 근육은 눈을 약간 안쪽으로 움직인다.

눈의 빗근은 눈확 안쪽에서 일어나서 흰자위막(공막, sclera)의 뒤가쪽에 붙는다. **아래빗근**(하사근, inferior oblique)은 눈을 위로 올리고 가쪽으로 돌린다. 이 근육은 눈의 아래 뒤쪽에 부착되어 있으므로 이 근육이 수축하면 눈 뒤쪽이 아래로 당겨진다(그러나 눈의 앞쪽은 위로 올라간다). 이 근육에는 CN III이 분포해 있다. **위빗근**(상사근, superior oblique)은 눈을 누르고 가쪽으로 돌린다. 이 근육은 눈확 앞 안쪽의 **도르래**(trochlea)라는 고리를 지난다. 이 근육은 눈의 위 뒤쪽에 부착되어 있어서 이 근육이 수축하면 눈 뒤쪽이 위로 당겨진다(그러나 눈의 앞쪽은 아래로 내려간다). 이 근육에는 CN IV(도르래신경)가 분포한다(이 신경의 이름이 위빗근을 고정하는 도르래에서 나왔다는 데 주목하라).

표 8.2에서 바깥눈근육을 비교했다. 이 절에서 등장한 뇌신경을 살펴보려면 10.9절을 참조한다.

통합 INTEGRATE

학습전략 LEARNING STRATEGY

다음 식을 이용하면 눈 근육의 신경분포를 기억할 때 도움이 된다.

$$[(SO_4)(LR_6)]_3$$

설명하자면 위빗근(SO)에는 뇌신경 IV(4)가, 가쪽곧은근(LR)에는 뇌신경 VI(6)이, 나머지 눈 근육에는 뇌신경 III(3)이 분포해 있다.

무엇을 배웠는가?

8 눈을 벌리는(눈을 가쪽으로 움직이는) 바깥눈근육은 무엇인가?

표 8.2 바깥눈근육

근육군/근육	작용	눈확에 붙는곳(O)/안구에 붙는곳(E)	신경분포(10.9 참조)
곧은근			
안쪽곧은근 (medial rectus)	눈을 안쪽으로 움직임(눈을 모음)	O: 온힘줄고리 E: 눈의 앞 안쪽 표면	CN III(눈돌림신경)
가쪽곧은근 (lateral rectus)	눈을 가쪽으로 움직임(눈을 벌림)	O: 온힘줄고리 E: 눈의 앞 가쪽 표면	CN VI(갓돌림신경)
아래곧은근 (inferior rectus)	눈을 아래쪽(눈을 내림)과 안쪽으로 움직임(눈을 모음)	O: 온힘줄고리 E: 눈의 앞 아래 표면	CN III(눈돌림신경)
위곧은근 (superior rectus)	눈을 위쪽(눈을 올림)과 안쪽으로 움직임(눈을 모음)	O: 온힘줄고리 E: 눈의 앞 위 표면	CN III(눈돌림신경)
빗근			
아래빗근 (inferior oblique)	눈을 위쪽(눈을 올림)과 가쪽으로 움직임(눈을 벌림)	O: 위턱뼈의 눈확 앞 표면 E: 눈의 뒤쪽 아래, 가쪽 표면	CN III(눈돌림신경)
위빗근 (superior oblique)	눈을 아래쪽(눈을 내림)과 가쪽으로 움직임(눈을 벌림)	O: 나비뼈 E: 눈의 뒤쪽 위, 가쪽 표면	CN IV(도르래신경)

통합 INTEGRATE

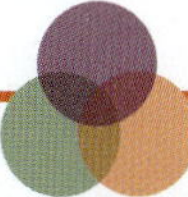

개념 연결 CONCEPT CONNECTION

시각 문제는 근육뼈대계통의 문제, 신경계통의 문제, 혹은 두 계통 모두의 문제로 일어날 수 있다. 예를 들어 오른쪽 눈을 돌릴 수 없으면 CN VI(갓돌림신경)이 손상되었을 수 있다(10.9 참조). 또 어떤 시각 문제는 바깥눈근육 하나가 약해져서 발생할 수 있으며, 이 근육 불균형을 바로잡으면(운동 또는 더 튼튼한 눈에 안대 하기) 문제를 완화할 수 있다. 따라서 의사는 환자의 시각 문제를 제대로 진단하기 위해 근육과 신경에 관한 정보를 통합해야 한다.

통합 INTEGRATE

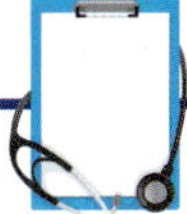

임상적 고찰 8.3 CLINICAL VIEW

사시(Strabismus and Diplopia)

바깥눈근육이 왼쪽과 오른쪽 눈을 동시에 움직임으로써 두 눈은 동일한 이미지에 초점을 맞춘다. 사시는 두 눈이 동일한 이미지에 초점을 맞출 수 없고, 한쪽 눈의 응시가 비정상인 상태이다. 사시는 뇌신경손상(10.9 참조)이나 한쪽 눈의 약한 눈근육에 의해서 발생하거나 뇌가 더 강한 눈에 있는 이미지를 선호할 때 발생할 수 있다. 사시를 가진 사람은 복시(diplopia, double vision)를 경험할 수 있다.

8.3c 입안과 인두의 근육

학습목표

10. 네 가지의 씹기근육이 저마다 아래턱뼈의 움직임에 어떻게 영향을 미치는지 서술한다.

11. 혀에 있는 내재근과 외재근 네 쌍의 작용에 대해 서술한다.

12. 인두의 세 가지 주요 근육이 어떤 기능을 하는지 설명한다.

입안과 인두의 근육은 씹는 동작을 돕고, 혀를 움직이며, 삼킨다.

› 씹기근육

씹기(저작, mastication)근육은 턱관절에서 아래턱뼈를 움직인다. 씹기근육은 각각 한 쌍씩의 관자근, 깨물근, 가쪽날개근, 안쪽날개근으로 이루어져 있다(**그림 8.8**). 씹기근육에는 CN V(삼차신경)가 분포한다.

관자근(측두근, temporalis muscle, temporal muscle)은 넓은 부채꼴의 근육으로 머리뼈의 관자선에서 시작되고 턱뼈의 갈고리돌기에 붙는다. 이 근육은 아래턱뼈를 올리고 뒤로 당긴다.

손가락을 자신의 관자놀이(눈확과 같은 높이의 머리뼈 가쪽)에 댄 채로 턱을 열었다 닫았다 하면 수축하는 관자근을 느낄 수 있다.

깨물근(교근, masseter)은 아래턱뼈를 올리고 앞으로 당긴다. 깨물근은 씹기근육 중 가장 강하고 중요하다. 이 짧고 굵은 근육은 관자근보다 얕은 쪽에 있다. 아래턱뼈의 각 가까이에 손을 대고 입을 벌렸다 다물었다 하면 깨물근의 움직임을 느낄 수 있다.

가쪽날개근(외측익돌근, lateral pterygoid)과 **안쪽날개근**(내측익돌근, medial pterygoid)은 나비뼈의 날개돌기에서 시작되며, 아래턱뼈에 닿는다. 두 날개근은 씹을 때 아래턱뼈를 내밀고 양옆으로 움직인다. 이 동작은 다양한 밀도의 음식물을 씹거나 갈 때 이의 효율성을 최대화한다. 안쪽날개근은 또 아래턱뼈를 올린다.

표 8.3에 씹기근육의 특징을 요약했다.

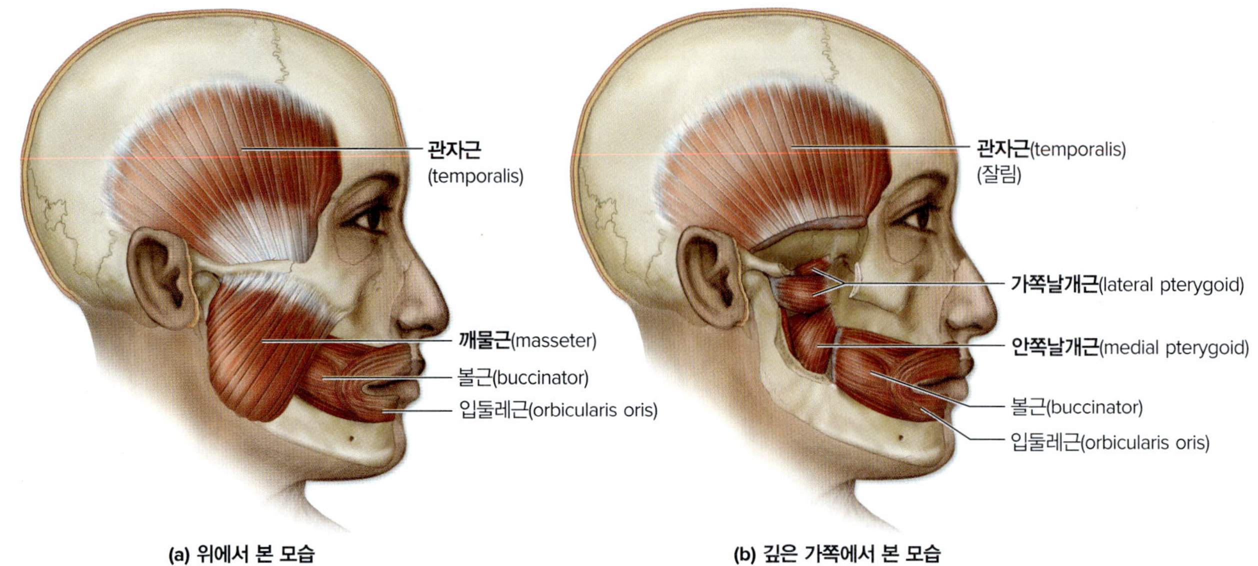

그림 8.8 씹기근육. 아래턱뼈를 움직이는 씹기근육(볼드체)을 (a) 위에서 본 모습, (b) 깊은 가쪽에서 본 모습.

표 8.3 씹기근육

근육	작용	위쪽 붙는곳(S)/아래쪽 붙는곳(I)	신경분포(10.9 참조)
관자근 (temporalis)	아래턱뼈의 올림과 뒤당김	S: 관자선의 위쪽과 아래쪽 I: 아래턱뼈의 갈고리돌기	CN V_3(삼차신경, 아래턱)
깨물근 (masseter)	아래턱뼈의 올림과 내밂; 아래턱뼈를 올릴 때 가장 큰 역할	S: 광대활 I: 갈고리돌기, 아래턱뼈의 가쪽 표면과 각	CN V_3(삼차신경, 아래턱)
안쪽날개근 (medial pterygoid)	아래턱뼈의 올림과 내밂; 아래턱뼈를 양옆으로 움직임	S: 위턱뼈, 입천장뼈, 가쪽날개판의 안쪽 표면 I: 아래턱뼈가지의 안쪽 표면	CN V_3(삼차신경, 아래턱)
가쪽날개근 (lateral pterygoid)	아래턱뼈의 내밂; 아래턱뼈를 양옆으로 움직임	S: 비뼈의 큰날개, 가쪽날개판의 가쪽 표면 I: 아래턱뼈의 관절돌기	CN V_3(삼차신경, 아래턱)

› 혀를 움직이는 근육

혀는 기민하고 잘 움직이는 기관이다. 혀에는 음식을 씹고 말할 때 혀를 말고, 쥐어짜고, 접는 내재근(intrinsic muscle)이 있다. 즉, 혀는 그 자체로 하나의 큰 근육이다.

혀의 외재근(extrinsic muscle)은 혀가 아닌 머리와 목의 부분에서 시작하며 혀에 붙는다. 외재근의 영어 이름들은 혀를 뜻하는 -glossus로 끝난다(**그림 8.9**). 이 근육들은 다양하게 조합되어, 정확하게 말하고 입안에서 음식을 움직일 때 필요한 정확하고 복잡하며 섬세한 움직임을 이룬다. 이 근육 중 대부분에는 혀밑신경인 CN XII가 분포한다.

좌우 턱끝혀근(이설골근, genioglossus muscle)은 아래턱뼈에서 시작하며 혀를 내미는 움직임을 담당한다. 좌우 붓혀근(경상설근, styloglossus muscle)은 관자뼈의 붓돌기에서 시작한다. 이 근육은 혀의 올림과 뒤당김을 담당한다(혀를 입에서 뒤쪽으로 당긴다). 좌우 목뿔혀근(설골설근, hyoglossus muscle)은 목뿔뼈에서 일어나고 혀의 내림과 뒤당김을 담당한다.

좌우 입천장혀근(구개설근, palatoglossus muscle)은 물렁입천장에서 시작하며 혀의 뒤쪽을 올린다.

표 8.4에 혀를 움직이는 근육의 특징을 요약했다.

› 인두근육

인두(pharynx)는 흔히 목구멍(throat)이라고 하며, 입안과 코안의 후방에 있는 깔때기 모양의 관이다. 여러 근육이 인두를 형성하거나 인두에 부착되어 삼키는 동작을 돕는다(**그림 8.10**). 대부분의 인두근육에는 CN X(미주신경)이 분포해 있다.

인두에서 가장 중요한 근육은 **위**, **중간**, **아래 인두수축근**(pharyngeal constrictor)이다. 음식덩이가 인두로 들어갈 때 이 근육들이 차례로 수축해 삼킴을 시작하고 음식물을 식도 아래로 민다. 다른 인두근육은 삼킬 때 입천장을 올리거나 긴장시킨다. 이 근육들을 **표 8.5**에 정리했다.

무엇을 배웠는가?

9 안쪽날개근과 가쪽날개근은 어떤 운동을 하는가?

10 혀의 외재근은 일반적으로 어떤 기능을 하는가?

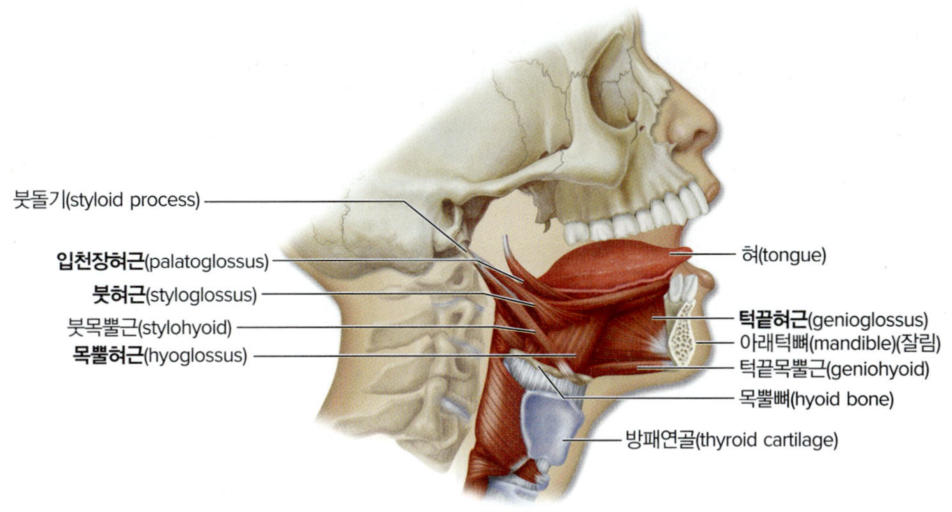

그림 8.9 혀를 움직이는 근육. 외재근(볼드체)은 혀 외의 구조에서 일어나서 혀에 붙는다. 외재근은 혀의 전체적인 움직임을 담당한다.

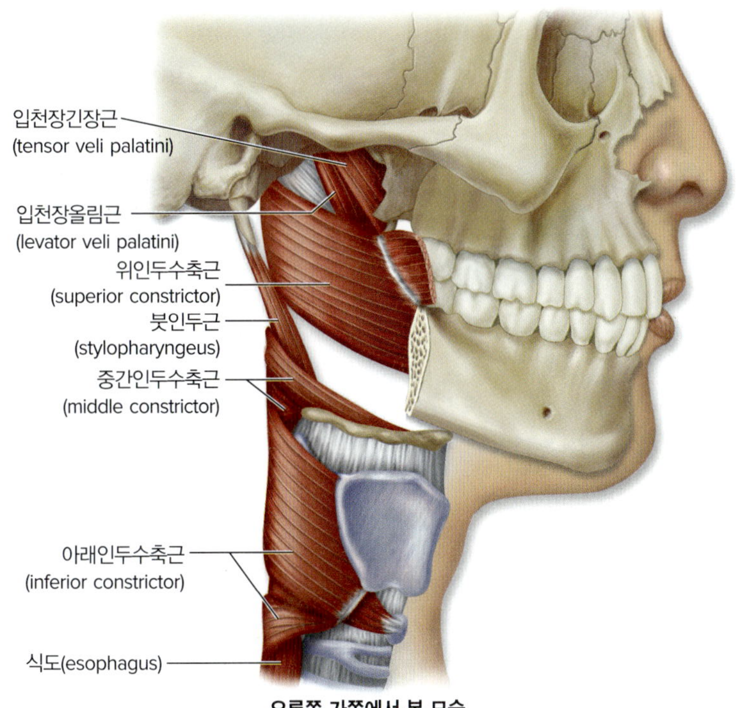

그림 8.10 인두수축근, 입천장근, 후두올림근. 목을 오른쪽 가쪽에서 본 그림으로 삼킬 때 인두를 수축시키는 근육, 입천장을 움직이는 근육, 후두를 올리는 근육을 나타냈다.

8.3d 목 앞쪽의 근육: 목뿔근

학습목표

13. 목뿔위근 4개와 목뿔아래근 4개의 작용을 대조한다.

목 전방의 근육은 목뿔뼈의 위쪽에 있는 목뿔위근과 목뿔뼈의 아래쪽에 있는 목뿔아래근으로 나눈다(**그림 8.11**).

목뿔위근(설골상근, suprahyoid muscle)은 입의 바닥과 관련이 있다. 일반적으로 이 근육은 함께 작용해 삼키거나 말할 때 목뿔뼈를 올린다. 이 근육 중 몇 가지는 다른 기능도 한다. 두힘살근(이복근, digastric)에는 앞힘살과 뒤힘살이 있다. 앞힘살은 목뿔뼈의 턱끝융기에서 뻗어 나오며 뒤힘살은 목뿔뼈에서 관자뼈의 꼭지돌기로 이어진다. 이 두 힘살을 섬유고리로 고정된 사이힘줄이 하나로 결합한다. 두힘살근은 목뿔뼈를 올릴 뿐 아니라 아래턱뼈를 내릴 수도 있다. 턱끝목뿔근(이설골근, geniohyoid)은 아래턱뼈의 턱끝가시와 목뿔뼈에 부착된다. 이 근육은 목뿔뼈를 올린다. 넓고 납작한 턱목뿔근(악설골근, mylohyoid)은 입의 바닥을 이루는 근육이다. 이 근육이 수축하면 목뿔뼈와 입 바닥이 올라간다. 좌우 턱목뿔근의 섬유는 V자 모양으로 배열되어 있다. 붓목뿔근(경상설골근, stylohyoid)은 머리뼈의 붓돌기와 목뿔뼈를 잇는다. 이 근육이 수축하면 목뿔뼈가 올라감으로써 삼킬 때 입

표 8.4 혀를 움직이는 근육

근육	작용	머리·목에 붙는곳(H)/혀에 붙는곳(T)	신경분포(10.9 참조)
턱끝혀근 (genioglossus)	혀의 내밂	H: 아래턱뼈의 턱끝가시 T: 혀의 아랫부분; 목뿔뼈	CN XII(혀밑신경)
붓혀근 (styloglossus)	혀의 올림과 뒤당김	H: 관자뼈의 붓돌기 T: 혀의 옆쪽과 아랫부분	CN XII(혀밑신경)
목뿔혀근 (hyoglossus)	혀의 내림과 뒤당김	H: 목뿔뼈 T: 혀의 아래 가쪽	CN XII(혀밑신경)
입천장혀근 (palatoglossus)	혀의 뒤쪽을 올림	H: 물렁입천장의 앞쪽 표면 T: 혀의 옆쪽과 뒤쪽	인두신경얼기를 통하는 CN X(미주신경)

표 8.5 인두의 근육

부위/근육	작용	이는곳(O)/닿는곳(I)	신경분포(10.9 참조)
		입천장근	
입천장올림근 (levator veli palatini)	삼킬 때 물렁입천장을 올림	O: 관자뼈의 바위부분 I: 물렁입천장	CN X(미주신경)
입천장긴장근 (tensor veli palatini)	삼키거나 하품을 할 때 입천장을 긴장시키고 귀관을 엶	O: 나비뼈; 귀관 주변부 I: 물렁입천장	CN V_3(삼차신경, 아래턱)
		인두수축근	
위수축근 (superior constrictor)	음식덩이를 식도로 밀기 위해 인두를 수축시킴; 위수축근이 가장 안에 있음	O: 나비뼈의 날개돌기; 아래턱뼈의 안쪽 표면 I: 뒤쪽 정중솔기(양쪽에서 온 근육섬유가 만남)	인두신경얼기의 가지를 통하는 CN X(미주신경)
중간수축근 (middle constrictor)	인두를 차례로 수축시킴	O: 목뿔뼈 I: 뒤쪽 정중솔기	인두신경얼기의 가지를 통하는 CN X(미주신경)
아래수축근 (inferior constrictor)	음식덩이를 식도로 밀기 위해 인두를 수축시킴; 아래수축근이 가장 바깥에 있음	O: 방패연골과 반지연골 I: 뒤쪽 정중솔기	인두신경얼기의 가지를 통하는 CN X(미주신경)
		후두올림근	
입천장인두근 (palatopharyngeus)	인두와 후두를 올림	O: 물렁입천장 I: 인두의 옆쪽과 후두의 방패연골	인두신경얼기의 가지를 통하는 CN X(미주신경)
귀관인두근 (salpingopharyngeus)	인두와 후두를 올림	O: 귀관 I: 인두의 가쪽 벽에서 입천장인두근과 섞임	인두신경얼기의 가지를 통하는 CN X(미주신경)
붓인두근 (stylopharyngeus)	인두와 후두를 올림	O: 관자뼈의 붓돌기 I: 인두의 옆쪽과 후두의 방패연골	인두신경얼기의 가지를 통하는 혀인두신경(CN IX)

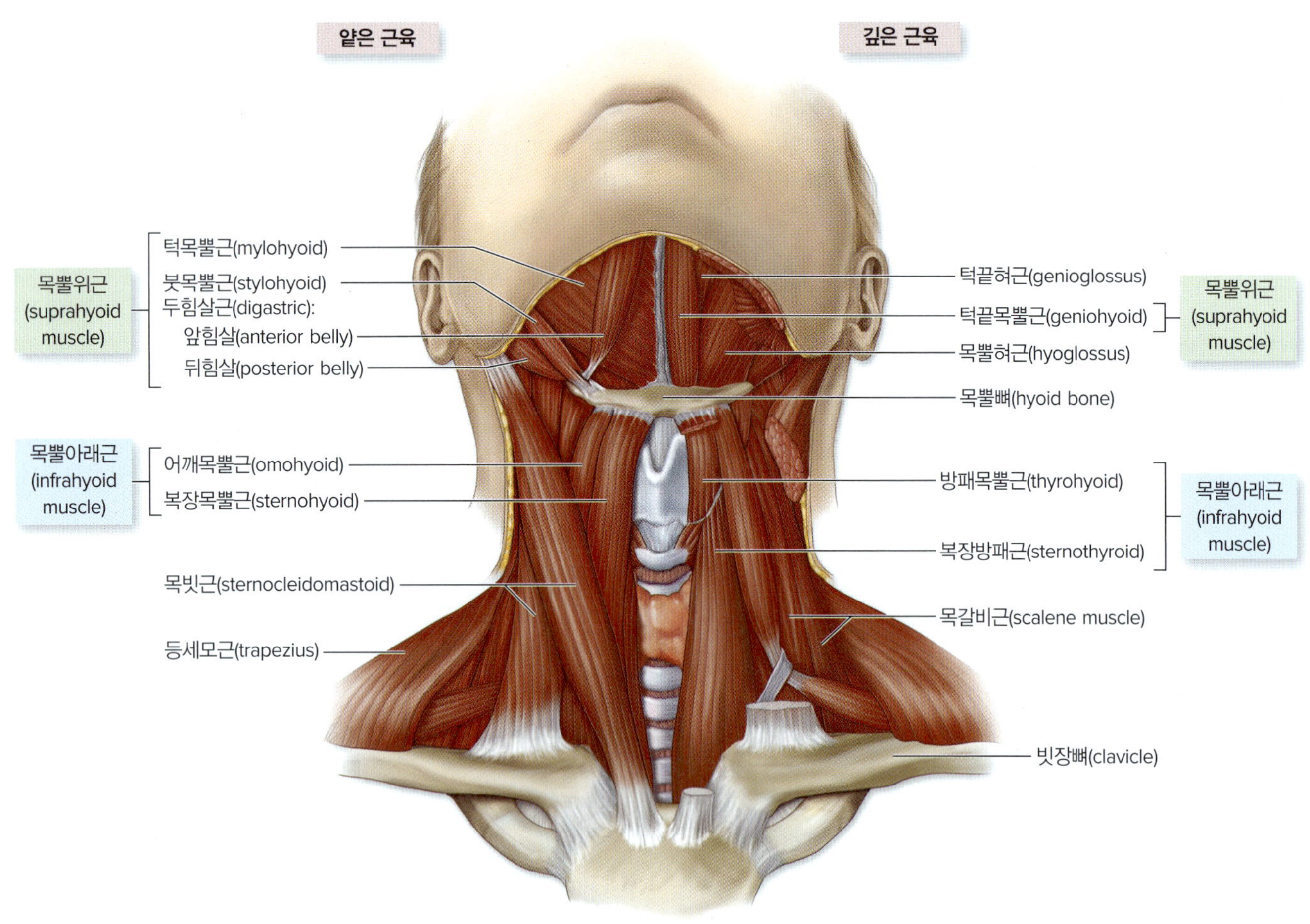

그림 8.11 목 앞쪽의 근육. 목 앞쪽의 근육은 목뿔뼈와 방패연골을 움직인다. 얕은 근육은 몸 오른쪽에, 깊은 근육은 몸 왼쪽에 나타냈다.

안 바닥이 길게 늘어난다.

삼킴이 끝나면 목뿔아래근(설골하근, infrahyoid muscle)이 수축하면서 목뿔뼈와 후두의 위치에 영향을 미친다. 일반적으로 이 근육은 목뿔뼈를 내리거나 후두의 방패연골을 내린다. 어깨목뿔근(견갑설골근, omohyoid)에는 근막 '걸이'로 고정된 2개의 가느다란 힘살이 있다. 어깨목뿔근은 복장목뿔근의 가쪽에 있으며, 어깨뼈의 위쪽 가장자리에서 시작되어 목뿔뼈에 닿고 목뿔뼈를 내린다. 복장목뿔근(흉골설골근, sternohyoid)은 복장뼈에서 시작되어 목뿔뼈에 닿고 목뿔뼈를 내린다. 복장방패근(흉갑상근, sternothyroid)은 복장목뿔근의 깊은 곳에 있다. 이 근육은 복장뼈에서 후두의 방패연골로 이어지며 삼킨 후 방패연골을 원래 자리로 돌려놓는다. 방패목뿔근(갑상설골근, thyrohyoid)은 후두의 방패연골에서 시작되어 목뿔뼈로 이어진다. 삼킬 때 목뿔뼈를 누르고 방패연골을 올려 후두를 닫는다. 어깨목뿔근, 복장목뿔근, 방패목뿔근은 목뿔뼈의 고정을 도와 두힘살근이 아래턱뼈를 누를 수 있도록 한다.

표 8.6에 이 근육들의 특징을 요약했다.

어떻게 생각하는가?

1 근육은 붙는곳에 따라 이름을 붙이는 경우가 많다. 이 점을 생각할 때 "어깨목뿔근"이라는 이름에는 어떤 의미가 있는가?

무엇을 배웠는가?

11 네 가지 목뿔위근을 열거하고 공통된 기능을 설명하라.

8.3e 머리와 목을 움직이는 근육

학습목표

14. 목 앞 가쪽의 근육과 목 뒤의 근육이 하는 작용을 비교하고 대조한다.

표 8.6 목 앞쪽의 근육

부위/근육	작용	위쪽 붙는곳(S)/아래쪽 붙는곳(I)	신경분포(10.9와 11.5d 참조)
		목뿔위근	
두힘살근 (digastric)	아래턱뼈를 내림; 목뿔뼈를 올림	S: 앞힘살: 아래턱뼈에서 턱끝융기에 가까운 부분; 뒤힘살: 꼭지돌기 I: 목뿔뼈(근막 걸이를 통함)	앞힘살: CN V_3(삼차신경, 아래턱뼈가지) 뒤힘살: CN VII(얼굴신경)
턱끝목뿔근 (geniohyoid)	목뿔뼈를 올림	S: 아래턱뼈의 턱끝가시 I: 목뿔뼈	CN XII(혀밑신경)을 지나는 첫째 경추신경(C1)
턱목뿔근 (mylohyoid)	목뿔뼈를 올림; 입 바닥을 올림	S: 아래턱뼈의 턱목뿔선 I: 목뿔뼈	CN V_3(삼차신경, 아래턱)
붓목뿔근 (stylohyoid)	목뿔뼈를 올림	S: 관자뼈의 붓돌기 I: 목뿔뼈	CN VII(얼굴신경)
		목뿔아래근	
어깨목뿔근 (omohyoid)	목뿔뼈를 내림; 입을 벌릴 때 목뿔뼈를 고정함	S: 어깨뼈의 위쪽 가장자리 I: 목뿔뼈	목신경고리를 지나는 경추신경 C1~C3 (목신경얼기에서 옴)
복장목뿔근 (sternohyoid)	목뿔뼈를 내림	S: 복장뼈의 복장뼈자루와 빗장뼈의 안쪽 끝 I: 목뿔뼈	목신경고리를 지나는 경추신경 C1~C3 (목신경얼기에서 옴)
복장방패근 (sternothyroid)	후두의 방패연골을 내림	S: 복장뼈자루의 후방 표면 I: 후두의 방패연골	목신경고리를 지나는 경추신경 C1~C3 (목신경얼기에서 옴)
방패목뿔근 (thyrohyoid)	목뿔뼈를 내리고 후두의 방패연골을 올림	S: 목뿔뼈 I: 후두의 방패연골	CN XII(혀밑신경)을 지나는 첫째 경추신경(C1)

머리와 목을 움직이는 근육은 척주, 가슴우리 및 팔이음뼈에서 일어나서 머리뼈에 닿는다(**그림 8.11**; 그림 8.12 참조).

› 목 앞 가쪽의 근육

목 앞 가쪽의 근육은 모두 머리와 목을 굽힌다. 여기서 중요한 근육은 목빗근과 3개의 목갈비근이다.

목빗근(흉쇄유돌근, sternocleidomastoid)은 굵은 선과 같은 근육으로 복장뼈와 빗장뼈에서 뻗어 나와 귀 뒤의 꼭지돌기로 향한다. 2개의 목빗근이 모두 수축하면[**양측 수축**(bilateral contraction)] 목의 굽힘이 발생한다. 한쪽 목빗근만 수축하면[**편측 수축**(unilateral contraction)] 그 쪽으로 머리의 옆굽힘이 발생하고 반대쪽으로 머리가 돌아간다. 예를 들어 왼쪽 목빗근이 수축하면 머리가 몸의 오른쪽으로 돌아간다. 3개의 **목갈비근**(사각근, scalene muscle; 앞, 중간, 뒤)은 목빗뼈와 함께 작용해 목을 굽힌다. 또 목갈비근은 강제들숨 때 첫 번째와 두 번째 갈비뼈를 올린다(19.5b 참조).

› 목 뒤쪽의 근육

목 뒤쪽에 있는 근육 중 다수는 함께 작용해 머리와 목을 편다(**그림 8.13**). 등세모근은 머리뼈에 부착되어 머리와 목의 폄 동작을 돕지만, 일차적인 기능은 팔이음뼈의 움직임을 돕는 것이다.

좌우 **머리널판근**(두판상근, splenius capitis), **목널판근**(경판상근, splenius cervicis), **머리반가시근**(두반극근, semispinalis capitis), **머리가장긴근**(두최장근, longissimus capitis)은 양측으로 수축해서 목을 편다. 이 근육들이 편측으로 수축하면 머리와 목이 같은 방향으로 돌아간다.

뒤통수밑근육으로 분류되는 근육으로는 위머리빗근, 아래머리빗근, 큰뒤머리곧은근, 작

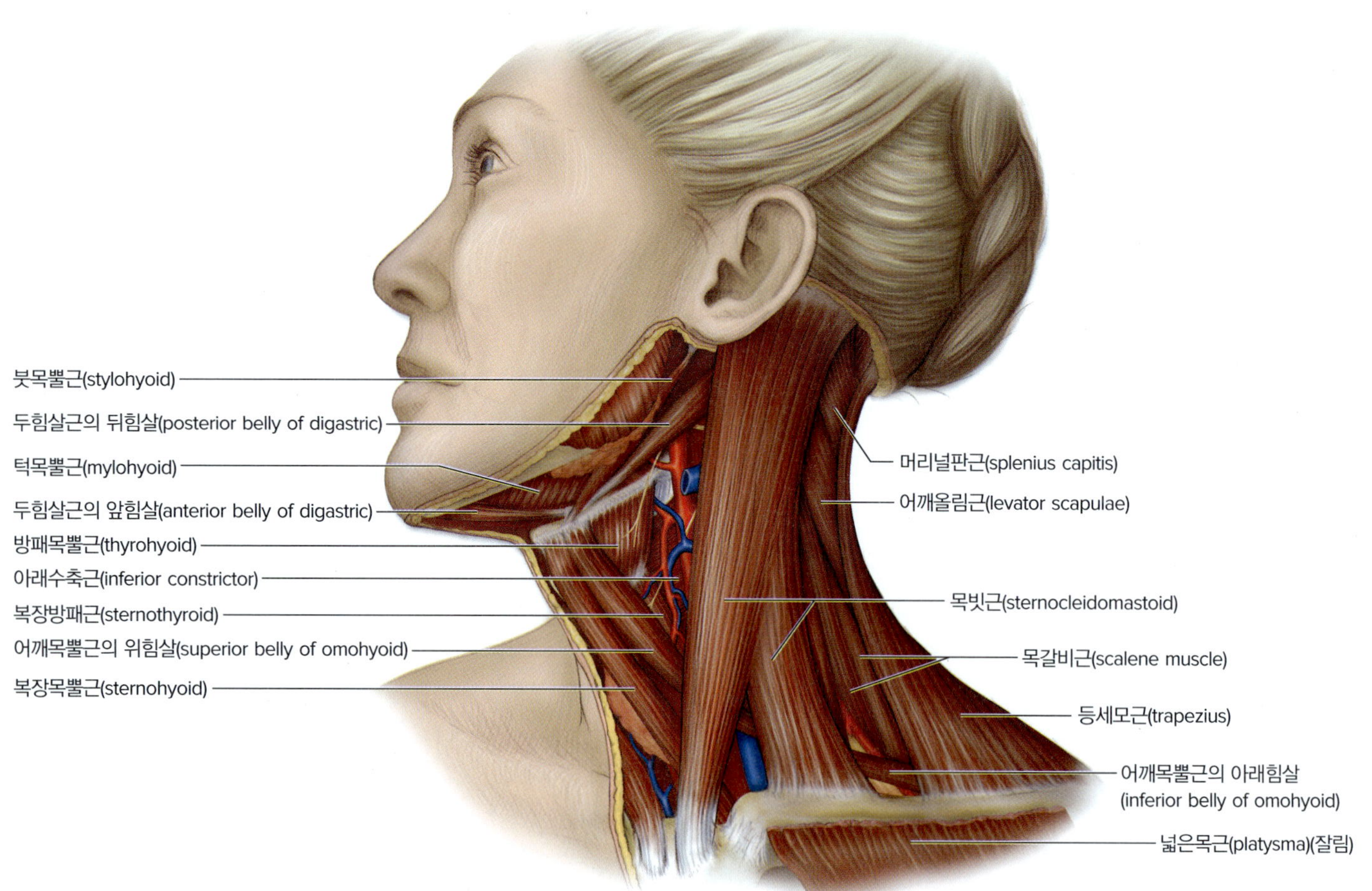

그림 8.12 머리와 목을 움직이는 근육. 앞 가쪽의 근육은 모두 목을 굽히며 뒤쪽의 근육은 머리와 목을 편다.

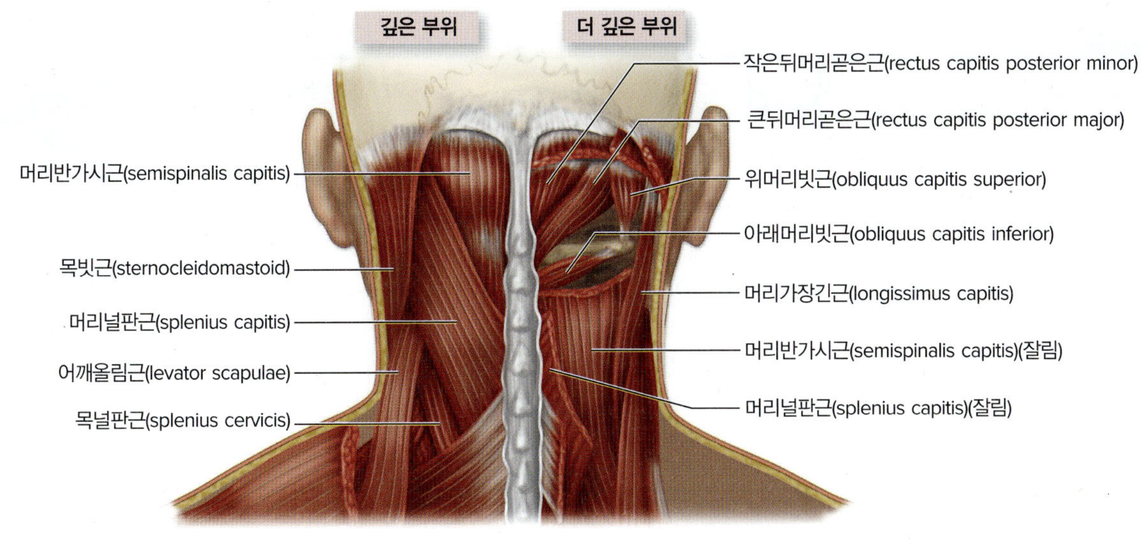

그림 8.13 목 뒤쪽의 근육. 머리와 목을 펴고 돌리는 깊은 부위 근육을 나타냈다.

은뒤머리곧은근이 있다. 빗근은 머리를 같은 쪽으로 돌리고 곧은근은 머리와 목을 편다.

표 8.7에서 머리와 목 근육의 특징을 요약했다.

무엇을 배웠는가?

12 목을 펴는 목 근육은 무엇인가? 목을 굽히는 목 근육은 무엇인가?

표 8.7 머리와 목을 움직이는 근육

근육	작용	위쪽 붙는곳(S)/아래쪽 붙는곳(I)	신경분포(10.9와 11.5c, d 참조)
목빗근 (sternocleidomastoid)	편측 수축[1]: 머리를 같은 방향으로 회전 양측 수축[2]: 목 굽힘	I: 꼭지돌기 S: 복장뼈자루와 빗장뼈의 복장끝	CN XI(더부신경)
목갈비근(앞, 중간, 뒤) [scalene muscles (anterior, middle, posterior)]	목 굽힘(1번 갈비뼈가 고정되어 있을 경우); 목이 고정되어 있을 때 강제들숨이 이루어지는 동안 1번과 2번 갈비뼈를 올림	I: 첫 번째와 두 번째 갈비뼈의 위쪽 표면 S: 목뼈의 가로돌기	경추신경
머리널판근과 목널판근 (splenius capitis and cervicis)	편측 수축: 머리를 같은 방향으로 돌림 양측 수축: 머리/목 폄	I: 뒤통수뼈와 관자뼈의 꼭지돌기 S: 목덜미인대	경추신경
머리가장긴근 (longissimus capitis)	양측 수축: 머리/목 폄	I: 꼭지돌기 S: T_1~T_4의 가로돌기와 C_4~C_7의 관절돌기	경추신경과 흉추신경
위머리빗근 (obliquus capitis superior)	머리를 같은 방향으로 돌림	I: 뒤통수뼈의 아래목덜미선 S: 고리뼈의 가로돌기	뒤통수밑신경 (C1 척수신경의 뒤가지)
아래머리빗근 (obliquus capitis inferior)	머리를 같은 방향으로 돌림	I: 고리뼈의 가로돌기 S: 중쇠뼈의 가시돌기	뒤통수밑신경 (C1 척수신경의 뒤가지)
큰뒤머리곧은근 (rectus capitis posterior major)	머리/목 폄	I: 뒤통수뼈의 아래목덜미선 S: 중쇠뼈의 가시돌기	뒤통수밑신경 (C1 척수신경의 뒤가지)
작은뒤머리곧은근 (rectus capitis posterior minor)	머리/목 폄	I: 뒤통수뼈의 아래목덜미선 S: 고리뼈의 뒤결절	뒤통수밑신경 (C1 척수신경의 뒤가지)

1. 편측 작용은 왼쪽이나 오른쪽 근육 중 한 근육만 수축한다는 의미이다.
2. 양측 작용은 왼쪽, 오른쪽 모든 근육이 수축한다는 의미이다.

통합 INTEGRATE

임상적 고찰 8.4 CLINICAL VIEW

선천근기운목

선천근기운목(congenital muscular torticollis, CMT)은 흔히 기운목(사경, wryneck)이라고도 한다. 신생아의 목빗근이 짧고 팽팽한 상태를 가리키며 아동기까지도 이어질 수 있다. 난산 또는 출생 전 태아의 자세로 인한 외상 때문에 발생하는 것으로 추정된다. 외상으로 근육조직에 혈종과 섬유화가 일어난다. 또 소아과 의사들은 신생아용 카시트에 담긴 채 차 바깥에 오랜 시간 방치된 신생아들에게 이 상태가 많이 발생할 수 있다고 보고했다. CMT 아동은 CMT가 발생한 부위로 머리를, 반대쪽으로는 턱을 자주 기울인다. 잘 때도 이 방향을 선호하기 때문에 쏠린머리증(머리가 납작해짐)이 동반되는 경우가 많다.

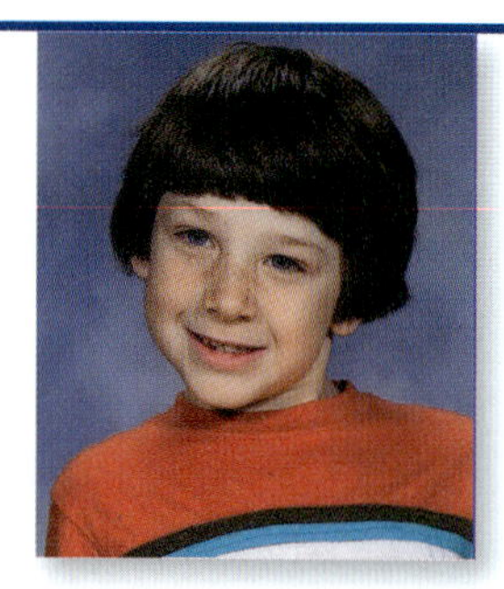

CMT 증상을 가진 7세 소년
©SC Photo

CMT는 하루에 여러 번 목빗근 스트레칭하기, 잠잘 때의 자세 바꾸기, CMT에 걸린 부분을 더 많이 사용하기로 치료한다. 새로운 치료법으로는 보툴리눔 독소 A형(보톡스)을 사용해 CMT에 걸린 근육의 수축을 저해하면서 스트레칭을 함께 실시하는 방법이 있다.

8.4 척주의 근육

학습목표

15. 척주세움근의 세 가지 근육군의 이름을 말하고 설명한다.

16. 가로돌기가시근과 허리네모근의 작용을 서술한다.

척주(등골뼈)의 근육은 매우 복잡해서 붙는곳이 다양하며 겹치는 부분이 많다(**그림 8.14**). 척주의 근육은 모두 가장 얕은 등근육으로 덮여 있으며, 이 근육이 실제로 위팔을 움직인다.

목은 사실 척주에 속한 부분이라는 점을 유념해야 한다. 따라서 앞에서 언급한 목을 펴는 뒤쪽 근육(목널판근, 머리널판근, 머리가장긴근, 머리반가시근)은 척주의 목뼈(경추) 부분을 편다.

척주세움근(척주기립근, erector spinae)은 자세를 유지하는 데 이용되고 사람이 똑바로 서도록 돕는다. 좌우 척주세움근이 함께 수축하면 척주가 펴진다. 한쪽 척주세움근만 수축하면 그쪽으로 척주의 옆굽힘이 일어난다.

척주세움근은 세 가지로 분류한다. 각 근육은 관련된 신체 부위에 따라 이름 지어졌다.

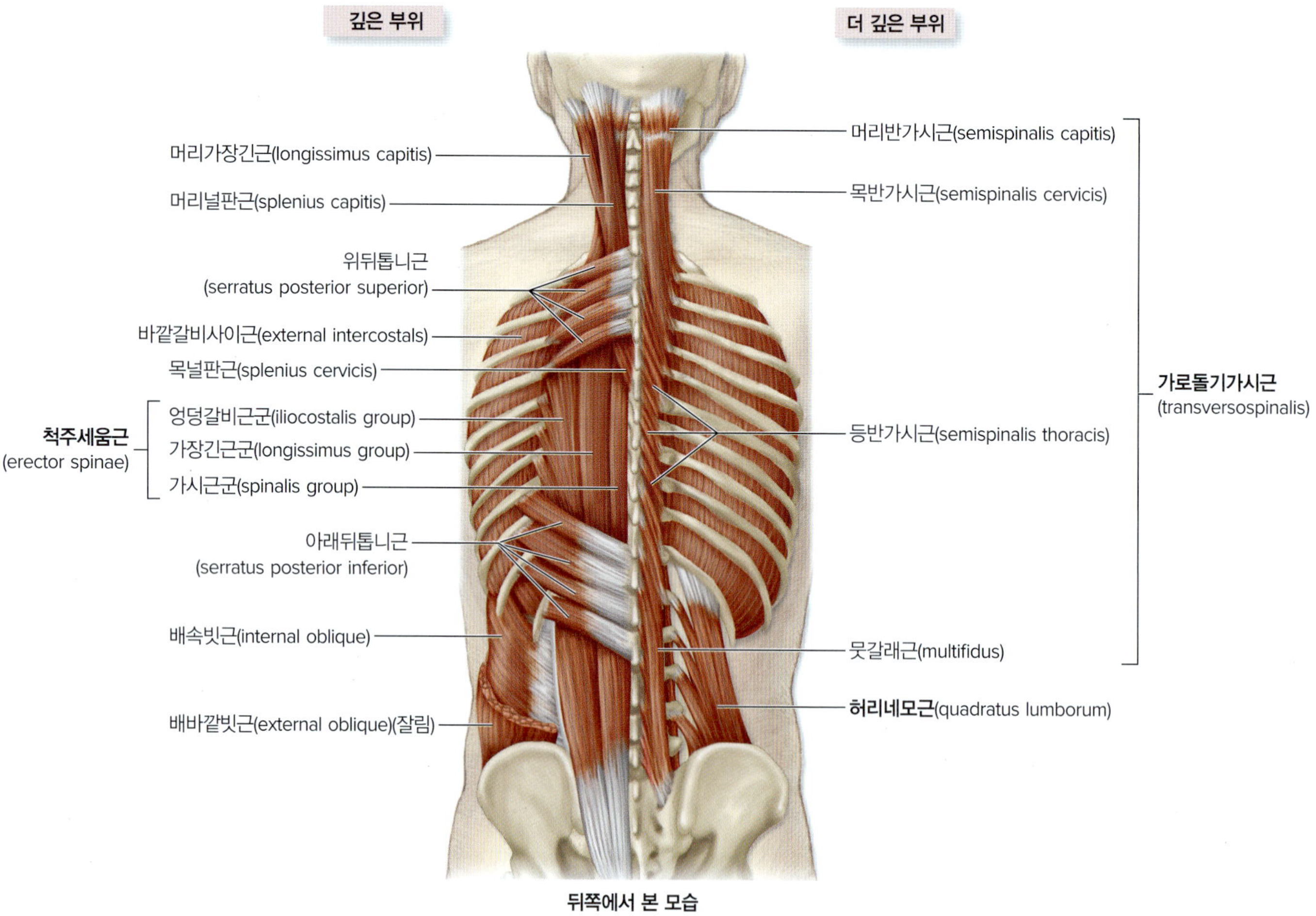

깊은 부위
더 깊은 부위
머리가장긴근(longissimus capitis)
머리널판근(splenius capitis)
위뒤톱니근 (serratus posterior superior)
바깥갈비사이근(external intercostals)
목널판근(splenius cervicis)
척주세움근 (erector spinae)
엉덩갈비근군(iliocostalis group)
가장긴근군(longissimus group)
가시근군(spinalis group)
아래뒤톱니근 (serratus posterior inferior)
배속빗근(internal oblique)
배바깥빗근(external oblique)(잘림)
머리반가시근(semispinalis capitis)
목반가시근(semispinalis cervicis)
등반가시근(semispinalis thoracis)
뭇갈래근(multifidus)
가로돌기가시근 (transversospinalis)
허리네모근(quadratus lumborum)
뒤쪽에서 본 모습

그림 8.14 척주 깊은 부위의 근육. 이 깊은 부위 근육은 척추, 목, 갈비뼈를 펴고 조정하며 안정시킨다. 깊은 부위 근육의 큰 분류를 볼드체로 나타냈다.

표 8.8	척주의 근육		
근육군/근육	작용	위쪽 붙는곳(S)/아래쪽 붙는곳(I)	신경분포(11.5c, d, f 참조)
		척주세움근	
엉덩갈비근육군 (iliocostalis group)	양측 수축: 목과 척주를 폄; 자세 유지 편측 수축: 척주의 옆굽힘	I: 갈비뼈의 각; 목뼈의 가로돌기 S: 엉덩뼈능선의 뒷부분에서 나온 힘줄, 엉치뼈 뒤쪽, 허리뼈 가시돌기	목신경, 가슴신경, 허리신경
가장긴근육군 (longissimus group)	양측 수축: 목과 척주를 폄; 자세 유지 편측 수축: 머리 돌림과 척주의 옆굽힘	I: 관자뼈의 꼭지돌기, 목뼈와 등뼈의 가로돌기 S: 엉덩뼈능선의 뒷부분에서 나온 힘줄, 엉치뼈 뒤쪽, 허리뼈 가시돌기	목신경, 가슴신경
가시근육군 (spinalis group)	양측 수축: 목과 척주를 폄; 자세 유지 편측 수축: 척주의 옆굽힘	I: 중쇠뼈와 등뼈의 가시돌기 S: 허리뼈의 가시돌기(등뼈 부분)와 C_7의 가시돌기(목뼈 부분)	목신경, 가슴신경
		가로돌기가시근	
뭇갈래근 (multifidus)	양측 수축: 척주를 폄 편측 수축: 척주를 반대쪽으로 돌림	I: 위쪽의 2~4구역 척주뼈의 가시돌기 S: 엉치뼈, 각 척주뼈의 가로돌기	목신경, 가슴신경, 허리신경
돌림근 (rotatores)	양측 수축: 척주를 폄 편측 수축: 척주를 반대쪽으로 돌림	I: 바로 위쪽 척추뼈의 가시돌기 S: 각 척추뼈의 가로돌기	목신경, 가슴신경, 허리신경
반가시근군 (semispinalis group)	양측 수축: 목과 척주를 폄 편측 수축: 목과 척주의 옆굽힘	I: 뒤통수뼈, 목뼈와 등뼈의 가시돌기 S: C_4~T_{12} 척추뼈의 가로돌기	목신경, 가슴신경
		척주 폄근과 옆굽힘근	
허리네모근 (quadratus lumborum)	양측 수축: 척주를 폄 편측 수축: 척주의 옆굽힘	I: 12번 갈비뼈; 허리뼈의 가시돌기 S: 엉덩뼈능선	가슴신경, 허리신경

- **엉덩갈비근군**(장늑근, iliocostalis group)은 세 종류 중 가장 가쪽에 있다. 목, 가슴, 허리의 세 부분으로 나뉜다.
- **가장긴근군**(최장근, longissimus group)은 엉덩갈비근군보다 안쪽에 있다. 가장긴근군의 섬유는 척추뼈의 가로돌기에 닿는다. 가장긴근군은 머리, 목, 가슴으로 나뉜다.
- **가시근군**(극근, spinalis group)은 가장 안쪽에 있다. 가시근군의 섬유는 척추뼈의 가시돌기에 닿는다. 가시근군은 목과 가슴으로 나뉜다.

척주세움근보다 깊은 곳에는 **가로돌기가시근**(횡돌기극근, transversospinalis muscle)이 있다. 가로돌기가시근은 척추뼈에 연결되어 척추뼈를 안정시키는 근육을 모두 가리키는 말이다. 이 부류에는 여러 가지 구체적인 근육이 포함되며, 각 근육은 **표 8.8**에 정리했다.

마지막 한 쌍의 근육은 척주가 움직이도록 돕는다. 이 **허리네모근**(요방형근, quadratus lumborum muscle)은 주로 허리 부분에 있다. 좌우 허리네모근이 양쪽으로 수축하면 척주가 펴진다. 좌우 허리네모근 중 한쪽만 수축하면 척주가 옆으로 굽는다.

무엇을 배웠는가?

13 척주세움근에 속하는 근육은 무엇이며, 척주세움근의 전반적인 작용은 무엇인가?

8.5 호흡근육

학습목표

17. 호흡과 관련된 앞뒤 가슴근육군을 열거하고 작용을 설명한다.

18. 호흡할 때와 뱃속 압력을 높일 때 가로막이 하는 역할을 서술한다.

호흡의 과정은 들숨과 날숨으로 이루어진다. **들숨**(흡기, inspiration)일 때는 여러 근육이 수축해 가슴안을 넓힘으로써 허파가 공기로 찰 수 있도록 한다. **날숨**(호기, expiration)일 때는 일부 호흡근육이 수축하고 나머지는 이완해 가슴안을 좁힘으로써 허파에서 공기를 밀어낸다.

호흡에 쓰이는 근육은 가슴의 앞과 뒤 표면에 있다. 이 근육들은 위팔을 움직이는 얕은 근육(가슴근, 등세모근, 넓은등근)으로 이루어져 있다.

가슴 뒤쪽에서는 두 가지 근육이 호흡을 돕는다. **위뒤톱니근**(상후방거근, serratus posterior superior)은 2~5번 갈비뼈에 부착되어 있으며(**그림 8.14**), 강제들숨에서 이 갈비뼈들을 올림으로써 가슴안을 가쪽으로 넓힌다. **아래뒤톱니근**(하후방거근, serratus posterior inferior)은 8~12번 갈비뼈에 부착되어 있으며, 강제날숨에서 이 갈비뼈들을 내린다.

호흡할 때 가슴 앞쪽에서는 여러 근육군이 가슴안을 넓힌다(**그림 8.15**). 목갈비근은 강제흡기에서 1번과 2번 갈비뼈가 올라가도록 도와 가슴안을 넓힌다.

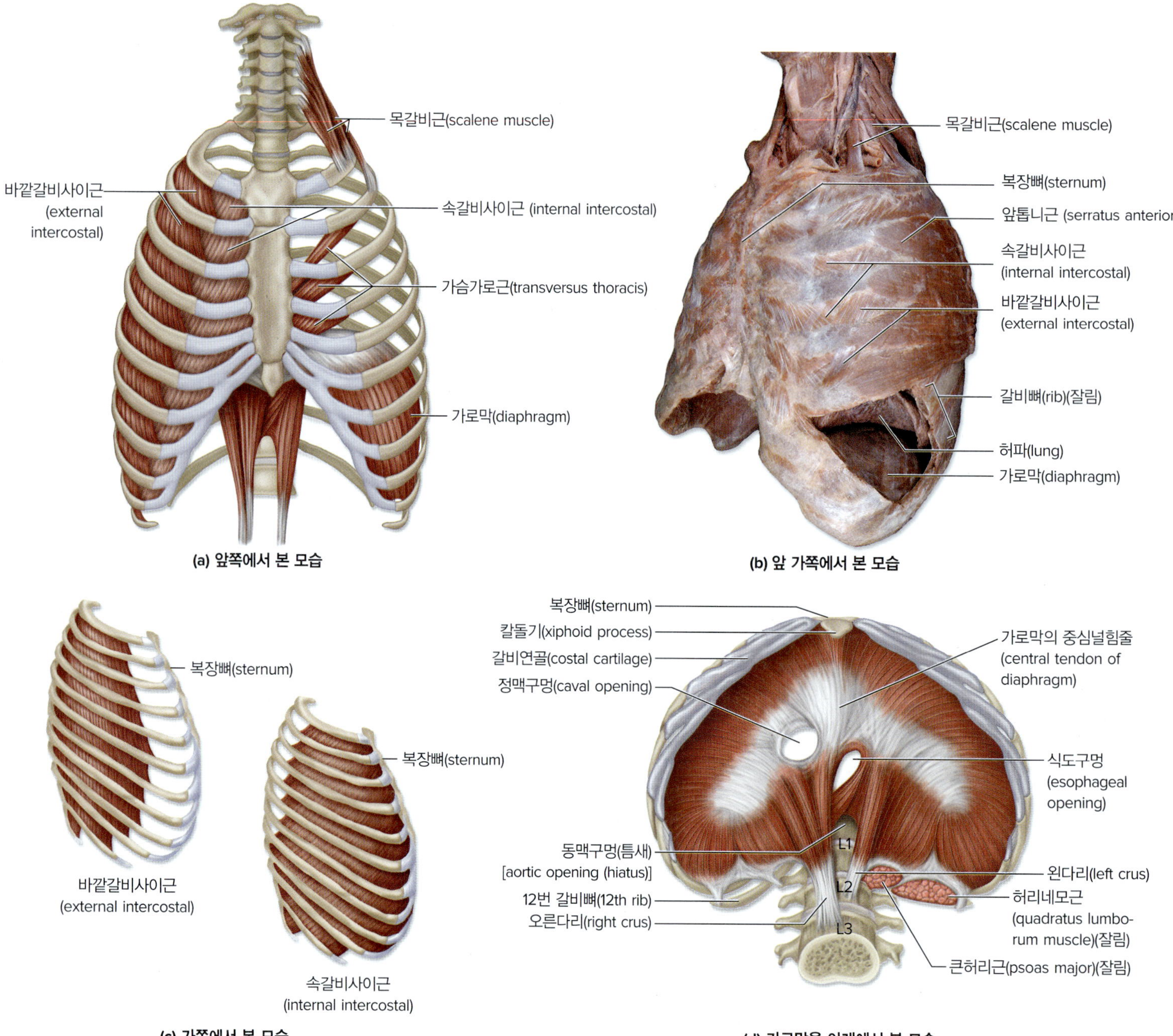

그림 8.15 호흡근육. 이 뼈대근육은 규칙적으로 수축해 가슴안의 넓이를 변화시킴으로써 호흡을 촉진한다. (a) 앞쪽에서 본 모습. (b) 앞 가쪽에서 본 표본 사진으로 아래 갈비뼈를 잘라 내 가슴안과 가로막의 위쪽 표면을 드러냈다. (c) 가쪽에서 본 모습으로 바깥갈비사이근과 속갈비사이근의 섬유 방향을 볼 수 있다. (d) 가로막을 아래에서 본 모습이다.

바깥갈비사이근(외늑간근, external intercostal)은 위쪽 갈비뼈에서 시작해 이웃한 아래쪽 갈비뼈를 향해 아래 안쪽으로 뻗어 있다. 바깥갈비사이근은 들숨 때 갈비뼈를 올림으로써 가슴안의 확장을 돕는다. 이 움직임은 양동이의 손잡이를 드는 것과 비슷하다. 손잡이(갈비뼈)가 올라가면 양동이(가슴안)의 중심과 손잡이 사이의 거리가 멀어진다. 따라서 바깥갈비사이근이 수축하면 가슴안의 가로공간이 넓어진다. **속갈비사이근**(내늑간근, internal intercostal)은 바깥갈비사이근보다 심부에 있으며, 근육섬유가 바깥갈비사이근에 대해 오른쪽으로 비스듬히 뻗어 있다. 속갈비사이근은 강제날숨 때만 갈비뼈를 내린다. 정상적이고 조용한 날숨의 경우는 근육이 능동적으로 움직이지 않는다. 작은 **가슴가로근**(흉횡근, transversus thoracis)은 가슴우리의 안쪽 표면을 가로질러 뻗으며 2~6번 갈비뼈에 부착되어 있다. 이 근육은 강제날숨에서 갈비뼈를 내린다.

마지막으로 **가로막**(횡격막, diaphragm)은 몸속에서 가슴안과 배안을 나누는 반구형의 근육이다('diaphragm'이라는 말은 구멍을 덮거나 나누는 근육 또는 근육군을 가리킨다). 가로막은 호흡과 관련된 가장 중요한 근육이다. 가로막의 근육섬유는 가장자리에서 섬유로 된 **중심널힘줄**(건중심, central tendon)로 수렴한다. 들숨일 때 가로막이 수축하고 중심널힘줄은 배안을 향해 아래쪽으로 당겨진다. 이로써 가슴안의 세로공간이 넓어진다.

표 8.9에 호흡과 관련된 근육의 특징을 요약했다. 호흡근육에 관한 더 자세한 내용은 19.5b절을 참조한다.

표 8.9	호흡근육		
근육	작용	위쪽 붙는곳(S)/아래쪽 붙는곳(I)	신경분포(11.5c, d 참조)
위뒤톱니근 (serratus posterior superior)	강제들숨에서 갈비뼈를 올림	I: 2~5번 갈비뼈의 가쪽 가장자리 S: C_7~T_3 척추뼈의 가시돌기	가슴신경
아래뒤톱니근 (serratus posterior inferior)	강제날숨에서 갈비뼈를 내림	I: 8~12번 갈비뼈의 아래쪽 가장자리 S: T_{11}~L_3 척추뼈의 가시돌기	가슴신경
목갈비근 (scalene muscle) (표 8.7 참조)			
바깥갈비사이근 (external intercostal)	조용한 들숨과 강제들숨에서 갈비뼈를 올림	I: 아래 갈비뼈의 위 가장자리 S: 위 갈비뼈의 아래 가장자리	목신경
속갈비사이근 (internal intercostal)	강제날숨에서 갈비뼈를 내림	I: 위 갈비뼈의 아래 가장자리 S: 아래 갈비뼈의 위 가장자리	가슴신경
가슴가로근 (transversus thoracis)	강제날숨에서 갈비뼈를 내림	I: 2~6번 갈비연골 S: 칼돌기의 뒤쪽 표면과 복장뼈의 하부	가슴신경
가로막 (diaphragm)	수축하면 흡기 때 가로막이 편평해져(아래쪽으로 움직임) 가슴안이 넓어짐; 배골반안의 압력을 높임	I: 중심널힘줄 S: 7~12번 갈비뼈의 아래쪽 안쪽 표면; 복장뼈의 칼돌기와 아래쪽 6개의 갈비연골; 허리뼈	가로막신경(C_3~C_5)

어떻게 생각하는가?

2 음식을 아주 많이 먹은 후에 심호흡을 하기 어려운 경우가 있다. 위창자길이 가득 차면 왜 심호흡을 하기가 어려워지는가?

무엇을 배웠는가?

14 바깥갈비사이근과 속갈비사이근의 작용을 비교하라.

15 가로막은 호흡에 어떻게 관여하는가?

8.6 배벽의 근육

학습목표

19. 네 쌍의 배근육을 열거한다.

20. 곧은근의 작용을 빗근 및 가로근과 비교한다.

배 부위의 배벽은 배 장기를 누르고 고정하는 네 쌍의 근육으로 강화된다. 이 근육은 각각 배바깥빗근, 배속빗근, 배가로근, 배곧은근이다(그림 8.16). 이 근육들은 또한 함께 작용해 척주를 굽히고 고정시킨다.

얕은 쪽에 있는 **배바깥빗근**(외복사근, external oblique)의 근육섬유는 아래쪽 안쪽을 향한다. 배바깥빗근은 가쪽 배벽을 이루며 앞으로 돌출되어 널힘줄을 이룬다. 아래쪽에서 배바깥빗근의 널힘줄은 튼튼한 줄과 같은 **샅고랑인대**(서혜인대, inguinal ligament)를 이룬다. 샅고랑인대는 위앞엉덩뼈가시에서 두덩결절로 뻗어 있다. 배바깥빗근의 바로 심부에는 배속빗근(내복사근, internal oblique)이 있다. 배속빗근의 근육섬유는 위 안쪽을 향하며 배바깥빗근에 대해서는 오른쪽을 향한다. 배바깥빗근과 마찬가지로 앞으로 돌출되어 널힘줄을 이룬다.

가장 깊은 곳에 있는 근육은 **배가로근**(복횡근, transversus abdominis)으로, 섬유가 배를 가로지르며 앞으로 돌출될 때 널힘줄이 있다. 이 세 근육이 편측 수축하면 척주의 옆굽힘이 일어난다. 또 척주가 반대쪽으로 회전한다.

배곧은근(복직근, rectus abdominis)은 긴 띠와 같은 형태이다. 복장뼈와 두덩결합 사이의 배벽 앞 안쪽에 세로로 끝에서 끝까지 뻗어 있다. 배곧은근은 섬유로 된 3개의 **나눔힘줄**(tendinous inter-section)을 통해 네 구획으로 나뉘며, 이 부분을 흔히 '식스팩'이라고 한다. 배곧은근은 **배곧은근집**(복직근초, rectus sheath)이라는 섬유 속에 들어있으며, 배곧은근집은 배바깥빗근, 배속빗근, 배가로근의 널힘줄로 이루어져 있다. 좌우 배곧은근집은 **백선**(linea alba)이라는 세로 방향의

통합 INTEGRATE

개념 연결 CONCEPT CONNECTION

가로막이 수축하면 배안이 눌려 뱃속 압력이 높아진다. 뱃속 압력이 높아져야 소변을 볼 수 있고(20.7c 참조), 대변을 볼 수 있으며(21.3d 참조), 출산을 할 수 있다. 가로막의 움직임은 정맥혈을 몸의 아래쪽 절반에서 심장으로 돌려보내는 데에도 중요하다.

통합 INTEGRATE

학습전략 LEARNING STRATEGY

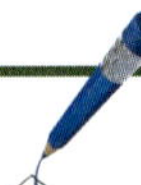

바깥갈비사이근과 배바깥빗근의 섬유는 방향이 같다(아래쪽 안쪽). 주머니에 손을 넣었을 때 손의 방향을 생각하면 된다.

속갈비사이근과 배속빗근의 섬유는 바깥 근육과 수직(반대) 방향, 즉 위쪽 안쪽을 향한다.

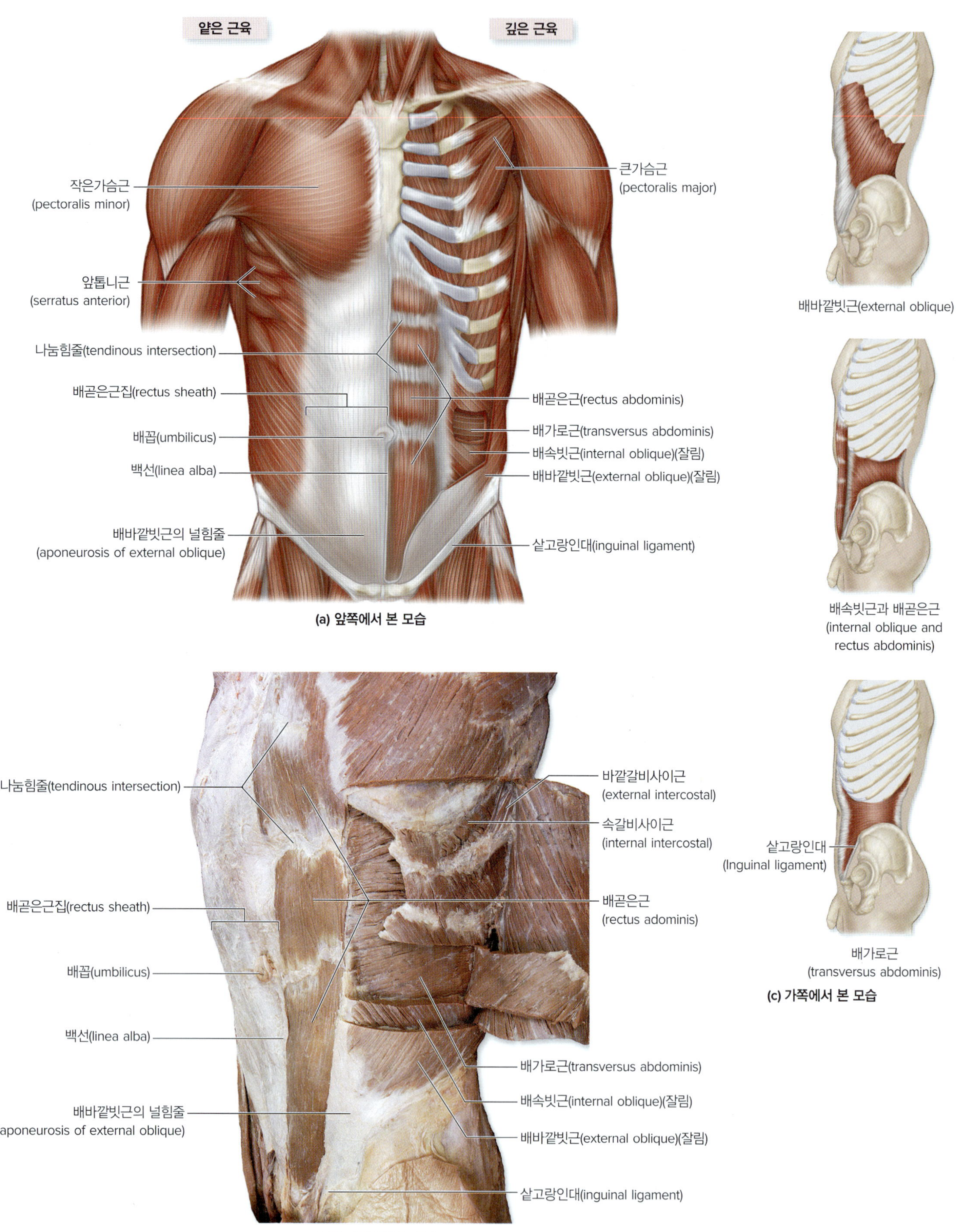

그림 8.16 배벽의 근육. 배근육은 뱃속에 있는 것들을 누르고 척주를 굽힌다. (a) 앞쪽에서 본 모습으로 몇몇 얕은 근육과 깊은 근육이 나타나 있다. (b) 배벽의 근육을 앞 가쪽에서 보여 주는 표본 사진, (c) 얕은 곳과 깊은 곳에 있는 배근육을 나타낸 그림이다.

표 8.10 배벽의 근육

근육	작용	위쪽 붙는곳(S)/아래쪽 붙는곳(I)	신경분포(11.5c, f 참조)
배바깥빗근 (external oblique)	편측 수축[1]: 척주의 옆굽힘; 척주가 반대쪽으로 돌아감 양측 수축[2]: 척주의 굽힘, 배벽을 누름	S: 아래 8개 갈비뼈의 바깥쪽과 아래쪽 가장자리(5~12번 갈비뼈) I: 백선에 넓은 널힘줄의 형태로 닿음; 엉덩뼈능선의 일부	척수신경 T8~T12, L1
배속빗근 (internal oblique)	편측 수축: 척주의 옆굽힘; 척주가 반대쪽으로 돌아감 양측 수축: 척주의 굽힘, 배벽을 누름	S: 허리근막, 샅고랑인대, 엉덩뼈능선 I: 백선, 두덩뼈능선, 갈비뼈의 아래쪽 표면(마지막 4개)(9~12번 갈비뼈); 8~10번 갈비뼈의 갈비연골	척수신경 T8~T12, L1
배가로근 (transversus abdominis)	편측 수축: 척주의 옆굽힘 양측 수축: 척주의 굽힘, 배벽을 누름	S: 엉덩뼈능선, 아래 6개 갈비뼈의 연골(7~12번 갈비뼈); 허리근막; 샅고랑인대 I: 백선, 두덩뼈능선	척수신경 T8~T12, L1
배곧은근 (rectus abdominis)	척주의 굽힘, 배벽을 누름	S: 두덩결합에 가까운 두덩뼈의 위쪽 표면 I: 복장뼈의 칼돌기; 5~7번 갈비뼈의 아래쪽 표면	척수신경 T7~T12

1. 편측 작용은 왼쪽이나 오른쪽 근육 중 한 근육만 수축한다는 의미이다.
2. 양측 작용은 왼쪽, 오른쪽 모든 근육이 수축한다는 의미이다.

섬유띠로 이어져 있다.

표 8.10에 배벽 근육의 특징을 요약했다.

여기까지 학습하면서, 공통된 기능을 수행하기 위해 여러 근육이 함께 작용할 수 있다는 사실을 알 수 있었을 것이다. 예를 들어 여러 목근육과 등근육이 함께 작용해 척주를 편다. 공통된 기능을 바탕으로 근육에 대해 학습하면 해부학의 정보를 완전히 이해하는 데 도움이 될 것이다. **표 8.11**에는 공통된 기능을 바탕으로 다양한 몸통 근육 및 근육군의 작용을 요약했다. 여러 기능을 하는 근육은 여러 근육군에 포함시켰다.

무엇을 배웠는가?

16 배근육이 주로 하는 작용은 무엇인가?

통합 INTEGRATE

임상적 고찰 8.5 CLINICAL VIEW

탈장

내장, 특히 장의 일부가 배안의 근육벽 중에서 약한 지점을 통해 튀어나온 상태를 **탈장**(hernia)이라고 한다. 탈장된 장이 부어서 그 자리에 갇히면 심각한 의학적 문제가 발생할 수 있다. 갇힌 부분의 혈류가 줄어서 그 부분의 장이 괴사할 수 있다. 이 상태를 꼬인탈장(strangulated intestinal hernia)이라고 하는데, 매우 고통스러우며 즉시 치료하지 않으면 생명이 위험할 수 있다.

살굴탈장은 어떻게 발생하며 왜 남성이 더 취약한가?

탈장의 흔한 유형 두 가지로 샅굴탈장과 넙다리탈장이 있다. **샅굴탈장**(서혜탈장, inguinal hernia)은 탈장 중 가장 흔한 유형이다. 샅굴은 배벽에서 가장 취약한 부분 중 하나이다. 이 부분 안에는 남성의 정삭이 지나는 샅굴이 있으며, 여성의 경우는 이보다 작은 원인대가 있다. 샅굴과 **얕은샅굴구멍**(표재서혜공, superficial inguinal ring)은 배벽에서 파열이나 분리가 자주 일어나는 부분이다. 남성은 정삭이 지날 수 있을 정도로 샅굴과 얕은샅굴구멍이 더 크기 때문에 여성보다 샅굴탈장이 일어나기 쉽다. 무리해서 무거운 물건을 들 때와 같이 배안의 압력이 증가하면 작은창자의 일부가 샅굴로 밀려날 수 있다. 샅굴탈장은 두 가지로 나눌 수 있다.

- 직접샅굴탈장(직접서혜탈장, direct inguinal hernia)에서는 작은창자의 고리가 얕은샅굴구멍으로 직접 빠져나오지만 샅굴구멍의 길이 전체만큼 빠져나오지는 않고 배벽 아래 앞쪽에 불룩하게 튀어나온다. 이 유형의 탈장은 배근육이 잘 발달하지 않고 배가 나온 중년 남성에게 흔히 나타난다.
- 간접샅굴탈장(간접서혜탈장, indirect inguinal hernia)에서는 빠져나온 장이 얕은샅굴구멍 전체에 차며 심지어 음낭까지 닿을 수 있다. 탈장의 경로와 정삭이 지나는 경로가 같기 때문이다. 이 유형의 탈장은 고환이 음낭으로 가는 배아 경로가 퇴행하지 않은 선천성 기형인 열린고환집돌기흔적(patent processus vaginalis)이 있는 젊은 남성 또는 남자아이에게 많이 일어난다.

의사는 어떻게 샅굴탈장을 진단하는가?

먼저 의사는 2개의 샅고랑인대(얕은샅굴구멍 아래쪽에 있음)와 두덩결절(얕은샅굴구멍 바로 아래 안쪽에 있음)을 찾음으로써 얕은샅굴구멍을 찾아내야 한다. 의사는 얕은샅굴구멍으로 인해 생긴 움푹한 곳에 손가락을 넣은 다음 환자에게 고개를 돌리고 기침을 하도록 요청한다. 기침을 하면 뱃속 압력이 증가하며, 혹시 문제가 있다면 이때 얕은샅굴구멍으로 장의 일부가 밀려나오기 때문이다. 환자가 기침을 하는 동안 의사는 얕은샅굴구멍을 촉진해 장이 튀어나오는지 확인한다.

넙다리탈장과 샅굴탈장은 어떻게 다른가?

넙다리탈장(대퇴탈장, femoral hernia)은 샅고랑인대 바로 아래쪽의 넙다리삼각이라는 부위와 맞닿는 위쪽 넙다리에서 일어난다. 넙다리삼각의 안쪽 부분은 비교적 약하며 부상에 취약해 작은창자고리가 튀어나올 수 있다. 여성은 골반이 넓기 때문에 넙다리삼각도 넓어서 넙다리탈장이 일어나기가 더 쉽다.

표 8.11 몸통뼈대의 근육작용

머리, 목, 척주 폄	머리, 목, 척주 굽힘	척주 옆굽힘	머리/목 한쪽 돌림	갈비뼈 올림	갈비뼈 내림
널판근[2]	목빗근[2]	허리네모근[1]	목빗근[1]	위뒤톱니근	아래뒤톱니근
척추세움근[2](엉덩갈비근, 가장긴근, 가시근)	목갈비근[2]	배바깥빗근[1]	널판근[1]	바깥갈비사이근	속갈비사이근
허리네모근[2]	배바깥빗근[2]	배속빗근[1]	머리가장긴근[1]	목갈비근 (1~2번 갈비뼈만)	가슴가로근
가로돌기가시근육군[2]	배속빗근[2]	배가로근[1]	아래머리빗근[1]		
큰뒤머리곧은근과 작은뒤머리곧은근[2]	배곧은근[2]		위머리빗근[1]		

1. 편측 수축
2. 양측 수축

8.7 골반바닥의 근육

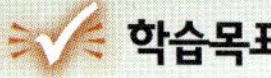

학습목표

21. 골반바닥 근육의 기능을 서술한다.

22. 샅의 경계를 파악한다.

골반안의 바닥은 세 층의 근육과 관련된 근막으로 이루어져 있으며, 이 근육과 근막을 **골반가로막**(pelvic diaphragm)이라고 한다. 골반가로막은 궁둥뼈와 두덩뼈에서 시작해 골반출구를 가로질러 엉치뼈와 꼬리뼈까지 뻗어 있다. 이 근육들은 골반바닥을 이루고 골반의내장을 지탱한다(**그림 8.17**).

다리 사이의 마름모꼴 부분을 **샅**(회음, perineum)이라고 한다. 샅에는 특징적인 뼈 표지 4개가 있다. 앞쪽에는 두덩결합, 뒤쪽에는 꼬리뼈, 양옆에는 궁둥뼈결절이 있다. 궁둥결절 사이에 가로선을 그어 샅을 두 부분으로 나누면, 앞쪽의 **비뇨생식부위**(요생식부, urogenital triangle)에는 바깥생식기관과 요도가 있고, 뒤쪽의 **항문부위**(anal triangle)에는 항문이 있다(**그림 8.17b, c**).

표 8.12에 골반바닥과 샅의 근육에 대해 요약했다.

무엇을 배웠는가?

17 골반바닥 근육은 어떤 기능을 하는가?

통합 INTEGRATE

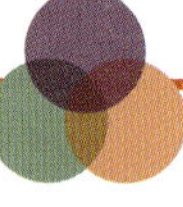

개념 연결 CONCEPT CONNECTION

골반바닥의 근육은 분만 후 늘어나거나 찢어질 수 있으므로 여성은 골반 장기를 충분히 지탱하지 못할 수 있다. 나이가 들면 이 때문에 더 큰 문제가 생길 수 있다. 출산 경험이 있는 여성은 요실금(소변이 샘)을 흔히 겪는다. 골반바닥 근육을 강화하면(필라테스나 케겔 운동 등을 통해)이 문제를 완화할 수 있다.

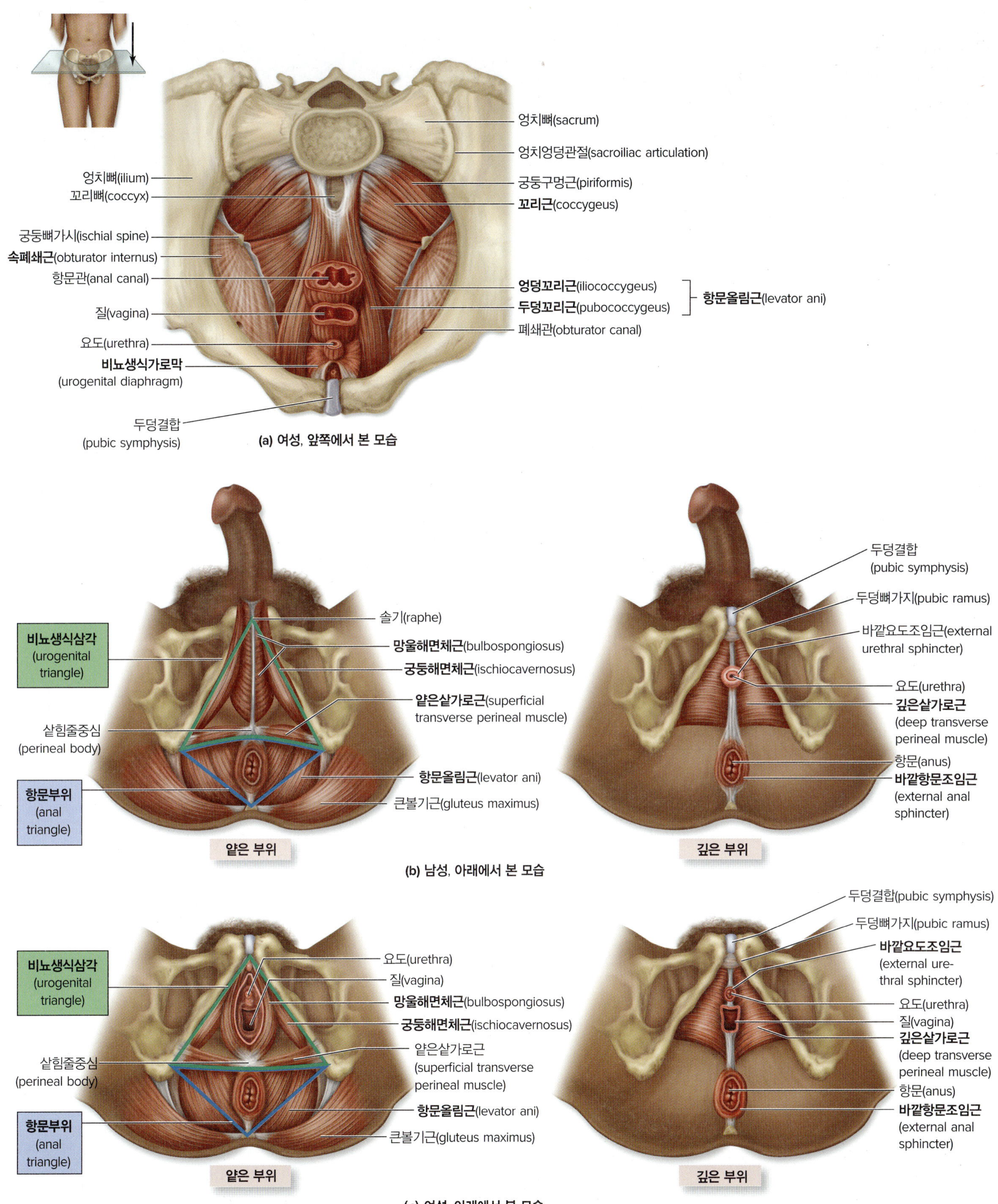

그림 8.17 골반바닥의 근육. 골반안의 바닥은 비뇨생식부위와 항문부위를 이루고 골반출구를 가로지르며 골반안의 기관을 지탱하는 근육층으로 이루어져 있다 (두덩곧창자근은 그림에 없다). (a) 여성 골반안을 위에서 본 모습, (b) 남성 비뇨생식부위를 아래에서 본 모습, (c) 여성 비뇨생식부위를 아래에서 본 모습으로, 골반바닥의 근육은 볼드체로 나타냈다.

표 8.12 골반바닥의 근육

근육군/근육	작용	이는곳(O)/닿는곳(I)[1]	신경분포(11.5g 참조)
항문부위			
꼬리근(coccygeus)	골반바닥을 형성하고 골반 내장을 지탱	O: 궁둥뼈가시 I: 엉치뼈의 가쪽과 뒤쪽 가장자리	척수신경 S4~S5
바깥항문조임근 (external anal sphincter)	열고 닫음; 배변 시 반드시 이완해야 함	O: 샅힘줄중심 I: 항문을 둘러쌈	음부신경(S2~S4)
항문올림근(levator ani): 골반가로막의 앞쪽과 가쪽 부분을 이루는 근육군			
엉덩꼬리근 (iliococcygeus)	골반바닥을 형성하고 골반 내장을 지탱	O: 두덩뼈와 궁둥뼈가시 I: 꼬리뼈와 정중솔기	음부신경(S2~S4)
두덩꼬리근 (pubococcygeus)	골반바닥을 형성하고 골반 내장을 지탱	O: 두덩뼈와 궁둥뼈가시 I: 꼬리뼈와 정중솔기	음부신경(S2~S4)
두덩곧창자근 (puborectalis)	항문곧창자 경계를 지지; 배변 시 반드시 이완해야 함	O: 두덩뼈와 궁둥뼈가시 I: 꼬리뼈와 정중솔기	음부신경(S2~S4)
비뇨생식부위			
얕은층			
망울해면체근(여성) (bulbospongiosus)	질 입구를 좁힘; 음핵을 누르고 경직시킴	O: 음핵의 바닥에 있는 콜라겐섬유판 I: 샅힘줄중심	음부신경(S2~S4)
망울해면체근(남성) (bulbospongiosus)	소변 또는 정액을 분출; 음경 바닥을 누름; 음경을 경직시킴	O: 음핵의 바닥에 있는 콜라겐 섬유판 I: 정중솔기와 샅힘줄중심	음부신경(S2~S4)
궁둥해면체근 (ischiocavernosus)	음경 또는 음핵의 기립을 도움	O: 궁둥뼈결절과 궁둥뼈가지 I: 두덩결합	음부신경(S2~S4)
얕은샅가로근(superficial transverse perineal muscle)	골반장기를 지탱	O:: 궁둥뼈가지 I: 샅힘줄중심	음부신경(S2~S4)
깊은층			
깊은샅가로근(deep transverse perineal muscle)	골반장기를 지탱	O: 궁둥뼈가지 I: 비뇨생식가로막의 정중솔기	음부신경(S2~S4)
바깥요도조임근 (external urethral sphincter)	요도를 조여 수의적으로 소변을 억제	O: 궁둥뼈가지와 두덩뼈가지 I: 비뇨생식가로막의 정중솔기	음부신경(S2~S4)

1. 편측 작용은 왼쪽이나 오른쪽 근육 중 한 근육만 수축한다는 의미이다.

8.8 팔이음뼈와 위팔의 근육

팔이음뼈와 위팔을 움직이는 근육은 다음과 같이 나눌 수 있다.

- 팔이음뼈를 움직이는 근육
- 오목위팔관절/위팔을 움직이는 근육
- 팔꿉관절/아래팔을 움직이는 위팔 및 아래팔 근육
- 손목관절, 손, 손가락을 움직이는 아래팔 근육
- 손의 내재근

이 근육 중 일부는 얕은 곳에, 나머지는 깊은 곳에 있다(**그림 8.18**, **8.19**).

8.8a 팔이음뼈를 움직이는 근육

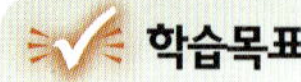

학습목표

23. 해부학에 대해 설명한다.

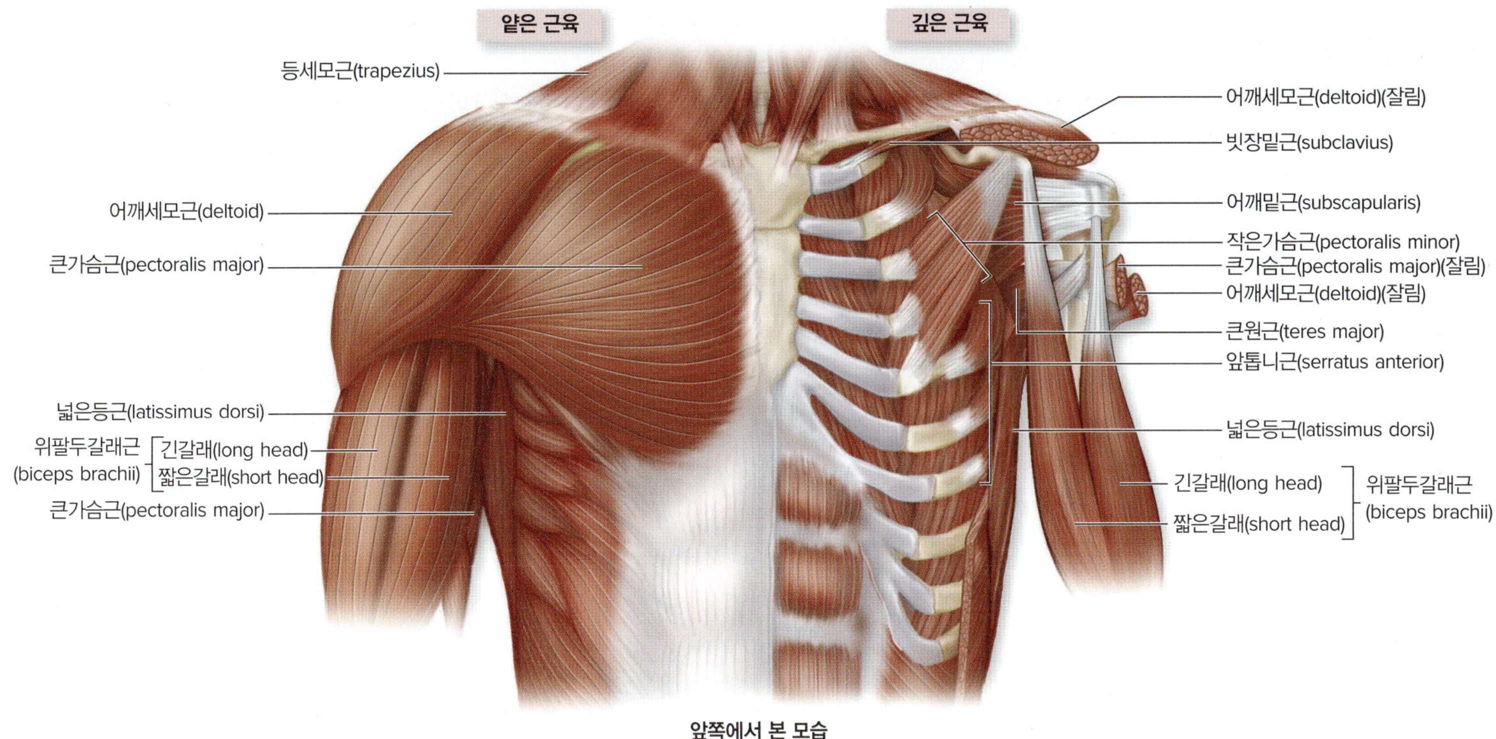

그림 8.18 몸쪽 위팔과 관련된 앞쪽 근육. 앞쪽에서 본 이 그림은 몸통근육 조직과 팔다리근육 조직을 비교한 것으로, 위팔을 움직이는 근육의 이름만 표기했다. 얕은 근육은 몸 오른쪽에, 깊은 근육은 몸 왼쪽에 나타냈다.

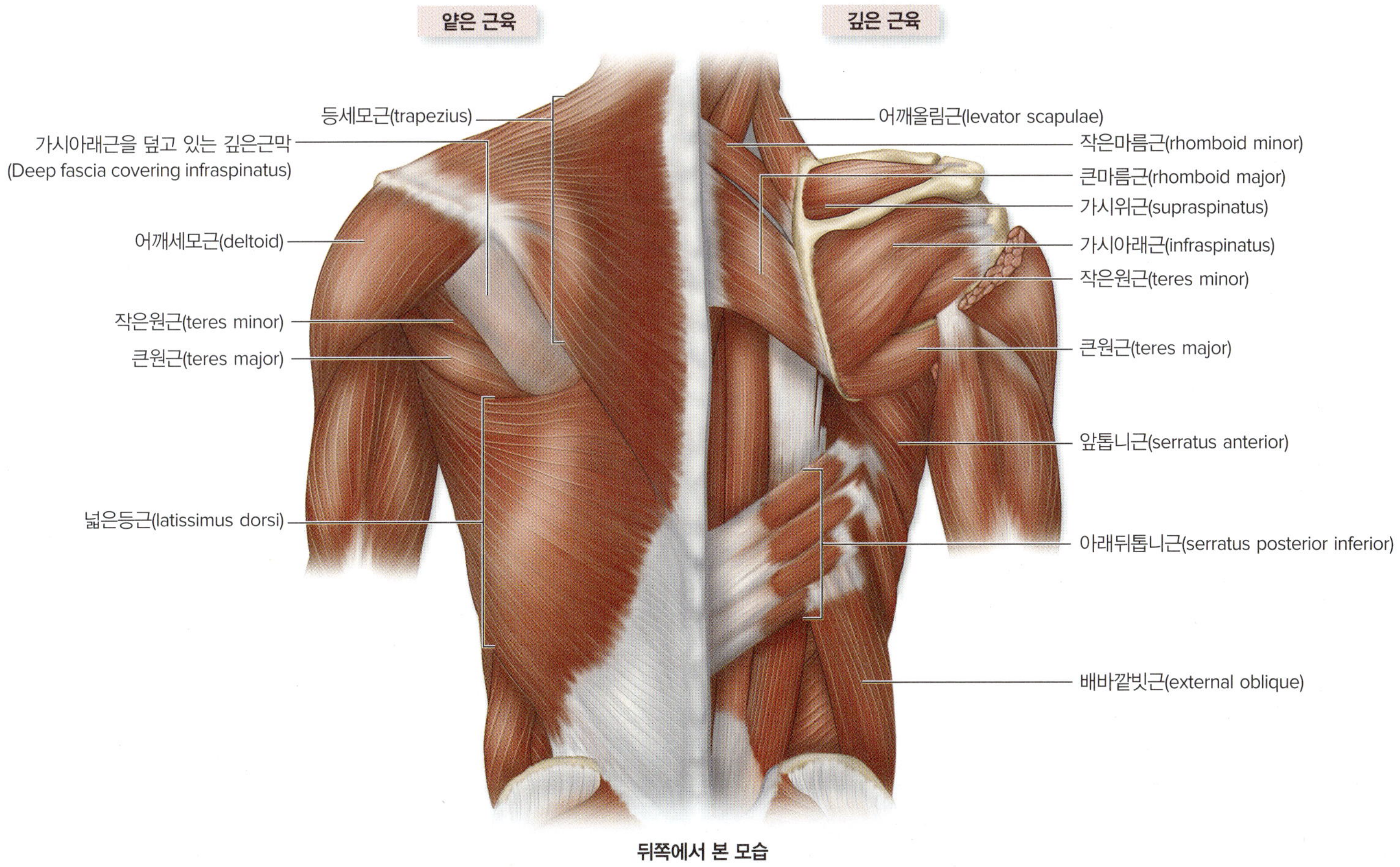

그림 8.19 몸쪽 위팔과 관련된 뒤쪽 근육. 뒤쪽에서 본 이 그림은 몸통근육 조직과 팔다리근육 조직을 비교한 것으로 위팔을 움직이는 근육의 이름만 표기했다. 얕은 근육은 몸 왼쪽에, 깊은 근육은 몸 오른쪽에 나타냈다.

팔이음뼈의 근육은 몸통뼈대에서 시작되어 어깨뼈와 빗장뼈에 닿는다. 이 근육은 어깨뼈를 안정시키고 움직여서 위팔의 운동각도를 넓힌다. 가슴의 얕은 근육 몇 가지는 각 근육이 유발하는 어깨뼈의 움직임에 따라 분류한다(올림, 내림, 내밂, 뒤당김)(**그림 8.20**).

팔이음뼈를 움직이는 근육은 가슴에서 차지하는 위치에 따라 앞근육과 뒤근육으로 나눈다. 가슴의 앞에 있는 근육은 작은가슴근, 앞톱니근, 빗장밑근이다(**그림 8.21a**).

작은가슴근(소흉근, pectoralis minor)은 큰가슴근보다 깊은 곳에 있으며, 어깨뼈의 내림과 내밂을 돕는다. 어깨가 앞으로 구부정할 때는 작은가슴근이 수축한 것이다. **앞톱니근**(전방거근, serratus anterior)은 크고 납작한 부채꼴로 갈비뼈와 어깨뼈 사이에 있다. 갈비뼈에서 시작되는 부분이 톱날 모양이기 때문에 이러한 이름이 붙었다. 앞톱니근은 어깨뼈 내밂의 작용근이며, 가슴우리의 뒤쪽에 대항해 어깨뼈의 안정을 돕는다. 또 이 근육은 위팔을 벌릴 때 관절오목을 움직임으로써 어깨뼈를 강력하게 앞으로 돌린다. **빗장밑근**(쇄골하근, subclavius muscle)은 빗장뼈에서 1번 갈비뼈로 뻗어 있으며, 주로 빗장뼈를 안정시키고 내린다.

가슴의 뒤에 있는 근육은 어깨올림근, 큰마름근, 작은마름근, 등세모근이다(**그림 8.21b**). **어깨올림근**(견갑거근, levator scapulae)은 목뼈의 가로돌기에 있는 여러 개의 머리에서 일어나서 어깨뼈의 위쪽 각에 닿는다. 이름에서 알 수 있듯이 어깨올림근은 주로 어깨뼈를 올린다. 또 어깨뼈를 아래로 돌려 관절오목이 아래쪽을 향하게 할 수 있다.

큰마름근(대능형근, rhomboid major)과 **작은마름근**(소능형근, rhomboid minor)은 등세모근보다 깊은 곳에 있다. 마름근은 척추뼈에서 아래쪽 가쪽으로 어깨뼈를 향하는 평행한 띠이다. 마름근은 똑바로 설 때와 같이 어깨뼈를 올리고 뒤로 당기며(모은다), 또 아래로 회전시킨다.

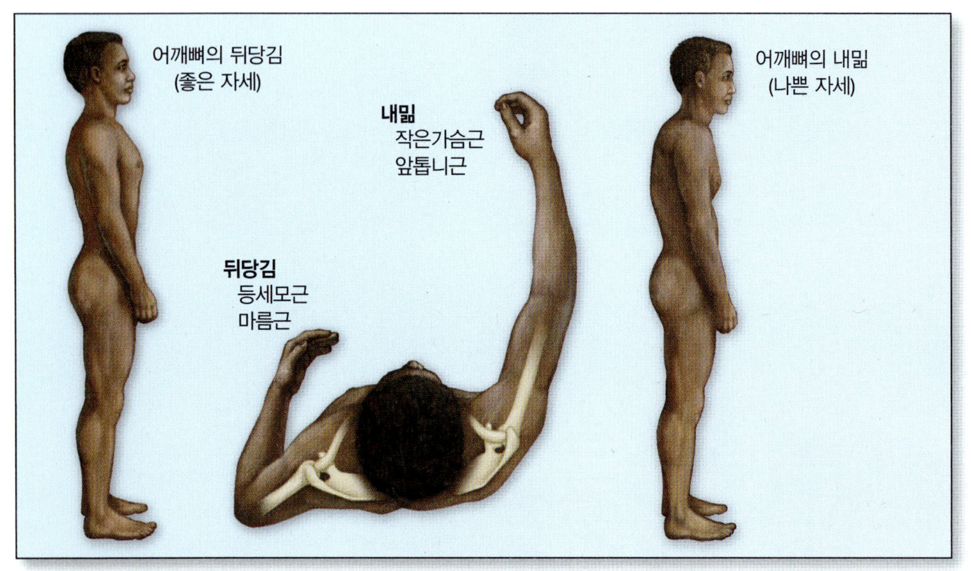

(a) 어깨뼈의 뒤당김과 내밂

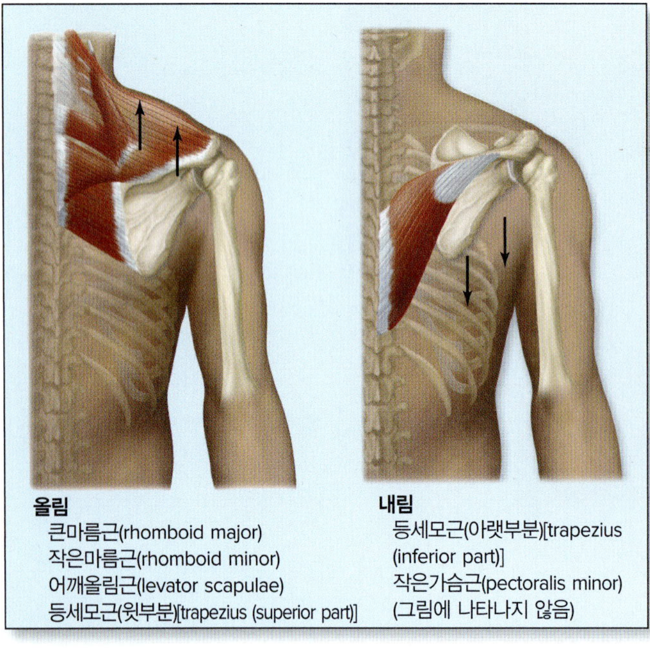

(b) 어깨뼈의 올림과 내림

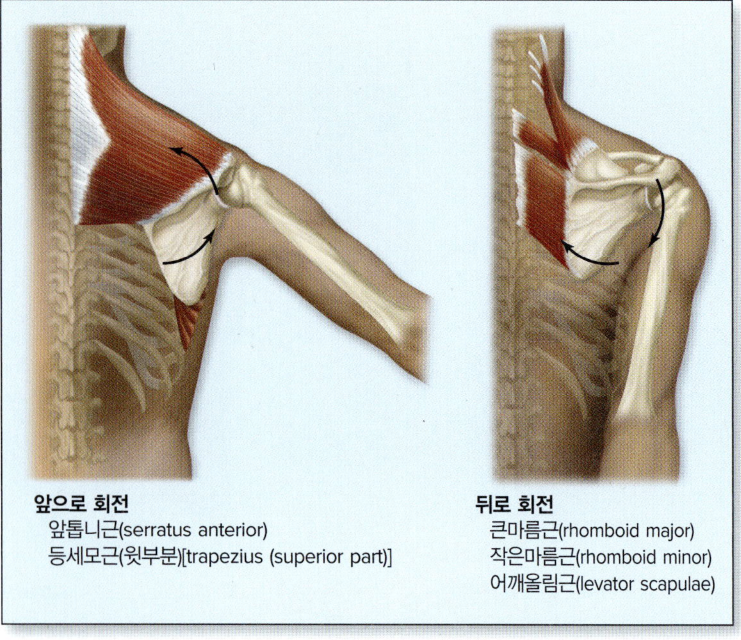

(c) 어깨뼈의 앞뒤 돌림

그림 8.20 일부 가슴근육이 어깨뼈에 하는 작용. 개별 근육은 서로 다른 다양한 동작에 기여할 수 있다. (a) 어깨뼈의 뒤당김 또는 내밂 운동을 할 수 있다. 좋은 자세로 똑바로 서 있을 때는 어깨뼈가 뒤로 당겨진다. 반대로 나쁜 자세로 서 있을 때는 어깨뼈가 내밀린다. (b) 어깨뼈를 올리고 내리는 근육. (c) 어깨뼈를 돌리는 근육.

등세모근(승모근, trapezius)은 큰 마름모꼴 근육으로 머리뼈와 척주에서 팔이음뼈를 향해 가쪽으로 뻗어 있다. 등세모근은 어느 섬유가 수축하느냐에 따라 어깨뼈를 올리고, 내리고, 뒤로 당기고, 회전시킬 수 있다.

표 8.13에 팔이음뼈를 움직이는 가슴 근육의 특징을 요약했다.

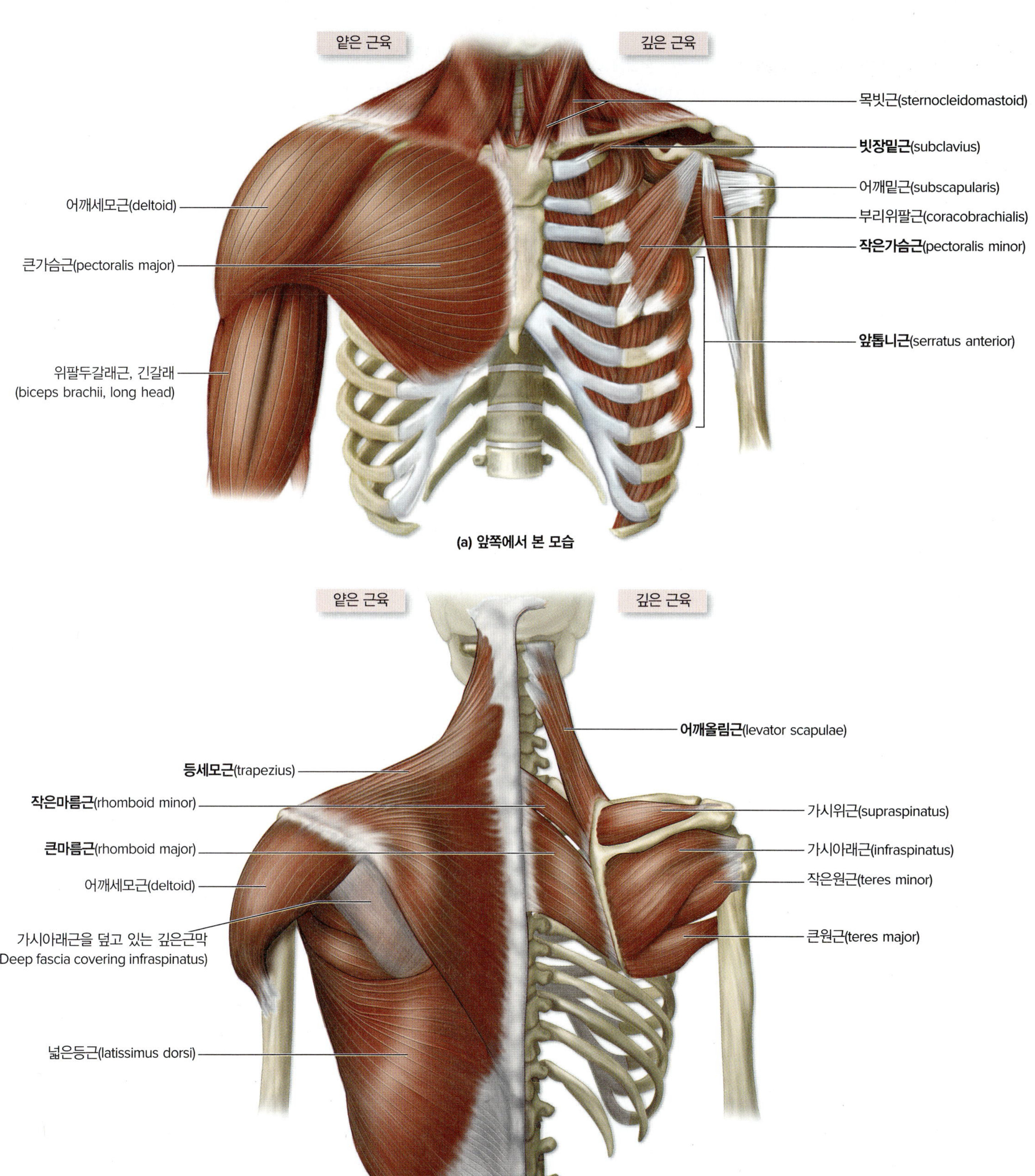

그림 8.21 팔이음뼈와 오목위팔관절/위팔을 움직이는 근육. (a) 앞쪽에서 본 모습, (b) 뒤쪽에서 본 모습. 주로 팔이음뼈(어깨뼈와 빗장뼈)를 움직이는 근육을 볼드체로 표기했다. 팔이음뼈에 부착되어 있으면서 주로 위팔을 움직이는 근육은 가는 글씨로 표기했다.

통합 INTEGRATE

학습전략 LEARNING STRATEGY

팔다리근육의 기능을 학습할 때는 다음의 두 가지 기본적인 규칙을 기억한다.

1. 근육이나 그 근육의 힘줄이 관절을 가로지르거나 관절에 걸치면 그 근육은 반드시 그 관절을 움직인다. 예를 들어 위팔두갈래근은 팔꿉관절을 가로지르는데, 따라서 반드시 팔꿉관절을 움직인다.
2. 반대로 근육이나 그 근육의 힘줄이 관절을 가로지르지도 않고 관절에 걸치지도 않으면 그 근육은 그 관절을 움직일 수 없다. 예를 들어 어깨세모근은 어깨에 있으며 팔꿉관절을 가로지르지 않는다. 따라서 어깨세모근은 팔꿉관절을 움직이지 않는다.

무엇을 배웠는가?

18 팔이음뼈를 움직이는 가슴 뒤근육을 열거하고 이 근육들의 공통된 작용을 서술하라.

8.8b 오목위팔관절/위팔을 움직이는 근육

학습목표

24. 오목위팔관절을 펴고, 굽히고, 모으고, 벌리는 근육을 열거한다.

25. 돌림근띠의 네 가지 어깨근이 하는 작용을 비교한다.

"오목위팔관절을 움직인다"와 "위팔을 움직인다"는 같은 뜻이다. 위팔의 굽힘과 같은 동작을 하려면 오목위팔관절이 움직여야 한다. 이 책에서는 운동이 일어나는 관절과 움직이는 신체 부위를 모두 언급해 혼란을 최소화할 것이다.

11개의 근육이 오목위팔관절을 가로지르며 이 근육들은 먼쪽으로 위팔(위팔뼈) 또는 아래팔(노뼈와 자뼈)에 붙는다(**그림 8.21**). **넓은등근**(광배근, latissimus dorsi)은 등의 뒤쪽에 있는 넓은 삼각형의 근육이다. 이 근육의 작용은 다양한 수영동작에 필요하기 때문에 "수영선수의 근육"이라고 불리기도 한다. 이 근육은 위팔을 펼 때 가장 중요하며 위팔을 모으고 안쪽으로 돌리기도 한다. **큰가슴근**(대흉근, pectoralis major)은 가슴의 앞쪽을 덮는 크고 두꺼운 부채꼴 모양 근육이다. 위팔을 굽힐 때 가장 중요하며 위팔을 모으고 안쪽으로 돌리기도 한다.

넓은등근과 큰가슴근은 팔을 몸통에 부착하는 주요 근육이며 오목위팔관절을 움직일 때 주동근이다. 넓은등근은 위팔을 굽힐 때, 큰가슴근은 위팔을 펼 때 대항근이다. 그러나 위팔의 모음이나 안쪽회전 등 다른 운동을 할 때 이 두 근육은 함께(상승작용) 작용한다.

팔꿉관절을 움직이는 근육을 논할 때 자세히 다룰 위팔세갈래근과 위팔두갈래근도 오목위팔관절에 관여한다. 특히 위팔세갈래근의 긴갈래는 접시아래결절에서 시작되어 오목위팔관절에 걸치며 위팔의 폄과 모음을 돕는다. 위팔두갈래근의 긴갈래는 어깨뼈의 관절위결절에서 시작되며 위팔의 굽힘을 돕는다.

오목위팔관절에서 위팔뼈를 움직이는 나머지 7개의 근육은 이는 곳이 어깨뼈이기 때문에 어깨근육이라고 한다. 여기에는 어깨세모근, 부리위팔근, 큰원근, 돌림근띠의 근육 4개가 포함된다.

어깨세모근(삼각근, deltoid)은 위팔의 주요 벌림근이며 어깨의 둥근 윤곽을 이루는 두껍고 강력한 근육이다. 세모근의 섬유는 서로 다른

표 8.13 팔이음뼈를 움직이는 가슴 근육

근육군	작용	붙는곳: 위쪽(S)/아래쪽(I)/안쪽(M)/가쪽(L)	신경분포(10.9절, 11.5d, e 참조)
		앞쪽 근육	
작은가슴근 (pectoralis minor)	어깨뼈의 내밈과 내림	S: 3~5번 갈비뼈 I: 어깨뼈의 부리돌기	안쪽가슴근신경(C8~T1)
앞톱니근 (serratus anterior)	어깨뼈 내밈의 작용근; 어깨뼈를 위로 돌림(관절오목이 위로 움직임); 어깨뼈를 안정시킴	S: 1~8번 갈비뼈, 앞과 위 가장자리 I: 어깨뼈의 안쪽 가장자리; 앞면	긴가슴신경(C5~C7)
빗장밑근 (subclavius)	빗장뼈를 내리고 안정시킴	S: 1번 갈비뼈 I: 빗장뼈의 아랫면	빗장밑신경(C5~C6)
		뒤쪽 근육	
어깨올림근 (levator scapulae)	어깨뼈의 올림; 어깨뼈를 아래로 돌림(관절오목을 아래로 당김)	S: C_1~C_4의 가로돌기 I: 어깨뼈 안쪽 가장자리의 윗부분	경추신경(C3~C4)과 등쪽어깨신경(C5)
큰마름근 (rhomboid major)	어깨뼈의 올림과 뒤당김(모음); 어깨뼈를 아래로 돌림	M: T_2~T_5의 가시돌기 L: 가시에서 아래각까지 어깨뼈의 안쪽 가장자리	등쪽어깨신경(C5)
작은마름근 (rhomboid minor)	어깨뼈의 올림과 뒤당김(모음); 어깨뼈를 아래로 돌림	M: C_7~T_1의 가시돌기 L: 어깨뼈 안쪽 가장자리의 가시 위쪽	등쪽어깨신경(C5)
등세모근 (trapezius)	위쪽 섬유: 어깨뼈의 올림, 위로 돌림 가운데 섬유: 어깨뼈 뒤당김 아래쪽 섬유: 어깨뼈 내림	M: 뒤통수뼈의 위목덜미선; 목덜미인대; C_7~T_{12}의 가시돌기 L: 빗장뼈; 어깨뼈의 봉우리돌기와 가시	더부신경(CN XI)

세 군데에서 시작하며, 섬유군은 제각기 다른 기능을 한다는 점을 주목한다. (1) 앞섬유는 위팔을 굽히고 안쪽으로 돌린다. (2) 가쪽 섬유는 아래팔을 벌린다. 어깨세모근은 위팔을 벌릴 때 중심역할을 한다. (3) 뒤섬유는 위팔을 펴고 가쪽으로 돌린다. **부리위팔근**(오훼완근, coracobrachialis muscle)은 위팔을 벌리고 모을 때 큰가슴근의 협동근이 된다. **큰원근**(대원근, teres major)은 위팔을 펴고, 모으고, 안쪽으로 돌릴 때 넓은등근과 협동한다.

어깨 근육 중 4개의 **돌림근띠근육**(회전근개근, rotator cuff muscle; 어깨밑근, 가시위근, 가시아래근, 작은원근)은 오목위팔관절에 힘과 안정성을 부여한다(**그림 8.22**). 이 근육은 어깨뼈와 위팔뼈를 연결한다(그림 6.15 참조). 각 근육의 구체적인 움직임은 야구공을 던질 때의 작용과 연결해 보면 학습하기 쉽다.

- **어깨밑근**(견갑하근, subscapularis)은 공을 던지기 위해 팔을 크게 돌릴 때(와인드업) 사용된다. 이 근육은 위팔을 안쪽으로 회전시킨다.
- **가시위근**(극상근, supraspinatus)은 위팔을 완전히 벌리면서 공을 던지기 시작할 때 사용된다.
- **가시아래근**(극하근, infraspinatus)과 작은원근(소원근, teres minor)은 던지기를 끝낼 때 위팔의 속도를 늦추는 것을 돕는다. 이 두 근육은 위팔을 모으고 가쪽으로 돌린다.

통합 INTEGRATE

학습전략 LEARNING STRATEGY

일반적으로 오목위팔관절의 앞쪽에서 시작되는 근육은 위팔을 굽히고 (앞으로 이동), 관절 뒤쪽에서 시작되는 근육은 위팔을 편다(뒤로 이동).

표 8.14에 오목위팔관절과 위팔을 움직이는 근육의 특징을 요약했다.

위팔을 오목위팔관절에서 움직이는 근육은 **표 8.15**에 작용의 유형에 따라 분류했다. 여러 기능을 하는 근육은 여러 근육군에 속한다. 예를 들어 어깨세모근의 경우 가운데섬유가 수축하면 위팔이 벌어지고, 뒤섬유가 수축하면 위팔이 펴지며, 앞섬유가 수축하면 위팔이 굽는다. 큰가슴근과 부리위팔근은 위팔을 모으고 굽히기 때문에 모음 항목과 굽힘 항목에 모두 포함했다. 이 표를 여러 번 베껴 쓴 다음, 표를 보지 않고 모든 근육을 분류해서 써 보는 방법으로 암기할 것을 권한다.

무엇을 배웠는가?

19 가슴 뒤에 있는 근육은 일반적으로 위팔에 어떤 작용을 하는가?

20 돌림근띠근육을 열거하고 각 근육의 작용을 서술하라.

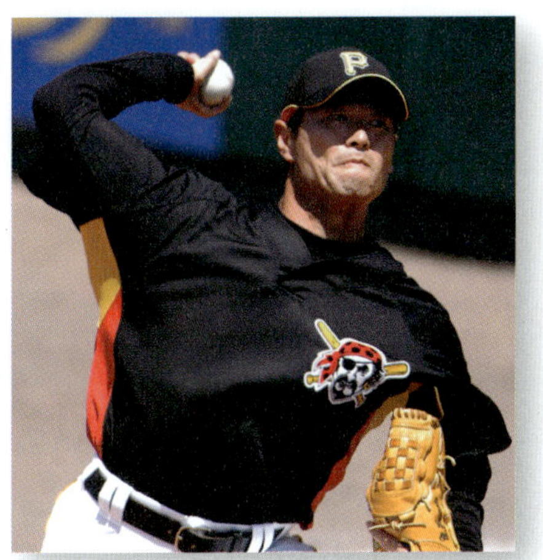

어깨밑근(subscapularis) (clavicle)

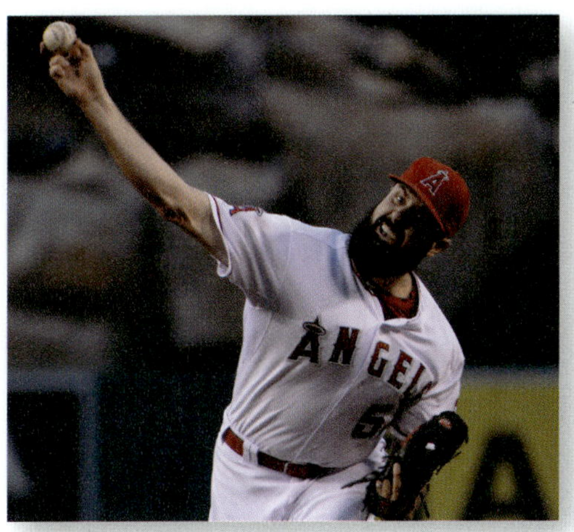

가시위근(supraspinatus)

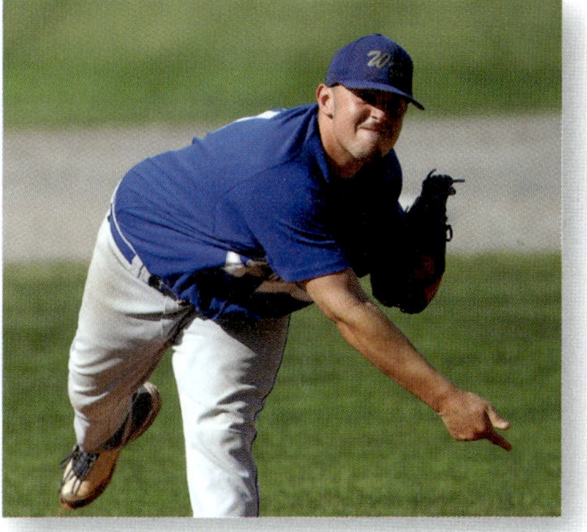

가시아래근과 작은원근(infraspinatus and teres minor)

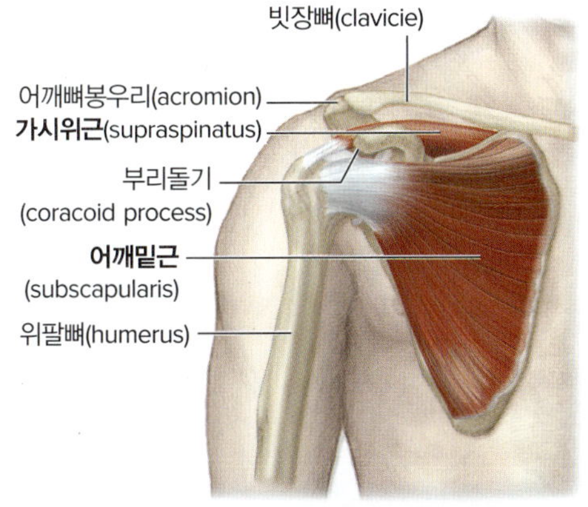

(a) 앞쪽에서 본 모습

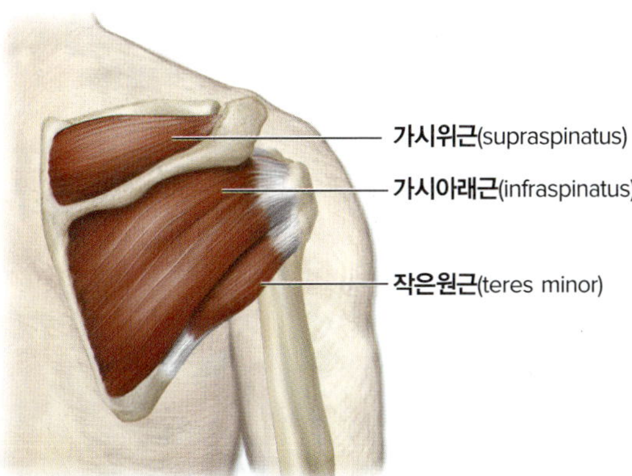

(b) 뒤쪽에서 본 모습

그림 8.22 돌림근띠근육. 돌림근띠근육은 오목위팔관절을 보강하고 위팔뼈의 머리를 관절오목에 고정한다. (a) 어깨밑근은 앞쪽에서 볼 때 가장 잘 보이며 위팔뼈를 안쪽으로 돌린다(공을 던지기 위해 와인드업을 할 때). (b) 가시위근은 위팔뼈를 벌리고(공을 던질 때)가시아래근과 작은원근은 위팔뼈를 가쪽으로 돌린다(공 던지기를 끝내고 팔의 속도를 늦출 때). 이 세 근육은 어깨뼈의 뒷면을 따라 존재한다.

통합 INTEGRATE

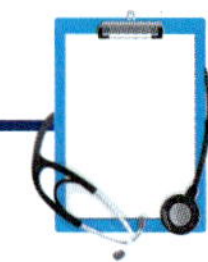

임상적 고찰 8.6 CLINICAL VIEW

돌림근띠 부상

돌림근띠 부상(rotator cuff injury)이란 돌림근띠(회전근개)의 근육조직 또는 힘줄의 한 부분에 영향을 미치는 외상이나 질병이다. 돌림근띠를 광범위하게 반복적으로 사용하면 근육섬유가 찢어지거나 부착된 힘줄이 파열할 수 있다. 돌림근띠는 넘어지거나 너무 무거운 물건을 들 때 부상을 입을 수도 있다. 가시위근이 가장 다치기 쉽다. 이 근육을 쓸 때 어깨뼈봉우리 아래쪽의 힘줄이 영향을 받는다. 돌림근띠 부상의 위험은 나이가 들면서 증가한다. 돌림근띠를 사용한 기간이 길어지고, 노화로 인해 근육과 힘줄로 가는 혈류가 감소하며, 뼈의 돌출부가 증가해 힘줄에 영향을 미치기 쉽기 때문이다.

돌림근띠 부상의 흔한 증상으로는 부상을 입은 부위의 부기와 물렁거림, 어깨를 특정한 방법으로 움직일 때(특히 벌림)의 통증이 있다. 통증은 중간 정도일 수도 있고 심할 수도 있다. 야구선수의 경우 특히 돌림근띠 부상이 흔한데, 공을 던질 때의 반복적인 어깨 움직임으로 어깨뼈봉우리에 가시위힘줄이 부딪힐 수 있기 때문이다. 화가들은 그림을 그리면서 위팔을 머리보다 높은 곳에서 반복적으로 움직이기 때문에 돌림근띠 부상이 발생할 수 있다. 물리적 검사(병력에 대해 묻고 위팔을 움직이게 하기), MRI나 초음파와 같은 영상을 통해 진단을 내릴 수 있다.

치료방법은 부상의 정도에 따라 다르다. 처음에는 얼음찜질, 비스테로이드 항염증 약물, 부상 부위의 코르티코스테로이드 주사 등을 통해 통증을 조절할 수 있다. 어깨의 운동범위를 회복하고 근육을 강화하기 위해서는 물리치료를 해야 한다. 비수술적 방법으로 완화할 수 없을 만큼 부상이 심한 경우는 뼈의 돌출부를 제거하거나 찢어진 힘줄을 복구하는 수술이 필요하다. 수술은 **관절경검사**[arthroscopy; 관절을 조금 절개하고 **관절경**(arthroscope)이라는 작은 카메라를 삽입해 소형 수술도구를 사용할 수 있도록 하는 방법]를 통해 할 수도 있고, 더 침습적인 수술이 필요할 수도 있다. 수술 후에 운동 범위를 회복하려면 물리치료가 필요하다.

표 8.14 오목위팔관절/위팔을 움직이는 근육

근육군/근육	작용	몸쪽 붙는곳(P)/먼쪽 붙는곳(D)	신경분포(11.5e 참조)
몸통뼈대에서 시작하는 근육			
넓은등근 (latissimus dorsi)	위팔을 펼 때 작용근; 위팔을 모으고 안쪽으로 돌림(수영 선수의 근육)	P: T7~T12의 가시돌기; 8~12번 갈비뼈; 엉덩뼈능선; 등허리근막 D: 위팔뼈의 결절사이고랑	가슴등신경(C6~C8)
큰가슴근 (pectoralis major)	위팔을 굽힐 때 작용근; 위팔을 모으고 안쪽으로 돌림	P: 안쪽 빗장뼈; 2~6번 갈비연골; 복장뼈 몸통 D: 위팔뼈의 결절사이고랑 가쪽 부분	가쪽가슴근신경(C5~C7)과 안쪽가슴근신경(C8~T1)
어깨뼈에서 시작하는 근육			
어깨세모근 (deltoid)	앞섬유: 위팔을 굽히고 안쪽으로 돌림 가운데섬유: 위팔을 벌릴 때 중심적으로 기능 뒤섬유: 위팔을 펴고 가쪽으로 돌림	P: 빗장뼈의 봉우리끝; 어깨뼈의 봉우리와 가시 D: 위팔뼈의 세모근거친면	겨드랑신경(C5~C6)
부리위팔근 (coracobrachialis)	위팔의 모음과 굽힘	P: 어깨뼈의 부리돌기 D: 위팔뼈의 몸통 중앙 안쪽	근육피부신경 (C5~C6 신경섬유)
큰원근 (teres major)	위팔의 폄, 모음, 안쪽돌림	P: 어깨뼈의 아래 가쪽 가장자리와 아래쪽 각 D: 위팔뼈의 작은결절과 결절사이고랑	아래 어깨밑신경(C5~C6)
위팔세갈래근(긴갈래) [triceps brachii (long head)]	위팔의 폄과 모음	P: 어깨뼈의 결절사이고랑 D: 자뼈의 팔꿈치오목	노신경(C5~C7 신경섬유)
위팔두갈래근(긴갈래) [biceps brachii (long head)]	위팔의 굽힘	P: 어깨뼈의 관절위결절 D: 노뼈거친면과 두갈래근널힘줄	근육피부신경 (C5~C6 신경섬유)
돌림근띠근육(rotator cuff muscle): 이 네 근육은 오목위팔관절을 안정시킨다.			
어깨밑근 (subscapularis)	위팔의 안쪽돌림	P: 어깨뼈의 어깨뼈밑오목 D: 위팔뼈의 작은결절	위아래 어깨밑신경(C5~C6)
가시위근 (supraspinatus)	위팔의 벌림	P: 어깨뼈의 어깨뼈위오목 D: 위팔뼈의 큰결절	어깨밑신경(C5~C6)
가시아래근 (infraspinatus)	위팔의 모음과 가쪽돌림	P: 어깨뼈의 가시아래오목 D: 위팔뼈의 큰결절	어깨밑신경(C5~C6)
작은원근 (teres minor)	위팔의 모음과 가쪽돌림	P: 어깨뼈의 위 등쪽 가쪽 가장자리 (큰원근의 위쪽) D: 위팔뼈의 큰결절	겨드랑신경(C5~C6)

표 8.15	오목위팔관절/위팔의 근육 작용 요약				
벌림	**모음**	**폄**	**굽힘**	**가쪽 회전**	**어깨밑근**
어깨세모근(가운데 섬유)*	**넓은등근**	**넓은등근**	**큰가슴근**	**가시아래근**	아래뒤톱니근
가시위근	**큰가슴근**	**어깨세모근(뒤섬유)**	**어깨세모근(앞섬유)**	**작은원근**	어깨세모근(앞섬유)
	부리위팔근	큰가슴근	부리위팔근	어깨세모근(뒤섬유)	넓은등근
	큰원근	위팔세갈래근의 긴갈래	(위팔두갈래근의 긴갈래)		큰가슴근
	작은원근				큰원근
	가시아래근				
	[위팔세갈래근(긴갈래)]				

* 볼드체는 작용근이고 그 외는 협동근이다. 전체 근육 이름을 괄호 안에 넣은 경우(예: 굽힘 항목에서 위팔두갈래근의 긴갈래)는 영향력이 작음을 나타낸다.

8.8c 팔꿉관절/아래팔을 움직이는 근육

학습목표

26. 위팔의 앞칸과 뒤칸에 있는 근육을 말하고 공통된 기능을 대조한다.

27. 아래팔을 엎치는 근육과 뒤치는 근육에 대해 서술한다.

팔꿉관절을 움직일 때는 아래팔의 뼈가 움직인다. 따라서 '팔꿉관절을 굽힌다'는 말은 '아래팔을 굽힌다'는 말과 같다.

팔다리의 근육은 깊은 근막으로 둘러싸인 **칸**(구획, compartment)으로 나뉘어 있다. 각 칸에는 기능적으로 서로 연관된 뼈대근육과 관련 신경 및 혈관이 있다. 일반적으로 같은 칸의 근육은 비슷한 기능을 한다. 근육이 어떻게 칸으로 나뉘는지 **그림 8.23**에 시각적으로 제시했다. 서로 반대편에 있는 근육이 어떻게 대항 작용을 하는지 주목한다. 예를 들어 아래팔 앞칸에는 주로 굽힘근과 엎침근이 있고, 뒤칸에는 주로 폄근과 뒤침근이 있다. 마찬가지로 다리에서도 무릎 폄근은 넙다리의 앞칸(무릎 쪽)에 있고, 무릎 굽힘근은 넙다리의 뒤칸에 있다. 엉덩이 모음근은 넙다리의 안쪽 칸에 있고 벌림근은 바깥쪽 칸에 있다. 이 칸을 염두에 두면 공통된 기능군에 있는 근육을 학습할 때 도움이 된다. 근육이 어떤 칸에 있는지 알면 그 근육이 어떤 작용을 할지 추측할 수 있으며, 근육의 작용을 알면 그 근육이 어떤 칸에 있을지 추측할 수 있다.

어떻게 생각하는가?

3 위팔근은 위팔의 앞면에 있다. 책을 보지 않고 이 근육이 팔꿉관절을 굽힐지 혹은 펼지 추측해 본다. 그렇게 생각한 이유를 설명하라.

팔의 근육은 앞칸(손바닥 쪽)과 뒤칸(손등 쪽)으로 나뉜다. **앞칸**(anterior compartment)에는 주로 팔꿈치 굽힘근이 있기 때문에 굽힘근칸(flexor compartment)이라고도 한다. 앞칸의 근육은 깊은위팔동맥에서 혈액을 공급받으며, 근육피부신경이 분포해 있다. 앞칸의 근육으로는 부리위팔근(이 근육은 팔꿈치 굽힘근이 아니라 위팔 굽힘근이라는 점을 주의), 위팔두갈래근, 위팔근, 위팔노근이 있다. 자신의 손을 위팔 앞에 놓고 팔꿈치를 굽혀 보면 앞칸의 근육이 팔꿈치를 굽히므로 이 근육이 수축하면서 튀어나온다.

뒤칸(posterior compartment)에는 팔꿈치 폄근이 있기 때문에 폄근(extensor compartment)이라고도 한다. 이 근육에는 노신경이 분포하며 깊은위팔동맥에서 혈액을 공급받는다. 이 칸에서 중심이 되는 근육은 위팔세갈래근이다. 자신의 손을 위팔 뒤에 놓고 팔꿈치를 펴 보면 뒤칸(손등 쪽)의 근육이 팔꿈치를 펴므로 이 근육이 수축한다. 이 책에서 팔다리의 특정 칸에 대해 논할 때마다 이렇게 해 보면 근육이 어떻게 움직이는지 느낄 수 있다.

통합 개념 개관

그림 8.23 **근육의 칸 구분.**
(a), (b) 팔에서 위팔과 아래팔은 앞쪽의 '굽힘근' 칸과 뒤쪽의 '폄근' 칸으로 나눌 수 있다. (c), (d) 넙다리는 네 칸으로, 아랫다리는 세 칸으로 나눌 수 있다. 각 칸에는 비슷한 움직임을 보이는 근육이 있다.

(a) 왼쪽 위팔(Left arm)

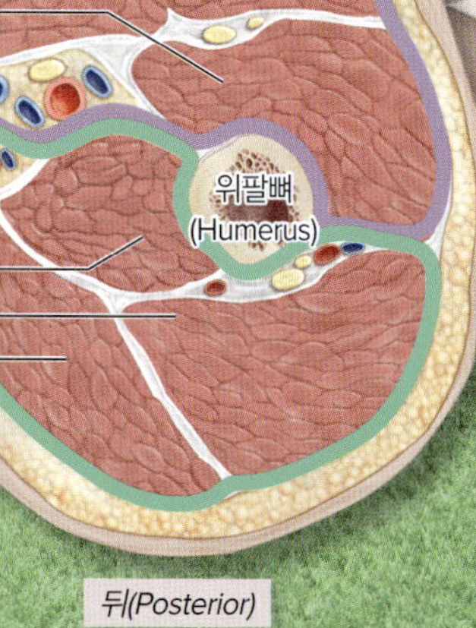

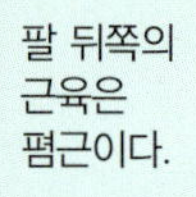

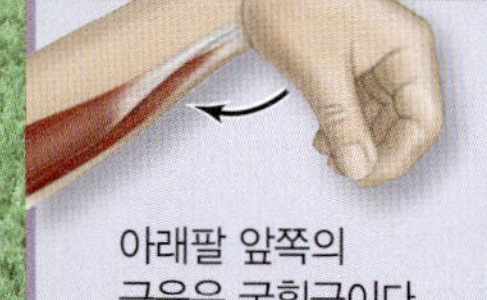

(b) 왼쪽 아래팔 (Left forearm)

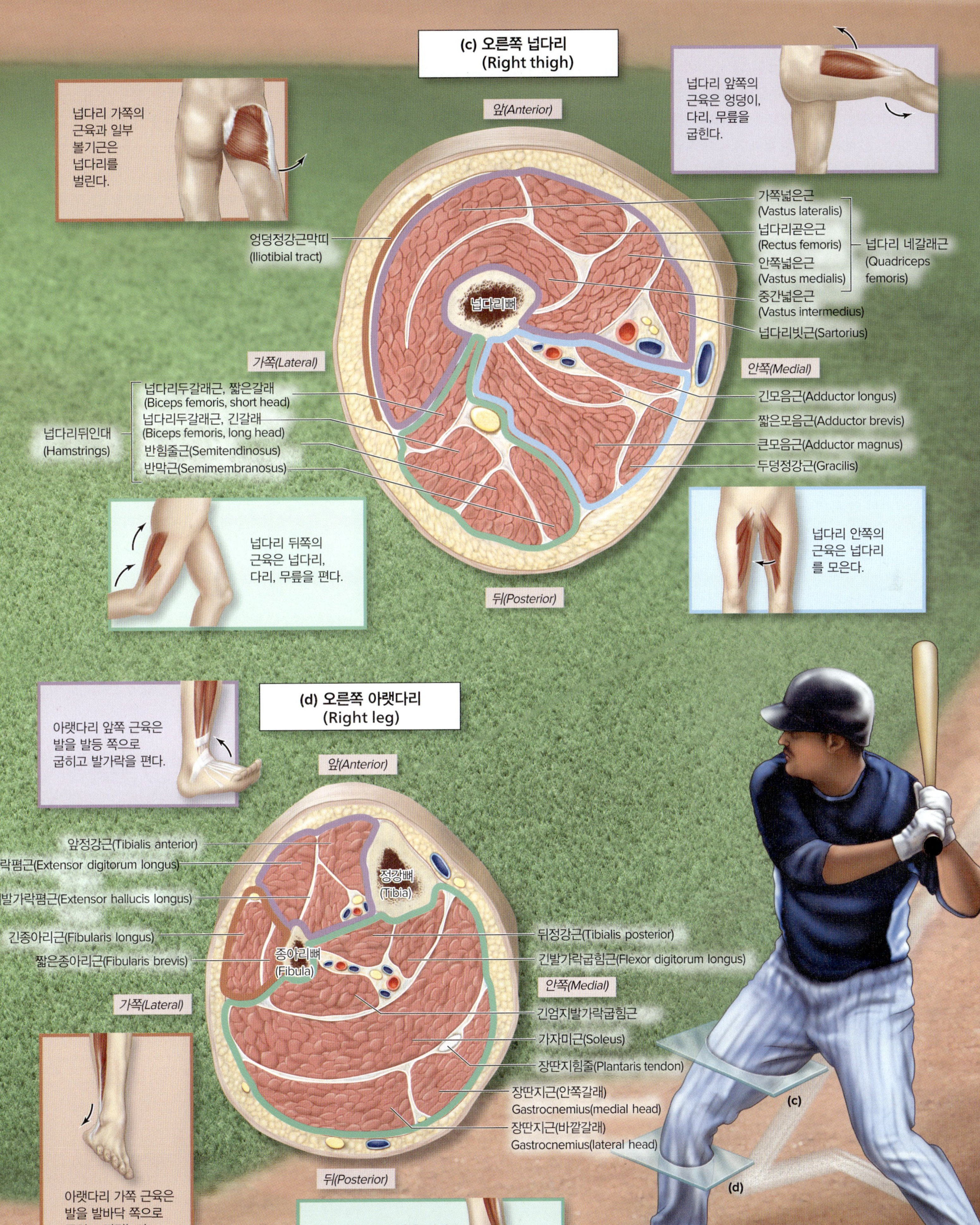
(c) 오른쪽 넙다리
(Right thigh)
앞(Anterior)
넙다리 가쪽의 근육과 일부 볼기근은 넙다리를 벌린다.
넙다리 앞쪽의 근육은 엉덩이, 다리, 무릎을 굽힌다.
엉덩정강근막띠 (Iliotibial tract)
가쪽넓은근 (Vastus lateralis)
넙다리곧은근 (Rectus femoris)
안쪽넓은근 (Vastus medialis)
중간넓은근 (Vastus intermedius)
넙다리 네갈래근 (Quadriceps femoris)
넙다리빗근(Sartorius)
넙다리뼈
가쪽(Lateral)
안쪽(Medial)
넙다리두갈래근, 짧은갈래 (Biceps femoris, short head)
넙다리두갈래근, 긴갈래 (Biceps femoris, long head)
반힘줄근(Semitendinosus)
반막근(Semimembranosus)
넙다리뒤인대 (Hamstrings)
긴모음근(Adductor longus)
짧은모음근(Adductor brevis)
큰모음근(Adductor magnus)
두덩정강근(Gracilis)
넙다리 뒤쪽의 근육은 넙다리, 다리, 무릎을 편다.
넙다리 안쪽의 근육은 넙다리를 모은다.
뒤(Posterior)
(d) 오른쪽 아랫다리
(Right leg)
아랫다리 앞쪽 근육은 발을 발등 쪽으로 굽히고 발가락을 편다.
앞(Anterior)
앞정강근(Tibialis anterior)
발가락폄근(Extensor digitorum longus)
엄지발가락폄근(Extensor hallucis longus)
긴종아리근(Fibularis longus)
짧은종아리근(Fibularis brevis)
정강뼈 (Tibia)
종아리뼈 (Fibula)
뒤정강근(Tibialis posterior)
긴발가락굽힘근(Flexor digitorum longus)
안쪽(Medial)
가쪽(Lateral)
긴엄지발가락굽힘근
가자미근(Soleus)
장딴지힘줄(Plantaris tendon)
장딴지근(안쪽갈래) Gastrocnemius(medial head)
장딴지근(바깥갈래) Gastrocnemius(lateral head)
(c)
(d)
아랫다리 가쪽 근육은 발을 발바닥 쪽으로 굽히고 뒤집는다.
뒤(Posterior)
아랫다리 뒤쪽 근육은 다리를 굽히고 발을 발바닥 쪽으로 굽히며 발가락을 굽힌다.

› 위팔 앞칸의 근육

위팔의 앞쪽에는 아래팔을 굽힐 때 중심이 되는 위팔두갈래근과 위팔근이 있다(**그림 8.24**). **위팔두갈래근**(상완이두근, biceps brachii)은 위팔의 앞면에 있는, 크고 두 갈래로 갈라진 근육이다. 이 근육은 팔꿉관절을 굽히며, 팔꿈치가 굽은 상태에서 아래팔을 강력하게 뒤친다(이 뒤침 운동의 예로, 오른손으로 나사를 조이는 경우를 들 수 있다). 위팔두갈래근의 긴 갈래에 있는 힘줄은 어깨관절을 가로지르며 위팔의 굽힘도 약간 돕는다.

위팔근(상완근, brachialis)은 위팔 앞면에서 위팔두갈래근보다 깊은 곳에 있다. 이 근육은 팔꿈치에서 가장 강한 아래팔 굽힘근이다. **위팔노근**(상완요골근, brachioradialis)은 아래팔의 앞 가쪽 표면에 두드러진 근육이다. 팔꿈치를 굽힐 때 협동근이며, 주된 아래팔 굽힘근이 이미 팔꿈치를 조금 굽혔을 때 효과적으로 작용한다.

› 위팔의 뒤칸에 있는 근육

위팔의 뒤칸에는 팔꿈치에서 아래팔을 펴는 2개의 근육인 위팔세갈래근과 팔꿈치근이 있다(**그림 8.25**). **위팔세갈래근**(상완삼두근, triceps brachii)은 위팔의 뒤쪽 표면에 있는 큰 세 갈래 근육이다. 위팔세갈래근의 긴머리는 오목위팔관절을 가로지르면서 위팔뼈의 폄을 돕는다. 이 근육의 세 갈래는 자뼈의 팔꿈치머리에 공통으로 붙는다. **팔꿈치근**(주근, anconeus)은 약한 팔꿈치 폄근이며, 팔꿈치의 뒤 가쪽을 가로지른다.

› 팔꿉관절에 작용하는 아래팔 근육

일부 아래팔 근육은 아래팔을 엎치거나 뒤친다(**그림 8.26**). **원엎침근**(원형회내근, pronator teres)과 네모엎침근(방형회내근, pronator quadratus)은 노뼈를 자뼈와 엇갈리게 해서 아래팔을 엎친다. 이 근육은 아래팔의 앞칸에 있으며, 뒤칸에 있는 **뒤침근**(supinator)에 대항한다. 뒤침근은 위팔두갈래근과 협동해 아래팔을 뒤친다.

표 8.16에 아래팔을 움직이는 근육의 특징을 요약했고, **표 8.17**에는 공통된 기능에 따라 근육을 분류했다. 분류에 따라 학습하면 이 근육이 어떻게 함께 작용해서 구체적인 기능을 수행하는지 더 잘 이해할 수 있다.

무엇을 배웠는가?

21 위팔의 앞칸에는 어떤 근육이 있으며, 어떤 공통된 작용을 하는가?

22 아래팔을 엎치거나 뒤치는 근육은 무엇인가?

8.8d 손목관절, 손, 손가락을 움직이는 아래팔 근육

학습목표

28. 앞칸에 있는 근육과 그 근육의 작용을 서술하고 각 근육이 있는 층을 제시한다.

29. 뒤칸에 있는 근육의 작용을 서술하고 각 근육이 있는 층을 제시한다.

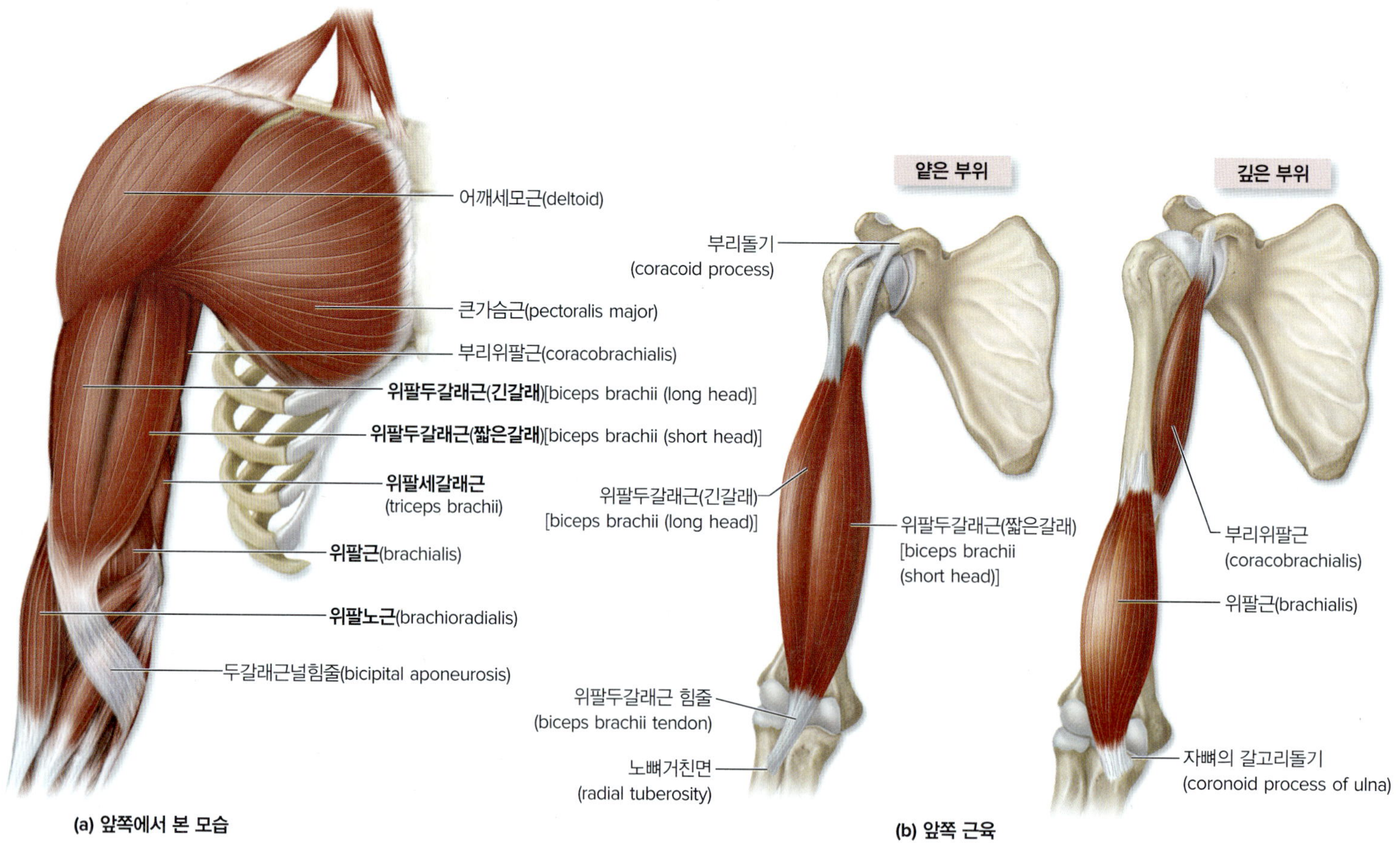

그림 8.24 팔꿉관절/아래팔을 움직이는 앞근육. (a) 오른쪽 팔과 어깨의 그림으로 팔꿉관절을 움직이는 근육을 볼드체로 표시했다. (b) 팔 앞쪽의 얕은 부위와 깊은 부위에 있는 근육.

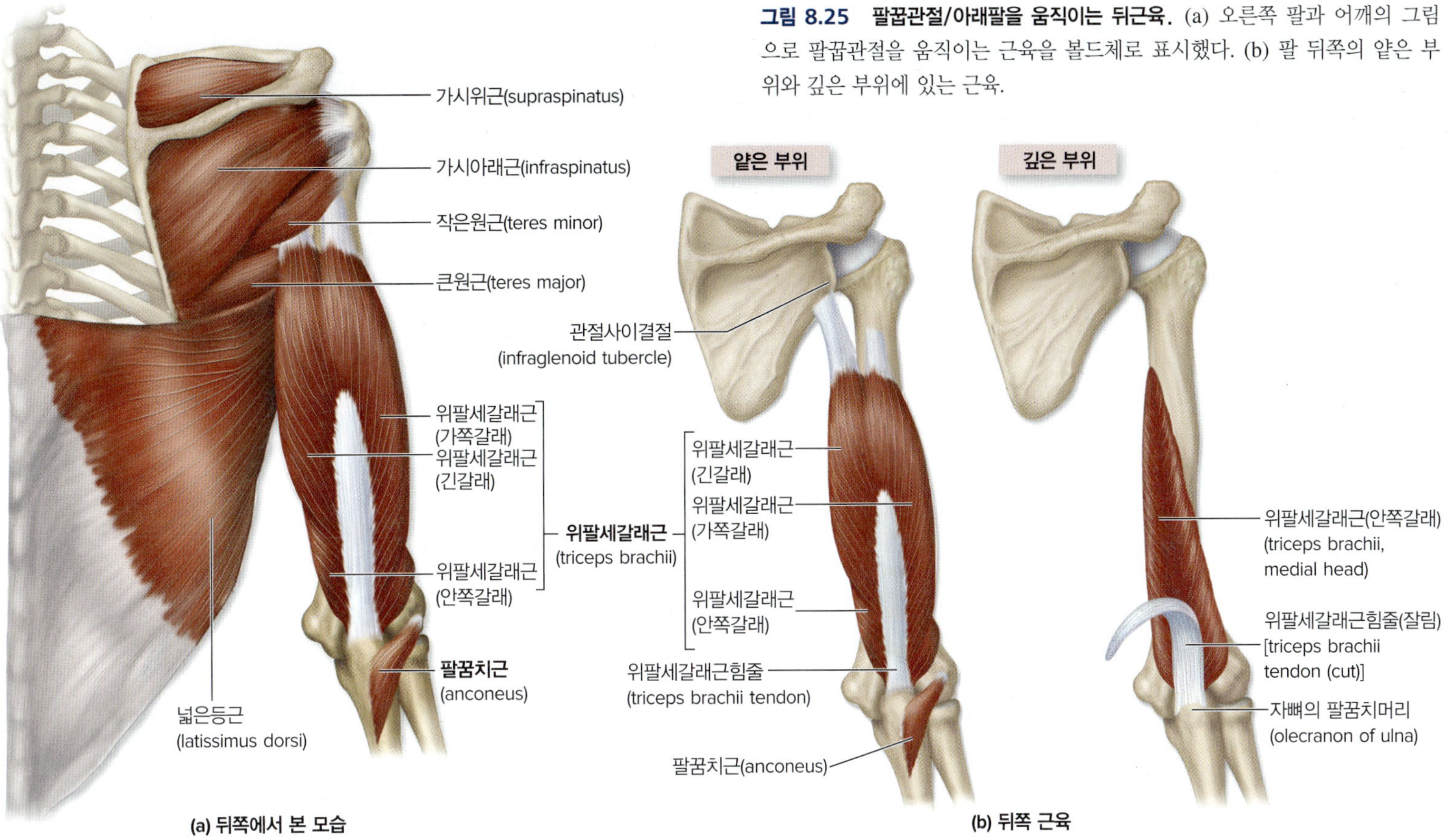

그림 8.25 팔꿉관절/아래팔을 움직이는 뒤근육. (a) 오른쪽 팔과 어깨의 그림으로 팔꿉관절을 움직이는 근육을 볼드체로 표시했다. (b) 팔 뒤쪽의 얕은 부위와 깊은 부위에 있는 근육.

가시위근(supraspinatus)
가시아래근(infraspinatus)
작은원근(teres minor)
큰원근(teres major)
위팔세갈래근(가쪽갈래)
위팔세갈래근(긴갈래)
위팔세갈래근(안쪽갈래)
위팔세갈래근 (triceps brachii)
팔꿈치근 (anconeus)
넓은등근 (latissimus dorsi)

(a) 뒤쪽에서 본 모습

얕은 부위
깊은 부위
관절사이결절 (infraglenoid tubercle)
위팔세갈래근(긴갈래)
위팔세갈래근(가쪽갈래)
위팔세갈래근(안쪽갈래)
위팔세갈래근힘줄 (triceps brachii tendon)
팔꿈치근(anconeus)
위팔세갈래근(안쪽갈래) (triceps brachii, medial head)
위팔세갈래근힘줄(잘림) [triceps brachii tendon (cut)]
자뼈의 팔꿈치머리 (olecranon of ulna)

(b) 뒤쪽 근육

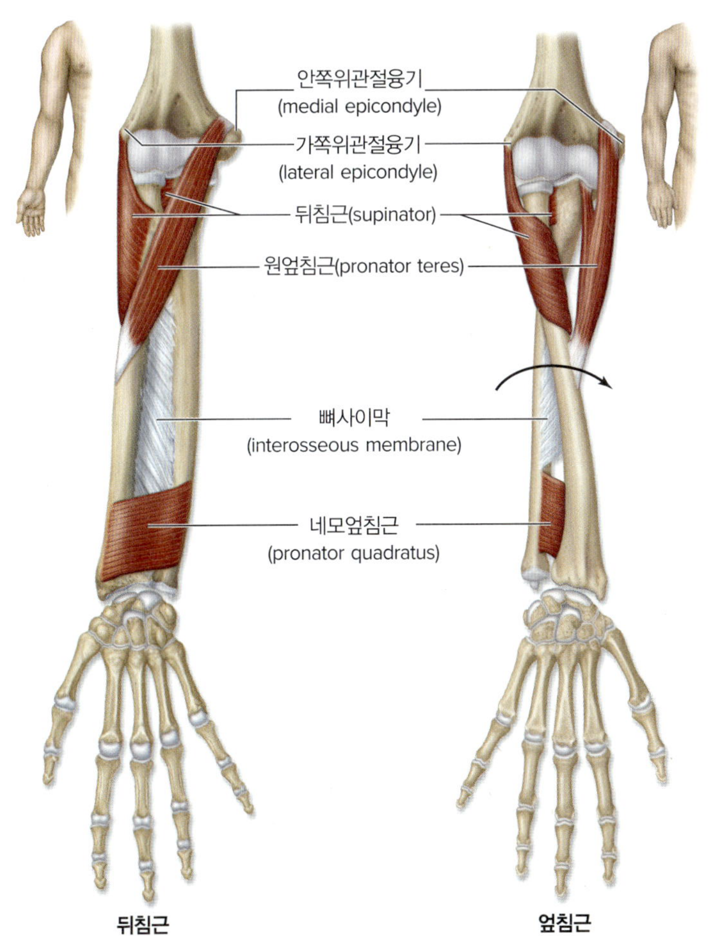

그림 8.26 아래팔을 뒤치고 엎치는 근육. 오른쪽 팔을 나타낸 그림. 뒤침근은 아래팔을 뒤치고 원엎침근과 네모엎침근은 아래팔을 엎친다. (위팔두갈래근은 이 그림에 없지만 아래팔을 뒤친다.)

통합 INTEGRATE

임상적 고찰 8.7 CLINICAL VIEW

가쪽위관절융기염(테니스팔꿈치)

가쪽위관절융기염(외측상과염, lateral epicondylitis)은 테니스팔꿈치(tennis elbow)라고도 하며, 아래팔 뒤쪽 근육이 공유하는 폄근힘줄에 외상을 입거나 이 힘줄을 너무 많이 사용해서 발생하는 고통스러운 상태이다. 통증은 폄근힘줄이 부착되는 위팔뼈의 가쪽위관절융기에서 발생한다. 가쪽위관절융기염은 머리 위 높이의 선반에서 무거운 물건을 끌어내리거나, 삽으로 눈을 치우거나, 테니스에서 백핸드를 하는 등의 동작으로 아래팔의 폄근이 반복적으로 강력하게 수축할 때 가장 많이 발생한다.

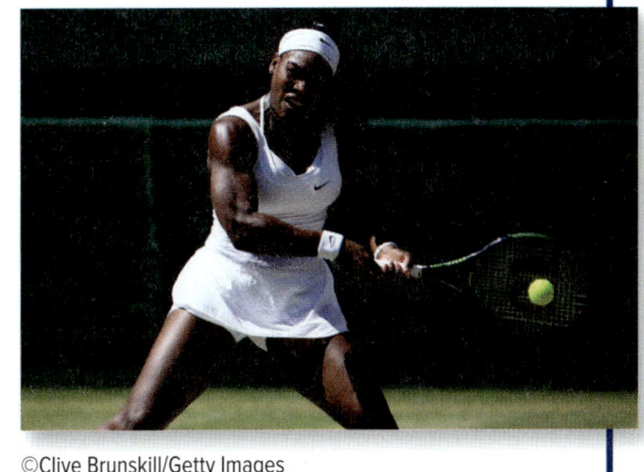

아래팔에 있는 대부분의 근육은 손목과 손의 외재근이라고 하는데, 그 이유는 근육이 손목이나 손이 아닌 아래팔에서 일어나기 때문이다. 자

표 8.16 아래팔을 움직이는 근육

근육	작용	몸쪽 붙는곳(P)/먼쪽 붙는곳(D)	신경분포(11.5e 참조)
		굽힘근(팔 앞쪽)	
위팔두갈래근 (biceps brachii)	아래팔을 굽힘, 아래팔의 강력한 뒤침근	P: 긴갈래: 어깨뼈의 관절위결절 짧은갈래: 어깨뼈의 부리돌기 D: 노뼈거친면과 두갈래근널힘줄	근육피부신경(C5~C6 신경섬유)
위팔근 (brachialis)	아래팔의 주요 굽힘근	P: 위팔뼈의 먼쪽 앞면 D: 자뼈의 거친면과 부리돌기	근육피부신경(C5~C6 신경섬유)
위팔노근 (brachioradialis)	아래팔을 굽힘	P: 위팔뼈의 가쪽관절융기위능선 D: 노뼈의 붓돌기	노신경(C6~C7 신경섬유)
		폄근(팔 뒤쪽)	
위팔세갈래근 (triceps brachii)	아래팔의 주요 폄근 긴갈래는 팔을 펴고 모으기도 함	P: 긴갈래: 어깨뼈의 접시아래결절 가쪽갈래: 노신경고랑 위의 위팔뼈 뒤쪽 짧은갈래: 노신경고랑 아래의 위팔뼈 뒤쪽 D: 자뼈의 팔꿈치머리	노신경(C5~C7 신경섬유)
팔꿈치근 (anconeus)	아래팔을 폄	P: 위팔뼈의 가쪽위관절융기 D: 자뼈의 팔꿈치머리	노신경(C6~C8 신경섬유)
		엎침근(아래팔 앞쪽의 근육)	
네모엎침근 (pronator quadratus)	아래팔을 엎침	P: 자뼈의 먼쪽 1/4 D: 노뼈의 먼쪽 1/4	정중신경(C8~T1 신경섬유)
원엎침근 (pronator teres)	아래팔을 엎침	P: 위팔뼈의 안쪽위관절융기와 자뼈의 부리돌기 D: 노뼈의 가쪽 표면	정중신경(C6~C7 신경섬유)
		뒤침근(아래팔 뒤쪽의 근육)	
뒤침근 (supinator)	아래팔을 뒤침	P: 위팔뼈의 가쪽위관절융기와 자뼈의 노패임에서 먼쪽 D: 노뼈거친면에서 먼쪽인 노뼈의 앞 가쪽 표면	노신경(C6~C8 신경섬유)

표 8.17 팔꿈관절/아래팔 근육작용의 요약

폄	굽힘	엎침	뒤침
위팔세갈래근*	**위팔근**	**원엎침근**	**위팔두갈래근**
(팔꿈치근)	위팔두갈래근	**네모엎침근**	뒤침근
	위팔노근		

* 볼드체는 작용근이고 그 외는 협동근이다. 전체 근육 이름을 괄호 안에 넣은 경우는 영향력이 작음을 나타낸다.

신의 아래팔을 만져 보면 아래팔근육의 힘살이 팔꿈치 가까이에서 덩어리를 이룬다. 손목에 가까운 먼쪽에서는 이 근육의 긴 힘줄만이 존재한다.

깊은근막이 아래팔 근육을 앞칸(굽힘근)과 뒤칸(폄근)으로 나눈다(**그림 8.27**). **앞칸**(anterior compartment)의 근육 대부분은 굽힘근 공통힘줄을 통해 위팔뼈의 안쪽위관절융기에서 온다. 아래팔 앞칸의 근육은 일반적으로 손목관절과 손허리손가락관절을 굽히며, 이 근육 중 일부는 손가락뼈사이관절을 굽힌다. **뒤칸**(posterior compartment)의 근육 대부분은 폄근 공통힘줄을 통해 위팔뼈의 가쪽위관절융기에서 온다. 아래팔 뒤칸의 근육은 일반적으로 손목을 펴며, 이 근육 중 일부는 손허리손가락관절과 손가락뼈사이관절을 편다.

› 아래팔의 지지띠

손목에서 아래팔의 깊은근막은 지지띠라는 두꺼운 섬유띠를 이룬다. 아래팔에 있는 대부분의 근육은 손목관절과 손가락을 움직인다. 이 지지띠는 힘줄이 뼈 가까이에 고정되도록 돕고 힘줄이 마치 활시위와 같이 바깥으로 당겨지는 것을 막는다. 손목뼈의 손바닥쪽(앞쪽) 표면은 **굽힘근지지띠**(굴근지대, flexor retinaculum)로 덮여 있다(**그림 8.27a**). 손가락의 굽힘근힘줄과 정중신경은 뼈와 굽힘근지지띠 사이의 좁은 공간인 **손목굴**(수근관, carpal tunnel)을 지난다. **폄근지지띠**(신근지대, extensor retinaculum)는 손목뼈의 등쪽 면보다 얕은 부위에 있다. 손목과 손가락의 폄근힘줄은 뼈와 폄근지지띠 사이를 지난다.

통합 INTEGRATE

개념 연결 CONCEPT CONNECTION

정중신경(10.5e 참조)이 굽힘근지지띠의 깊은 곳을 지나므로 이 신경은 손목굴 속에서 끼일 수 있다. 이와 같이 근육뼈대 해부학은 신경계통 일부 구성요소의 올바른 기능과 관련이 있다.

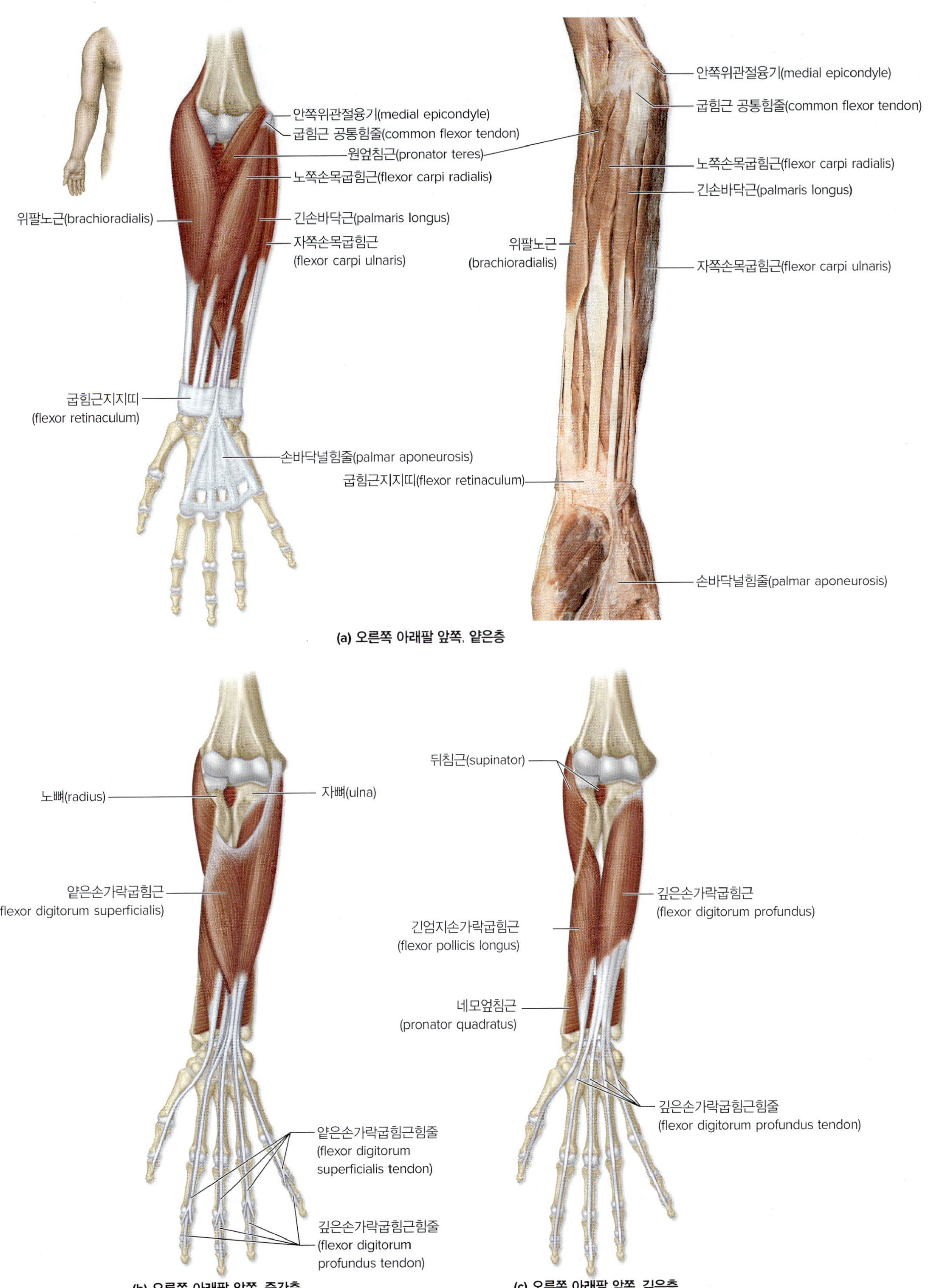

그림 8.27 아래팔 앞쪽 근육. 아래팔 앞쪽의 근육은 아래팔을 엎치거나 손목과 손가락을 굽힌다. 이 근육은 얕은층, 중간층, 깊은층으로 나뉜다. (a) 오른쪽 아래팔 앞쪽의 얕은 근육을 나타낸 그림과 표본 사진, (b) 오른쪽 아래팔 앞쪽의 중간 근육, (c) 오른쪽 아래팔 앞쪽의 깊은 근육.

› 아래팔 앞칸의 근육

아래팔 앞칸의 근육은 얕은층, 중간층, 깊은층으로 나뉜다. 얕은층과중간층의 근육은 위팔뼈의 안쪽위관절융기에 부착된 굽힘근 공통힘줄에서 시작된다. 깊은층의 근육은 아래팔의 뼈에서 직접 시작된다. 모든 아래팔 앞쪽 근육이 굽힘 운동을 일으키지는 않음에 주의한다. 앞에서 다룬 원엎침근과 네모엎침근은 아래팔의 앞칸에 있으나 주된 기능은 엎침이다. 마찬가지로 뒤침근은 아래팔의 뒤칸에 있으나 주된 기능은 뒤침이다.

아래팔 앞쪽의 **얕은층**(천엽, superficial layer)에 있는 근육은 가쪽에서 안쪽 표면 방향으로 원엎침근, 노쪽손목굽힘근, 긴손바닥근, 자쪽손목굽힘근의 순서로 배열되어 있다. **노쪽손목굽힘근**(요측수근굴근, flexor carpi radialis)의 힘줄은 아래팔의 가쪽 면에서 두드러진다. 이 근육은 손목을 굽히고 손을 손목에서 벌린다. **긴손바닥근**(장수장근, palmaris longus)은 어떤 사람들의 경우에는 존재하지 않는다. 아래팔의 앞쪽에서 얕은 부분에 있는 이 좁은 근육은 손목을 굽힐 때 아래팔을 약하게 돕는다. **자쪽손목굽힘근**(척측수근굴근, flexor carpi ulnaris)은 손목을 굽히고 손을 손목에서 모은다.

그림 8.28과 같이 움직여 보면 아래팔 앞쪽의 이 세 근육과 원엎침근의 위치를 직접 느낄 수 있다. 엄지손가락으로 반대편 팔의 안쪽위관절융기 주변을 감싸서 엄지손가락이 팔꿈치 뒤에 오도록 해 본다. 새끼손가락은 아래팔의 안쪽 가장자리와 나란히 한다. 이때 엄지손가락을 제외한 네 손가락의 위치가 얕은층 근육의 위치와 겹친다.

아래팔의 앞칸에서 **중간층**(intermediate layer)에는 근육이 하나 있다(**그림 8.27b**). **얕은손가락굽힘근**(표재지굴근, flexor digitorum superficialis)은 4개의 힘줄로 갈라지며, 각 힘줄은 2~5번 손가락의 가운데 마디뼈에 붙는다. 얕은손가락굽힘근은 손목, 손허리손가락관절, 2~5번 손가락의 몸쪽 손가락뼈사이관절 위를 지나며, 이 관절들을 움직인다. 얕은손가락굽힘근은 먼쪽 손가락뼈사이관절을 지나지 않으므로 이 관절을 움직이지는 못한다.

아래팔 앞칸의 **깊은층**(심엽, deep layer)에 있는 근육으로는 긴엄지손가락굽힘근(가쪽), 깊은손가락굽힘근(안쪽), 네모엎침근(심부)이 있다(**그림 8.27c**). **긴엄지손가락굽힘근**(장수무지굴근, flexor pollicis longus)은 엄지손가락의 먼쪽 손가락뼈에 부착되어 있으며, 엄지손가락의 손허리손가락관절과 손가락뼈사이관절을 굽힌다. 또 이 근육은 손목관절을 지나므로 손목관절을 약하게 굽힐 수 있다. **깊은손가락굽힘근**(심수지굴근, flexor digitorum profundus)은 얕은손가락굽힘근보다 깊게 위치한다. 이 근육은 4개의 힘줄로 갈라지며 각 힘줄은 2~5번 손가락의 먼쪽 손가락뼈에 붙어서 손목, 2~5번 손가락의 손허리손가락관절, 몸쪽과 먼쪽 손가락뼈사이관절을 굽힌다.

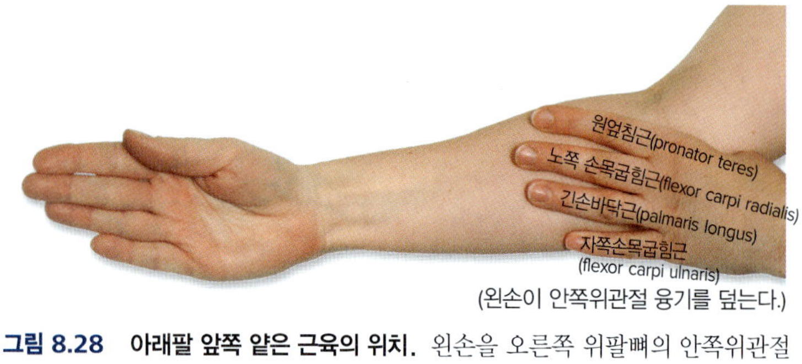

그림 8.28 아래팔 앞쪽 얕은 근육의 위치. 왼손을 오른쪽 위팔뼈의 안쪽위관절융기에 놓으면 2~5번 손가락의 위치가 아래팔 앞쪽 얕은 근육의 위치와 대략 겹친다.

› 아래팔 뒤칸의 근육

아래팔 뒤칸의 근육은 주로 손목과 손가락의 폄근이다. 단, 아래팔의 뒤침을 돕는 뒤침근은 예외이다. 뒤칸의 근육은 얕은층과 깊은층으로 나뉜다. 아래팔 뒤쪽의 얕은층에 있는 근육은 위팔뼈의 가쪽위관절융기에 있는 폄근 공통힘줄에서 시작된다(**그림 8.29a**).

이 근육은 가쪽에서 안쪽으로 다음과 같이 배열되어 있다. **긴노쪽손목폄근**(장요측수근신근, extensor carpi radialis longus)은 위팔노근의 안쪽에 있다. 이 근육은 손목을 펴고 손을 손목에서 벌린다. **짧은노쪽손목폄근**(단요측수근신근, extensor carpi radialis brevis)은 긴노쪽손목폄근과 협동한다. **손가락폄근**(수지신근, extensor digitorum)은 4개의 힘줄로 갈라지며, 각 힘줄은 2~5번 손가락의 먼쪽 손가락뼈에 붙는다. 이 근육은 손목, 2~5번 손가락의 손허리손가락관절, 몸쪽과 먼쪽 손가락뼈사이관절을 편다. **새끼손가락폄근**(소지신근, extensor digiti minimi)은 새끼손가락(5번 손가락)의 먼쪽 손가락뼈에 부착되어 있다. 이 근육은 손가락폄근과 함께 작용해 새끼손가락을 편다. 아래팔 뒤쪽의 안쪽 표면에는 **자쪽손목폄근**(척측수근신근, extensor carpi ulnaris)이 다섯 번째 손허리뼈에 닿아 손목을 펴고 손을 모은다.

깊은층 근육은 아래팔 뒤쪽의 뼈에서 직접 시작되어 손목 또는 손에 붙는다(**그림 8.29b**). 이 근육은 손목을 약하게 펴며 다음과 같은 기능을 한다. (1) **긴엄지벌림근**(장무지외전근, abductor pollicis longus)은 엄지손가락을 벌린다. (2) **짧은엄지폄근**(단무지신근, extensor pollicis brevis)은 엄지손가락의 몸쪽 가락뼈에 부착되어 엄지손가락 손허리손가락관절의 폄을 돕는다. (3) **긴엄지폄근**(장무지신근, extensor pollicis longus)은 엄지손가락의 먼쪽 손가락뼈에 부착되어 엄지손가락의 손허리손가락관절과 손가락뼈사이관절을 편다. (4) **집게폄근**(시지신근, extensor indicis)은 집게손가락(2번 손가락)의 손허리손가락관절, 몸쪽 및 먼쪽 손가락뼈사이관절을 편다.

표 8.18에 손목관절, 손, 손가락을 움직이는 근육의 특징을 요약했다.

무엇을 배웠는가?

23 아래팔의 앞칸에 있는 근육은 공통적으로 어떤 작용을 하는가?

24 엄지손가락을 움직이는 뒤칸의 근육은 무엇인가?

8.8e 손의 내재근

학습목표

30. 손에 있는 내재근의 세 가지 근육군이 하는 작용을 비교한다.

손의 내재근은 몸쪽과 먼쪽 붙는곳을 가지는 손에 있는 작은 근육이다(**그림 8.30**). 이 근육은 세 가지로 나뉜다. **엄지두덩군**(thenar group)은 엄지손가락 밑의 두꺼운 살덩이(엄지두덩, 무지구)를 이룬다. **새끼두덩군**(hypo thenar group)은 새끼손가락 밑의 작은 살덩이(새끼두덩, 소

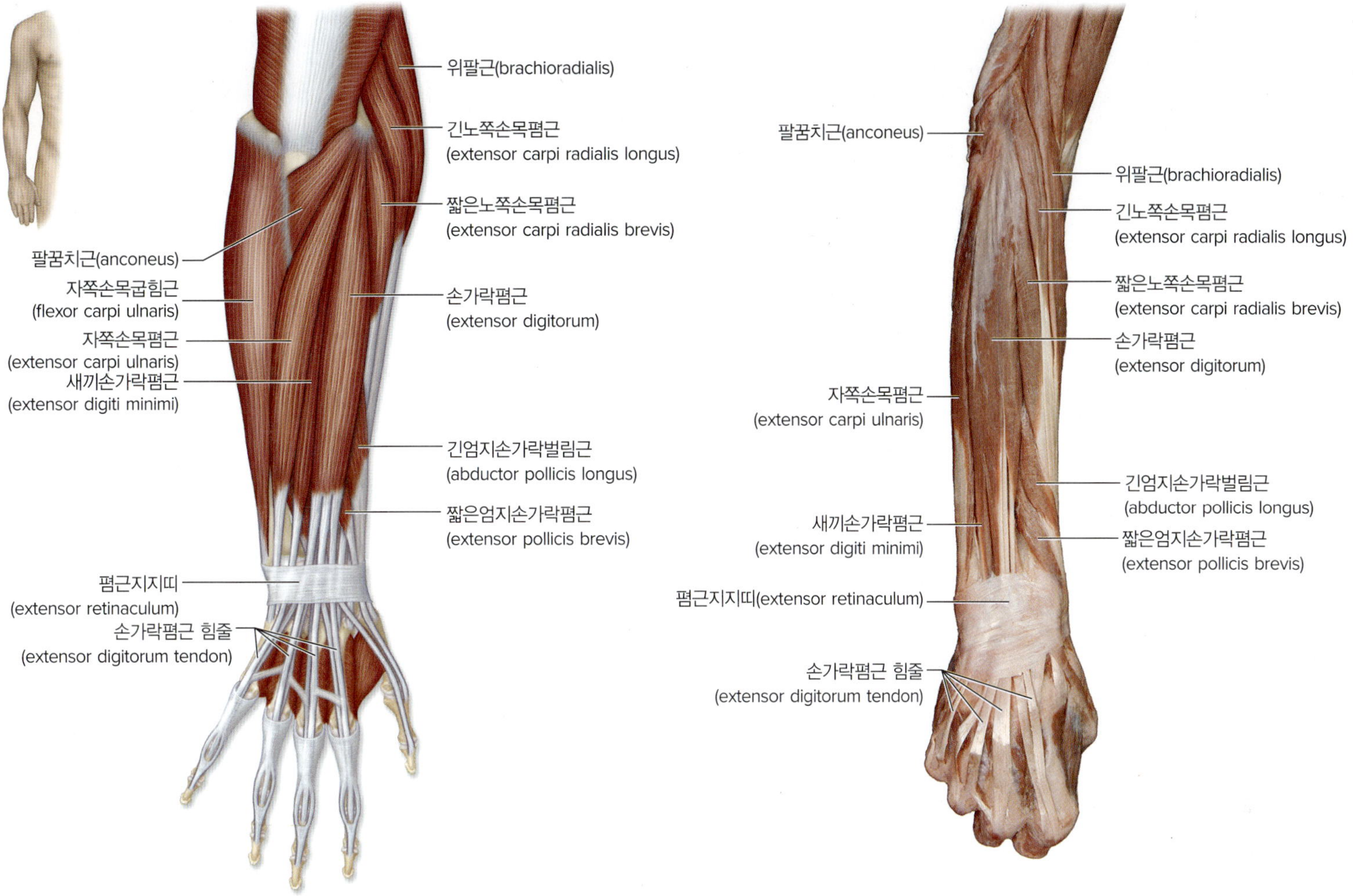

위팔근(brachioradialis)
긴노쪽손목폄근
(extensor carpi radialis longus)
짧은노쪽손목폄근
(extensor carpi radialis brevis)
팔꿈치근(anconeus)
자쪽손목굽힘근
(flexor carpi ulnaris)
손가락폄근
(extensor digitorum)
자쪽손목폄근
(extensor carpi ulnaris)
새끼손가락폄근
(extensor digiti minimi)
긴엄지손가락벌림근
(abductor pollicis longus)
짧은엄지손가락폄근
(extensor pollicis brevis)
폄근지지띠
(extensor retinaculum)
손가락폄근 힘줄
(extensor digitorum tendon)

팔꿈치근(anconeus)
위팔근(brachioradialis)
긴노쪽손목폄근
(extensor carpi radialis longus)
짧은노쪽손목폄근
(extensor carpi radialis brevis)
손가락폄근
(extensor digitorum)
자쪽손목폄근
(extensor carpi ulnaris)
긴엄지손가락벌림근
(abductor pollicis longus)
새끼손가락폄근
(extensor digiti minimi)
짧은엄지손가락폄근
(extensor pollicis brevis)
폄근지지띠(extensor retinaculum)
손가락폄근 힘줄
(extensor digitorum tendon)

(a) 오른쪽 아래팔 뒤쪽, 얕은층

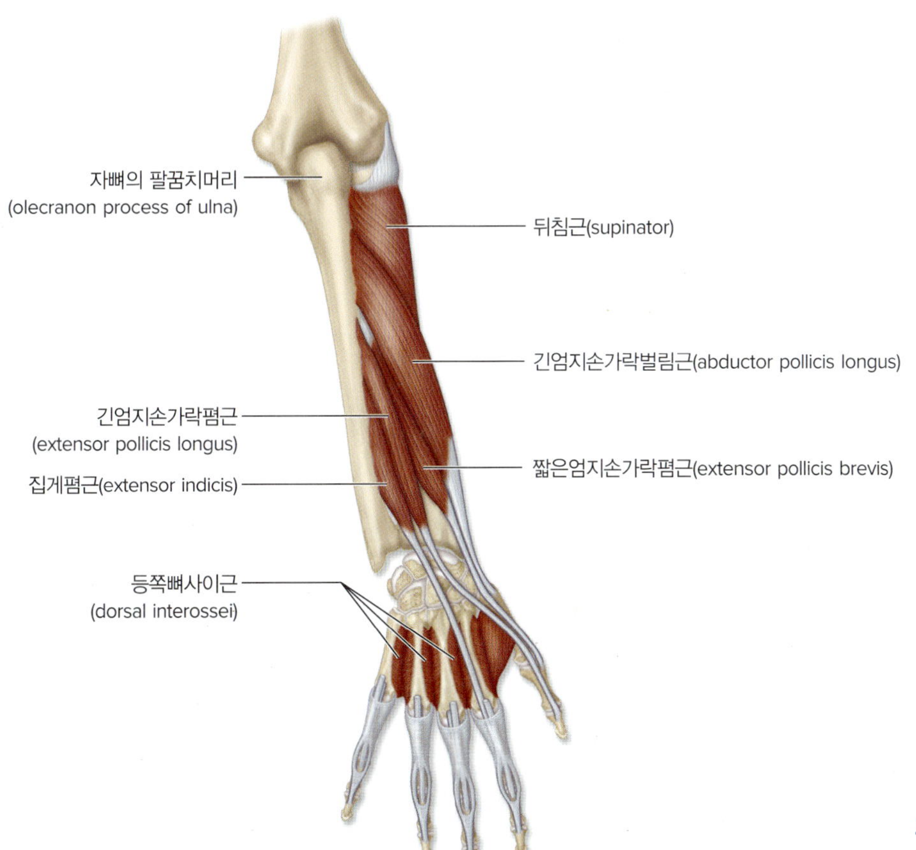

(b) 오른쪽 아래팔 뒤쪽, 깊은층

그림 8.29 아래팔 뒤쪽 근육. 아래팔 뒤쪽의 근육은 아래팔을 뒤치거나 손목과 손가락을 편다. 이 근육은 오른팔을 나타낸 이 그림과 같이 (a) 얕은층, (b) 깊은층으로 나뉜다.

표 8.18	손목관절, 손, 손가락을 움직이는 아래팔 근육		
근육군/근육	**작용**	**몸쪽 붙는곳(P)/먼쪽 붙는곳(D)**	**신경분포(11.5e 참조)**
		앞쪽 근육: 중간층	
노쪽손목굽힘근 **(flexor carpi radialis)**	손목의 굽힘과 손의 벌림	P: 위팔뼈의 안쪽위관절융기 D: II번과 III번 손허리뼈 바닥	정중신경(C6~C7 신경섬유)
긴손바닥근 **(palmaris longus)**	약한 손목굽힘근	P: 위팔뼈의 안쪽위관절융기 D: 굽힘근지지띠와 손바닥널힘줄	정중신경(C6~C7 신경섬유)
자쪽손목굽힘근 **(flexor carpi ulnaris)**	손목의 굽힘과 손의 모음	P: 위팔뼈의 안쪽위관절융기; 자뼈의 팔꿈치돌기와 뒤쪽 표면 D: 콩알뼈와 갈고리뼈; V번 손허리뼈의 바닥	자신경(C8~T1)
		앞쪽 근육: 얕은층	
얕은손가락굽힘근 **(flexor digitorum superfi cialis)**	손목; 2~5번 손가락의 손허리손가락관절과 몸쪽 손가락뼈사이관절을 굽힘	P: 위팔뼈의 안쪽위관절융기, 자뼈의 부리돌기 D: 2~5번 손가락의 가운데 가락뼈	정중신경(C6~C7 신경섬유)
		앞쪽 근육: 깊은층	
긴엄지손가락굽힘근 **(flexor pollicis longus)**	엄지손가락의 손허리손가락관절과 손가락뼈사이관절을 굽힘; 손목을 약하게 굽힘	P: 노뼈 앞쪽 뼈몸통; 뼈사이막 D: 엄지손가락의 먼쪽 가락뼈	정중신경(C6~C7 신경섬유)
깊은손가락굽힘근 **(flexor digitorum profundus)**	손목; 2~5번 손가락의 손허리손가락관절, 몸쪽과 먼쪽 손가락뼈사이관절을 굽힘	P: 자뼈 전방 안쪽 표면; 뼈사이막 D: 2~5번 손가락의 먼쪽 손가락뼈	근육의 가쪽 절반에는 정중신경(C6~C8 신경섬유), 안쪽 절반에는 자신경(C8 신경섬유)
		뒤쪽 근육: 얕은층	
긴노쪽손목폄근 **(extensor carpi radialis longus)**	손목 폄, 손 벌림	P: 위팔뼈의 가쪽관절융기위능선 D: II번 손허리뼈의 바닥	노신경(C6~C7 신경섬유)
짧은노쪽손목폄근 **(extensor carpi radialis brevis)**	손목 폄, 손 벌림	P: 위팔뼈의 가쪽위관절융기 D: III번 손허리뼈의 바닥	노신경(C6~C7 신경섬유)
손가락폄근 **(extensor digitorum)**	손목 폄; 2~5번 손가락의 손허리손가락관절, 몸쪽과 먼쪽 손가락뼈사이관절을 폄	P: 위팔뼈의 가쪽위관절융기 D: 2~5번 손가락의 먼쪽 및 가운데 가락뼈	노신경(C6~C8 신경섬유)
새끼손가락폄근 **(extensor digiti minimi)**	새끼손가락(5)의 손허리손가락관절, 몸쪽 먼쪽손가락뼈사이관절을(PIP J.) 폄; 손목을 약하게 폄	P: 위팔뼈의 가쪽위관절융기 D: 5번 손가락의 몸쪽 가락뼈	노신경(C6~C8 신경섬유)
자쪽손목폄근 **(extensor carpi ulnaris)**	손목을 폄, 손을 모음	P: 위팔뼈의 가쪽위관절융기; 자뼈의 뒤쪽 가장자리 D: V번 손허리뼈의 바닥	노신경(C6~C8 신경섬유)
긴엄지손가락벌림근 **(abductor pollicis longus)**	엄지손가락을 벌림; 손목을 폄(약하게)	P: 노뼈와 자뼈의 몸쪽 등쪽 표면; 뼈사이막 D: I번 손허리뼈의 가쪽 가장자리	노신경(C6~C8 신경섬유)
짧은엄지손가락폄근 **(extensor pollicis brevis)**	엄지손가락의 손허리손가락관절을 폄; 손목을 폄(약하게)	P: 노뼈 뒤쪽 표면; 뼈사이막 D: 엄지손가락의 몸쪽 가락뼈	노신경(C6~C8 신경섬유)
긴엄지손가락폄근 **(extensor pollicis longus)**	엄지손가락의 손허리손가락관절과 손가락뼈사이관절을 폄; 손목을 폄(약하게)	P: 자뼈 뒤쪽 표면; 뼈사이막 D: 엄지손가락의 먼쪽 가락뼈	노신경(C6~C8 신경섬유)
검지손가락폄근 **(extensor indicis)**	2번 손가락의 손허리손가락관절, 몸쪽과 먼쪽 손가락뼈사이관절을 폄; 손목을 폄(약하게)	P: 자뼈 뒤쪽 표면; 뼈사이막 D: 손가락폄근의 힘줄	노신경(C6~C8 신경섬유)

지구)를 이룬다. **손바닥중간근육군**(midpalmar group)은 앞의 두 근육군 사이의 공간에 있다.

엄지두덩군과 새끼두덩군에는 비교적 작은 근육이 있다.

- 작은 굽힘근[엄지두덩군의 **짧은엄지손가락굽힘근**(flexor pollicis brevis)과 새끼두덩군의 **짧은새끼손가락굽힘근**(flexor digiti minimi brevis)]은 각각 엄지손가락과 새끼손가락을 굽힌다.
- 벌림근[엄지두덩군의 **짧은엄지손가락벌림근**(abductor pollicis brevis)과 새끼두덩군의 **새끼손가락벌림근**(abductor digiti minimi)]은 각각 엄지손가락과 새끼손가락을 벌린다.
- 맞섬근[엄지두덩군의 **엄지맞섬근**(무지대립근, opponens pollicis)과 새끼두덩군의 **새끼맞섬근**(소수지대립근, opponens digiti minimi)]은 각각 엄지손가락과 새끼손가락의 맞섬을 돕는다.

통합 INTEGRATE

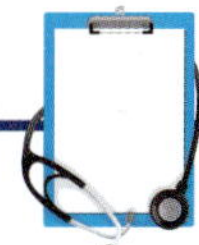

임상적 고찰 8.8 CLINICAL VIEW

손목굴증후군

손목뼈와 굽힘근지지띠 사이의 공간을 손목굴(carpal tunnel)이라고 한다. 여러 손가락굽힘근힘줄이 손목굴을 지나며, 손바닥의 가쪽 피부와 엄지손가락을 움직이는 근육에 분포하는 정중신경도 손목굴을 지난다. 손목굴에서 정중신경이나 힘줄이 눌리는 것이 손목굴증후군(carpal tunnel syndrome)이다. 이 증후군의 특징은 통증과 따끔거리는 감각이상(paresthesia; *aisthesis*: 감각)이다. 때로는 정중신경이 분포하는 손근육에서 더 광범위한 감각 상실과 운동 상실이 일어난다.

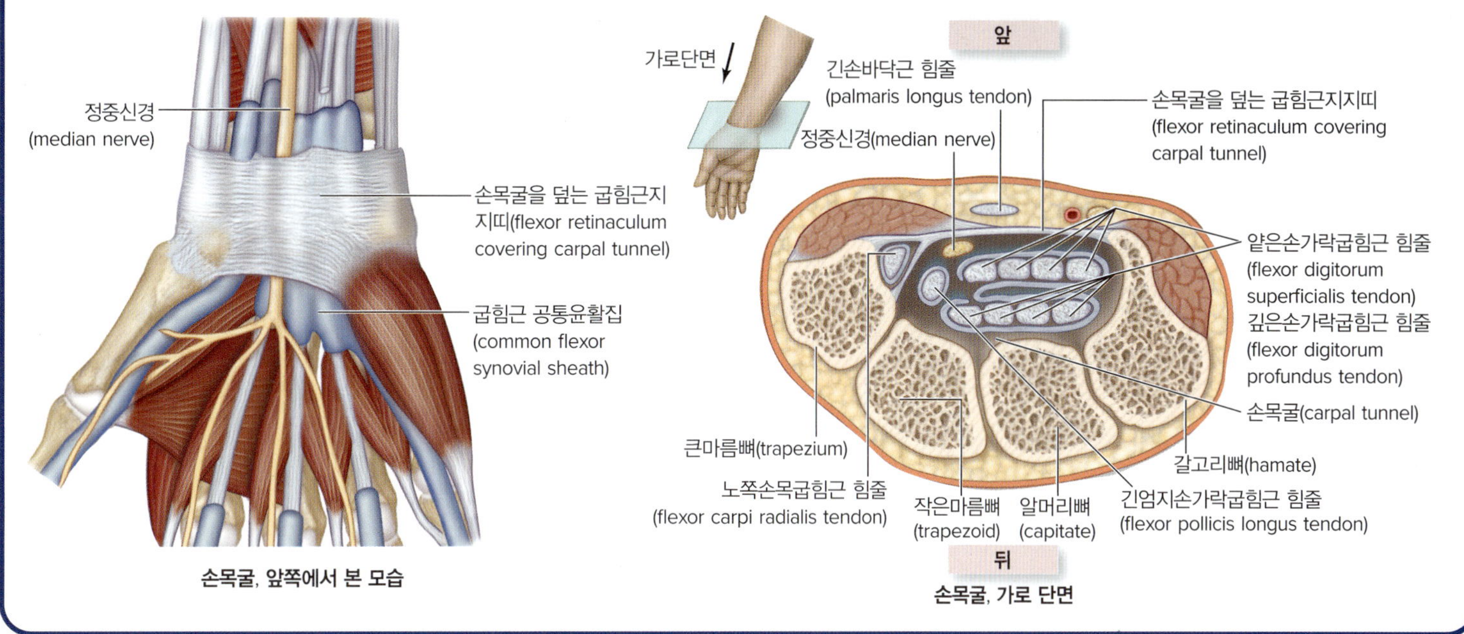

손목굴, 앞쪽에서 본 모습

손목굴, 가로 단면

손바닥중간군에는 벌레근, 등쪽뼈사이근, 바닥쪽뼈사이근, 엄지손가락모음근이 있다. **벌레근**(충양근, lumbrical muscle)은 벌레처럼 생긴 4개의 근육이다. 이 근육은 손허리손가락관절을 굽히고 2~5번 손가락의 몸쪽 및 먼쪽 손가락뼈사이관절을 편다. **등쪽뼈사이근**(배측골간근, dorsal interosseous)은 손허리뼈 사이의 깊은 곳에 있는 4개의 깃근이다. 이 근육은 손허리손가락관절을 굽히고 2~5번 손가락의 몸쪽 및 먼쪽 손가락뼈사이관절을 편다. 또 2~5번 손가락을 벌린다. **바닥쪽뼈사이근**(장측골간근, palmar interosseous)은 손가락을 모으는 3개의 작은 근육이다. 또 이 근육은 벌레근 및 등쪽뼈사이근과 함께 작용해 손허리손가락관절을 굽히고 2~5번 손가락의 몸쪽 및 먼쪽 손가락뼈사이관절을 편다. **엄지손가락모음근**(adductor pollicis)은 바닥쪽뼈사이근으로 잘못 분류될 때가 있다. 이 근육은 이름에서 알 수 있듯이 엄지손가락을 모은다.

손가락, 손, 손목의 특정한 움직임을 조절하는 근육을 **표 8.19**에 정리했고, 공통된 근육작용에 따라 **표 8.20**에 분류했다.

통합 INTEGRATE

학습전략 LEARNING STRATEGY

손등과 손바닥뼈사이근의 기능을 기억하기 위한 기억용 문구

PAD-DAB

Palmar interossei **AD**duct the fingers, while **D**orsal interossei **AB**duct the fingers.(손바닥뼈사이근이 손가락을 모으는 동안 손등뼈사이근은 손가락을 벌린다.)

무엇을 배웠는가?

25 손가락을 벌리는 손의 내재근을 말하라.

8.9 다리이음뼈와 다리의 근육

몸에서 가장 강력하고 큰 근육은 다리근육이다. 이 근육은 체중을 지탱하고 보행할 때 다리를 움직이도록 만들어졌다. 팔근육과 마찬가지로 다리근육도 칸으로 나뉜다(**그림 8.23**).

팔이음뼈 및 팔의 근육과 유사하게 다리이음뼈와 다리의 근육도 다음과 같은 근육군으로 나뉜다.

- 엉덩관절/넙다리를 움직이는 근육
- 무릎관절/다리를 움직이는 넙다리 근육
- 발목, 발, 발가락을 움직이는 다리근육
- 발의 내재근

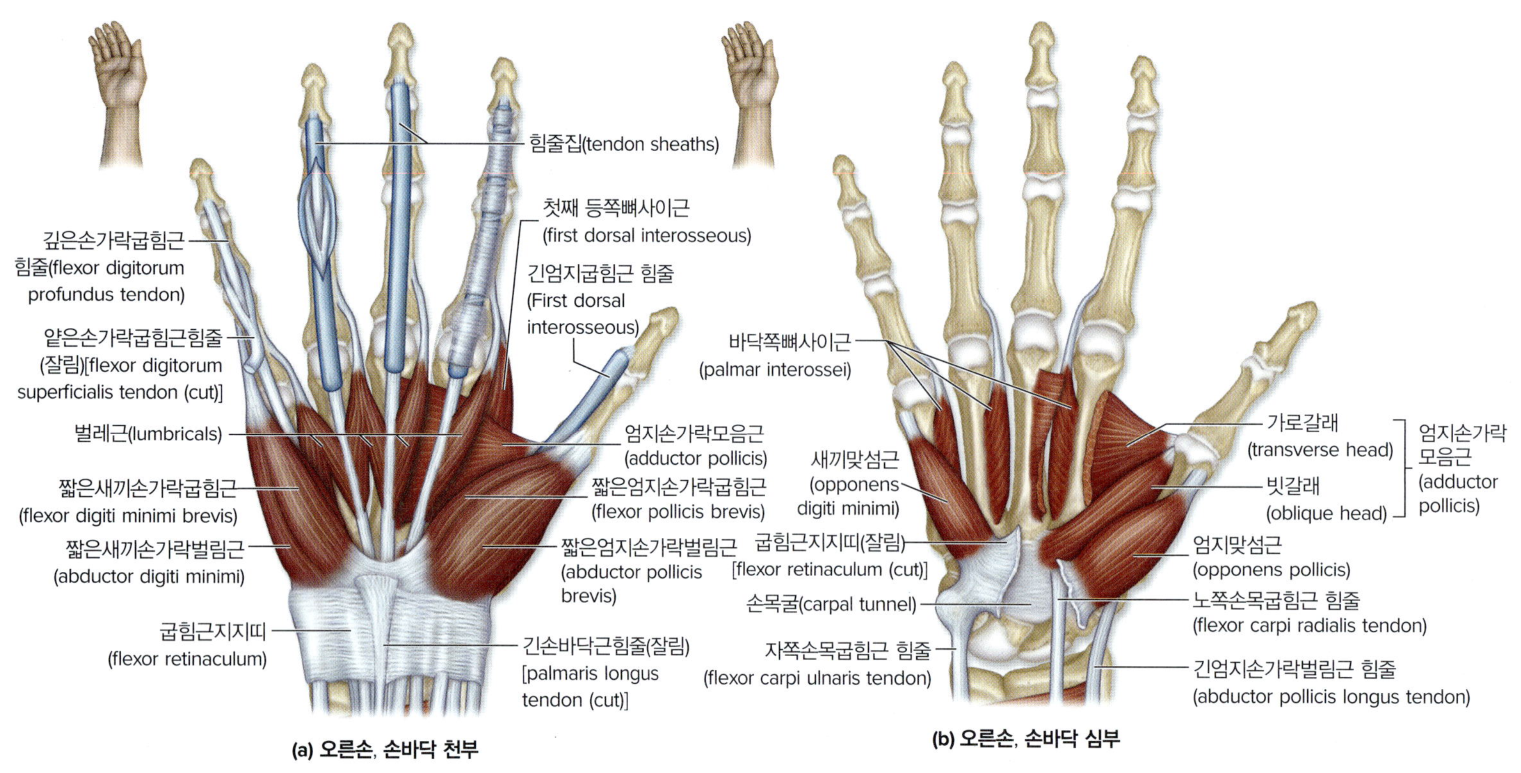

(a) 오른손, 손바닥 천부

(b) 오른손, 손바닥 심부

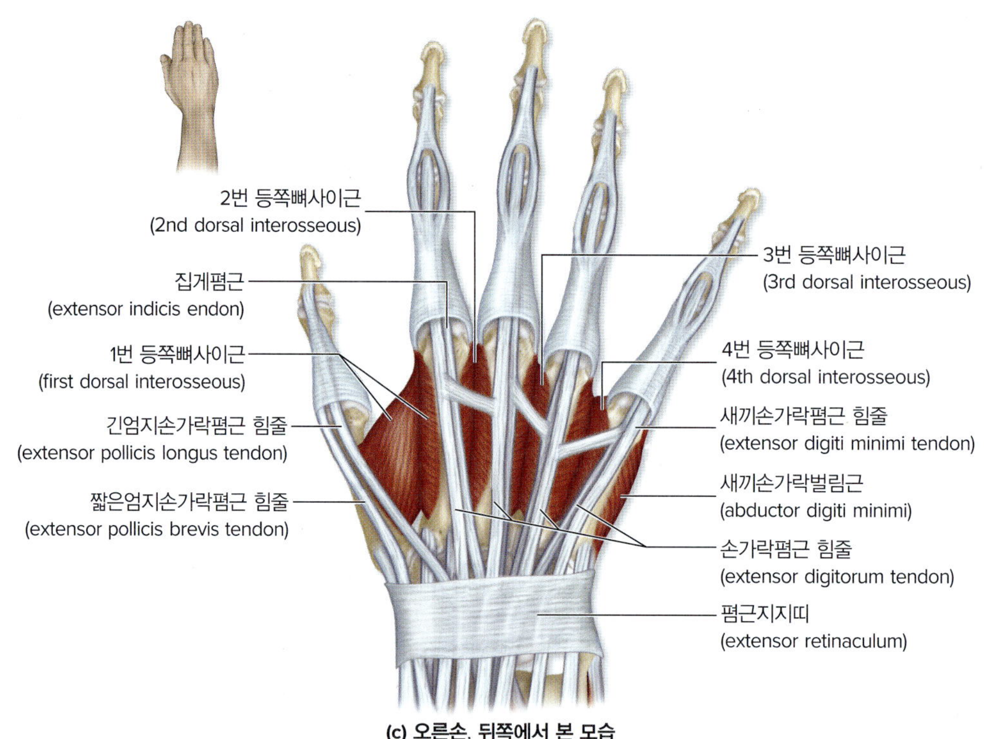

(c) 오른손, 뒤쪽에서 본 모습

그림 8.30 손의 내재근. 이 근육은 글씨 쓰기, 자판 치기, 기타 연주와 같은 활동에 필요한 정교한 움직임을 가능하게 한다. (a) 오른쪽 손바닥의 얕은 근육을 앞에서 본 모습, (b) 손바닥의 깊은 근육을 나타낸 그림, (c) 얕은 근육을 뒤(등쪽)에서 본 모습.

8.9a 엉덩관절/넙다리를 움직이는 근육

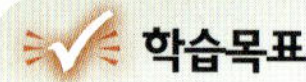 **학습목표**

31. 넙다리의 앞칸, 안쪽칸, 가쪽칸, 뒤칸에 있는 근육의 기능을 비교하고 대조한다.

32. 세 볼기근의 작용을 서술한다.

앞으로 "넙다리를 움직인다"라는 말과 "엉덩관절을 움직인다"라는 말을 같은 뜻으로 사용하겠다. 넙다리의 깊은근막인 **넙다리근막**(대퇴근막, fascia lata)은 마치 의료용 스타킹과 같이 넙다리 근육을 둘러싸고 긴밀하게 결합시킨다. 넙다리근막은 넙다리의 근육, 혈관, 신경을 칸으로 나눈다. 앞칸의 근육은 무릎을 펴거나 넙다리를 굽힌다. 이 근육에 대해서는 다음 절에서 설명한다. 안쪽칸의 근육은 넙다리를 모은다. 가

표 8.19 손의 내재근

근육군/근육	작용	몸쪽 붙는곳(P)/먼쪽 붙는곳(D)	신경분포(11.5e 참조)
		엄지두덩근	
짧은엄지손가락굽힘근 (flexor pollicis brevis)	엄지손가락을 모음	P: 굽힘근지지띠, 큰마름뼈 D: 엄지손가락의 몸쪽 손가락뼈	정중신경(C8~T1 신경섬유)
짧은엄지손가락벌림근 (abductor pollicis brevis)	엄지손가락을 벌림	P: 굽힘근지지띠, 손배뼈, 큰마름뼈 D: 엄지손가락 몸쪽 손가락뼈의 가쪽	정중신경(C8~T1 신경섬유)
엄지맞섬근 (opponens pollicis)	엄지손가락의 맞섬	P: 굽힘근지지띠, 큰마름뼈 D: I번 손허리뼈의 가쪽	정중신경(C8~T1 신경섬유)
		새끼두덩근	
짧은새끼손가락굽힘근 (flexor digiti minimi brevis)	새끼손가락을 굽힘	P: 갈고리뼈, 굽힘근지지띠 D: 새끼손가락의 몸쪽 손가락뼈	자신경(C8~T1)
새끼손가락벌림근 (abductor digiti minimi)	새끼손가락을 벌림	P: 콩알뼈, 자쪽손목굽힘근의 힘줄 D: 손가락의 몸쪽 손가락뼈	자신경(C8~T1)
새끼맞섬근 (opponens digiti minimi)	새끼손가락의 맞섬	P: 갈고리뼈, 굽힘근지지띠 D: V번 손허리뼈	자신경(C8~T1)
		손바닥중간근	
벌레근 (lumbricals)	2~5번 손허리손가락관절을 굽히고 2~5번 손가락의 몸쪽 및 먼쪽 손가락뼈사이관절을 폄	P: 깊은손가락굽힘근의 힘줄 D: 2~5번 손가락의 등쪽 힘줄	정중신경(가쪽 2개의 1, 2번 벌레근)과 자신경(안쪽 2개의 3, 4번 벌레근)
등쪽뼈사이근 (dorsal interossei)	2~5번 손가락을 벌림; 2~5번째 손허리 손가락관절을 굽히고 2~5번 손가락의 몸쪽 및 먼쪽 손가락뼈사이관절을 폄	P: 인접한 손허리뼈의 반대 면 D: 2~5번 손가락의 등쪽 힘줄	자신경(C8~T1)
바닥쪽뼈사이근 (palmar interossei)	2~5번 손가락을 모음; 2~5번째 손허리 손가락관절을 굽히고 2~5번 손가락의 몸쪽 및 먼쪽 손가락뼈사이관절을 폄	P: II, IV, V번 손허리뼈 D: 2, 4, 5번 손가락의 몸쪽 손가락뼈 바닥 양옆	자신경(C8~T1)
엄지손가락모음근 (adductor pollicis)	엄지손가락을 모음	P: 빗갈래: 알머리뼈, II, III번 손허리뼈의 바닥 가로갈래: III번 손허리뼈 D: 엄지손가락의 몸쪽 손가락뼈 안쪽	자신경(C8~T1)

표 8.20 손목과 손의 근육작용 요약

손 벌림	손 모음	손목 폄	손목 굽힘
노쪽손목굽힘근	자쪽손목폄근	손가락폄근	노쪽손목굽힘근
짧은노쪽손목폄근	자쪽손목굽힘근	짧은노쪽손목폄근	자쪽손목굽힘근
긴노쪽손목폄근		긴노쪽손목폄근	얕은손가락굽힘근
		자쪽손목폄근	깊은손가락굽힘근
		(집게손가락폄근)	(긴손바닥근)
		(긴엄지손가락폄근)	(긴엄지손가락굽힘근)
		(짧은엄지손가락폄근)	
		(긴엄지손가락벌림근)	
손가락 벌림	**손가락 모음**	**손가락뼈사이관절 폄**	**손가락뼈사이관절 굽힘**
등쪽뼈사이근	바닥쪽뼈사이근	손가락폄근	깊은손가락굽힘근
긴엄지손가락벌림근	엄지손가락모음근	집게손가락폄근	얕은손가락굽힘근
짧은엄지손가락벌림근		짧은엄지손가락폄근	긴엄지손가락굽힘근
새끼손가락벌림근		긴엄지손가락폄근	짧은엄지손가락굽힘근
		새끼손가락폄근	새끼손가락굽힘근
		벌레근	벌레근
		등쪽뼈사이근	등쪽뼈사이근
		바닥쪽뼈사이근	바닥쪽 뼈사이근

*근육 이름을 괄호 안에 넣은 경우는 영향력이 작음을 나타낸다.

쪽칸에는 근육이 하나 있으며 넙다리를 벌린다. 뒤칸의 근육은 대부분 무릎 굽힘근인 동시에 넙다리 폄근이다. 이 근육 중 일부는 넙다리를 벌린다. 먼저 넙다리를 움직이는 근육에 대해 살펴보자.

여러 근육이 넙다리 앞에 닿아 엉덩관절을 굽힌다(**그림 8.31a**). **큰허리근**(대요근, psoas major)과 **엉덩근**(장근, iliacus)은 각각 허리뼈와 엉덩근에서 일어나지만, 넙다리뼈의 작은돌기에 붙는다. 이 두 근육은 하나로 합쳐져 **엉덩허리근**(장요근, iliopsoas)이 되어 넙다리뼈에 닿는다. 이 근육들은 협동해 넙다리를 굽힌다. 넙다리곧은근과 길고 가는 넙다리빗근이 넙다리를 굽힌다. 이 두 근육은 다리를 움직이는 넙다리 근육과 연결해 이 장의 뒷부분에서 설명한다.

넙다리의 안쪽칸에는 6개의 근육이 있다. 이 근육 중 대부분은 넙다리를 모으며 몇 가지는 다른 기능도 한다. **긴모음근**(장내전근, adductor longus), **짧은모음근**(단내전근, adductor brevis), **두덩정강근**(박근, gracilis), **두덩근**(치골근, pectineus)은 넙다리를 굽힌다. 큰모음근(대내전근, adductor magnus)은 넙다리를 펴고 가쪽으로 돌린다. **바깥폐쇄근**(외폐쇄근, obturator externus)은 넙다리를 모으지 않고 가쪽으로 돌리기만 한다.

넙다리의 가쪽에는 **넙다리근막긴장근**(대퇴근막장근, tensorfasciae latae)이라는 근육이 하나 있다(**그림 8.31b**). 이 근육은 넙다리근막이 가쪽에서 두꺼워지면서 생기는 **엉덩정강근막띠**(장경대, iliotibial tract, iliotibial band)에 부착된다. 엉덩정강근막띠는 엉덩뼈능선에서 정강뼈의 가쪽관절융기로 뻗어 있으며 넙다리를 벌리고 안쪽으로 돌린다.

넙다리를 움직이는 뒤쪽 근육으로는 3개의 볼기근과 넙다리뒤인대 근육군이 있다. 볼기근 중 가장 크고 무거운 **큰볼기근**(대둔근, gluteus maximus)은 넙다리 폄근 중 가장 중요한 역할을 하며, 넙다리를 가쪽으로 돌린다. 큰볼기근보다 더 깊은 곳에는 넙다리를 벌리고 안쪽으로 돌리는 **중간볼기근**(중둔근, gluteus medius)과 **작은볼기근**(소둔근, gluteus minimus)이 있다(**그림 8.31c**).

볼기근보다 깊은 곳에는 다리를 꼬아서 한쪽 발목이 다른 쪽 무릎 위에 있을 때 넙다리/엉덩관절을 가쪽으로 돌리는 근육이 있다. 넙다리 뒤쪽에서 이 근육은 위쪽에서 아래쪽으로 **궁둥구멍근**(이상근, piriformis), **위쌍둥이근**(상쌍자근, superior gemellus), **속폐쇄근**(내폐쇄근, obturator internus), **아래쌍둥이근**(하쌍자근, inferior gemellus), **넙다리네갈래근**(대퇴사두근, quadriceps femoris)의 순서로 배열되어 있다.

마지막으로 넙다리 뒤쪽에는 하나로 묶어 **넙다리뒤인대**(hamstring)라고 부르는 근육군이 있다. 동물의 고기로 **햄**(ham)을 만들 때 이 부분을 매달아서(string) 훈제하기 때문에 영어로 hamstring이라는 이름이 붙었다. 넙다리뒤인대 근육으로는 넙다리두갈래근, 반막근, 반힘줄근이 있다. 이들 근육은 볼기뼈의 궁둥뼈결절에 공통으로 붙고 먼 쪽으로는 다리에 붙으므로 넙다리와 무릎을 움직인다. 넙다리에서 하는 주된 작용은 폄 운동이다. 이 근육들은 다음 절에서 다리의 움직임에 대해 다룰 때 설명한다.

표 8.21에 엉덩관절과 넙다리를 움직이는 근육의 특징을 요약했고, **표 8.22**에는 넙다리에서 하는 공통 작용에 따라 분류했다.

무엇을 배웠는가?

26 넙다리의 칸을 나열하고 각 칸의 근육이 하는 공통된 작용을 서술하라.

8.9b 무릎관절/다리를 움직이는 넙다리 근육

학습목표

33. 무릎관절을 움직이는 넙다리 무릎 쪽의 근육을 열거한다.

34. 무릎관절을 굽히는 넙다리 근육에 대해 서술한다.

무릎에 작용하는 근육은 넙다리의 대부분을 이룬다. 여기에는 넙다리 앞칸(무릎 쪽)과 뒤칸(오금 쪽)의 근육, 그리고 앞에서 설명했던 근육 일부가 포함된다.

통합 INTEGRATE

임상적 고찰 8.9 CLINICAL VIEW

정강이덧대와 구획증후군

정강이덧대(경골부목, shin splint)는 정강이덧대증후군(shin splint syndrome)이라고도 하며 정강뼈의 특정 지점, 특히 아래쪽의 통증을 가리킨다. 정강이덧대는 운동을 시작한 지 얼마 되지 않았거나 몸 상태가 좋지 않은 달리기 선수 또는 조깅하는 사람에게 잘 나타난다. 어떤 보건의료전문가들은 정강이덧대를 다리 앞칸에 나타나는 구획증후군의 한 유형으로 간주한다.

구획증후군(compartment syndrome)은 일반적으로 근육 긴장, 타박상, 과도한 사용 후 염증과 부기의 결과로 팔다리의 한 칸에 있는 혈관이 눌리는 것이다. 예를 들어 갑자기 강도 높은 운동을 시작한 사람에게 일어날 수 있다. 더 심한 구획증후군은 골절이나 혈관 파열과 같은 외상으로 발생할 수 있다. 뱀에 물렸을 때도(물린 자리로 독이 주입됨) 부기로 인해 구획증후군이 일어날 수 있다. 팔다리의 모든 칸에 발생할 수 있으나 다리가 가장 취약하다.

깊은근막이 팽팽해져서 늘어날 수 없으므로 근육이 붓거나 체액 또는 혈액이 정체되면 칸의 압력이 늘어나며 해당 칸의 순환과 신경이 눌리고 저해된다. 혈류가 복구되지 않으면 2시간 내로 신경이 죽고 6시간 내로 뼈대근육이 죽을 수 있다. 가벼운 경우에는 해당 팔이나 다리를 고정하고 휴식하게 해서 치료한다. 심한 경우에는 근막을 절제해 압력을 완화하고 눌린 상태를 해소할 수 있다.

그림 8.31 엉덩관절과 넙다리에 작용하는 근육. 오른쪽 넙다리를 (a) 앞, (b) 가쪽, (c) 뒤쪽에서 본 깊은층 모습. 넙다리(뼈)에 작용하는 근육의 대부분은 볼기뼈에서 일어난다 (바깥폐쇄근은 그림에 없다.)

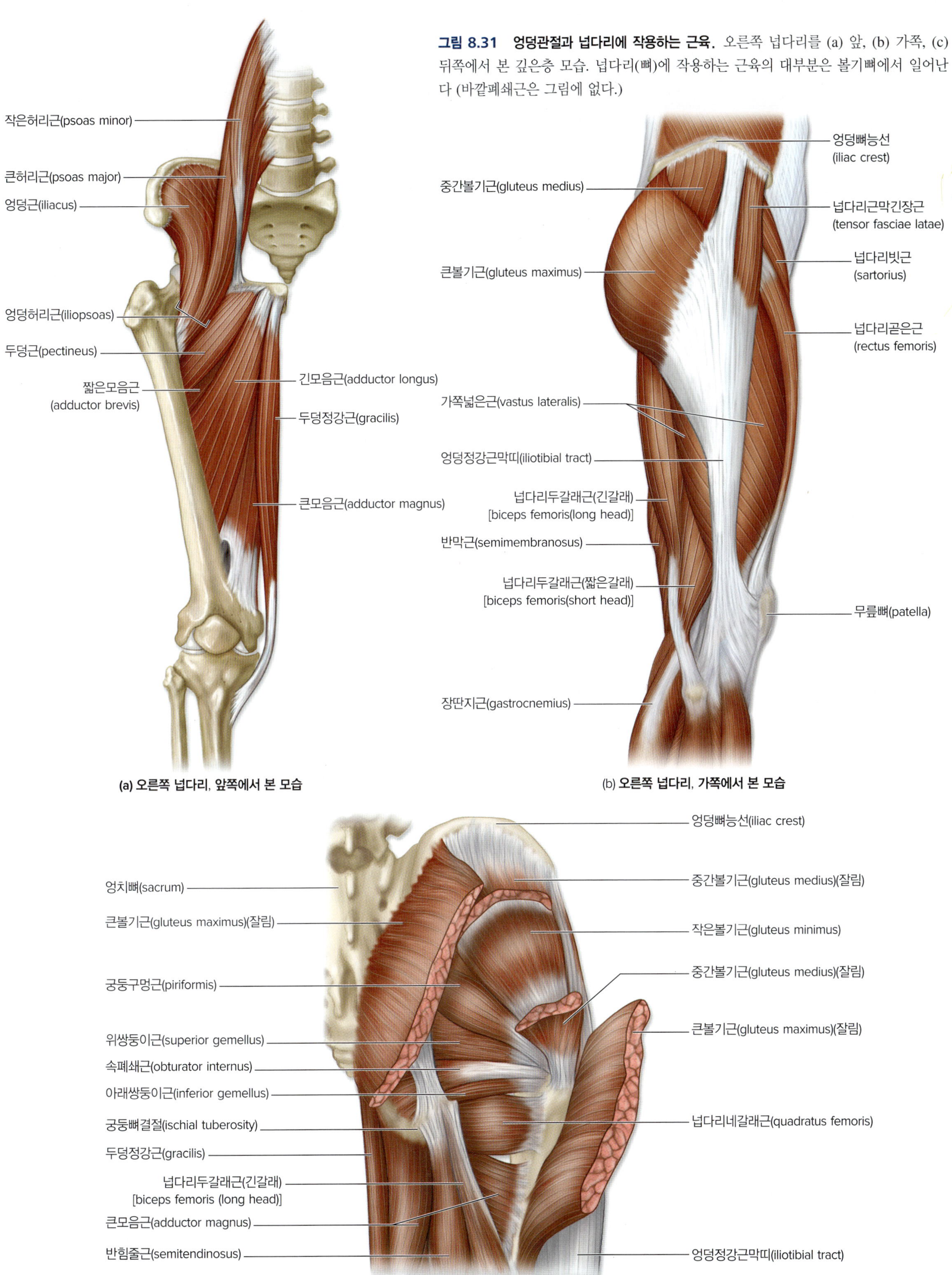

표 8.21	엉덩관절/넙다리를 움직이는 근육		
근육군/근육	**작용**	**몸쪽 붙는곳(P)/먼쪽 붙는곳(D)**	**신경분포(11.5f, g 참조)**
		넙다리 앞칸(넙다리 굽힘근)	
큰허리근 (psoas major)	넙다리를 굽힘	P: T12–L5 척추뼈 몸통의 가로돌기 D: 넙다리뼈의 작은돌기에 엉덩근과 함께 닿음	허리신경얼기의 가지(L2~L3)
엉덩근 (iliacus)	넙다리를 굽힘	P: 엉덩뼈오목 D: 넙다리뼈의 작은돌기에 큰허리근과 함께 닿음	넙다리신경(L2~L3 신경섬유)
넙다리빗근 (sartorius)	넙다리를 굽히고 가쪽으로 돌림; 다리를 굽히고 안쪽으로 돌림	P: 엉덩뼈가시의 앞 위쪽 D: 정강뼈거친면, 안쪽	넙다리신경(L2~L3 신경섬유)
넙다리곧은근 (rectus femoris)	넙다리를 굽힘; 다리를 폄	P: 엉덩뼈가시의 앞 위쪽 D: 무릎뼈로 가는 넙다리네갈래근의 힘줄, 정강뼈거친면으로 가는 무릎인대	넙다리신경(L2~L4 신경섬유)
		넙다리 안쪽칸(넙다리 모음근)	
긴모음근 (adductor longus)	넙다리를 모음; 넙다리를 굽힘	P: 두덩결합에 가까운 두덩뼈 D: 넙다리의 거친선	폐쇄신경(L2~L4)
짧은모음근 (adductor brevis)	넙다리를 모음; 넙다리를 굽힘	P: 두덩뼈아래가지와 두덩뼈 몸통 D: 넙다리의 거친선 위쪽 1/3	폐쇄신경(L2~L3 신경섬유)
두덩정강근 (gracilis)	넙다리를 모으고 굽힘; 다리를 굽힘	P: 두덩뼈아래가지와 두덩뼈 몸통 D: 정강뼈의 위 안쪽 표면	폐쇄신경(L2~L4)
두덩근 (pectineus)	넙다리를 굽힘; 넙다리를 모음	P: 두덩뼈의 두덩뼈빗 D: 넙다리뼈의 두덩뼈빗	넙다리신경(L2~L4) 또는 폐쇄신경(L2~L4)
큰모음근 (adductor magnus)	넙다리를 모음; 넙다리를 굽히는 근육의 모음 부분; 넙다리를 펴고 가쪽으로 돌리는 근육의 넙다리뒤인대 부분	P: 두덩뼈아래가지와 궁둥뼈거친면 D: 넙다리뒤인대 부분: 넙다리뼈의 거친선 모음근 부분: 넙다리뼈의 모음근결절	모음근 부분: 폐쇄신경(L2~L4) 넙다리뒤인대 부분: 궁둥신경의 정강이 부분(L2~L4 신경섬유)
바깥폐쇄근 (obturator externus)	넙다리를 가쪽으로 돌림	P: 폐쇄구멍의 가장자리와 폐쇄막 D: 넙다리 뒤쪽의 돌기오목	폐쇄신경(L3~L4 신경섬유)
		넙다리 가쪽칸(넙다리 벌림근)	
넙다리근막긴장근 (tensor fasciae latae)	넙다리를 벌림; 넙다리를 안쪽으로 돌림	P: 엉덩뼈능선과 엉덩뼈가시의 앞 위 가쪽 표면 D: 엉덩정강근막띠	위볼기신경(L4~S1)
		볼기근군	
큰볼기근 (gluteus maximus)	넙다리를 폄; 넙다리를 가쪽으로 돌림	P: 엉덩뼈능선, 엉치뼈, 꼬리뼈 D: 넙다리근막의 엉덩정강근막띠; 넙다리뼈의 거친선과 볼기근거친면	아래볼기신경(L5~S2)
중간볼기근 (gluteus medius)	넙다리를 벌림; 넙다리를 안쪽으로 돌림	P: 뒤쪽엉덩뼈능선; 뒤볼기근선과 앞볼기근선 사이의 가쪽 표면 D: 넙다리뼈의 큰돌기	위볼기신경(L4~S1)
작은볼기근 (gluteus medius)	넙다리를 벌림; 넙다리를 안쪽으로 돌림	P: 엉덩뼈에서 뒤볼기근선과 앞볼기근선 사이의 가쪽 표면 D: 넙다리뼈의 큰돌기	위볼기신경(L4~S1)
		볼기근 부분의 깊은 근육(넙다리 가쪽 회전근)	
궁둥구멍근 (piriformis)	넙다리를 가쪽으로 돌림	P: 엉치뼈의 앞 가쪽 표면 D: 큰돌기	궁둥구멍근으로 향하는 신경(S1~S2)
위쌍둥이근 (superior gemellus)	넙다리를 가쪽으로 돌림	P: 궁둥뼈가시와 거친면 D: 큰돌기	속폐쇄근으로 향하는 신경(L5~S1)
속폐쇄근 (obturator internus)	넙다리를 가쪽으로 돌림	P: 폐쇄막의 뒤쪽 표면; 폐쇄구멍의 가장자리 D: 큰돌기	속폐쇄근으로 향하는 신경(L5~S1)
아래쌍둥이근 (inferior gemellus)	넙다리를 가쪽으로 돌림	P: 궁둥뼈거친면 D: 속폐쇄근 힘줄	넙다리네갈래근으로 향하는 신경(L5~S1)
넙다리네갈래근 (quadratus femoris)	넙다리를 가쪽으로 돌림	P: 궁둥뼈거친면의 가쪽 가장자리 D: 넙다리뼈의 돌기사이능선	넙다리네갈래근으로 향하는 신경(L5~S1)

(계속)

표 8.21	엉덩관절/넙다리를 움직이는 근육(계속)		
근육군/근육	작용	몸쪽 붙는곳(P)/먼쪽 붙는곳(D)	신경분포(11.5f, g 참조)
		뒤넙다리근군(햄스트링군)	
넙다리두갈래근 (biceps femoris)	넙다리를 폄(긴갈래만); 다리를 굽힘(긴갈래와 짧은갈래); 다리를 가쪽으로 돌림	P: 긴갈래: 궁둥뼈거친면 짧은갈래: 넙다리뼈의 거친선 D: 종아리뼈의 머리	긴갈래: 궁둥신경의 정강이 부분(L4~S1 신경섬유) 짧은갈래: 궁둥신경의 종아리공통 부분(L5~S1 신경섬유)
반막근 (semimembranosus)	넙다리를 펴고 다리를 굽힘; 다리를 안쪽으로 돌림	P: 궁둥뼈거친면 D: 정강뼈 안쪽관절융기의 뒤쪽 표면	궁둥신경의 정강이 부분 (L4~S1 신경섬유)
반힘줄근 (semitendinosus)	넙다리를 펴고 다리를 굽힘; 다리를 안쪽으로 돌림	P: 궁둥뼈거친면 D: 정강뼈의 몸쪽 안쪽 표면	궁둥신경의 정강이 부분 (L4~S1 신경섬유)

표 8.22 엉덩관절/넙다리의 근육 작용 요약

벌림	모음	폄	굽힘	가쪽 회전	안쪽 회전
중간볼기근	짧은모음근, 긴모음근, 큰모음근	**큰볼기근***	**엉덩허리근**	큰모음근(넙다리뒤인대 부분)	중간볼기근
작은볼기근	두덩정강근	큰모음근(넙다리뒤인대 부분)	짧은모음근, 긴모음근, 큰모음근(모음 부분)	큰볼기근	작은볼기근
넙다리근막긴장근	두덩근	넙다리두갈래근(긴갈래)	두덩근	넙다리빗근	넙다리근막긴장근
		반막근	넙다리빗근	바깥폐쇄근	
		반힘줄근	넙다리곧은근	속폐쇄근	
			두덩정강근	궁둥구멍근	
				위쌍둥이근	
				아래쌍둥이근	
				넙다리네갈래근	

*볼드체는 작용근이고 그 외는 협동근이다.

› 넙다리 앞칸의 근육

넙다리의 앞(폄근)칸은 무릎을 펼 때 주된 작용을 하는 큰 **넙다리네갈래근**(대퇴사두근, quadriceps femoris)으로 이루어져 있다(**그림 8.32**). 넙다리네갈래근은 네 갈래로 갈라진 복합 근육으로 **넙다리곧은근**(대퇴직근, rectus femoris), **가쪽넓은근**(외측광근, vastus lateralis), **안쪽넓은근**(내측광근, vastus medialis), **중간넓은근**(중간광근, vastus intermedius)으로 구성된다. 네 근육은 무릎뼈로 뻗은 **네갈래근힘줄**(quadriceps tendon)에서 하나가 되며 **무릎인대**(patellar ligament)가 되어 아래쪽으로 이어지다가 정강뼈거친면에 닿는다.

앞칸에는 엉덩관절과 무릎관절에 작용해 넙다리를 굽히고 가쪽으로 돌리며 다리를 굽히고 안쪽으로 돌리는 **넙다리빗근**(봉공근, sartorius)도 있다. 넙다리빗근은 몸에서 가장 긴 근육이다. 또 영어에서는 '재단사의 근육(tailor's muscle)'이라고 하는데, 옛날에 재단사들이 하던 것처럼 다리를 꼬고 앉게 하는 근육이기 때문이다.

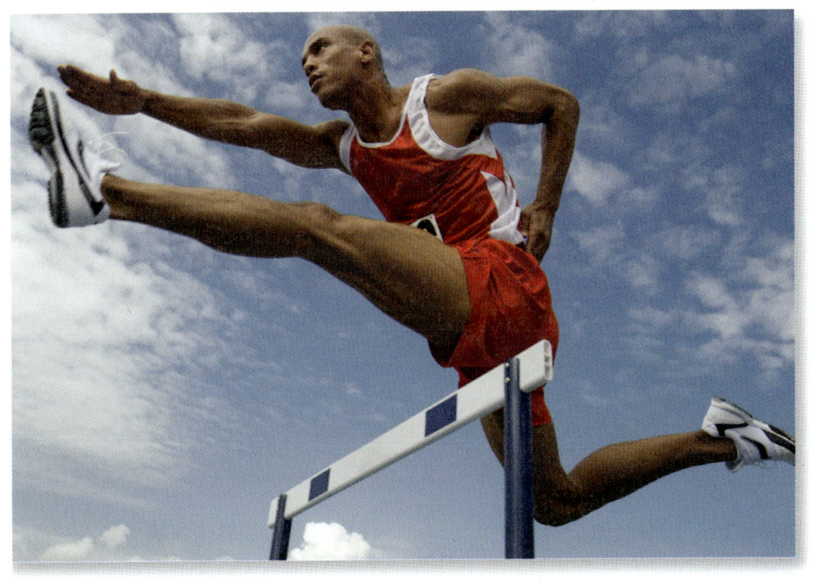

©Tetra Images/Getty Images RF

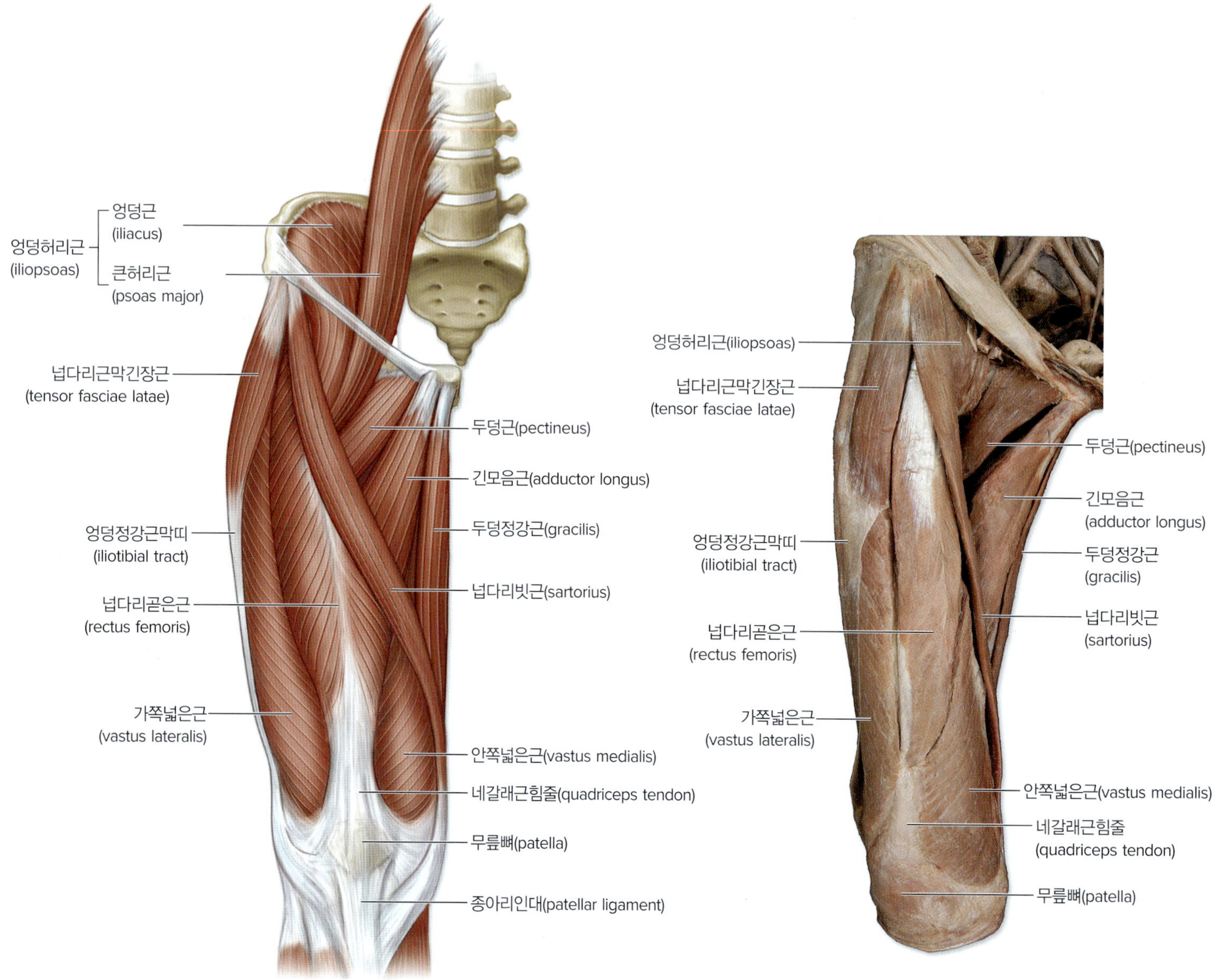

엉덩허리근 (iliopsoas)
엉덩근 (iliacus)
큰허리근 (psoas major)
넙다리근막긴장근 (tensor fasciae latae)
두덩근(pectineus)
긴모음근(adductor longus)
엉덩정강근막띠 (iliotibial tract)
두덩정강근(gracilis)
넙다리빗근(sartorius)
넙다리곧은근 (rectus femoris)
가쪽넓은근 (vastus lateralis)
안쪽넓은근(vastus medialis)
네갈래근힘줄(quadriceps tendon)
무릎뼈(patella)
종아리인대(patellar ligament)

엉덩허리근(iliopsoas)
넙다리근막긴장근 (tensor fasciae latae)
두덩근(pectineus)
긴모음근 (adductor longus)
엉덩정강근막띠 (iliotibial tract)
두덩정강근 (gracilis)
넙다리빗근 (sartorius)
넙다리곧은근 (rectus femoris)
가쪽넓은근 (vastus lateralis)
안쪽넓은근(vastus medialis)
네갈래근힘줄 (quadriceps tendon)
무릎뼈(patella)

(a) 오른쪽 넙다리, 앞쪽에서 본 모습

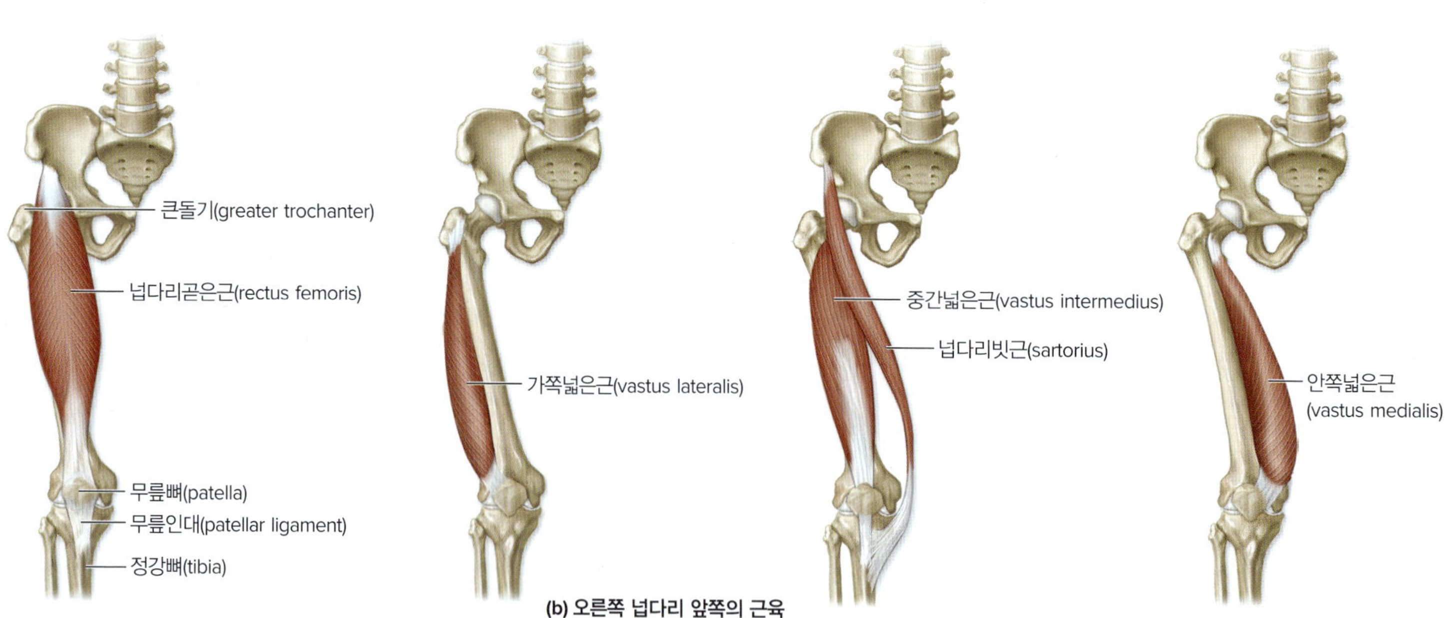

(b) 오른쪽 넙다리 앞쪽의 근육

그림 8.32 넙다리 앞쪽의 근육. 넙다리 앞쪽의 근육은 넙다리를 굽히고 다리를 편다. (a) 오른쪽 넙다리를 앞쪽에서 본 그림과 표본 사진, (b) 오른쪽 넙다리 앞쪽의 각 근육.

표 8.23	무릎관절/다리를 움직이는 넙다리 근육		
근육군/근육	작용	몸쪽 붙는곳(P)/먼쪽 붙는곳(D)	신경분포(11.5f 참조)
		다리 폄근(넙다리 앞쪽 근육)	
넙다리네갈래근			
넙다리곧은근 (rectus femoris)	다리를 폄; 넙다리를 굽힘	P: 엉덩뼈가시의 앞 아래쪽 D: 무릎으로 가는 넙다리네갈래근과 정강뼈거친면으로 가는 무릎인대	넙다리신경(L2~L4)
중간넓은근 (vastus intermedius)	다리를 폄	P: 넙다리뼈의 앞 가쪽 표면 D: 무릎으로 가는 넙다리네갈래근과 정강뼈거친면으로 가는 무릎인대	넙다리신경(L2~L4)
가쪽넓은근 (vastus lateralis)	다리를 폄	P: 큰돌기와 거친선 D: 무릎으로 가는 넙다리네갈래근과 정강뼈거친면으로 가는 무릎인대	넙다리신경(L2~L4)
안쪽넓은근 (vastus medialis)	다리를 폄	P: 돌기사이선과 넙다리뼈의 거친선 D: 무릎으로 가는 넙다리네갈래근과 정강뼈거친면으로 가는 무릎인대	넙다리신경(L2~L4)
		다리 굽힘근	
넙다리빗근(sartorius)	넙다리를 굽히고 가쪽으로 돌림; 다리를 굽히고 안쪽으로 돌림	표 8.21 참조	표 8.21 참조
두덩정강근(gracilis)	넙다리를 굽히고 모음; 다리를 굽힘	표 8.21 참조	표 8.21 참조
뒤넙다리근(hamstring) (넙다리두갈래근, 반막근, 반힘줄근)	넙다리를 펴고 다리를 굽힘; 다리를 가쪽으로 돌림	표 8.21 참조	표 8.21 참조

› 넙다리 안쪽칸의 근육

두덩정강근(박근, gracilis; 넙다리의 안쪽 칸)은 앞에서 설명했듯이 넙다리를 모을 뿐 아니라 무릎으로 뻗어 있으며 다리를 굽힌다.

› 넙다리 뒤칸의 근육

넙다리의 뒤(굽힘근)칸에는 앞에서 설명한 3개의 뒤넙다리근(햄스트링)이 있다(**그림 8.33**). 이 근육은 다리를 굽히기도 한다. **넙다리두갈래근**(대퇴이두근, biceps femoris)은 두 갈래로 된 근육으로 다리의 가쪽에 붙는다. 이 근육은 다리가 굽었을 때 다리를 가쪽으로 돌릴 수도 있다. **반막근**(반막상근, semimembranosus)과 **반힘줄근**(반건형근, semitendinosus)의 닿는곳은 다리의 안쪽이다. 두 근육은 다리가 굽었을 때 다리를 안쪽으로 돌릴 수도 있다.

마지막으로 여러 다리 근육이 무릎관절로 뻗어 다리를 굽힌다. 이 근육(장딴지근, 장딴지빗근, 오금근)은 다음 절에서 다리 근육에 대해 설명할 때 살펴본다.

표 8.23에 무릎관절과 다리를 움직이는 넙다리 근육의 특징을 요약했다.

무엇을 배웠는가?

27 무릎관절을 굽히는 넙다리 근육을 열거하라.

8.9c 발목, 발, 발가락을 움직이는 다리 근육

학습목표

35. 다리의 세 칸에 있는 근육과 그 작용을 비교하고 대조한다.

36. 다리 뒤칸의 얕은층과 깊은층에 있는 근육을 구분한다.

발목, 발, 발가락을 움직이는 근육은 다리에 있으며, **다리근육**(crural muscle)이라고 한다. 이 근육 중 몇 가지는 다리의 굽힘을 돕기도 한다. 깊은근막은 다리의 근육조직, 신경, 혈관을 세칸으로 나누며(앞, 가쪽, 뒤), 같은 칸의 근육은 대체로 공통된 기능을 한다(그림 8.23).

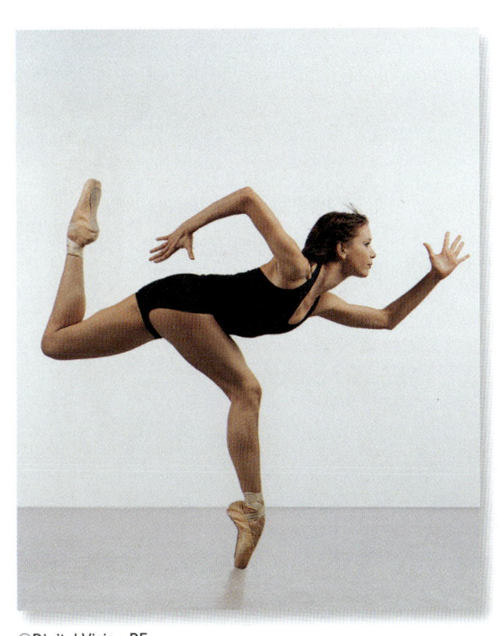

©Digital Vision RF

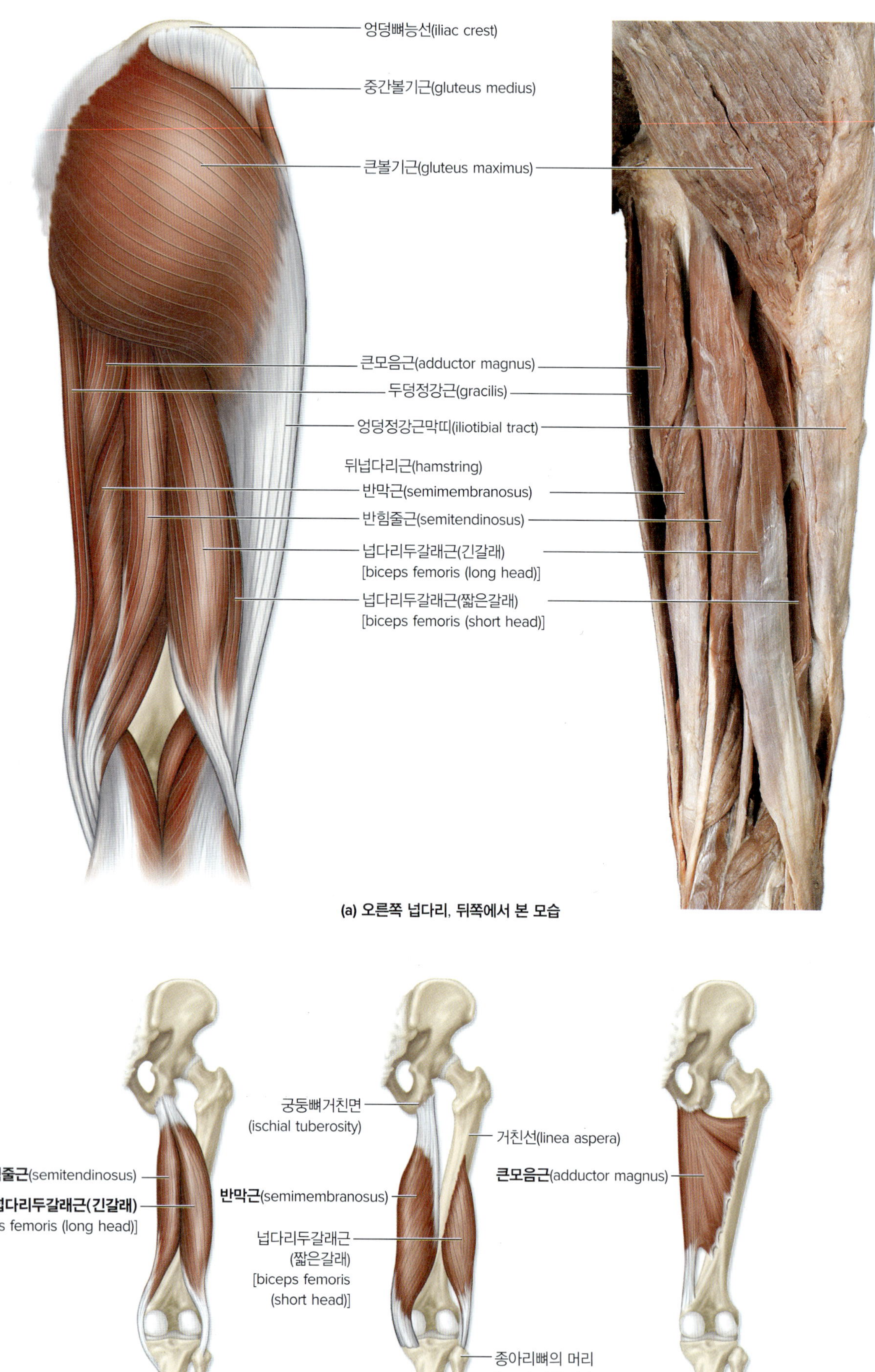

(b) 넙다리 폄근

그림 8.33 볼기근 부분과 넙다리 뒤쪽의 근육. 넙다리를 펴고 다리를 굽히는 넙다리 뒤쪽의 근육. (a) 오른쪽 넙다리의 볼기근 부분과 넙다리 뒤쪽을 나타낸 그림과 표본 사진이고, (b) 넙다리를 펴는 근육을 볼드체로 나타냈다(넙다리두갈래근의 짧은 갈래는 넙다리를 펴는 데 관여하지 않는다는 사실에 주의한다).

› 다리 앞칸의 근육

다리 앞칸의 근육은 발을 발등으로 굽히고(발등굽힘) 발가락을 편다(그림 8.34). **긴발가락폄근**(장지신근, extensor digitorum longus)은 발을 발등으로 굽히고 2~5번 발가락을 편다. **긴엄지발가락폄근**(장족무지신근, extensor hallucis longus)은 엄지발가락의 등으로 힘줄을 보내 발을 발등으로 굽히고 엄지발가락을 편다. **셋째종아리근**(제삼비골근, fibularis tertius, peroneus tertius)은 발을 발등으로 굽힐 때 주된 역할을 한다. 이 근육은 발바닥 안쪽에 부착하며 발의 안쪽번짐 작용도 한다. 손목의 힘줄과 마찬가지로 다리 앞칸의 힘줄은 여러 두꺼운 깊은 근막의 형태로 발목을 단단히 감싸며, 이 힘줄을 하나로 묶어 **폄근지지띠**(신근지대, extensor retinaculum)라고 한다.

› 다리 가쪽칸의 근육

다리 가쪽칸에는 강력한 가쪽번짐 작용과 약한 발바닥쪽굽힘 작용을 하는 두 협동근이 있다(그림 8.35). 길고 납작한 **긴종아리근**(장비골근, fibularis longus, peroneus longus)은 발의 발바닥쪽에 닿는다. **짧은종아리근**(단비골근, fibularis brevis, peroneus brevis)은 긴종아리근의 심부에 있으며 힘줄이 5번 발허리뼈의 바닥에 닿는다.

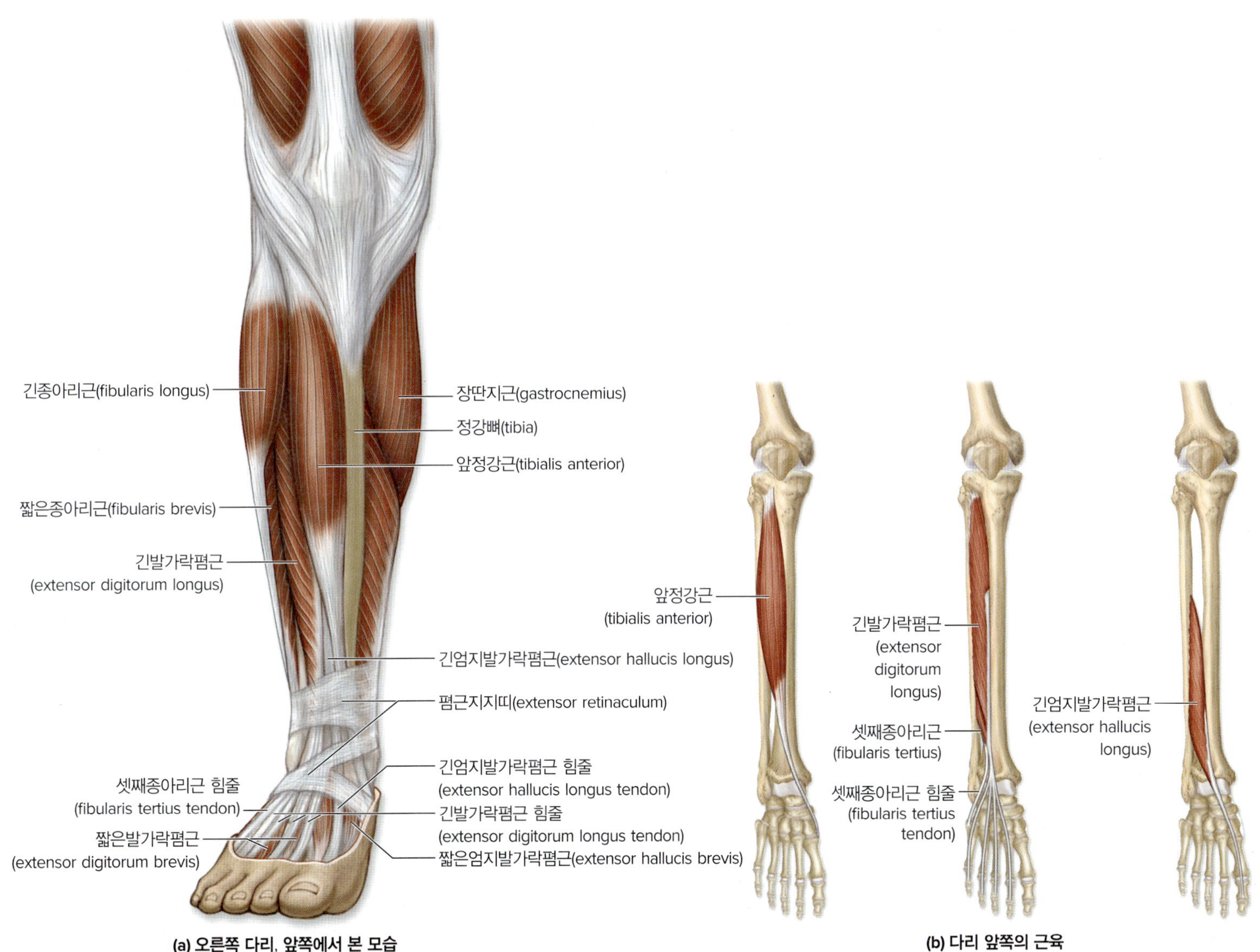

그림 8.34 다리 앞쪽의 근육. 다리 앞쪽의 근육은 발의 발등굽힘과 발가락의 폄 운동을 한다. (a)오른쪽 다리를 앞쪽에서 본 모습, (b) 오른쪽 다리앞칸의 각 근육.

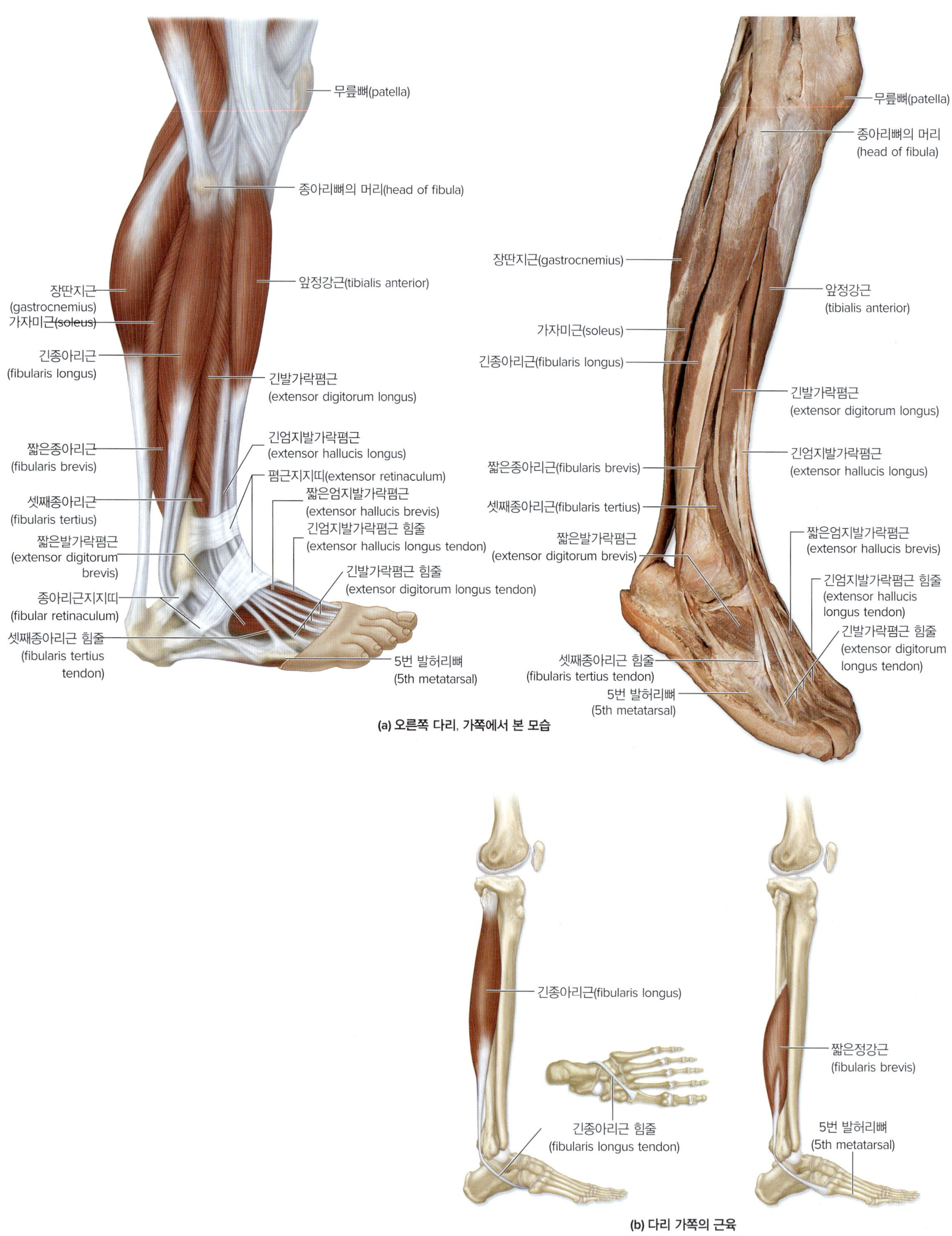

그림 8.35 다리 가쪽의 근육. (a) 오른쪽 다리를 가쪽에서 본 그림과 표본 사진이고, (b) 긴정강근과 짧은정강근은 발의 가쪽번짐과 발바닥쪽굽힘 운동을 한다.

› 다리 뒤칸의 근육

다리 뒤칸의 근육은 얕은층과 깊은층으로 나뉘는 7개의 근육으로 이루어져 있다(**그림 8.36**). 얕은 근육과 대부분의 깊은 근육은 발을 발목에서 발바닥 쪽으로 굽힌다.

뒤칸의 **얕은층**(superficial layer)에는 장딴지근, 가자미근, 장딴지빗근이 있다. **장딴지근**(비복근, gastrocnemius)에는 2개의 굵은 힘살이 있으며, 이 힘살이 다리 뒤쪽에서 형성되는 불룩한 부분을 흔히 장딴지(calf)라고 부른다. 이 근육은 무릎과 발목관절로 뻗어 있으며, 다리를 굽히고 발을 발바닥 쪽으로 굽힌다. **가자미근**(soleus; *solea*: 샌들)은 장딴지근보다 깊은 곳에 있는 넓고 납작한 근육이다. 이 근육은 발을 발바닥 쪽으로 굽힌다. 장딴지근과 가자미근을 합쳐서 **종아리세갈래근**(하퇴삼두근, triceps surae)이라고 하는데, 다리에서 가장 발바닥쪽굽힘 작용이 강한 근육이다. 장딴지근과 가자미근은 둘 다 발꿈치힘줄(종골건, calcaneal tendon)에 붙으며 발꿈치힘줄은 **아킬레스건**(Achilles tendon)이라고도 한다. **장딴지빗근**(족척근, plantaris)은 작은 근육으로 어떤 사람들에게는 이 근육이 없다. 장딴지빗근은 약한 다리 굽힘근이며 발의 발바닥쪽굽힘근이다.

뒤칸의 **깊은층**(deep layer)에는 근육이 4개 있다. **긴발가락굽힘근**(장족지굴근, flexor digitorum longus)은 2~5번 발가락의 먼쪽가락뼈에 부착되어 있다. 발을 발바닥 쪽으로 굽히며 2~5번 발가락의 발허리발가락관절, 몸쪽 및 먼쪽 발가락뼈사이관절을 굽힌다. **긴엄지발가락굽힘근**(장족무지굴근, flexor hallucis longus)은 발을 발바닥 쪽으로 굽히고 엄지발가락을 굽힌다. **뒤정강근**(후경골근, tibialis posterior)은 뒤칸에서 가장 깊은 쪽에 있는 근육이다. 이 근육은 발바닥쪽굽힘과 안쪽번짐을 한다. **오금근**(슬와근, popliteus)은다리를 굽히고 정강뼈를 조금 안쪽으로 돌려 완전히 펴진 무릎 관절을 '연다(unlock).' 이 근육의 붙는곳은 모두 오금 부분이므로 발이 아니라 무릎만을 움직인다.

표 8.24에 다리를 움직이는 근육의 특징을 요약했고 **표 8.25**에는 다리의 근육을 작용에 따라 분류했다. 넙다리와 다리의 많은 근육이 다리 굽힘에 관여한다는 데 주목한다.

무엇을 배웠는가?

28 다리의 각 칸에 있는 근육의 공통된 작용은?

8.9d 발의 내재근

학습목표

37. 각 근육군의 근육과 그 작용을 서술한다.

발의 내재근은 몸쪽 붙는곳과 먼쪽 붙는곳이 모두 발에 있다. 이 근육은 발바닥활을 지탱하고 보행을 돕기 위해 발가락을 움직인다. 대부분은 손의 내재근과 이름 및 위치가 비슷하다. 그러나 발의 내재근은 자신의 이름이 가리키는 정확한 동작을 수행하는 경우가 드물다.

발의 내재근은 등쪽 근육군과 발바닥쪽 근육군으로 나뉜다. 등쪽 근육군에는 짧은엄지발가락펌근과 짧은발가락펌근만 존재한다(**그림 8.34**). **짧은엄지발가락펌근**(extensor hallucis brevis)은 엄지발가락의 발허리발가락관절을 편다. **짧은발가락펌근**(extensor digitorum brevis)은 2~4번 발가락의 발허리발가락관절과 몸쪽 발가락뼈사이관절을 편다.

통합 INTEGRATE

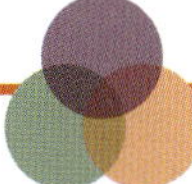

개념 연결 CONCEPT CONNECTION

17.5a절에서 다리의 정맥순환이 근육계통에 의존한다는 사실을 배우게 될 것이다. 구체적으로 말하면 다리근육의 평상시 수축과 이완은 다리의 정맥혈을 몸통으로 되돌려보내는 "펌프" 역할을 한다. 다리를 장기간 움직이지 못하면(예: 비행기를 오래 타거나 병상에 누워 있을 때) 뼈대근육 펌프가 비활성화되어 다리정맥에 피떡이 생길 확률이 높아진다.

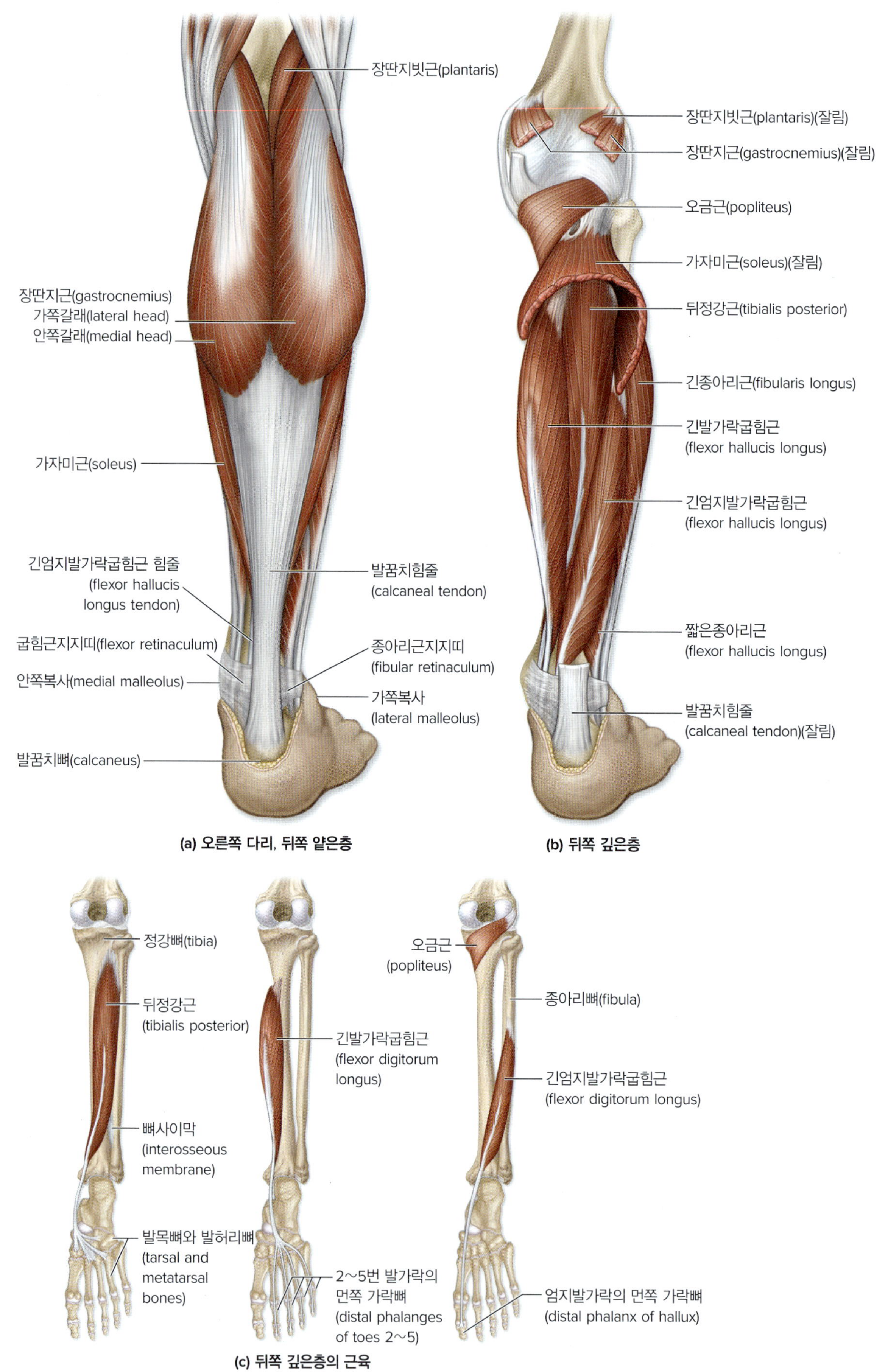

그림 8.36 다리 뒤쪽의 근육. 다리 뒤쪽의 근육은 발의 발바닥쪽굽힘과 발가락의 굽힘 운동을 한다. (a) 오른다리의 얕은층, (b) 오른다리의 깊은층, (c) 뒤칸 깊은층의 몇몇 개별 근육.

표 8.24	다리근육		
근육군/근육	작용	몸쪽 붙는곳(P)/먼쪽 붙는곳(D)	신경분포(11.5g 참조)
가쪽칸(가쪽번짐근과 발바닥쪽굽힘근)			
긴발가락폄근 **(extensor digitorum longus)**	2~5번 발가락을 폄; 발의 발등굽힘	P: 정강뼈의 가쪽관절융기; 종아리뼈의 앞면; 뼈사이막 D: 2~5번 발가락의 먼쪽 발가락뼈	깊은종아리신경(L4~S1)
긴엄지발가락폄근 **(extensor hallucis longus)**	엄지발가락을 폄; 발의 발등굽힘	P: 종아리뼈의 앞면; 뼈사이막 D: 엄지발가락의 먼쪽 발가락뼈	깊은종아리신경(L4~S1)
셋째종아리근 **(fibularis tertius)**	발의 발등굽힘과 약한 가쪽번짐	P: 종아리뼈의 앞 가쪽 표면; 뼈사이막 D: V번 발허리뼈의 바닥	깊은종아리신경(L5~S1 섬유)
앞정강근 **(tibialis anterior)**	발의 발등굽힘; 발의 안쪽번짐	P: 정강뼈의 가쪽관절융기와 몸쪽 뼈몸통; 뼈사이막 D: I번 발허리뼈와 첫째(안쪽) 쐐기뼈	깊은종아리신경(L4~S1)
뒤칸(발바닥쪽굽힘근, 다리와 발가락 굽힘근)			
긴종아리근 **(fibularis longus)**	발의 가쪽번짐; 약한 발바닥쪽굽힘근	P: 종아리뼈의 머리와 몸통 위 2/3; 정강뼈의 가쪽 관절융기 D: I번 발허리뼈와 안쪽 쐐기뼈	얕은종아리신경(L5~S2)
짧은종아리근 **(fibularis brevis)**	발의 가쪽번짐; 약한 발바닥쪽굽힘근	P: 종아리뼈의 중앙 가쪽 뼈몸통 D: V번 발허리뼈	얕은종아리신경(L5~S2)
앞칸(발등굽힘근과 발가락폄근)			
얕은층			
종아리세갈래근(triceps surae)			
장딴지근 **(gastrocnemius)**	다리 굽힘; 발의 발바닥쪽굽힘	P: 넙다리뼈의 가쪽 및 안쪽 관절융기의 앞뒷면 D: 발꿈치뼈(발꿈치힘줄을 통해)	정강신경(L4~S1 신경섬유)
가자미근 **(soleus)**	발의 발바닥쪽굽힘	P: 종아리뼈의 머리와 몸쪽 뼈몸통; 정강뼈의 안쪽 가장자리 D: 발꿈치뼈(발꿈치힘줄을 통해)	정강신경(L4~S1 신경섬유)
장딴지빗근(plantaris)	약한 다리 굽힘근, 발바닥쪽굽힘근	P: 넙다리뼈의 가쪽 관절융기위능선 D: 발꿈치뼈의 뒤쪽 부분	정강신경(L4~S1 신경섬유)
깊은층			
긴발가락굽힘근 **(flexor digitorum longus)**	발의 발바닥쪽굽힘; 2~5번 발가락의 발허리발가락관절, 몸쪽 및 먼쪽 발가락뼈사이관절 굽힘	P: 정강뼈의 뒤 안쪽 표면 D: 2~5번 발가락의 먼쪽 가락뼈	정강신경(L5~S1 신경섬유)
긴엄지발가락굽힘근 **(flexor hallucis longus)**	발의 발바닥쪽굽힘; 엄지발가락의 발허리발가락관절, 발가락뼈사이관절 굽힘	P: 종아리뼈의 뒤 아래 2/3 D: 엄지발가락의 먼쪽 가락뼈	정강신경(L5~S1 신경섬유)
뒤정강근 **(tibialis posterior)**	발의 발바닥쪽굽힘; 발의 안쪽번짐	P: 종아리뼈, 정강뼈, 뼈사이막 D: II~IV번 발허리뼈; 발배뼈; 입방뼈; 모든 쐐기뼈	정강신경(L5~S1 신경섬유)
오금근 **(popliteus)**	다리 굽힘; 정강이를 안쪽으로 돌림	P: 넙다리뼈 가쪽 관절융기 D: 정강뼈의 뒤쪽, 몸쪽 표면	정강신경(L4~L5 신경섬유)

표 8.25	무릎관절/다리의 근육 작용 요약
폄	굽힘
넙다리네갈래근	넙다리빗근
넙다리곧은근	두덩정강근
가쪽넓은근	긴모음근, 짧은모음근, 큰모음근
중간넓은근	넙다리두갈래근
안쪽넓은근	반막근
	장딴지근
	오금근
	(장딴지빗근)*

*근육 이름을 괄호 안에 넣은 경우는 영향력이 작음을 나타낸다.

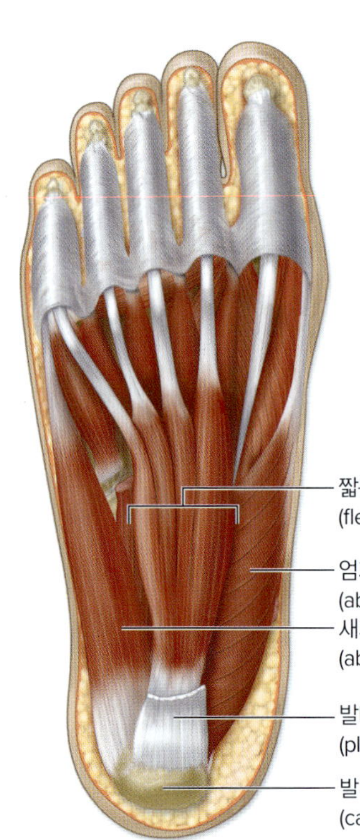

(a) 1층(얕음)

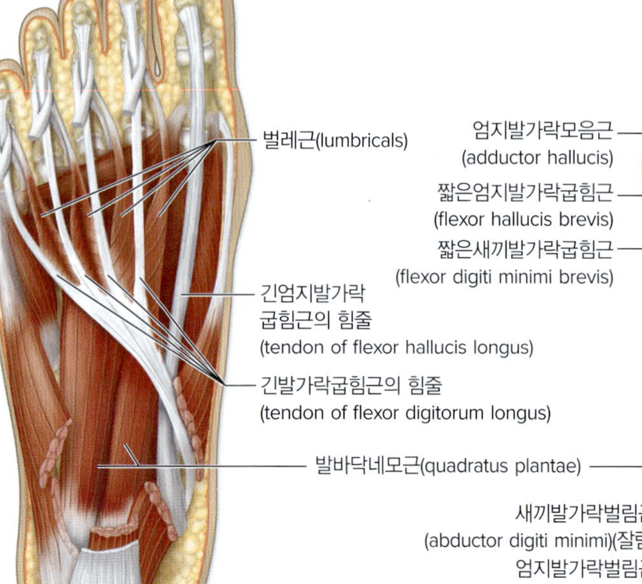

(b) 2층(깊음)

(c) 3층(더 깊음)

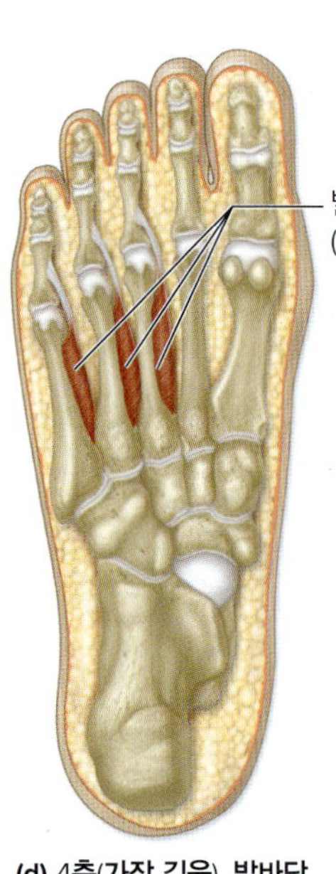

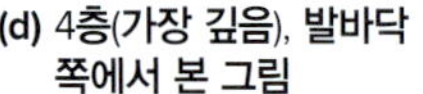
(d) 4층(가장 깊음), 발바닥 쪽에서 본 그림

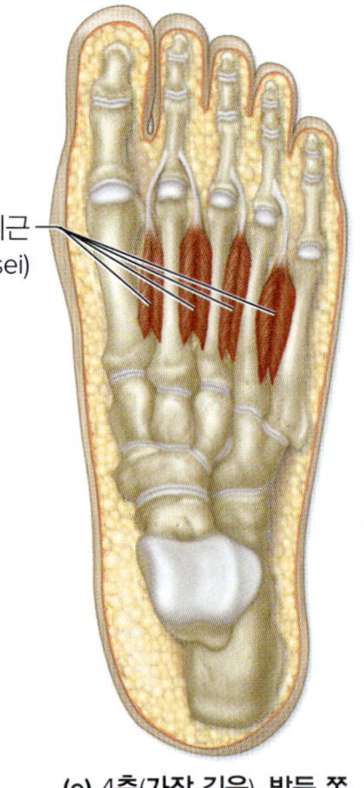

(e) 4층(가장 깊음), 발등 쪽에서 본 그림

그림 8.37 발의 발바닥 내재근. 이 근육은 발가락을 움직인다. (a) 얕은층, (b) 깊은층, (c) 더 깊은층의 오른발 내재근, (d) 가장 깊은층을 발바닥 쪽에서 본 그림, (e) 발등 쪽에서 본 그림.

어떻게 생각하는가?

4 짧은발가락폄근은 2~4번 발가락에만 닿는다. 그렇다면 새끼(5번)발가락은 어떻게 펴질까?

발바닥 표면은 발의 깊은근막에서 형성된 **발바닥널힘줄**(족저근막, plantar aponeurosis)이 지탱한다. 이 널힘줄은 발가락뼈와 발꿈치뼈 사이에 뻗어 있고 발바닥 근육을 감싼다. 발바닥 근육은 네 층으로 나뉘며(**그림 8.37**) **표 8.26**에 자세히 설명되어 있다.

표 8.27에는 다리 근육과 발의 내재근을 공통 작용에 따라 분류했다.

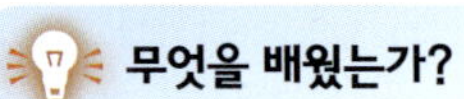

무엇을 배웠는가?

29 발가락을 펴는 발의 내재근을 서술하라.

통합 INTEGRATE

임상적 고찰 8.10 CLINICAL VIEW

발바닥근막염

발바닥근막염(족저근막염, plantar fasciitis)은 발바닥널힘줄에 생기는 염증이다. 관련된 요인으로는 근막에 스트레스를 주는 과도한 운동, 무게를 지탱하는 활동(무거운 물건 들기, 조깅, 걷기), 과도한 체중, 잘 맞지 않는 신발, 생물역학적으로 나쁜 여건(예: 굽이 높은 신발, 평발) 등이 있다. 발바닥근막염은 발을 반복해서 땅에 부딪칠 때 발생할 수 있으므로 달리기선수의 발꿈치 통증을 일으키는 흔한 원인이다.

표 8.26 발의 내재근

근육군/근육	작용	몸쪽 붙는곳(P)/먼쪽 붙는곳(D)	신경분포(11.5g 참조)
등쪽 면(발가락 폄근)			
짧은엄지발가락폄근 (extensor hallucis brevis)	엄지발가락의 발허리발가락관절을 폄	P: 발꿈치뼈와 폄근지지띠 아랫부분 D: 엄지발가락의 몸쪽 가락뼈	깊은종아리신경(S1~S2 신경섬유)
짧은발가락폄근 (extensor digitorum brevis)	2~4번 발가락의 발허리발가락관절과 몸쪽 발가락뼈사이관절을 폄	P: 발꿈치뼈와 폄근지지띠 아랫부분 D: 2~4번 발가락의 중간 가락뼈	깊은종아리신경(S1~S2 신경섬유)
발바닥 면(발가락 굽힘근, 벌림근, 모음근)			
1층(얕음)			
짧은발가락굽힘근 (flexor digitorum brevis)	2~5번 발가락의 발허리발가락관절과 몸쪽 발가락뼈사이관절을 굽힘	P: 발꿈치뼈 D: 2~5번 발가락의 중간 가락뼈	안쪽발바닥신경(S2~S3)
엄지발가락벌림근 (abductor hallucis)	엄지발가락을 벌림	P: 발꿈치뼈 D: 엄지발가락 몸쪽 가락뼈의 안쪽	안쪽발바닥신경(S2~S3)
새끼발가락벌림근 (abductor digiti minimi)	새끼발가락을 벌림	P: 발꿈치뼈(거친면의 아랫부분) D: 새끼발가락 몸쪽 가락뼈의 가쪽	가쪽발바닥신경(S2~S3)
2층(깊음)			
발바닥네모근 (quadratus plantae)	긴발가락굽힘근의 힘줄을 당겨 2~5번 발가락을 굽힘	P: 발꿈치뼈, 긴발바닥인대 D: 긴발가락굽힘근 힘줄	가쪽발바닥신경(S2~S3)
벌레근 (lumbricals)	2~5번 발가락의 발허리발가락관절과 몸쪽(PIP) 및 먼쪽발가락뼈사이(DIP)관절을 굽힘	P: 긴발가락굽힘근 힘줄 D: 긴발가락폄근 힘줄	안쪽발바닥신경(1번 벌레근); 가쪽발바닥신경(2~4번 벌레근)
3층(더 깊음)			
엄지발가락모음근 (adductor hallucis)	엄지발가락을 모음	P: 가로갈래: III~V번 발허리발가락관절의 관절주머니 빗갈래: II~IV번 발허리뼈의 바닥 D: 엄지발가락 몸쪽 가락뼈의 가쪽	가쪽발바닥신경(S2~S3)
짧은엄지발가락굽힘근 (flexor hallucis brevis)	엄지발가락의 발허리발가락관절을 굽힘	P: 입방뼈와 가쪽 쐐기뼈 D: 엄지발가락 몸쪽 가락뼈	안쪽발바닥신경(S2~S3)
짧은새끼발가락굽힘근 (flexor digiti minimi brevis)	새끼발가락의 발허리발가락관절을 굽힘	P: 5번 발허리뼈 D: 새끼발가락 몸쪽 가락뼈	가쪽발바닥신경(S2-S3)
4층(가장 깊음)			
발등뼈사이근 (dorsal interossei)	발가락을 벌림	P: 발허리뼈의 이웃한 면 D: 2~4번 발가락 몸쪽 가락뼈의 양쪽 옆면	가쪽발바닥신경(S2-S3)
발바닥뼈사이근 (plantar interossei)	발가락을 모음	P: 3~5번 발허리뼈의 양쪽 옆면 D: 3~5번 발가락 몸쪽 가락뼈의 안쪽 면	가쪽발바닥신경(S2-S3)

표 8.27 발과 발가락에서 일어나는 다리 근육 및 발 근육의 작용 요약

발				발가락			
발등굽힘	발바닥쪽굽힘	가쪽번짐	안쪽번짐	폄	굽힘	벌림	모음
앞정강근*	**장딴지근**	**긴종아리근**	**뒤정강근**	긴발가락폄근	긴발가락굽힘근	엄지발가락벌림근	엄지발가락모음근
긴발가락폄근	**가자미근**	**짧은종아리근**	**앞정강근**	긴엄지발가락폄근	긴엄지발가락굽힘근	새끼발가락벌림근	발바닥뼈사이근
(긴엄지발가락폄근)	긴발가락굽힘근	(셋째종아리근)		짧은발가락폄근	짧은발가락굽힘근	발등뼈사이근	
(셋째종아리근)	긴엄지발가락굽힘근			짧은엄지발가락폄근	짧은엄지발가락굽힘근		
	뒤정강근						
	(긴종아리근)				짧은새끼발가락굽힘근		
	(짧은종아리근)						

*볼드체는 작용근이고 그 외는 협동근이다. 전체 근육 이름을 괄호 안에 넣은 경우는 영향력이 작음을 나타낸다.

단원 요약 CHAPTER SUMMARY

	• 몸통근육은 몸통뼈대의 구성요소에 붙는 반면, 팔다리근육은 팔다리뼈대의 구성요소를 안정시키거나 운동시킨다.
8.1 뼈대근육의 구성과 작용	• 뼈대근육은 전형적으로 다양한 붙는곳(이전에는 이는곳과 닿는곳이라고 부름)을 가지며, 다발은 네 가지 기본 패턴 중 하나로 구성된다.
	8.1a 뼈대근육의 부착 • 위(또는 몸쪽) 붙는곳은 일반적으로 근육의 운동성이 적은 반면, 아래(또는 먼쪽) 붙는곳은 운동성이 크다.
	8.1b 뼈대근육섬유의 구성방식 • 근육섬유는 돌림, 평행, 수렴 또는 깃털 모양으로 배열될 수 있다.
	8.1c 뼈대근육의 작용 • 작용근는 1차적인 운동근인 반면, 길항근은 작용근에 반대로 작용한다. • 협동근은 작용근을 돕는다.
8.2 뼈대근육의 명칭	• 근육은 근육의 작용, 신체 부위, 근육의 붙는곳, 근육섬유의 방향성, 모양, 크기 및 근육머리에 따라 이름이 붙는다.
8.3 머리와 목의 근육	• 머리와 목의 근육은 특정한 작용에 따라 몇몇 근육군으로 분리된다.
	8.3a 표정근육 • 얼굴의 근육은 두개골에서 일어나서 간혹 피부에 붙는다.
	8.3b 바깥눈근육 • 6개의 외재성 근육은 눈의 바깥표면에 붙으며 눈의 운동을 조절한다.
	8.3c 입안과 인두의 근육 • 씹기근육은 씹는 동안 아래턱을 올리고 움직인다.
	• 내재성 혀근육은 혀 자체를 형성하는 반면, 외재성 혀근육은 음식물 조작, 삼킴 및 말하는 중에 혀를 움직인다.
	• 인두근육은 음식물을 삼키는 동안 기능한다.
	8.3d 목 앞쪽의 근육: 목뿔근 • 목뿔 위 근육은 목뿔뼈를 올리는 반면, 목뿔 아래 근육은 목뿔뼈를 내리고, 음식물을 삼키거나 말을 할 때 후두의 갑상연골을 움직인다.
	8.3e 머리와 목을 움직이는 근육 • 목 앞 가쪽 근육은 머리와 목을 굽히고, 목 뒤쪽 근육은 머리와 목을 편다.
8.4 척주의 근육	• 척주세움근과 다른 깊은 등근육은 척추를 편다.
8.5 호흡근육	• 갈비사이근육, 가로가슴근 및 가로막은 우리가 숨을 쉴 때 가슴우리의 모양을 바꾼다.
8.6 배벽의 근육	• 배벽근육은 배를 압박하고, 배장기를 제자리에 고정하고, 척주를 굽힌다.
8.7 골반바닥의 근육	• 골반바닥의 근육은 골반장기를 지지하고, 아래 골반입구를 덮고 있는 근육벽을 형성한다.
8.8 팔이음뼈와 위팔의 근육	• 다섯 그룹의 근육은 팔이음 및 팔운동과 연관된다: (1) 팔이음; (2) 오목위팔관절/팔; (3) 팔꿉관절/위팔; (4) 손목관절, 손 및 손가락; 그리고 (5) 손의 내재성 근육.
	8.8a 팔이음뼈를 움직이는 근육 • 앞가슴근육은 어깨뼈, 빗장뼈 또는 둘 다를 내리는 경향이 있다. 이에 비하여, 뒤가슴근육은 어깨뼈를 올리거나 뒤로 당긴다.
	8.8b 오목위팔관절/위팔을 움직이는 근육 • 큰가슴근은 팔을 굽히고, 넓은등근과 큰원근은 팔을 펴는 반면, 모든 근육은 팔을 모으고 안쪽으로 회전시킨다. • 어깨세모근은 팔을 굽히고, 펴고 벌린다. • 돌림띠근육은 오목위팔관절에 힘과 안정성을 제공한다.
	8.8c 팔꿉관절/아래팔을 움직이는 근육 • 주요 굽힘근은 팔의 앞칸에 있고, 주요 폄근은 팔의 뒤칸에 있다. • 원엎침근과 네모엎침근은 위팔을 엎치는 반면, 뒤침근과 위팔두갈래근은 아래팔을 뒤친다.
	8.8d 손목관절, 손, 손가락을 움직이는 아래팔 근육 • 아래팔 앞칸의 근육은 손목과 손가락관절을 굽히고, 아래팔 뒤칸의 근육은 손목과 손가락관절을 편다. 아래팔 앞칸과 뒤칸 근육의 힘줄은 지지띠라고 불리는 치밀규칙결합조직의 띠에 의해 제자리에 고정된다.
	8.8e 손의 내재근 • 내재성 근육은 (1) 엄지두덩군(엄지를 움직인다), (2) 새끼두덩군(새끼손가락을 움직인다) 및 (3) 손바닥중간군(2~5번째 손가락을 움직인다)의 세 그룹으로 나눈다.

(계속)

단원 요약 CHAPTER SUMMARY

8.9 다리이음뼈와 다리의 근육	• 골반과 다리에는 네 그룹의 근육이 연관되어 있다. (1) 엉덩관절/넙다리를 움직이는 근육, (2) 무릎관절/다리를 움직이는 넙다리 근육, (3) 다리근육 및 (4) 발의 내재성 근육
	8.9a 엉덩관절/넙다리를 움직이는 근육 • 넙다리 앞칸의 근육은 넙다리를 굽힌다. • 큰볼기근과 넙다리 뒤칸의 근육은 넙다리를 편다. • 중간볼기근, 작은볼기근 및 넙다리근막긴장근은 넙다리를 벌린다. • 넙다리 안쪽칸의 대부분의 근육은 넙다리를 굽힌다.
	8.9b 무릎관절/다리를 움직이는 넙다리근육 • 넙다리네갈래근은 다리를 편다. • 두덩정강근, 넙다리빗근 및 넙다리 뒤칸의 근육은 다리를 굽힌다.
	8.9c 발목, 발, 발가락을 움직이는 다리 근육 • 다리의 앞칸 근육은 발을 등쪽으로 굽히거나, 발가락을 펴거나, 둘 다 한다. • 앞정강근은 발을 안쪽으로 번지게 한다. • 다리의 가쪽칸 근육은 발을 가쪽으로 번지게 하고, 발을 바닥쪽으로 굽힌다. • 다리의 가쪽칸 근육은 발을 바닥쪽으로 굽히거나, 발가락을 굽히거나, 둘 다 한다. • 뒤정강근은 발을 안쪽으로 번지게 한다.
	8.9d 발의 내재근 • 등쪽 근육은 발가락을 편다. • 네 층의 발바닥근육은 잠재적으로 발가락을 굽히거나, 펴거나, 벌리거나, 모은다.

단원 평가

기초 평가 Do You Know the Basics?

1. 작동근에 대한 설명으로 옳은 것은?
   a. 주동자의 기능에 반대로 작용한다.
   b. 운동을 생성하는 1차 근육이다.
   c. 주로 관절을 안정화시킨다.
   d. 근육섬유는 항상 동심원(돌림근육) 모양이다.

2. 왼쪽과 오른쪽 _______이 수축하면, 머리와 목을 굽힌다.
   a. 목빗근
   b. 가장긴근군
   c. 널판근
   d. 배곧은근

3. 이 큰 근육이 수축하면, 가슴우리의 수직 치수(세로 길이)가 증가한다. 어느 근육인가?
   a. 바깥갈비사이근
   b. 속갈비사이근
   c. 가로막
   d. 가로가슴근

4. 눈을 내리고 모으는 근육은?
   a. 아래곧은근
   b. 아래빗근
   c. 가쪽곧은근
   d. 위빗근

5. 척추관을 펴는 근육은?
   a. 바깥빗근
   b. 배가로근
   c. 가시근
   d. 속빗근

6. 손의 등쪽뼈사이근의 기능은?
   a. 2~5번째 손가락 모음
   b. 2~5번째 손가락 벌림
   c. 몸쪽 및 먼쪽 손가락뼈사이관절 굽힘
   d. 손허리손가락 관절 폄

7. 다리 앞칸 근육의 기능은?
   a. 발의 가쪽번짐
   b. 발의 등쪽굽힘 및 발가락의 폄
   c. 발의 바닥쪽 굽힘
   d. 발가락의 굽힘

8. 아래팔을 굽히는 근육이 아닌 것은?
   a. 위팔근
   b. 위팔두갈래근
   c. 위팔노근
   d. 팔꿈치근

9. 궁둥뼈거친면에서 일어나서 넙다리를 펴고, 다리를 굽히는 근육은?
   a. 벌림근
   b. 종아리근
   c. 햄스트링근
   d. 네갈래근

10. ________은 발을 바닥쪽으로 굽힌다.
    a. 엉덩허리근
    b. 장딴지근
    c. 셋째종아리근
    d. 중간넓은근

11. 근육의 이름을 붙이는 방법에는 어떤 것들이 있는가?

12. 얼굴표정의 근육 중에서 (a) 웃고, (b) 눈을 감고, (c) 입을 다물 때, 사용하는 근육은?

13. 목뿔위근육과 목뿔아래근육을 구분하고 각 그룹의 기능을 설명하시오.

14. 배빗근을 수축하는 효과는 무엇인가?

15. 오목위팔관절에서는 가능한 운동은 무엇인가? 각 운동에 대한 주작용근은 무엇인가?

16. 팔의 구획, 각 구획의 근육 및 그 기능을 확인하시오.

17. 얕은손가락굽힘근과 깊은손가락굽힘근을 비교하고 대조하시오. 각 근육의 먼쪽 붙는곳은 어디이고, 어떻게 상호관계하며, 상호작용하는가?

18. 넙다리 폄에 영향을 미치는 근육에는 어떤 것이 있으며, 이 중에서 주작용근은 어떤 것인가?

19. 발레 무용수가 일어서서 발가락에 균형을 잡을 수 있게 하는 다리 근육은?

20. 발의 안쪽 번짐을 담당하는 근육은?

응용 평가 Can You Apply What You've Learned?

1. 50대 여성이 눈가에 나타난 '까치발주름(crow's feet wrinkles)'을 걱정했다. 그녀는 의사로부터 이 주름은 몇 년 동안 어떤 근육을 사용해서 눈을 가늘게 뜨고 깜빡거려서 생겼다고 들었다. 이 근육은 무엇인가?
    a. 뒤통수이마근의 이마힘살
    b. 눈둘레근
    c. 입꼬리당김근
    d. 입둘레근

2. 엘리자는 복시를 호소하여 검안사를 만나러 갔다. 검안사는 눈근육의 기능을 검사한 결과, 엘리자가 오른쪽 눈을 안쪽으로 움직일 수 없다는 것을 알았다. 엘리자는 어떤 근육을 다쳤는가?
    a. 위빗근
    c. 안쪽곧은근
    b. 가쪽곧은근
    d. 아래빗근

3. 조지는 심한 운동 후에 팔의 뒷부분이 쑤시는 것을 느꼈다. 어떤 반복적인 운동이 통증을 유발했는가?
    a. 위팔의 굽힘
    b. 아래팔의 굽힘
    c. 아래팔의 엎침
    d. 아래팔의 폄

4. 칼리는 축구를 하다가 상대팀 동료에게 넙다리의 앞부분을 차였다. 이로 인하여 어떠한 근육 기능에 문제가 생겼는가?
    a. 무릎의 폄
    b. 무릎의 굽힘
    c. 넙다리의 폄
    d. 발의 등쪽굽힘

5. 조슈아는 종아리뼈가 부러져서 6주 동안 깁스를 해야 했다. 이 기간 동안 이 뼈에 붙어 있는 근육은 위축되었다. 그 결과, 조슈아는 어떤 근육 기능을 수행할 수 없었는가?
    a. 발의 바닥쪽굽힘
    b. 무릎의 굽힘
    c. 발의 가쪽번짐
    d. 발의 등쪽굽힘

종합 평가 Can You Synthesize What You've Learned?

1. 알본은 45세의 남성으로, 자신을 '카우치 감자(couch potato)'로 특징짓는다. 그는 운동을 자주 하지 않고, 배가 둥글다(beer belly). 친구가 무거운 가구를 옮기는 것을 도와주던 중에 배골반 공간의 깊은 곳에서 날카로운 통증을 느꼈다. 응급실 레지던트는 알본에게 샅굴탈장이 일어났다고 말했다. 샅굴탈장은 무엇이며, 어떻게 일어났으며, 잘 발달되지 않은 복부근육이 샅굴탈장 어떻게 영향을 미쳤는가?

2. 팻이 평균대에서 훈련하던 중 착지하다가 뒤로 넘어지면서 평균대를 밟고 넘어졌다. 넘어져서 조금 아플 뿐이었지만, 갑자기 배뇨를 완전히 조절할 수가 없자 그녀는 걱정이 되었다. 넘어지는 동안에 팻의 골반바닥의 구조는 어떻게 되었는가?

3. 카렌은 스케이트보드를 타다가 넘어져서 팔꿈치 수술을 받았다. 그녀가 회복하는 동안 팔꿈치 주위 근육의 기능을 개선하기 위해 물리치료를 받아야 한다. 카렌의 팔꿈치 움직임을 개선할 수 있는 운동방법을 개발하고, 각각의 운동에 의해 영향을 받는 근육을 설명하시오.

4. 에릭은 아래팔이 뒤침 자세로 있을 때보다 엎침 자세로 있을 때, 무거운 물건을 드는 것이 더 어려웠다. 이유는 무엇인가?

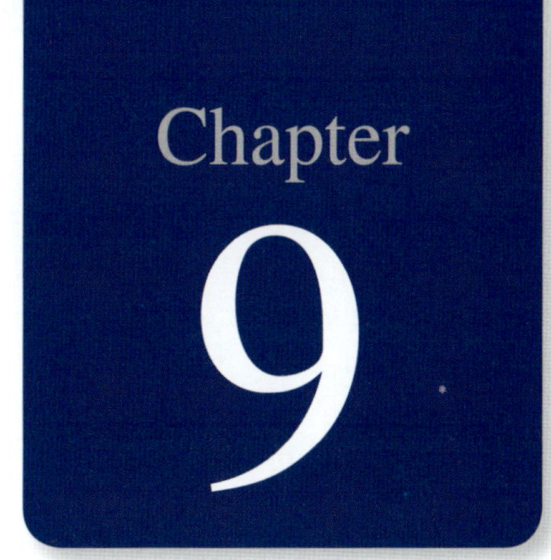

신경계통: 신경조직

Nervous System: Nervous Tissue

통합 *INTEGRATE*

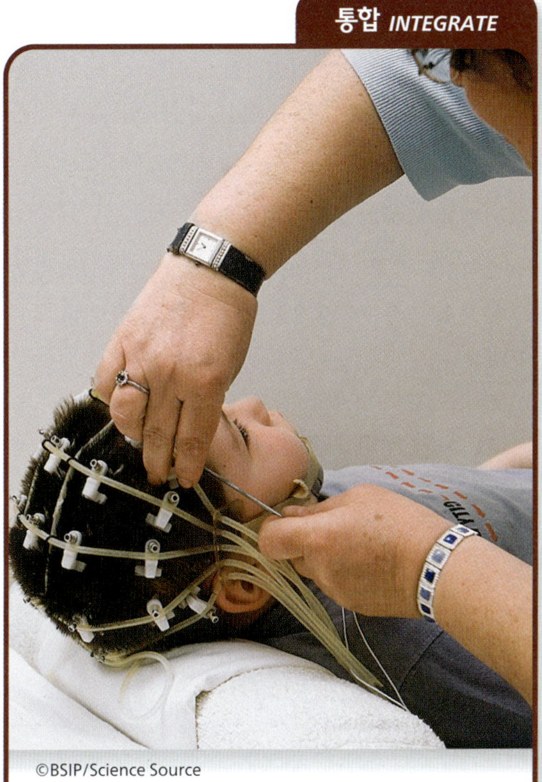

©BSIP/Science Source

관련 직업

뇌파 측정사

뇌파(EEG) 측정사가 환자의 두피에 전극을 부착해 뇌파를 측정하고 있다. 뇌파검사 결과는 수면장애, 간질, 감염성 질환으로 인한 뇌 기능 장애를 진단하는 데 사용한다. 또 뇌졸중과 뇌외상 치료의 진척 상황을 측정하는 데에도 도움이 된다. 뇌파 측정사가 수행하는 핵심적 기능은 환자의 뇌 기능 활동이 감소했는지 중단되었는지를 확인하는 것이다. 뇌파 측정사는 종합병원, 개인병원뿐만 아니라, 연구시설에서도 이 전문적인 일을 한다.

우리의 몸은 하루 종일 다양한 자극을 감지하고 반응한다. 봄에 피는 꽃의 향기를 맡고, 다른 사람이 어깨에 손을 올리는 것을 느끼며, 주변을 눈으로 본다. 또 걷고, 옆 사람과 이야기하고, 이 책을 들기 위해 다양한 근육의 움직임을 조절한다. 우리의 의지와 상관없이 움직이는 근육들도 있다. 심장이 뛰고, 위는 아침식사를 소화하기 위해 움직이며, 경적 소리에 놀라면 펄쩍 뛴다. 이 모든 자극과 근육의 움직임은 **신경계통**(신경계, nervous system)이 해석하고 통제한다.

이 장에서는 신경계통의 일반적 기능과 전체 구성을 먼저 설명하고 신경조직의 구성요소에 대해 논의하는 방식으로 신경계통에 대한 연구를 소개한다. 다음 여러 장에서는 뇌 및 뇌신경의 구조와 기능을 포함한 시스템(10장 참조), 척수 및 척수신경(11장 참조), 자율신경계의 구성과 기능(12장 참조), 그리고 감각(13장 참조)을 포함하는 신경계의 다양한 측면을 조사하였다.

9.1 신경계통의 개관

신경계통은 뇌, 척수, 신경, 신경절로 이루어져 있고, 이들의 주조직은 신경조직이다. 여기서는 신경계통의 일반적 기능, 신경계통이 구조적 · 기능적으로 어떻게 구성되었는지, 그리고 신경과 신경절의 기본 해부학을 살펴본다.

9.1a 신경계통의 일반적 기능

학습목표

1. 신경계통의 일반적 기능 세 가지에 대해 설명한다.

신경계통은 몸에서 주로 소통 및 조절을 담당한다. 신경계통은 **신경세포**(neuron)라는 특수한 세포를 따라 전달되는 전기신호들을 통해 몸기능을 신속히 통합하고 조절하는 빠른 수단을 제공한다.

- **정보 수집. 수용체**(receptor)란 내부 및 외부 환경의 변화[이 변화를 자극(stimulus)이라고 함]를 감시하는 신경계통의 특수한 기관이다. 예를 들면, 피부의 수용체(13.2a 참조)는 접촉과 관련한 자극을 탐지한다. 이 감각정보는 신경을 따라 척수와 뇌로 향한다.
- **정보의 처리와 평가.** 뇌와 척수는 감각정보를 처리한 후 반응이 필요한지, 필요하다면 어떤 반응이 필요한지를 결정한다.
- **정보에 대한 반응 개시.** 뇌와 척수는 신경을 통해 **효과기**(작동체, effector)로 운동명령을 보내는 형태로 반응을 개시한다. 효과기는 3가지 근육조직 유형 전부와 샘이 포함된다. 그 결과, 근육 수축(또는 이완) 또는 샘 분비활동의 변화가 있을 수 있다.

무엇을 배웠는가?

1 효과기는 어떤 기능을 하는가? 신경계통이 조절하는 효과기의 유형에는 어떤 것이 있는가?

9.1b 신경계통의 구성

학습목표

2. 중추신경계통과 말초신경계통의 구조적인 구성요소를 구분한다.

3. 신경계통의 기능적 구성에 대해 설명한다.

해부학자와 생리학자는 신경계통의 구조적 및 기능적 요소를 정리하는 다양한 방법을 고안해 냈다. 그러나 이 인위적인 구분은 단지 논의를 단순화하기 위한 방법이라는 점을 명심한다. 어떤 방법이든 실제 신경계통은 하나뿐이다.

구조적 구성: 중추신경계통과 말초신경계통

신경계통은 해부학적으로 두 가지로 나뉘는데, 바로 중추신경계통과 말초신경계통이다(**그림 9.1a**). **중추신경계통**(중추신경계, central nervous system, CNS)에는 뇌와 척수가 포함된다. 뇌는 머리뼈가 감싸서 보호하고 척수는 척주관에 있으며 보호받는다.

말초신경계통(말초신경계, peripheral nervous system, PNS)에는 신경세포 축삭의 다발인 **신경**(nerve)과, 신경을 따라 자리 잡은 신경세포들의 무리인 **신경절**(ganglia; *ganglion*: 부풀어오름)이 있다. 신경과 신경절에 대해 자세한 설명은 9.1c절을 참조한다.

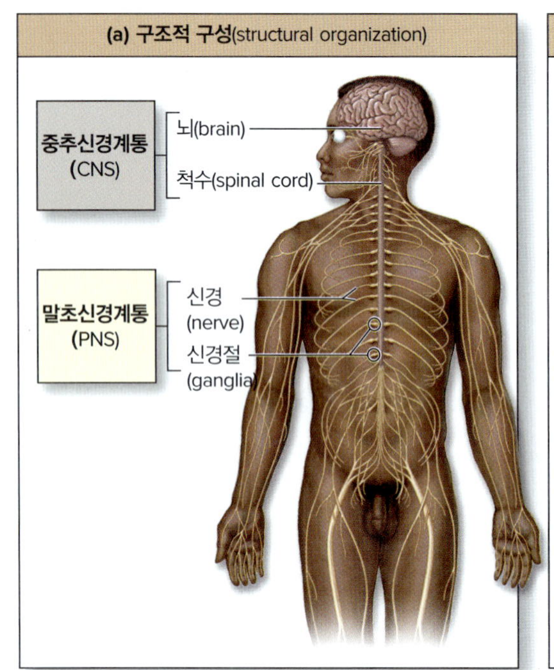

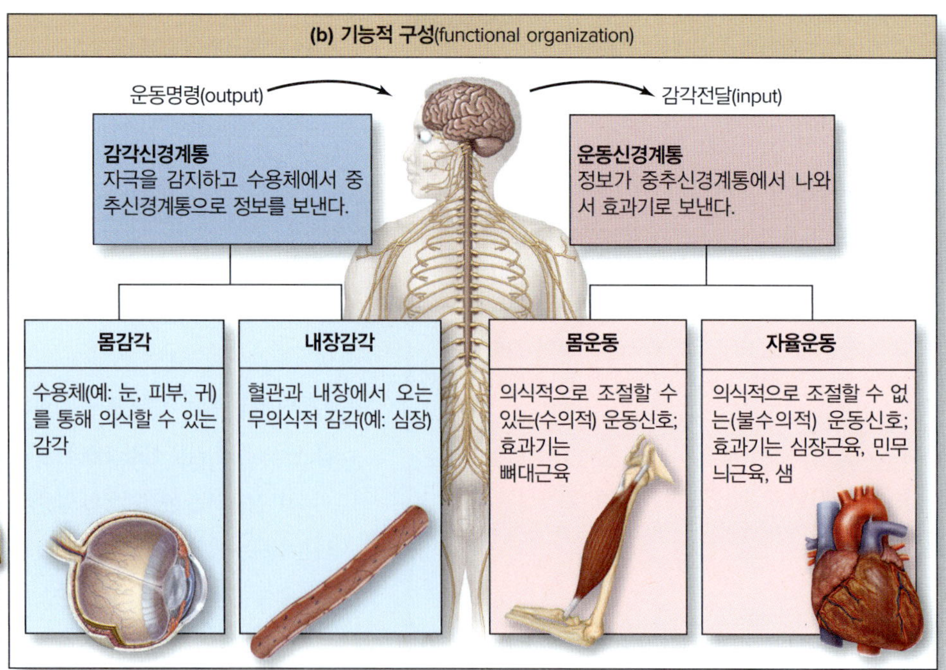

그림 9.1 신경계통의 구성. 신경계통은 구조적 범주와 기능적 범주의 2가지로 나눌 수 있다. (a) 구조적으로는 뇌와 척수로 구성되는 중추신경계통(CNS), 신경과 신경절로 구성되는 말초신경계통(PNS)으로 분류한다. (b) 기능적으로는 감각신경계통(들신경)과 운동신경계통(날신경)으로 나눌 수 있으며, 이 둘 모두 다시 몸신경과 내장신경(자율신경) 성분으로 나눌 수 있다.

› 기능적 구성: 감각신경계통과 운동신경계통

신경계통은 기능적으로 두 가지로 나뉘는데, 바로 감각신경계통과 운동신경계통이다(그림 9.1b). 두 신경계통 모두 중추신경계통과 말초신경계통 요소들을 포함하고 있다.

감각신경계통 **감각신경계통**(sensory nervous system)은 들신경계통(구심신경계통, afferent nervous system; *afferns*: 가져오다)이라고도 하며, 자극을 감지하는 수용체로부터 자극을 감지해 감각정보를 중추신경계통에 전달한다. 수용체로부터 중추신경으로 보내는 이 정보를 **감각신호**(sensory input)라 한다.

감각신경계통은 감지한 자극을 우리가 의식할 수 있느냐의 여부에 따라 다시 몸감각과 내장감각으로 나눌 수 있다. **몸감각**(체성감각, somatic sensory; *soma*: 몸) 요소는 우리가 의식할 수 있는 감각을 탐지한다. 몸감각 신경계통의 수용체에는 5가지 특수감각(시각, 냄새, 맛, 청각, 촉각)과 관련된 수용체와 고유감각기(몸의 자세를 감지하는 관절과 근육의수용체)가 포함된다.

이에 비해, **내장감각**(visceral sensory; *viscus*: 체내기관) 요소는 우리가 잘 의식하지 못하는 감각을 탐지한다. 내장감각 신경계통의 수용체는 혈관과 몸속 기관(예: 심장, 위, 콩팥)에 있다. 내장수용체는 예를 들면, 혈액의 화학구성과 내장벽의 늘어남을 감지한다. 다양한 유형의 수용체에 대해서는 13장에서 자세히 설명한다.

운동신경계통 **운동신경계통**(motor nervous system) 또는 날신경계통(원심신경계통, efferent-nervous system; *efferens*: 가지고 나가다)은 효과기(예, 근육과 샘들)를 조절한다. 이 계통은 중추신경계통에서 운동정보를 개시해 효과기로 전달하는 역할을 한다. 중추신경에서 수용체로 보내는 이 정보를 **운동명령**(motor output)이라고 한다.

운동신경계통은 감각신경계통과 마찬가지로 몸신경과 내장신경으로 더 나뉜다. 이 구분은 자극받은 효과기가 마음대로(수의적) 조절되는지 아닌지에 따른다. **몸운동**(체성운동, somatic motor) 요소는 중추신경계통에서 운동명령을 개시해 뼈대근으로 전달한다. 예를 들면, 차에서 가속 페달을 밟을 때는 다리근육이 수의적으로 조절되는 것이다.

자율운동(autonomic motor; *auto*: 스스로, *nomos*: 법칙)은 **내장운동**(visceral motor)이라고도 하며, 그 요소는 의식적으로 통제되지 않는 심장근육, 민무늬근육, 샘에 분포하고 이를 조절한다. 우리의 의지로 심장을 멈추거나 위가 꼬르륵거리는 것을 막을 수 없다. 자율운동 요소는 다시 교감과 부교감으로 나뉘는데, 이에 관해서는 12장에서 설명한다.

특정 질병들은 신경계통의 특정 성분들과 관련이 있다. 예를 들면, 대상포진(수두 대상포진 바이러스로 겪는 고통스러운 피부 발진, 임상적 고찰 11.4: "대상포진" 참조)은 피부수용체에 이어진 몸감각신경을 감염시키는 반면, 소아마비(소아마비 바이러스에 의해 발생함, 임상적 고찰 11.2: "소아마비" 참조)는 뼈대근으로 가는 몸운동신경을 우선적으로 감염시켜 경우에 따라 근육 약화와 마비를 초래할 수 있다.

무엇을 배웠는가?

2 신경계통을 기능적으로 크게 두 가지로 나눈다면? 이 두 분류는 어떻게 다른가?

9.1c 신경과 신경절

학습목표

4. 세 층의 결합조직을 포함해 신경의 구조를 서술한다.
5. 신경이 구조적 및 기능적으로 어떻게 분류되는지 설명한다.

› 신경

신경(nerve)은 말초신경계통의 구성요소이며, 서로 평행한 전선처럼 축삭의 다발들, 결합조직층, 혈관으로 이루어지며, 말초신경계통의 한 구성요소이다. 신경의 구성은 **그림 9.2a**에서 보여준다. 이 그림은 척수의 단면에서 나오는 척수신경의 모습을 특히 구체적으로 보여 준다. 그러

그림 9.2 신경과 신경절의 구조. (a) 신경은 신경바깥막이라는 치밀불규칙 결합조직층 속에 싸여 있다. 각 축삭다발은 신경다발막이라는 치밀불규칙 결합조직층에 싸여 있다. 하나의 축삭은 신경속막이라는 성긴결합조직층에 싸여 있다. 말이집 신경축삭에서 신경집세포는 축삭과 신경속막 사이에 있다. (b) 신경 속의 결합조직을 포함해 신경의 일부 구조를 나타낸 전자현미경사진이고, (c) 신경절은 신경의 길이를 따라 존재하는 세포체의 집합이다.

(b) Dr. Richard Kessel & Dr. Randy Kardon/Corbis

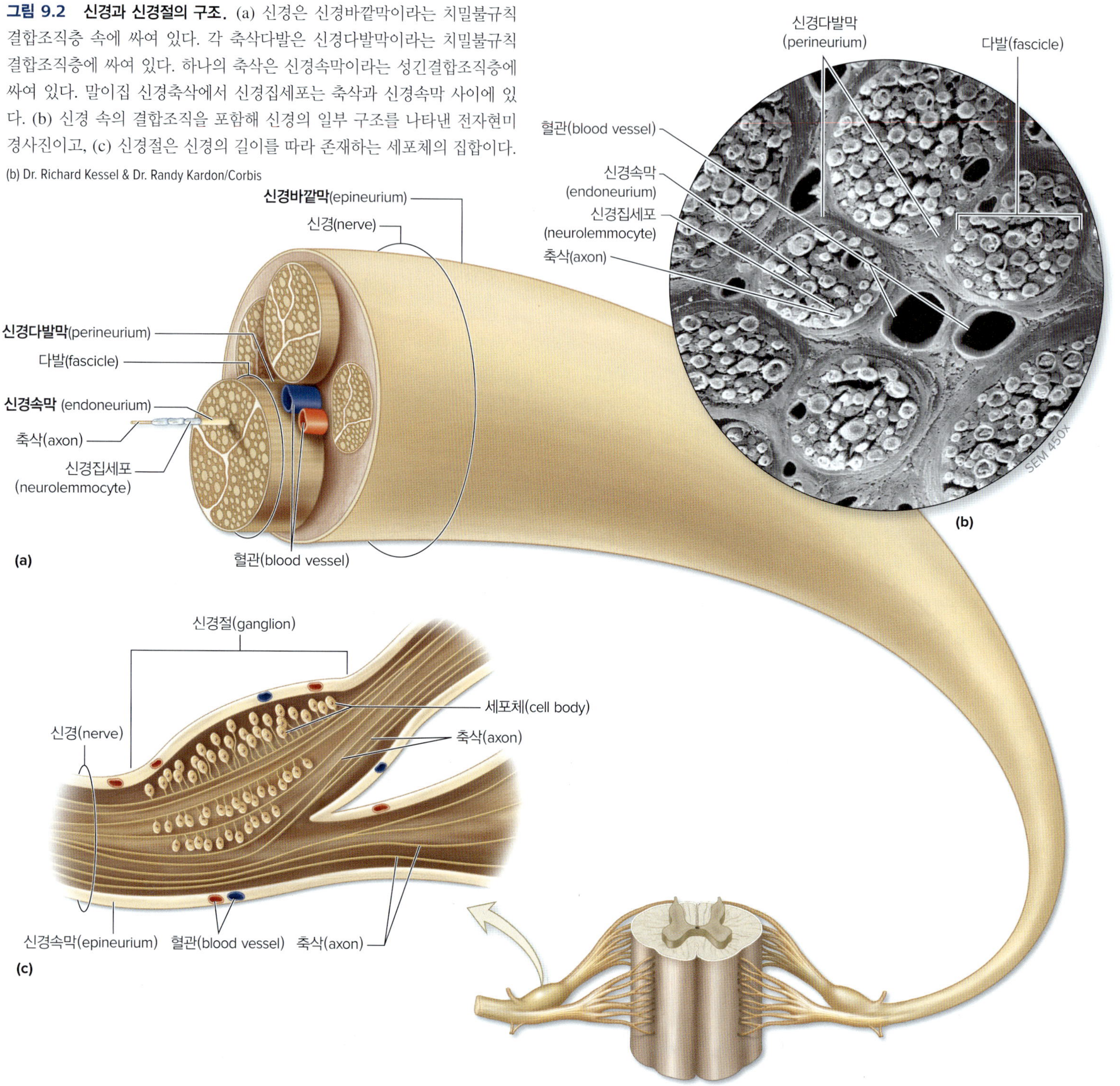

신경바깥막(epineurium)
신경(nerve)
신경다발막(perineurium)
다발(fascicle)
신경속막 (endoneurium)
축삭(axon)
신경집세포 (neurolemmocyte)
(a)
혈관(blood vessel)

신경다발막 (perineurium)
다발(fascicle)
혈관(blood vessel)
신경속막 (endoneurium)
신경집세포 (neurolemmocyte)
축삭(axon)
SEM 450x
(b)

신경절(ganglion)
세포체(cell body)
신경(nerve)
축삭(axon)
신경속막(epineurium)
혈관(blood vessel)
축삭(axon)
(c)

통합 INTEGRATE

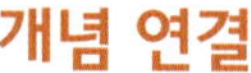

개념 연결

CONCEPT CONNECTION

결합조직에 의한 유사한 묶음 배열은 근육의 특징이다(7.2a 참조). 그러나 전체 근육은 근육바깥막(epimysium)에 둘러싸여 있고 근육다발은 근육다발막(perimysium)에 둘러싸여 있으며, 뼈대근 섬유는 근육속막(endomysium)에 둘러싸여 있다.

나 모든 신경이 비슷한 특징을 지닌다. 축삭의 구체적인 해부학적 배열을 관찰하면 신경의 많은 축삭이 **다발**(fascicle)로 불리는 묶음으로 이루어진 것을 확인할 수 있다. 많은 다발이 모든 신경에 들어 있다. 이것은 뼈대근의 근육다발과 그 배열이 유사하다.

근육과 마찬가지로 신경도 3층의 연속되는 결합조직층이 있어 감싸 준다.

- **신경바깥막**(신경외막, epineurium; *epi*: 위에)은 두꺼운 치밀불규칙결합조직층이다. 전체 신경을 질긴 가죽소매처럼 둘러싸고 지지와 보호 작용을 한다.
- **신경다발막**(perineurium; *peri*: 주위에)은 각각의 축삭다발을 둘러싸는 치밀불규칙결합조직층이다. 질기고, 섬유결합조직 소매와 같은 이 막들 또한 지지와 보호 작용을 하지만, 각각의 축삭 다발에 대해 작용한다. 이 층은 혈관을 지탱한다(그림 9.2b).

- **신경속막**(신경내막, endoneurium; *endon*: 안에)은 각각의 축삭을 둘러싸는 섬세한 성긴 결합조직층이다. 이 막들은 각 축삭들을 격리시키고 전기적으로 절연시키는 더 섬세한 막이다.

신경에 대한 혈액공급은 광범위한 혈관 네트워크에 의해 이루어진다. 혈관은 신경바깥막과 신경다발막 모두를 통해 분지하고 확장되어 모세혈관(미세혈관, 17.1c 참조)이 된다. 모세혈관들은 신경속과 관련이 있으며, 신경세포의 축삭과 혈액 사이의 물질(예: 산소, 포도당, 노폐물) 교환 부위로 작용한다(17.3 참조).

신경의 구조적 기능적 분류 신경은 구조적 · 기능적으로 분류할 수 있다. 구조적 분류는 신경이 뻗어 나오는 중추신경계통의 성분을 기준으로 한다. **뇌신경**(cranial nerve)은 뇌에서(10.9절에 자세히 설명), **척수신경**(spinal nerve)은 척수에서 뻗어 나온다(11.5절에서 자세히 설명). 기능적 분류는 그 신경에 포함된 신경세포의 기능적 유형(감각신경세포와 운동신경세포)을 기준으로 한다. **감각신경**(sensory nerve)에는 중추신경계통으로 정보를 보내는 감각신경세포만 있고, **운동신경**(motor nerve)에는 주로 중추신경계통에서 나오는 정보를 전달하는 운동신경세포들이 있다. 이와 달리, **혼합신경**(mixed nerve)에는 감각신경세포와 운동신경세포가 모두 있다. 가장 잘 알려진 신경들(모든 척수신경과 대부분의 뇌신경을 포함)은 대부분 혼합신경이다. 그러나 혼합신경에도, 개별 감각신경세포 또는 운동신경세포는 한 가지 유형의 정보만을 전달한다.

› 신경절

신경은 말초신경계통의 축삭다발인 반면, **신경절**(ganglia)은 말초신경계통에 있는 신경세포체의 집합이다(그림 9.2c). 신경의 길이를 따라 세포체의 집합이 부풀거나 확대되는데, 이는 육안으로 관찰할 수 있을 정도로 충분히 커지기도 한다. 신경절의 특수한 형태로는 척수에 연결된 감각신경세포 및 척수신경(그림 9.2; 그림 11.3 참조)과 관련된 등쪽뿌리신경절과 부교감신경분지(그림 12.5 참조)와 교감신경분지(그림 12.6 참조)를 위해 자율신경 효과기에 뻗은 운동신경세포 관련된 신경절이 있다.

 **무엇을 배웠는가?**

3 신경 속의 세 가지 결합조직은 무엇이며, 각 결합조직은 어떤 구조를 둘러싸는가?

9.2 신경조직: 신경세포

신경조직은 신경계통의 주요 조직이며 두 가지 서로 다른 세포 유형인 신경세포와 신경아교세포로 이루어져 있다. 신경세포는 전기신호를 개시하고 전달하는 흥분성 세포이며, 신경아교세포는 주로 신경세포를 지탱하고 보호하는 비흥분성 세포이다. 먼저 신경세포에 대해 여기서 설명한 후 신경아교세포에 대해서도 자세히 다룬다.

9.2a 신경세포의 일반적인 특징

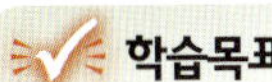

학습목표

6. 모든 신경세포에 공통적으로 나타나는 다섯 가지 특징을 서술한다.

경계통의 기본 구조단위는 **신경세포**(신경세포, neuron)이다. 이 세포들은 다음과 같은 여러 특징이 있다.

- **흥분성**(excitability). 흥분성이란 자극(예, 화학물질, 신장, 압력변화)에 대한 반응을 뜻한다. 자극은 세포막을 가로질러 이온들을 움직이게 하면 흥분하는 세포들의 안정막전위(2.4a 참조)에서 국소적 전기변화가 발생한다. 이러한 국소적 전기변화를 단계전위(graded potinsial)라 한다(9.8a절에서 설명).

통합 INTEGRATE

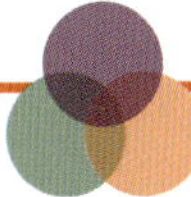

개념 연결
CONCEPT CONNECTION

흥분성(자극에 반응하는 능력)의 특징은 특정 수용체 유형에 따라, 신경전달물질(7.3a 참조)에 반응할 수 있는 뼈대근과 다양한 자극에 반응하는 감각수용체를 포함해 다른 몸 세포들에서 나타난다(13.1d 참조). 예를 들면, 피부의 기계수용체는 압력에 의해 자극(13.2a 참조)되는 반면, 눈의 망막세포의 광수용체는 빛에 의해 자극된다(13.4d 참조). 모든 흥분성 세포는 안정막 전위를 유지한다(2.4b 참조).

- **전도**(conductivity). 전도도는 **활동전위**(9.8c절에 설명) 동안 전압작동통로가 순차적으로 열리면서 세포막을 따라 빠르게 전파되는 전기적 변화이다. 따라서 흥분성은 국소적 전기적 변화(단계전위)를 시작하는 능력을 의미하는 반면, 전도도는 세포막(활동전위)을 따라 전기적 변화를 전파(또는 이동)하는 능력을 의미한다.
- **분비**(secretion). 신경세포는 전도성 활동에 대한 반응으로 신경전달물질을 분비한다(9.8d에서 설명). **신경전달물질**은 소포에 저장된 분자이며, 방출되면 흥분성 세포에 결합해 흥분성 또는 억제성 효과를 표적세포(다른 신경세포 또는 효과기)에 유발한다. 신경세포의 이런 3가지 특성(흥분성, 전도도, 분비)은 개념정리 그림 9.23에서 각각 1단계, 3단계, 4단계에서 종합적으로 확인할 수 있다.
- **매우 긴 수명**(extreme longevity). 태아기에 만들어진 대부분의 신경세포는 고령이 되더라도 기능을 유지한다.
- **비유사분열**(amitotic). 대부분의 신경세포는 태아기에 유사분열(2.9 참조)을 통해 새 세포들을 만드는 기능을 상실한다. 단, 코의 후각상피(13.3a 참조)와 뇌의 일부에 있는 신경세포들은 예외이다.

수년간 의학적으로 널리 알려진 이론은 출생 직후 뇌의 신경세포의 수가 평생 동안 유지된다는 것이었다. 그러나 최근 연구를 통해 반드시 그렇지는 않다는 사실이 밝혀졌다. 연구 결과, 뇌의 해마(기억 처리와 관련된 부분; 10.7a 참조)에는 다수의 신경줄기세포 무리가 있었다. 예전에는 이 줄기세포가 성인에서 새 신경아교세포(9.4 참조)만 만들어 낸다고 생각했으나 이제는 특별한 상황에서 이 줄기세포가 신경세포로 자랄 수 있다는 것이 확인되었다. 연구자들은 주변의 신경아교세포들이 줄기세포에 직접 화학적 신호를 보내 신경세포로 성숙되게 한다는 것을 발견했다. 냄새와 관련된 후각신경세포도 유사분열 능력이 있어서 40~60일마다 교체된다(13.3a 참조).

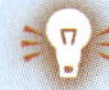 **무엇을 배웠는가?**

4 신경세포의 특징인 흥분, 전도, 분비에 대해 설명하라.

9.2b 신경세포의 구조

학습목표

7. 대부분의 신경세포에서 찾아볼 수 있는 공통된 3가지 기본 해부학적 특징을 서술한다.

8. 신경세포에만 존재하는 구조를 구별하고 서술한다.

신경세포는 형태와 크기가 다양하나 대부분의 경우에는 세포체, 가지돌기, 축삭과 같은 기본적인 구조가 공통적으로 존재한다(**그림 9.3**). 가지돌기와 축삭은 원형의 세포체에서 뻗어 나온 세포의 연장이다. 축삭은 **축삭언덕**(axon hillock; *hillock*: 원뿔)으로 불리는 세포체의 세모꼴, 원뿔 모양 영역에서 시작한다.

세포체(cell body, soma)에는 세포핵과 세포질이 모두 있다. 핵에는 염색질(2.7b 참조)과 두드러진 핵소체가 포함되어 있어, 세포체의 많은 리보솜을 합성한다(2.6b 참조). 세포체 속의 세포질을 좀더 특이적으로 **핵주위질**(perikaryon; *peri*: 주위, *karyon*: 핵심)이라고 하며, 형질내세망, 골지체, 리보솜 및 미토콘드리아와 같은 전형적인 세포소기관으로 구성되어 있다(4.6 참조). 세포체(cell body) 전체를 가리킬 때 '*perikaryon*' 단어를 쓰는 해부학자들도 있다.

신경세포체의 뚜렷한 특징은 여기에 많은 리보솜이 있다는 것이다. 리보솜은 광범위한 과립형질내세망의 일부로 여기에 부착되거나 또는 세포질 내에서 자유 리보솜으로 존재한다(그림 2.27b 참조). 대체로, 현미경 관찰을 위해 신경조직 샘플을 염색하면 염기성 염료를 쉽게 흡수한다(2.1a 참조). 따라서 그들은 어둡게 염색되어 나타나며 **색소친화성**(Chromatophilic; *chromo*: 색깔, *phileo*: 친화) 물질이라 한다. 이를 처음으로 묘사한 현미경 검사자 프란츠 니슬

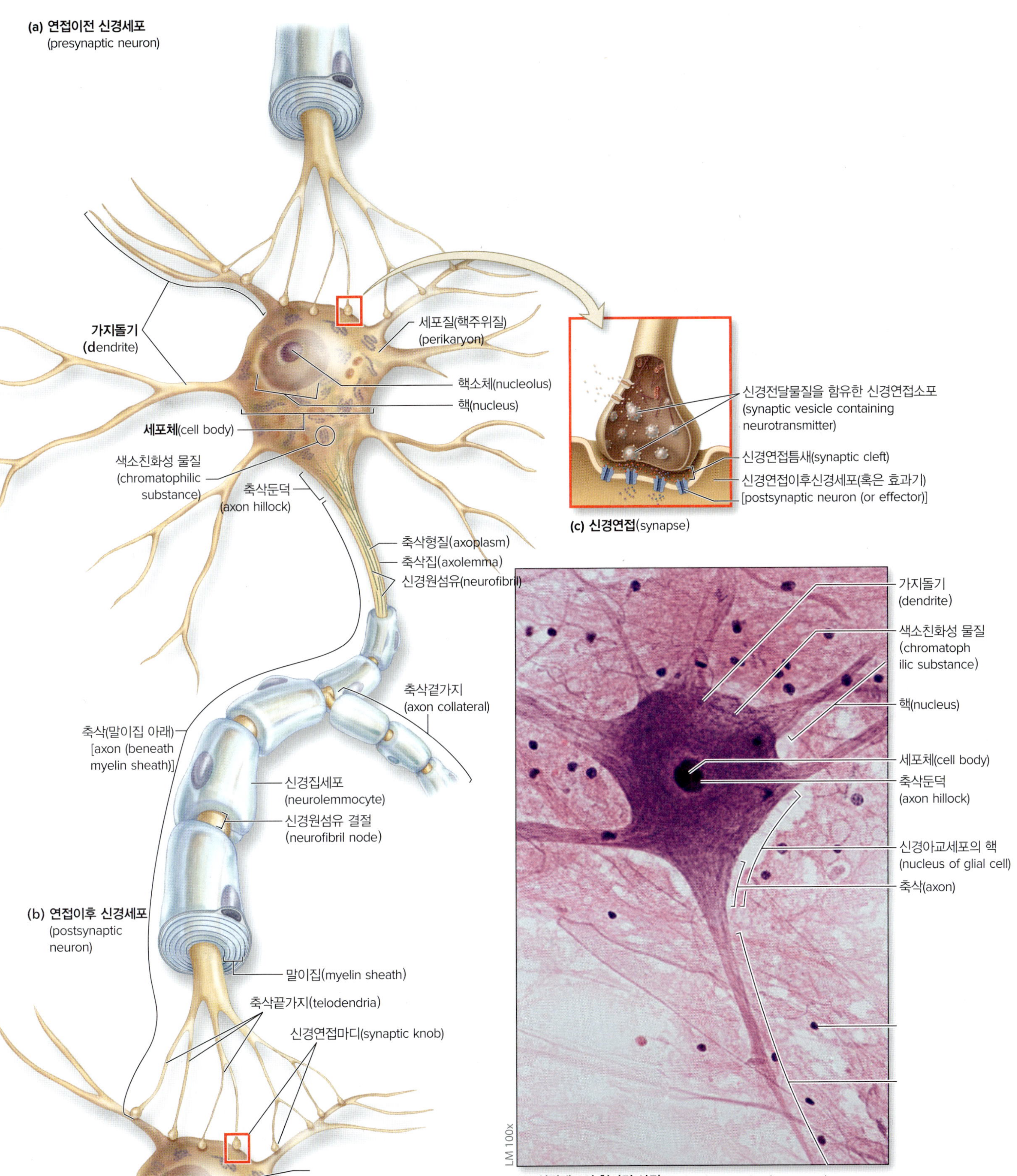

그림 9.3 전형적인 신경세포의 구조. 신경세포의 해부학적 구조. (a) 신경연접 이전 신경세포의 신경연접 마디를 나타내는 축삭말단의 끝, (b) 가지돌기, 세포체 및 축삭을 포함하는 신경연접이후 신경세포. 전기 신호의 흐름은 신경전달물질을 방출하는 신경연접마디에 도달할 때까지, 가지돌기에서 세포체, 축삭으로 이어진다. (c) 두 신경세포 사이의 신경연접. (d) 운동 신경세포의 현미경 사진. (d) Ed Reschke / Getty Images

통합 INTEGRATE

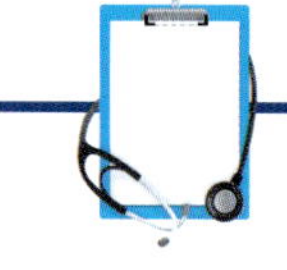

임상적 고찰 9.1
CLINICAL VIEW

병원성 물질과 고속축삭수송

여러 병원성 물질(헤르페스 바이러스, 광견병 바이러스, 소아마비 바이러스, 파상풍 독소)은 신경연접마디를 통해 신경세포에 들어와 고속축삭수송을 이용해 세포체로 간다. 최종적으로 병원성 물질은 이 신경세포들의 파괴를 유발하고 관련 질병의 징후와 증상을 일으킨다.

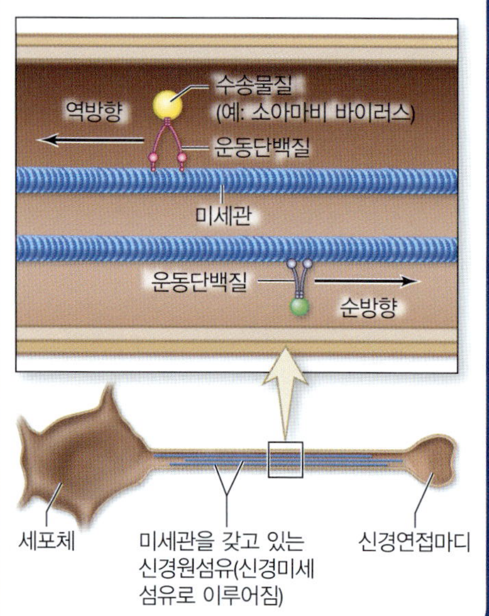

(Franz Nissl)의 이름을 따 니슬(Nissl)소체라고도 한다. 뇌와 척수(그림 10.4 참조)의 육안 해부에서 보이는 회색질의 회색을 설명하는 것은 색소친화성 물질(동시에 단열되는 세포들에 의해 형성된 반짝이는 막인 말이집이 없음, 9.4c절에 설명)이다. 축삭언덕은 세포체에서 색소친화성 물질이 없는 유일한 부분이다.

세포체는 (1) 핵과 세포질을 모두 포함하고 (2) 세포의 많은 대사활동에 작용하므로 신경세포의 조절에 중심 역할을 한다(2.6 참조). 또한 단계전위를 세포막을 따라 축삭으로 전달한다(9.8a 참조). 단계전위는 가지돌기에서 받아서 세포체에서 시작된다.

가지돌기(수상돌기, dendrite)는 세포체에서 뻗어 나온 비교적 짧고 작은 돌기이다. 어떤 신경세포에는 가지돌기가 많지만, 어떤 신경세포에는 가지돌기가 하나만 있다. 가지돌기들은 세포체와 마찬가지로 말이집에 싸여 있지 않다. 가지돌기들은 세포체를 향하는 세포막을 따라 단계전위를 전달한다(9.8a 참조). 가지돌기가 많을수록 신경세포가 받을 수 있는 정보도 많아진다.

축삭(axon) 하나를 신경섬유(nerve fiber)라고도 하는데, 전형적으로 세포체에서 뻗어 나온 긴 돌기이며 다른 신경세포, 근육세포, 샘세포와 접촉한다. 축삭의 세포질과 세포막에는 특수 용어를 사용하는데, 축삭 안의 세포질은 **축삭형질**(axoplasm)이라고 하며, 축삭의 세포막은 **축삭집**(axolemma)이라고 한다. 세포체와는 달리, 축삭은 색소친화성 물질이 없다. 이 특징 때문에 세포체와 축삭은 현미경으로 보았을 때 뚜렷하게 구분된다.

축삭은 **축삭곁가지**(축삭측지, axon collateral)라는 곁가지가 몇 개 있다. 대부분의 축삭과 축삭곁가지는 먼쪽 끝이 광범위하게 갈라져서, 미세한 종말부의 집합체를 이룬다. 이 미세한 집합체의 맨 끝에는 조금 넓어지는 **신경연접마디**(synaptic knob, synaptic bulb)가 있어 이를 끝망울(종말구, end bulb) 또는 종말단추(terminal bouton)라고 한다. 신경연접마디 안에는 신경전달물질을 함유한 수많은 **신경연접소포**(synaptic vesicle)가 있다. 신경연접마디는 신경연접이라는 기능적 이음부와 만난다(9.3 참조).

축삭은 축삭막(또는 원형질막; 9.8b, c 참조)을 따라 활동전위의 시작과 전파를 하게 하며, 활동전위는 신경연접마디에서 신경연접소포가 신경전달물질을 방출하게 한다(9.8d 참조). 축삭(및 축삭곁가지)은 특정 유형의 신경아교세포(신경집세포 또는 희소돌기아교세포)에 의해 형성되는 말이집에 의해 절연될 수 있다. 신경원섬유마디는 말이집 사이에서 축삭의 절연되지 않은 부분이다. 말이집의 형성은 9.4c절에서 설명한다.

› 세포뼈대

모든 신경세포는 **신경미세섬유**(신경필라멘트, neurofilament; *filamentum*: 실)라고 하는 중간미세섬유로 이루어진 광범위한 **세포뼈대**(cytoskeleton), 미세관, 가는미세섬유(액틴)를 갖고 있다(2.6b 참조). 이 단백질은 세포체 내에 있으며 가지돌기와 축삭으로 확장한다. 이들은 신경세포의 모양을 유지하고 구조적 지지를 제공한다. 신경미세섬유는 응집되어 **신경원섬유**(neurofibrils; *fibrilla*: 섬유)라 불리는 평행한 다발을 형성한다. 축삭의 신경미세섬유와 함께 평행하게 무리지어 있는 미세관들은 축삭 내 세포수송에 참여한다(즉, 축삭수송; 9.2 참조). 신경세포에서 세포뼈대의 미세관을 안정화시키는 단백질(타우라고 함)은 알츠하이머병과 관련이 있다(임상적 고찰 10.13: 알츠하이머병 "긴 작별" 참조).

무엇을 배웠는가?

5 신경세포에 있는 가지돌기, 축삭, 신경연접소포, 신경원섬유의 기능은 무엇인가?

9.2c 신경세포 수송

학습목표

9. 고속축삭수송과 저속축삭수송을 구분하고, 각 수송을 통해 운반되는 다른 물질들의 예를 든다.

축삭(axon)은 새로 합성된 물질을 세포체에 제공하고 세포체가 사용한 물질을 분해하거나 재사용하기 위해 대개 세포체의 세포핵과 세포소기관을 이용한다. 이를 위해, 물질들은 축삭을 통해 양방향으로 움직인다. **순방향수송**(anterograde transport)은 물질이 세포체에서 신경연접마디로 이동하는 것이며, **역방향수송**(retrograde transport)은 물질이신경연접마디에서 세포체로 이동하는 것이다. 수송과정은 상대적인 속도에 따라 고속축삭수송과 저속축삭수송으로 나뉜다.

고속축삭수송

고속축삭수송(fast axonal transport)은 하루에 약 400 mm 이루어진다. 그 기전은 미세관을 통한 이동이므로 기찻길을 따라 물질이 잡아당겨지는 과정과 비슷하다고 생각하면 이해하기 쉽다. 이 움직임을 위한 힘은 ATP를 분해해 에너지를 공급하는 특화한 운동단백질(예: 키네신, 디네인)에서 나온다.

물질들은 양방향으로 움직일 수 있다(순방향수송 또는 역방향수송). 세포체에서 형성된 구조물들은 순방향수송을 통해 신경연접마디로 수송되며, 수송되는 물질로는 소포, 세포소기관, 신경연접에 필요한 당단백질이 있다. 사용한 소포들은 파괴되고 재활용되며, 잠재적으로 해로운 물질들은 신경연접마디에서 세포체로 역방향수송을 통해 이동된다(임상적 고찰 9.1: "병원성 물질과 고속축삭수송" 참조). 흥미롭게도 새로운 연구 결과들은 이러한 소포 중 일부가, 신경세포 사이의 정보교환을 위해 호르몬 같은 분자들을 운반하는 것을 확인했다. 이것은 신경세포가 신경연접마디에서 세포체로 정보를 역방향으로 전달하는 방법을 보여 준다. 이 분야의 연구는 계속되고 있다.

저속축삭수송

저속축삭수송(slow axonal transport)은 하루에 약 0.1~3 mm 이루어진다. 이 유형의 이동은 축삭형질(축삭의 세포질)의 흐름을 통해 이루어지기 때문에 **축삭형질흐름**(axoplasmic flow)이라고 불리기도 한다. 물질은 세포체에서 신경연접마디를 향하는 방향으로만 이동한다(순방향수송). 이동하는 물질들로는 효소, 세포뼈대 성분, 축삭을 재생하는 새로운 축삭형질이 있다.

무엇을 배웠는가?

6 순방향수송과 역방향수송이 모두 이루어지는 축삭수송의 유형은 무엇인가? 이 방법을 통해 수송되는 물질의 예를 들라.

9.2d 신경세포의 분류

학습목표

10. 신경세포의 구조적 분류 네 가지를 제시하고 설명한다.

11. 신경세포의 기능적 분류 세 가지를 나누고, 각각의 주된 위치가 어디인지 제시한다.

신경세포(neuron)는 형태와 위치가 다양하다. 신경계통 전체의 구성요소와 마찬가지로 신경세포도 구조나 기능에 따라 분류한다.

구조적 분류

신경세포는 세포체에서 직접 나온 신경세포돌기(예, 축삭 또는 가지돌기)의 수에 따라 구조적으로 분류된다. 구체적으로는 뭇극, 두극, 홑극, 무축삭 신경세포가 있다(**표 9.1**).

뭇극신경세포(다극신경세포, multipolar neuron)는 세포체에 많은 가지돌기와 하나의 축삭이 뻗어 나온다. 이 신경세포는 사람에서 가장 흔한 신경세포 유형이다.

두극신경세포(양극신경세포, bipolar neuron)는 세포체에서 뻗어 나온 돌기가 2개 있는데, 그중 하나는 가지돌기이고 하나는 축삭이다. 사람에서 이 신경세포는 비교적 한정된 곳에만 존재한다.

홑극신경세포(단극신경세포, unipolar neuron)는 세포체에서 하나의 짧은 신경세포돌기가 뻗어 나오며 이 돌기는 T자 모양으로 가지를 친다. 이 신경세포는 **거짓홑극**(가성단극, pseudounipolar; *pseudo*: 거짓, *uni*: 하나)이라고도 하는데, 발생과정에서 처음에는 두극신경

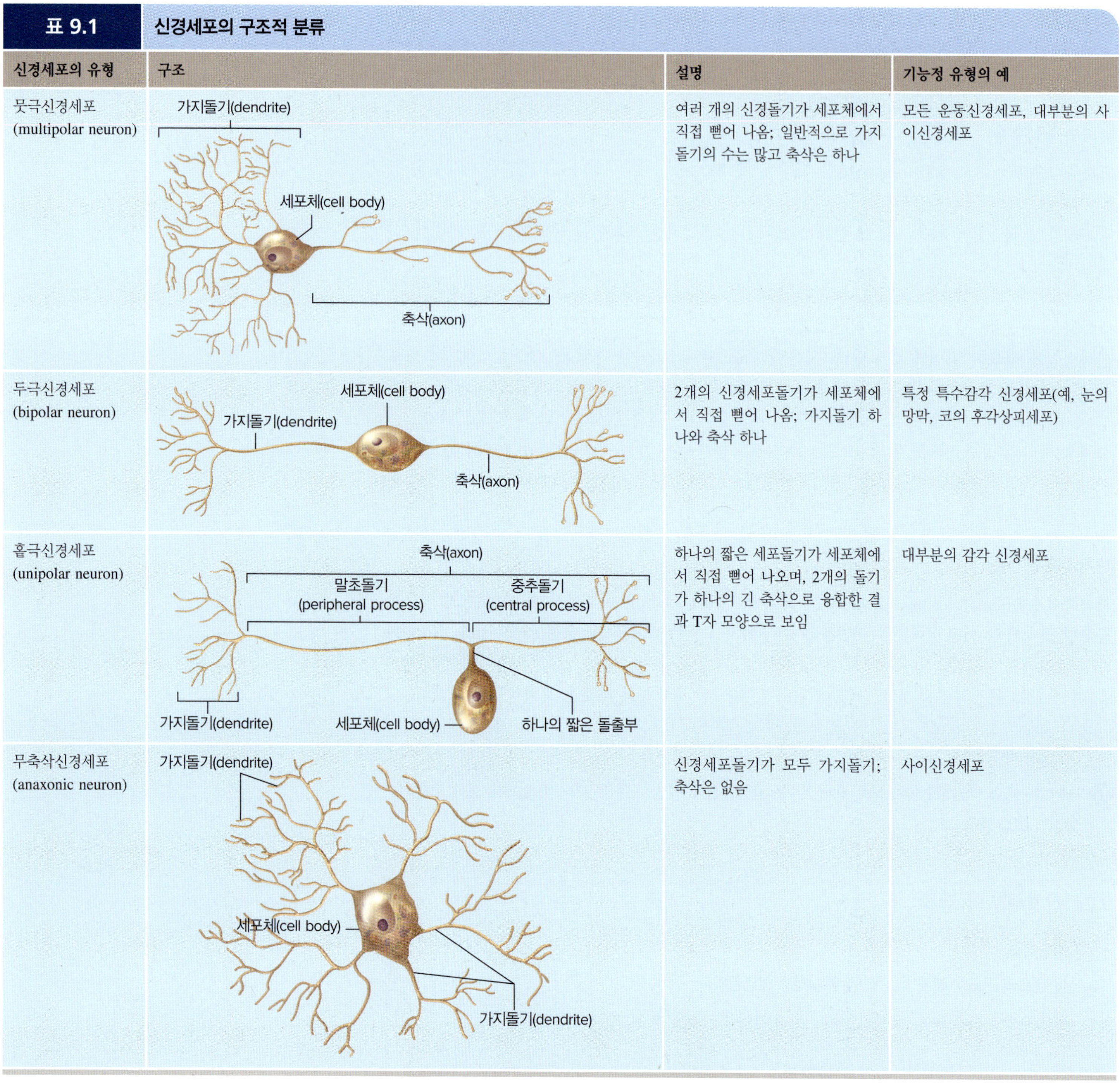

표 9.1	신경세포의 구조적 분류		
신경세포의 유형	**구조**	**설명**	**기능정 유형의 예**
뭇극신경세포 (multipolar neuron)	가지돌기(dendrite), 세포체(cell body), 축삭(axon)	여러 개의 신경돌기가 세포체에서 직접 뻗어 나옴; 일반적으로 가지돌기의 수는 많고 축삭은 하나	모든 운동신경세포, 대부분의 사이신경세포
두극신경세포 (bipolar neuron)	세포체(cell body), 가지돌기(dendrite), 축삭(axon)	2개의 신경세포돌기가 세포체에서 직접 뻗어 나옴; 가지돌기 하나와 축삭 하나	특정 특수감각 신경세포(예, 눈의 망막, 코의 후각상피세포)
홑극신경세포 (unipolar neuron)	축삭(axon), 말초돌기(peripheral process), 중추돌기(central process), 가지돌기(dendrite), 세포체(cell body), 하나의 짧은 돌출부	하나의 짧은 세포돌기가 세포체에서 직접 뻗어 나오며, 2개의 돌기가 하나의 긴 축삭으로 융합한 결과 T자 모양으로 보임	대부분의 감각 신경세포
무축삭신경세포 (anaxonic neuron)	가지돌기(dendrite), 세포체(cell body), 가지돌기(dendrite)	신경세포돌기가 모두 가지돌기; 축삭은 없음	사이신경세포

세포로 시작한 이후, 2개의 돌기가 하나로 융합하기 때문이다. 일반적인 가지돌기와 축삭의 정의를 기준으로 생각할 때, 홑극신경세포에서 분지된 돌기의 이름은 가지돌기와 축삭의 일반적 정의와 관련하여 혼란의 원인이 되었다. 아마 짧고 여러 갈래로 갈라진 수용성 종말(단계전위를 보임, 9.8a 참조)을 가지돌기라 부르면 가장 타당할 것이다. 나머지 부분은 다른 축삭과 마찬가지로 활동전위(9.8c 참조)를 생성하고 전도하므로 축삭이라고 부른다. 이 축삭들은 **말초돌기**(peripheral process; 가지돌기에서 세포체까지)와 **중추돌기**(central process; 세포체에서 중추신경계통까지)의 결합으로 이루어져 있다.

무축삭신경세포(anaxonic neuron; *an*: 없음)에는 가지돌기만 있고 축삭이 없다. 이 유형은 활동전위를 만들어 내지 않고 단계전위를 만들어 낸다는 점에서 다른 유형과 다르다.

› 기능적 분류

신경세포는 활동전위가 중추신경계통에 대해 어느 방향으로 움직이느냐에 따라 기능적으로 분

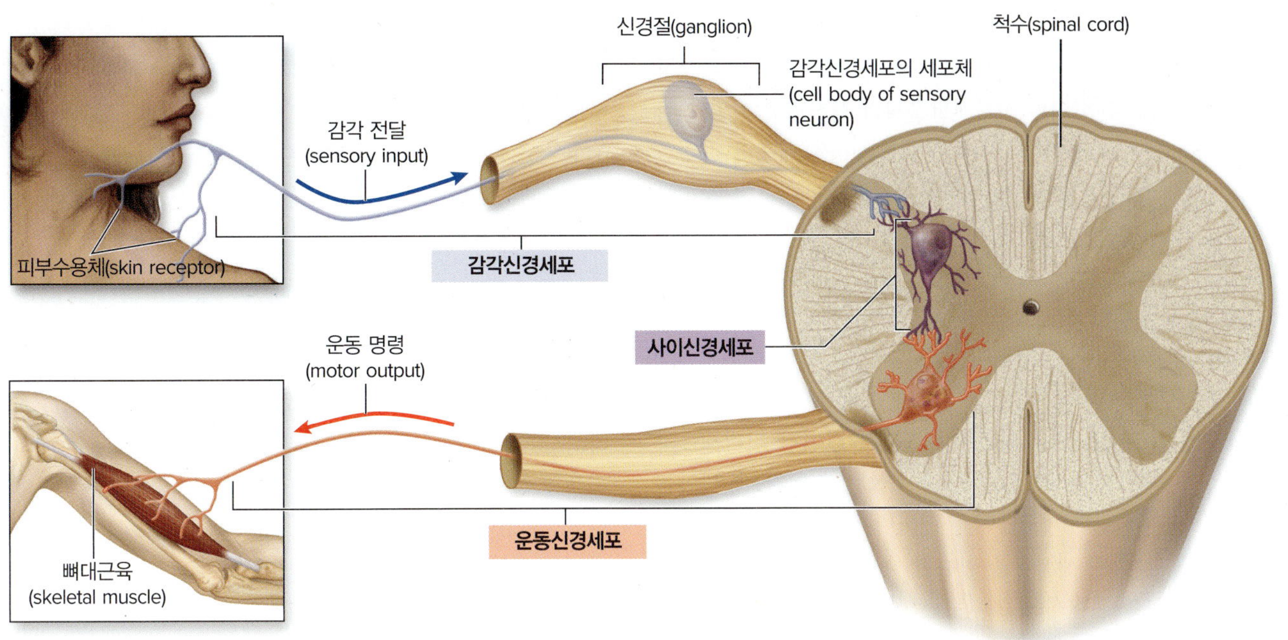

그림 9.4 신경세포의 기능적 분류. 감각신경세포는 감각정보를 수용체로부터 중추신경계통에 전달한다. 사이신경세포는 중추신경계통 안에서 정보를 처리하고 가공한다. 운동신경세포는 운동명령을 중추신경계통에서 효과기(근육 또는 샘)로 전달한다. 이 그림에는 각 기능 분류에서 가장 흔한 구조 유형을 나타냈다(홑극감각신경세포, 뭇극사이신경세포, 뭇극운동신경세포). 세포체의 상대적인 크기는 정상보다 더 크게 그렸다.

류된다. 기능적 분류로는 감각신경세포, 운동신경세포, 사이신경세포가 있다(**그림 9.4**).

감각신경세포(sensory neuron)는 들신경세포(구심신경계통, afferent neuron)라고도 하며, 감각신경계통의 신경세포이다. 감각신경세포는 몸감각수용체(예: 촉각수용체)와 내장감각수용체(예: 방광의 신장수용체)에서 입력된 감각정보를 전도하는 역할을 한다. 대부분의 감각신경세포는 홑극이다. 그러나 눈의 망막에 있는 신경세포(그림 13.5 참조)와 코의 후각상피 세포(그림 13.5 참조) 같은 소수의 몸감각 신경세포들은 두극신경세포이다.

운동신경세포(motor neuron)는 날신경세포(원심신경계통, efferent neuron)라고도 하며, 출력되는 운동명령을 몸효과기(예, 뼈대근)와 내장효과기(심장근, 민무늬근, 샘)로 전도하는 운동신경계통의 신경세포이다. 모든 운동신경세포는 뭇극이다.

사이신경세포(개재신경세포, interneuron)는 연합신경세포(association neuron)라고도 하며, 전체가 중추신경계통 안에 있다. 이 세포들은 다른 많은 신경세포에서 오는 자극을 수용하며 신경계통의 통합적 기능을 수행한다. 다시 말해 정보를 받고, 처리하고, 저장하며, 몸이 자극에 어떻게 반응해야 할지를 '결정'한다. 사이신경세포는 감각신경세포와 운동신경세포 사이의 소통을 촉진한다. 사이신경세포는 다른 모든 신경세포보다 수가 더 많은데 인체의 신경세포 중 99%가 사이신경세포로 추정된다. 사이신경세포는 일반적으로 뭇극신경세포 또는 무극신경세포 중 하나이다. 사이신경세포의 수는 반응이 복잡할수록 극적으로 증가한다. 구조와 기능에 따른 신경세포의 분류는 표 9.1에 통합하였다.

무엇을 배웠는가?

7. 신경세포를 구조적으로 구분하기 위해 쓰이는 세포체에서 뻗어 나온 돌기들은 어떻게 다른가?
8. 사이신경세포들은 어디에 있으며 그들의 기능을 무엇인가?

9.3 신경연접

학습목표

12. 신경연접을 정의한다.
13. 화학 신경연접과 전기 신경연접의 핵심적인 구조적 · 기능적 차이를 설명한다.

신경연접(연접, synapse; *syn*: 함께, *hapto*: 움켜쥐다)은 신경세포가 다른 신경세포 또는 효과기(근육 또는 샘)에 기능적으로 연결되는 특수한 위치이다. 사람 몸의 신경연접에는 화학 신경연접과 전기 신경연접이 있으며 신경계통 안의 신경연접은 대부분 화학 신경연접이다.

화학 신경연접(화학연접, chemical synapse)은 신호를 만들어 내는 **신경연접이전 신경세포**(presynaptic neuron, 신경전달물질 방출, 그림 9.3a 참조)와 신호를 수용하는 **신경연접이후 신경세포**(postsynaptic neuron, 신경전달물질과 결합하여 신호를 수용, 그림 9.3b 참조)의 두 신경세포사이에서 이루어진다. 화학신경연접은 신경연접이전 신경세포의 축삭과, 신경연접이후 신경세포 표면의 모든 부분(가지돌기, 세포체, 축삭) 가운데 말이집으로 덮인 부분을 제외한 부분들 사이에 존재한다. 신경연접이후 신경세포의 가지돌기에서 이 유형이 가장 흔하다. 시냅스이전 신경세포의 경우에 신경연접마디가 신경연접이후 신경세포와 매우 가깝지만 완전히 접촉하지는 않는다(그림 9.3c). 두 신경세포는 액체로 채워진 아주 좁은(약 30 nm) 틈인 **신경연접 틈새**(연접틈새, synaptic cleft)를 사이에 두고 서로 떨어져 있다. 신경연접이전 신경세포와 신경연접이후 신경세포의 전달(transmission)은 신경연접소포에 저장된 신경전달물질(neurotransmitter)이 신경연접이전 신경세포의 신경연접 마디에서 신경연접 틈새로 방출될 때 일어난다.

이 신경전달물질 중 일부는 신경연접 틈새를 건너 확산되어 신경연접이후 세포막의 수용체에 결합해서 단계전위(9.8a 참조)를 개시한다. 화학신경연접에서는 분비되는 신경전달물질의 **신경연접 지연**(연접지연, synaptic delay)이 발생한다. 이는 신경연접이전 세포의 신경전달물질 분비, 신경연접 틈새를 지나는 신경전달물질의 확산, 신경전달물질의 신경연접이후 세포막 수용체에 결합하는 데 걸리는 시간이다. 신경연접 지연은 대개 0.3~0.5 msec이다. 하나의 신경연접이후 신경세포는 동시에 하나 이상의 신경연접이전 신경세포로부터도 자극받을 수 있다는 점을 기억한다.

두 번째 유형으로 화학 신경연접보다 훨씬 드문 전기 신경연접이 있다. **전기 신경연접**(electrical synapse)은 신경연접이전 신경세포와 신경연접이후 신경세포가 물리적으로 함께 결합한 것이다. 틈새이음(2.6d 참조)이 두 신경세포의 세포막에 존재하며 세포 사이의 이온 흐름을 촉진한다. 세포는 마치 세포막을 공유한 것처럼 작용한다. 따라서 전기신호는 세포 사이를 본질적으로 아무런 신경연접 지연 없이 지나간다. 전기 신경연접은 뇌와 눈의 일부에만 존재한다.

무엇을 배웠는가?

9 신경계통의 화학 신경연접이란 무엇이며, 이것은 어떻게 작동하는가?

9.4 신경조직: 신경아교세포

신경아교세포도 신경조직의 또 다른 특징적인 세포 유형이다. 이 비흥분성 세포는 주로 신경세포를 지지하고 보호한다.

9.4a 신경아교세포의 일반적인 특징

학습목표

14. 신경아교세포의 특징을 열거한다.

신경아교세포(glial cell)는 신경아교(신경교, neuroglia; *glia*: 접착풀)라고도 한다. 중추신경계통과 말초신경계통에 모두 존재하는 신경아교세포는 신경세포보다 작고 유사분열을 통해 새로운 신경아교세포를 생산할 수 있다(2.9b 참조). 신경신호를 전달하지는 않지만 신경세포의 기능을 돕는다. 신경아교세포들은 서로 협력해 신경세포를 물리적으로 보호하고 영양을 공급하며, 모든 신경조직을 지지하는 지지대가 된다. 발생 동안, 이동하는 어린 신경세포들이 목적지까지 이를 수 있게 안내하는 틀을 만든다. 최근 연구에서, 신경아교세포는 신경연접의 해부학적 구조를 유지하고 전달을 조절하기 때문에 신경연접의 정상적인 기능에 반드시 필요한 존재라는 것이 밝혀졌다.

신경아교세포는 신경세포보다 훨씬 수가 많다. 젊은 성인의 신경조직에는 신경세포가 350~1,000억 개, 신경아교세포가 1,000억에서 1조 개가 존재한다. 전체적으로 신경아교세포는 신경계통의 전체 부피

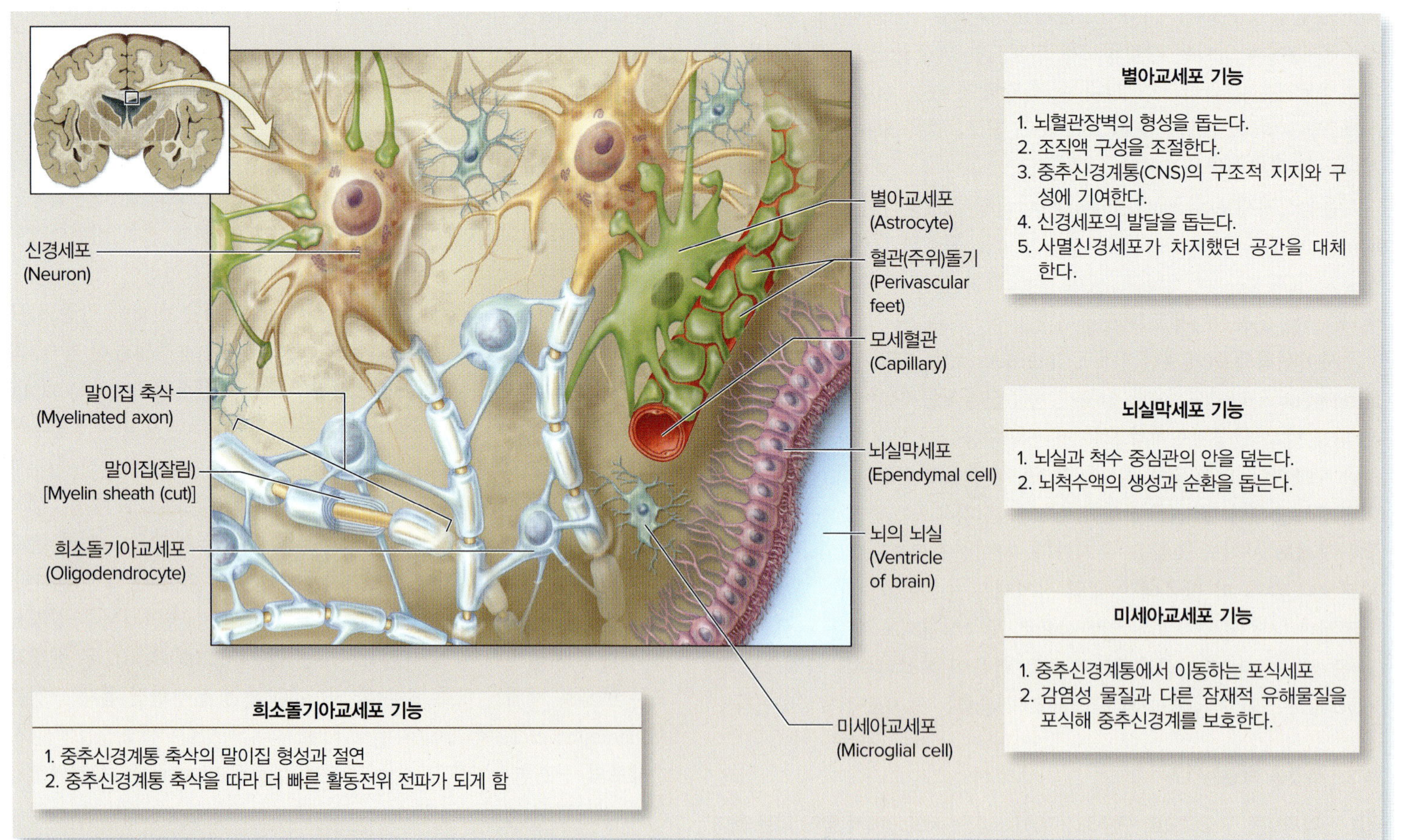

그림 9.5 중추신경계통(CNS)의 신경아교세포들. 중추신경계통에 있는 4가지 유형의 신경아교세포(별아교세포, 뇌실막세포, 미세아교세포, 희소돌기아교세포). 이 세포들은 모양과 기능이 모두 다르다.

에서 약 절반을 차지한다.

무엇을 배웠는가?

10 뇌종양이 있는 환자의 경우 뇌종양은 신경세포와 신경아교세포 중 어디에서 발달했을 가능성이 높은가? 이유도 함께 제시하라.

9.4b 신경아교세포의 유형

학습목표

15. 중추신경계통에 있는 신경아교세포 유형 4가지, 말초신경계통에 있는 신경아교세포 유형 2가지의 구조와 기능을 서술한다.

› 중추신경계통의 신경아교세포

중추신경계통에는 네 가지 유형의 신경아교세포가 존재한다. 이 세포 유형들은 별아교세포, 뇌실막세포, 미세아교세포, 희소돌기아교세포라고 한다(**그림 9.5**). 이 세포들은 크기, 세포내 소기관, 특이적인 세포질 돌기를 통해 구분할 수 있다.

별아교세포(astrocyte; *astron*: 별)는 표면의 돌출부 때문에 별 모양이다. 이 수많은 세포돌기는 모세혈관벽(가장 작은 혈관들, 20.1c 절 참조)과 신경세포 모두에 접촉한다. 별아교세포는 중추신경계통에 가장 풍부한 신경아교세포이며, 뇌의 어떤 부분에서는 신경조직의 약 90%를 넘게 차지한다. 별아교세포는 다음과 같은 방법으로 신경세포에 영양을 주고, 보호하고, 지지하며, 안내를 한다.

- **혈액-뇌장벽 형성을 돕는다.** 별아교세포돌기의 끝을 **혈관(주위)돌기**(perivascular feet)라고 한다. 혈관돌기는 뇌의 모세혈관을 덮고 둘러싼다. 혈관돌기와 뇌의 모세혈관은 함께 **혈액-뇌장벽**(blood-brain barrier)에 기여한다. 혈액-뇌장벽은 혈액에서 나오는 물질과 뇌의 신경조직으로 들어가는 물질의 움직임을 엄격히 통제한다. 혈액-뇌장벽은 뇌의 연약한 신경세포를 독소로부터 보호하면서, 동시에 필요한 영양소가 지나갈 수 있게 한다(10.2d 참조).
- **조직액의 구성을 조절한다.** 별아교세포들은 뇌 속 사이질액(세포 주위의 액체)의 적절한 화학적 구성을 유지하도록 돕는다. 예를 들어, 별아교세포는 신경세포의 전기작용에 매우 중요한 칼륨이온의 농도를 일정하게 유지하기 위해 칼륨이온을 흡수해서 그 농도를 조절한다.
- **구조적 지지를 형성한다.** 별아교세포의 세포뼈대는 중추신경계통에서 신경세포를 지탱하는 틀을 형성함으로써 신경조직을 강화시킨다.
- **신경세포의 발달을 돕는다.** 별아교세포는 신경세포 사이의 연결을 형성하는 화학물질을 분비해 태아의 뇌에서 신경세포가 발달하게 한다.
- **죽은 신경세포의 공간을 대체한다.** 신경세포가 손상되어 죽으면 이 자리를 세포분열을 통해 복제된 별아교세포가 대체하는 경우가 많다.

뇌실막세포(ependymal cell)는 섬모가 있는 단순입방상피세포 또는 단순원주상피세포이며, 뇌안의 공간(뇌실, 표 10.7 참조)과 척수안의 공간(중심관)을 덮는다(그림 11.3 참조). 뇌실막세포의 가느다란 돌기는 넓게 가지를 내 주변의 다른 신경아교세포들과 접촉한다.

뇌실막세포는 이웃한 모세혈관과 함께 **맥락얼기**(choroid plexus)라는 그물망을 이룬다(그림 10.8 참조). 맥락얼기는 중추신경계통의 바깥 표면을 흐르고 속공간을 채우는 투명한 액체인 뇌척수액의 형성을 돕는다. 뇌실막 세포의 섬모는 뇌척수액의 순환을 돕는다(10.2c 참조).

미세아교세포(소교세포, microglia; *micros*: 작은)는 전형적으로 크기가 작고 세포의 대부분에서 가느다란 가지가 뻗어 나와 있다. 비율이 5%에 불과하다는 추정이 있을 정도로, 중추신경계통의 신경아교세포 중 가장 적은 비율을 차지한다. 미세아교세포는 면역계통의 포식세포로 분류된다. 미세아교세포는 중추신경계통을 돌아다니면서 감염에 반응해 스스로를 복제한다. 미세아교세포는 감염물질(예, 박테리아)이나 해로운 물질을 포식하여 제거하는 포식작용을 통해 중추신경계통을 보호한다. 미세아교세포는 또한 감염, 염증, 외상, 뇌종양 등으로 죽거나 손상된 신경조직을 제거하기도 한다.

희소돌기아교세포(핍지교세포, oligodendrocyte; *oligos*: 적은)는 구형의 세포체에서 세포질 또는 돌기가 가느다랗게 뻗어 나온 세포이다. 희소돌기아교세포의 돌기는 많은 다른 신경세포의 축삭 일부를 감싸는 말이집형성(myelination, 9.4c 참조)이라는 과정을 통해 축삭을 말이집(myelin sheath)으로 둘러싸며 절연작용을 한다. 이 말이집의 절연기능은 활동전위가 중추신경계통 내에서 더 빠르게 전파될 수 있게 해 준다.

통합 INTEGRATE

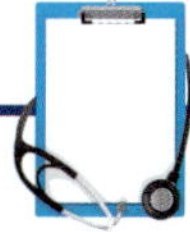

임상적 고찰 9.2 CLINICAL VIEW

중추신경계통의 종양

흔히 **종양**(tumor)이라고 하는, 세포의 통제되지 않는 성장으로 인한 **신생물**(neoplasms)은 중추신경계통에도 발생할 수 있다. 종양이 유래한 곳과 발견된 곳이 같으면 **원발종양**(primary tumor)이라 한다. 대부분의 성숙 신경세포는 유사분열을 할 수 없으므로, 중추신경계통의 원발종양은 일반적으로 유사분열 능력이 있는 뇌나 척수의 뇌막(중추신경계통의 보호막) 또는 신경아교세포 같은 지지조직에서 발생한다. 신경아교세포의 종양인 **신경아교종**(교종, gliomas)은 양성으로 천천히 자라지만, 악성(먼곳으로 퍼지거나 전이될 수 있음)일 수도 있다.

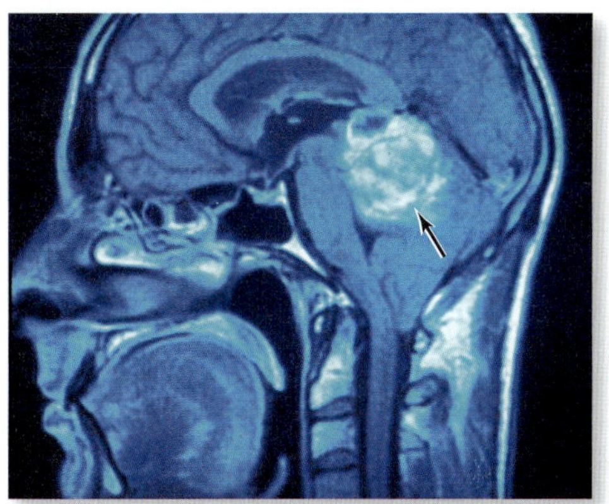

신경아교종(화살표)이 나타난 MRI 화면

©Simon Fraser/Science Source

위성새포 기능

1. 말초신경계통 세포체를 전기적으로 절연시킨다.
2. 신경절에서 세포체를 보호하고 영양과 노폐물 교환을 조절한다.

신경집세포 기능

1. 말초신경계통 축삭에서 말이집을 형성하고 절연작용을 한다.
2. 말초신경계통 축삭을 따라 활동전위를 더 빠르게 전도되게 한다.

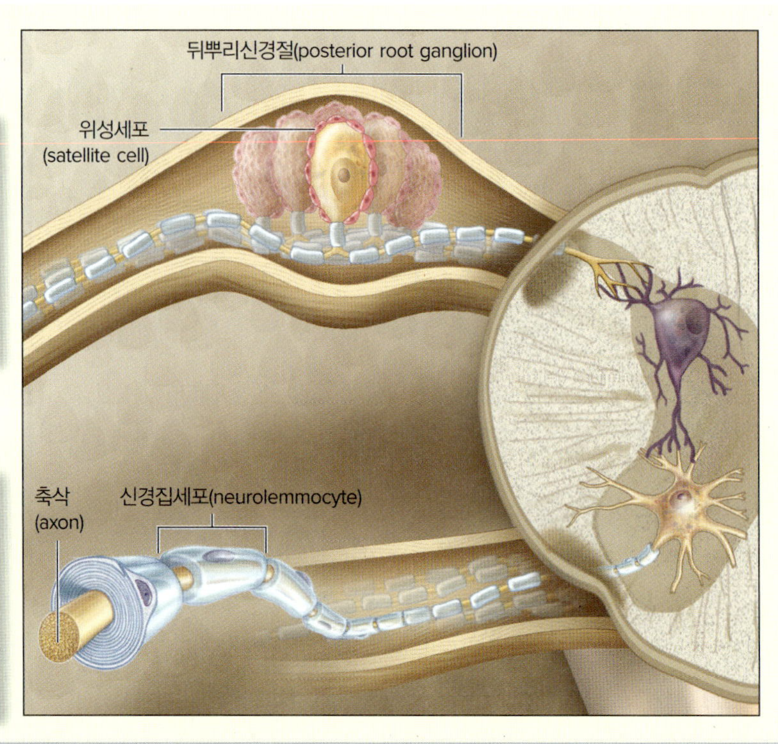

그림 9.6 말초신경계통(PNS)의 신경아교세포들. 말초신경계통에 있는 2가지 주요 유형의 신경아교세포로는 위성세포와 신경집세포가 있다.

› 말초신경계통의 신경아교세포

말초신경계통에는위성세포와 신경집세포라는 두 가지 유형의 특수한 신경아교세포가 알려져 있는데, 신경세포의 절연을 담당한다(**그림 9.6**).

위성세포(satellite cell)는 신경절에서 신경세포의 세포체 주위를 둘러싼 편평세포이다(9.1c 참조). 위성세포는 주변의 사이질액과 신경절의 세포체를 물리적으로 분리한다. 그들은 세포체를 전기적으로 절연하고, 신경세포의 세포체와 환경 사이의 영양소와 노폐물의 지속적인 교환을 조절한다.

신경집세포(neurolemmocyte)는 슈반세포(Schwann cell)라고도 한다. 이 길고 편평한 세포는 말초신경계통의 축삭을 둘러싸는 말이집화(9.4c 참조)를 통해 말이집을 형성한다. 중추신경계통에서 희소돌기아교세포가 말이집을 형성하는 것처럼 이렇게 함으로써 말초신경계통에서도 활동전위의 전파가 빨라진다. 신경집세포와 희소돌기아교세포에 의해 말이집이 형성되는 과정은 9.4c절에서 설명한다.

통합 INTEGRATE

학습전략 LEARNING STRATEGY

중추신경계의 신경아교세포

- **별모양아교세포**: 보호하고, 주변을 조절하며, 지지하는 유효한 부모 역할을 하며, 발달을 돕고, 재생산이 가능한 "별 모양" 세포들이다.
- **뇌막세포**: 뇌막은 상피로 구성된다(즉, 상피, 중추신경계 안을 덮는다).
- **미세아교세포**: 미생물과 다른 물질들을 포식작용으로 제거하는 세포
- **희소돌기아교세포**: 희소(Oligo)는 '약간'을 뜻한다; 이 세포는 중추신경계에서 축삭 몇 개를 절연한다.

말초신경계의 신경아교세포(모두 절연되는 세포들이다)

- **위성세포**: 말초신경계에서 세포체를 절연한다.
- **신경집세포**: 말초신경계에서 축삭을 절연한다.

무엇을 배웠는가?

11 어떤 사람이 수막염(뇌를 둘러싼 뇌막의 염증)에 걸렸다. 이 감염에 반응해 대개 자기복제를 하는 신경아교세포의 유형은 무엇인가?

12 말초신경계통 축삭의 말이집을 형성하는 신경아교세포의 유형은?

9.4c 말이집 형성

학습목표

16. 말이집 형성을 정의하고 말이집의 구성과 기능에 대해 서술한다.

17. 말초신경계통의 신경집세포와 중추신경계통의 희소돌기아교세포에 의해 진행되는 말이집 형성의 과정을 구분한다.

말이집 형성(myelination)은 축삭의 일부를 **말이집**(수초, 미엘린, myelin; *myel*: 수질)이 둘러싸

는 과정이다. 말이집은 축삭을 감싸는 절연체이며, 신경아교세포 세포막이 동심원처럼 여러 겹으로 겹쳐지며 이루어진다. 말이집 형성은 말초신경계통에서는 신경집세포에 의해, 중추신경계통에서는 희소돌기아교세포에 의해 완성된다. 말이집은 주로 이 신경아교세포의 막으로 되어 있으며, 높은 비율의 지질과 비교적 낮은 비율의 단백질로 구성된다. 지질의 비율이 높기 때문에 축삭은 뚜렷하고, 광택이 나는 흰색을 띠며, 절연작용을 효율적으로 한다.

그림 9.7은 말초신경계통 축삭의 말이집 형성과정을 보여준다. 신경집세포가 축삭을 1 mm 너비로 감싸기 시작한다. 신경집세포가 축삭을 계속 둘러싸면, 신경집세포의 세포질과 핵은 신경집세포의 가장자리(바깥 주변)로 밀리면서 눌린다. 겹쳐지는 세포막의 속층들은 **말이집**(수초, 미엘린초, **myelin sheath**)을 이룬다. 세포질과 핵이 놓인 신경집세포의 가장자리는 **신경집**(neurilemma; *lemma*: 겉껍질)이라 한다. 이 과정은 마치 물이 조금 든 풍선을 연필 둘레에 여러 번 휘감는 것과 비슷하다. 풍선이 연필 일부를 여러 겹으로 둘러싸면 물이 든 부분은 바깥으로 밀려난다. 이때 여러 층으로 감싼 풍선은 말이집에 해당하고 물이든 바깥 부분은 신경집에 해당한다.

말초신경계통의 신경집은 하나의 축삭에서 1 mm 부분만 말이집을 형성할 수 있다. 그래서, 만약 축삭이 1 mm보다 더 길다면(말초신경계통 축삭 대부분이 해당), 전체 말이집 형성을 하기 위해서는 많은 신경집세포가 필요하다. **그림 9.8a**에 7개의 신경집세포가 축삭을 둘러싸는 것을 보여 준다. 몸의 많은 축삭은 길이를 따라 수백 개 또는 수천

통합 INTEGRATE

임상적 고찰 9.3 CLINICAL VIEW

말이집에 영향을 미치는 신경계통 이상

다발경화증(multiple sclerosis, MS)은 중추신경계통의 신경세포에서 점차 말이집 탈락이 발생하는 것이며 희소돌기아교세포의 파괴를 동반한다. 다발경화증은 몸의 면역세포가 희소돌기아교세포를 외부물질로 잘못 인식해 공격하는 자가면역질환이다.

그 결과, 활동전위의 전파가 방해를 받아 감각 지각과 협동운동이 손상된다. 말이집 부분의 반복되는 염증으로 흉터(경화증)를 유발하고 결국 일부 기능이 영구적으로 상실된다. 이 질환은 주로 18~40세의 젊은 성인에게 발병한다. 아프리카계 미국인에 비해 유럽인의 발병빈도가 5배 더 높다. 전형적인 증상에는 시각 문제, 근육 약화와 경련, 요로감염과 요실금, 급격한 기분 변화가 있다.

길랑-바레증후군(Guillain-Barr syndrome)은 말초신경과 척수신경뿌리에서 말이집 손실을 유발하는 염증질환이다(그림 14.3 참조). 먼쪽 팔다리부터 근육 약화가 빠르게 진행해 몸쪽 근육도 침범하는 근육약화가 특징이다(오름마비). 길랑-바레증후군은 대부분 특정 감염원이 확인된 적이 없지만, 증상과 급성 독감 유사 질환이 선행한다. 드물게 이 질환은 예방접종 후 나타날 수도 있다. 길랑-바레증후군은 면역매개질환이지만 스테로이드를 사용해도 거의 효과가 없다. 실제로 대부분의 환자가 의학적 중재 없이도 거의 모든 신경기능을 스스로 회복한다. 질병통제예방센터에서 보고한 잠재적 우려는 지카 바이러스 발생 국가와 길랑-바레증후군 발생률 증가 사이에서 관찰된 상관관계이다. 그러나 지카 바이러스에 감염된 개인의 경우 이 병의 발병위험은 매우 낮다.

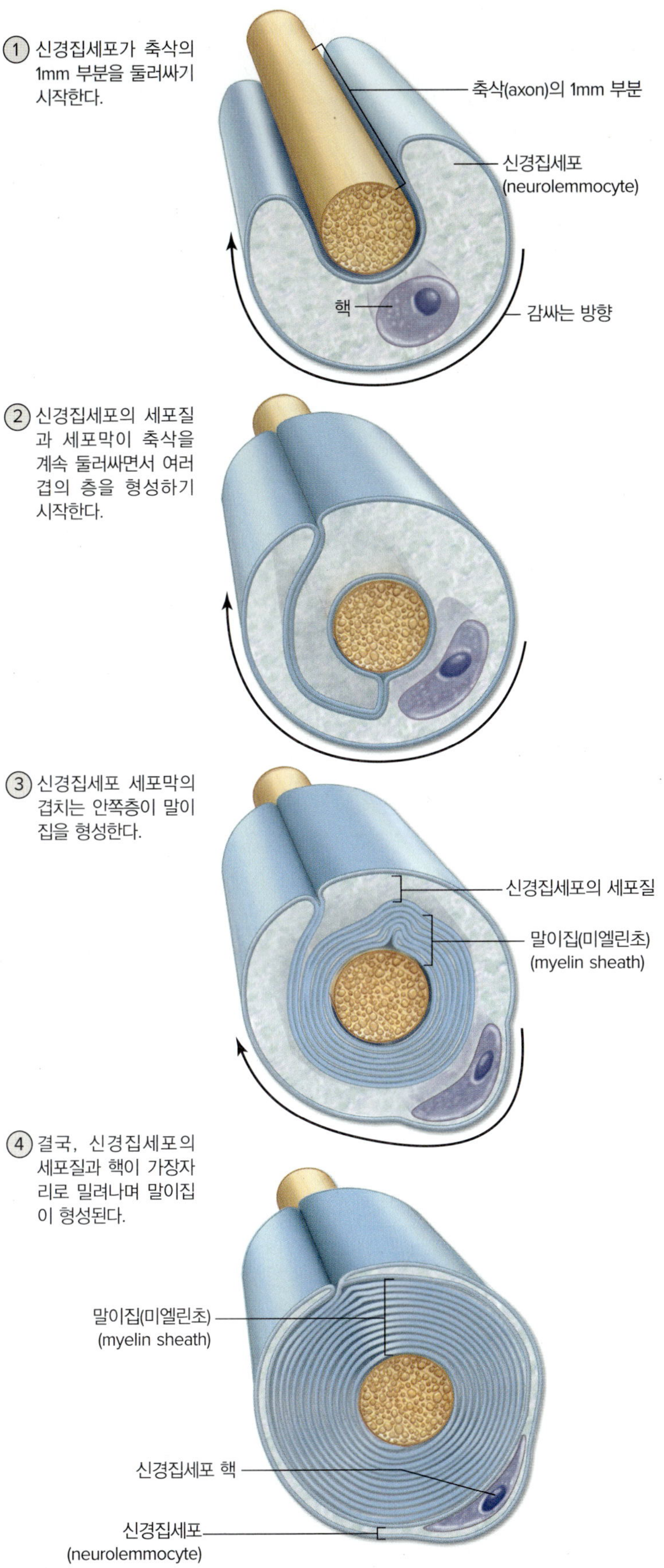

그림 9.7 말초신경계통 축삭의 말이집 형성. 말이집은 대부분의 축삭을 둘러싼다. 말초신경계통에서 신경집세포는 일련의 연속된 과정을 통해 말이집과 신경집을 형성한다.

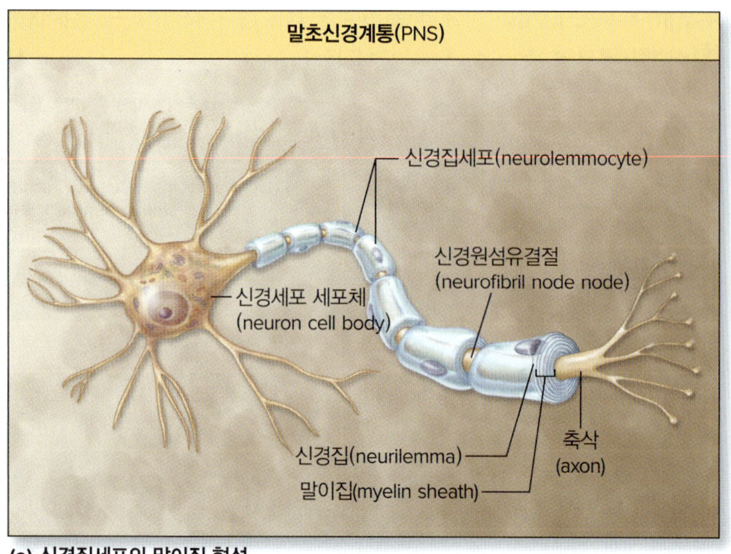

(a) 신경집세포의 말이집 형성

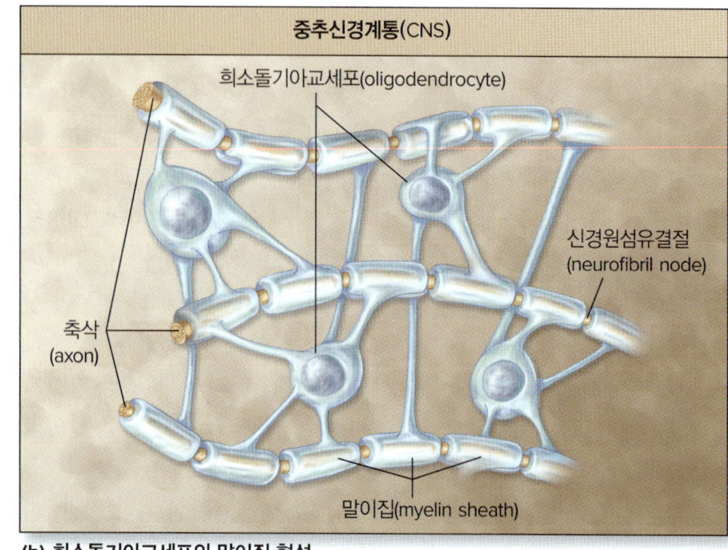

(b) 희소돌기아교세포의 말이집 형성

그림 9.8 말초신경계통과 중추신경계통의 말이집. (a) 말초신경계통에서는 신경집세포가 1개의 축삭 일부만을 둘러싸서 말이집과 신경집을 모두 형성한다. (b) 중추신경계통에서는 희소돌기아교세포가 여러 축삭들의 일부를 감싸며 말이집을 형성한다(그러나 신경집은 형성되지 않는다).

개의 신경집세포로 둘러싸여 있다. 신경집세포 사이의 틈은 **신경원섬유결절**(neurofibril node) 또는 랑비에결절(node of Ranvier)이라고 한다.

중추신경계통의 희소돌기아교세포를 비교하면 하나의 축삭이 아닌, 다발성으로 축삭 1 mm 부분에 말이집 형성을 할 수 있다. 그림 9.8b에 3개의 축삭 일부에 희소돌기아교세포가 말이집 형성을 하는 과정을 보여 준다. 희소돌기아교세포에서 뻗은 세포질이 각 축삭 일부를 반복적으로 둘러싸며 희소돌기아교세포의 세포막이 말이집을 형성한다. 중추신경계통의 신경세포에서 말이집이 형성될 때는 신경집이 생겨나지 않는다는 것을 기억한다. 서로 이웃한 희소돌기아교세포 사이에는 말초신경계통의 경우와 마찬가지로 신경원섬유결절이 생겨난다. 희소돌기아교세포는 속에 액체가 들어간 고무장갑과 같다고 생각하면 이해하기 쉽다. 장갑의 각 손가락들이 다른 신경세포들의 축삭들을 여러 번 둘러싸면, 액체가 장갑의 손바닥 부분으로 밀려나는 것이다. 말초신경계통과 중추신경계통 모두에서 말이집화는 활동전위가 더 빨리 전파되게 한다는 것을 유념한다.

모든 축삭에서 말이집이 형성되는 것은 아니다. 말초신경계통의 **민말이집축삭**(무수축삭, unmyelinated axon)(**그림 9.9**)은 또한 축삭을 보호하고 지원하는 데 도움이 되는 신경집세포와 결합하지만, 말이집

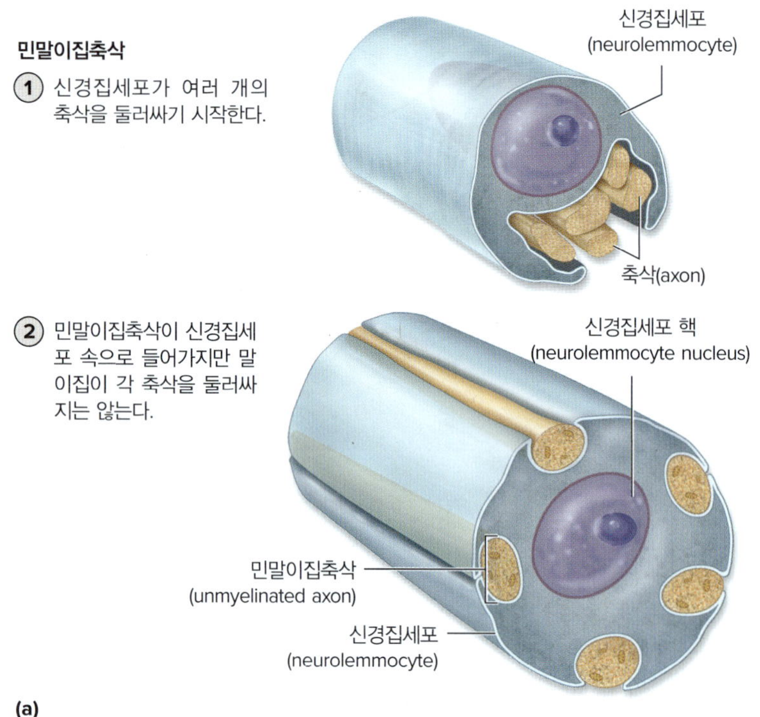

(a)

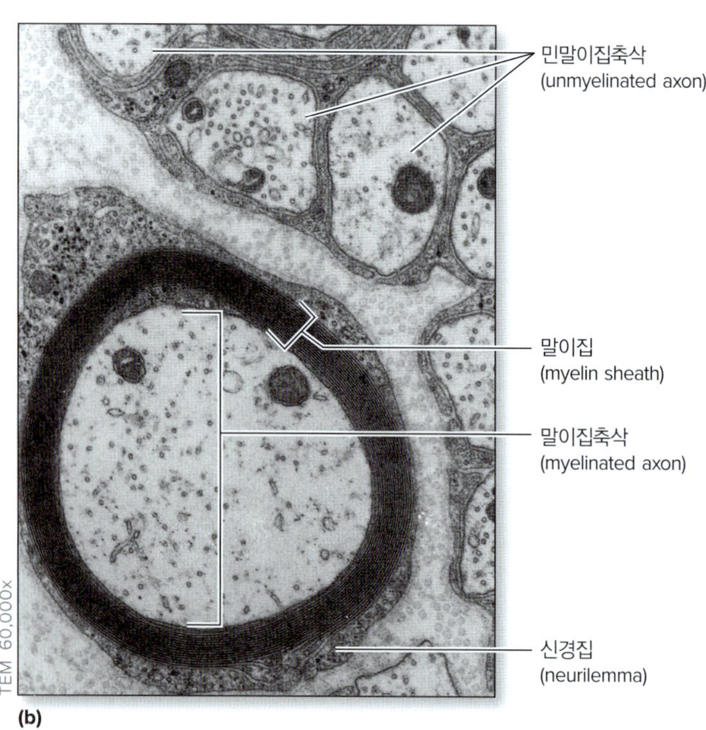

(b)

그림 9.9 민말이집축삭. (a) 민말이집축삭은 부분적으로 신경집세포로 둘러싸여 있으나 말이집에 둘러싸여 있지는 않다. (b) 말이집이 형성된 축삭 하나와 민말이집축삭 여러 개를 찍은 전자현미경 사진.

(b) Don W. Fawcett/Science Source

에 둘러싸이지 않는다. 그래서 축삭은 신경집세포의 눌린 부분 속에 있을 뿐이며, 세포막이 축삭 주위를 여러 겹으로 둘러싸지 않는다. 중추신경계통에서 민말이집축삭들은 희소돌기아교세포와 결합하지 않는다.

무엇을 배웠는가?

13 말이집의 기능은 무엇인가? 말초신경계통에서 축삭의 말이집화는 어떻게 일어나는가?

9.5 축삭의 재생

학습목표

18. 말초신경계통 축삭의 재생에 영향을 미치는 요인과 중추신경계통의 축삭 재생이 제한되어 있는 이유를 설명한다.

19. 왈러변성과 축삭 재성장에 대해 서술한다.

말초신경계통의 축삭은 베이거나 눌리거나 그 외의 이유로 손상되기 쉽다. 그러나 만약 세포체가 온전하고 충분한 양의 신경집이 남아 있으면 손상된 축삭은 재생될 수 있다(예: 다시 자람). 말초신경계통 축삭이 재생에 성공할지의 여부는 두 가지 중요한 요인, 즉 (1) 손상의 정도, (2) 손상된 축삭이 있는 곳과 그 축삭이 분포했던 기관 사이의 거리에 달려 있다. 이 두 요인 중 어느 하나라도 증가하면 복구의 가능성은 낮아진다.

신경집세포는 재생에 적극적인 역할을 한다. 재생과정은 **그림 9.10**에서 보여 주며, 이 과정은 다음 단계를 따른다.

1. 축삭이 어떤 종류의 외상으로 절단된다.
2. 손상된 곳에서 가까운 부분은 막 융합으로 막히고 붓는다. 이 붓는 것은 신경세포의 세포체에서 축삭을 통한 축삭형질 흐름(저속 수송, 9.2c 참조)의 결과이다. 동시에 세포체에서 절단된 축삭과 축삭을 둘러싼 말이집은 분해된다. 이 과정을 **왈러변성**(Wallerian degeneration)이라 한다. 대식세포가 포식작용으로 잔해를 제거한다. 그러나 먼 쪽의 신경집은 남는다.
3. 이음부의 신경집과 남아 있는 신경속막이 **재생관**(regenerareg tube)을 만든다.
4. 축삭의 재생과 말이집 재형성이 이루어진다. 재생관은 축삭의 싹이 재생관 속에서 하루에 약 2~5 mm씩 빠르게 자라도록 이끈다. 이 과정은 신경집세포가 분비하는 신경성장인자의 영향을 받아 이루어진다.
5. 축삭이 원래의 기관에 대한 기능적 접촉을 회복하면 신경분포가 복원된다. 이 기관은 감각지각을 다시 얻는 감각신경세포의 수용체일 수도 있고 근육이나 샘의 조절을 다시 얻는 운동신경세포에 대한 효과기일 수도 있다.

중추신경계통(예, 뇌와 척수)의 손상된 신경세포의 재생은 몇 가지 이유로 재생이 매우 제한적이다. 첫째, 희소돌기아교세포는 신경성장인자를 방출하지 않으며, 오히려 여러 성장억제분자를 생성하고 분비함으로써 축삭의 성장을 능동적으로 억제한다. 둘째, 중추신경계통에는 축삭이 너무 많아 재생활동이 복잡할 수 있다. 마지막으로, 별아교세포와 결합조직들이 축삭의 재생을 막는 흉터조직을 형성할 수 있다. 의학 연구자들은 척수 손상 환자를 치료하기 위해 이런 한계를 극복하려는 시도를 하고 있다(임상적 고찰 11.3: "척추손상의 치료기" 참조).

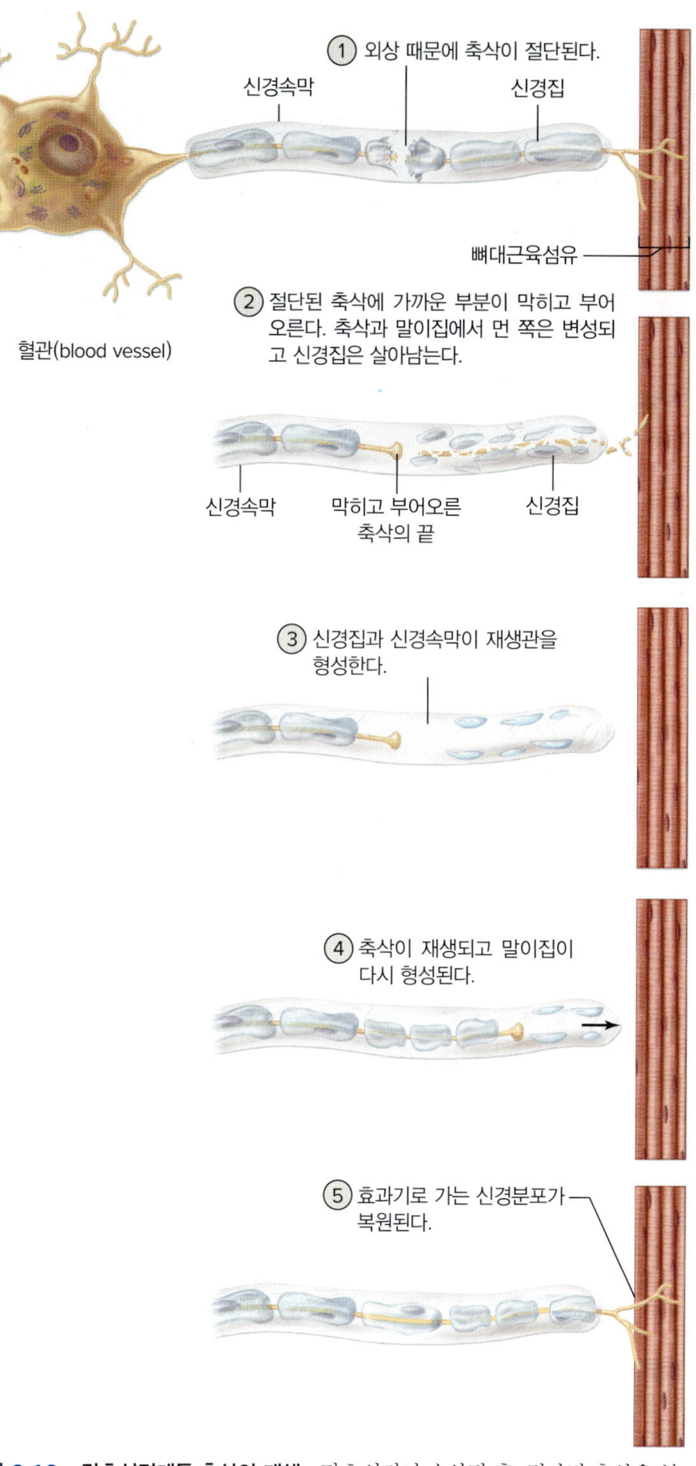

그림 9.10 말초신경계통 축삭의 재생. 말초신경이 손상된 후, 절단된 축삭은 복구되어 다시 수용체나 효과기(이 그림에서는 뼈대근육섬유)에 분포할 수 있다.

무엇을 배웠는가?

14 말초신경계통 축삭 재생의 효율성을 결정하는 주된 요소 두 가지는 무엇인가?

15 말초신경계통에서 신경의 재생은 어떤 과정을 통해 이루어지는가?

9.6 신경세포의 세포막

신경계통이 몸의 기능을 통합하고 조절하는 것은 궁극적으로 신경세포에 의한 전기적 신호의 전달(예, 단계전위와 활동전위)에 의존한다. 여기서는 전기적 신호의 전달을 가능하게 하는 신경세포의 세포막 구조를 자세히 살펴본다. 신경세포의 세포막에 있는 다양한 유형의 펌프와 통로에 대해 설명하고, 그 통로들의 신경세포에서의 전형적인 분포에 대한 내용도 다룬다.

9.6a 펌프와 통로의 유형

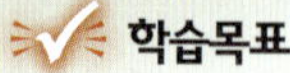
학습목표

20. 펌프와 통로를 구분하고 전압작동나트륨통로의 3가지 특수한 상황을 설명한다.

신경세포는 세포막을 가로질러 물질을 운반하기 위한 수송단백질이 있다. 여기에는 펌프와 다양한 유형의 통로들이 포함된다. 수송단백질은 2.3절에서 논의했고 여기서 다시 살펴본다.

펌프(pump)는 농도기울기를 거슬러 물질을 운반해 특정 농도를 유지하며, 이 과정에는 세포의 에너지가 필요하다. 신경세포의 세포막에는 나트륨–칼륨(Na^+/K^+)(그림 4.15 참조)펌프와 칼슘(Ca^{2+})펌프가 있다(그림 4.14 참조). 신경세포의 원형질막에 있는 엄청난 수의 나트륨–칼륨펌프에 전력을 공급하려면 많은 에너지(신경세포 에너지의 약 2/3 소모!)가 필요하다.

통로(channel)는 물질이 농도기울기를 따라 움직이도록 한다. 신경세포들에는 다음과 같은 주요한 통로 유형이 있다.

- **누출통로**(leak channel, 수동적 통로). 항상 열려 있어서 특정한 이온이 농도가 높은 곳에서 낮은 곳으로 지속적으로 확산될 수 있다. 누출통로의 예로 나트륨이온누출통로와 칼륨이온누출통로가 있다.
- **화학작동통로**(chemically gated channel). 이 통로는 평소는 닫혀 있다가 신경전달물질이 결합하면 일시적으로 열린다. 이 통로가 열리면 특정한 유형의 이온이 세포막을 건너 확산된다. 화학작동통로의 예로 화학작동칼륨통로와 화학작동염소(Cl^-)통로가 있다.
- **전압작동통로**(voltage-gated channel). 이 통로도 평소에 닫혀 있다가 세포막을 가로지르는 전압(전위) 변화에 반응해 열린다. 이 통로가 열리면 특정한 유형의 이온이 세포막을 건너 확산된다. 전압작동통로의 예로 전압작동나트륨통로, 전압작동칼륨통로, 전압작동칼슘통로가 있다. 대부분의 작동통로는 관문이 하나이고 닫힌 상태와 열린 상태만이 있다. 전압작동나트륨통로는 관문이 둘(**개방관문**과 **비활성관문**)이고 3가지 상태를 나타낸다는 점에서 독특하다(**그림 9.11**).

› 전압작동나트륨통로의 세 가지 상태

1. 안정 상태. 비활성관문이 열려 있으나 개방관문은 닫혀 있어서 나트륨이온이 들어갈 수 없다.

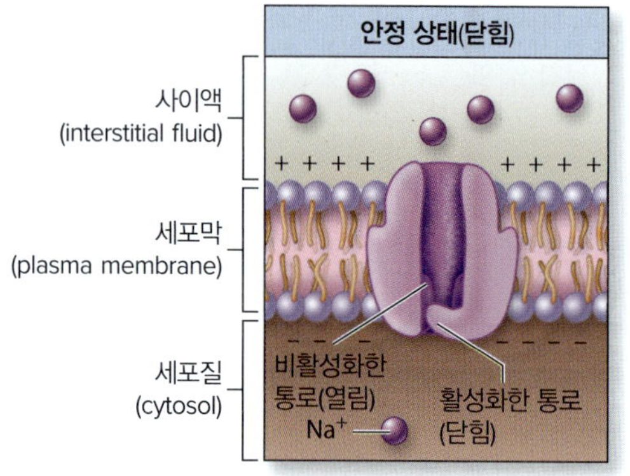

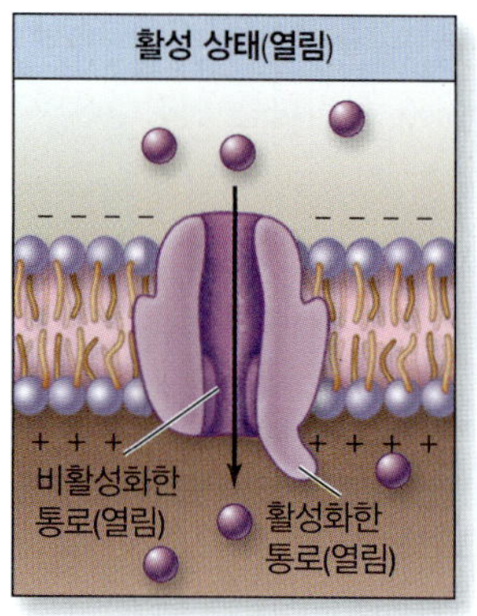

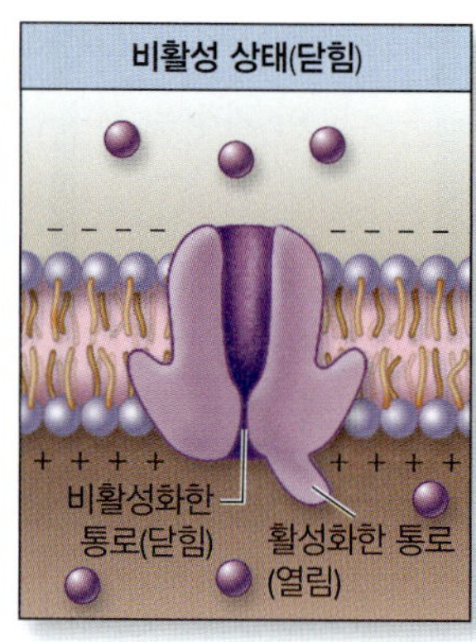

그림 9.11 전압작동나트륨통로. 전압작동통로는 정해진 막전압에 도달했을 때, 열려서 이온이 통과하도록 한다. 전압작동나트륨통로는 안정, 활성, 비활성의 3단계를 보인다.

2. **활성 상태.** 비활성관문(계속 열린 상태)과 개방관문이 열린다(전압 변화에 대한 반응). 나트륨이온이 열린 통로를 통해 세포 속으로 이동한다.
3. **비활성 상태.** 나트륨이온통로의 활성화 후 개방관문은 열려 있으나 비활성관문이 일시적으로 닫힌다(몇 msec 동안). 이 동안은 자극을 받아도 다시 열리지 않으며 나트륨이온이 들어가지 못한다(비활성관문이 열리고 개방관문이 닫히면서 전압작동나트륨통로는 다시 안정 상태로 돌아간다).

전압작동나트륨통로의 안정상태는 비활성화 통로가 열리고 활성화 통로가 닫히면 재설정된다. 재분극(9.8c 참조)은 전압작동나트륨통로를 작동시켜 이런 변화(즉, 비활성 상태에서 안정 상태로)를 만든다.

감각양상작동통로(modality gated channels)는 일반적으로 닫혀 있는 추가 유형의 통로이다. 이런 통로는 화학 또는 전압의 변화 이외의 자극에 반응해 열리거나 닫힌다. 감각양상작동통로는 외부 또는 내부 환경의 변화를 감지하는 감각신경세포의 구성요소이다. 예를 들면, 피부의 수용체 세포에는 기계적 압력에 의해 자극되면 열리는(13.2a 참조) 감각양상 작동통로가 있으며, 눈의 수용체 세포(광수용체)에는 빛에 의해 자극되면 닫히는(13.4d 참조) 감각양상작동통로가 있다. 감각양상작동통로와 감각인지(예: 접촉, 시각)의 특수한 기능은 13장에서 자세히 설명한다.

통합 INTEGRATE

학습전략 LEARNING STRATEGY

나트륨이온의 유입은 두 통로 중 하나가 닫히면 차단되지만, 통로 2개가 동시에 닫히지는 않는다.

- **안정 상태**: 활성화 통로가 닫혀 있어, 나트륨이온의 유입이 차단된다.
- **비활성화 상태**: 비활성화 통로가 닫혀 있어, 나트륨이온의 유입이 차단된다.

무엇을 배웠는가?

16 신경세포에서 전압작동나트륨통로의 세 가지 상태를 설명하라.

9.6b 펌프와 통로의 분포

학습목표

21. 전체 신경세포를 따라 위치한 통로와 펌프를 나열하고, 각각의 특징적 기능을 구분한다.
22. 각각의 통로와 펌프의 분포를 포함해, 4개의 기능적 신경세포 구역을 식별하고 설명한다.

일부 펌프와 통로는 신경세포 세포막 전체에 위치하며, 나머지는 주로 신경세포세포막의 특정 구역(spedific segments)에만 위치한다. 그 분포는 기능과 관련된 것으로, 여기서는 신경세포 세포막 내의 펌프와 통로 유형 분포에 대해 설명한다(**그림 9.12**). 통로와 펌프의 분포는 설명을 위해 간단하게 나타냈으며, 전형적인 뭇극신경세포에서의 주요 위치도 반영했다는 점을 기억한다.

신경세포의 전체 세포막

나트륨누출통로, 칼륨누출통로, 나트륨-칼륨펌프는 신경세포의 전체 세포막에 분포한다. 이들 특이적 이온누출통로와 펌프들은 신경세포(9.7b 참조)의 안정막전위(RMP, 2.4b 참조)를 생성하고 유지하는 데 중요하다.

신경세포 세포막의 기능적 구역

전형적인 신경세포는 기능에 따라 수용구역, 시작구역, 전도구역, 전달구역의 4구역으로 구성된다. 세포막 각 부분에 분포한 통로와 펌프의 주요 유형은 서로 다르다.

- **수용구역**(receptive segment)은 신경세포를 흥분시키는 자극을 신경세포가 수용하는 부분으로, 가지돌기와 세포체가 여기에 포함된다. 화학작동통로(양이온통로, 칼륨통로, 염소통로)가 이 부분에 있고, 전압작동통로의 수는 많지 않다(양이온통로는 나트륨이온이 신경세포 안으로 들어오고 칼륨이온은 세포 밖으로 나가게 한다. 그런데 밖으로 나가는 칼륨이온보다 더 많은 나트륨이온이 들어온다).
- **시작구역**(initial segment)은 축삭둔덕의 부위를 흔히 말하는 것이다. 이 부위는 전압작동나트륨통로와 전압작동칼륨통로가 있다(신경세포 기능과 관련된 최근 연구에 따르면 초기 분절의 특정 위치가 다를 수 있고, 경우에 따라 축삭의 시작 영역 내에 위치할 수 있다. 여

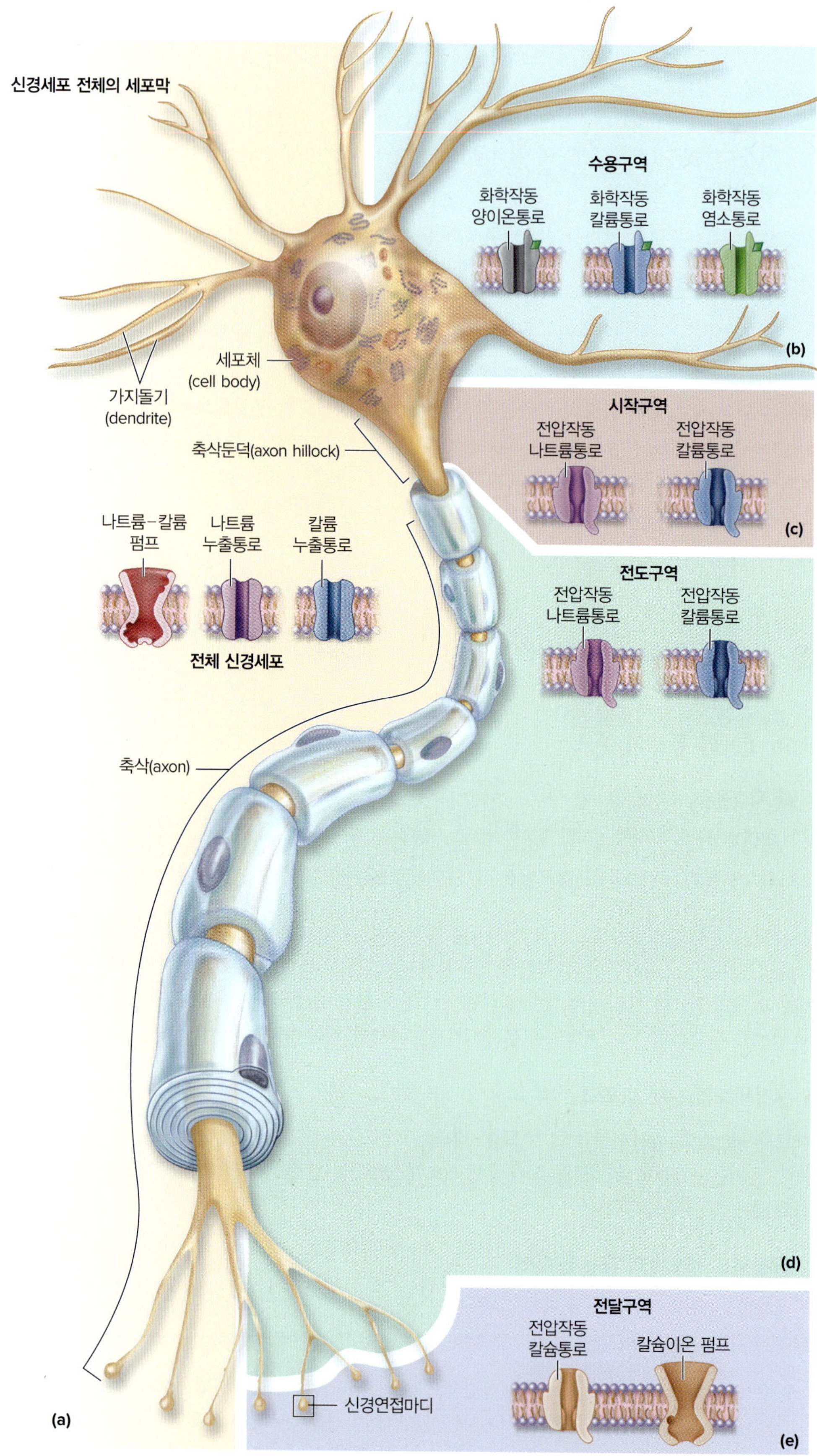

그림 9.12 신경세포 세포막에서 펌프와 통로의 분포. (a) 나트륨-칼륨이온펌프, 나트륨누출통로, 칼륨누출통로는 신경세포 세포막 전체에 분포한다. 다른 유형들의 통로와 펌프는 (b)~(e)에 나타낸 것처럼 신경세포의 특정 기능 구역에만 존재한다. 이 그림은 뭇극신경세포 세포막에 있는 통로와 펌프의 분포를 간단하게 나타냈다.

기서는 초기 분절을 축삭둔덕과 동일시하는 관례를 따라 사용했다).

- **전도구역**(conductive segment)은 축삭의 길이 전체에 해당한다. 축삭둔덕과 마찬가지로, 이 구역에 전압작동나트륨통로와 전압작동칼륨통로가 있다.
- **전달구역**(transmissive segment)에는 신경연접마디가 포함되며 전압작동칼슘통로와 칼슘펌프가 모두 있다.

무엇을 배웠는가?

17 신경세포의 기능적 구역 중 화학작동통로가 있는 부분은 어느 것인가?

18 어느 기능적 구역에 전압작동통로가 있는가?

9.7 신경세포 생리의 개관

전류의 생성과 전달은 신경세포 생리기능의 중심이다. 이 과정에는 안정 시의 값에서 변할 수 있는 안정막전위가 발생하고 유지되어야 한다. 여기서는 먼저 전류와 관련된 기본적 법칙(옴의 법칙)과 안정 시 신경세포의 생리적인 상태에 대해 모두 설명하고자 한다.

9.7a 신경세포와 옴의 법칙

학습목표

23. 전압, 전류, 저항의 개념을 신경세포의 구조 및 기능에 통합한다.

전기에너지란 전하를 띤 입자의 이동이며 사용 가능한 모든 형태의 에너지는 일에 이용할 수 있다. 신경세포의 활동은 전기에너지, 구체적으로는 전류에 의존한다. 전기의 흐름과 관련된 중요한 특징으로는 전압, 전류, 저항이 있다.

- **전압**(voltage)은 전하량의 차이를 나타내는 척도이다. 단위는 볼트(V)와 밀리볼트(mV)이며 1 V는 1,000 mV이다. 전하량의 차이가 클수록 전압이 높다. 예를 들어 작은 1.5 V 건전지에서 큰 12 V 건전지에 이르기까지 다양한 크기의 건전지가 있는데, 이때 전압은 건전지에 저장된 상대적인 에너지를 나타낸다.
- **전류**(current)는 전하량이 차이 나는 영역을 나누는 장벽 너머로 전하를 가진 입자가 이동하는 것이다. 전하의 이동이 많을수록 전류가 크며 전하의 이동(전류)은 일에 이용될 수 있다(예: 건전지를 손전등에 끼우면 양극과 음극 사이에서 전자가 흘러 손전등이 켜진다).
- **저항**(resistance)은 전하의 이동에 대한 대항이다. 전하를 띤 영역 사이의 장벽이라고 할 수 있으며 저항이 클수록 전류가 더 낮아진다.

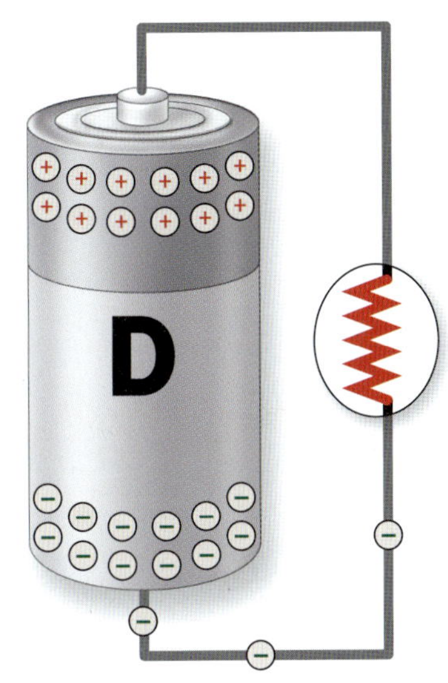

전압, 전류, 저항의 관계는 **옴의 법칙**(Ohm's law)으로 나타낸다.

$$\text{전류} = \frac{\text{전압}}{\text{저항}}$$

이 식을 보면 전류는 전압에 정비례하고 저항에 반비례한다. 따라서 전압차가 클수록, 저항이 낮을수록 전류가 더 커진다.

이제 전류의 전반적 개념을 신경세포(**그림 9.13**)와 연결해 보자.

- 전하를 가진 입자는 나트륨과 칼륨 이온 같은 이온이다(전자의 흐름으로 작동하는 건전지나 전기의 경우와는 다르다).
- 세포막을 사이에 두고 이온 분포의 차이 때문에 전하 분포에 차이(전압)가 있다(그림 9.13a).
- 세포막의 이중인지질 층은 일반적으로 전하를 띤 입자를 통과시키지 않으므로 저항을 제공한다(9.13b).

통합 INTEGRATE

개념 연결

CONCEPT CONNECTION

위치에너지(potential energy)는 위치로 인한 에너지이다. 세포막에 대한 이온들의 위치 때문에 이온기울기는 에너지를 나타낸다. **운동에너지**(Kinetic energy)는 움직임의 에너지이다. 이온은 열린 통로를 통해 세포막을 가로질러 이온전류를 형성할 수 있다. 전기신호(즉, 단계전위와 활동전위)가 신경세포에서 전송될 때 활용되는 것은 바로 이런 이온의 운동(운동에너지의 한 유형)이다.

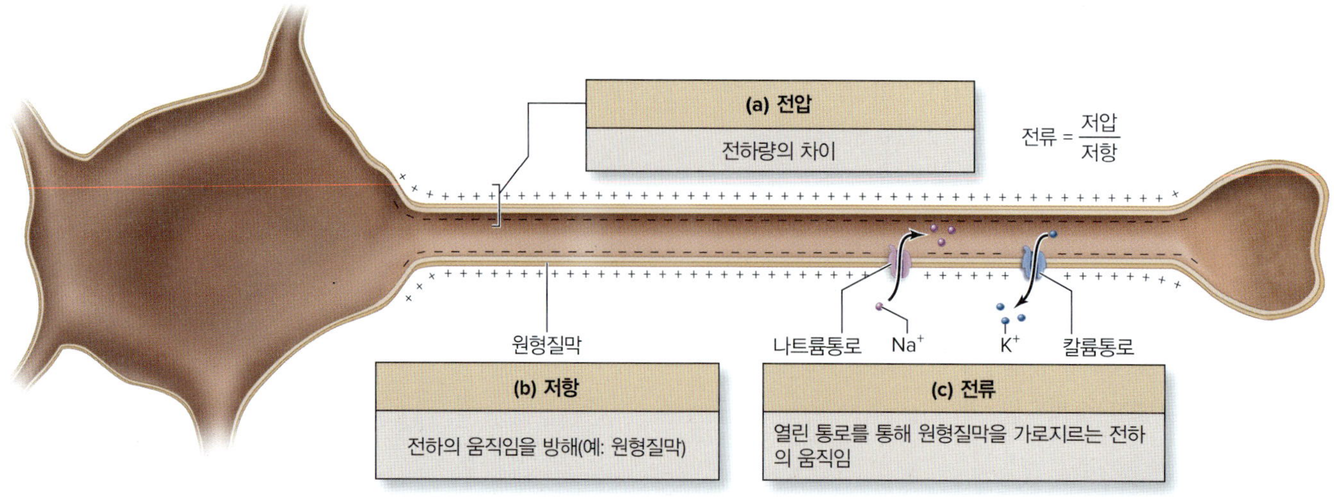

그림 9.13 신경세포와 옴의법칙. 신경세포에서 (a) 원형질막에서의 전하 차이가 전압을, (b) 원형질막을 가로 지르는 이온의 이동을 막는 원형질막의 이중인지질이 저항을, (c) 이온이 열린 통로로 원형질막을 가로지를 때 전류를 나타낸다.

- 이온통로가 열리고 닫힘으로써 세포막을 가로지르는 저항이 변한다. 이온통로가 열리면 저항이 감소하고 닫히면 저항이 증가한다.
- 양전하를 띤 이온이나 음전하를 띤 이온이 열린 통로를 통해 세포막을 건너 확산되면 전류가 발생한다(그림 9.13c).

무엇을 배웠는가?

19 전류, 전압, 저항의 개념과 연관시켰을 때 이온, 이중인지질층, 세포막 통로들은 어떤 역할을 하는가?

9.7b 신경세포 안정막전위

학습목표

24. 안정 중인 신경세포의 상태를 설명한다.

25. 안정막전위를 정의하고 신경세포에서 나타나는 전형적인 값을 제시한다.

26. 안정막전위가 신경세포에서 어떻게 발생하고 유지되는지를 서술한다.

안정 중인 신경세포는 몇 가지 중요한 특징이 있다(**그림 9.14a**).

- 세포막을 가로질러 칼륨이온, 나트륨이온, 염소이온에 대한 이온농도기울기가 전체 신경세포를 따라 존재한다. 세포막을 경계로, 신경세포를 둘러싼 사이액(IF)보다 세포질에 상대적으로 칼륨이온이 더 많은 반면, 나트륨이온과 염소이온은 세포질보다 사이액에 더 많이 있다. 이러한 기울기는 매번 2개의 칼륨이온이 신경세포로 들어올 때마다 3개의 나트륨이온이 신경세포에서 나가게 하는 나트륨-칼륨펌프에 의해 만들어진다(염소이온은 나트륨이온의 이동을 뒤따른다).
- 칼슘이온의 농도기울기는 신경연접마디에 존재한다. 이 구역 내의 칼슘펌프는 신경연접마디 내에서 주변 사이액으로 칼슘이온을 지속적으로 내보낸다. 따라서 신경연접마디의 세포질 내부보다 신경연접마디 바깥의 사이액에 더 많은 칼슘이온이 있다.
- 작동통로가 닫혀 있다. 이런 채널에는 수용구역의 화학작동통로, 시작구역과 전도구역의 전압작동나트륨통로와 전압작동칼륨통로, 전달구역의 전압작동칼슘통로가 있다.
- 세포막을 가로지르는 전기 전하는 차이(전기적 기울기)가 있다. 세포막에 인접한 세포질은 세포 바깥의 사이액에 비해 상대적으로 음전하를 띤다. 이 전하 차이를 **막전위**라 한다. 신경세포가 안정 상태일 때 막전위를 보다 구체적으로 **안정막전위**(RMP)라고 한다(2.4 참

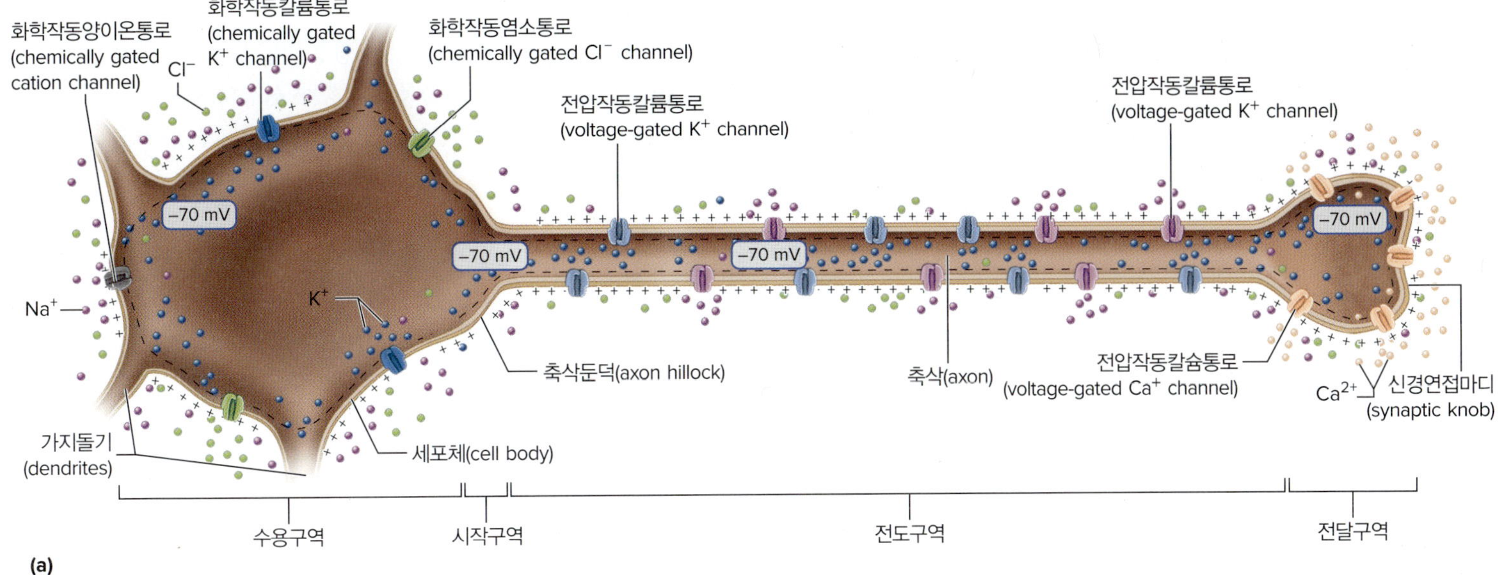

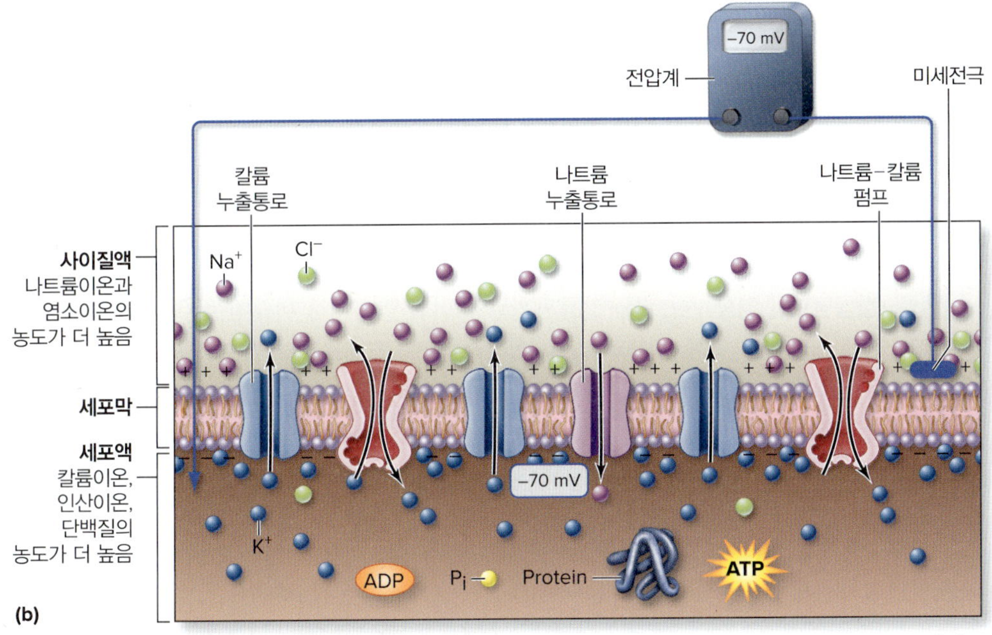

그림 9.14 안정막전위(RMP)의 발생과 유지. 안정된 신경세포는 안정막전위를 띤다(−70 mV). 그 결과로 칼륨이온이 신경세포 밖으로, 나트륨이온이 신경세포 안으로 확산된다. 나트륨-칼륨펌프는 나트륨이온 3개를 내보낼 때 칼륨이온 2개를 들여와 칼륨이온과 나트륨이온의 농도차를 유지한다.

조). 신경세포의 안정막전위는 일반적으로 −70mV이지만 −40mV에서 −90mV 사이의 범위이다.

세포막 양쪽의 전압차를 측정하기 위해 전압계를 사용한다. 미세전극 하나를 신경세포 안에 넣고 다른 하나는 신경세포 바깥의 사이질액에 넣는다(그림 9.14b). 신경세포의 안정막전위는 음의 값이며 일반적으로 −0 mV이지만 −40~−90 mV일 수도 있다. 값이 음수인 이유는 사이질액의 전압에 비해 세포질의 전압이 상대적으로 음전하를 띠기 때문이다. 다시 말해 신경세포가 안정되어 있을 때는 안쪽보다 바깥쪽에 양이온이 많다.

› 안정막전위의 발생과 유지

안정막전위를 발생시키고 유지하는 것은 부가적인 물질들뿐만 아니라 이온의 분포에 의존한다. 여기에 유기 분자(예: ATP)의 구성요소로서 음전하를 띠는 인산염이온(P_i)과 음전하를 띠는 단백질 분자가 포함된다. 둘 다 주변 사이액보다 신경세포의 세포질 내에서 더 많이 발생한다.

안정막전위는 주로 누출채널(칼륨누출채널과 나트륨누출채널 모두)을 통해 세포막을 가로지르는 이온 이동의 결과이다.

칼륨이온의 역할 칼륨 확산은 안정막전위의 특정 값을 형성하는 데 가장 중요한 요인이다. 칼륨이온의 이동은 전기화학기울기에 달려 있다. 이 기울기는 원형질막의 전기적 기울기와 칼륨 화학농도기울기의 조합이다. 칼륨이온은 칼륨이온누출통로를 통해 신경세포를 나가 비교적 가파른 화학기울기를 따라 사이질액으로 간다. 칼륨이온이 손실됨으로써 세포 안의 구조(예: 인산, 단백질)는 상대적으로 더 음전하를 띤다. 이 구조들은 세포막을 통과하기에 너무 커서 세포 안에 남는다.

칼륨이온이 세포 밖으로 나갈 때는 전기기울기의 방해를 받는다. 세포바깥의 양전하는 칼륨이온의 이동을 막고 세포 안의 음전하는 칼륨이온을 끌어 당긴다. 즉, 칼륨이온의 이동은 화학기울기로 인해 촉진되고 전기기울기의 방해를 받는다. 칼륨이온이 신경세포 밖으로 확산될수록 세포 안은 더 음전하를 띤다. 결과적으로 세포 안으로 칼륨이온을 끌어당기는 힘이 커진다. 어떤 지점에서 칼륨이온이 세포 밖으로 나가게 하는 화학기울기와 그 움직임을 방해하는 전기기울기가 같아진다. 그 결과, 칼륨이온은 균형에 다다른다. 만약 신경세포에 칼륨누출통로만이 존재한다면 칼륨이온의 손실로 −90 mV의 안정막 전위가 형성될 것이고, 세포막을 가로지르는 −90mV의 이 전하 차이가 막전위를 나타내게 되었을 것이다.

나트륨이온의 역할 일반적인 신경세포의 안정막전위는 −70 mV이다. 칼륨이온의 이동으로 형성된 전위는 −90 mV인데 실제 안정막 전위는 −70 mV인 주된 이유는 나트륨이온이 신경세포 안으로 이동한 결과이다. 나트륨이온은 나트륨누출통로를 통해 세포 안으로 들어간다. 나트륨이온은 화학농도기울기를 따라 이동하는 동시에 전기기울기에 의해 세포 안으로 이끌린다. 두 힘 모두 나트륨이온이 신경세포로 들어가도록 촉진한다. 그러나 나트륨누출통로는 소수(칼륨누출통로에 비해)이기 때문에 신경세포 안으로 들어가는 나트륨이온은 밖으로 나가는 칼륨이온보다 적다.

나트륨-칼륨펌프의 역할 나트륨-칼륨펌프는 막전위 발생에서 비교적 작은 역할을 한다. 이 펌프는 전체 −70 mV 중에서 약 −3 mV 기여한다. 이는 세포 안으로 들어오는 칼륨이온보다 나가는 나트륨이온이 더 많기 때문이다. 나트륨-칼륨펌프는 나트륨이온과 칼륨이온의 농도기울기를 모두 유지하는 데 더 많은 중요한 역할을 한다. 이 이온들의 농도기울기가 신경세포가 전류를 만들어 낼 때 나트륨과 칼륨이 확산되도록 한다(9.8 참조).

무엇을 배웠는가?

20 안정막전위 및 작동통로의 상태와 관련하여 안정 중인 신경세포의 상태(신경세포 전체에서의 나트륨, 칼륨, 염소 이온에 대한 농도기울기와 신경연접마디에서 칼슘이온 등)를 설명하라.

21 신경세포에서 어떻게 안정막전위가 발생하고 유지되는가?

9.8 신경세포 구역의 생리적 활동

여기서는 가지돌기와 세포체에서 최초의 자극이 발생해 신경연접마디에서 신경전달물질이 분비되기까지 신경세포의 각 기능적 구역에서 일어나는 생리적 활동을 설명한다. 수용구역, 시작구역, 전도구역, 전달구역에서 일어나는 전반적 활동들을 **그림 9.15**에 나타냈다.

9.8a 수용구역

학습목표

27. 신경연접이후전위를 정의한다.

28. 수용구역에서 신경연접이후전위(단계전위)를 형성할 때 흥분신경전달물질과 억제신경전달물질이 하는 작용을 비교하고 대조한다.

29. 흥분신경연접이후전위(EPSP)와 억제신경연접이후전위(IPSP)의 그래프를 그리고 설명한다.

하나의 신경연접이후신경세포와 인접한 여러 신경연접이전신경세포의 배열을 나타낸 **그림**

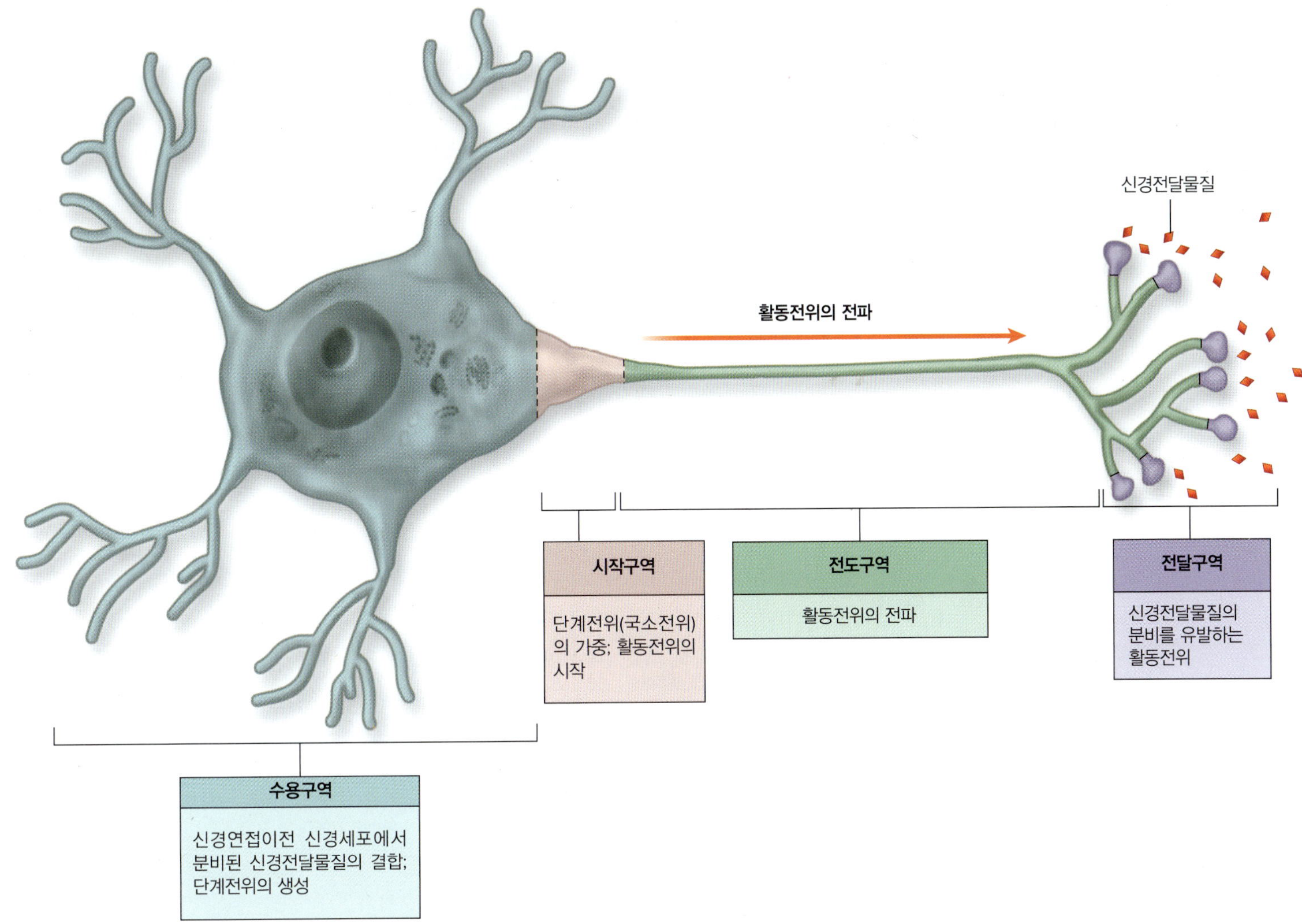

그림 9.15 신경세포의 각 구역에서 일어나는 활동의 정리. 특정 구역들과 각각의 구역에서 발생하는 활동들을 뭇극신경세포에 그림으로 나타냈다.

9.16을 보면서 시작하자. 신경연접이전신경세포와 신경연접이후신경세포 사이에는 액체로 채워진 신경연접틈새가 있다. 각 신경연접이전신경세포는 신경연접이후신경세포의 수용구역(가지돌기와 세포체)에서 수용체(화학작동통로)와 결합하는 신경전달물질을 분비한다.

단계전위의 발생은 신경세포 수용구역에서 나타나는 중요한 활동이다. **단계전위**는 세포막을 지나는 적은 양의 이온들의 이동으로 발생하는 비교적 작은(1 mV 이하) 전위로서 안정막전압에서 잠시 유지되는 변화이다. 단계전위는 다음의 특징들을 가진다.

단계전위는 화학작동통로의 열림에 의해 신경세포 수용구역에서 발생한다. 화학작동통로는 신경세포 수용구역에 3개(화학작동양이온통로, 화학작동칼륨통로, 화학작동염소통로)가 있다는 것을 기억할 것이다. 신경연접이후 신경세포에서 분비된 신경전달물질은 특이적인 화학작동통로와 결합해서 통로가 열리게 촉발하며, 이로 인해 적은 양의 특정 이온(들)이 일시적으로 세포막을 가로지를 수 있게 한다. 그런 다음 이온은 국소전류로 세포막을 따라 이동한다.

단계전위와 관련된 국소전류는 지속시간이 짧다(1 msec~몇 msec). 왜냐하면 세포막을 따라가는 이온의 흐름 또는 전류가 저항을 겪기 때문이다. 양이온통로가 열리고 나트륨이온이 세포로 들어와 세포막 안을 따라 이동한다는 것을 고려하면, 나트륨이온은 세포질 속의 물질 때문에 저항을 겪는다. 이로 인해, 단계전위는 통로가 열려 있으면 국소이온전류가 멈출 때까지 지속된다.

단계전위는 안정막전위의 변화 정도와 변화방향에 따라 달라진다. 변화의 정도는 자극의 규모에 따라 달라진다. 자극이 크면 더 많은 화학작동통로가 열리고, 자극이 약할 때보다 더 많은 이온이 세포막을 건너 이동한다. 따라서 자극이 더 클수록 열리는 채널들은 더 많고, 이온의 흐

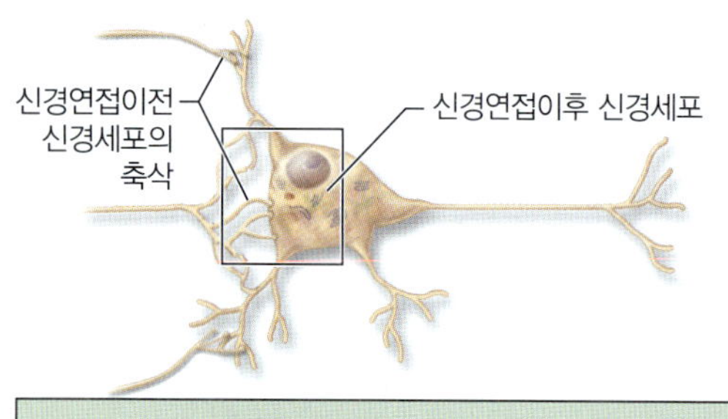

그림 9.16 수용구역의 신경연접이후전위. 신경연접이전 신경세포에서 분비된 신경전달물질이 신경연접틈새를 건너 차등(신경연접이후)전위를 개시한다. (a) 흥분신경전달물질이 결합하면 흥분신경연접이후전위가 발생한다. (b) 억제신경전달물질이 결합하면 억제신경연접이후전위가 발생한다.

흥분신경연접이후전위의 발생

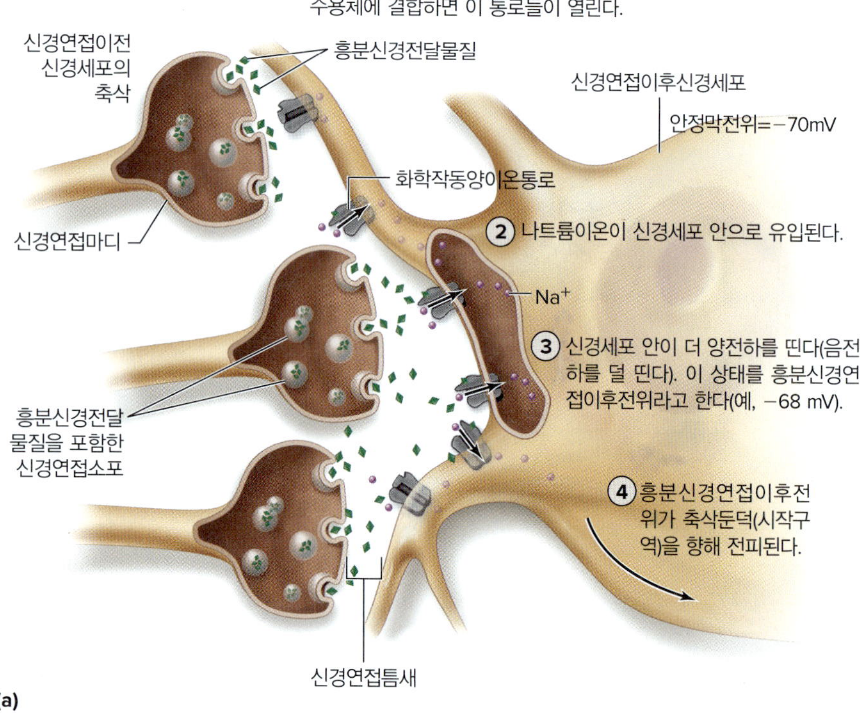

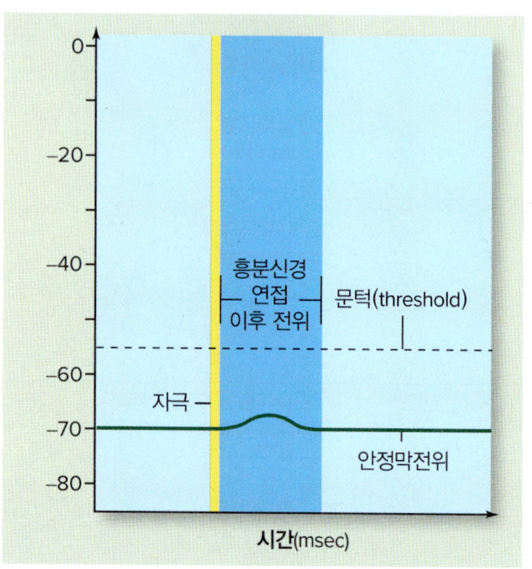

(a)

억제신경연접이후전위의 발생

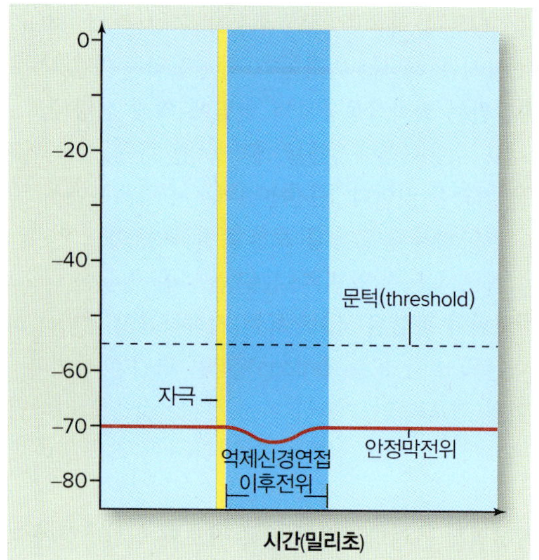

(b)

름이 커질수록 전류는 더 커진다(단계전위에서 차등은 이 정도의 차이를 반영한다). 변화의 방향(즉, 막전위가 더 양이 되는지 혹은 더 음이 되는지의 여부)은 열리는 화학관문통로의 유형에 따라 다르다. 예를 들면, 화학작동양이온통로가 열리면 더 많은 나트륨이온(양전하를 띤 이온)이 신경세포로 들어가서(칼륨이 빠져 나가는 것보다) 신경세포 내부가 더 양이 되게 한다(예, −70 mV~−69 mV). 막전위가 양으로 되는 이 변화를 **탈분극**(depolarization)이라고 한다. 대조적으로, 화학작동칼륨통로(신경세포에서 양전하를 띤 칼륨이온을 나가게 함) 또는 화학작동염소통로(신경세포에서 음전하를 띤 염소이온이 들어가게 함)의 열림은 신경세포의 내부가 더 음이 되게 한다(예, −70 mV~−71 mV). 막전위가 음의 방향으로 변하는 것을 **재분극**(repolarization)이라고 한다.

시냅스이후 신경세포에서 발생하는 단계전위를 특히 시냅스이후전위(excitatory potential)라고 한다. 양전하를 띤 이온을 얻어 신경세포 내부는 좀 더 양전하를 띠는(즉, 탈분극됨) 시냅스이후전위를 특히 **흥분 시냅스이후전위**(excitatory postsynaptic potential, EPSP)라고 하며, 반대로 좀 더 음전하를 띠는(즉, 재분극됨) 시냅스이후전위를 **억제 시냅스이후전위**(inhibitory postsynaptic potential, IPSP)라 부른다. 시냅스이후 신경세포가 많은 신경전달물질 분자와 동시에 결합할 수 있으므로 많은 시냅스이후전위(흥분성 및 억제성 모두)가 전형적으로 생성된다는 것을 기억한다.

› 흥분신경연접이후전위의 발생

시냅스이전 신경세포에서 흥분신경전달물질(excitatory neurotransmitter)이 분비되면 다음과 같은 작용이 일어난다(그림 9.16a).

1. 흥분신경전달물질이 신경연접틈새를 건너 화학작동양이온통로의 수용체에 결합함으로써 통로가 열린다.
2. 신경세포 밖으로 나가는 칼륨이온보다 더 많은 나트륨이온이 농도기울기를 따라 신경세포 안으로 들어온다.
3. 양전하를 띤 이온을 얻음으로써 내부는 좀 더 양전하를 띤다(음전하를 덜 띤다). 일시적으로 음전하를 덜 띠는 이 상태를 흥분신경연접이후전위(excitatory postsynaptic potential)라 한다(그림 9.16a 그래프 참조).
4. 나트륨이온의 국소전류는 신경세포의 세포막을 따라 축삭둔덕으로 이동하면서 약해지고, 멀리 이동할수록 강도가 감소한다.

› 억제신경연접이후전위의 발생

신경연접이전 신경세포에서 억제신경전달물질(inhibitory neurotransmitter)이 분비되면 다음과 같은 작용이 일어난다(그림 9.16b).

1. 억제신경전달물질이 신경연접틈새를 건너 화학작동칼륨통로 또는 화학작동염소통로와 결합한다. 둘 중 어디에 결합하느냐는 신경전달물질에 따라 다르며 존재하는 통로에 따라서도 다르다.
2. 신경전달물질이 화학작동칼륨통로에 결합하면 통로가 열리고 칼륨이온이 농도기울기를 따라 신경세포 밖으로 이동하면서 양전하를 띤 이온이 손실된다. 반대로 화학작동염소통로와 결합하면 통로가 열리고 염소이온이 농도기울기를 따라 신경세포 밖으로 이동하면서 음전하를 띤 이온이 손실된다. 신경전달물질이 많을수록 통로가 여러 개 열린다.
3. 화학작동칼륨통로가 열려서 칼륨이온이 나가거나 화학작동염소통로가 열려서 염소이온이 들어오면 세포 내부는 좀 더 음전하를 띤다. 이 일시적인 상태를 억제신경연접이후전위(inhibitory postsynaptic potential, IPSP)라고 한다(그림 9.16b 그래프 참조).
4. 이온의 국소전류는 신경세포의 세포막을 따라 축삭둔덕으로 이동하면서 약해지고, 멀리 이동할수록 강도가 감소한다.

안정막전위의 변화 정도는 단위시간당 결합하는 신경전달물질의 양에 달려 있다. 더 많은 신경전달물질이 신경연접이전신경세포에서 방출될수록, 더 많은 통로가 신경연접이후 신경세포의 수용구역에서 열리고, 막전위는 더 큰 변화가 생긴다.

그림 9.17은 많은 신경연접이전 신경세포와 신경연접이후 신경세포의 그림(그림 9.17a)과 사진(그림 9.17b)을 모두 보여 준다. 신경전달물질은 전형적으로 많은 신경연접이전 신경세포에서 분비되며 매우 짧은 시간 뒤에 같은 신경연접이전 신경세포에서 빠르게 방출된다. 그 결과로 많은 흥분신경연접이후전위, 많은 억제신경연접이후전위, 또는 둘 다 거의 동시에(또는 짧은 시간 간격으로) 수용구역에서 발생할 수 있다. 이들 흥분신경연접이후전위와 억제신경연접이후전위의 결과(혹은 효과)는 시작구역에서 결정된다.

어떻게 생각하는가?

1. 억제신경연접이후전위가 발생하면 활동전위(신경신호)가 더 잘 전달되는가 혹은 그 반대인가?

무엇을 배웠는가?

22. 흥분신경연접이후전위와 억제신경연접이후전위의 단계전위는 신경세포의 수용구역에서 어떻게 발생하는가?

9.8b 시작구역

학습목표

30. 가중을 정의하고 시작구역에서 일어날 수 있는 두 가지 유형의 가중에 대해 서술한다.

단계전위(흥분신경연접이후전위의 나트륨이온전류와 억제신경연접이후전위의 칼륨과 염소 이온전류)와 관련된 이온의 국소전류는 수용구역에서 생성되어 세포막을 따라 시작구역(축삭둔덕)을 향해 이동한다. 이런 많은 국소전류들은 시작구역(축삭둔덕)에 이르면 결정된다. 이러한 차등신경연접이후전위와 관련된 막전위의 변화는 활동전위를 발생시킬 것인지 결정하기 위해 시작구역에서 서로 '더해진다'. 이 과정을 **가중**(summation)이라고 한다. 막전위의 최소 전압 변화에 열리는 전압작동통로의 감도는 활동전위가 시작되는지를 결정하는 요소이다. 그 최소 전압 변화를 **문턱막전위**(역치막전위, threshold membrane potential)라고 한다. 평균적으로, 문턱막전위는 −55 mV이다(구체적인 값은 신경세포의 유형에 따라 다르다). 이는 안정막전위에 +15 mV가 추가된 값이다. 이 문턱값에 다다르면 전압작동통로가 자극되어 열

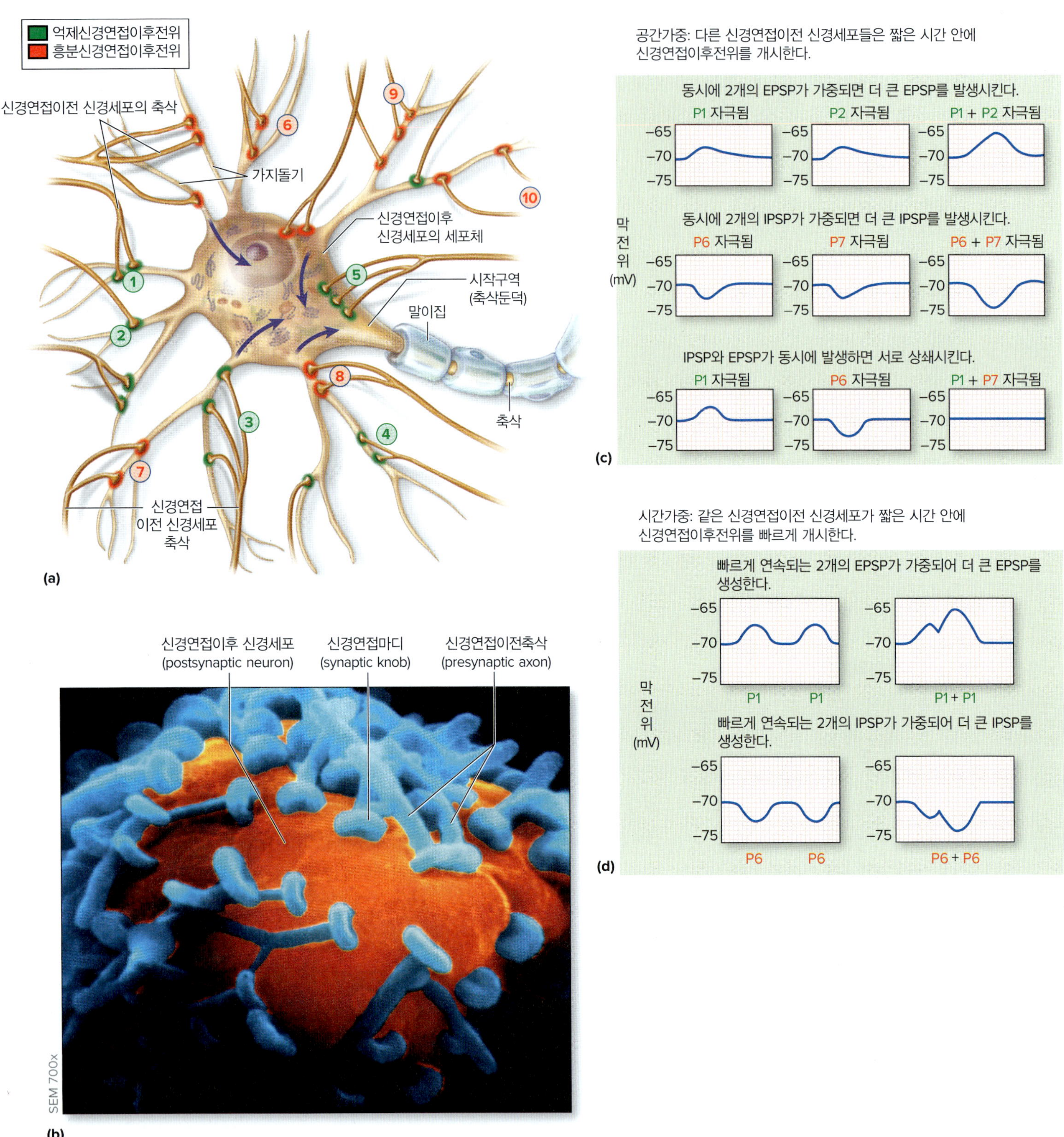

그림 9.17 시작구역: 여러 신경연접이전 신경세포에 의한 단계전위의 가중. (a) 많은 신경연접이전 신경세포(P1–P10)의 축삭이 하나의 신경연접이후 신경세포의 수용구역에 접촉한 모습을 나타낸 그림. 이 주어진 신경연접이전신경세포에 입력되는 신호에 따라 흥분신경연접이후전위 또는 억제신경연접이후전위인지를 정한다. (b) 많은 신경연접이전신경세포의 축삭이 하나의 신경연접이후신경세포에 접촉한다. (c), (d) 가중은 시작구역에 동시에 도착하는 흥분신경연접이후전위 및 억제신경연접이후전위의 효과가 합쳐지는 것이다. (c) 공간가중은 주어진 시간 내에 신경연접이후신경세포를 자극하는 2개 이상의 신경연접이전 신경세포(예: P1과 P2, P6와 P7, P1과 P6)를 포함하는 반면, (d) 시간가중은 단일 신경연접이전 신경세포(예: P1, P6)가 주어진 시간 동안 신경연접이후 신경세포를 빠르게 자극한다.

리고, 축삭을 따라 전파하는 활동전위가 발생한다.

하나의 흥분신경연접이후전위로는 신경연접이후 신경세포가 문턱에 다다를 수 없다. 이뿐만 아니라, 억제신경연접이후전위가 흥분신경연접이후전위의 효과를 없앤다. 흥분신경연접이후전위와 억제신경연접이후전위가 문턱에 다다를지 아닐지를 결정하기 위해 서로 줄다리기를 한다. 그래서 문턱에 도달하려면 다수의 흥분신경연접이후전위가 동시에, 혹은 거의 동시에 수용구역에서 생성되어 시작구역에 도착해야 한다.

문턱은 공간가중과 시간가중의 두 가지 유형을 통해 도달할 수 있으며, 이 두 가중은 효과를 낼 수 있게 조화를 이룬다.

- **공간가중**(spatial summation)은 다수의 신경연접이전 신경세포가 여러 장소에서 수용구역으로 신경전달물질을 분비함으로써 흥분신경연접이후전위, 억제신경연접이후전위, 혹은 두 가지 모두를 신경연접이후 신경세포에서 형성하는 것이다. 그림 9.17c는 다른 신경연접이전 신경세포에 의해 설정된 두 개의 신경연접이후전위가 동시에 시작구역에 도달하는 경우 가능한 결과를 보여 준다. 두 흥분신경연접이후전위(P1과 P2에서 생성)가 함께 더해지고 둘 모두 막전위를 문턱값으로 향하게 한다. 2개의 억제신경연접이후전위(P6와 P7에서 생성)가 함께 더해지고 막전위는 문턱값에서 멀어진다. 그리고 만약 흥분신경연접이후전위(P1에서 생성)와 억제신경연접이후전위(P6에서 생성)가 동시에 도착하면, 막전위를 문턱값으로 향하게 하는 흥분신경연접이후전위(P1에서 생성)는 문턱값에서 멀어지게 하는 억제신경연접이후전위(P6에서 생성)에 의해 취소된다.
- **시간가중**(temporal summation)은 하나의 신경연접이전 신경세포가 매우 짧은 시간 동안 같은 장소에서 반복적으로 신경전달물질을 분비해 신경연접이후 신경세포에서 흥분신경연접이후전위나 억제신경연접이후전위를 생성했을 때 발생한다. 그림 9.17d는 하나의 신경연접이전 신경세포가 2개의 신경연접이후전위(동일한 신경연접이전신경세포에 의해 발생하므로 2개의 흥분신경연접이후전위 또는 2개의 억제신경연접이후전위여야 함)를 빠르게 만들면 생길 수 있는 결과를 보여 준다. 2개의 흥분신경연접이후전위(둘 다 P1에서 나옴)는 서로 합쳐지고, 이들은 막전위를 문턱전위로 가게 한다. 2개의 억제신경연접이후전위(둘 다 P6에서 나옴) 서로 합쳐지고, 이들은 막전위를 문턱전위에서 멀어지게 한다.

일반적으로 공간가중과 시간가중은 동시에 발생한다. 단계전위가 짧은 시간에 시작구역에 이르면 문턱값에 도달하도록 기여(흥분신경연접이후전위인 경우)하거나 방해(억제신경연접이후전위인 경우)할 수 있다(그림 9.17c, d 참조). 문턱값에 도달하면 활동전위가 시작된다(단계전위는 전형적으로 약 15 msec 동안 지속된다) 문턱값보다 낮은 전압의 어떤 변화도 전압작동통로를 여는 데 충분하지 못하며 이 전압을 **문턱미만**(subthreshold value)이라고 한다. 이때 통로는 닫힌 상태를 유지하고 활동전위가 시작되지 않는다(이 개념에 도움되는 학습전략 참조).

신경세포의 세포막을 따라 전파되는 활동전위에는 **실무율의 법칙**(all or none law)(7.6b 참조)이 적용된다. 문턱값에 이르면 활동전위는 강도가 감소하지 않고(모두, all) 축삭을 따라 전파되며, 문턱미만값이면 활동전위는 전파되지 않는다(없음, none). 또 문턱값보다 큰 경우(예: +20 mV의 전압 변화)에도 문턱값일 때 발생하는 활동전위의 강도와 동일하다. 시작구역은 때로 방아쇠영역(triggerzone)이라고 불리기도 하는데, 총을 쏠 때와 비슷한 일이 일어나기 때문이다. 총의 방아쇠에 충분한 압력이 가해지면 탄환이 약실에서 발사되고, 충분한 압력이 가해지지 않으면 총이 발사되지 않는다. 게다가 필요한 압력보다 더 큰 힘으로 방아쇠를 당겨도 총알은 똑같은 속도로 발사된다.

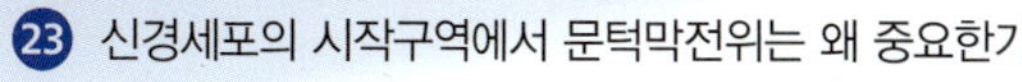

무엇을 배웠는가?

23 신경세포의 시작구역에서 문턱막전위는 왜 중요한가?

9.8c 전도구역

학습목표

31. 활동전위를 설명하고 그래프로 그린다.
32. 민말이집축삭과 말이집축삭에서의 활동전위의 전파를 설명한다.
33. 불응기를 정의하고 활동전위의 전달과 관련된 절대불응기와 상대불응기의 차이를 설명한다.

전도구역은 축삭 전체에 해당한다. 전도구역의 주요 활동은 축삭세포막(축삭 원형질막)을 따라 **활동전위**(action potential)를 전파하는 것이다. 활동전위는 탈분극과 재분극의 두 가지 과정이 있다. 탈분극이라는 용어는 9.8a절에서 막전위를 더 양이(예: 70 mV~69 mV) 되도록 양이온을 획득한다고 처음 설명했다. 여기서 **탈분극**이라는 용어는 보다 구체적으로 말하면 세포막전위를 음에서 양으로 변화시킬 정도로 신경세포 내부의 양전하 획득을 의미한다. 이 극성의 반전은 전압작동나트륨통로가 열리고 나트륨이온이 세포내로 유입되기 때문이다. **재분극**은 세포막전위가 양에서 다시 음으로 돌아가 극성이 돌아오는 것으로, 전압작동칼륨통로가 열리고 칼륨이온이 세포내로 유입되기 때문이다.

활동전위는 일단 시작하면, 세포질의 길이를 따라 전압작동나트륨통로와 전압작동칼륨통로가 순차적으로 열리면서 축삭을 지나 신경연접마디로 전파된다. 활동전위의 전파를 **신경신호**(nerve signal) 또는 신경충동(nerve impuse)이라 한다(전압작동칼륨통로는 전압작동나트륨통로의 개방 바로 뒤에 열린다. 따라서 재분극은 축삭의 모든 구역에서 바로 탈분극이 뒤따른다). 탈분극과 그 전파, 재분극과 그 전파에 대한 세부사항을 여기서 자세히 설명한다. 이 절을 볼 때, **그림 9.18**을 참조한다.

통합 INTEGRATE

학습전략 LEARNING STRATEGY

두 가지 유형의 가중을 잘 이해하려면 수영장에 돌을 던지는 상황을 상상해 보자. 문턱은 수영장의 한쪽 끝(신경연접이후신경세포)으로 물이 튀는 것이다. 자신은 수영장의 다른 쪽 끝에 서 있다고 상상하라. 이때 자신은 하나의 신경연접이전 신경세포이다.

돌을 수영장에 던지면 작은 물결이 이는데 이 물결이 흥분시냅스이후전위이다. 물은 수영장 반대편에 튀지 않는다(문턱에 다다르지 않는다). 공간가중은 여러 명이 서로 다른 곳에서 돌을 던지는 것과 같은데 물결이 합쳐지면 수영장 반대편에 물이 튄다(문턱값에 다다른다).

게다가 시간가중은 수영장의 같은 지점으로 반복해서 빠르게 돌을 던지는 것이다. 물결이 합쳐지면 수영장 반대편으로 물이 튄다(문턱값에 다다른다).

그림 9.18 활동전위의 발생. 활동전위는 (a) 나트륨이온(Na^+)이 열린 전압작동나트륨통로를 통해 축삭으로 이동해 막전위를 −70 mV에서 +30 mV로 바꾸며 발생하는 탈분극과 (b) 칼륨이온 (K^+)이 축삭의 열린 전압관문칼륨통로를 통해 밖으로 이동해 극성을 +30 mV에서 −70 mV로 반전시키며 발생하는 재분극을 포함한다(전압작동나트륨통로의 상태를 검토하려면 그림 9.11 참조).

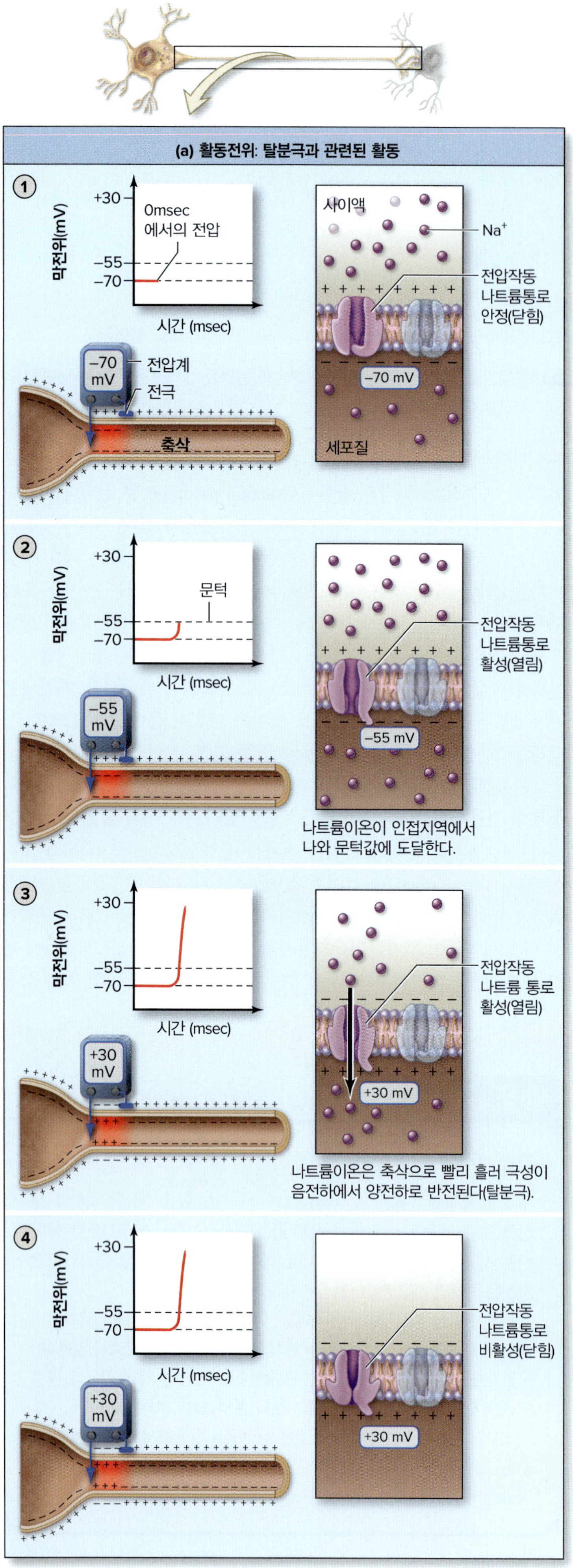

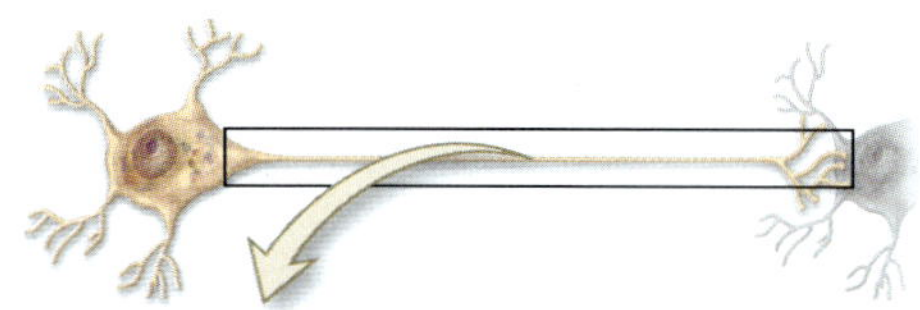

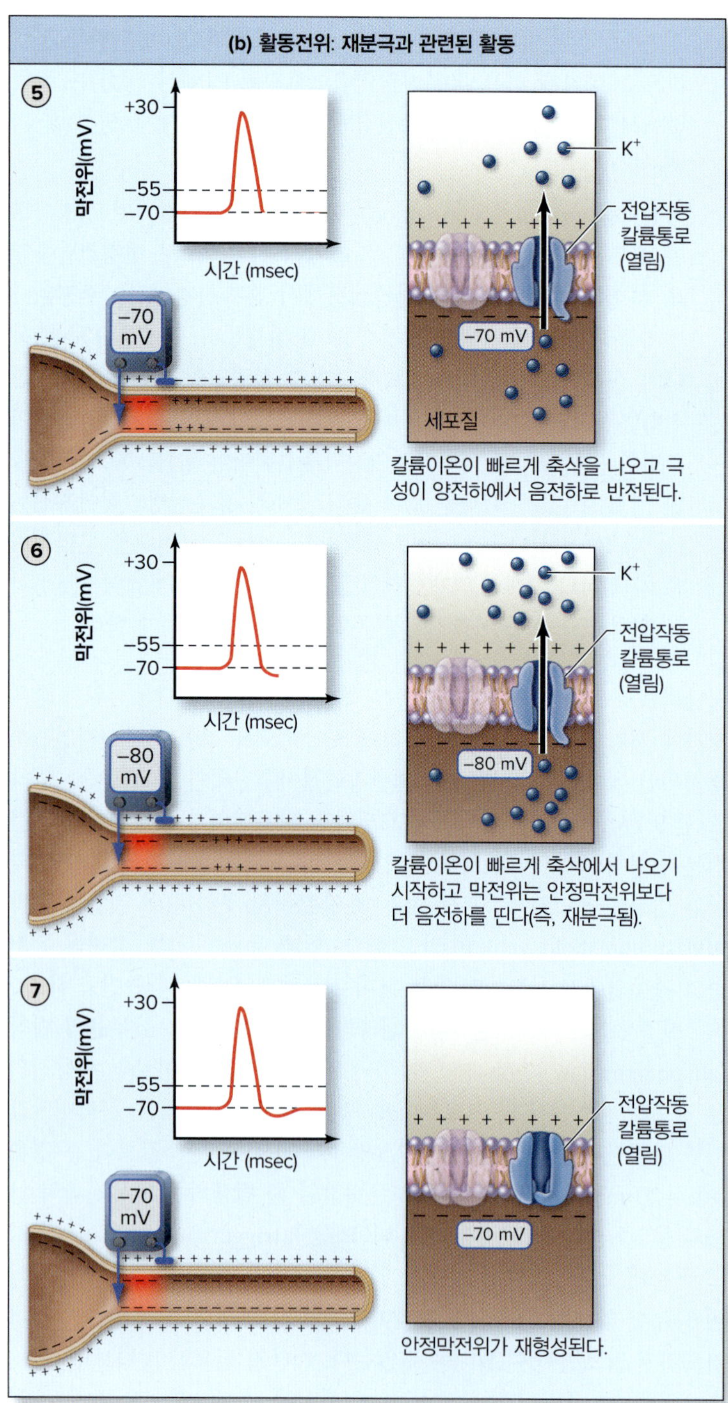

› 탈분극과 그 전파

다음은 탈분극 및 그 전파 과정을 설명한 것이다(그림 9.18a).

① 처음에는 전압작동나트륨통로가 닫히고 막전위는 −70 mV(안정막전위)이다.

② 나트륨 이온은 세포질 내에서 인접 영역으로 흘러 들어간다. 막전위는 −70 mV에서 멀어져 더 양으로 바뀐다. 막 전위를 −70 mV에서 −55 mV(문턱값)로 바꾸기에 충분한 나트륨이온이 그 영역에 흐를 때 전압작동나트륨통로가 열리는 것이 촉발된다.

③ 전압작동나트륨통로는 나트륨이 축삭으로 빠르게 들어가 **탈분극**을 일으킬 수 있게 열린 상태로 유지된다. 충분한 나트륨이 축삭으로 들어가 막전위를 음(−55 mV)에서 양(+30 mV)으로 반전시킨다(정확한 값은 0 mV에서 +50 mV까지 다양할 수 있다). 나트륨의 이런 움직임은 극히 작아 약 0.01% 정도의 나트륨 농도 변화를 나타내지만, 세포막에서 탈분극을 유발하기에 충분하다.

④ 전압작동나트륨통로는 매우 짧은 시간 동안만 열렸다 닫히고, 활성화 상태에서 일시적 비활성화 상태로 변한다. 이로 인해 통로가 일시적으로 다시 열리지 못한다.

세포체의 아랫부분(세포체에서 멀리 떨어진) 인접 영역에서 1~4 단계가 반복되어 나트륨이온이 세포질 내에서 축삭 세포막의 인접 영역으로 흐르기 때문에 아랫부분도 더 양성이 되고 문턱값(−55 mV)에 도달하게 된다(전압작동나트륨통로 아랫부분만 열리도록 촉발된다. 전압작동나트륨통로 윗부분은 일시적으로 비활성화 상태에 놓이며, 재개방이 되지 않는다. 따라서 활동전위는 한 방향(세포체에서 멀어지는)으로만 전파된다).

인접 탈분극은 축삭의 원형질막에서 신경연접마디 쪽으로 빠르게 반복되고, 탈분극의 전파가 발생한다. 탈분극의 전파는 서 있는 도미노 줄을 건드리는 것과 유사하다. 첫 번째 도미노가 넘어지기 시작하면, 마지막 도미노에 도달할 때까지 도미노가 순서대로 넘어진다.

› 재분극과 그 전파

재분극 및 그 전파와 관련된 다음의 과정들이 축삭의 각 구역에서 탈분극 발생 바로 뒤에 **동시에** 일어난다(그림 9.18b).

⑤ 문턱값(−55 mV)에 도달하면 전압작동칼륨통로 또한 촉발되어 열린다. 이 통로들은 비교적 느리게 열리며 탈분극이 끝날 때까지 완전히 열리지 않는다. 축삭에서 칼륨이 빠르게 빠져나가 **재분극**을 유발하기 위해 전압작동칼륨통로는 열린 상태로 유지된다. 충분한 칼륨이온이 축삭돌기를 빠져 나가 막전위를 양(+30 mV)에서 음의 안정막전위(−70 mV)로 변경한다(재분극은 전압작동나트륨통로가 비활성화 상태에서 안정 상태로 바뀌는 것을 촉발한다. 이는 전압작동나트륨통로가 다시 열리도록 자극해 새로운 신경신호를 보낼 수 있다. 9.6a 참조).

⑥ 전압작동칼륨통로는 일반적으로 안정막전위(−70 mV)를 재설정하는 데 필요한 시간보다 더 오래 열려 있다. 이 짧은 시간 동안 신경세포의 내부는 안정막전위보다 더 음이거나 **과분극**된다(약 −80 mV로 감소).

⑦ 전압작동칼륨통로가 닫히고 누출통로에 의해 안정막전위가 재설정되면 −70 mV로 다시 되돌아간다.

5~7단계는 세포체 아래의 인접한 부위에서 반복한다(인접한 전압작동칼륨통로가 열렸다가 닫힐 때). 재분극의 전파는 이 과정이 다시 발생할 수 있게 도미노의 줄을 다시 재설정하는 것과 유사하다. 활동전위가 축삭을 따라 전파됨에 따라 축삭의 각 영역에서 어떻게 재분극이 탈분극 과정의 바로 다음에 뒤따르는지를 포함해, 탈분극과 재분극 모두에

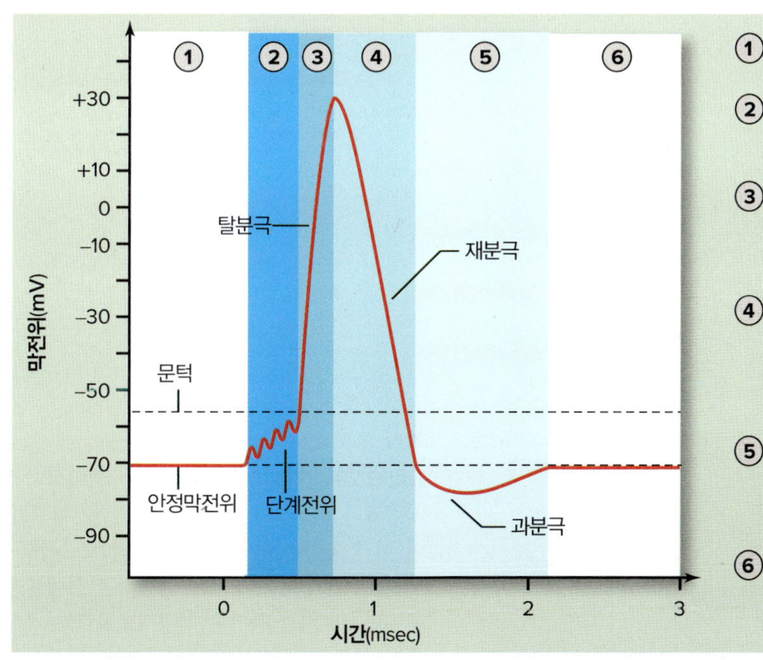

① 자극을 받지 않은 축삭은 −70 mV의 안정막전위를 나타낸다.

② 단계전위(국소전위)가 시작구역에 이르면 함께 합쳐진다 (−70 mV → −55 mV).

③ 문턱(−55 mV)이 달성되면 탈분극이 일어난다. 전압작동나트륨통로가 열리고 나트륨이온이 빠르게 유입되면서 음전하에서 양전하로 극성이 역전된다(−55 mV → +30 mV).

④ 전압작동나트륨통로가 닫히고(비활성 상태) 전압작동칼륨이온통로가 열리면서 재분극이 일어난다. 칼륨이온은 세포 밖으로 나가 사이질액으로 들어가고 극성이 양전하에서 음전하로 역전된다(+30 mV~70 mV).

⑤ 전압작동칼륨통로가 막전위 회복에 필요한 시간보다 더 오래 열리면서 과분극이 일어난다. 이 시간 동안 막전위는 안정막전위인 −70 mV보다 더 음전하를 띤다(−70 mV → −80 mV).

⑥ 전압작동칼륨통로가 닫히고 나트륨–칼륨펌프가 작용해 세포막이 안정막전위 상태로 돌아온다(−80 mV → −70 mV).

그림 9.19 활동전위에서 일어나는 활동들. 시작구역에서 활동전위가 개시되었을 때 막전위의 변화(mV)를 그래프로 나타냈다. 변화는 축삭의 막에 있는 전압작동나트륨통로와 전압작동칼륨통로가 열리고 닫힘으로써 수 msec 동안 일어나며, 기록된 전위 그래프의 모양을 반영해 극파전위(spike potential)라 부르기도 한다.

> **통합 INTEGRATE**
>
> ### 임상적 고찰 9.4
> **CLINICAL VIEW**
>
> #### 국소마취
>
> **국소마취제**는 국소적(심혈관 또는 호흡기를 통해 투여되는 전신 마취와 비교)으로 마비시키는 약이다. 리도카인과 같이 국소적 마비약은 전압작동나트륨통로의 작용을 억제해 신경신호를 효과적으로 차단한다. 몸의 통증수용체에서 감각신경세포의 축삭을 따라 정상적으로 감지되어 나타나는 통증은 국소 치료 과정(예: 봉합 또는 치아 구멍 메우기)에 동반되는데, 중추신경계통에 통증이 전달되는 것을 효과적으로 차단한다. 고통스러운 부위에 얼음을 바르는 것도 고통스러운 자극으로 시작되어 감각신경세포를 따라가는 활동전위의 전파를 늦춰줘 통증감각을 감소시키는 데 도움이 된다.

서 활동전위의 과정들을 시각적으로 보여준 그림 9.21a를 참조한다. 활동전위의 전기적 변화는 세포막의 내부와 외부에 있는 전극으로 측정할 수 있다(그림 9.18). **극파전위**(spike potential)라고도 하는 이런 전기적 변화도 **그림 9.19**에서 설명하고 있다.

불응기

불응기(refractory period)란 활동전위가 개시된 후의 짧은 시간으로, 이 시간 동안에는 축삭이 활동전위를 전혀 생성하지 못하거나, 활동전위를 생성하기 위해 이보다 더 큰 자극이 필요하다. 이 시간 동안 흥분된 세포에서 회복해 다른 자극에 반응할 준비를 한다. 불응기는 2단계가 있는데, 절대불응기와 상대불응기이다(**그림 9.20**).

절대불응기(absolute refractory period)는 활동전위 직후 아무리 강한 자극도 그다음 활동전위를 개시할 수 없는 기간이다(약 1 msec). 이 시간 동안 전압작동나트륨통로가 열렸다가 닫혀서 비활성 상태가 된다. 일반적으로 전압작동나트륨통로는 막전위가 재분극을 통해 거의 안정막전위로 돌아갈 때까지 비활성 상태를 유지한다. 따라서 이 시간 동안은 축삭의 세포막 사이에 전압차이가 있어도, 전압작동나트륨통로가 열려 다음 활동전위를 개시하는 일이 일어날 수 없다. 절대불응기가 있기 때문에 활동전위는 축삭에서 신경연접마디를 향해 한 방향으로만 이동할 수 있다.

상대불응기(relative refractory period)는 절대불응기 직후에 나타난다. 이때는 전의 자극보다 큰 자극이 있어야만 축삭에서 활동전위가 다시 개시될 수 있다. 이 시간 동안 전압작동나트륨통로는 안정 상태로 돌아가지만, 재분극이 일어나는 동안 전압작동칼륨통로가 조금 더 오래 열려 있기 때문에 신경세포가 과분극 상태가 된다.

연속전도와 도약전도

활동전위가 축삭을 따라 전파되는 방법은 축삭의 말이집이 형성되었는지 또는 형성되지 않았는지에 따라 다르다. **연속전도**(continuous conduction)는 말이집이 형성되지 않은 축삭에서 축삭의 전체 길이를 따라 일어나며, 이때 축삭의 세포막에 있는 전압작동나트륨통로와 전압작동칼륨통로가 연속적으로 열리는 현상이다. 앞에서 활동전위의 전도에 대해 설명할 때는 말이집이 없는 축삭을 기준으로 했다(**그림 9.21a**).

도약전도(saltatory conduction; *saltare*: 건너뛰다)는 말이집이 형성된 축삭에서 일어난다(그림 9.21b). 이때 말이집이 있는 부분에서는 활동전위가 발생하지 않고 신경원섬유(랑비에)결

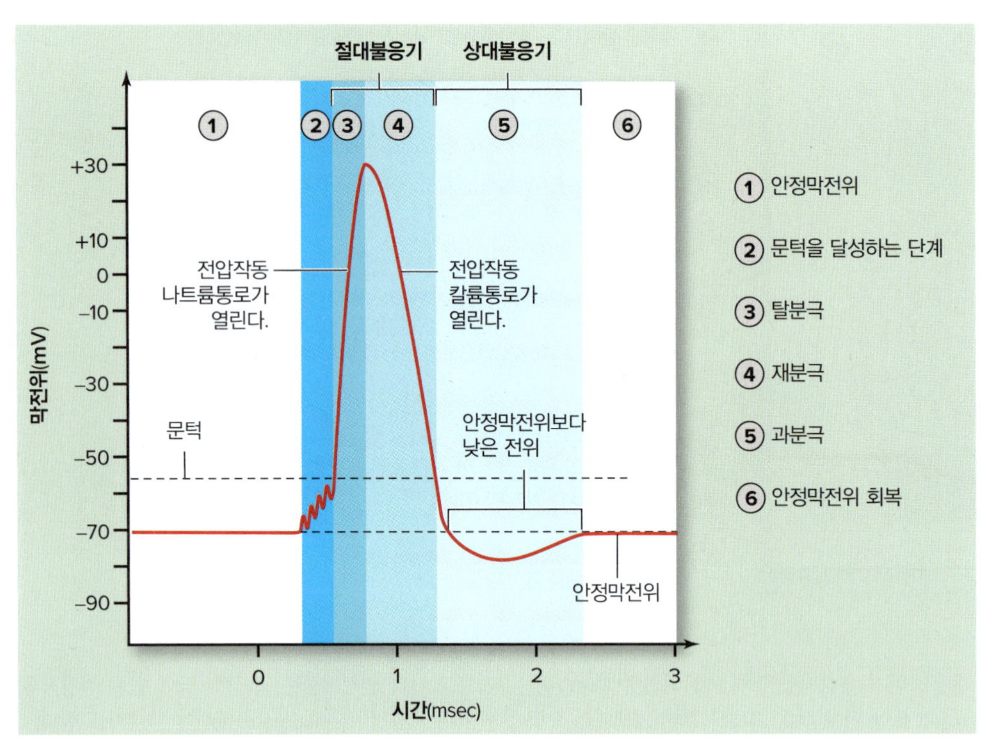

그림 9.20 불응기. 절대불응기는 탈분극이 일어난 시점부터 재분극이 거의 완료되기까지의 시간이다. 이 시간 동안은 자극이 아무리 강해도 활동전위를 다시 개시할 수 없다. 상대불응기는 절대불응기 직후이며, 이 시간 동안은 신경세포가 과분극상태(활동전위인 −70 mV보다 낮음)이므로 활동전위를 다시 개시하려면 평소보다 더 강한 자극이 필요하다.

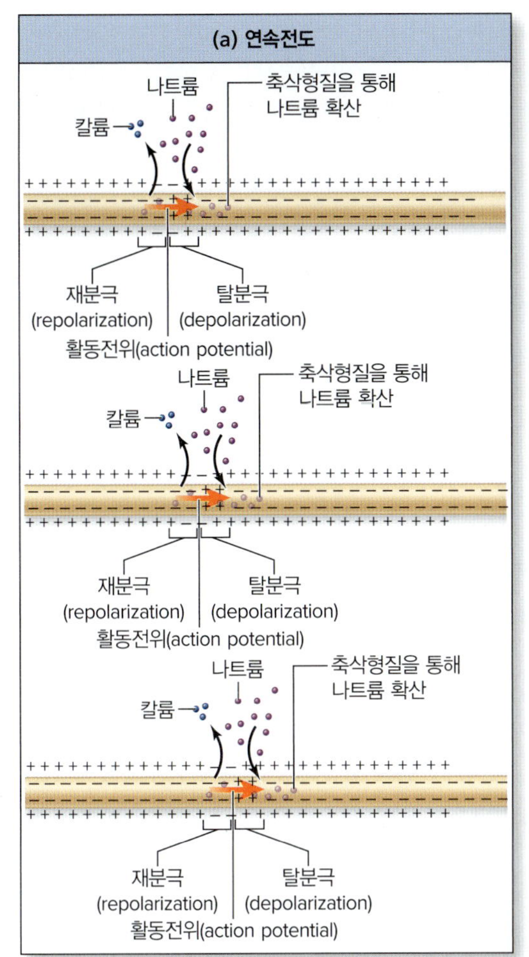

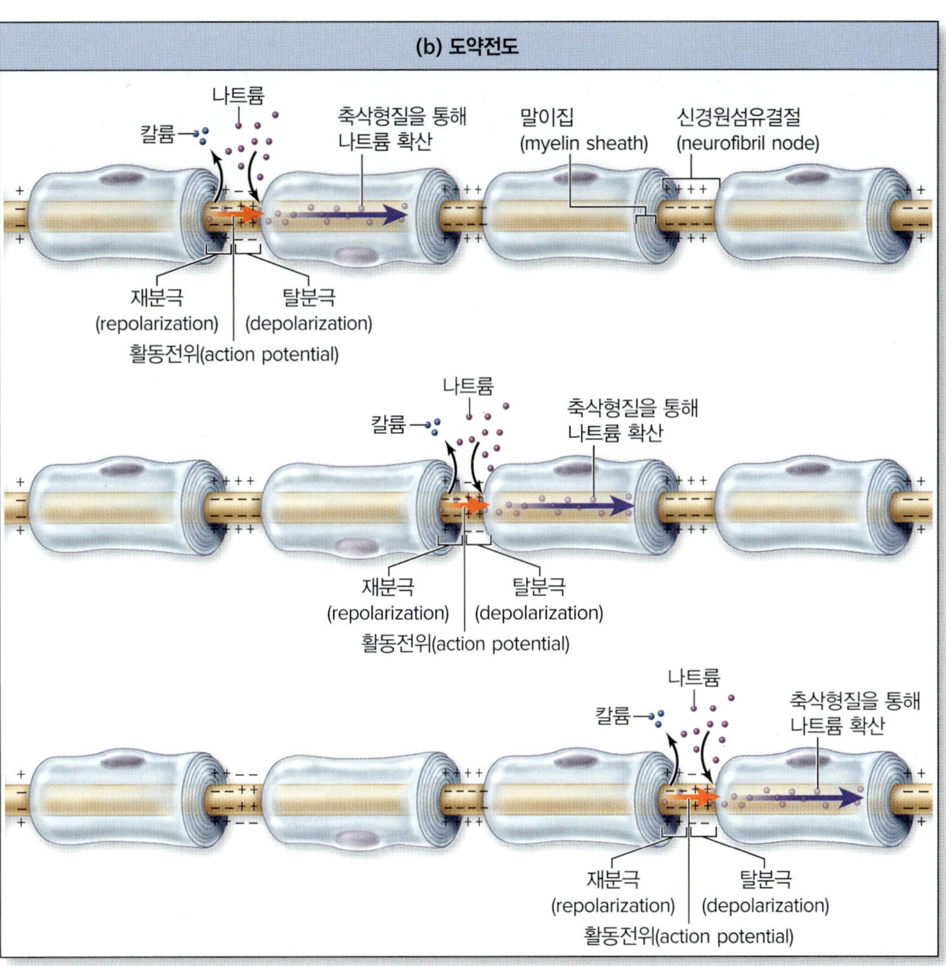

그림 9.21 활동전위의 전파. 각 활동전위의 전파는 시작구역의 신경연접마디에서 발생한다. (a) 민말이집 축삭에서 전압작동통로는 축삭의 전체 길이를 따라 순차적으로 열리며 이 과정을 연속전도라고 한다. (b) 말이집축삭에서, 전압작동통로는 신경원섬유결절에서만 열리며 이 과정을 도약전도라고 한다.

절에서만 전파된다. 말이집이 있는 축삭 부위에는 해부학적으로 서로 다른 두 가지 유형이 있기 때문이다. 축삭에서 말이집이 있는 부분에는 한정된 수의 전압작동나트륨통로와 전압작동칼륨통로가 있으며, 설령 다른 통로들이 더 있다고 해도 말이집은 효과적인 절연체이기 때문에 이온의 이동이 제한된다. 반대로, 신경원섬유결절에는 비교적 많은 수의 전압작동나트륨통로와 전압작동칼륨통로가 있으며 말이집에 의한 절연작용이 없다. 이 부위의 통로가 열릴 때는 이온들이 비교적 자유롭게 축삭을 드나든다. 신경신호는 다음과 같은 과정으로 말이집이 있는 축삭을 따라 전달된다:

- **활동전위가 신경원섬유결절에서 발생한다.** 전압작동나트륨통로가 열리면서 탈분극이 일어난다. 나트륨이온은 축삭 안으로 확산된다(그 후 전압작동칼륨통로가 열리면서 재분극이 일어나고 칼륨이온이 확산되어 나간다).
- **나트륨이온의 확산(그러나 활동전위는 없음)이 축삭의 말이집 아래의 축삭형질 속에서 발생한다.** 이 나트륨이온 확산은 중요한 특징 두 가지가 있다. (1) 신경원섬유결절에서 이루어지는 확산보다 상대적으로 빠르다. (2) 나트륨이온은 축삭형질 안에서 확산될 때 저항을 겪으며, 국소전류는 멀어질수록 더 약해진다.
- **새로운 활동전위는 다음 신경원섬유결절에서 발생한다.** 다음 신경원섬유결절에 도착한 나트륨 전류는 비교적 약하나, 전압작동나트륨통로를 열어 새로운 활동전위를 만들어 내기에는 충분하다. 그 결과, 나트륨이온이 신경세포로 들어갈 때 새로운 활동전위와 새로운 국소전류가 생성된다. 이 과정은 신경신호가 축삭을 따라 내려가서 신경연접마디에 닿을 때까지 반복된다. 축삭을 따라가는 신경신호의 전달을 도약전도라고 하는데, 활동전위가 신경원섬유결절에서만 발생해 결절에서 결절로 도약하는 것처럼 보이기 때문이다. 말이집축삭

(초당 120 m)은 민말이집축삭(초당 2 m)보다 신경신호의 전달이 훨씬 더 빠른데, 이는 활동전위가 민말이집 축삭은 전체에서 발생하는 것과 달리, 말이집축삭은 신경원섬유결절에서만 발생하기 때문이다. 또 도약전도는 안정막전위를 유지하기 위해 나트륨-칼륨펌프에 필요한 에너지도 적으므로 더 효율적이다.

무엇을 배웠는가?

24 신경세포의 전도구역에서 탈분극과 재분극은 어떻게 일어나는가?

25 민말이집축삭과 말이집축삭 모두에서 활동전위의 전파를 설명하라.

9.8d 전달구역

학습목표

34. 전파된 활동전위가 전달구역에 다다를 때 일어나는 일들에 대해 서술한다.

35. 신경전달물질의 분비에서 칼슘이온이 하는 역할을 설명한다.

앞에서도 설명했듯이 전달구역은 신경세포의 신경연접마디이다. 전달구역에서 일어나는 주된 작용은 신경연접소포에서 신경전달물질을 분비하는 것이다(**그림 9.22**). 신경연접마디의 세포막에 있는 칼슘이온펌프(그림에는 보이지 않음)는 활동전위가 도착하기 전에 칼슘이온을 사이질액으로 내보냄으로써 칼슘 농도기울기를 형성한다. 그 결과, 신경연접마디의 안보다 바깥에 더 많은 칼슘이 존재하게 된다.

전파된 활동전위(신경신호)가 축삭의 끝에 있는 신경연접마디에 다다르면 전압작동칼슘통로가 열리도록 촉발된다. 칼슘이온은 농도기울기를 따라 사이질액에서 신경연접마디로 이동한다. 칼슘이온이 신경연접소포의 단백질에 결합하면 일련의 사건이 촉발되어 신경연접소포가 신경연접마디의 세포막에 융합한다. 그 후 신경전달물질은 세포외배출(2.3c 참조)을 통해 신경연접틈새로 분비된다. 활동전위 하나당 약 300개의 소포가 방출된다. 그 후 신경전달물질은 신경

통합 INTEGRATE

임상적 고찰 9.5 CLINICAL VIEW

신경독성(Neurotoxicity)

신경독성은 신경독에 노출되었을 때 신경조직(신경세포와 신경아교세포)에 발생하는 손상이다. 신경독(neurotoxin)은 몸에서 합성한 물질(예, 베타아밀로이드, 산소자유라디칼), 미생물이 합성한 물질(보툴리늄톡소, 테타누스톡소), 합성물질(살충제, 공업용매), 에탄올 또는 치료를 위해 항암요법에 쓰는 화학물질, 방사능치료, 장기이식 같은 것들이다.

신경독은 다음의 몇 가지 기전에 의해 신경조직을 손상시킨다.

- 활동전위의 전파를 방해(예: 일부 어류 및 양서류에서 발견되는 테트로도톡신은 나트륨이온통로를 차단한다. 전갈의 아지톡신은 칼륨통로를 방해한다. 납은 주로 뼈대근을 제어하는 몸운동신경세포에서 말이집 손실을 유발한다)
- 신경연접에서 발생하는 활동의 변화(예: 보툴리즘을 일으키는 보툴리늄톡소는 뼈대근섬유의 신경근육이음부에서 신경연접 소포로부터 아세틸콜린의 방출을 차단한다. 파상풍을 유발하는 클로스트리듐 테타니에 의해 생성된 독소는 척수 내에서 억제전달물질의 방출을 차단해 근육에 과도한 자극과 수축을 일으킨다)
- 신경세포 사멸을 초래할 수 있는 해로운 구조적 변화를 신경세포에 유도한다(예: 수은은 단백질 합성을 감소시킨다. 알츠하이머병은 신경원섬유매듭의 형성을 수반한다).

신경독성의 증상으로는 근육 약화 또는 경련, 무감각(느낌의 감소), 기억상실, 시력 저하, 지적 능력 저하, 두통, 행동 문제 등이 있을 수 있다.

그림 9.22 전달구역: 신경전달물질의 분비. (a) 신경전달물질이 신경연접소포에서 세포외배출로 방출되는 단계를 나타낸 그림, (b) 신경근육접합부에 있는 신경연접마디의 신경연접소포를 찍은 전자현미경 사진.

(b) ©Don W. Fawcett/T. Reese/Science Source

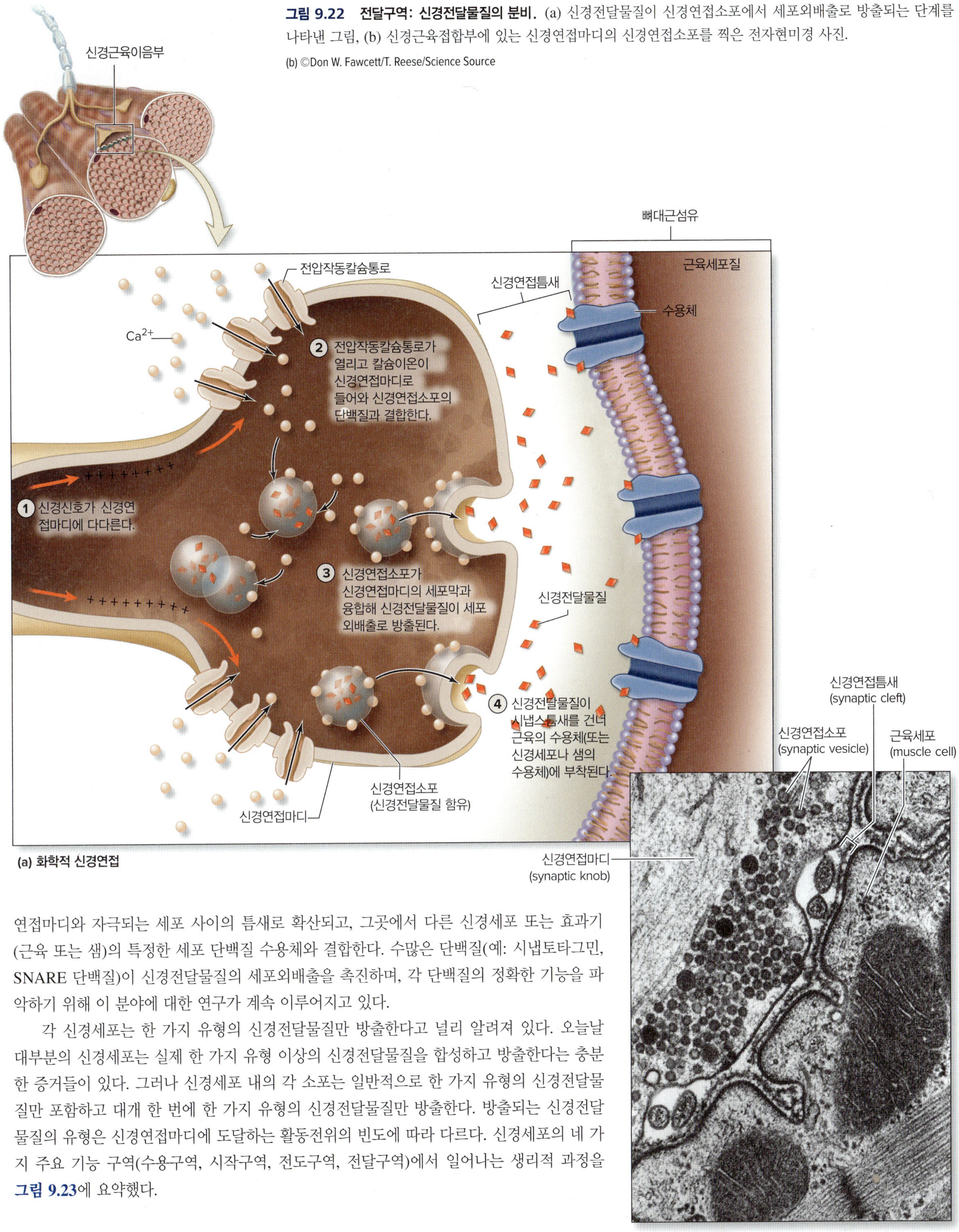

(a) 화학적 신경연접

(b) 신경근육이음부

연접마디와 자극되는 세포 사이의 틈새로 확산되고, 그곳에서 다른 신경세포 또는 효과기(근육 또는 샘)의 특정한 세포 단백질 수용체와 결합한다. 수많은 단백질(예: 시냅토타그민, SNARE 단백질)이 신경전달물질의 세포외배출을 촉진하며, 각 단백질의 정확한 기능을 파악하기 위해 이 분야에 대한 연구가 계속 이루어지고 있다.

각 신경세포는 한 가지 유형의 신경전달물질만 방출한다고 널리 알려져 있다. 오늘날 대부분의 신경세포는 실제 한 가지 유형 이상의 신경전달물질을 합성하고 방출한다는 충분한 증거들이 있다. 그러나 신경세포 내의 각 소포는 일반적으로 한 가지 유형의 신경전달물질만 포함하고 대개 한 번에 한 가지 유형의 신경전달물질만 방출한다. 방출되는 신경전달물질의 유형은 신경연접마디에 도달하는 활동전위의 빈도에 따라 다르다. 신경세포의 네 가지 주요 기능 구역(수용구역, 시작구역, 전도구역, 전달구역)에서 일어나는 생리적 과정을 **그림 9.23**에 요약했다.

그림 9.23 신경세포의 생리에서 일어나는 사건. 신경세포의 네 가지 기능적 구역에서 일어나는 사건으로 이루어진 신경세포의 생리. (1) 수용구역, (2) 시작구역, (3) 전도구역, (4) 전달구역.

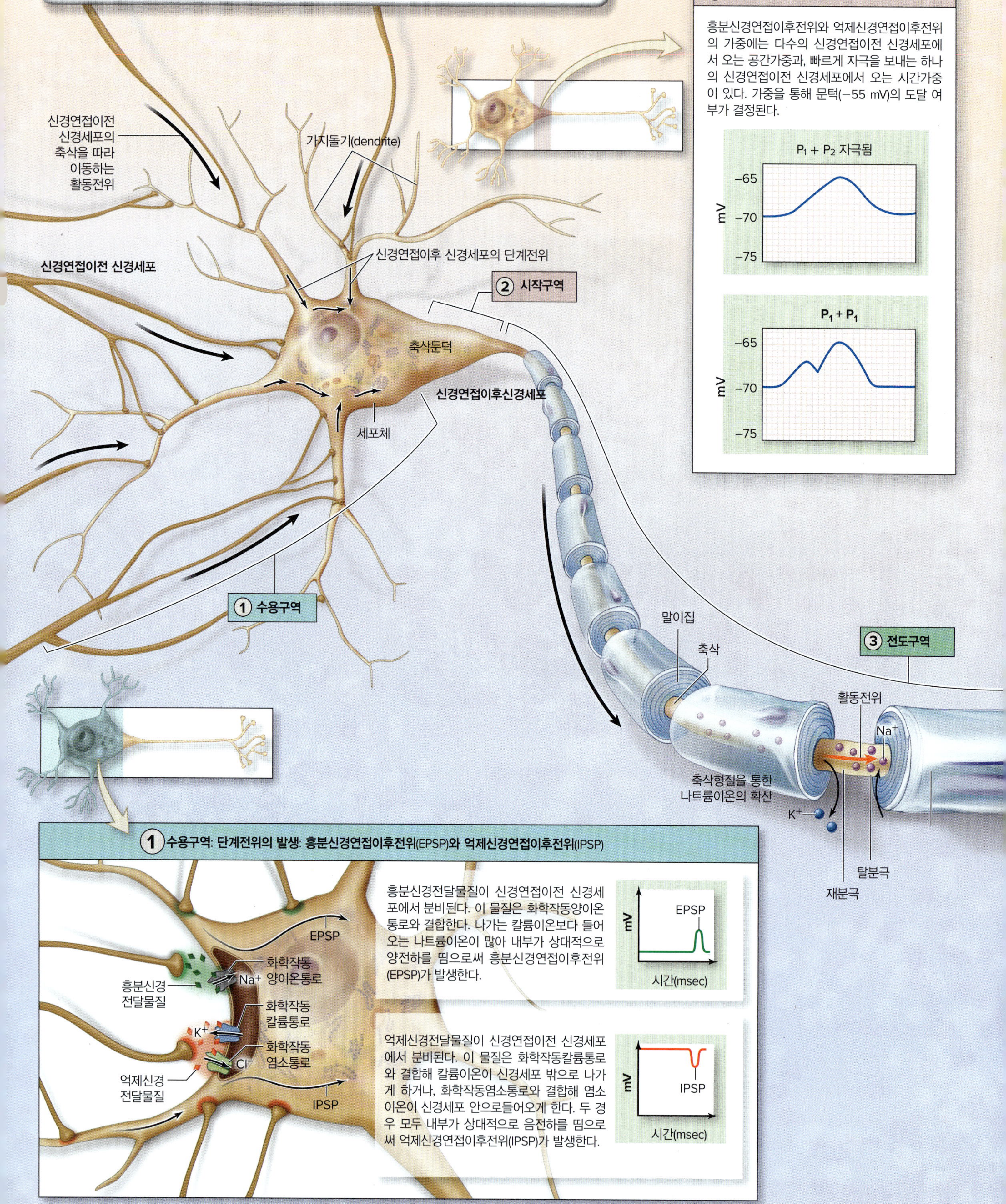

② 시작구역: "방아쇠영역"
흥분신경연접이후전위와 억제신경연접이후전위의 가중에는 다수의 신경연접이전 신경세포에서 오는 공간가중과, 빠르게 자극을 보내는 하나의 신경연접이전 신경세포에서 오는 시간가중이 있다. 가중을 통해 문턱(−55 mV)의 도달 여부가 결정된다.
P1 + P2 자극됨
mV
−65
−70
−75
P1 + P1
mV
−65
−70
−75
신경연접이전 신경세포의 축삭을 따라 이동하는 활동전위
가지돌기(dendrite)
신경연접이전 신경세포
신경연접이후 신경세포의 단계전위
② 시작구역
축삭둔덕
신경연접이후신경세포
세포체
① 수용구역
말이집
축삭
③ 전도구역
활동전위
Na+
축삭형질을 통한 나트륨이온의 확산
K+
탈분극
재분극
① 수용구역: 단계전위의 발생: 흥분신경연접이후전위(EPSP)와 억제신경연접이후전위(IPSP)
EPSP
화학작동 양이온통로
Na+
흥분신경 전달물질
화학작동 칼륨통로
K+
화학작동 염소통로
Cl−
억제신경 전달물질
IPSP
흥분신경전달물질이 신경연접이전 신경세포에서 분비된다. 이 물질은 화학작동양이온통로와 결합한다. 나가는 칼륨이온보다 들어오는 나트륨이온이 많아 내부가 상대적으로 양전하를 띰으로써 흥분신경연접이후전위(EPSP)가 발생한다.
mV
EPSP
시간(msec)
억제신경전달물질이 신경연접이전 신경세포에서 분비된다. 이 물질은 화학작동칼륨통로와 결합해 칼륨이온이 신경세포 밖으로 나가게 하거나, 화학작동염소통로와 결합해 염소이온이 신경세포 안으로들어오게 한다. 두 경우 모두 내부가 상대적으로 음전하를 띰으로써 억제신경연접이후전위(IPSP)가 발생한다.
mV
IPSP
시간(msec)

3 전도구역: 활동전위의 전파

신경신호: 활동전위의 전파

활동전위가 신경원섬유마디(말이집축삭에서)에서 전파되며 시작구역에서 신경연접마디로 전파된다.

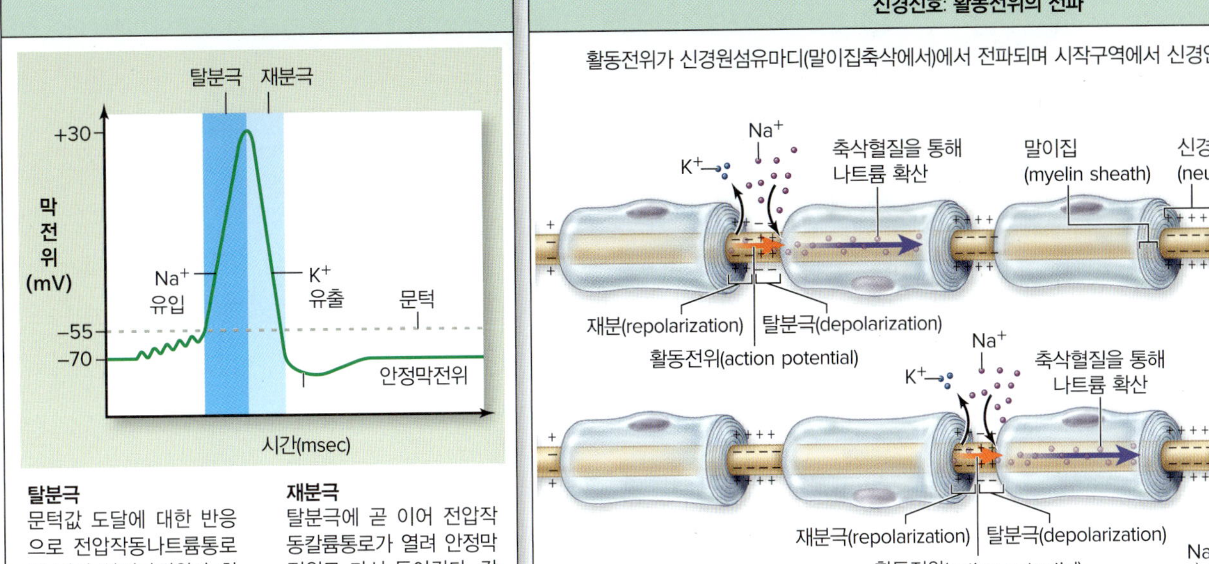

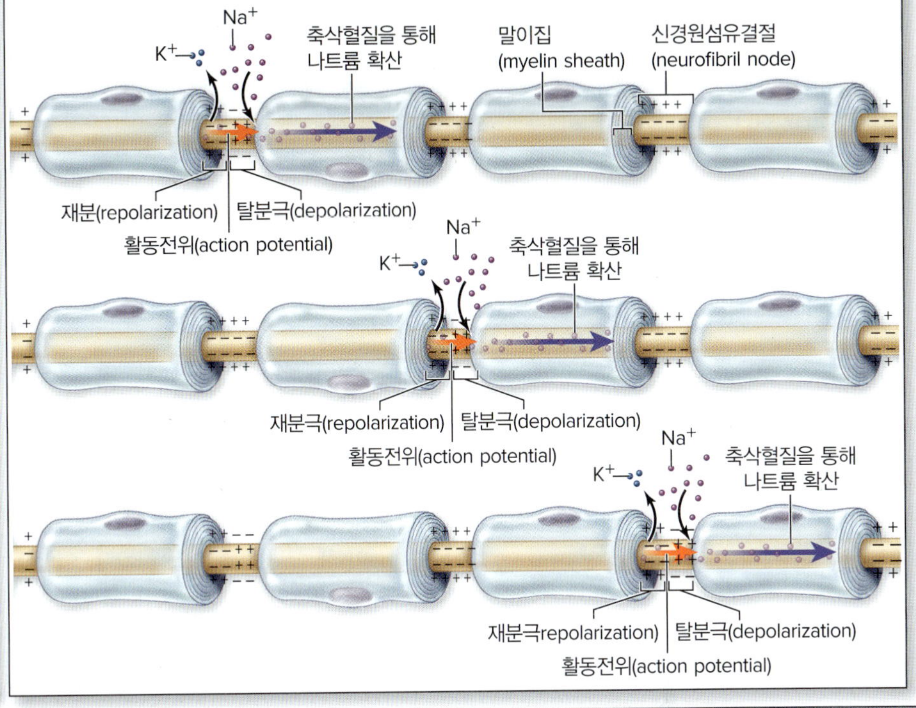

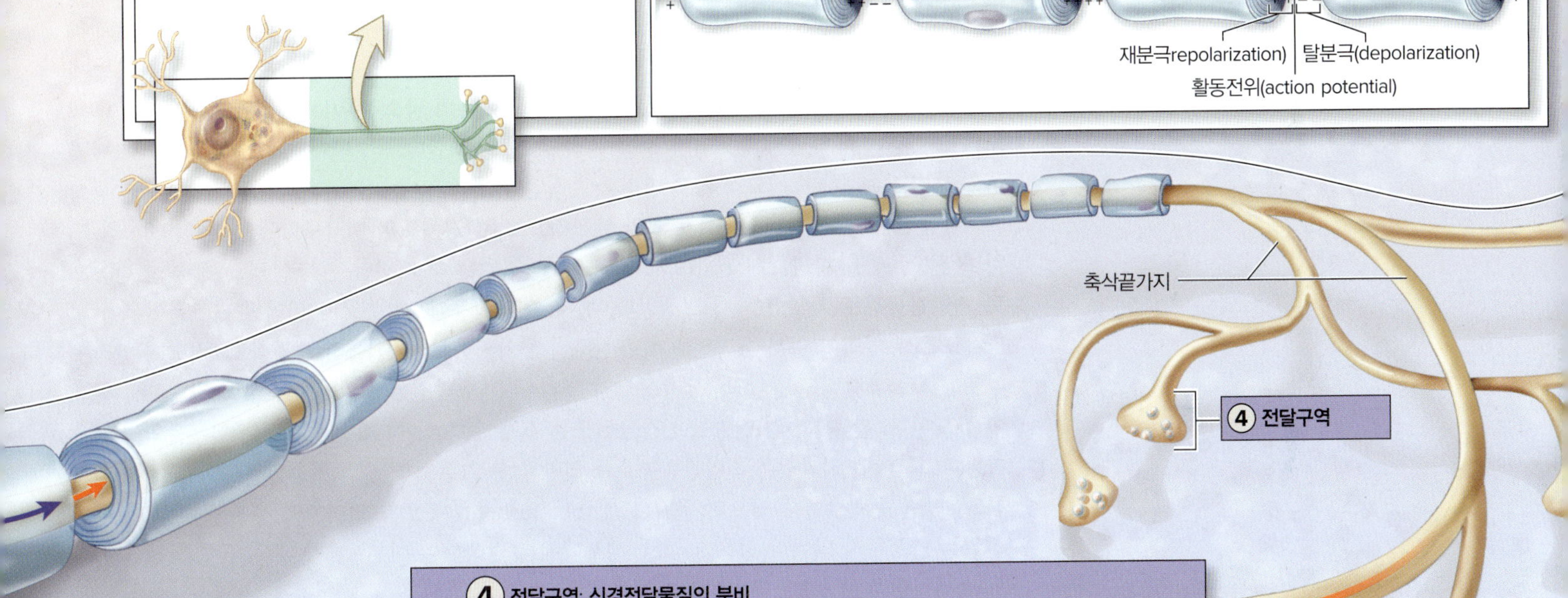

탈분극
문턱값 도달에 대한 반응으로 전압작동나트륨통로가 열려 안정막전위가 회복된다. 나트륨이온이 축삭으로 들어간다.

재분극
탈분극에 곧 이어 전압작동칼륨통로가 열려 안정막전위로 다시 돌아간다. 칼륨이온이 축삭 밖으로 나간다.

Na^+
K^+
축삭혈질을 통해 나트륨 확산
재분극(repolarization)
탈분극(depolarization)
활동전위(action potential)

Na^+
K^+
축삭혈질을 통해 나트륨 확산
재분극repolarization)
탈분극(depolarization)
활동전위(action potential)

축삭끝가지

4 전달구역

활동전위

신경연접마디

4 전달구역: 신경전달물질의 분비

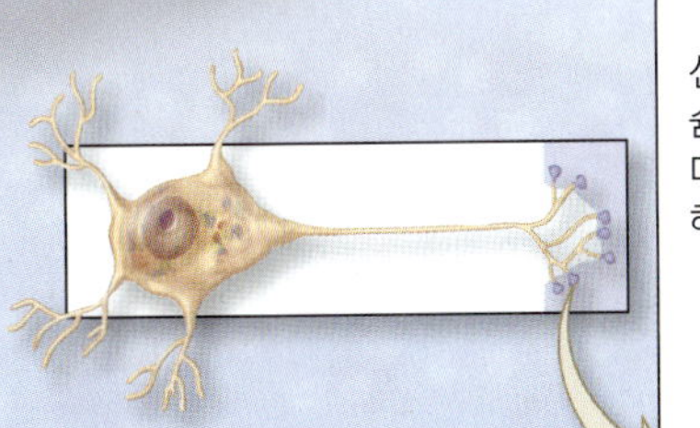

신경연접마디에 활동전위가 도착하면 전압작동칼슘통로가 열리도록 촉발된다. 칼슘이온이신경연접마디로 들어와 신경연접소포에서 세포외배출을 통해 신경전달물질이 방출되도록 한다.

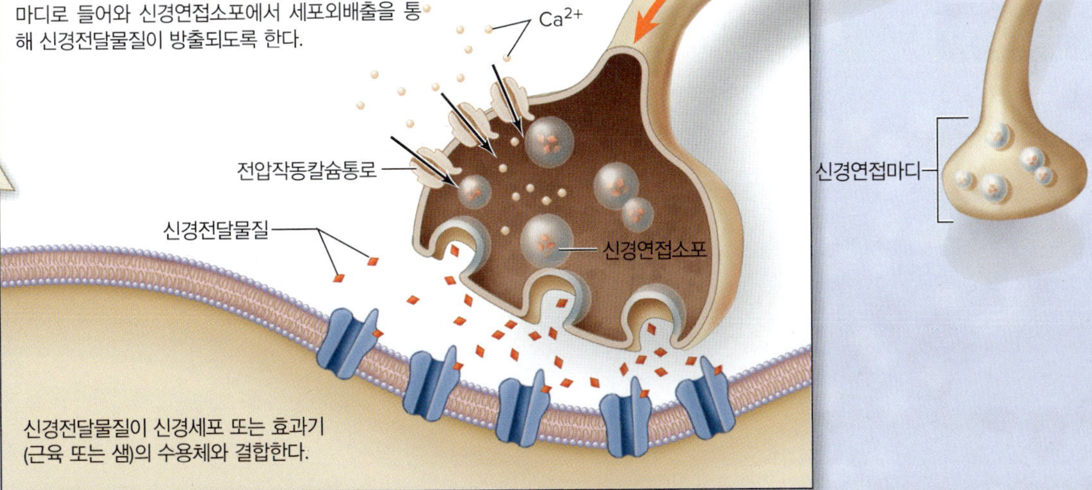

Ca^{2+}
전압작동칼슘통로
신경전달물질
신경연접소포

신경전달물질이 신경세포 또는 효과기(근육 또는 샘)의 수용체와 결합한다.

 **통합 INTEGRATE**

개념 연결
CONCEPT CONNECTION

단계전위와 활동전위 모두 뼈대근섬유에서도 발생한다. 단계전위는 뼈대근섬유의 운동종말판에서 발생하며 문턱값에 도달하면 종말판전위라고 한다. 종말판전위는 뼈대근섬유의 근세포막을 따라 활동전위를 시작하여 근세포질그물에서 칼슘의 방출을 촉발한다(7.3b 참조). 칼슘이온은 트로포닌에 결합해 뼈대근섬유 내에서 수축성 단백질의 미끄러짐을 시작한다(7.3c 참조).

 **무엇을 배웠는가?**

26 활동전위가 신경연접마디에 도착해서 신경연접틈새로 신경전달물질이 방출되기까지 어떤 작용이 일어나는가? 그 과정을 순서대로 설명하라.

9.9 활동전위의 특징

이 절에서는 단계전위와 활동전위(신경세포의 두 가지 유형의 전기신호)를 비교하고 활동전위의 속도와 활동전위의 빈도를 포함해 활동전위 전파의 여러 측면을 살펴본다.

9.9a 단계전위와 활동전위

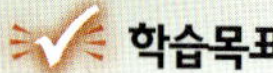 **학습목표**

36. 단계전위와 활동전위를 비교한다.

두 가지 유형의 전기적 신호(단계전위와 활동전위)가 신경세포와 관련되어 있다. **단계전위**(차등전위, graded potential, 9.8a절에서 설명)는 신경세포의 수용구역(가지돌기와 세포체)에서 화학작동통로가 열리며 발생한다. 화학작동통로는 일시적으로 열려 비교적 소량의 특정한 이온이 세포막을 건너도록 한다. 이는 막전위가 안정막전위보다 더 양전하(탈분극) 또는 더 음전하(과분극)를 띠는 결과를 낳는다. 변화의 정도는 자극의 정도에 따라 달라지며, 그래서 단계전위이다. 자극이 약한 동안 발생하는 것보다 자극이 더 클수록 더 많은 화학작동통로가 열리고, 세포막을 가로질러 더 많은 이온이 흐른다. 만들어진 이온의 **국소전류**(local current)는 이온이 세포막을 따라 이동하면서 강도가 감소(이온의 흐름 감소)한다. 즉, 단계전위는 짧게(1 msec~몇 msec 사이) 존재하며 비교적 짧은 거리를 움직인다.

활동전위(action potential)는 이와 대조적으로, 신경세포의 시작구역에서 발생(9.8b 참조)하며 전도구역을 따라 전파된다(9.8c 참조). 활동전위는 최소 전압 변화(문턱값)에 대한 반응으로 전압작동통로가 열렸을 때 발생한다. 먼저, 전압작동나트륨통로가 열리면 나트륨이온이 신경세포로 유입되어 탈분극(막전위가 음전하에서 양전하로 역전)을 일으킨다. 그러면 전압작동나트륨통로가 닫히고 전압작동칼륨통로가 열려 재분극(막전위가 양전하에서 음전하로 돌아옴)이 유도된다. 활동전위의 전파를 신경신호(또는 신경 충동)라 하며, 활동전위는 실무율의 법칙을 따른다. 즉 어떤 전압이든 전압작동통로를 열만큼 충분(문턱값)하면 활동전위(모두, all)를 시작하고, 반면 문턱값보다 낮으면(문턱미만, subthreshold) 통로가 열리기에 충분하지 않고, 활동전위는 발생하지 않는다(없음, none). 세포막에서 발생하는 이 두 가지 매우 뚜렷한 전기적 활동의 특징들은 **표 9.2**에 요약하였다.

표 9.2 단계전위와 활동전위

특징	단계전위	활동전위
신경세포의 부분[1]	가지돌기와 세포체	축삭
통로	화학작동통로	전압작동통로
전압 변화의 방향	양전하 또는 음전하	양전하 다음 음전하
전압 변화의 양	비교적 적은 편	비교적 큰 변화로 인해 극성이 일시적으로 역전됨
전압 변화의 정도	자극의 규모에 따라 결정됨	일반적으로 다양하지 않음
지속시간	1 msec에서 몇 msec	축삭을 따라 이동
강도의 변화	떨어지면서 감소	같은 강도(전압작동통로가 차례로 열리므로)

1 여기 기술된 부분들은 해당 전위 유형이 가장 흔히 일어나는 부분이다.

무엇을 배웠는가?

27 활동전위와 단계전위가 어떻게 다른지 설명하시오.

9.9b 활동전위의 전파속도

학습목표

37. 활동전위의 전파속도에 영향을 미치는 두 가지 주요 요인을 설명한다.

38. 신경섬유의 그룹을 구분하기 위해 사용되는 기준을 파악한다.

축삭 세포막을 따라 활동전위(신경신호)가 전파되는 속도는 다양하며, 크게 두 가지 요인, 즉 축삭의 지름과 말이집 형성에 영향을 받는다.

- **축삭의 지름.** 축삭의 지름이 클수록 일반적으로 신경신호의 속도가 빠르다. 축삭이 크면 이온이 이동할 때 저항이 적어 문턱값에 더 빠르게 이를 수 있기 때문이다.
- **축삭의 말이집 형성.** 9.4c절에서 설명한 축삭의 말이집 형성은 신경신호의 속도에 더 중요한 영향을 미친다. 말이집축삭에서는 활동전위의 전파가 민말이집축삭에서보다 더 빨리 이루어진다.

신경섬유(nerve fiber)란 축삭과 그 축삭을 둘러싼 말이집을 가리킨다. 신경섬유는 신경신호 속도에 따라 크게 A, B, C의 3군으로 크게 나뉜다. A군 신경섬유의 전도속도는 초당 150 m이며, 섬유의 지름이 크고 말이집이 있다. 감각수용체에서 중추신경계통(시각정보를 중개하는 등)으로 뻗은 대부분의 몸감각신경세포, 중추신경계통에서 뼈대근육으로 뻗은 모든 몸운동신경세포가 여기에 속한다. B군 신경섬유의 신경신호 속도는 초당 약 15 m, C군 신경섬유의 신경신호 속도는 초당 약 1 m이다. B군과 C군 섬유는 지름이 작거나 말이집이 없다(둘 다일 수도 있음). 피부의 수용체에서 중추신경계통으로 뻗은 작은 몸감각신경세포뿐만 아니라 감각내장신경세포, 운동내장신경세포들도 B군과 C군이다.

무엇을 배웠는가?

28 A군 신경섬유는 일반적으로 어떤 특징이 있으며, 평소 어떤 기능을 하는가?

9.9c 활동전위의 주파수

학습목표

39. 활동전위의 주파수가 어떻게 다양한지 설명한다.

활동전위는 항상 동일한 **진폭**(전압의 변화)으로 축삭을 따라(신경신호) 전파된다. 그러나 활동전위의 주파수는 다를 수 있으며 자극 강도에 따라 달라진다. 자극 강도가 증가함에 따라 활동전위의 주파수는 증가한다(최대 주파수까지). 다음을 생각해 보자. 더 밝은 빛이 더 많은 신경신호를 만들어 시신경을 따라 눈에서 뇌로 전달되기 시작하고, 큰 소리는 더 많은 신경신호를 속귀에서 안뜰달팽이신경을 따라 뇌로 전달된다. 그런 다음, 뇌는 증가된 신경신호 주파수를 더 강한 자극으로 해석한다(13.1c 참조). 또한, 7.6c절의 설명과 그림 7.22에서 보여 주는 것처럼, 체세포 운동신경세포를 따라 뼈대근으로 전달되는 활동전위의 주파수가 근육긴장을 증가시킨다.

9.8d절을 상기하면, 다양한 활동전위 주파수는 한 개 유형 이상의 신경전달물질을 저장하고 방출하는 신경세포가 신경연접마디에 방출하는 신경전달물질 유형에도 영향을 미친다.

무엇을 배웠는가?

29 활동전위의 주파수는 활동전위의 속도와 전파와는 어떻게 다른가?

9.10 신경전달물질과 신경조절

신경전달물질은 신경연접틈새로 분비되며 신경조절을 통해 그 작용이 수정된다. 이 절에서는 아세틸콜린 및 기타 특정 유형의 신경전달물질의 중요한 기능을 검토하기 전에 화학 구조 및 기능에 따른 신경전달물질을 분류하는 다른 방법들을 살펴본다. 그런 다음 신경전달물질의 작용이 신경조절과정을 통해 어떻게 변경될 수 있는지도 살펴볼 것이다.

9.10a 신경전달물질의 구분

학습목표

40. 화학적 구조에 기초한 신경전달물질들의 4가지 분류를 구분한다.

41. 어떻게 신경전달물질들이 기능에 따라 구분되는지를 설명한다.

일반적으로, 신경전달물질은 작은 유기물 분자로 정의되며, 다음과 같은 특징이 있다. (1) 신경전달물질은 신경세포에 의해 합성되고 신경연접마디의 소포 속에 저장된다; (2) 활동전위가 신경연접마디로 칼슘이 유입되게 촉발하면, 소포에서 신경전달물질을 방출한다. (3) 신경전달물질은 표적세포(신경세포, 근육 또는 샘)의 특정 수용체에 결합한다. 그리고 (4) 표적세포에서 생리적 반응을 유발한다. 알려진 신경전달물질은 약 100여 개 있는 것으로 추정된다. 그러나 신경전달물질(예: 산화질소)이라고 해서 이 기준들을 모두 충족하는 것은 아니다.

신경전달물질은 화학 구조와 기능에 따라 분류된다(**그림 9.24**). 화학구조에 따른 4가지 범주의 신경전달물질이 있다(그림 9.24a).

- **아세틸콜린**(acetylcholine, ACh)은 흥분신경전달물질 또는 억제신경전달물질이다. 중추신경계통과 말초신경계통에서 모두 분비된다. 7.2c절에서 처음 등장한, 신경근육이음부에 있는 운동신경세포에서 분비되어 뼈대근육세포를 자극하는 분자이다.
- **생체아민**(biogenic amines, 모노아민)은 특정 아미노산(그림 2.25 참조)에서 카르복실기(—COOH)가 제거되고 세포내 효소경로에 의해 다른 작용기(예: 수산기)가 추가됨으로써 만들어진다. 추가되는 작용기에 따라 아미노산 타이로신으로부터 합성되는 **카테콜아민**(노르에피네프린, 에피네프린, 도파민) 또는 **인돌아민**(히스티딘으로부터 합성되는 히스타민과 트립토판으로부터 합성되는 세로토닌을 포함)에 속할지가 결정된다.
- **아미노산**(amino acid)은 글루탐산염, 글라이신, 아스파르테이트, 세린, 글리신, GABA(변형된 아미노산)을 포함한다. 단백질 합성에 필요한 세포로 가득 찬 화학구조가 어떻게 신경전달물질의 교류기능을 할 수 있는지에 대해 일부 논란은 남아 있다.
- **신경펩티드**(neuropeptide 또는 펩티드)는 2개에서 40개의 아미노산으로 이루어진 아미노산 사슬이다. 신경펩티드의 예로는 천연 아편성 물질(예, 엔케팔린과 베타 엔도르핀)과 물질 P(substance P)가 있다.

기능에 기반한 신경전달물질 분류(그림 9.24b)는 신경전달물질이 표적세포의 막전위에 미치는 특정 효과를 반영한다. **신경전달물질**은 흥분신경연접이후전위를 유도하면 흥분성으로 간주되는 반면, 억제신경연접이후전위를 유도하면 **억제성**이다(9.8a 참조)(일부 신경전달물질은 표적기관에서 유발하는 특정 반응에 따라 흥분성이거나 억제성일 수 있다).

기능에 기반한 또 다른 신경전달물질 분류는 표적세포 반응이 **직접적**(예: 신경전달물질이 표적세포의 수용체에 직접 결합해 이온통로를 개방함)인지 또는 **간접적**(예: 신경전달물질이 G 단백질을 포함하는 2차 전령 경로를 활성화시키는 수용체에 결합; 2.5b절의 G 단백질 참조)인지에 따른다. 2차 전령은 궁극적으로 이온통로의 개방, 기존 효소경로의 활성화, 또는 새로운 단백질 합성을 위한 유전자 전사를 포함해 훨씬 더 다양한 효과를 유발한다.

무엇을 배웠는가?

30 신경전달물질은 구조와 기능에 따라 어떻게 분류되는지 설명하시오.

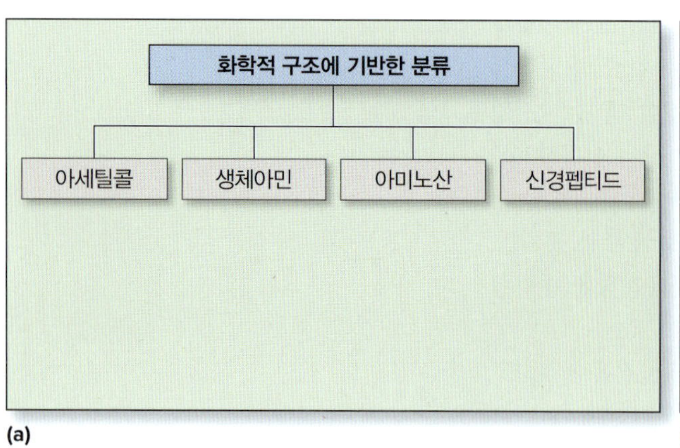

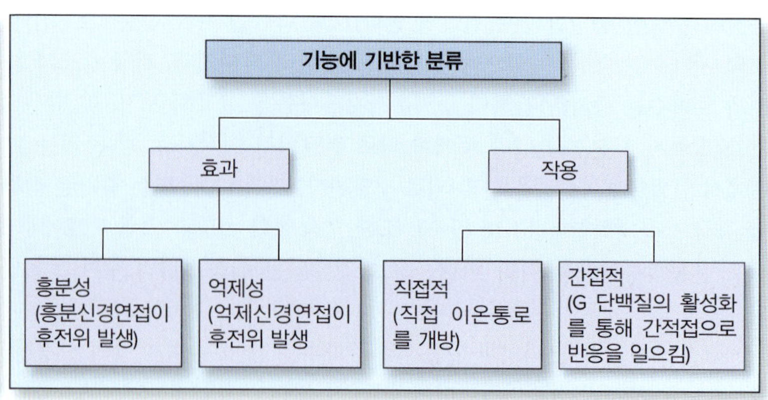

그림 9.24 신경전달물질의 분류. 신경전달물질은 화학구조와 그 기능에 따라 분류한다. (a) 화학구조 3가지(아세틸콜린 제외)는 아미노산이거나 아미노산(생체아민 및 펩티드)에서 합성된다. (b) 신경전달물질은 그 효과(흥분신경연접이후전위 또는 억제신경연접이후 전위 생성) 또는 표적기관에 대한 작용(직접 이온통로를 열거나 보다 다양한 효과를 유발하기 위해 G 단백질을 통해 간접적으로 작용함)에 따라 기능에 의한 분류를 할 수 있다.

9.10b 신경전달물질의 특징

학습목표

42. 아세틸콜린이 신경전달물질로 어떻게 기능하는지 설명한다.

43. 신경연접 틈새에서 신경전달물질을 제거하는 다양한 기전에 대해 설명한다.

여기서는 아세틸콜린(ACh)의 합성 및 기능에 대해 자세히 살펴본다. 이는 신경전달물질(9.10a 참조)의 모든 고전적 특징을 보여 주고 가장 잘 이해되기 때문이다. 아세틸콜린의 (1) 합성, (2) 신경연접 틈새에서 제거, (3) 표적세포와의 상호작용을 포함해 이에 대한 몇 가지 속성이 고려된다. 이 절을 읽으면서 **그림 9.25**를 참조한다. 아세틸콜린의 정상 기능을 바꾸는 특정 질환, 약물, 독극물도 이 그림에 있다(임상적 고찰 9.6: "변경된 아세틸콜린 기능과 호흡 변화" 참조).

신경전달물질 아세틸콜린은 몸 전체에 있는 신경세포에서 방출된다. 여기에는 신경근육이음부(7.3a)의 몸운동신경세포와 자율신경계(12장 참조)의 많은 신경세포가 포함된다. 아세틸콜린은 또한 중추신경계 내에서 신경조절제(9.10c 참조) 역할을 하며, 주의력과 각성을 증가시키는 작용도 한다. 다음은 아세틸로콜린 합성, 방출, 제거의 과정에 대한 설명이며, 그림 9.25에서 보여 준다.

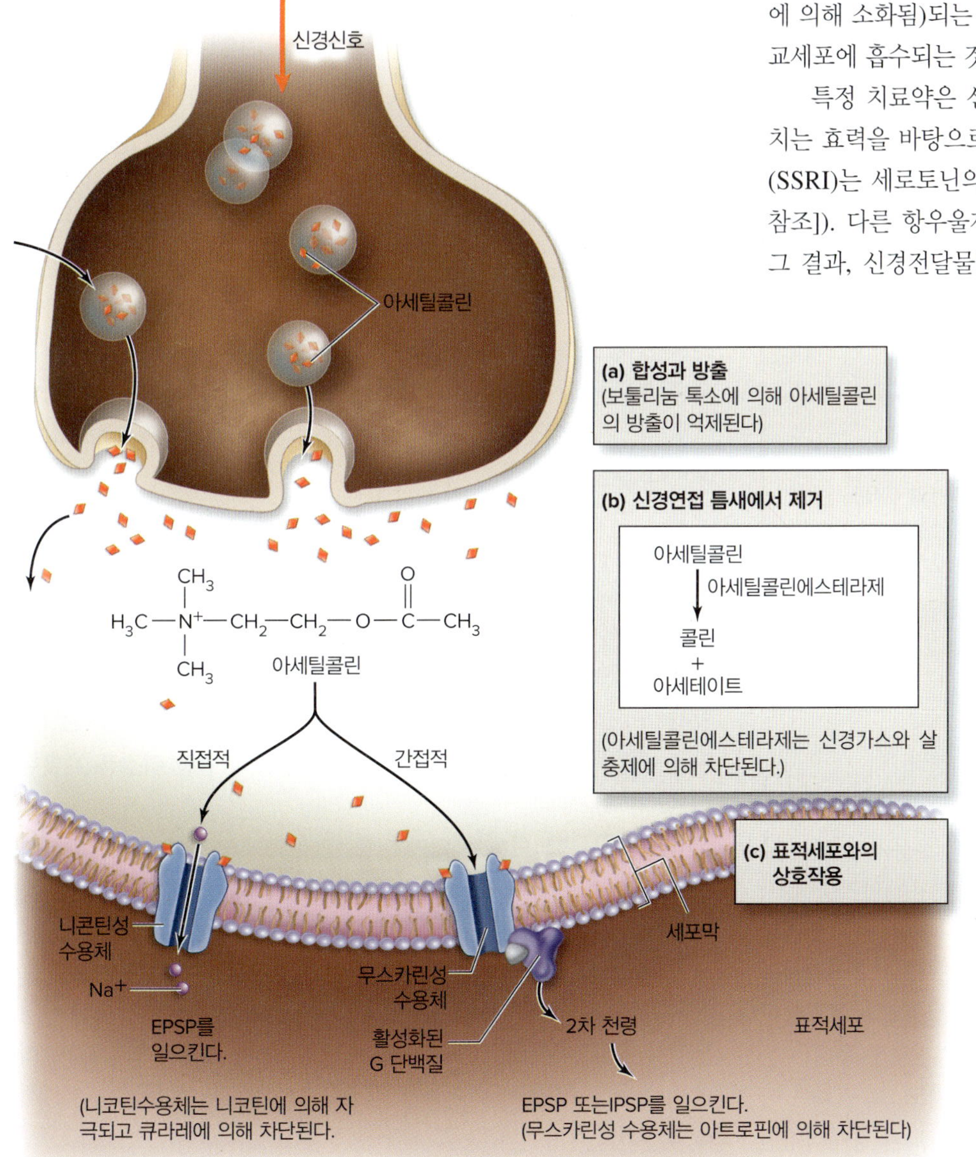

합성 및 방출(단계 a). 아세틸콜린은 아세테이트와 콜린에서 합성된 다음 신경세포의 신경연접마디 내의 신경연접소포 속에 저장된다. 신경연접이전 신경세포에 신경신호가 도착하면, 세포외방출에 의해 수천 개의 아세틸콜린 분자를 신경연접틈새로 방출한다. 신경신호가 빈번할수록 방출되는 아세틸콜린의 양은 많아진다.

신경연접틈새에서 제거(단계 b). 약간의 아세틸콜린은 아세틸콜린에스테라아제(신경연접마디에 있는 효소)에 의해 바로 분해된다. 아세틸콜린은 아세테이트와 콜린으로 분해되고, 콜린은 아세틸콜린을 방출하는 신경세포로 흡수된다. 일부 아세틸콜린 분자는 신경연접틈새를 가로질러 표적세포 수용체에 결합한다. 이런 아세틸콜린 분자는 일반적으로 1 msec 이내에 수용체에서 빠르게 분리되고 아세틸콜린에스테라제에 의해 분해된다.

어떻게 생각하는가?

2 혈액–뇌 장벽을 건너 아세틸콜린에스테라제의 작용을 억제하는 약물의 일반적 효과를 예측한다.

신경연접 틈새에서 다른 유형의 신경전달물질을 제거하는 또 다른 방법이 있다. 여기에는 (1) 신경전달물질이 신경연접마디로 재흡수되고 이후 효소 소화(예: 생체아민과 아미노산이 모노아민 산화효소[MAO]에 의해 소화됨)되는 것과 (2) 산경연접틈새에서 확산하고 주변 신경아교세포에 흡수되는 것이 포함된다.

특정 치료약은 신경연접틈새에서 신경전달물질의 양에 영향을 미치는 효력을 바탕으로 개발되었다(예: 선택적 세로토닌 재흡수 억제제(SSRI)는 세로토닌의 재흡수를 차단하며 우울증 치료에 사용된다[1.7 참조]). 다른 항우울제는 모노아민 산화효소를 억제하는 기능을 한다. 그 결과, 신경전달물질의 재흡수 또는 분해가 느려지고 신경전달물질

그림 9.25 아세틸콜린 방출, 신경연접 틈새 제거 및 작용 아세틸콜린(a)은 합성되어 신경연접마디에서 신경연접 틈새로 방출되고, (b) 아세틸콜린에스테라제에 의한 효소분해를 통해 신경연접 틈새에서 제거되며, (c) 표적세포와 직접 또는 간접적으로 상호작용한다. 이러한 각 과정은 특정 유형의 독소, 화학 독극물 또는 약물에 의해 변경된다.

통합 INTEGRATE

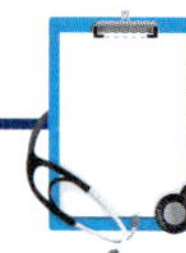

임상적 고찰 9.6 CLINICAL VIEW

변경된 아세틸콜린 기능과 호흡 변화

어떤 물질들이나 조건에서 뼈대근의 신경근육이음부(NMJ)에서 아세틸콜린의 반응을 변경할 수 있다. 그 반응은 어떤 경우는 증가(또는 흥분)되는 반면, 다른 경우는 감소(또는 억제)될 수 있다. 이 변경된 반응은 신경근육이음부에서 호흡 뼈대근에 선별적으로 영향을 준다.

신경근육이음부에서 반응을 *감소*시키는 물질 또는 조건:

신경근육이음부에서 반응을 감소시키는 물질들에는 (a) 보툴리눔 독소[그림 9.25, 단계 a, 이 물질은 아세틸콜린의 방출을 감소시킨다(임상적 고찰 7.3 참조)], (b) 코브라독소 및 큐라레[그림 9.25, 단계 c, 이 물질은 아세틸콜린 수용체의 경쟁적 억제제로서 아세틸콜린의 결합을 방지함), (c) 중증근무력증(임상적 고찰 7.2 참조)에서 아세틸콜린 수용체의 감소가 있다. 신경근육이음부에서 이러한 감소된 반응의 결과는 궁극적으로 호흡근육(예: 가로막, 그림 19.19 참조)을 포함한 뼈대근의 약화를 초래할 수 있다. 손상된 호흡근육 수축이 심각하게 심하면 치명적일 수 있다.

신경근육이음부에서 반응을 *증가*시키는 물질 또는 조건:

신경근육이음부에서 반응을 증가시키는 물질 또는 조건에는 신경근육이음부 내에서 아세틸콜린의 분해를 방해하는 아세틸콜린에스테라제 억제제가 포함된다. 유기인산염(예: 일부 살충제에서 발견되는 화학물질)은 아세틸콜린에스테라제 억제제이다. 신경근육이음부에서 이러한 증가된 반응의 결과는 궁극적으로 호흡근육을 포함해, 뼈대근의 과도한 자극으로 나타난다. 이것은 호흡근육이 이완되는 것을 막아 치명적일 수 있다. 안타깝지만, 일반 살충제에 과다한 노출은 종종 이 중독의 원인이 된다.

통합 INTEGRATE

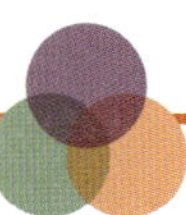

개념 연결 CONCEPT CONNECTION

다른 신경전달물질로는 아데노신 트리포스페이트(ATP)와 아데노신(인산염 3개는 없고, 아데노신만 있음)이 있다. 예를 들어, 아데노신은 뇌의 아데노신 수용체에 결합하면 억제효과가 있다. 카페인은 아데노신 수용체를 차단하고 경쟁적 억제제로 작용하는 자극제로 작용한다.

이 신경연접틈새에서 더 오랜 기간 활성상태를 유지한다.

표적세포와의 상호작용(단계 c). 아세틸콜린이 표적세포에 미치는 영향은 표적세포의 세포막 내에 내장된 특정 유형의 수용체에 따라 달라진다. 아세틸콜린에 결합하는 수용체는 니코틴 수용체이거나 무스카린 수용체(12.5b 참조)의 여러 하위 유형 중 하나이다. 아세틸콜린은 **니코틴 수용체**와는 직접 상호작용해서 이온통로를 열고 흥분신경연접이후전위를 생성한다(9.8a 참조). 이에 비해, 아세틸콜린과 **무스카린 수용체**의 상호작용은 G 단백질을 포함하는 2차 전령경로를 통해 이온통로가 간접적으로 열리게 한다(2.5b 참조). 흥미롭게도, 그 결과는 아세틸콜린이 결합하는 무스카린수용체의 특정 아형에 따라 흥분신경연접이후전위 또는 억제신경연접이후전위가 형성될 수 있다.

무엇을 배웠는가?

31 아세틸콜린은 어떻게 흥분신경연접이후전위 또는 억제신경연접이후전위를 생성하는가?

9.10c 신경조절

학습목표

44. 촉진과 억제를 포함해 신경조절을 정의한다.

45. 산화질소와 엔도카나비노이드가 어떻게 신경조절물질로 작용하는지 설명한다.

신경조절(neuromodulation)이란 세포에서 화학물질(신경전달물질이 아님)을 분비해 신경전달물질에 대한 신경세포의 반응을 국소적으로 조절하거나 변화시키는 것이다. 이때 분비되는 물질을 **신경조절물질**(neuromodulator)이라고 한다. 신경조절물질은 정보를 전달할 때 '의사결정'의 참여자인 셈이다. 신경조절은 일반적으로 촉진 또는 억제를 유발한다. **촉진**(facilitation)은 신경조절물질의 분비로 신경연접이후 신경세포에서 더 큰 반응이 나타나는 것이다. 신경연접틈새에서 신경전달물질의 양이 증가했거나(많이 분비되거나 분해 또는 재흡수가 느린 경우) 신경연접이후 신경세포의 수용체가 증가함으로써 발생할 수 있다. **억제**(inhibition)는 신경조절물질의 분비로 신경연접이후 신경세포에서 더 작은 반응이 나타나는 것이다. 신경연접틈새에서 신경전달물질의 양이 감소했거나(적게 분비되거나 분해 또는 재흡수가 빠른 경우) 신경연접이후 신경세포의 수용체가 감소함으로써 발생할 수 있다.

산화 질소는 일부 전문가들은 신경조절제로 분류하는 독특한 신경전달물질이다. 산화 질소는 몇 가지 이유로 고전적인 신경전달물질과는 다르다. 소포에 저장되지 않고 '필요에 따라' 아미노산 아르기닌에서 합성되는 짧게 머무는 가스이다. 이 작은 비극성 분자는 신경연접이후 신경세포에서 생성되고 방출된다. 그것은 확산(100 μm 이상까지도)하고 모든 방향에서 세포로 들어간다. 신경연접이전 신경세포로의 진입은 역행성 전달방법이 된다(즉, 전형적으로 신경연접이전 신경세포와 신경연접이후 신경세포 사이에 발생하는 역행성 전달방법). 산화 질소는 뇌에서 신경전달물질의 방출을 증가시키기 위해 신경연접이전 신경세포를 자극함으로써 기억을 발달시킨다. 또한 산화 질소는 혈관을 담당하는 운동신경세포에서 방출되어 혈관벽 내의 민무늬근육을 이완시킨다. 이는 혈관 확장(혈관직경 증가)과 혈류 증가를 초래한다(혈관을 구성하는 내피세포도 산화 질소를 방출해 혈관 확장을 유발한다 17.4c 참조).

엔도카나비노이드는 대마초(즉, 마리화나)에 들어 있는 활성성분인 테트라 하이드로 칸나비놀(THC)이 결합하는 수용체와 같은 것에 결합하는 분자들이다. 엔도카나비노이드는 작은 비극성 분자이며, 신경연접이후 신경세포에서 필요에 따라 생성하고 방출된다는 점에서 산화 질소와 유사하다. 엔도카나비노이드의 결합은 신경연접이전 신경세포에서 신경전달물질 방출을 감소시켜 학습과 기억을 변경하고, 식욕에 영향을 미치며, 메스꺼움을 억제한다. 신경전달물질과 신경조절제는 **표 9.3**에 요약되어 있다.

표 9.3 신경전달물질

신경전달물질	설명/작용
아세틸콜린(ACh)	
$H_3C-N^+(CH_3)_2-CH_2-CH_2-O-C(=O)-CH_3$	화학구조가 다른 신경전달물질과 뚜렷하게 다르며, 이 때문에 구조적으로 따로 분류함; 중추신경계통과 말초신경계통에서 모두 활성화; 말초신경계통에서는 신경근육이음부로 방출되어 뼈대근육이 수축하도록 자극하고, 심장근육을 억제하며, 민무늬근육과 샘을 억제하거나 흥분시킴
생체아민	
$NH_2-CH_2-CH(OH)-$ 방향족고리(aromatic ring) $-OH$, OH	아미노산에서 카르복실기가 제거되고 하나의 아민기가 남음으로써 합성된 분자; 생체아민이라고도 함
히스타민(histamine)	중추신경계통의 신경전달물질; 수면과 기억에 기여
세로토닌(serotonin)	수면, 식욕, 인식(학습과 기억), 기분과 관련해 뇌에서 다양한 기능을 함
카테콜아민(catecholamine)	특정 화학구조가 서로 유사한, 모노아민의 매우 독특한 하위 부류; 원래 호르몬(샘 또는 신체 일부에서 생산되는 화학물질로 다른 신체부위의 세포에 영향을 미침)으로 분류됨
도파민(dopamine)	뇌에서 억제작용을 함; 인식(학습, 기억), 동기, 행동, 기분에 크게 기여함
노르에피네프린(노르아드레날린) [norepinephrine (noradrenaline)]	말초자율신경계통(교감신경)과 중추신경계통의 다양한 부분에 있는 신경전달물질
에피네프린(아드레날린) [epinephrine (adrenaline)]	시상, 시상하부, 척수에 다양한 영향을 미침
아미노산	
$NH_2-CH_2(R)-C(=O)OH$	카르복실기(−COOH), 아민기(−NH_2), 다양한 R기가 있는 분자; 단백질의 구성요소; 신경계통에서 신호분자로 작용
글루탐산염(glutamate)	신경계통의 작용을 흥분시켜 뇌의 인식기능(학습과 기억) 촉진; 뇌에 가장 흔한 신경전달물질
아스파르테이트(aspartate)	척수를 따라 뼈대근육으로 가는 내림운동신경로의 작용을 주로 흥분시킴
세린(serine)	뇌의 다양한 영역에 있는 특정 수용체의 활성화
감마아미노부티르산 (gamma-aminobutyric acid, GABA)	글루탐산염에서 합성된 변형 아미노산; 뇌의 주요 억제신경전달물질; 근육 긴장에도 영향을 미침
글라이신(glycine)	뇌, 척수, 눈의 신경세포 사이에서 일어나는 작용 억제
신경펩티드	
Tyr–Gly–Gly–Phe–Met	아미노산의 사슬로 이루어진 작은 분자; 신경세포와 다른 세포 사이의 소통을 돕고 조절하는 신호의 역할을 함
엔케팔린(enkephalin)	유해하거나 고통스러울 수 있는 대상에 대한 반응을 조절하는 것을 도움
신경펩티드Y(neuropeptide Y)	기억 조절과 에너지 균형(음식 섭취 증가와 신체활동 감소)과 관련됨
소마토스타틴(somatostatin)	뇌의 특정 부분에서 신경세포의 활동 억제
물질P(substance P)	통증 정보가 뇌로 전달되는 것을 도움
콜레시스토키닌(cholecystokinin)	뇌의 신경세포를 자극해 포만감을 느끼게 하고 배고픔을 억제하도록 도움
베타-엔도르핀(beta-endorphin)	신경세포에서 통증신호가 방출되는 것을 막고 만족스러운 기분을 만듦
뉴로텐신(neurotensin)	도파민의 영향을 통제하고 조절하는 것을 도움
그 외 신경전달물질	
아데노신(adenosine)	뉴클레오티드(핵산의 구성요소)의 일부; 뇌와 척수의 신경세포를 억제하는 효과가 있음
산화질소(nitric oxide)	학습 및 기억과 관련됨; 소화관의 근육 이완; 혈관의 민무늬근육 이완

통합 INTEGRATE

개념 연결 CONCEPT CONNECTION

해마라 불리는 뇌의 부분과 해마가 기억에서 하는 역할에 대해 10.8e절에서 설명된다. 신경세포의 수많은 세포의 변화는 기억과 관련이 있다. 이 변화는 신경연접이전 신경세포와 신경연접이후 신경세포 사이에 활동이 증가해 발생한다. 이런 변화들 중 2가지는 (1) 신경연접이전 신경세포의 신경연접마디에서 칼슘이온 농도가 증가해 추가적인 신경전달물질을 분비하는 것과 (2) 신경연접이후 신경세포에서 신경전달물질과 결합하는 수용체의 수와 민감도가 모두 증가하는 것이다. 이런 변화들은 신경연접이후 신경세포에서 생성되는 단계전위의 강도를 높인다. 이로 인해 신경연접이후 신경세포가 문턱에 이르러 축삭을 따라 이동하는 활동전위를 개시할 가능성이 더 높아지거나(흥분신경연접이후 전위가 생성될 경우) 낮아지게(억제신경연접이후 전위가 생성될 경우) 된다.

무엇을 배웠는가?

32 산화질소는 신경조절물질로서 어떻게 작용하는가?

9.11 중추신경계통의 신경 통합과 신경세포 무리

학습목표

46. 신경세포 무리의 네 가지 다른 유형을 구분하고 각 유형이 어떻게 기능하는지를 설명한다.

신경계통은 그 안에 있는 수십 개의 사이신경세포가 복잡한 양상을 나타내며 신경세포 **무리**(neuronal pool)를 이루므로, 협동하고 신경세포의 작용을 어느 정도 통합한다. 이 무리를 신경회로(neuronal circuit) 또는 신경경로(neuronal pathway)라고 한다. 신경세포 무리는 기능에 따라 네 가지 유형의 회로로 나뉘는데, 수렴, 확산, 반향, 방전-후-평행회로이다(**그림 9.26**). 하나의 무리에 속하는 신경세포는 특정한 한 곳에 국한되어 있을 수도 있고 중추신경계통의 다양한 부분에 분포할 수도 있다. 그러나 모든 신경세포 무리에서 입력정보의 출처(input source)와 출력 정보의 목적지(output destination) 수는 제한된다.

수렴회로(converging circuit)는 입력정보가 하나의 신경연접이후 신경세포에 모인다(수렴한다)(그림 9.26a). 이 신경세포는 여러 신경연접이전 신경세포에서 정보를 받는다. 예를 들면, 여러 감각신경세포가 뇌줄기의 침분비핵에 있는 신경세포와 신경연접을 해서, 침분비핵이 식사시간에 침이 나오도록 침분비샘에 작용한다. 이때 다양한 입력 정보가 다수의 자극으로 나온다. 즉, 음식 냄새 맡기, 식사시간 확인을 위해 시계 보기, 음식 준비하는 소리 듣기, 잡지에서 음식사진 보기와 같은 자극들이다. 이러한 다수의 입력정보가 침의 생성이라는 한 가지 결과를 만들어 낸다.

확산회로(diverging circuit)는 하나의 신경연접이전 신경세포에서 온 정보를 여러 신경연접이후 신경세포로, 또는 하나의 무리에서 여러 무리로 퍼트린다(그림 9.26b). 뇌에 있는 신경세포는 걷는 동안 다리의 뼈대근육을 통제해 자세를 유지하고 중심을 잡도록 등근육을 자극한다. 이 경우 하나 또는 소수의 정보가 다양한 운동의 형태로 출력된다.

반향회로(reverberating circuit)는 되먹임을 활용해 회로의 반복되는 자극을 만들어 낸다. 이런 반복적인 되먹임을 반향(reverberation)이라 한다(그림 9.26c). 반향회로는 일단 활성화되면, 억제자극 또는 신경연접피로로 순환이 끊길 때까지 기능을 계속할 수 있다. 반향회로는 반복되는 성질이 있기 때문에, 잠든 동안에도 계속 호흡할 수 있게 된다.

방전-후-평행회로(parallel-after-discharge circuit)에서 입력된 정보는 동시에 여러 신경경로를 통해 하나의 신경연접이후세포로 전달

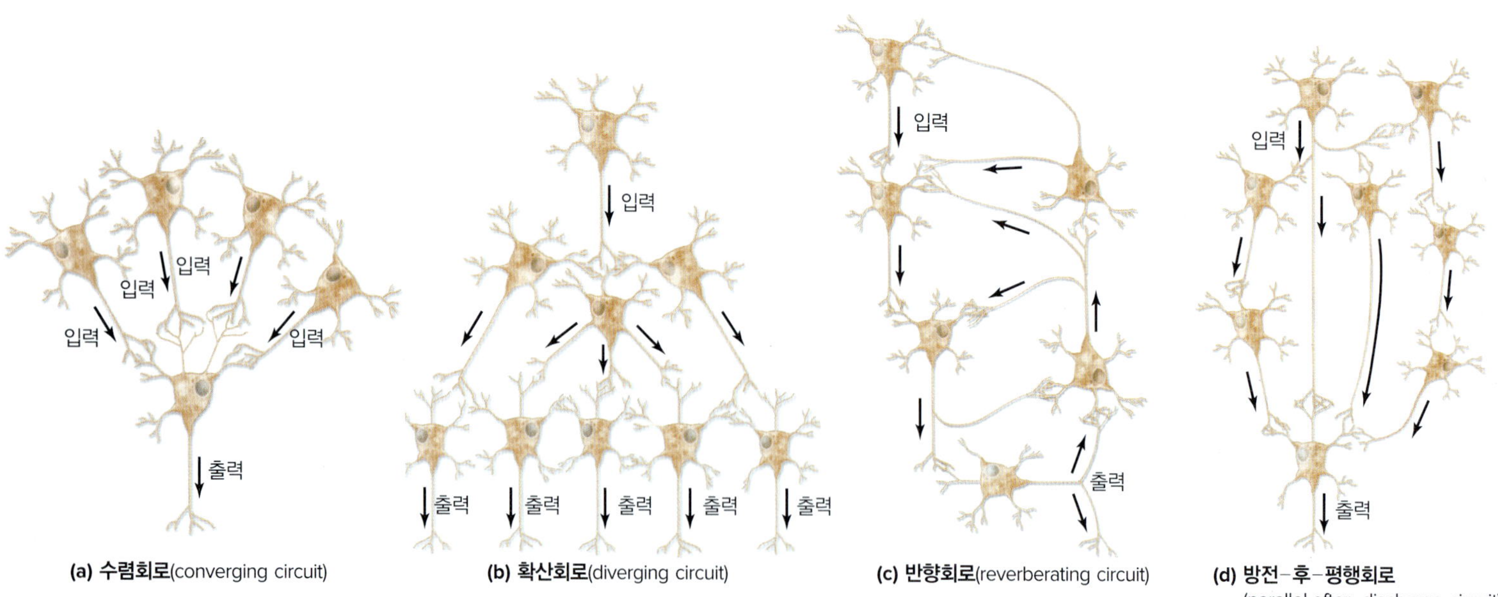

그림 9.26 신경세포 무리. 신경세포 무리는 신경세포가 특정한 양상(회로)에 따라 배열된 무리이며, 이 회로를 따라 입력된 정보가 전도되고 배분된다. 네 가지 유형의 신경세포 무리가 알려져 있다.

된다(그림 9.24d). 이 경로 내의 신경세포 수는 다양하며, 따라서 경로 내 신경연접의 수도 다양하다. 신경연접에서 신경세포 사이의 정보교환이 이루어질 때는 신경연접 지연(신경연접에서 활동에 대한 시간 지연)이 있다는 9.3절을 상기한다. 따라서 경로에 신경세포가 많을수록 신경연접도 많고 정보를 전달하는 데 더 오랜 시간이 더 걸린다. 이 때문에 자극이 입력된 후에 하나의 신경연접이후세포로 정보가 도착하는 데 다양한 시간이 걸린다. 각 무리의 신경세포에서 나온 정보가 하나의 신경연접이후세포에 도달하는 것을 원래 입력된 자극의 '메아리'라 생각하면 이해가 쉽다. 이 유형의 회로는 고차원적 사고와 관련 있는 것으로 여겨진다. 예를 들면, 이 회로는 정확한 수학 계산에 필요한 반복적 신경 활동을 강화한다.

무엇을 배웠는가?

33 수렴회로에서 신경세포는 어떻게 배열되어 있는가?

34 반향회로와 방전-후-평행회로는 어떤 차이가 있는가?

단원 요약 CHAPTER SUMMARY

	• 신경계통은 수용체로부터의 모든 감각입력과 효과기로의 운동명령을 해석하고 제어한다.
9.1 신경계통의 개관	• 신경계통은 뇌, 척수, 신경, 신경절로 구성된다.
	9.1a 신경계통의 일반적 기능 • 신경계통은 수용체와 감각입력을 통해 정보를 수집하고, 정보를 처리하고 평가하며, 운동출력을 통해 효과기(근육 또는 땀샘)에서 반응한다.
	9.1b 신경계통의 구성 • 신경계는 구조적으로 중추신경계(CNS)와 말초신경계(PNS)로 구성되어 있다. • 신경계는 기능적으로 감각성분과 운동성분으로 구성된다.
	9.1c 신경과 신경절 • 신경은 결합조직으로 둘러싸인 축삭의 모음이다. • 신경 전체는 신경바깥막으로 둘러싸여 있다. 축삭의 다발은 신경다발막으로 둘러싸여 있고, 각 축삭(그리고 신경세포막 주위)은 신경속막으로 둘러싸여 있다. • 신경절은 신경을 따라 위치한 신경세포체의 무리이다.
9.2 신경조직: 신경세포	• 신경조직은 단계전위와 활동전위를 시작하고 전달하는 흥분성 신경세포와 이를 지원하고 보호하는 신경아교세포로 구성된다.
	9.2a 신경세포의 일반적 특징 • 신경세포의 공통적 특징에는 흥분성, 전도, 분비, 긴 수명이 있다. 이뿐만 아니라, 신경세포들은 보통 비유사분열을 한다.
	9.2b 신경세포의 구조 • 일반적 신경세포에는 세포체가 있다. 세포체에서 뻗어 나온 세포돌기에는 짧고 가늘어지는 가지돌기가 많고 긴 축삭이 하나 있다.
	9.2c 신경세포의 수송 • 신경세포는 세포체와 신경연접마디 사이에서 고속축삭수송과 저속축삭수송에 의해 물질을 수송한다.
	9.2d 신경세포의 분류 • 신경세포들은 구조적으로 세포체에서 뻗어 나온 세포돌기의 수에 따라 뭇신경세포, 두극신경세포, 홑극신경세포, 무축삭신경세포로 분류한다. • 신경세포의 세 가지 기능적 분류에는 감각신경세포, 운동신경세포, 사이신경세포가 있다.
9.3 신경연접	• 신경연접은 신경세포와 다른 신경세포 또는 효과기와의 기능적 접점이다. • 신경연접은 화학 신경연접 또는 전기 신경연접 중 하나이다.
9.4 신경조직: 신경아교세포	• 신경아교세포는 신경조직의 명백히 다른 유형의 세포이다.
	9.4a 신경아교세포의 일반적 특징 • 신경아교세포는 주로 신경세포를 지원하고 보호하는 비흥분성 세포이다.
	9.4b 신경아교세포의 유형 • 중추신경계에 있는 4가지 유형의 아교세포는 별모양아교세포, 뇌실막세포, 미세아교세포, 희소돌기아교세포이다. • 말초신경계에 있는 2종류의 신경아교세포는 위성세포와 신경집세포이다.
	9.4c 말이집 형성 • 말이집 형성은 축삭의 일부를 말이집이 감싸서 절연되게 하는 과정이다. • 신경집세포는 말초신경계통에서 축삭의 말이집을 형성하고, 희소돌기아교세포는 중추신경계통에서 축삭의 말이집을 형성한다.
9.5 축삭의 재생	• 손상된 신경세포의 재생은 말초신경계통 축삭에 대한 것으로 제한된다. • 말초신경계통의 축삭은 세포체가 손상되지 않고 말이집이 상당 부분 남아 있으면, 다시 신경분포를 하기 위해 재성장한다.

단원 요약 CHAPTER SUMMARY

9.6 신경세포의 세포막

- 안정막전위를 시작하고 변경하는 것은 신경세포의 세포막에 있는 다양한 유형의 펌프와 통로에 따라 이루어진다.

9.6a 펌프와 통로의 유형
- 펌프와 통로는 신경세포 원형질막을 통해 이온의 이동을 촉진하는 막단백질이다.

9.6b 펌프와 통로의 분포
- 일부 막수송 단백질은 신경세포 전체를 따라 있으며, 일부는 주로 신경세포의 특정 기능 구역에 있다.

9.7 신경세포 생리의 개관

- 신경생리학은 전류의 시작과 전달에 관한 내용이다.

9.7a 신경세포와 옴의 법칙
- 옴의 법칙(전류 = 전압/저항)은 신경세포 생리학의 원칙으로 적용한다.

9.7b 신경세포 안정막전위
- 안정 상태일 때 신경세포는 평균 −70 mV의 음의 안정막전위(RMP)를 가진다.
- 안정 상태 신경세포의 다른 특징으로는 닫혀 있는 작동통로가 있다. 축삭의 길이를 따라 Na^+, $^+$ 및 Cl^- 기울기 및 신경연접마디에서 Ca2^+ 기울기.

9.8 신경세포 구역의 생리적 활동

- 신경세포의 기능적 구역에서 발생하는 생리적 활동은 수용구역의 자극으로 시작하고, 전달구역에서 신경전달물질이 방출될 때까지이다.

9.8a 수용구역
- 수용구역에는 수상돌기와 세포체가 포함된다. 이 구역에서 흥분신경연접이후전위(EPSP) 및 억제 신경연접이후전위(IPSP)와 같은 단계전위의 형성 및 전파가 일어난다.

9.8b 시작구역
- 시작구역에 도달한 흥분신경연접이후전위 및 억제신경연접이후전위의 가중(또는 합산)은 문턱값(−55mV)에 도달하는지 그리고 활동전위를 시작할지를 결정한다.

9.8c 전도구역
- 전도구역은 탈분극 및 재분극 과정의 발생과 활동전위(신경신호)의 전파에 관여한다.
- 축삭돌기가 활동전위를 생성할 수 없거나 또 다른 활동전위를 생성하기 위해 정상보다 더 많은 자극이 필요한 짧은 기간을 불응기라고 한다.
- 말이집 축삭은 도약전도를 한다.

9.8d 전달구역
- 전달구역에서는 신경연접마디 내에 위치한 신경연접소포에서 신경전달물질의 세포외유출을 한다.

9.9 활동전위의 특징

- 활동전위는 단계전위와 다르며 속도와 주파수가 다양하다.

9.9a 단계전위와 활동전위
- 단계전위는 화학작동통로의 개방으로 가지돌기와 세포체에서 발생하는 단기 전기신호인 반면, 활동전위는 시작구역에서 시작되고 축삭을 따라 전파되며, 전압작동통로의 순차적 개방으로 발생하는 자가전파 전기신호이다.

9.9b 활동전위의 전파속도
- 활동전위(또는 신경신호)의 속도는 축삭이 더 크고 말이집 축삭이면 더 빠르다.
- 신경섬유(축삭과 말이집)는 신경신호 전파속도에 따라 3유형으로 분류한다.

9.9c 활동전위의 주파수
- 활동전위의 주파수는 신경세포의 자극이 증가함에 따라 발생한다.

9.10 신경전달물질과 신경조절

- 신경전달물질은 신경연접 틈새로 방출되며 신경조절에 의해 그 작용이 변경된다.

9.10a 신경전달물질의 구분
- 신경전달물질은 일반적으로 신경세포에 의해 합성된 분자로 설명하며, 이는 신경연접마디의 소포 내에 저장되고, 방출되면 표적세포의 특정 수용체와 결합하여 생리적 반응을 유발한다.
- 신경전달물질의 주요 종류에는 아세틸콜린, 생체아민, 아미노산, 신경펩티드가 있다.

9.10b 신경전달물질의 특징
- 아세틸콜린(ACh)은 신경전달물질의 모든 고전적 특징을 나타내며 가장 잘 이해되므로 상세히 살펴보았다.

9.10c 신경조절
- 신경조절은 신경전달물질에 대한 반응성을 증가(촉진)시키거나 신경전달물질에 대한 반응성을 감소(억제)시키는 신경전달물질 이외의 화학물질을 방출하는 것이다.

9.11 중추신경계통의 신경 통합과 신경세포 무리

- 사이신경세포는 특정 기능을 가진 상호 연결된 신경세포의 무리로 구성되며, 이 무리는 수렴, 발산, 반향, 방전-후-평행 회로로 분류한다.

단원 평가

성과 및 평가
분석 및 적용
이해와 암기

기초 평가 Do You Know the Basics?

1. 신경세포의 세포체가 하는 일이 아닌 것은?
   a. 신경전달물질을 신경연접 틈새로 방출한다.
   b. 신경전달물질을 포함하는 신경연접소포를 생성한다. 이후 신경연접마디로 이동한다.
   c. 시작구역에서 단계전위를 발생시킨다.
   d. 가지돌기에서 단계전위를 받는다.

2. 세포체에 2개의 돌기만 붙어 있는 신경세포는?
   a. 홑극신경세포
   b. 두극신경세포
   c. 뭇극신경세포
   d. 날신경세포

3. 중추신경계통에만 존재하는 신경세포는?
   a. 들신경세포
   b. 신경아교세포
   c. 감각신경세포
   d. 사이신경세포

4. 흥분신경연접이후전위(EPSP)는 무엇의 이동으로 발생하는가?
   a. 세포에서 나트륨이온의 방출
   b. 나트륨이온의 세포내유입
   c. 칼륨이온의 세포내유입
   d. 나트륨이온과 칼륨이온 모두의 세포내유입

5. 중추신경계에서 뇌척수액을 생성과 순환을 돕는 신경아교세포는?
   a. 위성세포(satellite cells)
   b. 미세아교세포(microglia)
   c. 뇌실막세포(ependymal cells)
   d. 별모양아교세포(astrocytes)

6. 말초신경계통에 속하는 것은?
   a. 미세아교세포(microglia)
   b. 척수(spinal cord)
   c. 뇌(brain)
   d. 신경집세포(neurolemmocyte)

7. 문턱값에 이르면, 활동전위는 어느 때 발생하는가?
   a. 전압작동칼륨통로가 닫힐 때
   b. 전압작동나트륨통로가 열릴 때
   c. 화학작동나트륨통로가 열릴 때
   d. 칼슘이온이 세포로 들어갈 때

8. 신경세포 무리 중 어느 유형의 회로가 반복적 자극을 위해 되먹임을 사용하는가?
   a. 수렴회로(converging circuit)
   b. 발산회로(diverging circuit)
   c. 반향회로(reverberating circuit)
   d. 방전-후-평행 회로(parallel-after-discharge circuit)

9. 전기적 신경연접에서 신경연접이전막과 신경연접이후막의 상호작용은 어느 곳에서 발생하는가?
   a. 신경원섬유마디(neurofibril node)
   b. 틈새이음(gap junctions)
   c. 말단가지돌기(telodendria)
   d. 신경전달물질(neurotransmitters)

10. 활동전위 전파의 속도에 영향을 미치는 2가지 주요 요인은 축삭의 직경과 또 무엇인가?
    a. 말이집 형성
    b. 관련 신경아교세포의 유형
    c. 세포에서 칼륨이온의 농도
    d. 축삭의 길이

11. 신경세포들의 4가지 구조적 유형은 무엇인가? 신경세포 3가지 기능적 유형과는 어떻게 비교할 것인가?

12. 주요 신경아교세포 유형을 식별하고, 각 유형의 기능에 대해 간략하게 설명하시오.

13. 중추신경계통과 말초신경계통의 말이집화는 서로 어떻게 다른가?

14. 말초신경계통 축삭이 자가복구(축삭 재생)하는 과정을 간략히 설명하시오.

15. 안정막전위가 신경세포에서 어떻게 만들어지고 유지되는지 설명하시오.

16. 단계전위와 활동전위를 비교해 설명하시오.

17. 흥분신경연접이후전위와 억제신경연접이후전위의 가중과 활동전위 시작과의 연관성을 설명하시오.

18. 활동전위를 그래프로 그리고, 각 단계별 활동들을 설명하시오.

19. 신경연접마디에서 신경전달물질이 방출되는 기전을 설명하시오.

20. 신경전달물질의 주요 유형들을 나열하고 간략히 설명하시오.

응용 평가 Can You Apply What You've Learned?

1. 앤드류는 길 잃은 개에게 물린 후 병원에 내원했다. 그 개가 광견병 바이러스에 감염되었을 수 있다는 걱정이 생겼다. 광견병 바이러스는 신경연접마디에서 세포체로 일반적으로 물질을 운반하는 방법을 써서 신경세포를 감염시킨다. 그 방법은 무엇인가?
   a. 전방수송
   b. 고속축삭수송
   c. 저속축삭수송
   d. 모두 맞음

2. 한 노인이 뇌의 성상세포종(astrocytoma)을 진단받았다. 이 암은 어떤 유형의 세포에서 발생하는가?
   a. 뇌실막세포(ependymal cell)
   b. 미세아교세포(microglia)
   c. 별모양아교세포(astrocyte)
   d. 위성세포(satellite cell)

3. 신시아는 혈액검사 결과 혈중 칼슘 농도가 비정상이었다. 영향 받은 가능성이 가장 높은 신경세포 전달활동은?
   a. 시작구역에서 단계전위의 가중
   b. 가지돌기와 세포체에서 단계전위 생성
   c. 신경연접마디에서 신경전달물질의 방출
   d. 축삭에서 활동전위의 전파

4. 의사는 하이디에게 신경연접 틈새에서 세로토닌 신경전달물질의 재흡수를 차단하는 약을 처방했다. 이 약물은 신경전달물질을 방출하는 신경세포 전달에서 어떤 부분에 영향을 주는가?
   a. 시작구역
   b. 전도구역
   c. 전달구역
   d. 수용구역

5. 사라는 새 친구인 줄리에게 전화를 걸고 전화번호를 적어야 하는데 펜을 찾을 수 없다. 어쩔 수 없어 계속 그 숫자를 반복했다. 이 행동은 어떤 회로의 신경세포 무리에서 발생할 가능성이 가장 높은가?
   a. 반향회로(reverberating circuit)
   b. 발산회로(divergent circuit)
   c. 수렴회로(convergent circuit)
   d. 방전-후-평행회로(parallel-after-discharge circuit)

종합 평가 Can You Synthesize What You've Learned?

1. 6~9개월 전부터, 마리안은 시력문제뿐만 아니라, 다리의 뼈대근에 대한 미세조절능력을 잃고 약화되기 시작했다. 혈액검사에서 말이집을 공격하는 항체(면역체계 단백질)가 있음이 밝혀졌다. 항체의 존재 외에 마리안의 시력과 근육장애를 초래한 원인은 무엇인가?

2. 외과의가 어빙의 절단된 다리의 신경과 혈관을 함께 다시 봉합해 재연결하였다. 수술은 매우 잘 되어 다리의 혈액공급은 거의 바로 회복됐으나, 다리는 움직이지 않았고 어빙은 몇 달 동안 아무 느낌도 없었다. 왜 혈액순환보다 신경지배를 회복하는 데 더 오랜 시간이 걸리는가?

3. 한 유형의 신경독은 축삭의 탈분극을 방지한다. 이때, 어떤 특정 유형의 통로가 손상되는가?

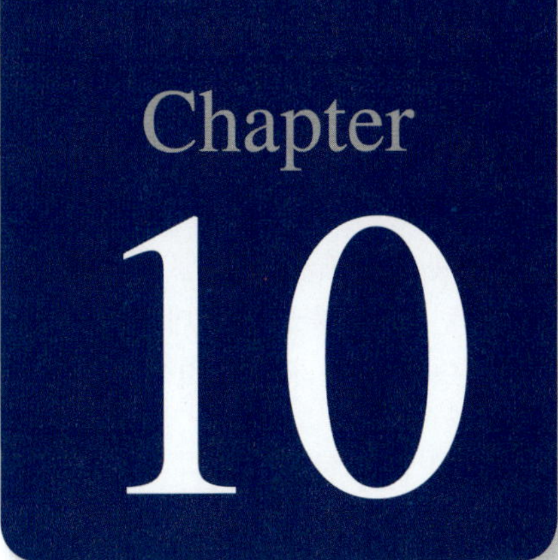

신경계통: 뇌와 뇌신경

Nervous System: Brain and Cranial Nerve

통합 *INTEGRATE*

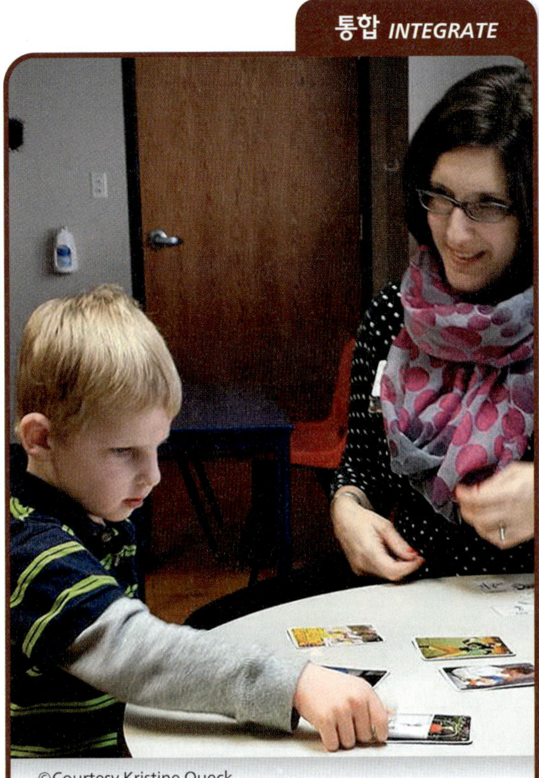

©Courtesy Kristine Queck

관련 직업

언어병리학자
(Speech-Language Pathologist, SLP)

언어병리학자는 다양한 의사소통 및 연하장애를 평가하고 진단한다. 이 의료전문가는 환자의 말하기와 언어능력을 향상시키기 위한 계획을 평가하고 개발한다. 환자는 어린이부터 노인에 이르기까지 다양하며, 의사소통의 어려움도 말할 때 말 더듬는 것부터 비정상적인 억양까지 다양하다. 언어병리학자는 병원, 요양원, 탁아소, 학교와 같은 다양한 건강관리시설에서 일한다. 언어병리학자는 말하기와 의사소통에 관여하는 뇌의 해부학을 이해해야 할 뿐만 아니라, 언어와 말하기와 관련된 해부학적 구조 및 신경로도 알고 있어야 한다.

사람의 뇌는 평균 무게가 약 1.36 kg(3파운드)이지만 수십억 개의 정보를 동시에 처리할 수 있다. 그것은 지속적으로 감각수용기로부터 감각입력을 받고 효과기를 제어하기 위해 운동명령을 내린다. 뇌를 통해 복잡한 정보를 이해하고 시를 쓰고 수학문제를 계산할 수 있다. 중추신경계(CNS)의 일부인 뇌는 말초신경계(PNS)의 일부인 12쌍의 뇌신경과 연결되어 있다. 이 장에서는 뇌와 뇌신경에 대해 알아본다.

10.1 뇌의 발생과 구조

이 장에서는 뇌의 4개 주요 영역과 표면의 기준 구조물들을 설명하면서 뇌에 관한 학습을 시작한다. 그 다음, 성인의 뇌구조가 어떻게 명명되고 관련되는지를 밝히는 데 도움이 되는 배아 뇌 발달에 필수적인 것들을 설명하고, 뇌 전체의 회색질과 백색질의 분포를 살펴볼 것이다.

10.1a 뇌 해부학의 개관

학습목표

1. 뇌의 전 부위에 관해 설명한다.

뇌는 대뇌, 사이뇌, 뇌줄기, 소뇌의 주요 4부위로 나뉜다. **그림 10.1**에서는 어른의 뇌에 있는 주요 구역들을 가쪽면(그림 10.1a), 아래면(그림10.1b), 정중면(그림 10.1c)을 포함해 여러 방향에서 보여 준다. 대뇌는 왼대뇌반구와 오른대뇌반구로 나뉜다. 각 대뇌반구는 다시 엽이라는 5개의 기능적 구역으로 나뉘고, 우리의 머리뼈 부피는 뇌의 크기를 제한하므로, 대뇌의 바깥 뇌조직이 스스로 접히며 더 많은 신경세포가 머리뼈 안에 딱 맞게 찬다. 성인 뇌의 바깥 표면에는 **뇌이랑**(회, gyri; *gyros*: 원)이라는 주름, 뇌이랑 사이의 얕은 홈인 고랑(구, sulcus), 깊은 홈인 **틈새**(열, fissure)가 있다.

그림 10.1의 이미지를 보자.

- 소뇌가 대뇌보다 아래에 위치한다(그림 10.1a에서 가장 잘 볼 수 있음).
- 뇌줄기는 중뇌, 다리뇌, 숨뇌의 3부분으로 구성된다(그림 10.1b, c에서 가장 잘 볼 수 있음).
- 간뇌는 시상상부, 시상, 시상하부로 구성된다(본질적으로 내부 구조이며 그림 10.1c에서 가장 잘 볼 수 있음).
- 12쌍의 뇌신경이 뇌에서 뻗어 있다(그림 10.1b에서 가장 잘 볼 수 있음).

뇌 해부학에서 각 부분의 상대적인 위치를 가리킬 때 사용하는 방향용어가 두 가지 있다. 하나는 앞쪽을 뜻하는 **입쪽**(rostral: 코쪽으로)이고, 다른 하나는 뒤쪽을 뜻하는 **꼬리쪽**(caudal: 꼬리쪽으로)이다.

무엇을 배웠는가?

1. 뇌를 크게 네 가지 부분으로 나누어 설명하라.

통합 INTEGRATE

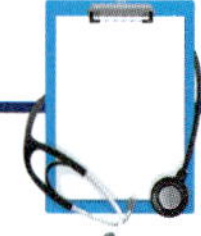

임상적 고찰 10.1 CLINICAL VIEW

외상성 뇌손상: 진탕과 타박상

외상성 뇌손상(traumatic brain injury, TBI)은 사고 또는 외상의 결과로 발생하는 급성 뇌손상이며, 뇌진탕(concussion)은 그중 가장 흔한 유형이다. 머리가 가격당하거나, 빨리 움직이다가 갑자기 멈추었을 때 갑자기 의식을 일시적으로 잃는 것이 특징이다. 두통, 졸음, 집중력 저하, 혼란, 기억상실이 일어날 수 있다. 진탕이 여러 번 발생하면 영향이 누적되며 진탕이 발생할 때마다 지적 능력이 조금씩 감소할 수 있다. 실제, 여러 번의 진탕 병력은 장기적 성격 변화, 우울, 지능 감소와 연관된다. 진탕에 자주 노출되는 운동선수(미식축구, 축구)들은 이런 안 좋은 변화를 겪을 위험이 더 커서, 미식축구협회 같은 곳은 뇌진탕이 의심되는 선수의 악화를 막아 선수를 보호하는 데 적극적이지 않다는 이유로 비난받았다. 그 결과, 감독과 트레이너들은 뇌진탕이 의심되는 경우 선수가 경기를 하는 것에 대해 더 신중하게 임하도록 교육받고 있다.

타박상(좌상, contusion)은 외상 때문에 뇌의 작은 혈관에 있던 혈액이 거미막밑공간(지주막하공간, 액체로 찬 뇌주위 공간)으로 흘러나와 뇌가 타박받는 것이다. 컴퓨터단층촬영(CT)으로 머리를 촬영하면 이 손상을 발견할 수 있다. 대개, 환자는 즉시 의식을 잃고(대부분 5분 이하), 때론 호흡 이상과 혈압 저하도 있을 수 있다.

드물게 발생하지만 특히 주의해야 할 심각한 상태로 **이차충격증후군**(second impact syndrome, SIS)이 있다. 이는 첫 번째 뇌손상이 낫기 전에 다시 뇌손상을 입는 것을 가리키는데, 뇌가 심각하게 붓고 사망할 수도 있다. 이런 이유로, 환자가 다시 뇌손상을 입을 수 있는 일을 시작하기 전에 원래의 뇌손상 반드시 완치되어야 한다. 심한 외상성 뇌손상과 반복적인 외상성 뇌손상은 모두 장기적인 인지결손과 운동장애를 유발할 수 있다. 이 부분의 기능을 회복하기 위해서는 물리치료, 작업치료, 언어치료가 필요할 수 있다.

흥미롭게도, 예비연구에 의하면 치료적 프로게스테론을 사전에 투여받은 환자들은 투여받지 않은 환자들에 비해 회복이 더 잘 되었고 회복속도도 빨랐다. 이 사실을 기반으로 생식호르몬(프로게스테론)이 신경계통의 치유를 돕는다고 예측할 수 있다.

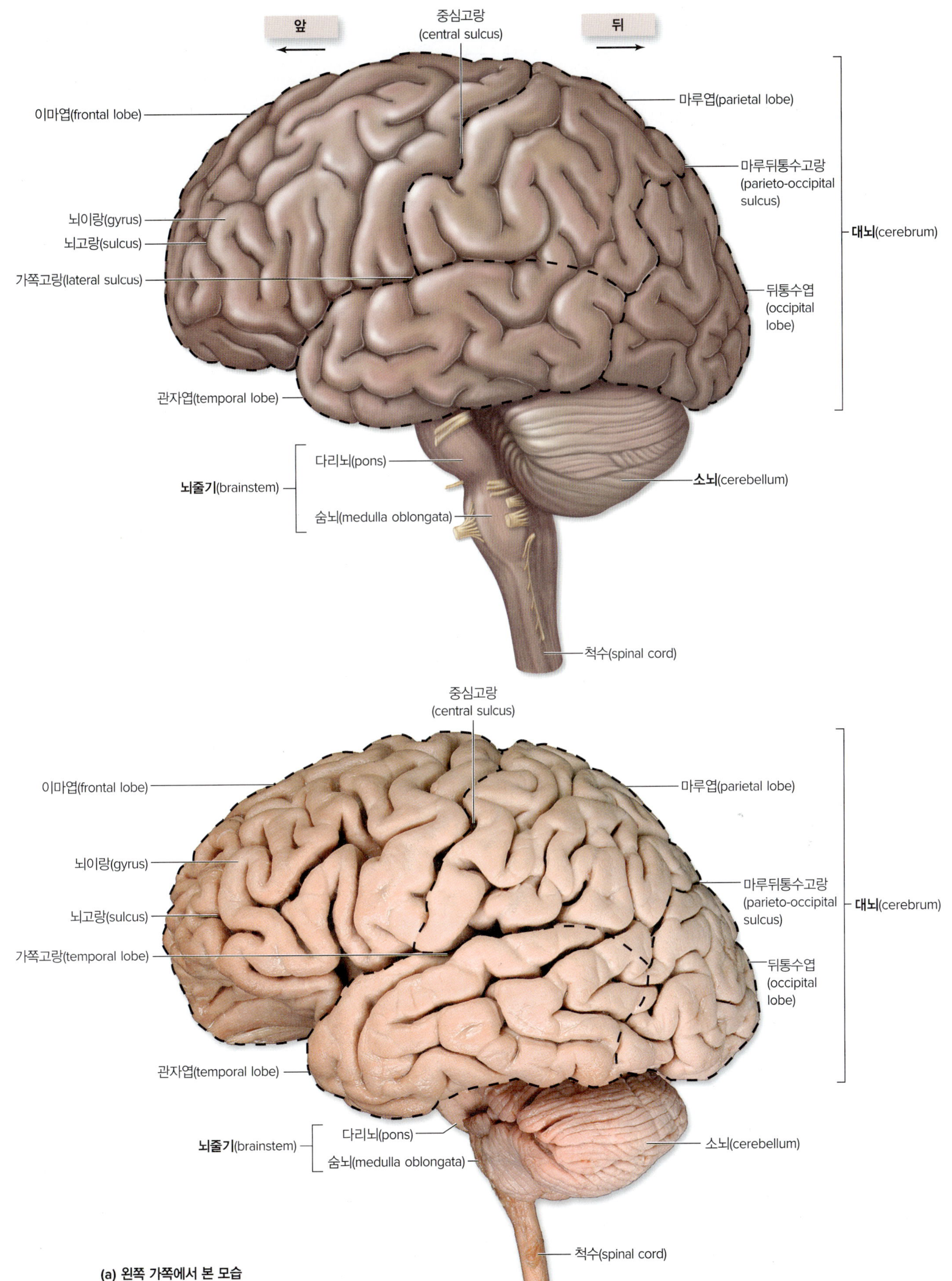

그림 10.1 사람의 뇌. 뇌는 복잡한 기관이며 여러 부분으로 이루어져 있다. (a) 왼쪽의 가쪽에서 본 그림과 표본(cadaver) 사진. 대뇌, 소뇌, 뇌줄기 일부(볼드체)의 왼쪽의 가쪽 모습이 보이며 사이뇌는 보이지 않는다.

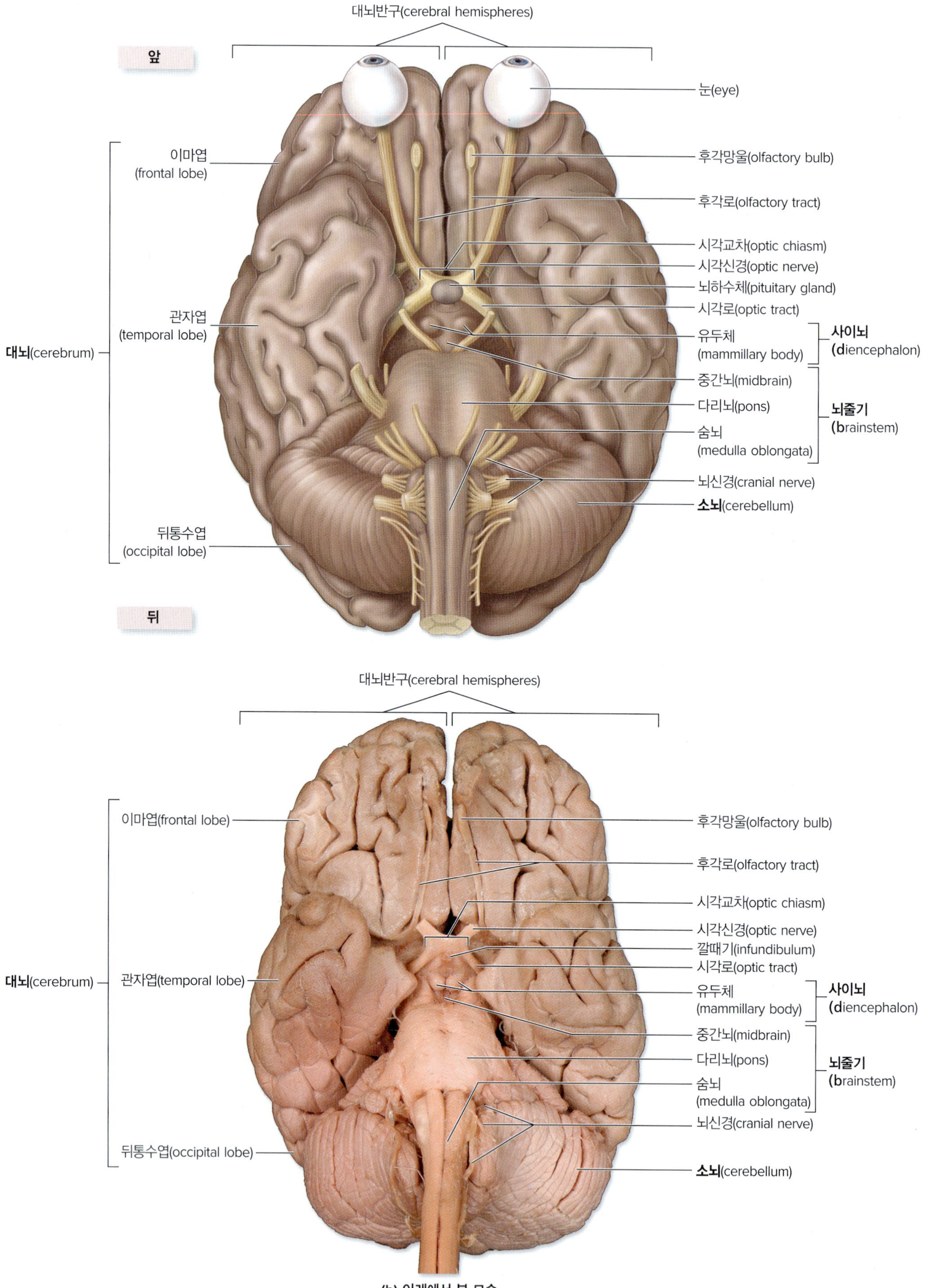

(b) 아래에서 본 모습

그림 10.1 사람의 뇌(계속). (b) 아래에서 본 그림과 표본 사진. 뇌의 바닥에서 시작되는 뇌신경들이 이 방향에서 가장 잘 보인다. 뇌의 주요 구역은 볼드체로 나타냈다.

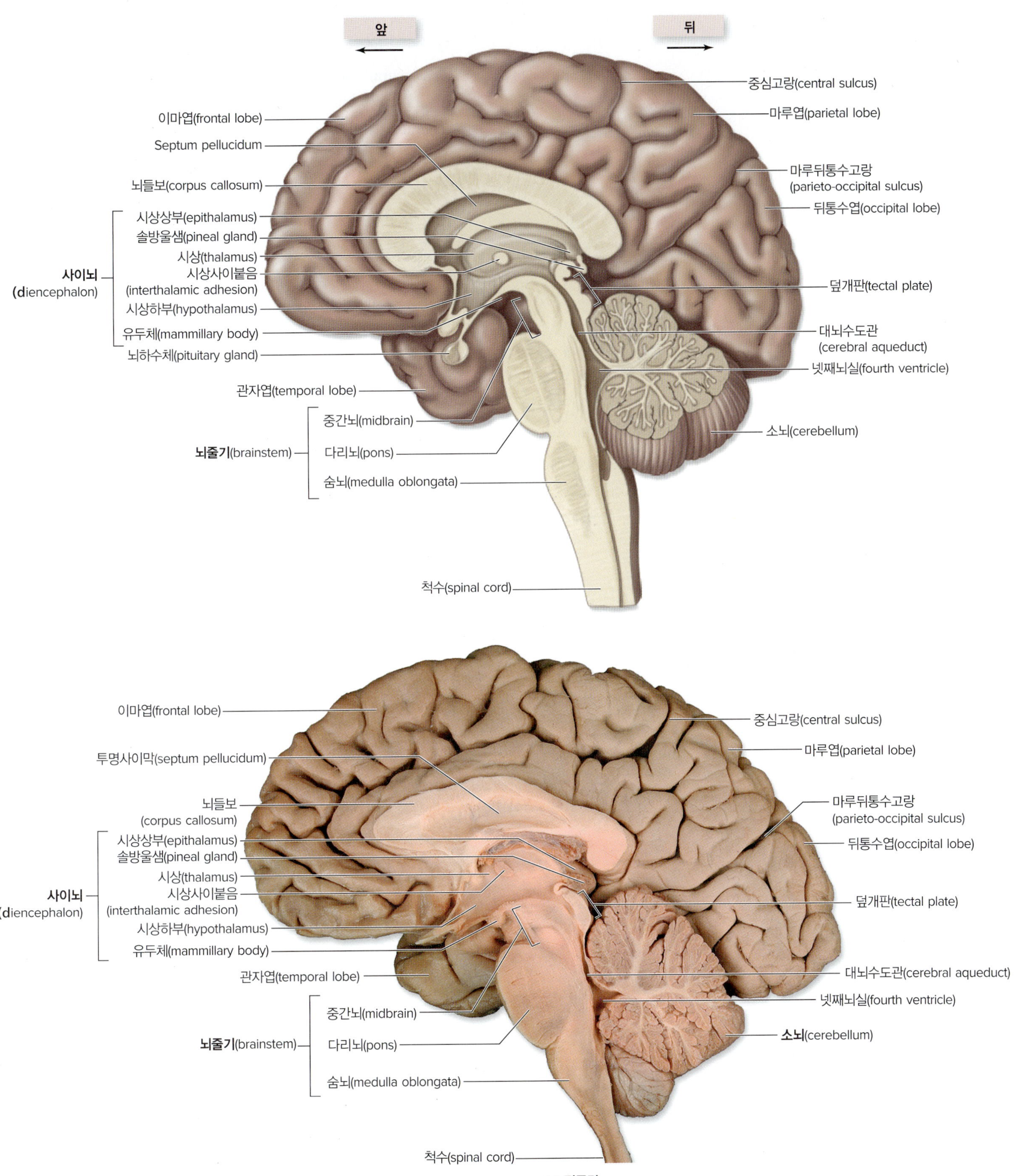

그림 10.1 사람의 뇌(계속). (c) 정중면 그림과 표본 사진. 시상이나 시상하부와 같은 내부 구조들은 여기서 가장 잘 보인다. 뇌의 주요 구역은 볼드체로 나타냈다.

10.1b 뇌 각 구역의 발생

학습목표

2. 신경조직의 발달과 신경관 형성의 과정을 서술한다.

3. 배아기의 앞뇌, 중간뇌, 마름뇌를 정확히 지칭한다.

4. 5개의 이차뇌소포 이름과 배아기 때 각각 어디서 유래하는지와 그렇게 형성된 성인의 뇌구조를 열거한다.

뇌의 각 부분이 어떻게 형성되는지 이해하기 전에, 먼저 외배엽에서 신경계통이 어떻게 발생하는지를 탐구해야 한다. 이제부터 설명할 이 과정을 신경관 형성(neurulation)이라고 한다.

› 신경관 형성

배아의 신경조직 발생은 외배엽의 한 부분이 두꺼워지는 발생 3주째에 시작된다. 이 외배엽은 특히 **척삭**(notochord)을 덮는데, 척삭은 발달하는 배아의 정중선에 위치한 중배엽 세포가 밀집된 무리이다(**그림 10.2**). 이 두꺼워진 외배엽을 **신경판**(neural plate)이라고 하며, 아래 놓인 축삭의 유도로 신경관이 형성되는데, 이 과정을 **신경관 형성**(neurulation)이라 한다. 이 신경관 형성의 결과 모든 신경조직 구조가 만들어진다. 신경관 형성의 과정을 그림 10.2에 나타냈으며, 다음에서 이를 설명한다.

1. 신경판의 가운데 세로방향으로 **신경고랑**(neural groove)이 발달한다. 이때, 신경판 가장자리는 세포들이 증식해 두꺼운 **신경주름**(neural fold)을 이룬다. 신경주름의 양끝은 **신경능선세포**(neural crest cell)를 형성하며, 신경능선세포는 간략히 **신경능선**(neural crest)이라고도 한다.
2. 신경주름이 상승해 서로 가까워지고 신경고랑은 점점 깊어진다. 신경능선세포는 이제 신경고랑의 가장 높은 부분에 위치한다. 위에서 보면 원통에 난 고랑 같은 신경고랑을 가진 신경주름은 마치 소시지를 감싼 핫도그빵의 가장자리와 같다.
3. 신경능선세포들이 신경주름에서 떨어져 나와 다른 구조들을 형성하기 시작한다.
4. 3주가 끝나 갈 때 신경주름은 가운데에서 서로 만나 융합하고 신경고랑은 **신경관**(neural tube)을 이루는데, 신경관의 안쪽 공간을 **신경관**(neural canal)이라 한다. 신경관은 처음에 가운데부터 융합하며, 그 후 가운데 신경주름의 조금 윗부분과 아랫부분도 융합한다. 신경주름의 위아래 모두가 지퍼처럼 합쳐지면 신경관이 형성되는 것이다.

짧은 시간 동안 신경관의 양끝은 모두 열려 있다. **신경구멍**(신경공, neuropore)이라고 하는 이 열린 부분은 발생 4주 말에 닫힌다. 머리가 될 곳에 가장 가까운 구멍을 **머리신경구멍**(cranial neuropore)이라고 하며, 반면 엉덩이가 될 곳에 가까운 구멍은 **꼬리신경구멍**(caudal neuropore)이라 한다. 이 구멍들이 닫히지 않으면 태아는 이후에 신경관 결함을 겪게 된다(임상적 고찰 10.2: "신경관 결함" 참조). 발달하는 신경관은 중추신경계통을 이룬다. 머리쪽 부분은 확장되어 뇌를 이루고, 꼬리쪽 부분은 확장되어 척수를 이룬다(11.7 참조).

그림 10.2 신경계통의 발생. 신경관 형성은 발생 3주째에 시작되며, 신경관은 발생 4주째 말에 완전히 닫힌다.

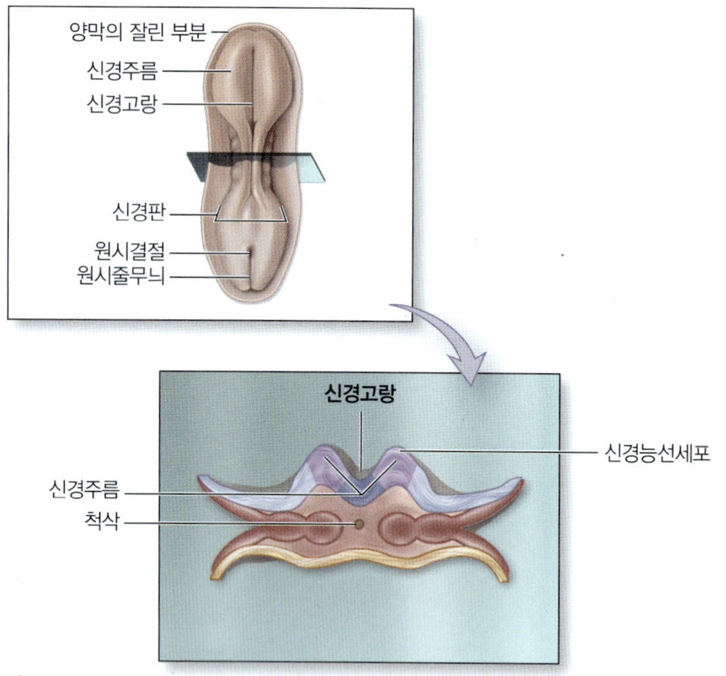

① 신경판에서 신경주름과 신경고랑이 생겨난다.

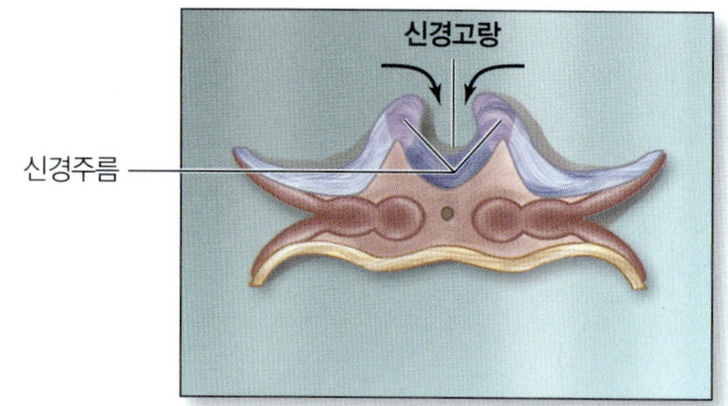

② 신경주름이 솟아올라 서로 가까워진다.

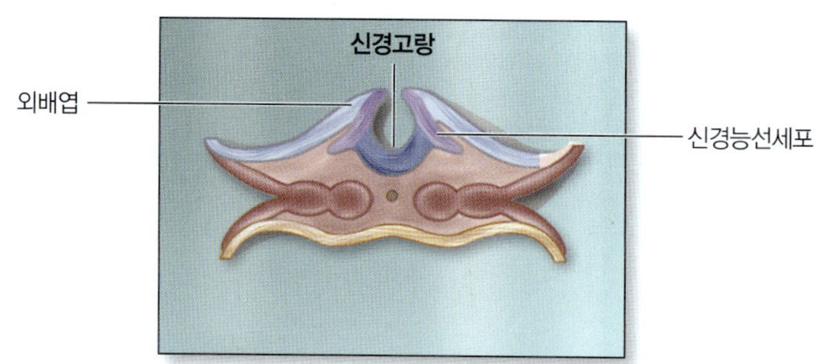

③ 신경능선세포가 신경주름에서 "떨어져 나가" 다른 구조를 형성하기 시작한다.

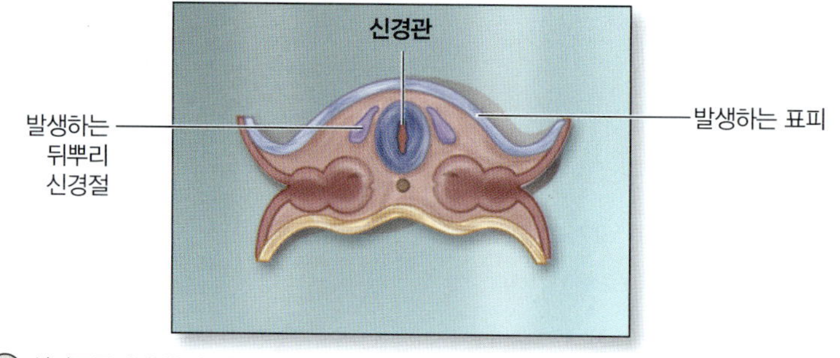

④ 신경주름이 융합해 신경관을 이룬다.

통합 INTEGRATE

임상적 고찰 10.2 CLINICAL VIEW

신경관 결함

신경관 결함(neural tube defect)은 뇌, 척수, 뇌막(뇌와 척수를 싸는 보호막)의 심각한 발달 결함이다. 신경관 결함의 기본적인 두 종류는 크게 뇌없음증과 척추갈림증이 있다. 두 상태 모두 신경관이 발생하던 중 국소적 닫힘 이상으로 발생한 것이다.

뇌없음증(무뇌증, anencephaly; *an*: 없는, *enkephalos*: 뇌)은 뇌와 머리뼈의 상당 부분 또는 전체가 없는 것이다. 뇌없음증이 있는 신생아는 출생 후 수 시간 내에 대부분 사망한다. 다행히 뇌없음증은 매우 드물며, 출생 전에 초음파 검사를 통해 쉽게 확인할 수 있다. 척추갈림증(이분척추, spina bifida; *spina*: 척추, *bifidus*: 둘로 나뉨)은 뇌없음증보다 빈번하게 발생한다. 척추갈림증은 신경관의 꼬리쪽 부분(대부분 허리뼈 또는 엉치 부분)이 닫히지 않아서 일어난다. 중증 척추갈림증의 형태는 낭성척추갈림증이며, 보다 경미한 형태가 숨은척추갈림증이다.

낭성척추갈림증(낭성이분척추, spina bifida cystica)에서는 척추뼈고리가 거의 형성되지 않아 척수의 뒷면이 열려 보호받지 못한다(그림 a, b). 전형적으로, 척수액이 찬 얇은 피부 또는 뇌수막에만 덮인 큰 낭종이 등에 있다. 다리가 마비되는 경우가 척추갈림증 증후군에서 발생할 수 있다.

숨은척추갈림증(잠재이분척추, spina bifida occulta)은 낭성척추갈림증보다 덜 심각하지만, 훨씬 더 흔하다. 척추뼈고리의 일부, 그중에서도 주로 척추뼈고리판과 척추뼈가시가 없는 것이 특징이다(그림 c). 결손된 부분이 작고 척수나 수막이 돌출되지 않는다. 뼈가 결손된 부위에 털이 다발로 있어 의사가 결손 부위를 파악할 수 있는 경우가 많다. 숨은척추갈림증은 증상이 없어서 다른 이유로 방사선 촬영을 하다 우연히 알게 되는 경우가 대부분이다.

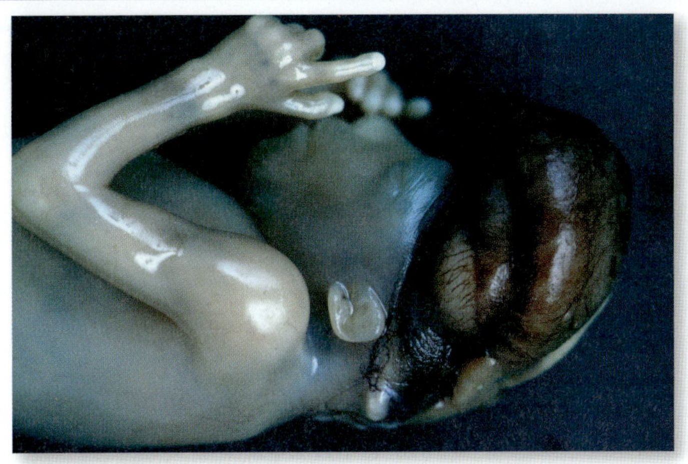

뇌없음증 신생아

©James Stevenson/Science Source

신경관 결함의 발생 위험을 완전히 없앨 수는 없지만 크게 줄일 수는 있다. 연구 결과, 임산부가 비타민 B_{12}와 **엽산**(folic acid, B_9) 섭취를 늘리면 신경관 결함의 발생률이 크게 줄어든다. 비타민 B_{12}와 엽산은 DNA 형성에 반드시 필요하며 세포분열(2.9 참조)과 일차배엽층 분화에도 필요하다. 이 때문에 임신한 여성에게 이 두 비타민 함량이 높은 비타민 제제를 복용하도록 권장하고 있으며, 또 신경관 형성이 완료되는 수정 후 4주에도 자신이 임신한 사실을 모를 수 있으므로, 모든 가임기 여성은 엽산을 충분히 섭취하도록 장려한다.

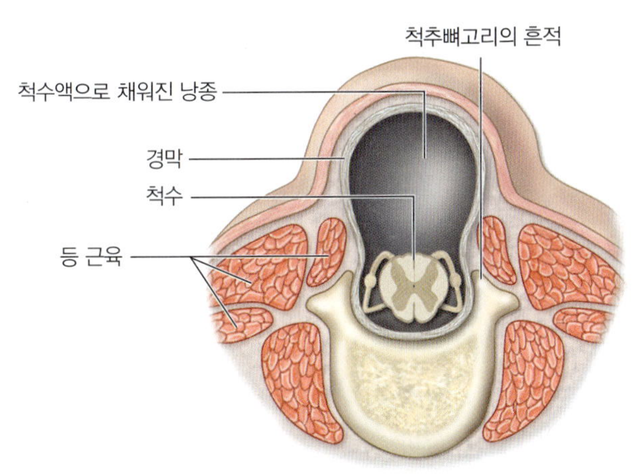

(a) 낭성척추갈림증

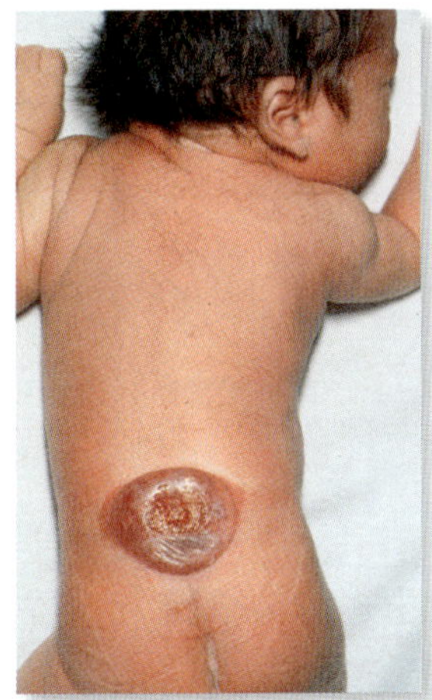

(b) 낭성척추갈림증이 있는 아이

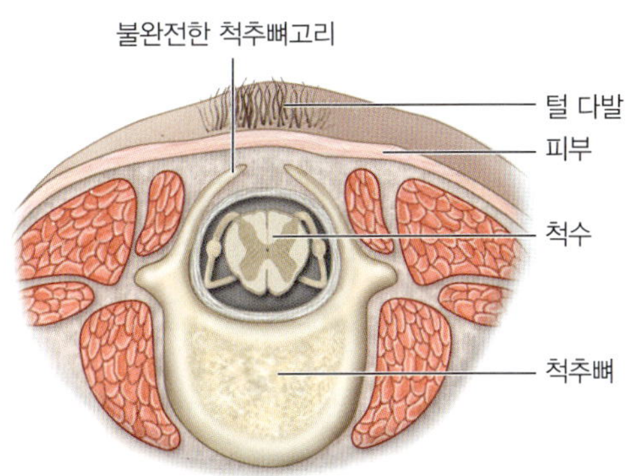

(c) 숨은척추갈림증

척추갈림증은 신경관 장애의 일종이며 두 가지 형태로 나뉜다. (a), (b) 낭성척추갈림증 (c) 숨은척추갈림증.

(b)Wellcome Image Library/CustomMedical

› 뇌의 발생

사람 배아에서 뇌는 신경관의 머리쪽 부분에서 발생한다. 신경관의 각 부분은 성장속도가 서로 다르다. 이 성장을 통해 발생 4주 말까지 3개의 **일차뇌소포**(primary brain vesicle)가 생기며, 나중에 이 부분들은 성인 뇌에서 모두 서로 다른 부분이 된다(**표 10.1**). 각 뇌소포의 이름은 발생하는 머리의 상대적 위치를 가리키며, 각각 **앞뇌**(prosencephalon; *proso*: 앞, *enkephalos*: 뇌), **중간뇌**(mesencephalon; *mes*: 중간), 마름모 모양인 **마름뇌**(rhombencephalon; *rhombo*: 마름모)라고 한다(**그림 10.3a**).

발생 5주까지, 3개의 일차뇌소포는 5개의 이차뇌소포로 발달한다(그림 10.3b).

- **끝뇌**(종뇌, telencephalon; *tel*: 끝)는 앞뇌에서 생겨나며 나중에 대뇌가 된다.
- **사이뇌**(diencephalon; *dia*: 통하다)는 앞뇌에서 생겨나며 나중에 시상, 시상하부, 시상상부가 된다.

표 10.1 뇌의 주요 구조: 배아에서 성숙까지

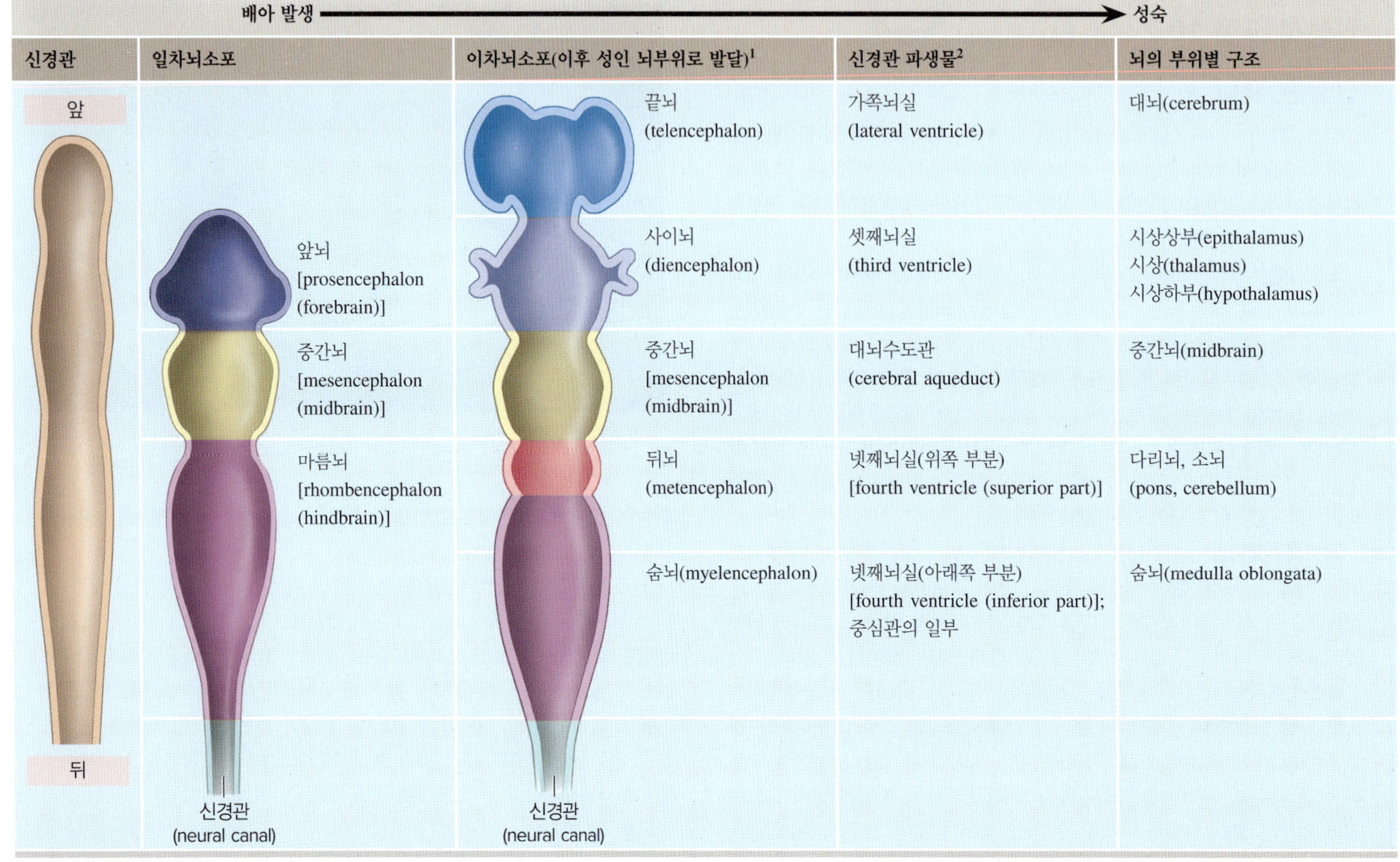

신경관	일차뇌소포	이차뇌소포(이후 성인 뇌부위로 발달)[1]	신경관 파생물[2]	뇌의 부위별 구조
	앞뇌 [prosencephalon (forebrain)]	끝뇌 (telencephalon)	가쪽뇌실 (lateral ventricle)	대뇌(cerebrum)
		사이뇌 (diencephalon)	셋째뇌실 (third ventricle)	시상상부(epithalamus) 시상(thalamus) 시상하부(hypothalamus)
	중간뇌 [mesencephalon (midbrain)]	중간뇌 [mesencephalon (midbrain)]	대뇌수도관 (cerebral aqueduct)	중간뇌(midbrain)
	마름뇌 [rhombencephalon (hindbrain)]	뒤뇌 (metencephalon)	넷째뇌실(위쪽 부분) [fourth ventricle (superior part)]	다리뇌, 소뇌 (pons, cerebellum)
		숨뇌(myelencephalon)	넷째뇌실(아래쪽 부분) [fourth ventricle (inferior part)]; 중심관의 일부	숨뇌(medulla oblongata)

1. 배아기의 이차뇌소포는 성인 뇌의 각 부분이 되며, 그 부분은 같은 이름으로 불린다.
2. 특정 뇌 부위에 있는 신경관은 고유의 이름을 갖는 공간이 된다.

- **중간뇌**(mesencephalon)는 일차뇌소포 중에서 유일하게 이차뇌소포를 만들지 않는다. 나중에 중간뇌(midbrain)가 된다.
- **뒤뇌**(후뇌, metencephalon; *meta*: 후)는 마름뇌에서 생겨나며, 나중에 다리뇌와 소뇌가 된다.
- **숨뇌**(myelencephalon; *myelos*: 숨뇌)는 마름뇌에서 생겨나며, 나중에 숨뇌(연수)가 된다.

끝뇌는 배아기와 태아기에 빠르게 자라 사이뇌를 둘러싼다. 뇌가 발달함에 따라, 끝뇌 부분의 표면이 특히 많이 접히고, 성인 뇌에서 이들은 고랑과 이랑이 된다. 대부분의 이랑과 고랑은 태아기 후기에 발달하므로, 출생 시에 뇌의 겉모습은 성숙한 뇌와 거의 비슷하지만 기능 발달에는 더 오랜 시간이 걸린다(그림 10.3c~e).

무엇을 배웠는가?

2 신경판에서 어떻게 신경관이 생겨나는가?

3 5개의 이차뇌소포와 각 뇌세포에서 생겨나는 성인 뇌의 이름을 나열하라.

10.1c 회색질과 백색질의 분포

학습목표

5. 뇌의 각 구역에서 회색질과 백색질의 일반적 구성, 기능, 그리고 분파가 어떻게 되어 있는지 비교하고 대조한다.

뇌의 각 구역에 있는 신경관은 나중에 각각의 (고유한) 이름을 가진 공간을 형성한다. 뇌와 척수에는 회색질과 백색질이라는 뚜렷한 2개의 조직이 존재한다. 이 절을 공부할 때, **그림 10.4**를 참조하며, 여기서 중추신경계(CNS)의 다양한 영역에 있는 회색질과 백색질의 분포를 뇌와 척수 모두에서 보여준다.

중추신경계(CNS)에 있는 **회색질**(gray matter)의 해부학적 구조는 주로 그것을 구성하는 신경세포의 세포체와 가지돌기 때문에 회색으로 보인다. 일반적 뇌구조가 회색질로 구성되어 있다는 것을 가리키는 한 가지는 이런 영역들이 종종(비록 항상은 아니지만) 다음과 같이 지칭된다는 것이다.

- 겉질(cortex), 회색질의 얇은층(나무의 껍질처럼)이다.
- 핵(nucleus), 또는 중심(center), 뇌의 표면 가까이 또는 깊숙한 곳에 있는 회색질에 있는 신경세포체의 무리이다.

예를 들면, 대뇌의 바깥(표면) 회색질은 대뇌겉질(cerebral cortex)이고, 대뇌의 안쪽(깊은) 회색질은 대뇌핵(cerebral nuclei)이다(그림 10.4a). 또 다른 예는 소뇌 바깥의 회색질이며, 여기가 소뇌겉질(cerebellar cortex)이다(그림 10.4b).

척수는 뇌와 반대 양상으로 바깥쪽 백색질과 안쪽 회색질로 되어 있는 것을 주목한다. 뇌 또는 척수에 있는 서로 다른 회색질 영역의 일반적 기능은 통합 및 처리 영역으로 역할하는 것이다. 특히 회색질 내의 **신경연접**(synapse)은 통합 및 처리가 될 수 있게 한다.

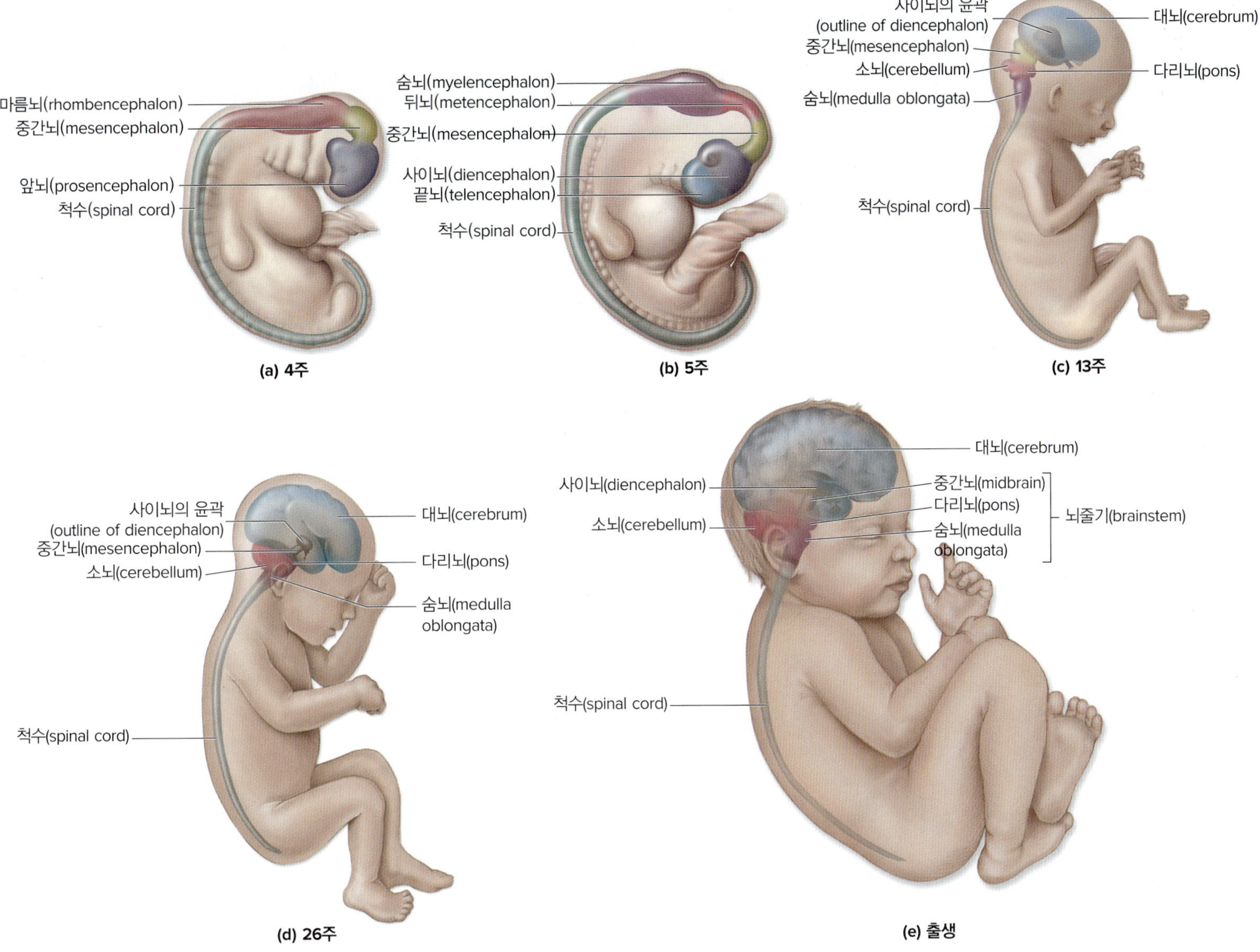

그림 10.3 발생하는 뇌의 구조 변화. (a) 4주째에 공간의 부족으로 성장하는 뇌가 구부러진다. (b) 5주째에 이차뇌소포가 나타난다. (c) 13주가 되면 끝뇌는 빠르게 자라 사이뇌를 감싼다. (d) 큰 고랑과 이랑 몇 개가 26주에 나타난다. (e) 성숙한 뇌의 각 부분이 출생 시에 나타난다.

통합 INTEGRATE

학습전략 LEARNING STRATEGY

일반적으로, 뇌와 척수 내의 회색질은 주로 정보처리 또는 "의사결정" 부위로서 역할을 하는 가지돌기와 세포체로 구성되는 반면, 백색질은 회색질과 신경신호를 전달하는 말이집축삭으로 구성된다.

이에 비해, **백색질**(white matter)의 해부학적 구조는 이를 구성하고 있는 말이집축삭의 묶음에 의해 흰색으로 보인다. 중추신경계통의 이런 말이집축삭의 다발을 신경로(tract)라 하며, 표면(바깥 백색질) 또는 깊숙히(안쪽 백색질)에 있거나 가까이에 있다(그림 10.4). 뇌 속의 신경로는 대개 특정 이름(예: 뇌들보, 속섬유막, 다리)을 갖는다. 척수에 있는 백색질은 10.3a절에 설명된 다발(funiculus)과 백색맞교차(white commissure)(그림 10.4d)로 세분한다. [9.1c절에서 말초신경계(PNS)에 있는 축삭다발을 신경(nerve)이라 하고, 세포체의 응집체 또는 무리를 신경절(ganglia)이라 한 것도 상기한다.]

표 10.2 신경계통 용어

구조	정의
	중추신경계통
회색질	
겉질	회색질의 얕은층
핵	명확한 해부학적 경계를 갖는 중추
중추	중추신경계통에 있는 신경세포체의 무리
백색질	
신경로	중추신경계통에서 출발과 도착을 같이 하는 축삭의 다발
다발	척수의 특정 부위에 있는 축삭의 다발
다리	뇌의 두 부위를 연결하는 신경로로 구성된 줄기 같은 구조
	말초신경계통
신경절	말초신경계통에서 신경세포체의 무리
신경	말초신경계통에서 축삭의 다발
신경얼기	신경들의 연결망
통로	중추신경계통과 신체기관 사이에 신경신호를 전달하는 두 개 이상의 신경세포로 구성됨

그림 10.4 중추신경계통의 회색질과 백색질. 회색질은 신경세포체, 가지돌기, 말이집이 없는 축삭이 있는 영역을 대표하며, 백색질은 말이집이 있는 축삭 때문에 흰색을 띤다. 회색질과 백색질의 분포를 (a) 대뇌와 사이뇌, (b) 소뇌와 뇌줄기, (c) 숨뇌(뇌줄기의 뒤에 있음), (d) 척수에서 비교하였다.

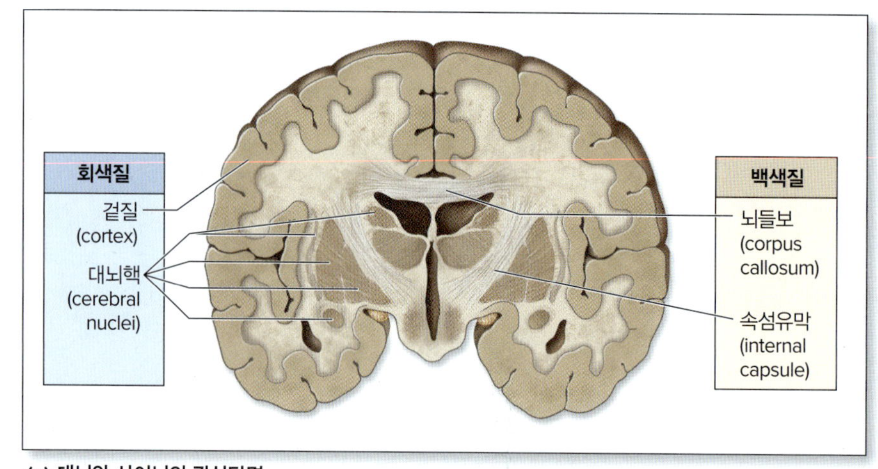

(a) 대뇌와 사이뇌의 관상단면

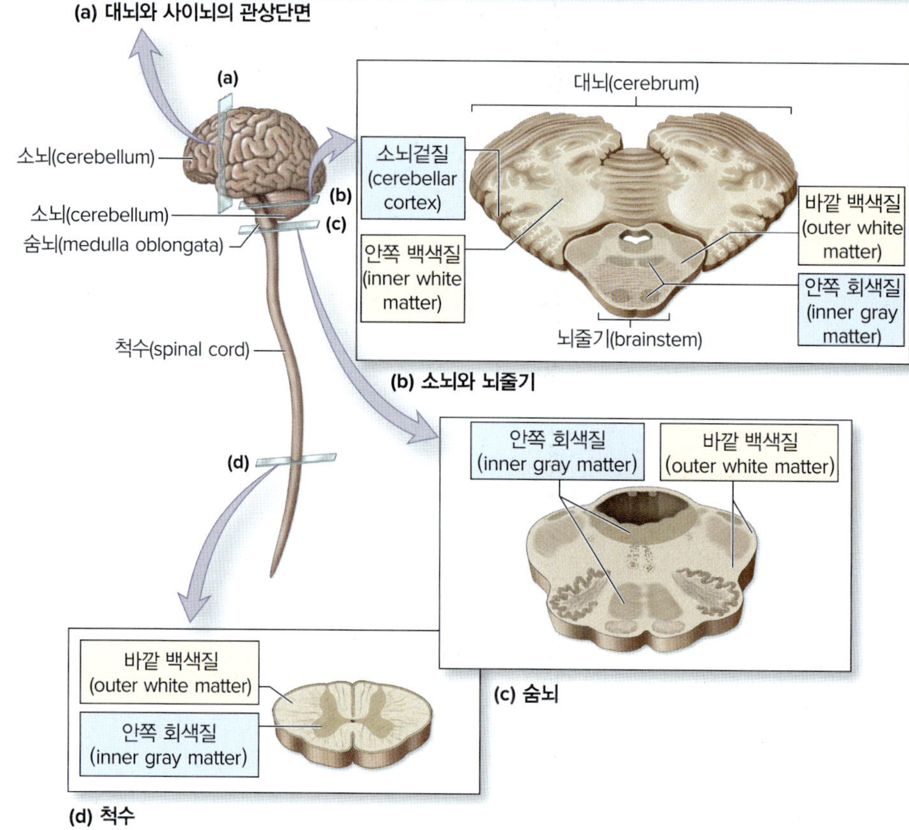

(b) 소뇌와 뇌줄기

(c) 숨뇌

(d) 척수

뇌은 척수에서 백색질을 형성하는 축삭다발의 일반적 기능은 신경신호를 전달하는 것이다(9.8c 참조). 백색질은 뇌와 척수의 서로 다른 영역 사이에, 그리고 뇌와 몸 사이에 정보가 전달되는 수단을 제공한다. **표 13.2**는 회색질 및 백색질에 관한 이러한 일반 용어들에 대한 빠른 참조를 위해 사용할 수 있다.

무엇을 배웠는가?

4 대뇌와 척수에서 회색질이 있는 곳은 어디인가?

10.2 뇌의 보호와 지지

뇌는 여러 기관의 보호를 받으며 분리되어 있다. 단단한 머리뼈가 뇌를 지지하고(5.2 참조) 결합조직으로 된 막인 수막이 뇌를 둘러싸고 보호하며 각 부분을 나눈다. 뇌척수액은 수막이 이루는 특정한 층들 사이에서 완충작용을 한다. 또한 뇌는 독특한 혈액-뇌장벽이 있어 해로운 물질이 혈액에서 뇌로 들어오는 것을 막는다.

통합 INTEGRATE

임상적 고찰 10.3 CLINICAL VIEW

수막염과 뇌염

수막염(meningitis)은 수막에 생기는 염증이며, 일반적으로 바이러스나 세균 감염으로 발생한다. 초기 증상은 발열, 심한 두통, 구토, 뻣뻣한 목(수막의 통증이 뒷목에 나타날 수 있으므로)이다(13.2b 참조). 세균성 수막염은 전형적으로 증상이 더 심하며, 만약 치료받지 못하면 뇌손상과 사망을 유발할 수 있다. 바이러스성과 세균성 수막염 모두 전염성이 있으며 호흡기나 입의 분비물을 통해 전파될 수 있어 대학교 기숙사나 군대 막사(사람들이 밀집해 생활하는 곳)에서 빠르게 확산될 수 있는 질병이다. 따라서 미국에서는 청소년이나 신병은 대학이나 군입대 전에 각각 세균성 수막염 예방접종(수막염을 일으키는 가장 흔한 균주로부터 보호할 수 있음)을 권장한다.

뇌염(encephalitis, *enkephalos*: 뇌, *itis*: 염증)은 뇌의 급성 염증성 질환으로, 대부분 바이러스 감염으로 인해 발생한다. 증상에는 졸음, 발열, 두통, 목 통증, 혼수, 마비 등이 있으며, 사망할 수도 있다.

10.2a 뇌수막

학습목표

6. 3가지 뇌수막의 구조와 위치를 비교 및 대조하고, 뇌수막 사이의 공간을 구분한다.
7. 뇌경질막 사이막 4개를 열거하고, 그 위치를 기술한다.

뇌수막(cranial meninx, *meninx*: 막)은 머리뼈에서 뇌의 물렁조직을 분리 및 보호하고, 뇌를 공급하는 몇몇 혈관을 감싸고 보호하며, 뇌척수액을 담고 순환하는 것을 돕는 3겹의 결합조직층이다. 깊은 곳(뇌에 가장 가까움)에서 얕은 곳(뇌에서 가장 멂)의 순으로 연질막, 거미막, 경질막이 있다(**그림 10.5**).

› 연질막

연질막(연막, pia mater; *pia*: 부드러운, *mater*: 어머니)은 뇌수막 중에서 가장 안쪽에 있다. 얇고 섬세한 성긴결합조직이며, 뇌에 붙어서 표면의 모든 윤곽을 덮는다.

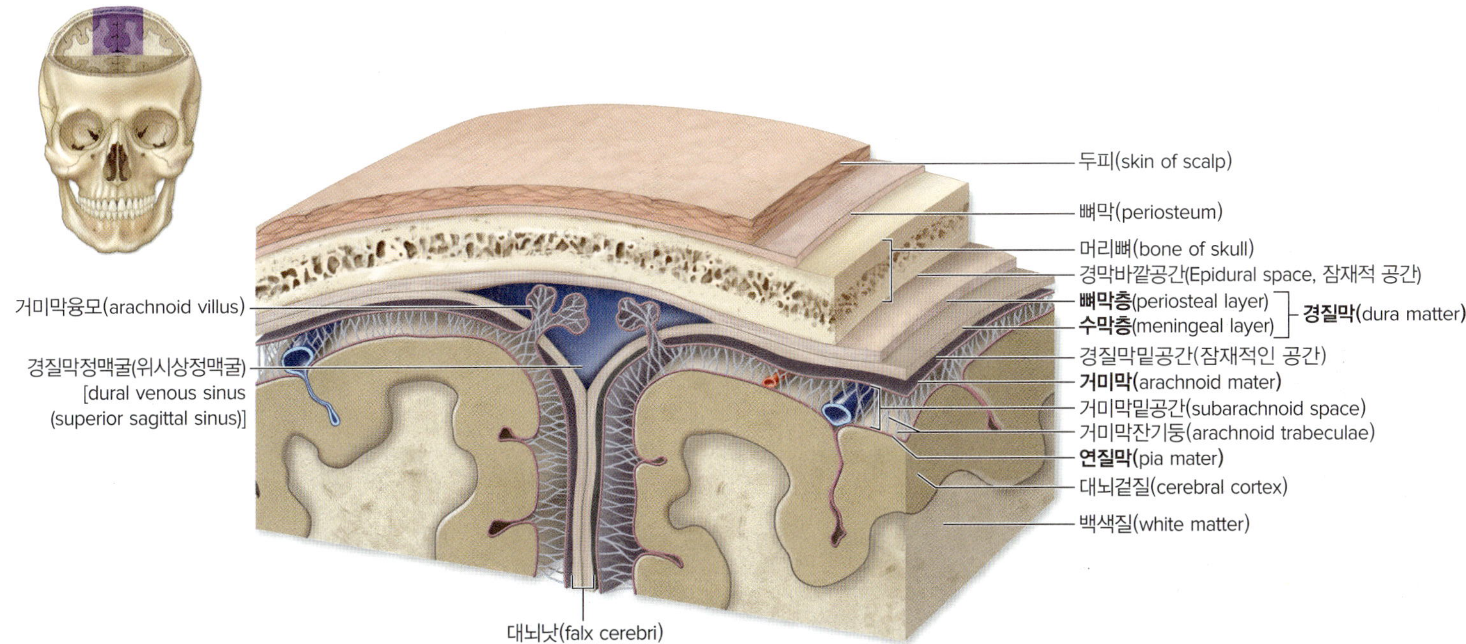

그림 10.5 뇌수막. 머리 윗부분의 관상단면을 통해 세 수막층의 배열을 나타냈다. 수막층은 경질막, 거미막, 연질막으로 이루어져 있다. 가운데에서 경질막의 수막층이 안으로 접혀, 오른·왼대뇌반구를 나누는 대뇌낫이 된다. 수막층과 뼈막층은 때로 분리되어 경질막정맥굴을 이룬다. 경질막정맥굴의 예로는 뇌에서 혈액을 내보내는 위시상정맥굴(그림에 나타남)을 들 수 있다.

통합 INTEGRATE

임상적 고찰 10.4 CLINICAL VIEW

경질막바깥혈종과 경막밑혈종

혈액이 혈관 밖으로 유출되어 고인 것을 **혈종**(hematoma; *hemato*: 혈액, *oma*: 종양)이라 한다. **경질막바깥혈종**(경막외혈종, epidural hematoma)은 뇌의 경질막바깥공간에 고인 혈액이며, 흔한 원인은 머리를 세게 부딪히는 것이다. 혈종의 크기가 점점 커지면 인접한 뇌조직이 일그러지고 짓눌린다. 만약 출혈이 멈추지 않으면, 머리뼈에 구멍을 뚫어 고인 혈액을 제거하고, 출혈 혈관을 묶는다.

경막밑혈종(경막하혈종, subdural hematoma)은 경막밑공간에서 발생하는 출혈이다. 이런 혈종은 전형적으로 머리를 빠르게 혹은 격렬하게 돌릴 경우 정맥 파열로 발생한다. 경막밑공간에 고인 혈액은 뇌를 압박하나, 경질막바깥혈종보다는 더 느리게 진행된다. 경막밑혈종도 경질막 바깥혈종과 비슷하게 치료한다.

› 거미막

거미막(지주막, arachnoid mater, arachnoid membrane)은 연질막보다 바깥쪽에 있다. 'arachnoid'라는 용어는 '거미줄 같은'이라는 뜻으로, 이 막이 그렇게 불리는 이유는 부분적으로 콜라겐섬유와 탄력섬유로 이루어진 **거미막잔기둥**(지주막섬유주, arachnoid trabecula)이라는 섬세한 그물이기 때문이다. 거미막 바로 밑에 있는 **거미막밑공간**(지주막하공간, subarachnoid space)에는 뇌척수액(10.2c 참조)이 있다. 거미막잔기둥은 거미막에서 그 아래 연질막으로 뻗으며 이 공간을 지나간다. 거미막잔기둥과 척수액은 거미막밑공간에서 뇌동맥과 뇌정맥을 지탱한다.

› 경질막

경질막(경막, dura mater; *dura*: 거친)은 라틴어로 된 이름이 가리키듯 가장 질긴 수막이다. 가장 바깥쪽의 거친 치밀불규칙결합조직층으로, 2개의 섬유층으로 되어 있다. **수막층**(meningeal layer)은 거미막의 바로 위에 있다. **뼈막층**(골막층, periosteal layer)은 그보다 더 위에 있으며, 머리뼈 안쪽 표면에서 뼈막을 이룬다. 수막층은 뼈막층과 대부분 융합하지만, 다만 크고 혈액으로 찬 **경질막정맥굴**(경막정맥동, dural venous sinus, 정맥굴은 변형 정맥이다, 17.1d 참조)은 예외로서 두 막이 융합하지 않는다. 경질막정맥굴은 전형적으로 단면이 삼각형이며 다른 정맥과 달리 정맥혈의 흐름을 조절하는 판막이 없다. 경질막정맥굴은 뇌의 혈액을 내보낸다. 대부분의 정맥굴은 **그림 10.6**에 나타냈다.

경질막과 관련이 있는 2개의 잠재적 공간은 경질막바깥공간과 경질막밑공간이다. 경질막과 머리뼈는 **경질막바깥공간**(경막외공간, Epidural space)에 의해 나뉠 수 있다. 수막과 머리뼈 사이의 경질막바깥공간에는 수막과 머리뼈에 영양을 공급하는 동맥과 정맥이 있다. **경질막밑공간**(subdural space)은 거미막과 위에 놓인 경막 사이이다. 경질막바깥공간이나 경질막밑공간은 혈액이나 체액이 차면 실제 공간이 될 수 있다(임상적 고찰 10.4: "경질막바깥혈종과 경막밑혈종" 참조).

› 뇌경질막 사이막

경질막의 수막층은 4곳에서 납작하게 뻗어 나가 머리안을 분할한다. 이런 이중 경질막들을 **뇌경질막 사이막**(cranial dural septum)이라 한다. 이 막들은 뇌의 특정 부분을 나누며 뇌를 더욱 안정시키고 지지한다. 4개의 뇌경질막 사이막은 대뇌낫, 소뇌천막, 소뇌낫, 안장가로막이다(그림 10.6). **대뇌낫**(대뇌겸, falx cerebri; *falx*: 낫, *cerebro*: 뇌)은 4개의 뇌경질막 사이막 중 가장 크다. 경질막이 큰 낫 모양을 이루고 수직으로 접히는 대뇌낫은 정중면에 있으며, 오른 · 왼대뇌반구 사이의 세로틈새로 돌출된다. 대뇌낫의 아랫부분은 앞쪽에서 벌집뼈의 볏돌기에 부착된다. 아랫부분의 뒤쪽은 속뒤통수융기에 부착된다(5.2b 참조). 대뇌낫의 위와 아래의 가장자리를 따라 각각 **위시상정맥굴**(상시상정맥동, superior sagittal sinus)과 **아래시상정맥굴**(inferior sagittal sinus)이 놓인다.

소뇌천막(tentorium cerebelli)은 수평방향의 경질막 주름이며, 대뇌의 뒤통수엽과 관자엽을 모두 소뇌와 분리한다. 소뇌 위에 경막 '천막' 같은 모양이어서 이런 이름이 붙었다. 가로정맥굴(횡정맥동, trans-

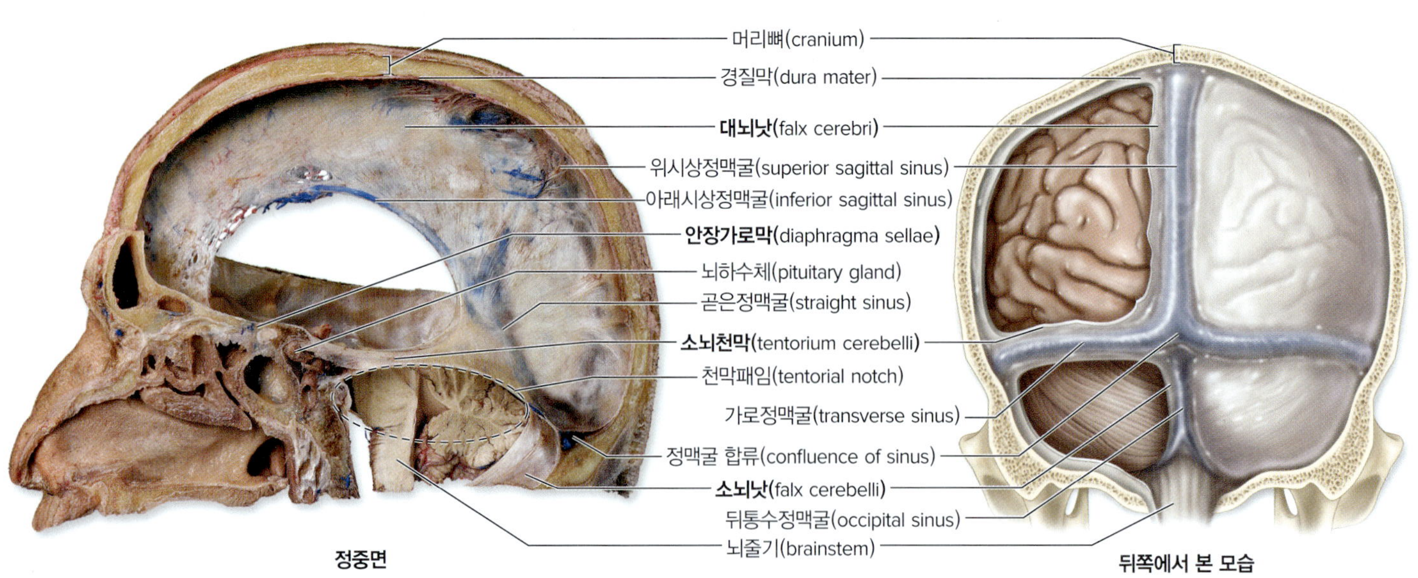

그림 10.6 뇌경질막 사이막. 머리뼈의 정중면과 뒤에서 본 모습으로 대뇌낫, 소뇌낫, 소뇌천막, 안장가로막의 배열을 나타냈다.

verse sinus)이 뒤쪽 가장자리에, **곧은정맥굴**(직정맥동, straight sinus)이 정중시상면에 있다. 소뇌천막의 앞면에는 **천막패임**(tentorial notch, tentorial incisure)이 있어 뇌줄기가 이곳을 지난다.

소뇌낫(소뇌겸, falx cerebelli)은 소뇌천막 뒤쪽의 정중선을 향해 뻗어 있다. 소뇌낫은 오른 · 왼소뇌반구로 나누는 낫 모양의 수직막이다. 작은 **뒤통수정맥굴**(후두정맥동, occipital sinus)은 소뇌낫 뒤쪽의 수직 모서리에 놓인다.

안장가로막(diaphragma sellae)은 경질막 중 가장 작으며, 나비뼈의 안장(sella turcica) 위에서 "지붕"을 이룬다. 여기는 조그만 구멍이 하나 있어 뇌하수체를 시상하부(10.4c 참조)의 바닥과 연결하는 가느다란 줄기인 깔때기가 통과한다.

어떻게 생각하는가?

1 뇌를 가장 잘 지탱하고 보호하는 수막층은 무엇인가? 그 이유는 무엇인가?

무엇을 배웠는가?

5 얕은 곳에서 깊은 곳의 순서로 수막을 열거하고, 수막 사이에 있는 공간의 이름을 제시하라.

6 대뇌낫은 어디에 있으며, 어떤 역할을 하는가?

10.2b 뇌실

학습목표

8. 뇌실의 위치를 말하고 뇌실에 대해 해부학적으로 설명한다.

뇌실(ventricle)은 신경관(배아 신경관의 속공간)에서 유래되어 형성된 뇌 속의 공간 또는 확장이다. 모든 뇌실은 내벽이 뇌실막세포(12.4b 참조)로 덮여 있으며, 속에는 뇌척수액이 들어 있다. 뇌실과 척수의 중심관 사이 뿐만 아니라, 뇌실과 뇌실 사이도 서로 연결되어 있다(**그림 10.7**).

뇌에는 4개의 뇌실이 있다. 대뇌에 있는 2개의 **가쪽뇌실**(측뇌실, lateral ventricle)은 얇은 **투명사이막**(투명중격, septum pellucidum; *pellucid*: 투명한)으로 나뉜다(그림 10.1c 참조). 사이뇌 속에는 작고 좁은 **셋째뇌실**(제3뇌실, third ventricle)이 있다(그림 10.7). 각 가쪽뇌실은 **뇌실사이구멍**(뇌실간공, interventricular foramen)이라는 구멍을 통해 셋째뇌실과 소통한다[뇌실사이구멍은 이전에는 몬로공(foramen of Monro)으로 불렸음]. **대뇌수도관**[cerebral aqueduct; 중뇌수도관(mesencephalic aqueduct)이라고도 불리며, 원래는 실비우스수도관(aqueduct of Sylvius)이라고 불렸음]은 중간뇌를 지나 사면체 모양의 **넷째뇌실**(제4뇌실, fourth ventricle)과 셋째뇌실을 연결한다. 넷째뇌실은 다리뇌와 소뇌 사이에 있다. 넷째뇌실은 하나의 안쪽구멍(median aperture) 및 한 쌍의 가쪽구멍(lateral aperture)을 통해 거미막밑공간으로 열려 있다. 넷째뇌실은 아래쪽 끝에서 좁아지다가 척수의 가느다란 **중심관**(central canal)과 융합한다.

무엇을 배웠는가?

7 넷째뇌실은 어디에 있으며, 거미막밑공간과 어떻게 연결되는가?

10.2c 뇌척수액

학습목표

9. 뇌척수액의 세 가지 기능을 설명한다.

10. 뇌척수액이 만들어져서 제거되기까지의 순환과정을 추적한다.

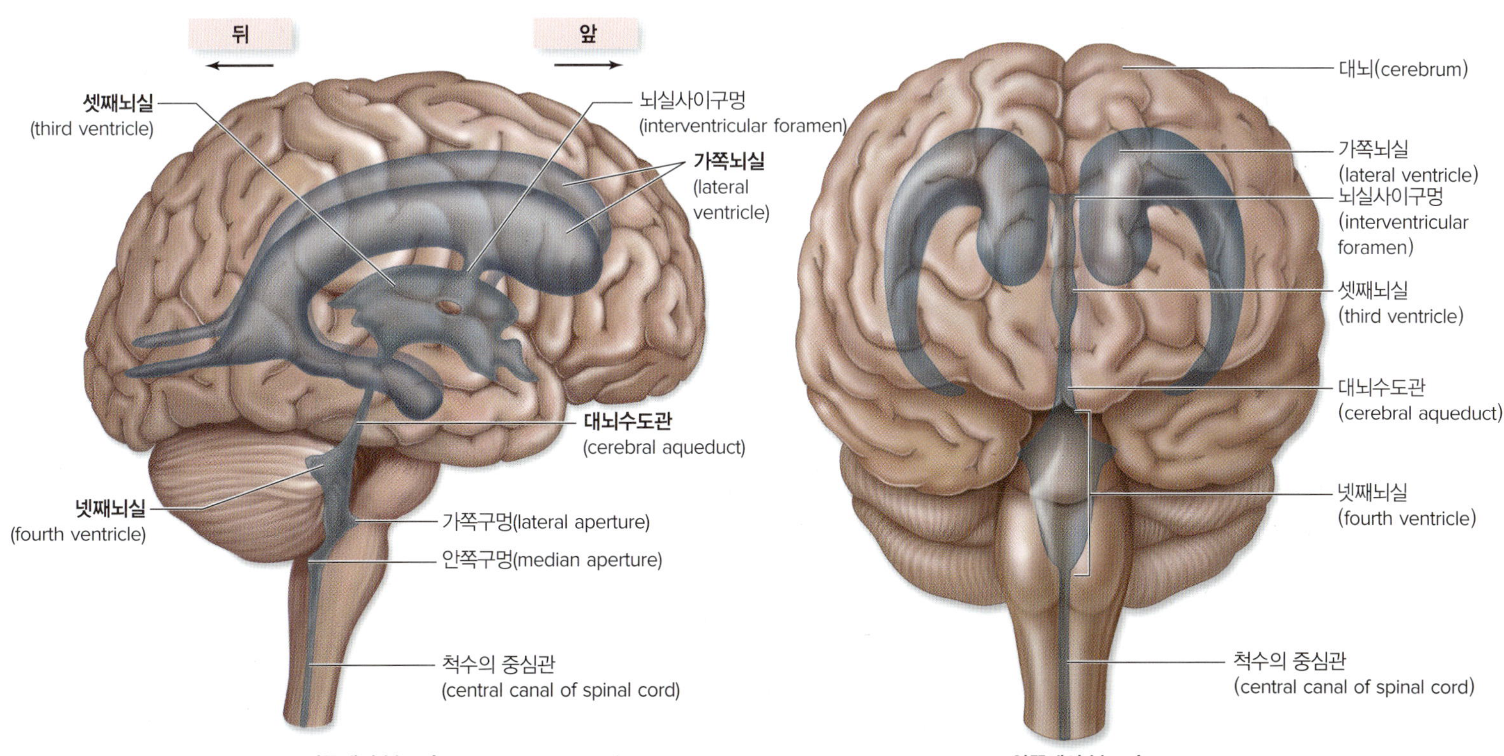

그림 10.7 뇌의 뇌실. 뇌실은 배아의 신경관에서 유래해 형성된다. 뇌실에는 뇌척수액이 있어 영양소, 화학전달자, 노폐물을 운반한다. (a) 가쪽 모습, (b) 앞쪽 모습은 뇌실의 위치와 상호관계를 나타낸다.

뇌척수액(cerebrospinal fluid, CSF)은 무색의 맑은 액체로 뇌실과 거미막밑공간을 순환한다. 또 중추신경계통의 노출면을 완전히 둘러싸며 떠 있게 한다. 뇌척수액은 다음과 같은 중요 기능을 한다.

- **부력**(buoyancy). 뇌는 뇌척수액 안에 떠 있어, 실제 무게보다 95% 이상 줄어든다. 이 덕분에 뇌는 자기 무게에 짓눌리지 않는다. 뇌척수액이 지탱하지 않는다면, 뇌의 일부가 큰구멍을 통해 빠져 나올 것이다.
- **보호**(protection). 뇌척수액은 갑작스러운 움직임에 뇌의 섬세한 신경구조가 손상되지 않도록 액체 쿠션을 제공한다. 수영장에서 빨리 걸으려고 할 때 물이 완충작용을 해서 움직임이 느려지는 것처럼 '운동완충' 작용을 한다. 게다가 뇌척수액은 머리뼈나 몸이 갑자기 세게 움직이더라도 뇌가 느리게 움직이게 돕는다.
- **환경적 안정**(environmental stability). 뇌척수액은 영양과 화학전달자를 뇌로 전달하고 노폐물을 제거한다. 그리고 신경기능을 저해할 수 있는 화학적 변동로부터 신경조직을 보호한다. 노폐물과 잉여 뇌척수액은 결국 정맥순환으로 보내진다.

통합 INTEGRATE

임상적 고찰 10.5 CLINICAL VIEW

물뇌증

물뇌증(수두증, hydrocephalus; *hydro*: 물, *kephale*: 머리)은 뇌척수액이 과도하게 많은 병적 상태를 가리키며, 뇌의 변형을 유발하는 경우가 많다. 물뇌증은 대부분 뇌척수액의 흐름이 막히거나, 거미막융모에서 뇌척수액을 흡수하지 못해 발생한다.

물뇌증이 아동에게 나타나면 머리가 커지고 신경손상이 발생할 수 있다. 머리뼈 봉합이 닫힌 후에 물뇌증이 나타나면, 고정된 머리뼈 안에서 뇌실이 팽창하면서 뇌가 눌림으로써 뇌가 영구적으로 손상될 수 있다. 물뇌증은 뇌척수액을 다른 신체부위로 빼내는 션트(관, shunt)를 삽입하는 수술로 치료할 수 있다. 수술 후에 뇌척수액은 혈액으로 흡수된다.

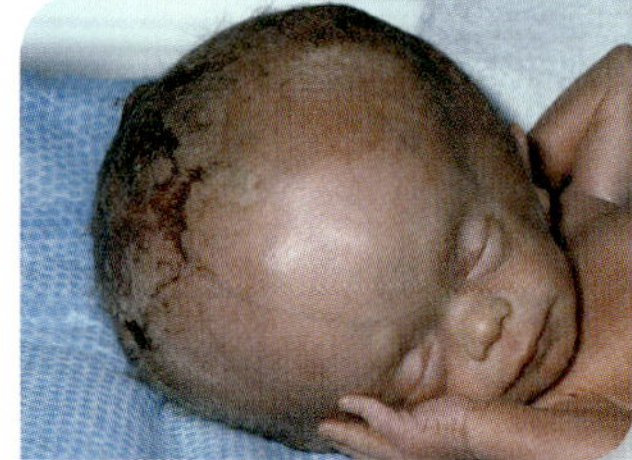

물뇌증 영아

› 뇌척수액의 형성, 순환, 제거

뇌에서 생성되는 뇌척수액은 하루 약 500 mL (또는 1/2 L) 속도로 생성되며, 어떤 때에도 거미막밑공간에 있는 뇌척수액의 부피는 100 mL에서 160 mL의 범위이다. 뇌척수액은 뇌실마다 존재하는 특수한 조직의 일부인 **맥락얼기**(choroid plexus; *chorioeides*: 막, *plexus*: 꼰 실)에서 처음 만들어진다. 맥락얼기는 한 겹의 **뇌실막세포**(ependymal cell; *ependyma*: 웃옷, 9.4b 참조) 층과 연질막 속의 모세혈관으로 이루어져 있다(**그림 10.8**). 따라서 혈액 내의 성분이 뇌실로 들어가기 위해서는 모세혈관벽, 연질막, 뇌실막세포와 같은 구조들을 통과해야 한다.

맥락막 신경총에 의한 뇌척수액(CSF)의 생성은 다음과 같이 발생한다. 혈장(포도당과 K^+, Na^+, Cl^- 및 Ca^{2+}과 같은 이온을 포함하는 액체 성분; 15.2절 참조)은 모세혈관벽과 연질막의 2개 구조물을 가로지르며 모세혈관을 투과한다. 뇌척수액은 뇌실막세포를 통과해 이동하므로 뇌척수액 구성은 이 세포에 의해 조정된다. 그런 다음, 여과액은 뇌실로 방출되며, 이를 뇌척수액이라 한다. 뇌실 내 뇌척수액의 화학적 조성은 Na^+과 Cl^-이 상대적으로 많고 포도당, K^+, Ca^{2+}이 상대적으로 적어 여과된 혈장과는 약간 다르다(적혈구, 백혈구, 혈소판, 혈장 단백

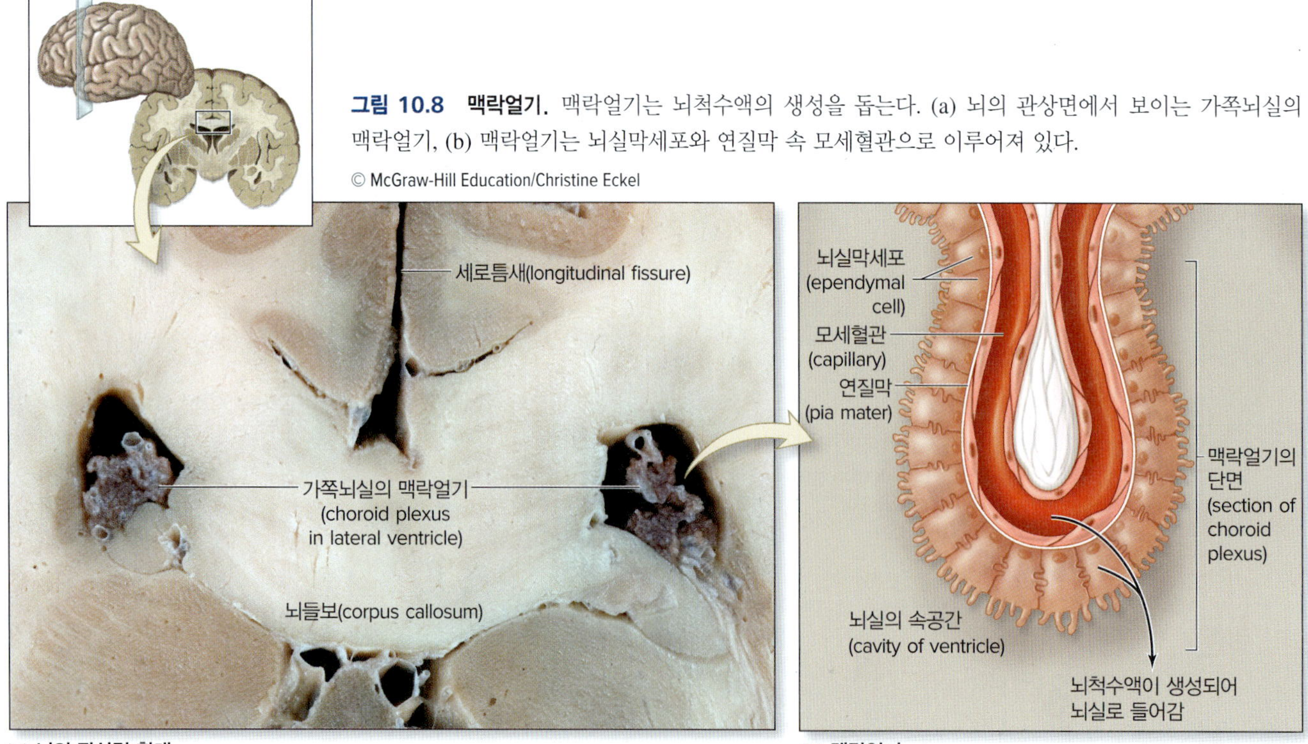

그림 10.8 맥락얼기. 맥락얼기는 뇌척수액의 생성을 돕는다. (a) 뇌의 관상면에서 보이는 가쪽뇌실의 맥락얼기, (b) 맥락얼기는 뇌실막세포와 연질막 속 모세혈관으로 이루어져 있다.

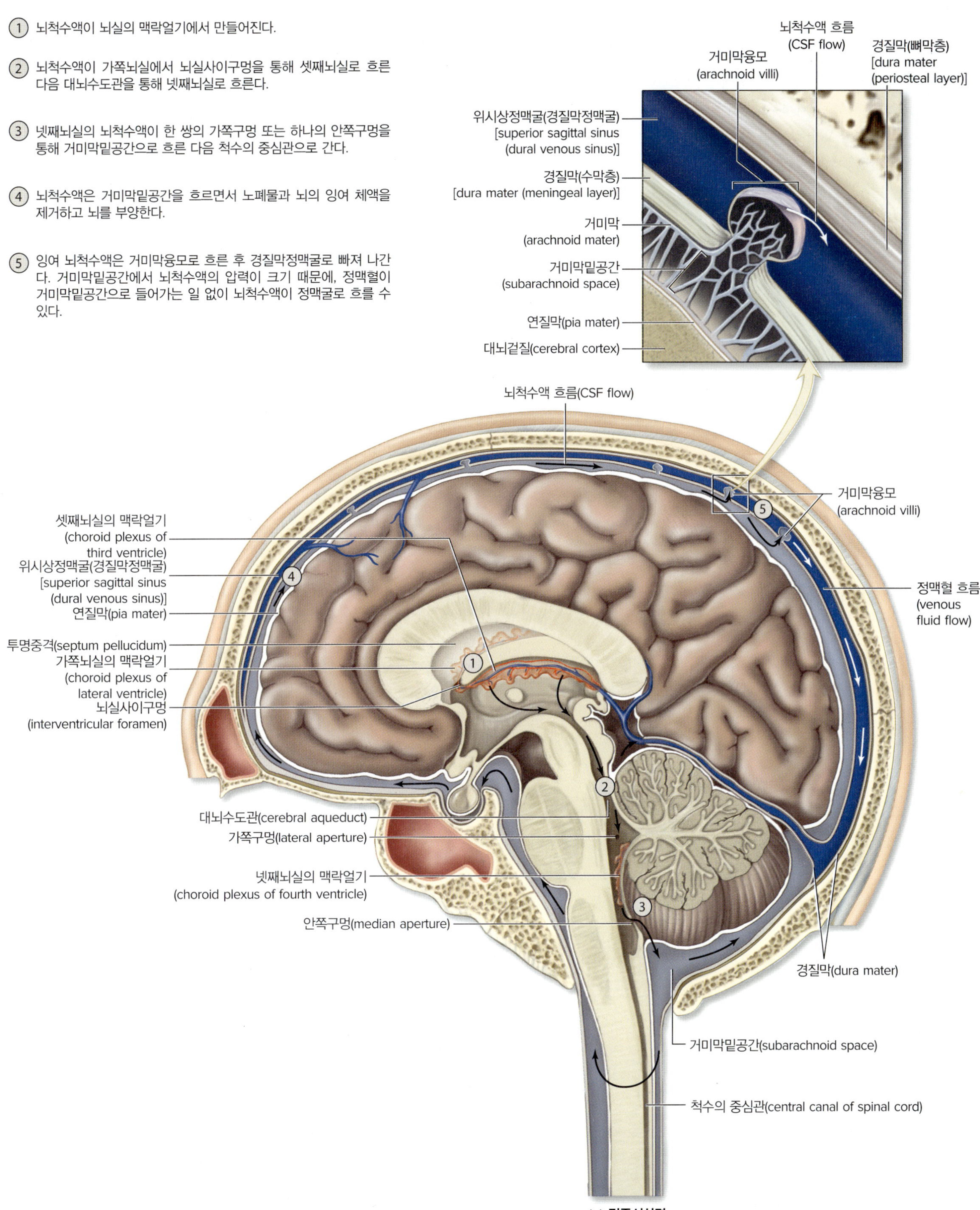

그림 10.9 뇌척수액의 생성과 순환. (a) 뇌척수액이 생성되는 곳과 거미막융모를 향해 순환하는 통로를 나타낸 정중시상면 그림이다. (b) 뇌척수액은 거미막융모에서 경질막정맥굴로 흐른다.

질은 모세혈관에서 걸러지고 투과되지 않아 뇌척수액의 정상적 구성요소가 아니다).

이렇게 만들어진 투명한 뇌척수액은 뇌실을 통해 순환하며, 여기서 뇌실세포에서 생성된 뇌척수액도 추가된다(그림 9.5 참조). 뇌척수액은 뇌실에서 거미막밑공간으로 순환한다. 일단 뇌척수액이 거미막밑공간으로 들어가면, 뇌에서 나온 여분의 간질액이 추가되어 부피가 증가한다(모세혈관 교환 중에 형성됨, 17.3 참조). 따라서 전체 CSF는 맥락막 신경총(약 30%), 뇌실을 감싸는 뇌실막세포(약 30%), 거미막밑공간에 추가된 간질액(약 40%)에 의해 생성된다.

뇌척수액은 너무 많이 축적되어 신경조직을 압박하거나 손상시키지 않게 거미막밑공간에서 생성되는 속도와 같은 속도로 계속 재흡수되어야 한다. 뇌척수액의 재흡수는 **거미막융모**(arachnoid villi, *villi*: 얽힌 털)에서 발생한다. 거미막에서 손가락과 같이 생긴 돌출부가 경질막을 통해 경질막정맥굴로 들어가 **거미막융모**(지주막융모, arachnoid villi)를 이룬다. 거미막융모가 모이면 **거미막과립**(지주막과립, arachnoid granulation)이 된다. 잉여 뇌척수액은 거미막융모를 지나 경질막정맥굴 속의 혈액으로 돌아간다. 결과적으로 경질막정맥굴 속으로 뻗은 거미막융모는 과도하게 많은 뇌척수액이 경질막정맥굴 속의 혈액으로 돌아가는 일방통행 통로가 된다. **그림 10.9**에 뇌척수액의 생성, 순환, 제거 과정을 자세히 나타냈다.

무엇을 배웠는가?

8 뇌척수액의 3가지 주요 기능은 무엇인가?

9 뇌척수액은 어디에서 처음 만들어지고 어디로 순환하는가? 과도하게 많은 뇌척수액은 어떻게 제거되는가?

통합 INTEGRATE

개념 연결 CONCEPT CONNECTION

뇌척수액에는 뇌와 척수의 노폐물이 포함되어 있으며, 이는 심장혈관계통의 혈액 속으로 운반된다(15.2와 17.10a 참조). 이 노폐물(다른 곳에서 온 노폐물과 함께)은 비뇨계통의 콩팥이 혈액에서 걸러낸다(20.1 참조). 콩팥은 이 노폐물을 제거하고 소변의 형태로 몸 밖으로 배설한다.

10.2d 혈액–뇌장벽

학습목표

11. 혈액–뇌장벽을 이루는 요소를 서술한다.

12. 혈액–뇌장벽이 뇌를 어떻게 보호하는지 설명한다.

혈액은 전 순환의 부분으로 뇌도 공급된다(17.10a 참조). 뇌는 **혈액–뇌장벽**(blood-brain barrier, BBB)에 의해 혈액 성분으로부터 보호된다. 이 장벽은 뇌의 사이질액으로 들어올 수 있는 물질과 없는 물질을 엄격하게 걸러내도록 조절한다. 그 결과 혈액–뇌장벽은 약물, 혈액 속 노폐물, 정상 물질(예: 이온, 호르몬)의 농도 변화 같은 뇌에 해를 줄 수 있는 것에 신경세포가 노출되는 것을 막아 준다.

혈액–뇌장벽은 별아교세포(astrocyte)가 모세혈관을 둘러싸면서 형성된다. 모세혈관은 바닥막 위에 있는 모세혈관의 내피세포층으로 구성된다(표 17.2 참조). 혈액–뇌장벽을 형성하는 모세혈관은 다른 모세혈관에 비해 3가지 중요한 구조적 차이를 보인다(**그림 10.10**). (1) 내피세포들은 세포 사이의 물질통로를 막는 치밀이음(tight junction)을 갖고 있다. (2) 모세혈관벽이 혈액에서 뇌로 물질의 이동을 더 제한하는 두꺼워진 바닥막에 의해 더 실질적으로 만들어진다. (3) 혈액–뇌장벽을 형성하는 모세혈관은 혈액–뇌장벽의 가장 바깥부분을 이루는 별아교세포의 혈관돌기(perivas-

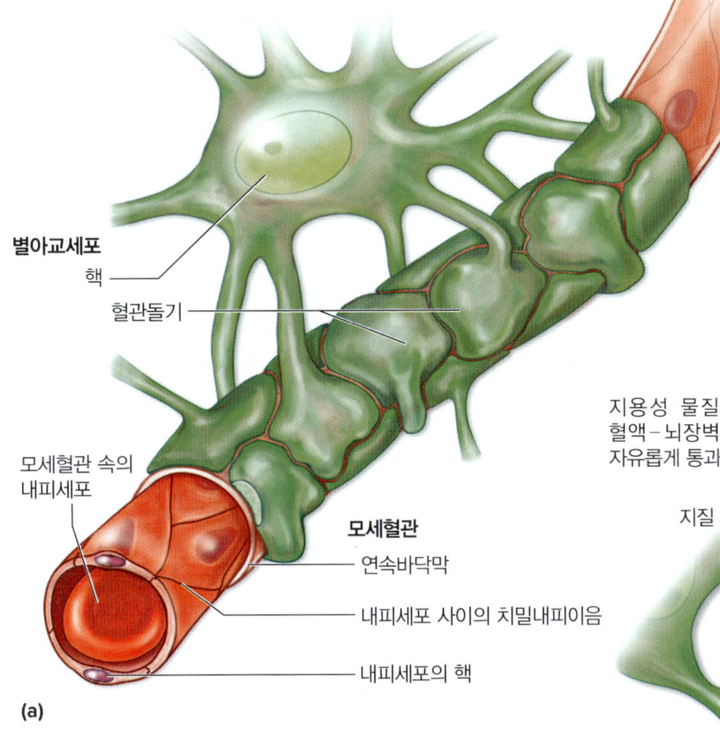

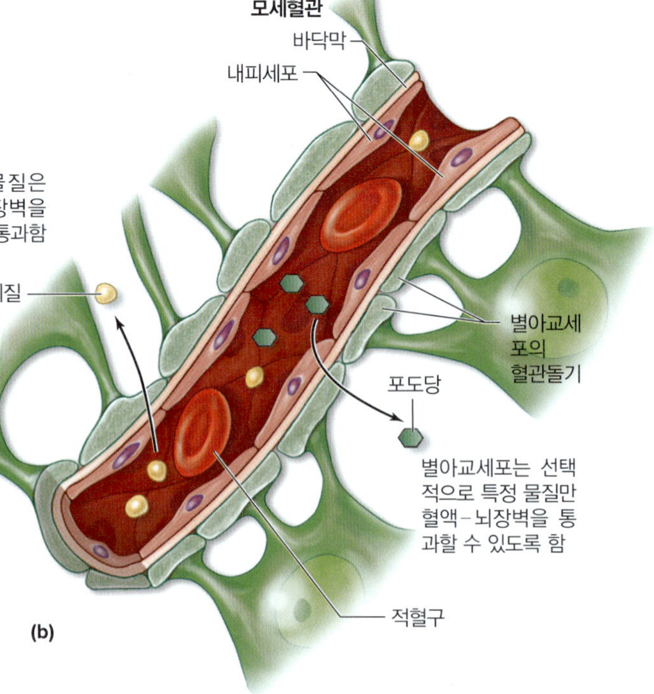

그림 10.10 혈액–뇌장벽. 별아교세포의 혈관돌기와 모세혈관 내피세포 사이의 치밀내피이음, 모세혈관의 두꺼운 바닥막이 함께 작용해 혈액 속의 해로운 물질이 뇌로 들어오지 못하게 한다. (a) 혈관돌기의 구조가 잘 드러나도록 몇 개만 나타냈다. (b) 별아교세포는 물질 대부분의 이동을 조절하지만 지용성 물질은 이 장벽을 자유롭게 통과할 수 있다.

cular feet, 9.4b 참조)가 모세혈관을 완전히 둘러싸서 덮는다. 혈액-뇌장벽은 혈액에서 뇌로 전달되는 물질을 제어하는 문지기 역할을 한다.

그러나 장벽이 절대적이지는 않다. 지용성 물질들은 단순확산으로 쉽게 세포막을 통화한다는 2.3a절을 상기해 보자. 니코틴, 알코올, 일부 마취제와 같은 지용성 화합물은 내피세포의 세포막을 통과해 확산되어(즉, 혈액-뇌장벽을 통과해) 중추신경계통의 사이질액으로 들어가 뇌의 신경세포에 다다를 수 있다. 또 코카인이나 메스암페타민과 같은 약물은 이 장벽을 손상시킨다.

뇌에는 혈액-뇌장벽이 없는 몇 군데 예외가 있다. 혈액-뇌장벽이 세 부위에서 매우 적거나 없다. 이 세 부위는 맥락얼기, 시상하부, 솔방울샘이다. 맥락얼기의 모세혈관은 뇌척수액을 만들므로 투과되어야 하며, 시상하부와 솔방울샘은 혈류로 쉽게 보내야 하는 호르몬을 생성하기 때문이다.

무엇을 배웠는가?

10 혈액-뇌장벽은 신경조직을 어떻게 보호하는가?

10.3 대뇌

대뇌(cerebrum)는 의식적인 사고과정이 이루어지는 곳이며, 모든 복잡한 지적 기능의 근원이다. 뇌의 윗부분에서 잘 구분되는 2개의 큰 대뇌반구가 대뇌이다(그림 10.1 참조). 대뇌의 활동을 통해 여러분은 이 책에 쓰여 있는 글을 읽고 이해하고, 책장을 넘기고, 생각을 하고 기억하며, 자신의 생각에 대해 친구와 이야기를 나눌 수 있다. 대뇌는 지성, 추론, 생각, 기억, 판단, 그리고 수의적 운동, 감각(시각, 청각, 촉각, 후각, 미각) 등 의식적 인지활동의 중추이다.

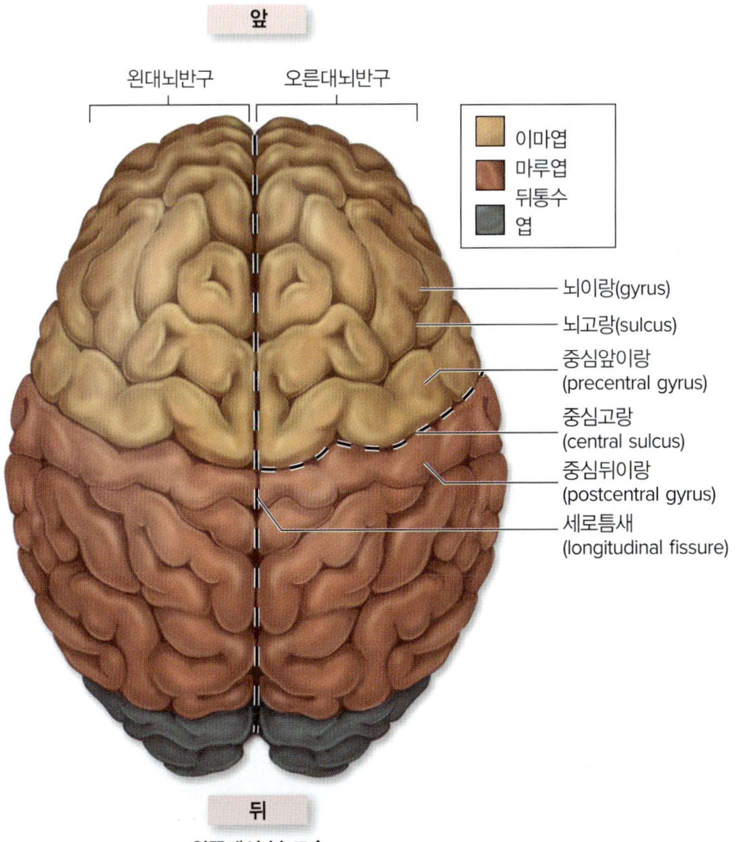

그림 10.11 대뇌반구. 우리의 의식 활동, 기억, 행동, 계획, 생각이 시작되고 조절되는 대뇌반구를 위에서 본 모습.

10.3a 대뇌반구

학습목표

13. 오른 · 왼대뇌반구의 해부학적 구조와 일반적 기능을 설명한다.

14. 뇌들보의 역할을 구분한다.

대뇌는 **오른 · 왼대뇌반구**(cerebral hemisphere; *hemi*: 절반, *sphaira*: 공)로 이루어져 있다(**그림 10.11**). 쌍을 이루는 대뇌반구는 세로틈새(종열, longitudinal fissure)라는, 정중면을 따라 난 좁고 깊은 틈새에 의해 나뉜다. 대뇌반구는 서로 분리되어 있지만, 축삭다발인 백색질로 된 신경로(tract)가 있는 몇 부위를 통해 두 대뇌반구가 연결되어 소통한다(그림 10.14 참조). 이 백색질 신경로 중 가장 큰 뇌들보(뇌량, corpus callosum; *corpus*: 몸, *callosum*: 단단한)는 오른 · 왼대뇌반구를 연결한다(그림 10.1c 뇌들보의 정중면 참조).

뇌들보는 오른 · 왼대뇌반구의 소통에 주요 수단이 된다.

- 대뇌반구를 학습할 때는 다음 3가지 사항에 주의해야 한다. 대뇌겉질의 각 영역은 특정 기능에 참여하지만, 대부분의 경우 대뇌겉질에서 구체적으로 어떤 부분이 어떤 기능을 하는지 정확하게 알 수 없다. 겉질의 각 영역은 서로 겹치고 경계가 불분명하기 때문에 한 영역이 여러 기능을 한다. 또, 기억이나 의식과 같은 겉질의 몇 가지 기능은 하나의 영역이 담당하기 어렵다.
- 일반적으로 오른 · 왼대뇌반구는 각각 몸의 서로 반대쪽에서 감각정보를 받고, 반대쪽으로 운동명령을 내보낸다. 오른대뇌반구는 몸의 왼쪽을 조절하고, 왼대뇌반구는 몸의 오른쪽을 조절한다.
- 오른 · 왼대뇌반구의 겉모습은 서로 거울을 보듯 해부학적인 대칭을 이루지만, 기능은 다소 다르며, 이 현상을 **대뇌편측화**(cerebral lateralization)라 한다. 예를 들면, 말을 조절하고 이해하는 부분은 대개 왼쪽 대뇌반구에 있다. 이런 유형의 차이는 주로 고차원적 기능에 영향을 미친다. 이에 대해 10.8절에서 설명한다.

어떻게 생각하는가?

2 오래 전, 심한 간질 치료를 위해 간질 발작이 한쪽 대뇌반구만 국한되게 뇌들보를 자르는 치료를 했었다. 뇌들보를 자르면 오른 · 왼대뇌반구의 소통에는 어떤 영향을 줄 것인가?

무엇을 배웠는가?

11 일반적으로 오른 · 왼대뇌반구는 어떤 기능을 하는가?

12 뇌들보는 어떤 기능을 하는가?

10.3b 대뇌엽

학습목표

15. 대뇌에 있는 각 엽의 해부학적 경계, 중요 특징, 기능을 설명한다.

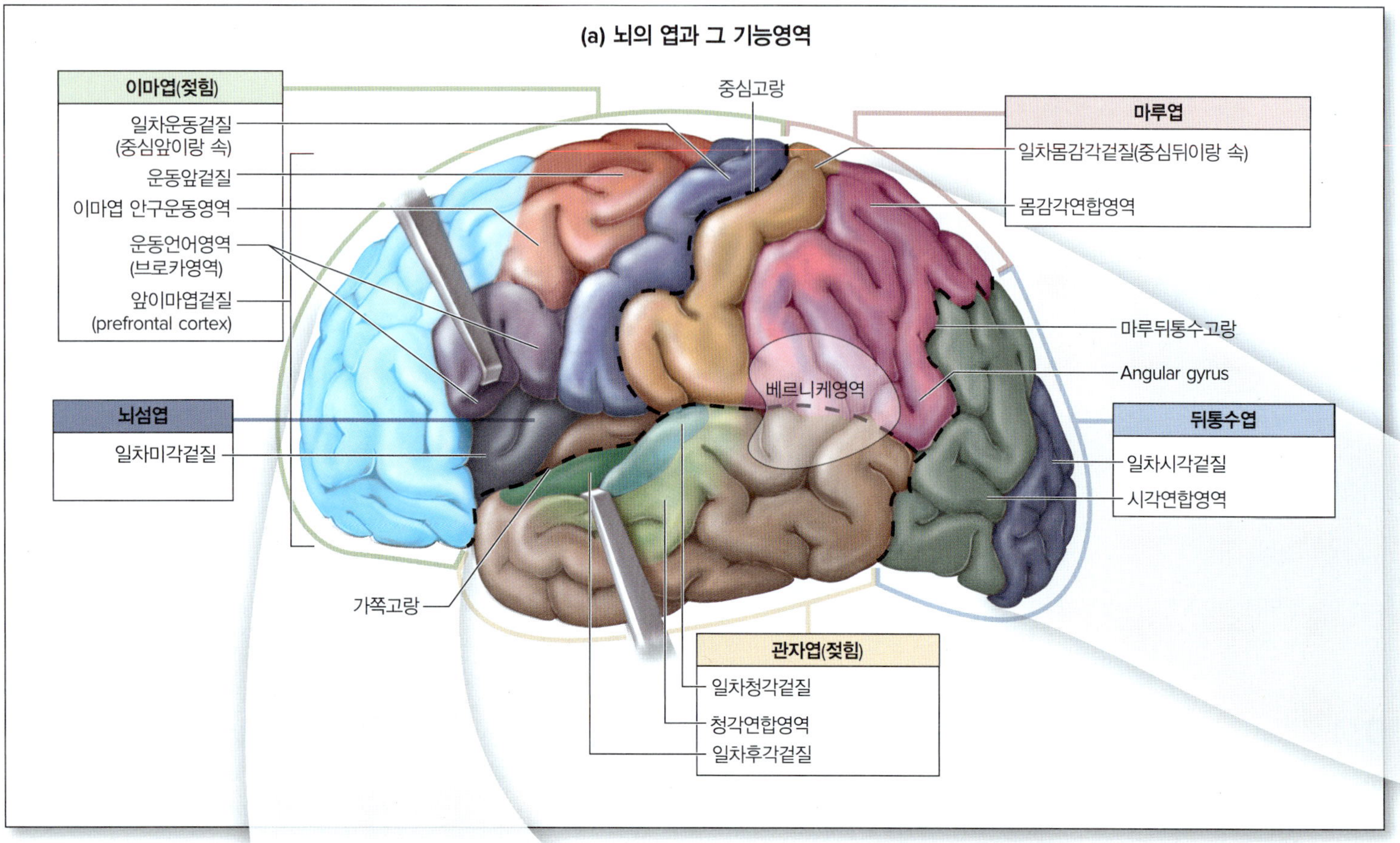

(a) 뇌의 엽과 그 기능영역

이마엽(젖힘)

일차운동겉질 (중심앞이랑 속)

운동앞겉질

이마엽 안구운동영역

운동언어영역 (브로카영역)

앞이마엽겉질 (prefrontal cortex)

중심고랑

마루엽

일차몸감각겉질(중심뒤이랑 속)

몸감각연합영역

마루뒤통수고랑

Angular gyrus

베르니케영역

뇌섬엽

일차미각겉질

뒤통수엽

일차시각겉질

시각연합영역

가쪽고랑

관자엽(젖힘)

일차청각겉질

청각연합영역

일차후각겉질

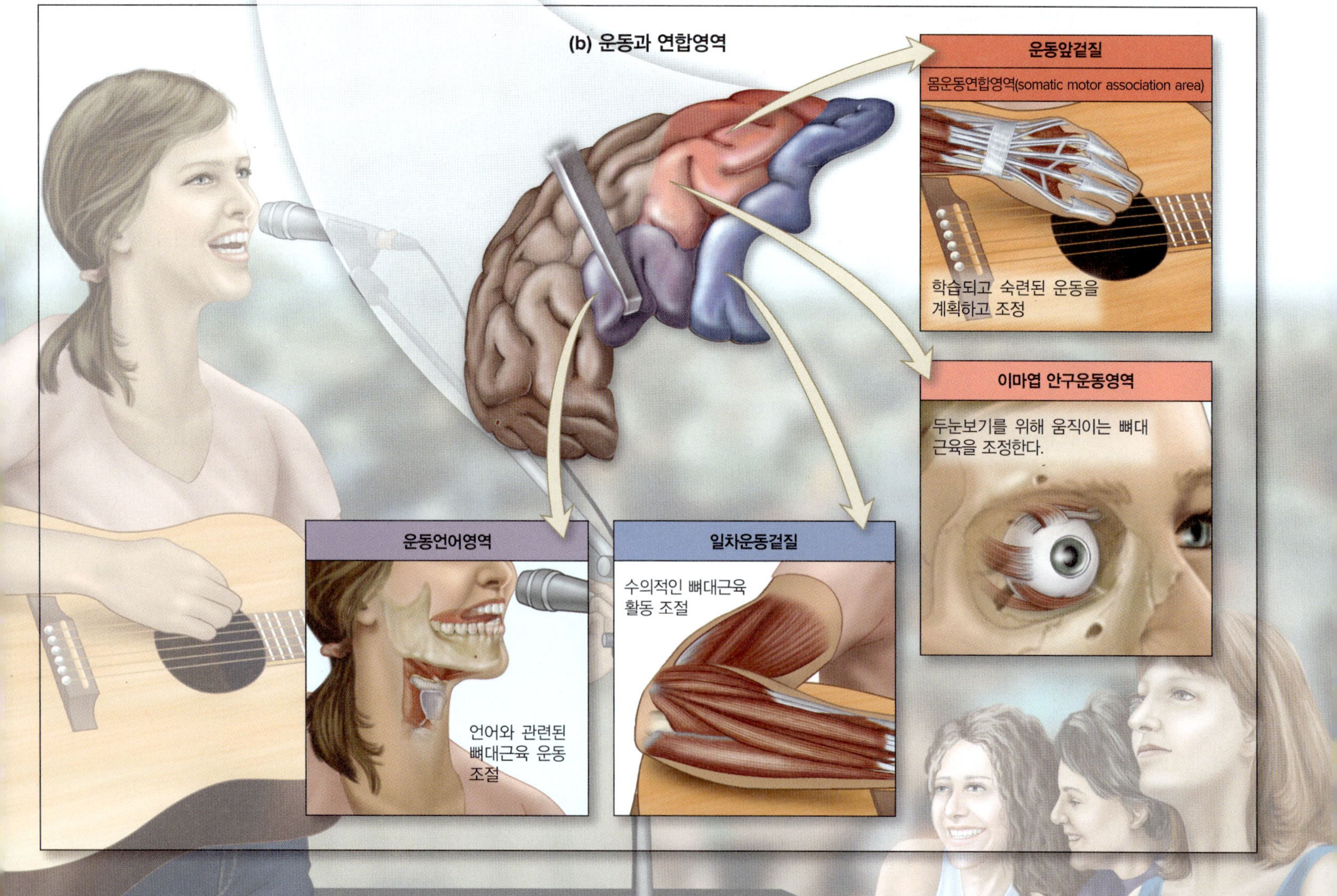

(b) 운동과 연합영역

운동앞겉질

몸운동연합영역(somatic motor association area)

학습되고 숙련된 운동을 계획하고 조정

이마엽 안구운동영역

두눈보기를 위해 움직이는 뼈대 근육을 조정한다.

운동언어영역

언어와 관련된 뼈대근육 운동 조절

일차운동겉질

수의적인 뼈대근육 활동 조절

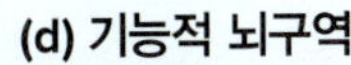

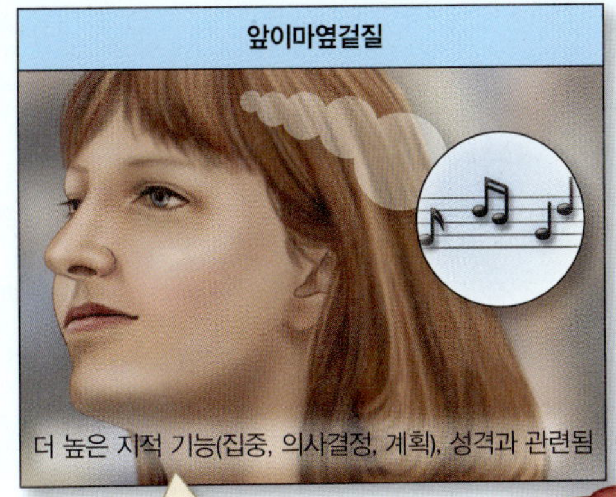

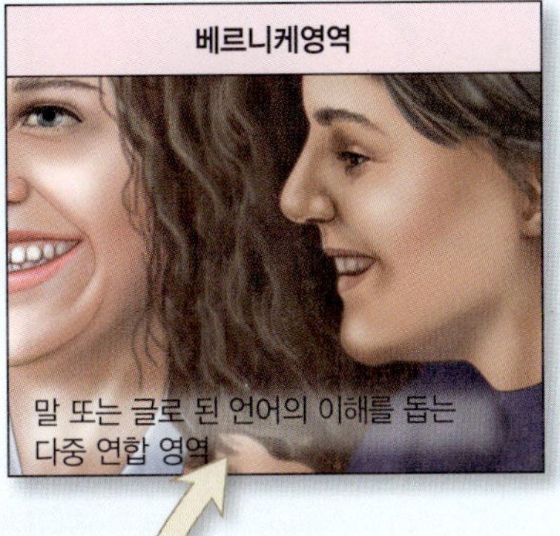

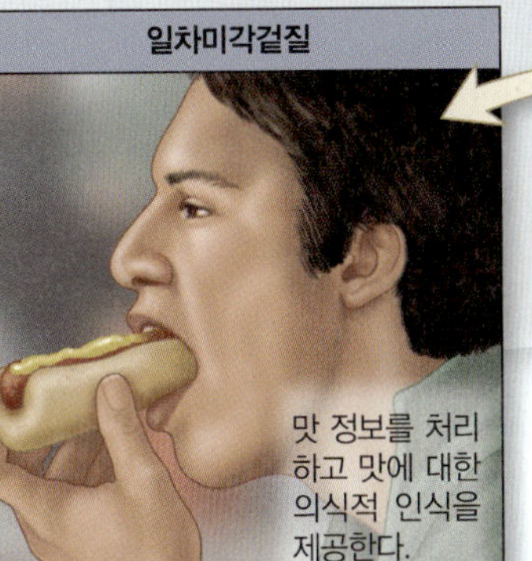

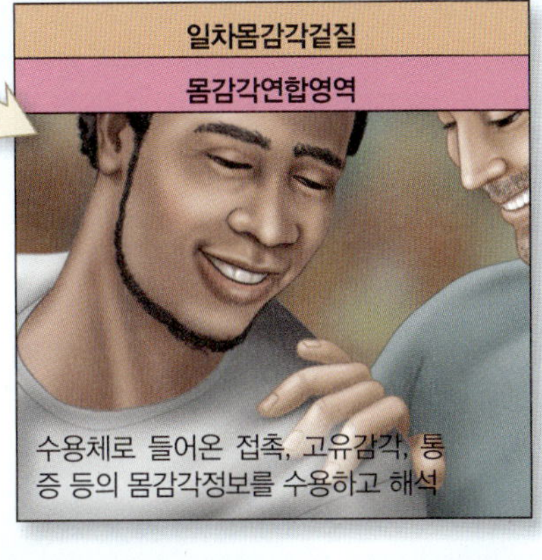

(c) 감각영역

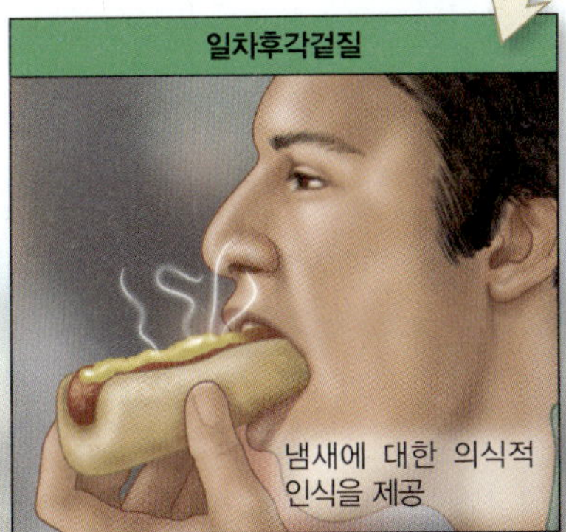

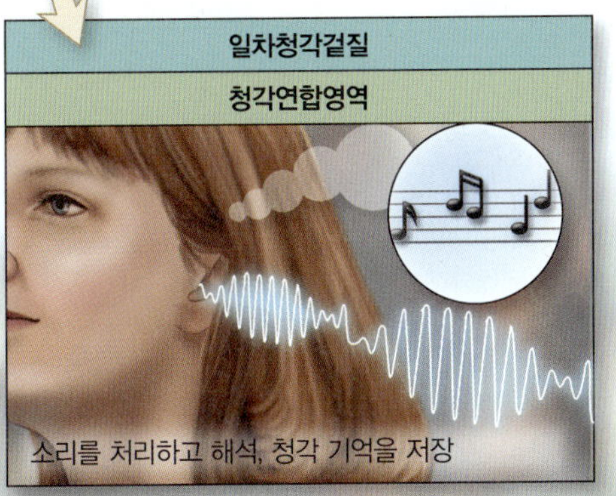

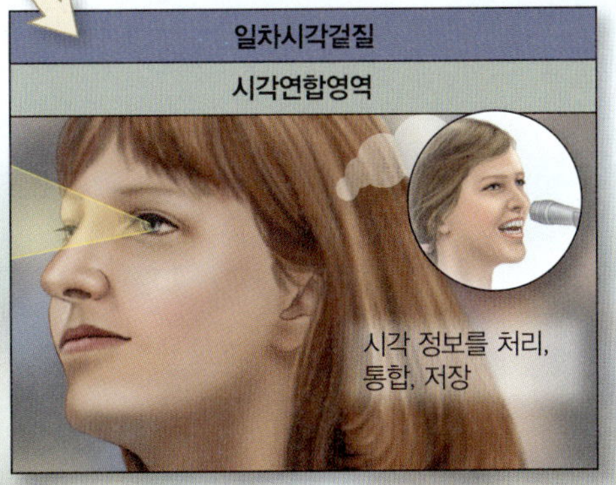

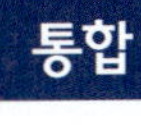

통합 **개념 개관**

그림 10.12 대뇌의 해부학적 영역과 기능 영역. (a) 양쪽 대뇌반구는 각각 엽이라는 5개의 구조적 · 기능적 영역으로 나뉜다. 각 엽 안에는 특정한 겉질 구역 및 연합영역이 있다. (b) 주요 운동영역과 관련 연합겉질을 강조하여 표시하였다. (c) 주요 감각영역과 그 연합겉질을 표시하였다. (d) 뇌의 기능적영역은 여러 연합영역의 정보를 통합하는 다중 연합영역의 역할을 한다.

통합 INTEGRATE

학습전략 LEARNING STRATEGY

다음을 활용하면 각 유형의 감각정보를 받아 해석하는 특정 대뇌엽을 기억하는 데 도움이 된다.

마루엽(두정엽, parietal lobe) = 접촉, 고유감각(누군가가 아이의 머리 꼭대기를 두드리는 것을 상상한다)

관자엽(측두엽, temporal lobe) = 청각과 후각(이 엽은 본질적으로 귀와 코 사이에 있다)

뒤통수엽(후두엽, occipital lobe) = 시각(뒤통수를 맞으면 '눈'에서 불이 번쩍인다.)

뇌섬엽(대뇌섬, insula;) = 미각(측두엽을 아래로 당겨 뇌섬엽에 도달하려면 설압자가 필요하다고 상상한다)

양쪽 대뇌반구는 각각 5개의 엽으로 나뉘며, 각 엽은 해부학적 특징이 뚜렷하다. 이 중 4개는 바깥 표면에 드러나 있으며 위에 있는 머리뼈의 이름을 따서 이마엽, 마루엽, 관자엽, 뒤통수엽이라고 한다(**그림 10.12a**). 5번째 엽인 뇌섬엽은 대뇌반구 표면에서는 보이지 않는다. 각 엽의 대뇌겉질은 특정 겉질과 연관 부위를 나타낸다.

이마엽(전두엽, frontal lobe)은 이마뼈 아래에 있으며, 대뇌반구의 앞부분을 이룬다(그림 10.11, 10.12a). 이마엽이 뒤에서 끝나는 곳에 깊은 홈인 **중심고랑**(중심구, central sulcus)이 있어 마루엽과 경계를 이룬다. 이마엽의 아래쪽 가장자리에는 깊은 홈인 **가쪽고랑**(lateral sulcus)이 있어 이마엽 및 마루엽을 관자엽과 나누는 경계가 된다. 이마엽에서 해부학적으로 중요한 부분은 중심고랑 바로 앞에 있는 신경조직 덩어리인 **중심앞이랑**(중심전회, precentral gyrus)이다. 이마엽은 주로 수의적 운동기능(말하는 운동기능 포함), 집중, 언어소통, 의사결정, 계획, 성격을 담당한다.

마루엽(두정엽, parietal lobe)은 마루뼈 아래에 있으며, 각 대뇌반구의 위 뒤쪽을 이룬다. 마루엽 앞쪽에는 중심고랑, 뒤쪽은 비교적 덜 뚜렷한 **마루뒤통수고랑**(두정후두구, Parieto-occipital sulcus), 가쪽은 가쪽고랑이 경계를 이룬다. 마루엽에서 해부학적으로 중요한 부분은 중심고랑 바로 뒤에 있는 신경조직 덩어리인 **중심뒤이랑**(중심후회, postcentral gyrus)이다. 마루엽은 물체를 만져서 형태와 질감을 파악하는 것과 같은 일반감각과 관절과 근육의 고유감각을 통한 몸의 위치 감각정보를 담당한다.

관자엽(측두엽, temporal lobe)은 관자뼈의 안쪽과 가쪽고랑의 아래에 놓인다. 이 엽의 대뇌겉질은 청각과 후각을 담당한다.

뒤통수엽(후두엽, occipital lobe)은 뒤통수뼈의 안쪽에 있으며, 양쪽 대뇌반구의 뒤쪽 부분에 해당한다. 뒤통수엽은 들어오는 시각정보의 처리와 시각 기억의 저장을 담당한다.

뇌섬엽(대뇌섬, insula; *insula*: 섬)은 가쪽고랑 밑의 깊은 곳에 있는 작은 엽으로 관자엽을 가쪽으로 젖히면(한쪽으로 당겨) 관찰할 수 있다. 접근성의 부족으로 기능에 대한 적극적인 연구가 어렵지만, 뇌섬엽은 기억과 맛의 분석을 하는 것으로 보인다.

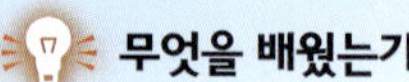

무엇을 배웠는가?

13 대뇌에 있는 5개의 엽을 열거하고, 각 엽의 기능을 설명하라.

10.3c 대뇌의 기능영역

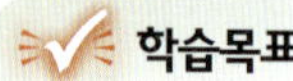

학습목표

16. 운동겉질영역과 그 연합영역들의 위치와 기능을 설명한다.
17. 감각겉질영역과 그 연합영역들 사이의 차이를 설명한다.
18. 이마앞엽의 기능과 왜 이 뇌 부위는 십대와 어른에서 서로 다르게 기능하는지를 설명하라.
19. 베르니케 영역의 주된 작용을 설명한다.

대뇌겉질의 특정 영역에는 뚜렷하게 구분할 수 있는 운동기능과 감각기능이 있다는 사실이 연구를 통해 밝혀졌다(10.3b 참조). 그러나 언어, 기억과 같은 고도의 정신기능은 넓은 영역에 분산되어 있다. 여기서는 대뇌의 기능을 운동기능과 그 연합영역, 감각영역과 그 연합영역으로 나누었다. 중심고랑은 이마엽에 의해 조절되는 운동기능과, 마루엽, 뒤통수엽, 관자엽 및 내부 뇌섬엽으로 전달되는 감각신호를 나누는 해부학적 경계가 된다는 것을 기억한다.

› 운동영역

겉질에서 운동기능을 조절하는 영역은 이미 기술한 대로 이마엽 안에 있다. **일차운동겉질**(primary motor cortex)은 몸운동영역(somatic motor area)이라고도 불리며, 이마엽의 중심앞이랑 속에 있다(그림 10.12). 이 영역의 신경세포는 뼈대근육의 수의적 움직임을 조절한다. 이 신경세포들의 축삭은 뇌줄기 또는 척수 내에서 서로 반대쪽으로 뻗어 있다. 그래서 왼쪽 일차운동겉질은 오른쪽의 수의근을, 오른쪽 일차운동겉질은 왼쪽의 수의근을 통제한다.

몸의 다양한 부분에 분포한 일차운동겉질신경을 중심앞이랑의 **운동축소인간**(운동난장이, motor homunculus) 그림으로 도식화할 수 있다(**그림 10.13a**). 이 축소인간(작은 사람)의 왜곡된 신체비율은 몸의 각 부위의 운동을 담당하는 겉질의 양을 반영한다. 예를 들면, 손이 겉질에서 차지하는 영역은 몸통보다 훨씬 넓은데, 손의 근육이 몸통의 근육보다 훨씬 섬세하고 정교하게 움직이기 때문이다.

기능적 관점에서 보면, 사람의 손은 주변 환경을 조종하는 정확하고 섬세한 운동에 적합하고, 손과 손가락을 움직이는 근육에 많은 운동단위가 분포하기 때문에 사람의 손으로는 다른 동물의 앞발보다 더 많은 운동이 이루어진다. 특정 운동기능은 운동언어영역과 이마엽 안구운동영역을 포함해, 이마엽의 특정 영역에 국한되어 있다. **운동언어영역**(motor speech area)은 브로카영역(Broca area)이라고도 하며, 대부분의 경우 왼쪽 이마엽의 뒤 가쪽에 있다(그림 10.12). 이 영역은 호흡을 조절하고 목소리를 내는 데 필요한 근육운동을 조절한다. **이마엽 안구운동영역**(frontal eye field)은 운동언어영역 바로 위에 있는 이마엽에 있다. 이 겉질영역 두 눈의 시각을 조절해 글을 읽는 데 필요한 눈의 운동을 조절한다. 일부 연구자들은 운동앞영역 내에 이마엽 안구운동영역을 포함시킨다.

일차운동겉질영역은 별개의 뼈대근운동을 조정하는 인접한 연합

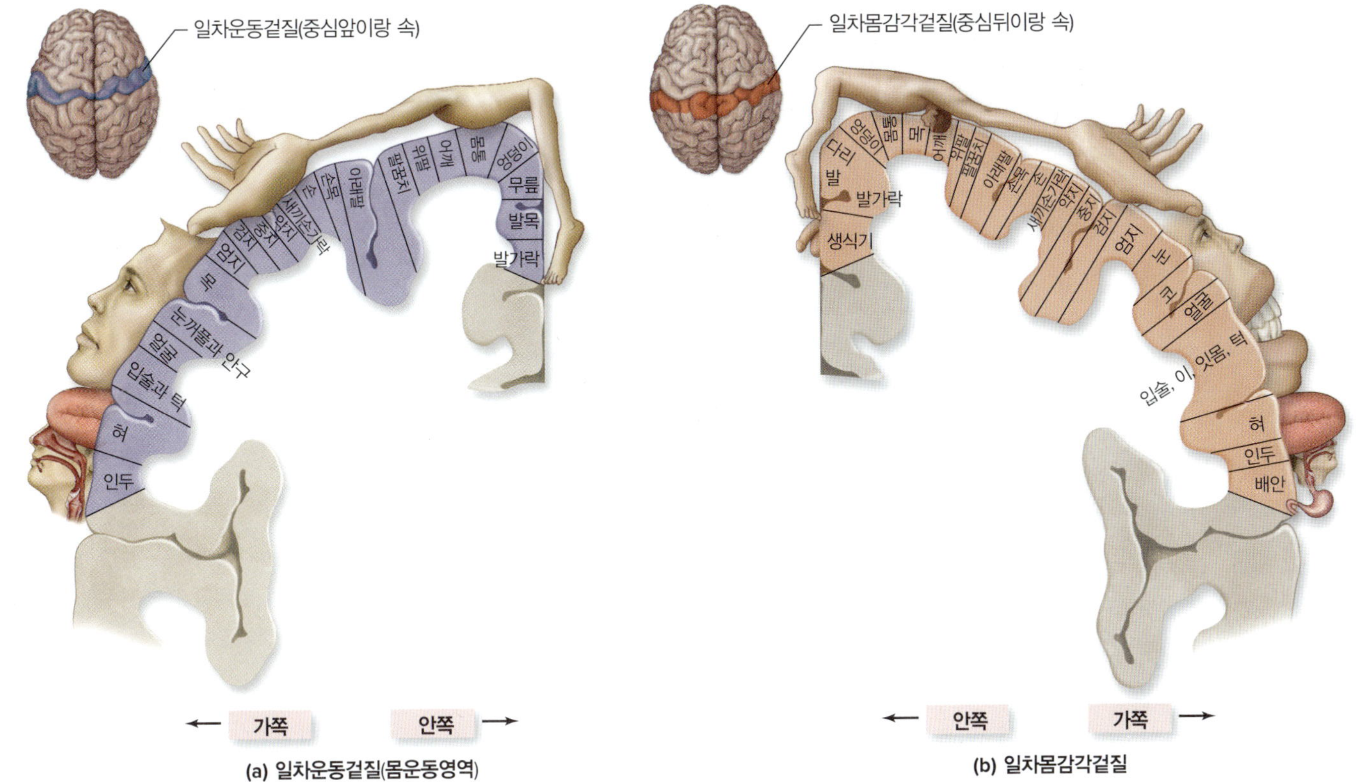

그림 10.13 일차운동겉질과 일차몸감각겉질. 운동축소인간과 감각축소인간이라는 신체지도는 (a) 일차운동겉질과 (b) 일차몸감각겉질이 담당하는 신체부위를 관상면으로 나타낸 것이다. 이 그림(축소인간)은 신경분포를 묘사한 것으로 각 신체부위의 크기와 위치는 상대적인 신경분포를 나타낸다.

통합 INTEGRATE

임상적 고찰 10.6 CLINICAL VIEW

기능적 뇌영역 지도 작성

과학자들과 의사들은 대뇌 겉질의 특정 부분을 특정한 기능과 연관시키는 기능적 뇌지도를 개발하는 데 오랫동안 관심을 가져왔다. 이런 지도를 처음 개발한 사람은 브로드만(Korbinian Brodmann)이었다. 그는 1900년대 초 포유류의 뇌 겉질 비교해부학을 연구해 특정 기능이 발생하는 대뇌겉질의 특정 영역을 보여 주는 지도를 작성하였다. 브로드만은 그의 지도와 관련된 번호체계를 개발했으며, 유사한 인지기능이 대개 순차적임을 보였다. 예를 들면, 3, 1, 2번 영역은 일차몸감각겉질이고, 17번 영역은 일차시각겉질과 겹치며, 44, 45번 영역은 운동언어영역을 이룬다. 최근에 기술이 발전해 신경학자들은 겉질에서 생리학적 활동이 이루어지는 영역을 더 정확히 밝혀낼 수 있게 되었다. 1907년에 브로드만은 52개의 특수한 뇌영역에 대한 브로드만영역 지도를 발표했다(그림 a).

새롭고 더 정교한 의료영상기술의 출현으로, 연구자들은 기능적 뇌영역 지도를 업데이트하고 수정할 수 있었다. 미국과 영국의 3개 대학 연구자들로 구성된 컨소시엄인 Human Connectome Project(HCP; https://www.humanconnectome.org/)는 다중모드 MRI 기술을 사용하여 자원봉사자 1,200명의 두뇌를 조사했다. HCP에서 수집한 데이터를 분석하여 사람 뇌의 현대적 지도를 개발하는 데 사용했다. 첫 번째 버전은 2016년에 발표되었다. 이 지도에는 97개의 추가된 기능적 뇌영역(그림 b)이 포함되어 있으며 처음에 브로드만이 지도화했던 일부 뇌영역을 더 잘 나타내었다. HCP는 기능적 뇌영역 지도를 수정하고 최신 정보를 계속 올리고 있다.

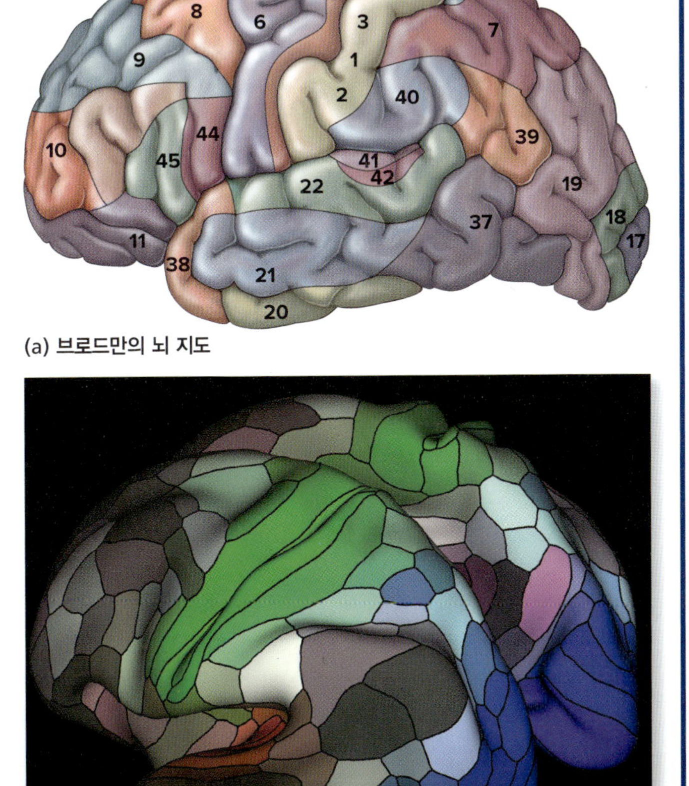

(a) 브로드만의 뇌 지도

(b) 기능적 뇌영역의 다중모드 MRI

선택한 브로드만영역을 보여 주는 브로드만의 뇌지도(a)와 HCP의 다중 모드 MRI(b)의 비교, 이전에 알려진 영역과 새로 발견한 기능적 뇌영역을 모두 강조하였다.

영역에 연결된다(그림 10.12). **운동앞겉질**은 또한 몸운동연합영역이라고도 하며, 중심앞이랑 바로 앞에 있는 이마엽 내에 위치한다. 책을 읽거나 기타를 연주할 때 눈을 협력해서 움직이는 것과 같이 학습된 협력과 숙련된 움직임을 조정하는 일을 주로 담당한다. 이 영역에 외상을 입으면 글자와 단어는 이해할 수 있지만 책에 있는 문장들을 눈이 따라가지 못하므로 읽기에 어려움이 있을 수 있다.

감각영역

마루엽, 관자엽, 뒤통수엽, 뇌섬엽의 겉질영역은 감각을 의식하는 것과 관련이 있다(10.3b 참조). 각 주요 감각은 겉질에서 서로 뚜렷이 구분되는 영역을 차지한다. 이 절을 공부하면서 각 일차감각겉질영역은 특정 유형의 수용체로부터 감각신호의 입력을 받는 겉질의 특정 영역이라는 것을 기억한다. 또한, 각 일차겉질영역에는 전형적으로 연합영역이 있다. 연합영역의 일반적인 기능은 일차 영역에서 입력을 받고 현재의 이 감각 입력을 이전 경험 및 기억과 통합하는 것이다.

일차몸감각겉질(일차체성운동피질, primary somatosensory cortex)은 마루엽의 중심뒤이랑 속에 있다. 이 겉질 속에 있는 신경세포는 몸의 위치에 관한 의식적 분석을 할 수 있는 관절과 근육에서 오는 고유감각수용체를 비롯해, 접촉, 압력, 통증, 온도에 관한 피부수용체에서 일반몸감각 정보를 받는다. 전형적으로 이 겉질에서 받아들이는 감각들을 느낀다. 앞에서 설명한 운동축소인간(그림 10.13b)과 비슷한 **감각축소인간**(sensory homunculus)은 중심뒤이랑의 표면을 따라 묘사된다. 몸감각겉질의 표면영역에 몸의 각 부위를 대응시킨 이 그림은 각 부위에서 수집되는 감각정보의 양을 나타낸다. 입술, 손가락, 생식기 부위는 큰 부분을 차지하며 몸통은 수용체가 상대적으로 적어 그림에서 작게 그려진다(그러나 표시된 감각축소인간은 정확하지 않으며 일차몸감각겉질에서 인접한 몸 부위 사이에 광범위한 중첩이 있다).

몸감각연합영역(somatosensory association area)은 마루엽에 속하며, 일차몸감각겉질 바로 뒤에 있다. 이 영역은 감각정보를 통합하고 해석해 물체의 질감, 온도, 압력, 형태를 파악한다. 이 영역 때문에 물체를 보지 않고도 그 물체가 무엇인지 알 수 있다. 예를 들면 눈을 감고서도 흙 한 움큼의 거친 느낌, 대리석의 매끈하고 둥근 형태, 동전의 납작하고 둥근 형태를 구분할 수 있다. 이는 질감과 형태의 해석이 이미 몸감각연합영역에 저장되었기 때문이다.

어떻게 생각하는가?

3 뇌손상(아마도 뇌혈관사고[CVA] 또는 뇌졸중으로 인한)에 동반되는 일차몸감각겉질과 몸감각연합영역에서 각각 발생할 기능 상실의 차이를 예측해 본다.

시각, 소리, 맛, 냄새의 감각정보는 마루엽이 아닌 다른 겉질영역에 다다른다(그림 10.12). **일차시각겉질**(primary visual cortex)은 시각정보를 수용하고 처리하며 뒤통수엽에 있다. 시각연합영역은 뒤통수엽에 위치하며, 일차시각영역을 둘러싸고 있다. 이를 통해 색상, 움직임 및 형태를 분석하여 시각정보를 처리하고 이 정보를 이용해 보는 것을 식별할 수 있다. 예를 들면, 다른 사람의 얼굴을 볼 때 시각정보를 수용하는 곳은 일차시각겉질이지만, 정보를 모두 통합해서 인식할 수

통합 INTEGRATE

임상적 고찰 10.7 CLINICAL VIEW

자폐스펙트럼장애

단순히 **자폐증**(autism)으로도 알려진, **자폐스펙트럼장애**(autism spectrum disorder, ASD)는 미국에서 아동 88명 중 1명에서 발생하는 광범위한 범주의 신경발달장애이다. 전형적으로 유아기에 알게 되지만 아이가 나이가 들때까지는 진단이 어려울 수 있다. 2013년 이래로 자폐스펙트럼장애라는 문구는 자폐장애, 소아기붕괴장애, 아스퍼거증후군을 비롯한 다양한 유사한 장애를 분류하고 설명하는 데 사용되었다. 자폐스펙트럼장애는 장애가 발생한 사람에 따라 심각도는 다르지만(따라서 이름에 스펙트럼을 사용), 어떤 형태로든 모두 사회생활과 의사소통의 장애를 특징으로 한다. 어떤 아이는 언어 습득이 지연되거나 혹은 완전히 비언어적일 수도 있다. 대화에 끼어들지 못하는 것부터 아이 "자신의 세계"로 빠져버리는 것에 이르기까지 사회적 상호작용이 어렵다. 지능 또한 심각한 인지 지연에서부터 수학이나 음악과 같은 집중된 영역에서 전문 수준의 기술까지 아주 다양하다.

자폐스펙트럼장애가 있는 사람은 종종 시끄러운 소음이나 익숙하지 않은 사람과 같은 자극에 매우 민감하며, 일상의 반복을 바꾸면 적응에 어려움을 겪을 수 있다. 과도하게 자극하거나 의사소통할 수 없는 좌절감으로 인한 불편함은 울화 또는 "붕괴"로도 이어진다. 자폐스펙트럼장애와 일반적으로 관련된 다른 행동 및 특성에는 손으로 펄럭이거나 흔들리는 것과 같은 반복적인 동작, 일상의 반복을 바꾸는 것에 대한 저항(예: 같은 셔츠를 입거나 매일 같은 식사를 고집), 가상놀이에 참여 어려움, 타인의 감정을 측정할 수 없음, 특정 활동이나 주제에 대한 강한 관심이 포함된다.

자폐스펙트럼장애는 신경세포 간의 정보를 처리할 수 없는 뇌의 능력이 원인이 되어 발생하는 것으로 여겨진다. 그러나 특정 기전과 발생원인은 잘 설명되거나 합의되지 않았다. 자폐증이 여성보다 남성에서 4배 더 자주 발생하고 종종 형제, 자매에게 나타나므로, 부분적으로는 유전적 요인이 관여하는 것으로 여겨진다. 생화학적 및 환경적 요인도 잠재적 원인으로 조사되었지만, 확실한 답은 거의 없었다. 이 장애의 혼란스러운 측면은 1980년대 후반 이후 사례 수가 꾸준히 증가했다는 것이다. 그러나 장애를 감지하는 능력이 향상되어 진단빈도가 증가했을 수도 있다.

1988년에 발표된 한 조작 논문은 홍역, 유행성 귀밑샘염, 풍진(MMR) 백신이 자폐증 발생의 위험 증가와 관련 있다고 주장했다. 그 후 몇 년 뒤, 이 논문의 데이터가 조작되었던 것이 드러났고, 연구는 본질적으로 결함이 있어, 그 논문은 철회되고 저자(의사였음)는 직업적으로 심각하게 부적합한 행위로 인해 의사면허를 박탈당했다. 그 이후로 수많은 연구에서 백신과 자폐증 발병 사이에는 아무 연관성이 없음을 보였다. 불행히도 백신이 자폐스펙트럼장애를 유발한다는 오해는 여전히 일부 사람들 사이에서 지속되고 있으며 예방접종률의 감소와 그로 인한 질병 발생 모두를 증가시키는 결과를 초래했다.

자폐스펙트럼장애의 치료에는 다양한 식이요법, 보충제, 실험적 과정들을 포함하는 전체적인 접근법은 물론, 입증된 언어 및 행동 치료방법이 포함된다. 자폐증이 있는 일부 아동은 계속 기술을 발달시키고 독립적 생활도 할 수 있지만, 그렇지 않은 아동도 있다. 성인 시기 독립을 예측하는 데 가장 큰 요인은 지능 수준과 의사소통 능력이다.

있는 얼굴 그림으로 인식하는 곳은 시각연합영역이다.

일차청각겉질(primary auditory cortex)은 청각정보를 수용하고 처리하며 관자엽에 있다. **청각연합영역**(auditory association area)은 관자엽 속, 일차청각겉질의 뒤 아래쪽에 있다. 이 영역에서 겉질의 신경세포는 소리의 특징을 해석하고 과거에 들은 소리의 기억을 저장한다. 한 가지 노래가 계속 머릿속을 맴돌 때는 이 청각연합영역이 작용하는 것이다.

일차후각겉질(primary olfactory cortex; *olfactus*: 냄새)도 관자엽에 있으며, 의식적으로 냄새를 알 수 있게 한다. 마지막으로, **일차미각겉질**(primary gustatory cortex; *gustatio*: 맛)은 뇌섬엽에 있으며, 미각정보를 처리한다.

› 기능적 뇌구역

기능적 뇌구역(functional brain region)은 엽들 사이에서 각 연합영역의 정보를 통합하는 다중연합영역의 역할을 한다. 대표적으로 이마엽의 가장 앞부분에 위치(그림 13.12)한 **앞이마엽겉질**(prefrontal cortex)이 있다. 앞이마엽겉질은 복잡한 사고, 판단, 개성 표현, 행할 행동 계획, 의사결정과 같은 많은 고등 지적 기능에 관여한다. 뇌의 여러 영역에서 정보를 검색하고 조율함으로써, 앞이마엽겉질은 한 사람 행동이 가져올 잠재적 결과 또한 평가하며, 이로써 그 행동은 사회규범에 따른 행동이 될 수 있게 조정한다. 흥미롭게도 앞이마엽겉질은 10대~20대까지 계속 발전하는데, 이 부위에서 축삭들에 말이집이 계속해서 형성되고 불필요한 신경연접은 제거되기 때문이다. 결과적으로, 신경과학자들은 많은 십대가 계획에 어려움을 겪고, 충동적 · 감정적이며, 위험을 고집하는 이유가 앞이마엽겉질이 완전히 성숙하지 않았기 때문이라고 가정한다.

또 다른 기능적 뇌구역은 **베르니케영역**(Wernicke area)으로 왼대뇌반구에만 존재한다. 베르니케영역은 말이나 글로 된 언어를 인식하고, 알아듣고, 이해한다. 그러므로 원활한 의사소통이 이루어지려면 베르니케영역과 운동언어영역이 협동해야 한다.

무엇을 배웠는가?

14 각 운동영역은 어디에 있으며 어떤 기능을 하는가?

15 대뇌에 있는 다섯 가지 연합영역은 무엇인가?

16 왜 이마앞엽은 십대와 성인에서 다르게 작동하는 이유는 무엇인가?

10.3d 중심백색질

학습목표

20. 중심백색질의 3가지 주요 신경로를 구분한다.

중심백색질(central white matter)은 대뇌겉질에서 회색질 아래 더 깊은층에 있으며 주로 말이집이 있는 축삭으로 이루어져 있다(10.1c 참조). 이 축삭 중 대부분은 신경로(tract)라는 다발을 이루며, 신경로는 연합신경로, 맞교차신경로, 투사로로 분류된다(**그림 10.14**).

연합신경로(association tract)는 같은 대뇌반구에 있는 대뇌겉질의 각 영역을 연결한다. 짧은 연합신경로는 **활꼴섬유**(arcuate fiber; *arcuatus*: 활처럼 휜)로 이루어져 있으며, 같은 엽에서 서로 이웃한 이랑을 연결한다. 활꼴섬유로 이루어진 연합신경로의 예로는 이마엽의 운동앞영역을 일차운동겉질과 연결하는 신경로를 들 수 있다. 긴 연합신경로는 **세로다발**(longitudinal fasciculi; *fascis*: 다발)이라고 하며, 같

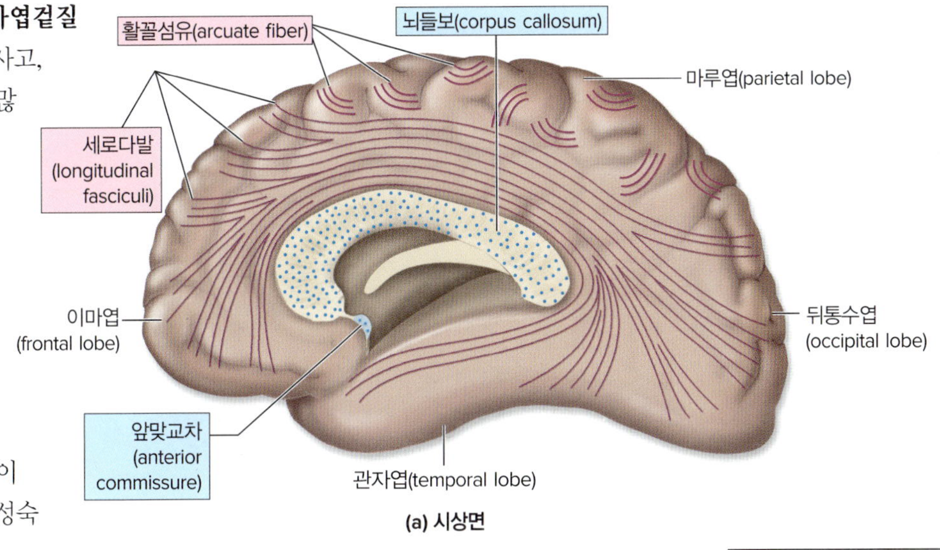

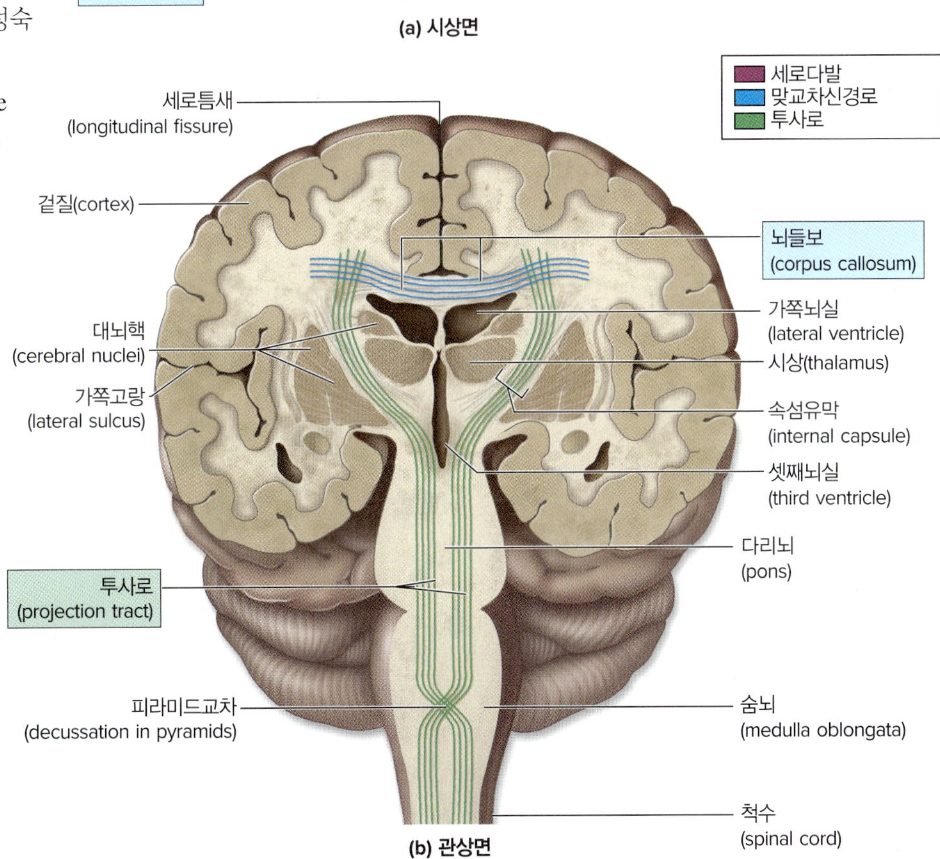

그림 10.14 대뇌 백색질 신경로. 백색질 신경로는 주로 말이집이 있는 축삭으로 이루어져 있다. 이 축삭 무리는 분포에 따라 크게 세 가지로 나눌 수 있다. (a) 하나의 대뇌반구 내에서 이랑들 사이에 뻗어 있는 활꼴섬유 연합신경로와 세로다발 연합신경로가 보이는 시상면, (b) 오른 왼대뇌반구 사이의 맞교차신경로 및 오른 왼대뇌반구와 뇌줄기 사이의 투사로가 나타난 관상면.

통합 INTEGRATE

개념 연결 CONCEPT CONNECTION

신경신호들이 축삭을 따라 전달되는 9.8c절을 떠올려 본다. 뇌의 신경로는 수천 개의 축삭을 갖고 있으며, 이들은 뇌의 다른 부위들과 정보교환을 하기 위해 신경신호를 전달한다.

은 대뇌반구의 서로 다른 엽에 있는 이랑들을 연결한다. 세로다발의 예로는 베르니케영역을 운동언어영역과 연결하는 신경로를 들 수 있다.

맞교차신경로(commissural tract)는 맞교차라고 하는 축삭연결을 통해 양쪽 대뇌반구 사이에 뻗어 있다. 양쪽 대뇌반구를 연결하는 돌출된 맞교차신경로에는 큰 C자 모양의 뇌들보(뇌량, corpus callosum), 그리고 작은 **앞맞교차**(anterior commissure)와 **뒤맞교차**(posterior commissure)가 있다(그림 10.17 참조).

투사로(projection tract)는 대뇌겉질을 그 아래의 뇌와 척수에 연결한다(그림 10.14). 투사로의 예로는 대뇌에서 뇌줄기와 척수로 운동신호를 전달하는 겉질척수로가 있다(11.4c 참조). 대뇌핵과 시상 사이를 지나는 이 신경로 속의 축삭 무리를 **속섬유막**(internal capsule)이라 한다(그림 10.4a 참조).

무엇을 배웠는가?

17 연합신경로, 맞교차신경로, 투사로로 연결된 뇌의 부분은 각각 어디인가?

10.3e 대뇌편측화

학습목표

21. 대뇌편측화가 어떤 현상인지 설명한다.

22. 오른 · 왼대뇌반구가 대부분의 사람에서 하는 기능을 구분한다.

해부학적으로 오른 · 왼대뇌반구가 대칭을 이루는 것처럼 보이나 자세히 연구한 결과 몇 가지 차이가 드러났다. 사람은 이마엽과 뒤통수엽이 비대칭 모양을 이루는 경향이 있는데, 이를 **편돌출**(petalias)라 한다(그림 10.5a). 오른손잡이인 사람은 전형적으로 오른쪽 이마엽이 왼쪽 이마엽보다 돌출되는 오른쪽 이마엽 편돌출을 보인다. 또 왼쪽 뒤통수엽은 오른쪽 뒤통수엽보다 더 돌출된 경향이 있어 왼쪽 뒤통수엽 편돌출이라고 한다. 반대로 왼손잡이인 사람은 왼쪽 이마엽과 오른쪽 뒤통수엽이 돌출되어 있다. 양 대뇌반구들은 그 기능도 어느 정도 다르다. 각 대뇌반구는 특정한 과제에 특화된 경향이 있는데, 이 현상을 **대뇌편측화**(cerebral lateralization, hemispheric lateralization)라고 한다(그림 10.15b). 양쪽 대뇌반구의 고도 중추는 서로 다르지만, 상호보완하는

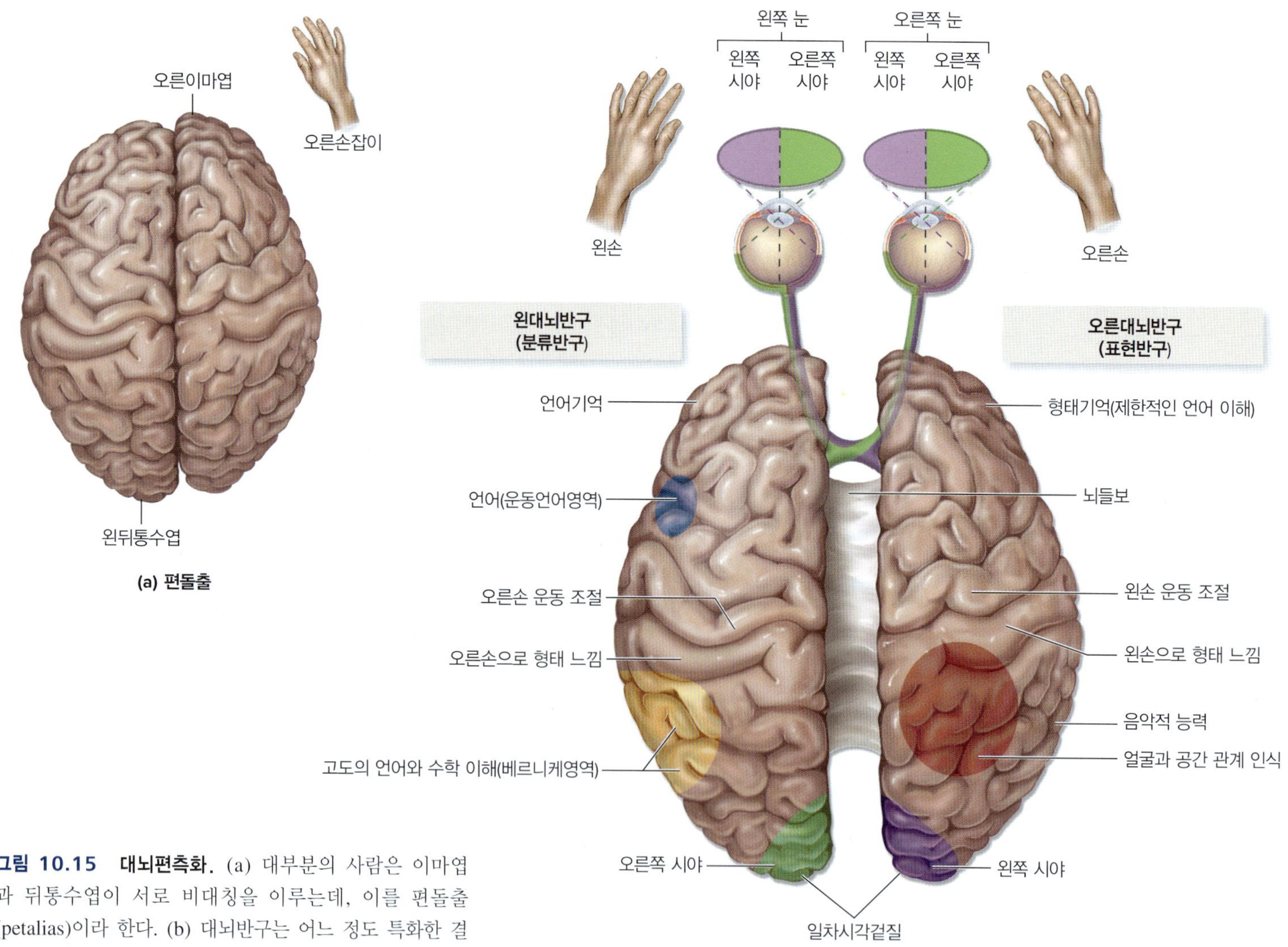

그림 10.15 대뇌편측화. (a) 대부분의 사람은 이마엽과 뒤통수엽이 서로 비대칭을 이루는데, 이를 편돌출(petalias)이라 한다. (b) 대뇌반구는 어느 정도 특화한 결과 기능적 차이를 나타낸다.

통합 INTEGRATE

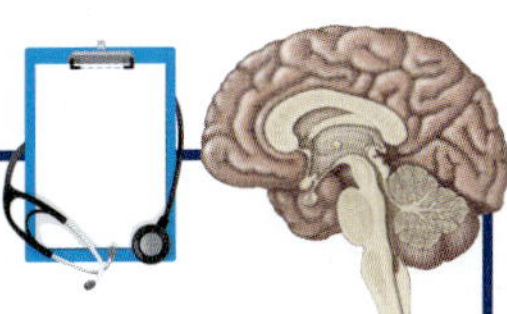

임상적 고찰 10.8 CLINICAL VIEW

간질과 대뇌편측화

간질(epilepsy)은 신경세포가 활동전위를 너무 빈번하고 빠르게 전달하는 장애로, 운동기능과 감각기능에 해로운 영향을 미치는 발작을 유발한다. 대부분의 발작은 약물로 통제할 수 있으나 약물이 효과가 없으면 수술이 필요하다. 발작의 원인이 되는 뇌의 일부를 수술로 제거하면 발작이 멈추는 경우가 많다. 가장 심한 경우에 적용하는 공격적인 치료는 양쪽 대뇌반구 중 발작을 유발하는 반구를 제거하는 **반구절제술**(hemispherectomy)이다.

비록 반구절제술 후 뇌기능이 정상으로 돌아오지는 못할 수도 있지만, 남은 반구가 없어진 반구의 기능 일부를 대신한다. 환자가 어리면 어릴수록 기능 회복의 가능성은 더 높다.

기능을 한다.

대부분의 경우 왼대뇌반구는 **분류반구**(categorical hemisphere)이다. 대개 베르니케영역과 운동언어영역은 왼대뇌반구에 있다. 왼대뇌반구는 언어능력에 특화되어 있으며, 과학이나 수학에 필요한 연속적이고 분석적인 추론 과제를 수행하는 데에도 중요하다. 왼대뇌반구는 직접적 정보 또는 분할 정보들을 더 작게 나누어 분석하는 것으로 보인다. 분류반구라는 말이 왼대뇌반구의 분류와 상징 기능을 잘 나타낸다.

다른 대뇌반구(대부분의 경우 오른대뇌반구)는 시공간 관계와 분석을 담당하므로 **표현반구**(representational hemisphere)라고 불린다. 여기서는 상상과 통찰, 음악적 · 예술적 기술, 패턴의 인지, 공간 관계, 그리고 시각, 소리, 냄새, 맛의 비교가 이루어진다.

양쪽 대뇌반구는 맞교차, 그중에서도 대뇌반구 사이를 투사하는 수억 개의 축삭을 가진 뇌들보를 통해 계속 소통한다.

대뇌반구의 편측화는 어릴 때(만 5~6세 이전) 발달한다. 편측화가 완료되기 전에, 어린아이의 한쪽 대뇌반구가 손상되거나 제거되면 다른 대뇌반구가 그 기능을 대신 수행한다. 어떤 면에서 편측화는 성별 간의 차이가 있다. 여자는 맞교차 축삭이 더 많기 때문에 뇌들보 뒷부분이 더 굵다. 성인 남자는 여자보다 편측화가 더 많이 이루어지므로, 한쪽 대뇌반구가 손상되면 더 많은 기능이 손실된다.

대뇌편측화는 오른손잡이 또는 왼손잡이와 큰 관련이 있다. 오른손잡이인 사람은 왼손잡이와 비교할 때 편측화의 양상이 조금 다른 경향이 있다. 전체 인구 중 약 95%는 왼대뇌반구가 분류반구이며, 이는 전체 인구의 90%가 오른손잡이인 것과 관련이 있다. 그러나 이 상관관계는 왼손잡이인 사람의 경우는 덜 강하다. 왼손잡이인 사람은 오른대뇌반구가 분류반구일 수 있다. 흥미롭게도 왼손잡이인 사람은 뇌들보가 더 굵기 때문에 양쪽 대뇌반구 사이에 더 많은 신호가 오가는 것으로 보인다. 마지막으로, 왼대뇌반구는 언어지배 반구이다. 거의 모든 오른손잡이와 많은 왼손잡이는 왼대뇌반구가 언어를 담당한다.

무엇을 배웠는가?

18 대뇌편측화란 무엇인가?

19 왼대뇌반구와 오른대뇌반구의 주요 기능은 각각 무엇인가?

통합 INTEGRATE

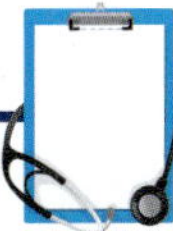

임상적 고찰 10.9 CLINICAL VIEW

뇌혈관사고

뇌혈관사고(cerebrovascular accident, CVA)는 뇌졸중(stroke)이라고도 하며 동맥이 막히거나 혈관에 출혈이 발생해 뇌의 일부에서 혈액 공급이 감소하는 것이다. 혈관이 막히거나 출혈이 일어난 위치와 기간에 따라 결과가 달라진다. 혈류의 손상이 10분을 초과하면 뇌조직이 죽을 수 있다. 뇌혈관사고의 증상은 시력 손실 또는 시야 흐려짐, 쇠약 또는 가벼운 무감각, 두통, 현기증, 걷기 어려움 등이다. 대뇌반구는 각각 몸의 반대편을 통제하므로 뇌의 왼쪽에 뇌혈관사고가 일어나면 몸의 오른쪽에 증상이 나타나며, 뇌의 오른쪽에 뇌혈관사고가 일어나면 몸의 왼쪽에 증상이 나타난다.

단시간 동안 팔다리가 감각 또는 운동능력을 잃거나 저린 것을 일과성 허혈발작(transient ischemic attack, TIA) 또는 작은뇌졸중(mini-stroke)이라고 한다. 이는 혈관이 일시적으로 막혔다가 몇 분 내로 용해되기 때문에 발생한다. 그러나 일과성 허혈발작은 앞으로 혈관이 더 심각하게 막힐 수 있다는 신호라고 할 수 있다.

10.3f 대뇌핵

학습목표

23. 대뇌핵 4개를 구분하고 각 대뇌핵의 기능에 대해 설명한다.

대뇌핵(cerebral nucleus)은 바닥핵(기저핵, basal nucleus)이라고도 하며, 가쪽뇌실의 바닥 아래의 대뇌반구 바닥 구역에 있는 중심백색질 속에 깊게 위치한, 쌍으로 된 불규칙한 회색질 덩어리이다(**그림 10.16**; 그림 10.4도 참조). (이 회색질 덩어리는 때로는 바닥신경절이라는 부정확한 이름으로 불리기도 한다. 그러나 신경절이라는 말은 중추신경계통에 있지 않은 신경세포체 덩어리를 가리키며, 핵이라는 말은 중추신경계통에 속한 신경세포체 집합을 가리킨다.) 일반적으로, 대뇌핵은 대뇌겉질이 개시한 운동명령의 조절을 돕고, 원치 않는 운동을 억제하는 데 도움을 준다. 대뇌핵에 영향을 미치는 질병(파킨슨병과 헌팅톤병, 임상적 고찰 10.10: "뇌질환과 이상" 참조)에 걸린 사람은 몸이 불수의적으로 젖혀지거나 움직여지는 경우가 많다.

대뇌핵에는 여러 구성요소가 있으며, 각 요소는 대뇌핵의 전체적인 기능과 관련된 특정한 기능을 수행한다. 대뇌핵의 구성요소는 꼬리핵, 렌즈핵, 담장, 편도체핵으로 다음과 같다.

- C자 모양의 **꼬리핵**(caudate nucleus; *cauda*: 꼬리)에는 큰 머리와 가늘고 휜 꼬리가 있다. 휜 꼬리는 가쪽뇌실의 휜 모양과 평행하다. 걸음을 시작할 때마다 매번 꼬리핵의 신경세포가 적절한 근육을 자극해 걷기와 관련된 팔과 다리 운동의 패턴 및 리듬을 만들어 낸다.
- **렌즈핵**(lentiform nucleus; *lenticula*: 렌즈콩, *forma*: 모양)은 조가비핵(피각, putamen)과 창백핵(담창구, globus pallidus; *globus*: 공, *pallidus*: 창백한)으로 이루어진 치밀하고 둥근 덩어리로, 두 회색질 덩어리가 대뇌 뇌섬엽과 시상의 가쪽 벽 사이에 있다. 조가비핵

그림 10.16 대뇌핵. 대뇌핵은 쌍을 이루는 회색질 덩어리로 대뇌 속에서 백색질에 둘러싸여 있다.

걷질(cortex)
뇌들보(corpus callosum)
가쪽뇌실(lateral ventricle)
투명사이막(septum pellucidum)
시상(thalamus)
속섬유막(internal capsule)
가쪽고랑(lateral sulcus)
뇌섬엽(insula)
셋째뇌실(third ventricle)
시각로(optic tract)
시상하부(hypothalamus)

대뇌핵(바닥핵)		
꼬리핵(caudate nucleus)		줄무늬체 (corpus striatum)
조가비핵 (putamen)	렌즈핵 (lentiform nucleus)	
창백핵 (globus pallidus)		
담장(claustrum)		
편도체(amygdaloid body)		

관상면

은 무의식적인 근육 움직임을 조절하고, 창백핵은 근긴장을 조절하기 위해 시상의 활동을 흥분시키거나 억제한다.

- **담장**(전장, claustrum)은 뇌섬엽 겉질의 바로 안쪽에 있는 한 겹의 신경세포층으로 된 얇은 회색질 조각이다. 무의식적 수준에서의 시각정보를 처리한다.

통합 INTEGRATE

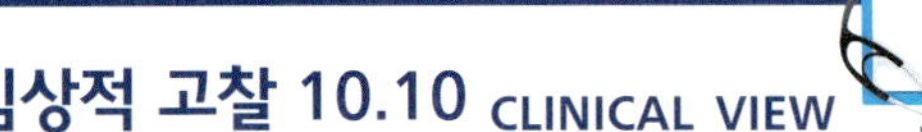

임상적 고찰 10.10 CLINICAL VIEW

뇌질환과 이상

뇌질환은 감각정보 가공, 운동명령의 전달 또는 두 가지 활동 모두의 기능 부전으로 나타날 수 있다. 뇌질환에는 두통, 뇌성마비, 헌팅턴병, 파킨슨병과 같은 질환이 있다.

두통(headache)은 흔히 머리뼈의 혈관 확장에 의하거나 근육수축에 의해 발생한다(컴퓨터 화면을 너무 오래 보아 눈이 피로해지면 발생할 수 있다). 편두통(migraine headache)은 주로 머리의 한쪽에만 반복적으로 나타나는 심한 두통이다. 두통이 뇌질환은 아니지만 다른 질병 또는 뇌질환에 동반되기도 한다.

뇌성마비(cerebral palsy)는 여러 신경근육질환의 집합을 가리키는 말이며, 주로 출생 전, 출생 동안, 출생 직후 뇌손상으로 발생한 것이다. 뇌성마비는 뼈대근 운동에 어떤 악영향을 주느냐에 따라 세 가지 유형으로 나눌 수 있다. 느린비틀림운동(무정위운동, athetoid)은 손이 불수의적으로 천천히 비틀리는 것이고, 실조성(ataxic)은 근육이 서로 협응해 동작하지 못하는 것이며, 경직(spastic)은 근육긴장이 증가하는 것이다. 때로는 정신지체와 언어곤란이 뇌성마비와 함께 나타나기도 한다.

헌팅톤병(Huntington's disease)은 대뇌핵에 영향을 미치는 상동염색체우성 유전질환이다. 흔히 얼굴의 한쪽에서 시작되어 빠르게 젖혀지는 불수의적 동작들이 수개월에서 수년이 지나면 팔다리로 진행된다. 점진적인 성격 변화, 기억상실, 과민성뿐 아니라 지능 저하도 나타난다. 중년인 35~40세에 시작해 10~20년 내에 사망한다.

파킨슨병(Parkinson disease)은 느리게 진행되는 신경 관련 상태로 근육의 움직임과 균형에 영향을 미친다. 이 병의 원인에 대해서는 논란이 있다. 어떤 연구자들은 a신뉴클레인(a-synuclein)이라는 단백질의 비정상적 뭉침에 의한 것이라고 믿는 반면, 다른 연구자들은 이 병이 자가면역질환(왜냐하면 이 병을 가진 일부 환자들은 도파민 생성 신경세포가 항원성을 발현해 자가면역반응을 촉발할 수 있으므로)이라고 주장한다.

파킨슨병 환자는 자세가 뻣뻣하고, 무표정하며, 느린 수의적 움직임, 안정 시 떨림이 나타나고(특히 손), 걸을 때 발을 끈다. 파킨슨병은 흑색질(중간뇌의 핵, 10.5a 참조)의 신경세포가 퇴화해 신경전달물질인 도파민 생성의 부족으로 발생한다. 도파민이 부족하면 흑색질의 뇌신경세포들이 대뇌핵을 억제하는 것을 막는다. 증상이 발생하는 때에 환자들은 이미 도파민 생성세포들의 80~90%를 잃은 상태이다. 요즘은 흑색질에 남은 세포의 도파민 생성을 늘리는 약물과 증상치료를 하는 약물(예: rasagiline)을 함께 사용한다.

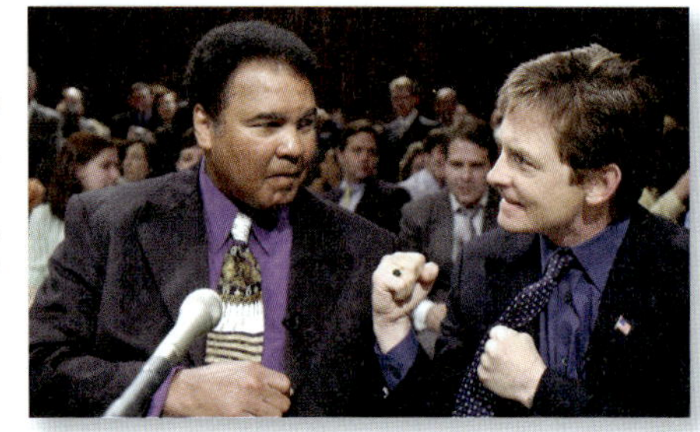

두 유명한 파킨슨병 환자인 권투선수 무하마드 알리와 배우 마이클 J. 폭스가 이 병에 대한 연구기금 증진을 지지하였다.

©Kenneth Lambert/AP Photo

- **편도체**(amygdaloid body; *amygdala*: 아몬드)는 꼬리핵의 꼬리부분이 넓어진 것이다. 감정 표현, 행동 조절, 기분 발생에 관여한다(10.7a, 둘레계통 참조).

줄무늬체(선조체, corpus striatum)는 속섬유막의 백색질이 회색질인 꼬리핵과 렌즈핵사이에서 줄무늬를 띠는 것을 가리킨다.

무엇을 배웠는가?

20 대뇌핵은 일반적으로 어떤 기능을 하며, 핵의 해부학적 구성요소는 무엇인가?

10.4 사이뇌

사이뇌(간뇌, diencephalon)는 대뇌반구의 아랫부위 사이에 낀 앞뇌의 일부로 이런 이유로 '뇌사이에 있는'으로 언급된다. 사이뇌를 이루는 부분은 시상상부, 시상, 시상하부이다(**그림 10.17**). 셋째뇌실도 또한 사이뇌와 연결된다(그림 10.7 참조).

10.4a 시상상부

학습목표

24. 시상상부를 구성하는 부분을 열거하고 각 부분의 기능을 설명한다.

25. 하루주기리듬(circadian rhythm)이 어떻게 조절되는지 설명한다.

시상상부(epithalamus)는 부분적으로 사이뇌의 뒤쪽 지붕을 이루고 셋째뇌실을 덮는다. 시상상부의 뒷부분에는 솔방울샘과 고삐핵이 있다.

솔방울샘(송과체, pineal gland; *pineus*: 솔방울 모양의)은 내분비샘이다(14.11a 참조). 솔방울샘은 **멜라토닌**(melatonin)이라는 호르몬을 분비하며, 멜라토닌은 몸의 **하루주기리듬**(circadian rhythm)이라는 낮과 밤의 주기 조절을 돕는 것으로 보인다(일부 제약회사에서 시차와

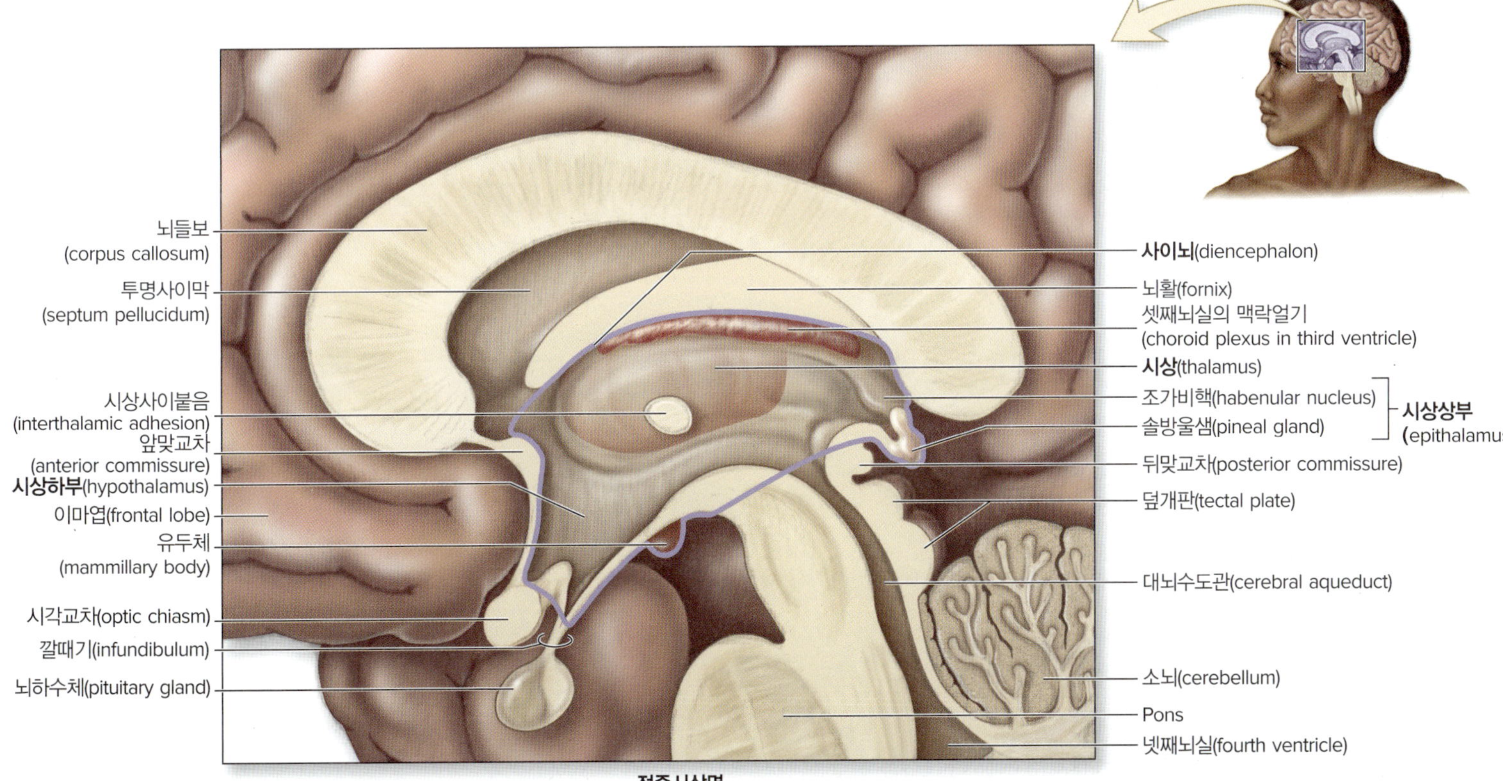

그림 10.17 사이뇌. 사이뇌(보라색 경계선)는 셋째뇌실을 에워싸고 대뇌반구를 뇌줄기와 연결한다. 이 정중시상면 그림에서는 사이뇌의 오른쪽 부분을 나타내고 사이뇌와 주요 하위 영역을 굵은 글씨로 표시했다.

불면증의 치료제로 멜라토닌 약을 판매하지만 이 치료법은 아직 완전히 검증된 것은 아니다).

고삐핵(유핵, habenular nucleus; *habena*: 끈)은 둘레계통(10.7a 참조)에서 중간뇌로의 신호전달을 돕고, 냄새에 대한 내장 반응, 감정 반응에도 관여한다.

무엇을 배웠는가?

21 솔방울샘은 어디에 있으며, 어떤 기능을 하는가?

10.4b 시상

학습목표

26. 시상이 감각정보에 어떻게 작용하는지를 설명한다.

시상(thalamus; *thalamus*: 침대)은 셋째뇌실의 위 가쪽 벽을 이룬다(그림 10.17). 그리고 셋째뇌실 양옆에 있는 한 쌍의 타원형 회색질 덩어리이다(**그림 10.18**). 정중면에서 보면 시상은 앞맞교차와 솔방울샘 사이에 있다. **시상사이붙음**(시상간유착, interthalamic adhesion) 또는 **중간덩이**(intermediate mass)는 오른 · 왼시상몸통을 연결하는 작은 선 모양의 회색질 덩어리이다.

시상의 각 부분은 약 12개의 **큰 시상핵**(thalamic nucleus)으로 이루어진 회색질 덩어리이며, 시상핵은 여러 집단으로 분류된다. 시상핵에서 나온 축삭은 대뇌겉질의 특정 영역으로 투사된다. 후각을 제외한 모든 의식적 감각에서 오는 감각 신경신호들은 시상에 모이며 최소 하나의 시상핵에 신경연접한다. 예를 들면, 뒤배쪽핵은 감각정보를 마루엽의 일차몸감각겉질로 전달하는 반면, 청각정보는 안쪽무릎핵을 통해 전달된다.

시상은 들어오는 감각정보를 전달하는 중요한 최종 전달지점이며, 처리된 감각정보는 뇌겉질의 적절한 엽으로 투사된다. 시상에 도착한 감각정보 중 기본적인 작은 양만이 대뇌로 전달되는데, 시상은 정보를 걸러 내는 역할도 하기 때문이다. 예를 들면, 붐비는 카페에서 시상이 공부를 할 수 있게 소리와 시각 정보를 걸러 준다. 또 시상은 감각정보가 어디에서 오는지를 대뇌에 알린다. 예를 들면, 감각정보가 눈에서 온다는 사실을 대뇌에게 알림으로써 그 정보가 시각정보라는 것을 가리킨다.

어떻게 생각하는가?

4 만약 시상이 없다면 감각자극에 대한 대뇌의 해석은 어떤 영향을 받을까?

무엇을 배웠는가?

22 시상의 일반적인 기능은 무엇인가?

10.4c 시상하부

학습목표

27. 시상하부의 일곱 가지 기능을 서술한다.

시상하부(hypothalamus; *hypo*: 아래)는 사이뇌의 앞 아래쪽에 있다. 가느다란 줄기 모양의 깔때기(누두, infundibulum)가 시상하부에서 아래로 뻗어 뇌하수체에 부착되어 있다(**그림 10.19**).

시상하부는 다양한 기능을 하며, 이 기능은 특정 핵에 의해 조절된다. **표 10.3**에 이를 정리하였다.

- **자율신경계통 총괄.** 시상하부는 중요한 자율신경 통합중추이다. 본질적으로, 자율신경계통(12장에 자세히 설명)을 회사에 비유하면 시상하부는 회장에 해당한다. 시상하부는 심장박동, 혈압, 소화작용, 호흡에 영향을 미치는 뇌줄기의 자율신경핵으로 내림신경로 축삭을 투사한다.

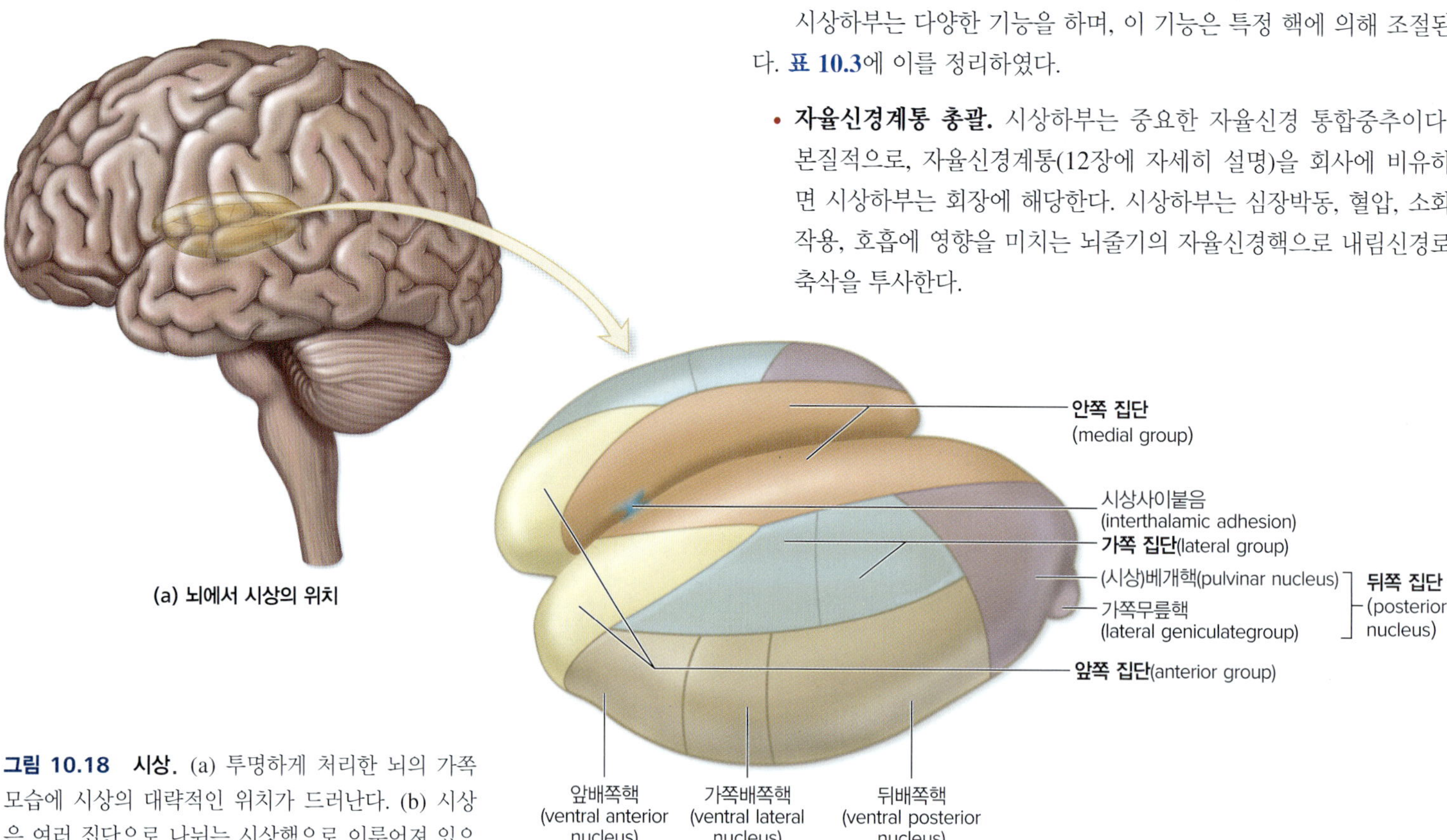

그림 10.18 시상. (a) 투명하게 처리한 뇌의 가쪽 모습에 시상의 대략적인 위치가 드러난다. (b) 시상은 여러 집단으로 나뉘는 시상핵으로 이루어져 있으며, 각 집단을 이 그림에서 확대해 나타냈다. 이 각도에서는 시상핵 중 일부는 보이지 않을 수도 있다.

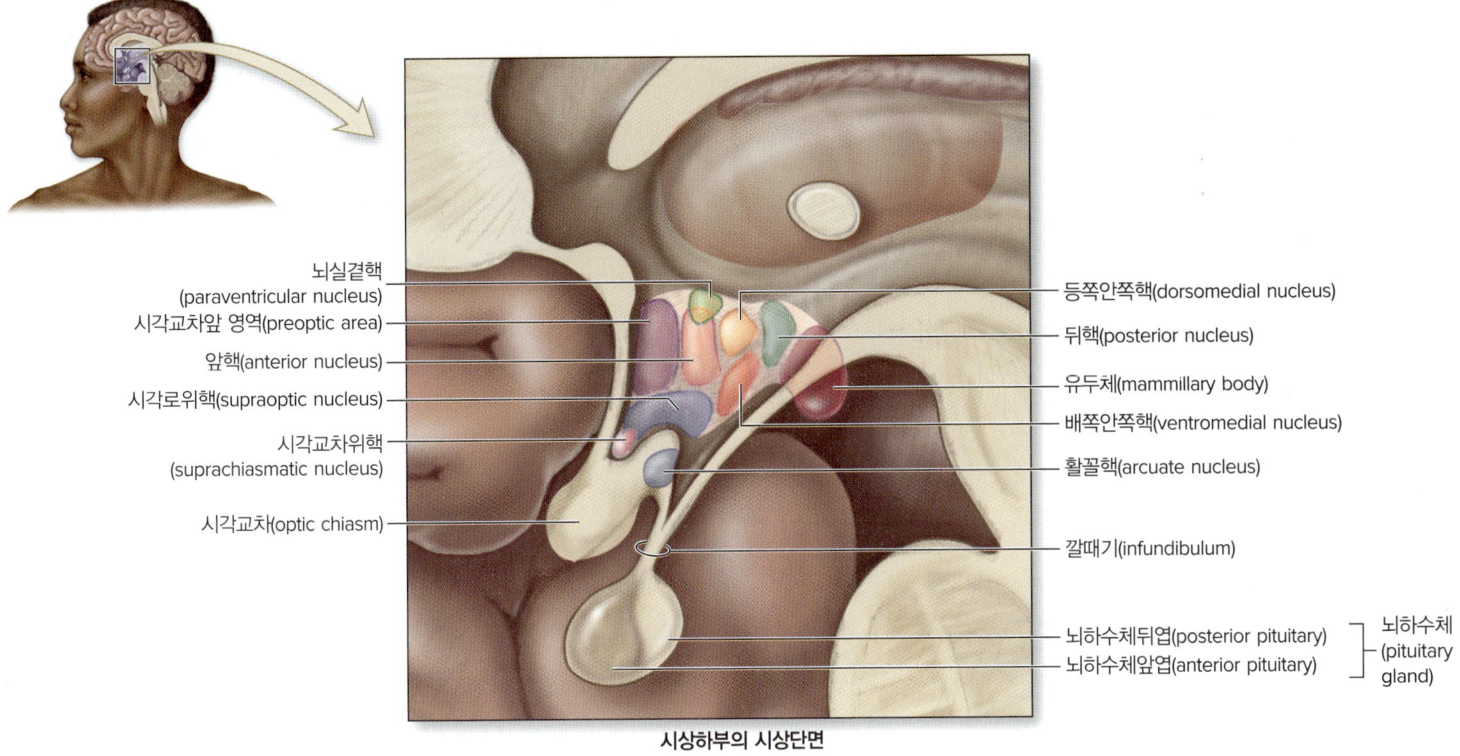

그림 10.19 시상하부. 시상하부는 시상의 앞 아래쪽에 있으며 여러 핵으로 구성된다.

표 10.3 특정 시상하부 핵이 조절하는 기능

시상하부의 핵 또는 구역	기능
앞핵	'갈증중추'(음료를 마시도록 자극); 자동조절중추
활꼴핵	식욕, 생식샘자극호르몬분비호르몬의 방출, 성장자극호르몬의 방출, 젖샘분비억제호르몬의 방출 조절
유두체	후각과 관련된 자극 감독; 삼키기 조절
뇌실곁핵	주로 옥시토신 생성
시각교차앞 영역	몸의 체온을 조절하는 '온조조절기'
시신경교차위핵	수면각성(하루주기리듬) 조절
시각로위핵	항이뇨호르몬(ADH) 생성
배쪽안쪽핵	'포만중추'(공복감과 포만감을 생성)

- **내분비계통 총괄.** 내분비계통을 회사에 비유해도 마찬가지로 시상하부가 회장이다. 시상하부는 내분비계통의 기능 중 일부를 제외한 나머지를 관장한다. 시상하부는 뇌하수체앞엽의 분비작용을 조절하는 호르몬을 분비하고, 또한 항이뇨호르몬과 옥시토신을 생성하며, 이들 호르몬은 뇌하수체 뒤엽에 저장된다. 시상하부가 내분비계통에서 하는 기능은 14.7절에 자세히 설명한다.
- **체온 조절.** 시상하부에는 몸의 온도 조절기가 있다. 시각교차앞영역의 신경세포는 혈액 온도의 변화를 탐지하고, 몸을 덥히거나 식히는 기전을 통제하는 다른 시상하부 핵에 신호를 보낸다(1.6b, 3.1d, 참조).

통합 INTEGRATE

학습전략 LEARNING STRATEGY

시상하부의 네 가지 기능—체온 조절, 음식섭취 조절, 수분섭취 조절 및 수면-각성(일주기) 리듬 조절—은 모두 신체의 편안함과 관련이 있다. 너무 덥거나 춥지 않고, 배가 고프거나 목이 마르지 않으며, 적절한 수면을 취할 때가 가장 편안하다고 느낀다는 것을 기억한다.

- **음식섭취 조절.** 배쪽안쪽핵에 있는 신경세포는 혈중 포도당과 아미노산 같은 영양소의 수준을 감시하고 공복감을 만들어 낸다.
- **수분섭취 조절.** 시상하부 앞쪽 핵 속에 있는 특정 신경세포들은 혈액 속의 용해물질 농도를 계속 감시해 갈증을 조절한다. 시상하부가 혈액 속의 수분 부족을 탐지하면 갈증이 자극된다.
- **수면각성(하루주기)리듬 조절.** 시신경교차위핵은 하루 중 특정한 시간에 멜라토닌을 분비하도록 솔방울샘에 지시한다. 그 결과 이 둘 모두 하루주기리듬의 조절에 관여하게 된다.
- **감정적 행동 조절.** 시상하부는 뇌에서 감정반응을 조절하는 부위인 둘레계통의 중심에 있다. 감정반응의 예로는 기쁨, 공격성, 공포, 분노, 만족, 성욕 등을 들 수 있다.

무엇을 배웠는가?

23 시상하부는 공복감과 갈증을 어떻게 조절하는가?

10.5 뇌줄기

뇌줄기(뇌간, brainstem)는 대뇌, 사이뇌, 소뇌를 척수와 연결한다. 뇌줄기는 세 부분으로 이루어지는데, 위에서 아래로 중간뇌, 다리뇌, 숨뇌 순으로 되어 있다(**그림 10.20**).

뇌줄기는 뇌의 주요 부위와 척수 사이의 모든 신경로가 지나는 양방향 통로이다. 또 뇌줄기에는 우리의 생존(호흡, 혈압)에 필요한 자율신경중추와 반사중추가 많이 존재하며, 많은 뇌신경의 핵도 존재한다. 뇌줄기의 세 부위 모두를 통해 뻗는 그물체는 10.7b절에서 논의한다.

10.5a 중간뇌

학습목표

28. 중간뇌의 주요 특징들을 열거한다.

29. 중간뇌의 가로단면에서 보이는 부분들의 위치와 기능을 말한다.

30. 덮개판의 위둔덕과 아래둔덕이 하는 불수의적 작용을 설명한다.

중간뇌(중뇌, midbrain, mesencephalon)는 뇌줄기의 윗부분이다. 중간뇌에는 여러 중요한 부분이 있으며, 이 중 다수는 그림 10.20과 같이

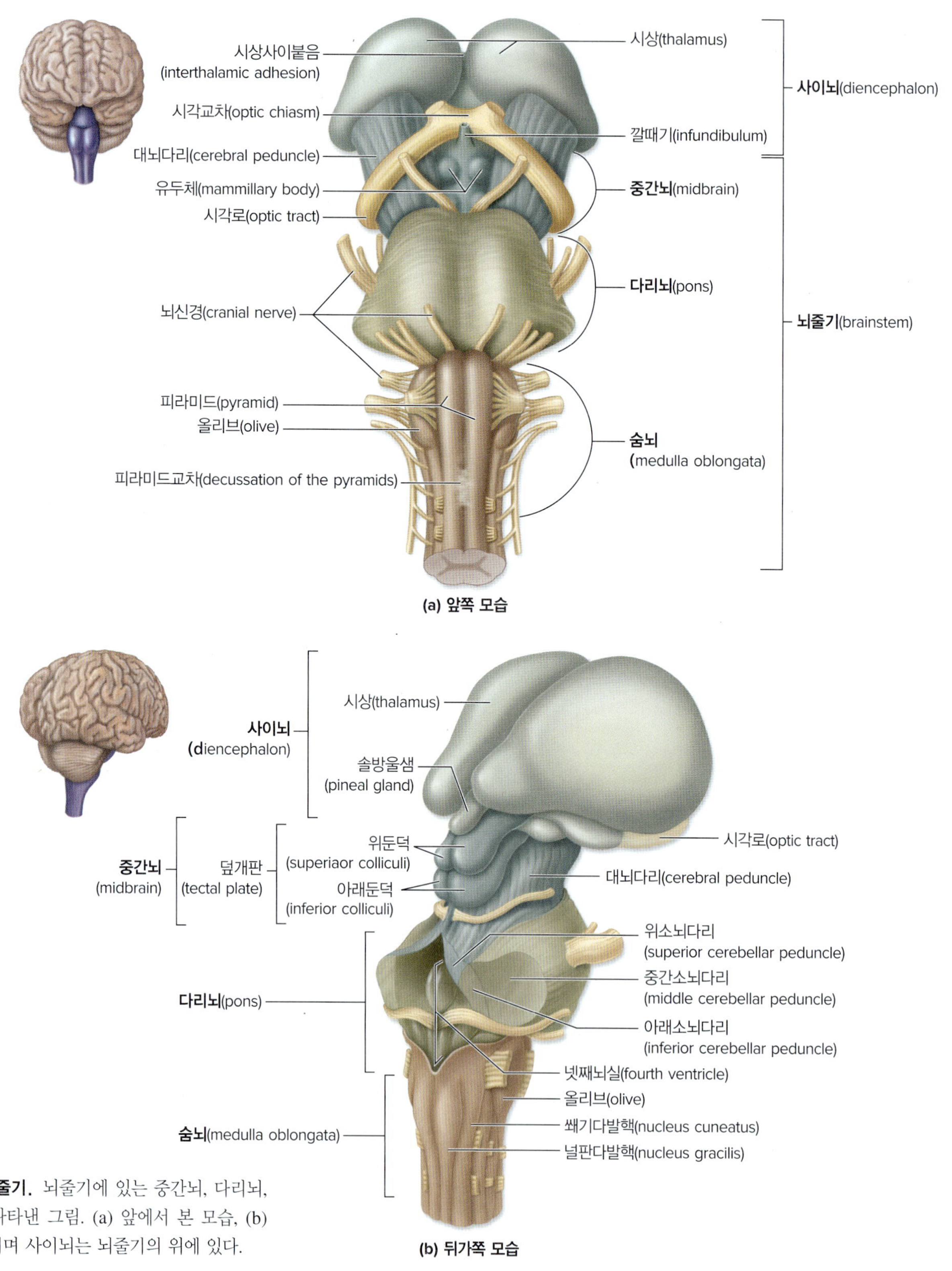

그림 10.20 **뇌줄기.** 뇌줄기에 있는 중간뇌, 다리뇌, 숨뇌의 위치를 나타낸 그림. (a) 앞에서 본 모습, (b) 뒤에서 본 모습이며 사이뇌는 뇌줄기의 위에 있다.

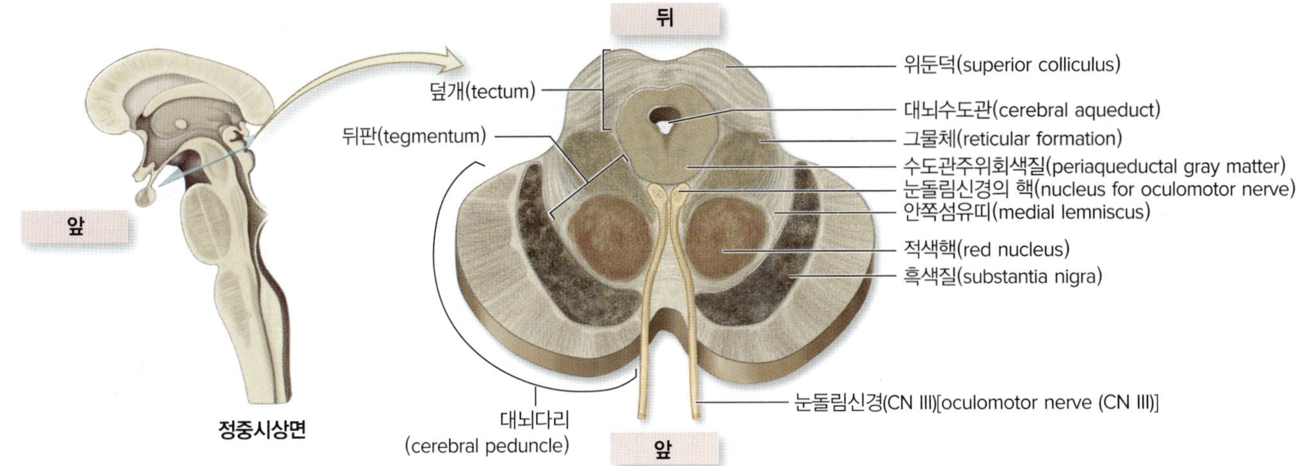

그림 10.21 중간뇌. 중간뇌의 구성요소를 위둔덕이 있는 높이에서 가로면으로 본 그림. 도르래신경(CN IV)의 핵은 그림에 나타나 있지 않다.

외부에서 볼 수 있다. **그림 10.21**은 중간뇌의 가로단면으로 내부 구조를 보여준다. 중간뇌와 연결된 신경로(말이집 축삭의 다발)에 대해 먼저 살펴보고, 이후에 위치를 기준으로 앞에서 뒤 순서로 중간뇌핵(회색질)에 대해 알아보자.

대뇌다리(cerebral peduncle; *penduncul̲us*: 작은 다리)는 중간뇌의 앞가쪽에 있는 운동로이다. 피라미드계통의 내림축삭로(겉질척수로, 11.4c 참조)가 대뇌다리를 통해 투사되면서 양쪽 대뇌반구의 일차운동겉질에서 나오는 수의적 운동명령을 전달한다. 또, **위소뇌다리**(superior cerebellar peduncle)는 중간뇌를 소뇌와 연결한다. **안쪽섬유띠**(medial lemniscus)를 구성하는 말이집 감각신경 축삭의 다발은 숨뇌에서 다리뇌와 중간뇌를 지나 시상으로 간다(11.4b 참조).

흑색질(흑질, substantia nigra; *substantia*: 물질, *niger*: 검은)은 중간뇌 내에서 좌우대칭을 이루는 핵으로 구성된다(그림 10.21). 멜라닌색소 때문에 검은색에 가까운 색을 띠어 이 이름이 붙었다. 흑색질에는 신경전달물질인 도파민을 생성하는 신경세포 덩어리가 있으며, 도파민은 뇌가 운동, 감정반응, 기쁨과 고통을 경험하는 능력을 조절하는 과정에 영향을 미친다. 흑색질에 있는 이 신경세포의 변성이 파킨슨병을 일으키는 병리기전이다(임상적 고찰 10.10: "뇌 질환과 이상" 참조).

뒤판(피개, tegmentum)은 흑색질의 핵과 수도관주위회색질 사이에 끼어 있다. 덮개에는 색소를 함유한 적색핵(red nucleus)과 그물체가 있다. 적색핵이 붉게 보이는 것은 혈관 밀도가 높고 세포체에 철 색소가 있기 때문이다. 뒤판은 대뇌와 소뇌에서 오는 정보를 통합하고, 등의 척주세움근으로 불수의적 운동명령을 보내어(8.4 참조) 서고, 허리를 굽히고, 걸을 때의 자세유지를 돕는다.

중간뇌에 뻗어 있는 **대뇌수도관**(cerebral aqueduct)은 셋째뇌실과 넷째뇌실을 연결한다(10.2b 참조). 대뇌수도관은 **수도관주위회색질**(periaqueductal gray matter)이라는 부위에 둘러싸여 있다. 눈돌림신경(CN III)과 도르래신경(CN IV)의 핵도 중간뇌에 있다(이 신경들에 대해서는 10.9절에서 자세히 살펴본다).

덮개(개, tectum)는 중간뇌의 가장 뒷부위에 있다. 덮개에는 두 쌍의 감각핵과 위·아래둔덕이 있으며 이것을 통틀어 **덮개판**(tectal plate, quadrigeminal plate, corpora quadrigemina)이라 한다. 이 핵들은 시각 및 청각 정보들을 가공하는 연결로에 있는 중계 정거장이다. **위둔덕**(superior colliculus; *colliculus*: 언덕)은 **위핵**(superior nucleus)이다. 움직이는 물체를 시각적으로 추적하고, 시각적 자극에 반응해 눈과 머리를 돌리는 것과 같은 반사를 조절하기 때문에 시각반사중추(visual reflex cente)라고 한다. 예를 들면, 위둔덕은 눈 앞에 큰 동물이 달려 온다고 느껴서, 그쪽으로 급히 돌릴 때 작동한다. 한 쌍의 **아래둔덕**(inferior colliculus)은 청각반사중추(auditory reflex center)이다. 이곳은 갑자기 나는 큰 소리를 듣고, 그쪽으로 머리와 눈을 반사적으로 돌리게 한다.

무엇을 배웠는가?

24. 흑색질은 어떤 기능을 하며, 흑색질의 정상적인 활동에 영향을 주는 질병은 어떤 것인가?
25. 중간뇌에서 한 쌍씩의 시각감각핵과 청각감각핵이 있는 부위는 무엇인가?

10.5b 다리뇌

학습목표

31. 다리뇌에 있는 호흡중추를 구분할 수 있다.

32. 위올리브복합체가 어떤 작용을 하는지 구분할 수 있다.

다리뇌(교뇌, pons)는 뇌줄기의 앞부분에 튀어나와 있는 부위이다(**그림 10.22**; 그림 10.20 참조). 다리뇌 속의 감각로와 운동로가 있어 뇌줄기를 지나며 뇌와 척수를 연결한다. 또, **중간소뇌다리**(중소뇌각, middle cerebellar peduncle)는 다리뇌를 소뇌와 연결하는 가로 축삭이다.

다리뇌는 **다리뇌호흡중추**(pontine respiratory center)에 자율신경핵을 갖고 있다(예전에는 호흡조정중추(pneumotaxic center)라고 불렸다). 이 중요한 중추는 숨뇌의 숨뇌호흡중추와 함께 호흡과 관련된 뼈대근을 조절한다. 다리뇌호흡중추의 주요한 기능은 들숨과 날숨 사이의 부드러운 전환을 조절하는 것이다.

다리뇌의 아랫부위에는 **위올리브핵**(상올리브핵, superior olivary nucleus)이 있다. 각각의 핵들은 청각정보를 수용하고 소리의 위치를 파악하는 신경로에 관여한다.

다리뇌는 또한 감각과 운동 **뇌신경핵들**(cranial nerve nuclei)인 삼차신경(CN V), 갓돌림신경(CN VI), 얼굴신경(CN VII)이 있다. 속귀신경(CN VIII) 핵 중 일부도 다리뇌에 있다.

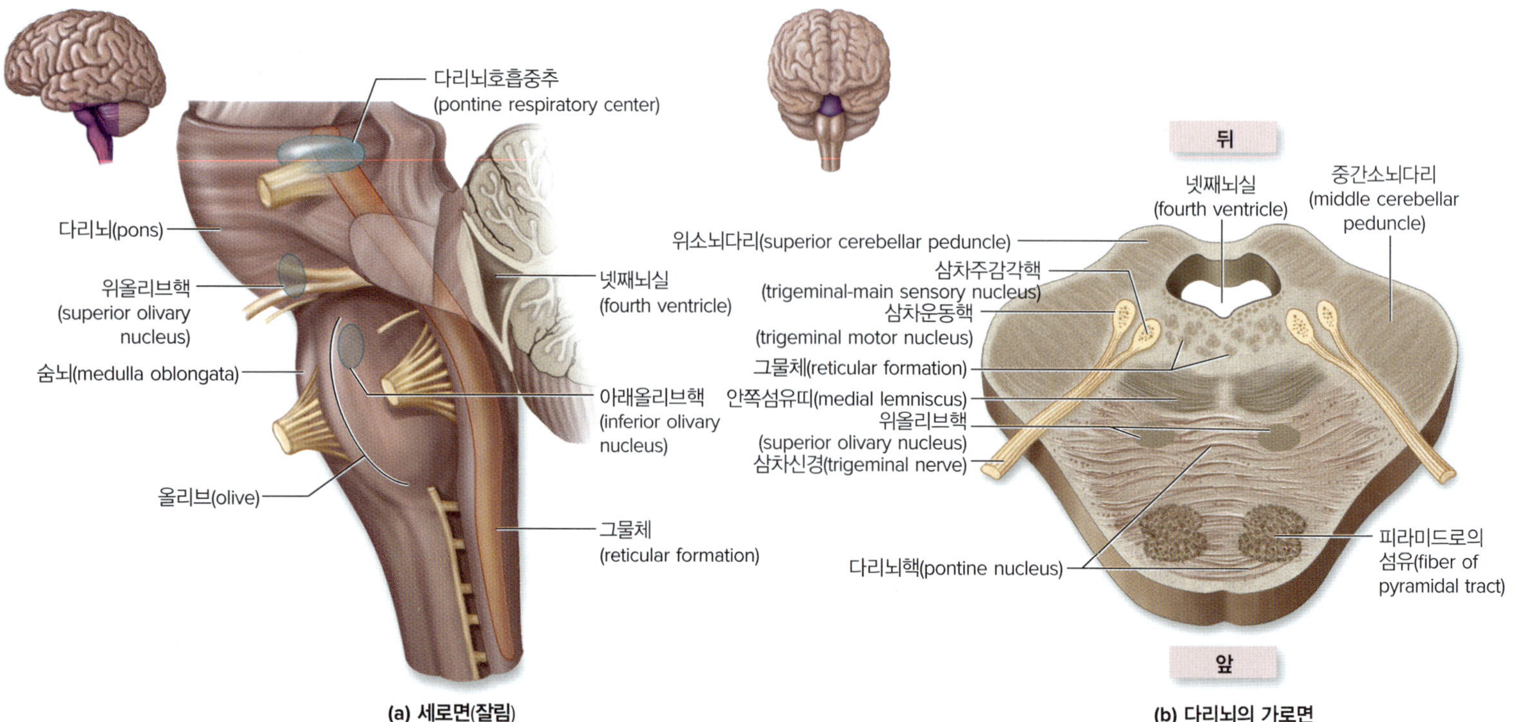

그림 10.22 다리뇌. 다리뇌는 마름뇌의 배쪽 부분에 튀어나와 있으며 신경로, 핵을 포함한다. 뇌줄기를 통해 확장되는 그물체도 볼 수 있다. (a) 세로 일부를 자른 단면으로 다리뇌 호흡중추와 위올리브핵이 보인다. (b) 다리뇌를 지나는 가로면으로 연합신경로(피라미드로, 안쪽섬유띠, 중간소뇌다리), 다리뇌호흡중추, 위올리브핵, 몇몇 뇌신경핵를 보여 준다.

무엇을 배웠는가?

26 다리뇌에 있는 다리뇌호흡중추의 일반적 기능은 무엇인가?

10.5c 숨뇌

학습목표

33. 숨뇌의 중요 특징들을 서술한다.

34. 숨뇌의 자율신경중추를 열거하고 각 중추의 작용을 설명한다.

숨뇌(연수, medulla oblongata; *medulla*: 골수 또는 가운데, *oblongus*: 비교적 긴)는 영어로 간단히 medulla라고 하기도 한다. 뇌줄기의 가장 아랫부분에 있으며, 아래로 척수와 이어진다. 숨뇌의 가장 아랫부분은 납작하고 둥글고 좁은 중심관이 있다. 중심관은 다리뇌를 향해 부리 모양으로 뻗어 나오며(위와 앞으로) 커져서 넷째뇌실의 아랫부분이 된다. 뇌와 척수 사이의 모든 소통은 숨뇌를 통해 올라가거나 내려가는 신경로를 통한다(**그림 10.23**; 그림 10.20과 10.22 참조).

겉의 여러 주요 부위들이 숨뇌에서 잘 보인다. 앞에는 **피라미드**(추체, pyramid)라는 2개의 세로 융기가 있다. 피라미드에는 겉질척수로(피라미드로)라는 운동투사로가 있어 숨뇌를 통해 지나간다(11.4c 참조). 숨뇌의 앞 부위에서, 피라미드로의 축삭 대부분이 뇌의 반대방향으로 서로 엇갈리며, 이 엇갈리는 지점을 **피라미드교차**(추체교차, decussation of the pyramids; *decussate*: X자 모양으로 엇갈림)라 한다. 이 엇갈림의 결과, 각 대뇌반구는 몸의 반대쪽 수의적 운동을 조절한다. 각 피라미드의 바로 가쪽에는 툭 튀어나온 올리브(olive)가 있다.

올리브에는 큰 접힌 회색질인 **아래올리브핵**(inferior olivary nucleus)이 있다. 아래올리브핵은 신경자극, 특히 고유감각정보를 소뇌로 보낸다. 또 숨뇌와 소뇌를 연결하는 신경로인 한 쌍의 **아래소뇌다리**(inferior cerebellar peduncle)도 있다(그림 10.20 참조).

숨뇌에는 몇 개의 무리를 이루어 생명 유지에 꼭 필요한 기능을 조절하는 중추를 이루는 몇 개의 자율신경핵이 있다. 숨뇌에서 가장 중요한 자율신경중추와 그 기능은 다음과 같다.

- **심장혈관중추**(cardiovascular center)는 심장박동수와 심박출량을 바꾸는 심장수축력(16.5b 참조)을 모두 조절하는 **심장중추**(cardiac center)와 혈관의 직경 조절을 위해 가장 작은 동맥(arterole: 세동맥) 혈관벽의 수축과 이완을 조절하는 **혈관운동중추**(vasomotor center)의 2가지로 구성된다. 심박출량과 혈관의 직경은 모두 혈압에 영향을 준다(17.6 참조).
- **숨뇌호흡중추**(연수호흡중추, medullary respiratory center)는 호흡수를 조절한다. 숨뇌호흡중추는 배쪽호흡군과 등쪽호흡군으로 이루어진다. 이 호흡군들은 다리뇌호흡중추의 영향을 받는다(19.5c 참조). 숨뇌호흡중추의 주요한 기능은 호흡근의 수축을 일으키는 신경신호를 율동적으로 시작하기 위한 것이다.
- 숨뇌의 다른 핵들은 기침, 재채기, 침 분비, 삼키기, 구역, 구토 반사에 관여한다.

어떻게 생각하는가?

5 숨뇌의 기능에 대해 학습한 내용을 바탕으로 했을 때, 숨뇌를 심하게 다치면 사망할 것인지 아니면 단지 장애만 발생할 것인지 생각해 보고, 그 이유도 함께 설명하라.

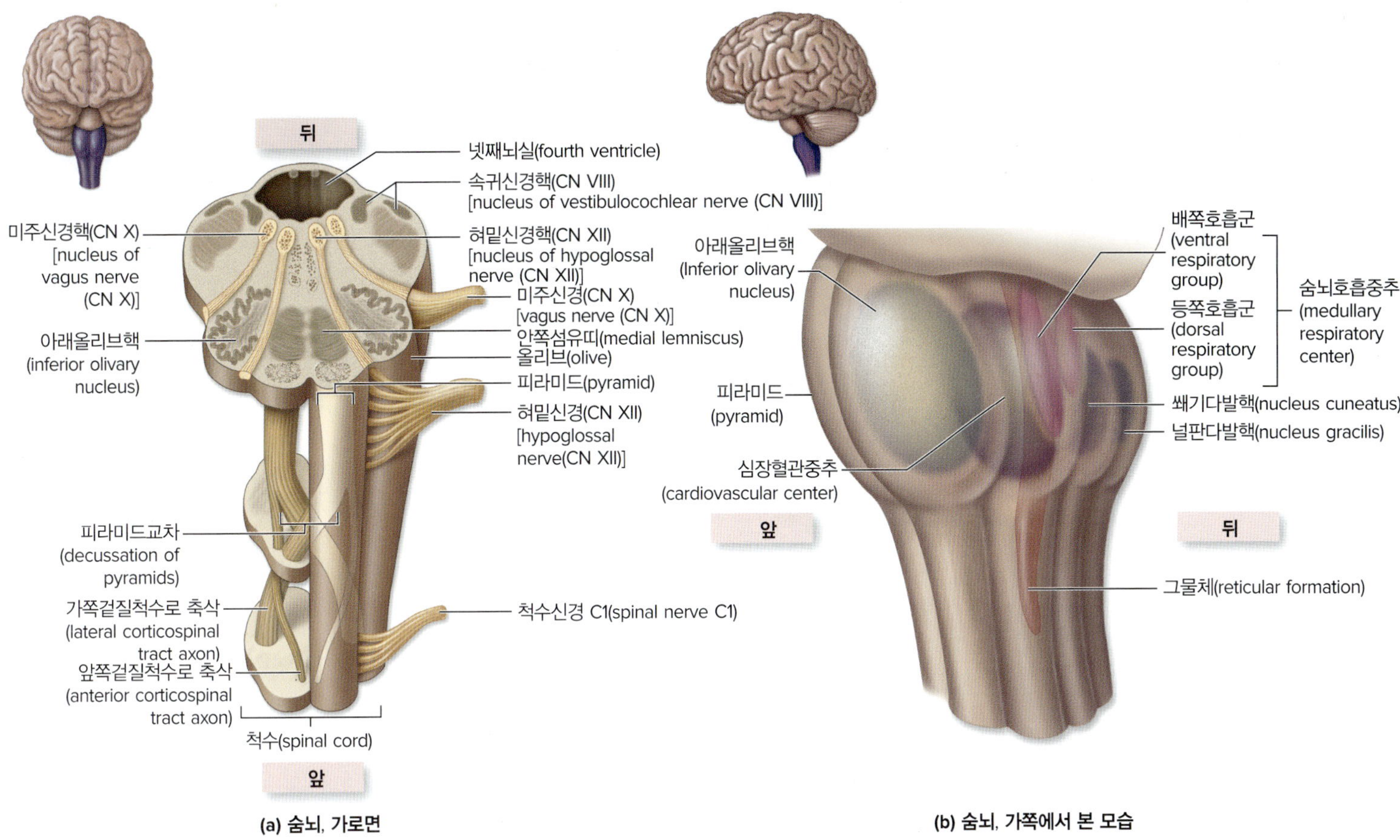

그림 10.23 숨뇌. 숨뇌는 뇌와 척수를 연결한다. (a) 피라미드교차와 몇몇 대뇌핵(CN VIII, CN X, CN XII)을 나타낸 가로면. (b) 숨뇌에는 몇몇 자율신경핵(심장혈관중추, 숨뇌호흡중추), 고유감각수용기로부터 오는 감각신호를 소뇌로 연계해 주는 것과 연관된 핵(아래올리브핵), 몸감각신호(쐐기다발핵, 얇은다발핵)와 관련된 핵이 있다.

숨뇌에는 속귀신경(CN VIII), 혀인두신경(CN IX), 미주신경(CN X), 더부신경(CN XI), 혀밑신경(CN XII)과 관련된 뇌신경 핵이 있다. 또 숨뇌에는 몸감각 정보를 시상으로 전달하는 **쐐기다발핵**(설상속핵, nucleus cuneatus)과 **얇은다발핵**(박속핵, nucleus gracilis)도 있다. **안쪽섬유띠**(내측섬유대, medial lemniscus)는 이 핵들에서 나가서, 뇌줄기를 통해 시상의 배쪽뒤핵을 향해 투사된다.

무엇을 배웠는가?

27 피라미드는 어디에 있으며, 어떤 기능을 하는가?

28 숨뇌에 있는 주요 자율신경중추는 무엇인가?

10.6 소뇌

소뇌(cerebellum)는 뇌에서 두 번째로 큰 부분이다. 소뇌는 뼈대근 작용에 대한 미세조절을 하며, 운동 양상에 대한 기억(예: 피아노 연주)도 저장한다.

10.6a 소뇌의 구조적 구성요소

학습목표

35. 소뇌의 각 부분과 중요 구조물을 열거한다.

36. 뇌줄기가 소뇌와 연결되는 3개의 신경로를 구분한다.

소뇌는 **오른 · 왼소뇌반구**(cerebellar hemisphere)로 이루어져 있다(그림 10.24). 각 소뇌반구는 두 개의 엽인 **앞엽**(전엽, anterior lobe)과 **뒤엽**(후엽, posterior lobe)으로 이루어져 있으며, 이들은 **첫째틈새**(소뇌제일열, primary fissure)에 의해 나뉜다. 벌레(충부, vermis)라는 좁은 신경조직의 띠가 오른 · 왼소뇌엽 사이 중심선을 따라 존재한다. 소뇌반구와 벌레는 **소뇌잎새**(folia)라는 표면 주름이 있다(이 주름들은 대뇌의 이랑과 비슷하다).

소뇌의 내부는 세 부분으로 나뉜다. 가장 바깥의 회색질 겉질층인 **소뇌겉질**(소뇌피질, cerebellar cortex), 안쪽 부분에는 백색질, 그리고 가장 깊은층의 회색질이 소뇌핵을 이룬다. 백색질로 된 안쪽 부분을 **소뇌나무**(arbor vitae; *arbor*: 나무, *vita*: 생명)라고 하는데, 분포 양상이 나뭇가지처럼 생겨서 이렇게 불린다(10.1c 참조).

3개의 두꺼운 신경로인 다리(peduncle)가 소뇌와 뇌줄기를 연결한다(그림 10.20b). 위소뇌다리(superior cerebellar peduncle)는 소뇌를 중간뇌에 연결한다(10.5a 참조). 중간소뇌다리(middle cerebellar peduncle)는 다리뇌를 소뇌에 연결한다(10.5b 참조). 아래소뇌다리(inferior cerebellar peduncle)는 소뇌를 숨뇌에 연결한다(10.5c 참조).

무엇을 배웠는가?

29 소뇌에서 중요한 해부학적 구성요소들은 무엇인가?

30 중간소뇌다리는 소뇌를 뇌줄기의 어느 부분에 연결하는가?

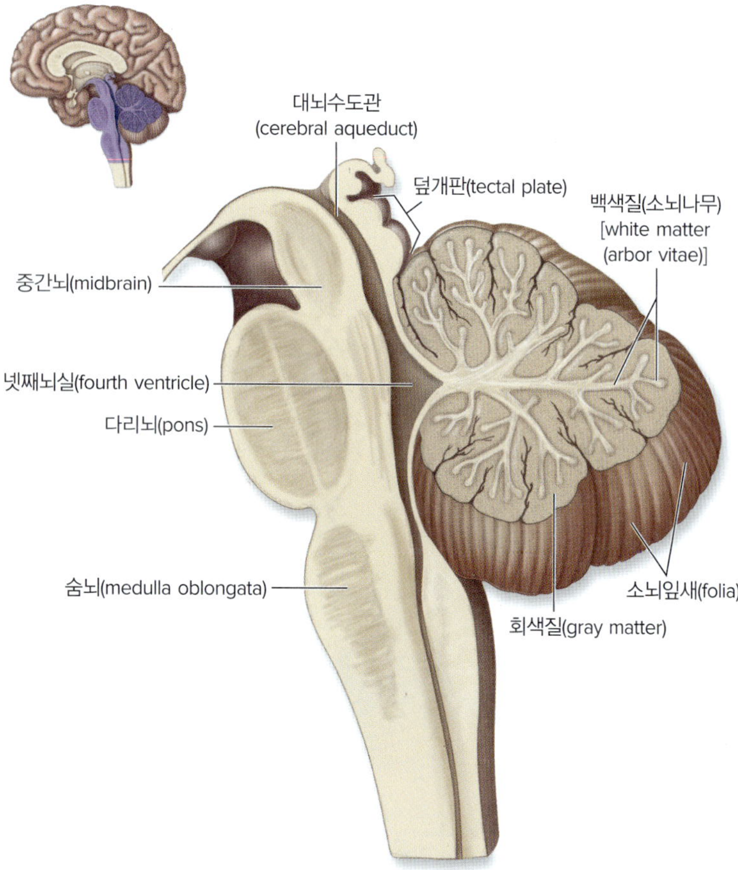

대뇌수도관 (cerebral aqueduct)
덮개판(tectal plate)
백색질(소뇌나무) [white matter (arbor vitae)]
중간뇌(midbrain)
넷째뇌실(fourth ventricle)
다리뇌(pons)
숨뇌(medulla oblongata)
소뇌잎새(folia)
회색질(gray matter)

(a) 정중시상면

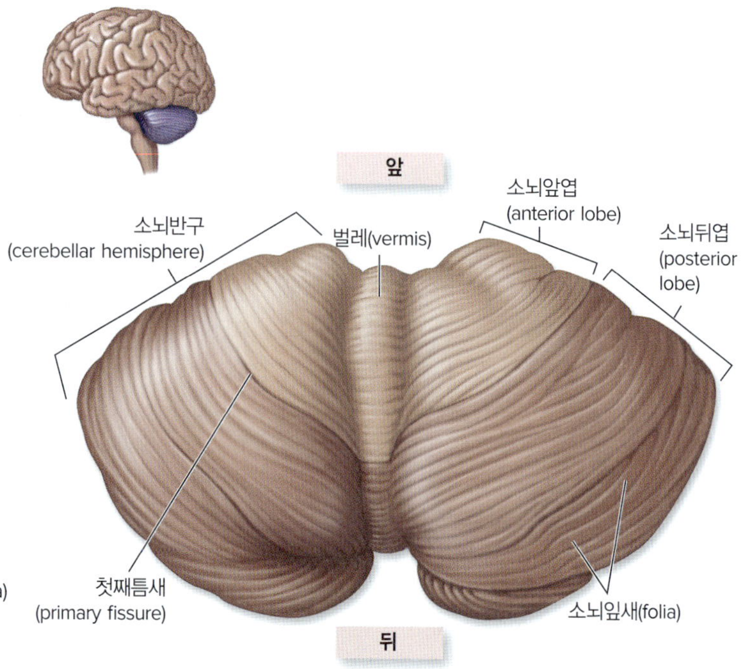

앞
소뇌반구 (cerebellar hemisphere)
벌레(vermis)
소뇌앞엽 (anterior lobe)
소뇌뒤엽 (posterior lobe)
첫째틈새 (primary fissure)
소뇌잎새(folia)
뒤

(b) 소뇌, 위에서 본 모습

그림 10.24 소뇌. 소뇌는 뇌줄기의 다리뇌와 숨뇌 뒤에 놓인다. (a) 소뇌와 뇌줄기의 관계를 볼 수 있는 정중시상면과 (b) 위에서 본 모습으로 소뇌의 앞엽과 뒤엽을 비교할 수 있다(대뇌와 사이뇌는 제거된 그림이다).

10.6b 소뇌의 기능

학습목표

37. 소뇌의 기능을 설명한다.

소뇌는 뼈대근육 운동을 시작하는 곳은 아니다. 대신, 대뇌에서 시작되는 뼈대근육 운동에 대한 협동과 미세조정을 하며, 뼈대근육의 수축이 정확한 방식으로 부드럽고 협동된 형태로 이루어지게 한다. 소뇌는 예전에 학습한 운동방식에 대한 기억을 저장한다. 이 기능은 대뇌겉질, 대뇌핵, 뇌줄기의 운동중추에 있는 수의적 및 불수의적 운동신경로의 활동을 조절함으로써 간접적으로 수행된다. 대뇌는 운동을 개시하며 운동의 '밑그림'을 소뇌로 보낸다. 이후, 소뇌는 이 밑그림을 조율하고 조정한다. 예를 들면, 클래식 기타리스트가 연주를 할 때 나타나는 절제되고, 정확한 움직임은 소뇌가 정밀히 조정한 결과이다. 소뇌가 없으면 두 손 사이의 정확한 협동이 없어 기타리스트의 움직임은 거칠고 엉성할 것이다.

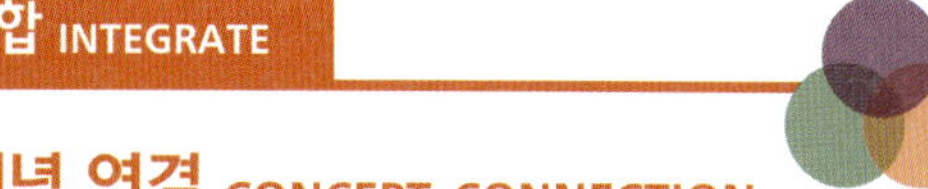

통합 INTEGRATE

개념 연결 CONCEPT CONNECTION

손가락이 정확히 움직이려면 여러 계통이 작용해야 한다. 뼈대계통은 손가락의 근육과 조직을 구조적으로 지지한다. 근육계통은 손가락의 움직임을 담당한다. 그리고 신경계통은 양식화된 움직임을 조절하기 위해 신경신호를 근육계통으로 보낸다.

소뇌에는 몇 가지 또 다른 기능도 있다. 소뇌는 평형과 자세를 유지하기 위해 뼈대근육 활동을 조절한다. 또 근육과 관절에서 고유감각 정보를 받아 자세를 조절하는 데 이용한다. 예를 들면, 우리가 한 발로 서서 균형을 잡을 수 있는 것은 소뇌가 관절에서 고유감각 정보를 받아 몸이 똑바로 설 수 있도록 근긴장 계획을 세우기 때문이다. 마지막으로

통합 INTEGRATE

임상적 고찰 10.11 CLINICAL VIEW

알코올과 약물이 소뇌에 미치는 영향

다양한 약물, 그중에서도 알코올은 소뇌의 기능을 일시적 또는 영구적으로 저해할 수 있다. 알코올 중독(intoxication)은 다음과 같은 손상된 소뇌 기능의 증상들을 보이며, 경찰은 음주운전 여부를 이때 나타나는 증상들을 이용해 판단한다.

- **보행 장애.** 알코올의 영향을 받은 사람은 똑바로 잘 걷지 못하고 좌우로 흔들리며 비틀거린다. 또, 일시적 소뇌기능장애로 넘어지거나 다른 물체에 부딪히기 쉽다.
- **자세와 균형의 상실.** 한 발로 서려고 하면, 술취한 사람은 몸이 기울어지고 넘어지기 쉽다.
- **고유감각정보 감지를 못함.** 약이나 술에 취한 사람은 눈을 감고 자기 코를 만지라고 하면 코를 찾지 못하는 경우가 많다. 이것은 고유감각정보를 느끼는 능력이 감소하고, 뼈대근도 잘 조절되지 않기 때문이다.

수의적 운동
일차운동겉질과 앞뇌의 바닥핵이 다리뇌의 핵을 통해 소뇌로 자극을 보낸다.

수의적 운동의 평가
뼈대근육과 관절의 고유감각기가 운동의 정도를 소뇌에 보고한다.

통합과 분석
소뇌는 계획된 움직임(운동신호)을 실제 운동의 결과(감각신호)와 비교한다.

수정 되먹임
소뇌는 시상을 통해 일차운동겉질과 뇌줄기의 운동핵으로 자극을 보낸다.

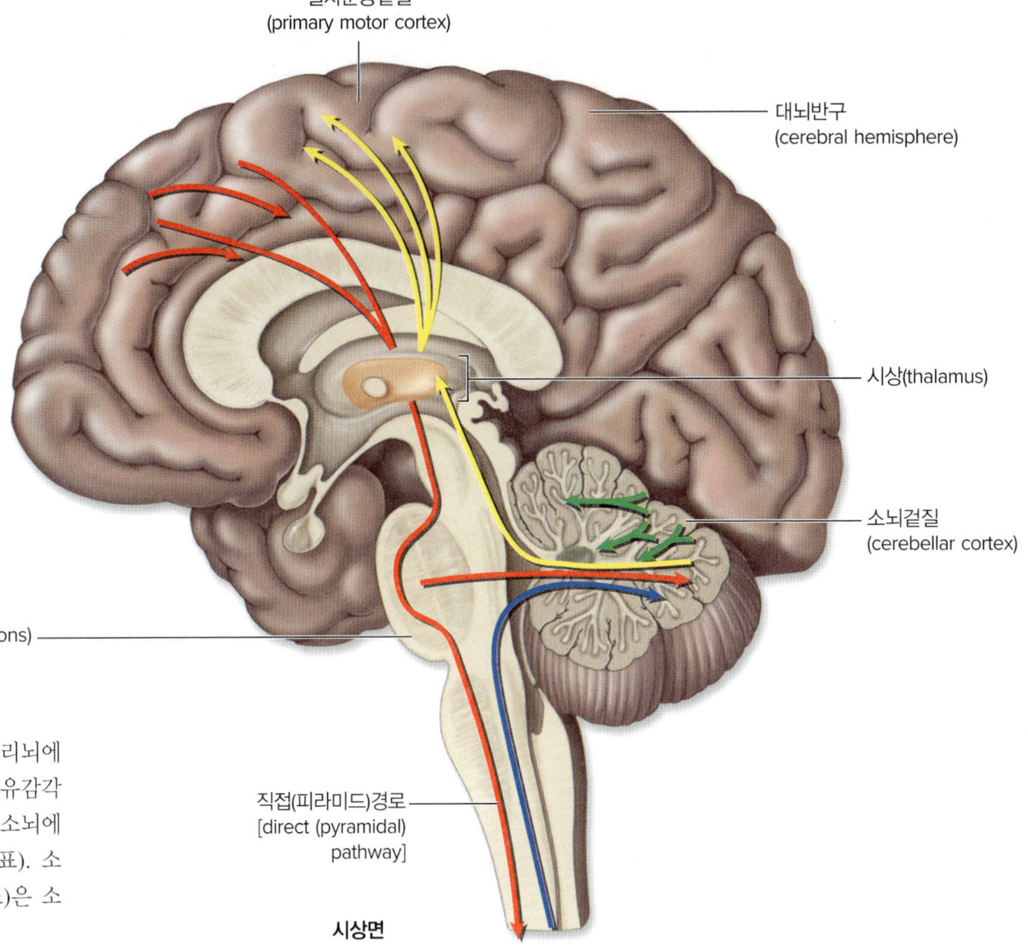

그림 10.25 소뇌 경로. 대뇌의 운동겉질과 다리뇌에서 소뇌로 전달되는 감각정보(붉은 화살표), 고유감각수용기에서 소뇌로 가는 신경로(파란 화살표). 소뇌에서는 감각정보가 통합되고 분석된다(초록 화살표). 소뇌에서 출력되는 수정 되먹임 명령(노란 화살표)은 소뇌다리를 통해 전파된다(그림에 표시하지 않음).

근육과 관절에서 오는 고유감각정보가 소뇌로 보내지고 이후, 대뇌로 보내진다. 따라서 관절을 눈으로 보지 않아도 대뇌는 각 관절의 자세와 근긴장을 파악할 수 있다. 예를 들면, 눈을 감은 상태에서도 어느 관절이 굽혔는지, 폈는지를 알 수 있다.

소뇌는 뇌의 다양한 감각신경로와 운동신경로에서 들어오는 정보를 계속 수렴한다(**그림 10.25**). 이렇게 해서 소뇌는 무의식적으로 몸의 상태를 인식하고 운동 계획에 대한 정보를 수용하며 활동이 제대로 이루어지는지 살핀다. 의도한 움직임과 실제 움직임의 차이가 감지되면 소뇌는 오류를 수정하라는 신호를 보낸다. 이 신호는 시상과 뇌줄기를 통해 운동앞겉질과 일차운동겉질로 전달된다. 그 후 내림신경로를 통해 이 오류수정신호를 운동신경세포로 보낸다. 정리하면 소뇌는 운동신경세포의 흥분에 간접적으로 영향을 미침으로써운동을 조절한다.

무엇을 배웠는가?

31 소뇌의 기능은 무엇인가?

10.7 뇌의 기능적 계통

뇌에는 공통의 목적을 위해 함께 작용하는 중요한 기능적 계통이 두 가지 있다. 이 계통들은 공통기능을 수행하기 위해 협동하지만 계통을 이루는 각 부분은 뇌 전체에 흩어져 있을 수 있다. 이 두 계통은 둘레계통과 그물체이다.

10.7a 둘레계통

학습목표

38. 둘레계통의 주된 기능을 서술한다.

39. 둘레계통을 이루는 7개 구조를 열거하고 각 부분의 작용을 요약한다.

둘레계통(변연계, limbic system)은 대뇌와 사이뇌의 여러 구조물로 이루어져 있으며, 이 부위에서 종합적으로 감정을 처리하고 경험한다. 그래서 둘레계통을 감정뇌(emotional brain)라 부르기도 한다. 둘레계통의 구조물들은 사이뇌 주위를 둘러싸며 고리 또는 경계를 이룬다. 비록 신경해부학자들이 둘레계통의 구성요소에 대해 계속 논쟁을 벌이고 있지만, 둘레계통을 이루는 것으로 대개 간주되는 뇌의 각 부분을 **그림 10.26**에 나타냈고 아래에 이를 열거하였다.

1. **띠이랑**(대상회, cingulate gyrus; *cingulum*: 테두리, 둘러싸다)은 세로틈새 속, 뇌들보 위쪽에 있는 대뇌겉질 덩어리이다. 이 띠이랑은 시상면에서만 보이며 사이뇌를 둘러싼다. 이 부분은 둘레계통의 다른 부분에서 전달되는 감각정보를 수용한다.
2. **해마곁이랑**(해마방회, parahippocampal gyrus)은 관자엽에 있는 대뇌겉질 이랑이다. 해마곁이랑은 해마와 관련된 기능을 한다.
3. **해마**(hippocampus)는 해마곁이랑의 위에 있는 부분으로 뇌활을 통해 사이뇌와 이어진다. 이 핵은 이름처럼 해마와 같은 모양이다. 해마와 해마곁이랑은 기억의 저장과 장기기억 형성에 핵심적인 역할을 한다.

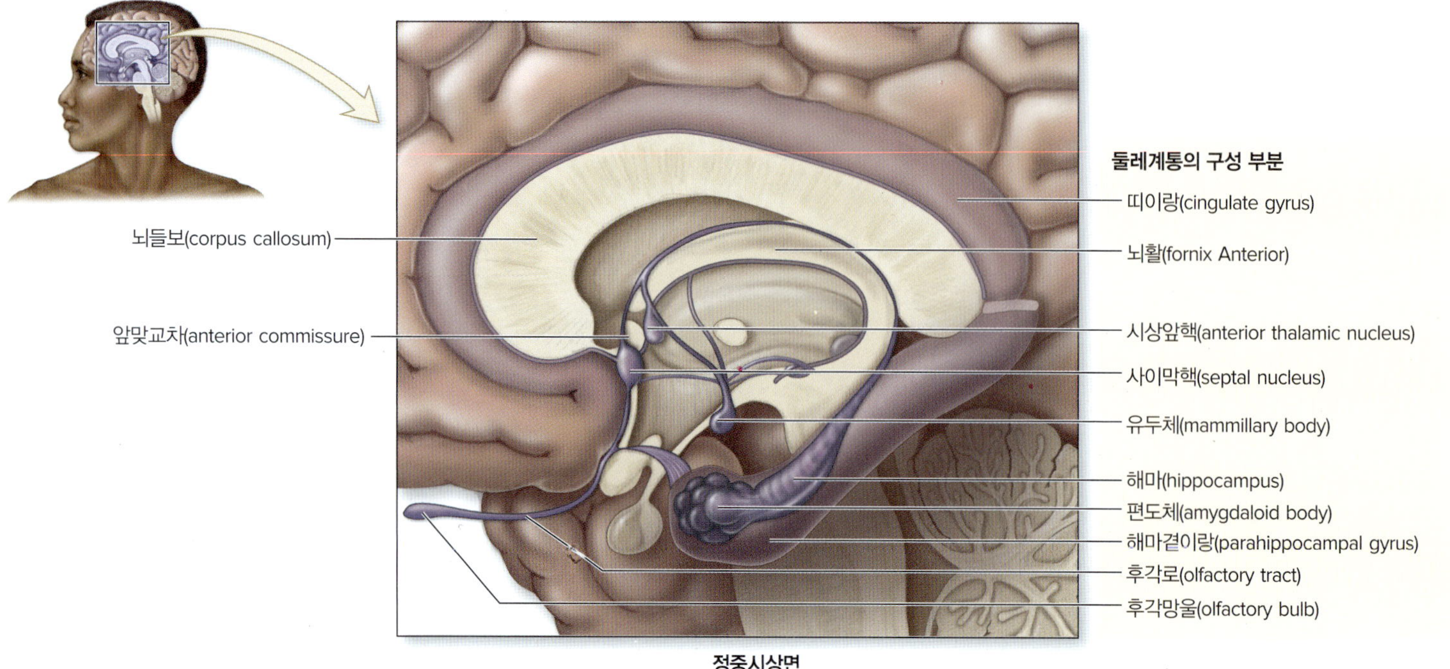

그림 10.26 둘레계통. 둘레계통의 구성 부분들은 행동과 감정에 영향을 미친다. 관자엽의 후각겉질은 이 그림에 표시되지 않았다.

4. **편도체**(amygdaloid body)는 대뇌에 있는 핵으로 해마와 연결되어 있다. 편도체는 다양한 감정과 관련이 있는데, 특히 공포와 관련이 있다. 또 감정적인 인식(예: 공포, 극도의 행복, 슬픔)을 기반으로 기억을 저장하고 기록한다.
5. **후각망울**(olfactory bulb), 후각로(후삭, olfactory tract), 후각겉질(olfactory cortex)도 둘레계통의 일부이다. 냄새가 특정한 감정을 불러일으키거나 특정한 기억을 떠오르게 하는 경험을 누구나 해보았을 것이다.
6. **뇌활**(fornix)은 가느다란 백색질 신경로이며 사이뇌의 둘레계통 구조물들과 해마를 연결한다.
7. **시상앞핵**(시상전핵, anterior thalamic nucleus), **고삐핵**(habenular nucleus), **사이막핵**(격막핵, septal nucleus), **유두체**(mammillary body; mammilla: 유두)와 같은 사이뇌의 여러 핵들은 둘레계통의 각 부분을 서로 연결하며 전체 기능에도 기여한다.

무엇을 배웠는가?

32 둘레계통을 이루는 구조물들은 무엇인가?

33 둘레계통의 주요 기능을 무엇인가?

10.7b 그물체

학습목표

40. 그물체의 구성요소와 기능에 대해 서술한다.
41. 그물체활성화계통(RAS)의 해부학적 구조 및 기능에 대해 설명한다.

중간뇌, 다리뇌, 숨뇌의 가운데로 수직 돌출된, 회색질로 느슨히 이루어진 회색질 덩어리를 **그물체**(reticular formation)라 한다(**그림 10.27**). 그물체는 또한 사이뇌와 척수를 향해서도 약간 뻗어 나와 있다. 이 기능적 뇌 계통은 운동성분과 감각성분을 모두 갖고 있다.

그물체의 운동성분은 척수와 소통하며 근긴장 조절(특히 근육이 쉴 때)을 담당한다. 또 숨뇌와 다리뇌에 있는 자율신경중추와 협조해

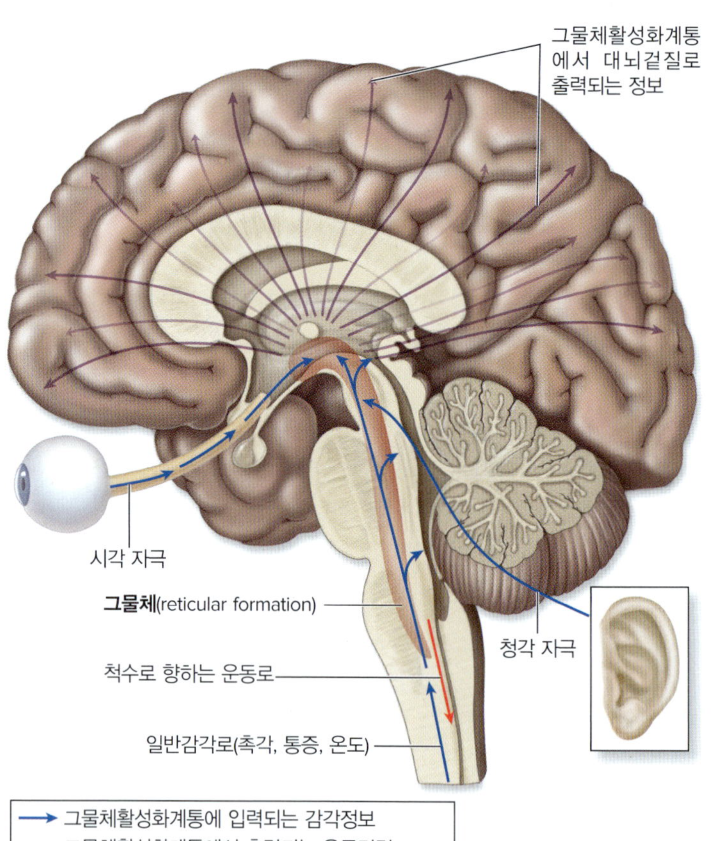

그림 10.27 그물체. 그물체는 다양한 유형의 자극을 감각수용체로부터 받고 처리한다(파란 화살표). 또 의식이 있는 상태가 되도록 겉질을 깨우거나(보라색 화살표) 수면 · 각성주기를 조절하는 것과 같은 주기작용에 관여한다. 그물체에서 출력되는 정보 중 일부는 근육작용에 영향을 미친다(빨간 화살표).

호흡, 혈압, 심박수와 같은 자율신경운동 기능도 돕는다.

그물체의 감각성분은 들어오는 감각정보를 전달해 대뇌를 각성시키는 역할을 한다. 이 감각성분을 **그물체활성화계통**(망상활성계, reticular activating system, RAS)이라 하며, 대뇌겉질로 투사하는 감각축삭이 여기에 들어 있다. 그물체활성화계통은 시각, 청각, 촉각 자극을 처리하고, 이 정보들을 의식이 깬 상태로 유지될 수 있게 활용한다. 또한 잠에서 깨게 한다. 즉, 그물체활성화계통이 감각자극을 받아서 대뇌로 보내면 자명종 소리를 듣고 깨는 것이다. 반대로, 조용한 밤에 불을 끄고 침대에 누웠을 때처럼 자극이 거의 혹은 전혀 없는 상태에서는 그물체활성화계통이 자극받지 않으므로 쉽게 잠들 수 있다.

의식(consciousness)은 감각 인식, 수의적 운동 조절, 고도의 정신기능에 필요한 활동을 포함한다. 의식은 대뇌겉질의 넓은 영역에서 동시에 활성화하는 것과 관련이 있다. 의식의 수준은 연속선상에 있어 뚜렷한 경계는 없다. 의식과 겉질의 활동이 최고 상태인 것을 **각성**(alertness)이라 한다. 이때 사람은 자극에 반응하고 자기 자신을 인지하며 다른 사람, 장소, 시간을 잘 인식한다.

무엇을 배웠는가?

34 그물체활성화계통(RAS)은 그물체와 어떻게 관련되어 있는가?

10.8 통합적 기능과 고차원적 뇌기능

고차원적 뇌기능(higher-order brain function)은 학습, 기억, 추론 등을 말한다. 이 기능들은 대뇌의 겉질에서 수행되며, 축삭의 복잡한 회로와 배열에 의해 연결되어 뇌의 여러 부분이 관여한다. 정보의 의식적 · 무의식적 처리는 모두 고차원적 정신기능과 관련되며, 이 과정은 지속적으로 조정되거나 수정된다.

10.8a 고차원적 뇌기능의 발달

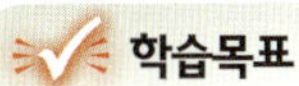

학습목표

42. 연령과 고차원적 뇌기능 사이의 관계를 서술한다.

태어난 이래로, 운동을 통제하고 처리하는 능력은 성장하고 성숙되면서 매우 복잡해진다. 태어난 후 첫해 동안 겉질의 신경세포는 계속 증가한다. 많은 중추신경계통 축삭들의 말이집 형성은 생후 첫 2년간 계속된다(이 때문에 소아과 의사들은 탈지분유보다 일반 우유를 마시는 것을 권장한다. 그래야 아동의 뇌와 말이집 발달에 필요한 적절한 지방을 몸이 흡수하게 된다). 뇌는 만 5세까지 빠르게 커지고 복잡해지며 뇌성장의 95%가 완료된다(몸의 나머지 부분은 사춘기 때 성인 크기에 도달한다).

중추신경계통이 계속 발달하면, 복잡한 반사 활동과 처리에 필요한 신경연접 연결이 제공되며, 많은 신경세포의 연결이 확장된다. 같은 시기 동안, 뇌는 불필요한 신경연접 연결은 '가지치기'를 해서 가장 흔히 사용하는 연결들만 남게 한다. 일부 중추신경계통 축삭은 10대까지 말이집이 형성되지 않는다(예: 이마앞겉질에 있는 일부 축삭). 일반적으로, 말초신경계통 신경세포의 축삭은 사춘기가 지나도 계속 말이집 형성이 된다. 한 개인의 고차원적 정신기능을 수행하는 능력은 신경계통 성숙의 수준을 직접 반영한 결과이다.

무엇을 배웠는가?

35 뇌의 해부학적 발달이 10대 중반까지 완성되지 않는다는 것의 의미는 무엇인가?

10.8b 뇌파도

학습목표

43. 뇌파도(EEG)로 뇌 활동을 어떻게 검사하는지를 설명한다.

뇌파도(electroencephalogram, EEG)는 뇌의 전기적 활동을 기록하기 위해 전기를 머리에 부착하는 진단 테스트이다(**그림 13.28**). 이 검사는 수면장애 및 병변을 조사하고 개인이 혼수 상태에 있는지 또는 지속적 식물 상태에 있는지(임상적 고찰 10.12: "병적인 무의식 상태" 참조)를 확인하기 위해 시행한다. 또한 뇌파로 뇌의 비정상적 전기적 활동인 **발작**(seizure)도 평가할 수 있다. 발작에는 여러 유형이 있으며, 그중 일부는 일시적 기억상실을 초래할 수 있고 다른 발작들은 떨림과 근육 경련을 유발할 수 있다. **간질**(epilepsy)은 반복적으로 장시간 발작을 경험하는 상태이다(임상적 고찰 10.8: "간질과 대뇌편측화" 참조).

뇌파도(EEG)는 4가지 유형의 뇌파(즉, 알파, 베타, 세타 및 델타)를 측정하고 구성한다. 이런 뇌파의 분포와 빈도는 그 사람이 아동인지 성인인지, 그리고 깊은 수면 상태에 있는지, 발작 상태인지, 병적인 의식 상태인지에 따라 다르다. 예를 들면, 알파파와 베타파는 전형적으로 깨어 있거나 각성 상태에서 나타나는 반면, 세타파와 델타파는 수면 중

통합 INTEGRATE

임상적 고찰 10.12 CLINICAL VIEW

병적인 무의식 상태

잠든 사람은 기술적으로는 무의식 상태가 맞지만, 병적인 무의식 상태는 아니다. 그러나 수면을 제외한 무의식 상태는 병적인 무의식이다. 이런 병적인 무의식 상태는 외상성 뇌손상(TBI), 저혈당, 또는 간이나 콩팥의 질병으로 발생할 수 있다.

기절(fainting) 또는 **실신**(syncope)이란 짧은 시간 동안 의식을 잃는 것으로, 출혈이나 갑작스러운 감정적 스트레스로 인해 혈압이 낮아져 뇌로 혈류가 충분히 공급되지 못했음을 나타내는 신호인 경우가 많다. **혼미**(stupor; *stupeo*: 먹먹한)는 중등도로 깊은 수준의 무의식이 발생하는 것이며, 극단적인 반복 자극 또는 고통스러운 자극으로만 깨울 수 있다.

혼수(coma)는 반복되거나 고통스러운 자극에도 깨우지 못하는 깊고 심각한 무의식 상태이다. 혼수 상태인 사람은 살아 있지만, 주변 환경에 반응하거나 의식할 수 없다. 혼수는 최고 수준의 무의식 수준을 표현한 것이다.

지속식물 상태(persistent vegetative state)는 사람이 의식이 없거나 깨어 있을 수 있지만, 주변 환경에 대한 자각이나 인식이 장기적으로 없는 상태이다. 이 상태로 있는 사람들 중 일부는 눈 움직이기, 얼굴 찡그리기, 소리치기, 웃기와 같은 반사적 또는 자발적 움직임을 나타낸다. 하지만 의도적인 움직임은 없다.

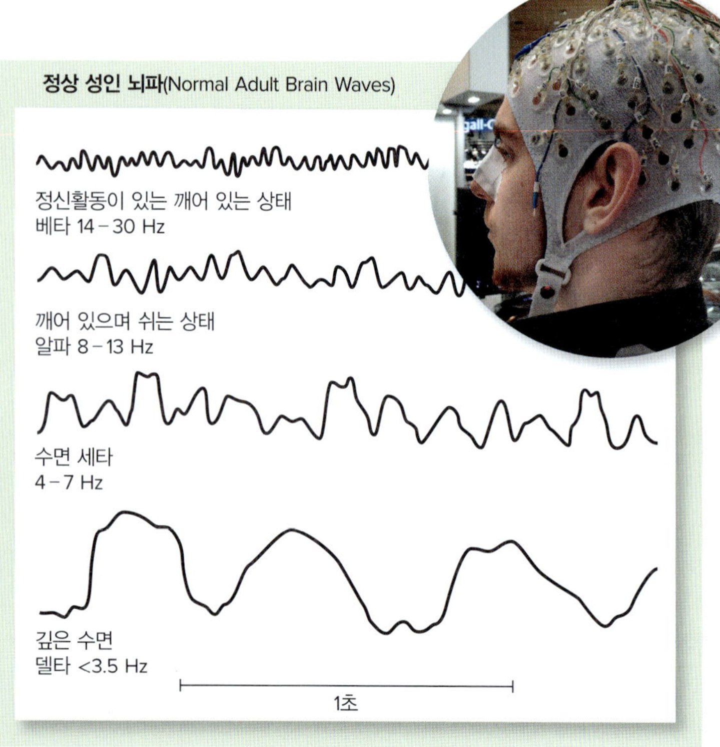

그림 13.28 뇌파도(Electroencephalograms, EEGs). 뇌파활동을 기록하기 위해 여러 전극이 포함된 뇌파도(EEG) 측정모자를 시험자가 착용하고 있고, 샘플 뇌파도(EEG) 기록을 보여 준다.

에 나타나는 것이 더 일반적이다. 깨어 있는 성인에서 세타파와 델타파가 나타나면 뇌 이상을 암시한다. 사람의 머리에 부착된 각 전극은 해당 뇌 영역의 뇌파를 기록하며, 그래서 환자 뇌파도를 출력하면 일정 기간 동안 많은 뇌파를 보여 준다.

무엇을 배웠는가?

36 어떤 임상 질환을 평가하기 위해 뇌파도(EEG)를 사용하는가?

10.8c 수면

학습목표

44. 수면의 주요 특징을 설명한다.

45. 비급속눈운동 수면과 REM 수면을 비교하고 대조한다.

사람들은 일반적으로 각성과 **수면**(sleep)의 기간을 교대로 갖는데, 이는 정상 자극에도 사람이 깰 정도의 자연스럽고 일시적인 의식상실이다. 뇌의 겉질 활동은 수면 중에 저하되지만, 기능은 뇌줄기 내에 있는 생체활력 중심에서 지속된다. 수면은 몸과 뇌 모두에 자연스럽고 반복적인 휴식 상태이다. 자는 동안의 신체활동 감소는 에너지 보존, 성장 증가, 힘의 회복을 동반한다.

수면은 **비급속눈운동**(non-rapid eye movement, non-REM)과 **급속눈운동**(rapid eye movement, REM) 수면의 2가지 주요 유형으로 나눌 수 있다. 두 유형은 모두 특지적인 뇌파도(EEG) 양상과 급속눈운동의 존재 여부로 구분된다. 또한, 가장 기억에 남는 꿈은 REM 수면 중에 꾸는 것이다(깨면 모든 꿈을 기억할 수 없을 수도 있지만). 총 수면 시간에서 약 75%는 비급속눈운동 수면이 차지하고, 나머지 25%는 급속눈운동 수면이 차지한다. 어떤 수면과학자들은 비급속눈운동 수면은 신체 회복을 위한 것으로 여기며, 급속눈운동 수면은 기억을 통합하고 구성한다고 믿는데, 이 기간에 뇌는 매우 활동적으로 깨어 있을 때만큼 많은 산소를 사용하기 때문이다.

비급속눈운동 수면은 4단계로 더 세분화될 수 있다. 뇌파도(EEG)는 과학자들이 4단계를 감지하는 데 도움이 되었다. **그림 10.29**에서 볼 수 있듯이, 정상 길이의 수면주기 동안 이런 비급속눈운동 수면과 급속눈운동 수면을 여러 번 반복한다. 비급속눈운동 수면의 여러 단계는 발생하는 뇌파 유형(예: 알파, 베타, 세타, 델타)과 잠에서 쉽게 깰 수 있는 정도에 따라 다르다. 약 90분의 비급속눈운동 수면 후, 첫 번째 급속눈운동 수면이 발생하며 전형적으로 약 10분 동안 지속된다. 그 다음 비급속눈운동 수면으로 다시 돌아가고 이후, 더 긴 기간의 급속눈운동 수면에 들어간다.

사람에게 필요한 수면의 양은 나이와 건강에 따라 다르다. 영아는 일반적으로 하루 최대 17~18시간 필요하며, 이 수치는 나이가 들어감에 따라 감소한다. 청소년은 전형적으로 8.5~9.5시간이 밤에 필요하지만, 성인은 평균 약 7~8시간이 필요하다. 수면 부족은 우울증, 기억력 손상 및 면역기능 저하의 발생과 관련이 있다.

불면증(insomnia)이라는 용어는 수면 입문과 수면 유지의 어려움을 말하는 것이다. 불면증은 나이가 들어감에 따라 더 보편화되며, 특정 약물 또한 수면 방해(급속눈운동 수면을 얼마나 자주 경험하는지도 포함)를 할 수도 있다. **수면무호흡증**(sleep apnea)은 수면 중에 반복적으로 호흡 중단이 나타나는 것이다. 이런 호흡 중단으로, 밤새도록 반복적으로 깨기 때문에 수면 부족과 연관된 다양한 병에 걸릴 위험이 있다. 수면무호흡증은 **지속적 양압호흡**(continuous positive airway pressure, CPAP) 기계로 치료할 수 있다. 이 기계는 환자가 수면 중에 착용하는 마스크를 통해 공기를 주입해, 기도 개방이 계속 유지되므로 방해받지 않고 수면을 취할 수 있다(임상적 고찰 19.12: "무호흡" 참조).

무엇을 배웠는가?

37 비급속눈운동 수면과 급속눈운동 수면의 주요 차이점은 무엇인가? 사람들은 수면 주기의 몇 퍼센트 동안 각 유형의 수면에 들어 있는가?

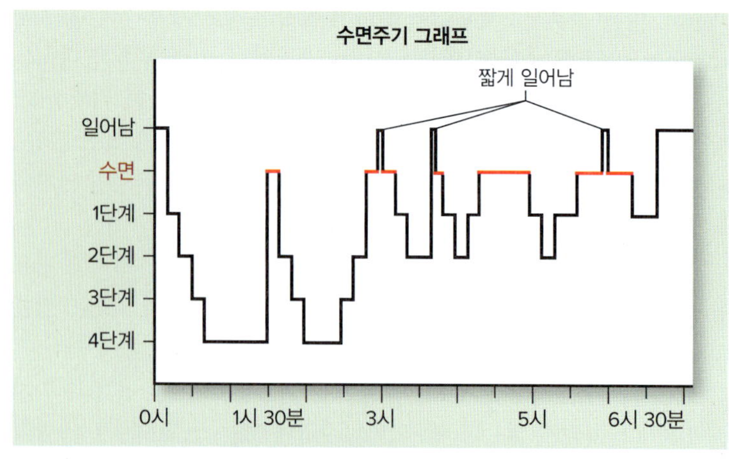

그림 10.29 수면주기 그래프(Hypnogram). 수면주기 그래프는 각 수면 단계에 있는 시간을 기록한다.

10.8d 인지

학습목표

46. 인지가 이루어지는 뇌 영역을 서술한다.

47. 겉질에 생기는 병변이 부위에 따라 인지에 어떤 영향을 미치는지설명한다.

지각, 지식, 기억, 인식, 사고와 같은 정신 과정을 통틀어 **인지**(cognition)라고 한다. 뇌의 신경조직에서 약 70%를 차지하는 겉질에 있는 연합영역(10.3c 참조)은 인지와 감각정보, 운동명령 사이의 정보 처리와 통합을 담당한다.

뇌병변(암, 감염, 뇌졸중, 외상으로 유발)을 겪는 환자에 대한 다양한 연구를 통해 뇌의 이런 영역의 기능에 대한 통찰을 할 수 있게 되었다. 예를 들면, 이마앞겉질(이마연합영역)은 감각, 운동, 연합영역의 정보를 통합해 개인이 적절한 행동을 생각하고 계획하며 실행할 수 있게 한다. 따라서 이마엽에 병변이 있는 환자는 성격 이상을 보인다.

환자가 몸통이나 팔다리 한쪽에서 자극을 탐지하고 인식하는 능력(지각 상실로 불림)을 잃는다면, 손상받은 몸의 반대편에 있는 대뇌반구의 일차몸감각영역이 손상된 것이다.

인식불능증(실인증, agnosia; *a*: 없는, *gnosis*: 지식)이 있는 사람은 다양한 자극의 의미를 알아차리지 못하거나 이해하지 못한다. 예를 들면 관자엽에 병변이 있는 경우 소리나 말의 의미를 인식하지 못하거나 이해하지 못할 수 있다. 인식불능증의 구체적인 증상은 대뇌에서 병변이 있는 위치에 따라 다르다.

무엇을 배웠는가?

38 인지의 정의는 무엇인가?

10.8e 기억

학습목표

48. 단기기억과 장기기억을 비교하고 대조하며, 각 기억과 관련된 뇌의 부분에 대해 서술한다.

49. 단기기억을 장기기억으로 변환하는 둘레계통의 두 영역을 서술한다.

기억(memory)은 다양한 시간과 다양한 저장용량을 갖는 사람 인지에서 가변적인 요소이다. 정보를 저장하고 다시 꺼내려면 고차원적 정신 기능이 필요하며 뇌의 서로 다른 영역 사이에 복잡한 상호작용이 있어야 한다. 넓게 보면 기억뿐 아니라, 뇌의 정보 관리도 학습(새로운 정보의 습득)과 망각(사소하거나 쓸모없는 정보의 제거)을 모두 수반한다.

신경학자들은 기억을 다양하게 분류한다. 가령 **감각기억**(sensory memory)은 혼잡한 카페에서 들리는 소리, 음식 대기줄에서 맡은 냄새, 방에서 비치는 밝은 불빛 같은 주변 환경에서 입력되는 감각정보를 기반으로 발생한다. 감각기억은 일반적으로 길어야 몇 초간 지속된다.

단기기억(short-term memory, STM)은 일반적으로 용량이 제한되어 있고(대략 7개의 작은 정보 조각) 지속기간이 짧은(몇 초에서 몇 시간) 것이 특징이다. 가령 금요일 아침에 해부학과 생리학 수업을 들을 때, 강사가 대뇌엽의 기능을 칠판에 적었다고 하자.

주말 동안에 복습하지 않으면, 아마 월요일 수업에서 이 내용이 기억나지 않을 것이다. 단기기억 중 일부는 적절히 반복하고 파악하면 장기기억으로 전환된다. 일단, 정보가 **장기기억**(long-term memory, LTM)으로 바뀌면 무기한 저장될 수 있다. 가령, 주말에 수업내용을 복습(필기내용을 기억해 다시 쓰거나 문제 내어 보기)하고 강의 개념을 친구에게 설명하면, 대뇌엽에 장기기억으로 수업내용을 기억할 수 있다. 이런 연습은 다음 시험에 대한 준비가 될 뿐 아니라, 그 후로도 수년간 기억할 수 있다(그러나 장기기억은 가끔씩 다시 꺼내서 쓰지 않으면 소실될 수 있으며, 정보를 저장하고 다시 불러오는 능력은 나이가 들면서 감소한다).

우리의 뇌는 복잡한 정보를 장기기억으로 저장하기 전에 반드시 단기기억으로 정리해야 하는 것으로 보인다(**그림 10.30**). 단기기억이 장기기억으로 변환되는 것을 **부호화**(encoding) 또는 기억강화(memory consolidation)라고 한다. 부호화를 위해서는 둘레계통의 두 부분, 즉 편도체와 해마(10.7a 참조)가 제대로 기능해야 한다. 해마는 단기기억 형성에 필요하고, 장기기억은 주로 상응하는 대뇌겉질의 연합영역에 저장된다. 예를 들면, 수의적 운동에 대한 기억은 운동앞겉질에 저장되고, 소리에 대한 기억은 청각연합영역에 저장된다.

단기기억과 장기기억에는 해부학적으로 다른 부분이 서로 관여해 단기기억을 형성하는 능력이 없어져도 장기기억을 유지하거나 다시 떠올리는 데는 영향이 없다.

무엇을 배웠는가?

39 단기기억을 장기기억으로 변환하는 데 가장 좋은 공부방법은 무엇인가?

10.8f 감정

학습목표

50. 감정을 표현할 때 이마앞겉질과 둘레계통이 어떤 상호작용을 하는지 설명한다.

감정의 표현은 매우 다양하다. 예를 들면, 끔찍한 교통사고가 일어나면 피해자와 몇몇 목격자는 울거나 소리치며 감정을 전혀 통제하지 못할 수 있다. 그러나 출동한 구급대원들은 맡은 일에 의무를 하면서 침착하

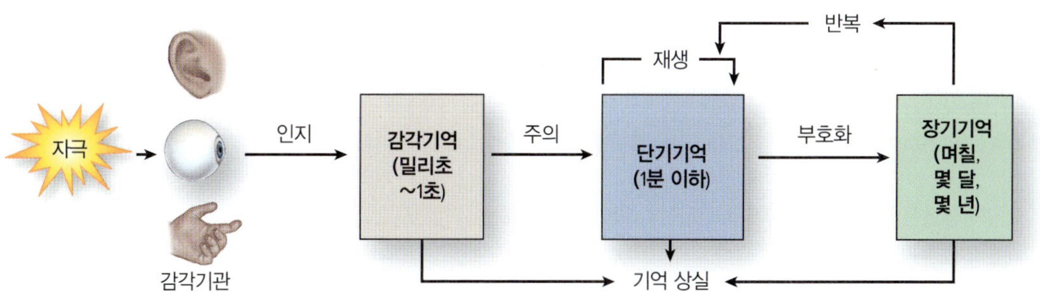

그림 10.30 정보처리모형. 인지심리학자들은 감각기억과 단기기억, 그리고 장기기억 사이의 관계를 나타내는 모형을 제안했다. 장기기억은 나중에 형성된다.

통합 INTEGRATE

임상적 고찰 10.13 CLINICAL VIEW

알츠하이머병: "긴 작별"

알츠하이머병(Alzheimer disease, AD)은 선진국에서 치매의 주된 원인이다. **치매**(dementia)는 기억력, 언어 및 의사결정 능력을 포함한 일반적인 인지능력의 상실을 뜻한다.

알츠하이머병의 전형적인 증상은 무엇인가?

알츠하이머병은 임상적으로 70세 또는 그 이후에 임상적으로 명확해진다. 65세 이전에 증상이 나타나면 조기 알츠하이머병으로 진단한다. 증상은 천천히 진행되는 고도의 지적 기능 상실, 기분과 행동의 변화이다. 알츠하이머병에 걸리면 언어능력 저하, 공간시각 기술 저하, 무관심한 태도, 판단능력 저하가 점진적으로 일어나며 운동기능은 온전하게 유지된다. 환자는 혼란을 느끼고 안절부절못하며 같은 질문을 계속하는 경우가 많다. 알츠하이머병의 진행은 몇 달에서 몇 년 동안 꾸준히 이루어지기 때문에 영어로 알츠하이머병을 "긴 작별(the long goodbye)"이라고 한다. 결국, 이 병은 환자의 기억, 예전의 성격, 심지어는 말하는 능력까지도 없애 버린다.

알츠하이머병의 원인은 무엇인가?

알츠하이머병의 근본 원인은 아직 밝혀지지 않았으나 유전적 요소와 환경적 요소가 모두 작용하는 것으로 보인다. 알츠하이머 환자가 사망한 후 검사한 결과, 대뇌가 전반적으로 눈에 띄게 위축되어 있었다. 또 뇌조직을 현미경으로 검사한 결과, 대뇌겉질의 신경세포가 크게 감소했으며, 두 가지의 **비정상 구조물**[아밀로이드판(amyloid plaques)과 **신경원섬유매듭**(neurofibrillary tangle)]이 증식함이 밝혀졌다. 아밀로이드판은 신경세포와 미세아교세포의 부분일 뿐 아니라, 베타아밀로이드라 불리는 불용성 단백질의 침착이다. 신경원섬유매듭은 타우(tau)라 불리는 과인산화(과도한 양의 인산)된 단백질에서 만들어진다. 연구자들은 그 판과 매듭이 알츠하이머병의 원인인지, 단순히 병의 발현에 나타나는 부산물인지는 확신하지 못한다. 또한 생화학적 변화도 나타나는데, 그중에서 가장 뚜렷한 것은 대뇌의 신경전달물질인 아세틸콜린 수치의 감소이다.

알츠하이머병을 위한 치료법이나 검사법이 있는가?

현재는 알츠하이머병을 치료할 방법이 없으나 일부 약물은 증상을 완화하고 진행을 늦추는 것으로 보인다. 동시에 연구자들은 알츠하이머병에 걸릴 위험을 더 잘 예측하기 위한 진단검사를 개발하기 위해 노력하고 있다. 최근까지 알츠하이머병을 정확히 진단하는 방법은 부검을 해서 뇌를 육안 및 현미경으로 관찰하는 것뿐이었다. 이제는 양전자(방출)단층촬영(PET) 스캔을 통해 알츠하이머병에서 나타나는 초기의 뇌 변화를 찾아낼 수 있는 것으로 보인다.

최근의 연구에 따르면 흔한 냄새(예: 레몬, 계피)를 잘 혹은 전혀 식별하지 못하는 현상이 알츠하이머병의 발병 위험을 증가시키는 것과 관련이 있을 수 있다. 실제로 냄새를 맡지 못하는 것은 알츠하이머병의 최초 징후이다. 아마 뇌에서 신경원섬유매듭이 최초로 발생하는 구역 중에 냄새와 관련된 구역이 있기 때문일 것이다.

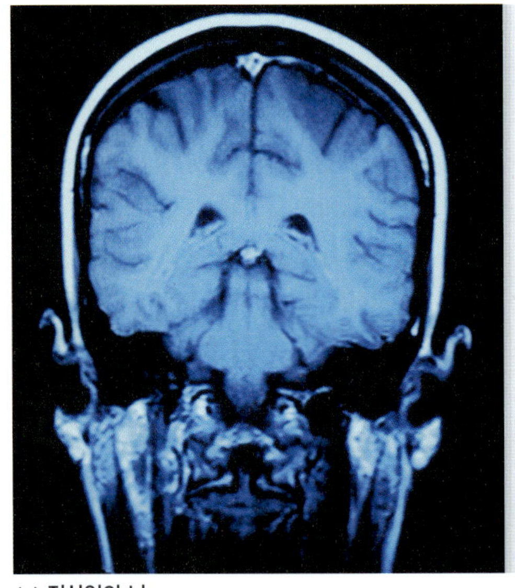

(a) 정상인의 뇌

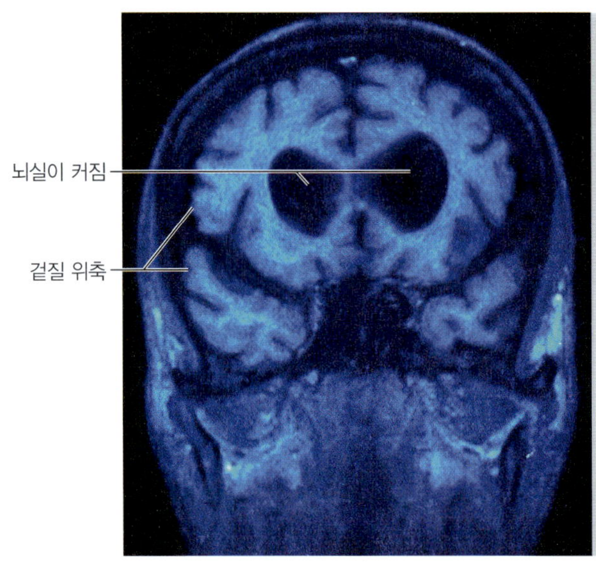

(b) 알츠하이머 환자의 뇌

자기공명영상(MRI) 스캔을 통해 (a) 정상인의 뇌와 (b) 알츠하이머 환자 뇌의 관상면을 살펴보았다. (알츠하이머 환자의 뇌는 뇌실이 커지고 이랑과 이랑 사이의 공간이 넓어졌다.)

통합 INTEGRATE

임상적 고찰 10.14 CLINICAL VIEW

기억상실

기억상실(amnesia)은 기억의 전체 또는 일부를 잃는 것이다. 대개 기억상실은 일시적이며 경험 중 일부에만 영향을 미치는 경우가 가장 많다. 기억상실의 원인은 심리적인 충격에서 직접적인 머리의 가격 또는 뇌혈관사고에 의한 뇌손상까지 다양하다. 기억의 처리와 저장은 뇌의 수많은 부분이 관여하기 때문에 기억상실의 유형은 뇌의 어느 부분이 손상되었느냐에 따라 다르다. 가장 심각한 형태는 시상과 둘레계통, 특히 해마가 손상되었을 때 나타난다.

이 부분 중 하나 이상이 손상되면 기억의 저장과 강화가 심각하게 저해되거나 완전히 불가능해질 수 있다. 기억상실을 초래한 근본 원인에 따라 기억상실은 완전하거나 부분적으로 일어날 수 있으며, 회복의 정도도 어느 정도이에 의존한다.

고, 표정 변화가 없다.

우리의 감정 표현은 둘레계통에서 해석되지만 최종적으로는 이마앞겉질에 의해 조절된다. 어떤 감정을 느끼든 간에, 그 감정을 적절히 표현할 방법을 결정하는 것은 이마앞겉질이다. 연구자들은 실험용 동물과 뇌에 병변이 있는 사람의 행동을 관찰하는 방법뿐 아니라, 전통적인 방법도 함께 사용해 뇌에서 감정조절중추가 어디인지를 밝혀냈다. 뇌와 우리 행동은 모두 복잡하므로 결과의 해석이 어려운 경우가 많지만, 연구자들은 감정의 중요한 측면을 담당하는 편도체와 해마(둘레계통의 구성요소), 이 두 부분이 손상되지 않고 제대로 기능해야 한다는 사실을 밝혀냈다. 이 두 부분의 특정 영역이 손상되거나 인공적인 자극을 주면 공격성, 애정, 분노, 공포, 사랑, 고통, 기쁨, 성욕의 표현이 억눌리거나 과도해지며 학습과 기억에도 이상이 발생한다.

통합 INTEGRATE

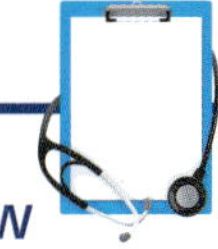

임상적 고찰 10.15 CLINICAL VIEW

읽기곤란

읽기곤란(읽기장애, dyslexia; *dys*: 나쁜, *lexis*: 말)은 유전적 학습장애로, 단어를 해독하는 데 문제가 있는 것이 특징이다. 가족에 대물림되는 경우가 많다. 읽기곤란이 있는 사람은 읽기뿐만이 아니라 쓰기와 맞춤법에도 문제가 있다. 이러한 사람들은 글자를 정상적으로 인식할 수는 있으나 지능에 비해 독해 능력이 한참 떨어진다. 글을 쓰면 글씨가 비뚤비뚤하고 철자순서가 틀리거나 완전히 뒤집혀 있을 수 있다. 어떤 사람들은 나이가 들면서 완치되고, 나머지 사람들도 시간이 지나면서 독해능력이 개선된다. 신경세포가 성숙하거나 뇌의 각 부분이 다시 훈련을 받아서 단어와 상징을 더 잘 해독하게 됨으로써 개선되는 것으로 보인다. 몇몇 연구자들은 읽기곤란을 **분리증후군**(disconnect syndrome)의 한 형태로 생각한다. 분리증후군이란 뇌들보를 통한 오른 · 왼대뇌반구의 정보 교환이 저해되는 것이다.

무엇을 배웠는가?

40 뇌와 둘레계통에서 어떤 부분이 감정의 조절에 관여하는가?

10.8g 언어

학습목표

51. 문자언어와 구어와 관련된 대뇌중추를 열거하고 이 중추들이 어떻게 협동하는지 서술한다.

언어와 관련된 고차원적 과정으로는 읽기, 쓰기, 말하기, 이해가 있다. 말을 통합하는 중요한 겉질영역이 베르니케영역과 운동언어영역(브로카영역)이라는 사실을 상기한다(10.3c 참조). 베르니케영역은 읽거나 듣는 말을 해석하며, 운동언어영역은 베르니케영역에서 온 축삭을 수용해서 말하는 데 필요한 운동활동을 조절한다. 즉, 베르니케영역은 글과 말을 인식하는 능력의 중추이다. 베르니케영역의 바로 뒤에, 읽은 글을 말로 만드는 **모이랑**(각회, angular gyrus)이 있다(**그림 10.31**). 먼저 베르니케영역이 운동언어영역으로 말에 대한 계획을 보낸다. 운동언어영역은 특정한 양식을 띤 운동 프로그램을 일차운동신경세포로 전달한다. 그다음 일차운동겉질의 신경세포가 볼, 후두, 입술, 혀의 근육을 자극하는 운동신경세포에 신호를 보내 말을 하게 한다.

대부분의 사람은 베르니케영역이 분류반구(categorical hemisphere)에 있다. 표현반구는 베르니케영역과 대칭되는 위치에 있는 겉질 영역이 말에 담긴 감정을 인식한다. 이 부분에 병변이 생기면 말 속

운동언어영역
일차운동겉질
이마앞면 겉질
베르니케 영역

(a) 가쪽 모습

그림 10.31 대뇌겉질의 기능적 영역. (a) 대부분의 사람은 왼대뇌반구에 베르니케영역, 운동언어영역, 이마앞겉질이 있다. (b) 말을 할 때 가장 활발해지는 뇌 영역을 나타낸 PET 스캔.

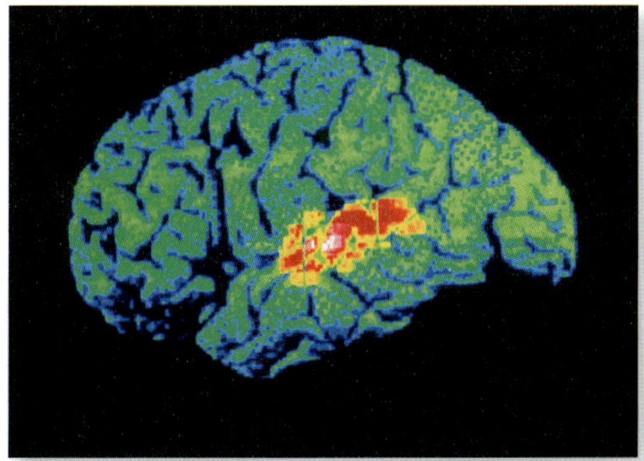

① 문장에 대한 청각정보가 일차청각겉질로 전달된다. 베르니케영역이 문장을 해석한다.

(b) PET 스캔

② 베르니케영역에서 온 정보가 운동언어영역으로 전달된다.

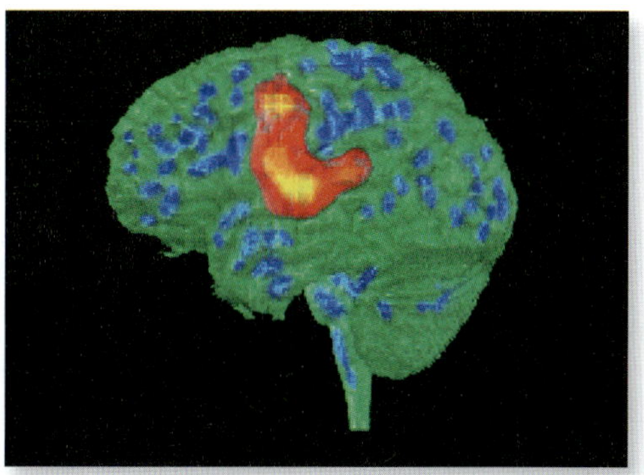

③ 운동언어영역에서 온 정보가 일차운동겉질로 전달된다. 일차운동겉질은 언어와 관련된 근육에 운동 명령을 내린다.

에 담긴 씁쓸함이나 행복과 같은 감정적인 미묘한 차이(뉘앙스)를 이해하지 못하게 된다. 표현 반구의 겉질에서 운동언어영역과 대칭되는 곳에 병변이 생기면 말을 할 때 강약과 감정을 표현하지 못하는 **실율증**(aprosodia)이 나타난다.

여러 언어장애가 언어(수화 포함)의 해석, 처리 및 실행에 영향을 미친다. 예를 들면, 말하기 **행위상실**(apraxia; *pratto*: 행위)은 운동기능장애이다. 자신이 말하고 싶은 내용을 의식적으로는 알고 있지만, 말하는 데 필요한 운동명령을 조정하고 실행하지 못한다. 결과적으로 이런 사람들은 인식 가능한 소리를 생성하고 정상적인 말을 하기 위해 적절히 순서를 정하기가 어려울 수 있다. 대조적으로, **실어증**(aphasia, 말이 없음)이 있는 사람은 말이나 글을 이해하는 데 어려움이 있거나, 이해할 수 있는 말을 할 수 없다. 실어증 환자는 올바른 단어를 찾는 데 일관된 어려움을 겪을 수 있으며, 특정 대상을 설명하기 위해 말도 안 되는 단어를 사용하기도 한다. 그들은 다른 사람들이 자신의 말을 이해할 수 없다는 것을 깨닫지 못하기도 한다. 많은 경우에서 실어증은 머리 부상이나 뇌졸중으로 인해 언어를 해석하는 뇌 중추가 손상되기 때문이다. 언어병리학자(SLP)는 말하기 행위상실 또는 실어증으로 고통받는 사람들과 광범위하게 협력하여 언어를 말하고 이해하는 것을 향상시킨다.

무엇을 배웠는가?

41 베르니케영역은 언어과정에 어떻게 관여하는가?

10.9 뇌신경

학습목표

52. 12쌍의 뇌신경 이름과 위치를 열거한다.

53. 각 뇌신경의 기능을 비교한다.

12쌍의 뇌신경이 있으며, 이 신경들은 숫자와 이름이 모두 지정되어 있다. 가장 앞에 있는 신경부터 시작해서 위치에 따라 로마숫자를 차례로 붙인다. 뇌신경(cranial nerve)의 **접두사인 CN**을 로마숫자 앞에 붙이기도 한다(**그림 10.32**).

각 신경의 이름은 기능과 어느 정도 관련이 있다. 12쌍의 뇌신경은 후각신경(CN I), 시각신경(CN II), 눈돌림신경(CN III), 도르래신경(CN IV), 삼차신경(CN V), 갓돌림신경(CN VI), 얼굴신경(CN VII), 속귀신경(CN VIII), 혀인두신경(CN IX), 미주신경(CN X), 더부신경(CN XI), 혀밑신경(CN XII)이다.

표 10.4에 각 뇌신경의 주된 운동기능과 감각기능을 요약했다. 주요 기능을 저마다 다른 색으로 표시했는데, 파란색은 감각기능, 분홍색은 몸운동기능(9.1b 참조), 주황색은 부교감운동기능이다. **표 10.5**에는 개별 뇌신경을 열거하고 각각의 기능, 시작되는 곳, 경로를 설명했다. 표 10.4에서 사용한 색을 표 10.5에도 적용해 각 뇌신경에 감각기능과 감각기능 혹은 둘 다 있는지를 쉽게 파악할 수 있도록 했다.

무엇을 배웠는가?

42 어떤 뇌신경이 감각기능만 갖는가?

통합 INTEGRATE

학습전략 LEARNING STRATEGY

기억력 **증진술**(mnemonic)을 이용한 암호나 어구를 만들면 뇌신경을 기억하는 데 도움이 된다. 다음과 같은 영어의 예를 들 수 있다.

Oh (olfactory)
final (facial)
once (optic)
very (vestibulocochlear)
one (oculomotor)
good (glossopharyngeal)
takes (trochlear)
vacations (vagus)
the (trigeminal)
are (accessory)
anatomy (abducens)
heavenly! (hypoglossal)

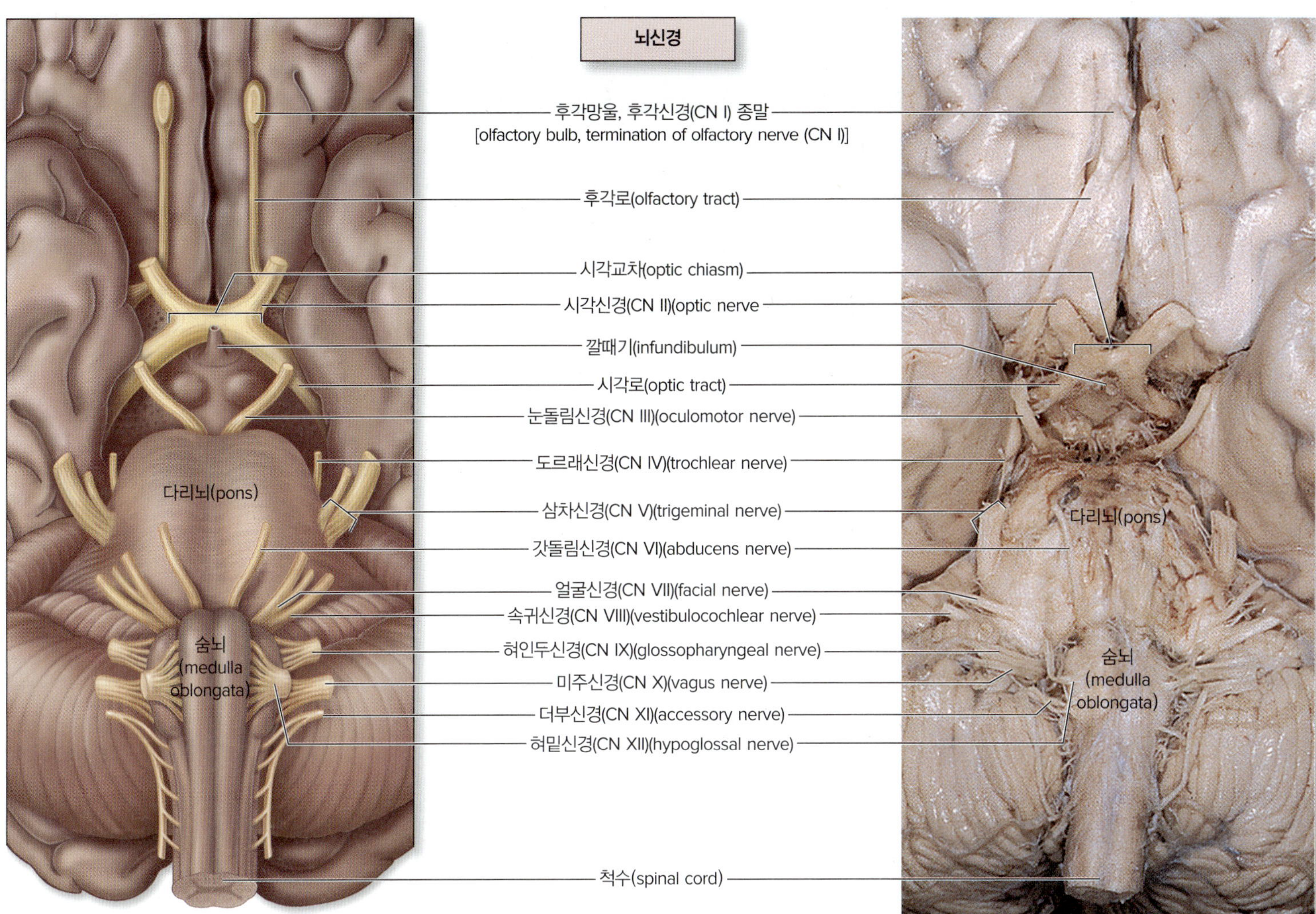

그림 10.32 **뇌신경.** 뇌의 아래면으로 12쌍의 뇌신경을 관찰할 수 있다. ©McGraw-Hill Education/Rebecca Gray

표 10.4 뇌신경의 주된 기능

뇌신경	감각 기능	몸운동 기능	부교감운동(자율신경)기능[1]
I(후각)	후각(냄새)	없음	없음
II(시각)	시각	없음	없음
III(눈돌림)	없음[2]	눈의 4개 안구근육(안쪽곧은근, 위곧은근, 아래곧은근, 아래빗근); 눈꺼풀올림근(눈꺼풀을 올림)	눈의 동공조임근에 분포해 동공을 수축시킴; 섬모체근을 수축시켜 수정체가 둥글어지게(두꺼워지게) 함(가까운 곳을 볼 때)
IV(도르래)	없음[2]	눈의 안구근육 중 위빗근	없음
V(삼차)	앞머리덮개, 코안, 코인두, 얼굴 전체, 입안 대부분, 이, 혀 앞 2/3의 일반감각; 귓바퀴 일부; 수막	씹기근육, 턱목뿔근, 두힘살근(앞 힘살), 고막긴장근, 입천장긴장근	없음
VI(갓돌림)	없음[2]	눈의 안구근육 중 가쪽곧은근	없음
VII(얼굴)	혀 앞쪽 2/3의 미각	표정, 두힘살근(배부 뒤), 붓목뿔근, 등자근	눈의 눈물샘, 턱밑샘과 혀밑샘의 분비를 증가시킴
VIII(속귀)	듣기(달팽이신경 가지); 평형(안뜰신경 가지)	없음[3]	없음
IX(혀인두)	혀 뒤 1/3의 일반감각과 미각, 인두의 일반감각, 목동맥토리의 내장감각	인두근 하나(붓인두근)	귀밑샘의 침 분비를 증가시킴
X(미주)	심장, 허파, 배부위기관 대부분의 내장감각 정보 바깥귀길, 고막, 인두 일부, 인후두, 후두의 내장감각	대부분의 인두근; 모든 후두근	심장, 허파, 후두, 기관, 배부위기관 대부분의 민무늬근육과 샘을 지배함
XI(더부)	없음[2]	등세모근, 목빗근	없음
XII(혀밑)	없음[2]	혀의 내재근 및 외재근	없음

1. 자율신경계통은 부교감신경갈래와 교감신경갈래가 있다. 몇몇 뇌신경은 부교감신경 축삭이 있으며 이 표에 나타나 있다. 부교감신경과 교감신경에 대한 자세한 내용은 12.2절을 참조한다.
2. 이 신경은 근육에 고유감각축삭이 다소 존재하지만, 일반적으로 운동신경으로만 분류된다.
3. 소수의 운동축삭이 이 신경과 함께 속귀로 향하지만 신경의 주요 구성요소로 간주하지 않는다.

표 10.5 뇌신경

CN I 후각신경(olfactory nerve; *olfacio*: 냄새를 맡다)

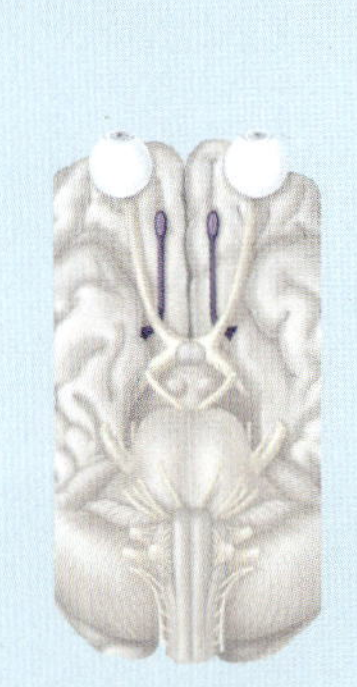

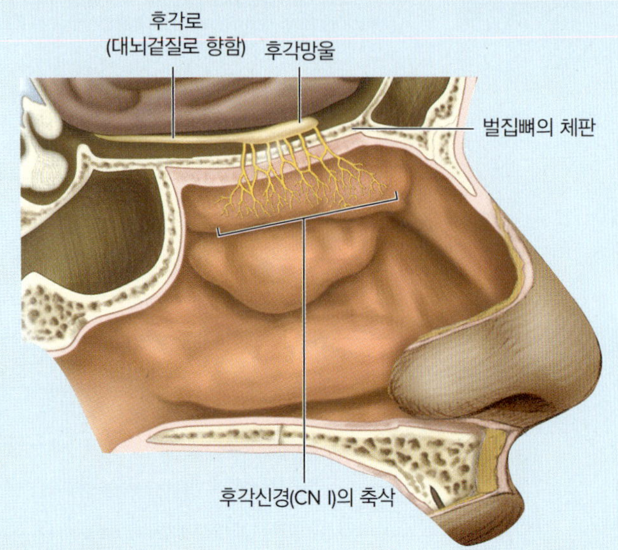

설명	후각(냄새) 자극을 코에서 뇌로 전도하는 특수감각신경
감각기능	**후각(냄새)**
시작되는 곳	코안의 후각상피에 있는 수용체(두극신경세포)
경로	앞머리뼈우묵에 있는 벌집뼈의 체구멍과 후각망울의 신겨신경연접을 지남
이 신경이 손상될 경우	후각 상실(anosmia, 부분적 또는 전체적)
신경손상검사	냄새를 맡는지를 검사한다(환자의 눈을 감기고 한쪽 콧구멍은 막고 다른 콧구멍으로 냄새를 흡입하게 한다)

CN II 시각신경(optic nerve; *ops*: 눈)

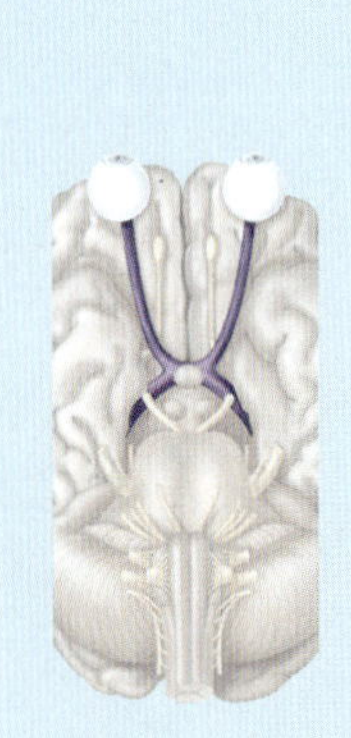

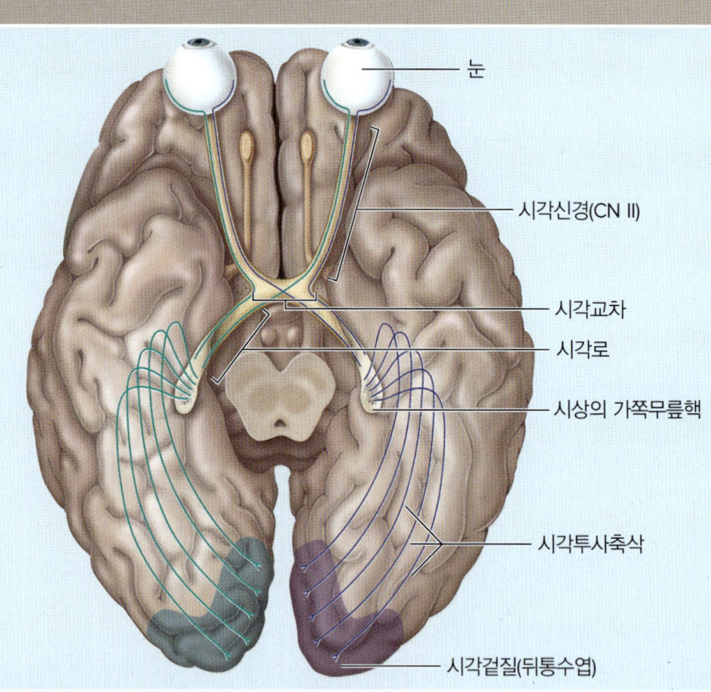

설명	시각정보를 눈의 망막에서 뇌로 보내는 특수감각신경
감각기능	**시각**
시작되는 곳	눈의 망막
경로	나비뼈의 시각신경관을 통해 머리뼈로 들어감; 오른 · 왼시각신경이 시각교차에서 합쳐짐; 시각로는 시상의 가쪽무릎핵을 향해 뻗음; 신경섬유가 뒤통수엽의 일차시각겉질로 투사됨
이 신경이 손상될 경우	시각 손상(anopsia)
신경손상검사	시력을 검사한다(한쪽 눈을 가리고 환자가 다른 눈으로 시력검사표를 보게 한다).

표 10.5	뇌신경(계속)

CN III 눈돌림신경(동안신경, oculomotor nerve; *oculus*: 눈, *motorius*: 움직임)

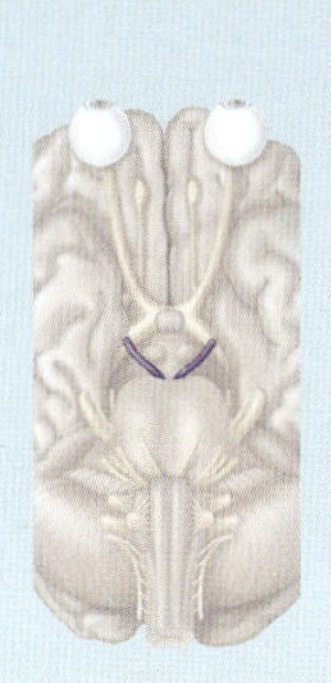

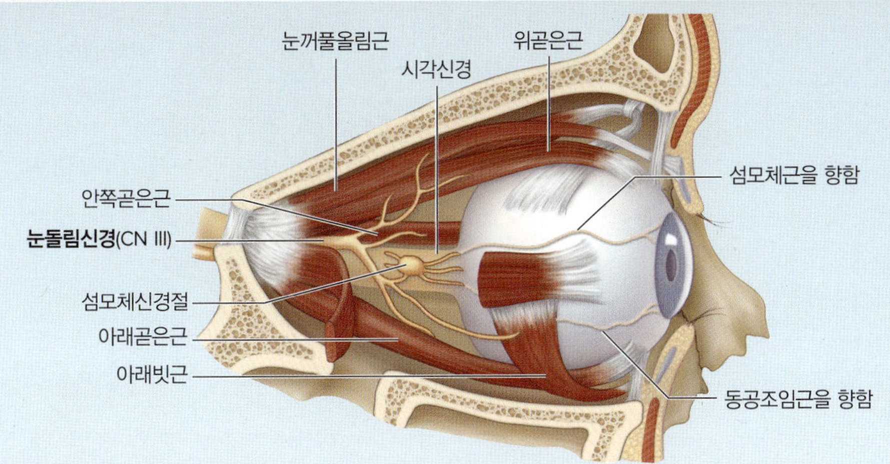

설명	눈의 6개의 안구근육 중 4개와 눈꺼풀올림근, 그리고 눈의 내재근육(눈알에 있는 민무늬근육)에 분포하는 운동신경
몸운동기능	눈의 4개 안구근육(위곧은근, 아래곧은근, 안쪽곧은근, 아래빗근)이 눈을 움직이도록 함 눈꺼풀올림근이 눈꺼풀을 올리도록 함
부교감신경 운동기능	홍채의 동공조임근을 지배해 동공이 수축하도록 함 섬모체근을 수축시켜 수정체가 둥글어지도록(두꺼워지도록) 함(가까운 곳을 볼 때)
시작되는 곳	중간뇌의 눈돌림핵과 에딩거-웨스트팔핵(Edinger Westphal nuclei)
경로	위눈확틈새를 통해 머리뼈를 떠나 눈과 눈꺼풀로 향함(부교감신경 축삭은 섬모체신경절로, 신경절이후 부교감신경 축삭은 그 후 홍채와 섬모체근으로 향함)
이 신경이 손상될 경우	위눈꺼풀 처짐(ptosis); 대부분의 눈근육이 마비되어 사시 발생(두 눈이 평행한 방향을 향하지 않음), 겹보임(복시, diplopia), 초점 맞추기 곤란
신경손상검사	윗눈꺼풀이 처지는지를 확인하고, 빛에 반응하여 동공이 수축하는지 검사하며, 눈의 움직임을 검사한다(환자가 움직이는 물체를 눈으로 따르게 함).

CN IV 도르래신경(활차신경, trochlear nerve; *trochlea*: 도르래)

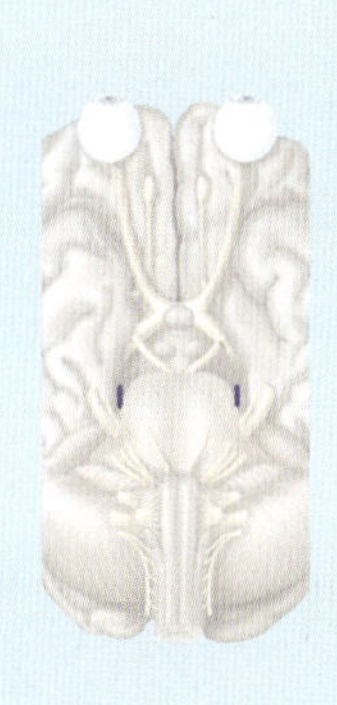

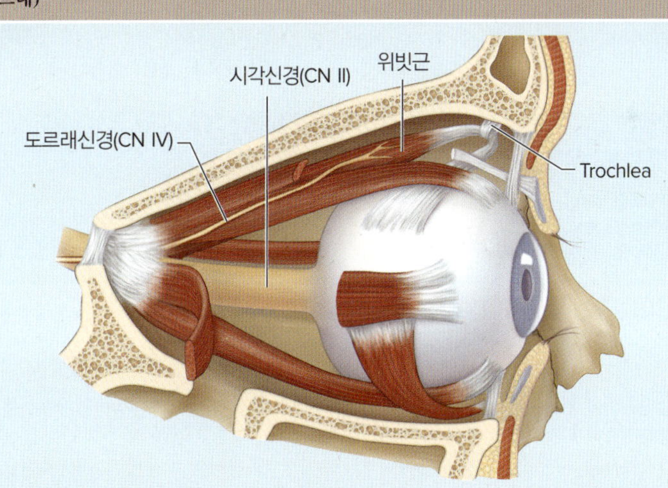

설명	도르래를 통해 고리를 이루는 1개의 안구근육(위빗근)을 신경지배하는 운동신경
몸운동기능	1개의 안구근육(위빗근)의 수축으로 눈을 아래쪽과 가쪽으로 움직이게 함
시작되는 곳	중간뇌의 도르래핵
경로	위눈확틈새를 통해 머리뼈에서 나와 위빗근으로 향함
이 신경이 손상될 경우	위빗근 마비로 인해 사시(strabismus) 발생(두 눈이 평행한 방향을 향하지 않음/부적절하게 어긋남), 겹보임(복시, diplopia)
신경손상검사	눈의 움직임을 검사한다(환자가 움직이는 물체를 눈으로 따르게 함).

표 10.5 뇌신경(계속)

CN V 삼차신경(trigeminal nerve; *trigeminus*: 세 겹)

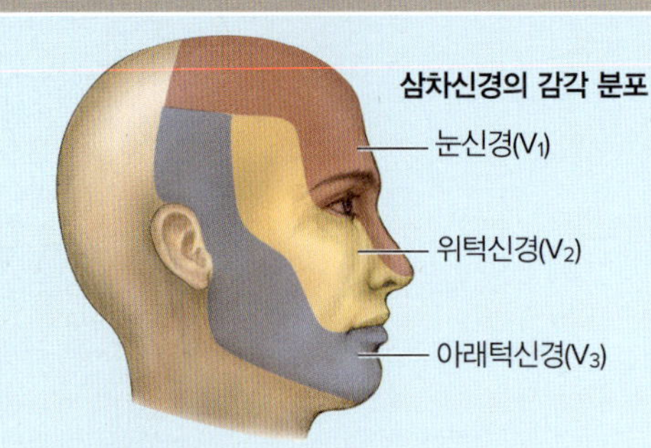

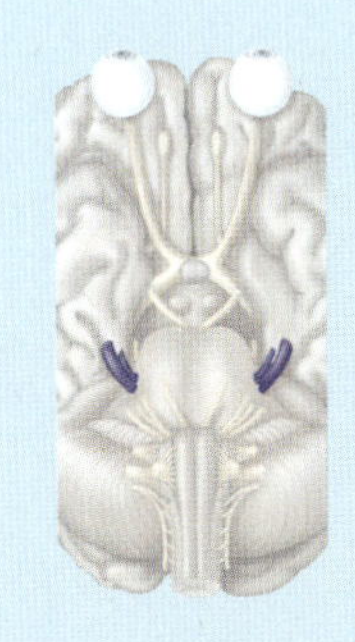

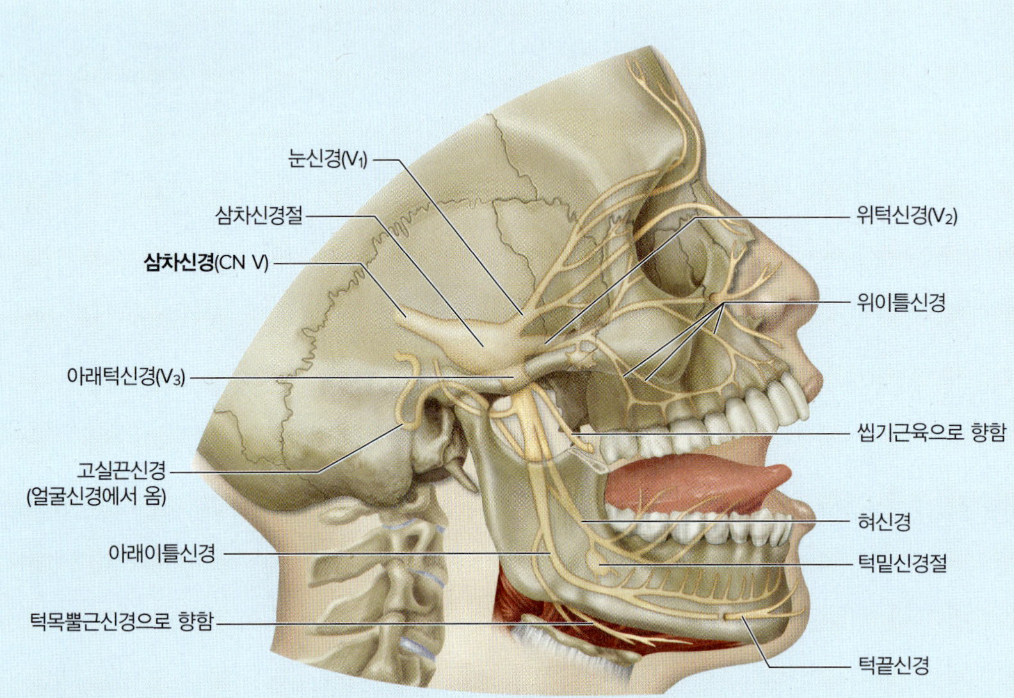

설명	눈신경(V_1), 위턱신경(V_2), 아래턱신경(V_3)의 3갈래로 나뉨; 얼굴, 입안, 코안, 수막, 앞 두피의 감각자극을 수용하며 씹기근육을 지배하는 혼합신경
감각기능	이 신경에 대한 감각자극에는 촉각, 온도, 통증 자극이 있다. V_1: 각막, 코, 이마, 앞 두피, 수막의 감각자극을 전도 V_2: 코 점막, 입천장, 잇몸, 볼, 수막의 감각자극을 전도 V_3: 혀 앞 2/3, 수막, 턱끝 피부, 아래턱, 아랫니의 감각자극 전도; 귓바퀴 감각축삭의 1/3
몸운동기능	씹기근육(관자근, 깨물근, 가쪽 및 안쪽 날개근), 턱목뿔근, 두힘살근의 앞힘살, 고막긴장근, 입천장긴장근 신경지배
시작되는 곳	다리뇌의 핵
경로	V_1: 감각축삭이 위눈확틈새를 통해 머리뼈로 들어가 삼차신경절로 향한 후 다리뇌로 들어감 V_2: 감각축삭이 원형구멍을 통해 머리뼈로 들어가 삼차신경절로 향한 후 다리뇌로 들어감 V_3: 감각축삭은 타원구멍을 통해 삼차신경절로 향한 후 다리뇌로 들어감; 운동축삭은 다리뇌를 떠나 타원구멍을 통해 머리뼈를 나간 후 근육으로 향함
이 신경이 손상될 경우	삼차신경의 감각요소에 염증이 생기면 삼차신경통(동통성 틱)이 발생해 강렬하고 팔딱거리는 통증이 몇 분에서 몇 시간 동안 지속됨
신경손상검사	환자가 저항을 이기고 입을 다물게 한다. 또, 환자에게 눈을 감고 얼굴 위로 움직이는 물체(예: 깃털)를 느낄 수 있는지 확인한다.

표 10.5	뇌신경(계속)

CN VI 갓돌림신경(abducens nerve)

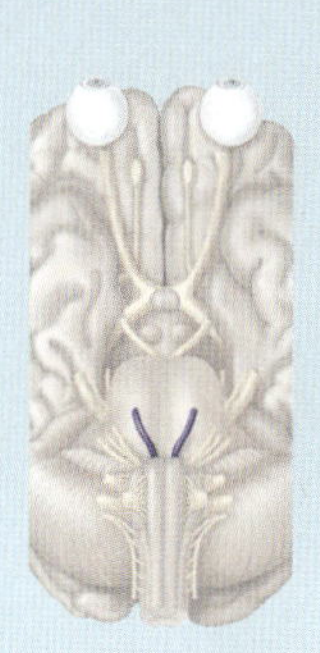

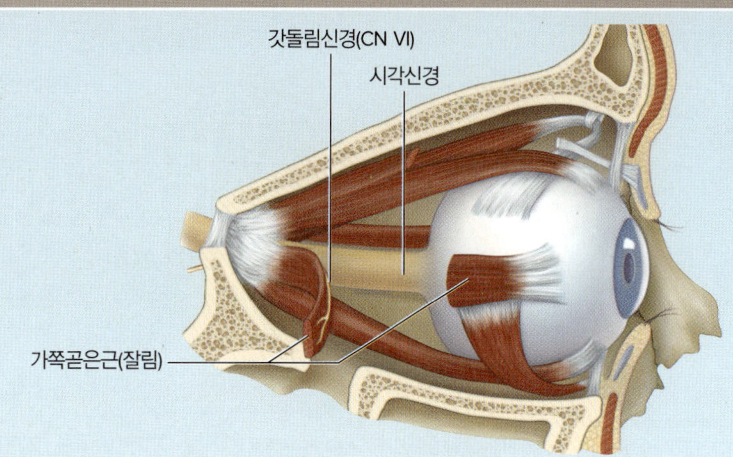

설명	눈을 벌리는(가쪽으로 움직이는) 가쪽곧은근 하나만을 지배하는 운동신경
몸운동기능	눈을 벌리는(가쪽으로 움직이는) 안구근육(가쪽곧은근) 지배
시작되는 곳	다리뇌의 다리뇌핵(벌림핵)
경로	위눈확틈새를 통해 머리뼈를 나와 가쪽곧은근으로 향함
이 신경이 손상될 경우	가쪽곧은근의 마비로 눈의 가쪽 움직임이 제한됨, 겹보임(복시, diplopia)
신경손상검사	환자에게 움직이는 물체를 눈으로 따라오게 해서 눈의 움직임을 검사하고 눈이 갓돌림을 하는지 진단함

CN VII 얼굴신경(facial nerve)

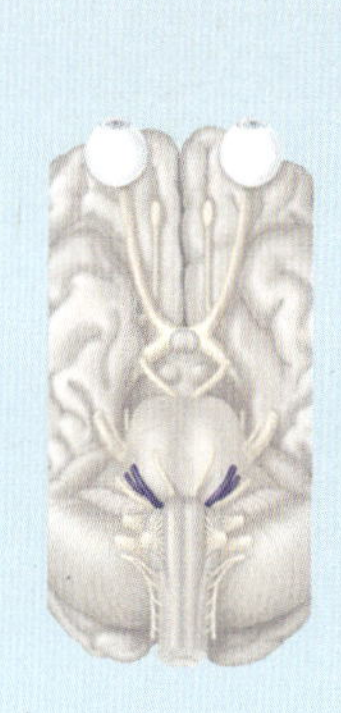

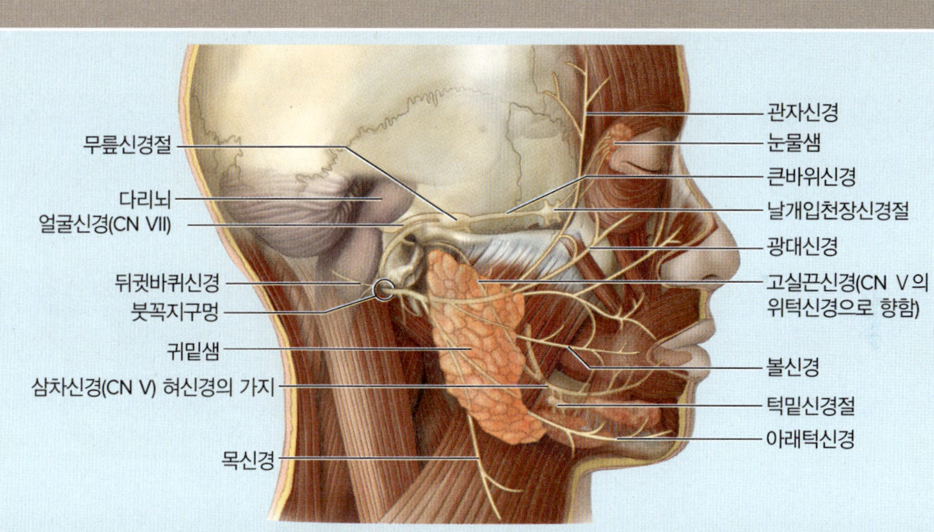

설명	눈물샘과 대부분의 침샘; 혀 앞 2/3의 맛 자극을 전도; 표정근육, 눈물샘, 혀아래 침샘(탁밑샘, 혀밑샘)에 운동명령을 전달하는 혼합신경
감각기능	혀 앞 2/3의 맛 감각
몸운동기능	주요 운동신경 다섯 가지(관자, 광대, 볼, 아래턱, 목)가 표정근육을 신경지배, 두힘살근의 뒤힘살, 붓꼭지근과 등자근도 신경지배함
부교감신경 운동기능	눈의 눈물샘, 턱밑샘, 혀밑샘의 침분비를 증가시킴
시작되는 곳	다리뇌의 핵
경로	감각축삭은 얼굴신경의 고실끈신경을 통해 혀에서 나와 작은 구멍을 통해 머리뼈로 들어가며, 축삭은 얼굴신경의 무릎신경절에서 신경연접을 이룸; 몸운동축삭은 다리뇌를 나와 속귀길을 통해 관자뼈로 들어가고, 관자뼈를 통해 투사되어, 붓꼭지구멍을 통해 나와 얼굴 표정근육에 분포함; 부교감신경 운동축삭은 큰바위신경 또는 고실끈신경과 함께 다리뇌를 나와 속귀길로 들어가고, 자율신경절로 간 다음 각각의 샘으로 가서 지배함
이 신경이 손상될 경우	눈물 감소(안구건조)와 침 분비 감소(입안건조); 혀 앞 2/3의 미각 상실, 얼굴근육 마비와 눈둘레근 수축 불능 및 한쪽 입꼬리 처짐이 특징인 신경마비(벨마비) (얼굴신경 마비에 대한 더 자세한 설명은 임상적 고찰 11.2 참조)
신경손상검사	환자에게 미소 짓고, 눈을 깜빡이고, 곁눈질하게 한다. 얼굴근육 한쪽을 움직일 수 없으면 신경 손상임을 나타낸다.

표 10.5	뇌신경(계속)

CN VIII 속귀신경(전정와우신경, vestibulocochlear nerve)

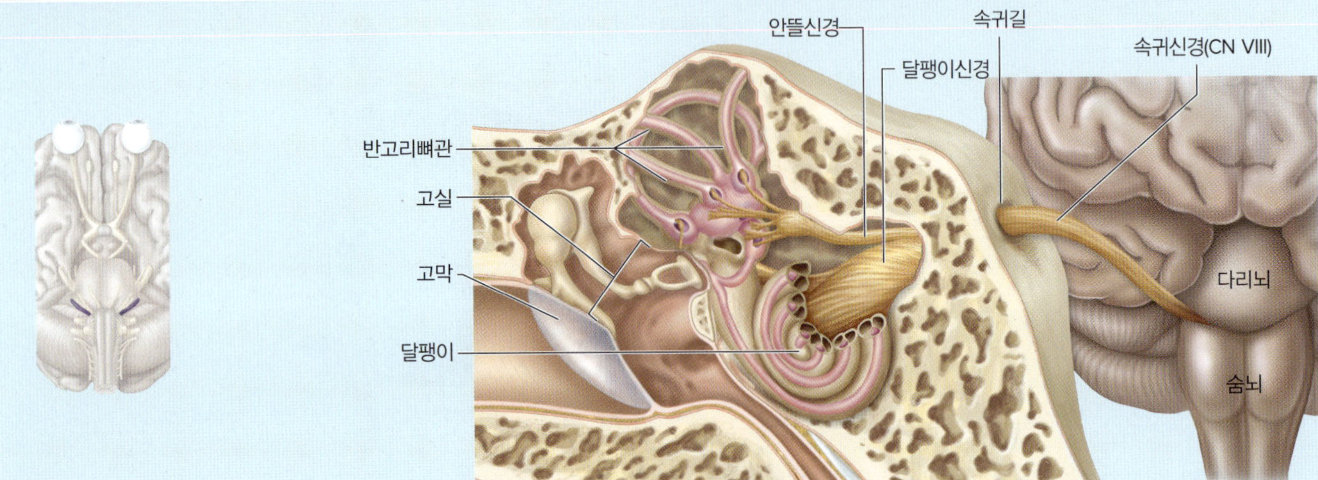

설명	평형과 청각(듣기) 자극 뇌로 전달하는 감각신경
감각기능	안뜰신경은 평형 자극 전달, 달팽이신경은 듣기 자극 전달
시작되는 곳	안뜰신경: 속귀의 안뜰에 있는 털세포 달팽이신경: 속귀의 달팽이
경로	안뜰신경의 감각신경세포체는 안뜰신경절에 있으며, 달팽이신경의 감각신경세포체는 달팽이에 가까운 나선신경절에 있음; 안뜰신경과 달팽이신경은 서로 합쳐져 함께 속귀길을 통해 머리뼈안으로 들어가며 다리뇌와 숨뇌 이음부로 감
이 신경이 손상될 경우	안뜰신경에 병변이 생기면 균형 상실, 구역, 구토, 어지러움 발생; 달팽이신경에 병변이 생기면 청각 상실 초래
신경손상검사	청력검사

CN IX 혀인두신경(설인두신경, glossopharyngeal nerve; *glossa*: 혀; *pharynx*: 인두)

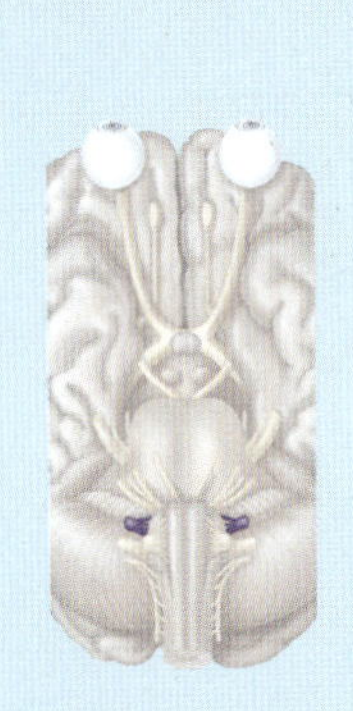

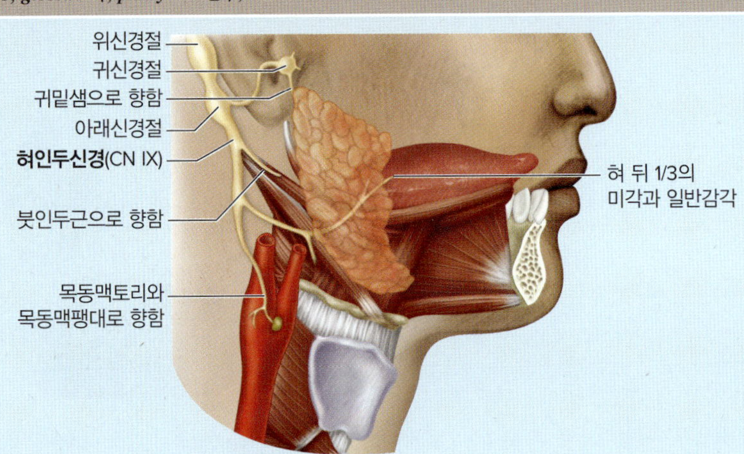

설명	혀 뒤 1/3에서 맛과 촉각 자극 수용, 인두근육 하나와 귀밑샘을 지배
감각기능	혀 뒤 1/3의 미각과 일반감각; 인두 대부분의 일반감각, 화학수용체(목동맥에서 혈중 이산화탄소, 수소, 산소 농도를 감시함)와 압력수용기(혈압을 감시함)로부터 오는 모든 정보를 담은 목동맥으로부터 감각정보를 전달함
몸운동기능	삼키는 근육인 붓인두근(인두근)을 신경지배
부교감신경 운동기능	귀밑샘의 분비를 증가시킴
시작되는 곳	감각축삭은 맛봉오리, 혀 뒤 1/3의 점막, 목동맥토리에서 시작됨 운동축삭은 숨뇌의 핵에서 시작됨
경로	감각축삭은 혀 뒤 1/3과 목동맥토리에서 시작되어 위신경절 또는 아래신경절을 통해 신경을 따라 목정맥구멍으로 들어간 후 다리뇌로 향함; 몸운동축삭은 목정맥구멍을 통해 머리뼈를 나가 붓인두근으로 향함; 부교감신경 운동축삭은 귀신경절로 향한 후 귀밑샘으로 감
이 신경이 손상될 경우	침 분비 감소(입안건조); 혀 뒤 1/3의 미각 상실
신경손상검사	환자에게 입을 벌리고 "아~"라고 말하게 한다. 이때, 물렁입천장은 올라가야 하고 목젖은 정상이면 중간 선에 있어야 한다.

표 10.5	뇌신경(계속)

CN X 미주신경(vagus nerve)

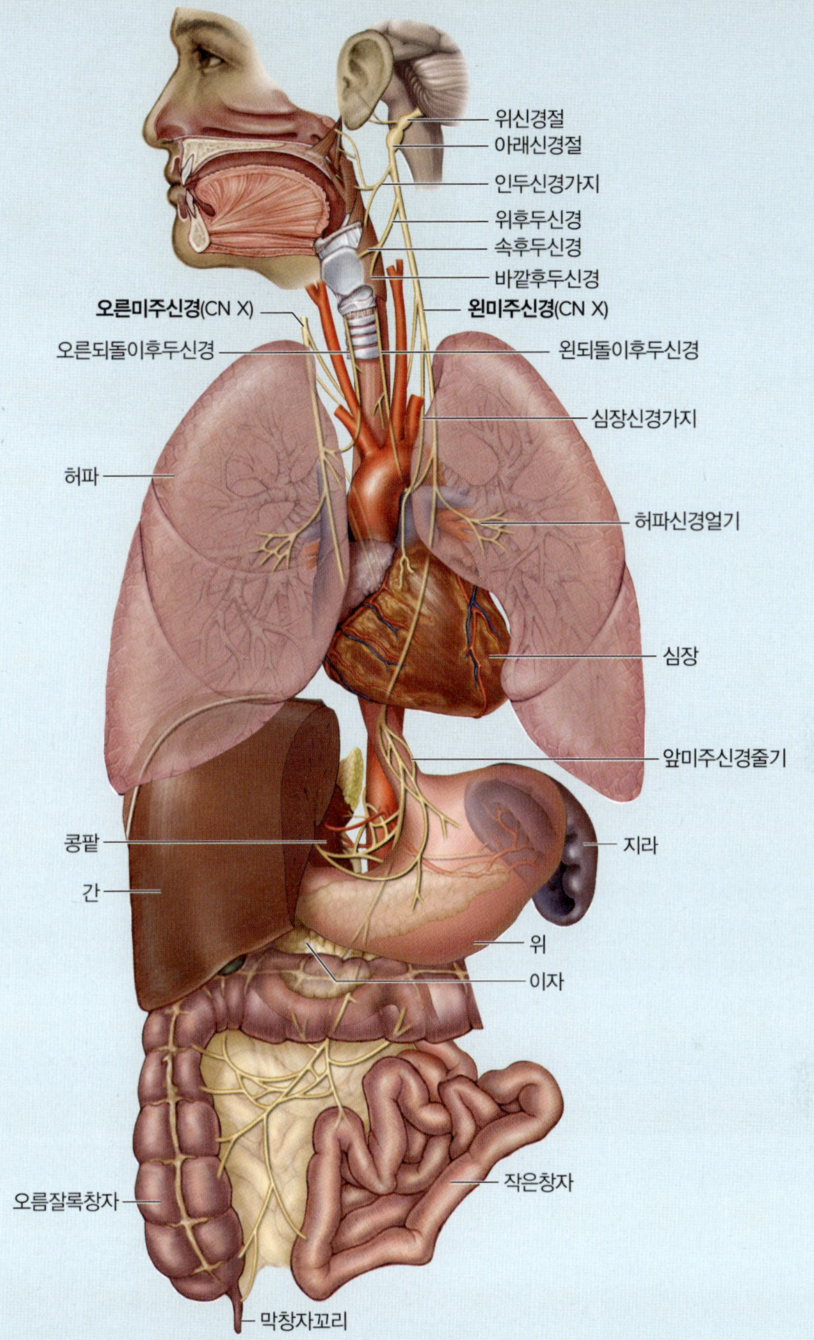

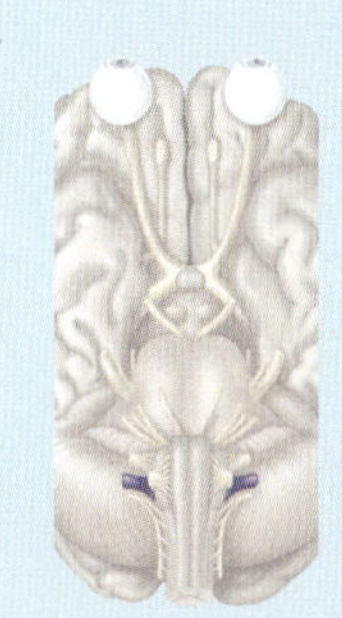

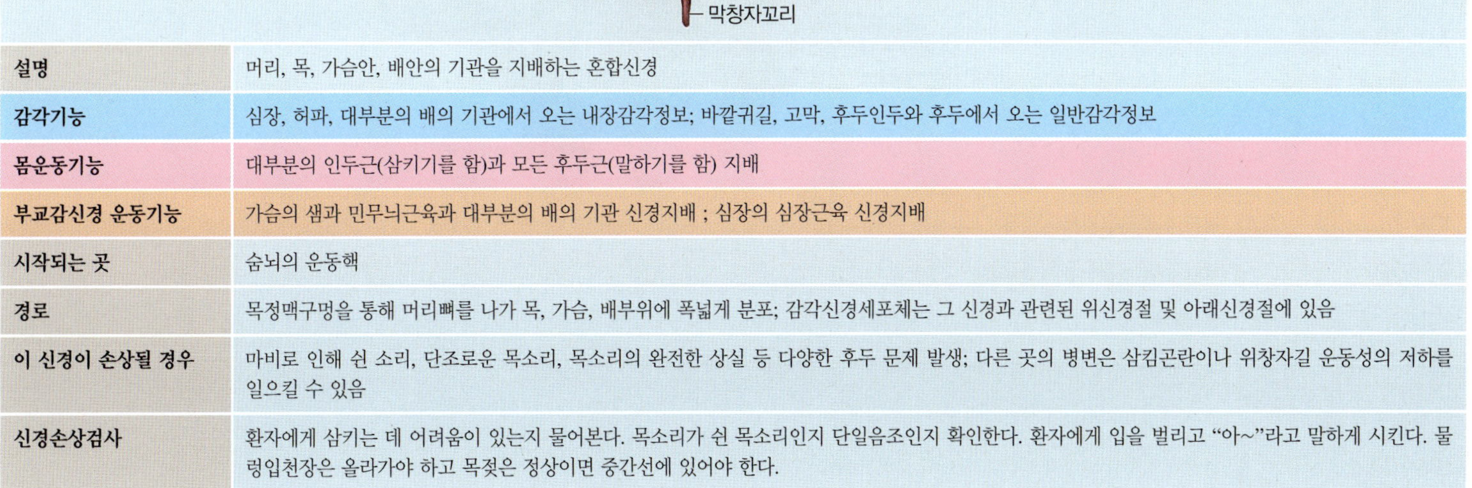

설명	머리, 목, 가슴안, 배안의 기관을 지배하는 혼합신경
감각기능	심장, 허파, 대부분의 배의 기관에서 오는 내장감각정보; 바깥귀길, 고막, 후두인두와 후두에서 오는 일반감각정보
몸운동기능	대부분의 인두근(삼키기를 함)과 모든 후두근(말하기를 함) 지배
부교감신경 운동기능	가슴의 샘과 민무늬근육과 대부분의 배의 기관 신경지배 ; 심장의 심장근육 신경지배
시작되는 곳	숨뇌의 운동핵
경로	목정맥구멍을 통해 머리뼈를 나가 목, 가슴, 배부위에 폭넓게 분포; 감각신경세포체는 그 신경과 관련된 위신경절 및 아래신경절에 있음
이 신경이 손상될 경우	마비로 인해 쉰 소리, 단조로운 목소리, 목소리의 완전한 상실 등 다양한 후두 문제 발생; 다른 곳의 병변은 삼킴곤란이나 위창자길 운동성의 저하를 일으킬 수 있음
신경손상검사	환자에게 삼키는 데 어려움이 있는지 물어본다. 목소리가 쉰 목소리인지 단일음조인지 확인한다. 환자에게 입을 벌리고 “아~”라고 말하게 시킨다. 물렁입천장은 올라가야 하고 목젖은 정상이면 중간선에 있어야 한다.

표 10.5 뇌신경(계속)

CN XI 더부신경(accessory nerve)

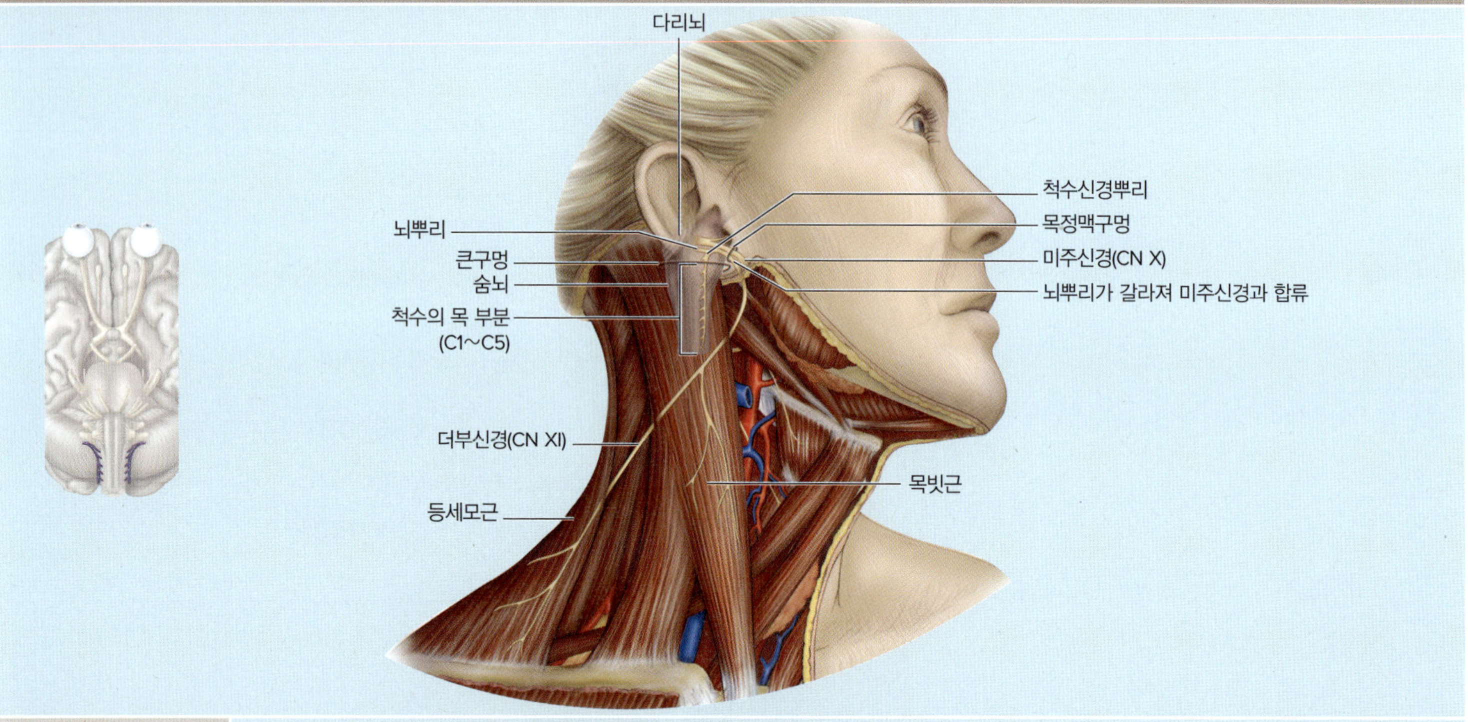

설명	등세모근과 목빗근 신경지배하는 운동신경으로 미주신경(CN X)은 인두근육을 신경지배하는 것을 돕는다. 이전에는 척수더부신경으로 불렸다.
몸운동기능	뇌뿌리: 미주신경(CN X)과 함께 인두근육 신경지배하기 위해 향함 척수신경뿌리: 등세모근과 목빗근을 수축함
시작되는 곳	뇌뿌리: 숨뇌의 핵 척수신경뿌리: 척수의 핵
경로	척수신경뿌리는 위로 올라가 큰구멍을 통해 머리뼈로 들어감; 그곳에서 뇌뿌리와 척수신경뿌리가 융합해 목정맥구멍을 통해 머리뼈를 나감; 그 후 뇌뿌리는 갈라져 미주신경과 함께 인두근을 지배하고 척수신경뿌리는 목빗근과 등세모근으로 향함
이 신경이 손상될 경우	등세모근과 목빗근의 마비
신경손상검사	환자에게 어깨를 들어올리거나, 으쓱하게 시켜 보고(등세모근 기능 검사), 고개를 반대쪽으로 돌리게 시킨다(목빗근 기능 검사).

CN XII 혀밑신경(hypoglossal nerve; *hypo*: 밑, *glossus*: 혀)

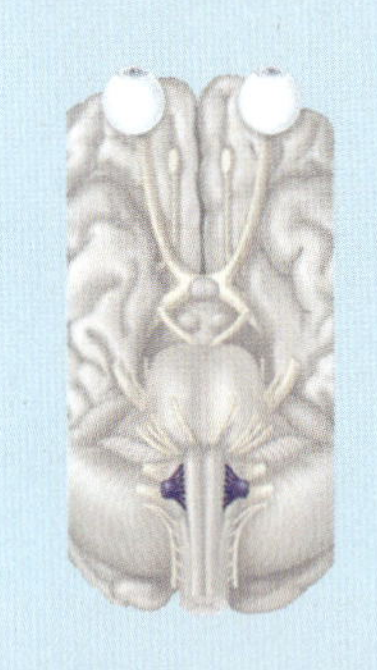

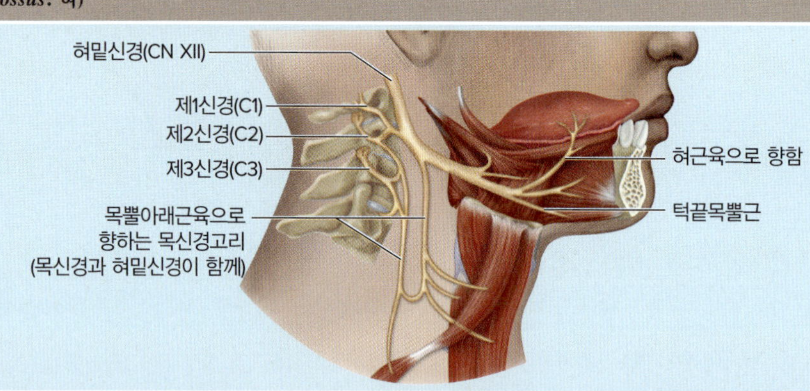

설명	혀의 내재근과 외재근 지배
몸운동기능	혀가 움직이도록 혀의 내재근과 외재근을 수축함.
시작되는 곳	숨뇌의 혀밑핵
경로	혀밑신경관을 통해 머리뼈를 나옴; 위턱뼈 아래와 혀 아랫면으로 향함
이 신경이 손상될 경우	혀 움직임이 저해되어 삼키기와 말하기가 어려움
신경손상검사	환자에게 혀를 내밀게 시킨다; 하나의 혀밑신경(오른쪽 또는 왼쪽)이 마비되면 혀가 손상된 신경 쪽으로 치우친다.

단원 요약 CHAPTER SUMMARY

	• 뇌는 대뇌, 사이뇌, 뇌줄기, 그리고 소뇌로 구성된다. 12개의 뇌신경은 뇌와 관련되어 있다.
13.1 뇌의 발생과 구조	**13.1a 뇌 해부학의 개관** • 뇌에는 얕은 고랑을 가진 이랑이라고 하는 주름이 있으며, 둘 사이에 깊은 틈새를 가진 2개의 대뇌반구가 있다.
	13.1b 뇌 각 구역의 발생 • 발달 4주 말까지 신경관에서 3개의 1차 소포(앞뇌, 중간뇌, 마름뇌)가 형성된다. • 발달 5주차까지, 일차 소포에서 5개의 이차뇌소포(끝뇌, 사이뇌, 중간뇌, 뒤뇌, 숨뇌)가 형성된다.
	13.1c 회색질과 백색질의 분포 • 회색질은 주로 가지돌기와 신경세포의 세포체로 구성되며 정보를 처리하고 통합하는 기능을 하는 반면, 백색질은 주로 말이집축삭 다발로 구성되며 회색질과 신경신호를 주고받는 기능을 한다.
13.2 뇌의 보호와 지지	**13.2a 뇌수막** • 뇌수막에는 연질막, 거미막, 경질막이 있다. • 뇌경질막 사이막은 뇌의 주요 부분 사이에 돌출되어 뇌를 안정시키는 경질막의 주름이다.
	13.2b 뇌실 • 뇌에 뇌척수액이 찬 공간은 한 쌍으로 된 가쪽뇌실, 셋째뇌실, 대뇌 수도관, 넷째뇌실이다.
	13.2c 뇌척수액 • 뇌척수액(CSF)은 뇌와 척수에 부력, 보호 및 안정적인 환경을 제공하는 투명한 액체이다. • 맥락얼기(뇌실막세포와 모세혈관으로부터 만들어짐)는 뇌실에서 뇌척수액을 생성한다. • 뇌척수액은 뇌실을 떠나 거미막밑공간으로 들어가 뇌와 척수 주위를 순환한다. 여분의 뇌척수액은 거미막융모를 통해 정맥순환으로 환류한다.
13.3 대뇌	• 대뇌는 우리의 감각지각, 사고, 기억, 판단 및 자발적 운동 활동의 중심이다.
	13.3a 대뇌반구 • 오른 · 왼대뇌반구는 세로틈새에 의해 나뉜다.
	13.3b 대뇌엽 • 신경조직은 단계전위와 활동전위를 시작하고 전달하는 흥분성 신경세포와 이를 지원하고 보호하는 신경아교세포로 구성된다.
	13.3c 대뇌의 기능영역 • 이마엽의 일차운동겉질은 자발적 운동을 지시한다. • 마루엽의 일차몸감각겉질은 피부와 고유수용체로부터 몸감각정보를 수집한다. • 다른 일차겉질과 연합영역들은 5개의 엽 각각에 들어 있다.
	13.3d 중심백색질 • 중심백색질은 3가지 주요 축삭의 무리들을 포함한다: 연합신경로, 맞교차신경로, 투사로.
	13.3e 대뇌편측화 • 왼대뇌반구는 대부분의 개인에서 분류반구이고 오른쪽은 표현반구이다.
	13.3f 대뇌핵 • 대뇌핵은 대뇌 안에 위치한 회색질 덩이이다.
13.4 사이뇌	• 간뇌는 시상상부, 시상, 시상하부로 구성된다.
	13.4a 시상상부 • 시상상부는 사이뇌의 뒤쪽 지붕 일부를 형성한다. 솔방울샘(멜라토닌 분비)과 고삐핵(변연계에서 중간뇌로 신호를 전달하는 것을 도움)이 포함되어 있다.
	13.4b 시상 • 시상은 대뇌로 보내진 감각신호를 통합, 동화, 증폭하기 위한 주요 중계지점이다.
	13.4c 시상하부 • 시상하부는 내분비계통과 자율신경계통을 관장하며, 많은 조절중추와 통합중추를 갖고 있다.
13.5 뇌줄기	• 뇌줄기는 중간뇌, 다리뇌, 숨뇌로 구성된다.
	13.5a 중간뇌 • 중간뇌는 대뇌다리, 안쪽섬유띠, 흑색질, 뒤판, 덮개판, 2개의 뇌신경핵 등을 갖고 있다.
	13.5b 다리뇌 • 다리뇌에는 축삭로, 다리뇌 호흡중추, 4개의 뇌신경핵이 있다.
	13.5c 숨뇌 • 숨뇌는 뇌를 척수와 이어주며, 심혈관중추, 숨뇌호흡기중추, 감각처리중추 및 4개의 뇌신경핵을 갖고 있다.

(계속)

단원 요약 CHAPTER SUMMARY

13.6 소뇌	**13.6a 소뇌의 구조적 구성요소** • 소뇌는 오른 · 왼소뇌반구로 구성되며, 그 사이에 벌레(vermis)가 있다. • 소뇌다리는 소뇌를 뇌줄기의 다른 부분들에 연결하는 두꺼운 축삭신경로이다.
	13.5b 소뇌의 기능 • 소뇌는 자세와 균형을 유지하고, 뼈대근의 수축을 미세조정하여 부드럽고 조화로운 움직임을 유도한다.
13.7 뇌의 기능적 계통	• 뇌의 기능적 계통은 공통기능을 위해 함께 하는 뇌의 개별적 구성요소로 되어 있다. 그 예로는 둘레계통과 그물체가 있다.
	13.7a 둘레계통 • 변연계(즉, 감정뇌)는 뇌들보와 시상을 둘러싸는 구조물들의 무리를 포함한다.
	13.7b 그물체 • 그물체는 뇌줄기를 통해 뻗어 가는 회색질이다. 겉질의 의식을 깨우고 수면-각성주기를 제어하는 것과 같은 주기적인 활동에 참여한다.
13.8 통합적 기능과 고차원적 뇌기능	**13.8a 고차원적 뇌기능의 발달** • 고차원적 뇌기능은 발달이 진행됨에 따라 성숙하고 복잡성이 증가한다.
	13.8b 뇌파도 • 뇌파도는 전극을 사용해 뇌파를 측정해서 뇌의 활동을 감시한다.
	13.8c 수면 • 수면은 뇌의 휴식기간으로 급속눈운동(REM) 및 비급속눈운동(non-REM) 활동주기가 포함된다.
	13.8d 인지 • 지각, 지식, 기억, 인식, 사고와 같은 정신적 과정을 통틀어 인지라고 한다.
	13.8e 기억 • 기억은 이전 활동들을 통해 수집한 정보의 저장 및 검색과 관련된 고차원적 뇌기능이다.
	13.8f 감정 • 감정은 둘레계통에 의해 해석되고 이마앞겉질에 의해 조절된다.
	13.8g 언어 • 운동언어영역은 말과 관련된 움직임을 위한 특정 운동 프로그램을 시작하는 반면, 베르니케영역은 말과 글의 인식을 담당한다.
13.9 뇌신경	• 뇌신경으로 불리는 12쌍의 신경이 뇌에서 나온다. 각 신경에는 특정 이름과 기능이 있으며 로마숫자로 지정된다.

단원 평가

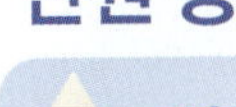

기초 평가 Do You Know the Basics?

1. 내재성 및 외재성 혀근육을 신경지배하는 뇌신경은?
   a. 더부신경(CN XI)
   b. 혀인두신경(CN IX)
   c. 삼차신경(CN V)
   d. 혀밑신경(CN XII)

2. 신체운동을 시작하게 하지는 않지만, 그 운동을 조정하고 미세조정하는 뇌의 부위는?
   a. 숨뇌
   b. 대뇌
   c. 소뇌
   d. 사이뇌

3. 단기기억(STM)에서 장기기억(LTM)으로의 정보 전환에 영향을 줄 가능성이 가장 적은 것은?
   a. 감정 상태
   b. 반복 또는 리허설
   c. 청각연합겉질
   d. 대뇌핵

4. 시상하부의 기능에 관한 설명으로 옳지 않은 것은?
   a. 내분비계통을 조절한다.
   b. 수면-각성주기를 조절한다.
   c. 자율신경계통을 조절한다.
   d. 수의적 뼈대근육운동을 시작하게 한다.

5. 맥락얼기(choroid plexus)에 대한 설명으로 옳지 않은 것은?
   a. 뇌의 뇌실 안에 있다.
   b. 뇌실막세포와 모세혈관으로 구성된다.
   c. 모든 감각정보를 수용하고 여과한다.
   d. 뇌척수액을 생성하고 순환시킨다.

6. ________는 중간뇌의 앞가쪽면에서 내려가는 운동신경로이다.
   a. 대뇌다리
   b. 아래둔덕
   c. 피라미드
   d. 피판

7. 중심고랑의 바로 뒤에 있으며, 가쪽고랑보다는 위에 위치한 대뇌엽은?
   a. 이마엽
   b. 미루엽
   c. 관자엽
   d. 뒤통수엽

8. 일차운동겉질은 대뇌의 어떤 구조에 있는가?
   a. 중심앞이랑
   b. 중심뒤이랑
   c. 운동언어영역
   d. 이마앞겉질

9. ________는 가쪽뇌실보다 아래의 대뇌바닥 근처의 독립된 가장 안쪽 회색질 영역이다.
   a. 청각연합영역
   b. 대뇌핵
   c. 흑색질
   d. 뇌들보 축삭

10. 호흡조절을 하는 자율신경핵이 있는 구조는?
    a. 다리뇌
    b. 위둔덕
    c. 소뇌
    d. 시상

11. (a) 뇌척수액이 형성되는 방법 및 위치, (b) 뇌척수액 순환, (c) 순환계통으로 재흡수되는 방법 및 위치를 기술하시오.

12. 손으로 만져 매끄러운 표면과 거친 표면의 차이를 구별할 수 없다면 어느 특정 뇌영역의 손상을 의심할 수 있는가?

13. 시각연합영역에는 어떤 활동이 발생하는가?

14. 운동활동에서 대뇌핵과 소뇌 사이의 관계를 기술하시오.

15. 시상하부의 기능을 기술하시오.

16. 악수하는 동안 오른손에 가해지는 압력이 왼쪽 일차몸감각겉질에서 전달되고 인지되는 경로를 기술하시오.

17. 둘레계통의 구성요소를 구분하여 기술하시오.

18. 왼쪽 대뇌 뒤통수엽의 종양을 제거하기 위한 수술을 하려면, 외과의사는 종양에 도달하기 위해 뇌를 절개해야 한다. 종양에 도달하기 위해 절개해야 하는 모든 층을 순서대로 나열하시오(덮는 피부부터 시작).

19. 언어실행증과 실어증의 차이점은?

20. 어떤 뇌신경이 안구운동이나 시력의 관점에서 일부 관여하는가?

응용 평가 Can You Apply What You've Learned?

다음 지문을 읽고 1-2번 문항에 답하시오.

알렉스는 충치를 치료하기 위해 치과에 갔다. 치과 의사는 구멍을 만들기 전에 치아마취를 위해 마취제를 사용했다.

1. 어떤 신경이 마취되었을 가능성이 있는가?
   a. CN IV (도르래신경)
   b. CN V (삼차신경)
   c. CN VII (얼굴신경)
   d. CN IX (혀인두신경)

2. 충전재를 삽입한 후, 알렉스의 치아와 같은쪽의 잇몸이 잠시 동안 무감각해졌다. 알렉스가 마취가 깰 때까지 일시적으로 경험할 수

있는 다른 문제는?
a. 입을 닫을 수 없음
b. 혀를 내밀지 못함
c. 마른 입
d. 입술의 무감각

다음 지문을 읽고 3-4번 문항에 답하시오.

섀넌은 소프트볼 팀의 투수였다. 한 경기에서 타자가 공을 쳤고, 섀넌은 공에 왼쪽 머리를 맞아 일시적으로 의식을 잃고 쓰러졌다. 한참 후, 그녀는 의식을 되찾았지만, 왼쪽 관자놀이 근처에서 심한 통증을 느꼈다. 몇 시간 후, 섀넌은 오른쪽 팔을 움직이기 어려워지고, 무기력해졌다. 그녀의 팀 주장은 그녀를 급히 응급실로 데려갔는데, 의사는 그녀에게 경막바깥혈종을 진단하였다.

3. 경막바깥혈종은 어떤 두 구조 사이에서 혈액이 축적되어 발생하는가?
   a. 머리뼈와 경막의 뼈막층 사이
   b. 경막의 뼈막층과 수막층 사이
   c. 경막의 수막층과 거미막 사이
   d. 거미막과 연질막 사이

4. 섀넌은 오른쪽 위팔을 움직이는 데 문제가 있었다. 혈종이 뇌의 어떤 구조를 눌렀을 가능성이 있는가?
   a. 왼쪽 중심앞이랑
   b. 왼쪽 중심뒤이랑
   c. 왼쪽 대뇌핵
   d. 왼쪽 소뇌

5. 카를로스라는 25세 남성이 복시(diplopia)를 호소하며 안과를 찾아왔다. 안과에서 카를로스에게 여러 가지 검사를 하였다. 카를로스는 한 눈으로는 시력검사표를 읽을 수 있었지만, 두 눈을 사용하여 초점을 맞추려 할 때 이중시력이 발생하였다. 안과의사는 카를로스가 양쪽 눈을 옆으로 보게 했을 때, 카를로스의 오른쪽 눈이 왼쪽만큼 옆으로 움직이지 않는다는 것을 확인하였다. 이 검사를 바탕으로 안과의사는 ________에 의해 신경지배되는 근육이 제대로 작동하지 않는 것을 의심할 수 있었다.
   a. CN II (시각신경)
   b. CN III (눈돌림신경)
   c. CN IV (도르래신경)
   d. CV VI (갓돌림신경)

종합 평가 Can You Synthesize What You've Learned?

1. 페이튼은 어느 날 아침에 일어났을 때 이상을 느꼈다. 그녀는 일기에 글을 쓰려 할 때, 오른손으로 펜을 잡을 수 없었고 몸의 오른쪽 근육이 눈에 띄게 약해졌다. 또한 그녀의 남편은 그녀의 말이 불명료하고 더듬는 것을 느끼고, 그녀를 응급실로 데려갔다. 응급실 의사는 어떤 문제가 발생한 것으로 의심할 수 있을까? 의사가 뇌의 어느 구조에서 비정상적 활동이나 병변이 있다고 의심한다면 그 이유는 무엇인가?

2. 파킨슨병은 뇌의 신경전달물질인 도파민 수치의 감소로 인한 것이다. 그러나 이 환자들은 약물이 뇌에 도달할 수 없기 때문에 약물 형태로 도파민을 복용할 수 없다. 약물이 뇌에 도달하는 것을 막는 해부학적 구조는 무엇인가? 이 해부학적 구조가 사람들에게 정상적인 상황에서는 어떻게 도움이 되는가?

3. 더스틴은 그의 편의점에서 강도를 당해 오른대뇌반구에 총을 맞았다. 일부 특정 기능은 손상되었지만 다행히도 그는 살아 남았다. 더스틴이 만약 숨뇌에 총을 맞았다면 더스틴이 생존했을 가능성은 더 높은가? 아니면 더 낮은가? 그 이유도 함께 기술하시오.

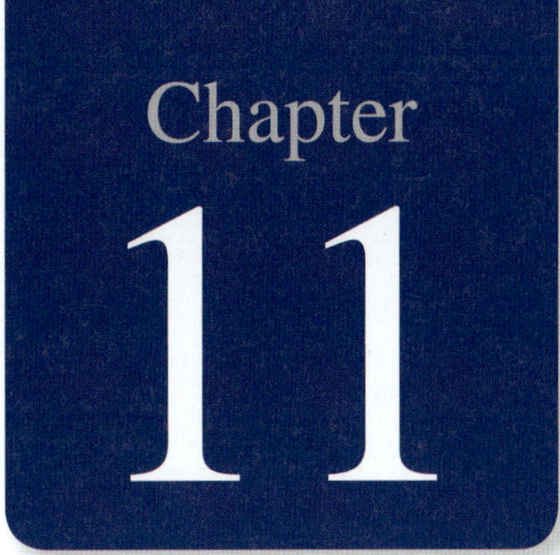

신경계통: 척수와 척수신경

Nervous System: Spinal Cord and Spinal Nerve

통합 *INTEGRATE*

©Creatas Images/PunchStock RF

관련 직업

신경과 전문의

신경과 전문의는 신경계 질환의 진단 및 치료를 전문으로 하는 의사이다. 일반적인 신경과 검사에는 환자의 반사신경을 검사하고 다양한 감각에 대한 환자의 인식을 감지하는 것이 포함된다. 반사가 과도하거나 약한 경우, 또는 특정 피부분절에 감각이 없는 경우에 개별 신경, 척수의 특정 분절, 뇌 영역에서 발생한 장애를 정확히 밝혀내는 데 도움이 될 수 있다. 신경과 전문의는 몸의 신경을 구성하는 운동요소와 감각요소를 완전히 이해하고, 이 정보를 활용해 환자를 정확히 진단한다.

척수는 길이가 약 18인치이고 폭은 밧줄 한 줄과 비슷하다. (1) 몸에서 뇌로의 감각신호와 (2) 뇌에서 몸으로의 운동신호를 지속적으로 전달한다. 따라서 척수는 신체와 뇌 사이의 의사소통 수단으로 사용된다. 중추신경계(CNS)의 일부인 척수는 31쌍의 척수신경과 연결되어 있다. 이 장에서는 척수와 척수신경의 구조와 기능을 탐구한다.

11.1 척수와 척수신경 개관

이 장은 척수와 척수신경에 대한 2가지 주 기능에 대한 전체적인 설명으로 시작한다. 이후, 척수와 척수신경의 일반적 구조를 설명한다. 이 설명방식은 이러한 기능을 수행하는 데 있어 신경계 구성요소가 함께 작동하는 방식을 통합하는 데 도움이 될 것이다.

11.1a 일반 기능

학습목표

1. 척수와 척수신경의 2가지 주요 기능을 기술한다.

척수와 그에 이어진 척수신경은 2가지 중요 기능을 한다. 이들의 첫째 기능은 몸에서 필수적인 뇌, 몸통, 팔다리 사이에 구조적 · 기능적 연결을 제공하는 것이다. 감각정보는 몸통과 팔다리에서 뇌로 전달되고, 운동신호는 뇌에서 몸통과 팔다리로 전달된다. 이런 중요한 감각신호와 운동신호는 척수 및 척수신경 내에 있는 신경세포의 신경로를 따라 전달된다. 예를 들면, 물체를 집어 들면 그 물체에 대한 감각정보(모양, 무게, 온도)가 하나 이상의 척수신경을 따라 전달되고 이후 척수를 통해 뇌에 이르면 여기서 그 정보가 해석된다. 또한, 팔다리의 움직임(예: 걷는 동안)은 뇌에서 시작된 신경신호에 의해 조절된다. 이러한 신경신호는 척수를 통해 전달된 다음 척추신경을 통해 팔과 다리의 뼈대근육에 전달된다. 감각신호와 운동신호는 모두 척수의 신경로와 척수신경을 따라 전달된다.

척수와 척수신경의 2번째 중요한 기능은 척추반사에 관여하는 것이다. 여기에 뇌를 거치는 것은 필요하지 않고, 대신 척수가 통합센터로서 보이는 신경계통의 반응이 포함된다. 척추반사는 자극에 대해 몸에서 가장 빠른 반응을 보인다. 척수가 뇌로부터 어떤 기능적 독립성을 갖는 것은 척수반사를 통해서이다. 뜨거운 자극(예: 뜨거운 난로를 만지는 것)에 반응해 손을 급하게 뗄 때, 이것은 척추반사에 의한 것이라는 것을 알 수 있다. 이 감각신호가 뇌에 도달했을 때만 비로소 고통스러운 것을 인지한다. 이 장에서는 기능적 신경로와 척추반사에 대해 자세히 살펴보도록 한다.

무엇을 배웠는가?

1 척수와 척수신경의 두 가지 주요 기능은 무엇인가?

11.1b 척수의 맨눈해부학

학습목표

2. 척수의 일반적인 구조와 4가지 해부학적 구분을 기술한다.

척수(spinal cord)는 척추를 통해 L1 척추의 아래 경계까지 내려가는 대략 원통형으로 생긴 신경계 구조이다(**그림 11.1**). 척수의 위쪽 끝은 뇌의 숨뇌와 연속되며, 아래쪽 끝은 가늘어(좁게)지며 **척수원뿔**(conus medullaris; *kōnŭs*: 원뿔, *medulla*: 가운데)을 이룬다. 전형적인 성인의 척수는 지름이 약 3/4 인치이고 길이는 16~18인치(42~45 cm)이다(이 크기는 대략 손가락 끝에서 팔꿈치까지의 길이이며, 너비는 손가락 너비 정도와 비슷하다). 그림 11.1을 보면 척수가 척추기둥 전체 길이에 걸쳐 있지 않고, 대략 허리의 위쪽 경계에서 끝난다. 이는 개별 척추뼈의 성장이 척수의 성장보다 더 오래 지속되기 때문이다. 따라서 성인 척수는 척주(vertebral column)보다 더 짧다.

두 개의 세로 고랑이 척수 전체의 길이를 따라 내려간다. **뒤정중고랑**(posterior median sulcus)은 뒷면의 좁은 고랑인 반면, **앞정중틈새**(anterior median fissure)는 앞면의 약간 더 넓은 고랑이다(그림 11.1에는 표시되지 않음).

척수에는 연속되는 4개 부분(위에서 아래)이 있다: (1) 숨뇌와 연속되는 **목부분**(경부, cervical part), (2) **가슴부분**(흉부, thoracic part), (3) **허리부분**(요부, lumbar part), (4) **엉치부분**(천부, sacral part). (일부 문헌에서는 엉치부분을 엉치부분과 꼬리부분으로 다시 나누기도 한다.) 그림 11.1을 보면 척수의 두 영역이 척수의 다른 부분보다 더 큰 것을 알 수 있다. **목팽대**(cervical enlargement)는 목부분에서 더 넓은 영역이며, **허리엉치팽대**(lumbosacral enlargement)는 허리부분과 엉치부분에서 더 넓은 영역이다. 척수의 이런 영역들은 각각 팔과 다리의 신경지배를 위해 이 척수 부분에서 뻗어 가는 척수신경에 더 많은 신경세포가 존재하기 때문에 커진 것이다.

무엇을 배웠는가?

2 척수의 일반적인 모양, 지름, 길이는 얼마이며, 어디에 들어 있는가?

11.1c 척수신경 구분과 맨눈해부학

학습목표

3. 척추신경 31쌍의 이름들을 열거하고, 일반적인 척추신경과 그 구성에 대한 설명한다.
4. 발달 동안, 말총이 어떻게 발생하는지 설명한다.

› 일반 신경의 개관

신경은 9.1c절에서 자세히 설명한다. **신경**(nerve)은 연속적인 결합조직의 막에 둘러싸인 전선줄 같은 축삭의 다발로 구성된 기관임을 상기한다. 이 결합조직의 막에는 전체 신경을 감싸는 **신경바깥막**(epineurium), 축삭의 각 다발을 감싸는 **신경다발막**(perineurium), 그리고 각 축삭을 전기적으로 절연(그림 9.2a, b 참조)하는 신경속막(endoneurium)이 있다.

› 척수신경의 명명법

척수는 31쌍의 **척수신경**(spinal nerves)과 연결되어 있다(그림 11.1a). 각 척수신경은 일반적으로 연결된 척수 부분의 영어 첫 글자와 숫자로 구분한다. 따라서 척수의 한쪽에는 8개의 목신경(C1–C8이라 부름), 12개의 가슴신경(T1–T12), 5개의 허리신경(L1–L5), 5개의 엉치신경(S1–S5), 1개의 꼬리신경(Co1)이 있다. 뇌신경(cranial nerve, CN)은 CN 다음에 로마숫자(예: CN I, CN II) 또는 특정 이름(예: 후각신경, 시신경)을 붙이므로, 척수신경의 이름들은 뇌신경과는 쉽게 구별된다. 신경얼기(그림 11.1a에 표시됨, 팔신경얼기 등)는 척수신경들의 연장이며 11.5절에서 설명한다.

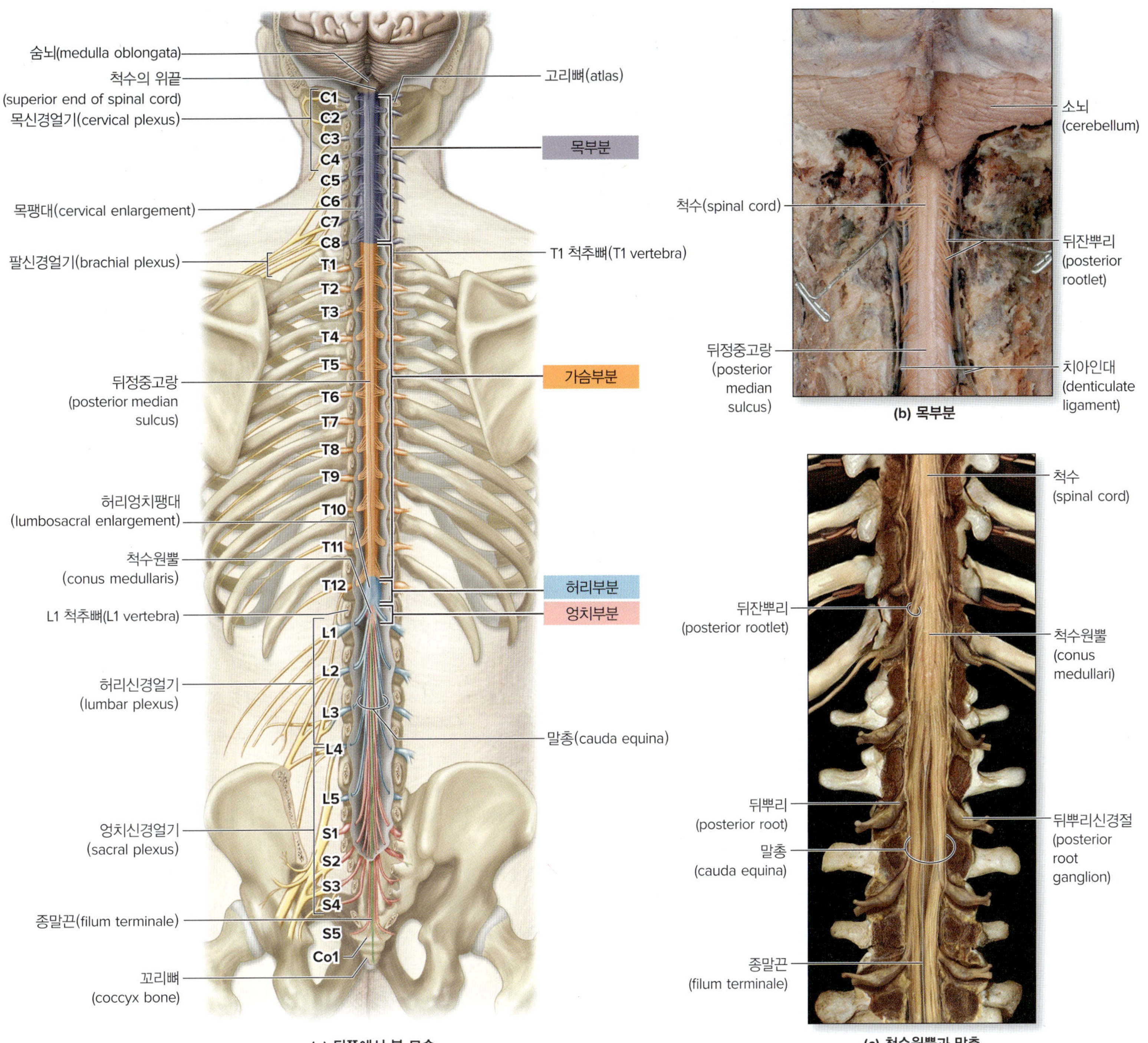

그림 11.1 척수의 맨눈해부학. 척수는 숨뇌에서 척주관을 통해 아래쪽으로 뻗는다. (a) 이 그림에서는 성인의 척수와 척수신경을 해부학적으로 살펴보기 위해 척추뼈고리를 제거하였다. (b) 척수의 목부분 표본 사진, (c) 척수원뿔과 말총의 표본 사진이다.

(b) McGraw-Hill Education/Christine Eckel; (c) From: Anatomy & Physiology Revealed,McGraw-Hill Education/The University of Toledo, photography and dissection

› 척수신경의 육안해부학

각 척수신경은 척수에서 나온 뒤뿌리와 앞뿌리의 2개의 뿌리가 만나 이루어지며, 이런 뿌리들 각각은 여러 개의 **잔뿌리**(rootleets)로 이루어진다(**그림 11.2**). **뒤뿌리**(posterior root)에는 감각수용체로 가는 감각신경세포(9.2d 참조)들이 있다. 이 감각신경세포들은 신경신호를 감각수용체에서 척수로 전달한다. 척수신경의 감각신경세포들은 **홑극신경세포**(unipolar neurons)로 되어 있는(9.2d 참조) 것도 확인한다. 이런 감각신경세포들의 가지돌기는 감각수용체를 이루며(13.1b 참조), 그 축삭은 가지돌기와 척수 사이를 이어 준다. 이러한 감각신경세포의 세포체(축삭돌기의 길이를 따라 위치함)는 척수의 바깥에 위치하며, **뒤뿌리신경절**(posterior root ganglion)을 이루는 것을 기억해야 한다(그림 12.2c 참조).

앞뿌리(anterior root)에는 효과기(근육 또는 땀샘, 그림 11.2)로 가는 운동신경이 있다. 이 운동신경들은 척수에서 신경신호를 전달해 근육과 샘을 조절한다. 척수신경을 구성하는 운동신경세포가 **뭇극신경세포**(9.2d 참조)로 되어 있는 것도 확인한다. 감각신경세포와 달리, 운동

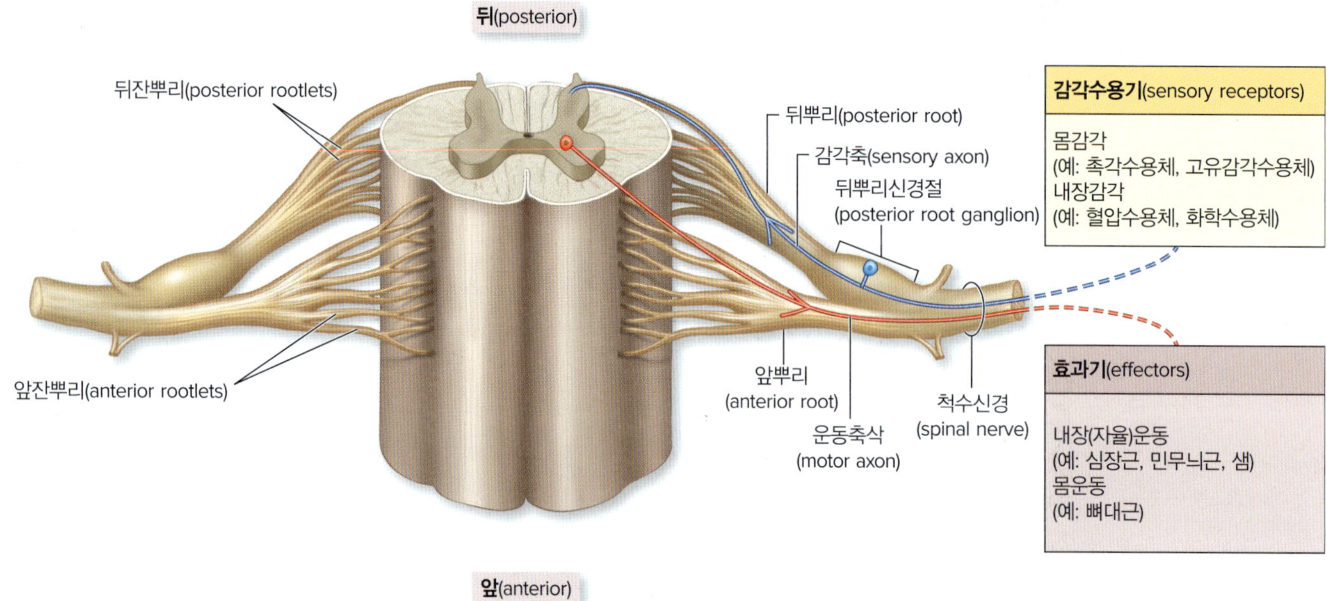

그림 11.2 척수뿌리와 척수신경

신경의 가지돌기와 세포체는 모두 척수 안에 들어 있다. 따라서 앞뿌리 전체에 신경절이 없다. 운동신경세포의 축삭은 척수에서 앞뿌리로 빠져나와 척수신경을 통해 말단 끝까지 이어지고, 효과기를 자극한다. 따라서 앞뿌리와 뒤뿌리의 중요한 차이점은 모든 앞뿌리는 전체에 신경절이 없다는 것이다. 이는 운동신경세포의 가지돌기와 세포체는 척수 안에 있고, 앞뿌리는 이런 신경세포들의 축삭만을 포함하기 때문이다.

각 척수신경(spinal nerve)은 뒤뿌리(감각신경세포 포함)와 앞뿌리(운동신경세포 포함)가 결합해 형성된다. 따라서 감각신경세포와 운동신경세포가 각각의 척추신경들을 이루며, 척수신경은 **혼합신경**(mixed nerve)으로 분류된다(9.1c 참조). 척수신경을 여러 개의 전선으로 구성된 케이블에 비교하면, 척수신경 내의 '전선'들은 감각 및 운동 축삭이며, 각 '전선'은 신호를 한 방향으로만 전송한다.

› 말총

척수는 척주 전체에 걸쳐 있지는 않지만, 일반적으로 L1 척추뼈의 아래 경계에서 끝난다(그림 11.1). 결과적으로 허리, 엉치, 꼬리의 척수신경뿌리는 척수에서 수평으로 뻗지는 않는다(보다 위의 척수신경에 대한 그림 11.2 참조). 대신, 척수원뿔부터 이러한 척수신경뿌리는 척추뼈에서 빠져나가는 특정 위치까지 아래로 뻗는다(그림 11.1a, c). 이 척추신경의 뿌리들은 합쳐져서 **말총**(마미, cauda equina)이라 불리는 구조가 된다. 말의 꼬리(*cauda*: 꼬리, *equus*: 말)를 닮았기 때문에 붙은 이름이다. 척수원뿔(conus medullaris, L1 척추에서)은 (1) 척수의 아래 끝과 (2) 말총을 형성하는 척수뿌리의 가장 윗부분을 나타내는 것임을 기억한다.

무엇을 배웠는가?

3. 척추신경은 모두 몇 개이며, 구체적으로 어떻게 구분되는가?
4. 말총은 어떻게 형성되는가? 말총을 구성하는 것은 무엇인가?

11.2 척수의 보호와 지지

학습목표

5. 척주에 대한 척수와 척수신경의 관계에 대해 설명한다.
6. 척수 수막의 위치와 기능을 설명하고, 척수 수막과 관련된 세 공간을 비교하고 대조해서 설명한다.

척수는 뇌와 마찬가지로, 뼈 구조, 수막, 그리고 뇌척수액에 의해 전체적으로 보호된다. 척수가 놓인 뼈 구조는 **척주**(vertebral column)이다(5.5a의 그림 8.1 참조). 척주는 모두 26개의 척추뼈와 척추뼈 사이의 척추사이원반이 쌓여 구성된다. 척추는 척수를 물리적으로 보호하고 몸통이 움직일 수 있을 정도로 유연하다. 모든 척추구멍도 함께 쌓여 총괄적으로 **척추관**(vertebral canal)이 이루어지며, 여기에는 척수와 말총이 모두 놓여 있다. 11.1b절에서 설명한 척수의 각 부분은 동일한 이름의 척추와 정확히 일치하지는 않는다(그림 11.1a). 예를 들면, 척수의 허리 부분은 허리뼈보다 실제로는 아래쪽 등뼈에 더 가깝다. 이런 불일치는 척수 성장이 끝난 후에도 각각의 척추뼈가 지속적으로 성장하기 때문이다.

각 척수신경은 **척추사이구멍**(intervertebral foramen)(위 · 아래로 인접한 척추뼈 사이의 가쪽 구멍; **그림 11.3a**)을 통해 척주를 빠져나간다. 위쪽 척수신경(즉, 목신경 및 가슴신경)은 각각 같은 이름의 척추뼈 척추사이구멍을 통해 수평방향으로 뻗는다(그림 11.3a 참조). 더 아래쪽 척수신경(즉, 허리신경, 엉치신경, 꼬리신경)은 아래의 말총 부분으로 뻗는 뿌리를 가지며, 이후 각 척수신경은 척추사이구멍을 통해 뻗는데, 척수에 뿌리가 고정된 위치보다 더 아래이다(그림 11.1a, c 참조).

왜 목뼈는 7개 뿐인데 목신경은 8개인지 의아할 것이다(5.5c 참조). 처음 7개의 목신경(C1 – C7)은 척추관을 빠져나와 같은 이름의 척추뼈 위의 척추뼈사이구멍을 통해 뻗어 나간다. 예를 들면, C2 척수신

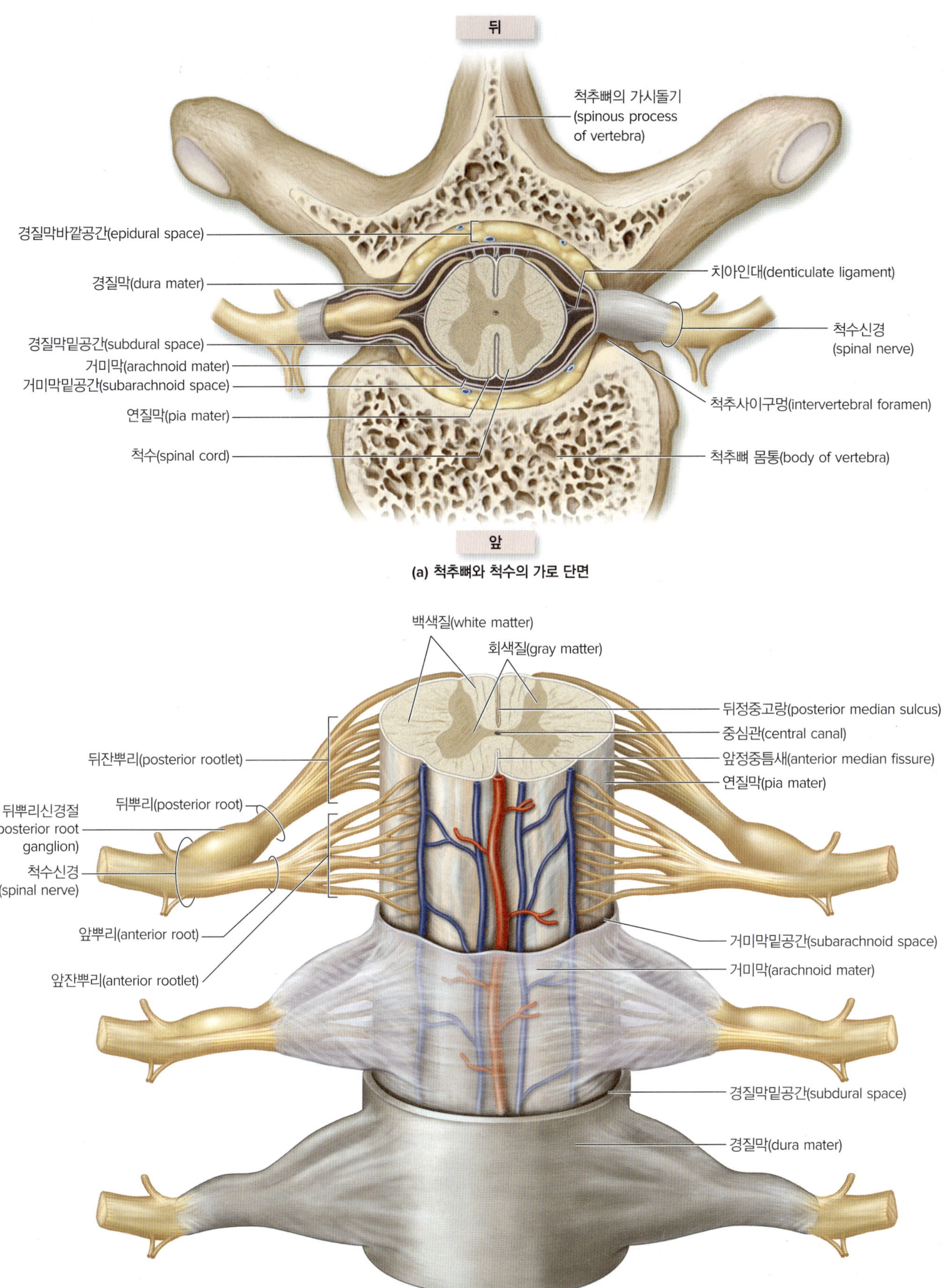

(a) 척추뼈와 척수의 가로 단면

(b) 앞쪽에서 본 모습

그림 11.3 척수수막과 척수의 구조. (a) 척수의 가로 단면에서는 수막 층 사이의 관계, 척수와 척주 표면의 특징적인 부분을 관찰할 수 있다. (b) 앞쪽에서 본 모습으로 척수와 수막이 나타나 있다.

통합 INTEGRATE

학습전략 LEARNING STRATEGY

척수에서는 한 부분을 제외한, 모든 부분에서 척수신경의 수가 척추뼈의 수와 일치한다. 예를 들면, 가슴신경의 쌍과 등뼈는 모두 12개이다. 엉치뼈는 5개의 엉치뼈(천추)로 이루어져 있으며 엉치신경도 5쌍이다. 꼬리뼈(미추)는 나중에 하나로 융합하며 꼬리신경도 1쌍이다. 그런데 목신경은 8쌍이지만 목뼈는 7개이므로 목 부분은 예외이다. 첫째 목신경 1쌍이 뒤통수뼈 아래쪽과 고리뼈(첫 목뼈) 위쪽 사이에 있고, 여덟째 목신경이 일곱째 목뼈의 아래로 나오기 때문이다.

통합 INTEGRATE

학습전략 LEARNING STRATEGY

척수는 **척추구멍**(vertebral foramina)이 안쪽으로 쌓여 이루어진 척추관을 통해 뻗고, 척수신경은 위 · 아래로 인접한 척추뼈들 사이에서 양쪽에 나 있는 가쪽 구멍인 **척추뼈사이구멍**(intervertebral foramina, *inter*: 사이)을 통해 뻗는다는 것을 기억한다.

경은 C_1과 C_2 척추뼈 사이의 척추뼈사이구멍을 통해 척추관을 빠져나간다. 이에 비해 C8 척수신경은 C_7 척추뼈 아래의 척추뼈사이구멍을 빠져나간다. C8 척수신경보다 아래의 나머지 모든 척수신경은 척추관을 빠져나와 같은 이름의 척추뼈 아래 척추뼈사이구멍을 통해 뻗어 나간다. 예를 들면, T2 척수신경은 T_2 척추뼈 아래의 척추뼈사이구멍을 통해 척추관을 빠져나간다.

척수수막(spinal cord meninges, *meninx*: 막)은 척추관 내에서 척수를 보호하고 집약하는 결합조직의 막이다(10.2a절에서 설명한 뇌수막과 연속됨) 가장 안쪽에서 가장 바깥쪽 순으로 척수수막을 이루는 층은 연질막(pia mater), 거미막(arachnoid mater), 경질막(dura mater)이다.

연질막(pia mater)은 척수의 바깥 표면에 직접 부착한다. 이 막은 섬세하고 가장 안쪽에 있는 수막층으로, 탄력섬유와 아교섬유로 구성된 그물형 막이다. 연질막 연장 구조에는 치아인대와 종말끈의 2개 구조가 있다. **치아인대**(denticulate ligament, *dentatus*: 치아)는 여러 개가 척수를 따라 위치한 세모꼴의 쌍을 이루는 연질막 연장 구조이다. 이 연장 구조는 척수를 매달고 가쪽으로 거미막과 경막에 고정시킨다(그림 11.1b 및 11.3a 참조). **종말끈**(filum terminale, *terminus*: 끝)은 척수원뿔을 꼬리뼈에 고정시키는 얇은 연질막 가닥으로 말총으로 뻗어나온다(그림 11.1a, c에서 볼 수 있다). 두 가지 유형의 연질막 연장 구조물은 모두 척추관에 척수를 안정시키는 데 도움이 된다.

거미막(arachnoid mater)은 연질막 바깥에 있으며, 부분적으로는 아교섬유와 탄력섬유의 섬세한 망으로 이루어진 **거미막지주**(arachnoid trabeculae)로 구성된다. 거미막의 바로 아래 깊은 곳에는 거미막밑공간(subarachnoid space)이 있다. 뇌척수액(CSF)은 이 공간(척수와 뇌 주변 모두) 안에서 순환한다. 허리뚫기(요추천자, lumbar puncture)라는 임상검사를 통해 뇌척수액을 거미막밑공간에서 뽑아 분석(예: 감염원 검사)할 수 있다(임상적 고찰 11.1: "허리뚫기(요추천자)" 참조).

수막의 가장 바깥층은 **경막**(dura mater)으로, 치밀불규칙결합조직으로 구성되어 있다. 척수와 관련된 경막은 단 하나의 층(뇌를 덮는 경막은 뼈막층과 수막층으로 구성되어 있는 것과 차이, 10.2a 참조)만 가지고 있다. 경막은 연장되어 척수신경뿌리를 감싸고 척수신경을 둘러싸는 결합조직층(즉, 신경바깥막, 9.1c 참조)과 합쳐진다. 경막과 관련된 공간에는 경막밑공간과 경막바깥공간 2개가 있다. **경막밑공간**(subdural space)은 경막 밑(거미막과 경막 사이)의 잠재적 공간이다. **경막바깥공간**(epidural space)은 경막 바깥의 공간이다. 경막바깥공간은 혈관들이 지나갈 뿐 아니라 지방과 성긴결합조직이 있는 임상적으로 중요한 부위이다. 출산 시 통증을 완화하는 데 사용할 수 있는 경막바깥마취제가 이 공간으로 들어간다.

통합 INTEGRATE

임상적 고찰 11.1 CLINICAL VIEW

허리뚫기(요추천자)

중추신경계통의 감염 또는 장애 여부를 알기 위해 뇌척수액을 분석해야 할 때가 있다. **허리뚫기**(요추천자, lumbar puncture)는 척수액을 얻기 위한 임상 시술이며 척추천자(spinal tap)라고도 불린다. 바늘은 반드시 피부, 등 근육, 황색인대(척추뼈 사이)를 통과해야 한다. 그 후 바늘은 경질막바깥공간, 경질막, 거미막을 뚫고 거미막밑공간에 들어가 3~9 mL의 척수액을 뽑는다.

성인의 척수는 보통 L1 척추뼈에서 끝나므로, 바늘이 척수에 꽂히지 않도록 허리뚫기는 반드시 L1보다 아래쪽 부분에서 실시해야 한다. 일반적으로 허리뚫기는 L3에서 L4 사이, 또는 L4에서 L5 사이에 실시한다. 이 부분을 찾기 위해 의사는 엉덩뼈능선에서 가장 높은 부분을 촉진한다. 이 부분은 L4 척추뼈의 가시돌기와 같은 가로선상에 있다. 그다음 환자가 척추뼈를 굽힌 상태에서 의사는 L4의 가시돌기 바로 위 또는 바로 아래에 바늘을 꽂는다.

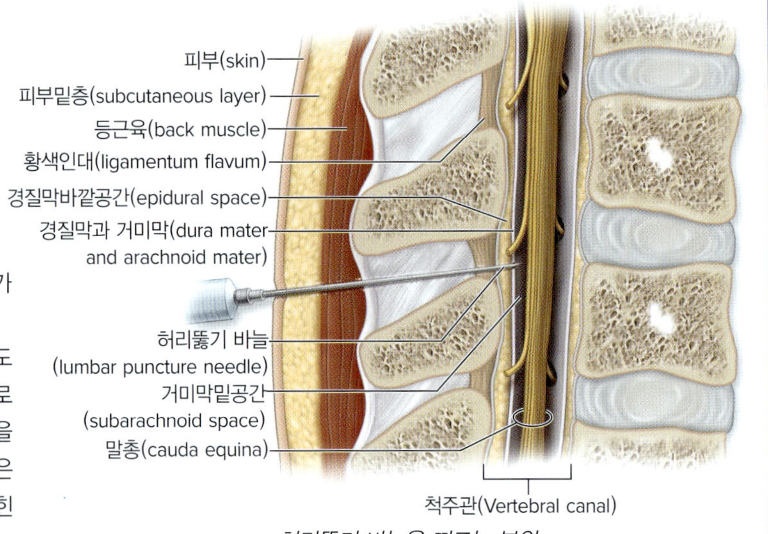

허리뚫기 바늘을 찌르는 부위

어떻게 생각하는가?

1 허리뚫기로 거미막밑공간에서 뇌척수액을 뽑는 것과 경막바깥공간에 약물을 전달하는 것 사이에서 피부밑 주삿바늘이 통과(또는 진입)해야 하는 수막층과 공간들의 유사점과 차이점은 무엇인가?

무엇을 배웠는가?

5 경질막바깥공간, 경질막밑공간, 거미막밑공간은 어디에 있는가? 이 중 뇌척수액이 들어 있는 공간은 무엇인가?

11.3 척수의 단면 해부학

이제 척수와 그와 연관된 척수뿌리 한 쌍의 구조적 및 기능적 관계를 알기 위해 가로 절단면에서 살펴보자. **그림 11.4**에 나타낸 가로 절단면 척수는 앞뒤로는 모두 약간 편평한 대략 원통 구조로 보인다. 비교적 좁은 뒤정중고랑(posterior median sulcus)과 약간 더 넓은 앞정중틈새(anterior median fissure)가 있는 것을 쉽게 볼 수 있다. 척수가 속 회색질과 바깥 백색질의 두 부위로 나뉘어 있는 것도 확인한다. 이 절에서는 이 영역들의 일반적인 구성과 기능을 살펴본다.

11.3a 회색질 분포

학습목표

7. 한쪽 척수에서 회색질이 있는 해부학적 위치 네 곳을 안다.

8. 각 회색질 구역에 있는 신경세포와 기능군(핵)의 유형을 서술한다.

9. 척수로 들어가는 감각신호와 척수에서 나오는 운동신호를 추적한다.

회색질은 10.1c절에서, (1) 주로 가지돌기와 신경세포의 세포체로 구성되고 (2) 처리 중심으로 작용한다는 것을 설명했다. 척수의 회색질(회질, gray matter)은 중심부에 있으며 H자 혹은 나비처럼 보인다. 회색질의 한쪽은 앞뿔, 가쪽뿔, 뒤뿔, 오른쪽 왼쪽을 연결하는 회색질 부위인 회색질맞교차로 각각 나눌 수 있다.

뒤뿔(posterior horn)은 뒤쪽의 오른쪽 왼쪽에 있는 회색질 덩어리이다. 뒤뿔을 이루는 회색질에는 사이신경세포(interneurons, 이 신경세포는 완전히 중추신경계 내에 위치한다; 9.2d 참조)의 가지돌기와 세포체가 존재한다. 척수신경에 있는 감각신경세포들은 뒤뿌리와 뒤뿔에 있는 사이신경세포의 가지돌기와 세포체의 신경연접을 통해서 뻗어 나간다. 한쪽 척수의 뒤뿔 회색질은 거기서 신경연접하는 감각신경세포의 유형에 따라 국소적으로 몸감각핵과 내장감각핵으로 나뉜다.

몸감각핵(somatic sensory nuclei, 하늘색 음영)은 몸감각수용체

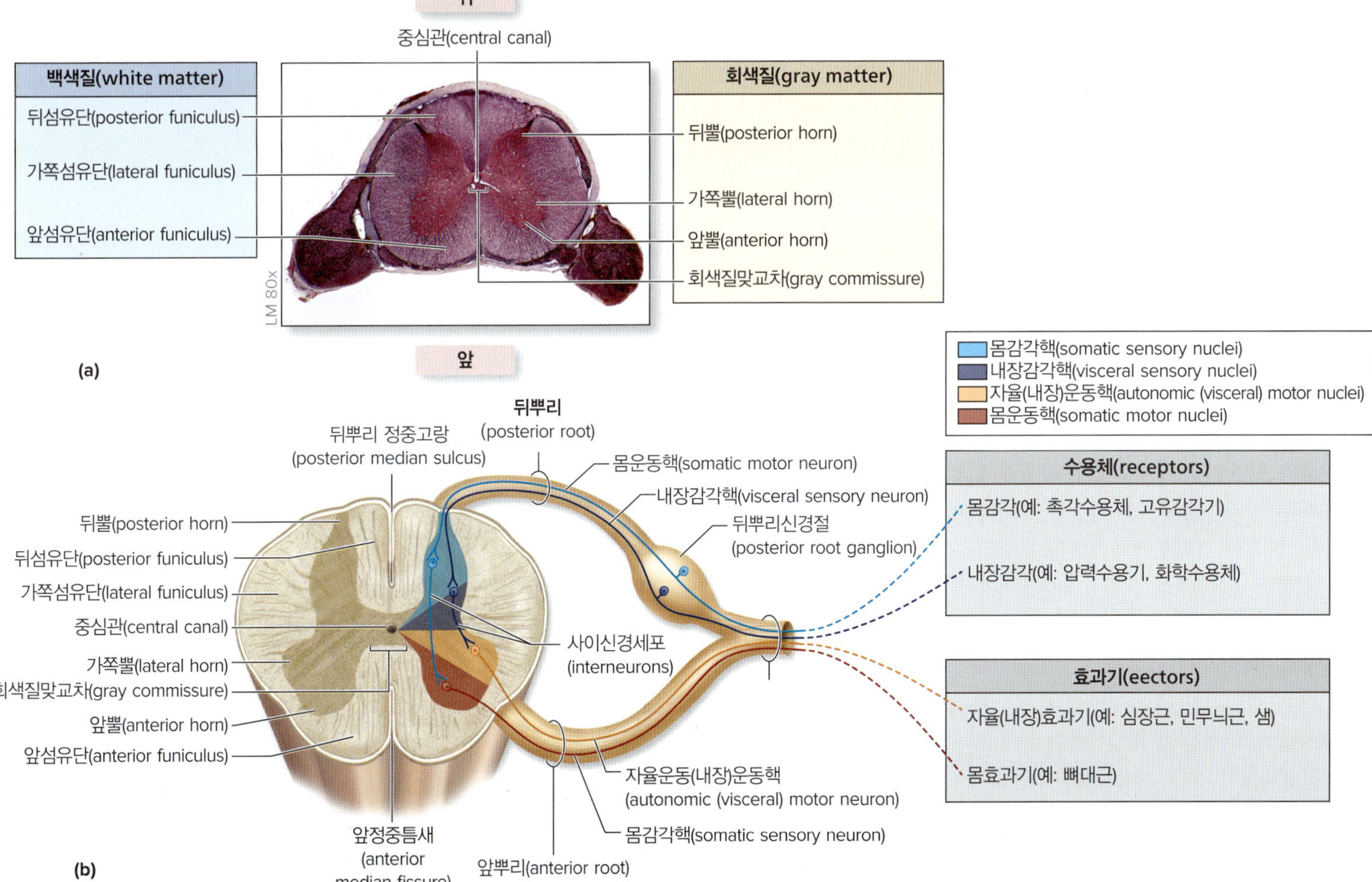

그림 11.4 척수와 척수뿌리들의 단면. (a) 척수 단면의 조직학. (b) 척수와 척수 뿌리들의 단면 그림. 중추신경계통의 신경세포체의 모임은 특정 핵을 형성한다. 신경세포와 각각의 핵들은 그림에서 색으로 구분하였다.

(a) ©Ed Reschke/Getty Images

(예: 피부의 촉각수용체, 13.2a 참조)에서 뻗는 몸감각신경세포(somatic sensory neurons, 하늘색 선)와 척수의 뒤뿔 사이의 신경연접이 일어나는 곳이다('somatic'은 일반적으로 '몸'을 뜻한다.)

내장감각핵(visceral sensory nuclei, 짙은 파란색 음영)은 내장감각수용체(예: 요관 벽의 압력 수용체)에서 척수 뒤뿔의 사이신경세포로 뻗는 내장감각신경세포(visceral sensory neuron, 짙은 파란색 선)의 신경연접이 일어나는 곳이다('visceral'이란 내부장기를 뜻한다.)

앞뿔(anterior horns)은 오른·왼쪽의 앞회색질 덩어리이다. 앞뿔의 회색질에는 **몸운동신경세포**(somatic motor neurons)의 세포체와 가지돌기가 있다. 전체적으로, 한쪽 척수 각각에 앞뿔 모두를 형성하는 몸운동핵(somatic motor nuclei, 빨간색 음영 영역)을 갖고 있다. 몸운동신경세포(somatic motor neurons)의 축삭(빨간 선)은 몸효과기로 뻗어 신경지배를 한다. 몸효과기(somatic effector)는 의식적 또는 자발적으로 조정할 수 있는 근육(즉, 뼈대근)만 포함한다. 척수에서 몸운동신경세포를 표적으로 해서 잠재적으로 근육마비를 유발하는 바이러스 유형이 소아마비 바이러스이다(임상적 고찰 11.2: "회색질척수염" 참조).

가쪽뿔(lateral horn)은 오른·왼쪽의 가쪽회색질 덩어리 둘 모두이다. 이 회색질은 척수의 전체 길이에 걸쳐 있지는 않고, 척수의 T1–L2 부분에만 존재한다. 가쪽뿔의 회색질에는 **자율운동신경세포**(autonomic motor neuron)의 가지돌기와 세포체가 있다. 전체적으로 이 회색질은 척수의 각 가쪽에 있는 전체 가쪽뿔을 구성하는 **자율운동핵**(autonomic motor nuclei, 주황색 음영 영역)을 형성한다. 자율운동신경세포(autonomic motor neuron, 주황색 선)의 축삭은 자율(또는 내장)효과기까지 뻗어 신경지배를 한다. 자율효과기(autonomic effector)에는 의식적으로 또는 자발적으로 조절되지 않는 신체구조(예: 심장 근육, 평활근 및 땀샘)가 포함된다(자율효과기의 예는 심장의 심장근육, 위벽의 민무늬근, 이자의 외분비샘이 있다. 자율효과기는 자율신경계의 구성요소이며 12장에서 자세히 설명한다).

어떻게 생각하는가?

2 뒤뿔은 앞뿔 및 가쪽뿔과 구성 및 기능이 어떻게 다른가?

뒤뿌리과 앞뿌리의 구성

뒤뿌리와 앞뿌리의 구성은 11.1c절에 설명하였다. 뒤뿌리(posterior root)에는 감각수용체에서 뻗는 감각신경세포가 있다는 것을 기억할 것이다. 이러한 감각신경세포에는 몸감각수용체에서 신경신호를 전달하는 몸감각신경세포와 내장감각수용체에서 신경신호를 전달하는 내장감각신경세포가 포함된다. 이 두 유형의 감각신경세포 모두 뒤뿔의 회색질에서 사이신경세포들과 신경연접한다. 이에 비해, 앞뿌리(anterior root)에는 효과기로 가는 운동신경세포가 있다. 이런 운동신경세포에는 뼈대근으로 뻗는 몸운동신경과 자율효과기로 뻗는 자율(또는 내장) 운동신경세포가 있다. 11.1c절에서 언급한 바와 같이, 뒤뿌리에는 연관된 신경절(뒤뿌리신경절)이 있지만 앞뿌리에는 없다.

회색질맞교차

척수에 있는 **회색질맞교차**(gray commissure; *commissura*: 솔기)는 뒤뿔, 가쪽뿔, 앞뿔의 오른·왼쪽을 연결하는 회색질 띠부분을 일컫는다.

통합 INTEGRATE

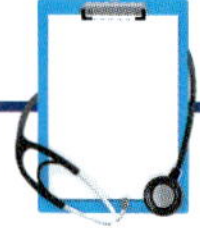

임상적 고찰 11.2 CLINICAL VIEW

회색질척수염

회색질척수염(Poliomyelitis, *polio*: 회색, *myelos*: 골수, *itis*: 감염, 소아마비)은 소아마비 바이러스 3개 균주 중 하나에 의해 발생하는 감염이다. 감염은 구강–대변 또는 구강–구강 경로로 이루어지며 일반적 전파 경로는 오염된 음식이나 물을 섭취해 이루어진다. 대부분의 소아마비 감염은 경미하며 복통 또는 독감 같은 증상을 유발하기도 한다. 그러나 약 1%의 경우, 이 바이러스가 신경계로 퍼져 척수앞뿔의 몸운동신경세포를 공격한다(이 질환은 척수 회색질의 염증 때문에 그 이름을 얻었다). 이 경우를 마비성 소아마비(paralytic polio)라고 한다. 이 때, 운동신경세포가 손상되거나 파괴되면 척수의 해당 부분에 지배받던 근육이 마비된다. 마비는 몸운동신경세포의 손상 정도에 따라 일시적이거나 영구적일 수 있다. 서유럽에서 소아마비는 적극적인 예방접종으로 인해 드물지만, 예방접종이 중단되었거나 불완전한 지역인 파키스탄, 아프가니스탄, 나이지리아, 시리아, 차드에서는 여전히 발병하고 있다.

회색질맞교차는 주로 민말이집축삭(백색의 말이집이 부족해 회색으로 나타남)으로 되어 있어서 특이한 회색질 부분이다. 이 회색질 띠는 척수의 오른쪽·왼쪽 사이의 통신경로의 역할을 한다. **중심관**(central canal)은 척수의 전체 길이를 따라 회색질맞교차의 중심을 통해 뻗어가는 작은 내부 통로이다. 뇌의 뇌실과 마찬가지로, 중심관은 배아발달 중에 신경관에서 형성된다(11.7 참조). 중심관에는 뇌의 넷째뇌실에서 들어가는 뇌척수액(CSF)이 들어 있다(그림 10.7 참조).

무엇을 배웠는가?

6 감각신호를 척수로 전달하는 순서에 따라 다음 구조들을 열거한다: 뒤뿔, 감각수용체(예: 피부 촉각수용체), 척추신경, 뒤뿌리.

7 척수에서 나오는 운동신호를 뼈대근으로 전달하는 순서에 따라 다음 구조물들을 열거한다: 앞뿔, 효과기(뼈대근), 척수신경, 앞뿌리

11.3b 백색질 분포

학습목표

10. 척수에서 백색질이 있는 곳을 구분한다.

11. 백색질이 해부학적으로 어떻게 세 부분으로 나뉘는지, 그리고 각 부분의 일반적인 구성을 설명한다.

백색질은 10.1c절에서 처음 설명했는데, (1) 주로 말이집축삭으로 구성되고 (2) 신경신호를 전달하는 역할을 한다. 척수의 백색질은 회색질 바깥에 있으며, 척수 한쪽에서 척수 내 위치에 따라 뚜렷한 3개 부위의 해부학적 구조로 나뉜다. 이런 영역들 각각을 **섬유단**(funiculus, 복수형 funiculi,[1] *funis*: 다발)이라 부른다(그림 11.4). **뒤섬유단**(후삭,

[1]참고: 앞섬유단 및 가쪽섬유단은 이전에는 기둥(column)이라 불렸다. FCAT(Federative Committee on Anatomical Terminology)에서 이제 '기둥'이라는 용어는 척수의 회색질 내 구조를 지칭하는 반면, 섬유단(funiculus)은 백색질 부위를 지칭하는 것으로 정하였다.

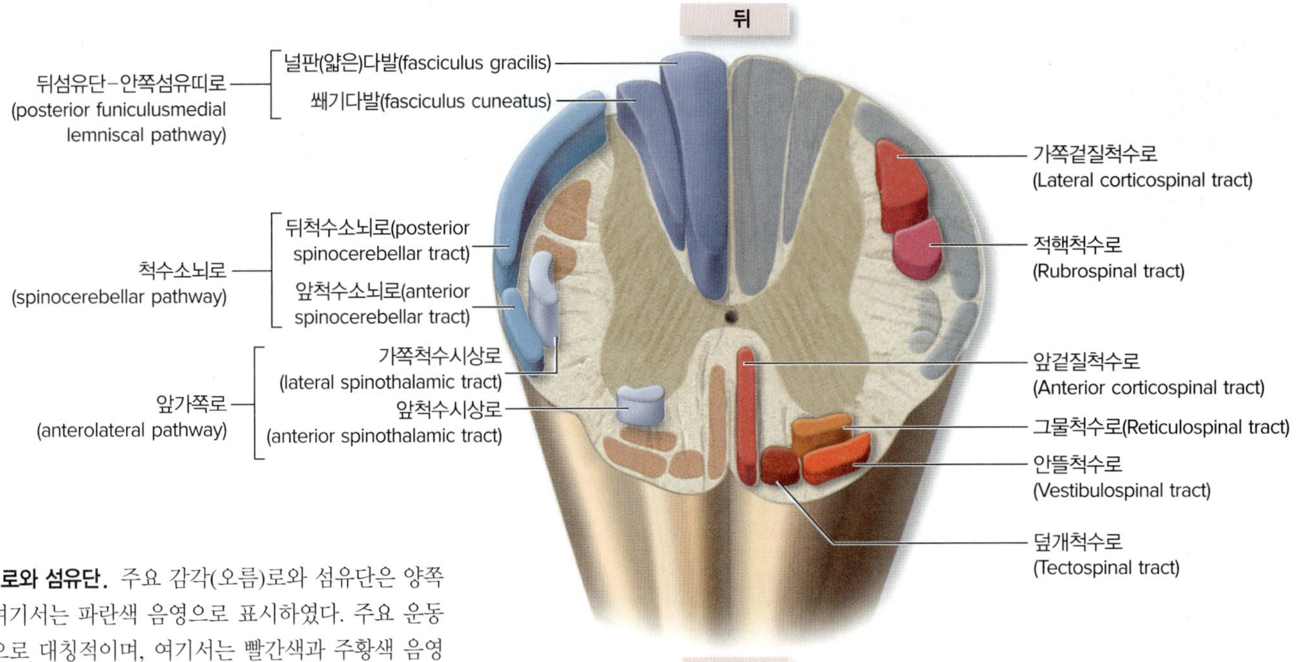

그림 11.5 척수의 로와 섬유단. 주요 감각(오름)로와 섬유단은 양쪽으로 대칭적이며, 여기서는 파란색 음영으로 표시하였다. 주요 운동(내림)로들은 양쪽으로 대칭적이며, 여기서는 빨간색과 주황색 음영으로 표시하였다.

posterior funiculus)은 척수 뒤의 뒤뿔(회색질)과 뒤정중고랑 사이에 있는 백색질이다. **가쪽섬유단**(측삭, lateral funiculus)은 척수의 가쪽에 있는 백색질이다. **앞섬유단**(전삭, anterior funiculus)은 앞뿔(회색질)과 앞정중틈새 사이의 척수 앞의 공간을 차지하는 백색질로서, 앞섬유단은 **백색질맞교차**(white commissure)에 의해 상호 연결된다.

각 섬유단의 축삭은 **다발**(fasciculi, *fascis*: 다발)이라 하는 더 작은 구조적 단위(또는 말이집축삭다발)로 구성된다(**그림 11.5**). 척수 양쪽에 있는 백색질은 또한 공통 기능을 가진 '로(tract)'로 불린다. 각각의 '로'는 (1) 척수에서 뇌로 신경신호를 전달하는 **감각신경**[또는 오름신경(ascending)]**로** 또는 (2) 뇌에서 척수로 신경신호를 전달하는 **운동신경**[또는 내림신경(descending)]**로** 중의 하나이다. 그림 11.5는 척수의 한 쪽에 파란색 음영으로 표시한 감각신경로와 척수의 다른 한쪽에 빨간색 음영으로 표시한 운동신경로를 보여 준다. 그러나 척수는 대칭임을 기억해야 한다. 즉, 감각기관과 운동기관은 모두 척수의 양쪽에 있다.

그림 11.5에서 각 섬유단 부위(뒤섬유단, 가쪽섬유단, 앞섬유단)에는 감각신경로(파란색 음영)가 포함되며, 가쪽 및 앞 섬유단에는 운동신경로(주황색 및 빨간색 음영)가 포함되어 있다. 따라서 감각신호는 각 섬유단에서 모두 뇌로 전달되는 반면, 뇌의 운동신호는 가쪽 및 앞 섬유단에서만 전달된다(뒤섬유단에서는 전달되지 않음).

'로(tract)'는 공통의 시작과 도착지, 그리고 유사한 기능을 하는 말이집축삭이다. 각 신경로의 이름은 시작과 도착지를 반영한다. 예를 들면, 감각신경로는 일반적으로 접두사 척수(spino-)로 시작하는데, 이는 척수에서 시작됨을 나타낸다. 감각신경로 이름의 둘째 부분은 도착지를 나타낸다. 예를 들면, 감각척수시상로(spinothalamic tract)는 척수에서 시상까지 이어지는 것이다. 또 다른 예를 들면, 척수소뇌로(spinocerebellar tract)는 척수에서 소뇌까지 이어지는 것이다[감각신경로의 이름 명명법에서 얇은다발(fasciculus gracilis)과 쐐기다발(fasciculus cuneatus)은 예외이다]. 운동신경로는 대뇌겉질에서 시작됨을 나타내는 대뇌(cortico-) 또는 시작하는 뇌줄기핵의 이름[예: 중간뇌의 적색핵을 뜻하는 적색(rubro-), 10.5a 참조] 가운데 하나로 시작한다. 따라서 대뇌겉질로(corticospinal tract)는 대뇌겉질에서 척수까지 이어진다. 감각 및 운동신경로에서 척수의 '로'가 어떻게 기능하는지는 11.4절에서 설명한다.

그림 11.6은 각 척수 부분에서 대표적인 가로 절단면을 보여 준다. 이 그림을 보면 척수 길이에 따른 각 절편에서 척수의 크기와 모양 모두 각 부분에 따라 다양한 것을 알 수 있다. 회색질과 백색질의 상대적인 양의 차이는 그 척수 부분의 기능을 반영한다. 예를 들면, 척수의 허리부분은 여기서 다리로 가서 신경지배하는 축삭을 내는 신경세포체가 더 많이 분포하기 때문에, 상대적으로 회색질이 더 들어 있다.

통합 INTEGRATE

학습전략 LEARNING STRATEGY

척수의 백색질은 구조나 기능 중 한 가지를 기준으로 4가지 용어로 구분한다.

구조를 구분하는 용어:

섬유단(Funiculus): 백색질의 특정 위치(예: 뒤섬유단은 척수의 뒤를 이루는 백색질이다)

다발(Fasciculus): 공통의 특징을 공유하는 섬유단의 구조적 세분(예: 얇은다발(fasciculus gracilis)은 뒤섬유단 내에 있다)

기능을 구분하는 용어:

로(Tract): 같은 곳에서 시작해 공통의 도착지로 신경신호를 전달하는 말이집축삭(예: 척수시상로, 척수에서 시상으로 신경신호를 전달)

경로(Pathway): 뇌와 몸 사이에 신경신호를 전달하는 모든 신경세포(및 관련 구조)를 뜻하는 일반적인 용어이다. 척수경로(spinal pathway)에는 뇌의 구성요소(예: 대뇌), 척수의 구성요소('다발'이나 '로' 중 하나로 구분됨), 척수신경이 포함된다.

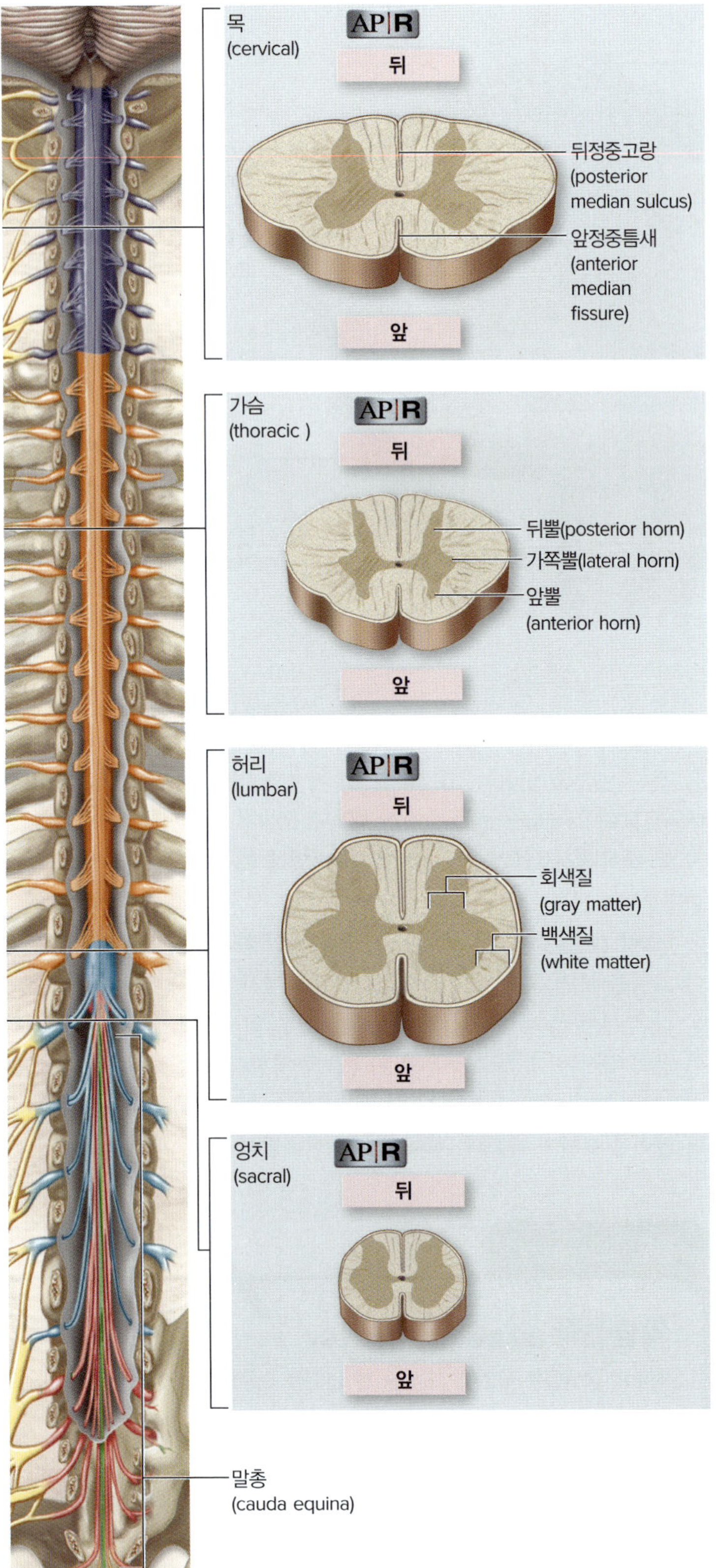

그림 11.6 척수의 대표적 단면. 척수의 목, 가슴, 허리, 엉치부분 단면은 모양과 크기가 다양하다.

> **무엇을 배웠는가?**
>
> **8** 섬유단의 세 가지 유형은 무엇인가? 각 섬유단의 구성요소를 열거하라.

11.4 감각신경로와 운동신경로

전도경로(conduction pathway)는 일련의 신경세포들(그리고 관련 구조물들)이 모두 연속되는 것을 일컫는 포괄적인 용어이다. 뇌와 몸통 그리고 팔다리 사이를 잇는 신경로의 구성요소는 다음과 같다. (1) 뇌(예, 대뇌), (2) 척수(척수를 통해 뻗는 다발 또는 신경로), (3) 척수의 개별 신경세포들. 신경로의 요소는 또한 신경세포들이 연접하는 각 유형의 신경로를 따르는 다른 곳에서의 통합과 처리의 중심(회색질)도 포함한다.

11.4a 전도경로의 개관

학습목표

12. 감각신경로와 운동신경로를 정의한다.

13. 모든 경로에 공통된 특징을 열거한다.

감각신경로(sensory pathway)는 감각수용체가 전달한 신경신호를 척수를 통해 뇌로 전달한다. 감각수용체에서 위로 전달되기 때문에 오름신경로(ascending pathway)라고도 한다. **운동신경로**(motor pathway)는 뇌에서 운동신호를 전달하는 연속되는 운동신경세포들이다. 운동신경로는 신경신호를 뇌에서 근육과 샘, 즉 아래로 전달하기 때문에 내림신경로(descending pathway)라고도 한다. 대부분의 신경계통 경로에는 다음과 같은 공통된 특징이 있다.

- **쌍으로 된 로.** 모든 경로는 쌍을 이루는 신경로로 이루어져 있다. 그래서 중추신경계통 왼쪽에 경로가 있으면 오른쪽에도 짝을 이루는 경로가 있다.
- **2~3개의 신경세포들로 구성.** 대부분의 경로는 경로를 이루는 연속된 2~3개의 신경세포로 이루어져 있다.
- **신경세포체의 일반적인 위치.** 신경세포체는 경로를 따라 뒤뿌리신경절, 척수 내의 회색뿔, 또는 뇌 속의 핵이라는 3개의 일반적 위치 중 하나에 있다.
- **축삭의 일반적인 위치.** 다른 신경세포의 축삭들은 척수신경, 척수(‘로’ 또는 ‘다발’을 따라), 뇌를 통해 뻗는다.
- **교차(decussation).** 대부분의 경로는 경로를 따라 뇌 혹은 척수의 한 지점에서 좌우 부분이 서로 반대로 교차(decussate; *decusseo*: X자 모양을 만듦)한다. 이렇게 함으로써 왼뇌는 몸 오른쪽에서 오는 감각정보를 받고, 몸의 오른쪽에 운동신호를 보내며, 오른뇌는 몸 왼쪽에서 오는 감각정보를 받고, 몸의 왼쪽에 운동신호를 보낸다. 반대편에 대한 관계를 나타낼 때는 **반대쪽**(대측, contralateral, *contra*: 반대, *latus*: 쪽)이라는 용어를 사용한다.
- **제한된 같은쪽 경로.** 경로에는 몸의 같은쪽에 있는 약간의 신경세포들(약 10%)이 있다. 같은 쪽과의 관계를 나타낼 때는 **같은쪽**(동측, ipsilateral, *ipse*: 같은)이라는 용어를 사용한다.

> **무엇을 배웠는가?**
>
> **9** 대부분의 전도경로에 공통적으로 나타나는 특징은 무엇인가?

11.4b 감각신경로

학습목표

14. 일반감각수용체의 일반적 특징을 설명한다.

15. 감각신경로를 잇는 신경세포들을 열거한다.

16. 주요 몸감각경로 세 가지에 대해 서술한다.

감각신경로(sensory pathway)는 감각수용체에서 뇌로 감각정보를 전하는 오름신경로로 설명한다. 척수를 통해 전달된 감각신호(이 장에서 설명함)는 일반감각수용체(general sense receptor)에 의해 감지된다. 이런 경로들에 대한 이해는 일반감각수용체(이에 대해 자세히 기술된 13.1과 13.2 참조)를 포함한 사전지식이 필요하다.

감각수용체 개관

일반감각수용체(general sense receptors)는 몸 전체에 위치한 감각 수용체이다[눈, 귀, 코, 혀 등 머리에 국한되는 특수감각수용체(special sense receptors)와는 다르다]. 일반감각수용체는 크게 몸감각수용체와 내장감각수용체로 나뉜다. **몸감각수용체**(somatic sensory or somatosensory receptor)는 촉각수용기 또는 고유감각기이다. **촉각수용기**(tactile receptors)는 피부와 몸 안을 감싸는 점막 모두에 있다. 이러한 감각수용체는 물체의 특성(예: 질감)을 탐지한다. **고유감각기**(proprioceptor)는 관절, 근육 및 힘줄 내에 위치하여 뼈대 및 뼈대근의 위치 및 움직임에 따른 늘임과 압력을 감지한다. **내장감각수용체**(visceral sensory receptor)는 내장과 혈관의 벽에 있다. 기관 또는 혈관의 변화(예: 늘임)를 감지한다.

감각경로의 범주

결과적으로, 감각경로(sensory pathway)는 관련된 일반감각수용체의 유형에 따라 두 가지 범주로 구성된다. **몸감각경로**(Somatosensory pathway)는 몸감각수용체(예: 피부의 촉각수용기, 고유감각기)에서 받은 자극을 처리하는 반면, **내장감각경로**(viscerosensory pathway)는 내장감각수용체(즉, 내부기관의 수용체)에서 받은 자극을 처리한다. 이 절에서는 몸감각경로에 대해서만 설명한다.

감각신경로는 감각수용기에서 뇌로 신경신호를 전달하는 연속되는 2~3개의 신경세포를 이용하는데, 이들이 첫째신경세포, 둘째신경세포, 셋째신경세포이다. 이 연속 경로의 첫 번째 신경세포를 첫째신경세포(primary neuron, 또는 first-order neuron)라 한다.

- **첫째신경세포**는 감각수용기에서 중추신경계(뇌와 척수)로 뻗는데, 여기서 둘째신경세포와 신경연접한다.
- **둘째신경세포**(secondary neuron, second-order neuron)는 첫째신경세포에서 셋째신경세포나 소뇌로 가는 사이신경세포이다.
- **셋째신경세포**(tertiary neuron, third-order neuron)도 사이신경세포이다. 이 세포는 둘째신경세포에서 대뇌(특히, 마루엽의 일차몸감각겉질, 10.3c 참조)로 뻗는다. 소뇌로 가는 경로는 셋째신경세포를 갖지 않는다.

몸감각로(somatosensory pathway)에는 3개의 주요 유형인 뒤섬유단-안쪽섬유띠로, 앞가쪽로, 척수소뇌로가 있다. 이러한 감각신경로에 대한 공부를 할 때는 각각에 대해 다음을 고려한다. (1) 어떤 유형의 감각수용기가 관여하며 어떤 유형의 감각정보를 뇌에 제공하는가? (2) 경로를 구성하는 2개 또는 3개 신경세포의 연속에서 각 감각신경세포의 위치, (3) 뇌의 어떤 영역에서 이 감각정보를 받고 처리하는가?

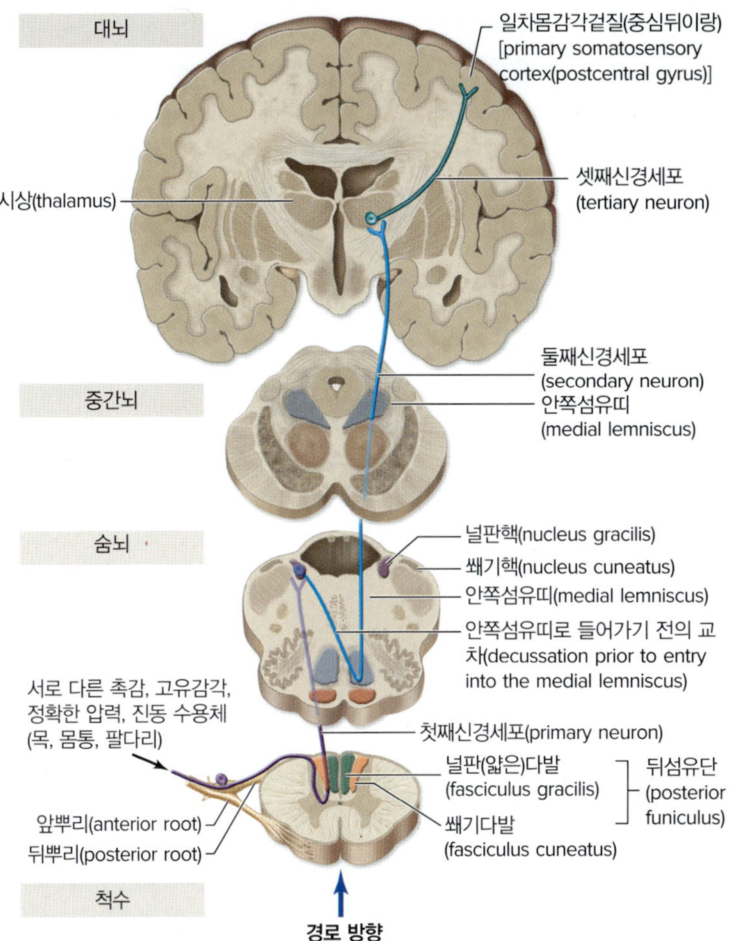

그림 11.7 뒤섬유단-안쪽섬유띠로. 이 경로는 팔다리의 위치, 미세한 촉감, 정확한 압력, 진동에 대한 감각 정보를 전도한다. 이 경로는 양옆으로 대칭을 이룬다. 그러나 혼동을 피하기 위해 이 그림에서는 몸 오른쪽에서 입력된 감각정보만 나타냈다. 축삭의 교차는 숨뇌에서 이루어진다. 일차 신경세포는 보라색, 이차 신경세포는 파란색, 삼차 신경세포는 연두색으로 나타냈다.

뒤섬유단-안쪽섬유띠로

뒤섬유단-안쪽섬유띠로(posterior funiculus-medial lemniscalpathway)는 특수한 자극에 대해 뇌와 정보를 교환하기 위해 3개의 연속된 감각신경세포를 사용한다(**그림 11.7**). 이 신경로는 다음 두 유형의 몸감각수용체 중 하나에서 시작한다. (1) 피부와 점막 모두에 있는 촉각수용기(tactile receptor). (2) 관절, 근육, 힘줄에 있는 고유감각기(proprioceptor). 이 감각신호는 피부의촉각수용기로부터 온 식별촉각, 정확한 압력, 진동 감각과 뼈대와 뼈대근의 고유감각기로부터의 의식적 인지와 함께 관련된 감각자극의 정보를 뇌(특히, 대뇌)에 전달한다. 예를 들면, 이 경로는 손에 있는 물체(눈을 감고 있다 하더라도)를 식별하고, 팔이 어디에 있는지(눈을 감고 있다 하더라도)에 대한 정보를 뇌에 제공한다.

3개의 신경세포들이 이 경로에 있는 신경세포들의 연속을 구성한다.

- **첫째신경세포**의 축삭(보라선)은 몸감각수용체에서 척수(뒤뿌리를 통해)로 뻗어 척수로 가고 이 축삭들은 척수에서 뒤섬유단(posterior funiculus) 중 특정 다발인 **쐐기다발**(설상속, fasciculus cuneatus; *cuneus*: 쐐기) 또는 **널판다발**(박속, fasciculus gracilis)을 통해 올라간다. 첫째신경세포는 숨뇌의 회색질[특히, **쐐기핵**(nucleus cuneatus)과 **널판핵**(nucleus gracilis) 각각]에서 둘째신경세포와 신경연접을 이룬다.
- **둘째신경세포**의 축삭(파란선)은 숨뇌로부터 뻗어 나가 **안쪽섬유띠**(medial lemniscus, 10.5a 참조)에서 시상으로 투사된다. 시상은 이 들감각신호를 10.4b절에서 설명한 것처럼 '여과한다'. (안쪽섬유띠 바로 직전에 뇌에서 반대방향으로 교차가 일어난다.)
- **셋째신경세포**의 축삭(초록선)은 시상으로부터 대뇌(특히 마루엽의 중심뒤이랑이 있는 일차몸감각겉질이 있는 곳, 10.13c의 그림 13.13 참조)로 뻗는다. 촉각 또는 고유감각신호의 의식적 인식이 마루엽에서 일어난다.

이 경로의 이름(뒤섬유단–안쪽섬유띠로, posterior funiculus–medial lemniscal pathway)은 이 경로가 지나는 백색질의 두 구성요소, 즉 척수의 뒤섬유단과 뇌의 안쪽섬유띠에서 파생되었다.

어떻게 생각하는가?

3 뒤섬유단–안쪽섬유띠로와 관련해 (1) 어떤 유형의 감각수용체가 관련되어 있으며, 어떤 유형의 감각정보가 뇌에 제공되는가? (2) 이 경로를 구성하는 3개 신경세포의 연속에서 각 감각신경세포는 어떤 위치에 있는가? (3) 뇌의 어느 영역에서 감각정보를 받는가?

앞가쪽로

앞가쪽로(anterolateral pathway)는 척수시상로(spinothalamic pathway)라고도 하며, 특수한 자극에 대해 뇌와 정보교환을 하기 위해 연속된 3개의 신경세포를 사용한다(**그림 11.8**). 이 경로는 피부와 점막 모두에 있는 촉각 몸감각수용체에서 시작한다. 이 감각신호는 통증, 온도뿐만 아니라, 대략적인 촉각, 압력과 관련된 정보를 뇌(특히, 대뇌)에 전달한다. 전형적으로, 자극(긁고 싶을 정도의 가려움이나 혹은 뿌리칠 정도의 간지러움과 같은)에 대한 반응으로 작용하기 위해 필요한 감각은 앞가쪽로를 통해 전달된다.

3개의 감각신경세포들이 연속되어 이 경로를 구성한다.

- **첫째신경세포**의 축삭(보라선)은 몸감각수용체에서 척수(뒤뿌리를 통해)로 들어간다. 11.3a절에 설명한 것처럼 첫째신경세포는 척수 뒤뿔의 둘째신경세포와 신경연접한다(참고: 척수에서 첫째신경세포의 신경연접은 뒤섬유단–안쪽섬유띠로와 비교했을 때, 앞가쪽로의 가장 중요한 구조적 차이이다).
- **둘째신경세포**의 축삭(파란선)은 척수에서 시상까지 뻗는다. 축삭은 척수시상로 즉, 앞섬유단(앞척수시상로를 통해)이나 혹은 가쪽섬유단(가쪽척수시상로를 통해)에서 시상으로 투사된다. 시상은 10.4b절에서 설명한 대로 들어오는 감각신호를 '여과'한다(축삭이 척수시상로를 통해 척수로 들어가 반대쪽으로 교차가 일어난다).

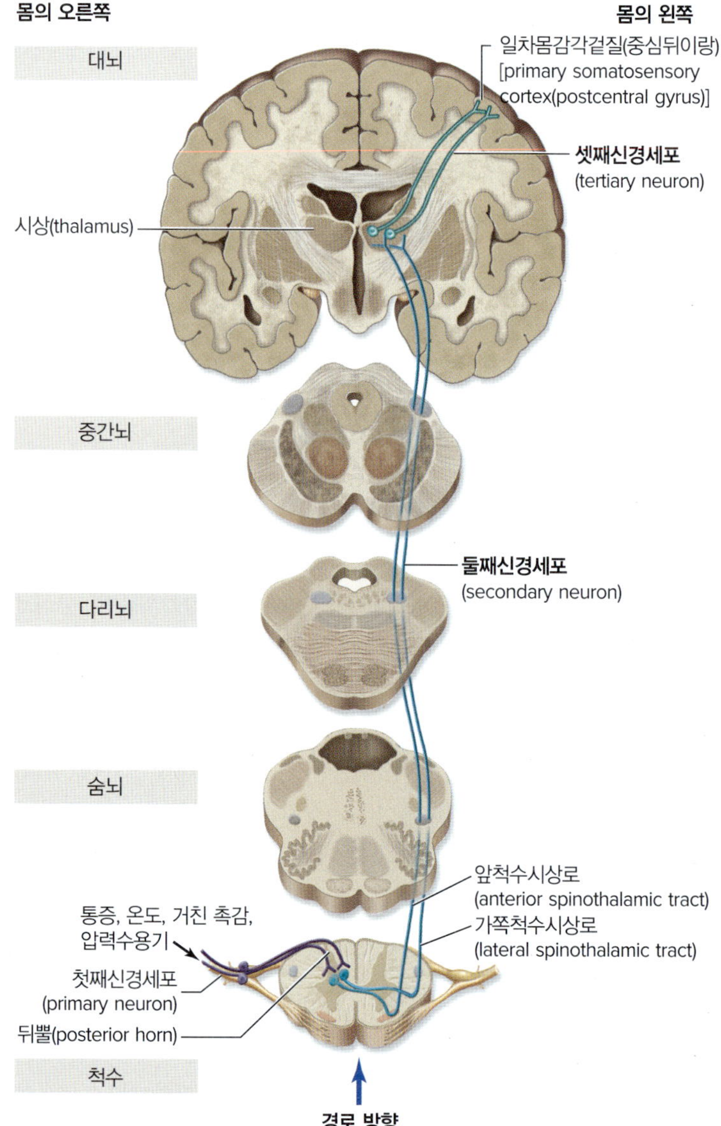

그림 11.8 앞가쪽로. 이 경로는 거친 촉감, 압력, 통증, 온도 감각을 뇌로 전도한다. 축삭의 교차는 첫째신경세포의 축삭이 척수로 들어가는 지점에서 이루어진다. 첫째신경세포는 보라색, 둘째신경세포는 파란색, 셋째신경세포는 초록색으로 나타냈다.

- **셋째신경세포**의 축삭(초록선)은 시상에서 대뇌(특히, 마루엽의 중심뒤이랑)에 있는 일차몸감각겉질 내의 위치까지 뻗는다(10.3c의 그림 10.13 참조). 촉각 또는 고유 수용기 감각신호의 의식적 인식은 마루엽에서 일어난다.

이 경로의 이름인 앞가쪽로는 그것이 올라가는 2개 섬유단(앞섬유단 및 가쪽섬유단)의 위치에서 따온 것이다. 이 경로의 또 다른 이름인 척수시상로도 척수의 신경신호를 시상으로 전달하는 '로(tract)'에서 따온 것이다.

어떻게 생각하는가?

4 앞가쪽경로와 관련해, (1) 어떤 유형의 감각수용체가 관련되어 있으며, 어떤 유형의 감각정보가 뇌에 제공되는가? (2) 이 경로를 구성하는 3개 신경세포의 연속에서 각 감각신경세포는 어떤 위치에 있는가? (3) 뇌의 어떤 특정 영역에서 감각정보를 받는가?

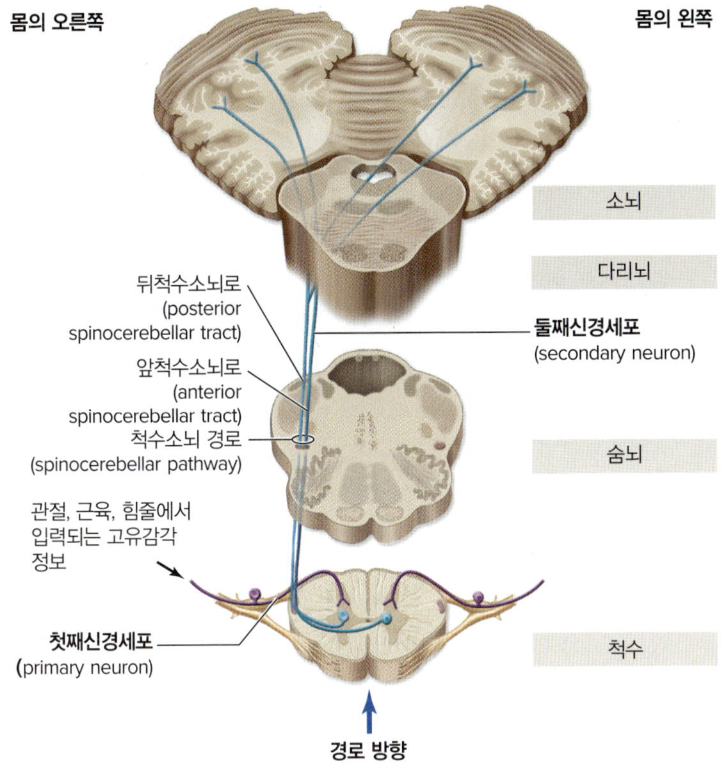

그림 11.9 척수소뇌로. 척수소뇌로는 앞척수소뇌로와 뒤척수소뇌로를 통해 고유감각정보를 소뇌로 전도한다. 일부 축삭만이 교차하며, 교차는 첫째신경세포가 척수로 들어가는 지점에서 이루어진다. 첫째(보라색)와 둘째(파란색)신경세포만이 이 유형의 경로에 존재한다.

› 척수소뇌로

척수소뇌로(spinocerebellar pathway)는 특수한 자극에 대해 연속된 2개의 신경세포만으로 뇌와 정보교환을 한다(**그림 11.9**). 이 경로는 몸의 다른 부위에 있는 관절, 근육, 힘줄의 고유감각기에서 시작한다. 이 감각신호는 뇌(특히, 소뇌)로 잠재의식적 자세조정과 관련된 정보를 제공하며, 이는 균형과 자세 유지를 돕는다(10.6b 참조).

- **첫째신경세포**의 축삭(보라선)은 고유감각기에서 척수(뒤뿌리를 통해)로 들어간다. 첫째신경세포는 척수뒤뿔의 둘째신경세포와 신경연접한다(이는 앞가쪽로에서 첫째신경세포와 둘째신경세포의 신경연접과 유사하다).
- **둘째신경세포**의 축삭(파란선)은 척수의 소뇌척수로 즉, 앞섬유단이나 혹은 가쪽섬유단의 뒤부분에서 소뇌까지 뻗는다.

이 경로의 이름인 척수소뇌로는 척수에서 소뇌로 올라가는 그 경로에서 유래한 것이다.

어떻게 생각하는가?

5 척수소뇌로와 관련해, (1) 어떤 유형의 감각수용체가 관련되어 있으며, 어떤 유형의 감각정보가 뇌에 제공되는가, (2) 이 경로를 구성하는 2개 신경세포의 연속에서 각 감각신경세포는 어떤 위치에 있는가? (3) 뇌의 어느 영역에서 감각정보를 받는가?

표 11.1은 감각신경로의 3가지 주요 유형의 특징을 요약한 것이다.

무엇을 배웠는가?

10 감각신경로에서 첫째, 둘째, 셋째 신경세포의 일반적 위치와 기능은 무엇인가?

11 뒤섬유단-안쪽섬유띠로는 어떤 유형의 정보를 전달하는가?

11.4c 운동신경로

학습목표

17. 운동신경로를 정의하고 운동신경로의 작용에 대해 말한다.

18. 기능과 세포체 위치에 따라 위운동신경세포와 아래운동신경세포를 구분한다.

19. 직접 운동신경로와 간접 운동신경로를 비교하고 대조한다.

운동신경로(motor pathways)는 뇌에서 시작해 효과기를 제어하는 역할을 하는 내림신경로이다. 이 절에서는 몸통과 팔다리의 뼈대근을 구

표 11.1 주요 척수 감각신경로의 신경세포 위치와 기능

경로	뒤섬유단-안쪽섬유띠로		앞가쪽로		척수소뇌로	
경로의 구성요소	쐐기다발 Fsciculus Cuneatus	널판다발 Fasciculus Gracilis	앞척수시상로 Anterior Spinothalamic Tract	가쪽척수시상로 Lateral Spino-thalamic Tract	앞척수소뇌로 Anterior Spinocerebellar Tract	뒤척수소뇌로 Posterior Spinocerebellar Tract
기능	팔다리의 위치와 식별촉감, 정확한 압력, 그리고 진동감각에 대한 감각신호 전달		거친 촉감, 압력, 통증과 온도에 대한 감각신호 전달		잠재의식의 해석을 위해 고유감각기에서 소뇌로 감각신호 전달	
	팔, 가슴, 목, 머리 뒤의 신호를 전달	다리, 배의 신호를 전달	거친 촉감과 압력에 대한 신호 전달	통증과 온도에 대한 신호 전달	배부위와 다리의 신호 전달	다리, 몸통, 팔의 신호 전달
첫째신경세포	수용체에서 숨뇌로 뻗음 뒤뿌리신경절에 세포체		수용체에서 척수로 뻗음 뒤뿌리신경절에 세포체		수용체에서 척수로 뻗음 뒤뿌리신경절에 세포체	
둘째신경세포	숨뇌에서 시상으로 뻗음 숨뇌(쐐기핵 또는 널판핵)에 세포체		척수에서 시상으로 뻗음 척수(뒤뿔)에 세포체		척수에서 소뇌로 뻗음 척수(뒤뿔)에 세포체	
셋째신경세포	시상에서 대뇌로 뻗음 시상에 세포체		시상에서 대뇌로 뻗음 시상에 세포체		없음	
교차가 일어나는 곳	둘째신경세포의 축삭이 안쪽섬유띠 바로 직전에 교차		둘째신경세포의 축삭이 척수로 들어오는 높이에서 교차		어떤 축삭은 척수와 다리뇌에서 교차하지만, 다른 축삭들은 교차하지 않음	축삭이 교차하지 않음

체적으로 제어하는 운동경로를 설명한다. 이런 운동신경로는 대뇌겉질, 대뇌핵 또는 뇌줄기에서 시작한다(**그림 11.10**).

뇌에서 몸으로 신호를 전달하기 위해 운동신경로에는 최소 2개 이상의 운동신경세포(위운동신경세포와 아래운동신경세포)가 존재한다.

- **위운동신경세포**는 신경세포의 연속에서 첫째신경세포이다. 위운동신경세포의 세포체는 대뇌, 대뇌핵, 또는 뇌줄기의 특정 핵에 들어 있다. 위운동신경세포의 축삭들은 아래운동신경세포와 직접 신경연접(직접경로)하거나, 사이신경세포(궁극적으로 아래운동신경세포와 신경연접)와 신경연접(간접경로)을 한다. 위운동신경세포는 아래운동신경세포의 활동을 흥분시키거나 억제시킨다.
- **아래운동신경세포**는 신경세포의 연속에서 마지막 신경세포이다. 아래운동신경세포의 세포체는 척수의 앞뿔에 들어 있다(11.3a 참조). 아래운동신경세포의 축삭들은 앞뿔을 통해 척수를 나가 특정 뼈대근육으로 투사되어 신경지배한다. 아래운동신경세포는 언제나 뼈대근 섬유를 수축시키도록 흥분시킨다.

운동신경세포 축삭은 직접경로와 간접경로의 두 가지 유형의 운동경로를 형성한다. 직접경로는 뼈대근 활동의 의식적 조정을 담당한다. 간접경로는 뼈대근의 무의식적(또는 반사적) 조정을 담당한다.

› 직접경로

직접경로(direct pathway) 또는 피라미드경로(추체로, pyramidal pathway)는 뇌와 뼈대근 사이의 정보교환을 위해 단지 2개의 연속된 운동신경세포만 사용한다. 이 경로는 대뇌 이마엽의 일차운동겉질에서 시작한다. 직접경로라는 이름은 단지 한 개의 위운동신경세포와 한 개의 아래운동신경세포가 있어 붙은 것이다. '피라미드(pyramidal)'라는 이름은 대뇌 회색질에 있는 위운동신경세포의 세포체가 피라미드 모양이기 때문에 붙었다.

- 위운동신경세포의 축삭은 대뇌겉질의 이마엽에서 속섬유막을 통해 아래로 내려가 대뇌다리로 들어간 후(10.3 참조) 척수의 겉질척수로로 뻗어 간다. 이 축삭은 척수 앞뿔에 있는 아래운동신경세포에서 신경연접한다. 아래운동신경세포의 가지돌기와 세포체는 앞뿔의 회백질을 이룬다.
- 아래운동신경세포의 축삭은 척수에서 앞뿌리를 통해 척수신경으로 뻗어 표적 뼈대근을 신경지배한다.

직접경로는 척수 내 두 경로 중 하나인 가쪽겉질척수로 혹은 앞겉질척수로에 들어 있다. 이 두 경로는 신경지배하고 조절하는 특정 근육들을 포함해, 몇 가지 중요한 점에 차이가 있다.

- **가쪽겉질척수로**(lateral corticospinal tract)는 직접경로의 85%를 구성하며, 기타 연주, 축구 공 몰기, 또는 컴퓨터 자판 타자 입력과 같은 팔다리의 숙련된 움직임을 조절하는 뼈대근의 신경지배를 한다.
- **앞겉질척수로**(anterior corticospinal tract)는 직접경로의 15%를 구성하며, 몸통뼈대근의 신경지배를 한다.

가쪽겉질척수로의 교차는 뇌의 반대편 숨뇌(특히, 숨뇌의 피라미드에서, 10.5c 참조)에서 일어나는 반면, 앞겉질척수로는 그 해당 척수분절의 앞회색질맞교차를 통해 교차한다.

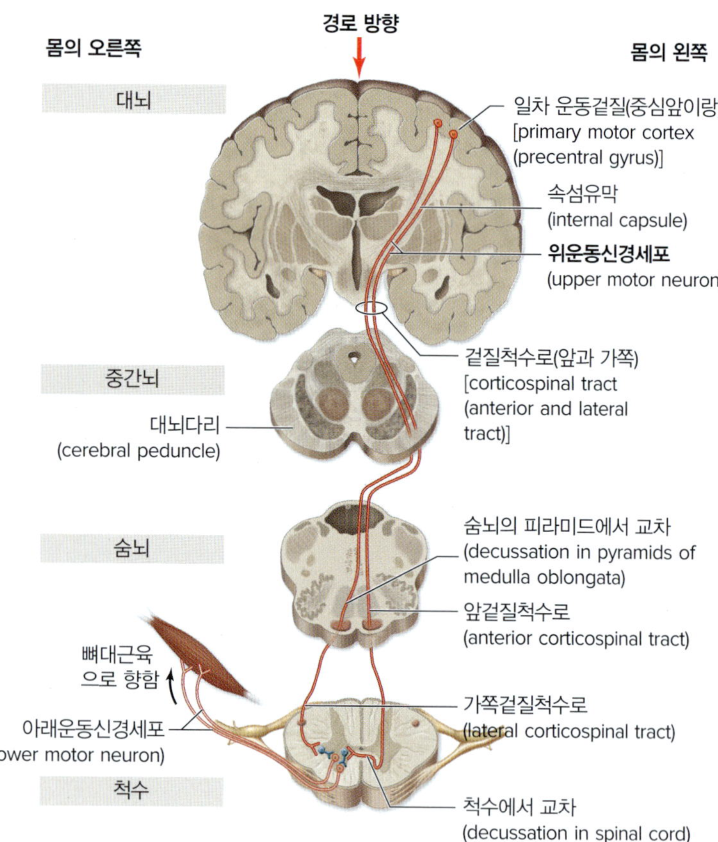

그림 11.10 겉질척수로. 겉질척수로는 대뇌 속에서 시작되며 척수의 앞뿔 속에서 운동신경세포와 시냅스를 이룬다. 위운동신경세포는 초록색으로, 아래운동신경세포는 보라색으로 표시했다.

통합 INTEGRATE

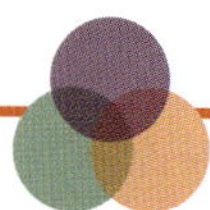

개념 연결 CONCEPT CONNECTION

겉질숨뇌로(corticobulbar pathway)는 또 다른 유형의 직접경로이다. 그러나 이 경로는 얼굴과 목 근육의 활동을 조절하는 것을 돕는 일차운동겉질 내의 운동축소인간의 얼굴 영역에서 시작한다. 이 로는 (1) 척수를 통과하지 않고 (2) 척수신경 대신 뇌신경을 포함하기 때문에 다른 로와는 다르므로 주의한다. 이러한 위운동신경세포의 축삭은 뇌줄기로 뻗어, 여기서 뇌줄기 뇌신경핵 내에 들어 있는 *아래운동신경세포체*와 신경연접을 한다. 이러한 아래운동신경세포의 축삭은 일부 뇌신경(10.9 참조)의 형성을 돕는다.

› 간접경로

뇌줄기의 여러 핵은 무의식 또는 반사 수준에서 발생하는 뼈대근 활동에 대한 운동명령을 내린다. **간접경로**(indirect pathway)는 위운동신경세포가 뇌줄기 핵에서 시작해 뇌를 통해 하나 이상의 위운동신경세포를 포함하는 척수까지 복잡한 순환경로를 취하기 때문에 그렇게 이름 붙었다. 간접경로는 근육을 신경지배하는 아래운동신경세포들을 자극하거나 억제함으로써 몸운동활동의 양상을 수정하거나 조절하는 것을 돕는다.

간접경로의 다른 로들은 가쪽경로 혹은 안쪽경로처럼 주기능에 따라 분류된다. **가쪽경로**(lateral pathway)는 팔다리 굽힘근육의 정확하고 분명한 움직임과 근긴장을 조절하고 제어한다. 예를 들면, 아기를 침대에 부드럽게 눕히는 데 필요한 움직임 같은 것이다. 이 경로는 중간뇌의 적핵에서 시작되는 **적핵척수로**(rubrospinal tract; *rubro*: 빨간)로 이루어진다(10.5a 참조).

안쪽경로(medial pathway)는 머리, 목, 팔다리의 몸쪽부분, 몸통 근육들의 큰 움직임과 반사적 근긴장도를 조절한다. 안쪽경로 내에서 3종류의 로(tract)는 중간뇌, 다리뇌 또는 숨뇌에서 시작한다.

- **그물척수로**(reticulospinal tract)는 중간뇌의 그물체에서 시작한다(10.5a 참조). 이 로는 자세와 균형유지와 관련된 반사적 움직임의 조절을 돕는다.
- **덮개척수로**(tectospinal tract)는 중간뇌의 덮개에 있는 위 · 아래둔덕에서 뻗어 시각 및 청각 자극에 따른 팔, 눈, 머리, 목의 반사적 위치 변화를 조절하게 돕는다.
- **안뜰척수로**(vestibulospinal tract)는 뇌줄기의 안뜰핵 내에서 시작한다. 이 로에서 전달하는 신경신호는 앉고, 서고, 걷는 동안의 균형 유지를 위한 반사적 근육활동을 조절한다.

표 11.2는 운동신경로의 주요 유형들의 특성을 요약하였다. **그림 11.11**은 감각신경로와 운동신경로의 주요 차이점을 요약하였다.

무엇을 배웠는가?

12 운동 경로에서 위운동신경세포와 아래운동신경세포의 위치와 기능은 무엇인가?

13 직접운동신경로와 간접운동신경로의 차이점은 무엇인가?

통합 INTEGRATE

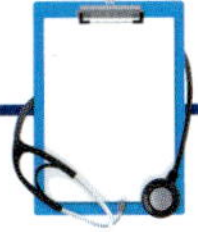

임상적 고찰 11.3 CLINICAL VIEW

척수손상의 치료

척수손상은 종종 환자를 마비상태로 만들고 부상의 위치와 정도에 따라, 다양한 정도의 감각을 인지하지 못할 수 있다. 최근 척수손상 치료는 크게 발전하였다(비록 일부 결과는 아직 예비 단계이지만). 부상 직후 스테로이드를 즉시 사용하면 손실될 뻔했던 일부 근육기능을 보존하는 것으로 보인다. 척수 손상에 수반되는 허파 및 요로감염으로 인한 사망자 수를 항생제 조기 사용으로 크게 줄였다. 쥐를 대상으로 한 최근 연구는 절단된 척수를 재연결하고 기능을 부분적으로 복원하였다. 또한, 다른 연구에서는 신경 줄기세포가 척수 축삭을 재생할 수 있다고 하였다.

표 11.2 주요 척수 운동신경로

로(tract)	교차 방식	위운동신경세포의 목적지	끝나는 곳	기능
직접경로				
겉질숨뇌로 (corticobulbar tracts)	모든 뇌신경 운동핵은 아래얼굴로 가는 6, 7번 뇌신경, 그리고 12번 뇌신경(이 신경들은 반대쪽에서만 신호를 받음)을 제외하고, 양쪽(한쪽과 그 반대쪽 모두에서)에서 신호를 받음	뇌줄기(brainstem)로만 감	뇌신경핵, 그물체	머리와 얼굴근육의 수의운동
가쪽겉질척수로 (lateral corticospinal tracts)	모두 피라미드에서 교차함	가쪽섬유단 (lateral funiculus)	앞뿔과 뒤뿔 사이의 회색질 부분, 앞뿔, 척수 전체	팔다리근육의 수의운동
앞겉질척수로 (anterior corticospinal tracts)	척수에서 아래운동신경세포체가 위치한 곳에서 교차함	앞섬유단 (anterior funiculus)	앞뿔과 뒤뿔 사이의 회색질 부분, 앞뿔, 척수의 목부분	몸통근육의 수의운동
간접경로				
가쪽경로(lateral pathway)				
적핵척수로 (rubrospinal tract)	중간뇌의 배쪽피개(ventral tegmentum)에서 교차	가쪽섬유단 (lateral funiculus)	뒤뿔과 앞뿔 사이의 가쪽 부위, 앞뿔, 척수의 목부분	팔다리 굽힘근육의 정확하고 분명한 움직임과 근긴장을 조절하고 제어
안쪽경로(medial pathway)				
그물척수로 (reticulospinal tract)	교차없음(같은쪽)	앞섬유단 (anterior funiculus)	뒤뿔과 앞뿔 사이의 안쪽 부위, 앞뿔, 척수의 모든 부분	자세와 균형유지와 관련된 반사적 움직임의 조절
덮개척수로 (tectospinal tract)	중간뇌의 등쪽피개(dorsal tegmentum)에서 교차	앞섬유단 (anterior funiculus)	뒤뿔과 앞뿔 사이의 안쪽 부위, 앞뿔, 척수의 목부분	시각 및 청각 자극에 따른 팔, 눈, 머리, 목의 반사적 위치 변화를 조절
안뜰척수로 (vestibulospinal tract)	어떤 경로는 교차(반대쪽)하며, 어떤 것은 교차하지 않음(같은쪽)	앞섬유단 (anterior funiculus)	뒤뿔과 앞뿔 사이의 안쪽 부위, 앞뿔, 척수의 목과 위가슴부분으로 가는 안쪽경로, 척수의 모든 부분으로 가는 가쪽경로	앉고, 서고, 걷는 동안의 균형 유지를 위한 반사적 근육 활동 조절

통합 **개념 개관**

그림 11.11 감각신경로와 운동신경로의 차이. (a) 감각신경로는 척수의 앞, 뒤, 가쪽 섬유단에서 올라오는 감각수용체로부터 뇌로 정보를 올려 보낸다. 이 경로에서는 최대 3개의 신경세포(첫째, 둘째, 셋째 신경세포)를 이용해 정보를 전달한다. (b) 운동신경로는 뇌에서 정보를 효과기로 내려 보내고, 척수의 앞섬유단과 가쪽섬유단 속을 지나며, 2개의 신경세포(위운동신경세포와 아래운동신경세포)를 이용한다.

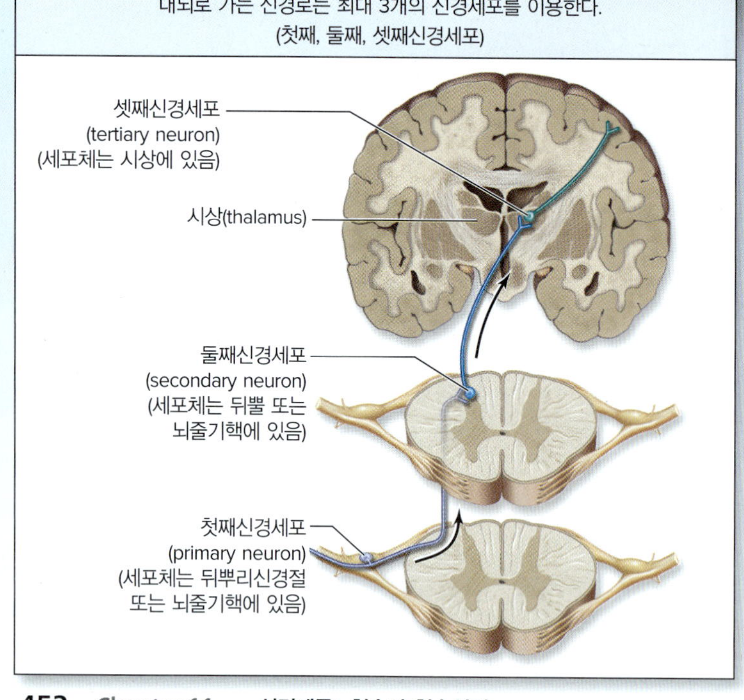

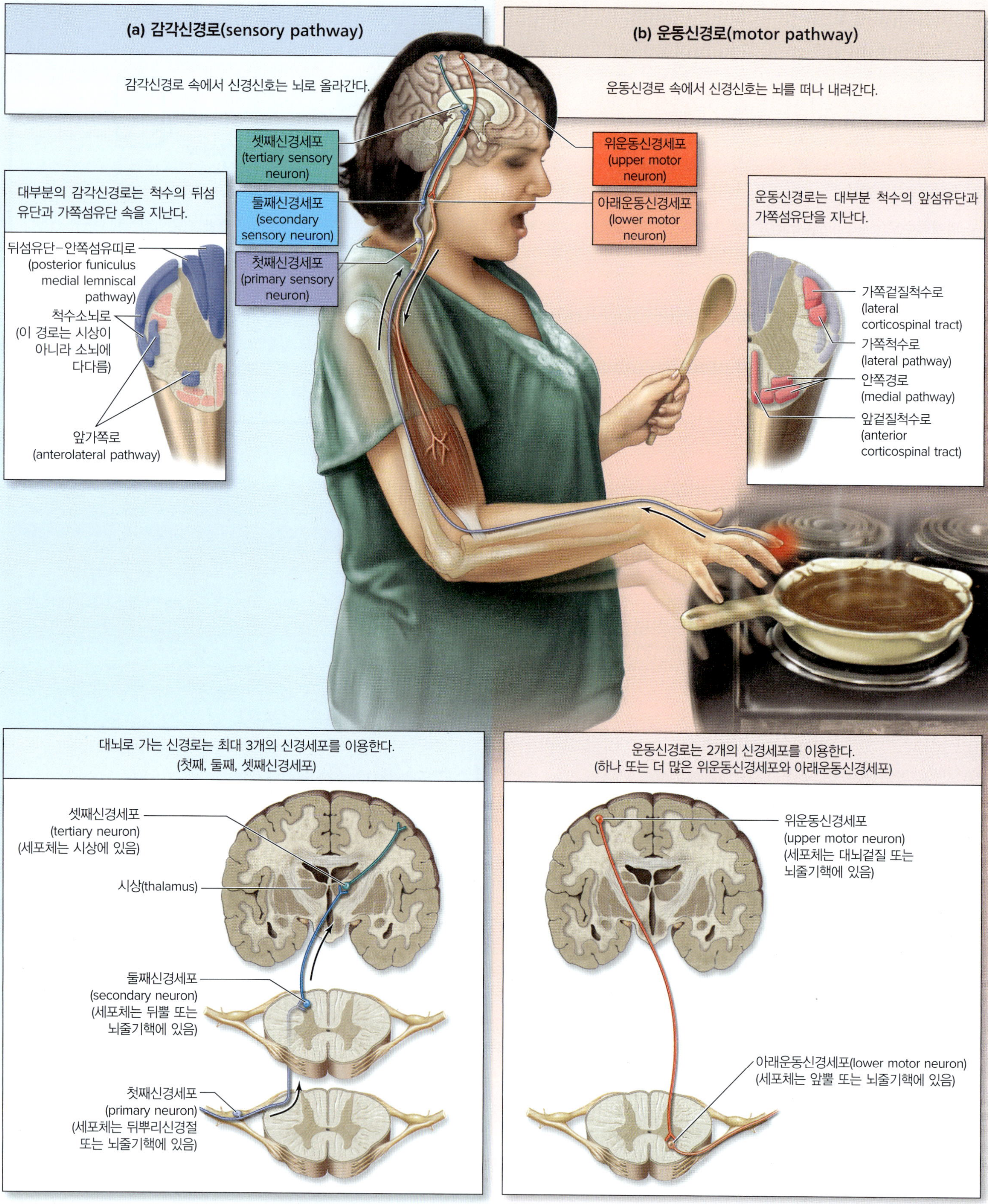

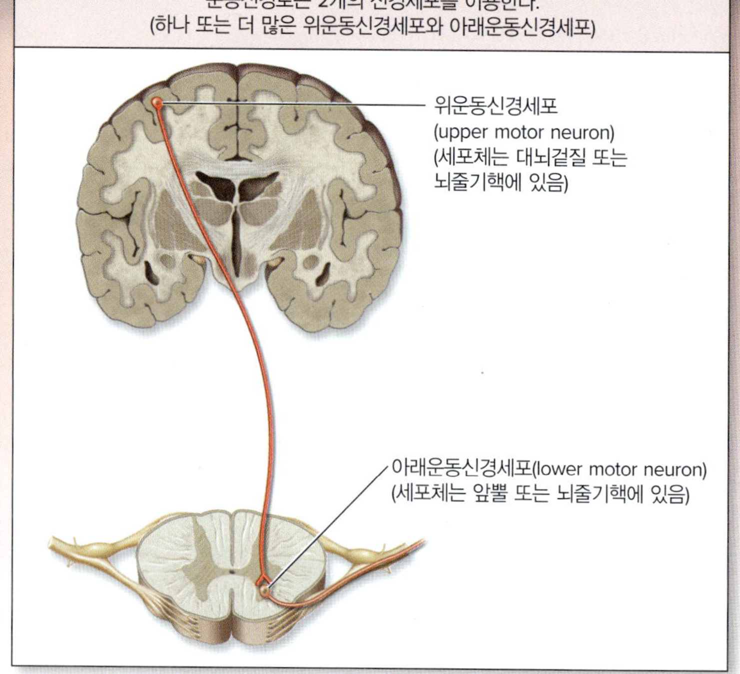

11.5 척수신경

31쌍의 척수신경(spinal nerve, C1~C8, T1~T12, L1~L5, S1~S5, Co1)에는 뒤뿔을 통해 감각수용체로부터 척수로 뻗는 감각신경세포의 축삭과 척수에서 효과기(근육과 샘)로 뻗는 운동신경세포의 축삭이 있다는 것을 이미 설명하였다. 이 절에서는 척수신경의 말초분포를 설명한다.

11.5a 척수신경의 개관

학습목표

20. 각각의 척수신경(C1과 Co1은 제외하고)에 대해, 척주에서 신경이 나가는 입구를 식별한다.

21. 척수신경의 앞가지와 뒤가지를 비교하고 대조한다.

22. 피부분절을 정의하고 피부분절이 임상적으로 중요한지 설명한다.

각 척수신경(C1과 Co1은 제외하고)은 척추사이구멍을 통해 뻗어 척주를 벗어난다(11.2 참조). 각 척수신경은 척추사이구멍을 나온 후 거의 즉시 2개의 주요 가지(ramus)로 갈라진다(**그림 11.12**). **뒤가지**(posterior ramus; 복수형은 rami)는 2개의 주된 가지 중 작은 쪽이다. 뒤가지는 깊은 등근육(예: 척주세움근과 가로돌기가시근; 11.4 참조)과 등의 피부에 분포한다.

앞가지(전지, anterior ramus)는 2개의 주된 가지 중 더 큰 쪽이다. 앞가지는 다시 여러 갈래로 나뉘며, 이 가지들은 몸통의 앞쪽과 가쪽, 팔, 다리에 분포한다. 많은 앞가지는 계속 뻗어 나가 신경얼기(nerve pelxus)를 이룬다. 이 신경얼기에 대해서는 다음 절에서 설명한다.

교통가지(rami communicantes)라고 부르는, 또 하나의 가지는 척수신경과 연결되어 있다. 교통가지에는 자율신경계통(ANS)과 연결된 축삭이 있다. 각 교통가지는 **척수신경과 교감신경줄기신경절**(sympathetic truk ganglion)로 불리는 공 모양의 구조물 사이로 뻗어 나간다. 이 신경절들은 서로 연결되어 마치 구슬 목걸이와 같은 **교감신경줄기**(sympathetic truk)를 이룬다. 교감신경줄기는 척주 가쪽으로 평행하게 뻗어 나간다. 이 구조들에 대해서는 12.4a절에서 더 자세히 설명한다.

어떻게 생각하는가?

6 왜 앞가지는 뒤가지보다 훨씬 더 클까?

피부분절

피부분절(dermatome; *derma*: 피부, *tome*: 자름)이란 피부를 하나의 척수신경의 분포에 따라 나눈 것이다. C1을 제외한 모든 척수신경은 저마다 피부의 일정한 구역에 분포하며, 특정 척수신경에 의해 지배되는 피부의 각 영역이 지도화되었다. 이 지도를 **피부분절지도**(dermatome map)라 부른다(**그림 11.13**). 피부분절지도는 몸을 따라서 분절화(segmental pattern)된다(비록 이웃 척수신경들끼리는 약간 중첩되긴 하지만). 예를 들면, 배꼽 주위의 가로방향 구획에는 T10 척수신경의 앞가지가 분포한다.

피부분절은 하나 또는 그 이상의 척수신경이 손상되었을 가능성을 의미할 수 있어 임상적으로 중요하다. 예를 들어 환자의 위팔과 아래팔 안쪽이 **무감각**(anesthesia, 감각의 상실 또는 저림)을 일으켰을 경우에는 C8 척수신경이 손상되었을 수 있다.

피부분절은 **내장연관통**(referred visceral pain)과도 관련이 있다. 내장연관통이란 한 기관의 통증 또는 불편함이 피부분절로 연관되어 오인되는 것이다. 예를 들면, 막창자꼬리에는 척수의 T10 구역에서 나온 축삭이 분포하기 때문에, 막창자꼬리염에 걸리면 실제로 막창자꼬리가 있는 배골반 구역보다 배꼽 주변의 T10 피부분절에서 내장연관

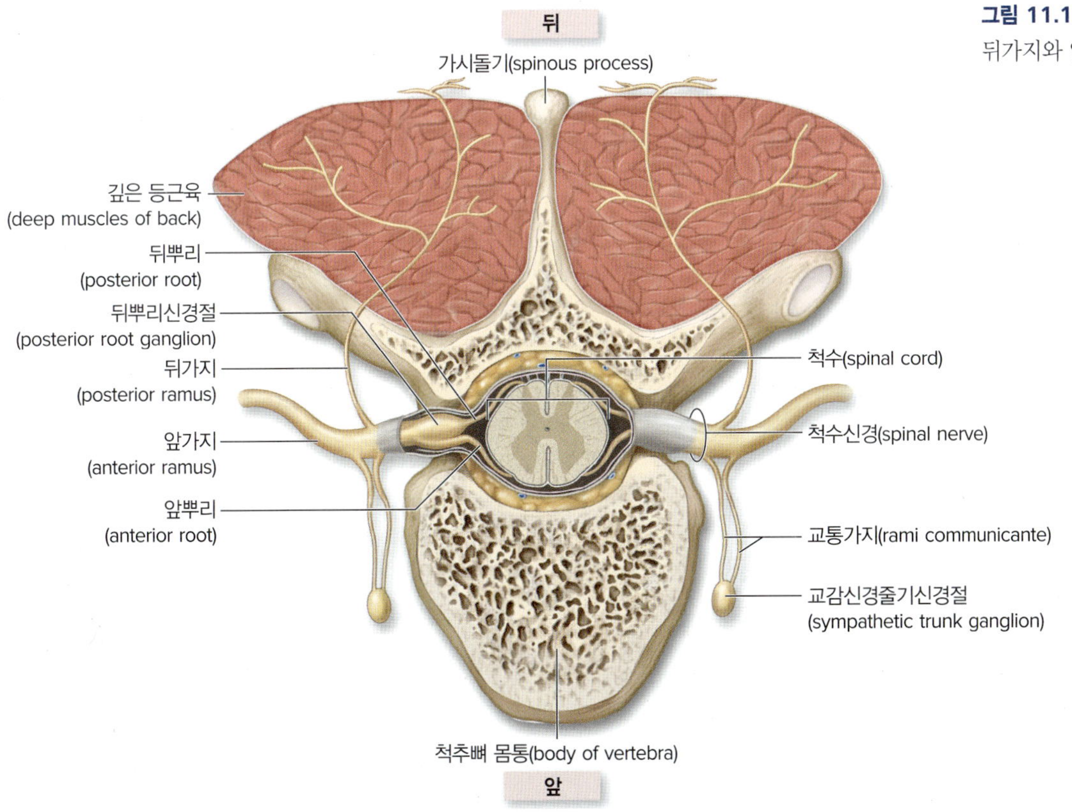

그림 11.12 척수신경 가지. 척수신경의 주된 가지는 뒤가지와 앞가지이다.

그림 11.13 피부분절 지도. 하나의 피부분절은 하나의 척수신경이 분포하는 부위이다. 이 그림은 대략적으로 피부분절 분포만을 보여준다.

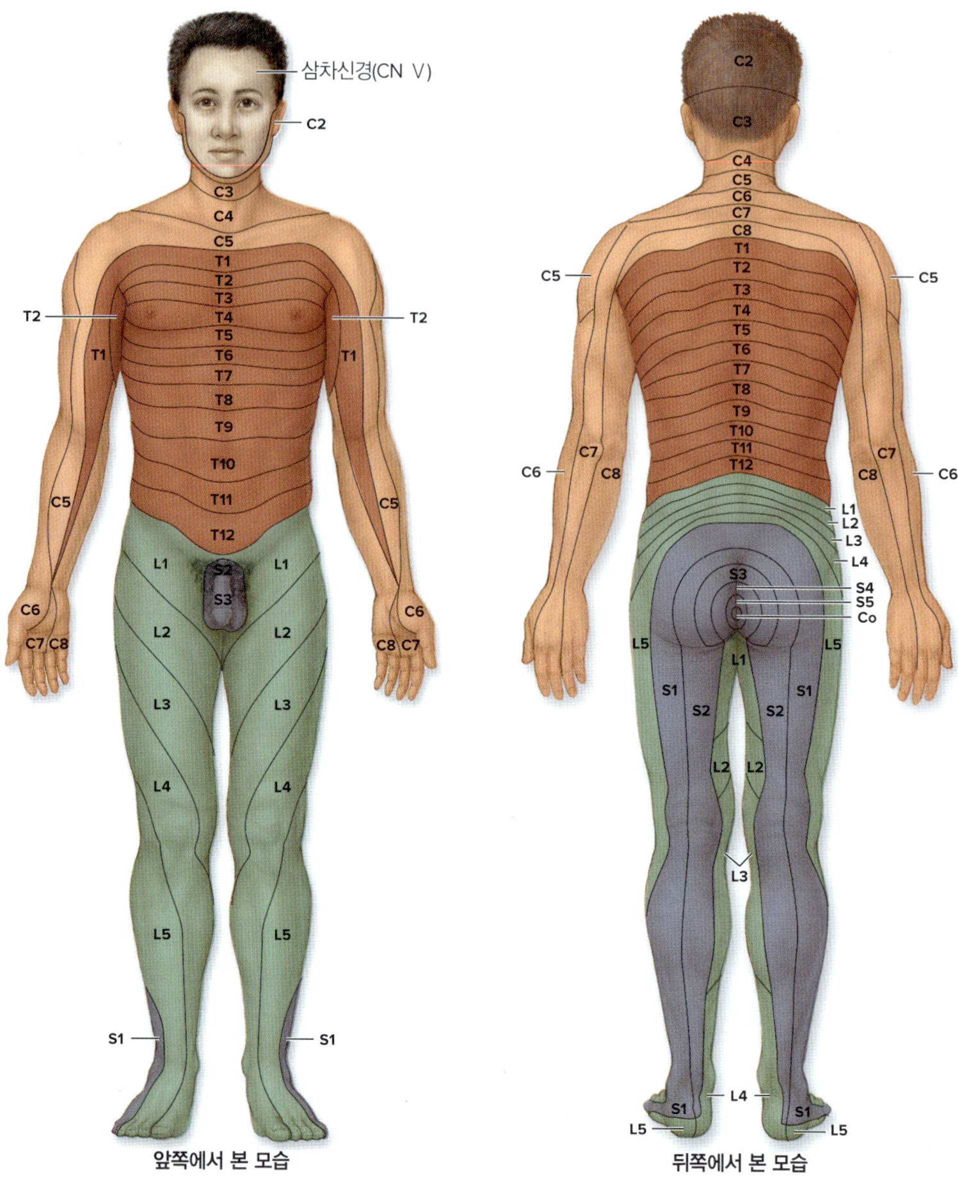

통합 INTEGRATE

임상적 고찰 11.4 CLINICAL VIEW

대상포진

일부 성인(주로 50세 이후)은 어릴 때 감염된 수두가 다시 활성화된 상태인 **대상포진**(띠헤르페스, shingles)에 걸린다. 심리적인 스트레스, 감염(감기 또는 인플루엔자), 심지어는 햇볕 화상도 대상포진을 촉발할 수 있다.

수두 바이러스(varicella-zoster)는 최초 감염 시 피부를 떠나 뒤뿌리신경절을 침범하기도 한다. 바이러스는 뒤뿌리신경절에서 잠복해 있다가 환자가 성인이 되면 다시 활성화되고 급증해 피부분절의 감각축삭을 따라 퍼진다(대상포진의 '대(cingulum)'는 띠라는 뜻으로, 피부분절의 띠 형태로 확산되는 것을 의미한다). 바이러스는 피부분절을 따라 발진과 물집을 일으키며, 매우 화끈거리고 따가운 느낌을 동반하는 경우가 많다.

항바이러스제(예: 아시클로버)는 대상포진의 강도와 지속기간을 줄일 수 있다. 또 고령자들은 대상포진을 예방하거나 질병의 중증도를 낮추는 백신을 투여받을 수 있다.

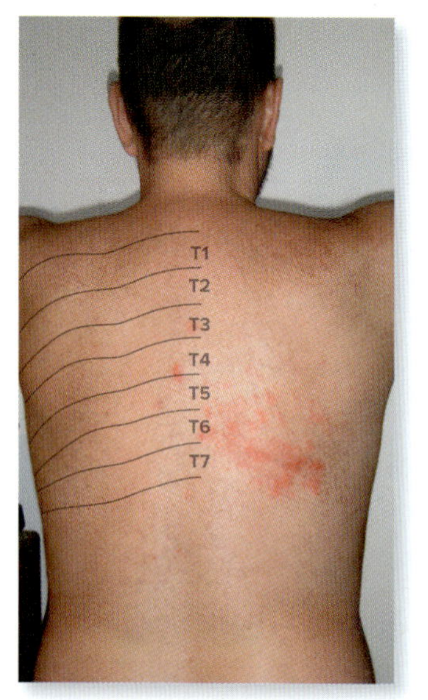

대상포진의 발진이 피부분절로 확산된 전형적인 사례(49세 남성)

통을 느낀다. 즉, 피부분절의 통증은 대개 그 피부분절에 전혀 가깝지 않은 기관에서 유발된다. 내장연관통에 대해서는 13.2b절에서 더 다루겠다.

무엇을 배웠는가?

14 전형적인 척수신경의 앞가지와 뒤가지의 차이는 무엇인가?

15 피부분절이란 무엇이며, 왜 피부분절이 임상적으로 중요한가?

11.5b 신경얼기

학습목표

23. 신경얼기를 정의한다.

신경얼기(nerve plexus)는 척수신경의 앞가지로 엮인 그물이다. 대부분의 척수신경 앞가지는 몸의 양쪽에서 신경얼기를 이룬다. 그 후 신경얼기는 여러 갈래로 갈라져 다양한 몸의 부위에 분포하며 '이름을 가진' 신경이 된다. 중요한 신경얼기는 목신경얼기, 팔신경얼기, 허리신경얼기, 엉치신경얼기이다(그림 11.1 참조).

어떻게 생각하는가?

7 하나의 신경이 하나의 부위에 분포하는 경우와 비교해, 복잡한 신경얼기가 존재할 경우의 이점은 무엇인가?

신경얼기는 각 앞가지의 축삭이 여러 가지를 통해 전신으로 뻗어 나가도록 구성되어 있다. 또 신경얼기 끝의 가지 하나하나에는 다양한 척수신경에서 나온 축삭들이 들어 있다. 신경얼기에서 나온 이름을 가진 신경들은 대부분 여러 척수신경에서 나온 축삭들로 이루어져 있다. 따라서 척수의 한 분절 또는 척수신경 하나가 손상되어도 대개 근육이나 피부에 대한 신경지배를 완전히 상실하지는 않는다.

대부분의 가슴신경, 그리고 S5에서 Co1까지의 신경은 신경얼기를 이루지 않는다. 먼저 가슴신경(갈비사이신경)을 살펴본 다음 각 신경얼기에 대해 다룬다.

무엇을 배웠는가?

16 전형적인 신경얼기는 어떻게 구성되어 있는가?

11.5c 갈비사이신경

학습목표

24. 갈비사이신경의 분포에 대해 구분한다.

T1~T11 척수신경의 앞가지들을 **갈비사이신경**(늑간신경, intercostal nerve)이라고 하는데, 이 신경들이 서로 이웃한 갈비뼈 사이를 지나가기 때문이다(**그림 11.14**)[T12는 갈비뼈와 갈비뼈 사이가 아니라 갈비뼈의 아래쪽에서 시작되므로 **갈비밑신경**(늑하신경, subcostal nerve)이라고 한다]. T1을 제외한 나머지 갈비사이신경은 얼기를 이루지 않는다. 갈비사이신경은 몸통 벽과 팔의 많은 부분을 신경지배한다(그림 11.13의 피부분절지도 참조). T1~T12의 신경분포 양상은 다음과 같다.

- T1 앞가지의 일부는 팔신경얼기를 이루지만, 그 가지 중 하나는 첫째갈비사이공간을 지난다.
- T2 신경의 앞가지는 갈비사이구멍으로 나와 둘째 갈비사이공간의 갈비사이근육에 분포한다. 또 T2의 가지 하나는 겨드랑이와 팔 안쪽 표면을 덮은 피부에서 오는 감각정보를 전달한다.

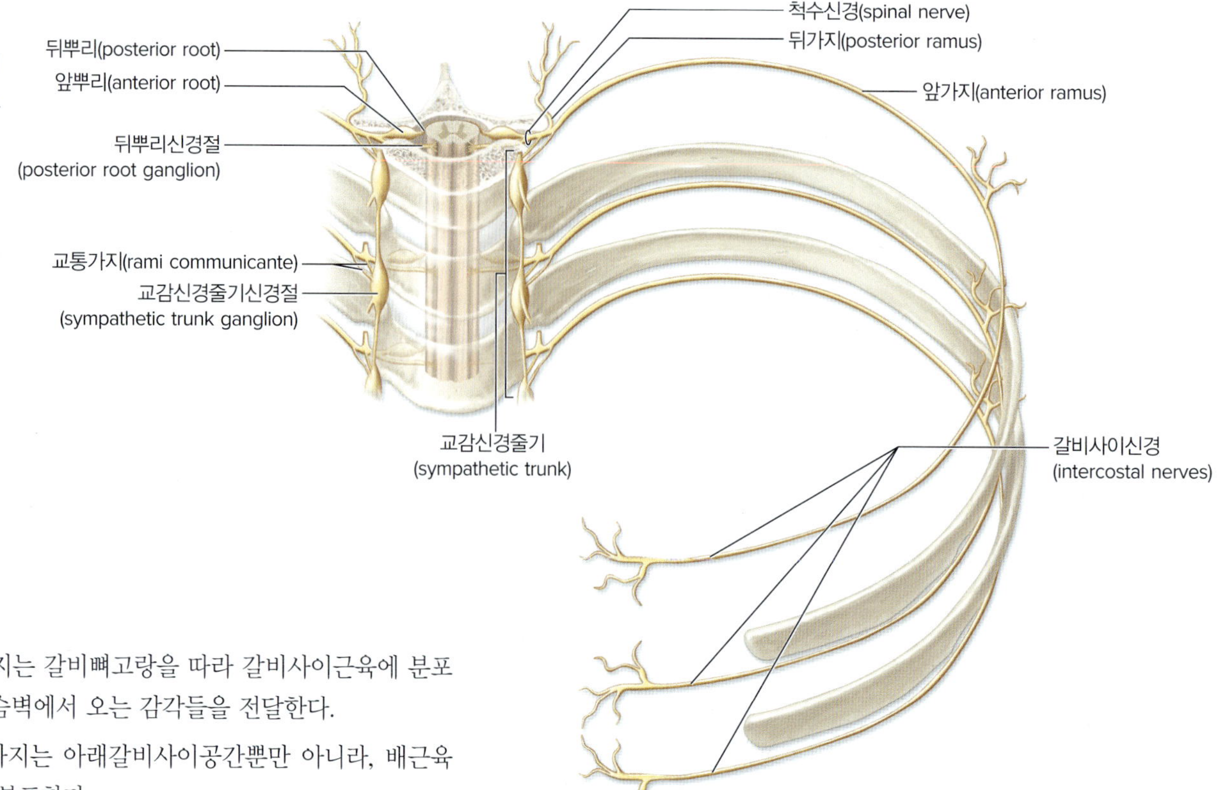

그림 11.14 갈비사이신경. 갈비사이신경은 가슴신경의 앞가지이며 일반적으로 이 그림과 같이 분포한다.

- T3~T6 신경의 앞가지는 갈비뼈고랑을 따라 갈비사이근육에 분포하고 앞쪽과 가쪽 가슴벽에서 오는 감각들을 전달한다.
- T7~T12 신경의 앞가지는 아래갈비사이공간뿐만 아니라, 배근육과 그 위의 피부에도 분포한다.

무엇을 배웠는가?

17 일반적으로 갈비사이신경은 어디에 분포하는가?

11.5d 목신경얼기

학습목표

25. 목신경얼기의 신경들을 열거한다.

26. 가로막신경의 작용에 대해 설명한다.

양쪽 목신경얼기(cervical plexus)는 목의 양쪽 깊은 곳, C_1~C_4 목뼈의 바로 가쪽에 있다(**그림 11.15**). 목신경얼기는 주로 C1~C4 목신경의 앞가지로 이루어진다. 다섯째 목신경의 축삭 일부도 얼기에 포함되지만 이 신경은 목신경얼기의 일부로 간주하지 않는다. 목신경얼기의 가지는 목 피부, 머리와 어깨 피부의 일부뿐만 아니라, 앞목근육(8.3d 참조)에도 분포한다. 목신경얼기의 가지에 대해 **표 11.3**에서 자세히 설명한다. 표에서 운동가지들은 운동신호를 뼈대근으로 전달하는 부분을 나타내며 피부가지는 피부에서 감각정보를 전달하는 부분을 나타낸다.

목신경얼기의 중요한 가지 중 하나는 **가로막신경**(횡격막신경, phrenic nerve; *phren*: 가로막)이다. 가로막신경은 주로 C4 신경으로 이루어져 있으며 C3와 C5의 축삭도 다소 포함된다. 가로막신경은 가슴안을 지나 주요한 호흡근육인 가슴 가로막에 분포한다(8.5 참조).

어떻게 생각하는가?

8 척수손상은 종종 사람의 호흡능력에 영향을 미친다. 사람이 더 이상 숨을 쉴 수 없는 척수 손상의 높이는 어느 정도일까? C1, T1, L1 또는 S1인지 설명하시오.

무엇을 배웠는가?

18 가로막신경은 어떤 작용을 하는가?

11.5e 팔신경얼기

학습목표

27. 팔신경얼기의 구조를 세 줄기, 두 신경갈래, 세 신경다발을 포함해 설명한다.

28. 세 신경다발에서 시작되는 5개의 주요 신경가지가 어떻게 분포하는지를 설명한다.

양쪽 팔신경얼기(brachial plexus)는 팔에 분포한 신경그물이다. 팔신경얼기는 C5~T1 척수신경의 앞가지로 이루어진다(**그림 11.16**) 팔신경얼기의 구성요소는 목에서 가쪽으로 뻗어 나가 첫째갈비뼈의 위쪽을 지난 후 겨드랑이로 이어진다. 각각의 팔신경얼기는 한쪽의 팔이음뼈와 팔 전체에 분포한다.

팔신경얼기의 구조

팔신경얼기의 구조는 목신경얼기보다 더 복잡해서, 안쪽에서 가쪽 순서로 살펴보면 앞가지, 줄기, 신경갈래, 신경다발로 이루어져 있다. **앞가지**(anterior ramus)는 때로 뿌리(root)라고도 불리며, C5~T1 척수신경 앞가지가 단순히 연장된 것이다. 앞가지는 척추사이구멍에서 나와 목을 지난다. 그 5개의 앞가지는 하나로 합쳐져 목의 뒤목삼각에서 **위줄기**(superior trunk), **중간줄기**(middle trunk), **아래줄기**(inferior trunk)를 이룬다. C5와 C6 신경은 위줄기, C7은 중간줄기, C8과 T1은 아래줄기를 이루며 통합한다.

각 줄기의 일부는 빗장뼈 심부로 **앞신경갈래**(전분지, anterior division)와 **뒤신경갈래**(후분지, posterior division)로 갈라진다(그림

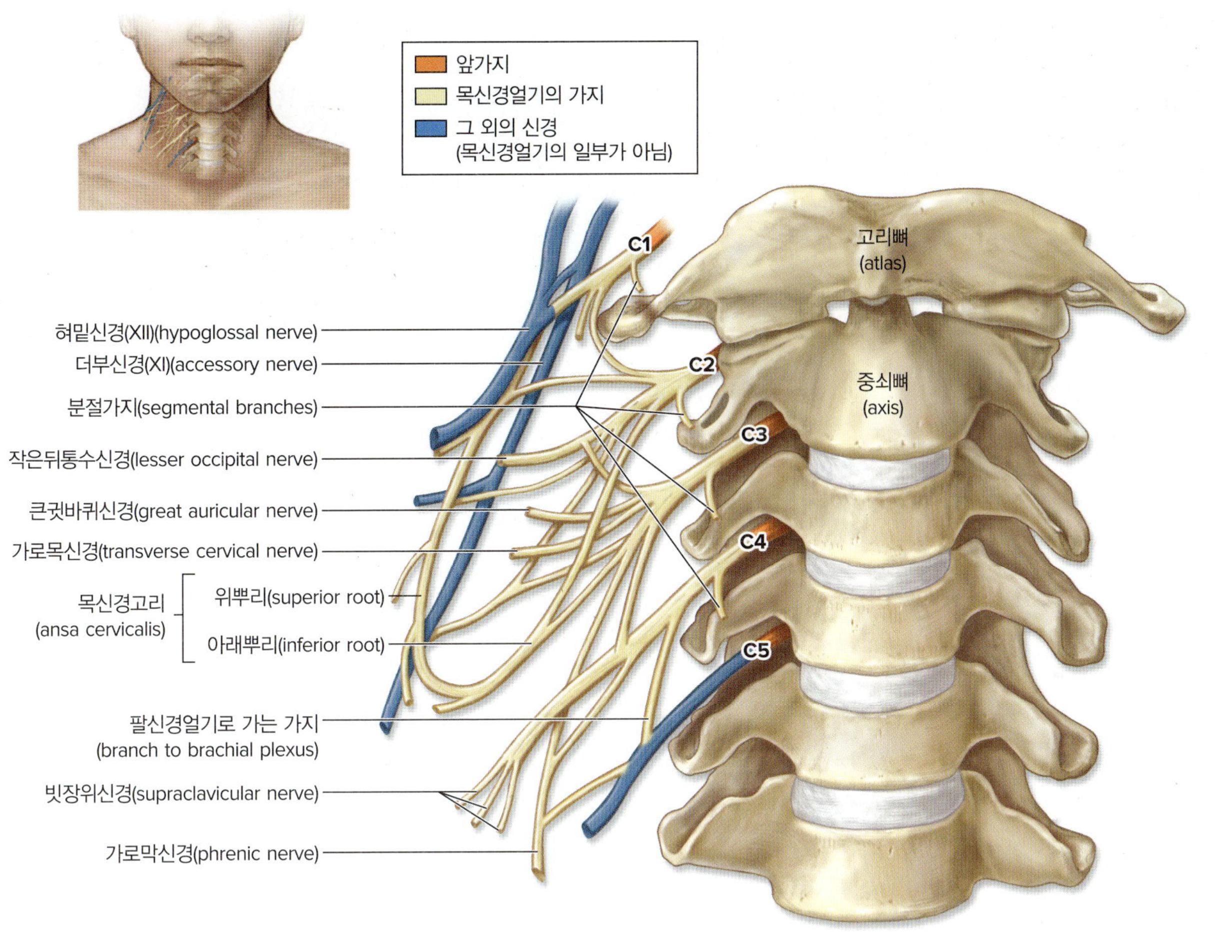

그림 11.15 목신경얼기. C1~C4 신경의 앞가지가 목신경얼기를 이루며, 목신경얼기는 목의 피부와 근육에 다수 분포한다.

표 11.3 목신경얼기의 가지

신경	앞가지	신경분포
	운동가지	
목신경고리(ansa cervicalis) 위뿌리(superior root) 아래뿌리(inferior root)	 C1, C2 C2, C3	턱끝목뿔근; 목뿔아래근육(어깨목뿔근, 복장목뿔근, 복장방패근, 방패목뿔근)
가지(segmental branch)	C1~C4	앞목갈비근, 중간목갈비근
	피부가지	
큰귓바퀴신경(greater auricular)	C2, C3	귀 피부; 귀밑샘을 덮는 결합조직 주머니
작은뒤통수신경(lesser occipital)	C2	귀 위쪽과 뒤쪽의 머리덮개 피부
빗장위신경(supraclavicular)	C3, C4	가슴과 어깨 윗부분 피부
가로목신경(transverse cervical)	C2, C3	목 앞부분 피부

주: 혀밑신경(XII)과 가로막신경이 목신경얼기, 비록 혀밑 및 가로막신경과 함께 뻗어 있더라도 신경얼기의 부분으로 간주되지 않는다.

통합 INTEGRATE

개념 연결 CONCEPT CONNECTION

8장에서는 명명된 뼈대근들이 특정 척수신경의 신경지배를 받는 것을 배웠다. 이 장에서는 이런 신경의 구성과 이 신경들이 어떤 근육을 지배하는지를 배운다. 이런 척수신경 중 하나 혹은 그 이상이 손상되면 감각 및 운동기능이 손상된다. 따라서 만약 뼈대근의 움직임을 기억하고, 이제 어떤 신경이 그 근육 신경지배하는지 알게 된다면, 이런 신경 중 하나가 손상되었을 때 환자에게 있을 수 있는 임상 증상을 추론할 수 있을 것이다.

통합 INTEGRATE

학습전략 LEARNING STRATEGY

다음 문장을 이용해 가로막에 분포하는 신경을 기억할 수 있다. C3, 4, 5가 가로막을 살게 한다.

11.16에서 각각 초록색과 보라색으로 표시). 이 신경갈래들 속에는 주로 팔의 앞뒤 부분에 각각 분포하는 축삭이 있다.

겨드랑이에서, 이 앞뒤 신경갈래는 3개의 신경다발을 이룬다. 신경다발들은 겨드랑동맥 가까이 놓인 위치에 따라 이름이 붙는다.

- **뒤신경다발**(posterior cord)은 겨드랑동맥의 뒤에 놓이며 위, 중간, 아래줄기의 뒤신경갈래에 의해 이루어진다. 따라서 C5~T1 신경

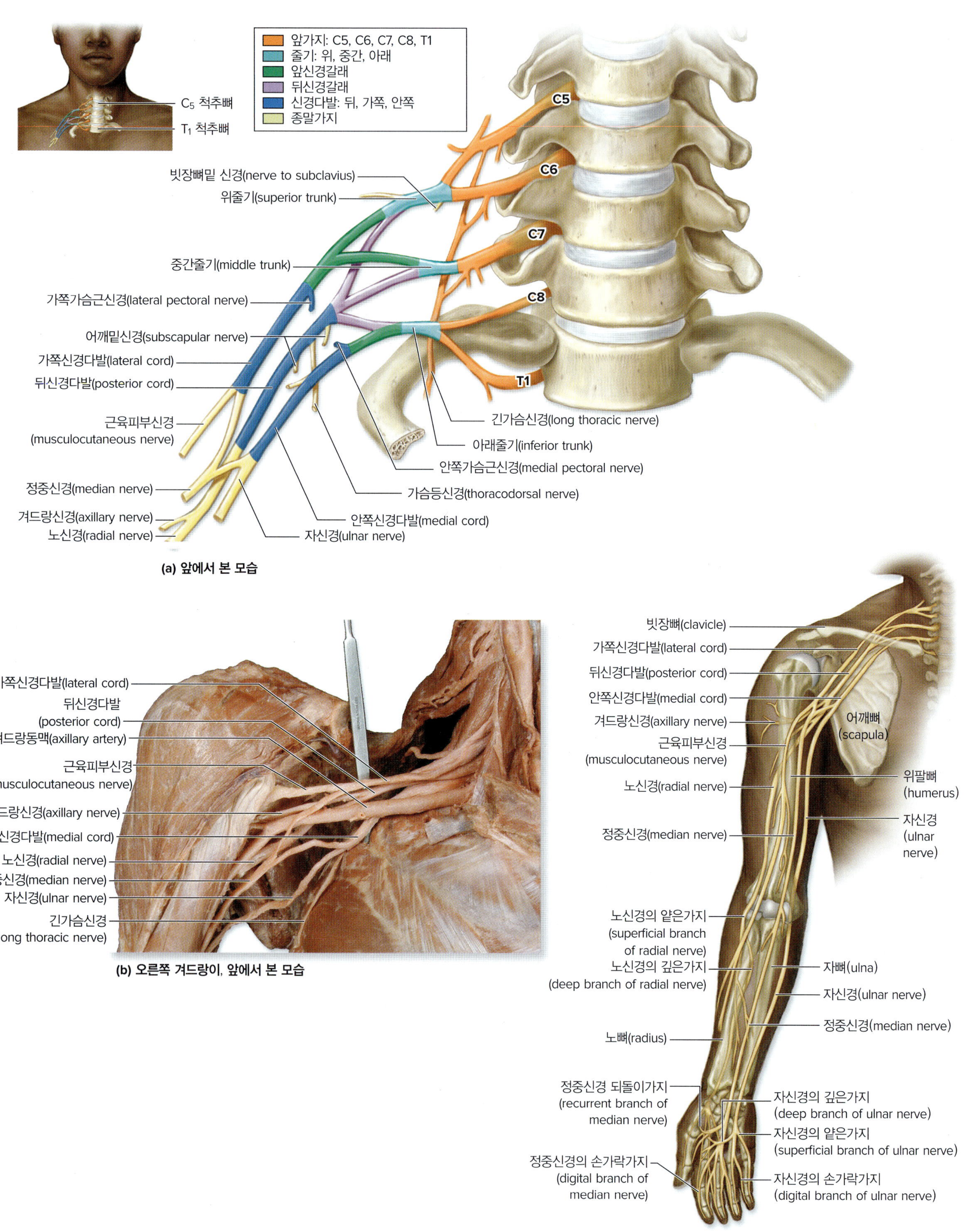

그림 11.16 팔신경얼기. C5~T1 신경의 앞가지는 팔에 분포하는 팔신경얼기를 이룬다. (a) 가지, 줄기, 신경갈래, 신경다발은 이 신경얼기의 하위 분류를 이룬다. (b) 절개된 표본으로 팔신경얼기의 주요 신경을 볼 수 있다. (c) 팔신경얼기 가지의 전체 경로를 오른팔 앞에서 나타냈다.

통합 INTEGRATE

학습전략 LEARNING STRATEGY

일반적으로 팔신경얼기의 앞부분에서 오는 신경은 팔을 굽히는 근육을 지배한다. 그리고 일반적으로 팔신경얼기의 뒷부분에서 오는 신경은 팔을 펴는 근육을 지배한다.

의 일부가 여기에 포함된다.

- **안쪽신경다발**(medial cord)은 겨드랑동맥 안쪽에 놓이며, 아래줄기의 앞신경갈래에 의해 이루어진다. 따라서 C8~T1 신경의 일부가 여기에 포함된다.
- **가쪽신경다발**(lateral cord)은 겨드랑동맥보다 가쪽에 놓이며, 앞, 중간 줄기의 앞신경갈래에 의해 이루어진다. 따라서 C5~C7신경의 일부가 여기에 포함된다.

팔신경얼기의 종말가지

마지막으로 5개의 큰 **종말가지**(terminal branch)가 3개의 신경다발에서 나온다. 겨드랑신경(뒤신경다발에서), 정중신경(안쪽과 가쪽신경다발에서), 근육피부신경(가쪽신경다발에서), 노신경(뒤신경다발에서), 자신경(안쪽신경다발에서)이 종말가지이다. 이 신경들은 **표 11.4**에서 비교하였다.

겨드랑신경(액와신경, axillary nerve)은 겨드랑이를 가로질러, 위팔뼈 외과목 뒤쪽을 지난다. 겨드랑신경은 어깨세모근과 작은원근에 분포한다(11.8b 참조). 겨드랑신경은 팔의 위 가쪽에서 오는 감각신경신호를 받는다.

정중신경(median nerve)은 위팔과 아래팔의 중앙선을 따라 손목의 깊은 곳인 손목굴로 들어간다. 정중신경은 아래팔 앞근육의 대부분, 엄지두덩근, 가쪽 2개의 벌레근에 분포한다(8.8e 참조). 정중신경은 손가락 가쪽 3개(엄지, 검지, 중지)와 1/2개(약지의 가쪽 절반)의 바닥 부분과 이 손가락들의 등쪽 끝에서 오는 감각신경신호를 받는다.

근육피부신경(근피신경, musculocutaneous nerve)은 위팔과 아래팔을 굽히는 팔앞근육(부리위팔근, 위팔두갈래근, 위팔근)에 분포한다(11.8b, c 참조). 또 아래팔의 가쪽 피부에서 오는 감각정보를 받는다.

노신경(요골신경, radial nerve)은 팔의 뒷면과 아래팔의 노뼈쪽을 따라 뻗어 있다. 노신경은 위팔 뒤근육(아래팔폄근)과 아래팔 뒤근육(손목폄근, 손가락폄근, 아래팔의 뒤침근)에 분포한다(8.8c, d 참조). 노신경은 위팔 뒤쪽과 아래팔의 표면, 손의 등쪽 가쪽에서 오는 감각신경신호를 받는다.

자신경(척골신경, ulnar verve)은 팔의 안쪽 면을 따라 내려간다. 자신경은 위팔뼈의 안쪽위관절융기 뒤와 아래팔의 자쪽 면을 따라 뻗어 있다. 이 신경은 몇몇 아래팔 앞근육(깊은손가락굽힘근의 안쪽 부분, 자쪽손목굽힘근 전체)에 분포한다. 또 새끼두덩근, 손바닥쪽뼈사이

표 11.4 팔신경얼기의 가지

종말가지	앞가지	운동신경 분포	피부신경 분포
겨드랑신경 팔신경얼기의 뒤신경다발과 뒤신경갈래로부터 구성	C5, C6	**어깨세모근**(팔벌림근) **작은원근**(팔가쪽돌림근)	위가쪽팔

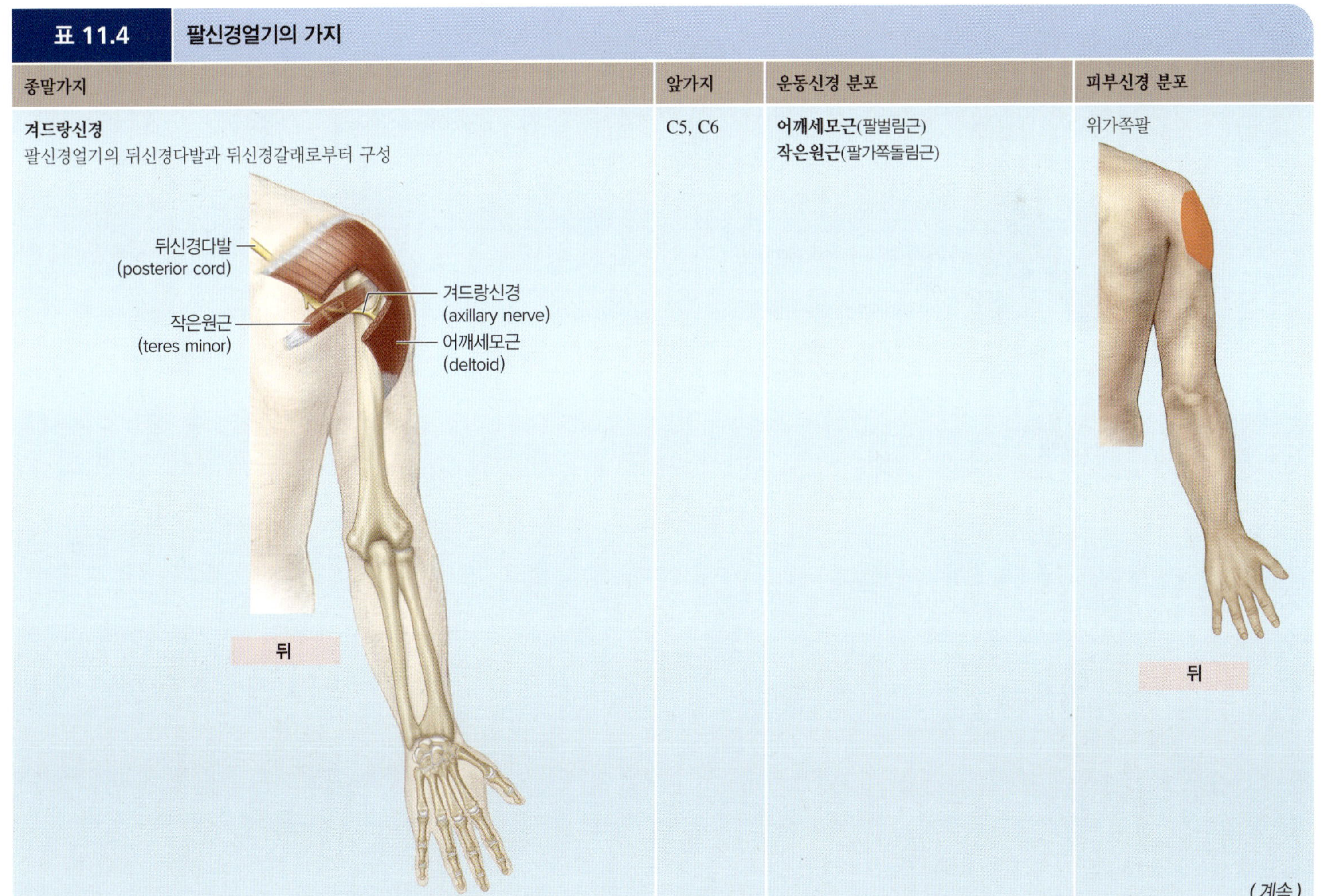

(계속)

표 11.4 팔신경얼기의 가지(계속)

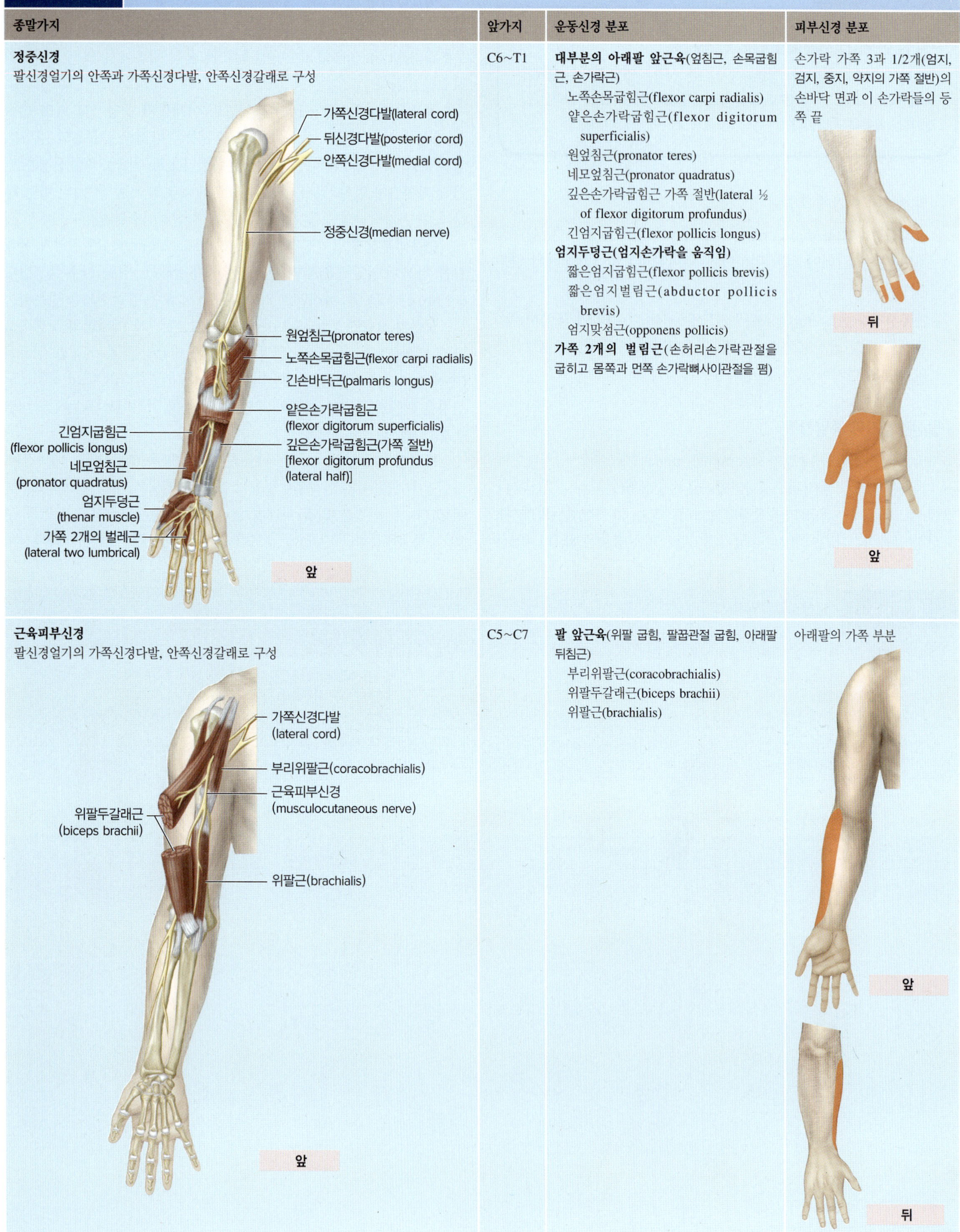

종말가지	앞가지	운동신경 분포	피부신경 분포
정중신경 팔신경얼기의 안쪽과 가쪽신경다발, 안쪽신경갈래로 구성	C6~T1	**대부분의 아래팔 앞근육**(엎침근, 손목굽힘근, 손가락근) 노쪽손목굽힘근(flexor carpi radialis) 얕은손가락굽힘근(flexor digitorum superficialis) 원엎침근(pronator teres) 네모엎침근(pronator quadratus) 깊은손가락굽힘근 가쪽 절반(lateral ½ of flexor digitorum profundus) 긴엄지굽힘근(flexor pollicis longus) **엄지두덩근(엄지손가락을 움직임)** 짧은엄지굽힘근(flexor pollicis brevis) 짧은엄지벌림근(abductor pollicis brevis) 엄지맞섬근(opponens pollicis) **가쪽 2개의 벌림근**(손허리손가락관절을 굽히고 몸쪽과 먼쪽 손가락뼈사이관절을 폄)	손가락 가쪽 3과 1/2개(엄지, 검지, 중지, 약지의 가쪽 절반)의 손바닥 면과 이 손가락들의 등쪽 끝
근육피부신경 팔신경얼기의 가쪽신경다발, 안쪽신경갈래로 구성	C5~C7	**팔 앞근육**(위팔 굽힘, 팔꿉관절 굽힘, 아래팔 뒤침근) 부리위팔근(coracobrachialis) 위팔두갈래근(biceps brachii) 위팔근(brachialis)	아래팔의 가쪽 부분

(계속)

표 11.4 팔신경얼기의 가지(계속)

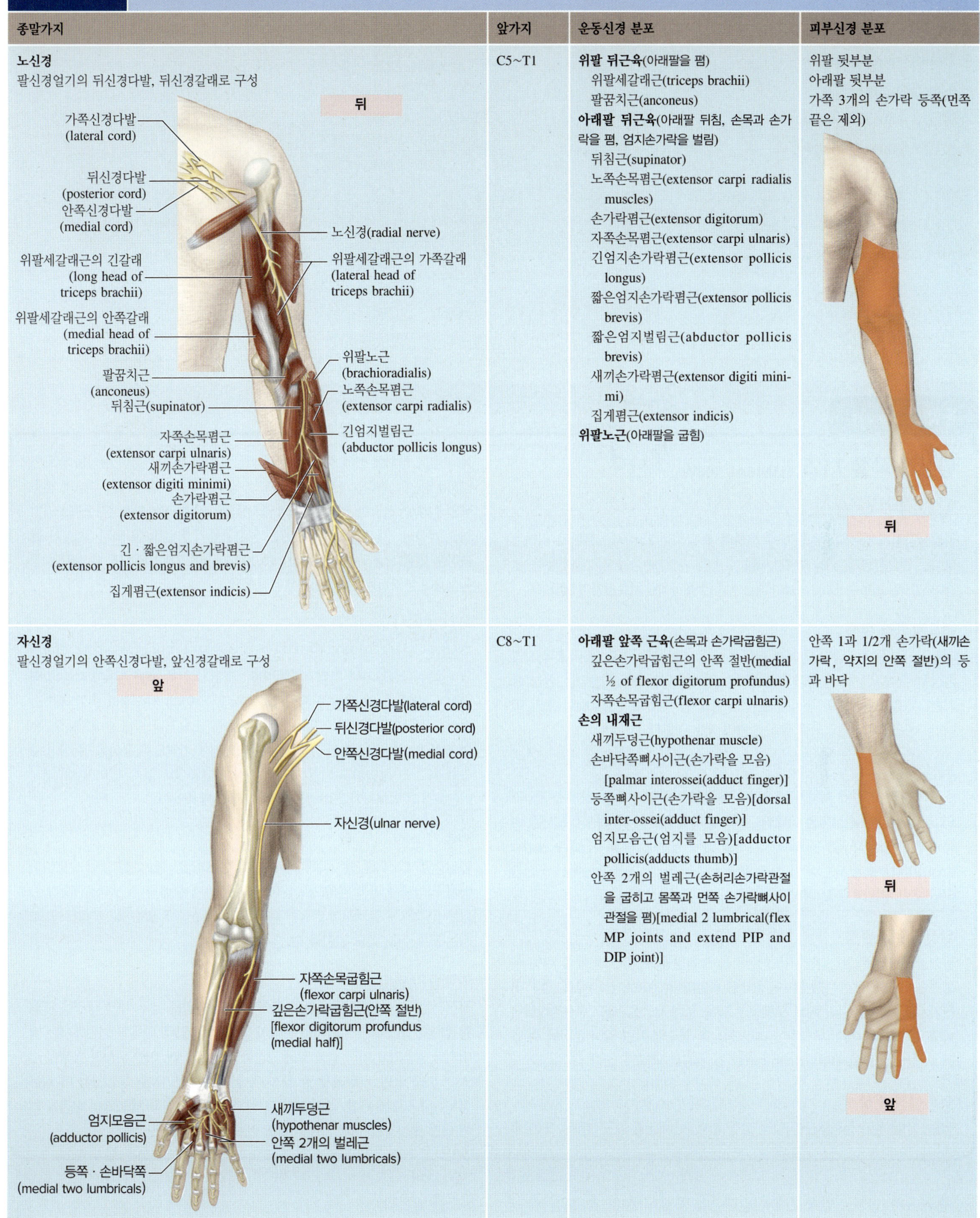

종말가지	앞가지	운동신경 분포	피부신경 분포
노신경 팔신경얼기의 뒤신경다발, 뒤신경갈래로 구성	C5~T1	**위팔 뒤근육**(아래팔을 폄) 위팔세갈래근(triceps brachii) 팔꿈치근(anconeus) **아래팔 뒤근육**(아래팔 뒤침, 손목과 손가락을 폄, 엄지손가락을 벌림) 뒤침근(supinator) 노쪽손목폄근(extensor carpi radialis muscles) 손가락폄근(extensor digitorum) 자쪽손목폄근(extensor carpi ulnaris) 긴엄지손가락폄근(extensor pollicis longus) 짧은엄지손가락폄근(extensor pollicis brevis) 짧은엄지벌림근(abductor pollicis brevis) 새끼손가락폄근(extensor digiti minimi) 집게폄근(extensor indicis) **위팔노근**(아래팔을 굽힘)	위팔 뒷부분 아래팔 뒷부분 가쪽 3개의 손가락 등쪽(먼쪽 끝은 제외)
자신경 팔신경얼기의 안쪽신경다발, 앞신경갈래로 구성	C8~T1	**아래팔 앞쪽 근육**(손목과 손가락굽힘근) 깊은손가락굽힘근의 안쪽 절반(medial ½ of flexor digitorum profundus) 자쪽손목굽힘근(flexor carpi ulnaris) **손의 내재근** 새끼두덩근(hypothenar muscle) 손바닥쪽뼈사이근(손가락을 모음) [palmar interossei(adduct finger)] 등쪽뼈사이근(손가락을 모음)[dorsal inter-ossei(adduct finger)] 엄지모음근(엄지를 모음)[adductor pollicis(adducts thumb)] 안쪽 2개의 벌레근(손허리손가락관절을 굽히고 몸쪽과 먼쪽 손가락뼈사이관절을 폄)[medial 2 lumbrical(flex MP joints and extend PIP and DIP joint)]	안쪽 1과 1/2개 손가락(새끼손가락, 약지의 안쪽 절반)의 등과 바닥

(계속)

표 11.4	팔신경얼기의 가지(계속)		
팔신경얼기의 작은 가지	앞가지	운동신경 분포	피부신경 분포
등쪽어깨신경(dorsal scapular)	C5	마름근, 어깨올림근	
긴가슴신경(long thoracic)	C5~C7	앞톱니근	
가쪽가슴근신경(lateral pectoral)	C5~C7	큰가슴근	
안쪽가슴근신경(medial pectoral)	C8~T1	큰가슴근 작은가슴근	
위팔의 안쪽피부신경(medial cutaneous nerve of arm)	C8~T1		위팔 안쪽
아래팔의 안쪽피부신경(medial cutaneous nerve of forearm)	C8~T1		아래팔 안쪽
빗장뼈밑 신경(nerve to subclavius)	C5~C6	빗장밑근	
어깨위신경(suprascapular)	C5~C6	가시위근, 가시밑근	
어깨밑신경(subscapular nerve)	C5~C6	어깨밑근, 큰원근	
가슴등신경(넓은등근으로 감)[thoracodorsal(nerve to latissimus dorsi)]	C6~C8	넓은등근	

통합 INTEGRATE

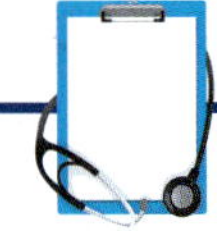

임상적 고찰 11.5 CLINICAL VIEW

팔신경얼기 손상

위팔신경얼기 일부의 손상은 아주 흔하며, 특히 15~25세에 발생한다. 가벼운 부상은 단순히 팔을 안정시키면 나을 수 있다. 심한 손상을 입었을 경우는 신경이식이 필요할 수 있고, 손상이 매우 심하면 효과적인 치료방법이 없다.

겨드랑신경 손상

겨드랑신경은 겨드랑이 안에서 눌릴 수 있고, 위팔뼈의 외과목이 부러지면 손상될 수 있다(겨드랑신경이 위팔뼈의 외과목 아래쪽을 지난다는 점을 상기한다). 겨드랑신경이 손상된 환자는 위팔 위 가쪽이 무감각해질 뿐만 아니라, 세모근이 마비되므로 팔의 벌림이 매우 어렵다.

노신경 손상

노신경은 특히 위팔 뼈몸통 골절이나 팔꿈치 가쪽 손상으로 인해 손상되기 쉽다. 이 신경이 손상되면 아래팔, 손목, 손가락 폄근이 마비된다. 노신경 손상의 흔한 임상적 징후는 환자가 손목을 펼 수 없는 *손처짐*(수근하수, wrist drop)이다. 또 환자는 위팔, 아래팔의 뒤쪽을 따라, 그리고 손에서 노신경이 분포한 부분이 무감각해진다.

뒤신경다발 손상

팔신경얼기의 뒤신경다발(겨드랑신경과 노신경을 포함)은 목발을 잘못 사용했을 때 발생할 수 있는데, 이 상태를 **목발마비**(crutch palsy)라 한다. 마찬가지로 의자 등받이 뒤로 오랫동안 팔을 걸쳐 놓았을 때도 뒤신경다발이 눌릴 수 있다. 만취한 무감각 상태로 정신을 잃으면 이런 일이 일어날 수 있어 이 상태를 **술고래마비**(drunkard's paralysis)라고도 한다.

정중신경 손상

정중신경은 손목굴증후군(임상적 고찰 8.8: "손목굴증후군" 참조) 또는 손목의 깊은 상처로 인해 집히거나 압박될 수 있다. 정중신경이 손상을 입으면 엄지두덩근에 속하는 근육이 마비되는 경우가 많다. 정중신경 부상의 전형적인 징후는 시간이 지남에 따라 엄지두덩이 위축되어 마치 유인원의 앞발처럼 납작한 모양이 되는(유인원은 엄지근육의 발달이 잘 되지 않았다) **원숭이손 변형**(ape hand deformity)이다. 가쪽 2개 벌레근도 마비되며 정중신경이 분포하는 손 부위도 무감각해진다.

자신경 손상

자신경은 팔꿈치 골절이나 탈구로 인해 손상될 수 있는데, 자신경은 위팔뼈의 안쪽위관절융기에 가깝기 때문이다. 팔꿈치 안쪽 뼈를 부딪혀서 찌릿찌릿한 느낌이 들 때 사실은 자신경을 부딪힌 것이다. 자신경이 손상되면 손속기원근육의 대부분이 마비되므로 손가락을 모으거나 벌릴 수 없다. 또, 손의 안쪽 면이 무감각해진다. 의사는 환자에게 손가락으로 종이를 꼭 쥐어 보라고 하고 그 종이를 당기면 자신경 손상 여부를 검사할 수 있다. 손의 뼈사이근육들이 약해지거나 마비되면, 종이가 쉽게 빠진다.

위줄기 손상

팔신경얼기의 위줄기는 목과 어깨가 너무 멀어졌을 때, 예를 들어 오토바이에서 떨어져서 머리 옆쪽으로 땅에 떨어졌을 때 손상될 수 있다. 위줄기 손상은 C5와 C6 앞가지에 영향을 미치므로, 이 신경이 있는 팔신경얼기의 가지는 모두 어느 정도 영향을 받는다.

아래줄기 손상

팔신경얼기의 아래줄기는 분만 중에 신생아의 팔을 너무 세게 당겼을 때처럼 위팔이 과도하게 벌어지면 손상이 발생할 수 있다. 아동과 성인에서는 떨어지다 멈추려고 머리 위에 있는 고정물을 잡았을 때, 이런 손상이 발생할 수 있다. 예를 들면, 나무에서 떨어지다가 살려고 나뭇가지를 붙잡았을 때 같은 경우이다. 아래줄기 손상은 C8과 T1 앞가지에 영향을 미치므로 이 신경을 감싼 어떤 팔신경얼기(예: 자신경)라도 어느 정도 영향을 받는다.

근, 손등쪽뼈사이근, 안쪽 2개의 벌레근을 포함해 손의 속기원근육 중 대부분에 분포한다(8.8e 참조). 자신경은 손등과 손바닥 안쪽 1과 1/2개 손가락(새끼손가락, 약지의 안쪽 절반)의 피부에서 오는 감각신경 신호를 받는다.

그 밖에도 팔신경얼기에서는 팔과 팔이음뼈 부위에 분포하는 많은 다른 신경가지를 낸다. 이런 가지들은 종말가지만큼 크지 않다(표 11.4).

무엇을 배웠는가?

19 전형적으로 팔신경얼기를 구성하는 척수신경은 무엇인가?

20 팔을 벌리는 데 어려움이 있고 위 가쪽 팔을 따라 이상감각(감각 부족)이 있는 경우 어떤 신경이 손상되었을 수 있는가?

21 자신경과 노신경은 운동신경 및 피부신경 분포에 관해 어떻게 비교되는가?

11.5f 허리신경얼기

학습목표

29. 허리신경얼기는 어떤 척수신경이 구성하는지를 구분한다.

30. 넙다리신경과 폐쇄신경의 구성성분과 분포를 비교하고 대조한다.

양쪽 허리신경얼기(lumbar plexus)는 L1~L4 척추뼈의 가쪽과 배벽 뒤의 큰허리근을 따라 있는 척수신경의 앞가지로 이루어진다(**그림 11.17**). 이 신경얼기는 아래배벽, 앞넓적다리, 안쪽넓적다리, 안쪽 종아

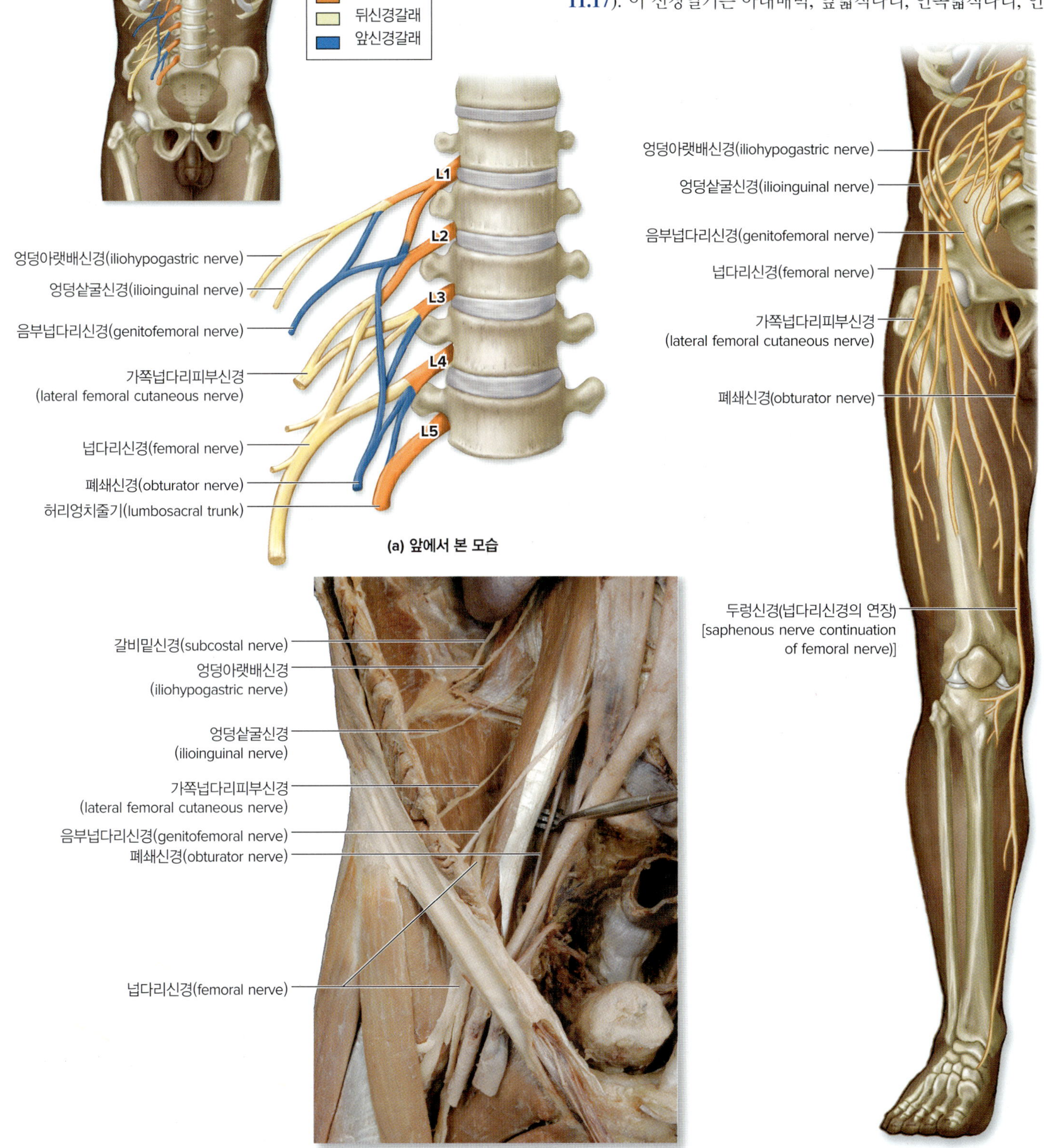

그림 11.17 허리신경얼기. (a) L1~L4 신경의 앞가지들이 허리신경얼기를 이룬다. (b) 허리신경얼기의 구성을 관찰할 수 있는 표본이고, (c) 허리신경얼기의 신경이 지나는 경로를 나타냈다.

표 11.5 허리신경얼기의 가지

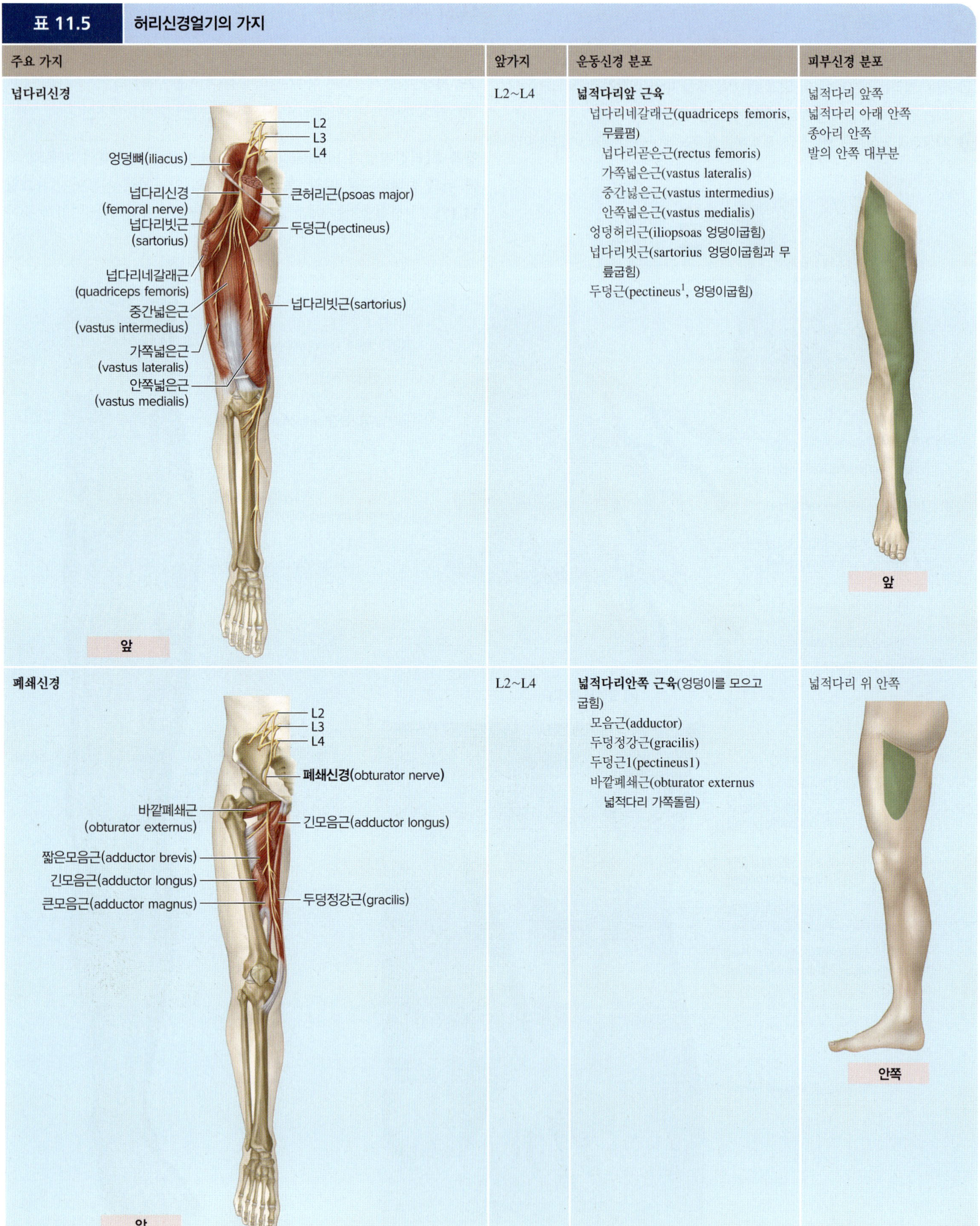

주요 가지	앞가지	운동신경 분포	피부신경 분포
넙다리신경	L2~L4	**넓적다리앞 근육** 넙다리네갈래근(quadriceps femoris, 무릎폄) 넙다리곧은근(rectus femoris) 가쪽넓은근(vastus lateralis) 중간넓은근(vastus intermedius) 안쪽넓은근(vastus medialis) 엉덩허리근(iliopsoas 엉덩이굽힘) 넙다리빗근(sartorius 엉덩이굽힘과 무릎굽힘) 두덩근(pectineus[1], 엉덩이굽힘)	넓적다리 앞쪽 넓적다리 아래 안쪽 종아리 안쪽 발의 안쪽 대부분
폐쇄신경	L2~L4	**넓적다리안쪽 근육**(엉덩이를 모으고 굽힘) 모음근(adductor) 두덩정강근(gracilis) 두덩근1(pectineus1) 바깥폐쇄근(obturator externus 넓적다리 가쪽돌림)	넓적다리 위 안쪽

[1] 두덩근에는 넙다리신경, 폐쇄신경, 또는 두 신경의 가지가 모두 분포할 수 있다.

(계속)

표 11.5	허리신경얼기의 가지(계속)		
작은 가지	앞가지	운동신경 분포	피부신경 분포
엉덩아랫배신경(iliohypogastric)	L1	배근육에 부분적으로 분포(척추뼈 굽힘)	볼기 위 가쪽 부위 아래배벽
엉덩고샅신경(ilioinguinal)	L1	배근육에 부분적으로 분포(척추뼈 굽힘)	아래배벽 음낭(남성) 또는 대음순(여성)
음부넙다리신경(genitofemoral)	L1, L2		넓적다리 위 앞쪽의 작은 영역 음낭(남성) 또는 대음순(여성)
가쪽넙다리피부신경(lateral femoral cutaneous)	L2, L3		넓적다리 앞 가쪽

리의 피부에 분포한다. 허리신경얼기의 구조는 팔신경얼기의 구조보다 덜 복잡하다. 그러나 팔신경얼기처럼 허리신경얼기도 앞신경갈래와 뒤신경갈래로 나뉜다. 허리신경얼기의 주요 신경은 **표 11.5**에 나열했다.

허리신경얼기에서 뒤신경갈래의 주신경은 **넙다리신경**(대퇴신경, femoral nerve)이다. 넙다리신경은 넙다리네갈래근(무릎폄근), 넙다리빗근과 엉덩허리근(엉덩이 굽힘근, 8.9a, b 참조) 같은 넓적다리앞 근육에 분포한다. 또 넓적다리 안쪽뿐 아니라, 넓적다리 앞과 아래안쪽 피부에서 오는 감각신경신호도 받는다.

앞신경갈래에서 주신경은 **폐쇄신경**(obturator nerve)으로, 볼기뼈의 폐쇄구멍에서 넓적다리 안쪽으로 간다. 폐쇄신경은 넓적다리 안쪽근육(넓적다리를 모으는 근육, 8.9a 참조)에 분포하며 넓적다리 위 안쪽에서 오는 감각신경신호를 받는다. 각 허리신경얼기의 작은 가지는 배벽, 외부생식기의 일부, 배근육의 아랫부분에 분포한다(표 11.5, 8.6 참조).

무엇을 배웠는가?

22 만약 무릎을 펴기 어렵다면 허리신경얼기 중 어느 신경을 다친 것인가?

11.5g 엉치신경얼기

학습목표

31. 엉치신경얼기를 이루는 척수신경을 열거한다.

32. 궁둥신경의 구성에 대해 서술하고 각 가지를 비교한다.

양쪽 엉치신경얼기(sacral plexus)는 L4~S4 척수신경의 앞가지로 이루어져 있으며, 허리신경얼기의 바로 아래쪽에 있다(**그림 11.18**). 허리신경얼기와 엉치신경얼기를 합쳐서 허리엉치신경얼기(요천추신경총, lumbosacral plexus)라고 한다. 엉치신경얼기에서 나온 신경은 볼기부분, 골반, 샅, 넓적다리 뒤쪽, 종아리와 발 거의 전체에 분포한다.

엉치신경얼기의 앞가지는 앞갈래와 뒤갈래로 구성된다. 앞갈래에서 나온 신경은 대부분 다리의 굽힘(또는 발바닥쪽굽힘)을 담당하는 근육을 지배하는 반면, 뒤갈래에서 나온 신경은 대부분 다리의 폄(또는 발등굽힘)을 담당하는 근육을 지배한다. 엉치신경얼기의 크고 작은 신경들을 **표 11.6**에 나열했다.

궁둥신경(좌골신경, sciatic nerve, ischiadic nerve)은 몸에서 가장 크고 긴 신경이다. 궁둥신경은 엉치신경얼기의 앞신경갈래 및 뒤신경갈래의 일부로 이루어져 있다. 이 신경은 골반에서 시작되어 볼기뼈의 큰궁둥패임을 통해 넓적다리 뒤부위로 뻗어 나간다. 궁둥신경은 공통의 신경집에 싸인 두 신경갈래, 즉 정강신경갈래(tibial division)와 온종아리신경갈래(common fibular division)로 이루어져 있다.

다리오금 바로 위에서, 궁둥신경의 두 신경갈래가 2개의 신경들로 완전히 나뉜다. **정강신경**(경골신경, tibial nerve)은 궁둥신경의 앞신경갈래에서 형성된다. 넓적다리 뒤에서, 궁둥신경의 정강신경갈래는 넓적다리뒤근육(넙다리두갈래근의 짧은갈래는 제외)과 큰모음근의 넓적다리뒤근육 부분에 분포한다. 정강신경은 다리의 뒷부분을 지나며 발바닥쪽굽힘근과 발가락굽힘근에 분포한다(8.9c, d 참조). 발에서, 정강신경은 가쪽발바닥신경과 안쪽발바닥신경으로 나뉘어 발바닥근육에 분포하며, 발등 피부에서 오는 감각정보를 받는다.

온종아리신경(총비골신경, common fibular nerve, common peroneal nerve)은 궁둥신경의 뒤신경갈래에서 형성된다. 궁둥신경의 온종아리신경갈래는 넙다리두갈래근의 짧은갈래에 분포한다(8.9b 참조). 무릎의 가쪽을 따라, 온종아리신경은 정강뼈의 목을 감싸면서 깊은정강신경과 얕은정강신경으로 갈라진다.

깊은종아리신경(심비골신경, deep fibular nerve, deep peroneal nerve)은 종아리 앞구획을 지나며 첫째와 둘째 발가락 사이에서 끝난다. 이 신경은 종아리앞근육(발등굽힘과 발가락폄)과 발등근육(발가락

통합 INTEGRATE

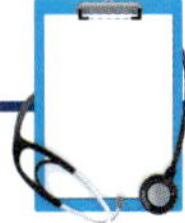

임상적 고찰 11.6 CLINICAL VIEW

엉치신경얼기 손상

엉치신경얼기의 가지 중 일부는 손상에 상당히 취약하다. 예를 들면, 볼기근에 근육내주사를 잘못 놓으면 위 또는 아래 볼기신경이 다칠 수 있으며, 경우에 따라서는 궁둥신경까지 손상될 수 있다. 또 척추사이원반이 탈출하면 궁둥신경을 이루는 가지를 누를 수 있다. 궁둥신경이 손상되면 궁둥신경통(좌골신경통, sciatica)이 발생하는데, 넓적다리와 넓적다리 뒤쪽으로 내려오는 통증이 특징이다.

온종아리신경은 특히 종아리뼈의 목이 골절되거나 석고붕대가 너무 꽉 조일 경우 손상되기 쉽다. 앞쪽과 가쪽 다리근육이 마비되고 발의 발등굽힘과 가쪽번짐이 불가능해질 수 있다. 종아리신경 손상의 전형적인 징후 중 하나는 **발처짐**(족하수, foot drop)이다. 환자는 정상적으로 걸을 수 없으므로, 엉덩이를 굽혀 손상받은 부위를 들어 올리고 발가락이 걸려 넘어지거나 걸리는 것을 방지한다.

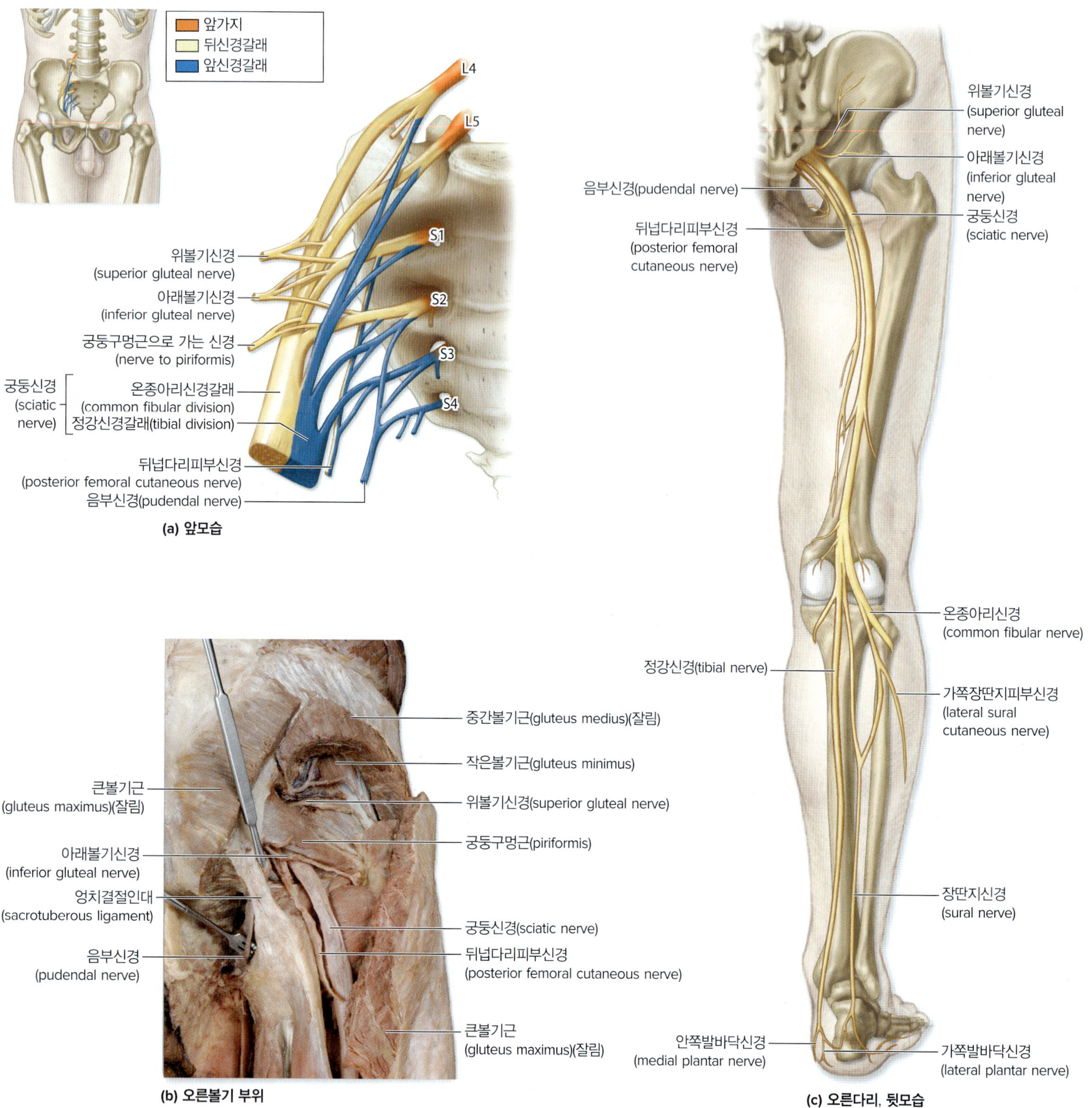

그림 11.18 엉치신경얼기. L4, L5, S1~S4 신경의 앞가지가 엉치신경얼기를 이룬다. (a) 엉치신경얼기에는 6개의 뿌리와 앞 · 뒤신경갈래가 모두 있다. (b) 오른볼기 부분의 주요 엉치신경얼기 신경을 표본사진에서 관찰할 수 있다. (c) 뒷모습에서 엉치신경얼기의 주요 신경을 관찰할 수 있다.

폄, 8.9c, d)에 분포한다. 또, 이 신경은 발등의 첫째와 둘째 발가락 사이 피부에서 오는 감각정보를 받는다.

얕은종아리신경(천비골신경, superficial fibular nerve, superficial peroneal nerve)은 다리의 가쪽 구획을 지난다. 발목의 바로 몸쪽에서, 이 신경은 발목의 앞부분과 발등을 따라 얕은 곳으로 온다. 이 얕은종아리신경은 종아리의 가쪽구획 근육(발의 가쪽번짐근과 약한 발바닥쪽 굽힘근, 8.9c, d 참조)에 분포한다. 또 발등 대부분과 다리 앞부분에서 오는 감각정보를 받는다.

무엇을 배웠는가?

23 엉치신경얼기를 이루는 앞가지는 어떤 것이며, 엉치신경얼기가 지배하는 몸의 일반적 분포 부위는 어디인가?

표 11.6 엉치신경얼기의 가지

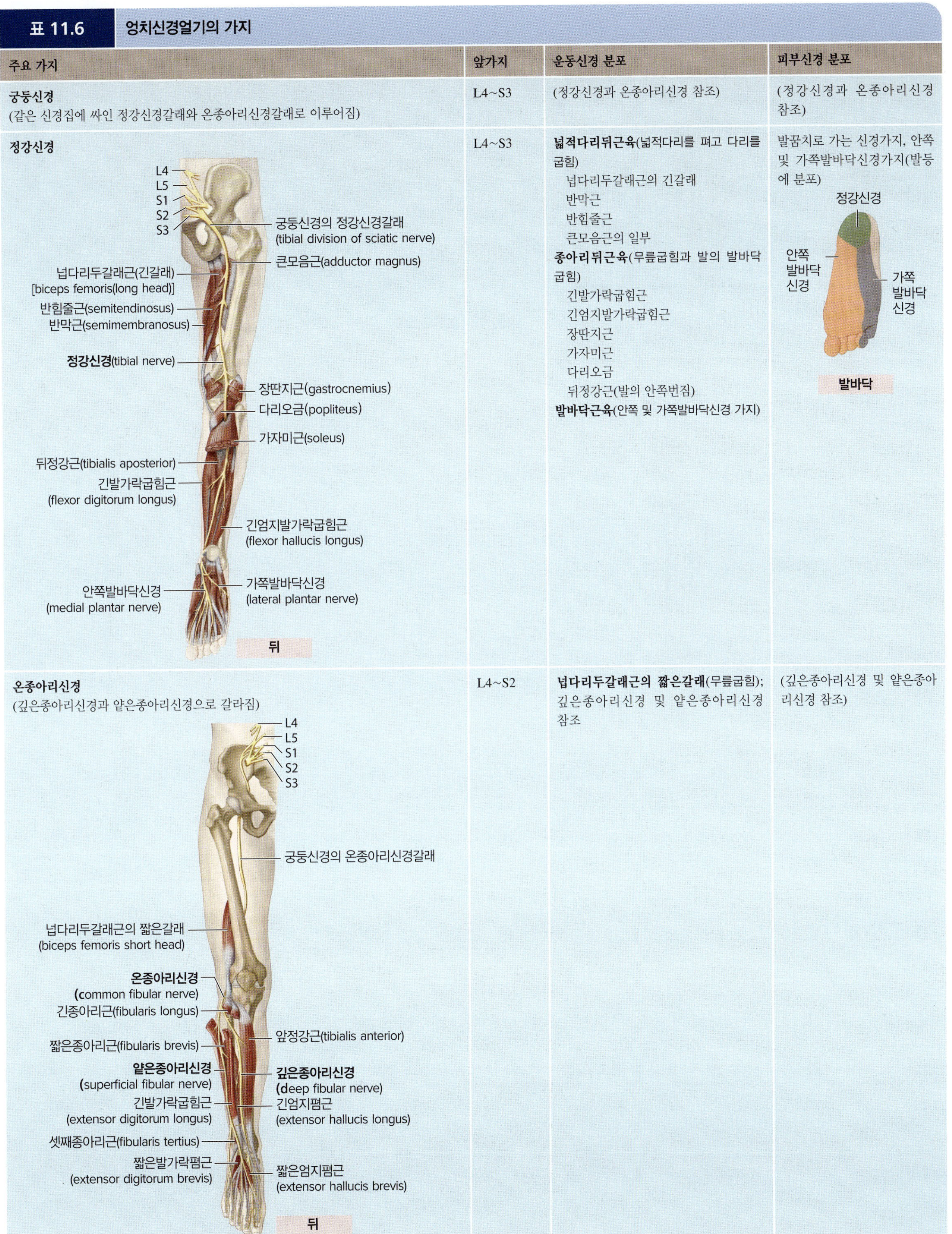

주요 가지	앞가지	운동신경 분포	피부신경 분포
궁둥신경 (같은 신경집에 싸인 정강신경갈래와 온종아리신경갈래로 이루어짐)	L4~S3	(정강신경과 온종아리신경 참조)	(정강신경과 온종아리신경 참조)
정강신경	L4~S3	**넓적다리뒤근육**(넓적다리를 펴고 다리를 굽힘) 넙다리두갈래근의 긴갈래 반막근 반힘줄근 큰모음근의 일부 **종아리뒤근육**(무릎굽힘과 발의 발바닥굽힘) 긴발가락굽힘근 긴엄지발가락굽힘근 장딴지근 가자미근 다리오금 뒤정강근(발의 안쪽번짐) **발바닥근육**(안쪽 및 가쪽발바닥신경 가지)	발꿈치로 가는 신경가지, 안쪽 및 가쪽발바닥신경가지(발등에 분포)
온종아리신경 (깊은종아리신경과 얕은종아리신경으로 갈라짐)	L4~S2	**넙다리두갈래근의 짧은갈래**(무릎굽힘); 깊은종아리신경 및 얕은종아리신경 참조	(깊은종아리신경 및 얕은종아리신경 참조)

(계속)

표 11.6 엉치신경얼기의 가지(계속)

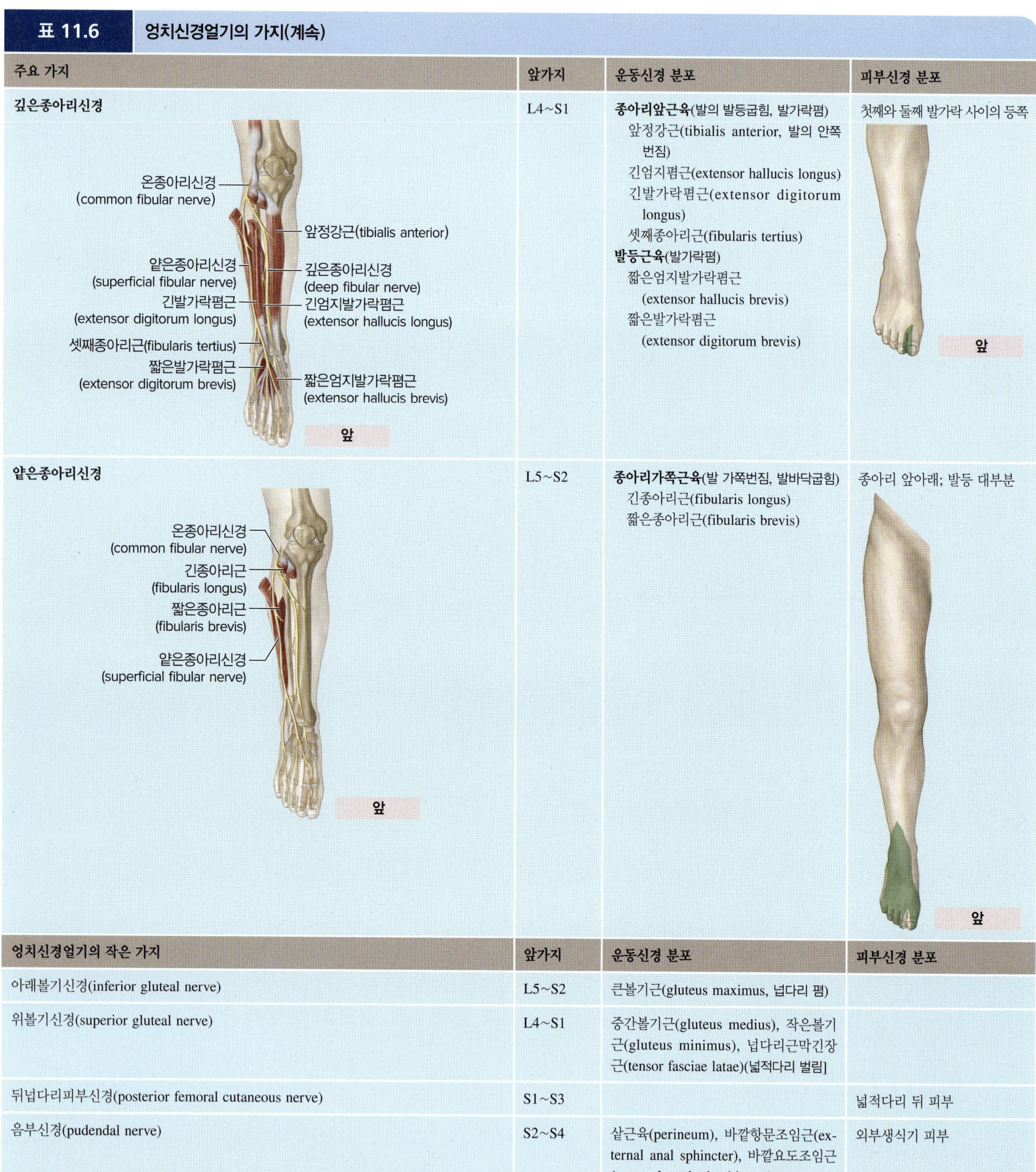

주요 가지	앞가지	운동신경 분포	피부신경 분포
깊은종아리신경	L4~S1	**종아리앞근육**(발의 발등굽힘, 발가락폄) 앞정강근(tibialis anterior, 발의 안쪽 번짐) 긴엄지폄근(extensor hallucis longus) 긴발가락폄근(extensor digitorum longus) 셋째종아리근(fibularis tertius) **발등근육**(발가락폄) 짧은엄지발가락폄근 (extensor hallucis brevis) 짧은발가락폄근 (extensor digitorum brevis)	첫째와 둘째 발가락 사이의 등쪽
얕은종아리신경	L5~S2	**종아리가쪽근육**(발 가쪽번짐, 발바닥굽힘) 긴종아리근(fibularis longus) 짧은종아리근(fibularis brevis)	종아리 앞아래; 발등 대부분

엉치신경얼기의 작은 가지	앞가지	운동신경 분포	피부신경 분포
아래볼기신경(inferior gluteal nerve)	L5~S2	큰볼기근(gluteus maximus, 넙다리 폄)	
위볼기신경(superior gluteal nerve)	L4~S1	중간볼기근(gluteus medius), 작은볼기근(gluteus minimus), 넙다리근막긴장근(tensor fasciae latae)(넓적다리 벌림)	
뒤넙다리피부신경(posterior femoral cutaneous nerve)	S1~S3		넓적다리 뒤 피부
음부신경(pudendal nerve)	S2~S4	샅근육(perineum), 바깥항문조임근(external anal sphincter), 바깥요도조임근(external urethral sphincter)	외부생식기 피부

11.6 반사

반사의 특징, 반사활의 구성, 척수반사의 종류, 다른 척수반사, 임상에서 어떻게 척수반사를 검사하는지 이 절에서 설명한다.

11.6a 반사의 특징

학습목표

33. 반사의 특성을 설명한다.

34. 반사의 일반적 기능을 설명한다.

반사(reflex)는 자극에 대한 근육 또는 샘의 반응 중 빠르고, 사전에 설정된, 불수의적 반응이다. 반사의 예를 들면 난로 위의 뜨거운 버너를 실수로 만졌을 때를 들 수 있다. 엄청 뜨거운 것을 손으로 만졌다는 것을 채 깨닫기도 전에, 손을 뜨거운 버너에서 즉각 자동으로 떼게 된다. 모든 반사는 다음과 같은 비슷한 특징이 있다.

- 반사를 개시하려면 **자극**이 필요하다.
- **빠른** 반응이 일어나기 위해, 관여하는 신경세포의 수는 많지 않고 신경연접지연(9.3 참조)이 적다.
- **사전에 설정된** 반응이 매번 같은 방식으로 나타난다.
- **불수의적** 반응이 반사적 움직임에 대한 의식적 목적 또는 사전 자각 없이 나타난다. 따라서 일반적으로 반사는 억제되지 않는다.

반사는 생존기전이다. 이를 통해 우리는 뇌가 정보를 처리할 때까지 기다릴 필요 없이 안전에 해를 끼칠 수 있는 자극에 신속히 대응할 수 있다. 자극에 대한 인식은 잠재적으로 위험한 상황을 수정하거나 방지하기 위해 반사작용이 완료된 후 발생한다(감각정보가 대뇌겉질에 도달했기 때문에 가능하다).

무엇을 배웠는가?

24 반사의 네 가지 주된 특징은 무엇인가?

11.6b 반사활의 구성

학습목표

35. 반사활과 관련된 구조를 열거하고 이 작용의 단계를 설명한다.

반사활(반사궁, reflex arc)은 감각수용체, 효과기, 두 신경세포 사이의 '배선'이다. 모든 반사활은 말초신경계통의 수용체에서 시작해 중추신경계통과 소통하며 말초효과기(단일 근육 또는 샘세포)에서 끝난다. 중간 단계의 수는 반사의 복잡성에 따라 다르다. 일반적으로 반사는 5단계로 이루어지는데, 이 단계를 **그림 11.19**에 나타내고, 아래에 설명하였다.

1. **자극이 수용체를 활성화한다.** 감각수용체(감각신경세포의 가지 끝 또는 특수화한 수용체 세포)가 온도, 압력, 촉각과 같은 외부와 내부의 자극에 반응한다. 고유감각기는 근육과 힘줄에 있는 감각수용체이며, 또한 고유감각기에 대한 자극(힘줄 두드리기 등)으로 반사를 시작할 수 있다.

2. **감각신경세포가 신경신호를 중추신경계통에 전달한다.** 감각신경세포가 수용체에서 척수(또는 뇌)로 신경신호를 전달한다.

3. **신경신호의 정보가 사이신경세포의 통합중추에서 처리된다.** 복잡한 반사의 경우는 감각신경신호를 통합 및 처리하고 운동신경세포로 정보를 보내기 위해 중추신경계통 내 다수의 사이신경세포가 이용될 수 있다. 단순한 반사의 경우에는 사이신경세포가 관여하지 않는다. 대신 감각신경세포가 척수의 회색질 앞뿔에서 운동신경세포와 바로 시냅스를 이룬다.

3. **운동신경세포가 중추신경계에서 효과기로 신경신호를 전달한다.** 운동신경세포가 앞뿌리와 척수신경을 통해 말초효과기(근육 또는 샘)로 신경신호를 전달한다.

4. **효과기는 운동신경세포에서 온 신경신호에 반응한다.** 효과기는 운동신경세포가 보내는 신경신호에 반응하는 말초기관이다. 이 반응을 통해 원래의 자극에 대응하거나 그 자극을 피한다.

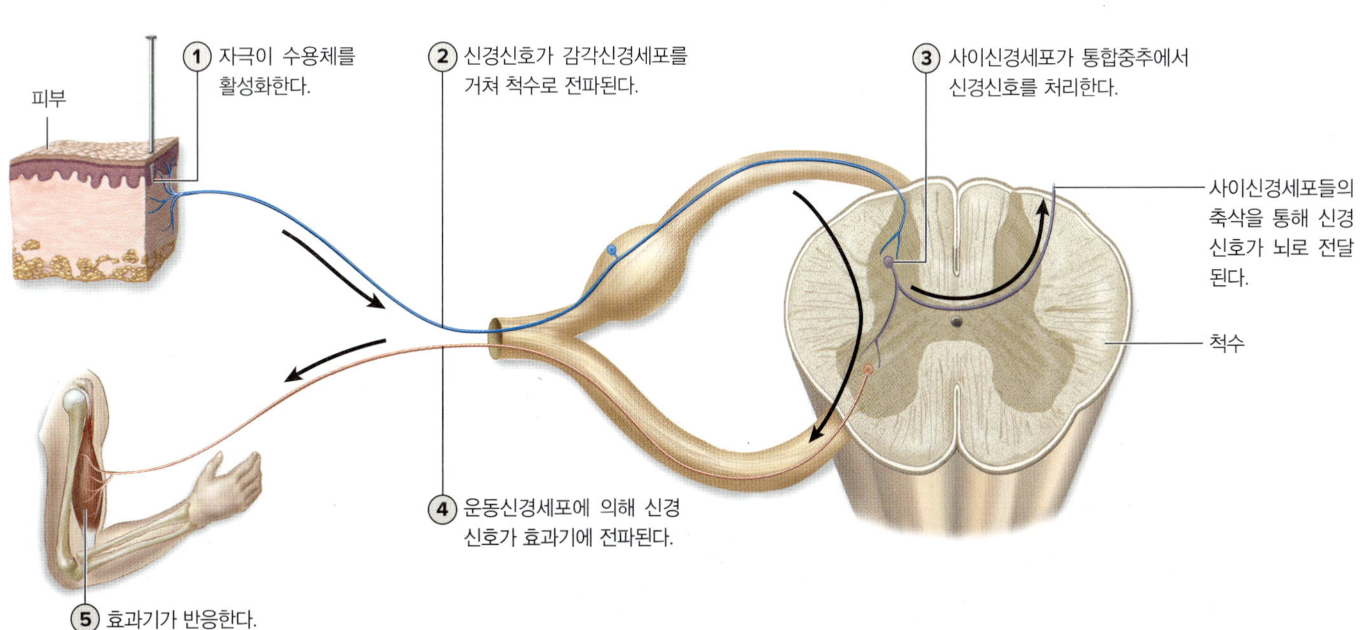

그림 11.19 **단순 반사활.** 반사활은 자극에 대해 빠르고, 무의식적, 그리고 사전설정된 반응들로 조절하는 신경세포들로 이루어진 신경로이다.

무엇을 배웠는가?

25 반사의 다섯 가지 단계는 어떻게 이루어지는가?

11.6c 반사활의 분류

학습목표

36. 반사를 분류하는 5가지 방법을 설명한다.

반사의 특정 구성요소(또는 속성)는 다양하다. 일부 반사는 척수와 관련되는 반면, 다른 반사들은 뇌와 관련된다. 일부는 뼈대근을 포함하고 일부는 다른 유형의 근육 또는 땀샘을 포함한다. 일부는 단지 2개의 신경세포뿐이지만, 일부는 더 많은 신경세포가 관여한다. 반사를 분류하는 다섯 가지 다른 방법을 아래에 설명하였다.

- **척수반사 또는 뇌반사.** 처리장소 역할을 하는 특정 중추신경계(통합센터) 부위에 따라 반사를 구분할 수 있다. 척수반사(spinal reflex)는 척수를 포함하는 반면 뇌반사(cranial reflex)는 뇌를 포함한다.
- **몸반사 또는 내장반사.** 이 분류는 반사와 관련된 운동신경세포에 의해 자극되는 효과기 유형에 따라 결정된다. 몸반사(somatic reflex)는 뼈대근을 효과기로 사용한다. 내장(또는 자율)반사(visceral reflex)는 효과기로 심장근육, 민무늬근 또는 샘이 포함된다.
- **단일신경연접반사 또는 뭇신경연접반사.** 반사는 또한 반사에 관여하는 신경세포들의 수에 따라 분류할 수도 있다. 단일신경연접반사(monosynaptic reflex; *monos*: 하나의)는 감각신경세포와 운동신경세포만으로 이루어진다(**그림 11.20**). 감각신경세포의 축삭은 운동신경세포와 직접신경연접을 이루며, 운동신경세포의 축삭은 효과기로 뻗는다. 그래서 이 반사활에는 신경연접이 하나뿐이다. 단일신경연접반사는 가장 단순하고, 가장 빠르다. 단지 1개 신경연접 지연만 있으므로, 그 반응이 매우 빠르다. 뭇신경연접반사(polysynaptic reflex; *polys*: 많은)는 감각신경세포와 운동신경세포 사이에 하나 이상의 사이신경세포가 놓인다. 이런 반사활들은 더 복잡하고 그렇게 빠르지 않다.
- **같은쪽 반사활 또는 반대쪽 반사활.** 반사활은 또한 이 반사가 단지 몸 한쪽만 관여하는지에 따라 구분할 수 있다. 같은쪽 반사(ipsilateral reflex)는 수용기와 효과기관이 모두 척수의 같은 쪽에 있는 반사이다. 반대쪽 반사(contralateral reflex)는 자극을 감지하는 수용기와 몸의 반대쪽에 있는 효과기가 관여하는 반사이다. 이 용어는 팔다리가 포함된 반사에서만 사용한다는 것에 주의한다. 예를 들면, 같은쪽 반사는 왼손을 뜨거운 물체를 피하려고 왼팔의 근육을 수축할 때 발생하는 것이다. 이에 비해, 날카로운 물체를 왼발로 밟았을 때, 왼다리를 거기서 뺄 때 균형을 유지하기 위해 오른다리의 근육을 수축하면 반대쪽 반사가 발생한다.
- **선천적 반사 또는 후천적 반사.** 반사는 태어나면서부터 갖고 있는지에 따라서 분류할 수 있다. 선천적 반사(innate reflex)는 사람이 태어나면서 보이는 반사이고, 후천적 반사(acquired reflex)는 출생 후 발달하는 반사이다.

이 절에 설명된 반사신경에 대해 학습하면, 각 반사신경을 어떻게 이 다섯 가지 기준에 따라 분류할지 결정할 것인지를 알 수 있다. 반사를 5가지로 분류하기에 충분한 정보가 없는 경우도 있을 수 있다는 것을 기억한다. 11.6d절에서 논의되는 모든 반사는 뼈대근을 효과기로 갖는 척수반사이다. 따라서 이런 반사들은 척수반사와 몸반사 모두로 분류된다.

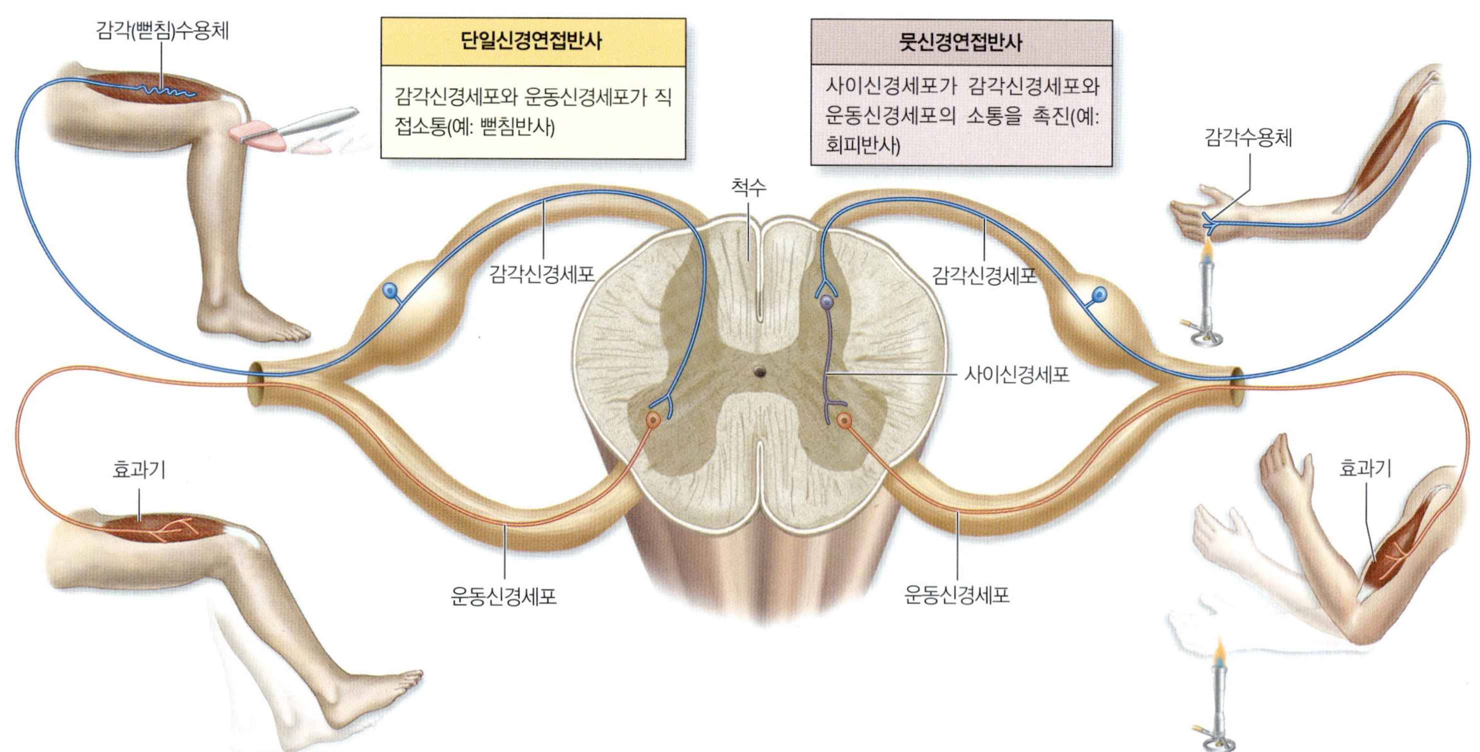

그림 11.20 단일신경연접반사와 뭇신경연접반사. 단일신경연접반사(왼쪽)와 뭇신경연접반사(오른쪽)에서 최소한의 신경세포 수와 경로를 비교하였다.

무엇을 배웠는가?

26 몸반사와 내장반사를 어떻게 구분하는가?

27 단일신경연접반사와 뭇신경연접반사의 주요한 차이는 무엇인가?

11.6d 척수반사

학습목표

37. 흔한 4가지 척수반사들을 열거하고 설명한다.

흔한 4가지 척수반사로는 뻗침반사, 골지힘줄반사, 회피(굽힘근)반사, 교차폄근반사가 있다. 이러한 반사들은 고유감각기 또는 통증수용체(nociceptor)에 의해 시작된다.

고유감각수용기를 포함하는 이러한 반사들에는 뻗침반사와 골지힘줄반사가 포함된다. 11.4a절에서 **고유감각수용기**(proprioceptor)가 관절, 근육 또는 힘줄에 있다고 한 것을 상기한다. 이러한 감각수용체는 근육수축 및 근육 늘어남과 관련된 늘어남 또는 긴장의 변화 같은 구조의 변화를 특이적으로 감지한다.

근육방추(muscle spindle)는 근육 늘어남에 대한 변화를 감지하는 고유감각수용기이다. 이런 이유로 근육방추는 **뻗침수용체**(stretch receptor)로도 알려져 있다(**그림 11.21**). 근육방추는 결합조직주머니에 둘러싸인 **방추속근육섬유**(intrafusal muscle fiber)로 구성된다. 이런 방추속근육섬유들은 가운데 부위의 근섬유가 부족하고 먼쪽 부위만 수축한다(액틴과 미오신은 이 섬유의 끝에서만 발견된다). 이런 근육섬유들은 감각신경세포(신경신호를 척수로 전달함)와 **감마(γ)운동신경세포**[gamma(γ) motor neuron]에 의해 신경지배된다. 감마는 지름이 작은 축삭을 갖는 운동신경세포를 나타내기 때문에, 그렇게 명명되었다. 감마운동신경세포는 방추속근육섬유의 말단에 있는 수축섬유를 자극해 근육방추섬유 속 부분을 늘려 근육방추가 늘어남에 더 민감하게 만든다(따라서 감마운동신경세포는 반사 전에 근육이 늘어나는 민감도를 증가시키는 기능을 한다).

근육방추 주위는 **알파(α)운동신경세포**(alpha(α) motor neuron)에 의해 신경지배되는 **방추바깥근육섬유**(extrafusal muscle fiber)가 있는데, 이 운동신경세포는 직경이 가장 큰 축삭이 있어 그렇게 이름이 붙었다. 두 신경세포 유형의 차이를 쉽게 기억하기 위한 한 가지 팁은 감마(gamma)가 근육 속으로 들어가고(go) 알파(alpha)가 근육을 둘러싼다(around)로 기억하는 것이다.) 근육방추들은 '뻗침반사'라는 반사 유형과 관련이 있다. 알파운동신경세포는 뼈대근의 방추바깥근육섬유가 수축하게 자극한다.

› 뻗침반사

뻗침반사(신장반사, stretch reflex)는 뼈대근육의 길이를 감시하고 조절하는 단일신경연접반사이며, 근육의 늘어남에 반응해 반사적으로 수축하는 근육이 포함된다(그림 11.21). 근육방추(muscle spindle)가 늘어나면, 그 감각은 근육방추의 방추속근육섬유(추내근섬유, intrafusal

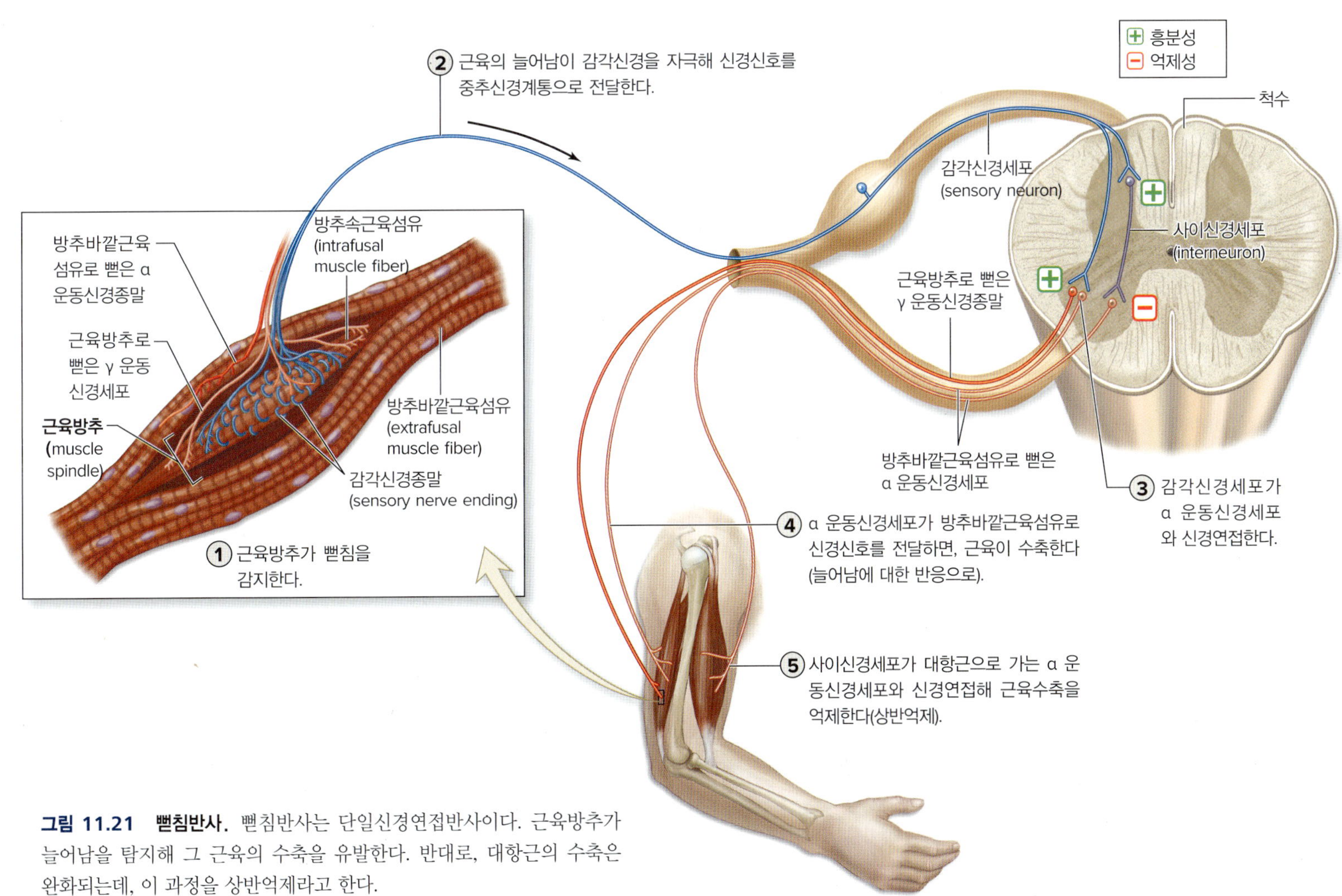

그림 11.21 뻗침반사. 뻗침반사는 단일신경연접반사이다. 근육방추가 늘어남을 탐지해 그 근육의 수축을 유발한다. 반대로, 대항근의 수축은 완화되는데, 이 과정을 상반억제라고 한다.

muscle fiber)를 둘러싼 감각신경세포에 의해 감지된다. 그 감각신경세포들은 신경신호들을 척수(중추신경계통)로 전달하고, 척수에서 근육과 관련된 알파운동신경세포와 신경연접을 한다. 이후 알파운동신경세포는 근육이 수축하고 그래서 늘어남에 저항케 하는 방추바깥근육섬유로 신경신호를 전달한다.

세갈래근 반사는 뻗침반사의 한 예이다. 세갈래근 반사는 다음과 같이 분류할 수 있다. 이 반사는 척수반사(통합중심으로 척수가 관여한다), 몸반사(뼈대근육이 효과기이다), 같은쪽 단일신경연접반사(수용체와 효과기가 척수의 같은쪽에 위치한다), 선천적 반사(이 반사를 갖고 태어난다)이다. 자극(예, 반사망치가 위팔세갈래근의 힘줄을 두드리는 것)은 위팔세갈래근의 근육방추를 늘어나게 한다. 감각신경세포들은 신경신호를 척수로 전달하고, 거기서 알파운동신경세포들과 신경연접을 한다. 알파운동신경세포들은 위팔세갈래근 방추바깥근육섬유로 신경신호를 전달함으로써, 근육수축과 팔굽관절을 펴는 것을 시작하게 한다.

그림 11.21을 보면 뻗침반사는 **상반억제**(reciprocal inhibition)라는 과정과 간접적으로 관련되어 있다. 감각신경신호가 척수에 다다르면, 감각축삭 중 일부는 사이신경세포와 신경연접한다. 이런 사이신경세포들은 대항근의 수축을 억제하는 알파운동신경세포들과 신경연접한다. 세갈래근반사의 경우, 억제되는 대항근은 위팔두갈래근이다. 그래서 위팔세갈래근이 자극되면 상반억제로 위팔두갈래근의 수축이 완화되어 위팔세갈래근의 움직임이 위팔두갈래근에 의해 방해받지 않는다.

뻗침반사는 단일신경연접반사이다. 그러나 상응하는 상반억제는 사이신경세포를 경로에서 사용하므로 뭇신경연접반사이다.

› 골지힘줄반사

골지힘줄반사(Golgi tendon reflex)는 **골지힘줄기관**(Golgi tendon organ) 고유감각기에 의해 시작되는 반사이다. 골지힘줄기관(Golgi tendon organ)은 힘줄 속 또는 근육–힘줄 경계 근처의 감각신경종말로 구성되며 근육이 수축할 때 근육힘줄의 장력(늘어남) 변화를 감지한다. 뻗침반사는 근육이 과도하게 늘어나는 것을 막는 반면, 골지힘줄반

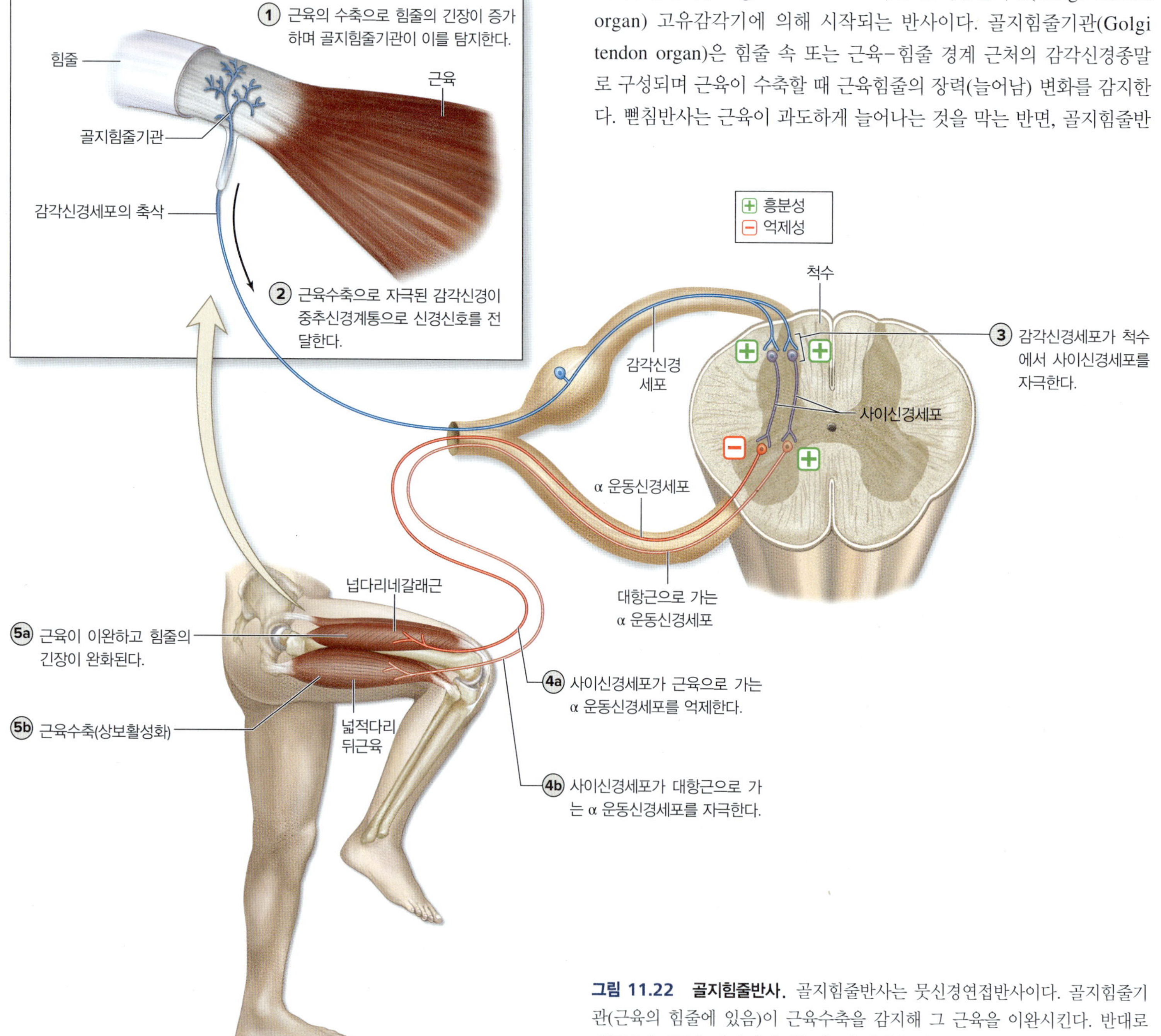

그림 11.22 골지힘줄반사. 골지힘줄반사는 뭇신경연접반사이다. 골지힘줄기관(근육의 힘줄에 있음)이 근육수축을 감지해 그 근육을 이완시킨다. 반대로 대항근이 자극을 받아 수축하는데, 이 과정을 상보활성화라고 한다.

사는 반대로 과도한 수축이 발생하는 것을 막는다. 골지힘줄반사는 골지힘줄기관에서 증가한 장력에 반응해 근육을 이완시키는 다신경연접반사이다(**그림 11.22**).

근육이 수축하면, 연결된 힘줄이 늘어남으로써 힘줄의 사이신경세포 긴장이 증가하고 골지힘줄기관이 활성화된다. 골지힘줄기관의 감각신경세포는 신경신호를 척수의 사이신경세포로 전달하고, 이 사이신경세포는 같은 근육 속의 알파운동신경세포를 억제한다. 운동신경세포가 억제되면 연결된 근육이 이완할 수 있으며, 그 결과 과도한 긴장 손상으로부터 근육과 힘줄을 보호한다.

감각신경세포는 또한 대항근의 알파운동신경세포를 자극하는, 척수의 다른 사이신경세포와도 소통한다는 점을 기억한다. 이 과정을 **상보활성화**(reciprocal activation)라고 한다. 예를 들면, 넙다리네갈래근의 골지힘줄기관이 과도한 긴장을 탐지하면, 이후 골지힘줄 반사로 인해 결과적으로 넙다리네갈래근이 이완된다. 이때 상보활성화로 인해 넓적다리뒤근육들이 수축하도록 자극된다.

골지힘줄반사가 있는 덕분에 근육이나 힘줄은 과도한 긴장으로 인한 손상을 입지 않을 수 있으며, 근육 수축의 과정이 매끄럽고 효율적으로 진행될 수 있다. 근육이 극도로 긴장하면(예: 매우 무거운 물건을 들 때) 골지힘줄반사가 뻗침반사를 무력화한다(따라서 근육이 과도하게 긴장하면 이로 인해 물건을 떨어뜨리게 된다). 이런 이유로 역기를 드는 사람들은 무거운 역기를 갑자기 떨어뜨리지 않게 다른 사람의 도움을 받는 것이 좋다.

› 회피반사

회피반사(withdrawal reflex)는 통증을 유발하는 자극으로부터 회피하기 위해 근육을 수축하는 것이다. 이 반사에는 통증수용체(nociceptor)가 관여한다(13.1d 참조). 이 반사는 매우 뜨거운 것 또는 고통스러운 것을 만지면 발생한다(**그림 11.23**). 이 자극은 감각신경세포에 의해 척수로 전달되는 신경신호를 발생시킨다. 사이신경세포는 감각신경신호를 받은 다음 폄근으로 가는 운동신경세포를 자극한다. 여기에 대한 반

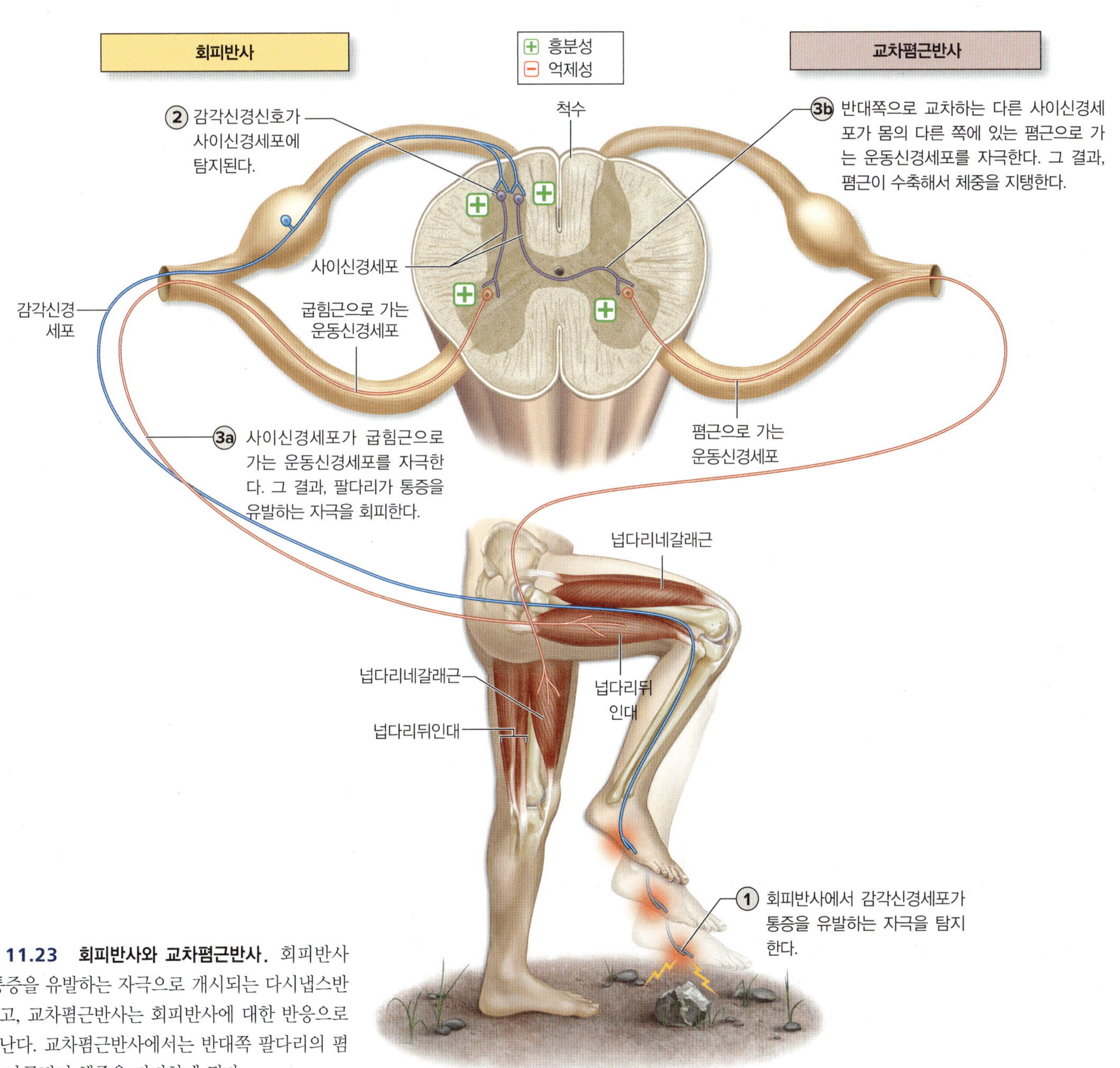

그림 11.23 회피반사와 교차폄근반사. 회피반사는 통증을 유발하는 자극으로 개시되는 다시냅스반사이고, 교차폄근반사는 회피반사에 대한 반응으로 일어난다. 교차폄근반사에서는 반대쪽 팔다리의 폄근이 자극되어 체중을 지지하게 된다.

응으로 폄근이 수축한다.

예를 들면, 뾰족한 물건을 밟으면 감각신경세포가 이 자극을 감지해 척수로 신경신호를 전달한다. 감각신경세포들은 사이신경세포와 신경연접하며, 운동신경세포를 자극해 굽힘근을 수축시킨다(이 경우는 다리의 넓적다리뒤근육). 사람은 고통스러운 자극을 피하기 위해 다리를 들어 올린다. 또한, 상반억제가 같은 쪽 다리의 폄근(넙다리네갈래근)에서 일어나므로 넓적다리뒤근육들이 수월하게 수축한다.

› 교차폄근반사

교차폄근반사(crossed-extensor reflex)는 회피반사와 결합해서 일어나는 경우가 많으며, 주로 다리(체중을 지탱)에서 일어난다(그림 11.23). 본질적으로, 한쪽 다리에 회피반사가 일어나면 다른 쪽 다리에는 교차폄근반사가 일어난다. 즉, 감각신경세포가 척수로 감각신호를 전달할 때 일부 감각신경가지들은 뻗침반사에 관여하는 사이신경세포와 신경연접하고, 다른 가지들은 교차폄근반사에 관여하는 사이신경세포와 신경연접한다. 후자의 사이신경세포는 회색질맞교차를 통해 척추 반대편으로 교차해서 반대쪽 다리의 대항근을 통제하는 운동신경세포와 신경연접한다. 이 운동신경세포는 자극을 받아 대항근의 수축을 유발한다.

그림 11.23은 회피반사가 오른다리에서 오른넓적다리뒤근육의 수축을 유발해 무릎을 굽히는 과정을 보여 준다. 반대로, 교차폄근반사는 왼넙다리네갈래근이 수축하도록 자극해 왼다리가 펴진 채로 체중을 지탱한다. 그러므로 교차폄근반사는 이런 상황에서 균형을 유지하고 이에 따른 체중이동을 돕는다.

무엇을 배웠는가?

28 흔한 척수반사 네 가지는 무엇인가?

29 골지힘줄반사(선천적 반사)를 (a) 척수반사 또는 뇌반사, (b) 몸반사 또는 내장반사, (c) 단일신경연접반사 또는 뭇신경연접반사, (d) 같은쪽반사 또는 다른쪽반사를 구분한다.

11.6e 임상의 반사검사

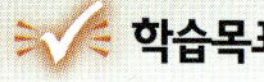

학습목표

38. 과소반사와 과대반사의 표지자들을 설명한다.

반사는 중요한 진단 수단이다. 임상의는 특정 근육군과 특정 척수신경 또는 척수구역을 검사하기 위해 반사를 이용한다(**표 11.7**). 비록 정상에서도 약간의 변이가 일어나지만, 비정상적 반사

표 11.7 임상적으로 중요한 반사

반사	검사 대상인 척수신경	효과기의 정상반응
두갈래근반사(biceps reflex)	C5, C6	위팔두갈래근 힘줄을 두드리면 팔꿈치를 굽힌다.
세갈래근반사(triceps reflex)	C6, C7	위팔세갈래근 힘줄을 두드리면 팔꿈치를 편다.
배근육반사(abdominal reflex)	T8~T12	배벽 한쪽을 빠르게 문지르면 배근육이 수축한다.
고환올림근반사 (cremasteric reflex)	L1, L2	넓적다리 안쪽을 빠르게 문지르면 고환이 올라간다(음낭의 고환올림근 수축).
무릎반사 [patellar(knee-jerk) reflex]	L2~L4	무릎인대를 두드리면 무릎이 편다.
발목(아킬레스)반사 [ankle(Achilles) reflex]	S1	발꿈치힘줄을 두드리면 발이 발바닥굽힘을 한다.
발바닥반사(plantar reflex)	L5, S1	발바닥을 세게 긁으면 발가락을 굽힌다.[1]

1. 이 반사반응은 성인에서 정상이다. 척수가 손상된 성인과 정상 영아에서는 엄지발가락이 쭉 펴지고 다른 발가락들이 바깥쪽으로 쫙 벌어지는 **바빈스키 징후**(Babinski sign)가 나타난다.

가 지속적으로 일어난다면 신경계통 또는 근육 손상의 징후를 가리키는 것일 수 있다.

반사반응은 정상, 과소, 과대로 나뉜다. **과소반사**(hypoactive reflex)는 반사반응이 감소했거나 없는 것이다. 과소반사는 어떤 척수구역의 손상, 또는 근육이나 신경근육이음부의 질병 또는 손상을 암시할 수 있다.

과대반사(hyperactive reflex)는 비정상적으로 강한 반응을 가리킨다. 특히 만약 근육반사를 검사할 때 굽힘과 폄 사이의 율동적인 진동인 **간대**(clonus, *Klonus*: 소란)가 동반된다면, 과대척수반사는 뇌 또는 척수 어딘가가 손상되었음을 암시한다.

무엇을 배웠는가?

30 과소반사가 있으면 어떤 문제를 암시하는가?

11.7 척수의 발생

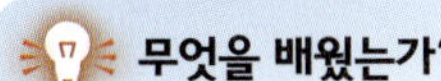

학습목표

39. 신경관이 어떻게 척수의 회색질을 형성하는지 설명한다.

10.1b절에서 신경관의 꼬리(아래쪽) 부분이 척수를 형성한다고 했던 것을 상기한다. 신경관의 꼬리 부분이 분화하고 특화하면서 척수가 발생하기 시작한다(**그림 11.24**). 발생과정은 뇌에 비하면 훨씬 단순하다. **신경관**(neural tube)의 속이 빈 신경관(neural canal)이 척수의 중심관이

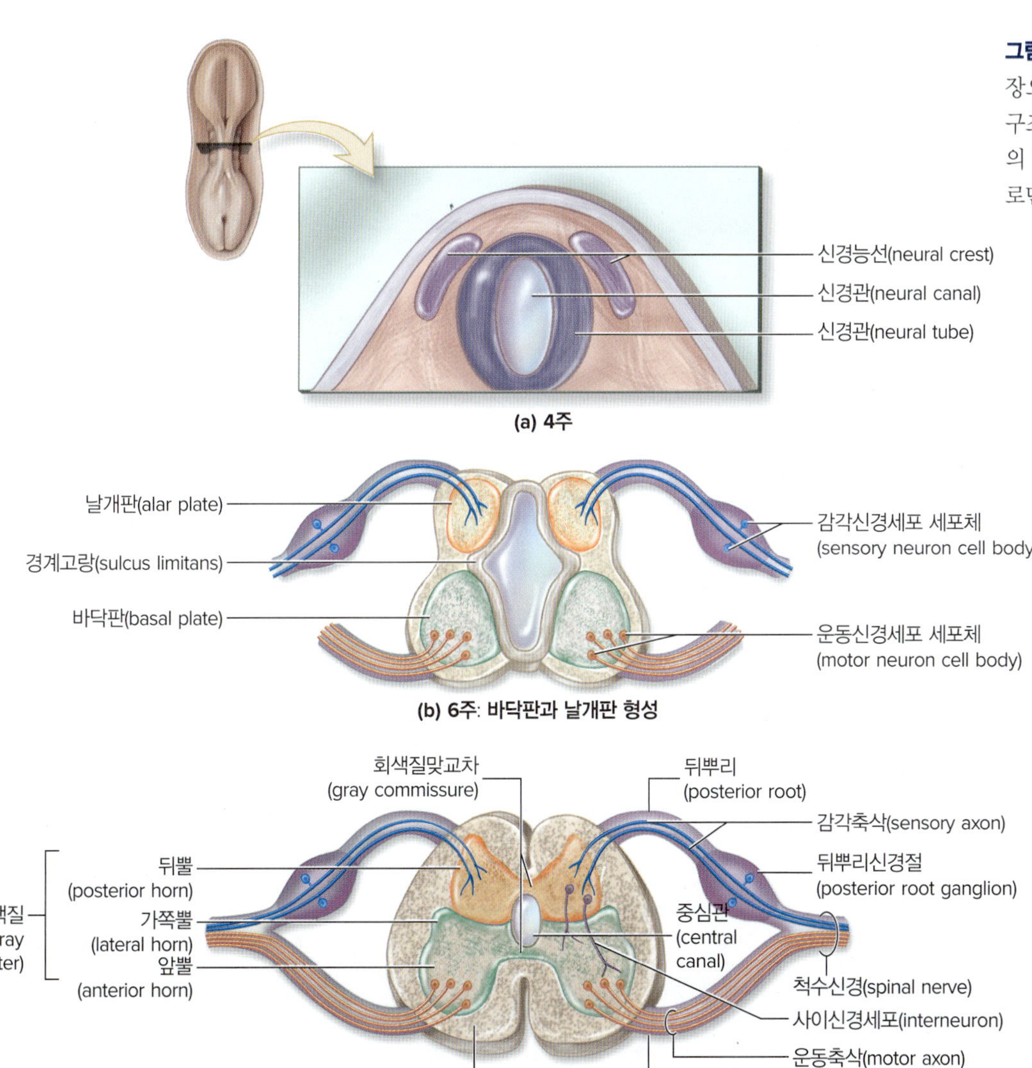

그림 11.24 척수의 발생. 척수는 뇌의 관 확장으로 발생한다. (a) 발생 4주 배아의 신경관 구조를 관찰할 수 있는 가로단면, (b) 발생 6주의 날개판과 바닥판 형성을 관찰할 수 있는 가로단면, (c) 9주째의 척수 발생.

된다. 신경관의 크기가 줄어드는 것이 아니라 그 주변의 신경관(neural tube)이 빠르게 자라는 것에 주의한다. 즉, 신경관(neural tube) 벽이 자라고 확장되면서 신생아 신경관(neural canal)은 중심관이라는 작은 구멍으로 보인다.

배아 발생 4~5주 동안 신경관(neural tube)은 빠르고 불규칙하게 자란다. 일부는 척수의 백색질, 나머지는 회색질을 이룬다. 6주 경에는 **경계고랑**(sulcus limitans; *limes*: 경계)이라는 가로방향의 홈이 중심관의 가쪽 벽에 형성된다(그림 11.24). 또 바닥판과 날개판이 뚜렷해지면서 경계고랑은 신경관을 나누는 경계가 된다.

바닥판(기저판, basal plate)은 경계고랑 앞에 놓인다. 바닥판은 앞뿔, 가쪽뿔, 회색질의 운동 부분으로 발달한다. 또한 회색질맞교차의 앞부분도 형성한다.

날개판(alar plate; *ala*: 날개)은 경계고랑의 뒤쪽에 있다. 발생 약 9주에 날개판은 뒤뿔, 회색질의 감각 부분으로 발달한다. 또 회색질맞교차의 뒷부분도 형성한다.

배아기 동안, 척수는 척주관의 길이를 넘는다. 그러나 태아기에는 척추뼈(그리고 척주관)의 성장이 척수를 넘어선다. 태아기 6주까지, 척수는 S_1척추뼈 높이에 다다른다. 대조적으로, 신생아의 척수는 L_3 척추뼈 높이에 다다른다. 성인에서 척수의 길이는 L_1 척추뼈 높이까지만 다다른다. 이 불균형한 성장은 척수의 허리, 엉치, 꼬리 부분 및 여기에 연결된 신경뿌리가 왜 각각에 해당하는 척추뼈(8.1 참조)와 같은 위치에 있지 않은지를 설명해 준다.

무엇을 배웠는가?

31 날개판과 바닥판으로부터 각각 어떤 부분이 발생하는가?

단원 요약 CHAPTER SUMMARY

	• 척수는 중추신경계통(CNS)의 부분이며 여기서 나오는 31쌍의 척수신경이 있다.
11.1 척수와 척수신경 개관	**11.1a 일반기능** • 척수와 척수신경은 감각 및 운동신경신호의 경로로서 척수반사를 담당한다.
	11.1b 척수의 맨눈해부학 • 성인 척수는 척추관을 가로지르고 전형적으로 L_1 척추뼈 높이에서 끝난다.
	11.1c 척수신경 구분과 맨눈해부학 • 31쌍의 척수신경이 있다: 목신경 8쌍, 가슴신경 12쌍, 허리신경 5쌍, 엉치신경 5쌍, 꼬리신경 1쌍.
11.2 척수의 보호와 지지	• 척추뼈, 수막, 뇌척수액(CSF)은 척수를 보호한다. • 수막에는 연질막, 거미막, 경질막이 있다. • 잠재적인 경막밑공간은 경막과 거미막 사이에 있으며, 경막바깥공간은 경막바깥에 있고 지방결합조직과 혈관이 있으며 거미막밑공간은 거미막과 연질막 사이에 있으며 뇌척수액(CSF)이다.
11.3 척수의 단면 해부학	• 회색질은 중앙에 놓이며 신경세포체, 가지돌기, 민말이집축삭, 신경아교세포로 구성된다. • 백색질은 말초에 위치하고 말이집축삭으로 구성된다.
	11.3a 회색질 분포 • 회색질은 뒤뿔(감각축삭과 사이신경세포 포함), 앞뿔(몸운동신경세포의 세포체 포함), 가쪽뿔(자율운동신경세포의 세포체 포함)의 3개 뿔로 구성된다.
	11.3b 백색질 분포 • 백색질은 3쌍의 섬유단(funiculus)으로 구성되며, 대부분 감각로(오름)와 운동로(내림)가 있다.
11.4 감각신경로와 운동신경로	• 중추신경계(CNS)는 척수를 통해 나가는 전도경로를 통해 몸과 정보교환을 한다.
	11.4a 전도경로의 개관 • 감각경로는 감각수용체에서 중추신경계통으로 오름신경정보를 전달하는 반면, 운동경로는 뇌에서 근육과 샘으로 내림신경정보를 전달한다.
	11.4b 감각신경로 • 감각경로는 첫째, 둘째, 셋째 신경세포를 사용한다. • 뒤섬유단-안쪽섬유띠로는 미세한 고유감각, 식별촉각, 정확한 압력, 고유감각 압력과 관련된 자극들을 대뇌(마루엽)로 전달한다. • 앞가쪽로는 대략적인 촉각, 압력, 통증 및 온도와 관련된 자극들을 대뇌(마루엽)로 전달한다. • 척수소뇌로는 고유감각수용기에서 소뇌로 자극을 전달한다.

(계속)

단원 요약 CHAPTER SUMMARY

11.4 감각신경로와 운동신경로	**11.4c 운동신경로** • 운동경로는 위운동신경세포와 아래운동신경세포를 사용한다. • 몸운동명령은 직접(의식적인 제어로) 또는 간접(무의식적 제어로) 경로를 통해 전달한다. • 척수를 통해 뻗는 직접경로는 겉질척수로를 구성한다. • 간접경로는 가쪽경로(적핵척수로)와 안쪽경로(그물척수로, 덮개척수로, 안뜰척수로)로 구성된다.
11.5 척수신경	• 척수신경은 앞뿌리와 뒤뿌리의 결합으로 이루어진다.
	11.5a 척수신경의 개관 • 척수신경에는 2개의 가지가 있다. 뒤가지는 등의 피부와 깊은 근육을 지배하고, 앞가지는 몸통의 앞과 옆 부분 그리고 팔다리의 피부와 근육을 신경지배한다.
	11.5b 신경얼기 • 신경얼기는 앞가지로 짜여진 정보망이다. 신경얼기들은 쌍으로 발생한다.
	11.5c 갈비사이신경 • T1–T11 척수신경의 앞가지들은 신경얼기를 형성하지 않고, 오히려 갈비사이신경을 형성한다. T12 척수신경은 갈비밑신경이라 한다.
	11.5d 목신경얼기 • 각 목신경얼기는 C1 – C4 척추신경의 앞가지에서 형성된다. 목신경얼기는 앞목근육과 목과 어깨의 피부를 신경지배한다.
	11.5e 팔신경얼기 • 각 팔신경얼기는 C5 – T1 척수신경의 앞가지로부터 형성된다. 팔신경얼기는 팔을 신경지배한다.
	11.5f 허리신경얼기 • 각 허리신경얼기는 L1 – L4 척수신경의 앞가지로부터 형성된다. 허리신경얼기는 넓적다리 앞쪽과 안쪽, 아래배벽, 종아리안쪽 피부를 신경지배한다.
	11.5g 엉치신경얼기 • 각 엉치신경얼기들은 L4 – S4 척수신경의 앞가지로부터 형성된다. 엉치신경얼기는 샅뿐만 아니라 다리의 대부분을 신경지배한다.
11.6 반사	• 반사는 자극에 대한 근육이나 땀샘의 빠르고 사전에 설정된 반응이다.
	11.6a 반사의 특징 • 반사는 자극에 대한 빠르고, 사전에 설정된 비자발적 반응이다.
	11.6b 반사활의 구성 • 반사의 다섯 단계는 (1) 자극에 의한 수용체의 활성화, (2) 감각신경세포을 따라 중추신경계통에 신경신호 전파, (3) 사이신경세포에 의한 정보의 통합 및 처리, (4) 운동신경세포를 따라 신경신호 전파, (5) 효과기 반응이다.
	11.6c 반사활의 분류 • 반사는 (a) 척수반사 또는 뇌반사, (b) 몸반사 또는 내장반사, (c) 단일신경연접반사 또는 뭇신경연접반사, (d) 같은쪽 반사 또는 반대쪽 반사, (e) 선천적 반사 또는 후천적 반사로 분류할 수 있다.
	11.6d 척수반사 • 뻗침반사는 단일신경연접반사이며 근육방추들의 늘어남이 증가하면 근육을 수축시킨다. • 골지힘줄반사는 뭇신경연접반사이며 근육이 과도하게 긴장하는 것을 방지한다. • 회피반사는 뭇신경연접반사이며 고통스러운 자극으로부터 신체부위을 곧바로 피하도록 굽힘근을 활성화한다. • 교차폄근반사는 회피반사에 대한 반응으로 반대쪽 다리의 폄근육을 자극한다.
	11.6e 임상의 반사검사 • 반사검사는 신경계 또는 근육장애를 진단하는 데 도움이 된다. 반응이 감소하는 과소반사는 척수손상이나 근육병리를 나타내는 것일 수 있다. • 반응이 비정상적으로 강한 과대반사는 뇌 혹은 척수의 손상을 나타내는 것일 수 있다.
11.7 척수의 발생	• 신경관은 바닥판과 날개판을 형성한다. • 바닥은 앞뿔, 가쪽뿔, 회색질맞교차의 앞 절반을 형성한다. • 날개판은 뒤뿔과 회색질맞교차의 뒤 절반을 형성한다.

단원 평가

성과 및 평가
분석 및 적용
이해와 암기

기초 평가 Do You Know the Basics?

1. 경막밑공간 바로 아래에 있는 수막 층은?
   a. 거미막(arachnoid mater)
   b. 연질막(pia mater)
   c. 경질막(dura mater)
   d. 경막바깥공간 (epidural space)

2. 척수신경의 앞가지는 어떤 것을 갖고 있는가?
   a. 운동신경세포와 감각신경세포의 축삭을 모두 갖고 있다.
   b. 감각신경세포의 축삭만 갖고 있다.
   c. 사이신경세포를 갖고 있다.
   d. 운동신경세포의 축삭만 갖고 있다.

3. 셋째신경세포는 어디에서 발견되는가?
   a. 뒤뿔과 앞뿔 사이에서 뻗는다.
   b. 뒤뿔과 뇌줄기 사이에서 뻗는다.
   c. 시상과 일차몸감각겉질 사이에서 뻗는다.
   d. 일차운동겉질과 뇌줄기 사이에서 뻗는다.

4. 감각경로에 해당하는 것은?
   a. 그물척수로(reticulospinal tract)
   b. 척수소뇌로(spinocerebellar tract)
   c. 겉질숨뇌로(corticobulbar tract)
   d. 덮개척수로(tectospinal tract)

5. 노신경은 ____________ 신경얼기에서 시작된다.
   a. 목(cervical)
   b. 팔(brachial)
   c. 허리(lumbar)
   d. 엉치(sacral)

6. 운동신경신호를 깊은 등근육으로 보내고 등피부로부터 감각신경 신호를 받는 구조물은?
   a. 뒤뿔(posterior root)
   b. 뒤가지(posterior ramus)
   c. 앞뿔(anterior root)
   d. 앞가지(anterior ramus)

7. 갈비사이신경에 대한 올바른 설명은?
   a. 척수신경의 뒤가지에서 형성된다.
   b. 가슴신경얼기를 형성한다.
   c. 척수의 가슴부분에서 유래한다.
   d. 다리를 신경지배한다.

8. ____________ 신경은 넓적다리 앞근육과 넓적다리 앞피부를 신경지배한다.
   a. 넙다리(femoral)
   b. 폐쇄(obturator)
   c. 궁둥(sciatic)
   d. 종아리(tibial)

9. ____________ 반사는 단일신경연접반사이며 근육방추들의 늘어남에 반응한다.
   a. 회피(withdrawal)
   b. 교차폄근(crossed-extensor)
   c. 골지힘줄(Golgi tendon)
   d. 뻗침(stretch)

10. 반사에 대해 맞는 설명은?
    a. 무릎뼈반사는 S1 – S3 척수신경 구역을 검사한다.
    b. 과소반사는 신경근 접합부 손상을 나타내는 것일 수 있다.
    c. 반사가 더 활발할수록 사람은 더 건강하다.
    d. 정상 위팔두갈래근반사 반응은 이 근육의 힘줄을 두드리면 팔꿈치가 펴지는 것이다.

11. 척수신경이 연관된 척수 부분과 해당 척추뼈와의 관계를 설명하시오.

12. 척수의 양쪽에 있는 세 개의 회색질 뿔을 나열하고 각각의 신경구성에 대해 설명하시오. 또한 각 뿔에는 어떤 유형의 핵(운동 또는 감각)이 있는지도 나열하시오.

12. 척수의 양쪽에 있는 3개의 회색질 뿔을 나열하고 각각의 신경 구성에 대해 설명하시오. 또한, 각 뿔에는 어떤 유형의 핵(운동 또는 감각)이 있는지 나열하시오.

13. 뒤섬유단-안쪽섬유띠로와 앞가쪽 경로의 주요 차이점을 비교하시오.

14. 운동경로에서 위운동신경세포와 아래운동신경세포의 위치와 기능을 설명하시오.

15. 팔신경얼기의 주요 종말가지는 무엇이며, 이 종말가지는 어떤 근육을 지배하는가?

16. 허리신경얼기를 형성하는 앞가지는 무엇이며, 일반적으로 이 신경얼기가 지배하는 것은?

17. 정강신경과 온종아리신경은 어떤 근육들을 지배하는가?

18. 반사활에 관여하는 다섯 가지 기본 단계는?

19. 뻗침반사와 골지힘줄반사의 차이점은?

20. 신경관의 바닥판과 날개판은 어디에 있으며, 각 판은 무엇을 형성하는가?

응용 평가 Can You Apply What You've Learned?

다음 지문을 읽고 1–3번 문항에 답하시오.

매들린은 자전거에서 떨어져 위팔뼈의 안쪽위관절융기가 골절된 활동적인 18세이다. 그녀는 팔꿈치에 심한 통증을 느끼는 것 외에도, 손의 안쪽을 따라 감각이 무감각해졌다. 그녀는 응급실로 갔고 의사가 그녀를 검사하였다.

1. 팔꿈치의 방사선영상 촬영 후에 의사는 매들린에 대한 추가 검사를 수행하여 그녀가 손상받았을 수 있는 신경손상을 확인했다. 어떤 신경이 안쪽위관절융기 골절로 인해 손상되었을 가능성이 있는가?
   a. 노신경
   b. 자신경
   c. 근육피부신경
   d. 정중신경

2. 이 신경의 잠재적 손상을 결정하는 데 가장 도움이 되는 진단검사는?
   a. 매들린이 저항을 이기고 팔꿈치를 펴게 한다.
   b. 매들린이 저항을 이기고 손목과 손가락을 굽히게 한다.
   c. 매들린의 손가락 사이에 있는 종이 한 장을 의사가 빼려 해도 계속 갖고 있게 한다.
   d. 의사가 아래팔앞 근육에 부드러운 압력을 가하는 동안 매들린이 팔꿈치를 구부리게 한다.

3. 이런 유형의 부상에서 어떤 다른 근육의 기능이 손상될 수 있는가?
   a. 엄지의 모음
   b. 엄지의 굽힘
   c. 엄지의 폄
   d. 엄지의 벌림

4. 조지는 무거운 상자를 들어올리려 했고, 그 과정에서 허리척추사이원반 중 하나가 탈출했다. 탈출한 원반은 신경뿌리를 누른다면 어떤 질환을 유발할 가능성이 가장 높은가?
   a. 종아리뒤쪽 통증
   b. 넓적다리를 구부릴 수 없음
   c. 넓적다리 모음 불능
   d. 종아리 안쪽으로 내려가는 통증

5. 카를로스는 오른쪽 다리에 약간의 근육약화를 느껴 의사의 진료를 받았다. 의사는 카를로스가 발을 가쪽번짐할 수 없다는 것을 확인하였고, 오른발등 대부분이 무감각하였다. 카를로스는 아직 발등굽힘과 안쪽번짐은 할 수 있었다. 이런 증상들을 바탕으로 어떤 특정 신경의 손상을 의심할 수 있는가?
   a. 온종아리신경
   b. 정강신경
   c. 깊은종아리신경
   d. 얕은종아리신경

종합 평가 Can You Synthesize What You've Learned?

1. 아서는 작은 절벽에서 예상보다 더 얕은 물로 뛰어 들면서 머리를 부딪혔다. 그는 지금 사지마비 환자이며, 이는 그의 양쪽 팔과 다리가 모두 마비되었음을 의미한다. 대략적인 부상의 위치는 어디인가? 아서가 이 부상에서 회복될 가능성은 얼마나 되는가?

2. 제시카는 종아리뼈 골절로 몇 주 동안 다리에 석고붕대를 해야 했다. 석고붕대를 제거했을 때, 제시카는 정상적으로 걷는 데 어려움을 겪었고 '발처짐(foot drop)'이 발생했다. 그녀의 석고붕대가 어떤 구조물을 압박해 발처짐을 초래했는가?

3. 후아니타는 오른발로 유리조각을 밟았을 때, 보도를 맨발로 걷고 있었다. 그녀는 반사적으로 오른다리를 들어 올렸다. 이 유형의 반사는 무엇인가? 또한 후아니타는 다리를 들어도 넘어지지 않았다. 왼쪽 종아리의 어떤 작용이 그녀를 안정시키는 데 도움을 주었는가?

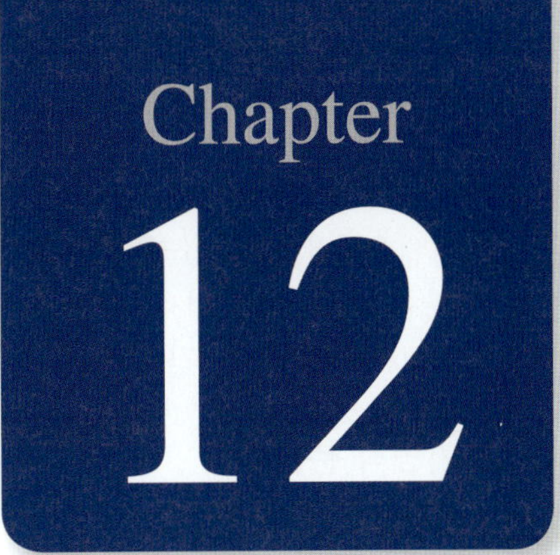

신경계통: 자율신경계통

Nervous System: Autonomic Nervous System

통합 *INTEGRATE*

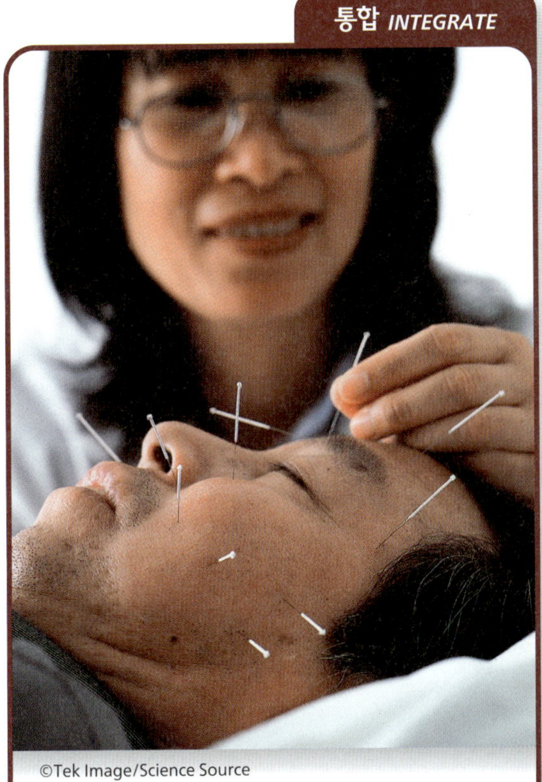

©Tek Image/Science Source

관련 직업

침술가

침술은 중국의 전통의학과 보완대체의학에서 중심을 이루는 요법 중 하나이다. 중국 전통의학에서는 몸의 어딘가에서 기(생명에너지)가 막힐 때 질병과 병리가 나타난다고 믿는다. 침술사는 길고 가느다란 금속 바늘을 피부의 특정한 부분에 꽂아서 기의 순환을 촉진한다. 침은 일부 유형의 통증을 완화하는 데 효과가 있으며, 많은 연구에 따르면 화학요법 등의 치료로 인한 메스꺼움을 완화할 수 있다. 또 침술은 우울, 불안, 불임, 일부 신경장애를 치료하는 데 사용된다. 몇몇 연구자들은 침이 우리가 아직 이해할 수 없는 방법으로 자율신경계통을 조절한다고 생각한다. 중추신경계통은 체내환경을 통제하고 내장의 신경을 지배하므로, 침술과 같은 요법은 이 부분들의 작용을 도울 수 있다.

한 올림픽 스키선수가 구불구불한 슬로프에서 전 세계 누구보다도 빨리 활강하기 위해 몸을 컨트롤하는 데 집중하고 있다. 관중석의 관중들과 비교하면 선수의 동공은 확장되고 심장은 빨리 뛰며 뼈대근육에 더 많은 혈액을 공급하고 있다. 동시에 경기에 필요하지 않은 기관계통의 기능은 멈춘 상태이다. 소화, 배뇨, 배변은 경기가 끝날 때까지 미루어진다. 선수는 '맞섬-도피 반응'이라는 강도 높은 준비 상태를 나타내고 있는데, 이는 자율신경계통의 교감 부분이 우세하기 때문이다. 경기가 끝나고 쉬고 먹을 때는 ANS의 부교감 부분이 음식물을 소화하기 위해 우세해질 것이다. 따라서 ANS의 두 부분(교감신경과 부교감신경 부분)은 변화하는 요구(운동이나 몸에 영양분을 공급하고자 하는 요구)에 대한 신체의 반응을 조절하는 기능을 한다.

12.1 몸신경계통과 자율신경계통의 비교

이 장에서는 신경계통을 이루는 몸신경계통과 자율신경계통에 대해 설명하면서 자율신경계통을 소개한다. 여기서 몸신경계와 자율신경계의 기능적 분류, 아래운동신경세포, 자율신경계를 제어하는 중추신경계 영역을 비교하면서 살펴볼 것이다.

12.1a 기능적 분류

학습목표

1. 몸신경계통과 자율신경계통의 유사점과 차이점을 열거한다.

9.1절에서 해부학자들과 생리학자들은 신경계통을 구조적 · 기능적으로 다양하게 분류했다고 설명한 것을 상기한다. 여기서는 신경계통을 기능 면에서 조금 다른 방법으로 분류하는데, 바로 우리가 그 계통의 작용을 의식할 수 있느냐에 따라 분류하는 방법이다. 이 방법을 이용하면 신경계통을 몸신경계통과 자율신경계통으로 구분할 수 있다(**그림 12.1**).

몸신경계통(체성신경계, somatic nervous system, SNS)에는 의식적으로 인식하거나 통제할 수 있는 과정이 포함된다(그림 12.1a). **몸감각**(체성감각, somatic sensory) 부분에는 자극의 탐지, 특수감각(예: 시각, 청각, 평형, 후각, 미각), 피부, 고유감각기(몸의 자세를 탐지하는 관절과 근육의 수용체)에서 중추신경계통으로 가는 신경신호의 전달이 포함된다. 예를 들어 몸신경계통의 감각 부분은 우리가 아름다운 산의 풍경을 보거나 아기 살갗의 냄새를 맡거나 맛있는 식사를 맛볼 수 있게 해 준다. **몸운동**(체성운동, somatic motor) 부분은 중추신경계통에서 나와 뼈대근육을 통제하는 신경신호의 개시와 전달을 담당한다. 의자에서 일어서기, 책 집기, 공을 던져서 개에게 쫓아가게 하기와 같은 수의적 활동을 예로 들 수 있다. 의식할 수 있는 감각신경신호와 자발적으로 뼈대근육에 보낼 수 있는 운동신경신호는 모두 대뇌가 관여한다(10.3c 참조). 뼈대근육의 반사활동은 뇌줄기와 척수가 통제하는 반면에(11.6 참조), 뼈대근육 움직임을 조화롭게 하는 것은 소뇌의 기능이다(10.6b 참조).

자율신경계통(autonomic nervous system, ANS; *auto*: 스스로, *nomos*: 법률)은 **자율운동계**(autonomic motor) 또는 **내장신경계통**(visceral nervous system)이라고도 하며, 의식하지 못하는 단계에서 조절되는 활동을 한다(그림 12.1b). 이 계통에는 운동계통만 있나(9.1b 참조). 이러한 자율운동 구성요소는 CNS에서 심장근육, 민무늬근육 및 샘으로 신경신호를 시작하고 전달한다. 자율신경계는 종종 혈관과 내부장기(내장)에 가해지는 자극을 감지하는 수용체, 즉 **내장감각**을 구성하는 요소의 입력에 반응한다. 예를 들어, 혈액의 이산화탄소 농도를 감지하는 감각신경세포가 있는가 하면, 내장 벽의 민무늬근육이 늘어난 정도를 측정하여 압력을 감지하는 감각신경세포가 있다. 내장감각 구조물은 ANS 일부가 아니라 단순히 감각수용체가 감지한 자극정보를 전달만하여 ANS가 반응하게끔 한다.

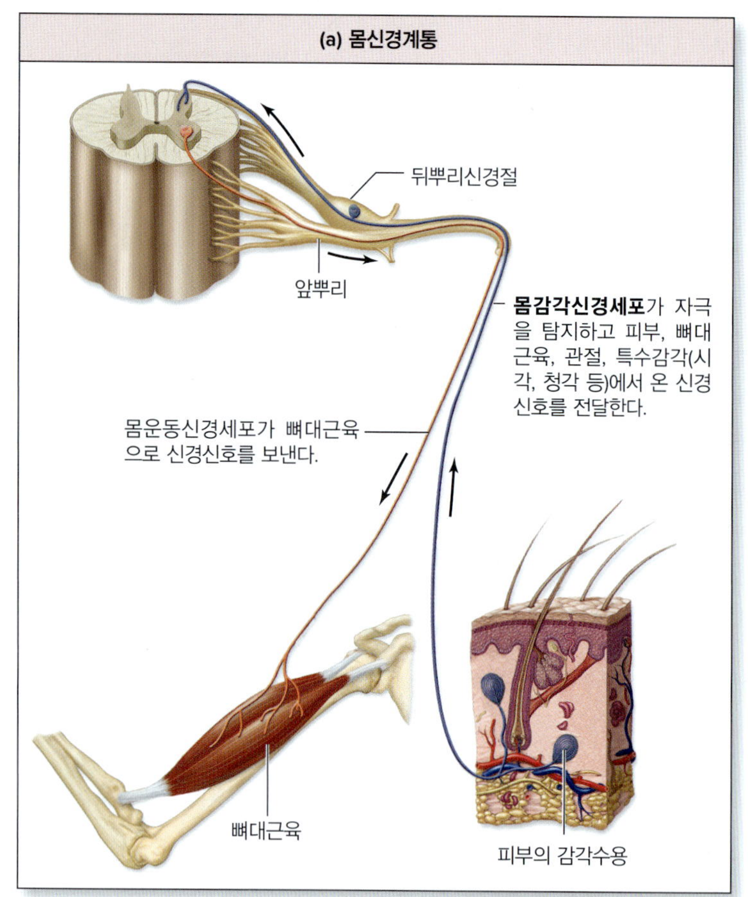

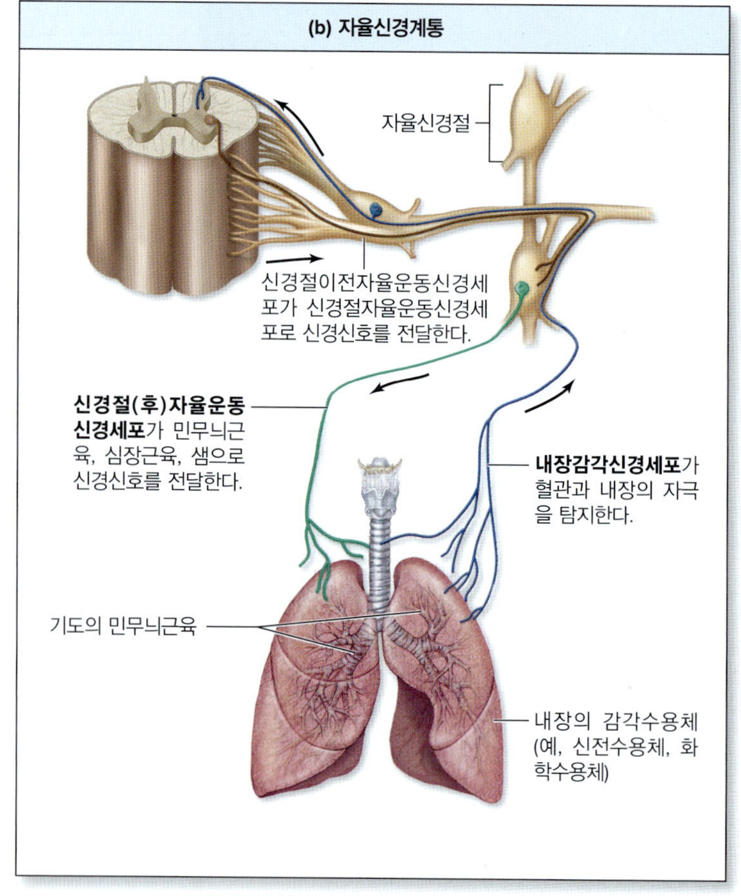

그림 12.1 몸신경계통과 자율신경계통의 비교. 신경계통은 기능에 따라 (a) 우리가 의식적으로 지각하고 통제하는 활동을 하는 몸신경계통, (b) 의식하지 못하는 단계에서 일어나는 활동을 하는 자율신경계통으로 나눌 수 있다.

통합 INTEGRATE

학습전략 LEARNING STRATEGY

2개의 신경세포로 이루어진 자율신경계통 연결을 학습할 때 항공편에 비유해서 생각하면 이해하기 쉽다. 항공사들은 가장 낮은 비용으로 가장 많은 사람을 태우기 위해 비행편과 공항을 연결한다.

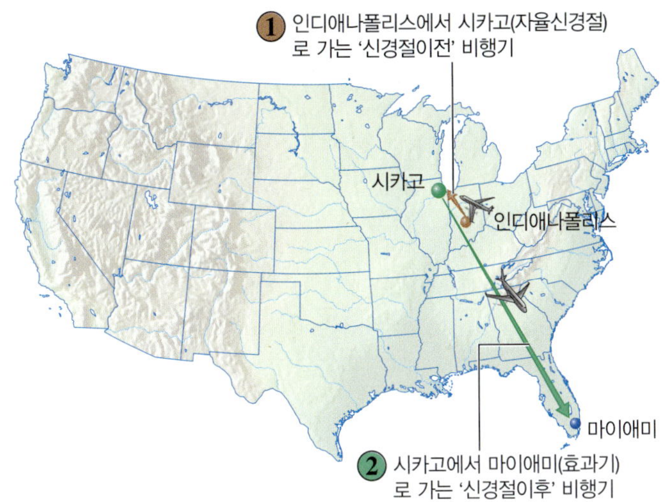

자율신경계통은 제한된 수의 비행기(신경세포)로 수많은 승객(신경신호)을 모았다가 분산하는 항공 시스템에 비유할 수 있다.

봄방학을 맞아 인디애나폴리스에서 마이애미로 여행을 간다고 상상해 보자. 인디애나폴리스에서 먼저 시카고로 가는 비행기는 **신경절이전축삭**(preganglionic axon)에 비유할 수 있다. 시카고는 북쪽이므로 마이애미와 반대방향이지만 항공사는 인디애나폴리스의 모든 승객을 먼저 시카고로 보낸다. 이 승객이 각자 다른 목적지로 가기 전에 먼저 큰 공항에 모이는 것이 더 효율적이기 때문이다.

시카고의 대형 공항은 **자율신경절**(autonomic ganglion)이라고 할 수 있다. 비행편에 비유할 수 있는 신경절이전과 신경절이후가 여기에서 만난다. 다른 신경절이전 '비행편'이 공항에 도착하면 모든 승객이 다른 비행기로 갈아탄다.

시카고에서 마이애미로 가는 비행기는 **신경절신경세포**(ganglionic-neuron)이다. 승객을 최종 목적지로 데려가는 이 비행기는 신경신호를 효과기로 보내는 신경절이후축삭에 비유할 수 있다. 마이애미에 가기 위해 서로 다른 비행기를 타고 시카고에 온 승객들이 모두 이 비행기에 탄다.

이 두 비행기가 인디애나폴리스에서 마이애미로 가는 가장 빠른 수단은 아니다. 그러나 제한된 수의 비행기를 이용해 수많은 승객을 서로 다른 목적지로 데려가는 방법으로는 가장 비용효율(또는 에너지효율)이 높다.

또 이렇게 비행편을 연결하면 광범위한 곳에서 온 승객들이 공항에 모였다가 다시 광범위한 목적지로 분산된다. 마찬가지로 자율신경계통에서 이용되는 2개의 운동신경세포도 신경세포의 수렴과 분산을 가능하게 한다.

자율신경계통의 기능은 내부환경을 일정하게 유지하는 것인데, 이를 **항상성**(homeostasis) 유지라고 한다(1.5 참조). 자율신경계통은 심박수, 혈압, 체온, 호흡수, 땀, 소화와 같이 생명을 유지하기 위해 신경계통이 유지해야 하는 모든 생리활동을 조절한다. ANS는 이 변수들을 적절한 범위 내에서 유지하고 변화하는 신체 요구에 맞게 변수를 조정한다.

무엇을 배웠는가?

1. 신경계통을 몸신경계통과 중추신경계통으로 나눌 때는 어떤 기준을 따르는가? 각 계통과 관련된 감각요소와 운동요소는 무엇인가?

12.1b 몸신경계통과 자율신경계통의 운동신경세포

학습목표

2. 몸신경계통과 자율신경계통의 아래운동신경세포를 비교하고 대조한다.
3. 자율신경계통의 두 신경세포로 이루어진 사슬이 소통과 통제를 어떻게 촉진하는지 서술한다.

몸신경계통과 자율신경계통이 해부학적으로 가장 다른 점 중 하나는중추신경계통에서 나온 아래운동신경세포의 수이다(11.4c 참조). 몸신경계통에서는 하나의 아래운동신경신경세포가 중추신경계통에서 뼈대근육섬유로 뻗어 있다(그림 12.1a). 아래운동신경세포의 세포체는 뇌줄기나 척수 속에 있으며 축삭은 뇌신경이나 척수신경에서 중추신경계통을 나와 뼈대근육으로 간다. 또 몸신경계통의 운동신경세포는 (1) 말이집이 있고 지름이 큰 축삭으로 이루어져 있어서 신경신호가 빨리 전파되며(9.9b 참조), (2) 뼈대근육섬유를 자극하거나 흥분시키기 위해 항상 시냅스마디에서 신경전달물질인 아세틸콜린을 분비한다(7.3 참조).

한편 자율신경계통에서는 2개의 아래운동신경세포로 이루어진 사슬이 중추신경계통에서 심장근육, 민무늬근육, 샘으로 뻗어 나간다(그림 12.1b, **그림 12.2**). 이 2개의 운동신경세포 중 앞에 있는 것은 **신경절이전 신경세포**(preganglionic neuron)이다. 이 세포의 세포체는 뇌줄기 또는 척수 속에 있다. **신경절이전축삭**(preganglionic axon)은 이 세포체에서 뻗어 뇌신경 또는 척수신경으로 중추신경계통을 나온다. 이 축삭은 말초신경계통의 자율신경절에 다다른다. 신경절이전신경세포에는 말이집이 있는 축삭이 있으며, 이 축삭은 일반적으로 지름이 작다. 신경신호는 항상 아세틸콜린의 분비를 유발해 이차신경세포를 흥분시킨다.

이 경로에서 이차신경세포를 **신경절신경세포**(ganglionic neuron)라고 하며, 신경절이후신경세포라 하는 경우도 있다(이 신경세포의 세포체는 신경절이후가 아닌 신경절 안에 있기 때문에 '신경절이후'란 용어는 정확하지 않다). 이 세포의 세포체는 자율신경절 속에 있다. **신경절이후축삭**(postganglionic axon)은 세포체에서 효과기(심장근육, 민무늬근육, 샘)로 뻗어 있다(이 축삭은 자율신경절에서 뻗어 나가기 때문에 신경절이후축삭이라 하는 것은 적절하다). 신경절신경세포의 축삭은 말이집이 없으며, 지름은 신경절이전축삭보다 작다. 신경절신경세포에서 신경신호에 대한 반응으로 분비되는 신경전달물질은 아세틸콜린 또는 노르에피네프린이다. 두 물질 모두 효과기에 있는 수용체의 유형에 따라 효과기를 흥분시키거나 억제할 수 있다(이 개념에 대해서는

표 12.1	몸신경계통과 자율신경계통의 비교	
특징	몸신경계통	자율신경계통
기능적 조직		
감각 입력	특수감각, 피부, 고유수용체	내장감각(및 일부 몸감각)
효과기	뼈대근육섬유	심장근육세포, 민무늬근육세포, 샘
CNS 조절 영역	대뇌, 시상, 소뇌, 뇌줄기, 척수	시상하부, 뇌줄기, 척수 대뇌, 시상, 변연계(시상하부, 뇌줄기, 척수에 의해 조절됨)
운동신경세포		
경로의 신경세포 수	CNS로부터 하나의 신경세포로 구성: 몸운동신경세포 축삭이 CNS에서 효과기로 뻗어있다.	CNS에서 시작하고 두 신경세포로 구성: 신경절이전신경세포에는 신경절신경세포로 투사하는 신경절이전축삭이 있다. 신경절 신경세포에는 효과기로 뻗어 있는 신경절이후축삭이 있다.
축삭 속성	말이집이 있고 지름이 크다. 빠른 신경신호 전도	신경절이전축삭은 말이집이 있고 지름이 작다. 신경절이후축삭은 말이집의 지름이 더 작다. 둘 다 상대적으로 느린 신경신호를 전도한다.
신경전달물질	아세틸콜린(ACh)	신경절이전축삭은 ACh을 방출한다. 신경절이후축삭은 ACh 또는 노르에피네프린(NE)을 방출한다.
효과기의 반응	흥분	흥분 또는 억제
운동신경세포와 연관된 신경절	없음	부교감 영역: 종말신경절, 벽속신경절 교감 영역: 교감신경절, 척수앞신경절

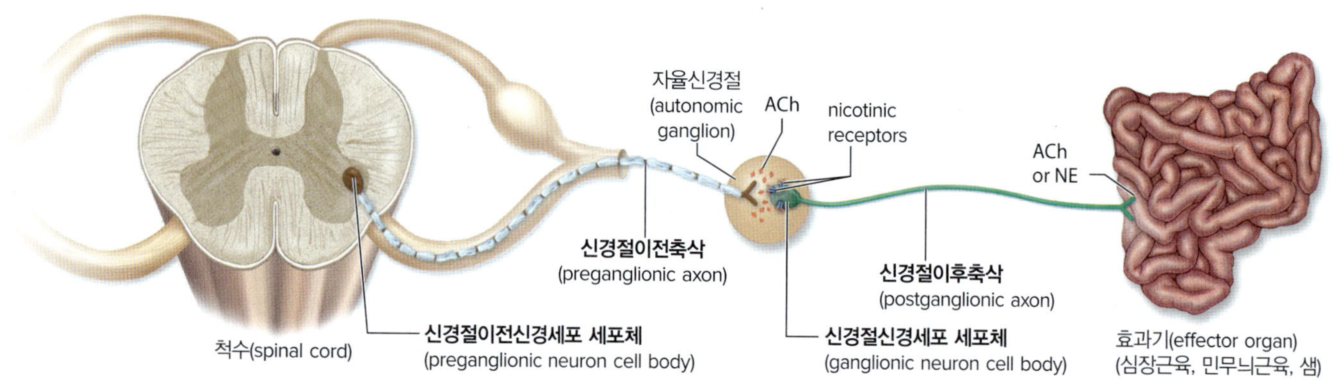

그림 12.2 자율신경계통의 아래운동신경세포. 자율신경계통에는 신경절이전신경세포와 신경절신경세포라는 2개의 아래운동신경세포로 이루어진 회로가 있다. 신경절이전신경세포의 가지돌기와 세포체는 중추신경계통(뇌 또는 척수)에 있다. 신경절이전축삭은 자율신경절에서 신경절신경세포와 시냅스로 소통한다.

12.6절에서 더 자세히 다룬다). 자율신경계통의 운동신경세포는 작거나 말이집이 없으므로 신경신호의 전도는 몸운동축삭보다 느리다.

몸신경계통이 하나의 아래운동신경세포로 이루어진 것에 비해 자율신경계통 경로가 두 운동신경세포로 이루어져 있어 소통과 조절을 증가시킬 수 있다는 장점이 있다. 이는 신경세포의 수렴과 분산이 있기 때문이다(9.11 참조). **신경세포 수렴**(neuronal convergence; *convergo*: 한쪽으로 모이다)은 여러 개의 신경절이전신경세포가 하나의 신경절신경세포와 소통하고 영향을 미치는 것이다. **신경세포 분산**(neuronal divergence; *di*: 떨어져)은 하나의 신경절이전세포가 여러 개의 신경절신경세포와 시냅스를 형성하고 영향을 줄 때 일어난다.

표 12.1에서 몸신경계통과 자율신경계통의 특징을 비교하고 대조했다.

무엇을 배웠는가?

2 몸신경계통과 자율신경계통의 운동신경세포는 해부학적으로 어떻게 다른가?

12.1c 중추신경계통의 자율신경계통 조절

학습목표

4. 자율신경계를 제어하는 CNS 계층 구조를 설명한다.

ANS 기능을 조정하고 조절하려면 여러 수준의 복잡한 CNS 관여가 필요하다. 따라서 자율이라는 이름에도 불구하고 ANS는 독립적인 신경계가 아니라 조절되는 신경계이다. 자율신경기능은 시상하부, 뇌줄기 및 척수의 세 가지 CNS 영역에 의해 조절된다(**그림 12.3**). 이러한 CNS 영역은 대뇌, 시상 및 변연계의 영향을 받을 수 있다.

시상하부는 자율기능을 위한 통합 및 명령 중추이다(10.4c 참조). 시상하부에는 ANS의 두 부분에서 내장 기능을 조절하는 핵이 있으며 뇌줄기 및 척수를 포함한 다른 CNS 영역과 통신한다. 시상하부는 ANS를 통해 조절되는 감정과 생리적 과정에 관여하는 중심 뇌구조이다. 예를 들어, 교감신경의 맞섬 도피 반응은 이 뇌 영역의 교감 핵에서 시작된다.

뇌줄기핵은 내장반사를 매개한다(10.5 참조). 이 반사중추는 혈압, 혈관 지름, 소화활동, 심박수, 동공 크기의 변화를 통제하며, 근접 물체에 초점을 맞추기 위해 눈의 수정체 모양을 제어한다.

일부 자율신경반응(아동의 경우), 특히 배변 및 배뇨와 관련된 부교감활동은 뇌의 개입 없이 척수 수준에서 처리되고 제어된다. 하지만 뇌의 고위중추는 외부 괄약근을 조절하여 배뇨와 배뇨를 의식적으로 막을 수 있다.

ANS 활동은 대뇌겉질의 의식적 활동과 연합영역겉질과 시상하부의 교감과 부교감 조절중추 사이의 무의식적 소통의 영향을 받는다. 또한 시상에서의 감각적 처리(10.4b 참조)와 변연계에서 제어되는 감정 상태(10.7a 참조)는 시상하부에 직접적인 영향을 미친다.

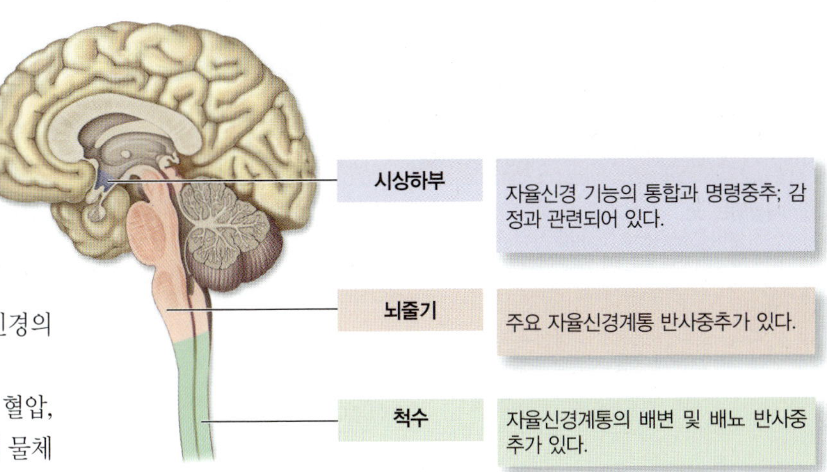

그림 12.3 고위 뇌 중추가 통제하는 자율신경기능. 자율신경계통의 기능은 시상하부의 의해 조절되는데, 시상하부는 뇌줄기와 척수에 있는 자율신경계통 영역을 조절한다.

무엇을 배웠는가?

3 CNS에서 자율기능을 통합하고 명령하는 중추는?

통합 INTEGRATE

학습전략 LEARNING STRATEGY

ANS의 위계적 제어를 이해하는 데 회사와 비유하는 것이 도움이 될 수 있다.

- **시상하부**는 자율신경계라는 회사의 사장이다. 이 시스템의 모든 활동을 감독한다.
- 뇌줄기와 척수의 **자율반사 중추**는 부사장이다. 많은 통제력과 힘을 가지고 있지만 궁극적으로 사장(시상하부)의 지시를 받아야 한다.
- **신경절이전 신경세포와 신경절신경세포**는 회사의 근로자이다. 그들은 궁극적으로 사장과 부사장의 통제하에 있다.

12.2 자율신경계통의 분류

자율신경계통의 운동요소는 다시 부교감신경계통과 교감신경계통으로 나뉜다. 여기서는 둘 사이의 기능적 및 해부학적 차이에 대해 논하고, 각 부분이 활성화되었을 때 반응의 정도(국소적 또는 광범위한 활성화)에 대해서도 다룬다.

12.2a 기능적 차이

학습목표

5. 자율신경계통의 부교감신경계통과 교감신경계통이 전반적으로 어떤 기능을 하는지 서술한다.

두 신경계통은 매우 다른 기능을 하지만 서로 대항하기보다는 보완하는 관계라고 이해해야 한다. **부교감신경계통**(parasympathetic division; *para*: 나란히, *sympatheo*: 함께 느끼다)은 우리가 쉴 때 항상성을 유지하는 기능을 한다. 부교감신경계통은 주로 에너지를 보존하고 영양을 보충하는 것과 관계가 있다. 쉬거나 음식을 소화시킬 때 가장 활발하므로 '휴식과 소화' 계통이라는 별명으로도 불린다.

교감신경계통(sympathetic division)은 저장된 영영소를 방출케 하는 (예: 간에서 포도당 방출) 운동 중이나 스트레스, 비상상황에서 항상성을 유지하도록 기능한다. 교감신경계통은 보통 활성화된 상태에서 기능을 조절하기 때문에 '맞섬-도피영역'이라고도 한다. 언제 교감신경이 활성화되는지를 쉽게 기억하기 위해, 세 *E*를 기억한다: 운동(exercise), 흥분(excitement), 비상(emergency).

무엇을 배웠는가?

4 부교감신경계통은 어떤 주요 기능을 담당하는가?

12.2b 아래운동신경세포의 해부학적 차이

학습목표

6. 부교감신경계통과 교감신경계통의 운동신경세포와 신경절이 해부학적으로 어떻게 다른지 비교하고 대조한다.

이 두 계통은 근육이나 샘을 지배하기 위해 신경절이전신경세포와 신경절신경세포를 이용한다는 점에서 해부학적으로 유사하다. 그리고 두 계통 모두 신경절신경세포의 세포체가 있는 자율신경절이 있다. 큰 차이점 중 하나는 중추신경계통에서 신경절이전신경세포의 세포체가 있

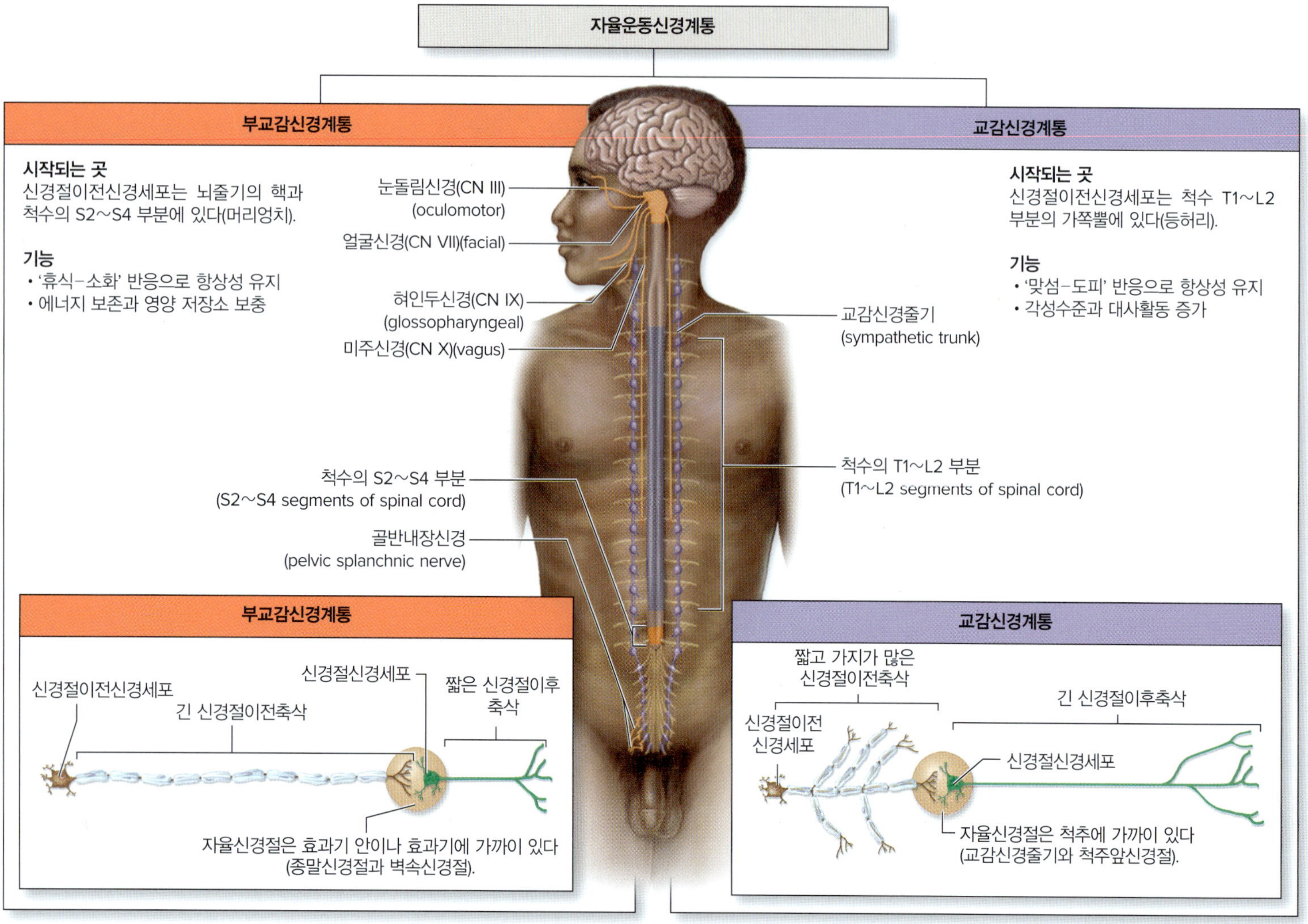

그림 12.4 부교감신경계통과 교감신경계통 비교. 부교감신경계통의 운동신경세포는 뇌줄기와 엉치 부분에서 뻗어 나오며, 교감신경계통의 운동신경세포는 척수의 가슴과 허리 부분에서 뻗어 나온다. 부교감신경계통은 가지가 매우 적으며, 자율신경절은 효과기 안이나 근처에 있다. 교감신경계통은 가지가 많으며, 자율신경절은 척주에 가까이 있다.

는 위치이다(**그림 12.4**). 부교감신경의 신경절이전신경세포는 뇌줄기 또는 척수 S2~S4 부분의 가쪽 회색질이며, 그래서 부교감신경계통을 머리엉치부분(뇌천수부, craniosacral division)이라고도 한다. 한편 교감신경의 신경절이전신경세포는 척수 T1~L2 부분의 가쪽뿔에 있으며, 그래서 교감신경계통을 **가슴허리부분**(흉요부, thoracolumbar division)이라고도 한다.

그 외에 부교감신경계통과 교감신경계통의 해부적 차이점은 다음과 같다.

- **신경절이전축삭과 신경절축삭의 길이.** 부교감신경계통은 교감신경계통에 비해 신경절이전축삭이 길고 신경절이후축삭이 짧다. 교감신경계통은 신경절이전축삭이 짧고 신경절이후축삭이 길다.
- **신경절이전축삭 가지의 수.** 부교감신경계통의 신경절이전축삭은 가지가 4개 미만으로 적은 편이고, 교감신경계통의 신경절이전축삭은 가지가 20개 이상으로 많은 편이다.
- **신경절의 위치.** 부교감신경계통의 자율신경절은 효과기에 가깝거나 효과기 속에 있다(종말신경절 또는 벽속신경절). 이와 달리 교감신경계통의 자율신경절은 척수에 가깝고 척수의 왼쪽이나 오른쪽 또는 앞쪽에 있다(교감신경줄기와 척추앞신경절). 이 신경절들에 대해서는 12.3a와 12.4a에서 자세히 다룬다.

무엇을 배웠는가?

5 부교감신경계통과 교감신경계통이 해부학적으로 어떻게 다른지 서술하라.

12.2c 반응의 정도

학습목표

7. 부교감신경계통의 활성화로 국소적이고 독립된 반응이 일어나고, 교감신경계통의 활성화로 집단활성화가 일어나는 이유를 설명한다.

부교감신경계통이 활성화되면 가지가 거의 없는 긴 신경절이전신경세포로 인해 국소적인 반응이 일어난다. 부교감신경의 활동은 하나 또는 적은 기관만을 조절하고, 다른 기관들에는 영향을 미치지 않는다.

이와 달리 교감신경계통에서는 짧은 신경절이전신경세포와 많은 가지의 조합으로 발산이 일어나기 때문에 동시에 많은 기관의 활성화가 촉진된다. 이 과정을 **집단활성화**(mass activation)라고 한다. 이 과정은 부신속질이 교감신경의 자극을 받아 혈액으로 노르에피네프린과 에피네프린을 분비할 때 촉진된다(14.2b와 14.9a 참조). 집단활성화는 여러 기관의 빠른 활동 변화를 동시에 조정해야 하는 스트레스 반응에서 특히 중요하다. 놀랐을 때나 운동을 할 때 개시되는 모든 신체 변화를 떠올려 보라. 심박수와 혈압 증가, 호흡의 깊이와 빈도 증가, 동공 확장, 간에 저장된 에너지 동원이 동시에 일어난다. 그러나 교감신경계통이 하나의 효과기만을 활성화하는 경우도 있다. 예를 들면 어둠 속에서 동공이 확장될 때는 하나의 효과기만이 교감신경계통의 자극을 받는다(13.4b 참조).

무엇을 배웠는가?

6 교감신경계통은 어떻게 집단활성화를 일으키는가?

12.3 부교감신경계통

부교감신경계통은 주로 휴식 상태의 항상성 유지에 관여하며 기능적으로 "휴식-소화(rest-and-digest)" 계통으로 간주된다. 부교감신경계통은 신경절이전신경세포가 뇌줄기와 척수의 엉치구역에서 시작되기 때문에 머리엉치부분(craniosacral division)이라고도 불린다. 부교감신경계통에 연결된 신경절의 유형은 두 가지이다. 하나는 효과기(effector) 가까이에 있는 **종말신경절**(terminal ganglion; *terminus*: 경계)이고 다른 하나는 효과기의 벽 속에 있는 **벽속신경절**(intramural ganglion; *intra*: 속, *murus*: 벽)이다. 예외적으로 머리와 목과 관련된 4개의 상대적으로 큰 부교감신경절은 별도의 이름이 있다(예: 섬모 신경절). 여기서는 부교감신경계통의 머리 요소와 엉치 요소의 구조와 기능에 대해 자세히 알아본다. 부교감신경계통과 관련된 다양한 신경에 대해 **표 12.2**에 요약했다.

통합 INTEGRATE

학습전략 LEARNING STRATEGY

부교감신경(*para*: 나란히)이라는 이름은 부교감신경이 교감신경계통에 비해 뇌간과 엉치 영역에서 뻗어나오는 위치를 나타낸다.

표 12.2 부교감신경계통의 유출

신경	신경절이전신경세포의 기원	자율신경절	효과기의 신경분포
CN III (눈돌림)	중간뇌	섬모체신경절	섬모체근에 분포해 수정체 조절; 동공조임근에 분포해 동공 수축
CN VII (얼굴)	다리뇌	날개입천장신경절 턱밑신경절	눈물샘; 코안, 입천장, 입안의 샘 턱밑샘과 혀밑샘
CN IX (혀인두)	숨뇌	귀신경절	귀밑샘
CN X (미주)	숨뇌	종말신경절과 벽속신경절	가슴 내장과 대부분의 배 내장
골반내장신경	척수의 S2-S4 부분	종말신경절과 벽속신경절	일부 배 내장과 대부분의 골반 내장

12.3a 머리 요소

학습목표

8. 부교감신경계통과 관련된 네 가지 뇌신경을 열거하고 각 신경의 작용을 서술한다.

부교감신경계통과 관련된 뇌신경은 눈돌림신경(CN III), 얼굴신경(CN VII), 혀인두신경(CN IX), 미주신경(CN X)이다(뇌신경은 쌍을 이룬다는 것을 상기한다. 이 신경들은 몸의 좌우에 존재한다). 뇌신경의 경로 및 관련된 부교감신경절의 위치에 대해 복습하려면 10.9절을 참조한다. 이 신경 중 앞의 세 가지는 머리로 부교감신경지배를 하고 있는 반면, 미주신경은 가슴 장기와 대부분의 배 기관을 부교감신경지배하고 있다(**그림 12.5**). 여기서 이 네 개의 뇌신경의 부교감신경 구성요소에 대한 기능과 해부학적 경로를 논의할 것이다.

눈돌림신경(CN III)

눈돌림신경(oculomotor nerve, CN III)은 (1) 눈 내부의 섬모체근을 자극하여 수정체의 모양을 조절하여 가까이에 있는 물체를 볼 수 있도록 하고 (2) 홍채의 동공조임근(동공 축소)을 조절하여 밝고 화창한 날에 처음으로 밖으로 나갔을 때와 같이 눈에 들어오는 빛을 줄인다(13.4b 참조).

이 신경은 중간뇌의 핵 속의 세포체에서 뻗어 나온 신경절이전축삭은 눈확(안와, orbit) 속의 **섬모체신경절**(ciliary ganglion; *ciliaris*: 섬모체)로 이어진다. 신경절이후축삭은 이 신경절에서 효과기(섬모체근육과 홍채)로 이어진다.

얼굴신경(CN VII)

얼굴신경(facial nerve, CN VII)은 입 바닥의 턱밑과 혀밑 침샘(21.2b 참조), 양 눈확의 위쪽 부분의 눈물샘(13.4a 참조), 코안과 입안, 그리고 입천장의 작은 샘을 신경지배한다. 부교감신경계통에 의하여 이 샘들이 자극을 받으면 분비가 증가한다. 맛있는 음식 냄새를 맡을 때 입에 침이 고이는 이유는 부분적으로 얼굴신경 내의 이러한 부교감신경세포 때문이다.

다리뇌에서 뻗어나온 부교감신경절이전축삭은 두 신경절 중 하나에 끝난다. 일부 신경절이전축삭은 아래턱뼈의 각 가까이에 있는 **턱밑신경절**(악하신경절, submandibular ganglion)에서 끝난다. 이 신경절에서 뻗은 신경절이후축삭은 아래턱뼈와 입 바닥의 혀밑샘에 분포한다. 다른 신경절이전축삭은 위턱뼈와 입천장뼈의 이음부 가까이에 있는 **날개입천장신경절**(익구개신경절, pterygopalatine ganglion; *pterygo*: 날개 모양의, *palatine*: 입천장의)에서 끝난다. 이 신경절에서 뻗어나온 신경절이후축삭은 눈물샘과 코안, 입안, 입천장의 작은 샘을 신경지배한다.

어떻게 생각하는가?

1 날개입천장신경절은 "건초열 신경절"이라고 불리기도 한다. 이 별칭은 왜 생겼을까?

혀인두신경(CN IX)

혀인두신경(glossopharyngeal nerve, CN IX)은 귀밑샘을 신경지배하며, 이 샘이 자극을 받으면 침 분비가 증가한다. 신경절이전신경세포의 축삭은 뇌줄기안의 세포체에서 뻗어 나와 귀 앞쪽에 있는 **귀신경절**(이신경절, otic ganglion; *ous*: 귀)로 이어진다. 귀신경절에서 나온 신경절이후축삭은 귀밑샘을 신경지배한다.

미주신경(CN X)

미주신경(vagus nerve, CN X)은 가슴부위 기관과 대부분의 배부위 기관, 생식샘(난소와 고환)[1]을 신경지배한다. 미주(vagus)라는 말은 '방랑자'라는 뜻이며, 미주신경의 경로가 목 아래쪽으로 뻗어 몸통을 여기저기 돌아다니는 점을 반영한다. 미주신경이 신경지배하는 상당한 수의 자율효과기를 고려할 때 미주신경의 영향력은 광범위하다. 미주신경은 다음 구조물에 영향을 미친다.

[1]이 부교감신경 축삭이 생식샘에서 어떤 기능을 하는지는 불확실하다.

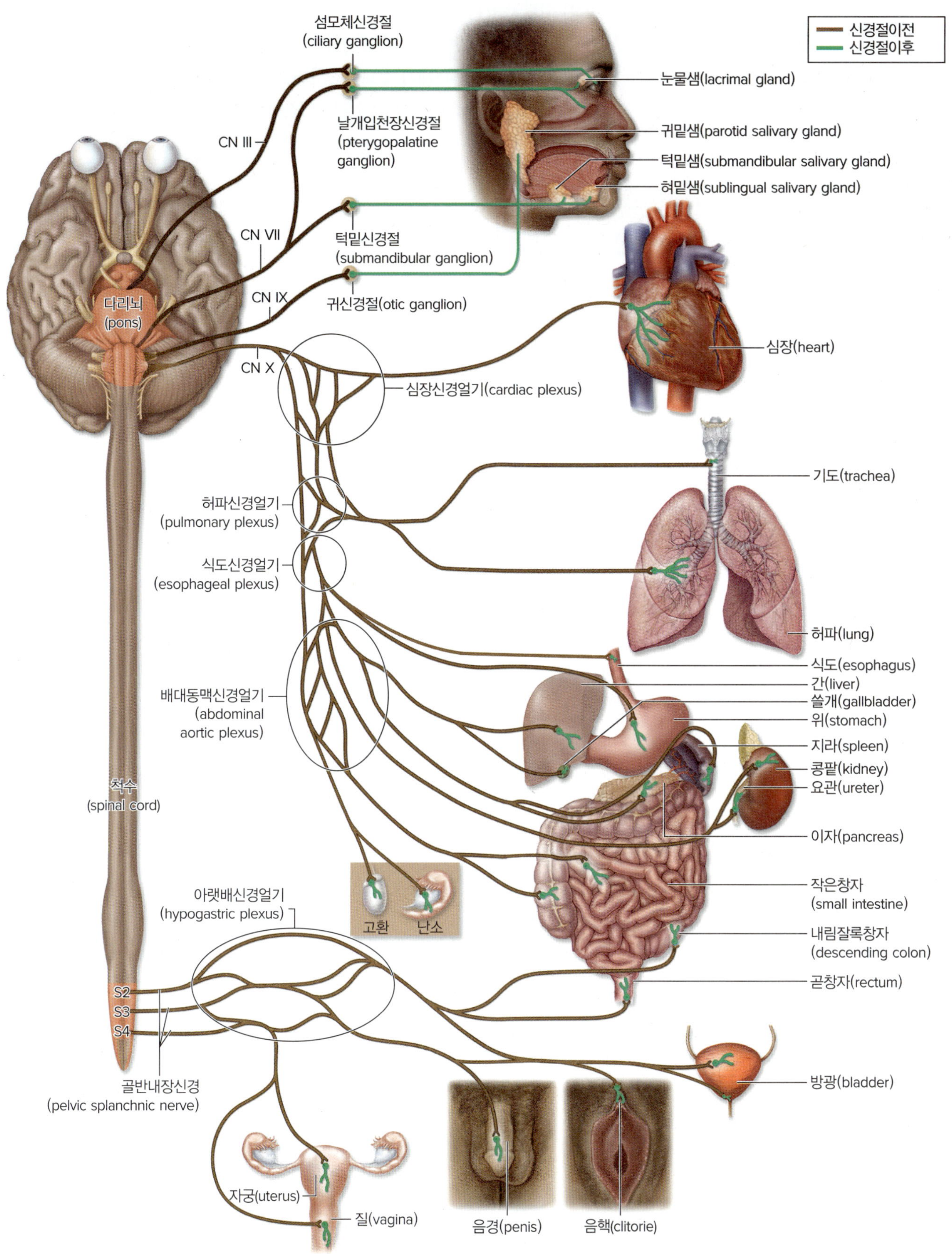

그림 12.5 부교감신경 경로의 개관. 부교감신경계통의 신경절이전신경세포는 뇌와 척수의 엉치구역에서 뻗어 나온다. 신경절신경세포는 종말신경절과 벽속신경절에 있으며, 이 신경절들에서 뻗어 나와 내장을 신경지배한다.

- **심장:** 심박수 감소(16.9b 참조)
- **기관지/세기관지:** 수축하여 폐의 기낭(허파꽈리)으로의 기류 감소(19.5d 참조)
- **위장관(GI):** 위장관벽에서 분비되는 분비물을 자극하고 위장관을 통한 내용물의 운동성(또는 움직임)을 증가시키며 괄약근을 이완시켜 위장관 내 내용물 이동(21.1c 참조)
- **간:** 포도당에서 글리코겐 형성, 글리코겐 합성 자극

무엇을 배웠는가?

7 부교감신경 요소(성분)를 가지고 있는 뇌신경 네 가지는 무엇인가? 각 신경은 어느 기관을 신경지배하며, 어떤 생리적인 반응을 일으키는가?

12.3b 골반내장신경

학습목표

9. 골반내장신경의 작용에 대해 설명한다.

나머지 부교감신경절이전축삭은 척수 S2~S4 부분의 가쪽 회색질 속에 있는 신경절이전신경세포의 세포체에서 시작된다. 이 신경절이전축삭은 앞뿌리를 통과하여 **골반내장신경**(pelvic splanchnic nerve, *splanchnic*: 내장의)이 된다. 골반내장신경은 몸의 좌우에서 위아래 아랫배신경얼기를 이룬다. 각 얼기에서 이어지는 신경절이전축삭은 종말신경절 또는 벽속신경절 속에서 신경절신경세포로, 신경절이후축삭은 효과기에 닿는다.

이 신경이 분포하는 표적기관은 큰창자의 먼쪽 부분, 곧창자, 방광, 요관의 먼쪽 부분, 생식기관 대부분이다. 이 부교감신경은 민무늬근육의 운동(수축)과 소화관의 분비활동을 증가시키고(21장 참조), 방광벽의 민무늬근육을 수축시키고 내요도조임근을 이완시켜 배뇨를 촉진시키며(20.8c 참조), 여성의 음핵과 남성의 음경을 발기시킨다(22.3g와 22.4f 참조).

무엇을 배웠는가?

8 골반내장신경은 어느 기관에 분포하는가?

12.4 교감신경계통

교감신경계통은 주로 운동과 비상사태를 위해 몸을 준비시키는 것과 관련이 있으며, 기능적으로 맞섬-도피 영역으로 간주한다. 12.2b절에서 교감신경의 아래운동신경세포가 척수의 흉부 및 요추부위(T1-L2)에서만 확장된다는 점을 기억한다. 이것이 이 영역을 가슴허리부분(thoraco-lumbar division)이라고도 하는 이유이다. 교감신경절과 관련된 두 가지 유형의 신경절은 교감신경줄기와 척추앞신경절이다.

12.4a 교감신경계통의 구조와 해부학

학습목표

10. 교감신경계통에서 신경절이전신경세포의 세포체가 어디에 있는지 서술한다.

11. 좌우 교감신경줄기와 신경절에 대해 설명한다.

12. 백색가지와 회색가지의 위치와 구성을 비교하고 대조한다.

13. 교감신경줄기신경절과 척추앞신경절의 차이를 설명한다.

교감신경계통은 부교감신경계통보다 해부학적으로 훨씬 더 복잡하므로 먼저 해부학적 구성을 설명한 후 경로에 대해 살펴본다(**그림 12.6**). 교감신경에서 신경절이전신경세포의 세포체는 척

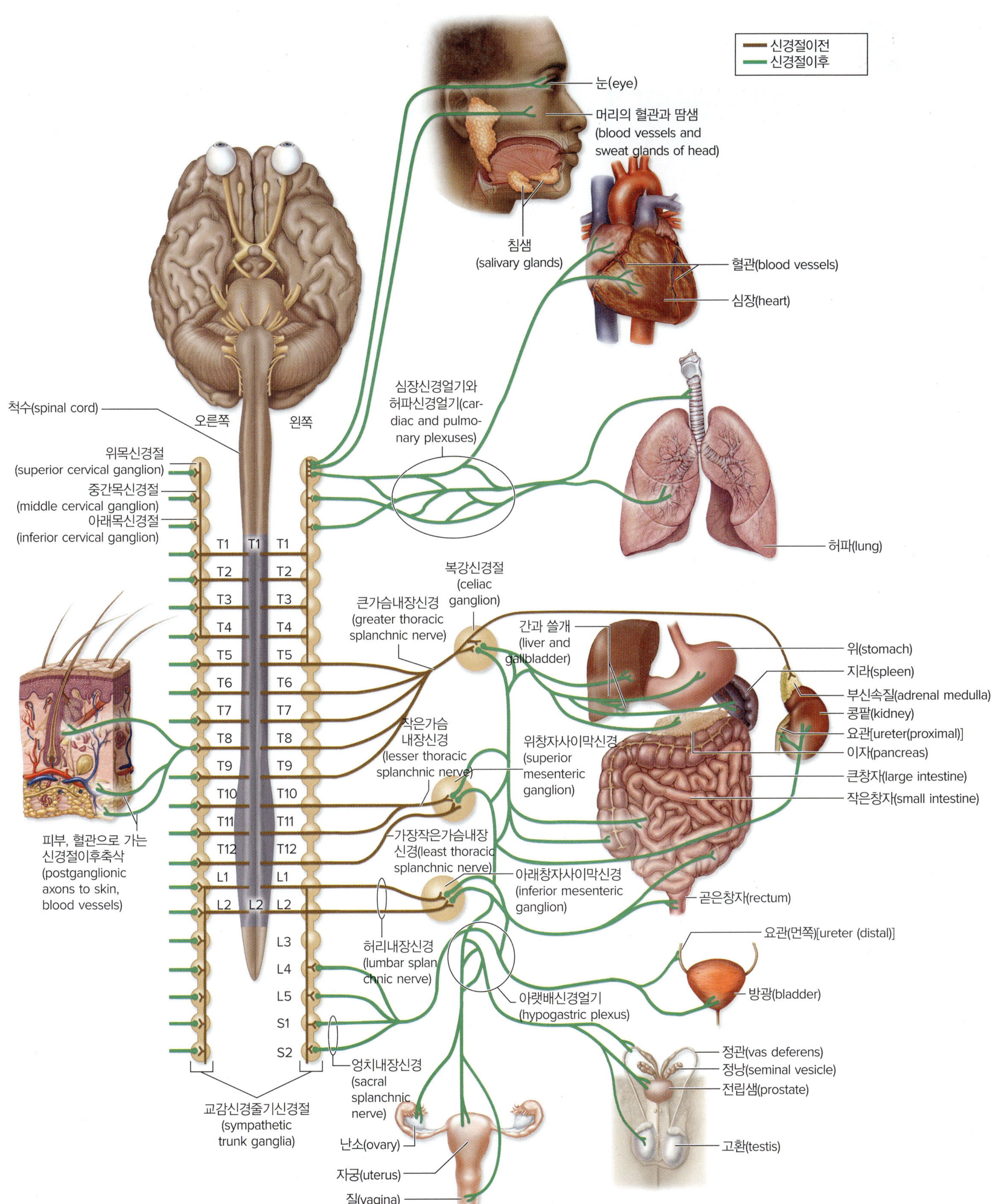

그림 12.6 교감신경 경로의 개관. 교감신경계통의 신경절이전축삭은 척수 T1~L2 영역에서 뻗어 나온다(그림 왼쪽). 신경절축삭은 교감신경줄기신경절과 앞척추신경절에 있으며, 효과기로 뻗어 있다(그림 오른쪽). 신경절이전축삭의 유출과 피부를 지배하는 신경절이후축삭의 분포. 내부 기관과 연결되어 있는 교감신경절이후축삭 경로.

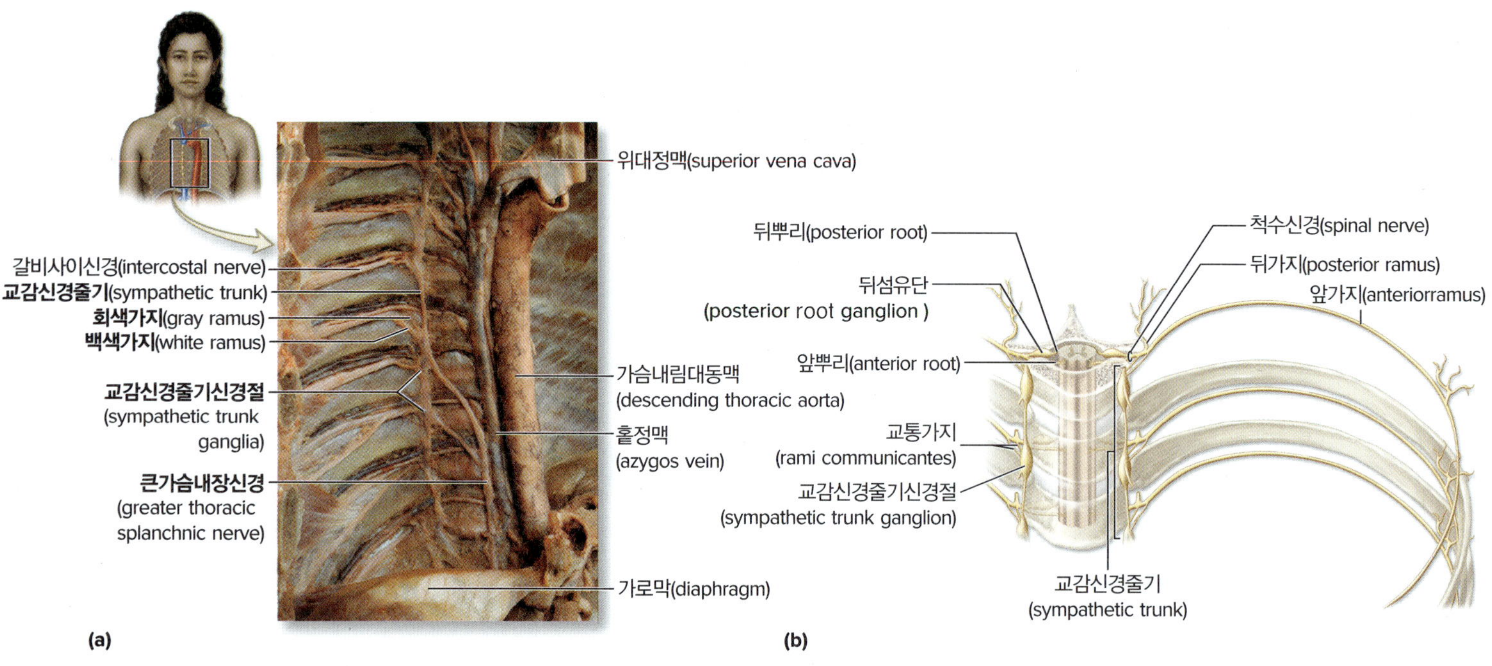

그림 12.7 교감신경줄기. (a) 가슴안의 오른쪽을 앞 가쪽에서 찍은 사진으로 일부 교감신경계통을 볼드체로 나타냈다. 회색가지와 백색가지가 교감신경줄기와 각 척추신경사이에서 어떻게 연결되는지를 주목하라. (b) 척주 내에 있는 척수와 척주 밖에 있는 교감신경줄기의 관계성을 보여 주는 그림

통합 INTEGRATE

학습전략 LEARNING STRATEGY

ANS에서 '교감'이라는 말은 이 줄기가 척수와 평행하게, 즉 교감신경줄기가 "척수와 동반하여(in sympathy) 있음"을 의미한다.

수 T1~L2 부분의 **가쪽뿔**(lateral horn) 속에 있다(척수에서 자율신경운동신경세포와 몸운동신경세포의 세포체 위치를 비교하는 11.3a절의 그림 11.4b를 참조한다). 여기서 교감신경절이전축삭은 몸운동축삭과 함께 척수를 나와 먼저 앞뿌리로, 그다음 T1~L2 척수 신경으로 들어간다. 그러나 이 신경절이전축삭은 척수신경에서 분기되기 전에 짧은 거리 동안만 척수신경과 함께 있다(그림 12.6).

› 교감신경줄기와 신경절

쌍을 이루는 척수신경의 바로 앞쪽에는 좌우 **교감신경줄기**(교감신경간, sympathetic trunk)가 있다(**그림 12.7**). 각 줄기는 척추뼈의 바로 가쪽에 있다. 교감신경줄기는 진주목걸이처럼 생겼는데 목걸이의 끈은 축삭 다발로, 진주는 **교감신경줄기신경절**(sympathetic trunk ganglion)로 이루어졌다고 생각하면 된다. 교감신경줄기신경절은 **척추옆신경절**(paravertebral ganglion, sympathetic chain ganglion)이라고도 하며, 속에는 교감신경절신경세포의 세포체가 있다.

대체로 하나의 교감신경줄기신경절은 하나의 척수신경과 연결되어 있다. 그러나 목척수신경이 8개인 것과 달리 각 교감신경줄기의 목 부분은 단 3개의 교감신경줄기신경절(위, 중간, 아래목신경절)로 나뉜다(그림 12.6). **위목신경절**(superior cervical ganglion)에는 신경절이후교감신경세포의 세포체가 있으며, 이 세포체의 축삭은 주로 머리와 목 속의 기관, 그리고 가슴 내장의 일부에 분포한다. 이 신경절이후축삭은 머리와 목의 땀샘과 민무늬근육의 혈관, 동공확장근, 위눈꺼풀판근육(눈꺼풀을 올림)을 지배한다. **중간목신경절**(middle cervical ganglion)과 **아래목신경절**(inferior cervical ganglion)에도 가슴 내장(예, 심장, 폐의 기관지, 세기관지)으로 뻗은 신경절이후축삭의 세포체가 있다.

› 백색가지와 회색가지

척추신경을 각 교감신경줄기에 연결하는 것은 교통가지(rami communicantes; *rami*: 가지, *communico*: 다른 사람과 나누다)이다(그림 12.7, 그림 11.13). **백색교통가지**(white ramus communicans)는 단순히 **백색가지**(white ramus)라고도 하며, T1~L2 척수신경에서 교감신경줄기로 연결하는 교감신경의 신경절이전축삭으로 구성되어 있다. 즉, 백색가지는 오직 T1~L2 척수신경과 연결되어 있다. 신경절이전축삭에는 말이집이 있기 때문에 이 가지는 흰색을 띤다. 백색가지는 고속도로의 진입로에 비유할 수 있다.

회색교통가지(gray ramus communicans)는 단순히 **회색가지**(gray ramus)라고도 하며, 시

통합 INTEGRATE

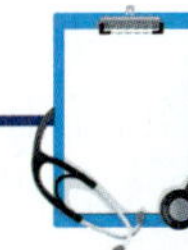

임상적 고찰 12.1 CLINICAL VIEW

호너증후군

호너증후군(horner syndrome)은 목교감신경줄기 또는 T1 교감신경줄기신경절이 부딪히거나 손상됨으로써 나타난다. 이 두 신경줄기는 머리로 가는 신경절이후교감 축삭이 시작되는 곳이다. 일반적으로 증상은 부상이 발생한 것과 같은 쪽의 머리에 국한된다. 환자는 위눈꺼풀판근육이 마비되기 때문에 위눈꺼풀이 내려오는 **눈꺼풀처짐**(안검하수, ptosis)이 보인다. 또 동공확대근이 마비된 결과로 동공이 수축하는 **동공수축**(축동, miosis; *muein*: 눈을 감다)이 나타난다. 그리고 땀샘이 교감신경의 지배를 받지 못하기 때문에 **무발한증**(anhydrosis)이 나타난다. 마지막으로 교감신경이 혈관벽을 지배하지 못해 혈관이 확장됨으로써 얼굴 홍조가 발생한다.

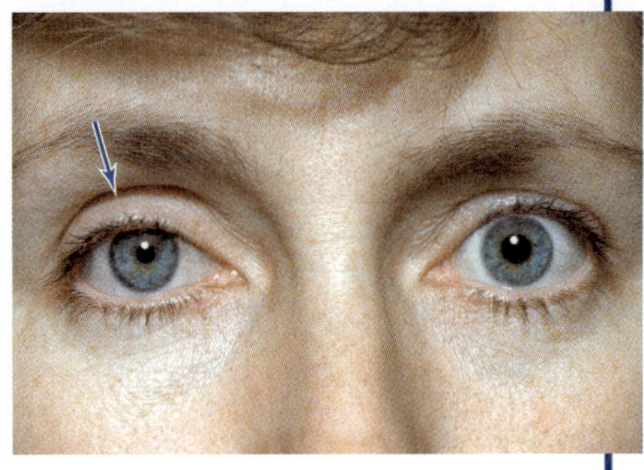

호너증후군의 오른쪽 눈. 위쪽 눈꺼풀의 눈꺼풀처짐(파란색 화살표)과 동공수축을 주목하라.

냅스후축삭을 교감신경줄기에서 척수신경으로 연결한다. 신경절이후축삭에는 말이집이 없기 때문에 이 가지는 회색을 띤다. 회색가지는 목, 엉치, 꼬리 등 모든 척수신경에 연결되어 있다. 가슴허리부분에서 시작된 교감신경 정보는 이 경로를 통해 전신으로 확산될 수 있다. 회색가지는 고속도로의 진출로에 비유할 수 있다.

› 교감내장신경

교감내장신경(sympathetic splanchnic nerve)은 교감신경줄기신경절에서 시냅스를 이루지 않은 신경절이전교감신경 축삭으로 이루어져 있다(그림 12.6). 교감내장신경은 교감신경줄기 앞쪽에서 배와 골반의 내장으로 간다. 이 내장신경을 12.3절에서 설명한 부교감신경계통의 골반내장신경과 혼동하면 안 된다. 더 큰 내장신경 중 일부는 가슴내장신경, 허리내장신경 또는 엉치내장신경과 같은 특정 이름이 있다.

› 척추앞신경절

척추앞신경절(prevertebral or collateral)에서 끝나는 내장신경은 다음과 같은 점에서 교감신경줄기신경절과는 다르다. (1) 척추뼈 앞쪽(척추 앞), 대동맥의 앞 가쪽 면에 있다. (2) 배골반안에만 존재한다. 척추앞신경절에는 복강신경절, 위창자간막신경절, 아래창자간막신경절이 있다.

복강신경절(celiac ganglion)은 복강동맥이 시작되는 곳 가까이에 있다. 큰가슴내장신경(척수의 T5~T9 부분에서 나온 축삭으로 이루어짐)은 각 복강신경절 내에서 신경절신경세포와 시냅스로 소통한다. 복강신경절에서 나온 신경절이후축삭은 위, 지라, 간, 쓸개, 샘창자(작은창자의 첫 부분)의 몸쪽 부분, 이자 일부에 분포한다.

위창자간막신경절(상장간막신경절, superior mesenteric ganglion; *mesos*: 가운데, *enteron*: 장)은 위창자간막동맥이 시작하는 곳 가까이에 있다. 작은가슴내장신경과 가장작은가슴내장신경은 위창자간막신경절로 뻗어 있으며 그 안에서 끝난다. 따라서 이 신경절은 척수의 T10~T12 부분에서 온 신경절이전교감신경세포를 수용한다. 위창자간막신경절에서 나온 신경절이후축삭은 샘창자의 먼쪽 절반, 작은창자의 나머지 부분, 큰창자의 몸쪽 부분, 이자의 일부, 콩팥, 요관의 몸쪽 부분에 분포한다.

아래창자간막신경절(하장간막신경절, inferior mesenteric ganglion)은 아래창자간막동맥이 시작하는 곳 가까이에 있다. 아래창자간막신경절은 척수의 L1~L2 부분에서 시작되는 허리내장신경을 통해 교감신경절이전축삭을 수용한다. 신경절이후축삭은 큰창자의 먼쪽 부분, 곧창자, 방광, 요관의 먼쪽 부분, 생식기관 대부분에 분포한다.

무엇을 배웠는가?

9 교감신경줄기신경절과 척추앞신경절은 어떻게 다른가?

10 백색교통가지와 회색교통가지는 구조와 기능은 어떻게 다른가?

12.4b 교감신경계통의 경로

학습목표

14. 교감신경세포의 네 경로에 대해 서술한다.

15. 각 경로의 지배를 받는 효과기들을 비교하고 대조한다.

모든 교감신경절이전신경세포는 척수의 T1~L2 부분에 있는 가쪽회색뿔에서 시작된다. 신경절이전교감신경세포의 축삭은 몸세포운동축삭과 함께 앞뿌리 내에서 척수를 빠져나간 다음 척수신경을 통과한다. 그러나 신경절이전축삭은 바로 척수신경을 떠나 백색가지를 통해 교감신경줄기로 들어간다. 이 지점에서 교감신경계통의 주요 경로가 다르다. 각 유형의 경로는 자극되는 효과기의 위치에 따라 다르다. 축삭은 네 가지 경로 중 하나를 통해 교감신경줄기를 빠져나간다.

척수신경 경로

척수신경 경로는 척수에서 목, 몸통 및 팔다리 피부의 효과기까지 뻗어 있다. 피부효과기에는 땀샘, 털세움근육을 형성하는 민무늬근육('닭살'을 돋게 함)과 혈관벽 내의 민무늬근육세포(3.2a 참조)가 있다. 이 경로에서 신경절이전신경세포는 같거나 다른 높이에서 교감신경절 신경세포와 시냅스를 이룬다(**그림 13.8a**). 신경절이후축삭은 신경절 신경세포와 같은 '높이'에 있는 회색교통가지를 통과한다. 예를 들어 신경절이전신경세포와 신경절신경세포가 L4 신경절에서 시냅스로 연결되면 신경절이후축삭은 L4 척수신경의 높이에 있는 회색가지를 통과한다. 신경절이후축삭은 회색가지를 지난 후 척수신경으로 들어가 표적기관으로 뻗어 나간다.

신경절이후교감신경 경로

신경절이후교감신경 경로(postganglionic sympathetic nerve pathway)는 가슴안의 내부 기관(식도, 심장, 폐 및 흉부 혈관 포함), 머리 피부의 효과기(땀샘, 털세움근, 피부의 혈관), 목 내장, 눈의 위 눈꺼풀판 및 확장 동공 근육(눈으로 들어오는 빛의 양을 증가시키기 위해)(13.4b 참조)으로 연결된다. 이 경로에서 신경절이전신경세포는 교감신경절의 신경절신경세포와 시냅스를 이루지만 신경절이후 축삭은 회색교통가지를 통해 신경절에서 떠나지 않는다(그림 12.8b). 대신 신경절이후축삭은 교감신경절에서 직접 효과기로 직접 연결된다.

내장신경 경로

내장신경 경로(splanchnic nerve pathway)는 척수에서 배와 골반 기관(예: 위, 작은창자, 콩팥)으로 연결된다. 이 경로에서 신경절이전신경세포는 교감신경줄기신경절에서 연접하지 않고 통과하여 척주앞신경절로 뻗는다(그림 12.8c). 여기에서 신경절이전축삭과 신경절신경세포가 연접한다.

부신속질 경로

마지막 경로는 **부신속질 경로**(adrenal medulla pathway)이다(그림

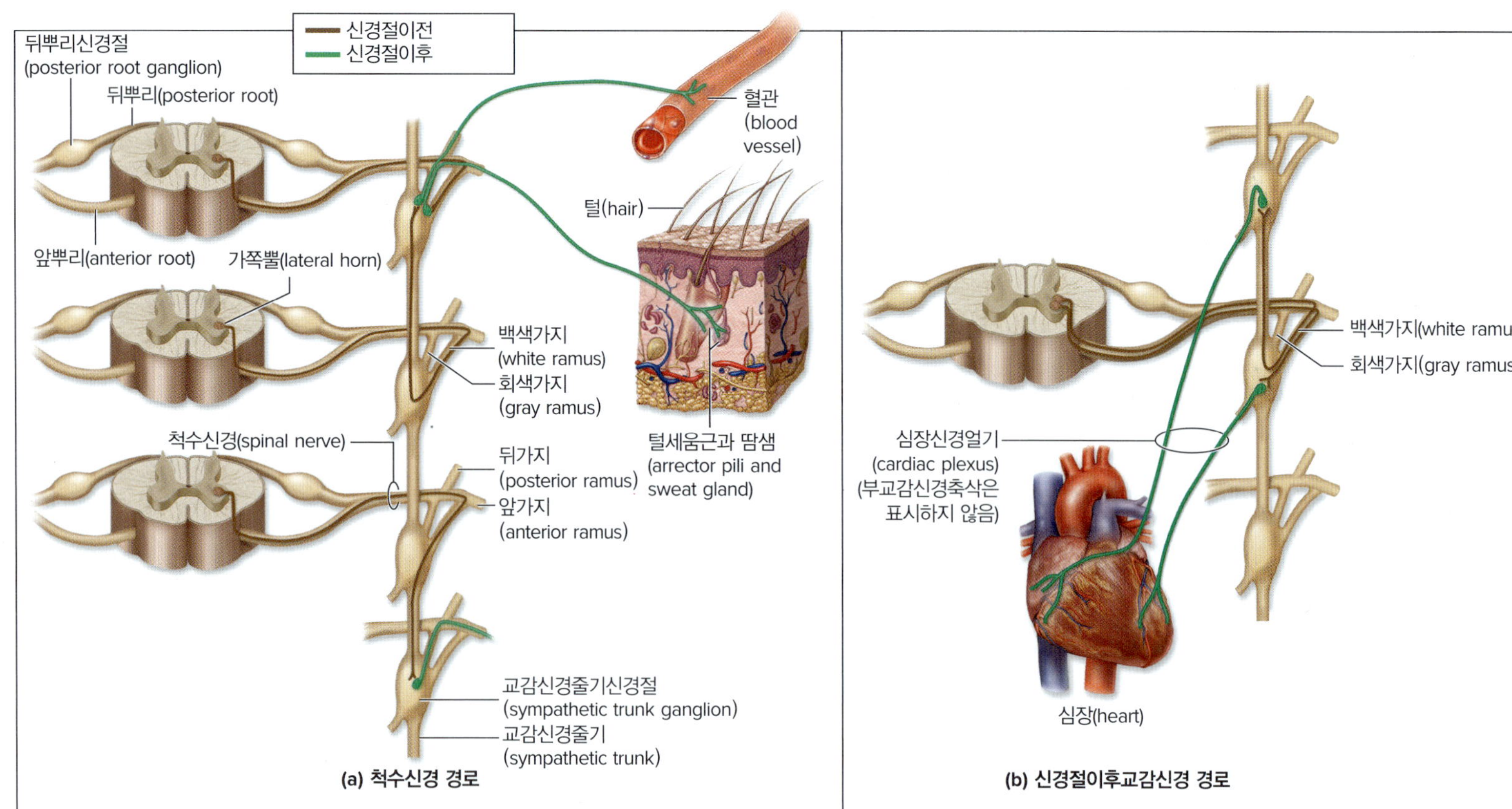

그림 12.8 교감신경 경로의 유형. (a) 척수신경 경로, (b) 신경절이후 교감신경 경로, (c) 내장신경 경로, (d) 부신속질 경로.

12.8d). 이 경로에서 부신 안쪽의 **부신속질**(adrenal medulla; *ad*: ~옆에, *ren*: 콩팥)이라는 부분이 직접 신경절이전교감 축삭의 지배를 받는다(신경절신경세포가 없다). 신경절이전신경세포의 축삭은 교감신경줄기와 척추앞신경절을 통해 뻗어 나가서 부신속질 속의 신경분비세포와 연접한다. 이 세포를 자극하면 **에피네프린**(epinephrine)과 **노르에피네프린**(norepinephrine)이 분비된다(14.9a 참조). 이 두 호르몬의 분비되는 양은 동일하지 않다. 보통 에피네프린이 80% 정도이며, 노르에피네프린이 20% 정도이다. 이 호르몬들은 분비된 후 혈액 속을 순환하면서 같은 수용체에 결합하여 교감신경 자극의 효과를 강화(연장)한다. 예를 들어, 교통사고를 아슬아슬하게 피한 후에도 부신속질이 교감신경 자극의 효과를 연장했기 때문에 심장이 계속 빠르게 뛰고 호흡이 가쁘며 긴장과 각성을 느낀다. 에피네프린 및 노르에피네프린에 대한 자세한 내용은 부록 1의 **표 R.5**: "카테콜아민 및 글루코코르티코이드로 스트레스 반응 조절"에 제시되어 있다. **표 12.3**은 교감신경계통 경로를 요약한 것이다.

어떻게 생각하는가?

2 스트레스를 많이 받고 긴장한 사람은 일반적으로 혈압이 오른다. 교감신경계통의 어느 부분이 혈압을 높이는가?

무엇을 배웠는가?

11 척수신경과 내장신경의 교감신경 경로는 어떻게 다른가? 경로와 신경지배를 받는 효과기의 측면에서 설명하라.

12 부신속질 경로는 어떻게 교감신경 자극의 효과를 연장하는가?

12.5 자율신경얼기와 장관신경계

자율신경계의 두 계통 모두 자율신경얼기라는 특수한 축삭다발을 통해 기관을 신경지배한다. 신경세포와 효과기 간의 소통은 특정 신경전달물질을 통해 이루어진다(12.6 참조). 장관신경계는 독립적으로 작용하거나 ANS 신경지배의 영향을 받을 수 있는 신경세포의 배열이다. 먼저 자율신경얼기에 대해 살펴본다.

12.5a 자율신경얼기

학습목표

16. 다섯 가지 자율신경얼기의 구조와 위치를 서술한다.

자율신경얼기(autonomic plexus)는 교감신경절이후축삭과 부교감신경절이전축삭, 그리고 일부 내장감각축삭의 집합이다. 이 교감 및 부교감축삭들은 서로 가깝지만 상호작용하거나 시냅스를 이루지는 않는다. 자율신경얼기는 무질서한 축삭 덩어리처럼 보이지만 표적기관을 복잡하게 지배한다(**그림 12.9**).

가슴안의 가슴세로칸에 있는 **심장신경얼기**(cardiac plexus)는 목과 가슴의 교감신경줄기신경절에서 시작되는 교감신경절이후축삭, 미주신경에서 나온 부교감신경절이전축삭으로 이루어져 있다. 교감신경의 작용이 증가하면 심박수와 혈압이 상승하고, 부교감신경의 작용이 증가하면 심박수가 감소한다(16.5b 참조).

허파신경얼기(pulmonary plexus)는 머리와 가슴의 교감신경줄기신경절에서 나온 신경절이후축삭, 미주신경에서 나온 부교감신경절이전축삭으로 이루어진다. 축삭은 허파의 기관지로 뻗어 있다. 교감신경

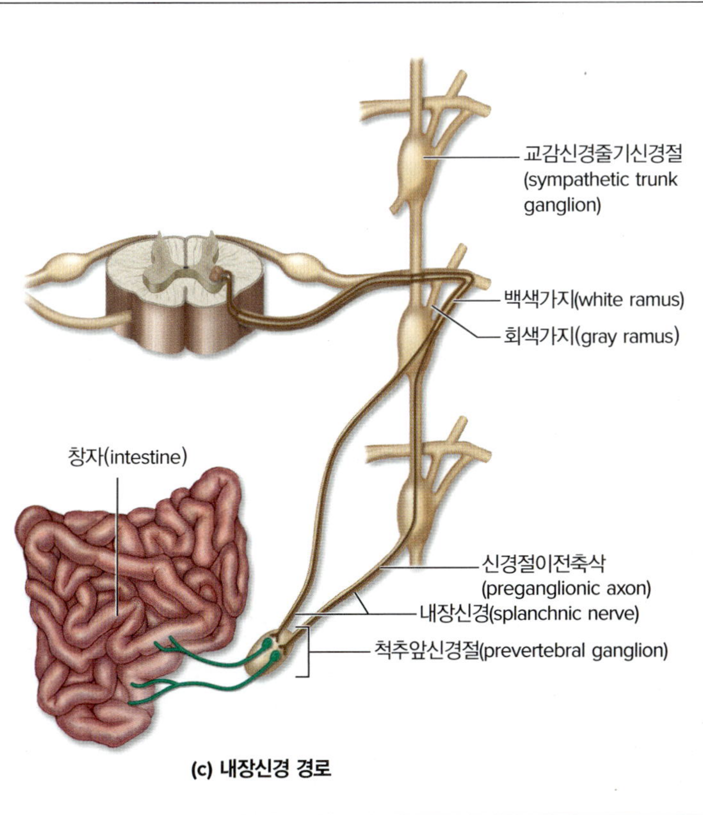

(c) 내장신경 경로

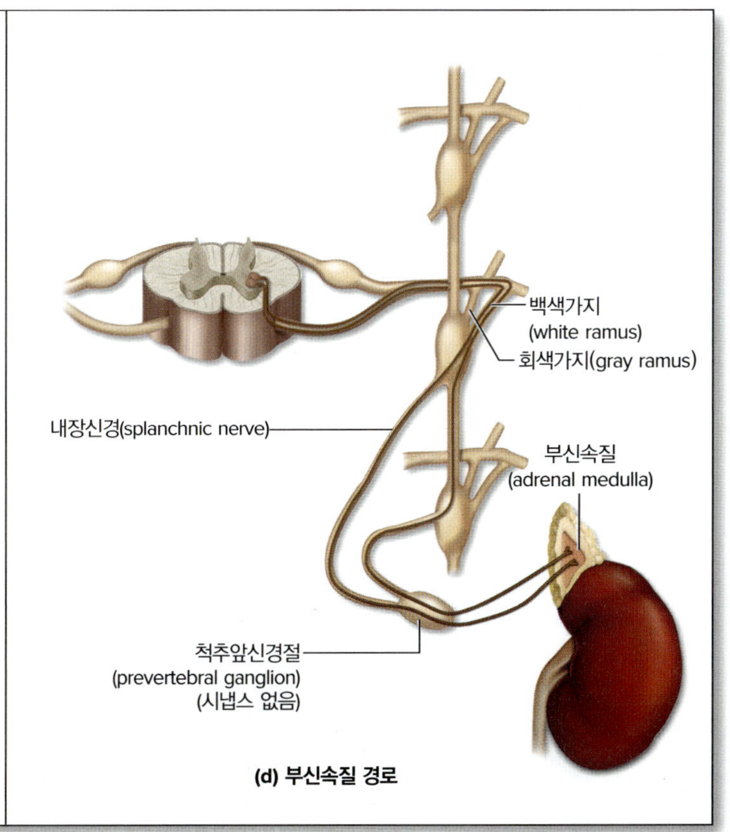

(d) 부신속질 경로

표 12.3	교감신경계통 경로			
경로	목적지	척추 분절 기원	교감신경줄기에서 신경절이후축삭 경로	효과기
척수신경	외피 구조물	T1 – L2	목 회색가지를 통해 모든 척수신경에	땀샘, 털세움근, 목, 몸통 및 사지 피부의 혈관
신경절이후 교감신경	머리와 목 내장	T1 – T2 (주로 T1에서)	위목신경절을 통해 혈관과 함께 머리와 목 내장으로 이동	머리의 피부에 있는 땀샘, 털세움근, 혈관; 눈의 동공 확장근; 위눈꺼풀판근육; 목 내장
	가슴 기관	T1 – T5	목신경절과 가슴신경절을 통해 기관 근처의 자율신경얼기로	가슴 내의 식도, 심장, 폐, 혈관
내장신경	대부분의 배 기관	T5 – T12	가슴내장신경을 통해 척추앞신경절(예: 배안, 위장간막 및 아래창자간막 신경절)	식도, 위, 간, 쓸개, 비장, 이자, 작은창자, 대부분의 큰창자, 콩팥, 요관, 부신, 배골반 내 혈관
	골반 장기	T10 – L2	허리와 엉치내장신경을 통해 효과기와 연결되어 있는 자율신경얼기로	큰창자, 항문관 및 곧은창자의 말단부; 요관 원위부; 방광; 생식기관들
부신속질	부신	T8 – T12	신경절신경세포 없음; 신경절이전신경세포의 축삭은 가슴내장신경을 통해 부신속질로 직접 이어진다.	부신속질의 신경분비세포

1. 교감축삭은 나열된 기관과 관련된 민무늬근육, 심장근육 및 샘을 자극한다.

의 지배는 기관지 확장(폐의 기관지와 세기관지의 지름이 커짐), 부교감신경 경로의 자극은 기관지 수축(기관지의 지름이 작아짐, 19.3c 참조)을 유발한다.

식도신경얼기(esophageal plexus)는 머리와 가슴의 교감신경줄기 신경절에서 나온 신경절이후축삭, 미주신경에서 나온 부교감신경절이전축삭으로 이루어진다. 교감신경의 지배는 이 근육의 운동을 억제한다. 식도 아랫부분 벽의 민무늬근육 운동은 음식과 음료가 통과해야 하는 밸브인 **심장 괄약근**(cardiac sphinter)을 자극하여 식도 아래 영역의 삼키는 반사를 제어하는 부교감축삭에 의해 조절된다(21.2c 참조).

배대동맥신경얼기(abdominal aortic plexus)는 **복강신경얼기**(ce-

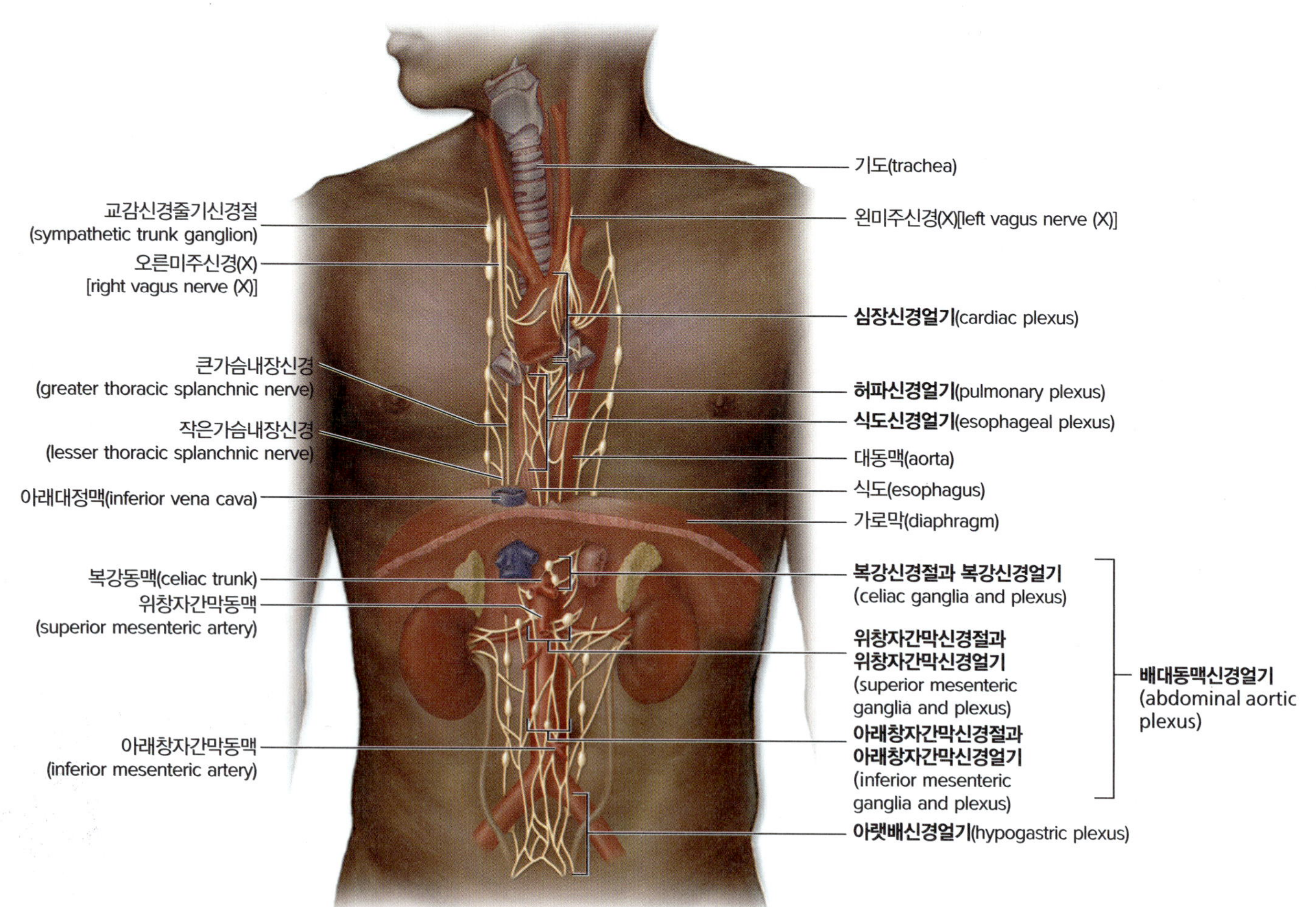

그림 12.9 자율신경얼기. 자율신경얼기는 가슴안과 배골반 안에 모두 존재한다. 이 그림은 앞쪽에서 본 모습을 나타냈으며 가슴안에 있는 심장신경얼기, 허파신경얼기, 식도신경얼기, 그리고 배골반 안에 있는 배대동맥신경얼기(복강, 위창자간막, 아래창자간막 신경절)를 볼 수 있다.

liac plexus), **위창자간막신경얼기**(superior mesenteric plexus), **아래창자간막신경얼기**(inferior mesenteric plexus)로 이루어진다. 배대동맥신경얼기는 모든 배 기관과 일부 골반 기관을 지배한다. 배대동맥얼기는 척추앞신경절에서 나온 교감신경절이후축삭과 미주신경 또는 골반내장신경에서 나온 부교감신경절이전축삭으로 이루어져 있다. 복강신경얼기(celiac plexus or solar plexus)는 명치 부위가 세게 부딪혔을 때 느끼는 감각에 일부 관여한다.

아랫배신경얼기(hypogastric plexus)는 복잡하게 얽힌 교감신경절이후축삭(대동맥얼기와 교감신경줄기의 허리 부분에서 나옴)과 골반내장신경에서 온 부교감신경절이전축삭으로 이루어져 있다. 이 얼기의 축삭은 골반 부분의 내장을 지배한다.

12.5b 장관신경계

학습목표

17. 장관신경계(enteric nervous system)의 기능과 위치를 설명한다.

장관신경계(enteric nervous system)는 식도에서 항문까지 위장관벽 전체에 있는 신경세포(자율운동 및 내장감각 모두)의 그물망이다. 장관신경계는 위장관의 민무늬근육과 샘을 자극할 뿐만 아니라 연동운동 또는 위장관을 통한 물질의 이동을 위해 복잡하게 조절되는 반사를 매개한다(21.1c 참조). 장관신경계 신경세포는 위장관벽 전체와 두 개의 큰 신경총 (1) **점막하신경총**(마이스너 신경총이라고도 함)과 (2) **근육신경총**(Auerbach 신경총이라고도 함) 모두에 있다. 장관신경계는 자율신경계와 독립적으로 기능할 수 있지만, 자율신경계에 의해 활동이 조절될 수 있다. 일반적으로 부교감신경계통은 장관신경계의 활동을 증가시키고 교감신경계통은 장관신경계의 활동을 감소시킨다.

무엇을 배웠는가?

⑬ 자율신경얼기를 형성하는 기본 구조는 무엇인가?

⑭ 장관신경계는 어디에 있으며 그 기능은 무엇인가?

12.6 두 신경계통의 신경전달물질과 수용체 비교

신경신호가 시냅스마디로 전달되면 신경전달물질이 시냅스틈새로 분비된다. 자율신경계통은 여러 유형의 신경전달물질을 활용하는데, 이에 대해 살펴보자.

12.6a 자율신경계통 신경전달물질의 개관

학습목표

18. 자율신경계통의 콜린성 및 아드레날린성 신경전달물질의 표적기관을 안다.

아세틸콜린(ACh)과 노르에피네프린(NE)은 자율신경계통의 주요 신경전달물질이다(**그림 12.10**). 이 신경전달물질들은 시냅스후세포의 특정 수용체에 결합한다. 수용체의 유형에 따라 신경전달물질은 자극 또는 억제를 유발한다.

아세틸콜린을 합성하고 분비하는 신경세포를 **콜린성 신경세포**(cholinergic neuron; *ergon*: 일)라고 한다. 아세틸콜린과 결합하는 수용체는 **콜린성 수용체**(cholinergic receptor)라고 한다. 12.6b절에서 두 가지의 콜린수용체(니코틴과 무스카린)와 각 수용체가 아세틸콜린과 결합했을 때 어떻게 반응하는지 살펴본다. 콜린성 신경세포는 다음과 같다.

- 교감신경계통과 부교감신경계통의 모든 신경절이전신경세포
- 모든 부교감신경절신경세포
- 피부의 땀샘과 뼈대근육조직의 혈관을 지배하는 특정 교감신경절신경세포 *(신경근이음부에는 니코틴성 수용체가 있지만 여기에 관련이 있는 신경세포는 자율신경계에 속하지 않고 몸신경계통에 속한다는 것을 주의한다.)

노르에피네프린을 합성하고 분비하는 신경세포를 **아드레날린성 신경세포**(adrenergic neuron)라고 한다. 교감신경절신경세포의 대부분은 아드레날린성이다. 노르에피네프린(또는 에피네프린처럼 관련 분자)과 결합하는 수용체는 **아드레날린성 수용체**(adrenergic receptor)라고 한다. 이 수용체는 알파(α)와 베타(β) 유형으로 나뉘며, 이에 대해서는 12.6c절에서 자세히 다룬다.

무엇을 배웠는가?

⑮ 어떤 ANS 신경세포가 콜린성인가? 어떤 ANS 신경세포가 아드레날린성인가?

12.6b 콜린성 수용체

학습목표

19. 두 유형의 콜린성 수용체와 각 수용체에 신경전달물질이 결합할 때 일어나는 작용을 설명한다.

콜린성 수용체는 니코틴성과 무스카린성이 있으며, 중추신경계통과 말초신경계통에 모두 존재한다. 이 수용체들의 이름은 아세틸콜린과 유사한 분자(니코틴과 무스카린)가 결합하여 자극을 유발하기 때문에 지어진 것이다.

니코틴성 수용체(nicotinic receptor)는 **니코틴**(즉, 담배에서 발견되는 화학물질)에 선택적으로 결합하므로 이렇게 불린다. 이 수용체는 모든 신경절신경세포(그림 12.10)와 부신속질세포의 세포체에 있다. 니코틴성 수용체는 아세틸콜린과 결합하면 이온통로가 열려서 K^+ 유출보다 Na^+ 유입량이 더 많아진다. 그 결과 막이 탈분극을 일으키고 흥분성시냅스후전위(EPSP)가 생성된다(9.8a 참조). 즉, 니코틴성 수용

통합 INTEGRATE

개념 연결 CONCEPT CONNECTION

니코틴성 수용체에 결합하는 ACh은 자율신경계통과 몸신경계에서 항상 자극 또는 흥분 반응을 일으킨다. ANS의 니코틴성 수용체는 ACh에 의해 자극되며, 몸 신경계통 축삭에서 방출된 ACh는 뼈대근육섬유를 자극한다(7.3b 참조).

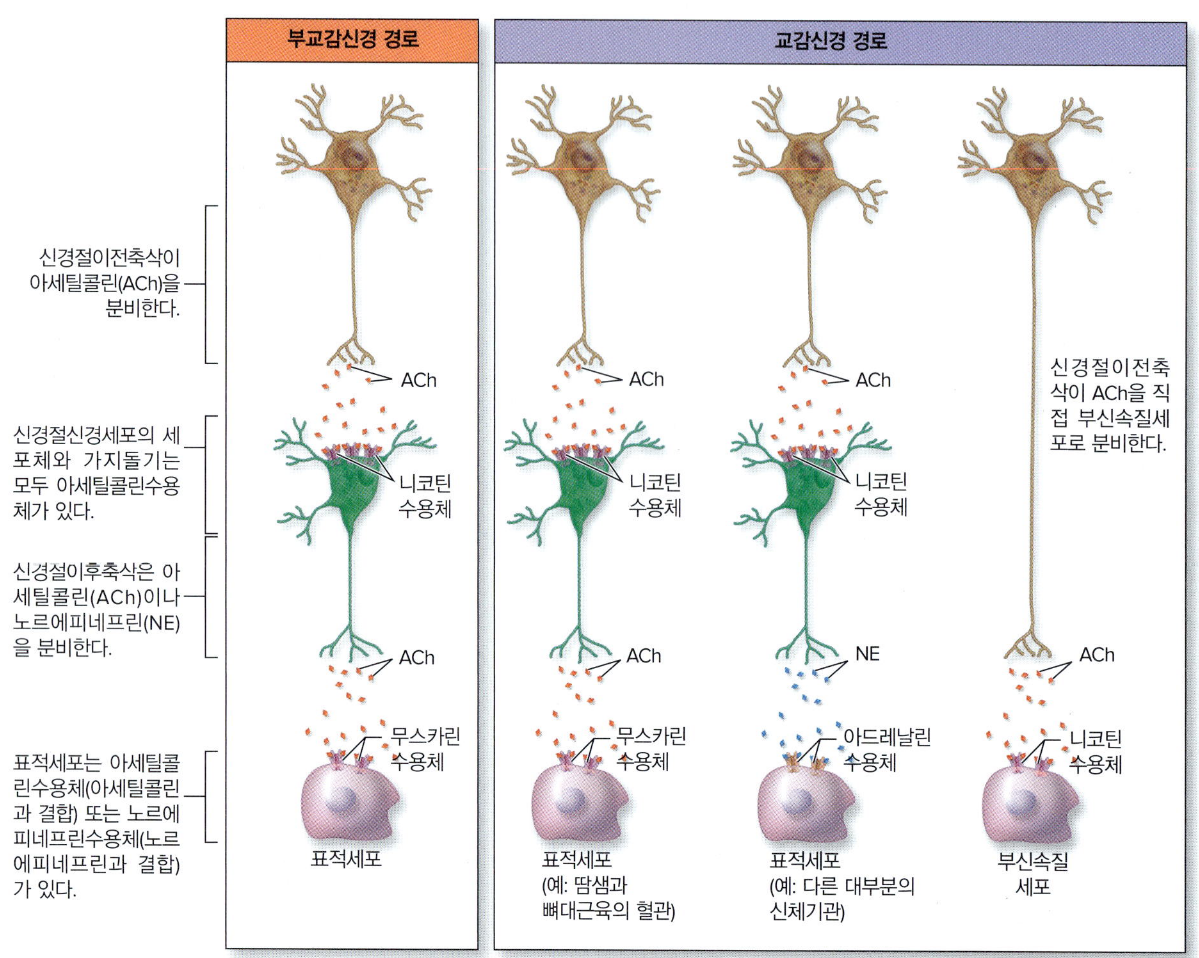

그림 12.10 자율신경계통의 신경전달물질 비교. 부교감신경 경로에서는 신경절이전축삭과 신경절이후축삭 모두 아세틸콜린(ACh)을 분비한다. 교감신경 경로에서는 모든 신경절이전축삭과 소수의 신경절이후축삭이 아세틸콜린을 분비한다. 교감신경 경로에서 대부분의 신경절이후축삭은 노르에피네프린(NE)을 분비한다.

체에 아세틸콜린이 결합하면 항상 자극 또는 흥분 반응이 일어난다.

니코틴성 수용체에는 다양한 아형이 있다. 이러한 아형으로 인해 한 신경전달물질이 위치에 따라 다른 반응을 일으킨다. 예를 들어, 신경근이음부의 니코틴성 수용체는 독소인 큐라레(curare)로 차단되지만 콜린성 약물인 헥사메토늄(hexamethonium)과 메카밀라민(mecamylamine)에 의해서는 차단되지 않는다. 신경절이후신경세포의 니코틴성 수용체에 대해서는 반대이다. 즉, 헥사메토늄과 메카밀라민은 이 수용체에 결합하지만, 큐라레는 결합하지 못한다.

어떻게 생각하는가?

3. 담배를 피우면 자율신경계통의 니코틴성 수용체에 어떤 영향을 미칠까?

무스카린성 수용체(muscarinic receptor)는 버섯의 독소인 **무스카린**에 반응하기 때문에 지어진 이름이다. 이 수용체는 부교감신경계통의 모든 표적세포막과 소수의 교감신경계통 표적세포(예: 피부의 땀샘과 뼈대근육의 혈관)에 존재한다. 무스카린수용체에는 여러 유형이 있으며, 각 유형은 여러 신체계통에 다른 영향을 미친다. 이 무스카린수용체 유형들은 아세틸콜린과 결합하면 흥분 또는 억제된다. 예를 들어 위창자길의 민무늬근육에 아세틸콜린이 결합하면 자극을 유발해 근육의 운동이 증가하고, 심장근육의 향도잡이 세포의 무스카린수용체에 아세틸콜린이 결합하면 심박수가 줄어든다. 필로카르핀(pilocarpine, 녹내장 치료에 사용됨)은 무스카린수용체에 결합하여 섬모근이 수축하도록 자극하여 안구 전방에서 방수액의 배수를 촉진한다(그림 13.15 참조). 모든 무스카린수용체는 이차전령계통을 사용한다(14.5b 참조).

표 12.4	콜린성 수용체	
특성	**니코틴성**	**무스카린성**
주요 위치	ANS의 모든 신경절이후신경세포(부교감신경계통과 교감신경계통 모두) 부신속질(교감신경계통의 신경절이전신경세포가 신경지배하는 샘) 뼈대근육의 신경근이음부 중추신경계의 일부 신경세포(학습 및 기억에 관여하는 신경세포)	부교감 표적기관의 모든 효과기 무스카린성 수용체(즉, 땀샘)가 있는 제한된 교감 표적기관
흥분성 또는 억제성	항상 흥분	일반적으로 흥분성(심근박동조율기 세포와 같은 구조물 제외)
수용체와 상호작용하는 약물의 예	니코틴은 모든 니코틴수용체와 결합한다. Curare는 신경근 접합부에서 니코틴수용체의 특정 아형에 결합한다. 헥사메토늄 또는 메카밀아민은 ANS에서 신경절이후신경세포의 니코틴수용체의 특정 아형에 결합한다.	무스카린은 모든 무스카린성 수용체와 결합한다. 필로카르핀은 눈 내 섬모근에 있는 무스카린수용체의 특정 아형에 결합한다.

표 12.4는 니코틴성과 무스카린성 수용체를 비교한 것이다.

무엇을 배웠는가?

16 니코틴수용체와 무스카린수용체는 어디에 있는가?

17 신경전달물질이 니코틴성 효과기에 결합하면 흥분되는가, 억제되는가?

12.6c 아드레날린성 수용체

학습목표

20. 카테콜아민으로 분류되는 신경전달물질을 열거한다.

21. 네 가지 아드레날린성 수용체의 이름과 분포를 서술한다.

2.5b절에서 신경전달물질, 호르몬과 같은 신호분자가 형질막의 수용체와 결합할 때 이 분자를 **리간드**(ligand)라고 부른다고 하였다. 신경세포의 아드레날린성 수용체에 결합하는 리간드를 **생체아민**(biogenic amine) 또는 **모노아민**(monoamine)이라고 한다. 생체아민 중 분자 주위에 카테콜로 된 고리가 있는 종류를 **카테콜아민**(catecholamine)이라고 한다. 카테콜아민에는 도파민, 노르에피네프린, 에피네프린이 있다.

12.6a절에서 언급했듯이 아드레날린성 수용체에는 **알파수용체**(α receptor)와 **베타수용체**(β receptor)가 있으며, 이 수용체는 다시 α_1, α_2, β_1, β_2로 나뉜다. 신경전달물질이나 호르몬과 결합할 때 알파수용체가 있는 목표세포는 일반적으로 흥분되며, 베타수용체가 있는 세포는 흥분 또는 억제된다(이 규칙에는 예외가 있으므로 주의한다). 알파와 베타 수용체는 다음과 같이 더 나눌 수 있다.

- **α_1 수용체**(α_1 receptor)는 교감신경계통에서 가장 흔한 아드레날린성 수용체이다. 이 수용체는 대부분의 민무늬근육세포 세포막에 있으며 민무늬근육이 수축하도록 한다. 이 수용체가 있는 기관은 대부분의 혈관(피부, 위창자길, 콩팥으로 가는 혈관을 포함), 털세움근, 자궁, 요관, 속요도조임근, 눈의 동공확장근이다. 이 수용체는 위에서 언급한 혈관의 수축, 털세움근의 수축, 자궁벽의 수축, 요관의 수축, 속요도조임근의 닫힘, 동공의 확장을 유발한다.
- **α_2 수용체**(α_2 receptor)는 중추신경계(예: 뇌줄기) 전체에 위치하여 노르에피네프린 방출을 감소시켜 교감활동을 억제한다. 이러한 중추신경계의 α_2 수용체의 자극으로 진정 및 진통(즉, 통증을 느낄 수 없음) 작용이 일어난다. 이 수용체는 또한 이자에 존재하며 인슐린의 분비를 억제한다. 위장관 조임근에도 이 수용체가 있으며 자극을 받으면 수축한다.
- **β_1 수용체**(β_1 receptor)는 주로 흥분(자극) 효과가 있다. 이 수용체는 심장에서 심박수와 수축력을 높인다(16.5b 참조). 또 콩팥에서 레닌 분비를 자극하여(17.4a 참조) 혈압을 증가시킨다.

표 12.5 아드레날린성 수용체

특성	알파(α) 수용체		베타(β) 수용체		
	α_1	α_2	β_1	β_2	β_3
주요 분포와 작용	교감신경계통의 거의 모든 효과기(예외에는 심장근육과 세기관지가 있음) 피부의 혈관, 위장관의 혈관, 콩팥의 혈관, 털세움근, 자궁, 요관, 내요도조임근, 눈의 동공확장근을 포함한 대부분의 민무늬근육 수축을 유발한다.	이자(인슐린 분비 억제) CNS(노르에피네프린 분비를 감소시켜 교감활동을 억제하며 진정 및 진통을 유발함) 위장관 조임근(수축 유발)	심장(동방결절과 심장근육 모두, 심박수 및 수축력 증가) 콩팥(레닌 분비를 촉진하여 혈압 상승)	심장벽(심장동맥), 간 및 뼈대근육의 혈관에서 민무늬근육 이완을 유발하여 혈관확장 유도 세기관지, 자궁, 위장관 내 민무늬근육 이완을 일으킴	지방결합조직(지방분해 촉진) 방광(배뇨근 이완)
일반적인 효과	흥분	억제 또는 흥분	흥분	주로 억제	흥분성 또는 억제성
수용체와 상호작용하는 약물의 예	페닐에프린(phenylephrine)은 코안 혈관을 수축하여 코 분비를 감소한다.	클로리딘(clonidine)은 뇌줄기 혈관운동 중추의 α2 수용체를 지극하여 고혈압을 치료하는 데 사용된다.	프로프라놀롤(propranolol)은 고혈압 치료에 사용되는 비선택적 베타 차단제이다.	알부테롤(albuterol)은 세기관지를 확장한다. 천식 치료에 사용된다. Terbutaline은 조기진통을 지연시키기 위해 자궁벽을 이완시킨다.	미라베그론(mirabegron)은 방광벽을 이완시킨다. 과민성 방광의 치료에 사용된다.

통합 INTEGRATE

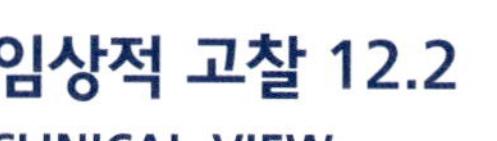

임상적 고찰 12.2

CLINICAL VIEW

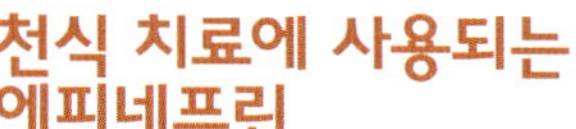

천식 치료에 사용되는 에피네프린

천식(asthma)은 세기관지라고 하는 공기통로가 좁아져 폐로 들어가는 기류가 감소하는 질병이다(임상적 고찰 19.6: "천식" 참조). 기관지에는 β_2 수용체가 있으며 에피네프린(호르몬)은 노르에피네프린보다 β_2 수용체에 더 효과적으로 결합하고 세기관지의 민무늬근육을 더 많이 이완시킨다. 기관지 확장 정도가 클수록 폐로 들어오고 나가는 공기 흐름의 속도가 높아진다. 에피네프린(노르에피네프린이 아님)은 천식 치료용 의약품(예: EpiPen®)의 의약품)의 활성 성분이다.

- **β_2 수용체**(β_2 receptor)는 주로 억제효과가 있다. 이 수용체는 심장, 간, 뼈대근육으로 가 는 혈관민무늬근육의 세포막에 있다. α_1 수용체가 활성화될 때와 달리 β_2 수용체가 활성화되면 민무늬근육이 이완해 특정 혈관이 확장한다. 또 β_2 수용체의 자극은 허파의 기관지 확장, 자궁과 위창자길 민무늬근육의 이완, 방광배뇨근의 이완을 유발한다.
- **β_3 수용체**(β_3 receptor)는 흥분성 또는 억제 효과가 있다. 이 수용체는 주로 지방결합조직에서 발견되며 지방분해(트라이글리세라이드를 연료분자로 분해)를 자극한다. 이 수용체는 또한 방광에서 민무늬근육을 이완한다.

표 12.5는 알파 및 베타 수용체를 비교한 것이다.

무엇을 배웠는가?

18 카테콜아민에는 어떤 유형이 있는가?

19 아드레날린수용체의 자극은 어떻게 특정 혈관을 수축시키거나 이완시킬 수 있는가?

12.7 부교감신경계통과 교감신경계통의 상호작용

대부분의 신체기관은 두 계통 모두의 지배를 받으며, 두 계통은 표적기관을 다양한 강도로 계속 자극한다. **표 12.6**과 **그림 12.11**은 부교감신경계통과 교감신경계통의 효과를 비교한 것이다.

12.7a 자율신경 긴장

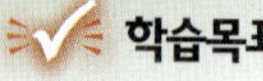

학습목표

22. 자율신경 긴장의 특성과 효과를 논한다.

부교감신경계통과 교감신경계통은 신경전달물질을 지속적으로 방출하여 지속적인 자극이나 억제를 위해 특정 표적기관을 조절한다. 이를 **자율신경 긴장**(autonomic tone)이라고 한다. 한 기관의 활동은 한 자율신경계통 긴장의 변화에 의해서만 제어될 수 있다.

예를 들어, 대부분의 혈관 지름은 교감 **혈관운동 긴장**(vasomotor tone)의 영향에 의해 부분적으로 수축한 상태로 유지된다. 교감신경 긴장 아래로 자극이 감소하면 혈관 확장이 일어나

표 12.6	부교감신경계통과 교감신경계통의 주요 효과	
효과기	부교감신경 지배의 효과	교감신경 지배의 효과
	심혈관계통	
심장	심박수 감소	심박수 및 수축력 증가
혈관 심장동맥 뼈대근육혈관 피부혈관과 나머지 대부분의 혈관	 없음 없음 없음	 혈관 확장(β수용체) 또는 혈관 수축(α수용체) 혈관 확장(β수용체) 혈관 수축(α수용체)
	소화계통	
침샘	묽은 침 분비 자극	점성이 있는 침 분비 자극 궁극적으로 침 분비 감소
위창자길 샘 분비	자극	억제
위창자길의 민무늬근육	연동운동(운동성) 자극	연동운동(운동성) 억제
조임근	이완(열림, 내용물 이동)	수축(닫힘, 내용물 이동 제한)
위창자길 혈관	혈관확장	혈관 수축
간	글리코겐 생성(포도당에서 글리코겐 형성) 자극	글리코겐 분해(글리코겐이 포도당으로 분해) 자극
	호흡기계통	
폐의 기관지 / 세기관지	기관지 수축(기도가 좁아짐)	기관지 확장(기도가 넓어짐)
	비뇨기계통	
콩팥	없음	레닌 분비 자극(혈압 상승)
방광(근육 벽)	수축(배뇨 촉진)	이완
내요도조임근	이완(열림, 배뇨 촉진)	수축(폐쇄, 배뇨 억제)
	생식계통	
음경	발기 자극	사정 자극
음핵	발기 자극	없음
자궁근육	없음	수축
샘 분비	자극	억제
질근육 벽	없음	수축
	피부계통	
털세움근육	없음	털 세움(즉, '닭살')
땀샘	없음	분비
	눈	
동공 크기	수축(눈으로 들어오는 빛이 적음)	확대(눈으로 더 많은 빛을 허용)
섬모근	가까운 곳을 볼 때 수축	없음
눈물샘	분비 자극	없음
	부신속질	
	없음	에피네프린과 노르에피네프린의 분비 자극
	지방결합조직	
	없음	지방분해(β수용체) 자극

그림 12.11 부교감신경계통과 교감신경계통의 비교. (a) "소화-휴식" 계통으로 알려진 부교감신경계통은 신경절이전신경세포가 뇌줄기와 척수의 엉치 부분에 위치한다. (b) 교감신경계통은 신경절이전신경세포가 척수의 T1~L2 부분에 위치하며 "맞섬-도피" 반응을 조절한다.

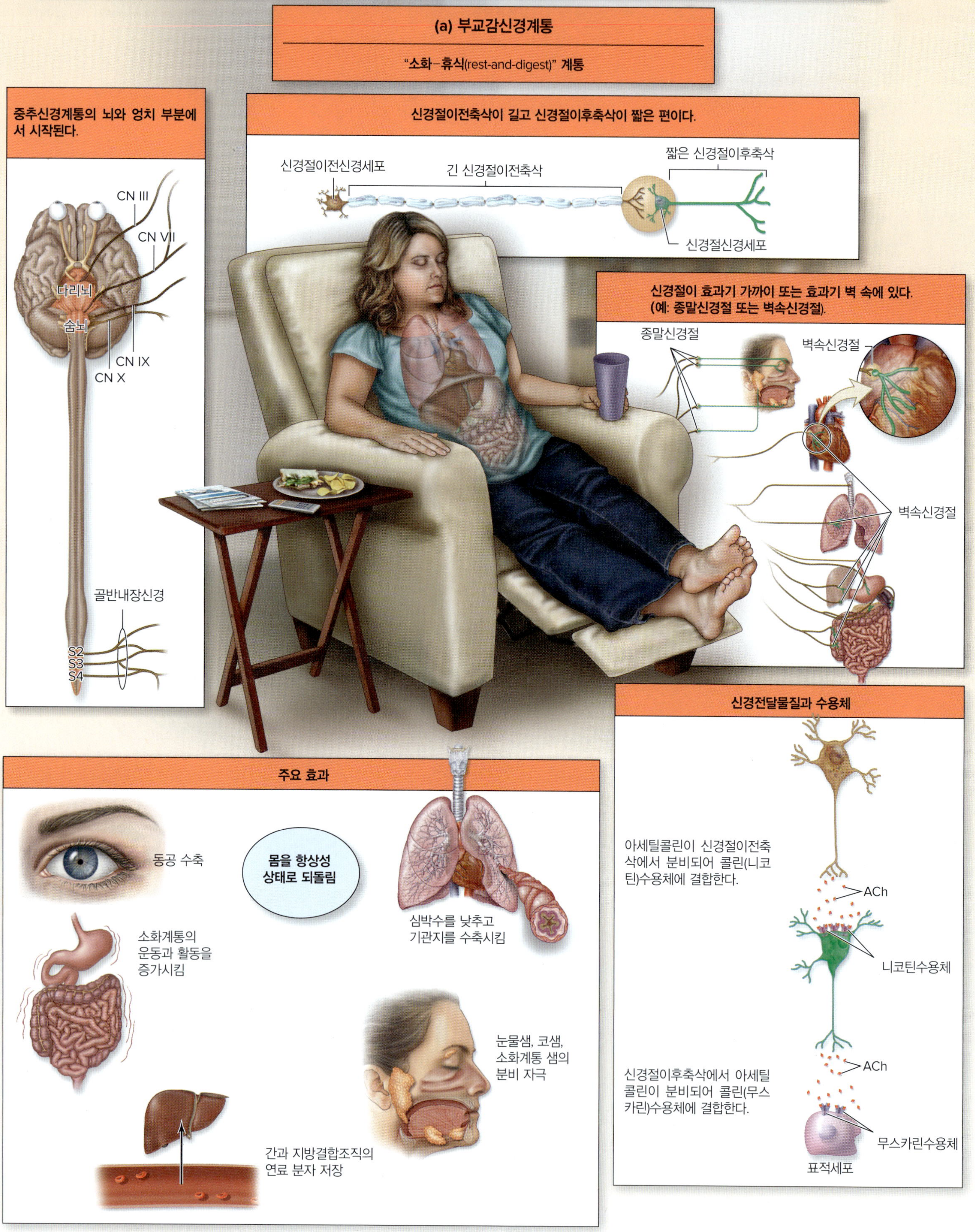

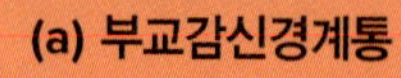

(a) 부교감신경계통

"**소화-휴식**(rest-and-digest)" **계통**

중추신경계통의 뇌와 엉치 부분에서 시작된다.

CN III
CN VII
다리뇌
숨뇌
CN IX
CN X
골반내장신경
S2
S3
S4

신경절이전축삭이 길고 신경절이후축삭이 짧은 편이다.

신경절이전신경세포
긴 신경절이전축삭
짧은 신경절이후축삭
신경절신경세포

신경절이 효과기 가까이 또는 효과기 벽 속에 있다. (예: 종말신경절 또는 벽속신경절).

종말신경절
벽속신경절
벽속신경절

주요 효과

동공 수축

몸을 항상성 상태로 되돌림

심박수를 낮추고 기관지를 수축시킴

소화계통의 운동과 활동을 증가시킴

눈물샘, 코샘, 소화계통 샘의 분비 자극

간과 지방결합조직의 연료 분자 저장

신경전달물질과 수용체

아세틸콜린이 신경절이전축삭에서 분비되어 콜린(니코틴)수용체에 결합한다.

ACh
니코틴수용체

신경절이후축삭에서 아세틸콜린이 분비되어 콜린(무스카린)수용체에 결합한다.

ACh
무스카린수용체
표적세포

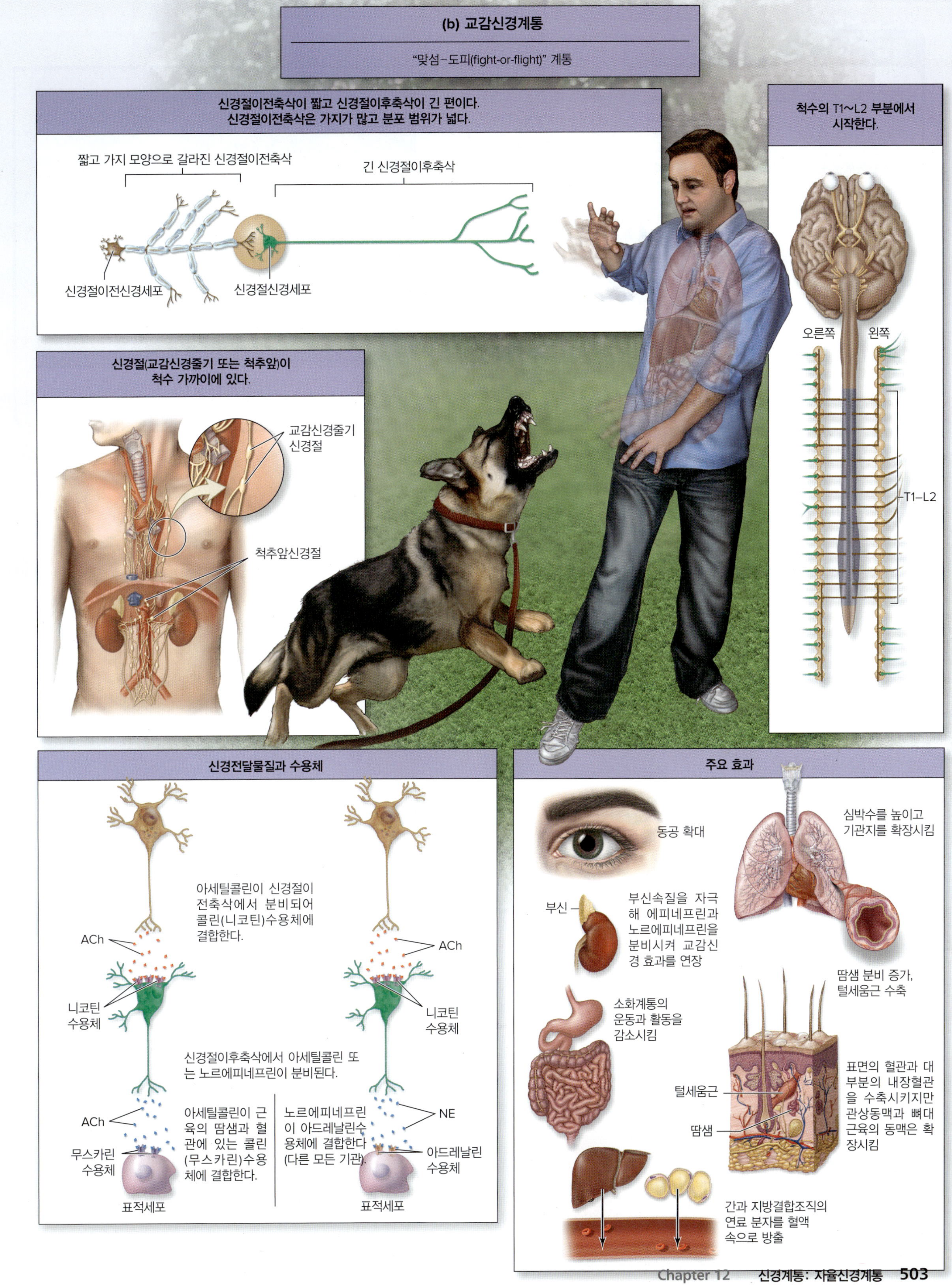

(b) 교감신경계통

"맞섬–도피(fight-or-flight)" 계통

신경절이전축삭이 짧고 신경절이후축삭이 긴 편이다. 신경절이전축삭은 가지가 많고 분포 범위가 넓다.

짧고 가지 모양으로 갈라진 신경절이전축삭
긴 신경절이후축삭
신경절이전신경세포
신경절신경세포

척수의 T1~L2 부분에서 시작한다.

오른쪽
왼쪽
T1–L2

신경절(교감신경줄기 또는 척추앞)이 척수 가까이에 있다.

교감신경줄기 신경절
척추앞신경절

신경전달물질과 수용체

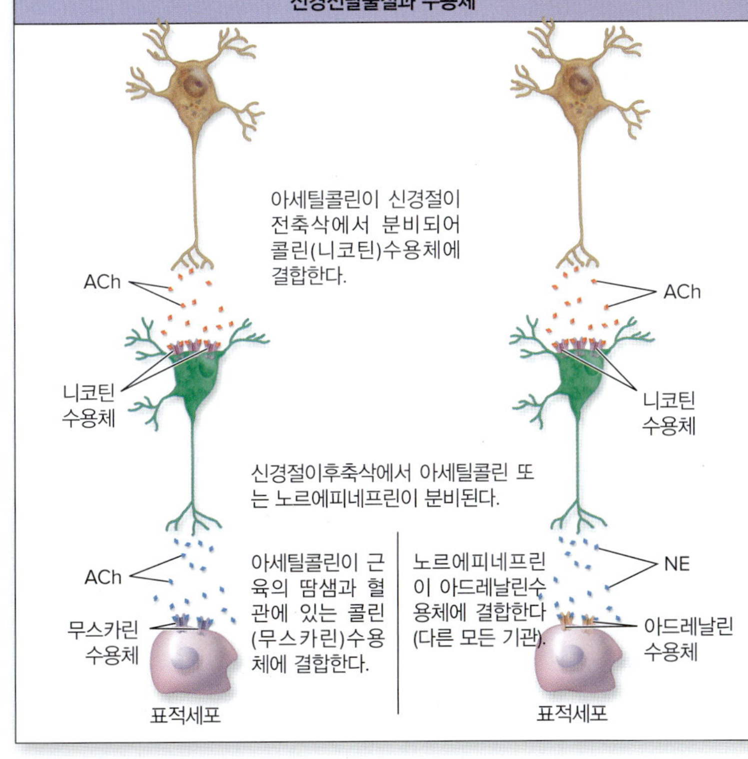

주요 효과

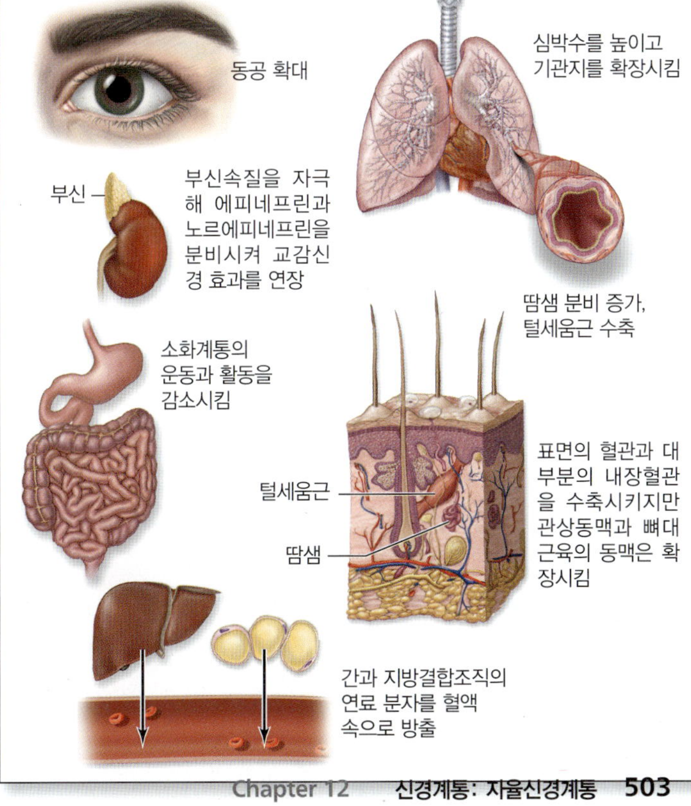

통합 INTEGRATE

임상적 고찰 12.3 CLINICAL VIEW

레이노증후군

레이노증후군 또는 원발성 레이노 현상은 손가락의 작은 동맥과 때때로 입술, 코, 귀에 있는 작은 동맥이 빠르게 수축하는 것이다. 혈류의 즉각적인 감소로 혈관 수축 부위에서 먼쪽의 피부가 희게(정상적인 색조 손실) 된다. 이후에 청색증 기간(영향을 받은 신체 부위가 파란색으로 바뀜)과 빠른 혈액 재환류 기간이 뒤따르며, 이 기간에는 영향을 받은 신체 부위가 빨갛게 된다. 초기 수축에는 통증이 수반되며, 통증은 혈관이 확장되어 국소 혈류를 회복한 후에도 잠시 지속할 수 있다. 감정적 스트레스가 발병을 촉진하는 것으로 알려졌지만, 일반적으로 추위에 노출되면 촉발된다. 이 질병은 남성보다 여성에서 더 흔하다. 이는 지나친 국소 교감 반응, 즉, 혈관 민무늬근육에서 α_2 수용체의 과잉 활동으로 인해 갑작스런 혈관 수축이 일어난 것으로 여겨진다. 이 의학적 상태의 심각성에 따라 발생빈도와 지속시간이 달라진다. 레이노증후군에 걸린 대부분의 사람은 추위와 기타 유발 상황에 대한 노출을 최소화해야 한다.

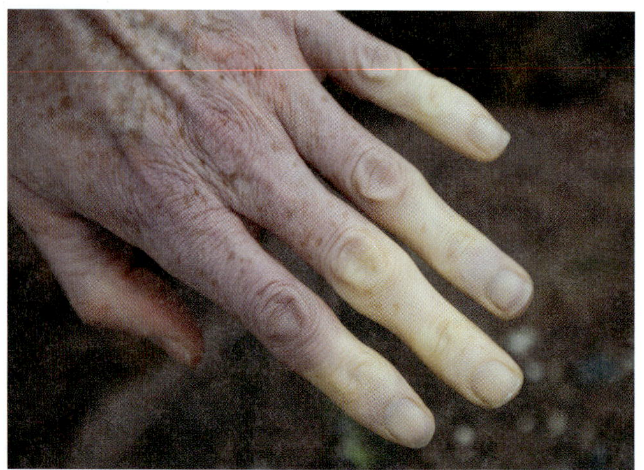

원발성 레이노 현상에서 손가락 끝부분이 희어진 것을 볼 수 있다.
©Richard Newton/Alamy

고, 교감신경 긴장 위로 자극이 증가하면 혈관 수축이 일어난다(17.1b 참조). 초기 수준의 교감신경 긴장이 존재하지 않으면 교감신경계통 활동의 결과로 혈관 수축만 발생할 수 있다. 자율신경 긴장의 또 다른 예는 부교감신경계통이 지속적으로 심장박동조율기(동방결절)를 자극하면 심장박동수는 감소된 상태로 유지되는 것이다(16.6b 참조).

무엇을 배웠는가?

20 자율신경 긴장이 일어날 때 어떻게 교감신경 지배를 통해 혈관의 지름이 조절될 수 있는가?

12.7b 이중 신경지배

학습목표

23. 이중 신경지배의 의미를 설명한다.

24. 이중 신경지배의 대항 효과와 협동 효과에 대해 서술한다.

자율신경계통의 많은 내장 효과기는 **이중 신경지배**(dual innervation)를 받는데, 이것은 효과기가 부교감신경계통과 교감신경계통 양쪽 모두에서 나온 신경절이후축삭이 분포한다는 뜻이다. 두 계통이 한 기관에서 활성화되어 일어나는 작용은 대항효과를 낼 때도 있고 협동효과를 낼 때도 있다.

› 대항효과

일반적으로 같은 기관을 부교감신경과 교감신경이 함께 지배하면 대항효과가 일어난다(서로 반대되는 작용을 한다). 다음과 같이 대항효과가 표현되는 방식에 약간의 차이가 있다.

- **심박수 조절.** 부교감신경계통의 자극은 심박수를 낮추고, 교감신경계통의 자극은 심박수를 높인다(16.9b 참조). 하나의 심장 효과기세포가 서로 반대되는 자극을 받는다. 심장근육 세포에는 한 가지 이상의 세포수용체(예: 무스카린수용체 및 β_1 수용체)가 있으므로 두 계통은 서로 다른 반응을 일으킬 수 있다.
- **위창자길의 근육 활동 조절.** 부교감신경계통이 위창자길 벽의 민무늬근육세포를 자극하면 수축력이 증가되어 위창자길의 운동이 증가한다. 반대로 교감신경계통이 자극하면 수축력을 감소시켜 운동이 감소한다. 여기서도 두 계통이 같은 효과기세포에 분포하지만 효과기에는 다른 형태의 수용체가 존재한다(21장 참조).
- **눈의 홍채에서 동공지름 조절.** 여기서는 서로 다른 효과기가 자율신경계통의 지배를 받는다. 부교감신경이 홍채의 돌림근육층을 자극하면 동공이 수축하고, 교감신경이 홍채의 방사근육층을 자극하면 동공이 확장된다(13.4b 참조).

› 협동효과

협동효과는 부교감신경과 교감신경 자극의 서로 다른 효과가 합쳐져 단일한 결과를 나타내는 것이다. 협동효과의 가장 좋은 예는 남성 생식계통의 성기능이다. 남성의 음경은 부교감 자극을 통해 발기하며, 사정은 교감신경의 자극을 통해 촉진된다(22.4f 참조). 자율신경계통의 상승효과로 생식이 촉진된다.

통합 INTEGRATE

학습전략 LEARNING STRATEGY

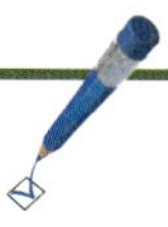

어떤 구조가 교감신경계통의 신경 지배만 받는지 기억하기 위해 '**ABE**' 기억술을 사용하라.

A = 부신 수질
B = 혈관
E = 피부 효과기(털세움근육과 땀샘)

무엇을 배웠는가?

21 교감신경계통과 부교감신경계통이 심장에 미치는 대항효과는 무엇인가?

22 교감신경계통과 부교감신경계통은 남성의 생식계통에서 어떻게 협동효과를 나타내는가?

12.7c 교감신경계통의 지배만 받는 계통

학습목표

25. 교감신경계통의 지배만 받는 계통과 그 기능을 서술한다.

어떤 자율신경 효과기에서는 이중 신경지배 없이도 서로 대립하는 효과가 나타난다. 예를 들어 부신속질의 신경분비세포는 교감신경계통의 지배만을 받는다. 이 세포에는 니코틴성 수용체가 있으므로 신경절이후축삭에서 아세틸콜린이 분비되면 부신속질이 자극을 받아 혈액으로 에피네프린과 노르에피네프린을 분비한다. 혈액 속에서 이 분자는 호르몬의 역할을 해서 교감신경계통의 맞섬-도피 효과를 연장한다.

많은 혈관도 교감신경축삭의 지배만을 받는다. 교감신경의 자극이 증가하면 민무늬근육의 수축도 증가해 혈압이 높아진다. 이 현상은 차를 가속하기 위해 페달을 밟는 것에 비유할 수 있다. 교감신경의 자극이 교감신경 긴장보다 감소하면 혈관이 확장된다. 이 현상은 차의 속도를 줄이기 위해 페달에서 발을 떼는 것에 비유할 수 있다(연료가 공급되지 않으므로 속도가 줄어든다). 따라서 서로 다른 효과는 교감계통의 자율 긴장을 증가 또는 감소시킴으로써 나타난다.

교감신경계통의 지배만을 받는 기관의 다른 예로는 몸통의 땀샘(땀 흘림을 자극)과 '닭살'을 일으키는 피부의 털세움근을 들 수 있다(3.2b 참조).

무엇을 배웠는가?

23 교감신경계통의 지배만을 받는 신체기관은 무엇인가?

통합 INTEGRATE

임상적 고찰 12.4 CLINICAL VIEW

자율신경성 반사부전증

자율신경성 반사부전증(autonomic dysreflexia)은 위험할 수 있는 혈관 상태이다. 혈압이 극도로 올라서 혈관이 파열할 수도 있다. 구체적으로는 전신의 혈관 수축을 유발하는 교감신경계통의 반사가 자극을 받아 혈압이 크게 오른다. 자율신경성 반사부전증은 척수 손상 후 자율신경계통이 몇 주에서 몇 달간 과도하게 활성화되어 일어난다. 흔히 척수 손상에 대한 최초의 반응은 자율반사 상실이 특징인 척수쇼크이다. 그러나 역설적으로 이 반사작용의 감소로 인해 특정 내장이 신경지배 손실에 대해 비정상적으로 반응하는데, 이를 **탈신경과민성**(denervation hypersensitivity)이라고 한다. 예를 들어 수의적으로 배뇨를 하는 능력을 상실하면 방광은 과잉 팽창할 때까지 소변으로 가득 찬다. 이렇게 되면 척수가 반사를 일으켜 속요도조임근이 불수의적으로 이완함으로써 배뇨가 이루어진다.

12.8 자율신경계통 반사

학습목표

26. 자율반사가 항상성 유지를 어떻게 돕는지 논한다.

27. 자율반사의 주요 예를 서술한다.

자율신경계의 모든 반응은 반사를 통해 조절된다(무의식적인 통제 수준). 11.6b절에서 반사는 자극에 대한 근육 또는 샘의 신속하고 미리 프로그래밍된 반응이며, 여기에는 반사궁의 5개 구성요소가 포함된다. 이러한 구성요소에는 (1) (자극을 감지하는) 수용체, (2) 수용체에서 CNS로 신경신호를 전달하는 감각신경세포, (3) 감각 입력을 통합하고 운동 출력을 시작하는 통합중추(뇌 또는 척수), (4) CNS에서 효과기로 신경신호를 전달하는 운동신경세포, (5) 반응을 일으키는 효과기가 있다. 몸신경계 반사에는 뼈대근육이 포함되지만 자율반사에는 심장근육, 민무늬근육, 샘이 포함된다. 자율신경계는 내장반사(visceral reflex)라고도 불리는 **자율반사**(autonomic reflexe)의 불수의적 활동을 통해 항상성을 유지하는 데 도움이 된다. 이러한 반사는 ANS가 내장 기능을 제어할 수 있도록 한다. 자율반사는 민무늬근육 수축(또는 이완), 심장근육 수축, 샘에 의한 분비의 자극 또는 억제로 구성되며, 이는 특정 자극에 대한 반응으로 자율반사궁에 의해 매개된다. 여기에서는 일부 자율반사 신경에 관해 설명한다. 각 예에서 반사궁의 다섯 가지 구성요소를 확인한다.

- **심장혈관 반사.** 심장혈관 반사는 혈압 감소에 관여하는 전형적인 자율반사이다. 혈압이 상승하면 큰 혈관(예, 대동맥) 벽에 있는 신전 수용체가 자극을 받아 이 신경신호가 내장감각신경세포를 따라 숨뇌의 심장중추로 전달된다. 이 신경신호는 교감신경 운동명령을 억제하고 부교감신경 운동명령을 활성화해 심박수를 낮추고 박출되는 혈액량을 감소시켜서 혈압을 낮춘다(16.5b 참조).
- **위창자 반사.** 자율반사는 배변을 조절한다. 대변이 곧창자에 들어와 벽이 늘어난다. 감각신경세포가 척수로 증가된 신경신호를 척수로 보내면, 척수는 곧창자와 항문조임근으로 가는 운동신경세포에 신경신호의 변화를 유발한다. 곧창자는 수축하고 내항문조임근은 이완한다(21.3d 참조)
- **배뇨 반사.** 배뇨를 유발하는 반사는 배변을 유도하는 반사와 비슷하다. 배뇨 훈련이 끝나지 않은 어린아이의 경우에는 방광에 소변이 차면 수용체가 척수의 엉치 부분으로 신경신호를 보낸다(**그림 12.12**). 반사의 결과로 방광벽의 민무늬근육이 수축하고 요도조임근이 이완한다(배뇨 훈련이 된 사람은 감각신경신호가 척수의 엉치 부분이 아니라 다리뇌에서 끝나고, 수의적인 바깥요관조임근 이완 후에 배뇨가 일어난다. 배뇨의 수의적 통제에 대해서는 20.8c 절에서 다룬다).

다른 자율반사로 폐로 들어가는 공기의 양을 조절하기 위해 세기관지의 크기 변경, 소화계 활동 조절 및 동공 크기 변경이 있다.

무엇을 배웠는가?

24 심장혈관 반사는 혈압에 어떻게 영향을 미치는가?

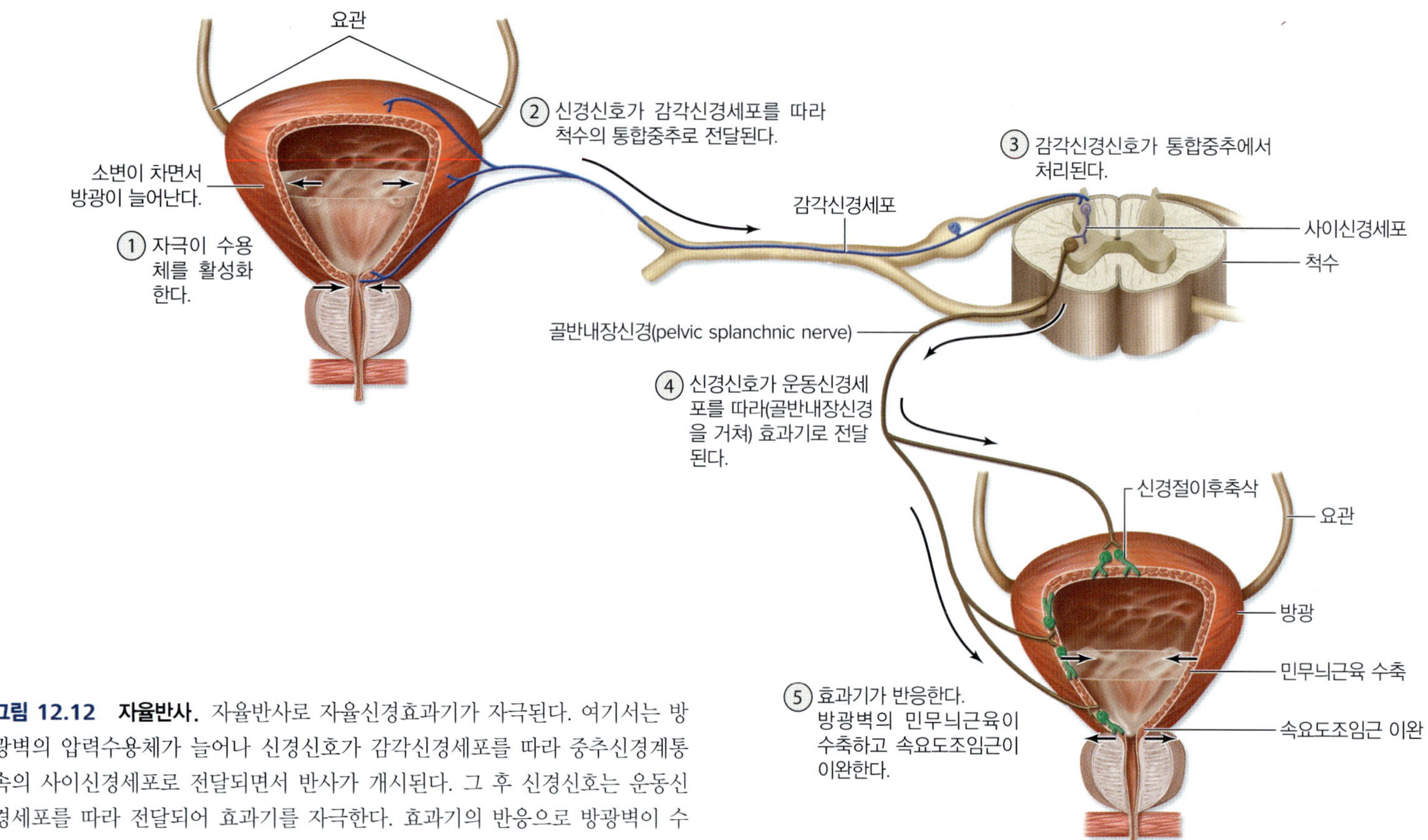

그림 12.12 자율반사. 자율반사로 자율신경효과기가 자극된다. 여기서는 방광벽의 압력수용체가 늘어나 신경신호가 감각신경세포를 따라 중추신경계통 속의 사이신경세포로 전달되면서 반사가 개시된다. 그 후 신경신호는 운동신경세포를 따라 전달되어 효과기를 자극한다. 효과기의 반응으로 방광벽이 수축하고 속요도조임근이 이완한다.

단원 요약 CHAPTER SUMMARY

	• 자율신경계통은 내부환경을 조절하고 항상성을 유지한다.
12.1 몸신경계통과 자율신경계통의 비교	• 신경계는 감각 입력과 운동 출력이 의식적으로 조절될 수 있는지에 따라 기능적으로 몸신경계통(SNS)과 자율신경계통(ANS)으로 구분할 수 있다.
	12.1a 기능적 분류 • 몸신경계통에는 특수감각, 피부, 근육 및 관절에서의 감각 입력과 뼈대근육을 제어하는 운동 출력이 이루어진다. • 자율신경계통은 심장근육, 민무늬근육, 샘을 불수의적으로 조절하며 내장감각 구성요소에서 오는 감각 자극에 반응한다.
	12.1b 몸신경계통과 자율신경계통의 운동신경세포 • 몸신경계통에서는 하나의 운동신경세포가 뼈대근육섬유를 자극하는 반면 자율신경계통에서는 중추신경계의 신경절이전신경세포와 말초신경계의 신경절신경세포로 구성된 2개의 신경세포 경로가 있다.
	12.1c 중추신경계통의 자율신경계통 조절 • 자율기능은 시상하부, 뇌줄기 및 척수의 세 가지 중추신경계통 영역에 의해 조절된다.
12.2 자율 신경계통의 분류	**12.2a 기능적 차이** • 부교감신경계통은 주로 신체가 휴식을 취할 때 항상성을 유지, 즉 에너지 보존과 영양소 저장을 보충하는 데 관여한다. • 교감신경계통은 주로 맞섬 또는 도피 조건에서 항상성을 유지하는 데 관여한다.
	12.2b 아래운동신경세포의 해부학적 차이 • 부교감신경절이전 신경세포는 뇌줄기와 척수의 엉치 영역에 존재하는 반면 교감신경절이전축삭은 척수의 가슴과 허리 영역에 있다.
	12.2c 반응의 정도 • 부교감반응은 독립적이고 국소적인 경향이 있지만, 교감반응은 주로 집단활성화 효과를 일으킨다.
12.3 부교감신경계통	• 부교감신경계통은 신경절이전신경세포의 위치 때문에 머리엉치 부분으로도 알려져 있다.
	12.3a 머리 요소 • 부교감신경절이전축삭은 눈돌림신경, 얼굴신경, 혀인두신경, 미주신경을 통해 뻗어 나간다.
	12.3b 골반내장신경 • 나머지 부교감신경절이전신경세포의 세포체는 척수의 S2–S4 부분에 있으며, 골반내장신경을 형성한다.

(계속)

단원 요약 CHAPTER SUMMARY

12.4 교감신경계통	• 교감신경계통은 신경절이전신경세포가 척수의 T1–L2 분절에 있어서 가슴허리 부분이라고도 한다. • 한 효과기가 하나의 조직을 조절할 수 있지만 많은 효과기가 종종 함께 반응하며 이를 집단활성화라고 한다.
	12.4a 교감신경계통의 구조와 해부학 • 신경절이전신경세포의 세포체는 척추 회색질 가쪽뿔에 있으며, 축삭은 백색교통가지를 통해 교감신경줄기까지 뻗는다. • 회색교통가지는 교감신경줄기에서 척수신경까지의 신경절이후교감축삭으로 구성된다. • 일부 신경절이전축삭 돌기는 시냅스 없이 교감신경을 통과하여 척추앞신경절로 이어지는 내장신경을 형성한다. 신경절이후축삭은 척추앞신경절에서 표적기관으로 이어진다.
	12.4b 교감신경계통의 경로 • 척수신경 경로에서 신경절이후축삭은 회색가지를 통해 척수신경으로 들어가 표적기관(목, 몸통, 팔다리 피부의 혈관과 샘)으로 이어진다. • 신경절이후 교감신경 경로에서 신경절이후축삭은 교감신경줄기에서 연장되어 표적기관(예: 머리, 목 내장, 가슴 내장)으로 직접 이어진다. • 내장신경 경로에서 신경절이전 축삭은 교감신경줄기를 통과하여 척추앞신경절로 이동하여 신경절신경세포와 시냅스를 이루고, 신경절신경세포는 표적기관(대부분 배안 내장과 골반 내장)으로 이어진다. • 부신수질 경로에서 신경절이전축삭은 시냅스 없이 교감신경절과 척추앞신경절 모두를 통해 이어진다. 신경절이전축삭은 에피네프린과 노르에피네프린을 방출하는 부신속질의 분비 세포에 시냅스를 이룬다.
12.5 자율 신경얼기와 장관신경계	**12.5a 자율신경얼기** • 자율신경총은 일부 내장감각축삭뿐만 아니라 교감신경절이후축삭과 부교감신경절이전축삭의 그물망이다.
	12.5b 장관신경계 • 위창자길에는 소화기능을 조절하는 장관신경계통이 있다. • 자율신경계통이 장관신경계통를 자극하거나 억제할 수 있지만 장관신경계는 독립적으로 작동할 수 있다.
12.6 두 신경계통의 신경전달물질과 수용체 비교	• 두 가지 주요 유형의 수용체에 콜린성과 아드레날린성 수용체가 있다.
	12.6a 자율신경계통의 신경전달물질 개관 • 아세틸콜린(ACh)은 모든 신경절이전신경세포와 모든 부교감신경절신경세포를 포함하는 콜린성 신경세포에 의해 방출되는 신경전달물질이다. ACh는 또한 일부 땀샘으로 이어지는 교감신경절신경세포에서 사용된다. • 노르에피네프린(NE)은 다른 모든 교감신경절이후신경세포를 포함하는 아드레날린성 신경세포에서 방출되는 신경전달물질이다.
	12.6b 콜린성 수용체 • 니코틴성 수용체는 모든 신경절신경세포와 부신속질의 세포에 있으며, 항상 흥분성(자극성)이다. • 무스카린성 수용체는 모든 부교감 표적세포, 피부의 땀샘과 뼈대근육의 혈관에 있다. 그들의 효과는 무스카린수용체 아형에 따라 흥분성 또는 억제성일 수 있다.
	12.6c 아드레날린성 수용체 • 아드레날린성 수용체에는 α와 β 수용체가 있다. α와 β 유형 모두 아형이 있다.
12.7 부교감신경계통과 교감신경계통의 상호작용	• 기관 대부분은 ANS의 두 계통에 의해 자극을 받는다.
	12.7a 자율신경 긴장 • 두 ANS 계통 모두 자율긴장이라고 하는 지속적인 활동을 유지한다.
	12.7b 이중 신경지배 • 많은 내장 효과기는 이중 신경지배를 받고 있다. 즉, 두 ANS 계통 모두에 의해 신경지배를 받는다. 교감 · 부교감 계통의 작용은 대부분 대항적이지만(표적기관에 반대효과가 있음) 일부는 협력적이다(단일 결과를 생성하기 위해 함께 작동).
	12.7c 교감신경계통의 지배만 받는 계통 • 부신속질, 대부분 혈관, 피부의 땀샘은 교감성 축삭에 의해서만 자극된다.
12.8 자율신경계통반사	• 자율신경계통은 내장반사라는 자율반사를 통해 항상성을 유지한다.

단원 평가

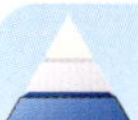

기초 평가 Do You Know the Basics?

성과 및 평가
분석 및 적용
이해와 암기

1. ANS의 교감신경계통에 있는 비장신경은?
   a. 인접한 교감신경줄기절을 연결한다.
   b. 가슴안의 부교감 기능을 제어한다.
   c. 척추앞신경절로 이어지는 신경절이전축삭으로 이루어져 있다.
   d. 머리에서 부교감 경로를 통해 이어진다.

2. 부교감신경절이전신경세포의 세포체가 위치하는 곳은?
   a. 시상하부
   b. 척수의 엉치 영역
   c. 대뇌겉질
   d. 척수의 가슴허리 영역

3. ANS의 부교감신경계통의 기능은 무엇인가?
   a. 심박수와 호흡수 증가
   b. 비상사태 대비
   c. 소화계통의 운동성과 활동 증가
   d. 동공 확장

4. 어떤 세포에서 ANS 활동이 평상시 수준을 유지하는 것을 이르는 말은?
   a. 자율긴장
   b. 협동효과
   c. 이중 신경지배
   d. 대항효과

5. 교감신경계통의 신경절이전 축삭은 ________ 가지를 통해 ______ 신경절로 이어진다.
   a. 백색, 종말
   b. 회색, 교감줄기
   c. 회색, 척추앞
   d. 백색, 교감줄기

6. 모든 부교감신경계통의 시냅스는 ________을 신경전달물질로 사용한다.
   a. 도파민
   b. 아세틸콜린
   c. 노르에피네프린
   d. 에피네프린

7. 어떤 자율신경얼기가 골반 장기를 신경지배하는가?
   a. 심장 신경얼기
   b. 식도 신경얼기
   c. 아랫배 신경얼기
   d. 아래창자간막 신경얼기

8. 교감신경절이후 축삭은?
   a. 길고 말이집이 없다.
   b. 짧고 말이집이 있다.
   c. 짧고 말이집이 없다.
   d. 길고 말이집이 있다.

9. 니코틴성 수용체가 있는 곳은?
   a. 신경절신경세포의 원형질막
   b. 부교감신경지배를 받는 표적세포
   c. 뼈대근육의 혈관
   d. 땀샘

10. 베타 수용체에 대한 설명으로 옳은 것은?
    a. 아세틸콜린과 결합한다.
    b. 흥분성(자극성) 효과만 있다.
    c. 일반적으로 혈관 수축을 일으킨다.
    d. 심박수를 증가시킨다.

11. 자율신경 기능을 조절하는 세 가지 CNS 영역은 무엇인가?

12. 교감줄기신경절, 척추앞신경절, 종말신경절 각각은 어떤 자율신경계통에 속하고, 어디에 있는가?

13. 부교감과 교감신경계통의 신경절이후축삭을 비교하고 대조하시오. 축삭 길이, 말이집의 유무, 사용되는 신경전달물질을 설명하시오.

14. 소화계통 구조물에 대한 교감과 부교감 신경계통의 효과를 비교하고 대조하시오.

15. ACh이 결합할 때 니코틴성 수용체와 무스카린성 수용체의 반응을 설명하시오.

16. 표적기관의 이중 신경지배에서 협동효과와 대항효과의 차이점을 설명하시오.

17. 교감과 부교감 계통의 일반적인 기능이 어떻게 다른지 설명하시오.

18. 교감신경계통의 집단활성화로 인해 어떤 일이 발생할 수 있는가?

19. 배뇨반사의 과정을 설명하시오.

20. 같은 혈관에 대한 교감신경지배가 혈관수축과 혈관확장을 어떻게 조절하는가?

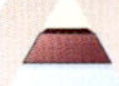

응용 평가 Can You Apply What You've Learned?

다음 지문을 읽고 1–2번 문항에 답하시오.

아를렌은 길을 건너고 있는데 신호를 무시한 자동차가 달려와서 거의 치일 뻔하였다. 아를렌은 다치지 않았지만 매우 놀랐고 사건 이후 경계심이 훨씬 더 많아졌다.

1. 아를렌의 몸에서 일어나지 않은 반응은?
   a. 심박수 증가
   b. 동공 수축

c. 닭살

d. 땀에 젖은 손바닥

2. 아를렌은 사건 후 훨씬 더 많은 경계심을 갖게 되었다. 그 이유는?
   a. 부신속질이 에피네프린과 노르에피네프린을 분비했다.
   b. 부교감신경계통이 뇌 영역을 자극했다.
   c. 교감신경계통이 혈관의 전반적인 자율긴장을 감소시켰다.
   d. 모두 옳은 진술이다.

3. 조지는 고혈압이 있다. 의사는 혈압을 낮추기 위해 베타차단제로 알려진 프로프라놀롤 약물을 처방했다. 프로프라놀롤의 부작용은?
   a. 심박수 감소
   b. 혈액응고 증가
   c. 피부혈관 수축
   d. 기관지 확장

4. 알부테롤은 천식 증상을 막기 위한 약물이다. 즉, 흡입기에 사용되는 이 약물은 기관지 확장을 촉진한다. 이 약물은 어떤 수용체와 결합하는가?
   a. α_1 수용체
   b. α_2 수용체
   c. β_1 수용체
   d. β_2 수용체

5. 위궤양에 적용되는 한 가지 외과적 치료법은 상부 위장관에 대한 미주신경의 가지를 절단하는 선택적 미주신경절단술이다. 미주신경절단술이 위궤양 치료에 어떻게 도움이 되는가?
   a. 위장으로 가는 혈관을 확장할 것이다.
   b. 위샘 분비를 감소시킬 것이다.
   c. 위를 통한 내용물의 이동을 촉진한다.
   d. 모두 옳은 진술이다.

종합 평가 Can You Synthesize What You've Learned?

1. 우리 몸은 교감신경계통의 집단활성화 반응을 활성화하고 전파하는 데 많은 에너지를 소비한다. 이렇게 '비싼' 기전을 가져야 하는 이유는 무엇인가?

2. 당신이 어렸을 때, 수영하기 전에 식사한 후 1시간 정도 기다리라고 부모님이 말씀하셨을 것이다. ANS에 대해 배운 내용을 바탕으로 식사 직후 수영이 왜 문제가 될 수 있는지 설명하라.

3. 일부 교수들은 점심식사 후 학생들이 주의를 기울이지 않는다고 이 시간에 강의하는 것을 싫어한다. 생리학적 관점에서 학생들에게 무슨 일이 일어나고 있는가?

Chapter 13

신경계통: 감각

Nervous System: Senses

통합 *INTEGRATE*

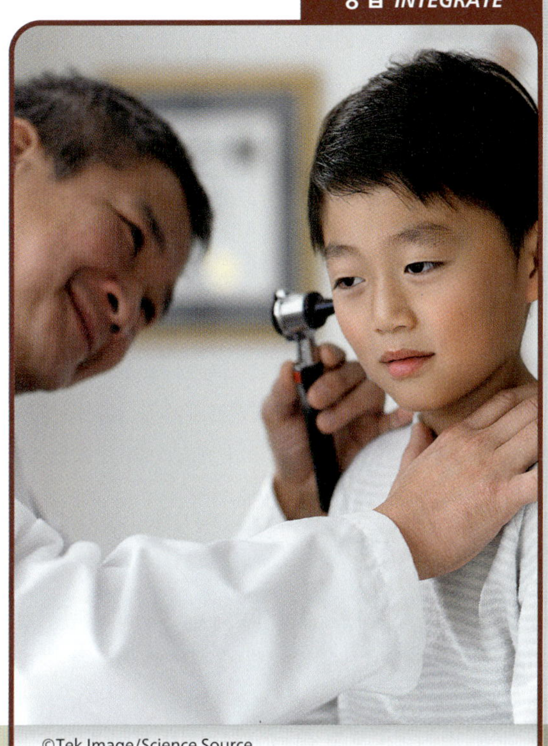

©Tek Image/Science Source

관련 직업

소아과 의사

소아과 의사는 신생아에서 성인 초기에 이르는 아동의 건강과 안녕에 초점을 맞춘다. 소아과 의사는 특히 성장하는 아동의 정상적인 발달과 흔한 질병에 대해 잘 알아야 한다. 아동에게 가장 흔한 질병 중 하나는 귀 통증으로, 호흡기 감염이 가운데귀로 퍼져서 발생하는 경우가 많다. 그러므로 소아과 의사는 귀의 해부학과 생리에 대해 반드시 알아야 한다. 이 사진에서는 소아과 의사가 귀보개(이경, otoscope)라는 도구를 이용해 귀길, 고막, 가운데귀 감염 여부를 검사하고 있다. 이 장에서는 귀보개를 통해 본 건강한 가운데귀와 감염된 가운데귀의 예를 제시하고, 만 5세 이하 아동에게 가운데귀 감염이 왜 흔한지 설명할 것이다.

우리는 쉴 새 없이 변화하는 몸 안팎의 환경, 즉, 감각정보에 노출되고 있다. 이 정보가 수많은 감각수용체에 의해 감지되고, 뇌와 척수로 전달되면 이 정보를 분석하여 적절한 반응을 개시할 수 있다. 감각정보는 다양한 양상을 가진다. 촉각수용체는 물리적 접촉에 반응하고, 대동맥 궁에 있는 압력수용체는 늘어남에 반응하며, 미각수용체는 우리가 먹는 음식 속의 화학물질을 탐지하고, 시각수용체는 빛 파동에 청각수용체는 음파를 탐지하고 반응한다. 이 장에서는 감각수용체를 소개하고 그 일반감각계 구조와 기능에 대해 학습하고, 그다음 특수감각(후각, 미각, 청각, 시각 및 평형감각)을 살펴본다.

13.1 감각수용체 개관

감각수용체(receptor: *recipio*, 받기)는 우리 몸 안팎의 환경에 대한 정보를 우리에게 제공하는 신경계의 구성요소이다. 여기서는 감각수용체의 일반적 기능과 구조, 이들이 제공하는 정보의 형태를 알아보고, 감각수용체를 분류하고자 한다.

13.1a 감각수용체의 일반적 기능

학습목표

1. 감각변환기로 작용하는 감각수용체의 일반적 기능을 기술한다.

모든 감각수용체의 일반적인 기능은 **자극**(stimuli; a goad)에 반응하여 중추신경계(CNS)로 감각정보의 입력을 시작하는 것이다. 여기에는 자극에너지를 전기적 신호로 변환하는 과정이 필요하다. 원래의 자극에너지 형태는 수용체의 유형에 따라 다르다(예: 눈이 탐지하는 빛에너지, 귀가 탐지하는 소리에너지, 혈관이 탐지하는 기계에너지). 그러나 이 모든 에너지는 항상 전기에너지로 변환되어 감각신경세포를 따라 전달된다. 이 감각정보는 신경신호(9.8c 참조)의 형태로 중추신경계통으로 전달되어 해석된다. 감각수용체는 모든 자극에너지를 전기에너지로 변화한다는 의미에서 **변환기**(transducer; *trans*: 건너, *duco*: 이끌다)라고 할 수 있다.

감각수용체가 변환기로 기능할 때 중요한 특징 두 가지가 있다. (1) 수용체는 신경세포나 근육세포와 마찬가지로 세포막을 건너 안정막전위를 생성하고 유지해야 한다(2.4 참조). (2) 수용체는 세포막 속에 **감각양상작동통로**(modality gated channel)가 있다. 감각양상작동통로는 화학적 변화나 전압 변화가 아니라 자극에 반응해 열린다(화학작동통로는 신경전달물질에, 전압작동통로는 전압 변화에 반응해 열린다는 사실을 상기하라; 9.6a 참조). 이 장에서 다양한 유형의 감각수용체와 감각양상작동통로의 열림에 대해서 자세히 설명한다.

무엇을 배웠는가?

1. 감각수용체는 어떻게 변환기로 작동하는가?

통합 INTEGRATE

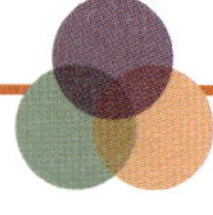

개념 연결 CONCEPT CONNECTION

우리의 감각수용체는 대부분의 신체계통 사이에서 소통을 개시한다. 예를 들어 기온이 너무 높거나 낮으면 피부수용체(피부계통의 감각수용체)가 중추신경계통으로 신호를 보내 몸을 식히거나 덥히는 기전을 개시하도록 한다(1.6b 참조). 혈관의 화학수용체는 혈액 속의 산소와 이산화탄소 농도를 감시하며, 이 균형이 변하면 심장혈관계통과 호흡계통이 자극을 받아서 산소와 이산화탄소 농도를 항상성 상태로 되돌린다(17.6과 19.5 참조). 고유수용체(고유감각기)는 근육뼈대계통과 연결된 감각수용체로 몸의 자세와 균형 상태를 중추신경계통에 알린다(9.6b 참조). 마지막으로 소화관의 감각수용체는 음식의 맛을 인식하고, 음식의 질감과 농도를 탐지하며, 너무 많이 먹었을 경우에는 위가 과도하게 늘어났다고 알린다(13.1d, 21.2d, 21.3b 참조).

13.1b 감각수용체의 일반적 구조

학습목표

2. 감각수용체의 일반적 구조를 기술하고 감수영역의 기능적 의미를 설명한다.

감각수용체는 상대적으로 단순한 신경세포의 수상돌기 말단(예를 들어 촉각수용체, 그림 13.2)부터 감각기관으로 불리는 특수한 복합구조물(예를 들어 눈 그림 13.10)까지 다양하다. 그러나 해부학적 구조의 복잡성과 관계없이 감각수용체는 모두 감각신경에 의해 중추신경과 기능적으로 연결되어 있다. 이 구조가 감각정보를 감각수용체에서 뇌와 척수로 전달하는 수단이 된다.

감수영역(receptive field)은 하나의 감각신경세포에서 유래한 신경종말이 분포한 영역 전체를 가리킨다. 감수영역의 개념과 기능적 의미는 피부의 감수영역을 서로 비교해 보면 가장 분명하게 알 수 있다(**그림 13.1**). 이 그림에서 손가락 끝과 등쪽 어깨의 두 부위 피부에서 감각신경신호가 분포하는 면적의 크기가 다르다는 것을 알 수 있다. 감수영역의 크기는 자극의 정확한 위치를 찾아내는 중추신경계의 능력을 결정한다. 감수영역이 작으면 자극의 위치를 보다 정확하게 파악할 수 있다. 반대로 감수영역이 크면 자극의 대략적인 위치만을 파악할 수 있다.

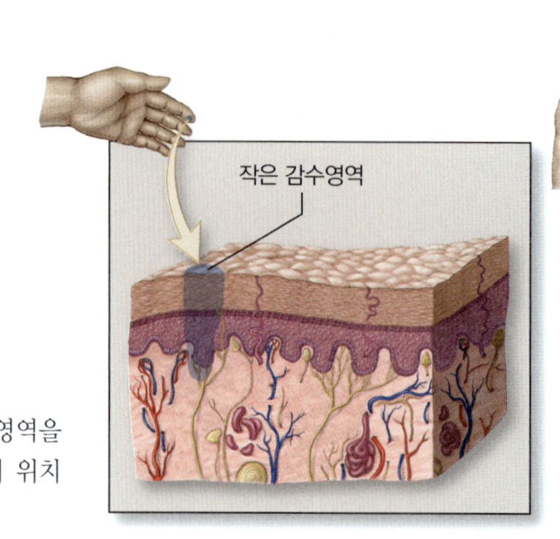

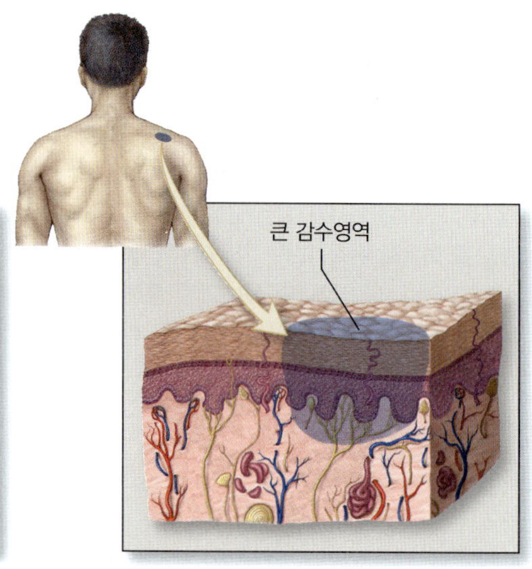

그림 13.1 감수영역. 각 감각수용체가 감시하는 영역을 감수영역이라고 한다. 감수영역이 작을수록 자극의 위치를 더 쉽게 인식할 수 있다.

모든 수용체의 감수영역이 작아야 인식능력이 강화되어 좋을 것이라고 생각할 수도 있으나, 모든 감수영역이 작다면 자극을 탐지하는 데 필요한 수용체 수가 매우 많아질 것이다. 이 많은 수용체가 몸에 존재하려면 기관의 크기와 전체 체표면적이 매우 커야 할 뿐 아니라, 이 수용체의 활동을 유지하는 데 필요한 에너지도 크게 증가할 것이다.

무엇을 배웠는가?

2 감각수용체의 구조적 복잡성을 기술하고 감각수용체의 공통점을 안다.

13.1c 감각수용체가 제공하는 감각정보

학습목표

3. 감각인식을 정의한다.

4. 감각수용체가 중추에 제공하는 자극의 다양한 특성을 설명한다.

감각자극은 감각수용체에서 중추로 전달되어 해석된다. 우리가 자극을 인지할 수 있는지는 중추의 특정 영역이 감각정보를 수신하는지에 달려 있다. 대뇌겉질에 도달한 신경신호만이 우리의 의식적인 인식을 가능하게 한다. **감각인식**(sensation)은 감각정보를 우리가 의식하는 것이다. 아이의 얼굴을 인식하거나 방이 너무 덥다고 느끼는 것을 예로 들 수 있다. 우리 몸은 끊임없이 수많은 감각정보를 받지만 그중 일부만 의식적으로 인식하고 있다. 대부분의 감각 입력은 중추의 다른 영역(예: 시상하부, 뇌줄기, 척수)으로 전달되며, 여기에서 의식하지 못하는 반응이 시작된다. 혈압, 혈중 이산화탄소 농도 및 작은창자 내 물질의 화학적 구성과 관련된 감각자극은 잠재의식 수준에서 감지되고 반응하는 감각정보의 예이다.

감각수용체는 자극의 몇 가지 특징(의식 수준에서 인지하든 그렇지 못하든)을 중추에 제공할 수 있어야 한다. 이러한 특징이란 양상, 위치, 강도 그리고 지속시간이다. **양상**(modality; *modus*: 모드) 또는 자극의 형태는 특정한 감각정보를 감각신경세포를 통해 중추의 특정 영역에 전달하는 역할을 하는 감각수용체에 의해 결정된다. 예를 들어, 눈의 감각수용체(망막)는 시신경을 따라 뒤통수엽(시각 겉질)으로 가는 신경신호를 시작하고, 귀의 감각수용체(달팽이관)는 안뜰달팽이 신경의 달팽이관 가지를 따라 관자엽(청각 겉질)으로 가는 신경신호를 시작한다. 이에 비해 대동맥 내 압력수용기는 혈압 조절 신호의 일부로 미주 신경을 따라 뇌줄기 내 심혈관센터로 신경신호를 보낸다. 뇌는 스위치 보드와 같아서, 어떤'라인'을 통해 신호가 도착했는지를 기반으로 자극의 기원을 해석한다.

몸의 어떤 부위에 자극이 전해졌는지는 중추에 의해 결정된다. 즉 중추의 특정 영역에 도착하는 감각정보가 시작된 감각수용체의 위치나 감각신경의 위치가 정해져 있다. 예를 들어, 시각신경(그림 13.10)은 망막의 여러 부위에서 시작되어 뒤통수엽의 시각 겉질 내에서 지정된 영역과 통신하는 많은 감각신경세포로 구성된다. 속귀에서도 달팽이관의 여러 영역(그림 13.27)이 관자엽 청각 겉질 내의 지정된 영역에만 연결되는 유사한 해부학적 배열을 가지고 있다. 특정한 위치의 피부 감각수용체가 감각정보의 해석을 위해 마루엽의 후중심이랑의 정해진 영역으로만 전달한다는 것을 상기해 보자. 이 개념은 감각 난장이를 통해 시각적으로 표현한 바 있다(그림 10.13).

중추에서는 지정된 신경경로로 도착하는 신경신호의 빈도 변화를 통해 자극의 상대적 강도를 해석할 수 있다. 더 크거나 더 강한 자극은 가장 민감한 감각수용체에서는 신경신호를 더 자주 만들고, 덜 민감한 감각수용체(일반적으로 활성화되지 않음)에서는 신경신호를 만드는 두 가지 결과를 만든다. 자극이 줄어들면 감각신경세포에 의해 전달되는 신경신호 빈도가 줄어든다. 예를 들어, 밝은 빛은 시각신경을 따라 시각 겉질로 전달되는 신경신호의 빈도를 증가시키는 반면, 상대적으로 부드러운 소리는 상대적으로 낮은 빈도의 신경신호를 안뜰달팽이 신경을 따라 청각 겉질로 전달한다.

모든 감각수용체는 일정한 자극이 지속하면 덜 민감해지고 신경신호가 점차 감소하기 때문에 중추에서는 자극의 지속시간을 인식할 수 있다. 지속적인 자극에 대한 이러한 민감도 감소를 **적응**(adaption)이라고 한다. 그러나 이러한 적응속도는 감각수용체 유형에 따라 다르다 이러한 적응의 차이에 따라 감각수용체를 긴장성 수용체 또는 위상성 수용체로 분류할 수 있다. **긴장성 수용체**(tonic receptors)는 제한된 범위의 적응을 보여 준다. 지속적인 자극에 반응하여, 긴장성 수용체는 지속적으로 신경신호를 생성하고 중추로 전달하는 신경신호 수를 천천히 감소시킨다. 긴장성 수용체의 예로는 머리 위치를 결정하는 속귀의 감각수용체와 관절과 근육에서 신체가 공간에 있는 위치에 대한 정보를 제공하는 고유 수용체가 있다. 또한 모든 통증수용체는 통증의 원인을 해결하고 제거하여 통증이 멈추려는 동기를 제공하도록 긴장성 수용체로 작용한다. 이에 비해 **위상성 수용체**(phasic receptors)는 일정한 자극에 빠른 적응을 보인다. 위상성 수용체는 새로운(또는 변화하는) 자극에 대해서만 반응하여 신경신호를 생성하고, 중추로 전달되는 신경신호의 수를 빠르게 감소시킨다. 예를 들어 우리가 처음 의자에 앉을 때 증가된 압력을 감지하는 심부 압력수용기가 있어서 우리 몸이 의자에 닿을 때마다 압력 증가를 즉시 인식한다. 그러나 이 수용체에서 곧 적응이 일어나기 때문에 우리는 이러한 압력을 인식하지 못한다. 안경을 머리 위에 올려 놓고 거기에 있다는 사실을 잊었다면 적응을 경험한 것이라 할 수 있다. 실제로 이러한 유형의 감각정보는 지속적으로 인식하지 않는 것이 더 유리하다.

무엇을 배웠는가?

3 자극의 양상, 위치, 강도, 지속시간을 전달하는 감각수용체의 기능을 설명한다.

13.1d 감각수용체의 분류

학습목표

5. 수용체를 구분하는 3가지 기준을 설명할 수 있다.

6. 위의 3가지 기준에 따라 감각수용체를 분류할 수 있다.

수용체를 구분할 할 때 사용하는 기준은 세 가지로, 수용체의 분포, 자극의 기원, 자극의 양상이다. 이 기준은 **표 13.1**에 요약해 두었다.

› 감각수용체의 분포

감각수용체는 몸의 어떤 부분에 분포하는지에 따라 일반감각과 특수감각으로 분류할 수 있다.

표 13.1	감각수용체의 분류기준	
분류	설명	예시
	감각수용체의 분포(위치)에 따른 분류	
일반감각	전신에 분포; 구조가 단순함	
몸감각수용체	피부와 점막에 있음 관절, 근육, 힘줄에 있음	촉각수용체 관절수용체, 근방추, 골기힘줄기관
내장감각수용체	내장 및 혈관 벽 속에 있음	위벽의 뻗침수용체 혈관의 화학수용체
특수감각	머리에만 있음; 구조가 복잡한 감각기관	냄새, 맛, 보기, 듣기, 평형감각수용체
	자극의 기원(자극의 위치)에 따른 분류	
외수용체	외부 환경의 자극 탐지	피부 또는 점막에 분포하는 감각수용체 냄새, 맛, 보기, 듣기, 평형감각수용체
내수용체	몸 안의 자극 탐지	내장기관 및 혈관 벽의 감각수용체
고유수용체	몸통 및 팔다리의 움직임을 느끼는 관절, 골격근, 힘줄의 자극 탐지	관절수용체, 근육방추, 골지힘줄기관
	자극의 양상(자극요소)에 따른 분류	
화학수용체	체액 속에 용해된 화학물질(분자나 이온) 탐지	맛 수용체, 혈중 CO_2 감시하는 혈관벽 수용체
온도수용체	온도 변화 탐지	피부 및 시상하부의 감각수용체
빛수용체	빛의 강도, 색의 변화 및 움직임 탐지	망막(눈)
기계수용체	접촉, 압력, 진동, 뻗침으로 인한 세포막의 물리적 변형 탐지: 압력수용체, 고유수용체, 접촉수용체와 귓속 달팽이관의 털세포 같은 특수한 세포 등	피부의 촉각수용체
통각수용체	통증 자극 탐지	거의 모든 기관에 있는 통증수용체

일반감각수용체(general sense receptor)는 전신에 분포하며 구조적으로 단순하다. 일반감각수용체는 몸안의 분포에 따라 다시 몸감각수용체와 내장감각수용체의 두 가지로 분류한다. **몸감각수용체**(체성감각수용체, somatic sensory receptor)는 피부나, 코, 입, 질, 항문의 내강 점막층에 분포하는 접촉수용체로, 사물의 질감, 압력, 늘어남, 진동, 온도, 통증과 같은 자극을 감시한다. 몸감각수용체는 관절, 근육, 힘줄 속에서 관절수용체, 근방추체, 골지힘줄기관의 형태로 뼈대와 뼈대근육의 자세 및 움직임과 관련된 늘어남과 압력을 탐지한다. 예를 들어 골지힘줄기관(그림 11.22)은 근육이 수축할 때 힘줄의 늘어남을 감시하고 있다. **내장감각수용체**(visceral sensory receptor)는 내장이나 혈관 벽에 있다. 이들 수용체는 내장기관의 벽을 구성하는 민무늬근의 늘어남(예: 음식을 먹어서 위벽이 늘어남), 내장기관 안쪽 조성물의 화학적 변화(예: 혈액의 CO_2 농도), 온도 및 통증 신호에 반응한다.

특수감각수용체(special sense receptor)는 머리에만 있으며 특수하고 복잡한 감각기관이다. 특수감각은 후각(냄새). 미각(맛), 시각(보기), 청각(듣기), 평형감각(머리의 위치와 가속), 이렇게 다섯 가지이다.

› 자극의 근원

수용체는 자극이 어디에서 오느냐에 따라서도 나눌 수 있다. 이 기준에 따른 분류로는 외수용체, 내수용체, 고유수용체가 있다.

외수용체(exteroceptor; *exterus*: 바깥)는 외부 환경에서 오는 자극을 탐지한다. 외수용체에는 피부와 점막의 몸감각수용체와 특수감각수용체가 해당하며, 모두 몸 밖의 외부 자극에 반응한다.

내수용체(interoceptor; *inter*: 사이)는 우리 몸 안의 내부환경에서 오는 자극을 탐지한다. 내장기관 및 혈관벽의 내장감각수용체가 해당한다. 내수용체는 우리 몸 안에서 일어나는 변화를 지속적으로 중추에 전달하고 있다.

고유수용체(고유감각기, proprioceptor; *proprius*: 고유의)는 근육, 힘줄, 관절에서 몸통과 팔다리의 움직임을 탐지하는 몸감각수용체이다.

› 자극의 양상

감각수용체는 수용체가 반응하는 자극의 종류에 따라서도 분류할 수 있다. 이런 자극의 종류를 **자극의 양상**(modality of stimulus) 또는 **자극요소**(stimulating agent)라고 한다. 어떤 수용체는 온도 변화에만 반응하고, 또 어떤 수용체는 화학적 변화에만 반응한다. 자극의 양상에 따른 분류는 여섯 가지가 있는데 바로 화학수용체, 온도수용체, 빛수용체, 기계수용체, 압력수용체, 통각수용체이다.

- **화학수용체**(chemoreceptor)는 체액 속에 녹아 있는 화학물질 또는 분자를 탐지한다. 화학물질은 우리가 섭취한 음식과 음료, 체액의 성분, 흡입한 공기의 성분 등이다. 혀의 맛봉오리에 있는 수용체는 음식 속의 특정한 분자에 반응해서 우리가 먹는 음식 속에 무엇이 들어 있는지에 대해 정보를 제공하는 화학수용체이다. 혈관 속의 화학수용체는 혈액 속의 산소 및 이산화탄소 농도를 감시해 호흡수에 영향을 미친다(19.5c 참조).
- **온도수용체**(thermoreceptor; *therme*: 열)는 온도 변화에 반응한다. 온도수용체는 피부와 시상하부에 있으며 체온을 조절하고 유지하는 반사에 관여한다.
- **빛수용체**(광수용체, photoreceptor; *phot*: 빛)는 눈에 있으며, 빛의 강도, 색, 움직임 변화를 탐지한다.
- **기계수용체**(mechanoreceptor; *mechane*: 기계)는 촉각, 압력, 진동, 늘어남에 반응한다. 대부분의 피부수용체는 피부에 가해지는 압력과 접촉에 반응하므로 기계수용체이다. 또 소리와 평형을 탐지하는 귀의 수용체도 기계수용체이다. 예를 들어 **압력수용체**(baroreceptor; *baros*: 무게)는 신체기관의 신장이나 팽창 변화를 탐지한다. 압력수용체는 혈관 구조의 확장을 감시하여 혈압을 조절한다.
- **통각수용체**(nociceptor; *noci*: 통증)는 통증 자극에 반응한다. 통각수용체는 부상을 비롯한 손상을 몸에 알려 몸이 적절하게 반응하도록 한다. 몸통각수용체(somatic nociceptor)는 몸 표면 또는 뼈대근육에서 화학물질, 열, 기계적 충격으로 발생한 손상을 탐지한다. 예를 들어 산성 물질에 노출되거나, 뜨거운 프라이팬을 만지거나, 발목을 삐면 몸통각수용체가 자극을 받는다. **내장통각수용체**(visceral nociceptor)는 내장 속에 있으며 체내의 손상을 탐지한다. 내장이 불편한 원인은 주로 다음과 같다. (1) 조직에 산소가 부족하다. 심장마비나 혈관이 막힌 경우를 예로 들 수 있다. (2) 기관 벽의 민무늬근육이 너무 많이 늘어났다. (3) 조직에 외상이 생겨 손상된 세포가 특정 통각수용체를 자극하는 화학물질을 분비했다.

통합 INTEGRATE

학습전략 LEARNING STRATEGY

입의 통각수용체는 몸통각수용체이므로 아주 매운 음식을 먹으면 입이 따끔거린다. 매운 음식을 삼켜서 이 음식이 위창자길로 들어가면 따갑고 화끈거리는 감각을 느끼지 못할 수도 있다. 위창자길의 통각수용체는 비정상적인 근육 뻗침, 산소 부족, 화학적 불균형에만 반응하는 내장통각수용체이기 때문이다. 매운 음식의 노폐물이 배설될 때는 항문이 아플 수 있다. 항문과 아래항문관의 통각수용체는 몸통각수용체이기 때문이다.

©Getty Images/Stockbyte RF

› 수용체의 분류

수용체는 그 수용체의 분포, 자극의 기원, 자극의 양상에 따라 분류할 수 있다. 예를 들면 눈은 머리에 있으므로 특수감각수용체이고(수용체의 분포), 몸 바깥에서 오는 자극을 탐지하므로 외수용체이며(자극의 기원), 빛을 탐지하므로 빛수용체이다(자극의 양상). 한편 혈관의 늘어남을 탐지하는 감각수용체는 전신에 있으므로 일반감각기관이고, 몸 속의 자극을 탐지하므로 내수용체이며, 기관 벽의 팽창 변화를 탐지하므로 기계수용체(특히, 압력수용체)이다.

지금부터는 수용체의 분포를 기준으로(일반감각과 특수감각) 감각에 대해 설명하기로 한다. 먼저, 13.2에서 일반감각을 살펴본 후, 13.3에서 13.5까지 특수감각에 대해 설명한다.

무엇을 배웠는가?

4. 귀와 소리감각, 혀와 맛감각, 방광벽의 뻗침수용체를 감각수용체를 분류하는 위에 세가지 기준에 따라 설명할 수 있다.

13.2 일반감각

일반감각수용체는 13.1절에 기술한 대로 몸감각수용체(피부나 점막의 촉각수용체와 고유수용체)와 내장감각수용체로 구성된다. 여기서는 몸감각수용체(촉각수용체만)와 연관통증에 대해서만 논하기로 한다(고유수용체는 11.4b절과 11.6절에서 그리고 내장감각수용체는 우리 몸의 여러 계통을 설명하는 이 책의 곳곳에서 설명되어 있다).

13.2a 촉각수용체

학습목표

7. 무피막 수용체와 피막 수용체를 비교하여 설명할 수 있다.

촉각수용체(tactile receptor; *tango*: 만지다)는 가장 흔한 감각수용체 유형으로(**그림 13.2**), 피부와 점막에 분포하는 기계수용체이다. 감각수용체를 구성하는 가지돌기 말단에는 무피막형과 피막형 두 종류가 있다(**표 13.2**).

› 무피막 촉각수용체

무피막 촉각수용체(unencapsulated tactile receptor)는 보호막이 없는 감각신경세포 가지돌기의 말단이다. 자유신경종말, 털뿌리얼기, 촉각원반의 세 유형이 있다.

자유신경종말(free nerve ending)은 촉각수용체 중 가장 단순하며 피부 표면에 가장 가깝고 주로 진피의 유두층(표피층)에 있다(3.1b 참조). 신경종말의 끝가지 일부는 가장 깊은 표피층으로 뻗어 상피세포 사이에서 끝나는 경우가 있다. 자유신경종말은 점막에도 있다. 자유신경종말은 주로 통증과 온도 자극을 탐지하며, 일부는 가벼운 접촉과 압력도 탐지한다. 자유신경종말은 (천천히 순응하는) 긴장성 수용체와 (빨리 순응하는) 위상성 수용체 두 종류가 있다.

털뿌리신경얼기(root hair plexus)는 진피의 그물층(깊은층)에서 털주머니를 마치 그물과 같이 둘러싼 특수한 형태의 감각신경 가시돌기 종말이다. 털이 움직임이나 위치변화에 의해 털뿌리신경얼기의 배열이 변하고 신경신호가 개시된다. 털뿌리신경얼기는 적응이 빠른 위상성 수용체이다. 그래서 긴소매 셔츠를 입을 때 처음에는 팔에 난 털에서 옷의 접촉을 느끼지만, 우리 의식에서는 몸을 움직여서 털뿌리신경얼기가 다시 자극을 받기 전까지 접촉을 느끼지 못한다.

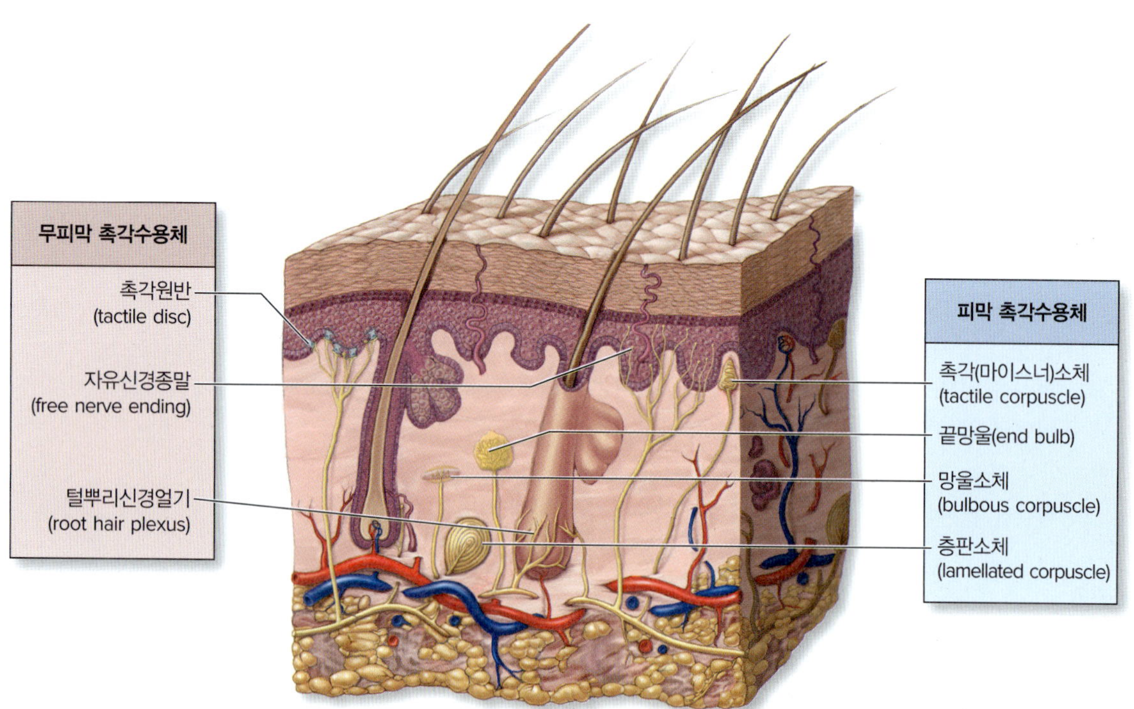

그림 13.2 촉각수용체. 피부에 있는 다양한 유형의 촉각수용체는 우리의 인접한 환경에서 접촉, 압력, 진동에 대한 정보를 수용한다. 무피막 촉각수용체는 결합조직에 둘러싸여 있지 않지만 피막 촉각수용체는 결합조직 또는 신경절세포에 싸여 있다.

표 13.2 촉각수용체의 유형

	무피막 촉각수용체		
	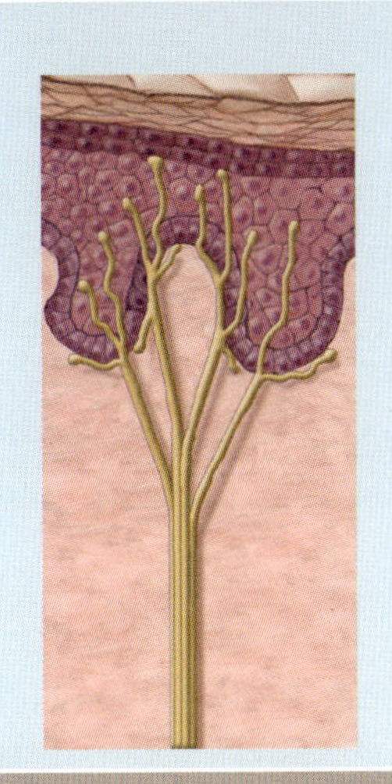	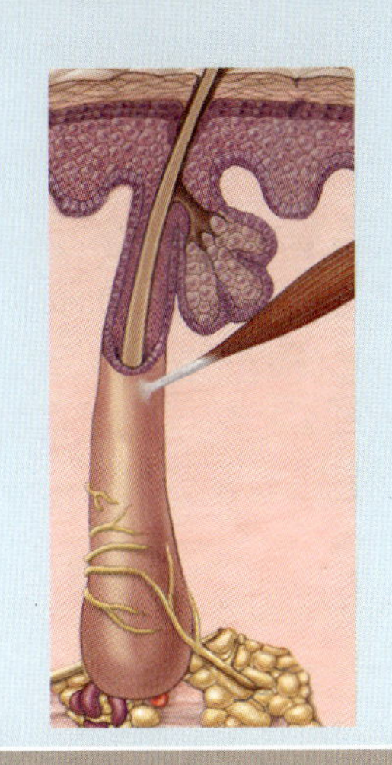	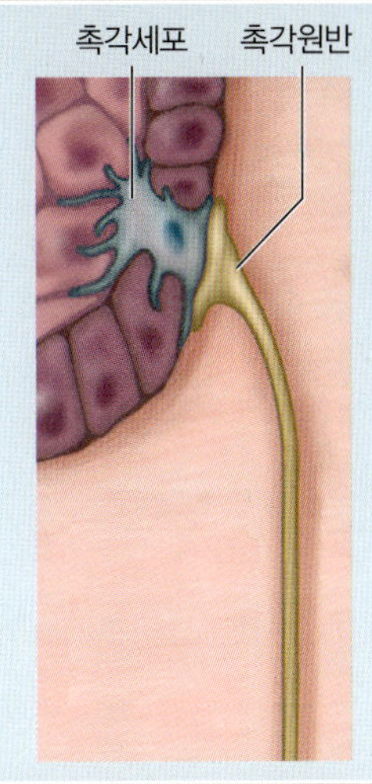
수용체 유형	**자유신경종말**	**털뿌리신경얼기**	**촉각원반**
구조	감각신경세포의 가지돌기 말단	털주머니를 둘러싼 감각신경세포 가지돌기 말단	특수한 촉각세포 가까이에서 끝나는 감각신경세포 가지돌기의 납작한 끝
위치	표피에 가장 가까운 곳(진피유두층, 걷질백층 가장 심부에 뻗는 일부 가지돌기); 점막	진피의 그물층	표피의 바닥층
기능	온도, 통증, 가벼운 접촉과 압력 감지	털의 움직임 감지	가벼운 접촉 감지
적응속도	위상성 또는 긴장성	위상성	긴장성

	피막 촉각수용체			
	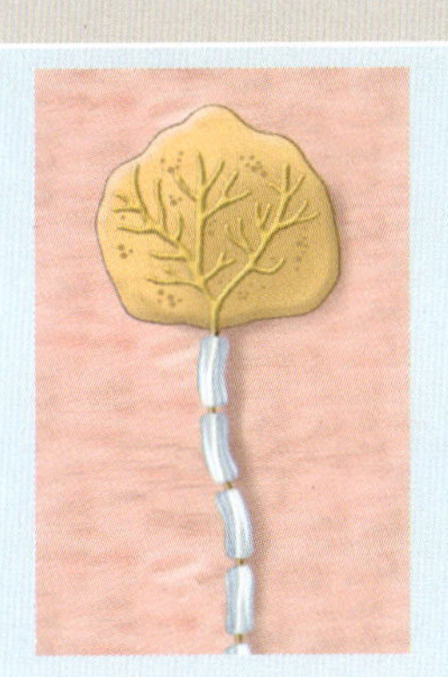	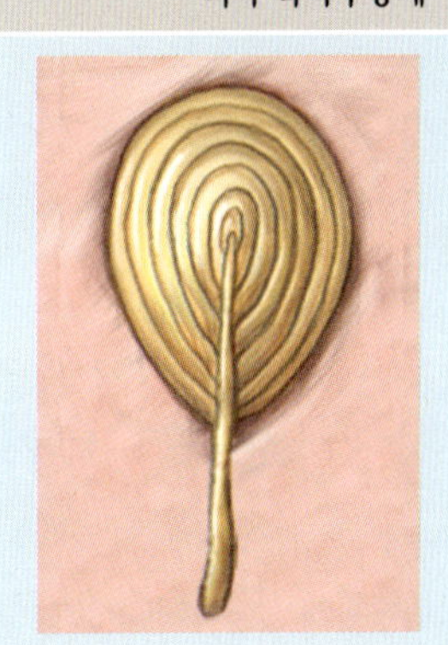	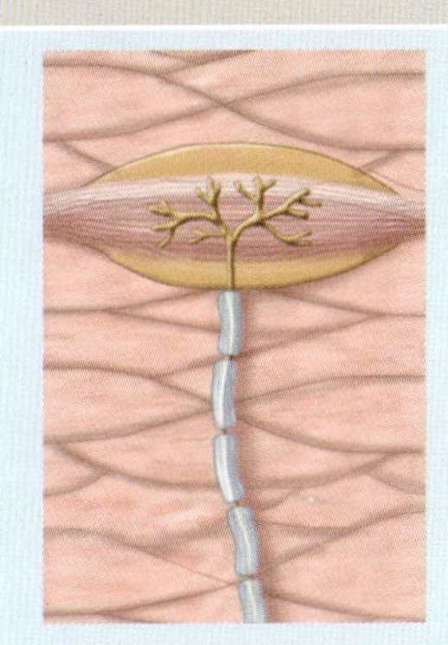	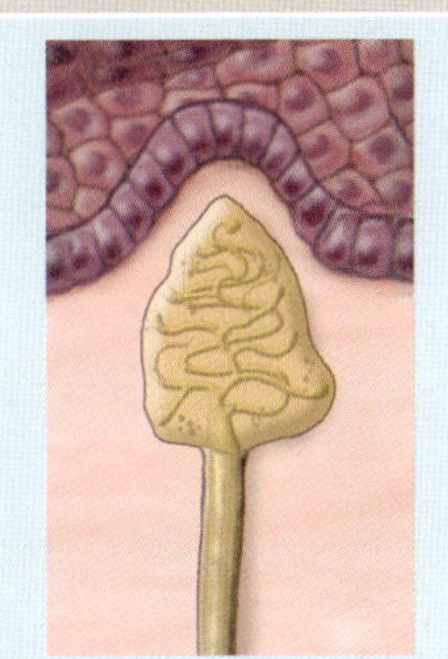
수용체 유형	**끝망울**	**층판소체**	**망울소체**	**촉각소체**
구조	결합조직으로 싸인 감각신경세포의 가지돌기 말단	가운데에는 신경집세포가 있고 바깥은 동심원 구조의 결합조직층이 있는 피막으로 싸인 감각신경세포의 가지돌기 말단	결합조직 속의 감각신경세포의 가지돌기 말단	변형된 신경집세포와 치밀불규칙 결합조직으로 싸인 빽빽하게 얽힌 가지돌기
위치	진피; 입, 코, 질, 항문의 점막	진피그물층; 손바닥, 발바닥, 유방, 외부생식기의 피하조직; 일부 장기의 벽	진피와 피부밑층	진피유두(특히 입술, 손바닥, 눈꺼풀, 유두, 생식기에 있는)
기능	가벼운 압력과 저주파 진동 탐지	거친 접촉에 관여; 심부압력과 고주파 진동 탐지	지속적 심부 압력과 피부 비틀림 감지	물체의 질감과 형태를 구분하는 감별접촉; 가벼운 접촉
적응속도	긴장성	위상성	긴장성	위상성

촉각원반(tactile disc)은 예전에는 메르켈판(Merkel disc)이라고 불렀다. 촉각원반은 특수한 촉각세포[tactile cell; **메르켈세포**(Merkel cell)]로 뻗은 납작한 신경말단이며, 표피의 바닥층(가장 깊은층)에 있다. 촉각원반은 미세접촉을 탐지하는 긴장성 수용체이다(촉각세포는 유일한 특수 촉각수용체세포로 나머지 촉각수용체는 모두 감각신경세포의 신경종말임을 기억한다).

피막 촉각수용체

피막 촉각수용체(encapsulated tactile receptor)는 결합조직 또는 결합조직과 신경집세포(이전에는 슈반세포로 불렸던, 9.4b 참조)로 불리는 신경교세포로 싸여 있다. 피막 촉각수용체에는 끝망울, 층판소체, 망울소체, 촉각소체가 있다.

끝망울(end bulb)은 크라우제끝망울(Krause bulb)이라고도 하며 결합조직으로 싸인 감각신경세포 가지돌기 말단이다. 피부의 진피층 및 입안, 코안, 질, 항문관의 점막에 분포한다. 끝망울은 가벼운 압력과 저주파 진동을 탐지하는 긴장성 수용체이다.

층판소체(lamellated corpuscle; *lamina*: 잎, *corpus*: 몸통)는 예전에 파치니소체(pacinian corpuscle)라고 불렀으며, 여러 개의 가지돌기 말단이 큰 잎 모양을 이루는 촉각수용체이다. 이 피막수용체는 신경집세포로 구성된 안쪽 중심체와 결합조직으로 구성된 동심원 구조의 바깥쪽 막으로 싸여 있다. 층판소체는 진피의 그물층 깊은 곳에 분포하는 위상성 수용체로, 손바닥, 발바닥, 젖가슴, 외부 생식기, 일부 장기의 벽에서 피하조직에 분포한다. 층판소체는 구조와 분포의 특성을 통해 거친 접촉, 지속적이 심부 압력, 고주파 진동 자극을 감지할 수 있다.

망울소체(bulbous corpuscle)는 루피니소체(Ruffini corpuscle)라고도 하며 결합조직으로 싸여진 감각신경종말로 진피와 피부밑층에 분포한다. 지속적인 심부 압력과 피부의 비틀림을 탐지하는 긴장성 수용체이다.

촉각소체(tactile corpuscle)는 예전에 마이스너소체(Meissner corpuscle)라고 불렀으며, 빽빽하게 얽힌 감각신경종말로 이루어졌다. 변형된 신경집세포로 싸여 있고, 그 위를 치밀불규칙 결합조직이 덮고 있다(진피의 확장인). 진피유두(3.1b 참조), 특히 입술, 손바닥, 눈꺼풀, 유두, 생식기에 많다. 촉각소체는 물체의 질감과 형태를 파악하고 가벼운 접촉을 느끼는 위상성 수용체이다.

무엇을 배웠는가?

5 무피막 촉각수용체의 3가지는 무엇이고, 이들은 외피의 어디에 분포하는가?

13.2b 연관통증

학습목표

8. 연관통증을 정의하고 그 진단학적 의의를 설명한다.

연관통증(referred pain)은 피부나 뼈대근의 몸감각수용체에서 오는 신호를, 실제는 신호를 내지 않은 특정 내장에서 오는 감각신경신호로 인식한 결과이다(11.5a 참조). 수많은 피부감각신경과 내장감각신경은 척수의 같은 상행로로 신경신호를 전도한다(**그림 13.3**). 그 결과, 대뇌의 감각겉질은(10.3c 참조) 자극의 진짜 근원과 거짓 근원을 구분하지 못해 자극의 위치를 잘못 파악한다.

연관통증이 흔히 일어나는 부분은 임상적 측면에서 의학 진단을 내릴 때 유용하다(**그림 13.4**). 예를 들면 심장은 척수의 T1~T5 부분에서 오는 교감신경의 지배를 받기 때문에 심장 문제는 연관통증의 흔한 원인이다(12.4 참조). 심근경색(심장마비)의 통증은 T1~T5 척수신경의 지배를 받는 피부분절의 통증, 즉 흉통과 팔 안쪽의 통증으로 나타날 수 있다. 따라서 심장 문제가 있는 사람은 T1 피부분절이 있는 왼쪽 위팔 안쪽에서 통증을 느낄 수 있다(임상적 고찰 16.5: "협심증과 심근경색" 참조). 마찬가지로, 콩팥과 요관의 통증은 샅굴 부위 아랫배 벽쪽과 허리로 분포하는 T10~L2 피부분절에서 느껴질 수 있다.

내장통증은 일반적으로 교감신경 경로를 따라 느껴지지만 때로는 부교감신경 경로를 따를 수도 있다. 방광의 연관통증은 부교감신경 경로(골반내장신경을 거침; 12.3b 참조)를 따를 수 있다. 골반내장신경은 척수의 S2~S4 부분에 있으므로 볼기 안쪽 부분에 있는 S2~S4 피부분절에서 통증이 느껴질 수 있다(임상적 고찰 20.8: "요로감염" 참조).

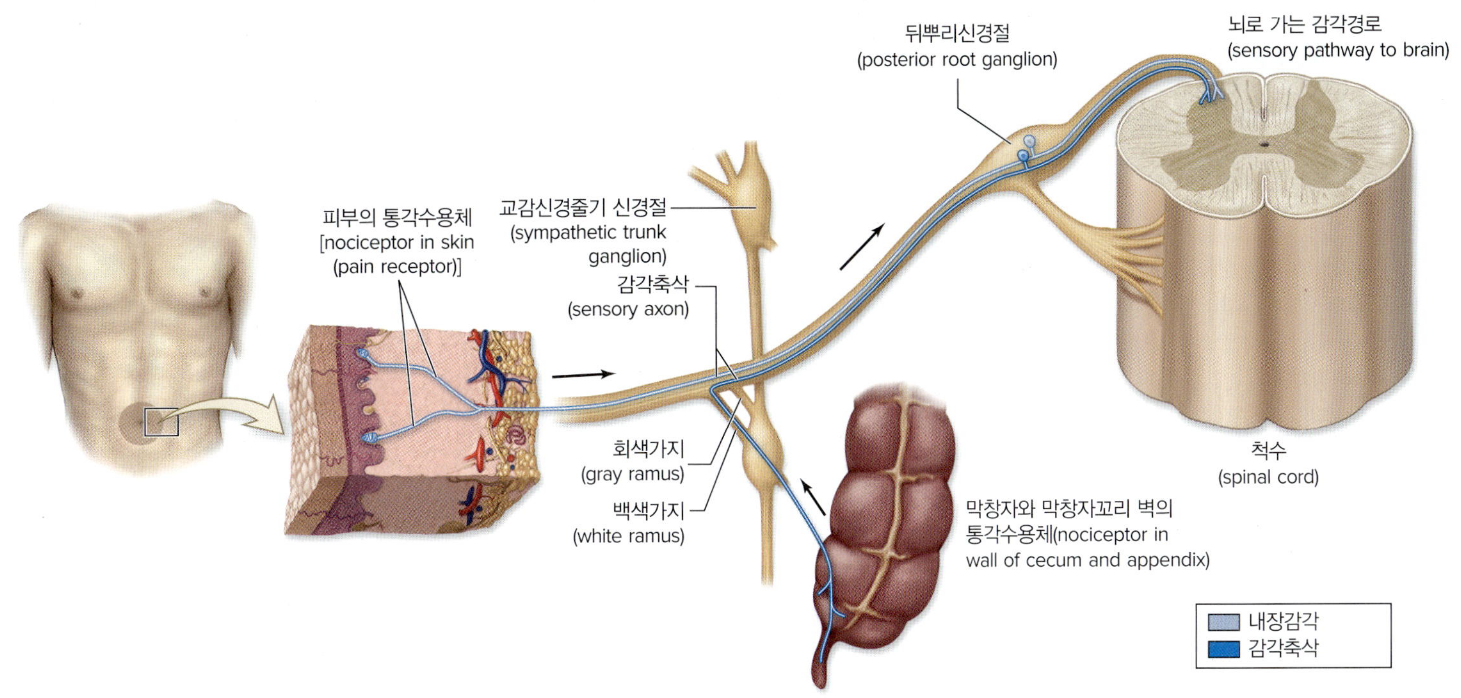

그림 13.3 연관통증의 근원. 서로 다른 기관에서 오는 감각신호가 같은 경로를 통해 뇌로 전도되면 통증의 근원을 오인할 수 있다. 예를 들어 피부의 배꼽 부분에서 오는 것으로 인식되는 통증은 실제로는 막창자와 막창자꼬리에서 온다.

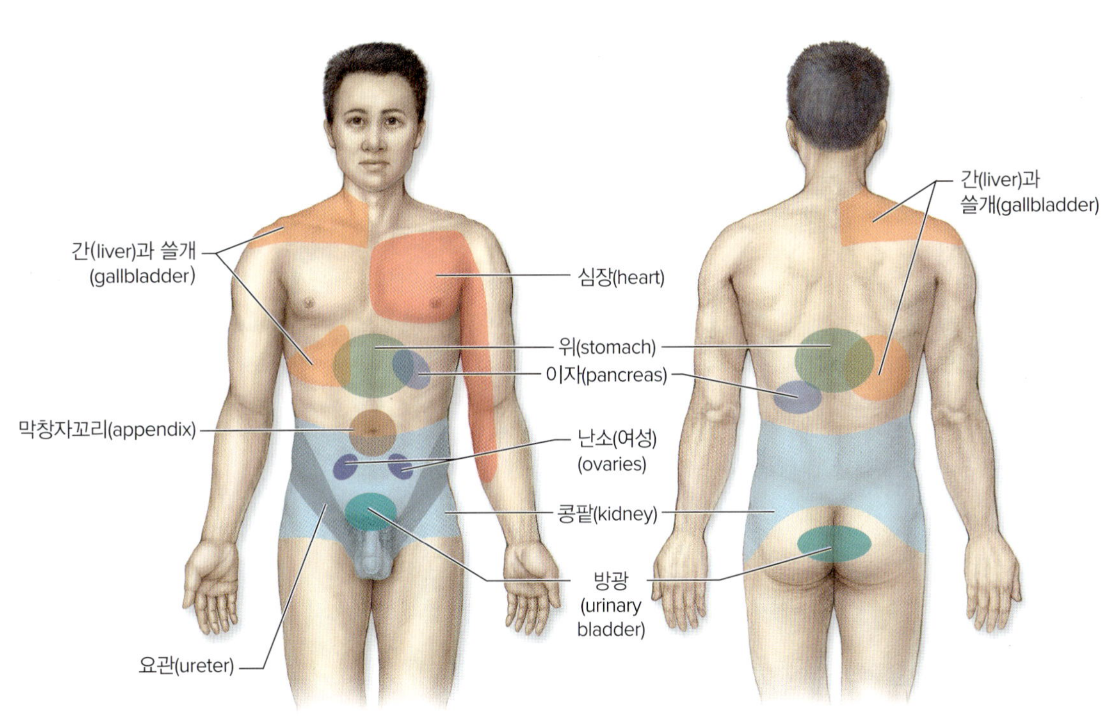

그림 13.4 연관통증이 흔히 발생하는 곳. 막창자꼬리염(충수염)은 전형적으로 배꼽 통증을 유발함을 볼 수 있다. 막창자꼬리염 통증이 (배쪽 배막염으로 진행하여) 오른쪽 아랫배로 국소화하는 것은 막창자꼬리염의 상당히 진행된 후기에서만 볼 수 있다.

무엇을 배웠는가?

6 연관통증이 임상적으로 왜 중요한지 설명한다.

통합 INTEGRATE

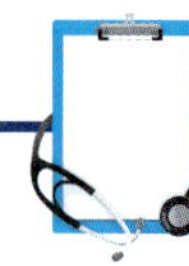

임상적 고찰 13.1 CLINICAL VIEW

환상통증

환상통증(phantom pain)은 제거된 신체 부위에서 느껴지는 감각이다. 팔이나 다리를 절단한 환자가 절단되어 없어진 부위에서 빈번히 통증을 느끼는 것이다. 발을 잘라 낸 후에도 발에서 통증을 느끼는 경우를 예로 들 수 있다. 절단된 부위에서 시작되던 감각신경 경로의 일부가 남아서 계속 중추신경계통에 신경신호를 전달한다. 중추신경계통은 이 신호를 지금은 없는 팔이나 다리에서 오는 것으로 해석한다. 바꾸어 말하면 팔다리의 감각을 담당하던 감각신경세포의 세포체는 잘려 나간 팔이나 다리에 속해 있던 것이 아니기 때문에 계속 살아 있는 것이다. 이 현상을 일명 **헛팔다리증후군**(환상사지증후군, phantom limb syndrome)이라고 하는데, 환자를 상당히 힘들게 한다. 어떤 사람은 극도의 통증을 느끼고, 어떤 사람은 참기 힘든 가려움을 겪는다.

13.3 후각과 미각

후각(냄새감각)과 미각(맛 감각)은 모두 머리에 있는 감각수용체가 공기 중에 포함된 화학물질을 감지함으로써 가능하다. 따라서 이들은 특수감각, 외부수용체, 화학수용체로 구분할 수 있다. 뒤에서도 살펴보겠지만 맛은 냄새와도 관련이 있으며, 여기서는 후각과 미각을 함께 다룬다.

13.3a 후각: 냄새 감각

학습목표

9. 후각수용체 구성을 열거하고, 이 기관들의 작동원리를 설명한다.

10. 냄새 정보를 뇌로 전달하는 후각경로를 설명한다.

후각(olfaction; *olfacio*: 냄새를 맡다)을 통해 냄새를 맡으려면 **휘발성 분자**[후각자극제(odorant)]가 코안의 후각상피에 용해되어야 한다.(**그림 13.5**)

후각상피

후각상피(후상피, olfactory epithelium)는 냄새를 감지하는 감각수용체 기관이다. 후각상피는 코안의 위쪽에서 체판의 아래와 벌집뼈 위코선반과(그림 5.12a)에 분포한다. 후각상피는 세 가지 유형의 세포로 구성된다.

- 냄새를 탐지하는 **후각수용세포**[olfactory receptor cell; 후각신경세포(olfactory neuron)]
- 후각신경세포를 감싸고 수용체를 지지하는 **버팀세포**(지지세포, supporting cell, sustentacular cell)
- 후각수용세포를 계속 대체하는 신경줄기세포의 기능을 하는 **바닥세포**(기저세포, basal cell)

후각수용세포는 재생이 가능한 소수의 신경세포 유형 중 하나이다. 후각수용세포는 후각상피 속에서 바닥세포가 40~60일마다 재생한다. 이 과정은 나이가 들면서 저하되고 남아 있는 후각신경세포는 냄새에 대한 민감도가 떨어진다. 따라서 고령자는 냄새 분자를 인식하는 능력이 낮다.

후각상피 속에는 **고유판**(lamina propria)이라는 성근결합조직층이 있다. 이 층의 콜라겐섬유와 기저물질 속에는 점액을 분비하는 **후각샘**[olfactory gland; 보우만샘(Bowman gland)], 그리고 수많은 혈관과 신경이 있다. 버팀세포와 후각샘의 분비물은 후각상피의 노출된 표면을 덮는 점액을 이룬다.

후각수용세포

후각수용세포는 폭넓은 분화와 변형을 겪은 두극신경세포이며 냄새의 감각경로에서 일차신경세포이다. 후각수용세포의 한쪽에는 가지돌기 다른 쪽에는 말이집이 없는 축삭이 있다. 가지돌기는 위의 점막층으로 뻗어 있는데, 이들은 다수의 움직이지 않는 가느다란 섬모 형태이며, **냄새털**(후각모, olfactory hair)이라고 한다. 냄새털의 세포막에는 특정한 하나의 냄새 분자를 탐재하는 수용체 단백질이 있는데, 냄새 수용체의 종류는 대략 400여 종에 이른다. 즉, 어떤 후각수용체가 자극되었는가에 따라 냄새의 종류를 알게 되는 것이다. 후가수용체세포의 축삭은 **후각신경**(olfactory nerve, CN I) 다발을 이룬다(10.9 참조). 이 다발은 벌집뼈의 체판에 난 구멍을 통과해 한 쌍의 후각망울로 들어간다.

후각신경의 구조와 경로

후각망울(olfactory bulb)은 뇌의 이마엽 아래에 있는 후각로의 종말이다(10.9 참조). 후각신경축삭은 후각망울 속에서 **승모세포**(mitral cell) 및 **소방세포**(tufted cell)와 시냅스로 연결된다(이 세포들은 이차신경세포이다). 그 결과로 형성된 구형의 구조를 **후각토리**(후각사구체, olfactory glomerulus; *glomerulus*: 작은 공)라고 한다. 사람의 후각망울에는 약 2,000개의 후각토리가 있으며, 하나의 후각토리에 수많은 후각수용세포가 모인다. 후각토리에 신호가 수렴되는 덕분에 희미한 냄새를 탐지하는 능력이 강화된다.

승모세포와 소방세포의 축삭다발은 한 쌍의 **후각로**(olfactory tract)를 이룬다. 후각로는 이마엽 아랫면을 따라 관자엽의 일차후각겉질(표 10.3), 그리고 시상하부나 편도 등 뇌의 여러 부분을 향해 뒤쪽으로 뻗어 있다. 다른 감각과 달리 후각경로는 시상으로 뻗어 있지 않으며, 따라서 대뇌로 가기 전에 시상에서 처리되지 않는다.

냄새 탐지

휴식기의 정상적인 호흡에서 들이마신 공기의 대부분은 후각상피를 지나지 않는다. 다양한 냄새를 탐지하려면 여러 번 킁킁거리거나 숨을 깊이 들이쉬어야 한다. 숨을 깊이 쉬면 들이마신 공기가 코안의 윗부분에서 섞이고 소용돌이치면서 냄새 분자가 후각수용세포를 덮은 점액층으로 용해된다. 점액 속에서는 후각자극제 **결합단백질**(odorant-binding protein)이라는 용해성 단백질이 다양한 후각자극제에 친화성을 보이며, 후각자극제가 밀집하고 냄새털 수용체에 결합하도록 돕는다.

후각자극제 결합단백질이 후각세포수용체에 결합하면 후각세포가 자극을 받는다. 후각경로는 매우 민감해서, 후각신호를 개시하려면 수

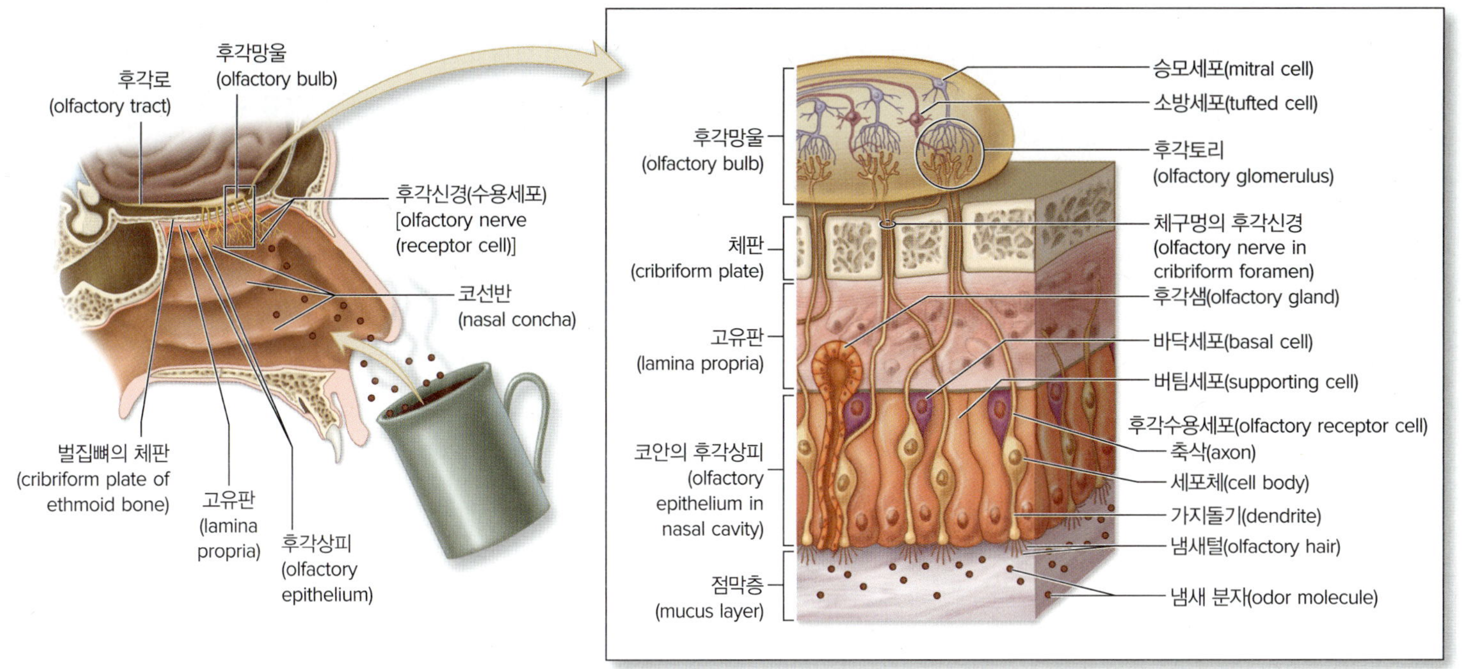

그림 13.5 후각기관. 후각기관의 세포는 우리가 들이마시는 공기 속의 화학적 자극을 탐지한다. 후각상피 속의 수용세포가 자극을 받으면 체판을 통과하는 축삭에서 신경신호가 개시되어 후각망울 속에서 시냅스를 통한 전달이 이루어진다.

통합 INTEGRATE

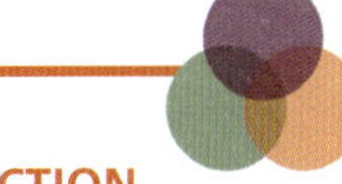

개념 연결 CONCEPT CONNECTION

둘레계통(변연부)의 일부인 해마와 편도의 자극은 기억 및 감정과 관련이 있다 (10.8e 참조). 해마와 편도의 자극은 곧바로 특정한 음식 냄새나 향기를 함께 경험했던 행동 및 감정 반응과 연결시킨다. 그래서 냄새는 그리운 정겨운 추억 또는 나쁜 경험과 강하게 연결된다.

용체에 몇 개의 분자만 결합하면 된다. 후각세포의 자극은 세포막의 안쪽 표면에 있는 G단백질 분자와 관련이 있다(14.5b 참조). 활성화된 G단백질은 활성은 ATP를 세포내 이차전령물질인 cAMP로 변환하는 아데닐레이트 사이클라제를 자극한다. cAMP에 의해 이온통로를 열리면 Na^+과 Ca^{2+}이 흐름을 만들어, 후각수용세포의 냄새털에 국소적인 수용체전압(계단전압의 한 형태로 9.8b 참조)을 생성한다. 이 국소전위는 후각수용세포의 축삭을 따라 전파되는 활동전위를 개시해 축삭의 종말에서 신경전달물질이 분비되도록 한다. 그 결과로 약 2,000개의 후각토리가 다양한 양상으로 자극을 받는다. 예를 들어 음식을 요리할 때를 생각해 보자. 다양한 냄새가 나지만, 혼합된 음식 냄새에는 후각토리 속의 흥분 양상을 통해 인식되는 하나의 독특한 특징이 있다.

신경전달물질이 이차신경세포와 결합하면 다양한 후각경로를 따라 신경신호가 전파된다. 감각정보는 뇌의 다음과 같은 부분에 닿는다. (1) 냄새를 의식하고 판별할 수 있도록 하는 대뇌겉질, (2) 침 분비, 재채기, 구역질 등 냄새에 대한 내장반응을 통제하는 시상하부, (3) 냄새를 재인식하는 중추이며 냄새를 특정한 감정과 결합하는 편도.

수용체가 활성화하면 이온통로가 변해서 이온의 흐름이 바뀐다는 점을 기억한다. 그 결과, 후각수용세포에서 그다음의 수용체 전위 생성이 방해를 받아 냄새에 대한 적응이 빠르게 이루어진다. 이 때문에 처음에 맡은 강한 냄새(예: 쓰레기통의 썩은 음식 냄새)에 후각수용세포가 적응하면서 냄새가 점점 약해지는 것처럼 느껴진다.

무엇을 배웠는가?

7 냄새를 탐지할 때 점막은 어떤 역할을 하는가?

8 왜 어떤 냄새는 감정 반응을 자극하는가?

13.3b 미각: 맛 감각

학습목표

11. 혀에 있는 유두의 구조와 기능을 서술한다.

12. 미각 화학수용체의 구조, 위치, 신경지배 경로를 논한다.

13. 맛의 다섯 가지 유형을 열거하고 냄새와 맛의 관계를 설명한다.

맛을 느끼는 **미각**(gustation; *gusto*: 맛보다)은 먹고 마신 음식물 속의 분자와 **이온**(tastants, 미각촉진제)이 우리 몸에 접촉할 때 발생한다. 미각세포는 혀와 물렁입천장에 있는 맛봉오리 속에 존재하는 화학수용체이다. 혀와 물렁입천장에는 음식의 질감 정보를 주는 기계수용체와 온도에 정보를 주는 온도수용체도 있다.

› 혀의 유두

혀의 등쪽 표면에는 **유두**(papilla; *papula*: 작은 젖꼭지)라는 상피조직 및 결합조직 돌기가 있다. 유두에는 실유두, 버섯유두, 성곽유두, 잎새유두가 있다(**그림 13.6a, b**).

- **실유두**(사상유두, filiform papilla; *filum*: 실)는 짧고 뾰족뾰족하며 혀의 앞쪽 2/3에 분포한다. 이 유두는 맛봉오리가 없으므로 미각

에서 아무 역할도 하지 않는다. 대신 짧고 뻣뻣한 털과 같은 구조가 기계적인 기능을 해서 음식의 질감을 탐지하고 음식을 움직인다.

버섯유두(fungiform papilla)는 혀의 끝과 옆면에 주로 분포한 블록 모양의 돌기이다. 속에는 맛봉오리가 조금 들어 있다.

잎새유두(foliate papilla)는 사람의 혀에서는 잘 발달하지 않았다. 혀의 뒤 가쪽에 융기 형태로 존재하며, 영아기와 아동기 초기에 맛봉오리를 소수 포함한다.

성곽유두(vallate papilla; *vallo*: 둘러싸다, *circumvallate papilla*)는 수가 가장 적지만(10~12개) 가장 큰 혀 유두이다. 혀의 뒤 등쪽 표면에 뒤집힌 V자 모양으로 분포한다. 각각의 성곽유두는 깊고 좁은 홈으로 둘러싸여 있다. 인체에 있는 맛봉오리는 대부분 성곽유두에서 홈과 마주한 쪽의 벽 속에 존재한다.

맛봉오리

맛봉오리는 원통형의 감각수용기관으로 마치 양파와 같이 생긴 세포들이 있다(그림 13.6c, d). 하나의 맛봉오리 안에는 3가지의 세포가 있다.

- **미각세포**[gustatory cell; 미각수용체(gustatory receptor)]가 존재하며, 음식물 안의 미각촉진제(맛을 내는 분자나 이온)를 감지한다.
- **버팀세포**(supporting cell)는 미각세포를 둘러싸고 있다.
- **바닥세포**(basal cell)는 줄기세포로 짧은 수명의 미각세포를 대체한다.

맛봉오리에서 미각세포는 7~10일 주기로 계속 대체되는데, 나이가 들면서 미각세포 대체능력과 함께 맛에 대한 감수성이 떨어진다. 맛을 구분하는 능력은 약 50세를 기점으로 감소한다.

미각세포

맛봉오리 속의 미각세포는 특화한 신경상피세포이다. 미각세포의 가지돌기 끝은 가느다란 **미각 미세융모**(gustatory microvillus)로 이루어져 있으며, 미각 미세융모는 **미각털**(미각모, taste hair)이라고도 한다. 미각털은 맛봉오리의 **맛구멍**(미공, taste pore)을 통과해 혀의 표면으로 뻗어 나간다. 여기가 미각세포의 수용 부분이다. 입안에서는 침이 습한 환경을 유지한다. 우리가 먹는 음식 속의 미각촉진제(tastant)는 침에 녹아서 맛구멍을 통해 미각수용체에 접촉하고 미각수용체를 자극할 수 있다.

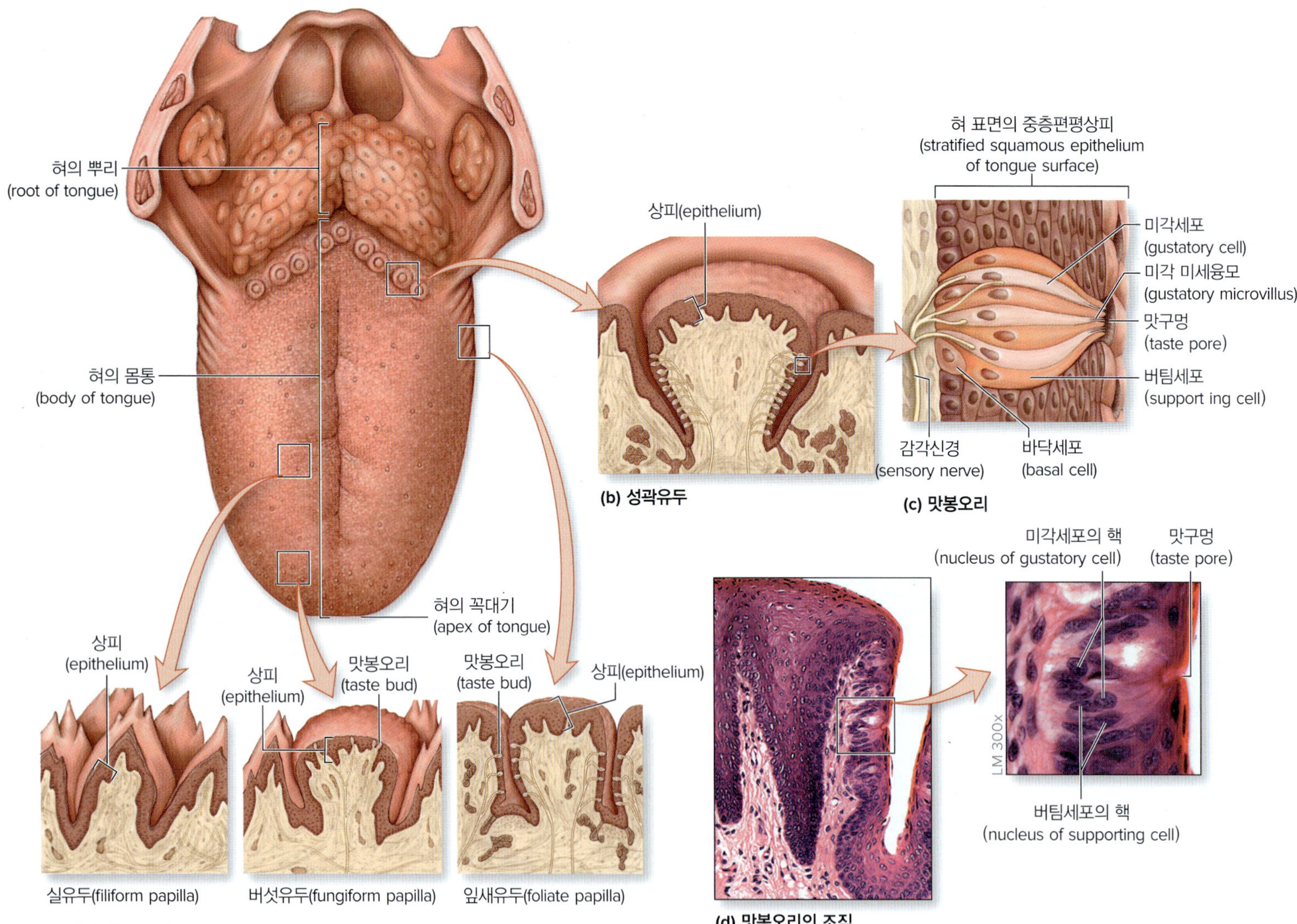

그림 13.6 혀의 유두와 맛봉오리. (a) 유두는 혀 표면의 작은 융기이며 실유두, 버섯유두, 잎새유두, 성곽유두의 네 가지 유형이 있다[성곽유두는 (b)에 있음]. (b) 성곽유두에는 맛봉오리가 많다. (c)에 성곽유두를 자세히 나타냈다. (d) 맛봉오리의 조직 구조를 나타낸 현미경 사진이다.

› 미각경로

일차신경세포의 가지돌기 끝(11.4b 참조)은 미각세포와 연결되며, 하나의 감각신경세포가 여러 개의 미각세포와 연결되어 있다. 미각세포는 주로 얼굴신경(CN VII)과 혀인두신경(CN IX)을 구성한다. 얼굴신경은 혀의 앞쪽 2/3에서 맛봉오리를 신경지배하며, 혀인두신경은 혀의 뒤쪽 1/3에서 맛봉오리를 신경지배한다(**그림 13.7**). 이 신경 속의 축삭은 먼저 숨뇌(구체적으로는 고립로핵)로 뻗어 이차신경세포와 시냅스를 이룬다. 이차신경세포는 시상으로 뻗어 있으며 삼차신경세포의 축삭은 대뇌의 뇌섬엽에 있는 일차미각겉질로 뻗어 있다.

› 맛의 구별과 미각 생리

코에 수많은 후각수용체가 있는 것과 달리 혀는 다섯 가지의 기본적인 **맛 감각**(taste sensation)만을 탐지한다. 이 다섯 가지는 단맛, 짠맛, 신맛, 쓴맛, 감칠맛이다.

- **단맛**(sweet)은 당 또는 다른 분자(예: 인공감미료) 등의 유기화합물에서 나온다.
- **짠맛**(salt)은 나트륨이나 칼륨과 같은 금속이온에서 나온다.
- **신맛**(sour)은 식초 속의 수소이온과 같은 산에서 나온다.
- **쓴맛**(bitter)은 주로 알칼로이드에서 나온다. 퀴닌, 무가당 초콜릿, 니코틴, 카페인을 예로 들 수 있다.
- **감칠맛**(umami)의 영어 이름인 'umami'는 일본어에서 나온 말로, 일본어의 '우마미'는 '좋은 맛'이라는 뜻이다. 마치 고기와 같은 맛이며 글루탐산염이나 아스파르테이트와 같은 아미노산에서 나온다.

최근의 연구에 따르면 지방이나 기름 성분에서 발견되는 지방산을 감지하는 감각수용체가 존재한다. 더 나아가 과학자들은 이제 다른 맛 알칼라인, 금속성, 또는 물맛 같은 맛을 감지하는 수용체들의 존재를 연구하고 있다.

예전에 연구자들은 혀의 각 부분마다 가장 잘 느낄 수 있는 맛이 다르다고 생각했다. 그러나 연구 결과 이러한 '맛 지도'는 사실이 아니며, 맛 감각이 생각보다 혀의 넓은 부위에서 감지됨을 알게 되었다.

음식 속의 미각촉진제는 특정한 수용체 세포막 단백질에 결합한다. 최초에 특정한 미각촉진제가 수용체에 결합하면, 수용체세포의 탈분극이 생긴다. 세포막 탈분극의 원리는 맛에 따라 다르다. 일반적으로 단맛, 쓴맛, 감칠맛 자극은 맛봉오리 표면의 수용체에 결합해 G단백질을 활성화한다(그림 14.7). G단백질이 활성화되면 2차전령물질이 형성되어 세포 탈분극이 일어난다(9.8a 참조). 이와 달리 짠맛과 쓴맛 자극(미각촉진제가 이온임)은 G단백질을 이용하지 않고 세포를 직접 탈분극시킨다.

수용체 미각세포의 탈분극이 일어나면 활동전위를 개시하는 국소수용체 전위가 발생한다. 그 결과, 바닥에서 신경전달물질이 분비된다. 신경전달물질은 수용체세포에 연결된 신경세포를 자극해 적절한 맛 감각정보가 얼굴신경과 혀인두신경을 통해 뇌로 전달되도록 한다.

감각정보는 먼저 숨뇌의 고립로핵에 다다른다. 그러면 음식 섭취에 대비해 침과 위액 분비의 증가가 촉발된다. 역겨운 물질의 경우에는 구역질이나 구토반사가 일어날 수도 있다. 그 후 감각정보가 시상과 일차미각겉질로 전달되어 맛을 의식하게 된다. 맛의 의식이 이루어지려면 맛 감각을 온도, 질감, 냄새 감각과 통합해야 한다.

어떻게 생각하는가?

1. 감기나 건초열에 걸려서 코가 막히면 평소에 비해 맛을 잘 느끼지 못하는데 그 이유는 무엇일까?

맛을 느끼는 능력은 후각에 크게 의존한다. 심한 감기나 코곁굴 감염

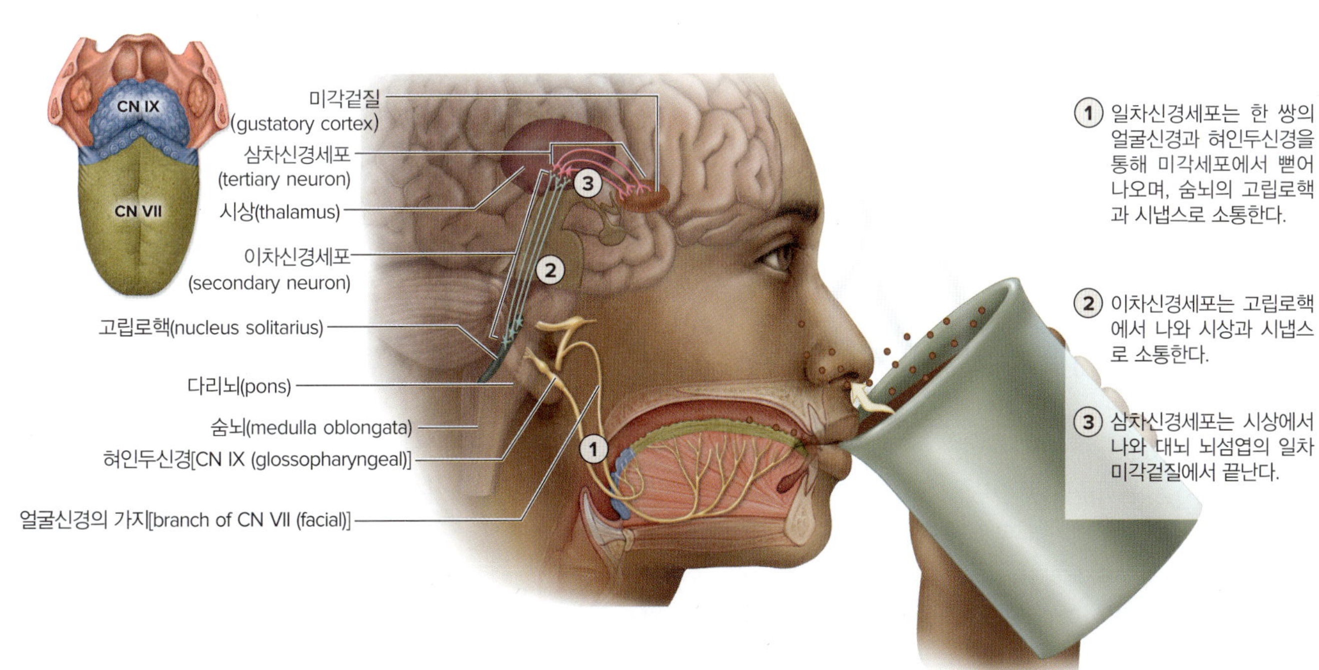

그림 13.7 미각경로. 맛 감각은 혀의 앞쪽 2/3에서 오는 한 쌍의 얼굴신경과 혀의 뒤쪽 1/3에서 오는 혀인두신경에서 전달된다. 이 맛 감각은 숨뇌의 고립로핵으로 전달된 후 시상으로 전도되고 마지막으로 대뇌의 미각겉질로 들어간다.

에 걸렸던 경험을 떠올려 보자. 음식의 냄새가 후각수용체에 닿지 못하면 음식의 맛이 거의 느껴지지 않는다. 우리는 맛과 냄새를 조합해 풍미를 느낀다. 그다음 뇌가 미각수용체 감각신경세포에서 온 맛 정보와 후각수용체에서 온 냄새 정보를 해석해 맛을 인식한다.

무엇을 배웠는가?

9 맛봉오리는 기본적으로 어떻게 구성되어 있으며, 어느 유두에 존재하는가?

10 다섯 가지의 기본적인 맛 감각은 무엇이며, 각 감각에서는 구체적으로 어떤 자극이 탐지되는가?

13.4 시각수용체

시각자극은 우리가 주변 환경의 물체에 대해 구체적이고 자세한 시각적 상을 형성할 수 있도록 한다. 시각감각은 눈의 빛수용체를 이용해 빛, 색, 움직임을 탐지한다. 여기서는 눈에 해부학적 구조에 앞서 부속기관들의 구조를 알아보고, 이들이 시각에 어떻게 기여하는지 알아본다.

13.4a 눈의 부속기관

학습목표

14. 눈의 부속기관과 각 기관의 기능에 대해 서술한다.

눈의 부속기관은 눈에 연결되거나 주위에 있는 구조물들로(**그림 13.8**) 외재근, 눈썹, 속눈썹, 눈꺼풀, 결막, 눈물샘을 말한다.

눈의 바깥쪽에 연결되는 6개의 골격근으로 구성되어 눈의 움직임을 조절하는 외재근에 대해서는 8.3b절에서 설명하였다.

› 눈썹과 눈꺼풀

눈썹(eyebrow)은 눈확위능선을 따라 눈확 위의 가장자리에 있는, 조금 휜 모양으로 난 굵고 짧은 털이다. 얼굴표정과 연관된 비언어적 의사소통 기능과 땀이 눈에 흘러들어가지 못하도록 하게 한다.

눈꺼풀(eyelid)은 안검(palpebra)이라고도 하며, 눈 표면의 열린 부분을 보호하는 부분이다. 눈꺼풀은 섬유로 된 **중심**[눈꺼풀판(안검판, tarsal plate)], 눈꺼풀을 닫는 눈둘레근(안륜근), 얇은 겉피부로 이루어져 있다. 위쪽 눈꺼풀에만 연결된 눈꺼풀올림근(안검거근)은 위쪽 눈꺼풀을 당겨서 '눈을 뜨게'한다. 위아래 벌어진 눈꺼풀 사이 공간을 **눈꺼풀틈새**(안검열, palpebral fissure)라고 한다. 위아래 눈꺼풀은 **안쪽 눈꺼풀연결부**(medial palpebral commissure)와 **가쪽 눈꺼풀연결부**(lateral palpebral commissure)에서 만난다. 안쪽 연결부에는 작고 붉은 **눈물언덕**(lacrimal caruncle)이 있다.

속눈썹(eyelashes)은 눈꺼풀의 주변부에서 이물질이 눈으로 들어가지 못하게 한다. 속눈썹에 무엇인가 닿으면 속눈썹 기저부에 있는 감각수용체가 눈깜박임 반사를 유도한다.

눈꺼풀과 속눈썹에 분비샘이 있다. **눈꺼풀판샘**(안검판선, tarsal gland)은 눈꺼풀판에 위치한 피부기름샘으로, 눈꺼풀의 가장자리에 기름 성분의 분비물을 분비한다. 모든 속눈썹의 기저부에는 피부기름샘과 변형된 땀샘이 있다. 이 분비샘들의 분비물은 잘 때 눈꺼풀 주위에 끼는 눈곱이 된다.

통합 INTEGRATE

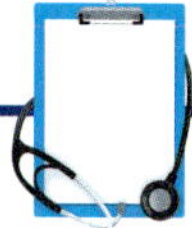

임상적 고찰 13.2 CLINICAL VIEW

눈 감염

눈꺼풀의 물혹인 **콩다래끼**(산립종, chalazion)은 눈꺼풀판샘의 감염에 의해 생긴다. **다래끼**(맥립종, stye)는 눈꺼풀 아래의 붉은 부분에 생기는데, 피부기름샘이나 변형된 땀샘의 감염에 의해 생긴다. **결막염**(또는 분홍색눈)은 감염원이나 (예를 들어 꽃가루나 콘택트렌즈 같은) 자극원에 의해 결막에 염증이 생긴 결과로 상처가 아닌 눈 질환 중에 가장 흔한 경우이다.

› 결막

결막(conjunctiva)은 변형된 중층편평상피로 공막(흰자위)의 앞쪽(눈결막, 안구결막, ocular conjunctiva)]과 눈꺼풀의 **안쪽**(안검결막, palpebral conjunctiva)]을 덮는 연속되는 투명막이다. 눈결막과 눈꺼풀결막이 이어질 때 생기는 공간은 **결막구석**(결막원개, conjunctival fornix)이라고 한다. 이 공간이 콘택트렌즈가 눈 뒤로 넘어가지 않게 한다.

결막에는 많은 술잔세포가 있어서 눈에 윤활작용을 하고 촉촉하게 유지하는 점액을 분비한다. 또 결막의 많은 혈관 덕분에 혈관이 없는 공막에 산소와 영양을 공급할 수 있고, 많은 신경말단으로 이물질에 눈에 닿은 것을 감지할 수 있다. 결막은 각막(눈 앞쪽의 투명한 중앙부위)을 덮지 않으므로 혈관이 눈을 지나는 빛을 방해하지 않는다.

› 눈물기관

눈물기관(누기관, lacrimal apparatus; *lacrima*: 눈물)은 양쪽 눈에 각각 연결되어 있다. 눈물기관은 누액을 만들고 모으며 흘려 보낸다(**그림 13.9**). 누액은 물, 나트륨이온, 항체, 라이소자임(용균효소, lysozyme)이라는 항균 효소를 포함하고 있다. 누액은 눈의 앞면에서 윤활작용을 해서 눈꺼풀이 움직일 때 마찰을 줄이고, 눈 표면을 씻어 내고 습하게 유지한다. 라이소자임으로 세균 감염을 예방하고 각막 상피세포에 산

통합 INTEGRATE

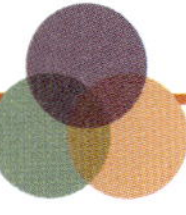

개념 연결 CONCEPT CONNECTION

눈에는 5개의 뇌신경이 분포한다(9.9 참조). 여기에는 망막에 전달된 빛 자극을 전달하는 시신경(2번 뇌신경), 각막의 감각정보를 전달하는 삼차신경(5번 뇌신경)이 포함된다. 나머지 세 개는 눈 근육으로 명령을 전달되는 운동신경들이다. 눈의 움직임을 조절하는 6개의 눈 외재근 중 4개와 (그림 8.7) 내재근(홍채와 섬모근)의 움직임을 조절하는 눈돌림 신경(동안신경, 3번 뇌신경)과 외재근에 각각 분포하는 도르래신경(활차신경, 9번 뇌신경)과 갓돌림신경(외전신경, 11번 뇌신경)이 그것이다.

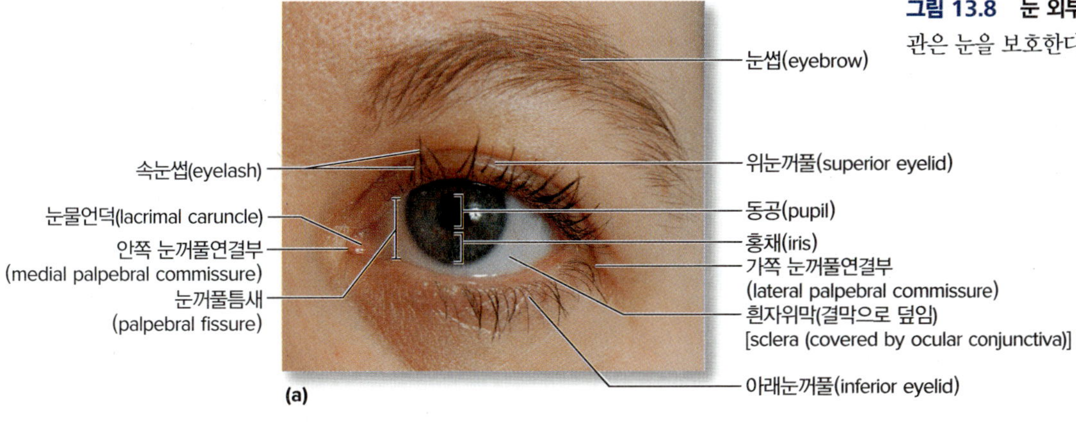

그림 13.8 **눈 외부의 해부학과 눈 주변의 부속기관.** (a) 부속기관은 눈을 보호한다. (b) 눈과 부속기관을 나타낸 시상단면.

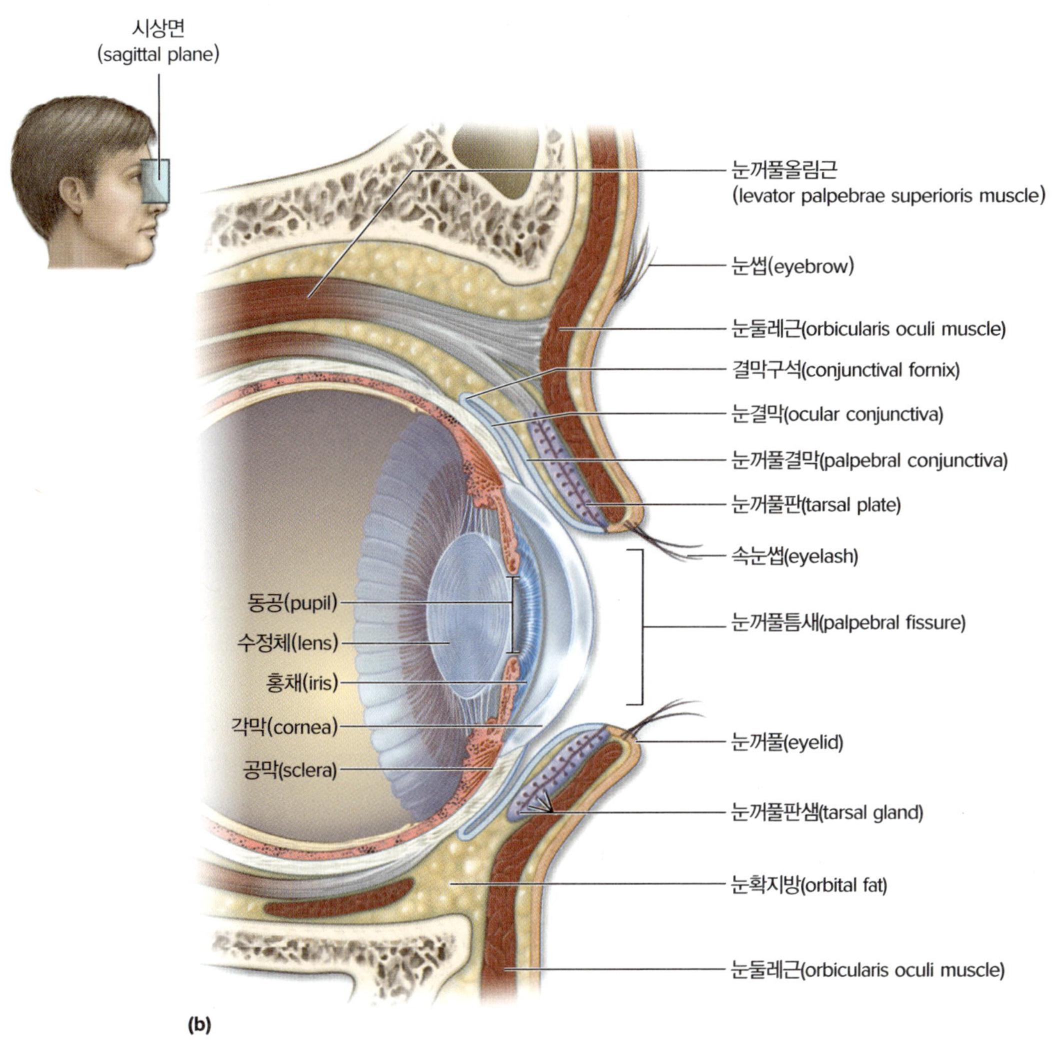

소와 영양분을 공급하기도 한다(13.4b 참조).

누액이 만들어져서 이동하는 과정은 다음과 같다(그림 13.9).

1. 양쪽 눈확의 앞 가쪽 홈에 있으며 크기와 모양이 아몬드와 비슷한 눈물샘은 끊임없이 누액을 만들어 내어 짧은 배설관을 통해 눈 표면으로 배출한다.
2. 눈꺼풀이 깜빡일 때마다 누액이 눈 표면에 제공된다. 눈 깜박임은 보통 1분에 15~20회이지만 책을 읽는다거나 할 때처럼 무언가에 집중하면 빈도가 줄어든다. 누액은 점차 눈 안쪽 표면에 있는 눈물언덕으로 이동한다.
3. 누액은 **눈물점**(누점, lacrimal punctum; *punctum*: 찌르다)으로 흐른다. 눈물점은 눈물언덕의 위와 아래에 있는 작은 구멍이다(자신의 눈을 관찰해 보면, 눈물언덕에 구멍을 볼 수 있다)
4. 눈물점에는 누액을 둥근 눈물주머니(누낭, lacrimal sac)로 흘려보내는 **눈물소관**(누소관, lacrimal canaliculus)이 있다.
5. 마지막으로 누액은 **코눈물관**(비루관, nasolacrimal duct)으로 흐른다. 코눈물관을 따라 코안으로 흐른 누액은 점액과 섞여서 인두(목구멍)로 넘어간다. 누액이 너무 많이 만들어지면 눈물이 된다.

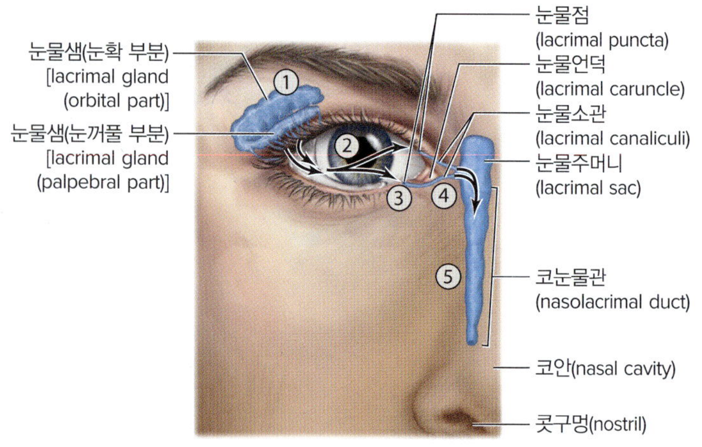

그림 13.9 눈물기관. 눈물기관은 계속해서 눈물을 만들어 내며 눈물은 눈의 앞면을 씻어 내고 습하게 유지한다. 눈물의 생성과 배수는 연속적인 과정으로 이루어진다.

무엇을 배웠는가?

11 결막은 어디에서 무슨 기능을 하는가?

12 누액은 어떤 경로로 눈의 표면을 지나며, 어디로 제거되는가?

13.4b 눈의 구조

학습목표

15. 눈의 구조에 대해 서술한다.

눈은 거의 구체이며 지름은 약 2.5 cm(1인치)이다. 눈의 대부분은 머리뼈의 눈확 속에 있다(**그림 13.10**). 눈확에는 눈물샘, 눈의 외재근, 수많은 혈관도 있으며, 눈확 지방은 눈의 뒤쪽과 가쪽에서 완충작용을 하고 있어서(그림 13.8b), 지지와 보호 작용 및 혈액의 산소와 영양 공급을 촉진한다.

눈의 내부는 액체로 채워진 두 개의 공간으로 구성되어 있다. 이 두 개의 공간은 수정체에 의해 분리된다. 렌즈는 투명한 양면 볼록 구조물로 섬유질 캡슐로 둘러싸여 있다(그림 13.10). 수정체 뒤에 있는 **후안부**(뒤공간)에는 유리체액이라고 하는 영구 액체가 들어 있다. 수정체 앞에 있는 **전안부**(앞공간)에는 방수라고 하는 순환액이 들어 있다. 안방은 다시 **홍채**(눈동자 색깔을 내는 부분)에 의해 두 개의 방으로 구분된다. 홍채와 각막 사이에 있는 앞방과 홍채와 렌즈 사이에 있는 뒷방이 그것이다. 수정체, 홍채 및 두 체액(유리체액과 방수액)은 이 절의 뒷부분에서 자세히 설명한다.

눈의 벽은 크게 세 층으로 이루어져 있다. 가장 바깥쪽에는 안구섬유층, 가운데에는 안구혈관층, 가장 안쪽에는 망막이 있다.

› 안구섬유층

눈 벽의 가장 바깥층을 **안구섬유층**(fibrous tunic) 또는 바깥층(external tunic)이라고 한다. 안구섬유층은 뒤쪽의 흰자위막과 앞쪽의 각막으로 이루어져 있다.

안구섬유층의 대부분(뒤쪽 5/6)은 바깥층의 일부인 거친 **흰자위막**(공막, sclera; *skleros*: 단단한)으로 이루어져 있다. 흰자위막은 콜라겐 섬유와 탄력섬유로 구성된 치밀불규칙조직이다. 흰자위막은 눈의 형태를 유지하고 연약한 내부기관을 보호하며 눈의 외재근이 부착되는 곳이다. 흰자위막은 후방에서 시각신경을 둘러싸는 경질막으로 이어진다.

각막(cornea)은 볼록하고 투명하며 안구섬유층의 앞쪽 1/6을 이룬다. 각막의 가장자리는 흰자위막과 붙어 있다. 각막과 흰자위막이 이어지는 곳을 가장자리(limbus) 또는 각막흰자위 **막이음부**(corneal scleral junction)라고 한다. 각막은 안쪽의 단순편평상피, 가운데의 콜라겐 섬유, 바깥쪽의 각막상피라는 중층편평상피로 이루어져 있다. 각막상피의 가장자리는 눈결막과 이어진다. 각막에는 혈관이 없다. 각막상피에는 눈물샘에서 배출되는 눈물을 통해 영양과 산소가 공급되고, 안쪽의 상피는 눈 앞방의 체액(안방수)에서 영양과 산소를 얻는다.

각막은 바깥쪽 가장자리에서 공막과 합쳐진다. 이 부위를 각막 **연부**(lim′bŭs) 또는 각막-공막 접합이라고 한다. 각막의 바깥쪽을 형성하는 각막 상피는 공막을 덮는 안구 결막과 연결되어 있다. 따라서 눈 전체가 상피로 덮여 있는 셈이다.

› 안구혈관층

눈의 가운데 층을 **안구혈관층**(vascular tunic) 또는 포도막(uvea; *uva*: 포도)이라고 한다. 안구혈관층에는 혈관, 림프관, 눈의 내재근이 풍부하게 분포한다. 안구혈관층은 세 부분으로 나뉘며, 뒤에서부터 맥락막, 섬모체, 홍채의 순서로 나열되어 있다.

맥락막(choroid)은 안구혈관층에서 가장 뒤쪽에 있으며, 가장 넓은 부분이다. 맥락막에는 망막과 눈의 안쪽 벽에 산소와 영양을 공급하는 모세혈관이 그물 형태로 풍부하게 분포한다. 맥락막의 세포는 맥락막의 수많은 멜라닌세포에서 나온 색소로 차 있다. 멜라닌색소는 눈에 들어오는 불필요한 빛을 흡수하는 데 필요하며, 망막은 남은 빛을 흡수해 시각상을 형성한다.

섬모체(ciliary body; *cilium*: 눈꺼풀)는 맥락막의 바로 앞에 있으며 섬모체근과 섬모체돌기로 이루어진다. **섬모체근**(ciliary muscle)은 민무늬근육으로 이루어진 띠이다. 섬모체근에서는 수정체를 둘러싸고 고정하는 주머니 모양의 걸이인대가 수정체로 뻗어 있다. 섬모체근의 이완과 수축은 걸이인대의 장력을 변화시켜 수정체의 모양을 바꾼다. **섬모체돌기**에는 안방수라는 액체를 분비하는 모세관이 있다(이 과정에 대해서는 나중에 자세히 다룬다).

안구혈관층의 가장 앞부분에는 색이 있는 부분인 **홍채**(iris)가 있다. 홍채는 두 층의 색소형성세포, 두 가지의 민무늬근육섬유, 혈관과 신경으로 이루어져 있다. 홍채의 가장자리는 섬모체와 이어진다. 홍채의 중심에는 **동공**(pupil)이라는 검은 구멍이 있다. 홍채는 두 겹의 민무늬근육층을 이용해 동공의 지름을 조절하며, 그 결과 눈으로 들어가는 빛의 양이 조절된다(**그림 13.11**). **동공조임근**(동공괄약근, sphincter pupillae muscle)은 **동공수축근**(pupillary constrictor)이라고도 하며, 동공을 둘러싼 동심원의 형태를 띤다. 동공조임근은 CN III에서 나온 축삭을 거치는 부교감신경계통의 통제 아래(12.7 참조) 동공을 수축시킨다. **동공확대근**(동공산대근, dilator pupillae muscle, pupillary dilator)은 홍채를 통과해 가장자리로 뻗은 방사형의 근육으로 자율신경계통의 통제를 받아 동공을 확대한다. 동공조임근과 동공확대근은 동시에 수축할 수 없다. 밝은 빛이 부교감신경계통을 자극하면 동공조임

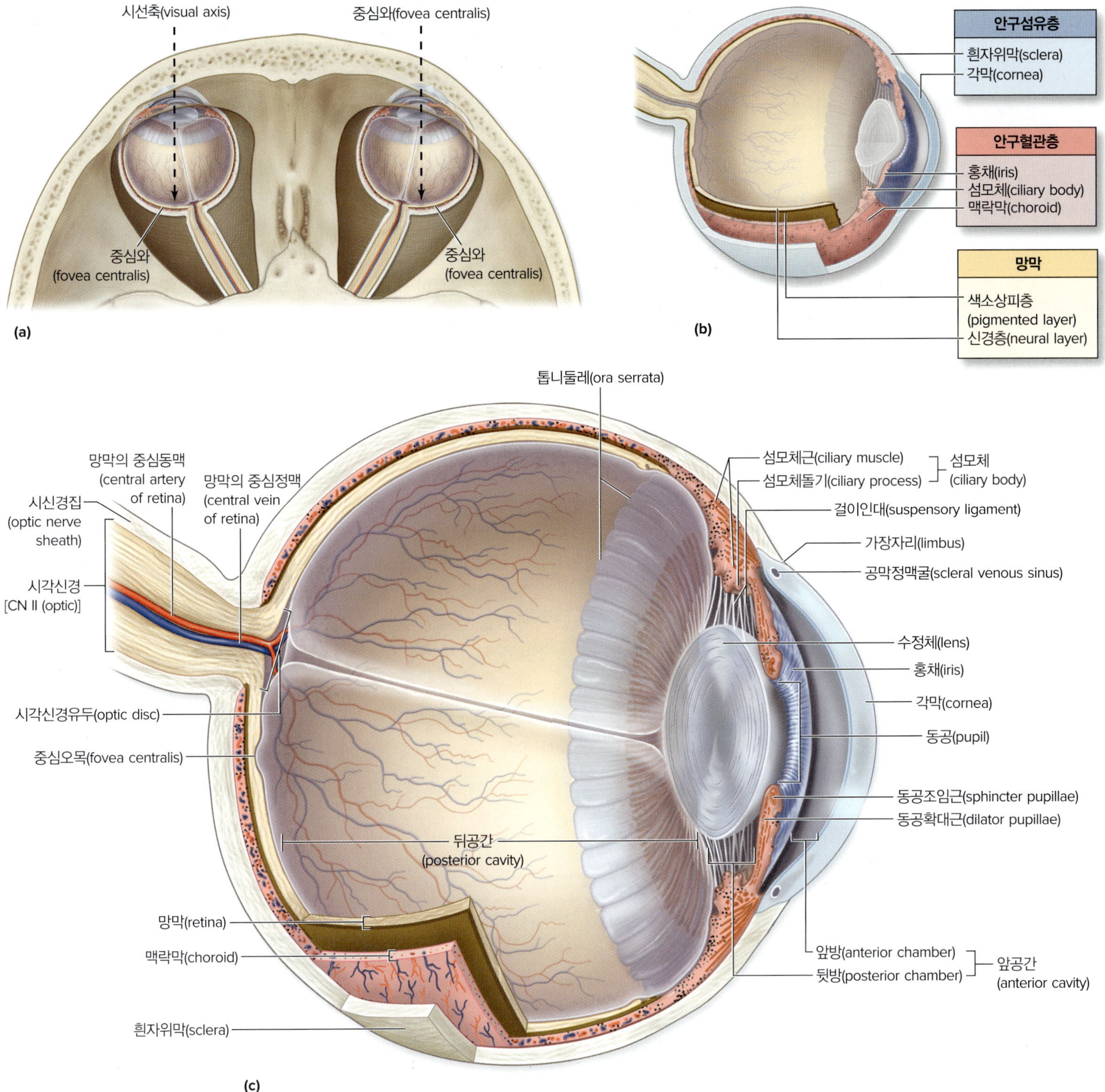

그림 13.10 눈 내부의 해부학. (a) (a) 머리뼈 안에서 눈의 해부학적 위치를 볼 수 있도록 위에서 본 모습, (b) 눈 벽의 세 층을 나타낸 시상면, (c) 눈 내부의 구조를 나타낸 시상면.

근이 수축해서 동공의 지름이 줄어들고, 어두워지면 부교감신경계통이 활성화되어 동공이 확대된다.

› 망막

눈 벽의 가장 안쪽 층을 **망막**(retina; *rete*: 그물) 또는 안구속층(안구내막, internal tunic), 안구신경층(neural tunic)이라고 한다. 망막은 바깥쪽의 색소상피층과 안쪽의 신경층으로 이루어져 있다(**그림 13.12**). **색소상피층**(pigmented layer)은 맥락막의 바로 안쪽에 부착되어 있다. 이 층은 빛수용체(빛을 탐지함) 세포에 비타민 A를 공급한다. 안쪽의 신경층을 통과하는 빛은 색소상피층에 흡수된다. 안쪽의 **신경층**(neural layer)에는 모든 빛수용체, 그리고 빛수용체와 연결된 신경세포가 있다. 신경층은 빛을 흡수해서 신경신호로 변환해 뇌로 전달한다.

망막의 가장자리에는 **톱니둘레**(거상연, ora serrata)가 있다. 톱니둘레는 빛에 민감한 망막의 뒷부분과 빛에 반응하지 않는 앞부분 사이에 있는 톱니 모양의 가장자리로, 앞으로 뻗어 섬모체와 홍채의 뒷부분을 덮는다(그림 13.10c).

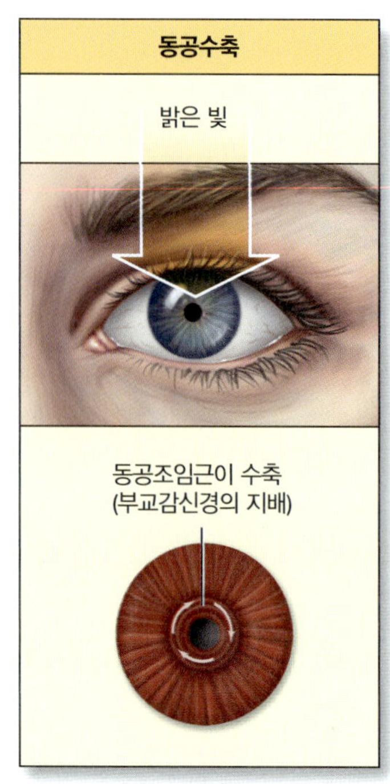

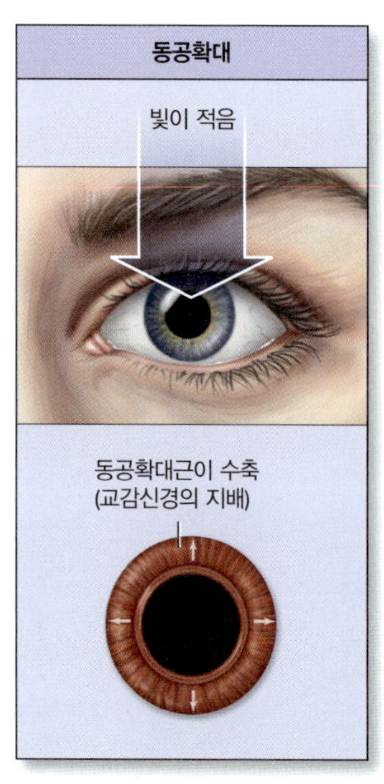

그림 13.11 동공의 지름. 동공이 수축하면 동공의 지름이 줄어들어 눈으로 들어가는 빛의 양이 감소한다. 동공의 수축은 자율신경계통의 부교감신경계통이 통제한다. 동공이 확장하면 동공의 지름이 증가해 눈으로 들어가는 빛의 양이 증가한다. 동공의 확장은 교감신경계통이 통제한다.

신경층의 세포 신경층은 세 겹의 세포층, 즉 빛수용체 세포, 두극세포, 신경절세포로 이루어져 있다. 눈으로 들어오는 빛이 빛수용체에 닿으려면 신경층 거의 전체를 지나야 한다. 신경층의 가장 바깥쪽 세포층은 **빛수용체 세포**(photoreceptor cell)로 이루어져 있다. 빛수용체 세포에는 빛에너지에 반응하는 색소 분자가 있다. 빛수용체 세포에는 두 가지 종류가 있는데, 어두울 때 기능하는 막대 모양의 막대세포(간상세포, rod), 강한 빛과 색채가 존재할 때 기능하는 원뿔 모양의 원뿔세포(원추세포, cone)이다. 이 세포들에 대해서는 뒷부분에서 더 자세히 다룬다.

빛수용체층의 바로 안쪽에는 **두극세포**(bipolar cell)층이 있다. 막대세포와 원뿔세포는 두극신경세포의 가지돌기와 시냅스를 이룬다. 두극세포는 빛수용체 세포보다 훨씬 적기 때문에, 시각신호가 자극을 받은 빛수용체 세포에서 뇌로 전달될 때는 정보가 수렴되어야 한다.

신경절세포(ganglion cell)는 신경층의 가장 안쪽 층을 이루며 뒤공간에 인접한 신경세포이다. 신경세포 수렴은 두극세포와 신경절세포 사이에서도 이루어진다. 신경절세포에서 나온 축삭은 시각신경유두를 통과한다.

빛자극의 전달에서 기능하는 세포로는 수평세포와 무축삭세포도 있다. **수평세포**(horizontal cell)는 빛수용체층과 두극세포 사이의 얇은 그물에 끼어 있으며, 빛수용체가 보낸 자극을 조절하고 통합한다. **무축삭세포**(amacrine cell)는 두극세포와 신경절세포 사이에 있으며, 시각정보가 두극세포와 신경절세포 사이를 지날 때 정보를 처리하고 통합한다. 망막에서는 무축삭세포와 신경절세포만이 활동전위를 생성한다. 다른 세포는 단계전위를 생성한다(9.9c 참조).

망막의 구성 빛수용체의 두 가지 유형인 막대세포와 원뿔세포는 망막 전체에 균일하게 분포되어 있지 않다. 이 세포의 분포에 따라 망막을 시

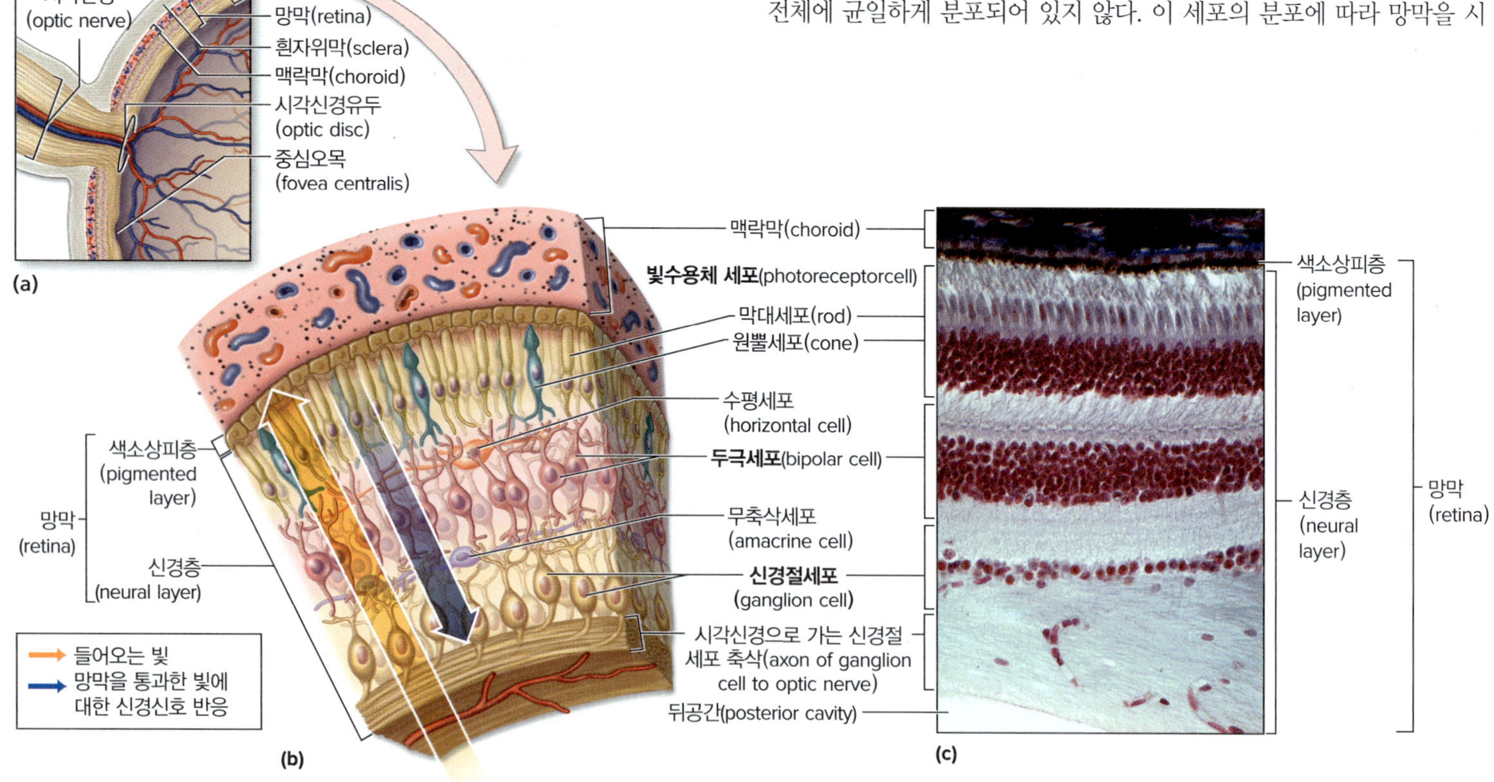

그림 13.12 망막의 구조와 배열. 망막은 바깥쪽의 색소상피층과 안쪽의 신경층(신경망막)으로 이루어져 있다. (a) 시각신경은 신경망막에서 나온 신경절세포축삭으로 이루어져 있다. (b), (c) 신경망막은 3개의 주요 세포층(볼드체)으로 이루어지는데, 가장 바깥쪽에는 빛수용체 세포(막대세포와 원뿔세포), 가운데에는 두극세포, 안쪽에는 신경절세포가 있다.

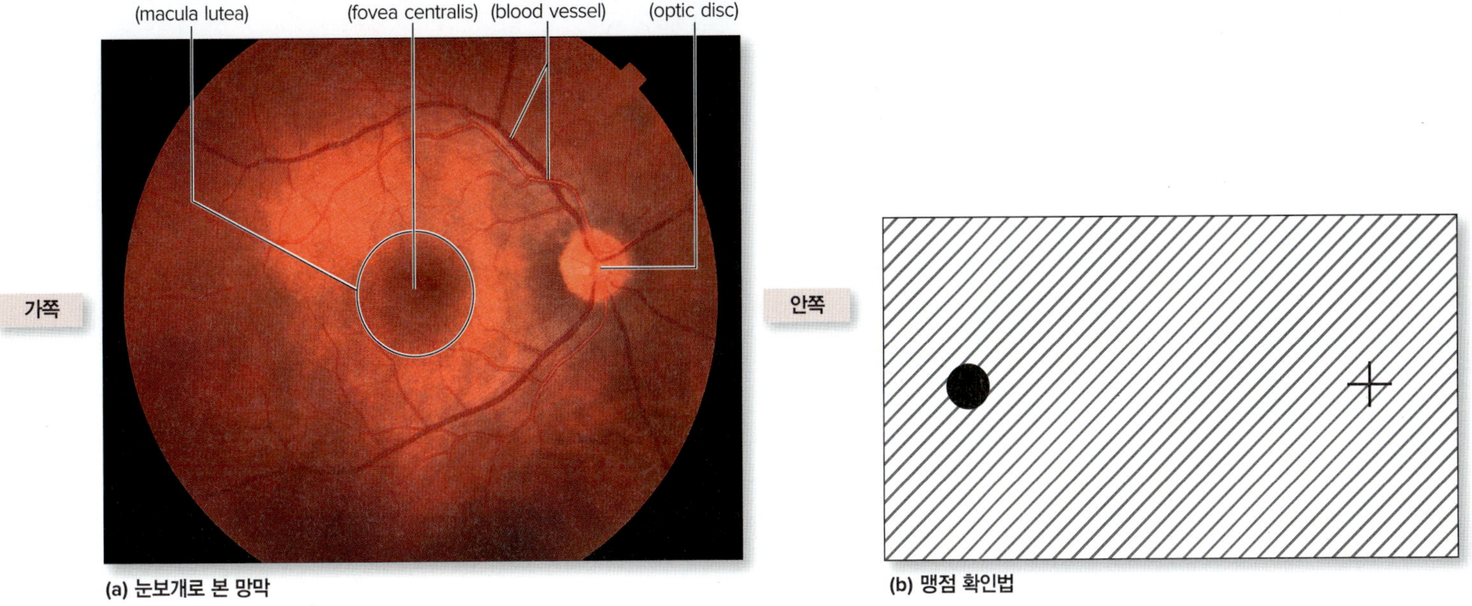

그림 13.13 시각신경유두(맹점)를 관찰할 수 있는 망막 내부의 모습. (a) 눈보개(검안경)로 동공을 거쳐 망막을 들여다본 모습. 혈관이 시각신경을 지나 시각신경유두에서 눈으로 들어간다. (b) 맹점을 스스로 확인해 볼 수 있다. 왼쪽 눈을 감고 이 그림을 오른쪽 눈앞에 두고 검은 점을 바라보라. 그림을 오른쪽 눈쪽으로 움직여라. 눈에서 그림이 약 15 cm 떨어져 있을 때 + 모양의 상이 시각신경유두에 맺혀서 보이지 않게 된다.

각신경유두, 황반, 중심오목으로 구분할 수 있다(**그림 13.13**). **시각신경유두**(optic disc)에는 빛수용체가 없다. 신경절축삭이 뇌로 가는 곳이기 때문이다(그림 13.12a). 빛수용체가 없어서 상이 맺히지 않기 때문에 흔히 **맹점**(blind spot)이라고 한다. **황반**(macula lutea; *macula*: 작은 점, *lutea*: 짙은 황색)은 시각신경유두 바로 가쪽에 있는 둥글고 노란 부분이다(그림 13.13). 황반에는 움푹한 중심오목(fovea centralis)이 있는데, 중심오목에는 원뿔세포가 가장 많고 막대세포는 거의 없다. 따라서 중심오목에 가장 선명한 상이 맺힌다. 이 책의 글씨를 읽을 때도 중심오목에 상이 맺힌다. 망막의 다른 부분도 빛을 수용하고 해석하지만, 원뿔세포가 많은 중심오목만큼 정확하게 초점이 맺히지는 않는다. 망막의 나머지 부분은 주변망막(peripheral retina)이라고 하며, 이 부분에는 주로 막대세포가 있어서 어두울 때 가장 효과적으로 기능한다.

› 수정체

수정체(lens)는 탄력성이 있는 치밀한 섬유 주머니로 둘러싸인, 튼튼하면서도 모양이 변할 수 있는 투명한 기관이다. 수정체의 안쪽에는 소기관이 없고 크리스탈린(crystallin)이라는 단백질만 들어 있는 세포가 규칙적인 층을 이룬다. 수정체는 망막으로 들어오는 빛의 초점을 맞추며, 수정체의 모양에 따라 빛이 굴절하는 정도가 달라진다.

걸이인대(지지인대, suspensory ligament; *suspendo*: 걸다)는 수정체 주머니를 가장자리에 연결하며, 장력을 전달해서 수정체의 형태가 바뀌도록 한다. 걸이인대의 장력은 섬모체의 섬모체근(ciliary muscle)에서 나온다. 섬모체근이 이완하면 섬모체가 수정체에서 먼 뒤쪽으로 움직여 걸이인대의 장력이 증가한다. 이 지속적인 장력으로 수정체가 납작해진다(**그림 13.14a**). 수정체가 납작해야 먼 곳을 볼 수 있는데 이 모양이 수정체의 기본 형태이다.

반대로 6 m 이내의 가까운 물체를 볼 때는 섬모체근이 수축하면서 섬모체 전체가 앞으로 움직여 수정체에 가까워진다. 이때 걸이인대의 장력이 감소하고 수정체를 당기는 힘이 다소 이완되어 수정체가 구형에 가까워진다. 이렇게 가까운 곳을 보기 위해 수정체를 더 두껍게 만

통합 INTEGRATE

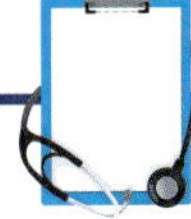

임상적 고찰 13.3 CLINICAL VIEW

망막박리

망막박리(detached retina)는 망막의 바깥쪽에 있는 색소상피층과 안쪽의 신경층이 분리되는 것이다. 머리 외상(축구선수와 다이빙선수가 특히 취약함)으로 발생할 수도 있고 뚜렷한 원인이 없을 수도 있다. 근시인 사람은 안구가 타원형이다. 이 때문에 정상적인 경우에 비해 망막이 얇아지거나 늘어난 경우가 많아 박리가 일어날 위험이 더 높다. 또 당뇨병 환자와 고령자도 박리 위험이 높다. 망막이 박리되면 혈관이 있는 맥락막에서 신경층이 떨어져 나가기 때문에 세포에 영양이 공급되지 않는다. 혈액 공급이 회복되지 않으면 신경조직이 변성되고 죽을 수 있다.

망막박리의 증상은 시야에 작은 입자가 많이 떠다니는 증상(비문증), 박리된 눈 앞에 커튼이 쳐진 것처럼 보이는 현상, 빛의 번쩍거림, 흐릿하고 흔들리는 시야이다.

기체망막유착술(pneumatic retinopexy)은 망막 상부의 박리를 치료하는 시술이다. 마취한 눈에 바늘을 삽입해 유리체액에 공기방울을 삽입한다. 공기방울은 박리된 망막 윗부분을 밀어내 두 층이 다시 합쳐지도록 한다. 공기방울은 1~2주 후 흡수되어 사라지는데, 그 후에는 레이저를 사용해 두 층을 다시 붙일 수 있다. **공막누름조각**(공막 압편, scleral buckle)은 실리콘 띠를 이용해 흰자위막을 눌러 망막을 고정하는 치료법이다. 그 후 레이저를 사용해 망막을 다시 붙인다.

드는 과정을 **조절**(accommodation)이라고 한다(그림 13.14b). 조절은 자율신경의 일부로 눈돌림신경(CN III)으로 뻗어 있는 부교감신경이 통제한다(13.9 참조).

› 유리체액과 안방수

유리체액(초자체액, vitreous humor, *vitrum*: 유리의) 또는 유리체는 망막 앞 수정체 뒷공간인 뒤공간(posterior cavity)을 채우는 투명한 젤라틴 액체이다. 배아 발달 중에 생성되어 눈 모양을 영구적으로 유지하고 망막이 눈 뒤쪽에 닿아서 유지되도록 한다(임상적 고찰 13.3: "망막박리" 참조).

안방수(aqueous homor)는 앞공간(anterior cavity)을 순환하는 투명하고 물 같은 액체이다(**그림 13.15**). 섬모체에 의해 지속적으로 생성되며, 혈관이 없는 각막(특히 내부 상피)과 수정체에 영양분과 산소를 공급한다.

혈장(18.2 참조)은 섬모체 돌기의 모세혈관벽을 가로질러 여과되고 뒷방으로 들어가 안방수를 형성한다(이 과정은 대뇌 뇌실에서 맥락막 신경총에 의한 뇌척수액 형성과정과 유사하다; 10.2c 참조). 안방수는 뒷방에서 동공을 통해 앞방으로 순환한다. 앞방수는 앞방에서 **공막 정맥동**(전에는 Schlemm관이라고 함)이라고 불리는 원형관으로 흘러가서, 다시 가까운 정맥으로 배출된다. 따라서 뇌척수액과 마찬가지로 안방수는 모세혈관에서 생성되고 순환한 다음 정맥순

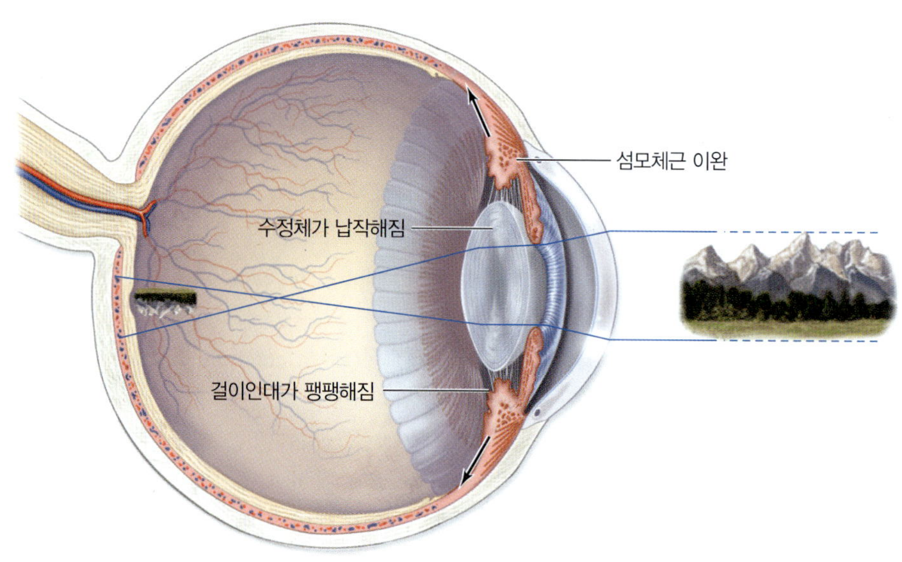

(a) 먼 곳을 볼 때 수정체의 형태

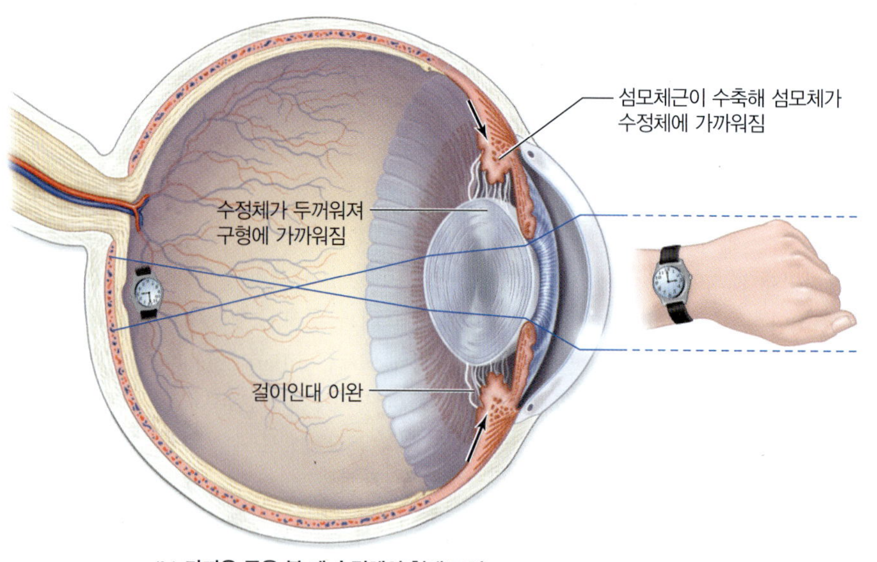

(b) 가까운 곳을 볼 때 수정체의 형태(조절)

그림 13.14 먼 곳을 볼 때와 가까운 곳을 볼 때 수정체의 형태. (a) 먼 곳의 초점이 망막에 맺히려면 섬모체 속의 섬모체근이 이완해 걸이인대를 긴장시킴으로써 수정체를 납작하게 만들어야 한다. (b) 가까운 곳의 초점이 망막에 맺히려면 조절이 이루어져야 한다. 섬모체근이 수축하면 걸이인대가 이완하고 수정체가 두꺼워진다(구형에 가까워진다).

통합 INTEGRATE

임상적 고찰 13.4 CLINICAL VIEW

황반변성

황반변성(macular degeneration)은 황반이 물리적으로 변형되는 것이며 개발도상국에서 발생하는 실명의 흔한 원인이다. 대부분 55세 이후에 발생하나 젊은 사람에게도 나타날 수 있다. 연령과 관련 없는 경우는 대부분 당뇨병, 눈 감염, 고혈압, 눈 외상이 원인이다.

황반변성에 걸리면 시야의 중심이 잘 보이지 않고 색 인식이 감소하며 비문증이 나타난다.

현재 황반변성은 완치할 수 없지만 진행을 늦출 수는 있다. 치료하려면 일찍 발견하는 것이 중요하다. 황반변성의 진행을 파악할 때는 자가진단에 크게 의존하는데, **암슬러 격자**(Amsler grid)라는 간단한 시각 검사를 한다. 환자가 암슬러 격자의 점을 볼 때 선이 구부러지거나 흐릿하거나 빠진 부분이 있으면 황반이 변성되었다는 증거이다.

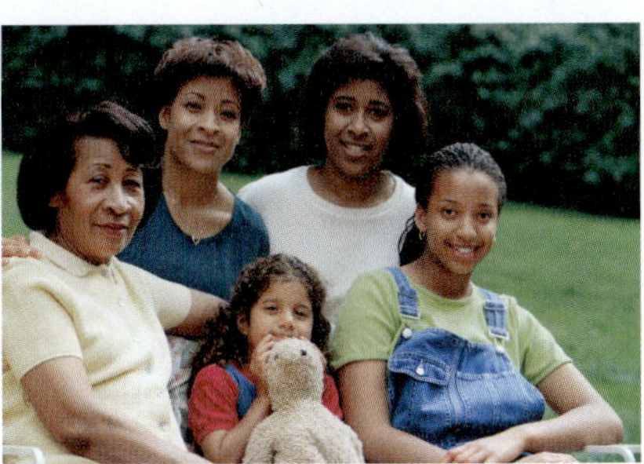

정상 시야

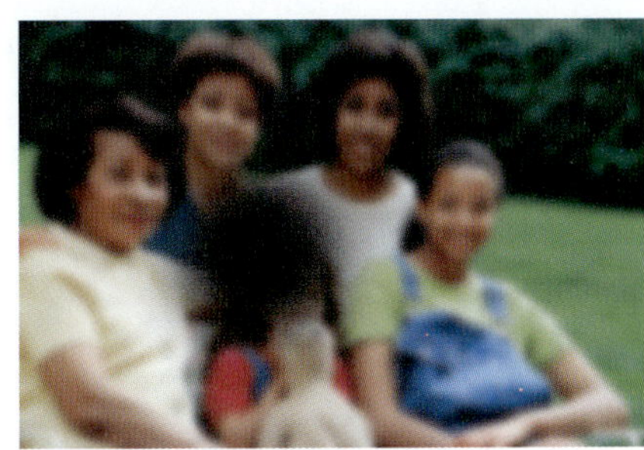

황반변성 환자가 같은 사진을 보았을 때

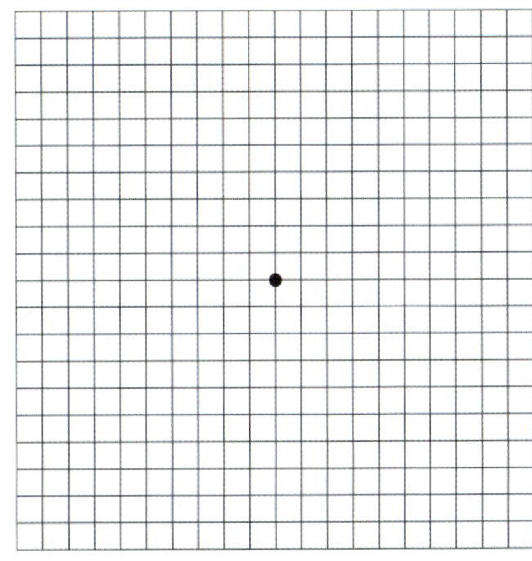

암슬러 격자(정상 시야)

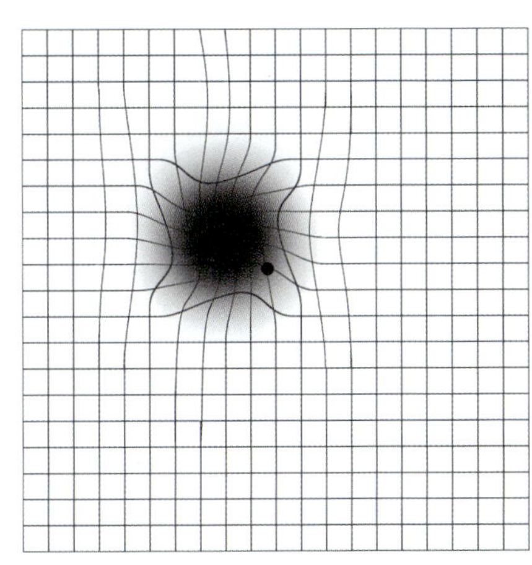

황반변성 환자가 암슬러 격자를 보았을 때

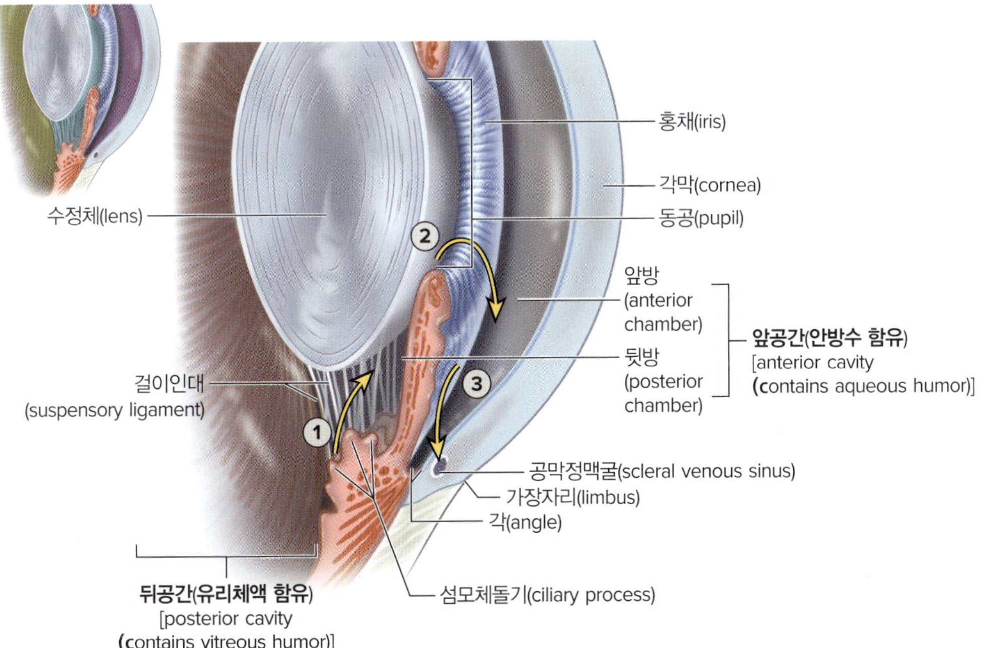

① 안방수가 섬모체돌기에서 뒷방으로 분비된다.

② 과도하게 많은 안방수는 공막정맥굴을 통해 재흡수된다.

③ 안방수가 뒷방에서 동공을 통해 앞방으로 이동한다.

그림 13.15 안방수: 분비와 재흡수. 안방수는 계속 생성되어 눈을 순환하는 물과 같은 분비물로, 화학적 환경을 유지하고 노폐물을 제거한다.

통합 INTEGRATE

임상적 고찰 13.5 CLINICAL VIEW

백내장

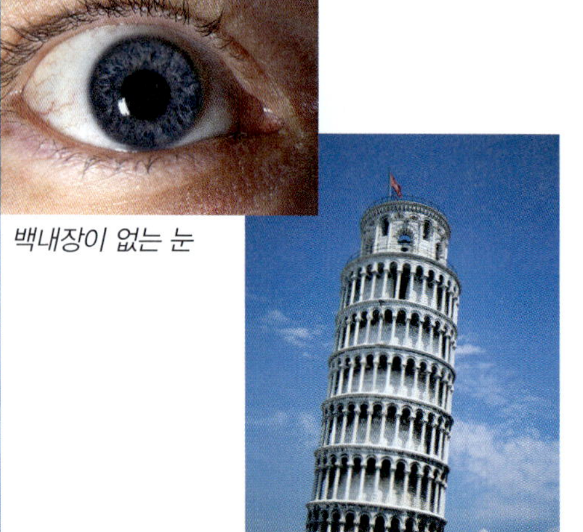
백내장이 없는 눈

정상적인 시야

백내장(cataract)은 수정체가 조금씩 불투명해지다가 나중에는 완전히 탁해질 수 있는 질병이다. 대부분은 노화 때문에 발생하지만 당뇨병, 눈속 감염, 과도한 자외선 노출, 녹내장 때문에 발생할 수도 있다. 그 결과로 나타나는 시력 문제는 가까운 물체에 초점을 맞추지 못하는 상태, 수정체 흐려짐으로 인한 시야 흐림, 뿌연 시야, 색의 선명함 감소이다.

백내장은 정상적인 생활이 방해될 때만 치료해야 한다. **수정체 유화술**(phacoemulsification) 등의 새로운 기술에서는 초음파를 이용해 수정체의 탁한 부분을 분쇄해서 제거하기 쉽게 한다. 파괴된 수정체는 인공 렌즈 삽입으로 영구히 대체한다.

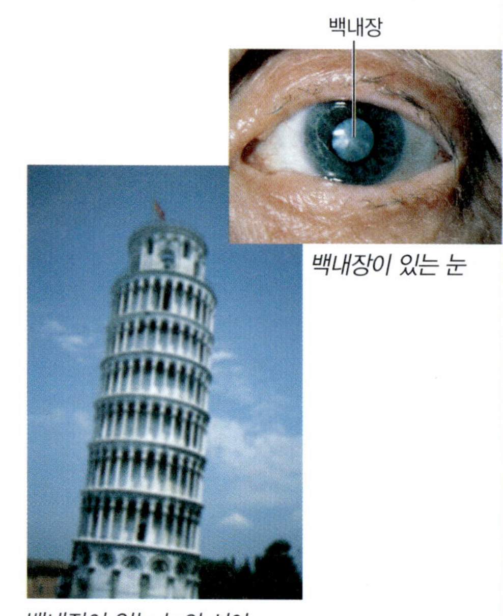

백내장이 있는 눈

백내장이 있는 눈의 시야

환으로 이동한다. 보통 섬모체의 안방수 생성속도는 공막 정맥동으로 흘러가는 양과 같다. 따라서 정상적인 안압이 유지되는데, 녹내장은 안방수 배출이 막힘으로 인해 발생한다(임상적 고찰 13.6: "녹내장" 참조).

무엇을 배웠는가?

13 눈을 이루는 3개의 층은 무엇인가? 각 층은 주로 어떤 기능을 하는가?

14 각막과 수정체의 구조를 비교하라, 이 구조에 어떻게 산소와 영양이 공급되는가?

15 안방수와 유리체액은 어떤 기능을 하는가?

13.4c 시각의 생리: 빛의 굴절과 초점

학습목표

16. 빛의 굴절을 설명한다.

17. 빛이 망막에 모이는 원리를 설명한다.

시각의 생리는 눈으로 들어온 빛이 정보의 통합과 해석을 담당하는 대뇌로 이동하기 위해 전기신호로 변환되는 과정이다. 시각정보의 일차적인 처리과정은 이 장에서 논의할 굴절과 망막에 초점 맞추기와 13.4d절에서 설명할 광변화와 13.4e절에서 설명할 시각경로로 시각정보가 이동하는 과정이다.

› 빛의 굴절

눈으로 들어오는 빛은 직진성이다. 그러나 보기 능력은 빛의 굴절(휨) 현상을 통해 망막에 빛이 닿도록 하는 능력과 연관된다. 즉, 망막의 중심와(fovea centralis)에 닿아야 하는데, 이 부분은 대부분 원뿔세포로 구성되어(그림 13.14) 가장 선명한 시야를 만들 수 있기 때문이다. 빛이 굴절하는 때는 (1) 밀도가 서로 다른 두 매체를 지날 때, (2) 매체의 구부러진 표면과 만날 때이다. 공기, 물, 투명한 액체, 유리처럼 투명한 고체와 같은 매체는 저마다 **굴절률**(refractive index)이 다르다. 굴절률은 상대적인 밀도를 나타내는 수이다. 빛의 굴절은 굴절률이 서로 차이가 많이 나는 매체가 이웃해 있을 때 가장 크게 나타나는데, 공기와 물이 닿는 경우와(**그림 13.16**), 매체 표면이 구부러짐이 증가하는 경우를 예로 들 수 있다.

빛은 빛수용체에 닿기 전에 공기, 각막, 안방수, 수정체, 유리체액, 그리고 망막의 안쪽 층을 통과해야 한다. 빛은 공기에서 각막으로 들어갈 때 가장 크게 굴절하는데, 굴절률의 차이가 가장 크기 때문이다. 각막의 형태는 변하지 않지만 수정체는 망막에 빛의 초점을 맺기 위해 형태가 변할 수 있다. 섬모체근이 수축하고 이완해서 수정체의 곡면을 변화시킨다는 사실을 유념한다.

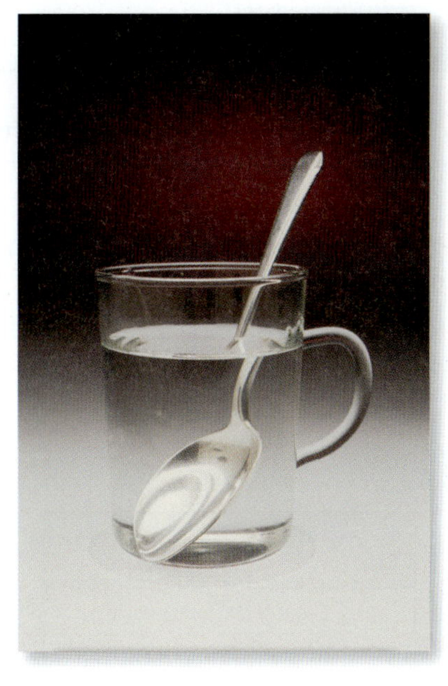

그림 13.16 굴절. 빛의 파동은 밀도가 서로 다른 매체를 지나면서 속도가 변하며 그 결과로 상이 왜곡된다.

› 빛의 초점

선명한 시야를 위해 눈이 하는 일을 우리가 보는 물체가 얼마나 멀리 있는가에 따라 달라진다. 먼저 6 m 안에 있는 물체를 볼 때 일어나는 3가지 변화를 생각해 보자. 여기에는 눈의 수렴, 수정체 조절, 동공의 수축이 포함된다.

눈의 수렴. 눈의 **수렴**은 눈을 안쪽으로 움직이기 위한 외인성 눈근육의 자발적인 수축이다(극단적인 예로 눈에서 몇 인치 떨어진 손가락에 초점을 맞추려고 할 때 눈이 교차하는 것이다). 이렇게 하면 바라보는 대상의 이미지가 바로 중심와에 향하도록 하는 것이다. 한쪽 눈의 외인성 눈근육이 다른 눈보다 약한 사람은 것보다 눈을 수렴하지 못할 수 있으며 결과적으로 **복시**(diplopia)가 나타난다.

수정체 조절. 13.4b에서 설명한 대로 6 m보다 가까운 물체를 볼 때 자율신경계의 부교감신경에 의한 섬모체근의 자극에 의해 수정체 조절이 가능하다. 이에 대한 반응으로 섬모근 수축은 걸이인대의 장력을 줄여 수정체는 더 구형이 되거나 휘어진다. 결과적으로 빛은 더 많이 굴절된다. 이러한 변화는 물체가 점점 가까워짐에 따라 빛 굴절이 필요할 때 생긴다. 이 물체에서 반사되는 빛은 더 많이 휘어져야 망막에 닿을 수 있기 때문이다.

동공의 수축. 부교감신경 자극은 동공조임근을 수축하여 수정체 가장자리를 통과하는 빛을 감소시킨다(12.7b 참조). 이런 변화는 6 m보다 가까운 물체를 볼 때 렌즈가 더 구부러져져야 하기 때문에 필요하다. 그러나 수정체 중앙과 달리 가장자리는 구부러지지 않는다. 따라서 수정체

통합 INTEGRATE

임상적 고찰 13.6 CLINICAL VIEW

녹내장

녹내장(glaucoma)은 세 가지 유형으로 나뉘는 질병이며, 세 유형 모두 눈 속의 압력이 증가하는 것이 특징이다. 각 유형은 폐쇄각녹내장, 개방각녹내장, 선천녹내장이다. *폐쇄각녹내장*(angle-closure glaucoma)과 *개방각녹내장*(open-angle glaucoma)은 모두 맥락막과 각막흰자위막 이음부(그림 13.16)가 만나는 앞방의 각과 관련이 있다. 이 각이 좁아지면 앞방에 안방수가 축적되어 압력이 높아진다. 원발 폐쇄각녹내장은 이 각이 좁아진 직접적인 결과로 발생하며, 개방각녹내장은 안방수가 배수되는 각은 충분하나 앞방에서 배출되는 안방수의 양이 적어서 발생한다. *선천녹내장*(congenital glaucoma)은 드물며 유전적 요인 또는 자궁 내 감염으로 발생한다.

원인을 불문하고 안방수가 축적되면 수정체 뒤쪽이 어긋나고 뒷방의 압력이 증가하며, 맥락막이 눌려서 망막에 영양을 공급하는 혈관이 수축할 수 있다. 망막세포가 죽고 압력이 증가하면 시각신경 속의 축삭이 뒤틀릴 수 있다. 그 결과로 환자는 좁아진 시야, 흐려진 시각, 빛 주위에 고리 모양이 보이는 증상을 겪을 수 있다. 이 증상들은 너무 늦게 자각되어 손상의 복구가 불가능한 경우가 많다. 따라서 녹내장은 정기적으로 눈 검진을 받아 초기에 발견해야 한다.

통합 INTEGRATE

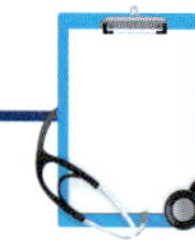

임상적 고찰 13.7 CLINICAL VIEW

기능적 시각장애

정시(emmetropia; *emmetros*: 기준을 따라, *ops*: 눈)는 평행한 광선이 망막에 정확히 맺히는 정상 시각을 가리킨다. 각막이나 수정체의 굴곡, 또는 눈의 전체적인 형태가 변하면 눈으로 들어오는 빛이 비정상적인 곳에 상을 맺을 수 있고 그 결과 원시, 근시, 난시가 생길 수 있다.

원시(hyperopia)가 있는 사람은 가까운 곳을 보지 못한다. 원시에서는 수렴된 빛(먼 곳에서 모여서 옴)만이 망막에 초점을 맺을 수 있다. 원시는 안구의 길이가 짧아졌을 때 나타난다. 가까운 물체에서 온 평행한 빛은 망막보다 뒤에 상을 맺는다. 반대로 **근시**(myopia)가 있는 사람은 먼 곳을 보지 못한다. 근시에서는 눈에서 비교적 가까운 빛만이 망막에 상을 맺는다. 근시는 안구의 길이가 길어졌을 때 나타난다. 먼 곳의 물체에서 온 평행한 빛은 망막보다 앞에 있는 유리체에 상을 맺는다. **난시**(astigmatism)의 경우는 하나 이상의 굴절면(각막, 수정체 앞면, 수정체 뒷면)의 굴곡이 일정하지 않아서 초점이 고르지 않고 상이 흐리다.

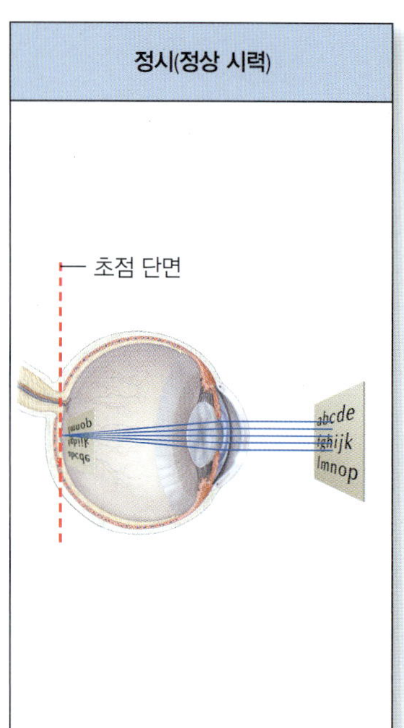

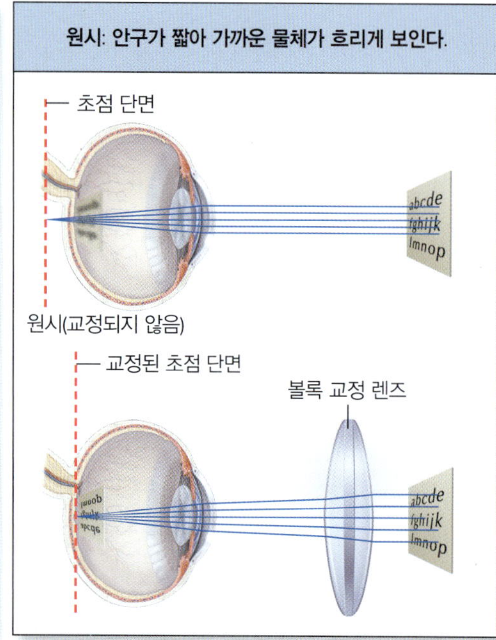

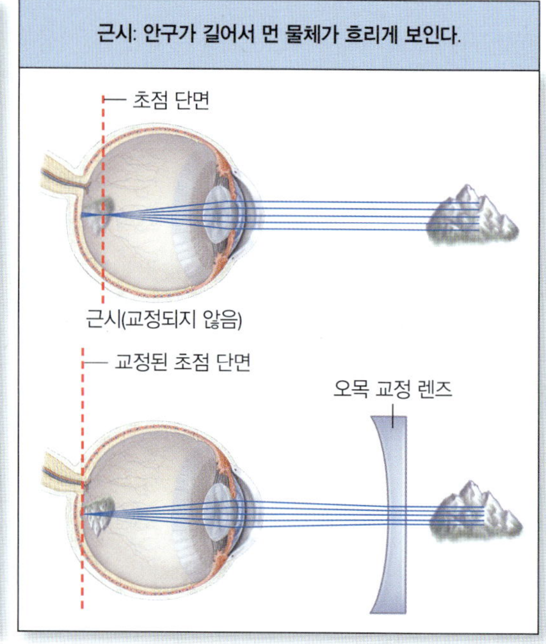

볼록렌즈와 오목렌즈를 이용한 시력교정

의 가장자리에서는 중심만큼 빛이 굴절되지 않는다. 결과적으로 수정체의 가장자리를 통과하는 빛은 망막에 초점을 맞추지 않고, 물체의 이 부분은 흐릿하게 보인다. 동공 수축에 따라 눈으로 들어오는 빛이 줄어들면 수정체의 중심부만 통과하게 될 것이다. 이런 방법으로 6 m 이내의 가까운 물체에 초점을 맞추는 것을 **근시 반응**(near response)이라고 한다.

반대로, 6 m보다 먼 물체를 볼 때는 근시 반응이 일어나지 않는다. 대신 다음의 변화가 생긴다.

- 눈이 앞을 향하고 수렴하지 않는다.
- 섬모체근은 이완하며 수정체는 평평하고(조절이 없다), 결과적으로 빛의 굴적이 적다.
- 동공은 상대적으로 이완되어 많은 양의 빛이 눈을 통과함으로써 주변 환경에 시야를 최대로 한다. 거리에 상관없이 망막에 닿은 이미지는 뒤집어진 모양이다(13.14 참조).

무엇을 배웠는가?

16 6 m 이내 거리에 있는 물체를 볼 때 망막에 초점이 맺히는 과정을 기술하라.

라식 레이저 시력교정 시술

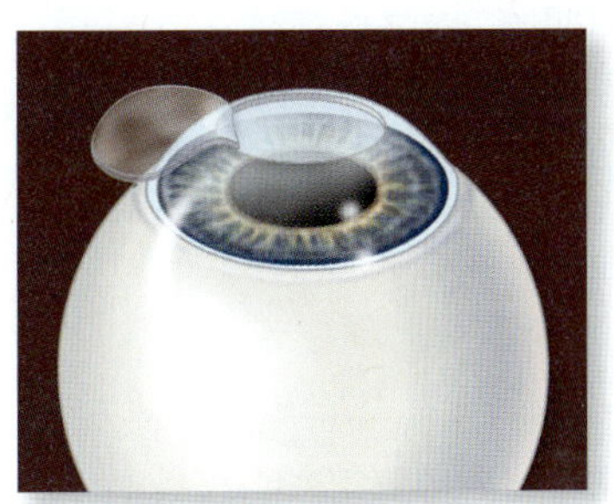
① 각막을 예리한 칼로 얇게 자른다. 덮개 모양으로 잘린 각막을 뒤집어 그 아래의 층을 노출시킨다.

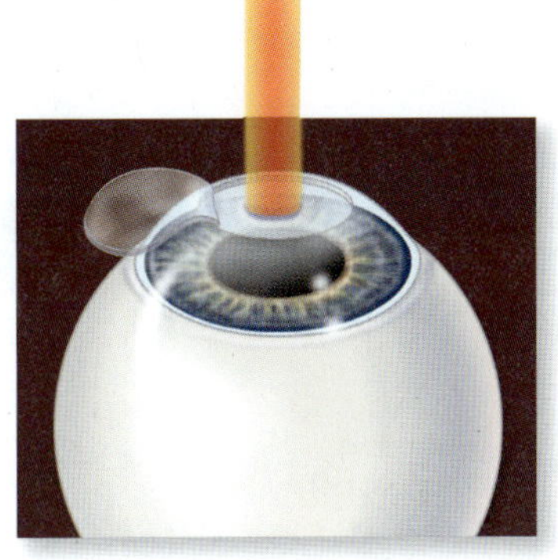
② 레이저로 각막 깊은 층의 미세한 부분을 제거해 각막의 형태를 바꾼다.

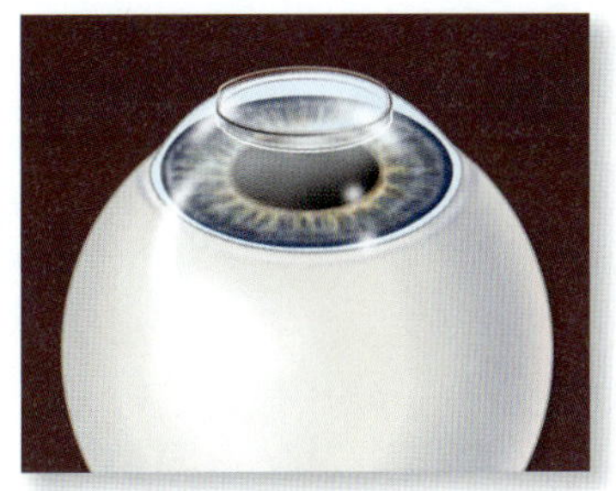
③ 각막을 다시 덮으면 72시간 내로 다시 융합하기 시작한다.

나이가 들면서 수정체는 탄력성과 조절능력이 떨어진다. 이 때문에 걸이인대가 이완되어도 수정체가 납작한 모양에서 구형으로 잘 변하지 못해 가까운 곳을 보지 못하게 되며, 그 결과로 가까운 글씨를 읽기가 어려워진다. 노화와 관련된 이 변화를 **노안**(presbyopia; *presbys*: 노인, *ops*: 눈)이라고 한다.

시력 저하를 치료하는 가장 흔한 방법은 안경이다. 오목렌즈는 근시를 치료하는 데 사용한다. 오목렌즈는 빛을 굴절시켜 상이 망막 앞이 아니라 망막에 맺히도록 하기 때문이다. 볼록렌즈는 원시와 노안에 사용한다. 각막을 절개하는 수술로도 원시, 근시, 난시(세 가지 모두 각막과 관련된 시력 문제이다)를 치료할 수 있다. 근시는 각막을 잘라 내 모양을 바꾸어서 빛을 굴절시키는 능력을 개선한다. 각막 절개의 한 유형인 부챗살 각막절개술(radial keratotomy, RK)로 치료한다. 각막을 방사형으로 절개해 편평하게 만듦으로써 빛이 잘 굴절해 망막에 상이 맺힌다.

레이저 시력교정(laser vision correction)은 레이저로 망막의 모양을 교정한다. 굴절교정 레이저 각막절제술과 레이저 각막 절삭 성형술이 가장 흔하다.

굴절교정 레이저 각막절제술(photorefractive keratectomy, PRK)은 레이저로 조직을 각막 표면에서 직접 제거하므로 광융해 시술(photoablation procedure)이라고 한다. 각막 조직을 제거해서 형태를 교정하면 초점이 더 잘 맞는다. 이 시술은 퇴행률이 높아서 현재는 잘 쓰이지 않는다. 각막의 표면을 덮은 상피조직이 재생되어 시력이 어느 정도 다시 악화되는 것이다.

레이저 각막 절삭 성형술(laser-assisted in situ keratomileusis)은 줄여서 라식(LASIK)이라고 하며 레이저 시력교정 시술 중에서 빠르게 인기를 얻고 있다. 라식 수술을 하면 근시, 원시, 난시를 치료할 수 있다. 각막 표면에 비해 재생이 잘 되지 않는 각막의 안쪽 깊은 층에서 조직을 제거하기 때문에 시력이 퇴행하는 경우가 적다.

13.4d 시각의 생리: 빛 신호 전달

학습목표

18. 빛 신호 전달을 정의한다.

19. 빛수용체의 일반적인 유형 두 가지와 각 유형의 광색소를 비교하고 대조한다.

20. 표백반응에 대해 설명하고 암순응 및 명순응과 어떤 관계가 있는지 서술한다.

빛 신호 전달은 빛에너지가 전기신호로 전환(변환)되는 것이다. 빛수용체 세포(막대세포와 원뿔세포)는 망막의 신경층에서 빛 신호 전달을 담당하는 특수한 세포이다. 먼저 빛수용체 세포의 해부학적 구조(망막 신경층의 다른 세포들과 함께)를 설명하고, 빛 신호 전달과 대뇌로 보내지는 신경신호의 출발에 대해 설명하기로 한다.

› 빛수용체와 망막신경층의 세포

빛수용체는 모두 바깥분절, 속분절, 세포체와 시냅스 말단으로 구성된다. 바깥분절(외절, outer segment)은 망막의 색소층으로 함몰되어 있다(막대세포는 막대 모양 원뿔세포는 원뿔 모양을 하고 있음) (**그림 13.17**). 바깥분절은 수백 개의 원반으로 이루어져 있는데, 이 원반은 납작한 막 주머니로 계속 대체된다. 새로운 원반은 바깥분절의 바닥에 추가되고 끝을 향해 점점 밀

통합 INTEGRATE

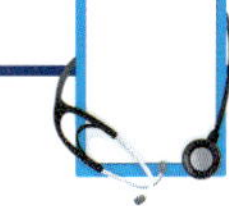

임상적 고찰 13.8
CLINICAL VIEW

색맹

색맹은 X연관 열성유전이며, 원뿔세포 중 한 가지 유형이 없거나 부족해서 발생한다. 적색과 녹색 뿔세포가 영향을 받아 적록색맹이 발생하는 경우가 많다. 이런 사람들은 적색과 녹색이 비슷하게 보여서 구분하기 어렵다. 예를 들어 아래 그림을 볼 때 적록색맹인 사람은 녹색으로 된 74라는 숫자와 배경의 빨간 점들을 구분하지 못하며 서로 색이 크게 다르지 않은 점으로만 보인다. 색맹은 X연관 열성유전이므로 남성에게 훨씬 흔하다(전체 남성의 약 8%).

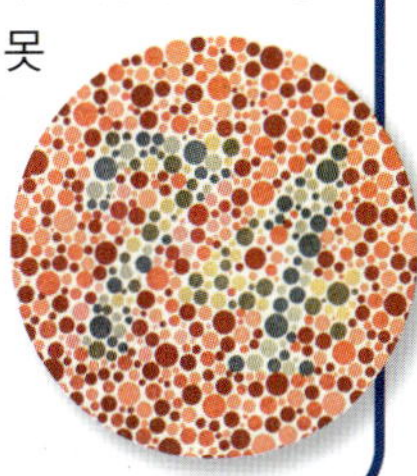

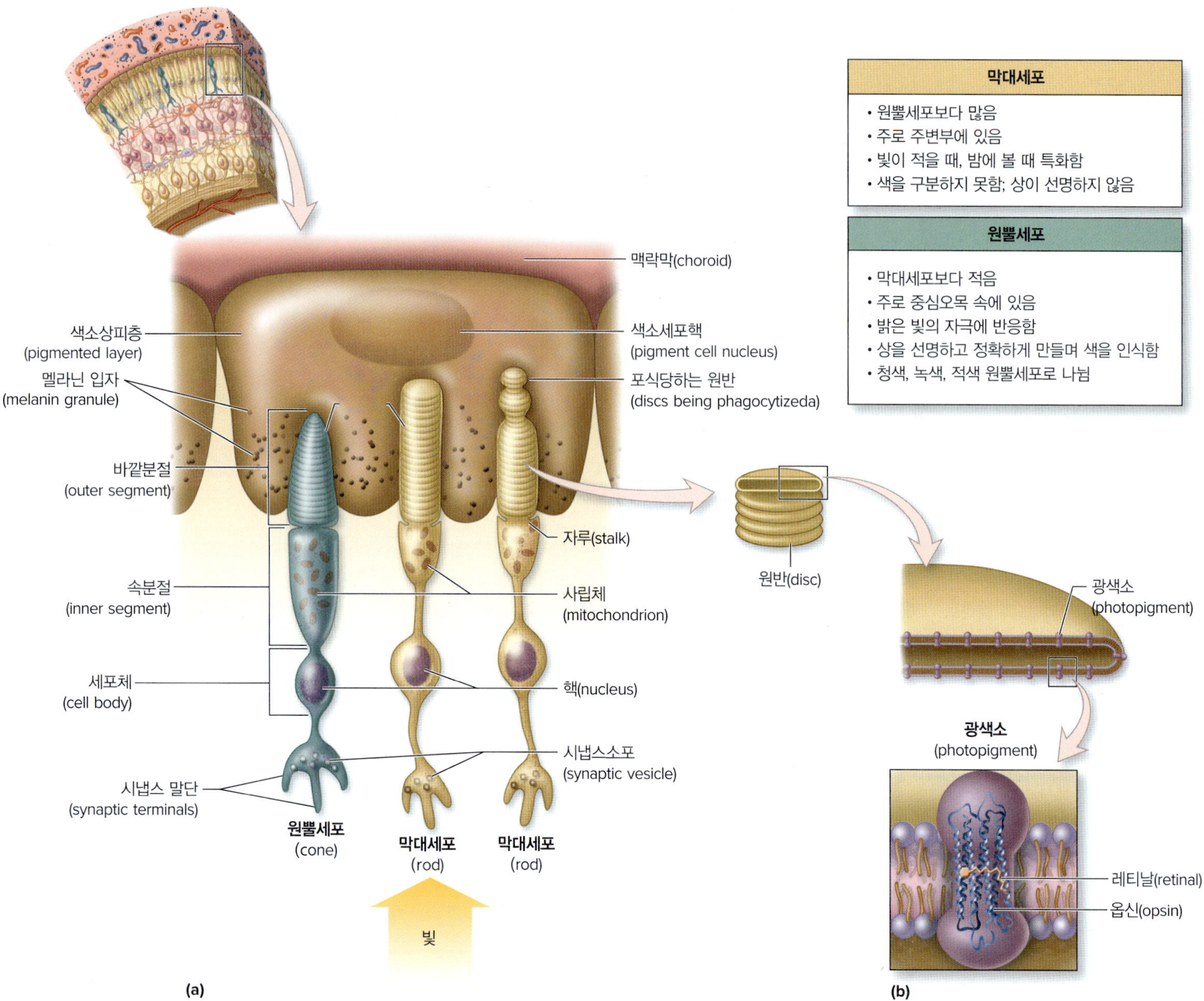

그림 13.17 빛수용체. (a) 막대세포와 원뿔세포의 바깥분절은 색소세포 속에 삽입된 원반 더미로 이루어져 있다. 속분절에는 세포소기관이 들어 있다. (b) 원반의 막에는 광색소가 있으며 광색소는 옵신과 레티날로 이루어져 있다.

려 올라가며, 오래되고 소모된 원반은 포식세포가 제거한다. 원반이 바닥에서 끝까지 이동하는 데에는 약 10일이 걸린다. 바깥분절에 연결된 **속분절**(내절, inner segment)에는 사립체와 같은 소기관이 있다. 속분절은 **세포체**(cell body)로 직접 연결된다. 세포체의 다른 쪽은 **시냅스 말단**(synaptic terminals)으로, 글루탐산염을 포함한 시냅스 소포체들이 분포한다.

막대세포와 원뿔세포. **막대세포**(rod)는 원뿔세포보다 길고 가늘다. 한쪽 눈에는 1억 개 이상의 막대세포가 있으며 주로 말초의 망막에 분포한다. 막대세포는 불 꺼진 방에서처럼 어두운 빛에 반응하며 색을 인식할 수 없다. 13.4d절에서 막대세포가 선명한 상을 만들어 내지는 못하는 이유를 설명한다.

원뿔세포(cone)는 한쪽 눈에 1,000만 개 미만으로 중심와(가장 선명한 시야을 만드는 곳)에 모였다. 강한 빛에 활성화되며 정확하고 선명한 상을 만들고 색을 인식한다. 알록달록한 그림의 선명한 윤곽을 보고 있다면 망막에서 원뿔세포가 활동 중인 것이다.

왜 굳이 두 종류의 빛수용체 세포(막대세포와 원뿔세포)가 필요한가? 하나의 설명은 망막의 다른 부위에 있는 신경세포층의 배열과 막대세포와 원뿔세포의 빛 민감도 차이에 근거한다. 망막에서 많은 막대세포는 적은 수의 두극세포로 수렴하고 이들은 다시 하나의 신경절세포에

연접한다. 이 배열에서 하나의 신경절세포는 많은 막대세포에서 정보를 받고 있다. 더불어, 막대세포가 원뿔세포보다 민감하여 적은 빛에도 반응함을 상기해 보면, 위의 해부학적 신경배열이나 막대세포의 특성에 장단점이 공존함을 알 수 있다. 이 구조의 장점은 적은 양의 빛이 있을 때로 자극된 막대세포 신호가 두극세포와 신경절세포에서 공간적 가중(8.8 참조)을 이룬다. 이 결과로 두극세포가 충분한 글루탐산염을 분비하고 신경절세포에서 활동전위를 만들어 뇌로 전달할 수 있다. 그러나 하나의 신경절세포가 넓은 범위에 분포하는($1\ mm^2$) 많은 막대세포에 의해 자극되므로 뇌가 인지하는 감각정보는 다소 흐릿한 이미지가 된다.

이에 비해 중심와에서는 각 원뿔세포와 두극세포 및 두극세포와 신경절세포 사이에 일대일 대응관계가 있다. 그러나 원뿔세포는 막대세포보다 빛에 덜 민감하며 밝은 빛에만 반응한다는 사실을 상기해 보면, 이 해부학적 배열과 원뿔세포의 특성도 장점이자 단점이기도 하다. 장점은 망막의 아주 작은 영역(약 $1\ \mu m^2$)에서만 신호을 받기 때문에 뇌가 선명한 이미지를 인식할 수 있다. 그러나 원뿔세포는 밝은 빛에서만 반응하여, 원뿔세포가 작동하려면 충분한 빛이 있어야 한다. 따라서 막대세포는 희미한 빛에서 볼 수 있지만 흐릿한 이미지를 생성하는 반면, 원뿔세포는 밝은 빛에서 선명한 이미지를 생성할 수 있다.

광색소(photopigment) 광색소는 막대세포와 원뿔세포의 바깥분절 원형질막에 박혀 있는 빛을 흡수하는 특수 분자이다(그림 13.17b). 광색소는 **옵신**(op′sin; *opsis*: 시각)이라는 단백질과 비타민 A에서 유래한 광흡수 분자인 **레티날**(retinal 또는 retinem)로 구성되어 있다. 서로 다른 옵신을 포함한 광색소 유형들이 서로 다른 파장의 빛을 변환한다. 따라서 일부 광색소는 빨간색과 같은 긴 파장의 빛을 변환할 수 있는 반면 다른 광색소는 파란색과 같은 짧은 파장의 빛을 변환할 수 있다. 그러나 각 빛수용체 세포는 한 종류의 광색소 유형만을 발현한다.

막대세포의 광색소는 **로돕신**(rhodopsin, *rhodon*: 장미)이라고 부른다. 로돕신은 희미한 빛의 변환에 관여하며 500 nm 파장의 빛에 가장 민감하고(**그림 13.18**) 다른 빛의 파장에 덜 민감하다.

원뿔세포의 광색소는 **포톱신**(photopsin; *phos*: 빛)이라고 부른다. 포톱신 단백질은 세 유형이 있으며, 각 유형은 서로 다른 파장의 빛을 최대로 흡수할 수 있다. 원뿔세포는 포함하고 있는 특정 유형의 포톱신 단백질과 이 단백질이 가장 민감한 파장을 기준으로 세 가지 유형으로 분류된다. **파란색 원뿔세포**는 약 420 나노미터(nm) 파장의 빛을 가장 잘 감지한다. **녹색 원뿔세포**는 531 nm에서 최대로 빛을 흡수하고, **빨간색 원뿔세포**는 558 nm에서 빛을 가장 잘 감지한다.

따라서 특정 색상은 특정 원뿔세포에서 가장 잘 인식된다. 그렇다면 색상이 혼합된 조건(예: 녹색–파란색)은 어떨까? 이 경우 우리는 이러한 원뿔세포에 도착하는 신경신호의 조합패턴을 기반으로 복잡한 색상을 인식한다. 그림 13.18에서 약 470 nm 파장의 빛에서 파란색과 녹색 원뿔세포만 자극됨을 볼 수 있다. 그러나 이들은 최대의 자극을 받지 않는다. 대신 두 가지 유형의 원뿔세포가 각각 약 50% 정도로 자극된다. 파란색과 녹색 원뿔세포가 신경신호를 보내면 뇌는 색상을 파란색–녹색으로 해석하는 것이다.

› 빛 신호 전달

빛 신호 전달(phototransduction)은 눈으로 들어오는 빛이 빛수용체 세포에서 전기신호로 변화되는 과정이다. 먼저 막대세포에서 일어나는 과정에 대해 살펴보자(**그림 13.19**). 빛의 자극을 받기 전에 로돕신의 레티날 부분은 구부러지고 꼬인 **시스레티날**(cis-retinal) 형태를 띤다. 빛에 노출되면 레티날은 곧게 펴지고 모양이 변해서 **트랜스레티날**(trans-retinal)이라는 형태가 된다. 트랜스레티날이 옵신과 분리되면서 빛 신호 전달이 일어난다. 로돕신이 두 성분으로 분해되는 과정을 **표백반응**(bleaching reaction)이라고 하는데, 이때 로돕신이 푸른빛을 띤 보라색에서 무색으로 변하기 때문이다. 표백반응으로 막대세포 속의 로돕신 양이 감소하며, 이때 우리는 일시적으로 어두운 곳에서 물체를 보지 못하게 된다.

막대세포가 기능하려면 로돕신이 반드시 재생되어야 한다. 로돕신은 다음과 같은 단계로 재생된다. 분리된 트랜스레티날은 색소상피층으로 운반되어 다시 시스레티날 형태로 변환된다.

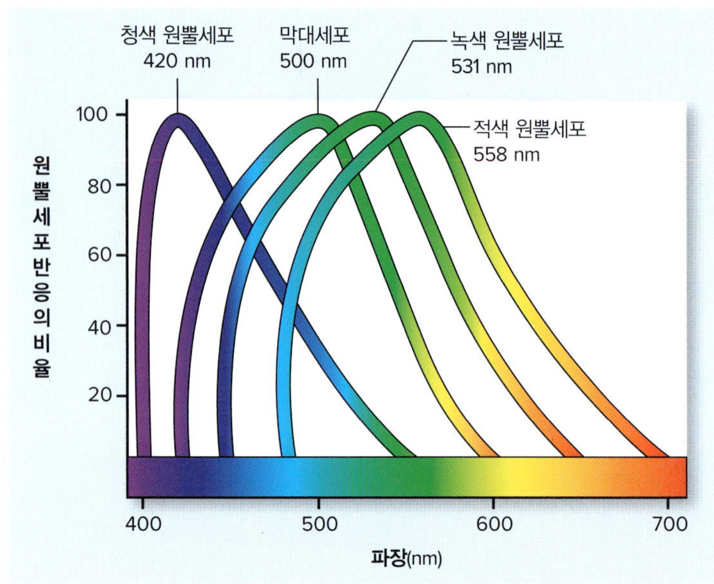

그림 13.18 흡수 파장. 각 빛수용체는 일정한 범위의 파장을 탐지하지만 모든 파장이 같은 정도로 탐지되지는 않는다. 예를 들면 청색 원뿔세포는 420 nm의 파장에서 최대로 자극을 받는다. 450 nm일 때 청색 원뿔세포는 70%가량만 반응한다. 혼합된 색(예: 470 nm인 청록색)은 녹색과 청색 원뿔세포를 약 50%씩 자극한다.

시스레티날은 막대세포로 다시 운반되어 옵신과 결합해 로돕신을 재형성한다. 이 과정은 다소 느리다. 표백된 로돕신 중 약 절반만이 5분 동안 재생된다. 이 과정에 빛이 들어오면 로돕신은 재형성되자마자 표백된다. 이 때문에 막대세포는 밝은 빛 속에서는 기능을 하지 못한다. 신경망막의 표백반응은 색소상피층의 로돕신 재형성보다 빨리 일어난다.

원뿔세포의 포톱신에서도 비슷한 과정이 일어난다. 시스레티날이 트랜스레티날로 변환되고 표백반응이 일어난다. 그러나 포톱신은 로돕신보다 훨씬 빨리 재생된다. 따라서 원뿔세포는 막대세포만큼 밝은 빛에 부정적인 영향을 받지 않는다.

밝은 햇빛 속에서 어두운 극장으로 갑자기 들어갔을 때를 떠올려 보면 눈이 어둠에 적응하는 데 시간이 오래 걸렸을 것이다. **암순응**(dark adaptation)이라고 하는 이 현상은 어둠 속에서 원뿔세포가 기능을 하지 못하는 동시에 막대세포도 아직 바깥의 밝은 빛 속에서 표백된 상태이기 때문에 일어난다. 로돕신이 충분히 재생되어 어둠 속에서도 눈이 잘 기능하려면 20분에서 30분까지 걸릴 수 있다.

명순응(light adaptation)은 눈이 어둠 속에 있다가 밝은 빛에 적응하는 과정이다. 밤중에 잠에서 깨어 화장실의 밝은 조명을 켰을 때를 예로 들 수 있다. 눈으로 들어오는 빛의 양을 줄이기 위해 동공이 수축하는데도 막대세포가 작용하지 않기 때문에 일시적으로 앞이 보이지 않는 상태가 된다. 처음에 과다한 자극을 받았던 원뿔세포는 밝은 빛에 점차 적응한다. 약 5~10분 후에 원뿔세포는 충분한 시력을 제공하고 색을 구분할 수 있게 한다.

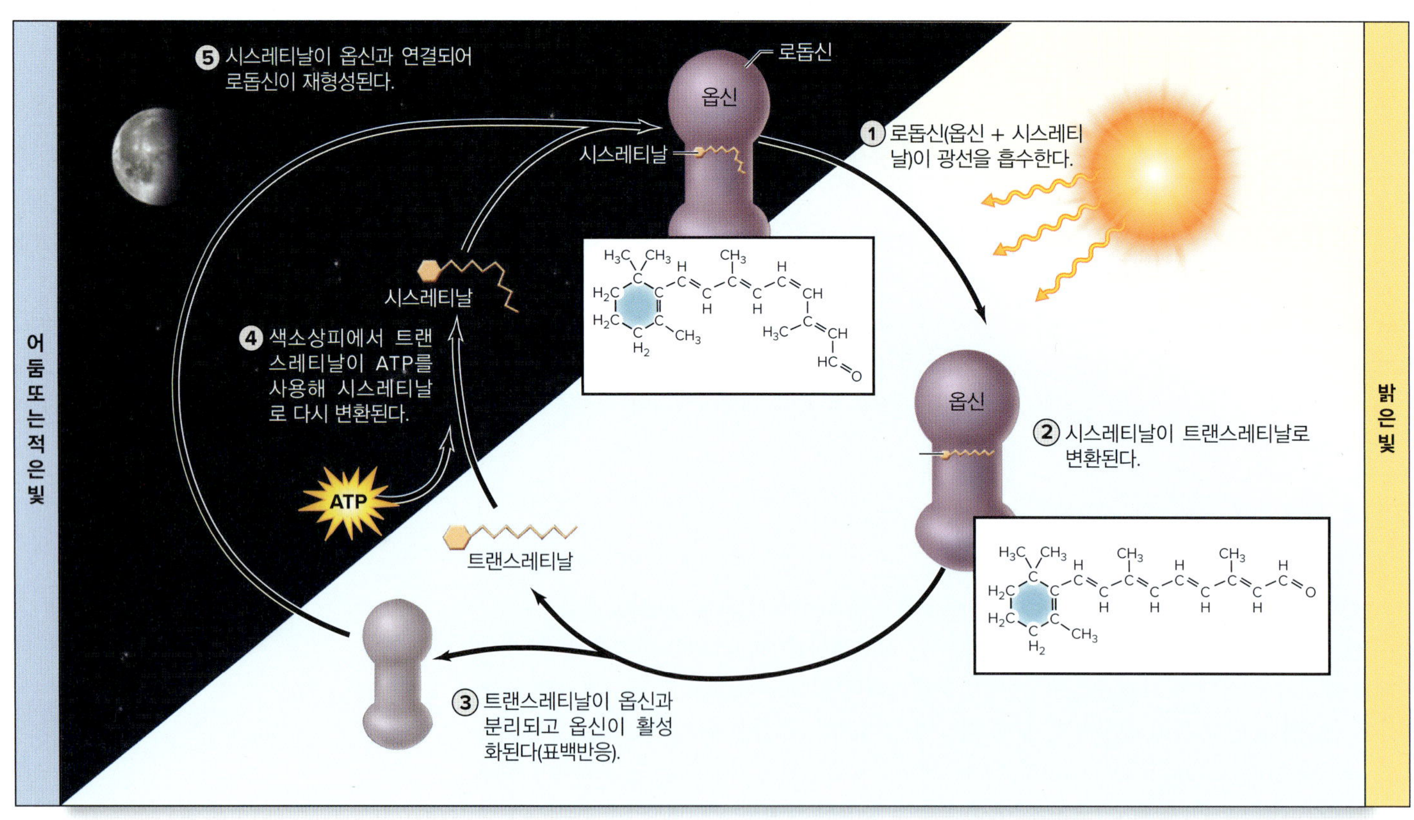

그림 13.19 표백반응과 로돕신의 재생. 빛의 파장이 막대세포에 닿으면 시스레티날이 트랜스레티날로 변환되고 옵신에서 분리된다. 이 과정을 표백반응이라고 한다. 트랜스레티날은 다시 시스레티날로 변한다. 시스레티날이 옵신과 재결합하면서 로돕신이 재형성된다.

› 신경신호의 발생

망막의 빛수용체 세포에서 생긴 광색소가 분해가 어떻게 뇌로 전달되는 신경신호를 만드는가? 먼저 빛이 없는 동안 막대세포, 두극세포, 신경절세포에서 무슨 일이 일어나는지 보자(**그림 13. 20a**). 어둠 속에서 막대세포의 바깥분절은 끊임없이 GTP에서 고리형 GMP(cGMP)를 생성하고 있다. 이 반응은 구아닐산 고리화효소(guanylate cyclase)에 의해 촉매된다. cGMP는 바깥분절의 원형막에 있는 양이온통로에 결합하여 나트륨이온과 칼슘이온이 세포 안으로 들어오게 한다. 이 양이온 유입(암전류, dark current)이 빛수용체 세포를 탈분극시켜 막전압이 −40 mV 정도에서 유지되도록 한다. 이 이온이동에 의한 국소전류는 바깥분절을 따라 확산하여 막대세포의 시냅스 말단에서 전압작동칼슘이온통로를 여는 자극이 된다. 시냅스 말단의 칼슘 유입에 따라 글루탐

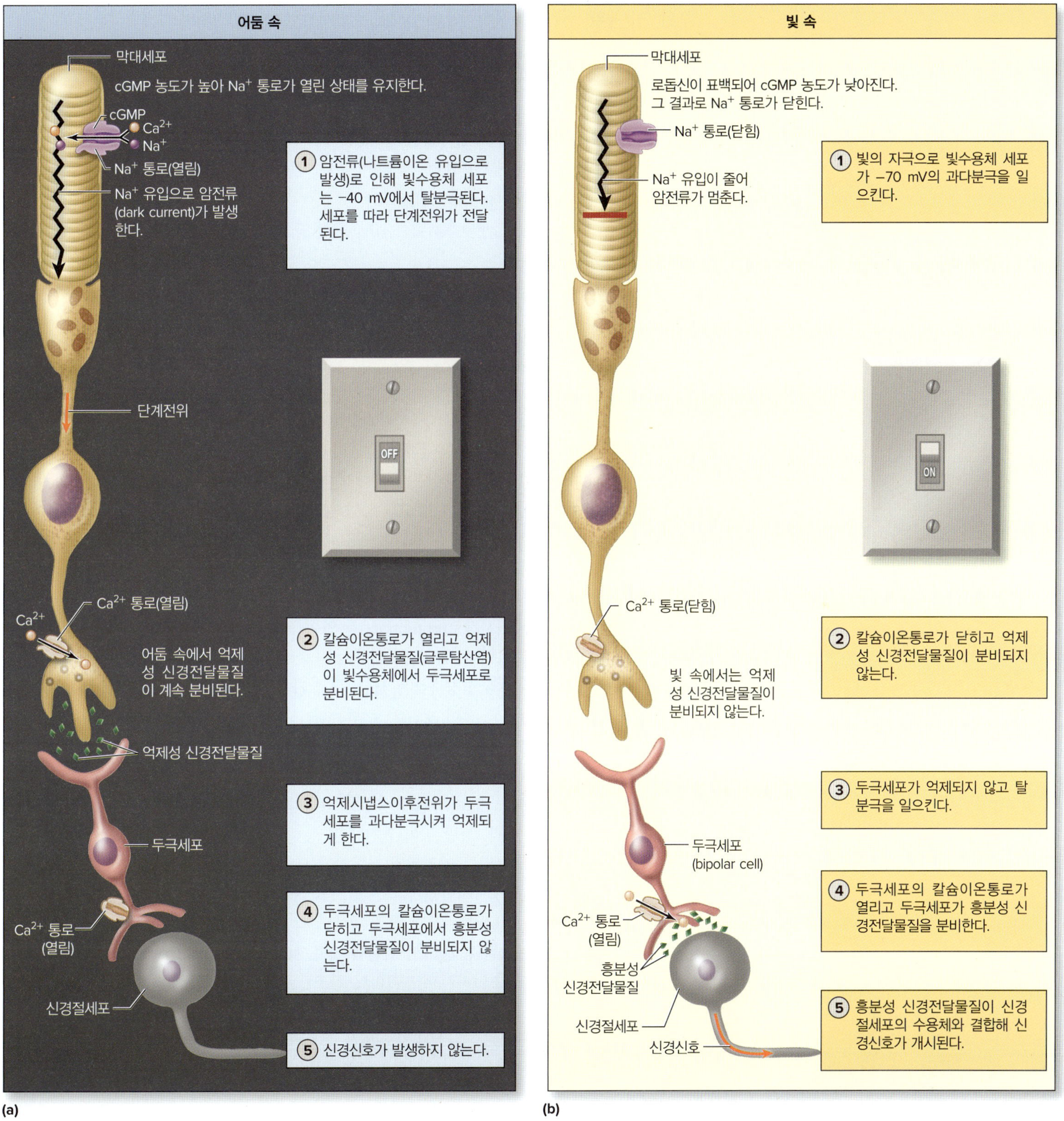

어둠 속

막대세포

cGMP 농도가 높아 Na^+ 통로가 열린 상태를 유지한다.

cGMP

Ca^{2+}

Na^+

Na^+ 통로(열림)

Na^+ 유입으로 암전류 (dark current)가 발생한다.

① 암전류(나트륨이온 유입으로 발생)로 인해 빛수용체 세포는 −40 mV에서 탈분극된다. 세포를 따라 단계전위가 전달된다.

단계전위

OFF

Ca^{2+} 통로(열림)

Ca^{2+}

어둠 속에서 억제성 신경전달물질이 계속 분비된다.

② 칼슘이온통로가 열리고 억제성 신경전달물질(글루탐산염)이 빛수용체에서 두극세포로 분비된다.

억제성 신경전달물질

③ 억제시냅스이후전위가 두극세포를 과다분극시켜 억제되게 한다.

두극세포

④ 두극세포의 칼슘이온통로가 닫히고 두극세포에서 흥분성 신경전달물질이 분비되지 않는다.

Ca^{2+} 통로 (열림)

신경절세포

⑤ 신경신호가 발생하지 않는다.

(a)

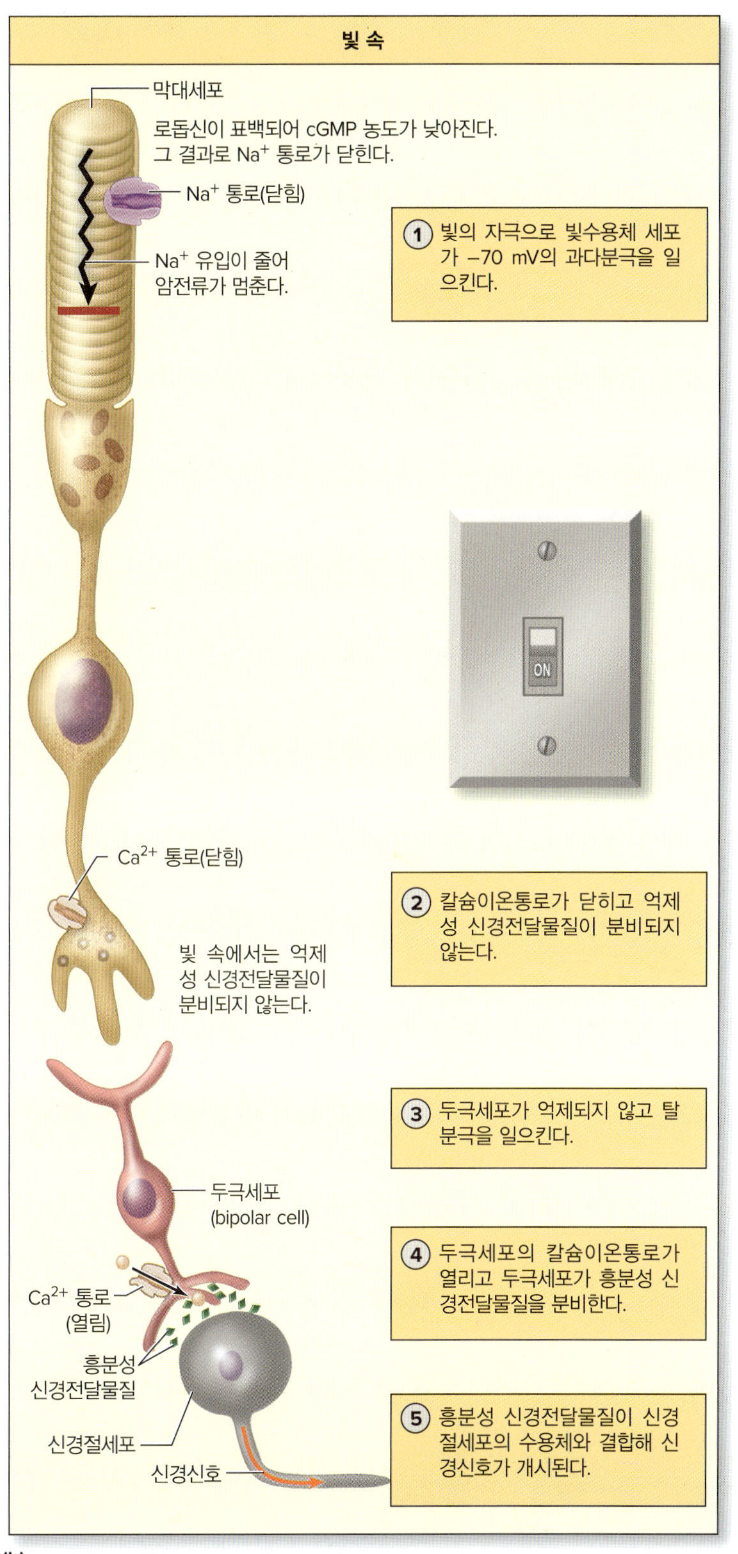

(b)

그림 13.20 막대 빛수용체의 빛 신호 전달. (a) 빛이 없을 때 빛수용체에서 탈분극이 일어나면 암전류가 발생한다. (b) 빛이 있을 때는 빛수용체가 과다분극과 연쇄반응을 일으켜서 신경절세포를 자극한다. 신경절세포는 시각신경을 따라 신경신호를 전파한다.

산염이 지속적으로 분비된다. 두극세포의 수용체에 결합한 글루탐산염에 의해 두극세포는 과분극된다. 두극세포의 작용이 억제되므로 이 세포에서 글루탐산염 분비는 억제된다. 따라서 신경절 세포에서 신경신호가 만들어지지 않는다.

그러나 빛에 노출되었을 때는(그림 13.20b), 로돕신이 분해되고 G단백질 이차신호계를 따라 활성화된 PDE(phosphodiesterae)가 cGMP를 분해한다. cGMP 감소에 따라 양이온통로가 닫히면 나트륨이온과 칼슘이온 유입이 억제된다. 암전류가 감소되어 빛수용체 세포는 과분극된다. 빛수용체 세포의 시냅스 말단에서 전압작동칼슘통로가 닫히면서 글루탐산염 분비도 정지된다. 두극세포는 더 이상 억제되지 않으므로 글루탐산염을 분비하고, 이 글루탐산염은 신경절세포의 수용체와 결합한다. 두극세포에서 충분한 글루탐산염이 분비되어 신경절세포가 역치를 넘으면 신경절세포가 만든 신경신호는 축삭을 따라 뇌로 전달된다.

무엇을 배웠는가?

17 막대세포와 원뿔세포는 구조, 광색소, 처리하는 빛이 서로 어떻게 다른가?

18 암순응과 빛순응은 어떻게 다른가?

19 빛 신호 전달은 어떤 과정을 거쳐 일어나는가?

13.4e 시각경로

학습목표

21. 빛수용체에서 뇌로 가는 시각경로에 대해 서술한다.

22. 입체시를 통해 어떻게 깊이를 인식할 수 있는지 설명한다.

그림 13.21에서 시각경로를 보여준다. 시각경로는 빛자극을 전기신호로 변화하는 망막의 빛 수용에서 시작한다. 시각경로에서 두극세포는 일차감각신경세포이고, 신경절세포는 이차감각신경세포이다(14.4b 참조). 신경절축삭은 수렴해서 **시각신경**(optic nerve)을 이루어, 눈의 뒤쪽에서 시신경 유두로 빠져나간다(그림 13.10). 양쪽 눈의 시각신경은 뇌하수체 바로 앞에서 **시각교차**(optic chiasm)에서 모인다(그림 10.1b). 시각교차는 시각신경축삭이 교차하는 곳인 깔때기의 앞에 있는 납작한 기관이다. 망막의 안쪽(코쪽)에 있는 신경절세포에서 시작한 축삭은 시각교차에서 반대편으로 건너가며, 망막의 바깥쪽(귀쪽)에서 시작되는 신경절축삭은 교차하지 않고 같은 쪽의 뇌로 향한다. 시각로(optic tract)는 양쪽 눈의 망막에서 시작된 신경절축삭이 합쳐져 시각교차에서 가쪽으로 뻗어 나가는 것이다.

시각로에 있는 대부분의 신경축삭은 시상, 특히 **가쪽무릎핵**(외측슬상핵, lateral geniculate nucleus; *genu*: 무릎, 무릎과 같이 생긴)으로 뻗는다. 시각정보는 각 시상체 안의 가쪽무릎핵에서 처리된다(10.4b 참조). 시상에서 나온 삼차감각신경은 뒤통수엽의 시각겉질로 축삭을 뻗어 시각자극을 해석하도록 한다.

양쪽 눈의 시야가 어느 정도 겹친다는 점을 기억한다. 뇌가 서로 다른 두 시야를 해석하려면 둘을 하나로 합쳐야 한다. 사람은 이 겹친 상을 통해 물체의 거리를 파악하며, 이 능력을 **입체시**(stereoscopic vision) 또는 거리인지(심도인지, depth perception)라고 한다. 양쪽 시야가 겹치지 않는 동물(말, 사슴)은 시야의 범위는 넓지만 물체와의 거리는 인지하지 못한다.

시각겉질에 입력을 전달하는 신경 경로 외에도 각 시각로에서 제한된 수의 축삭은 중뇌로 투사하여 반사회로를 구성한다. 중뇌의 **위둔덕**(상구, superior colliculi)으로 뻗는 가지는 외인성 안구근육 반사운동을 조절하는 반면(10.5a 참조), 중뇌의 **덮개앞핵**(pretectal nucleus)으로 가는 가지는 눈에 들어오는 빛의양을 조절하는 동공 반사와 렌즈의 초점을 맞추기 위한 조절반사중추로 작동한다(덮개앞핵으로 보내진 신호는 특수한 신경절세포로부터 시작하는데, 이 세포에는 시각을 통해 빛에 직접 반응하는 망막 단백질인 시각색소 멜라놉신이 있다).

어떻게 생각하는가?

2 사슴은 시야가 넓다. 양쪽 눈의 시야가 겹치는 입체시에 비해 어떤 점이 유리할까?

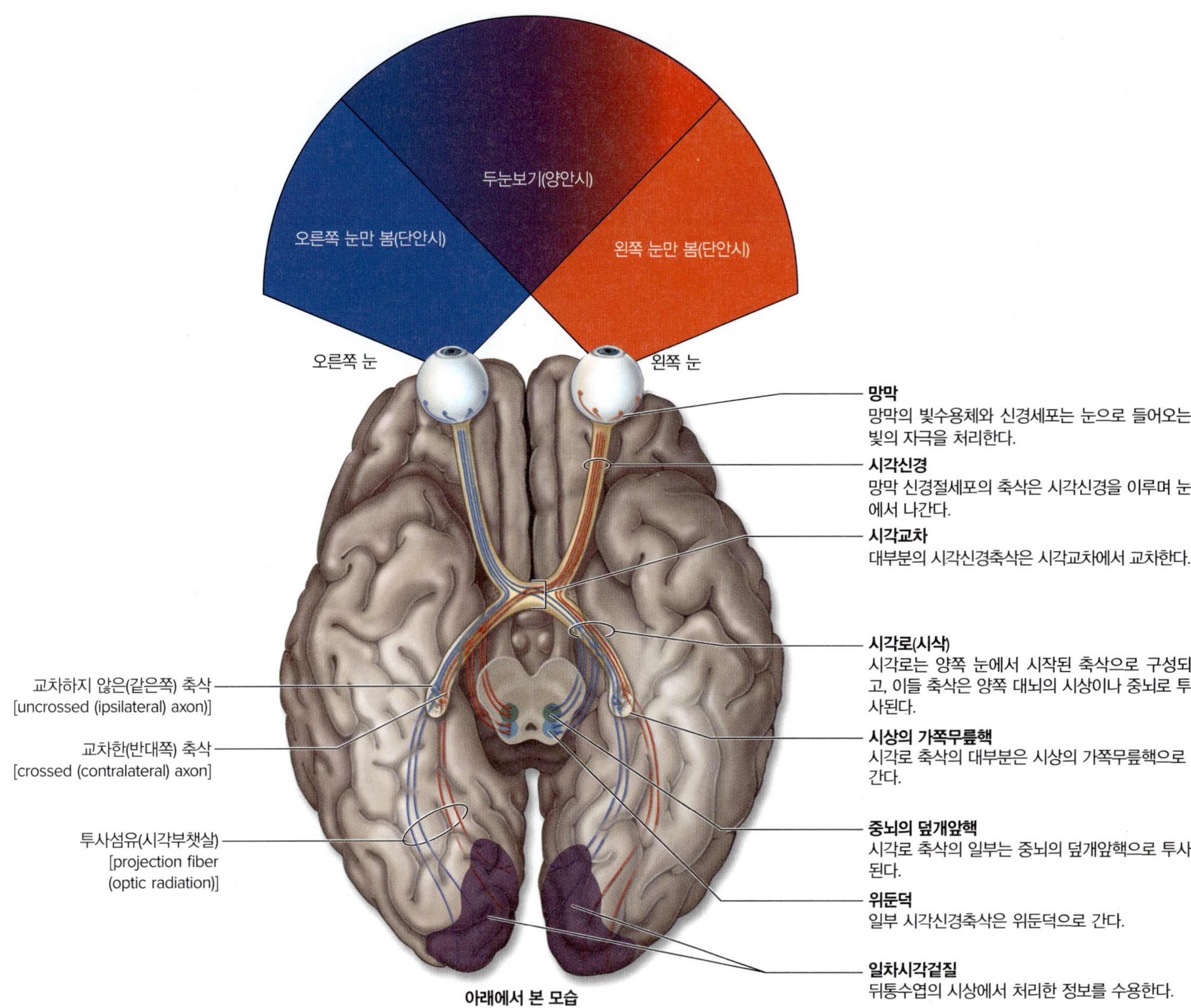

그림 13.21 시각경로. 시각신경은 시각자극정보를 전도한다. 시각신경에서 나온 축삭 중 일정 부분은 시각교차에서 교차한다. 그 결과, 각 시각로에는 양쪽 눈에서 온 축삭이 모두 포함된다. 시각자극정보는 시상에서 처리되고 뇌의 시각연합영역에서 해석된다.

눈, 시각경로, 대뇌를 포괄하는 시각의 생리가 **그림 13.22**에 정리되어 있다. 시각상실은 시각에 관여하는 눈, 시각신경, 시각로, 또는 대뇌의 어느 부위에 이상이나 질환이 생긴 결과라고 할 수 있다.

무엇을 배웠는가?

20 대뇌에서 시각정보를 의식 수준에서 인지하는 곳과 반사적으로(의식 이하 수준) 처리하는 곳은 어디인가?

21 신경절축삭 중 일정 부분이 뇌의 반대편으로 교차하는 구조는 왜 중요한가?

13.5 청각 및 평형감각수용체

귀는 소리와 머리의 움직임을 탐지하는 기관이다. 이 자극들은 속귀신경(CN VIII)을 통해 전달되는 신경신호를 변환해서(10.9 참조) 청각과 평형 또는 균형 감각을 만들어 낸다.

통합 개념 개관

그림 13.22 시각. (a) 빛이 굴절해 망막에 초점을 맺는다. (b) 빛이 신경신호로 변환되고, (c) 신경신호가 뇌로 전달된다.

(a) 빛의 굴절과 초점

납작한 수정체

먼 곳

③ 빛이 동공을 통과해 수정체에서 굴절한다. 먼 곳을 볼 때는 수정체가 납작해지고 가까운 곳을 볼 때는 조절되어 둥글어진다.

둥근 수정체

가까운 곳

① 빛이 눈으로 들어가 각막에서 굴절한다.

② 빛이 적을 때는 동공이 확대되고 빛이 많을 때는 동공이 수축한다.

⑧ 뇌가 상을 인식한다.

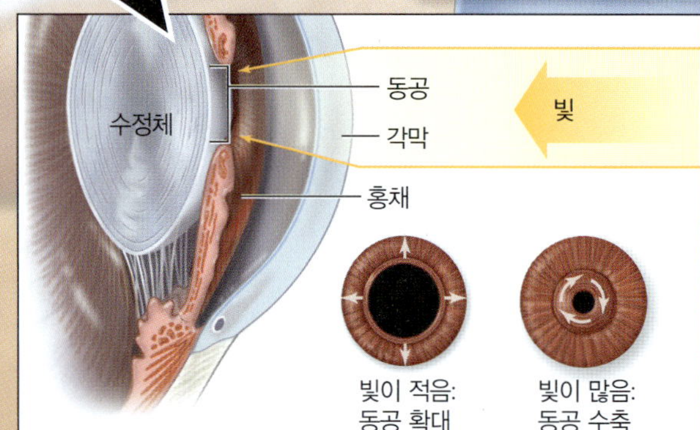

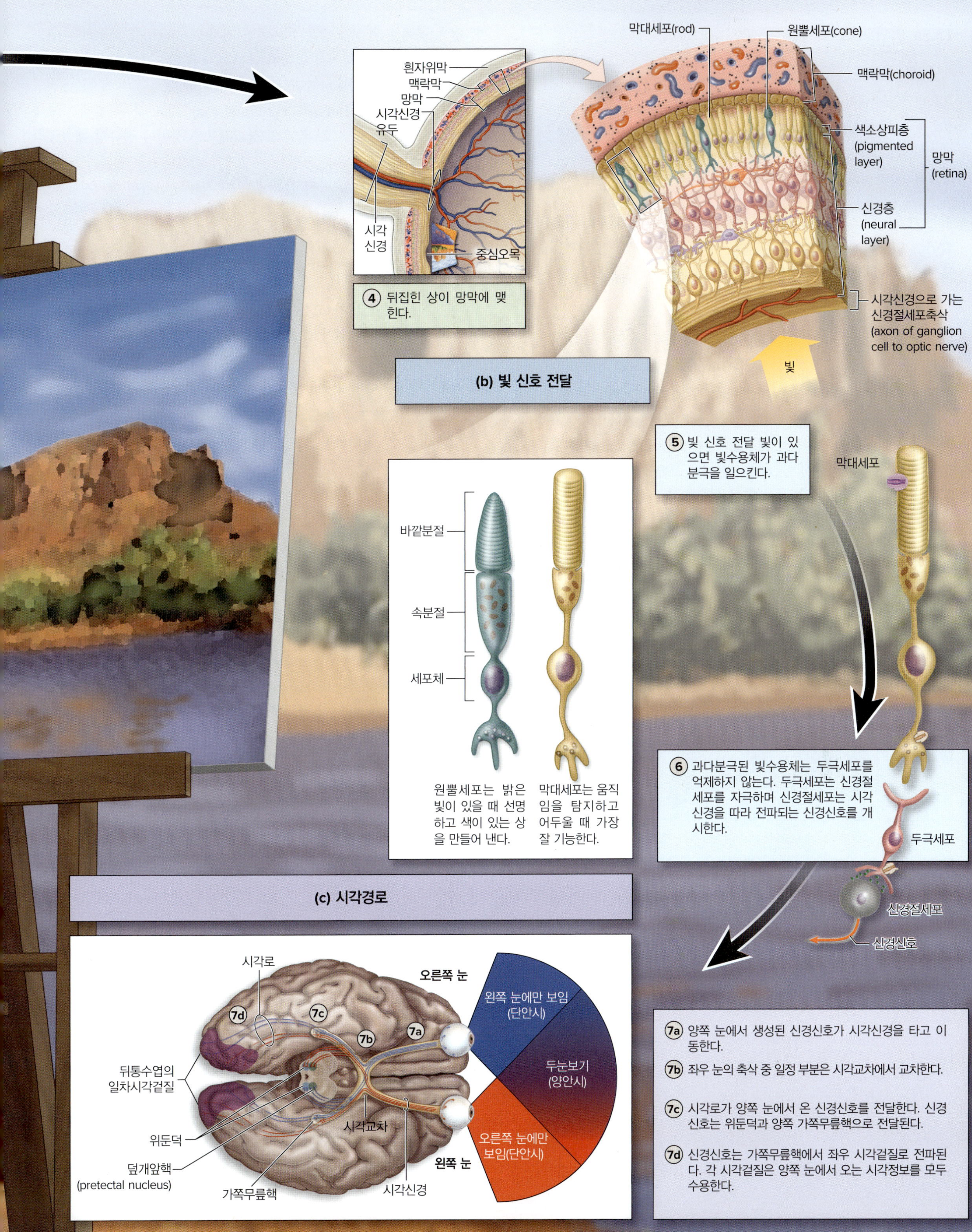

막대세포(rod)
원뿔세포(cone)
맥락막(choroid)
흰자위막
맥락막
망막
시각신경
유두
시각
신경
중심오목
색소상피층
(pigmented
layer)
망막
(retina)
신경층
(neural
layer)
시각신경으로 가는
신경절세포축삭
(axon of ganglion
cell to optic nerve)
빛
④ 뒤집힌 상이 망막에 맺힌다.
(b) 빛 신호 전달
⑤ 빛 신호 전달 빛이 있으면 빛수용체가 과다분극을 일으킨다.
막대세포
바깥분절
속분절
세포체
원뿔세포는 밝은 빛이 있을 때 선명하고 색이 있는 상을 만들어 낸다.
막대세포는 움직임을 탐지하고 어두울 때 가장 잘 기능한다.
⑥ 과다분극된 빛수용체는 두극세포를 억제하지 않는다. 두극세포는 신경절세포를 자극하며 신경절세포는 시각신경을 따라 전파되는 신경신호를 개시한다.
두극세포
신경절세포
신경신호
(c) 시각경로
시각로
오른쪽 눈
7d
7c
7b
7a
왼쪽 눈에만 보임
(단안시)
두눈보기
(양안시)
오른쪽 눈에만
보임(단안시)
뒤통수엽의
일차시각겉질
위둔덕
덮개앞핵
(pretectal nucleus)
시각교차
가쪽무릎핵
시각신경
왼쪽 눈
7a 양쪽 눈에서 생성된 신경신호가 시각신경을 타고 이동한다.
7b 좌우 눈의 축삭 중 일정 부분은 시각교차에서 교차한다.
7c 시각로가 양쪽 눈에서 온 신경신호를 전달한다. 신경신호는 위둔덕과 양쪽 가쪽무릎핵으로 전달된다.
7d 신경신호는 가쪽무릎핵에서 좌우 시각겉질로 전파된다. 각 시각겉질은 양쪽 눈에서 오는 시각정보를 모두 수용한다.

13.5a 귀의 구조

학습목표

23. 바깥귀, 가운데귀, 속귀의 구조를 서술한다.

24. 귓속뼈(이소골)의 이름을 열거하고 청각에서 귓속뼈가 어떤 기능을 하는지 설명한다.

25. 뼈미로와 막미로를 비교하고 대조한다.

귀는 해부학적으로 바깥귀, 가운데귀, 속귀로 나뉜다(**그림 13.23**). **바깥귀**는 대부분 몸의 바깥에 있으며 **가운데귀**와 **속귀**는 관자뼈의 바위부분에 있다(5.2 참조).

› 바깥귀

바깥귀에서 가장 잘 보이는 부분은 피부로 덮이고 탄력연골이 지탱하는 **귓바퀴**(auricle, pinna; *auris*: 귀)이다. 귓바퀴는 깔때기 모양이며 귀로 들어오는 이물질을 막고 음파가 **바깥귀길**(외이도, external acoustic meatus, 5.2b 참조)이라는 뼈로 된 관을 지나도록 유도한다. 지름이 7.5 mm (0.3인치)인 바깥귀길은 길이가 2.5 cm (1인치) 정도로 머리의 가쪽 표면에서 약간 위로 뻗어서 고막에서 끝난다.

바깥귀길의 바깥쪽은 좁아서 큰 이물질이 들어오지 못하며, 이 덕분에 고막이 손상되지 않는다. 입구 가까이에는 가느다란 털이 나 있다. 깊은 곳에는 왁스와 같은 분비물인 **귀지**(cerumen)를 생성하는 귀지샘이 있다. 귀지는 죽어서 떨어져 나온 피부세포와 결합한다. 귀지는 미생물의 성장을 억제해 바깥귀길 감염을 줄인다.

고막(tympanic membrane, ear-drum; *tympanon*: 북)은 깔때기 모양(지름이 대략 1 cm)으로 두 층의 상피세포층 사이에 섬유성 결합조직이 끼어 있는 구조이다. 고막은 바깥귀와 가운데귀의 경계가 된다. 음파가 고막을 때리면 고막이 진동한다. 이 진동은 음파의 에너지를 바깥귀에서 가운데귀로 전달하는 수단이다. 고막의 손상에 의한 통증은 미주신경과 삼차신경을 타고 대뇌로 전달된다(10.9 참조).

› 가운데귀

가운데귀에는 공기로 찬 **고실**(tympanic cavity)이 있다(**그림 13.24**). 안쪽에서는 안뜰창(난원창)과 달팽이창(둥근창)이 있는 뼈로 된 벽이 가운데귀와 속귀를 나눈다(난원창; 13.5b 참조). 아래쪽에서는 길이 3.5 cm(1.5인치) 정도의 **귀관**[이관, auditory tube; 인두고실관(pharyngotympanic tube) 또는 유스타키오관(Eustachian tube)이라고도 함]이 가운데귀에서 코인두(코안 후방의 목구멍 윗부분)로 뻗어 있다(그림 19.5). 이 통로는 평소에는 닫혀 있으며, 씹거나 하품을 하거나 삼킬 때 공기가 이 관을 통해 움직여서 고막 양쪽의 압력을 같게 한다. 이 결과로 고막이 자유롭게 진동할 수 있다. 고실, 귀관, 코인두는 연결된 점막층으로 덮여 있다. 따라서 감염원(예를 들어 감기바이러스)에 의한 가

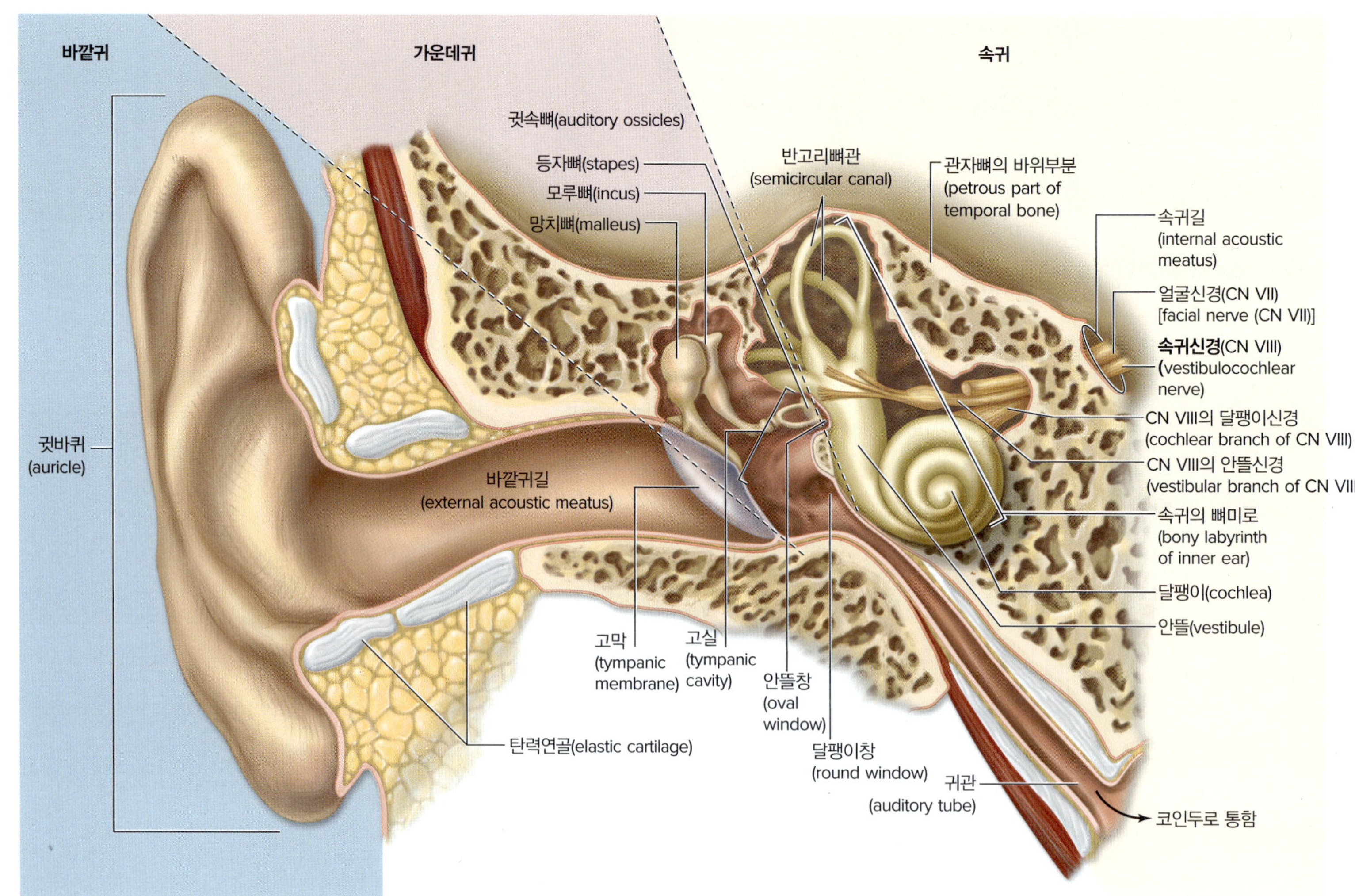

그림 13.23 오른쪽 귀의 해부학적 부위. 귀는 바깥귀, 가운데귀, 속귀로 나뉜다.

통합 INTEGRATE

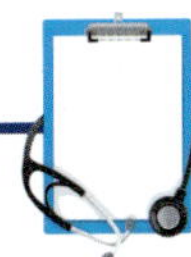

임상적 고찰 13.9 CLINICAL VIEW

중이염

중이염(otitis media; *itis*: 염증, *medius*: 가운데)은 가운데귀가 감염된 것이다. 특히 아동의 경우는 귀관이 수평방향이고 짧은 편이며 발달이 끝나지 않았기 때문에 많이 발생한다. 아동의 호흡기가 감염되면 원인 물질이 인두(목구멍)에서 귀관을 타고 퍼질 수 있다.

그렇게 되면 가운데귀 안에 체액이 축적되어 압력, 통증, 때로는 청력 저하를 유발할 수 있다. **귀보개**(이경, otoscope; *skopeo*: 보다)를 사용해 고막을 볼 수 있다. 정상 고막은 희고 마치 진주처럼 보이지만, 중이염이 심한 경우는 붉은색(염증, 그리고 때로는 출혈 때문에)을 띠며 가운데귀에 찬 체액의 압력 때문에 불룩해지는 경우도 있다.

반복되는 감염이나 항생제가 듣지 않는 만성 감염의 경우는 보통, 고막에 환기용 관을 삽입하는 **고막절개술**(myringotomy; *myringa*: 막)이라는 수술이 필요하다. 이 시술을 하면 감염이 낫고 고름과 점액이 가운데귀에서 바깥귀길로 빠져나와 압력이 즉시 완화된다. 나중에 관을 빼면 고막이 아문다.

아이가 만 5세가량이 되면 귀관이 커지고 세로로 기울며 체액이 잘 빠져나가 감염이 가운데귀로 잘 퍼지지 않게 된다. 그래서 이 시기부터는 귀 감염이 크게 줄어든다.

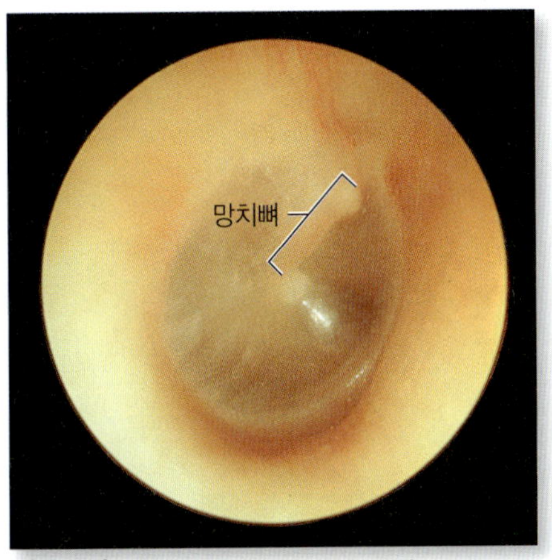

정상 고막(normal tympanic membrane)

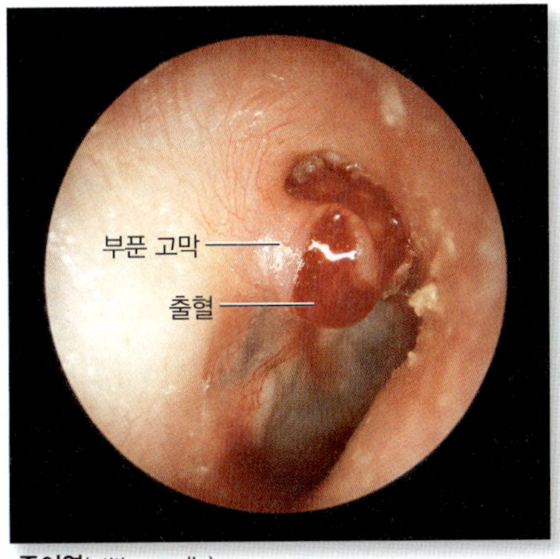

중이염(otitis media)

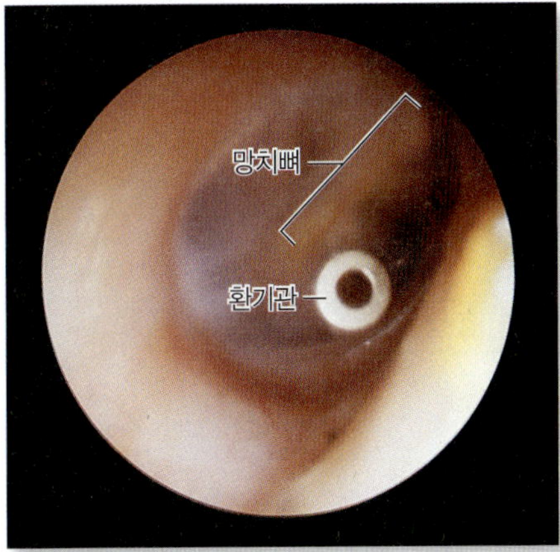

고막절개술(myringotomy)

귀보개로 본 가운데귀

운데귀 감염은 코인두에서 귀관을 타고 가운데귀로 전달된다(임상적 고찰 13.9: "중이염" 참조)

어떻게 생각하는가?

3 비행기가 낮은 고도로 내려가면 귀의 압력이 증가하다가 펑 터지는 듯한 느낌이 난 후 압력이 덜 느껴진다. 무슨 일이 일어났는가?

가운데귀의 고실에는 몸에서 가장 작은 뼈가 3개 있으며 이 뼈들을 **귓속뼈**(auditory ossicle)라고 한다(5.3 참조). 고막과 안뜰창 사이 공간의 가쪽부터 망치뼈, 모루뼈, 등자뼈이다. **망치뼈**(추골, malleus)는 긴 손잡이에 큰 머리를 가진 망치 모양으로 손잡이 모양 쪽이 고막에 연결된다. **모루뼈**(침골, incus)는 가운데에 있는 귓속뼈이며 삼각형 모양의 모루와 같이 생겼다. **등자뼈**(등골, stape)는 말안장의 등자와 같이 생겼다. 원통형의 원반과 같은 발판이 있어서 속귀의 가쪽 벽에 있는 안뜰창에 들어맞는다. 귓속뼈는 여러 개의 작은 인대들로 주변 구조물과 연결된다.

귓속뼈는 고막에서 안뜰창으로 전달되는 음파를 증폭하는 역할을 한다. 음파가 고막을 두드리면 3개의 귓속뼈가 고막을 따라 진동해 등자뼈의 발판이 안뜰창을 드나든다. 이 움직임은 폐쇄된 구조의 속귀 체액에서 압력파를 개시한다. 가운데귀에는 2개의 작은 뼈대근육인 **등자근**(stapedius)과 **고막긴장근**

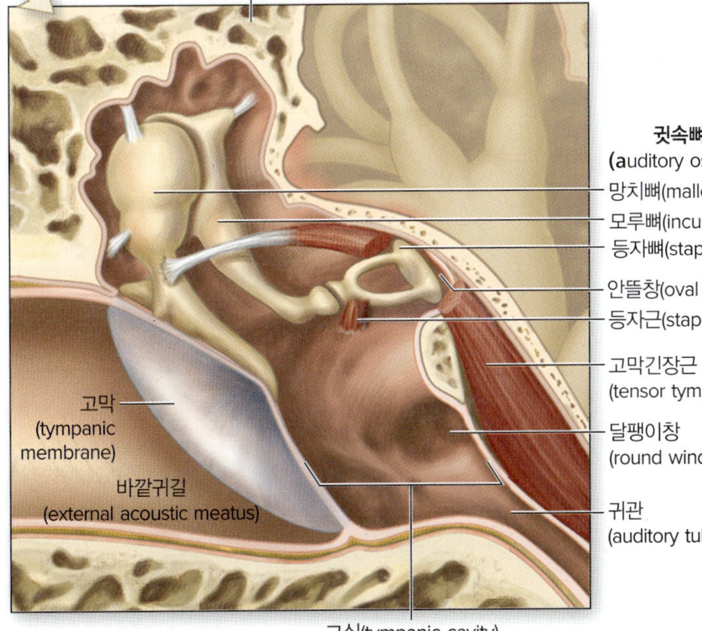

그림 13.24 가운데귀. 가운데귀의 고실 속에는 귓속뼈와 관련 기관이 있다.

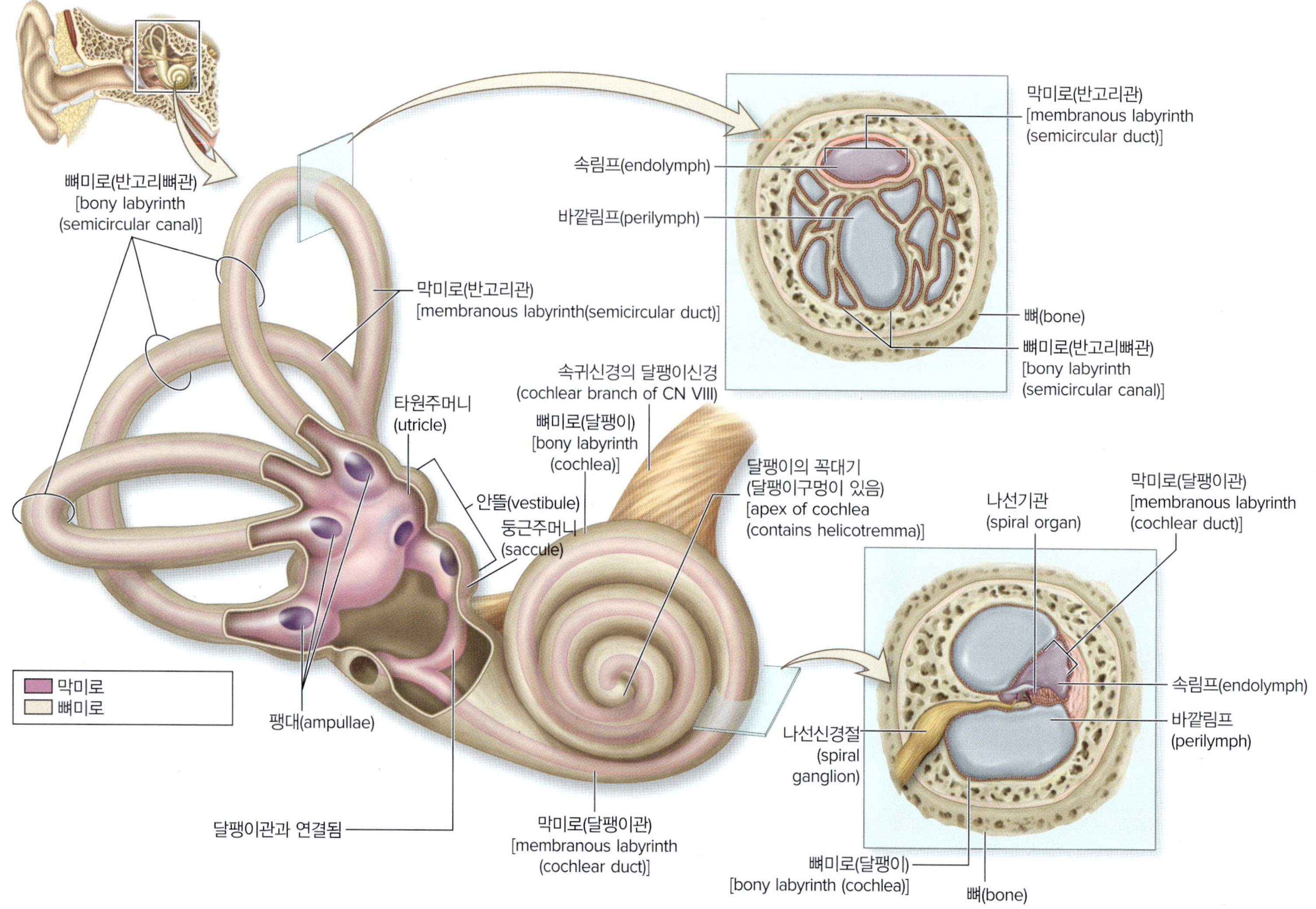

그림 13.25 속귀. 속귀는 뼈미로로 이루어지며 그 속에는 체액으로 찬 막미로가 있다. 뼈미로 속에는 평형을 담당하는 막미로의 일부(둥근주머니, 타원주머니, 반고리관), 청각을 담당하는 달팽이가 있다.

(tensor tympani)이 있다. 이 근육들은 큰 소리가 날 때 귓속뼈의 움직임을 반사적으로 제한해서 속귀의 민감한 감각수용체들을 보호한다. 고막긴장근과 등자근의 수축을 포함하는 이러한 반사반응은 대략 40 msec 안에 일어나므로 총소리와 같은 폭박성 소음으로부터 감각수용체를 보호하지는 못한다. 이런 이유로 폭발적 저음은 특히 속귀의 감각수용체에 손상을 입힌다.

› 속귀

속귀는 관자뼈의 바위부분에 있으며 여기에는 **뼈미로**(골미로, bony labyrinth)라는 공간이 있다(**그림 13.25**). 뼈미로 속에는 내벽이 막으로 둘러싸이고 체액으로 찬 관인 **막미로**(membranous labyrinth)가 있다. 평형 및 청각 수용체는 막미로의 감각상피 내벽 속에 있는 버팀세포를 따라 존재한다.

뼈미로의 바깥 벽과 막미로 사이의 공간은 **바깥림프**(perilymph)라는 체액으로 차 있으며 바깥림프의 구성은 사이질액과 비슷하다. 속귀에서 바깥림프는 막미로를 고정하고 지탱하며 뼈미로의 벽으로부터 보호한다. 막미로에는 **속림프**(내림프, endolymph)라는 독특한 체액이 있다. 속림프는 세포내액과 비슷하게 나트륨 농도가 낮고 칼륨 농도가 높다(2.4a 참조).

뼈미로는 구조적 · 기능적으로 세 부분으로 나뉜다. 바로 달팽이(와우, cochlea), 안뜰(전정, vestibule), 반고리뼈관(semicircular canal)이다.

- 달팽이에는 **달팽이관**(cochlear duct)이라는 막미로가 있다.
- **안뜰복합체**(전정복합체, vestibular complex)의 안뜰에는 주머니 모양의 막미로인 **타원주머니**(utricle)와 **둥근주머니**(saccule)가 있다.

- 안뜰복합체의 반고리뼈관 안에서는 막미로가 모여 **반고리관**(반규관, semicircular duct)이 된다.

막미로의 구조는 연속적이다. 달팽이관은 둥근주머니에 연결되고, 둥근주머니는 다시 좁은 관을 통해 타원주머니에, 타원부머니는 다시 반고리관으로 연결된다.

통합 INTEGRATE

학습전략 LEARNING STRATEGY

관자뼈의 작은 부분에 정교한 속귀 공간이 있으며, 그 안을 채우는 길쭉한 풍선 모양을 상상하면 도움이 된다. 이 풍선에 특수한 감각수용체가 들어 있다. 이 수용체들은 내림프로 덮여 있고, 다시 외림프로 둘러싸여 있어서 관자뼈에 닿지 않는다.

무엇을 배웠는가?

22 바깥귀길은 어떤 기능을 하는가?

23 귓속뼈는 어디에 있으며, 어떤 기능을 하는가?

24 뼈미로와 막미로는 어떤 기관으로 이루어져 있는가?

13.5b 청각의 생리

학습목표

26. 달팽이의 구성과 각 부분이 청각에서 어떤 기능을 하는지 설명한다.

27. 음파가 귀 바깥에서 들어와 안뜰신경(8번 뇌신경)을 자극하기까지의 경로를 추적한다.

28. 소리의 주파수와 세기를 구분한다.

청각은 소리를 감지하고 인식하는 능력이다. 여기서는 소리가 외부 환경에서 들어와 속귀에서 전기적 신호로 변화되어 뇌로 전달되는 과정을 추적해 본다. 먼저 소리의 감지와 관련된 속귀의 기관을 살펴보자.

청각기관

청각기관은 양쪽 속귀의 달팽이에 있다. **그림 13.26**에서 볼 수 있는 달팽이의 횡단면과 **그림 13.27**의 종단면(청각기관 구조를 이해하기 쉽게 달팽이 일부를 펴서 보여 줌)을 설명한다.

달팽이 **달팽이**(와우, cochlea)는 이름 그대로 달팽이와 같이 생긴 나선형의 방으로 속귀의 뼈 속에 있다. 그림 13.26a에서 해면뼈로 된 축인 달팽이축(modiolus)이 달팽이를 2.5배 정도 크기로 감싸고 있는 모양을 하고 있음을 볼 수 있다. 달팽이 안에 있는 막미로를 달팽이관이라고 한다. 달팽이관의 지붕은 **안뜰막**(vestibular membranet)이라고 하며, 바닥은 **바닥막**(basilar membrane)이라고 한다(그림 13.26b와 13.27). 이 막들은 달팽이의 뼈미로에서 달팽이관의 양쪽에 2개의 작은 방을 만드는 구획이 된다. 두 방은 모두 바깥림프로 채워져 있다. 안뜰막 쪽은 **안뜰계단**(전정계단, scala vestibuli, vestibular duct), 아랫방은 **고실계단**(scala tympani, tympanic duct)이라고 한다. 안뜰계단과 고실계단은 달팽이의 꼭대기에서 **달팽이구멍**(와우공, 계단끝통로, helicotrema; *helix*: 나선, *trema*: 구멍)이라는 작은 통로로 연결된다(그림 13.27).

나선기관 달팽이관 안의 **나선기관**(코르티기관으로도 불림) 막성 달팽이관의 보호를 받는 기관으로 청각을 위한 감각구조물이다(그림 13.26b와 13.27). 달팽이관은 속림프로 채워져 있다. 나선기관은 털세포와 버팀세포로 이루어진 두꺼운 감각상피이며 바닥막 위에 위치한다(그림 13.27). **털세포**(hair cell)는 속귀에 있는 감각수용체로서 청각을 담당한다. 바닥막에는 두 종류의 털세포가 있다. 하나는 청각 감각수용체인 안쪽 털세포로 1줄로 배열되며, 다른 하나는 소리에 대한 나선기관의 감도를 조절하는 바깥쪽 털세포로 3줄로 배열된다. 털세포의 꼭대기 표면은 길고 빳빳한 50개 이상의 **입체섬모**(stereocillia; stereos: 단단한)라고 불리는 미세융모와, 1개의 **운동섬모**(kinocilium; kino, 움직임)로 덮여 있다. 입체섬모와 운동섬모는 젤라틴으로 된 **덮개막**(피개막, tectorial membrane)에 묻혀 있다. 털세포의 바닥쪽은 일차감각신경세포로 연결된다(90% 정도가 안쪽털세포 그리고 10% 정도가 바깥쪽 털세포에서 유래). 이들 감각신경세포들의 세포체는 달팽이축 안에 있는 나선결절에 있으며, 달팽이관보다 중심쪽으로 위치한다(그림 13.26a, b).

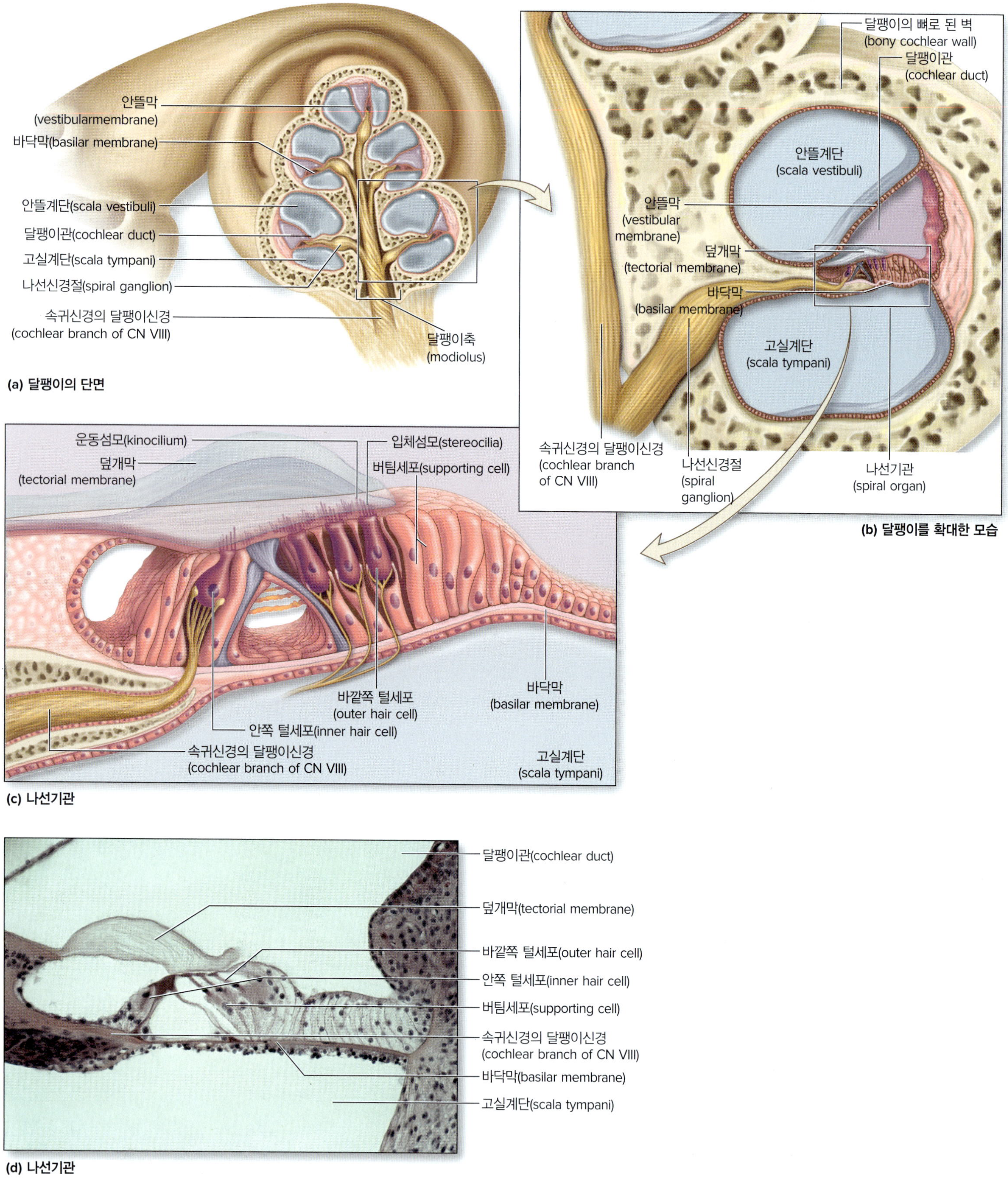

(a) 달팽이의 단면

(b) 달팽이를 확대한 모습

(c) 나선기관

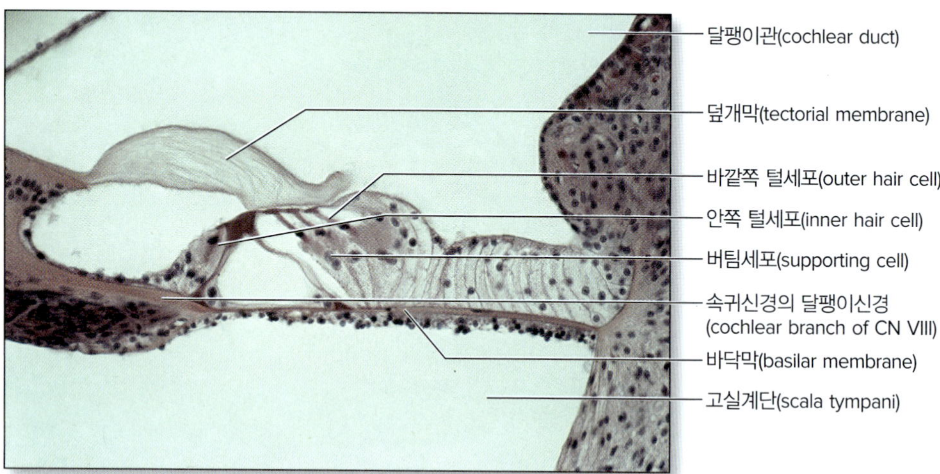

(d) 나선기관

그림 13.26 달팽이와 나선기관의 구조. 달팽이는 이름 그대로 달팽이와 같은 나선형이며, 체액으로 찬 3개의 관으로 이루어져 있다. (a) 달팽이의 단면으로 달팽이관, 고실계단, 안뜰계단의 관계를 관찰할 수 있다. (b) 달팽이를 확대한 그림, (c) 중간계단에 있는 나선기관의 바닥막 위에 있는 털세포, (d) 광학현미경으로 나선기관을 본 모습이다.

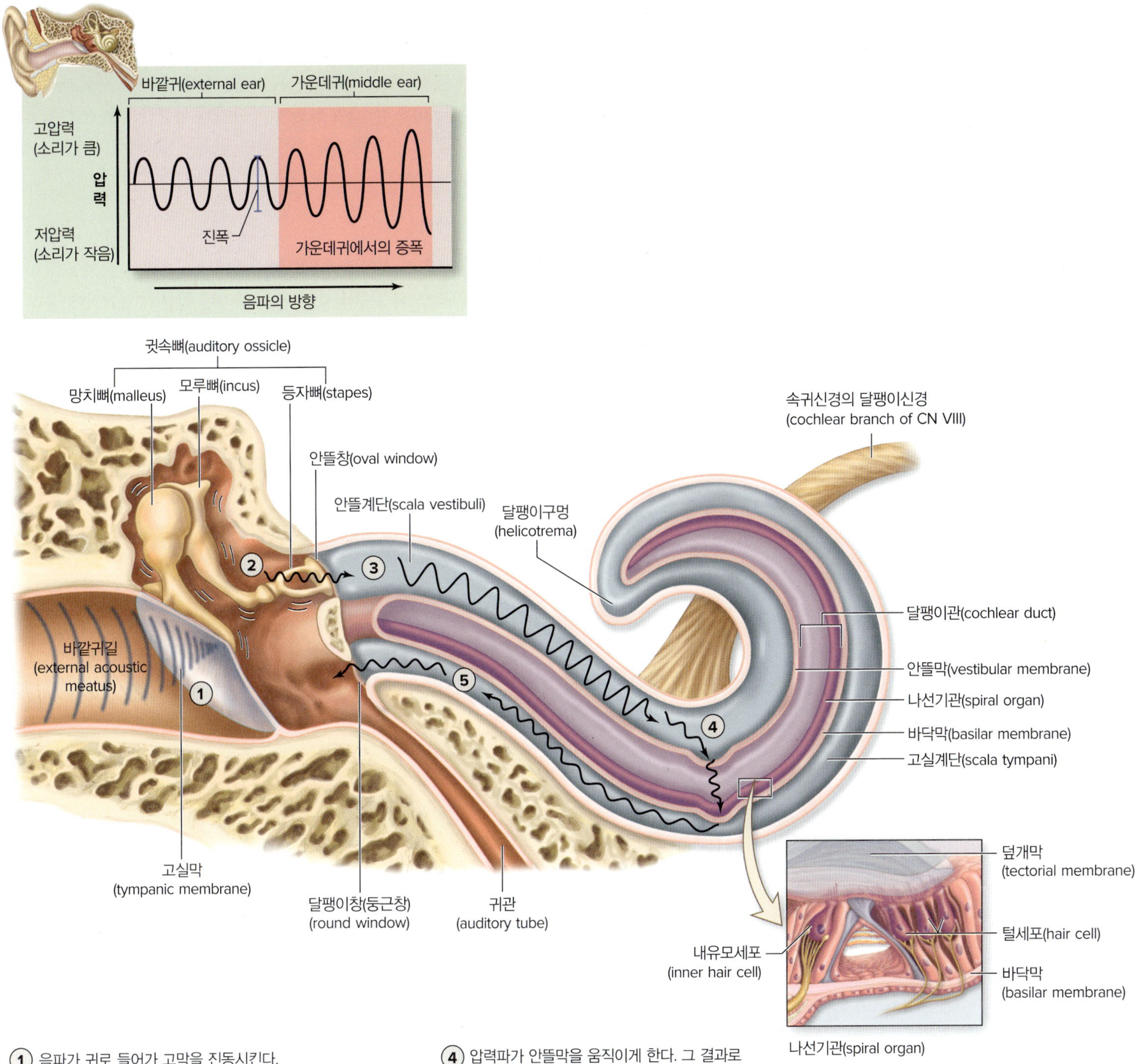

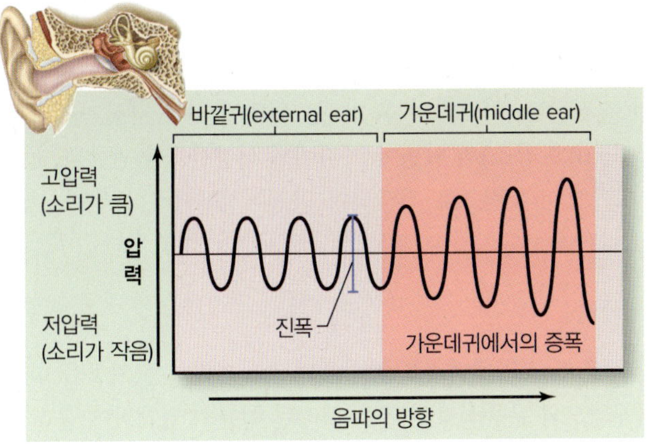

바깥귀(external ear)
가운데귀(middle ear)
고압력
(소리가 큼)
압력
저압력
(소리가 작음)
진폭
가운데귀에서의 증폭
음파의 방향
귓속뼈(auditory ossicle)
망치뼈(malleus)
모루뼈(incus)
등자뼈(stapes)
속귀신경의 달팽이신경
(cochlear branch of CN VIII)
안뜰창(oval window)
안뜰계단(scala vestibuli)
달팽이구멍
(helicotrema)
달팽이관(cochlear duct)
안뜰막(vestibular membrane)
나선기관(spiral organ)
바닥막(basilar membrane)
고실계단(scala tympani)
바깥귀길
(external acoustic
meatus)
고실막
(tympanic membrane)
달팽이창(둥근창)
(round window)
귀관
(auditory tube)
덮개막
(tectorial membrane)
털세포(hair cell)
내유모세포
(inner hair cell)
바닥막
(basilar membrane)
나선기관(spiral organ)

① 음파가 귀로 들어가 고막을 진동시킨다.

② 고막의 진동이 귓속뼈를 움직인다. 음파가 증폭된다.

③ 안뜰창의 등자뼈가 안뜰계단 속에서 바깥림프의 압력파를 생성한다.

④ 압력파가 안뜰막을 움직이게 한다. 그 결과로 달팽이관 속에서 속림프의 압력파가 생성되고 바닥막의 특정한 부분이 움직인다. 나선기관의 털세포가 비틀려 속귀신경의 달팽이신경에서 신경신호를 개시한다.

⑤ 남은 압력파는 고실계단으로 전달되어 달팽이창을 지나 속귀를 나간다.

그림 13.27 귀를 지나는 음파 경로. 음파는 바깥귀로 들어가 가운데귀의 귓속뼈를 지나 전달되며 속귀의 나선기관 중 특정한 부분에서 탐지된다.

› 음파가 신경신호로 변환되는 경로

우리는 어떻게 음파를 감지할까? 여기서는 소리에너지를 전기에너지로 변환하고, 알뜰신경을 따라 대뇌로 전달하는 과정을 설명한다. 이 과정은 그림 13.27에 나타냈다.

음파는 바깥귀의 귓바퀴에서 모이고 이동한다. 음파는 바깥귀길로 들어가 고막을 진동시킨다. 고막의 진동으로 귓속뼈(망치뼈, 모루뼈, 등자뼈)가 움직이고, 난원창이 진동한다. 고막의 지름은 난원창 보다 20배나 크기 때문에 가운데귀를 지나는 소리는 20배가 증폭된다. 이 과정은 에너지가 가운데귀의 공기에서 속귀의 액체로 전달되는 데 꼭 필요하다.

안뜰창의 진동은 안뜰계단 속의 바깥림프에 압력파를 만든다. 안뜰계단의 압력파는 달팽이관의 안뜰막의 변형을 통해 달팽이관의 속림프에 압력파를 만든다. 음파의 주파수 범위에 따라 바닥막의 움직임이 유발되는 위치가 결정된다. 바닥막이 움직이는 위치에 있는 나선기관의 털세포가 변형되어 안뜰신경(8번 뇌신경, 10.9 참조)의 달팽이 가지에서 신경신호를 만든다. 동시에 달팽이관의 압력파 진동이 중간계단의 바깥림프로 전달되어 달팽이창에서 흡수된다. 이때 달팽이창은 조금 불룩해진다.

› 달팽이관의 털세포 자극

안쪽 털세포는 달팽이관의 나선기관 구조로 소리에너지를 전기에너지로 변환하는 기능을 한다. 이 세포는 바닥막 위에 위치하며, 입체섬모와 운동섬모의 끝은 젤라틴 성분의 덮개막에 묻혀 있다(그림 13.26과 13.27). 안쪽 털세포의 자세한 설명은 **그림 13.28**에서 볼 수 있다. 입체섬모의 크기가 차례로 커진 마지막에 운동섬모가 위치하는 모양으로 배열되어 있음을 알 수 있다. 각 입체섬모의 말단에는 이온통로가 분포하며, 이온통로들은 **꼭지연결**(tip link)로 불리는 섬유형 단백질로 차례로 연결되어 운동섬모까지 연결되어 있다. 속림프는 칼륨 농도가 높은 용액으로 속림프에 의한 전압은 +80 mV가 된다. 한편, 안쪽 털세포의 세포질 쪽 전압은 −40 mV이다. 속림프와 안쪽 털세포 세포질 사이의 전압차가 안쪽 털세포가 안정상태에서 가지는 에너지이다(신경세포의 안정막 전압과 비슷한 개념임, 9.7b).

세포의 에너지 정렬은 어떻게 전기신호를 만들 수 있을까? 속림프의 움직임이 지속적으로 바닥막을 위아래로 움직이게 한다. 바닥막이 위쪽으로 움직일 때 안쪽 털세포가 덮개막 쪽으로 밀리면서 입체섬모들은 운동섬모 방향으로 기울어진다. 이때 꼭지연결이 당겨지면서 연결된 이온통로를 열리게 한다. 속림프의 이온(대부분 칼륨이온)은 열린 이온통로를 통해 안쪽 털세포로 들어온다. 칼륨 이온 이동에 따라 털세포는 탈분극(점점 양의 값을 가지는)되어, 털세포의 바닥쪽에서 신경전달물질을 분비하게 한다. 신경전달물질은 일차감각신경세포의 가지돌기에 결합하여 계단전압을 만든다. 이 전기신호는 축삭돌기 쪽으로 이동하여 역치에 도달하면, 일차감각신경세포 축삭돌기에서 활동전위를 만든다. 활동전위는 축삭돌기를 따라 대뇌로 전달된다. 한편, 바닥막이 아래로 움직이면 안쪽 털세포가 덮개막에서 멀어지면서 세포가 똑바로 펴진다. 꼭지연결이 당기는 신호가 감소하면서 이온통로가 닫힌다. 안쪽 털세포는 일시적으로 과분극(더 음의 값을 가지는)되어 신경전달물질도 더 이상 분비하지 않는다. 놀랍게도 바닥막의 위아래 움직임은 초당 20,000번까지 가능하다.

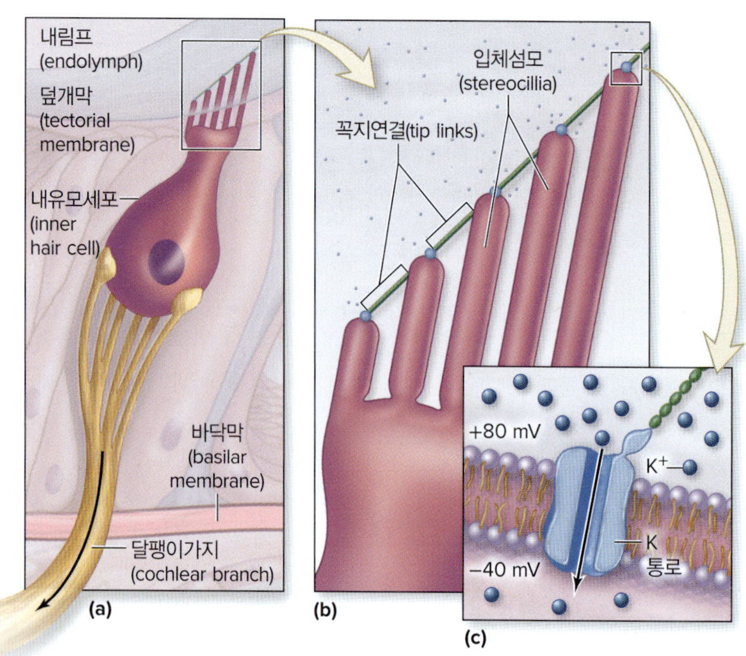

그림 13.28 안쪽 털세포. (a) 안쪽 털세포의 입체섬모 끝에는 이온통로가 있다. (b) 이온통로는 꼭지연결 단백질에 의해 더 긴 이웃의 입체섬모와 연결되어 있다. (c) 이온통로가 열리면 K^+가 안쪽 털세포 세포질로 이동할 수 있다.

› 소리의 인지

소리는 진동하는 물체(예를 들어 북, 기타줄, 성대)가 만드는 압력파를 인지한 결과이다. 이 압력파는 공기, 액체 또는 고체를 포함하는 모든 종류의 매체를 통해 이동한다. 진동하는 물체가 매체의 분자를 밀면, 바로 옆의 분자들이 차례로 밀린다. 그러나 이 과정에서 어떤 분자도 아주 멀리 움직이지는 않는다. 즉 옆의 분자에 단순히 에너지를 전달하는 것이다(한 줄로 선 사람들이 차례로 다음 사람을 밀고 있는 상태를 상상해 본다).

우리가 인지하는 소리의 두 가지 특성은 소리의 높낮이와 음량이다. **높낮이**란 궁극적으로 물체가 진동하는 주파수에 의해 결정된다. **주파수**는 진동하는 물체가 앞뒤로 움직이는 속도로 1초에 움직인 횟수로 측정하여 헤르츠(*Hz*) 단위로 표시한다. 사람의 나선기관은 20 Hz에서 20,000 Hz를 인지할 수 있지만, 1,500~4,000 Hz 주파수 범위의 소리에 가장 민감하다. 우리가 소리의 높낮이를 구분할 수 있는 것은 바닥막의 '뻣뻣한 정도'가 다르기 때문이다. 바닥막은 난원창에서 굵고 짧은 반면 달팽이 끝으로 가면서 점점 가늘고 긴 모양이 된다. 따라서 음파의 주파수에 따라 움직이는 바닥막 부분의 달라진다. 고주파수 음파는 난원창에 가까운 바닥막(상대적으로 뻣뻣한 곳)을 움직이고 저주파의 소리는 난원창에서 먼 쪽에 있는 기저막(상대적으로 유연한)을 흔든다(**그림 13.29**). (피아노 건반의 한쪽 끝에서 다른 쪽 끝으로 높은 음이 나게 되는 모습을 상상해 본다).

음량(소리의 강도)은 진동하는 물체가 앞뒤로 움직이는 범위에 의해 결정되는 분자들 간의 압축 정도(다른말로 하면 음파의 크기)이다. 부드러운 소리는 바닥막에서 상대적으로 적은 범위에서 상대적으로 작은 움직임을 만들고 큰 소리는 나선기관의 넓은 영역에서 상대적으로 큰 기저막 움직임을 유발한다. 바닥막의 큰 움직임은 안쪽 털세포가 만드는 신경신호의 빈도를 증가시키고 더 많은 털세포가 반응하게 한다. 대뇌 측두엽의 청각겉질에서는 이 신호를 더 큰 소리로 해석한다. 소리의 강도는 데시벨(dB)로 평가한다. 0 dB은 사람이 들을 수 있는 최소의 소리(역치)이다. 10 dB 증가는 소리에너지가 10배 증가한다는 의미이다. 즉, 20 dB 소리는 10 dB 소리의 10배이면, 30 dB 소리는 10 dB 소리의 100배에 해당한다. 일상적인 대화는 60 dB 정도인데, 90 dB 이상의 소리에 오래 노출되면 속귀에서 소리를 감지하는 감각수용체가 손상된다.

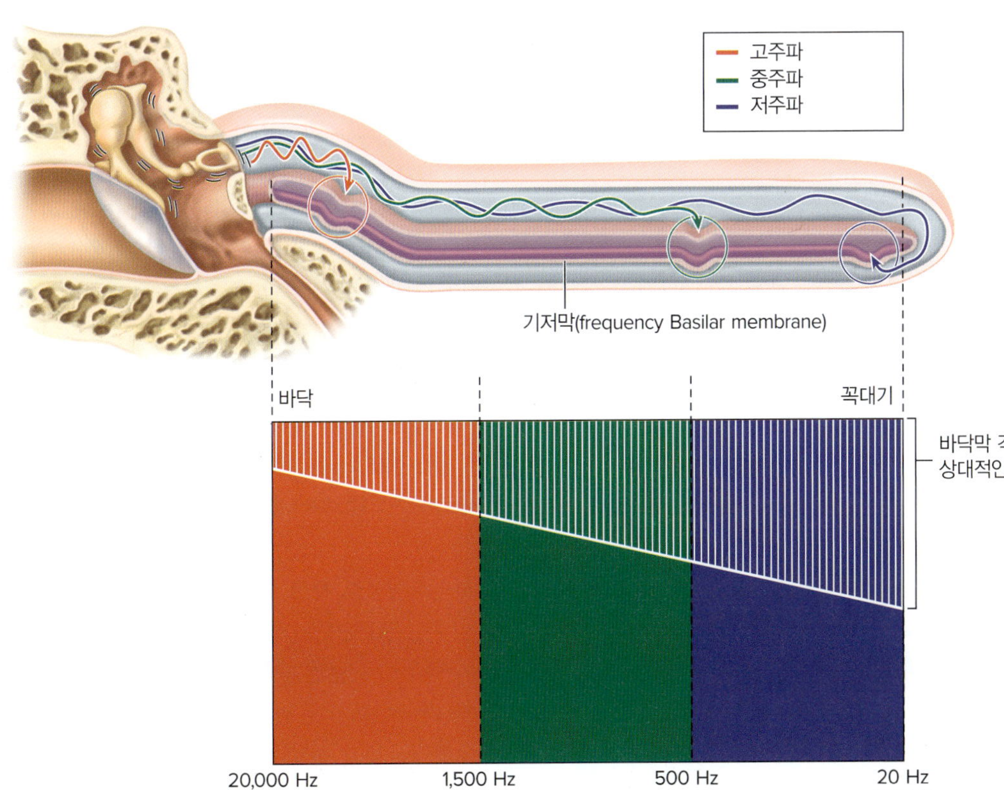

그림 13.29 바닥막의 음파 해석. 음파는 달팽이에 있는 바닥막의 특정한 부분에서 해석된다. 이 그림에서는 달팽이를 곧게 편 모습으로 나타냈다. 고주파 소리(빨간 화살표)가 생성한 압력파는 달팽이의 뿌리에 가까운 바닥막을 움직이게 한다. 중주파 소리(초록 화살표)가 생성한 압력파는 달팽이의 가운데에 가까운 바닥막을 움직이게 한다. 저주파 소리(파란 화살표)가 생성한 압력파는 달팽이구멍에 가까운 바닥막을 움직이게 한다.

통합 INTEGRATE

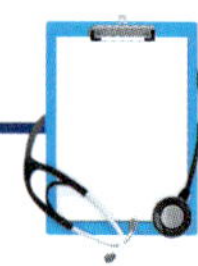

임상적 고찰 13.10 CLINICAL VIEW

인공 달팽이

인공 달팽이(인공 와우, cochlear implant)는 청각장애가 있는 사람에게 삽입하는 전자장비이다. 보청기와는 다르며 정상 청력을 복구하지는 못한다. 대신 속귀 중 손상되거나 기능을 하지 못하는 부분을 보완한다.

인공 달팽이는 다음과 같이 이루어져 있다. (1) 소리를 탐지하는 외부 마이크(흔히 한쪽 귀 뒤에 장착), (2) 마이크로 들어온 소리를 정리하는 음성 처리기, (3) 처리된 소리를 전기신호로 변환하는, 수신기/자극기에 연결된 전송기(달팽이 속).

인공 달팽이는 소리를 선별하고 전기신호로 처리한 후 뇌로 보내 해석하게 한다는 점에서 정상적인 청각과 비슷하다. 그러나 이 유형의 청각은 정상적인 청각과는 상당히 다르다. 인공 달팽이를 삽입한 환자들은 소리가 높고 끽끽거린다고 한다. 그래도 언어소통에는 문제가 없다.

수만 명이 인공 달팽이를 이용하고 있지만, 이렇게 많은 사람이 사용해도 되는가에 대해서 논란이 있다. 첫째로, 수술을 통한 기구 삽입은 모두 감염 또는 합병증의 위험이 조금씩은 있다. 둘째로, 인공 달팽이가 청각을 항상 개선하는 것은 아니다. 또 인공 달팽이는 수화를 기반으로 한 청각장애인 특유의 문화를 위협할 수 있다는 점에서도 우려의 대상이다. 어린아이가 자신이 아닌 다른 사람의 결정으로 인공 달팽이를 삽입하는 것이 옳은가에 대한 의문도 제기된다.

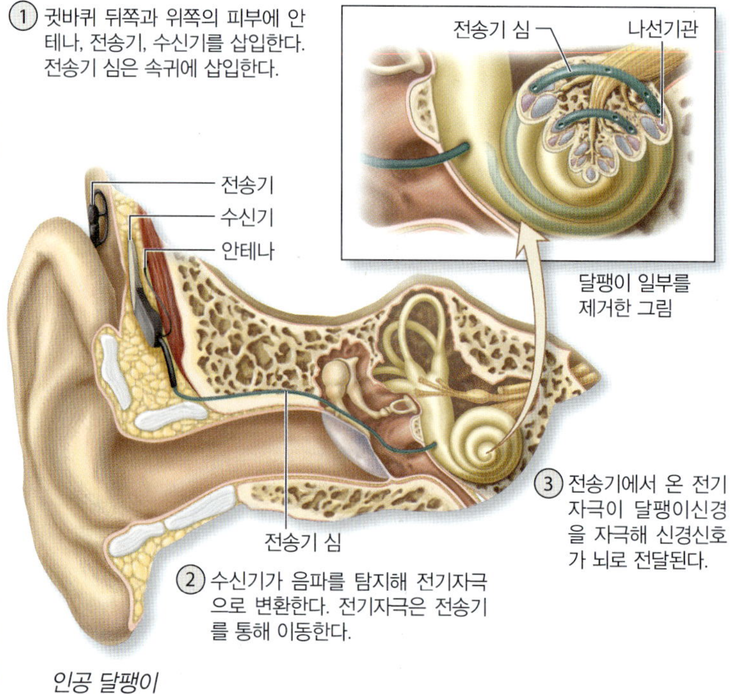

인공 달팽이

무엇을 배웠는가?

25 소리는 어떤 단계를 거쳐 탐지되는가?

26 소리의 높낮이와 소리의 크기를 다르게 인지하는 방법을 비교해 본다.

13.5c 청각경로

학습목표

29. 안뜰신경(8번뇌신경) 자극에서 뇌에 이르는 청각경로에 대해 서술한다.

앞에서 음파가 어떻게 속귀를 따라 이동하는지, 그리고 달팽이관의 안쪽 털세포가 어떻게 전기신호를 만들 수 있는지를 설명했다. 그렇다면 신경신호가 뇌로 전달되는 신경경로는 어떻게 이루어졌을까? 일반적인 2개나 3개 대신 4개의 감각신경으로 구성된 이 청각경로를 **그림 13.30**에 나타냈으며 아래에 설명했다.

1. 바닥막이 움직이면, 나선기관의 털세포에 있는 입체섬모는 아랫부분이 덮개막에 고정되어 있으므로 비틀린다. 이때 털세포에 부착된 달팽이신경을 따라 전달되는 신경신호가 개시된다. 달팽이신경의 감각축삭(감각로의 일차신경세포)은 뇌줄기의 **달팽이핵**(와우핵, cochlear nucleus)에서 끝난다. 이 감각신경세포는 이 핵 속에 있는 이차신경세포와 시냅스를 이룬다.
2. 정보가 달팽이핵에서 통합되고 처리된 후, 이차신경세포를 따라 중간뇌의 **아래둔덕**(inferior colliculus)으로 전달된다(10.5a 참조). 이때 신호는 (a) 중간뇌의 아래둔덕으로 바로 전달되거나 (b) 다리뇌의 위올리브핵을 거쳐 아래둔덕으로 전달될 수도 있다. 아래둔덕에 도착한 신경신호는 큰 소리 반사반응에 관여하는데, 이 신호가 운동신경을 따라 펄쩍 뛰거나 머리를 큰 소리가 나는 방향으로 돌리게 하는 뼈대근육에 전달되기 때문이다. **위올리브핵**(superior olivary nucleus)에 전달된 신경신호는 두 가지 기능을 한다. (a) 하나는 소리의

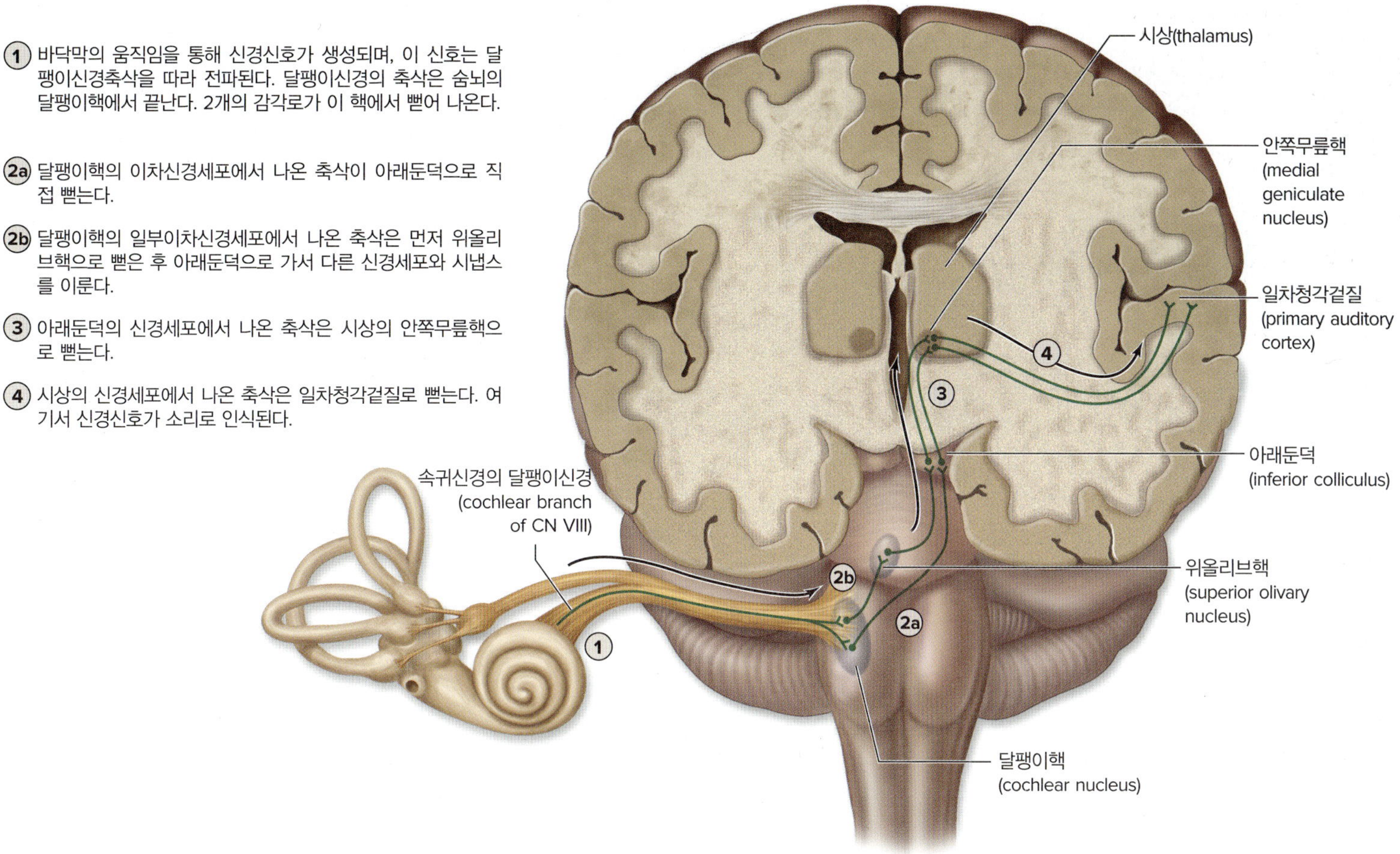

① 바닥막의 움직임을 통해 신경신호가 생성되며, 이 신호는 달팽이신경축삭을 따라 전파된다. 달팽이신경의 축삭은 숨뇌의 달팽이핵에서 끝난다. 2개의 감각로가 이 핵에서 뻗어 나온다.

2a 달팽이핵의 이차신경세포에서 나온 축삭이 아래둔덕으로 직접 뻗는다.

2b 달팽이핵의 일부이차신경세포에서 나온 축삭은 먼저 위올리브핵으로 뻗은 후 아래둔덕으로 가서 다른 신경세포와 시냅스를 이룬다.

③ 아래둔덕의 신경세포에서 나온 축삭은 시상의 안쪽무릎핵으로 뻗는다.

④ 시상의 신경세포에서 나온 축삭은 일차청각겉질로 뻗는다. 여기서 신경신호가 소리로 인식된다.

시상(thalamus)
안쪽무릎핵 (medial geniculate nucleus)
일차청각겉질 (primary auditory cortex)
아래둔덕 (inferior colliculus)
속귀신경의 달팽이신경 (cochlear branch of CN VIII)
위올리브핵 (superior olivary nucleus)
달팽이핵 (cochlear nucleus)

그림 13.30 청각에 관여하는 중추신경계통 경로. 신경신호는 안뜰신경의 달팽이신경을 따라 뇌줄기의 위올리브핵과 아래둔덕으로 전파된다. 그다음 시상으로 자극이 전달되고 마지막에 일차청각겉질로 정보가 전달된다.

통합 INTEGRATE

임상적 고찰 13.11 CLINICAL VIEW

난청

난청(deafness)은 청각 소실로 정의된다. 청각 소실은 전도성 난청과 감각신경성 난청으로 나눌 수 있다. **전도성 난청**(conductive deafness)은 귓바퀴, 바깥귀길, 고막, 귓속뼈를 통한 음파의 전도에 이상이 생긴 경우이다. 전도성 난청의 원인으로는 고막 손상, 귀속뼈 융합, 가운데귀 염증(중이염) 등이 있다. **감각신경성 난청**(sensorineural deafness)은 속귀나 달팽이관 구조의 변형이나 손상을 말한다. 예들 들면 큰 소리(록 콘서트, 총기 발사)에 의해 속귀의 섬모가 손상되거나 머리에 가해진 충격으로 달팽이신경이 손상되는 경우이다.

위치를 찾아내는 것, (b) 다른 하나는 큰 소리가 날 때 고막긴장근과 등자근으로 신경신호를 전달해 이 근육들을 수축시켜서 귓속뼈의 진동을 감소시키는 반사반응이다.

3. 아래둔덕에서 온 신경신호는 시상의 **안쪽무릎핵**(medial geniculate nucleus)(10.4b 참조)으로 전달된다. 여기서 처음 청각감각정보가 처리되고 걸러진다.
4. 이 신경신호는 다시 시상을 거쳐 대뇌 측두엽의 청각겉질로 전달되어 소리로 인식된다.

소리가 뇌에서 어떻게 처리되고 해석되는지 배운 내용을 종합하려면 **그림 13.31**을 보면서 청각의 해부학과 생리학에 대해 복습하라.

무엇을 배웠는가?

27 청각 경로와 관련된 뇌의 주된 부분은 무엇이며, 각 부분은 어떤 기능을 하는가?

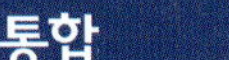

개념 개관

그림 13.31 청각. 음파는 바깥귀로 들어가 (a) 가운데귀로 전달된다. (b) 소리는 증폭되어 속귀로 전달된다. (c) 소리는 신경신호로 변환된다. (d) 신경신호는 뇌로 전달된다.

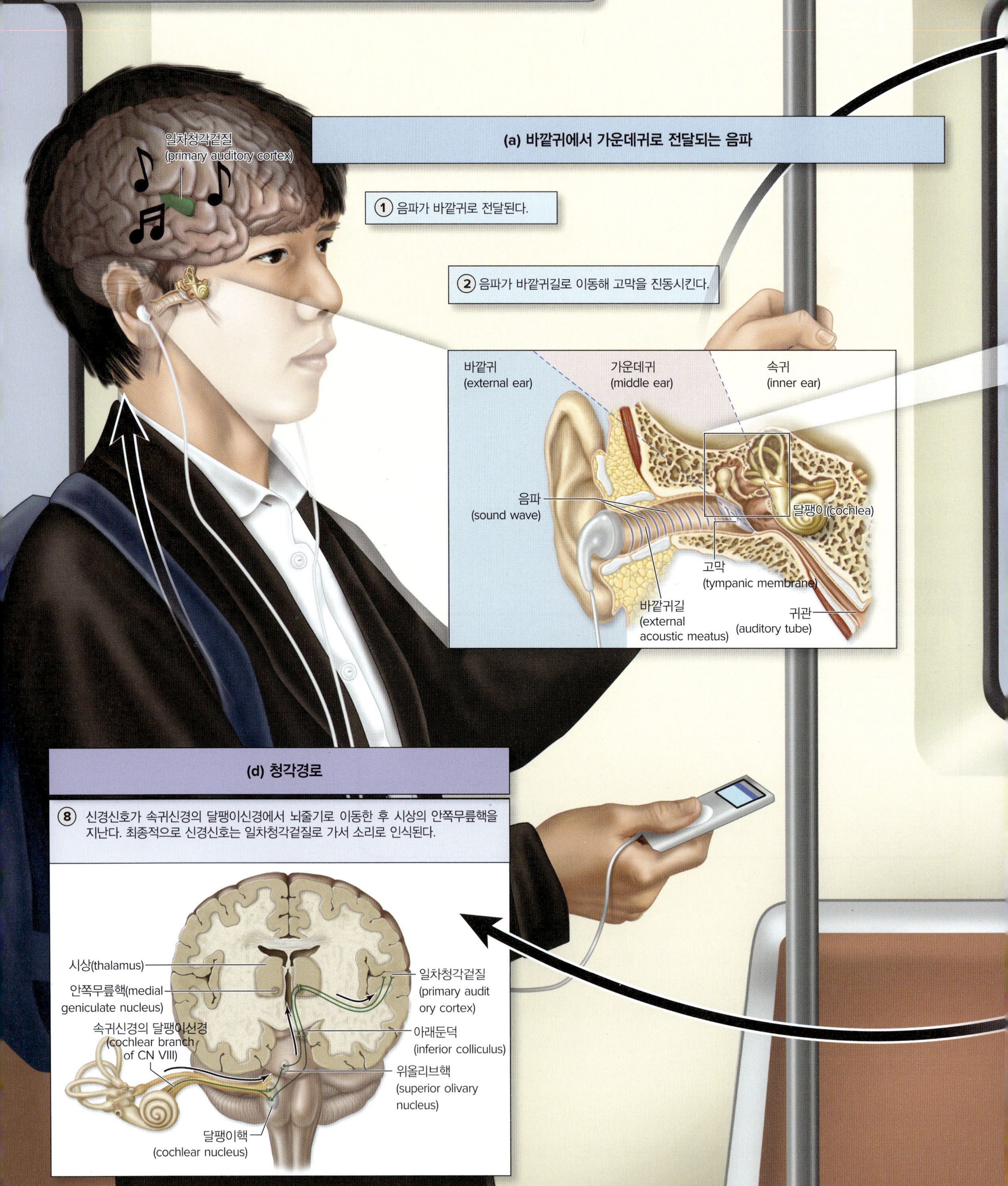

일차청각겉질
(primary auditory cortex)

(a) 바깥귀에서 가운데귀로 전달되는 음파

① 음파가 바깥귀로 전달된다.

② 음파가 바깥귀길로 이동해 고막을 진동시킨다.

바깥귀
(external ear)
가운데귀
(middle ear)
속귀
(inner ear)
음파
(sound wave)
달팽이(cochlea)
고막
(tympanic membrane)
바깥귀길
(external
acoustic meatus)
귀관
(auditory tube)

(d) 청각경로

⑧ 신경신호가 속귀신경의 달팽이신경에서 뇌줄기로 이동한 후 시상의 안쪽무릎핵을 지난다. 최종적으로 신경신호는 일차청각겉질로 가서 소리로 인식된다.

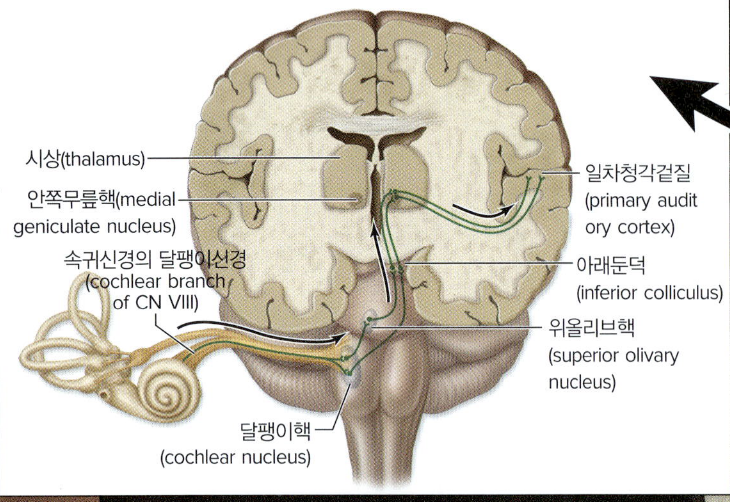

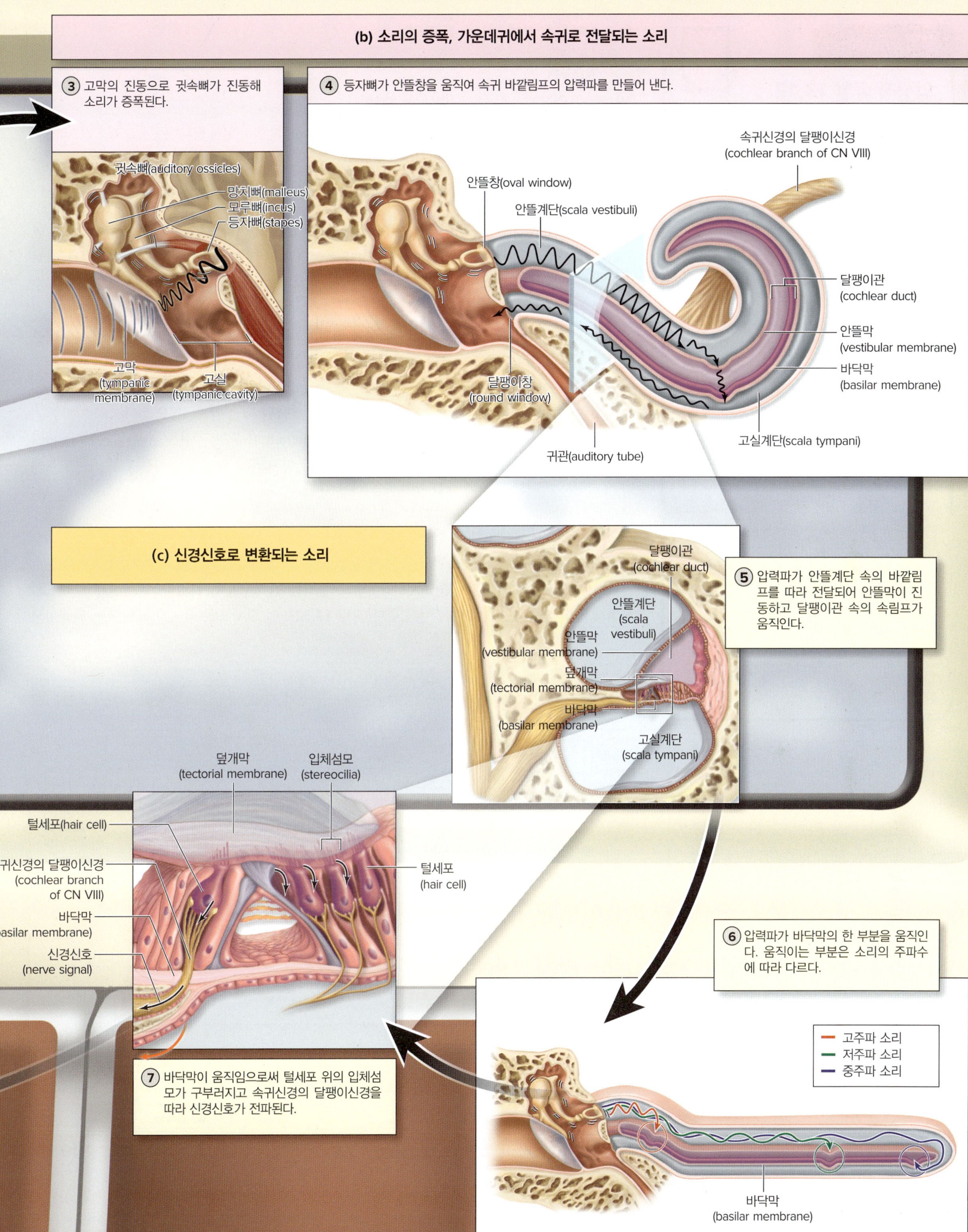
(b) 소리의 증폭, 가운데귀에서 속귀로 전달되는 소리
③ 고막의 진동으로 귓속뼈가 진동해 소리가 증폭된다.
귓속뼈(auditory ossicles)
망치뼈(malleus)
모루뼈(incus)
등자뼈(stapes)
고막 (tympanic membrane)
고실 (tympanic cavity)
④ 등자뼈가 안뜰창을 움직여 속귀 바깥림프의 압력파를 만들어 낸다.
속귀신경의 달팽이신경 (cochlear branch of CN VIII)
안뜰창(oval window)
안뜰계단(scala vestibuli)
달팽이관 (cochlear duct)
안뜰막 (vestibular membrane)
바닥막 (basilar membrane)
달팽이창 (round window)
고실계단(scala tympani)
귀관(auditory tube)
(c) 신경신호로 변환되는 소리
달팽이관 (cochlear duct)
안뜰계단 (scala vestibuli)
안뜰막 (vestibular membrane)
덮개막 (tectorial membrane)
바닥막 (basilar membrane)
고실계단 (scala tympani)
⑤ 압력파가 안뜰계단 속의 바깥림프를 따라 전달되어 안뜰막이 진동하고 달팽이관 속의 속림프가 움직인다.
덮개막 (tectorial membrane)
입체섬모 (stereocilia)
털세포(hair cell)
속귀신경의 달팽이신경 (cochlear branch of CN VIII)
바닥막 (basilar membrane)
신경신호 (nerve signal)
털세포 (hair cell)
⑥ 압력파가 바닥막의 한 부분을 움직인다. 움직이는 부분은 소리의 주파수에 따라 다르다.
고주파 소리
저주파 소리
중주파 소리
바닥막 (basilar membrane)
⑦ 바닥막이 움직임으로써 털세포 위의 입체섬모가 구부러지고 속귀신경의 달팽이신경을 따라 신경신호가 전파된다.

통합 INTEGRATE

임상적 고찰 13.12
CLINICAL VIEW

멀미

멀미(motion sickness)는 비행기나 자동차를 탈 때 느끼는 구역, 가벼운 방향감각 상실, 어지럼증이다. 가속도와 방향 변화에 취약한 사람이 바깥의 지평선을 제대로 볼 수 없는 상황일 때 일어난다. 이러한 상황에서는 속귀의 안뜰복합체가 시각과 모순되는 신경신호를 뇌로 보낸다. 눈은 우리의 몸이 비행기나 선실의 바닥에 가만히 서 있다고 뇌에게 전하는데, 속귀는 완전히 다른 정보를 뇌에 전달한다.

덜 흔들리는 곳으로 자리를 옮기거나 시야를 바꾸면 멀미를 완화할 수 있다. 어떤 사람은 탄산음료를 마시거나 크래커를 먹기도 하는데, 이렇게 함으로써 증상이 완화되는 이유는 밝혀지지 않았다. 증상을 완화하는 데 항히스타민이 효과가 있으며 디하이드리네이트(Dramamine), 메클리진(Bonine), 시클리진(Marezine)과 같은 비처방 경구용 또는 피부 패치 멀미약을 이용할 수도 있다.

13.5d 평형감각과 머리 움직임

학습목표

30. 평형에 관여하는 속귀의 기관에 대해 서술한다.

31. 타원주머니와 둥근주머니가 머리의 정적 균형과 평형 움직임을 어떻게 탐지하는지, 그리고 반고리관이 머리의 회전 움직임을 어떻게 탐지하는지 설명한다.

32. 평형과 관련된 신경 경로를 요약한다.

평형(equilibrium)이란 머리의 위치를 의식하고 감지하는 것이다. 타원주머니, 둥근 주머니, 반고리관의 감각수용체는 평형의 감지와 조정을 돕는다. 뇌는 이 감각정보를 수용하고, 시각정보와 고유수용체의 정보와 함께 통합해서 몸이 균형을 유지하고 필요에 따라 자세를 조정할 수 있도록 한다.

타원주머니와 둥근주머니는 머리의 **정적 평형**(static equilibrium) 자세를 탐지한다. 이때는 몸이 정지한 상태이다. 예를 들어 해부학 자세로 서 있다면, 머리도 똑바로 서 있다고 타원주머니와 둥근주머니가 뇌에 알린다. 타원주머니와 둥근주머니는 머리의 **선형가속도**(linear acceleration) 변화도 탐지한다. 자신의 발등을 향해 고개를 숙일 때를 예로 들 수 있다.

한편 반고리관은 머리의 **각가속도**(angular acceleration) 또는 회전 운동을 탐지한다. 피겨 스케이트 선수가 얼음 위에서 오래 회전할 때를 예로 살펴보자. 이때 반고리관 속의 감각수용체가 움직이는 머리의 위치에 대한 정보를 뇌에 보낸다.

› 정적 평형과 머리의 선형가속도

정적 평형과 선형가속도는 속귀의 안뜰에 있는 수용체에 의해 감지된다. 타원주머니와 둥근주머니의 안쪽 벽을 따라 **평형반**(macula)이라고 불리는 감각수용체가 있다. 평형반은 털세포와 버팀세포가 혼합된 층으로 이루어져 있다(**그림 13.32**). 이 털세포의 꼭대기 표면에는 입체섬모

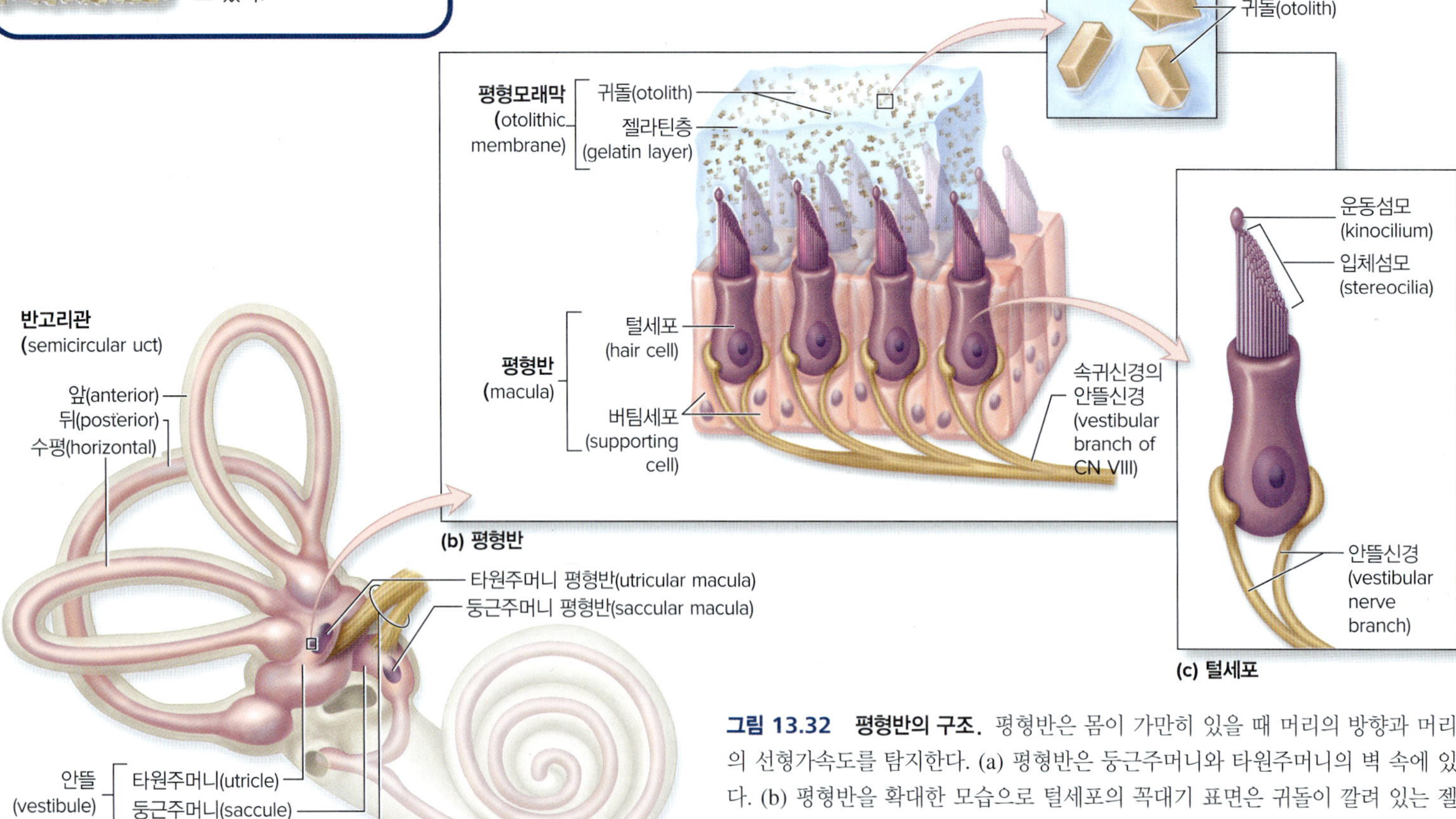

그림 13.32 평형반의 구조. 평형반은 몸이 가만히 있을 때 머리의 방향과 머리의 선형가속도를 탐지한다. (a) 평형반은 둥근주머니와 타원주머니의 벽 속에 있다. (b) 평형반을 확대한 모습으로 털세포의 꼭대기 표면은 귀돌이 깔려 있는 젤라틴층으로 덮여 있으며 이 층을 평형모래막이라고 한다. (c) 각 털세포에는 입체섬모라는 수많은 미세융모와 한 가닥의 긴 운동섬모가 있다.

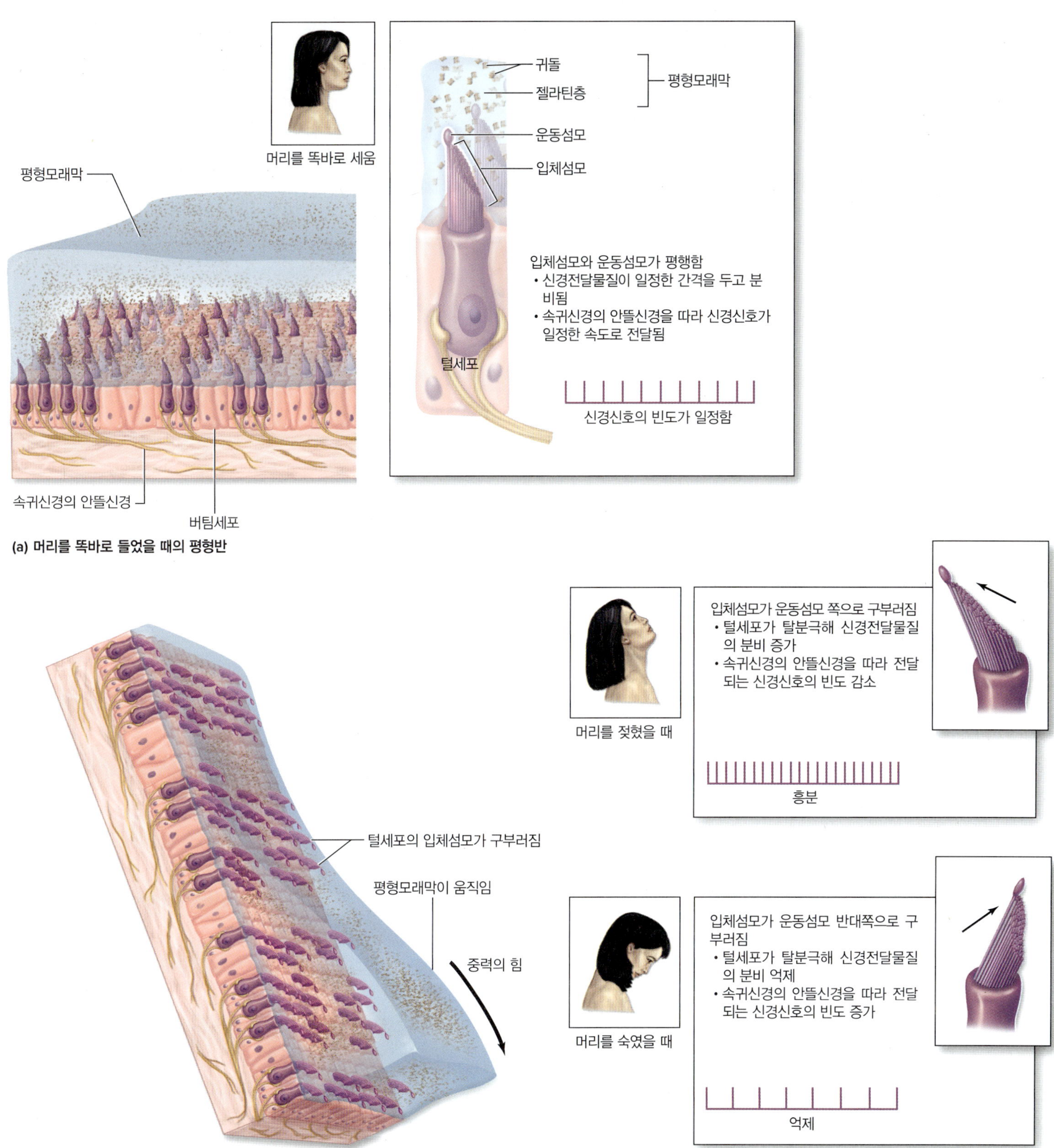

그림 13.33 평형반이 머리의 선형가속도를 탐지하는 원리. (a) 머리를 똑바로 세웠을 때는 털세포와 입체섬모의 방향이 같은데, 이는 평형모래막이 지지한다. (b) 머리를 기울이면 평형모래막이 조금 움직여 입체섬모가 구부러지고 신경신호의 전파 빈도가 달라져서 머리 위치의 변화를 알린다. 입체섬모가 운동섬모 쪽으로 구부러지면 털세포가 탈분극해 신경신호가 전파되는 빈도가 증가한다. 반대로 입체섬모가 운동섬모에서 먼쪽으로 구부러지면 털세포가 과다분극해 신경신호가 전파되는 빈도가 감소한다.

만 있는 것이 아니라 한 가닥의 긴 운동섬모(kinocilium; *kino*: 움직임)도 있다. 입체섬모와 운동섬모는 털세포에서 뻗어 나오며 털세포는 상피의 꼭대기 표면을 완전히 덮은 젤라틴 덩어리에 박혀 있다. 이 젤라틴층은 **귀돌**(이석, otolith; *oto*: 귀, *lithos*: 돌) 또는 평형모래(statoconia)라고 불리는 작은 탄산칼슘 결정으로 덮여 있다. 젤라틴층과 결정은 함께 **평형모래막**(이석막,

otolithic membrane, statoconic membrane)을 이룬다. 귀돌은 아래의 젤라틴을 밀어 털세포를 덮은 평형모래막의 무게를 증가시킨다.

머리의 위치는 평형모래막의 위치에 영향을 미친다(그림 13.33). 머리를 똑바로 들었을 때는 평형모래막이 털세포에 직접 압력을 가하므로 털세포에 대한 자극이 최소화된다. 그러나 머리를 기울이면 평형모래막이 평형반의 표면 위에서 위치가 바뀌어 입체섬모가 비틀린다. 입체섬모가 구부러지면 털세포에서 분비되는 신경전달물질의 양이 변하고 동시에 속귀신경의 안뜰신경(8번 뇌신경)에 있는 감각신경세포의 자극에도 변화가 생긴다.

입체섬모가 운동섬모를 향해 구부러지면 털세포가 탈분극해 신경전달물질의 분비속도가 증가한다(그림 13.33b). 그 결과로 속귀신경의 안뜰신경에서 신경신호가 더 빈번히 생성된다. 반대로 입체섬모가 운동섬모에서 먼쪽으로 구부러지면 털세포가 과다분극해 신경전달물질이 분비되는 속도가 줄어든다. 최종적으로 시간이 지날수록 안뜰신경의 축삭에서 생성되는 신경신호의 수와 빈도가 감소한다. 뇌는 신경신호의 이 변화를 해석해 머리가 기울어진 방향을 파악한다.

› 회전가속도

회전가속도는 반고리뼈관 속에 있는 반고리관에 들어 있는 감각수용체에 의해 감지된다. 각 반고리관은 **팽대**(ampulla, ampullae)라는 팽창된 부위로 연결된다(그림 13.34). 팽대에는 **팽대능선**(crista ampullaris, ampullary crest)이라는 올라간 부분이 있는데, 털세포와 버팀세포 상피로 덮여 있다. 운동섬모와 입체섬모가 있는 젤라틴 지붕으로 덮인 이 털세포를 **꼭대기**(cupula)라고 한다.

반고리관의 수용체 팽대능선은 머리의 회전운동을 탐지한다(그림 13.35). 머리가 처음 회전하면 그 관성으로 속림프가 뒤로 쏠린다. 이 속림프가 꼭대기를 밀어 입체섬모가 구부러진다. 입체섬모가 구부러짐으로써 털세포의 신경전달물질 분비가 변화하고 동시에 감각신경세포가 받는다. 앞에서도 설명했듯이 입체섬모가 운동섬모 쪽으로 구부러지면 털세포가 탈분극해 신경신호의 빈도가 증가하고, 반대쪽으로 구부러지면 털세포가 과다분극해 신경신호의 빈도가 감소한다(그림 13.33b). 흥미로운 점은 팽대가 속도 변화에 주로 반응한다는 사실이다. 다시 말해 팽대는 회전의 가속 또는 감속에 반응한다. 머리가 일정한 속도로 회전하면 속림프의 움직임이 팽대를 따라잡는다. 그러면 털세포의 입체섬모가 더 이상 구부러지지 않아 털세포는 더 이상 자극을 받지 않는다.

아마 어릴 때 다음과 같은 경험이 있었을 것이다. 똑바로 서서 눈을 감고 약 1분간 한쪽 방향으로 돌았을 때, 처음에는 어지럽지만 30초쯤 지나면 어지러움이 사라졌을 것이다. 속림프가 팽대의 회전운동을 따라잡았기 때문이다. 돌기를 멈추면, 가만히 서 있는데도 머리가 계속 돌고 있는 느낌이 들었을 것이다. 멈춘(감속) 후에도 속림프의 가속도 때문에 속림프가 움직였기 때문이다.

통합 INTEGRATE

개념 연결 CONCEPT CONNECTION

전신의 균형과 평형을 유지할 때는 여러 계통이 관여한다. 안뜰계통은 머리의 움직임을 탐지하고, 눈은 자세에 대한 시각정보를 뇌에 전달하고, 근육뼈대계통 전체의 고유수용체는 근육과 힘줄의 긴장(그리고 관절의 위치)을 탐지한다.

› 평형감각 경로

안뜰기관에서 시작된 감각신호가 지나는 경로를 그림 13.36에 나타냈으며 아래에 설명했다.

1. 평형반(안뜰의 타원주머니와 둥근주머니에 있는) 또는 팽대능선(반고리관의 팽대에 있는)의 입체섬모가 뒤틀리면 안뜰달팽이 신경(8번 뇌신경)의 안뜰가지에서 신경신호가 시작된다.

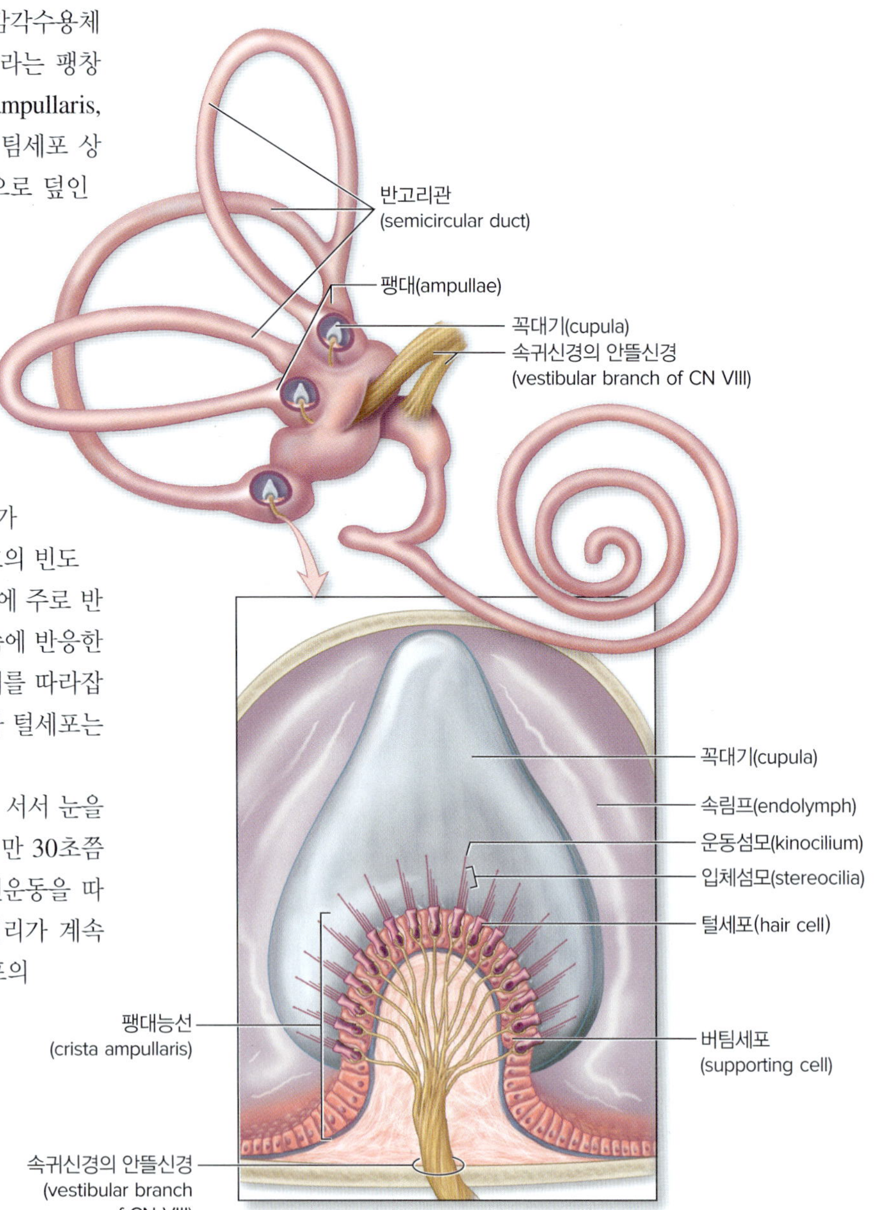

그림 13.34 팽대. 반고리관 속 팽대의 단면을 나타낸 그림으로 머리의 회전운동을 탐지할 때 털세포와 버팀세포, 꼭대기, 속림프의 관계를 관찰할 수 있다.

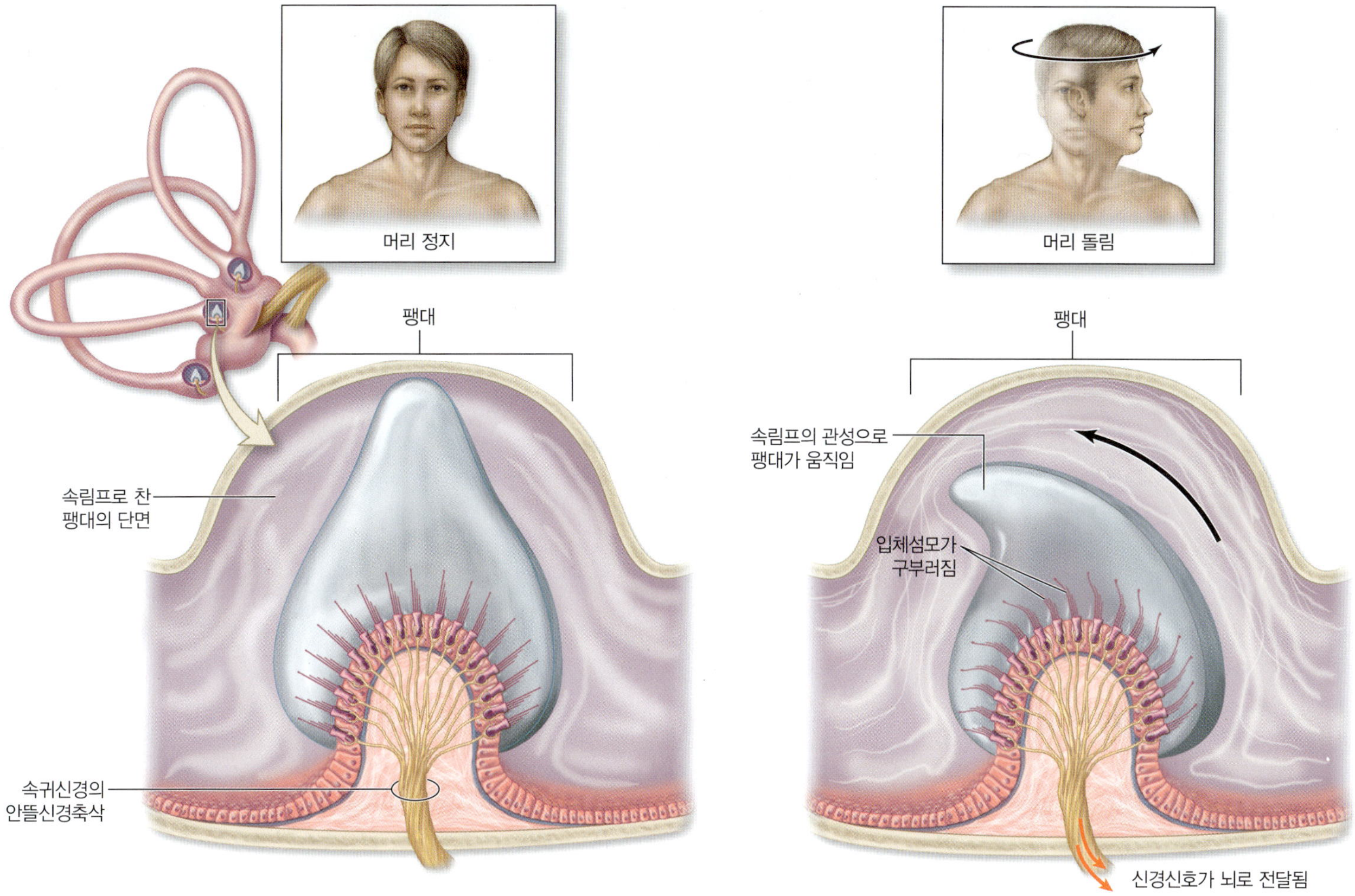

머리 정지

머리 돌림

팽대

팽대

속림프로 찬
팽대의 단면

속귀신경의
안뜰신경축삭

속림프의 관성으로
팽대가 움직임

입체섬모가
구부러짐

신경신호가 뇌로 전달됨

그림 13.35 팽대능선의 기능. 머리가 회전하면 반고리관 속의 속림프가 털세포를 덮은 꼭대기를 밀어내 입체섬모가 구부러지고 신경신호가 전파되는 빈도가 변한다.

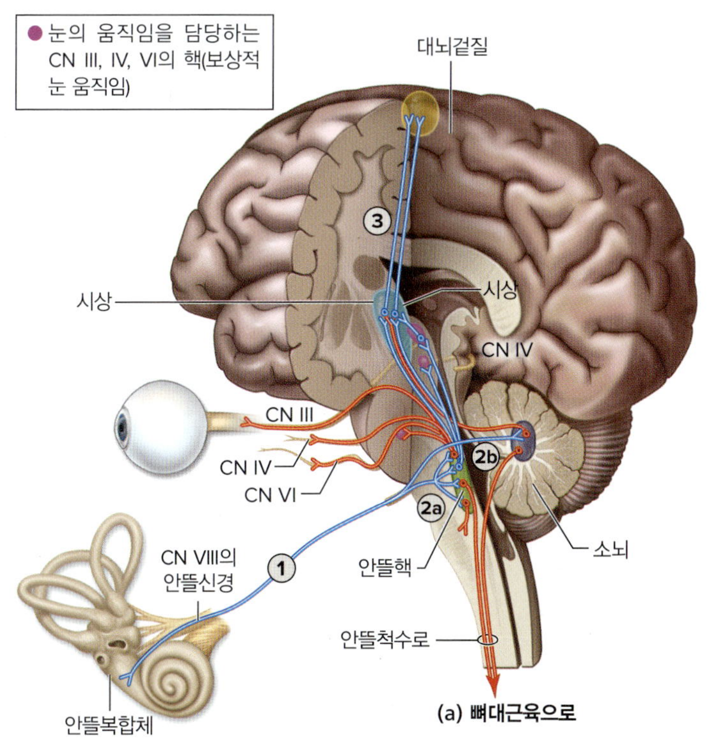

그림 13.36 안뜰 경로. 안뜰복합체에서 온 정보는 뇌의 여러 부분으로 전달된다. 그 결과로 자세와 몸의 움직임이 협응을 통해 조정된다.

2. 안뜰가지의 감각신호(평형감각 경로의 일차 신경세포)는 양측성으로 숨뇌(안뜰핵)나 소뇌로 전달된다. (a) **안뜰기관**(눈이나 고유감각기와 함께)의 신호는 숨뇌의 양쪽 안뜰핵을 통해 눈(3번 동안신경, 4번 도르래신경과 6번 갓돌림신경을 통해)과 균형을 유지하는 뼈대근육(하행 안뜰-척수 운동경로를 통해, 11.4c 참조)의 반사적 움직임으로 유도한다. (b) 안뜰기관(눈, 고유기관 및 대뇌의 신호 포함)의 신호를 받은 소뇌가 몸의 균형과 근육 긴장도(하행 안뜰-척수 운동경로를 통해)를 조절한다.
3. 안뜰핵, 소뇌의 신경신호는 시상 그리고 최종적으로는 대뇌겉질로 가서 처리된다. 이로써 우리는 몸의 자세를 자각한다.

무엇을 배웠는가?

28 평형반은 어떤 움직임을 탐지하며, 어떤 원리로 탐지하는가?

29 팽대는 어떤 움직임을 탐지하며, 어떤 원리로 탐지하는가?

단원 요약 CHAPTER SUMMARY

	• 감각수용체는 우리 몸의 외부 및 내부 환경에 대한 정보를 제공한다.
13.1 감각수용체 개관	**13.1a 감각수용체의 일반적 기능** • 감각수용체는 변환기 역할을 하여 자극에너지를 중추로 전달하는 전기신호로 바꿔 준다.
	13.1b 감각수용체의 일반적 구조 • 감각수용체에는 하나의 감각신경세포 가지돌기 말단에서부터 복잡한 감각기관에 이르기까지 다양한 유형이 있다.
	13.1c 감각수용체가 제공하는 감각정보 • 감각은 대뇌겉질에 의해 의식 수준에서 인지되는 자극이며, 대부분의 자극은 의식 수준에서 인지되지 않는다. • 감각수용체는 중추에 자극의 양상, 위치, 강도 및 지속시간을 포함하는 특성을 전달한다.
	13.1d 감각수용체의 분류 • 감각수용체는 수용체 분포(일반감각 및 특수감각); 자극의 기원 (외부 수용기, 내부 수용기 및 고유 수용기); 자극의 양상(화학수용체, 열수용체, 빛수용체, 기계수용체 및 통각수용체)에 의해 정의되고 구분된다.
13.2 일반감각	**13.2a 촉각수용체** • 촉각수용체는 가장 많은 유형의 감각수용체이며 무피막 수용체와 피막 수용체로 구분된다. • 무피막 수용체에는 자유신경종말, 털뿌리신경얼기, 촉각원반이 있다. • 피막 수용체에는 끝망울, 층판소체, 망울소체, 촉각소체가 있다.
	13.2b 연관통증 • 연관통증이란 실제로는 내부 장기에서 비롯되는 감각신경신호에 의해 발생하는 통증이 피부와 뼈대근에서 비롯된 것으로 인식되는 통증이다.
13.3 후각과 미각	• 후각 및 미각 수용체는 특수감각, 외부 수용체 및 화학수용체로 분류된다.
	13.3a 후각: 냄새 감각 • 후각 상피는 후각에 대한 감각수용체이며 비강에 위치한다. 후각수용체세포, 지지세포 및 기저세포로 구성된다. • 냄새정보는 후각신경에 의해 시상하부와 편도체에 전달되며, 시상을 거치지 않고 후각겉질로 직접 전달된다.
	13.3b 미각: 맛 감각 • 미각수용체를 포함하는 미뢰(맛봉우리)는 대부분 혀에 위치하며, 미각세포, 지지세포 및 기저세포로 구성된다. • 다섯 가지 기본 미각은 단맛, 소금, 신맛, 쓴맛, 감칠맛이다. • 맛은 안면신경(CN VII)과 혀인두신경(CN IX)에 의해 미각경로를 통해 전달된다.
13.4 시각수용체	• 눈에는 빛, 색상 및 움직임을 감지하는 빛수용체가 있다.
	13.4a 눈의 부속기관 • 눈의 부속기관으로 외인성 눈근육, 눈썹, 속눈썹, 눈꺼풀, 결막 및 눈물샘이 있다. • 결막은 눈의 공막(안구결막)의 앞면과 눈꺼풀의 내부 표면(안검결막)을 덮는 막으로 각막을 덮지는 않는다. • 각 눈물기관에는 눈물샘이 있어 눈 표면에 누액을 분배한다. 누액은 눈물 점으로 수집되어 코눈물관으로 배출된 다음 코안으로 배출된다.
	13.4b 눈의 구조 • 눈은 수정체에 의해 두 개의 공간으로 나뉜다; 즉, 영구적인 젤라틴 유리체액을 포함하는 뒤공간과 순환하는 묽은 방수액을 포함하는 앞공간이다. • 안구섬유층은 눈의 모양을 보호하고 유지하는 데 도움이 되는 공막과, 망막에 빛을 모으는 데 도움이 되는 각막으로 구성된다. • 안구혈관층에는 망막에 영양을 공급하는 혈관을 포함하는 맥락막, 결이인대와 함께 수정체 모양 변화를 돕고 안방수를 분비하는 섬모체, 동공 직경을 제어하는 홍채 등 세 영역이 있다. • 안구신경층(망막)은 외부 색소상피층(반사광을 흡수)과 모든 빛수용체와 연결된 신경세포를 포함하는 내부 신경층으로 구성된다. • 망막에는 황반(macula lutea)이라고 하는 황색 영역이 있다. 시야는 중심오목(fovea centralis)이라고 불리는 황반의 중심에 있는 함몰부에서 가장 선명하다.
	13.4c 시각의 생리: 빛의 굴절과 초점 • 굴절은 빛이 휘는 현상으로, 주로 각막과 수정체에서 발생하여 빛이 망막에 닿는 과정에 생긴다. • 6 m보다 가까운 물체를 볼 때 빛의 초점을 맞추려면 눈의 수렴, 수정체 조정, 동공 수축이 필요하다.
	13.4d 시각의 생리: 빛 신호 전달 • 빛 신호 전달은 망막의 신경층에 위치한 빛수용기 세포(막대세포와 원뿔세포)가 빛에너지를 전기신호로 변환하는 과정이다. • 주로 망막 주변부에 위치하는 막대세포는 희미한 빛에 의해 활성화되며 색상 정보는 제공하지 않는다. 여기서 생성된 이미지는 시야의 선명도가 제한적이다. • 원뿔세포는 주로 망막 중심의 중심오목에 위치하며 밝은 빛에 의해 활성화되고 색상 인식을 제공한다. 여기서 생성된 이미지에는 시각적 선명도가 높다. 원뿔세포에는 세 가지 유형이 있으며 각 유형은 서로 다른 파장의 빛을 최대한 흡수한다.
	13.4e 시각경로 • 시각신경은 양쪽 눈에서 나온 신경절축삭에 의해 형성되고, 시각교차에서 수렴하여, 뇌로 향하는 시각로를 이룬다. • 시각로는 시각신호를 시상과 위둔덕에 전달한다. 시상은 의식 수준의 해석을 위해 시각정보를 뒤통수엽으로 전달한다.

(계속)

단원 요약 CHAPTER SUMMARY

13.5 청각 및 평형감각수용체	• 귀안의 수용체는 청각과 평형감각을 제공한다.
	13.5a 귀의 구조 • 바깥귀길은 음파를 고막으로 전달하여 가운데귀로 보낸다. • 가운데귀는 세 개의 귓속뼈가 있는 공기로 채워진 공간이다. 귓속뼈(망치뼈, 모루뼈, 등자뼈)는 고막에서 난원창으로 음파를 전송하고 증폭한다. • 속귀에는 청각과 평형감각을 위한 구조가 있다. 이 특수수용체들은 막미로에 들어 있다. 막미로는 뼈미로라고 불리는 관자뼈의 해면체 공간 안에 있다.
	13.5b 청각의 생리 • 나선기관(청각기관)은 달팽이관 내에 있다. 달팽이관의 나선기관에 있는 털세포는 기저막에서 덮개막에 고정되어 있다. • 음파가 고막을 진동할 때 귀속뼈 진동이 발생하여 기저막의 진동으로 이어진다. 이때 털세포의 섬모가 구부러져 8번 뇌신경(CN VIII)의 달팽이관 가지를 따라 전달되는 신경신호가 시작된다.
	13.5c 청각경로 • 청신경핵에서 나온 이차감각신경섬유는 아래둔덕으로 직접 연결되거나, 올리브위핵을 거쳐 아래둔덕으로 향한다. 아래둔덕에서 나온 축삭은 시상으로, 시상 축삭은 다시 일차청각겉질로 투사하여 소리가 의식적으로 인식된다.
	13.5d 평형감각과 머리 움직임 • 타원주머니와 둥근주머니 안에 있는 황반은 머리의 고정 위치와 선형가속도를 감지한다. • 반고리관은 막성 반고리관을 덮고 있는 뼈미로의 일부이다. 세 개의 반고리관에는 머리의 회전운동을 감지하는 팽대능선이 들어 있는 확장 부위가 있어서 이를 팽대부라고 부른다. • 평형감각기관(전정 및 반고리관 안의 감각수용체)으로부터의 신경신호는 8번 뇌신경(CN VIII)의 안뜰가지를 통해 직접 또는 안뜰핵(숨뇌)을 거쳐 소뇌로 전달된다. 안뜰핵이나 소뇌의 신경신호는 다시 시상을 거쳐 마지막으로는 대뇌겉질로 전달되어 머리 위치나 움직임을 인지할 수 있게 된다.

단원 평가

기초 평가 Do You Know the Basics?

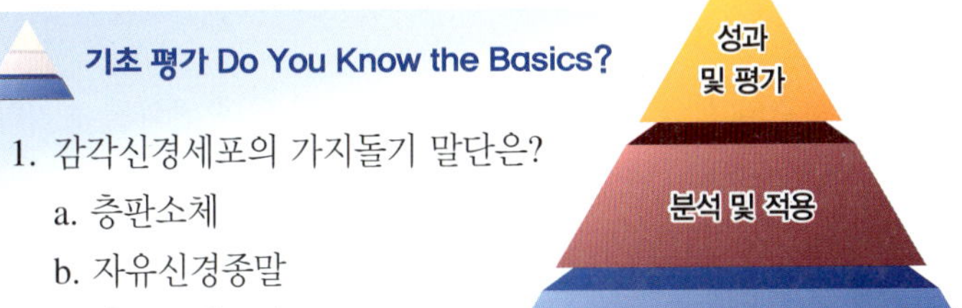

1. 감각신경세포의 가지돌기 말단은?
   a. 층판소체
   b. 자유신경종말
   c. 망물소체
   d. 끝망울

2. 감각수용체와 그 기능의 연결이 적절하지 않은 것은?
   a. 화학수용체; 특정 분자 및 용액의 이온 감지
   b. 통각수용체; 고통 감지
   c. 고유수용체; 근육 긴장의 변화 감지
   d. 온도수용체: 압력의 변화 감지

3. 다음 중 결막에 설명으로 적절하지 않은 것은?
   a. 공막에 영양을 공급하는 혈관을 포함한다.
   b. 각막을 덮고 있다.
   c. 외부 물체를 감지하는 감각신경세포를 포함한다.
   d. 층상원주상피로 구성된다.

4. 누액의 기능으로 적절하지 않은 것은?
   a. 눈 표면 정화
   b. 세균 감염 예방
   c. 눈확(안와) 가습
   d. 눈 표면을 촉촉하게 한다.

5. 눈 벽의 가장 안쪽에서 바깥쪽 층을 순서대로 배열하면?
   a. 망막, 혈관, 섬유질
   b. 혈관, 망막, 섬유질
   c. 혈관, 섬유질, 망막
   d. 망막, 섬유질, 혈관

6. 6 m 이내의 물체를 볼 때 생기는 설명으로 적절하지 않은 것은?
   a. 눈은 클로즈업된 물체에 초점을 맞추기 위해 조절된다.
   b. 섬모체가 수축하여 걸이인대의 긴장도가 감소한다.
   c. 광선을 더 잘 굴절시키기 위해 수정체는 더 둥글어진다.
   d. 동공이 확장되어 망막에 더 많은 빛이 들어온다.

7. 귀의 구조와 기능이 적절히 설명된 것은?
   a. 달팽이창; 음파를 속귀로 전달
   b. 바깥귀길: 음파를 고막으로 유도
   c. 귓속뼈; 속귀에 전달되는 음파 감쇠
   d. 안뜰막; 털세포의 입체섬모를 구부려서 신경신호 발생

8. 다음 중 달팽이관에 대한 설명으로 적절한 것은?
   a. 평형모래막이 털세포를 구부릴 때 머리의 선형가속을 감지한다.
   b. 외림프로 가득 차 있다.
   c. 음파를 신경신호로 변환하는 털세포를 포함한다.
   d. 안뜰막에 놓인 나선형 기관을 포함한다.

9. 안뜰기관의 황반에 대한 설명으로 적절한 것은?
   a. 머리의 회전 운동을 감지한다.
   b. 반고리관에 들어있다.
   c. 평형모래막이 털세포의 입체 섬모를 구부릴 때 신경신호가 생성된다.
   d. 청각기관이다.

10. 시상에 연접하지 않고 대뇌겉질에 전달되는 유일한 감각은?
    a. 후각

b. 시각
c. 고유감각
d. 촉각

11. 자극의 양상에 따른 수용체의 5가지 분류는 무엇인가? 각각의 해부학적 예를 제시하시오.

12. 내장 통각수용체는 체성감각의 통각수용체와 어떻게 다르며, 연관통증이라고 알려진 현상과 어떤 관련이 있는가?

13. 미각이 뇌에 도달하는 경로는 무엇인가?

14. 후각 자극이 코안에서 뇌로 전달되는 경로를 설명하시오.

15. 눈으로 들어오는 빛의 양을 조절하는 데 도움이 되는 눈 벽의 구조는 무엇인가?

16. 독서 중인 책의 이미지에 초점을 맞추고 있는 수정체는 어떤 방법으로 즉시 뒷마당에서 노는 아이들의 이미지로 초점을 맞출 수 있는가?

17. 형성, 순환 및 기능 측면에서 누액과 안방수를 비교하시오.

18. 막미로와 뼈미로의 구조적 관계를 간략하게 서술하시오.

19. 음파가 귀에 들어가는 경로와 그 소리가 신경신호로 어떻게 변환되는지 설명하시오.

20. 안뜰과 반고리관에서 어떻게 평형을 감지하는지 설명하시오.

응용 평가 Can You Apply What You've Learned?

1. 브로콜리는 맛이 이상하다며 브로콜리를 먹지 않는 5살 아이가 있다. 이 아이에게 코를 막고 브로콜리를 먹게 한 다음 맛을 물어보면 (여전히 브로콜리를 먹고 싶지는 않지만) 이상한 맛은 덜하다고 말한다. 아이가 코를 잡고 브로콜리를 먹으면 왜 이상한 맛이 덜하다고 하는가?
   a. 아이가 코를 잡았을 때 9번 뇌신경이 끼여서 미각을 명확하게 인식할 수 없다.
   b. 코를 잡는 행동 때문에 아이가 브로콜리를 먹는 데 신경을 덜 쓰기 때문이다.
   c. 후각은 미각의 큰 부분을 차지하므로 아이가 브로콜리 냄새를 맡을 수 없으면 그 맛이 감소한다.
   d. 코를 닫은 상태에서 냄새 분자가 입으로 들어가기 쉬워지고, 맛봉우리에 닿아 맛을 내는 분자의 수가 증가했다.

2. 호너증후군(Honor syndrome)은 머리와 목의 좌우 한쪽가능 교감신경이 손상된 상태이다. 호너증후군을 앓고 있다면 어떤 시각장애가 있을까?
   a. 근거리 시야를 위한 눈의 조절 이상
   b. 동공 수축
   c. 수정체의 편평한 상태 지속
   d. 손상된 쪽 눈이 바깥쪽으로 돌아가 있음(외전)

3. 비교적 높은 음의 "모기 소리" 같은 휴대전화 벨소리는 대부분의 어린이와 청소년은 잘 듣지만 대부분의 성인은 잘 듣지 못한다. 왜 성인이 이러한 소리를 잘 듣지 못하는가?
   a. 속귀의 안뜰창에 가까운 털세포는 나이가 들어감에 따라 손상된다.
   b. 고막은 나이가 들어감에 따라 유연성을 잃어 음파를 중이로 전달할 수 없다.
   c. 성인은 달팽이창 근처의 나선기관을 손상시켜 소리를 들을 수 없게 된다.
   d. 나이가 들어감에 따라 귀지가 점진적으로 쌓여서 바깥귀길을 막고 소리를 듣기가 어렵게 된다.

4. 황반변성 환자는 중심 시야에 상실을 경험할 수 있지만 주변 시야는 영향을 받지 않거나 적은 영향을 받는다. 왜 그럴까?
   a. 황반변성은 시신경유두부를 손상시켜 중심 시야를 손상시키지만 주변 시야는 정상이다.
   b. 전형적으로 한쪽 시신경만 손상되므로 주변 시야를 사용하면 정상적인 시각로를 사용할 수 있다.
   c. 황반변성에서는 막대세포만 손상되므로 주변 시야(막대세포 수가 적은 부위)는 영향을 받지 않는다.
   d. 중심 시야 상실은 중심와의 손상으로 인한 것이다. 망막 주변부에는 큰 영향이 없다.

5. 응급실로 이송된 노인이 왼팔 아래로 퍼지는 통증을 호소하고 있으며, 숨이 가쁘다. 응급실 의사는 이 노인에게 심장마비가 발생했다고 의심하고 있다. 심장에 문제가 있는데 왜 왼팔에 통증을 느끼고 있는가?
   a. 왼팔 혈관의 화학수용기는 혈액 내 산소 수치의 변화를 감지하고 통증을 유발한다.
   b. 대뇌겉질에서 자극의 근원을 심장 대신 팔의 피부와 근육으로 잘못 알고 있다.
   c. 환자가 위팔에 환상통증을 경험하고 있다.
   d. 심장마비는 위팔 혈관의 압력수용체를 자극한다.

종합 평가 Can You Synthesize What You've Learned?

1. 사반나는 활동적인 3세 여자아이로 기침과 코감기를 앓기 시작한 다음 귀가 아프고 청력이 현저하게 감소했다. 담당 소아과 의사는 진찰을 통해 체온 상승과 함께 약간 튀어 나온 고막이 붉어져 있으며, 인두에는 염증 증상이 있음을 확인했다. 의사는 이 상태를 무엇이라고 부르고 어떻게 치료할 수 있는가? 소라의 나이는 이 질병과 어떤 관련이 있는가?

2. 알레한드로는 담배를 끊은 후, 담배를 피울 때보다 음식이 훨씬 더 맛이 좋다는 것을 알게 되었다. 흡연과 미각 인지는 어떤 관련이 있는가?

3. 조지는 근시를 가진 사람들이 나이가 들면 다초점 안경(독서용 렌즈와 근시용 렌즈 두 개로 구성됨)이 필요한 이유를 이해할 수 없다. 한 종류의 안경이 독서와 근시 교정에 동시에 효과가 없다는 것을 이해하지 못한다. 조지에게 이 두 가지의 차이점을 설명하고, 왜 두 상태의 치료법이 비슷해 보이는지 설명하시오.

Chapter 14

내분비계통

Endocrine System

통합 *INTEGRATE*

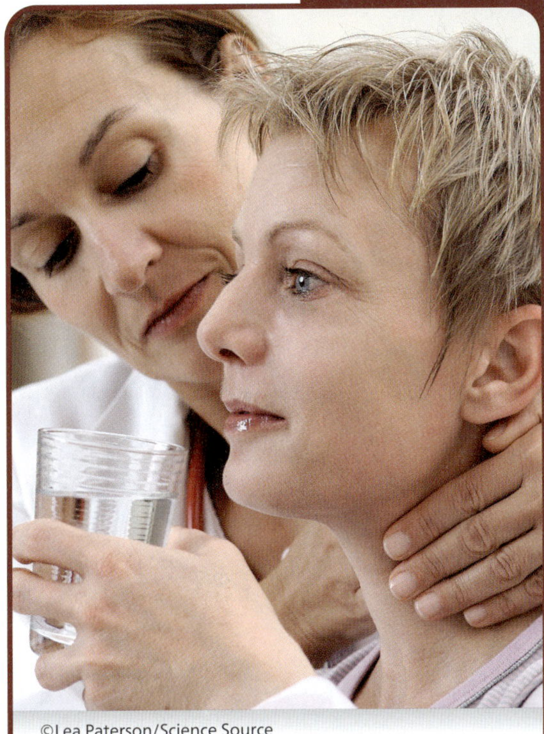

관련 직업

내분비내과 전문의(Endocrinologist)

내분비내과 전문의는 내분비질환을 전문적으로 치료하는 의사이며, 내분비계통 중 가장 흔하게 치료를 요하는 곳은 갑상샘이다. 갑상샘은 목의 앞부분에 있으면서 갑상샘호르몬을 생성하고 분비하여 대사를 조절한다. 갑상샘질환은 촉진을 통해 발견되는 경우가 흔하다(예: 갑상샘종 또는 그레이브스병).

때로는 정신없이 바쁜 날이 있다. 아침 먹을 시간도 없고, 수업 때문에 점심도 간단히 때우기만 한 후 오후 내내 수업을 들어야 하는 날 말이다. 이런 날은 대부분 저녁에 집에 도착하자마자 너무 배가 고파서 급하게 저녁식사를 하게 된다. 하지만 이렇게 불규칙하게 식사를 한다 해도 내분비계통 덕분에 혈당은 일정하게 유지될 수 있다. 내분비계통은 호르몬을 분비하면서 혈당 조절을 포함한 우리 몸의 다양한 대사과정을 조절하고 있다.

이번 장을 학습하는 목적은 크게 두 가지이다. 하나는 내분비계통의 중심 개념을 소개하고 전반적으로 논하는 것이다. 여기에는 내분비샘, 호르몬 분류, 혈액을 통한 호르몬 운반, 호르몬이 체세포와 상호작용하는 원리가 포함된다. 다른 하나는 대표적인 호르몬이 몸의 항상성을 유지하는 과정을 자세히 살펴보는 것이다. 이번 장의 마지막 부분에서는 노화가 어떻게 내분비계통에 영향을 끼치는지에 대해 살펴보도록 하겠다. 주요 호르몬에 대한 정보는 쉽게 찾아볼 수 있도록 이 장 맨 뒤에 요약표로 정리되어 있으니 참고하기 바란다(R1-R10).

14.1 내분비계통 개관

내분비계통은 우리 몸을 조절하고 있는 중요한 계통 두 가지 중 하나이며, 나머지 하나는 다른 장에서 설명하게 될 신경계이다. 이제 내분비계통이 우리 몸의 기능을 어떻게 조절하는지 신경계와 비교하면서 살펴보고 내분비계통의 전반적인 기능에 대해 알아보자.

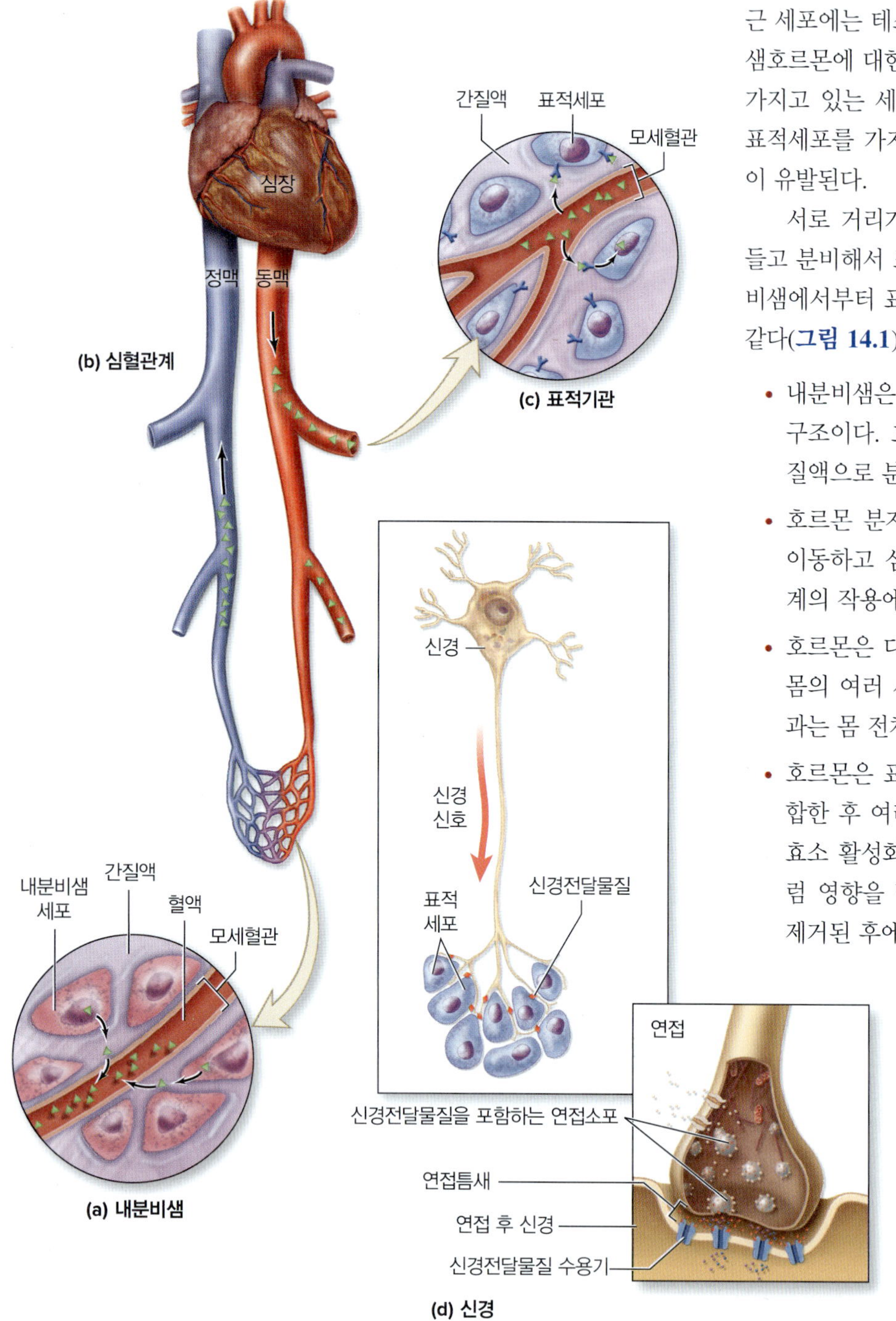

그림 14.1 신경계통과 내분비계통의 소통방법. (a~c) 내분비계통에서 호르몬은 내분비세포에서 분비된다. 호르몬은 혈액을 통해 온몸을 순환하다가 표적세포에 다다른다. (d) 신경계에서 신경세포는 신경전달물질을 연접틈새로 분비하고 표적세포에 작용하도록 한다.

17.1a 내분비계통의 개요

학습목표

1. 호르몬이 어떻게 내분비샘에서부터 표적기관까지 이동하는지 등을 포함하여 내분비계통의 전반적인 특징을 설명한다.

내분비계통(endocrine system)은 온몸에 퍼져 있는 내분비샘으로 이루어져 있다. 내분비샘은 **호르몬**(hormone; '깨우다'는 뜻의 hormao에서 유래)이라고 부르는 분자를 합성하고 분비하며, 분비된 호르몬은 우리 몸의 여러 세포들과 소통하면서 기능을 조절한다. 소통은 특정 호르몬에 대한 특별한 수용체를 가지고 있는 세포와 이루어진다(예: 뼈대근 세포에는 테스토스테론에 대한 수용체가 있고 뼈모세포에는 부갑상샘호르몬에 대한 수용체가 있다). 이처럼 특정 호르몬에 대한 수용체를 가지고 있는 세포를 **표적세포**(target cell)라 부른다. 호르몬은 각각의 표적세포를 가지고 있으며 어느 세포에 작용하는가에 따라 다른 반응이 유발된다.

서로 거리가 멀리 떨어져 있다면 어떻게 내분비샘은 호르몬을 만들고 분비해서 표적세포의 기능을 조절하는 걸까? 호르몬 분자는 내분비샘에서부터 표적세포까지 혈액을 통해서 운반되고 그 과정은 다음과 같다(**그림 14.1**).

- 내분비샘은 물질을 관으로 분비하는 외분비샘과는 달리 관이 없는 구조이다. 호르몬 분자는 관이 없는 대신 내분비샘에서부터 사이질액으로 분비되고 그 후에 혈액으로 이동한다(**그림 14.1a**).
- 호르몬 분자들은 내분비샘 주위의 모세혈관을 통해 혈류 속으로 이동하고 심혈관계를 통해 온몸을 순환하지만(**그림 14.1b**), 신경계의 작용에 비하면 진행속도는 상대적으로 느리다.
- 호르몬은 다시 모세혈관을 통해서 사이질액으로 빠져나오고 우리 몸의 여러 세포에 작용한다(**그림 14.1c**). 결과적으로 호르몬의 효과는 몸 전체로 퍼져 나간다.
- 호르몬은 표적세포의 세포액막 또는 세포 안에 있는 수용체와 결합한 후 여러 가지 특정적인 대사활동을 촉진하거나 억제한다(예: 효소 활성화, 이온통로 개방, 단백합성 또는 세포분열 촉진). 이처럼 영향을 받은 대사활동은 장기간 지속되며 때때로는 호르몬이 제거된 후에도 계속되기도 한다.

우리 몸의 혈액 중에는 항상 호르몬이 순환하면서 각 세포의 기능을 조절하고 있다. 따라서 의사는 혈액 속의 호르몬 농도를 측정하여 그 사람의 건강 상태를 알아볼 수 있다. 예를 들어 갑상샘호르몬이 낮다는 것은 갑상샘기능저하증(14.8b 참조)을 의심할 수 있으며, 여성에게서 사람융모성생식샘자극호르몬(human chorionic gonadotropin; hCG)이 검출된다는 것은 임신을 의미하기도 한다(22.2c 참조).

무엇을 배웠는가?

1. 호르몬이 어떻게 내분비샘에서 표적세포까지 이동하는지 설명해 보시오.

14.1b 두 조절계통의 비교

학습목표

2. 내분비계와 신경계가 어떻게 우리 몸의 기능을 조절하는지 비교하고 서로 다른 점에 대해 설명한다.

신경계와 내분비계는 조절하는 방법과 효능은 서로 다르기는 하지만 서로 상호보완적으로 신체기능을 조절한다. 신경계는 신경세포를 통해 신체의 두 특정 위치 사이에서 조절을 한다(**그림 14.1d**). 신경신호에 의해 분비된 신경전달물질은 연접틈새를 지난 다음 신경세포, 근육세포 또는 내분비샘에 도달하고 곧 표적세포가 근수축이나 샘분비 등과 같은 반응이 나타나도록 한다. 이후에 신경전달물질은 빠르게 분해되고 신경세포로 흡수된다. 신경계에 의한 반응은 빠르고 짧게 지속되는 것이 특징이다. 이렇듯 신경계와 내분비계는 서로 다른 점이 있지만 다음 두 가지 중요한 공통점이 있다. (1) 자극에 반응하여 특화된 세포는 호르몬 혹은 신경전달물질과 같은 리간드(ligand)를 분비하여 특정 표적세포와 소통한다(2.5b 참조). (2) 리간드는 표적세포에 존재하는 수용체와 결합하여 세포활성의 변화를 유도한다.

이 두 가지 보완적인 계통의 특징 비교는 **표 14.1**에 요약하였다.

무엇을 배웠는가?

2 내분비계통과 신경계통의 표적세포는 어떻게 다른가?

14.1c 내분비계통의 일반적 기능

학습목표

3. 내분비계통에 의해 조절되는 일반적인 기능에 대해 설명한다.

내분비계는 호르몬을 방출하고 수용체를 가지고 있는 표적세포와 소통할 수 있다. 결과적으로 그 기능은 매우 다양하게 나타날 수 있으며 다음의 4가지로 요약해 볼 수 있다.

- **발생, 성장 및 대사 조절.** 호르몬은 발생 및 성장기간 동안 나타나는 세포분열 및 분화를 조절할 수 있다. 또한 동화작용(합성) 및 이화작용(분해)과 같은 대사활동을 조절할 수 있다. 예를 들어 성장호르몬은 성장을 촉진하고 갑상샘호르몬은 세포대사를 조절한다.
- **혈액 조성과 양의 항상성 유지.** 호르몬은 포도당, 아미노산, 이온(Na^+, Ca^{2+} 등)과 같은 혈액의 특정 구성성분의 양을 조절할 수 있다. 뿐만 아니라 호르몬은 혈액량, 적혈구 및 백혈구 농도, 혈소판 숫자 등을 조절할 수 있다. 예를 들어 인슐린(insulin)의 경우 혈액의 포도당 농도를 조절한다(14.10b 참조).
- **소화 조절.** 어떤 호르몬은 소화관에서 소화효소의 분비나 음식물의 이동에 영향을 끼친다. 예를 들어 위에서 분비되는 가스트린(gastrin)은 위의 수축과 분비를 촉진시켜 소화과정을 조절한다(21.2d 참조).
- **생식활동 조절.** 호르몬은 발달과정, 성적인 행동 등을 포함하는 생식기계의 기능에 영향을 끼친다. 한 예로 프로락틴(prolactin)은 젖샘에 작용해서 모유 분비를 촉진시키는 등 생식기계의 기능 조절에 관여한다(12.3f 참조).

표 14.1	내분비계와 신경계의 비교	
특징	**내분비계**	**신경계**
소통방법	호르몬 분비, 호르몬은 혈류를 따라 온몸으로 순환하여 표적세포에 도달	신경신호는 연접틈새로 신경전달물질을 분비하게 유도
표적세포	호르몬에 대한 수용기를 갖는 모든 세포	다른 신경세포, 근육세포 및 분비샘세포
반응시간	비교적 느림, 초~분~시간 단위	빠름, 0.001초~초 단위
효능범위	전신에 걸쳐서 광범위한 효과	대부분 국소적이고 특정적 효능 유발
반응 지속시간	장기간, 분~며칠~몇 주 단위, 자극이 사라져도 지속될 수 있음	단기간, 0.001초 단위, 자극이 사라지는 순간 반응도 종료

무엇을 배웠는가?

3 당뇨병(diabetes mellitus)은 혈당이 높게 유지되는 것이 특징이다. 위에서 언급한 네 가지 기능 중 어느 것에 해당하는가?

14.2 내분비샘

지금부터는 내분비계통의 4가지 중요한 특징에 대해 살펴보고자 하며, 그 내용은 다음과 같다. (1) 주요 내분비샘의 위치와 호르몬을 분비하기 위해 필요한 반응(14.2 참조) (2) 호르몬의 일반적인 분류와 화학적 구조(14.3 참조) (3) 호르몬 분자가 혈액으로 이동하는 과정(14.4 참조) (4) 호르몬과 표적세포의 반응과정(14.5 참조). 먼저 주요 내분비샘에 대해 살펴보자.

14.2a 주요 내분비샘의 위치

학습목표

4. 주요 내분비샘을 열거하고 우리 몸 안에 어디에 위치하는지 설명한다.

내분비샘(endocrine gland)은 일반적으로 호르몬을 분비세포로부터 합성하고 분비하는 내피세포와 이를 보호하고 지지하는 결합조직으로 구성되어 있다. 분비세포는 크게 두 가지 형태로 존재하는데, 한 장기에 한 가지 내분비기능을 갖는 경우와 원래 다른 주요 기능을 갖는 장기 또는 조직에 조그맣게 포함되어 있는 경우가 있다(**그림 14.2**).

내분비기관(endocrine organ)은 내분비기능 외에는 다른 일을 하지 않는 단일기관을 말한다. 여기에는 뇌하수체, 솔방울샘, 갑상샘, 부갑상샘, 부신 등이 포함된다.

몇몇 내분비세포는 특정한 기관 또는 조직의 구획 안에 있는 경우가 있다. 이러한 세포들은 한 가지 혹은 그 이상의 호르몬을 분비하지만 대부분 기관이나 조직은 원래의 다른 기능을 수행하고 있다. 여기에는 시상하부, 피부, 가슴샘, 심장, 간, 위, 이자, 작은창자, 지방결합조직, 콩팥, 생식샘(고환과 난소)이 포함된다.

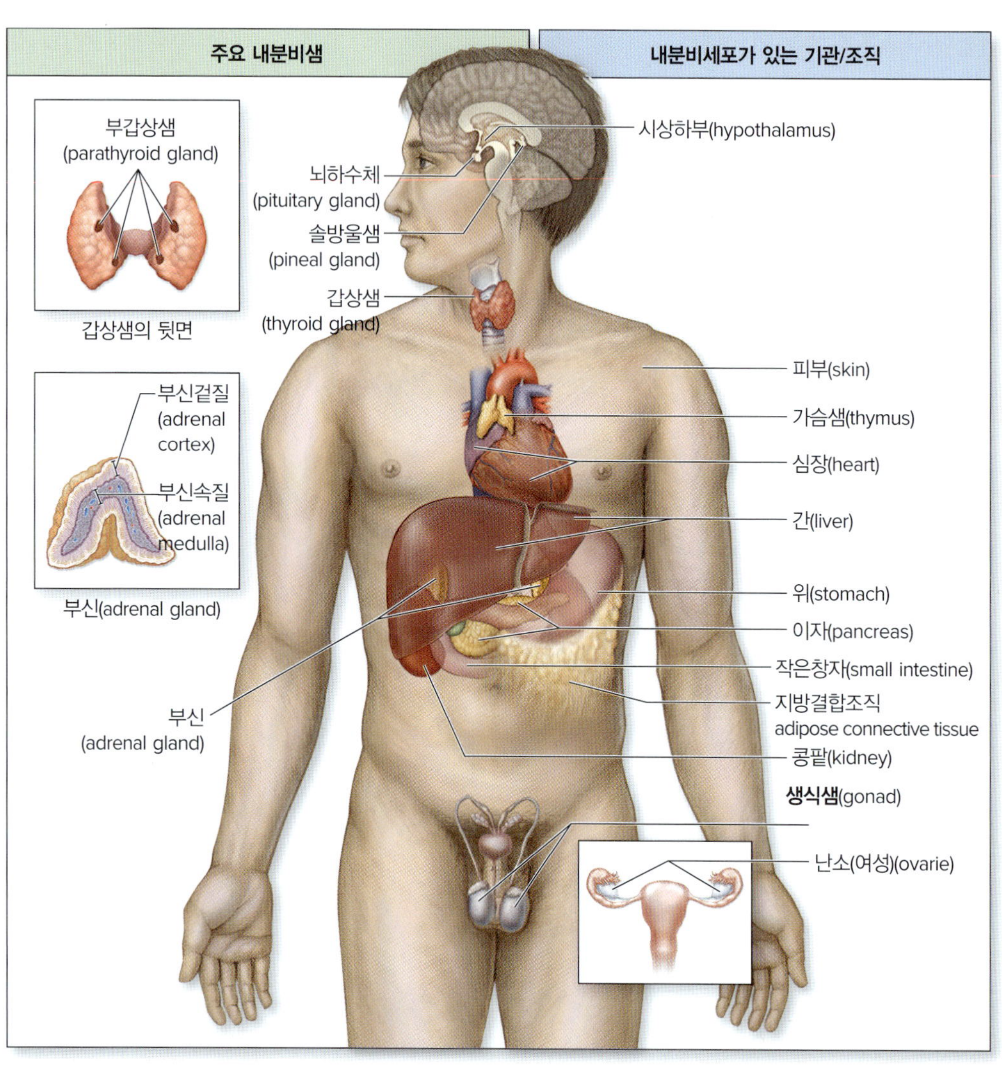

그림 14.2 주요 내분비샘 및 내분비세포가 있는 기관.

내분비샘이라는 용어는 내분비기관 자체 혹은 내분비세포를 포함하는 기관이나 조직을 모두 포함하여 포괄적으로 지칭한다. 주요 내분비샘을 **표 14.2**에 열거하고 표 안에는 각 샘에서 분비하는 호르몬, 주요 표적기관 또는 조직 그리고 각 호르몬의 주요 기능을 설명하였다.

무엇을 배웠는가?

4 우리 몸의 주요 내분비기관은 무엇인가? 내분비세포를 가지고 있지만 원래의 주요 기능은 다른 것인 기관이나 조직에는 어떤 것들이 있는가?

14.2b 호르몬 합성과 분비 촉진

학습목표

5. 호르몬 분비를 조절하는 3가지 반사기전을 설명한다.

내분비샘에서 호르몬이 분비되는 현상은 반사에 의해 조절된다(11.6a 참조). 반사는 신경계와 내분비계 모두에서 발생하며 내분비 반사는 호르몬 자극, 체액성 자극, 또는 신경계 자극과 같은 3가지 종류의 자극에 의해 시작된다(**그림 14.3**).

- **호르몬 자극.** 내분비샘에서 호르몬을 분비하게 하는 자극 중 하나는 한 호르몬이 다른 호르몬이나 기관에 결합하는 것이다. 예를 들어 갑상샘자극호르몬(뇌하수체앞엽에서 분비)은 갑상샘에 결합하여 갑상샘호르몬을 분비하게 한다(**그림 14.3a**).
- **체액성 자극.** 몇몇 내분비샘은 혈중의 영양성분(예: 포도당)이나 이온(예: 칼슘)에 반응하여 호르몬을 분비하기도 한다. '체액성(humoral)'이라는 단어는 우리 몸 구성에 대한 역사적인 4체액설(humorism)과 관련하여 혈액이 네 가지 '체액(humors; fluid)' 중 하나라는 데서 유래하였다.) 혈액 중의 영양분 또는 이온 농도가 증가하거나 감소할 때 내분비샘은 호르몬 분자를 분비한다. 체액성 자극의 한 예로 혈당이 증가하면 이자에서 인슐린을 분비한다(**그림 14.3b**).
- **신경계 자극.** 소수의 내분비샘은 신경계의 직접적인 신호를 받아 호르몬을 분비한다. 가장 대표적인 예로 자율신경계 중 교감신경계의 신호가 부신속질로 전달되어 에피네프린과 노르에피네프린이 분비되는 경우를 들 수 있다(**그림 14.3c**).

무엇을 배웠는가?

5 부신피질자극호르몬(ACTH)은 부신겉질을 자극해서 코르티솔을 분비하게 한다. 이러한 경우는 (a) 호르몬, (b) 체액성, (c) 신경계 자극 중 어디에 해당하는가?

표 14.2 내분비샘 및 내분비세포가 있는 기관

샘	분비하는 호르몬	주요 표적기관/조직	호르몬의 주요 기능
시상하부	조절호르몬	뇌하수체앞엽	뇌하수체앞엽에서 호르몬 분비 조절
	항이뇨호르몬(ADH)	콩팥, 시상하부(갈증중추), 혈관	탈수되었을 때 소변량을 줄이고 갈증중추를 자극하여 수분 섭취를 증가시킴. 높은 농도에서 항이뇨호르몬은 혈관을 수축시킴(이런 효능 때문에 바소프레신이라고도 부름)
	옥시토신	유방(젖샘), 대뇌	자궁 민무늬근 수축, 젖샘에서 모유 분비, 사람들과의 유대감 형성
뇌하수체(앞엽)	갑상샘자극호르몬(TSH)	갑상샘	갑상샘에서 갑상샘호르몬 분비 자극
	프로락틴(PRL)	유방(젖샘)	여성에서 젖샘의 성장과 모유 분비 촉진, 남성에서의 기능은 모호함
	난포자극호르몬(FSH)	난소; 고환	난소에 있는 난모세포와 난포(난모세포를 가지고 있는 원형의 구조물)의 발생 조절, 고환에 있는 정자의 발생 조절
	황체형성호르몬(LH)	난소; 고환	난포에 있는 2차 난모세포의 배란 유도, 고환에서 테스토스테론의 합성 조절
	부신겉질자극호르몬(ACTH)	부신겉질	부신겉질을 자극하여 코티코스테로이드(예, 코르티솔) 분비
	성장호르몬(GH)	간, 골격, 근육, 모든 세포	간에서 인슐린유사성장인자(IGF) 분비, 성장호르몬(GH)과 인슐린유사성장인자(IGF)는 상승적으로 성장 유도
솔방울샘	멜라토닌	대뇌	신체의 일주기리듬(생물학적 시계) 유지, 성성숙에 영향
갑상샘	갑상샘호르몬: T_3(삼요오드티로닌) 및 T_4(사요오드티로닌 또는 티록신)	모든 세포	모든 세포에서 대사율 증가, 열생산 증가(칼로리 소모효과)
	칼시토닌	뼈, 콩팥	혈액 중 칼슘 감소, 대부분 아동에서 효과 유발
부갑상샘	부갑상샘호르몬(PTH)	뼈조직, 콩팥	뼈조직에서 칼슘 유리 및 오줌으로의 칼슘 배설 억제로 혈액 중 칼슘 농도 증가, 칼시트리올 호르몬(작은창자에서 칼슘 흡수 증가) 합성
가슴샘	타이모신, 타이뮬린, 타이모포이에틴	T 림프구(백혈구의 한 종류)	T 림프구(백혈구의 한 종류)의 성숙
부신겉질	광물코르티코이드(예, 알도스테론)	콩팥	소변으로 배출되는 나트륨의 양은 줄이고 칼륨의 양은 늘려서 혈액 중 나트륨과 칼륨 농도 조절
	당류코르티코이드(예, 코르티솔)	간, 지방결합조직, 모든 세포	스트레스 반응에 관여, 혈액 중에 포도당과 같은 영양성분 농도 증가
	생식샘코르티코이드(예, DHEA)	다양한 신체세포	생식기계통의 성숙과 기능 촉진
부신속질	에피네프린(EPI)과 노르에피네프린(NE)	다양한 신체세포	자율신경계 중 교감신경계의 기능 연장효과
이자	인슐린	간, 지방결합조직, 대부분의 신체세포	혈당을 낮춤
	글루카곤	간, 지방결합조직	혈당을 높임
고환(생식샘)	테스토스테론	생식기계통, 다양한 신체세포	남성의 생식기계통 성숙 및 기능 촉진
	인히빈	뇌하수체앞엽	뇌하수체앞엽에서의 난포자극호르몬(FSH) 분비 억제
난소(생식샘)	에스트로겐, 프로게스테론	생식기계통, 다양한 신체세포	여성의 생식기계통 성숙 및 기능 촉진
	인히빈	뇌하수체앞엽	뇌하수체앞엽에서의 난포자극호르몬(FSH) 분비 억제
심장	심방나트륨이뇨펩티드(ANP)	콩팥, 혈관	콩팥에 작용하여 소변량을 늘리고 혈관을 이완시켜 혈압을 낮추는 작용
콩팥	적혈구생성인자(EPO)	뼈(적색골수)	적혈구 생성 증가
간	앤지오텐시노겐	혈관, 콩팥, 시상하부(갈증중추)	콩팥과 혈관 안쪽 벽에서 분비된 효소에 의해 앤지오텐신II로 변환, 혈관수축과 소변량 감소를 통해 혈압 상승, 갈증중추 자극
	인슐린유사성장인자(IGF)	다양한 신체세포	성장호르몬(GH)과 상승적으로 성장조절
	적혈구생성인자(EPO)	뼈(적색골수)	적혈구 생성 증가, 콩팥이 적혈구생성인자의 주요 생산부위임에 유의할 것
	헵시딘	작은창자 및 간의 큰포식세포, 지라 및 골수	철 농도 조절

(계속)

표 14.2	내분비샘 및 내분비세포가 있는 기관(계속)		
샘	분비하는 호르몬	주요 표적기관/조직	호르몬의 주요 기능
위	가스트린	위	위 소화 촉진
작은창자	세크레틴	소화기관	작은창자의 pH를 적정 수준으로 유지하여 소화 조절
	콜레시스토키닌(CCK)	소화기관	작은창자에서 지방과 단백질 분해를 촉진하여 소화 조절
	모틸린	작은창자	작은창자 운동성 촉진
피부	비타민 D_3	뼈, 콩팥, 작은창자	간과 콩팥의 효소에 의해 칼시트리올로 변환, 부갑상샘호르몬(PTH)과 상승적으로 작은창자에서 칼슘 흡수 증가
지방결합조직	렙틴	대뇌	음식 섭취 조절
태반	에스트로겐 및 프로게스테론	생식기관	태아 발생 촉진, 자궁 및 젖샘 등을 포함하여 임산부의 체형 및 신체 변화 유발

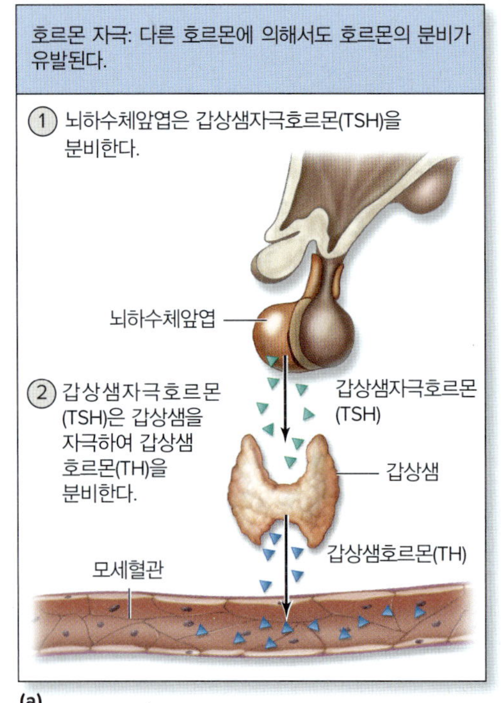

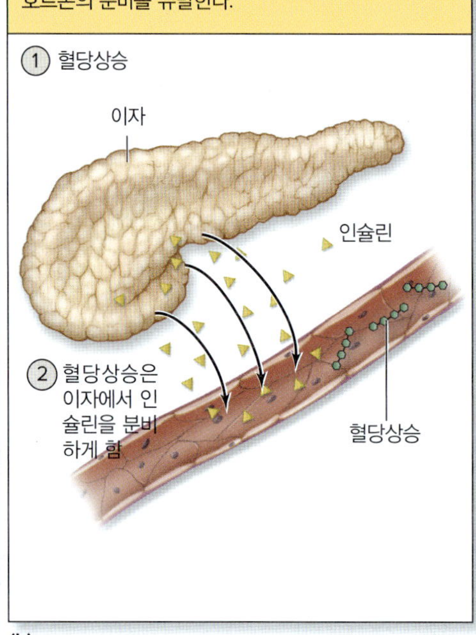

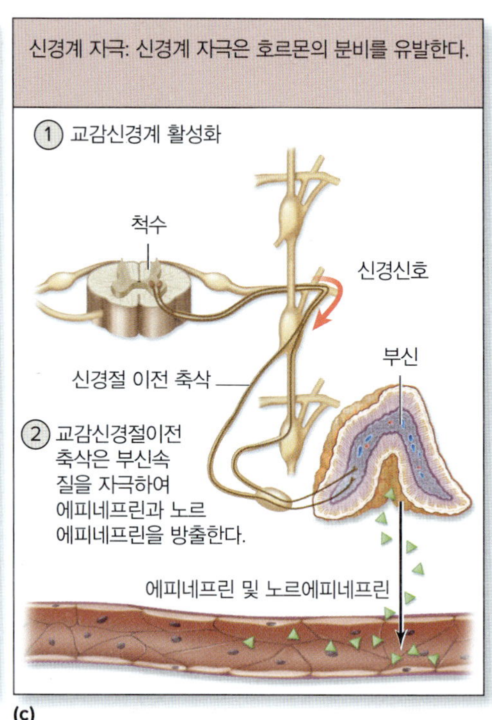

그림 14.3 내분비 자극의 종류. 내분비샘은 (a) 호르몬 자극, (b) 체액성 자극, (c) 신경계 자극에 의해 호르몬을 분비한다.

14.3 호르몬의 분류

호르몬을 크게 분류하자면 혈액을 통해 이동하는지 하지 않는지에 따라 두 가지로 나눌 수 있다. **순환호르몬**(circulating hormone)은 혈액을 통해 이동하고(17.1a 참조), **국소호르몬**(local hormone)은 생산된 곳 주변의 국소조직 세포에 짧은 기간 동안 영향을 끼치는 것을 말한다.

14.3a 순환호르몬

학습목표

6. 순환호르몬의 세 가지 구조적 분류에 대해 기술하고 각각의 예를 들어 설명한다.
7. 지용성과 수용성을 구별한다.

순환호르몬은 화학구조에 따라 세 가지로 구분할 수 있는데 여기에는 스테로이드, 생체아민, 단백질이 있다. 각각의 물질은 내분비샘 안에서 (1) 콜레스테롤, 4개의 링 구조로 되어 있는 지질성분, 또는 (2) 아미노산, 단백질을 구성하는 단량체를 원료로 합성된다. 콜레스테롤 분자는 합성된 **스테로이드 호르몬**의 변형체이다. 아미노산은 생체아민과 **단백질 호르몬**을 위한 구성성분이다. 각 호르몬 종류의 예시는 **그림 14.4**에 설명하였다. 호르몬의 화학적 구조를 공부하면서 각 호르몬이 지용성인지 수용성인지 잘 구별해서 기억해야 한다. 왜냐하면 용해도에 따라 호르몬이 어떻게 혈액 중에 운반되고 또 표적세포에 어떻게 작용하는지가 달라지기 때문이다.

스테로이드

스테로이드(steroid)는 지용성 분자이면서 콜레스테롤에서 합성된다

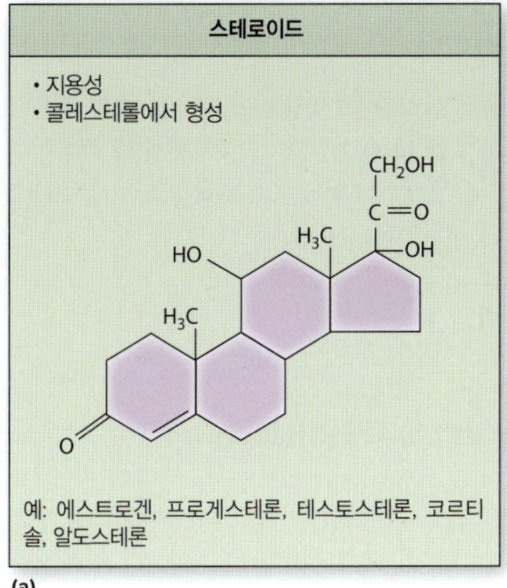

(a)

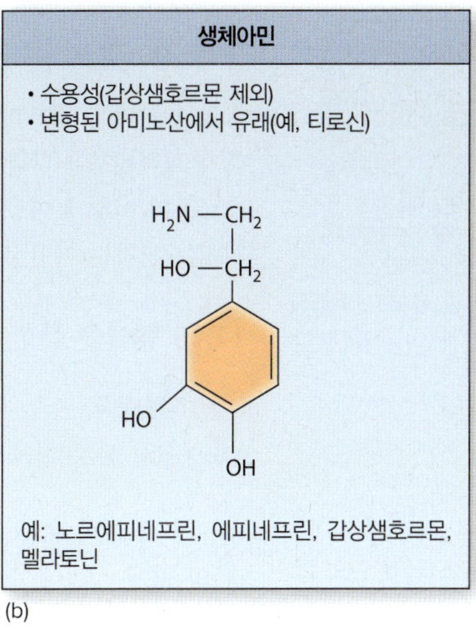

(b)

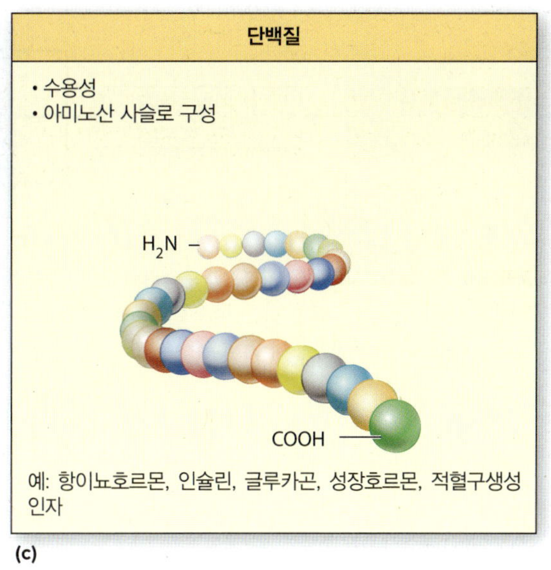

(c)

그림 14.4 호르몬 종류. (a) 스테로이드(생식샘과 부신겉질에서 분비된 호르몬 포함)는 지용성이며 콜레스테롤에서부터 합성된다. 반면에 (b) 생체아민(부신속질에서 나오는 호르몬, 갑상샘호르몬, 멜라토닌 포함)은 수용성이며 아미노산으로부터 합성된다.

(**그림 14.4a**). 여기에는 생식샘에서 생산되는 스테로이드(예: 난소의 에스트로겐 및 프로게스테론과 고환의 테스토스테론)와 부신겉질에서 생산되는 호르몬(예: 코르티솔과 같은 코르티코스테로이드와 알도스테론과 같은 광물코르티코이드)이 있다.

칼시트리올은 비타민 D(4.6a 참조)에서 생산되며 경우에 따라 스테로이드 호르몬으로 분류하기도 하지만 좀 더 정확하게는 **스테롤**(sterol) 호르몬으로 분류하는 것이 맞으며, 지용성인 것은 비슷하지만 스테로이드와는 조금 다른 점이 있다.

› 생체아민

생체아민(biogenic amine)은 **모노아민**(monoamine)이라 부르기도 하며, 변형된 아미노산이다(아미노산에서 카르복실 작용기가 제거된 형태) (**그림 14.4b**). 생체아민에는 부신속질에서 분비되는 카테콜아민(예: 에피네프린 및 노르에피네프린), 갑상샘에서 분비되는 갑상샘호르몬, 솔방울샘에서 분비되는 멜라토닌이 있다. 생체아민은 갑상샘호르몬을 제외하고는 수용성이다. 갑상샘호르몬은 비극성 고리가 있는 두 개의 티로신 아미노산(**그림 14.16** 참조)에서 합성되기 때문에 지용성이다.

› 단백질

대부분의 호르몬은 **단백질**(protein)이다. 단백질은 아미노산의 작은 사슬, 작은 펩티드, 큰 폴리펩티드와 당단백으로 구성되어 있다(**그림 17.4c**). 모든 단백질 호르몬은 수용성이다.

무엇을 배웠는가?

6 다음의 호르몬 중에서 지용성인 것으로 고르시오. (a) 생식샘에서 분비하는 생식호르몬, (b) 부신겉질호르몬, (c) 갑상샘호르몬.

7 호르몬이 지용성인지 아니면 수용성인가에 따라서 영향받는 두 가지 현상 또는 과정은 무엇인가?

14.3b 국소호르몬

학습목표

8. 국소호르몬의 일반적 구조, 형성과 기능을 설명한다.

9. 국소호르몬에 의해 발생하는 자가분비(autocrine)와 주변분비(paracrine)의 신호전달 차이점을 설명한다.

국소호르몬(local hormone)이란 혈액을 통해 순환하지 않으면서 짧은 시간 동안 신호를 전달하는 다양한 종류의 호르몬을 말한다. 대신 각 세포에서 호르몬 분자를 생성하고 분비한 후 생성한 세포 자신과 **결합하거나**(자가분비 자극, autocrine stimulation) 가까운 곳에 이웃한 세포에 **결합**(주변분비 자극, paracrine stimulation)하여 작용을 나타낸다. 이러한 신호전달 분자는 리간드(신호전달 물질)를 분비하여 세포 변화를 유발하고 조절한다는 점에서 호르몬과 작용방식이 유사하지만 국소호르몬의 다른 점은 '근접한 조직'에서만 작용한다는 점이다.

아이코사노이드(eicosanoid; *eicosa*: 20, *eidos*: 형성된)는 국소호르몬의 대표적 예이다. 아이코사노이드에는 프로스타글란딘, 트롬복산 그리고 류코트리엔이 있다(**그림 14.5**). 이와 같은 신호 분자는 지방산(fatty acid)에서 합성되며 세포막의 구성성분인 인지질에서 떨어져 나와 형성된다. 또한 순환호르몬처럼 특정한 한 내분비샘에서만 형성되는 것이 아니라 우리 몸 전체에 널리 분포하고 있는 여러 세포에서 형성된다. 아이코사노이드의 합성과 분비는 모든 조직에서 국소적으로 세포반응을 조절하는 데 관여한다.

프로스타글란딘(prostaglandin)은 아이코사노이드 중에서 가장 다양한 종류가 있으며(예: 프로스타글란딘 D, E 및 F와 프로스타글란딘E_2[PGE_2]와 같은 아형), 어떤 종류의 프로스타글란딘이 어떤 종류의 세포수용체와 결합하느냐에 따라 다양한 효능을 유발한다. 예를 들면 프로스타글란딘의 작용은 (1) 시상하부를 자극하여 체온을 올려 열(fever)을 만듦, (2) 위산 분비 억제, (3) 비만세포에 작용하여 염증 유발물질 분비, (4) 통증수용체 활성화 등이 있다.

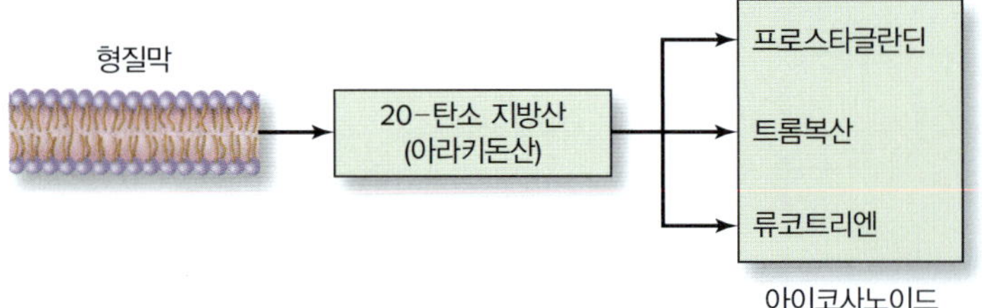

그림 14.5 **아이코사노이드 형성.** 프로스타글란딘, 트롬복산 및 류코트리엔과 같은 아이코사노이드. 위와 같은 국소호르몬은 세포막의 구성성분인 인지질을 원료로 하여 효소 연쇄반응에 의해 생성된다.

어떻게 생각하는가?

1 앞서서 설명한 프로스타글란딘 작용의 예를 참고하여 프로스타글란딘의 합성을 차단하는 아스피린을 복용하는 이유가 무엇인지 설명하시오(임상적 고찰 14.1: "아이코사노이드 생성" 참조)

무엇을 배웠는가?

8 손상된 조직에서 유래하는 류코트리엔은 주변에 있는 혈관벽의 민무늬근에 작용하여 혈관을 확장시킨다(혈관 내경 증가). 이러한 현상은 (a) 자가분비 자극인가? 아니면 (b) 주변분비 자극인가?

통합 INTEGRATE

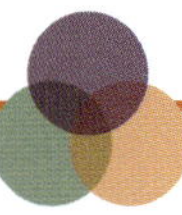

개념 연결 CONCEPT CONNECTION

프로스타글란딘, 트롬복산 및 류코트리엔은 국소적으로 혈관에 작용하는 국소호르몬(혈관을 수축시켜서 내경을 좁게 하거나 이완시켜서 내경을 넓게 하는 물질)이다. 17.4c에서 설명한 것처럼 프로스타글란딘은 혈관 수축제로서 혈액 손실을 방지할 수 있다. 이와는 반대로 프로스타글란딘과 류코트리엔은 혈관이완제로 작용(염증반응의 한 과정)할 수도 있다.

통합 INTEGRATE

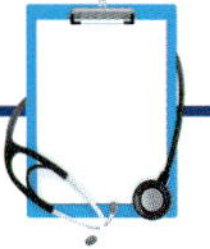

임상적 고찰 14.1 CLINICAL VIEW

아이코사노이드 생성

아이코사노이드는 세포막에 있는 인지질 분자로부터 만들어진다(그림 14.5). **포스포리파아제 A2**(phospholipase A2)라는 효소는 아라키돈산이라고 하는 20-탄소 지방산을 분리한다[이 효소는 스테로이드 약제에 의해 활성이 억제됨(예: 하이드로코르티손)]. 아라키돈산은 다음으로 두 가지 효소에 의해 전환되는데 (1) **사이클로옥시제네이스**(cyclooxygenase)는 아라키돈산으로부터 프로스타글란딘과 트롬복산을 만든다[이 효소는 아스피린(aspirin)에 의해 억제되고 그 결과 이 두가지 아이코사노이드 합성이 감소함]. (2) 리폭시지네이스(lipoxygenase)는 아라키돈산으로부터 류코트리엔을 만든다[이 효소는 세인트 존스워트(St. John's wort)에 의해 억제되며 그 결과 류코트리엔 합성이 감소함].

14.4 호르몬 운반

호르몬 분자는 내분비샘에서 합성된 후 방출되어 혈류를 따라 이동하다가 표적세포에 다다른다(**그림 14.1**). 이제부터는 지용성 및 수용성인 호르몬이 어떻게 이동하는지 그리고 순환호르몬의 혈중 농도에 영향을 끼치는 인자는 어떤 것들이 있는지 살펴본다.

14.4a 혈액을 통한 운반

학습목표

10. 지용성 호르몬과 수용성 호르몬의 운반과정을 비교한다.

지용성 호르몬(예: 스테로이드, 칼시트리올, 갑상샘호르몬)은 혈액(혈장)의 액체 성분에 쉽게 용해되지 않기 때문에 운반분자가 필요하다. 운반분자는 간에서 생성되는 수용성 단백질이다. 이러한 단백질들은 마치 운반선처럼 지용성 호르몬을 싣고 혈액 속을 돌아다닌다. 어떤 호르몬 운반단백질은 매우 선택적이어서 한 가지의 특정한 지용성 분자와 결합하고 운반(예: 티록신 결합 글로불린)하기도 하지만 또 다른 단백질은 비선택적으로 많은 종류의 지용성 분자와 결합하여 운반(예: 알부민)하기도 한다. 운반결합 단백질의 또 다른 역할은 호르몬 분자가 빨리 분해(또는 작은 호르몬의 경우 소변을 통해 쉽게 배설되는 경우)되는 것을 방지하는 기능이다. 따라서 운반 단백질은 마치 안전관리자처럼 호르몬을 보호하고 오랫동안 작용할 수 있도록 도와준다.

지용성 호르몬과 운반단백질이 결합하는 현상은 일시적이다. 호르몬 분자는 운반 분자와 결합한 후 다시 떨어지고 혈액 속을 떠다니다가 다시 다른 운반 분자를 만나 결합한다. 분자 단백과 결합한 상태의 호르몬을 **결합호르몬**(bound hormone)이라 부르고, 떨어져 있는 호르몬은 **비결합(자유)호르몬**(unbound [free] hormone)이라고 부른다. 비결합호르몬은 혈액 속에 운반되는 호르몬 중 극히 적게(0.1~10%) 존재하며 결합되어 있지 않기 때문에 자유로이 혈관을 빠져나가서 표적기관의 세포수용체에 결합할 수 있다. 생리학적으로 활성형인 비결합호르몬은 항상성 수준(일정한 상태)를 유지한다. 결합호르몬은 혈액 안에 있다가 필요할 때 사용될 수 있도록 하는 역할을 수행한다.

수용성 호르몬(예: 대부분의 생체아민과 단백질)은 혈액의 액체성분으로 점점 녹아들어가기 때문에 운반 단백이 필요하지 않다. 따라서 수용성 호르몬은 혈액 속으로 들어가서 바로 표적세포까지 이동한다. 하지만 몇몇 수용성 호르몬(예: 인슐린유사성장인자)은 운반단백과 결합하여 오랫동안 효능을 나타낼 수 있다.

무엇을 배웠는가?

9 지용성 호르몬에는 왜 운반단백이 필요한가?

10 운반 단백의 추가적인 효능은 무엇인가?

14.4b 순환호르몬의 농도

학습목표

11. 순환호르몬의 농도에 영향을 끼치는 두 가지 주요 원인을 설명한다.

12. 호르몬의 반감기가 무엇인지 설명한다.

호르몬은 혈중 농도에 따라 생리적 기능을 유발한다. 따라서 각 호르몬의 혈중 농도는 정확하게 유지되어야 하며, 그렇지 못한 경우에는 각 기관이나 조직의 기능 이상 또는 질병으로 이어질 수 있다. 예를 들어 거인증(gigantism)은 성장호르몬의 혈중 농도가 높게 유지될 때 나타나며, 갑상샘호르몬이 감소하면 우리 몸의 대사율도 떨어진다.

호르몬의 분비와 제거는 호르몬의 농도를 유지하는 중요한 두 가지 요소이다.

- **호르몬 분비.** 호르몬은 내분비샘에서 분비되며 분비량이 많아지면 호르몬의 농도도 증가하고 혈중 농도 또한 증가한다. 호르몬의 분비량이 감소하면 혈중 농도도 감소한다.
- **호르몬 제거.** 호르몬은 일반적으로 다음의 경로에 의해 제거된다. (1) 간에서 주로 발생하는 효소분해, (2) 콩팥을 통해 소변으로 배출, (3) 표적세포에 의한 흡수. 호르몬이 제거됨에 따라 혈중 호르몬 농도도 이에 따라서 감소한다. 일반적으로 호르몬 제거가 빠르면 혈중 농도도 감소하지만, 호르몬 제거가 일정 수준 이상으로 느려지면 혈중 호르몬 농도는 증가한다.

호르몬의 농도를 일정하게 유지하려면 내분비샘에서 호르몬을 생성하는 속도와 간, 콩팥, 표적세포에 의해서 호르몬이 제거되는 속도가 적절하게 균형을 유지해야 한다. 혈중 호르몬 농도는 음성되먹임(1.6b 참조)에 의해 유지되고 있음을 기억하자. 예를 들어 혈당이 증가하면 이자에서의 인슐린 분비도 증가하지만 혈당이 정상 수준으로 돌아오면(인슐린 분비에 대한 자극이 사라지는 상태), 이자는 인슐린을 적게 분비한다. 어떤 호르몬의 경우에는 양성되먹임(1.6c 참조)에 의해 농도가 조절된다. 예를 들어 분만 시 뇌하수체뒤엽에서 분비되는 옥시토신이 있다(22.6c 참조).

어떻게 생각하는가?

2 간이나 콩팥의 기능에 문제가 생겼을 때 혈중의 호르몬 농도는 어떻게 변할까? 증가, 감소 또는 아무 변화 없음? 왜 그렇게 생각하는지 설명하시오.

› 반감기(half-life)

호르몬의 **반감기**란 혈중의 호르몬 농도가 처음에 분비될 때(또는 처음 측정했을 때)와 비교했을 때 절반이 되는 데 걸리는 시간을 말한다. 일반적으로 수용성 호르몬은 비교적 반감기가 짧아서 작은 펩티드의 경우 몇 분 단위이고 큰 단백질의 경우 대략 1시간 정도이다. 스테로이드는 일반적으로 반감기가 긴데, 그 이유는 운반 단백이 파괴되거나 배출되는 것을 억제하고 있기 때문이다. 예를 들어 테스토스테론의 반감기는 12일이다. 어떤 특정 호르몬에 대한 반감기가 짧으면 짧을수록 혈중 농도를 유지하기 위해서는 더욱 자주 보충되어야 한다는 사실에 유의하여야 한다.

무엇을 배웠는가?

11 호르몬의 합성과 호르몬의 혈중농도는 어떤 관계가 있는가?

14.5 표적세포: 호르몬과의 상호작용

호르몬은 특정한 세포반응을 시작하기 위해서는 **표적세포**(target cell, 호르몬에 대한 수용체를 가지고 있는 세포)와 상호작용을 해야 한다. 일반적으로 호르몬은 자기만의 특정한 표적세포가 있다. 예를 들어 인슐린은 근육세포, 간세포, 지방결합조직세포와 결합한다. 호르몬에 대한 표적세포 종류가 다양할수록 더 많은 효능이 유발된다.

호르몬이 어떻게 세포수용체와 반응하는지, 그리고 어떤 세포반응이 시작되는지는 지용성 호르몬과 수용성 호르몬이 서로 다르다.

14.5a 지용성 호르몬

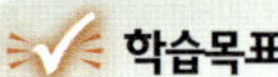

13. 지용성 호르몬이 어떻게 표적세포 수용체까지 도달하는지 그리고 어떤 세포반응이 시작되는지에 대해 설명하시오.

지용성 호르몬(lipid-soluble hormone, 예: 스테로이드, 칼시트리올)은 **지질친화적**(lipophilic 또는 lipid-loving)이면서 비교적 작은 비극성 분자이다. 세포막은 작고 비극성인 분자에 대해서는 효율적인 방어벽이 아님을 다시 한번 상기할 필요가 있다(2.3a 참조). 따라서 스테로이드와 같은 비결합상태의 지용성 호르몬은 세포막을 자유로이 통과할 수 있다. 일단 세포 안으로 들어가면 세포액이나 핵에 있는 세포 안 수용체와 결합하여 **호르몬-수용체 복합체**(hormone-receptor complex)를 형성한다(**그림 14.6**).

호르몬-수용체 복합체는 표적세포 안에서 만들어진 후, **호르몬-반응요소**(hormone-response elements, HREs)라고 불리는 염색질 부분의 특정 DNA 서열과 결합한다. 특정 DNA 서열과 결합하면 전령RNA(mRNA)에서 전사가 일어난다. 리보솜에 의해 이 mRNA가 번역되어 특정 단백질을 합성한다(2.8b 참조). 세포 내 단백질 합성 양상의 변화는 세포의 구조를 변화시키거나(예: 사춘기의 성호르몬 증가) 또는 새로 합성된 단백질이 효소인 경우 표적세포의 대사활동을 변화시키기도 한다. 예를 들면, 테스토스테론의 증가는 수축성 단백질을 형성하여 근육을 더 커지게 하고, 성대를 길고 두껍게 만들어 목소리가 낮아지게 하며, 수염이 자라도록 한다. 테스토스테론에 의해 유발된 이러한 효과들은 단백질 합성 시 세포가 증가한다는 것을 반영한다.

무엇을 배웠는가?

12 지용성 호르몬의 수용체는 어디에 있는가? 일반적으로, 지용성 호르몬의 결합을 통해 일어나는 세포의 변화는 무엇인가?

14.5b 수용성 호르몬

14. 수용성 호르몬이 어떻게 표적세포의 변화를 유도하는지를 설명하시오.

수용성 호르몬(water-soluble hormone, 예: 갑상샘호르몬을 제외한 단백질과 생체아민)은 극성 분자이므로 세포막을 통과할 수 없다. 수용성 호르몬은 세포 안으로 들어갈 수 없기 때문에 표적세포를 자극하기 위해 조금 더 복잡한 방법을 사용해야 한다. 이러한 자극은 호르몬이 세포막 수용체에 결합하면서 개시된다.

수용성 호르몬이 세포막 수용체에 결합하면 세포막을 가로질러 일련의 생화학적 사건이 시작되는데, 이를 **신호 전달 경로**(signal transduction pathway)라 부른다. 이 경로에서 호르몬은 신호 분자, 즉 **1차 전령**(first messenger)이다. 호르몬과 수용체의 결합은 세포 내에 **2차 전령**(second messenger)이라는 다른 분자를 형성하는 결과를 낳는다. 2차 전령은 일부 세포활성을 변화시킨다. 세포 변화를 일으키는 가장 일반적인 두 가지 기전, 아데닐레이트 사이클레이스 활성과 포스포리파아제 C의 활성을 여기서 설명한다.

› 호르몬 결합과 G단백질의 활성화

두 가지의 일반적인 신호 전달 경로 모두 **G단백질**이라 하는 세포막 내의 단백질 복합체를 통해 기능한다(2.5b 참조). 이 단백질은 구아닌 뉴클레오티드(바탕 구아닌을 함유한 뉴클레오티드)에 결합하는 능력에 기인하여 명명되었다. 구아닌이인산(GDP)은 G단백질이 비활성 상태일 때 결합하고, 구아닌삼인산(GTP)은 G단백질이 활성 상태일 때 결합한다. 호르몬이 세포막수용체에 결합하면, G단백질이 비활성 상태에서 활성 상태로 변한다. **그림 14.7**에 이러한 과정을 자세히 나타내고 설명했다.

① 비결합호르몬은 세포막을 통해서 세포 안으로 들어가고 세포액 또는 핵에 있는 세포 안 수용체와 결합하여 호르몬-수용체 복합체를 형성한다.

② 호르몬-수용체 복합체는 DNA의 특정 부위와 결합하여 호르몬-반응요소(HRE)를 형성한다.

③ 호르몬-반응요소 결합은 mRNA 합성을 유발한다.

④ mRNA는 핵에서 빠져나와 세포질에 있는 리보솜에서 번역을 시작하고 새로운 단백질이 합성된다.

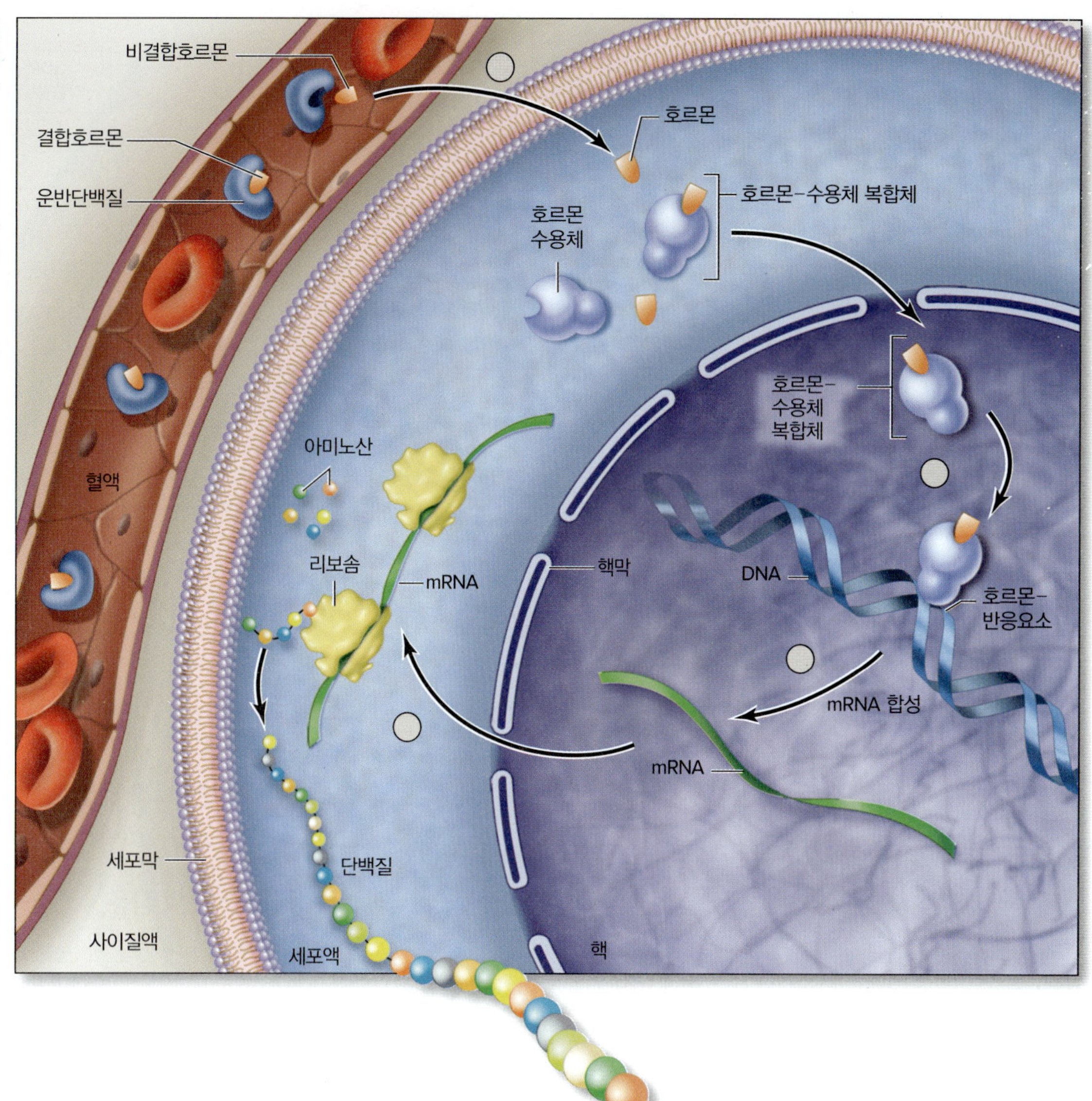

그림 14.6 지용성호르몬과 세포 내 수용체. 지용성호르몬은 세포로 들어가 결과적으로 새로운 단백질이 형성되게 한다.

활성 G단백질은 형성 후에 일반적으로 서로 다른 세포 내 효소 연속 단계와 관련된 두 가지 세포막 효소인 아데닐레이트 사이클레이스와 포스포리파아제 C 중 한 가지를 활성화한다. 하나의 세포는 둘 중 하나를 보유하거나 둘 다 보유할 수도 있다.

› 아데닐레이트 사이클레이스 활성

활성화된 G단백질이 세포막 내부를 따라서 이동하다가 세포막 단백질인 아데닐레이트 사이클레이스(adenylate cyclase)와 결합한다(그림 14.8a). 활성화된 아데닐레이트 사이클레이스는 ATP로부터 2차 전령인 cAMP(3′, 5′-고리 AMP)의 형성을 증가시킨다. 그런 다음 cAMP는 다른 분자를 인산화하는(인산을 추가하는) 효소인 **단백질 키나아제**(protein kinase A, 단백질 키나아제 A)를 활성화한다. 인산화 작용은 이러한 분자들의 활성 또는 억제를 초래한다. 아데닐레이트 사이클레이스의 활성을 통하여 기능하는 호르몬의 예로는 글루카곤과 갑상샘자극호르몬이 있다.

› 포스포리파아제 C의 활성

G단백질 활성화에 따라 일어날 수 있는 두 번째 상황은, G단백질이 **포스포리파아제 C**(phospholipase C)라 불리는 세포막 단백질과 결합할 때 발생한다. 포스포리파아제 C가 활성화되면, 세포막 내의 인지질 분자인 **PIP$_2$**(phosphatidylinositol bisphosphate, 포스파티딜이노시톨 이인

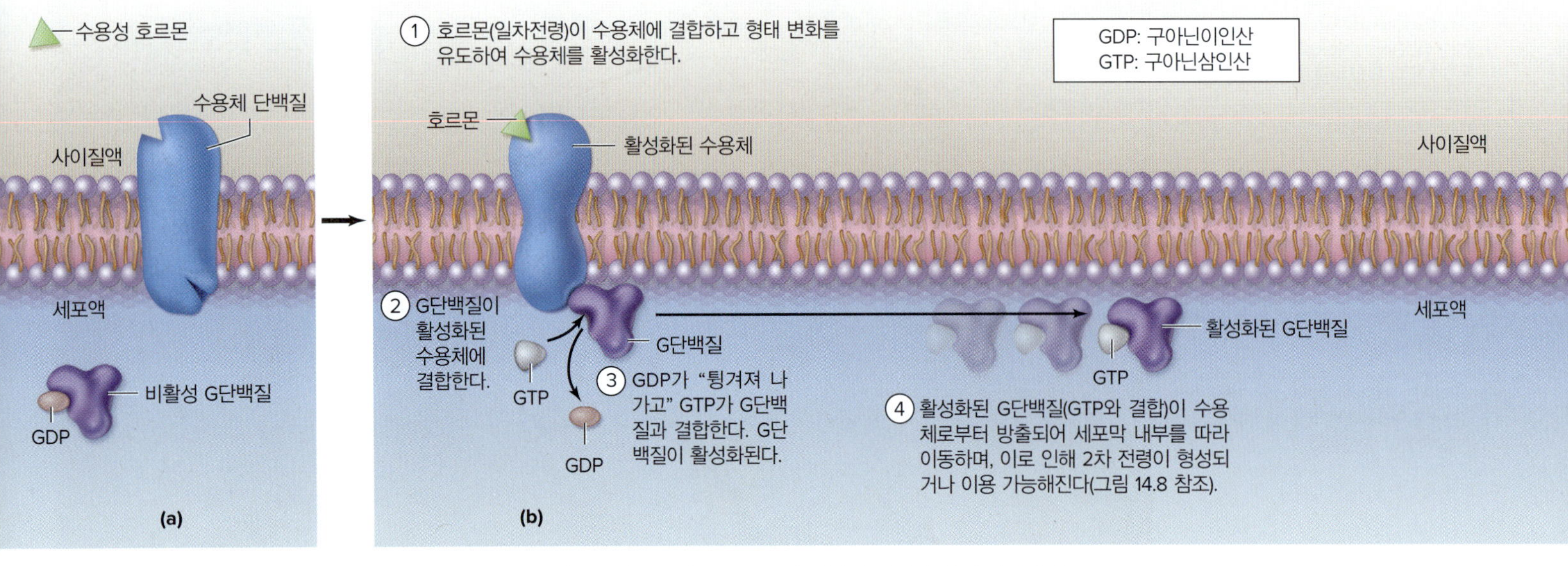

그림 14.7 G단백질의 활성화. 비활성 G단백질은 세포막수용체와 수용성호르몬과 결합하여 반응해 활성화된다.

산)가 분해된다. PIP_2의 분해는 두 가지의 2차 전령 분자인 **DAG**(diacylglycerol, 디아실글리세롤)와 **IP_3삼인산**[IP_3(inositol) triphosphate]을 형성된다.

DAG의 작용 DAG는 세포막 내에 남아 있는 2차 전령이다. 단백질 키나아제(여기서는 단백질 키나아제 C)를 활성화한다는 점에서 cAMP와 작용이 유사하다. 이 효소는 다른 분자들을 차례로 인산화시킨다.

IP_3의 작용 IP_3는 세포막에서 확산되어 세포액으로 들어가는 2차 전령이다. IP_3는 세포질그물과 상호작용하여 저장된 칼슘 이온을 방출하거나, 세포막의 칼슘통로(그림에는 나타나지 않음)와 상호작용하여 사이질액으로부터 칼슘 이온이 유입되도록 하여 세포 내의 칼슘 이온 농도를 증가시킨다. 증가된 세포 내의 칼슘 이온은 세포액 내에서의 3차 전령 역할을 수행하며, 다음 중 한 가지 일이 일어나게 한다. (1) 단백질 키나아제 효소를 직접적으로 활성화하거나, 칼모듈린이라 불리는 세포 내 단백질과 우선적으로 결합한다. (2) 세포막에 위치한 특정 이온 통로와 결합하여, 세포를 드나드는 그 특정 이온의 흐름 방향을 내부 또는 외부로 변경하는 역할을 하여 세포막의 투과성을 변화시킨다. 포스포리파아제 C의 활성을 통하여 기능하는 호르몬의 예로는 옥시토신과 항이뇨호르몬이 있다.

통합 INTEGRATE

학습전략 LEARNING STRATEGY

수용성 호르몬과 표적세포의 상호작용은 편지를 맨션에 배달하는 배달원에 비유할 수 있다.

편지를 전달하는 배달원이 **호르몬**의 역할을 한다.

배달원이 저택 문(**수용체**)을 두드린다.

집사(**G단백질**)가 문을 열고 응답해 편지를 받지만 배달원은 들어오지 못하게 한다.

편지는 저택의 부인[**세포 내 효소 연쇄 반응**(intracellular enzymatic cascade)]을 나타내는 일련의 사건에 이르기 전에 여러 조력자에게 전해진다. 그리고 나서 그녀는 편지를 바탕으로 가정 활동에 변화를 가져온다.

수용성 호르몬의 작용

수용성 호르몬의 자극을 받은 세포에 의한 2차 전령의 생성은 단백질 키나아제의 활성 변화, 세포의 이온 투과성 변화 또는 두 가지 모두를 유발한다. 이러한 작용은 다음과 같은 결과로 이어질 수 있다.

- **효소 경로의 활성 또는 억제** [예: 이자에서 방출된 인슐린은 글리코겐합성(glycogenesis)에 의해 간 내 포도당으로부터 글리코겐 형성을 자극한다. 14.10b 참조]
- **세포분열을 통한 성장 자극** [예: 앞뇌하수체에서 방출되는 성장호르몬과 간기능으로 방출되는 인슐린-유사성장인자(IGFs)의 상승작용을 일으켜 연골의 연골세포 유사분열을 촉진한다; 4.5c 참조]
- **세포 분비물 방출** [예: 고환에서 방출되는 테스토스테론과 부신겉질에서 방출되는 디하이드로에피안드로스테론(DHEA)과 같은 다른 안드로겐들은 피지(기름)분비샘을 자극한다; 이것은 특히 사춘기에, 분비샘이 더 크고 많은 등 중간, 이마, 턱에서 가장 두드러진다; 3.2c 참조]
- **막 투과성의 변화** [예: 에피네프린은 심장의 박동조절기 세포의 칼슘통로를 열어 심장박동수를 증가시킨다; 16.9b 참조]
- **근육 수축 또는 이완** [예: 옥시토신은 자궁의 평활근육 수축을 자극한다; 22.6c 참조]

세포 내 효소 연속단계와 반응의 증폭

수용성 호르몬 분자는 실제로 신호 경로를 따라 이동하지 않는다는 것을 상기해야 한다. 호르몬이 수용체에 결합하면 세포 내 **효소연속단계**(intracellular enzyme cascade)라 불리는 신호 전달 경로에서 특정

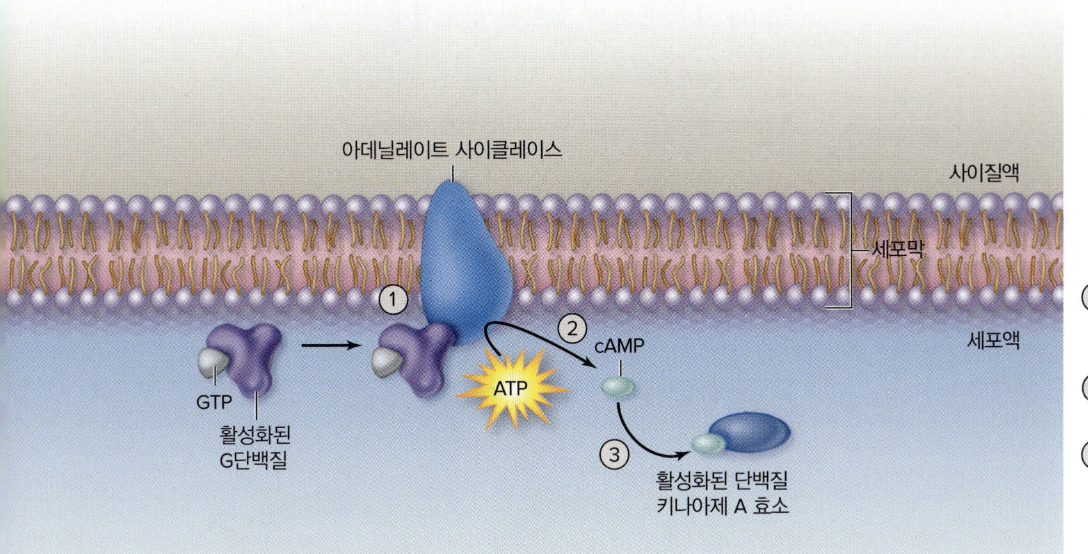

① 활성 G단백질이 세포막 효소 아데닐레이트 사이클레이스와 결합해 활성화를 유발한다.

② 아데닐레이트 사이클레이스가 ATP 분자를 cAMP 분자로 변환시킨다.

③ cAMP가 단백질 키나아제 A(다른 분자에 인산을 추가하는 인산화 효소; 이 효소 작용의 결과로 분자가 활성 또는 억제된다)를 활성화함으로 2차 전령 역할을 한다.

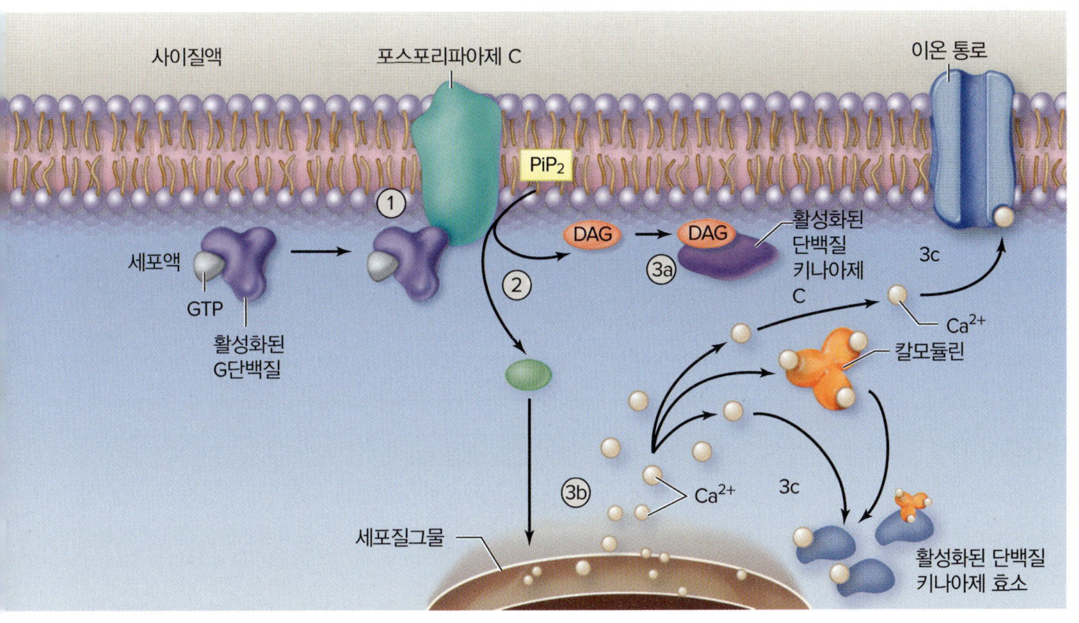

① 활성 G단백질이 세포막 효소 포스포리파아제 C와 결합해 활성화를 유발한다.

② 포스포리파아제 C가 PIP_2를 2개의 2차 전령으로 분해한다[DAG(디아실글리세롤)와 IP_3(이노시톨삼인산)].

③ DAG가 단백질 키나아제 C(인산화 효소)를 활성화한다.

④ IP3가(세포질그물의 칼슘 이온 분비를 자극하고 사이질액에서 세포막 내로 칼슘 이온이 들어오도록 자극함으로써) 세포액 내의 칼슘 이온 농도를 증가시킨다.

⑤ 칼슘 이온이 단백질 키나아제 효소를 활성화하는 1차 전령 역할을 한다(칼슘 이온은 직접 또는 칼모듈린에 결합함으로써 이 작용을 한다). 칼슘 이온은 또한 세포막의 이온통로의 작용에 영향을 미칠 수 있다.

그림 14.8 G단백질의 작용. G단백질은 활성화된 후 세포 내 분자로서 세포막 안을 따라 이동하며 다른 분자를 자극할 수 있다. 가장 흔히 자극되는 분자 두 가지로 (a) 고리AMP 이차전령을 형성하는 아데닐레이트 사이클레이스, (b) DAG와 IP3 이차전령을 형성하는 포스포리파아제 C가 있다. G단백질과 관련된 경로는 결과적으로 키나아제 효소를 활성화한다. 키나아제는 인산화를 통해 다른 효소를 활성화하거나 억제하며 세포의 투과성을 변화시킨다.

'정보'가 전달된다. 이 연속단계에는 G단백질, 막 운반 효소(아데닐레이트 사이클레이스 또는 포스포리파아제 C), 2차 전령, 단백질 키나아제 효소 등이 포함된다. 활성화된 단백질 키나아제 효소는 세포 내 효소 경로를 자극 또는 억제하거나, 이온에 대한 세포 투과성을 변화시키거나 둘 모두에 영향을 줄 수 있다. 신호 경로에는 다음과 같은 두 가지 장점이 있다.

- 신호 경로가 각 단계에서 반응을 증폭해 이전 단계보다 더 많은 분자를 활성화시켜, 결과적으로 더 큰 특정 반응이 일어난다. 따라서 비교적 적은 수의 호르몬이 표적세포의 세포막수용체에 결합한 결과로 해당 세포 내에서 수백만 개의 분자가 활성 또는 억제될 수 있다.
- 여러 단계로 이루어진 신호 전달 경로는 경로를 조절할 더 많은 기회를 제공한다.

이번 내용에서는 경로의 증폭을 강조했다. 그러나 대사 연속단계가 효과적으로 조절되기 위해서는 정밀함이 필요하다. 세포는 2차 전령 분자의 파괴를 포함하는, 매개체의 신속한 불활성 기전 또는 증폭 시 활성화된 효소의 활동을 종료할 수 있는 효율적인 기전이 반드시 있어야 한다(인산디에스테르 가수분해효소는 cAMP를 분해해 신호 경로의 반응을 제한한다).

무엇을 배웠는가?

⑬ 수용성 호르몬에 의해 시작된 신호 전달 경로에서, 단백질 키나아제 효소의 구체적인 역할은 무엇인가?

14.6 표적세포: 세포 반응의 정도

표적세포가 호르몬에 반응하는 것은 하나의 독립된 사건이 아니다. 이는 하나의 표적세포가 (1) 같은 호르몬에 대해 서로 다른 수의 수용체를 표시하고 다양한 양의 같은 호르몬을 동시에 결합시킬 수 있으며 (2) 다양한 다른 호르몬에 대한 수용체를 보유할 수 있으므로 동시에 둘 이상의 호르몬에 반응할 수 있기 때문이다. 예를 들어, 간세포는 인슐린과 글루카곤 두 가지에 대한 수용체의 수가 변화하며 두 호르몬에 모두 반응한다. 따라서 주어진 표적세포의 반응은 표시된 수용체의 순효과 및 그에 결합하는 호르몬의 종류와 양에 따라 달라진다.

14.6a 표적세포의 수용체 수

학습목표

15. 특정 호르몬에 이용 가능한 수용체의 수에 영향을 미치는 조건을 기술한다.

16. 상향 조절과 하향 조절을 정의한다.

표적세포에서 이용 가능한 수용체의 수는 변동하며, 그 변동 방향과 정도는 엄격하게 조절된다. 수용체 수의 변화는 호르몬이 결합할 수 있는 수용체 분자의 수가 세포 반응의 정도에 직접적으로 영향을 미치기 때문에 필요하다. 표적세포는 수용체의 수를 증가시켜 호르몬에 대한 세포의 민감도를 증가시킬 수 있는데, 이 과정을 **상향조절**(up-regulation)이라 부른다. 반대로 표적세포는 수용체의 수를 감소시켜 호르몬에 대한 세포의 민감도를 감소시킬 수도 있는데, 이 과정을 **하향조절**(down-regulation)이라 한다.

표적세포는 혈액 내의 호르몬 농도 변화에 반응하여 이용 가능한 수용체의 수를 변화시킨다. 호르몬 농도가 정상 수준보다 낮을 때 수용체의 수를 증가시키거나, 증가된 호르몬 농도 수준에 반응하여 수용체의 수를 줄일 수 있다(**그림 17.9a**). 표적세포의 수용체 수를 변화시키는 능력은 세포의 과소 자극이나 과대 자극을 방지하여, 세포반응이 정상적인 수준을 유지하는 데 도움을 준다.

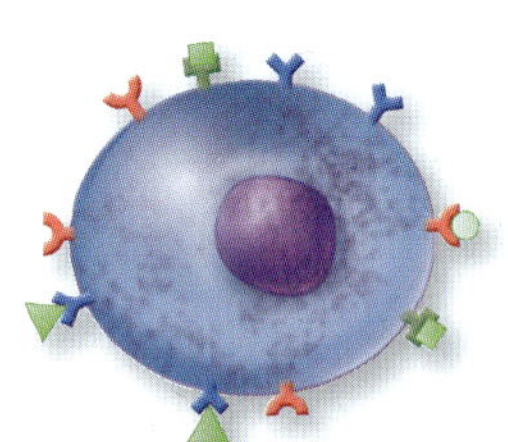

어떻게 생각하는가?

3 특정 호르몬 수용체에 결합하는 높은 용량의 약물에 대해, 어떤 세포반응(상향 조절 또는 하향 조절)이 일어날 것인가? 시간이 지남에 따라, 동일한 반응을 일으키기 위해 더 많거나 더 적은 양의 약물이 필요할 것인가?

수용체 수의 변화는 발달상의 성숙도, 표적세포의 활성 상태 및 세포주기의 단계에 따라서 진행된다. 예를 들어, 분비세포가 성숙한 상태가 되면 더 이상 빠른 속도로 성장할 필요가 없기 때문에 성장호르몬(GH)에 대한 반응이 떨어질 수 있다. 이후 성숙한 분비세포는, 해당 물질을 분비하도록 자극하는 호르몬에 대해 반응하는 능력을 발달시킨다. 이 반응은 분비세포가 서로 다른 호르몬에 대한 수용체를 생성하고 발현하기 때문에 일어난다.

무엇을 배웠는가?

14 세포수용체의 하향 조절은 호르몬에 대한 민감도를 어떻게 변화시키는가?

14.6b 표적세포의 호르몬 상호작용

학습목표

17. 호르몬 상호작용의 세 가지 유형을 비교하고 대조한다.

하나의 표적세포는 동시에 다른 호르몬들과 결합할 수 있다. 두 가지 이상의 호르몬 결합에 대한 세포 반응으로, 신호 경로 내에서 통합이 일어나는 경우도 있다. 호르몬의 상호작용에는 크게 상승, 허용, 대항의 주요한 세 가지가 있다(**그림 14.9b**).

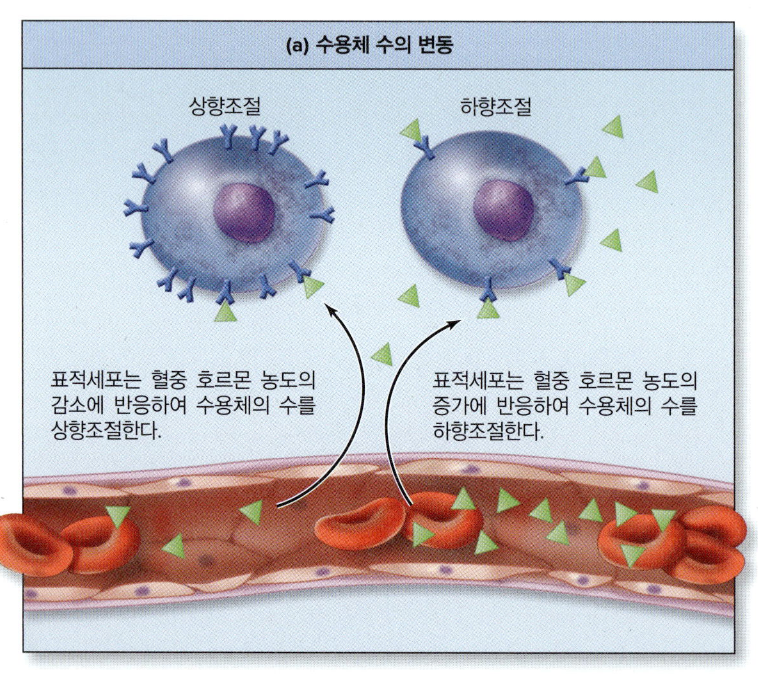

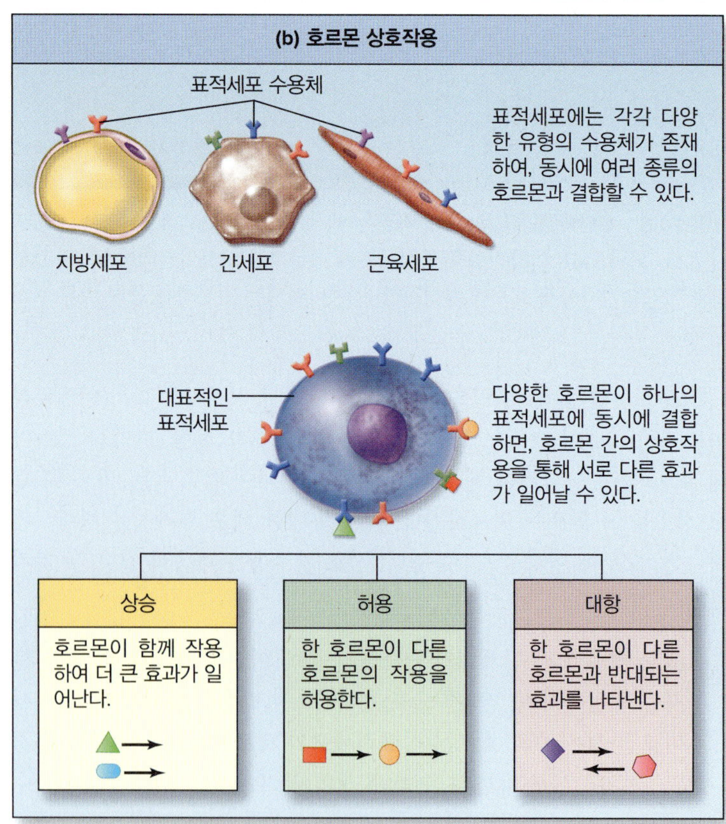

그림 14.9 호르몬에 대한 세포 반응. 호르몬에 대한 세포의 반응은 다음과 같은 여러 요인에 따라 달라진다. (a) 호르몬과 결합하는 세포수용체의 수, (b) 서로 다른 세포수용체에 결합하는 한 종류 이상의 호르몬이 일으키는 상호작용.

통합 INTEGRATE

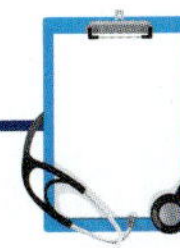

임상적 고찰 14.2 CLINICAL VIEW

호르몬 유사체

호르몬 유사체란 호르몬과 유사한 화학적 구조를 갖는 분자를 말한다. 수용체의 특이성을 바탕으로 제약회사는 특정 세포 기능을 억제하거나 활성화하는 의약품으로 사용하기 위한 호르몬 유사체를 생산할 수 있다. 이 약물은 수용체를 활성화하고 천연 호르몬의 효과를 모방할 수 있다. 장기적 또는 고용량의 호르몬 유사체 사용의 잠재적인 결과 중 하나는 환자의 세포가 호르몬 수용체를 하향조절하여 의도치 않은 영향을 미칠 수 있다는 것이다. 결과적으로, 약물 투여 후 환자는 약물을 천천히 끊어야 한다(즉, 며칠에 걸쳐 점진적으로 더 적은 용량을 투여). 이를 통하여 신체의 세포가 특정 수용체를 정상 수준으로 상향조절할 수 있는 시간을 준다. 염증 치료 후 스테로이드의 투여를 천천히 줄이는 것에 대해 들어본 적이 있을 것이다(예: 천식, 알레르기 반응 또는 류마티스 관절염과 관련된 염증)

상승(synergistic) 상호작용은 한 호르몬의 활성이 다른 호르몬의 활성을 강화시킬 때 일어난다. 상승은 '함께 일하는 것'을 의미한다. 예를 들어, 여성의 생식기관은 에스트로겐과 프로게스테론이 따로 존재할 때 보다 둘이 같이 존재할 때 더 강한 영향을 받는다.

허용(permissive) 상호작용은 한 호르몬이 작용하기 위해 두 번째 호르몬이 필요할 때 일어난다. 마치 호르몬이 작용하기 위해 다른 호르몬의 '허락을 받는' 것과 같다. 예를 들어, 프로락틴은 모유의 생성에 필요하며 옥시토신은 가슴에서 모유를 배출할 때 필요하다. 모유 생성을 위한 프로락틴이 먼저 분비되지 않으면, 옥시토신은 모유를 배출할 수 없다.

대항(antagonistic) 상호작용은 한 호르몬의 효과가 다른 호르몬의 효과와 반대될 때 일어난다. 혈당 수치를 낮추는 세포 반응을 일으키는 인슐린과, 혈당 수치를 높이는 세포 반응을 일으키는 글루카곤의 서로 반대되는 효과를 예로 들 수 있다.

지금까지 다룬 내분비계통의 전반적인 개념을 **그림 14.10**에 나타냈다.

무엇을 배웠는가?

15 호르몬이 상승작용을 하면 어떤 효과가 나타나는가?

14.7 시상하부와 뇌하수체

일부 내분비샘은 주로 독립적인 구조(예: 부갑상샘)로 기능하지만, 많은 내분비선은 시상하부의 영향이나 통제 하에 있다. 시상하부는 뇌하수체로부터의 호르몬 분비에 대한 직접적인 통제권을 가지고 있으며, 뇌하수체의 통제를 통해 여러 다른 내분비기관으로부터의 호르몬 분비에도 영향을 미친다. 따라서 내분비계통 안에서 시상하부의 영향은 광범위하다. 먼저, 시상하부와 뇌하수체 사이의 해부학적 관계를 설명하기로 한다.

14.7a 시상하부와 뇌하수체의 해부학적 관계

학습목표

18. 시상하부와 뇌하수체의 해부학적 관계를 설명한다.

19. 뇌하수체뒤엽 및 뇌하수체앞엽과 관련된 특정 구조물을 식별한다.

뇌하수체(pituitary gland)는 하수체(hypophysis: 관목)라고도 불린다. 시상하부의 아래쪽에 위치하고 있으며, **누두**(infundibulum: 깔때기) 또는 누두줄기라 불리는 매우 얇은 줄기에 의해 시상하부와 연결된다(**그림 14.11**). 대략 큰 완두콩 크기의 이 작은 타원형 분비샘은 나비뼈의 터키안장 안에 들어 있다(그림 8.8 참조). 뇌하수체는 구조적 · 기능적으로 뇌하수체뒤엽과 뇌하수체앞엽으로 나뉘며 때로는 각각 후엽 및 전엽이라고도 한다. 두 엽 사이의 중요한 차이점은 그들이 다른 종류의 세포로 구성되어 있다는 것이다. 뇌하수체뒤엽은 신경세포로 구성되며, 뇌하수체앞엽은 호르몬을 생성하는 세포로 구성된다.

뇌하수체뒤엽

뇌하수체뒤엽은 뇌하수체 질량의 약 4분의 1을 차지한다. 뇌하수체의 신경 부분이므로, 신경하수체(neurohypophysis)라고도 불린다. 약 10,000개의 신경세포가 시상하부로부터 뇌하수체뒤엽까지 연장되며, 이 신경세포의 가지돌기와 세포체는 시상하부 내에 위치한다. 이들 세포체는 두 개의 특정 시상하부 핵을 구성한다: 시신경교차 위에 위치한 **시각교차위핵**[supraoptic nucleus]과 셋째 뇌실에 인접해 있는 **뇌실결핵**[paraventricular nucleus]. 이 신경세포에서 수초화되지 않은 축삭돌기는 **시상하부-뇌하수체로**[hypothalamo-hypophyseal tract]로서 누두를 통해 연장된다. 시냅스 마디를 포함하는 이 축삭의 끝은 후방 뇌하수체 내에 위치한다. 시상하부-뇌하수체로는 뇌하수체뒤엽과 시상하부를 기능적으로 연결하는 신경 경로라는 것을 유념한다.

뇌하수체앞엽

뇌하수체(뇌하수체 질량의 약 4분의 3 정도)의 대부분은 **뇌하수체앞엽**(anterior pituitary)이다. 뇌하수체의 내분비 부분이기 때문에 샘하수체(*adenos*: 샘)라고도 한다. 시상하부와 뇌하수체앞엽 사이의 연결에는 **문맥**(portal veins)에 의해 상호연결된 2개의 모세관 얼기(미세혈관의 분지 네트워크)가 있다(문맥혈관은 두 모세혈관 층 사이에 위치한 혈관. 17.1e 참조). 시상하부와 연관된 다공성의 모세혈관 네트워크는 **1차 얼기**(primary plexus) 또는 1차 모세혈관 얼기이며, 뇌하수체 앞엽과 관련된 모세혈관 네트워크는 **2차 얼기**(secondary plexus) 또는 2차 모세혈관 얼기이다. 혈액은 시상하부의 1차 얼기에서 배출되어 **하수체 문맥**(hypophyseal portal veins)을 통해 뇌하수체앞엽의 2차 얼기로 이동된다. 이러한 혈관 네트워크는 **시상하부-뇌하수체 문맥계**(hypothalamo-hypophyseal portal system)라 부른다. 따라서 시상하부-뇌하수체 문맥계는 시상하부와 뇌하수체앞엽 사이에 직접적인 혈액 경로를 제공한다. 시상하부-뇌하수체 문맥계는 뇌하수체앞엽과 시상하부를 기능적으로 연결하는 혈액 경로라는 점을 유념한다.

무엇을 배웠는가?

16 시상하부와 뇌하수체뒤엽 사이의 해부학적 연결은 무엇인가?

통합 개념 개관

그림 14.10 내분비계: 신체의 주요 조절계통. (a) 호르몬은 내분비계의 분비샘에서 생성되고, (b) 혈액으로 분비되어 표적장기로 운반된다. (c) 지용성 호르몬은 표적세포에 들어가는 반면 수용성 호르몬은 세포막 내의 수용체와 결합하여 세포 변화를 유도한다. (d) 세포의 반응은 수용체의 수와 (e) 이용 가능한 다양한 유형의 수용체에 의해 결정된다. (f) 호르몬은 간과 신장에 의해 제거되거나 표적세포에 흡수된다.

혈관

(b) 호르몬과 호르몬 운반

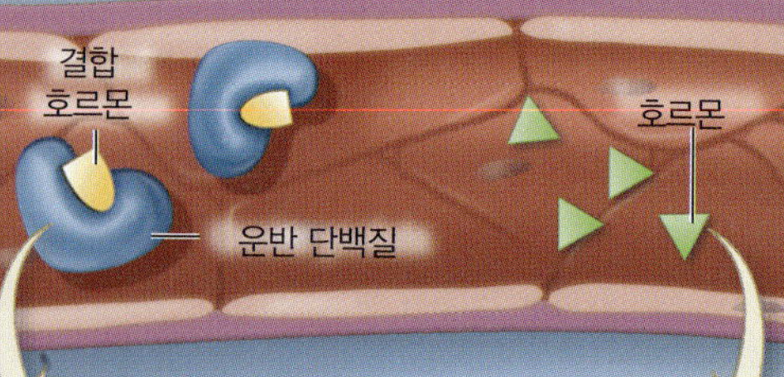

지용성 호르몬	수용성 호르몬
• 스테로이드 • 칼시트리올 • 갑상샘호르몬	• 단백질 • 생체아민(갑상샘호르몬 제외)

(a) 내분비계통

내분비샘과 세포는 호르몬 자극, 체액 자극, 신경계통 자극에 반응해 호르몬을 합성하고 혈액 속으로 분비한다.

내분비샘에서 호르몬이 분비되어 혈액 속의 호르몬 농도가 증가한다.

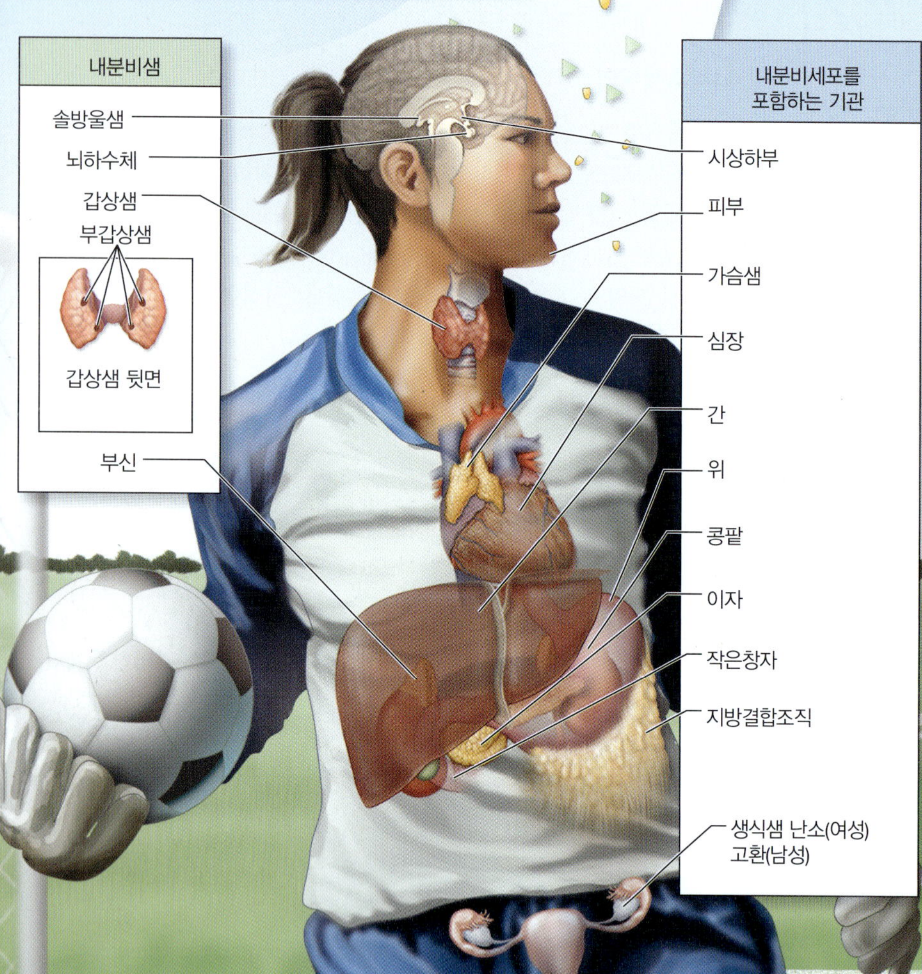

(f) 호르몬의 제거

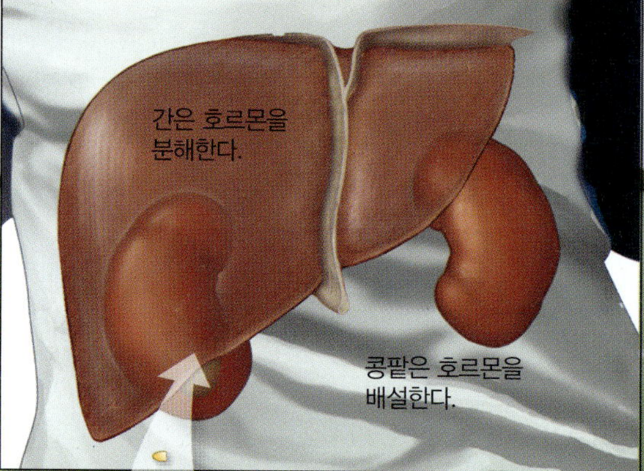

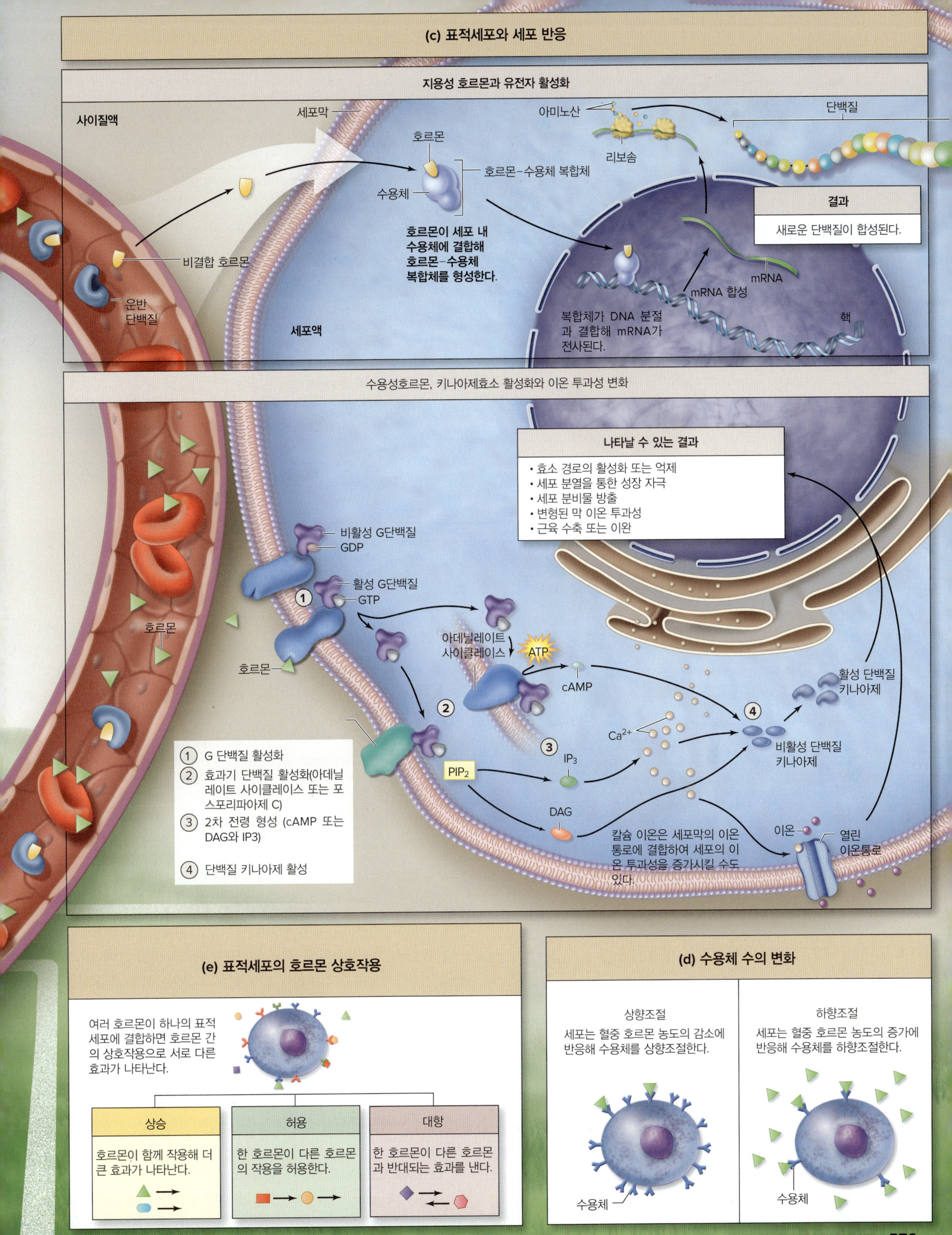

(c) 표적세포와 세포 반응

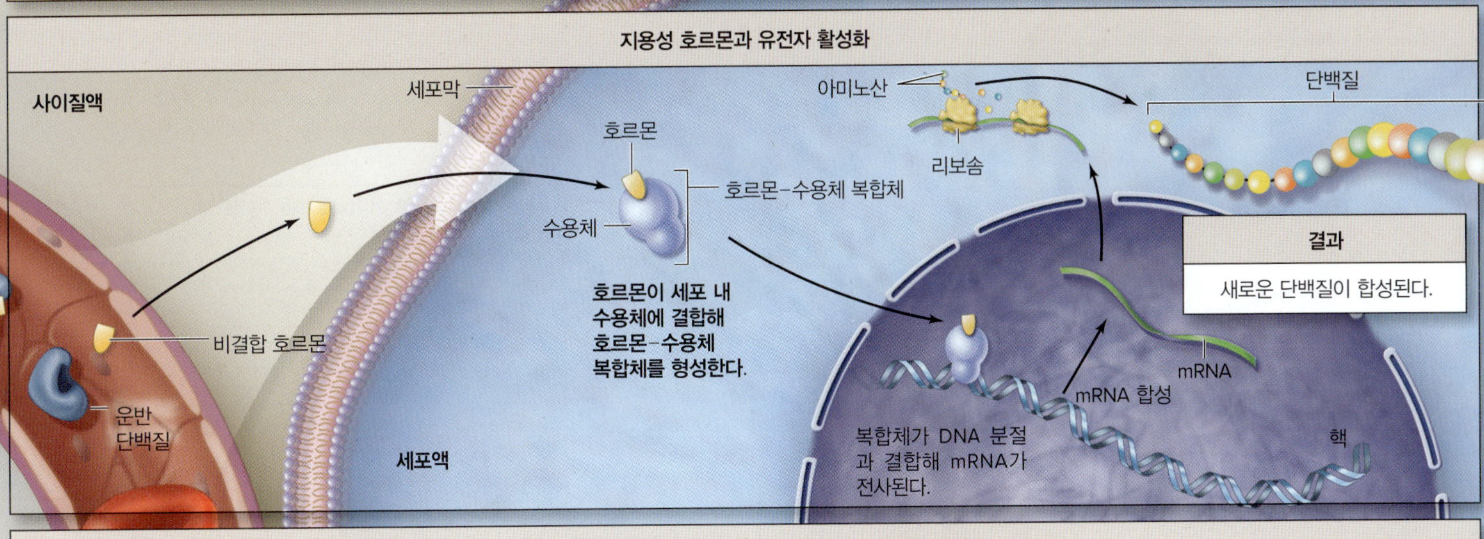

수용성호르몬, 키나아제효소 활성화와 이온 투과성 변화

나타날 수 있는 결과

- 효소 경로의 활성화 또는 억제
- 세포 분열을 통한 성장 자극
- 세포 분비물 방출
- 변형된 막 이온 투과성
- 근육 수축 또는 이완

비활성 G단백질
GDP
활성 G단백질
GTP
호르몬
호르몬
아데닐레이트 사이클레이스
ATP
cAMP
Ca^{2+}
IP_3
PIP_2
DAG
활성 단백질 키나아제
비활성 단백질 키나아제
이온
열린 이온통로

칼슘 이온은 세포막의 이온 통로에 결합하여 세포의 이온 투과성을 증가시킬 수도 있다.

① G 단백질 활성화
② 효과기 단백질 활성화(아데닐레이트 사이클레이스 또는 포스포리파아제 C)
③ 2차 전령 형성 (cAMP 또는 DAG와 IP3)
④ 단백질 키나아제 활성

(e) 표적세포의 호르몬 상호작용

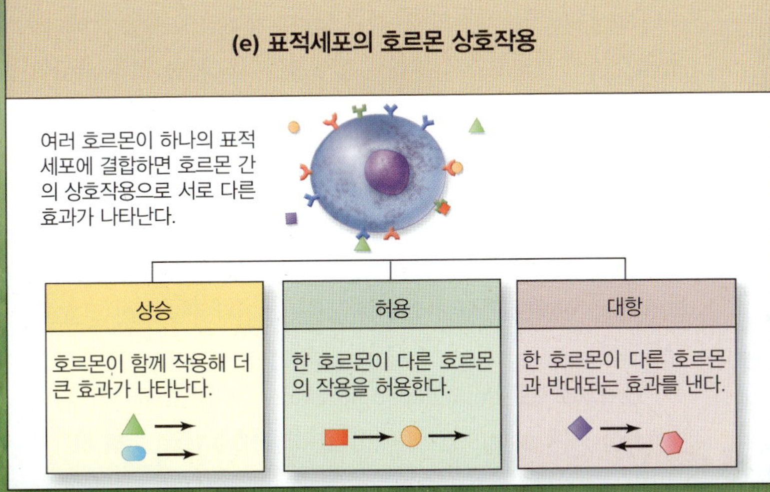

(d) 수용체 수의 변화

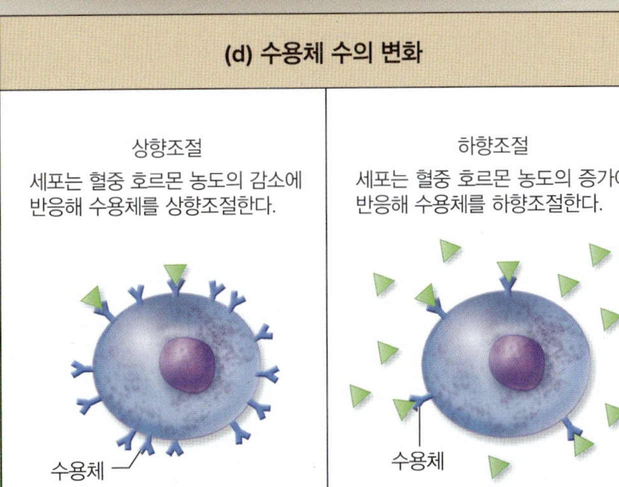

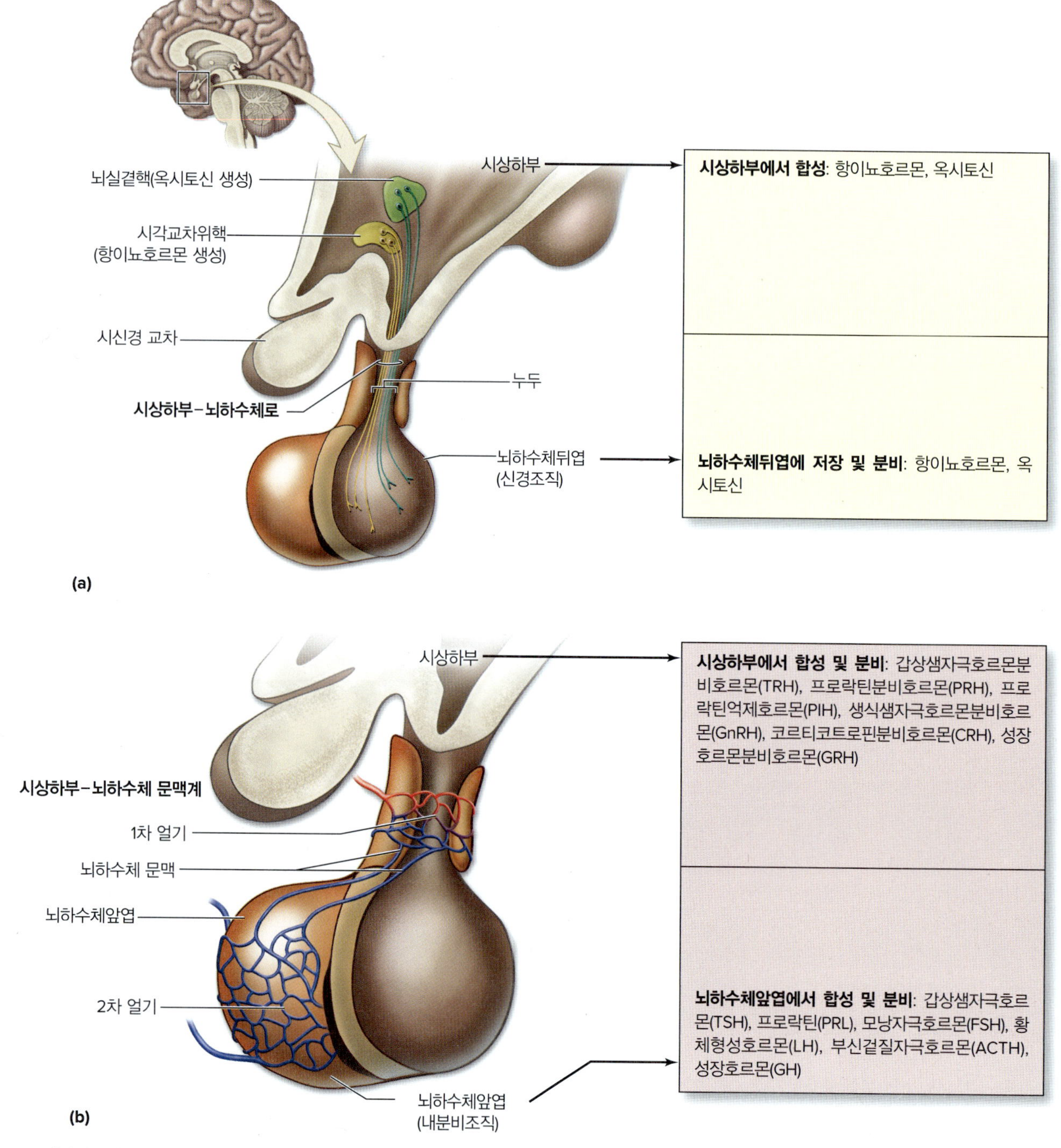

그림 14.11 시상하부와 뇌하수체의 해부학적 관계. 시상하부는 (a) 시상하부–뇌하수체로에 의해 뇌하수체뒤엽에 연결되고, (b) 시상하부–뇌하수체 문맥계에 의해 뇌하수체앞엽에 연결된다.

14.7b 시상하부와 뇌하수체뒤엽의 상호작용

학습목표

20. 시상하부가 뇌하수체뒤엽에서 두 호르몬의 분비를 어떻게 조절하는지 설명하고 각각의 일반적인 기능을 설명한다.

뇌하수체뒤엽에는 항이뇨호르몬과 옥시토신이라는 두 가지 호르몬이 저장된다(**그림 14.11a**). 두 호르몬 모두 시상하부에서 합성된다: 시각교차위핵은 주로 항이뇨호르몬을 형성하고 뇌실곁핵은 주로 옥시토신을 생성한다. 이러한 이유로 시상하부에 있는 뉴런들을 **신경 분비세포**(neurosecretory)라 한다. 시상하부에서 합성된 후, 호르몬은 분비 소포 내에 포장되고 빠른 축삭수송(9.2c 참조)에 의해 수초화되지 않은 축삭(시상하부–뇌하수체로의)을 타고 뇌하수체뒤엽의 시냅스 마디로 이동된다. 뇌하수체뒤엽은 호르몬을 생성하지 않는다는 점에 유념한다. 시상하부에서 합성된 두 호르몬의 단순한 저장장소이다.

호르몬은 시상하부에서 시상하부–뇌하수체로를 따라 신경신호가 보내질 때 뇌하수체뒤엽에서 분비된다. 특히 시각교차위핵의 신경신호는 주로 ADH의 방출을 유발하고 뇌실곁핵의 신호는 주로 옥시토신의 분비를 자극한다. 이 분자들은 신경세포의 시냅스 마디에서 분비되나, 분비될 때 혈액으로 들어가기 때문에 신경전달물질이 아닌 호르몬으로 간주된다.

항이뇨호르몬[Antidiuretic hormone, ADH, (*anti*: 반대, *ouresis*: 배뇨)]은 체액 균형, 혈액량 및 혈압 유지에 도움을 주며 탈수 상태일 때 혈액 농도가 증가하면 분비된다. 시상하부는 혈액이 뇌의 이 부위를 통해 이동함에 따라 이러한 혈액 농도의 변화를 감지하고, 이에 반응하여 뇌하수체뒤엽에 신경신호를 개시하여 ADH를 전신순환으로 분비한다. ADH의 표적세포는 (1) 소변 배출량을 줄이도록 자극을 받는 신장과 (2) 갈증중추가 포함되며, 갈증중추는 목마름을 자각하고 수분 섭취량을 증가시키기 위해 대뇌겉질로 신경신호를 전달한다. 고용량의 ADH는 혈관 수축을 일으킨다(ADH가 바소프레신이라고도 불리는 이유). ADH의 분비는 음성 되먹임에 의해 조절된다(1.6b 참조). 수분 섭취 후, 혈액 농도가 정상으로 돌아감에 따라 시상하부는 신경신호를 뇌하수체뒤엽으로 더 적게 전달하여 분비되는 ADH의 양을 줄인다. ADH가 콩팥에 미치는 영향에 대한 자세한 내용은 20.6d에서 설명한다.

어떻게 생각하는가?

4 방금 설명한 ADH 활동의 일반적인 효과를 감안하여, ADH 분비를 억제하는 음주의 결과를 설명하라.

옥시토신[oxytocin, OT (*okytokos*: 빠른 출산)]은 아기의 분만과 여성의 모유 배출에 기능한다. 분만 중에, OT는 점진적으로 더 많은 양이 분비된다. 신경신호는 자궁에서 시상하부로 전달된다. 이에 대응하여 시상하부는 뇌하수체뒤엽으로 신경신호를 개시하여 OT를 전신순환으로 분비한다. 옥시토신은 아기가 나올 때까지 자궁의 민무늬근이 더 강한 힘으로 수축하도록 자극한다. 또한, 아기가 태어난 후 젖을 빨면 유방에서 시상하부로 신경신호가 시작되고 이에 대응하여 시상하부가 뇌하수체뒤엽으로 신경신호를 개시하여 OT를 전신순환으로 분비한다. 여기에서 OT는 유방 내의 민무늬근 수축을 자극하여 모유를 배출한다. (이 방출에는 14.6b에 설명한 대로 모유 생산을 자극하는 프로락틴이 필요하다). 위의 두 과정 모두에서 옥시토신 분비는 양성 피드백에 의해 조절된다(1.6c 참조).

옥시토신은 남성의 생식관을 통한 정자의 이동을 촉진한다(22.4f 참조). 또한, 연구 결과 사람들 사이의 신체적 접촉(예: 포옹, 손 잡음)이 OT의 분비를 유발하여 기분을 좋게 하고 생리현상을 변화시킨다는 것이 밝혀졌다(예: 스트레스호르몬의 수치 저하, 혈압 하강, 통증에 대한 내성 증가). 옥시토신은 심지어 누군가 개를 키울 때에도 개와 사람 모두에게서 분비된다.

ADH와 옥시토신의 기능적 세부 사항은 부록 1에 요약되어 있다(각각 **표 R.7** 및 **R.9** 참조).

무엇을 배웠는가?

17 시상하부는 뇌하수체뒤엽에서 ADH의 분비를 어떻게 조절하는가?

14.7c 시상하부와 뇌하수체앞엽의 상호작용

학습목표

21. 시상하부에서 분비되어 뇌하수체앞엽을 조절하는 호르몬을 나열한다.

22. 시상하부가 뇌하수체앞엽에서 호르몬의 분비를 어떻게 제어하는지, 그리고 각각의 일반적인 기능을 어떻게 제어하는지 설명하라.

호르몬 자극은 뇌하수체앞엽으로부터 호르몬 분비를 유발한다. 이는 시상하부에서 생성된 **조절호르몬**이 1차 얼기로 분비된 다음, 뇌하수체앞엽의 2차 얼기에 도달하기 위해 뇌하수체 문맥을 통해 운반될 때 발생한다(**그림 14.11b**). 이후, 뇌하수체앞엽은 호르몬을 혈액으로 분비하고, 호르몬은 전신순환을 통해 표적세포에 도달한다.

시상하부의 호르몬

시상하부에서 생성되고 분비되는 조절호르몬은 다음 두 그룹 중 하나로 분류된다: 특정 뇌하수체앞엽 호르몬의 생성과 분비를 자극하는 **분비호르몬**(releasing hormones, RHs)과 특정 뇌하수체앞엽 호르몬의 생성과 분비를 감소시키는 **억제호르몬**(inhibiting hormones, IHs)이 그것이다. 시상하부에 의해 합성되는 조절호르몬은 **그림 14.11b**에 나열되어 있다. RH는 5개이며 IH는 2개뿐이라는 점에 유념한다.

뇌하수체앞엽의 호르몬

뇌하수체앞엽은 6가지 주요 호르몬을 분비한다(**그림 14.11b**). 여기서는 이 호르몬들 각각에 대한 일반적인 설명을 하기로 한다.

- **갑상샘자극호르몬**(Thyroid-stimulating hormone, TSH)은 갑상샘자극세포(thyrotropes)라는 특정 세포에 의해 합성되기 때문에 **티로트로핀**(thyrotropin)이라 불리기도 한다. TSH는 갑상샘의 성장과 갑상샘호르몬의 분비를 모두 자극하는데, 이 갑상샘호르몬은 신체의 대사율을 확립하는 데 주로 기능하는 호르몬이다(14.8b 참조).
- **프로락틴**[Prolactin (*lac*: 우유), PRL]은 주로 여성의 젖샘 성장과 모유 생산을 조절한다. 임신 중에 프로락틴을 생산하는 특정 세포(프로락틴 생산세포, lactotropes)는 생산되는 프로락틴의 양이 많을수록 크기가 증가하지만, 모유 생산은 아기가 태어나기 전까지는 발생하지 않는다. 또한, 프로락틴은 남성에서도 생산되나 그 효과는 잘 알려져 있지 않다.
- **난포자극호르몬**(follicle-stimulating hormone, FSH)과 **황체형성호르몬**(luteinizing hormone, LH)을 총칭하여 생식샘자극호르몬(gonadotropins)이라 한다. 둘 다 생식샘 **자극 세포**(gonadotropes)라 불리는 세포에서 분비되며, 이 호르몬들은 여성과 남성 모두의 생식샘에 작용한다. 여성에서, FSH와 LH는 난소에 작용하여 (1) 난자와 난포(난자를 둘러싸는 구형 구조)의 발달, (2) 난포에서 난자가 방출되는 배란, (3) 에스트로겐과 프로게스테론의 분비를 조절한다(22.3b 참조). 남성의 경우, FSH와 LH는 고환에 작용하여 정자의 발달과 테스토스테론의 분비를 조절한다(22.4b 참조).
- **부신겉질자극성호르몬**(adrenocorticotropic hormone, ACTH) [코르티코트로핀(corticotropin)이라고도 함]은 부신겉질자극세포(corticotropes)에서 분비된다. ACTH는 부신겉질을 자극하여 글루코코르티코이드(예: 코르티솔)를 생성하고 분비하여 포도당, 글리세롤, 지방산 및 아미노산을 포함한 영양 분자의 혈중 농도를 증가시킨다(14.9b 참조).
- **성장호르몬**(growth hormone, GH 또는 소마토트로핀 somatotropin)은 성장호르몬 분비세포(somatotropes)에서 분비된다. GH는 간을 자극하여 **인슐린 유사 성장인자 1과 2**[insulin-like growth

통합 INTEGRATE

임상적 고찰 14.3 CLINICAL VIEW

뇌하수체절제술

뇌하수체를 절제하는 수술을 **뇌하수체절제술**(hypophysectomy)이라고 한다. 과거에는 진행된 유방암과 전립샘암을 치료하기 위해 뇌하수체를 절제했다. 이 암은 호르몬의 자극을 받아 성장하기 때문이다. 뇌하수체를 절제하면 암에 호르몬이 공급되는 것을 효과적으로 차단할 수 있지만, 다른 모든 뇌하수체호르몬도 잃게 된다. 현재는 호르몬 자극을 차단하기 위해 약물을 사용한다. 최근에는 뇌하수체에 종양이 있을 때 뇌하수체를 절제한다. 대부분의 뇌하수체 종양은 환자의 시력에 영향을 미치는데, 뇌하수체앞엽 주위에 시각교차가 있기 때문이다. 뇌하수체절제술을 실시할 때는 코 안쪽과 나비뼈를 통해 터키안장으로 직접 들어간다. 매우 작은 도구를 사용해서 이 경로로 접근하면 최소한의 외상만을 남기고 뇌하수체를 완전히 제거할 수 있다.

factor 1 and 2(IGF-1 and IGF-2, 소마토메딘(somatomedin)이라고도 함]를 분비한다. GH와 IGF는 상승효과를 발휘하여 특히 뼈대 및 근육계 내의 세포 성장과 분열을 자극한다(14.7d 참조).

이러한 모든 호르몬(프로락틴 및 성장호르몬[1]을 제외하고)은 **자극 호르몬**(tropic hormone)이라고 하며, 이는 호르몬을 분비하기 위해 다른 내분비샘을 표적으로 하는 호르몬이다. 참고로, 뇌하수체앞엽도 **멜라닌세포자극호르몬**(melanocyte-stimulating hormone, MSH)을 분비하지만, 일반적으로 사람에게 거의 영향을 미치지 않고 성인이 되기 전에 분비가 중단되기 때문에 더 이상 논의하지 않는다.

› 시상하부에 의한 뇌하수체앞엽 조절

그림 14.12는 시상하부에서 뇌하수체앞엽의 특정 세포를 제어하여, 시상하부–뇌하수체 문맥계를 통해 전신순환계로 분비하는 호르몬을 보여 준다. 그림 14.12의 하단에 있는 설명은 시상하부와 뇌하수체앞엽에서 분비되는 각 특정 호르몬 간의 기능적 관계를 설명한다. 시상하부에서 분비되는 각각의 호르몬은 뇌하수체앞엽에서 분비되는 특정 호르몬과 함께 같은 색상으로 구분되어 있다.

뇌하수체가 갑상샘, 생식샘(고환, 난소, 부신피질)을 포함한 다른 많은 내분비기관을 통제하기 때문에 종종 지배샘이라고 불리는 것은 흥미로운 사실이다. 그러나 앞서 살펴본 바와 같이, 뇌하수체뒤엽과 뇌하수체앞엽 모두에서 호르몬의 분비는 시상하부에 의해 조절된다. 따라서 '지배샘'은 독립적으로 기능하지 않는다.

무엇을 배웠는가?

18 뇌하수체앞엽에서 분비되는 6가지 주요 호르몬은 무엇인가? 시상하부에서 이러한 각 호르몬의 분비를 어떻게 조절하는가?

[1]성장호르몬이 간을 자극해 IGF(GH 자극, 뼈와 연골 성장 외에도)를 분비하기 때문에 자극 호르몬으로 보는 전문가도 있다.

통합 INTEGRATE

학습전략 LEARNING STRATEGY

TP-FLAG 연상기법으로 뇌하수체앞엽 호르몬을 기억하라.

T = Thyroid-stimulating hormone (TSH)
F = Follicle-stimulating hormone (FSH)
L = Luteinizing hormone (LH)
P = Prolactin
A = Adrenocorticotropic hormone (ACTH)
G = Growth hormone (GH)

14.7d 성장호르몬: 조절과 효과

학습목표

23. 성장호르몬의 분비가 어떻게 조절되는지 설명하라.

24. 성장호르몬이 주요 표적기관에 미치는 영향을 설명하라.

› 성장호르몬 분비의 조절

여기서는 이 장과 이전 장에서 논의된 많은 개념을 통합하기 위해 성장호르몬과 관련된 항상성 체계에 대한 자세한 내용을 제공한다. 시상하부에 의해 조절된 분비(수용성 호르몬으로서)와 표적세포에 대한 그 효과를 설명한다. 성장호르몬과 관련된 항상성 체계의 개요는 그림 14.13에 제시되어 있다.

뇌하수체앞엽에서 GH의 분비는 시상하부에서 성장호르몬분비호르몬(GHRH)에 의한 호르몬 자극(14.2b 참조)을 통해 조절된다. GHRH는 시상하부–뇌하수체 문맥계로 들어가 혈액에 의해 뇌하수체앞엽으로 직접 운반된다(14.7c 참조). GHRH는 뇌하수체앞엽(성장 자극세포, somatotropic cells)의 특정 세포에 있는 수용체에 결합하여 전신순환계로 GH 분비를 자극해 몸 전체로 이동한다(그림 14.1 참조). 시상하부에서의 GHRH와 뇌하수체앞엽(그림 14.13의 3단계 및 4단계)에서의 GH 분비는 음성되먹임(그림 4.13의 8단계)에 의해 조절된다. GH 또는 IGF의 증가에 반응하여 시상하부가 자극을 받아 **성장호르몬억제호르몬**(growth hormone-inhibiting hormone, GHIH)을 분비하여 뇌하수체앞엽에서 GH 방출을 억제하고, 또한 뇌하수체앞엽 자체에서 직접 분비를 억제하기도 한다.

시상하부에서 분비되는 GHRH의 양(그림 14.13의 3단계)은 다음과 같은 여러 요인(혈중 성장호르몬 수치로 측정)에 반응하여 발생한다(그림 14.14):

- **연령.** 성장호르몬 수치는 나이에 따라 변동한다. 그림 14.14a에서 어린이와 청소년이 가장 많은 양의 GH가 분비되고, 나이가 들수록 성장호르몬이 점차 감소한다는 것을 알 수 있다. 청소년은 젊은 성인보다 거의 두 배(청소년은 하루 700 μg/mL, 젊은 성인은 하루 400 μg/mL)가 많다.
- **하루 중의 시간.** 모든 연령대에서 GH 분비에는 매일 변동이 있다. 그림 14.14b에서 볼 수 있듯, 정상적인 수면–각성주기에서 최고

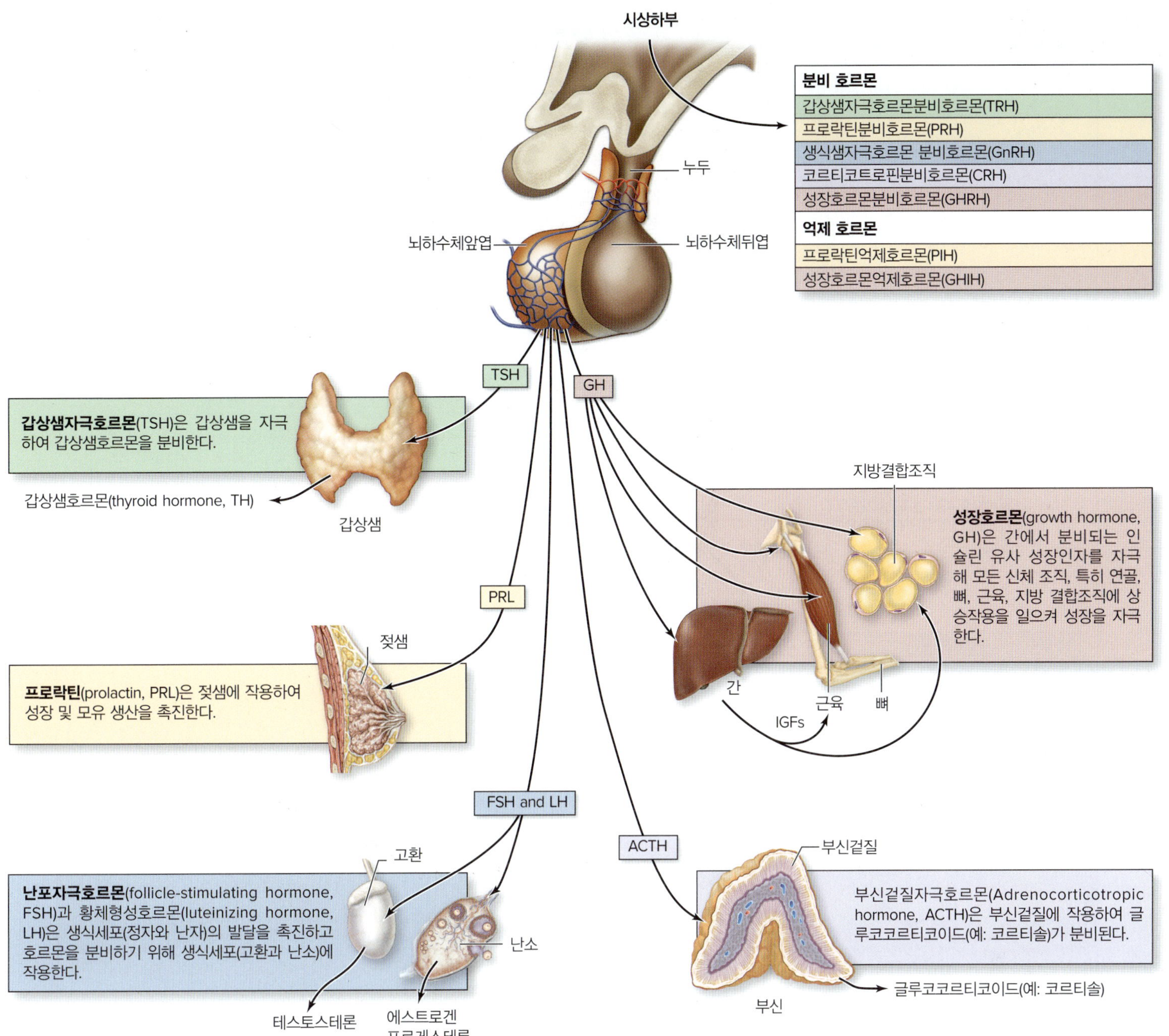

- 갑상샘자극호르몬분비호르몬(thyrotropin-releasing hormone, TRH)은 뇌하수체앞엽을 자극하여 **갑상샘자극호르몬**(thyroid-stimulating hormone, TSH)을 분비한다(티로트로핀이라고도 한다). TSH는 갑상샘을 자극해 대사율을 조절하는갑상샘호르몬(thyroid hormone, TH)을 분비한다. 따라서 호르몬 분비의 일반적인 순서는 TRH → TSH → TH 순이다(14.9b 참조).
- 프로락틴분비호르몬(prolactin-releasing hormone, PRH)은 뇌하수체앞엽이 **프로락틴**(lac: 젖)을 분비하도록 자극하여 젖샘의 성장에 영향을 주고 모유 생산을 자극한다. 프로락틴분비는 **프로락틴억제호르몬**(prolactin-inhibiting hormone, PIH)에 의해 억제된다(22.8c 참조).
- 생식샘자극호르몬분비호르몬(gonadotropin-releasing hormone, GnRH)은 뇌하수체앞엽을 자극해 **난포자극호르몬**(follicle-stimulating hormone, FSH)과 **황체형성호르몬**(luteinizing-hormone, LH)을 모두 분비하게 하는데, 이를 총칭하여 **생식샘자극호르몬**(gonadotropins)이라 한다. 이러한 호르몬들은 생식세포(난자와 정자)의 발달을 촉진하기 위해 여성과 남성 모두의 생식샘에 작용한다. 난소는 에스트로겐과 프로게스테론을 분비하며, 고환은 테스토스테론을 분비한다(22.3b와 22.4b 참조).
- 코르티코트로핀분비호르몬(corticotropin-releasing hormone, CRH)은 **부신겉질자극성호르몬**(adrenocorticotropic, ACTH) (코르티코트로핀이라고도 함)의 분비를 자극한다. ACTH는 부신겉질을 자극하여 글루코코르티코이드(예: 코르티솔)를 생성하고 분비하여 영양 분자(예: 포도당)의 혈중 농도를 높인다. 따라서 일반적인 호르몬 분비 순서는 CRH → ACTH → 글루코코르티코이드 순이다(14.10b 참조).
- 성장호르몬분비호르몬(growth hormone-releasing hormone, GHRH)은 뇌하수체앞엽을 자극하여 **성장호르몬**(growth hormone, GH) (또는 소마토트로핀)을 분비한다. GH는 간을 자극하여 **인슐린 유사 성장인자**(insulin-like growth factor) **1과 2** (IGF-1 및 IGF-2) (성장호르몬 촉진인자, 소마토메딘)을 분비한다. GH와 IGF는 상승효과를 발휘하여 성장을 일으킨다. 따라서 일반적인 호르몬 분비 순서는 GHRH → GH → IGF 순이다. GH 분비는 **성장호르몬억제호르몬**(growth hormone-inhibiting hormone, GHIH)에 의해 억제된다.

그림 14.12 뇌하수체앞엽 호르몬. 시상하부는 조절호르몬을 분비하여 뇌하수체앞엽에서 호르몬 분비를 조절한다. 시상하부에서 분비되는 각 조절호르몬은 자신이 통제하는 뇌하수체앞엽에서 나오는 특정 호르몬과 동일하게 강조된 색으로 나타나 있다(참고: 뇌하수체앞엽은 멜라닌세포 자극호르몬(melanocyte-stimulating hormone, MSH)도 분비하지만, 보통 사람에게 거의 영향을 주지 않고 성년 전에 분비가 멈추기 때문에 이 수치에는 포함되지 않는다.).

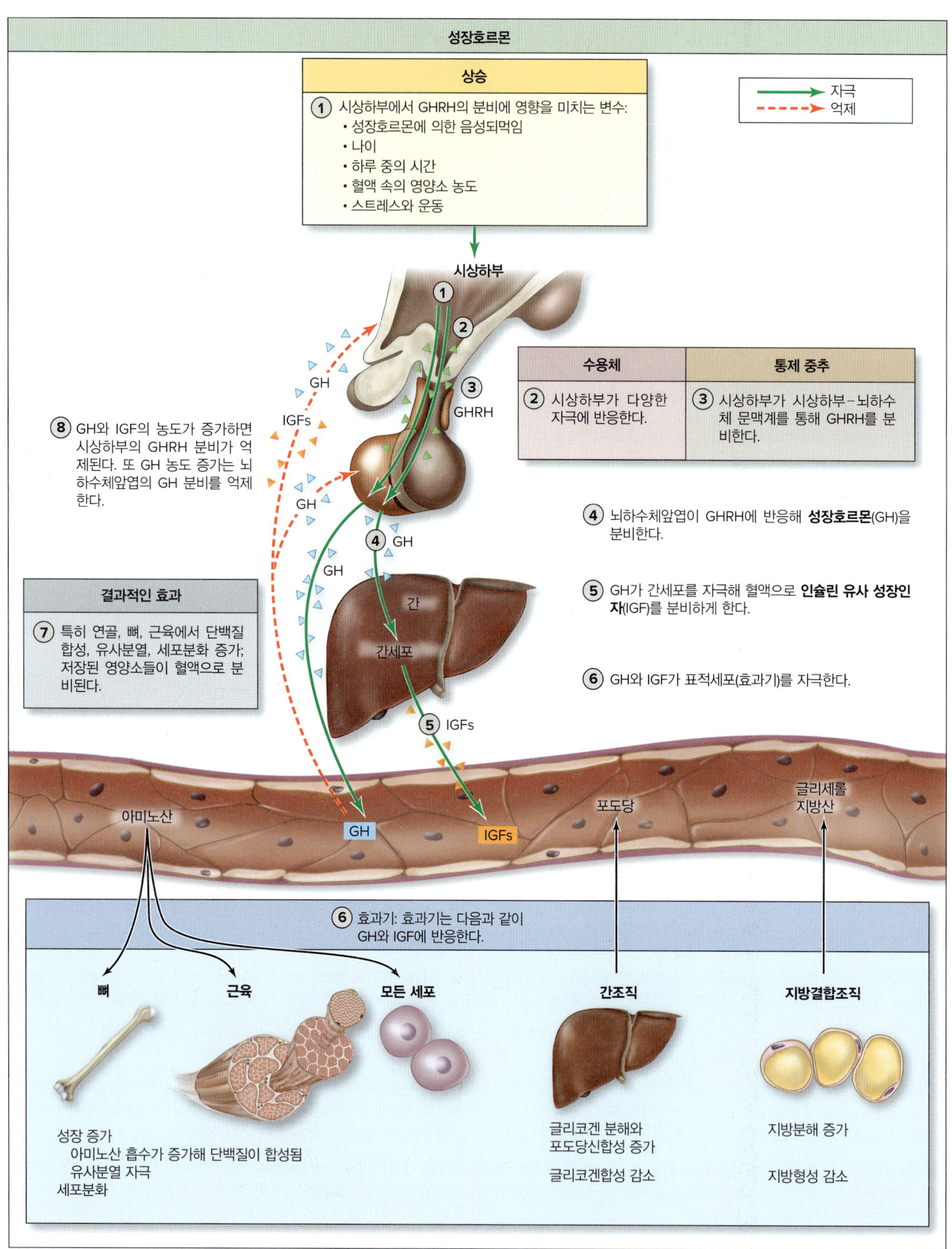

그림 14.13 성장호르몬의 조절과 작용. 시상하부는 특정한 자극에 반응해 성장호르몬분비호르몬(GHRH)을 분비하며, 이 호르몬은 뇌하수체앞엽이 성장호르몬(GH)을 분비하도록 자극한다. 성장호르몬은 간에서 인슐린유사성장인자(IGF)를 분비하도록 자극한다. 성장호르몬과 인슐린유사성장인자는 함께 성장을 자극하고 혈액 속 영양 분자의 가용성을 변화시켜 성장을 돕는다(혈액과 효과기 사이의 화살표 방향은 영양소의 결과적인 이동방향을 나타낸다.)

점의 GH 수준은 수면주기의 초기 단계에 해당하므로 수면 중에 가장 많이 성장할 수 있다. 야간에 분비되는 GH의 양이 하루 분비량의 대부분을 차지한다.

- **영양소 수준.** 혈중 영양소 수치는 GH 분비에 영향을 미친다. GH 수치는 아미노산 수치 증가(예: 고단백 식사 후) 또는 포도당 수치 감소(예: 저혈당증을 경험할 때)에 반응하여 증가한다.
- **스트레스와 운동.** 정서적, 육체적, 화학적 스트레스(수술, 외상 또는 운동 포함)는 GH 분비를 증가시킨다(하지만 심각한 정서적 스트레스는 소아에게서 GH 분비를 감소시킬 수 있음).

› 성장호르몬의 효과

GH의 주요 표적기관 중 하나는 간이다(그림 14.13). 간세포가 GH에 의해 자극을 받으면 인슐린 유사 성장인자(IGF)를 전신순환계로 분비한다. GH와 IGF는 상승 상호작용(14.6b 참조)을 갖지만, IGF는 표적세포로부터 더 큰 반응을 담당한다. 이는 개별 반감기의 차이로 인해 발생한다. GH(단백질 호르몬)의 반감기는 6~20분이고, IGF(단백질 호르몬)는 IGF를 파괴로부터 보호하는 운반 단백질에 의해 혈액으로 운반되기 때문에 반감기가 약 20시간이다(14.4a 참조).

신체의 모든 세포에는 GH, IGF 또는 둘 다에 대한 수용체가 있다. 호르몬의 결합은 표적세포(14.5b 참조) 내에서 2차전령을 활성화시켜 효소 경로를 변경하여 단백질 합성(2.8b 참조), 세포 분열(2.9b 참조), 세포 분화 또는 이들의 조합을 증가시킨다. 특히 연골, 뼈, 근육조직은 이러한 호르몬의 영향을 받는다. 연골 성장은 연골세포의 증식(수 증가)과 연골 내의 세포 외 기질 형성으로 인해 발생한다(4.3 참조). 뼈의 선형 성장은 뼈끝판 내의 연골 성장으로 인해 발생하며, 뼈의 덧붙이성장(appositional growth, 직경 성장) 역시 자극된다(4.5a, c 참조). 근육섬유에서는, 아미노산 흡수가 증가하여 근원섬유를 구성하는 수축성 단백질의 합성을 자극하여(그림 7.3 참조) 뼈대근 비대가 발생한다. 일부 운동선수는 근육의 크기와 힘을 늘리기 위해 성장호르몬을 불법으로 사용하는 것으로 알려져 있다. 때때로 GH는 합성 대사 스테로이드와 함께 사용된다(임상적 고찰 7.8: "운동능력을 강화하는 합성대사스테로이드" 참조).

또한 저장고로부터 영양분의 방출이 촉진된다(예: 간에서 글리코겐 및 지방결합조직에서 중성지방). 이 영양분 분자는 세포호흡 시 연료로 사용되며, 에너지가 필요한 성장과정에 ATP를 제공한다. 간세포는 GH에 의해 자극되어 **글리코겐분해**(glycogenolysis, 글리코겐이 포도당 분자로 분해)와 **포도당신합성**(gluconeogenesis, 비탄수화물 공급원에서 포도당 형성)을 모두 증가시킨다; 동시에 **글리코겐합성**(glycogenesis, 포도당 분자로부터 글리코겐 형성) 경로가 억제된다. 포도당은 간에서 혈액으로 방출되어; 결과적으로 혈당 수치가 상승한다. 이러한 혈당 증가는 당뇨병 환자의 혈당 수치 상승과 유사하기 때문에, **당뇨병발생**(diabetogenic) 효과라고 한다(임상적 고찰 14.8: "비정상적인 혈당 때문에 나타나는 상태" 참조).

지방결합조직 세포는 GH 및 IGF에 의해 자극되어 **지방분해**(lipolysis, 중성지방이 글리세롤 및 지방산으로 분해)를 증가시키고 지방형성(글리세롤과 지방산으로부터 중성지방 형성)을 감소시킨다. 글리세롤과 지방산은 지방세포에서 방출되어 혈중 글리세롤과 지방산 수치를 증가시킨다. GH 분비에 대한 추가적인 반응은 부록 1에 열거되어 있다(**표 R.3** 참조).

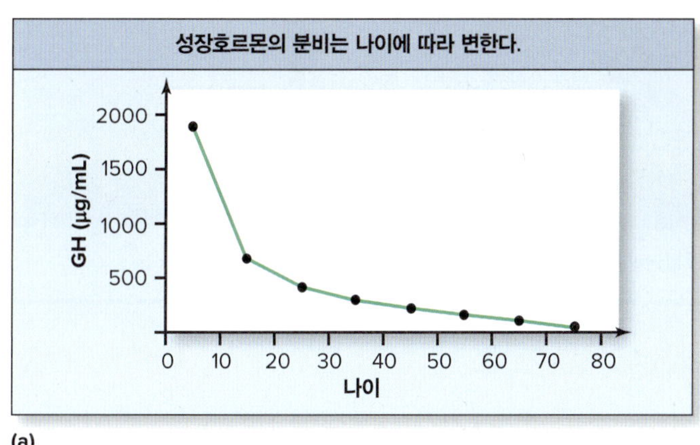

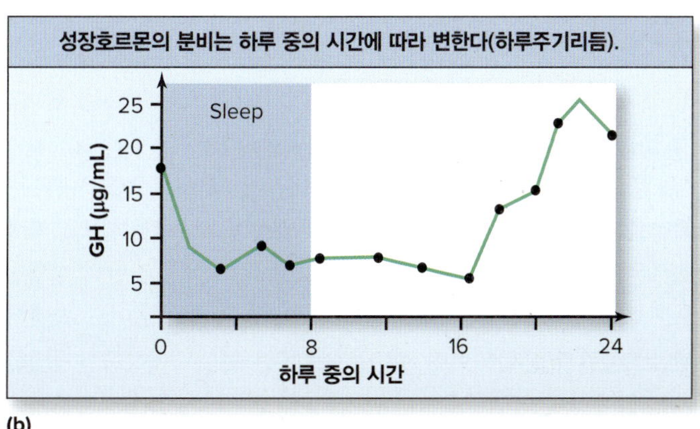

그림 14.14 성장호르몬 수준에 영향을 미치는 변수. 성장호르몬 분비는 (a) 연령의 영향을 받아 유년기에 가장 높고 나이가 들면서 감소하며, (b) 수면 전 늦은 저녁에 최고치가 나타난다.

어떻게 생각하는가?

5 사춘기를 겪는 청소년이 갑자기 마르는 경우가 있다. 성장호르몬의 자극을 받는 세포 과정(글리코겐분해, 지방분해, 단백질합성대사) 중 지방조직의 손실에 직접 영향을 미치는 것은 무엇일까?

무엇을 배웠는가?

19 성장호르몬분비호르몬, 성장호르몬, 인슐린 유사 성장인자는 성장 조절에서 함께 어떤 기능을 하는가?

20 성장호르몬과 인슐린 유사 성장인자의 주된 표적기관 또는 표적조직은 무엇인가? 각 호르몬의 효과를 설명하라.

14.8 갑상샘

내분비 활동만을 담당하는 신체의 가장 큰 구조는 갑상샘으로, 갑상샘호르몬과 칼시토닌을 모두 분비한다. 먼저 갑상샘 해부학을 설명하고, 갑상샘호르몬과 칼시토닌 분비의 조절과 각각의 표적기관에 미치는 영향을 논의한다.

통합 INTEGRATE

임상적 고찰 14.4 CLINICAL VIEW

성장호르몬 분비장애

뇌하수체 난쟁이증(하수체 소인증, pituitary dwarfism)으로도 알려져 있는 성장호르몬 결핍증은, 태어날 때부터 시상하부 또는 뇌하수체에 문제가 있어 성장호르몬이 충분히 공급되지 않기 때문에 발생한다. 일반적으로 만 1세가 될 때까지는 성장 지체가 드러나지 않는데, 성장호르몬의 영향이 생후 6개월에서 12개월 사이에 가장 적기 때문이다. 뇌하수체 난쟁이증이 있는 아이는 키가 작으며 주기적으로 저혈당이 나타나는 경우가 많다. 몇 년간 성장호르몬을 주사하면 개선될 수 있으나 정상적인 키에 다다르지는 못한다.

성장호르몬이 너무 많으면 몸이 과도하게 자라고 혈당도 높아진다. 어릴 때 성장호르몬이 과다 분비되면 **뇌하수체 거인증**(체성거대증, pituitary gigantism)이 나타난다. 키가 매우 커지며(2.4 m를 넘는 경우도 있음), 내장도 매우 크고, 혀가 크고 튀어나와 있으며, 혈당 관리에 큰 문제가 있다. 뇌하수체 거인증이 있는 사람은 치료를 받지 않으면 당뇨합병증 또는 심부전으로 비교적 이른 나이에 사망한다.

성인이 되었을 때 성장호르몬이 과다하게 생성되면 **말단비대증**(acromegaly)이 나타난다. 키는 자라지 않지만 얼굴, 손, 발의 뼈가 커지고 넓어지며(부가 성장) 연골도 성장한다. 또한 아래턱이 커져서 튀어나온다(턱나옴증). 내장, 특히 간이 커지며 포도당 분비가 증가하기 때문에 말단비대증 환자는 사실상 모두 당뇨병에 걸린다. 말단비대증은 시상하부 또는 뇌하수체 수준에서 성장호르몬 되먹임 조절이 되지 않거나 뇌하수체에 성장호르몬 분비 종양이 생겨서 나타날 수 있다. 뇌하수체를 제거하면 말단비대증의 영향을 완화할 수 있으나, 이 치료법은 다른 뇌하수체 호르몬도 전부 잃게 되는 극단적인 방법이다.

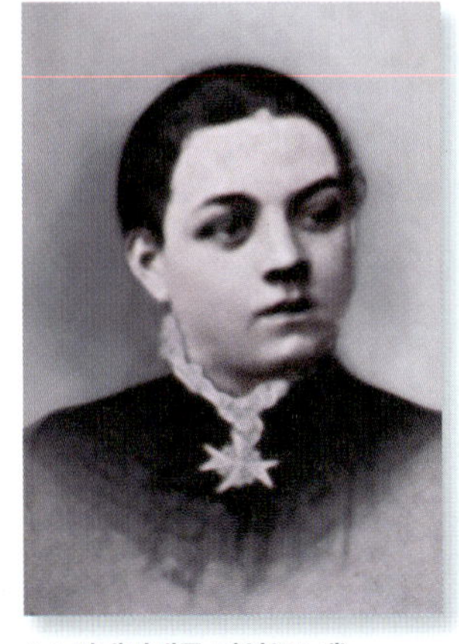
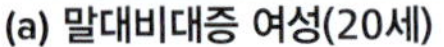

(a) 말대비대증 여성(20세)

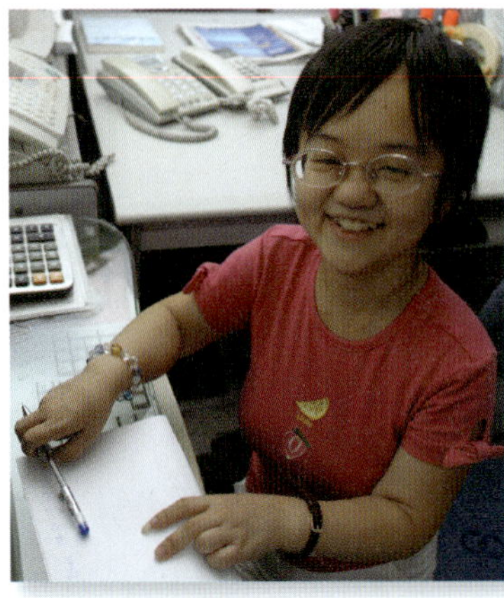

(c) 뇌하수체 난쟁이증

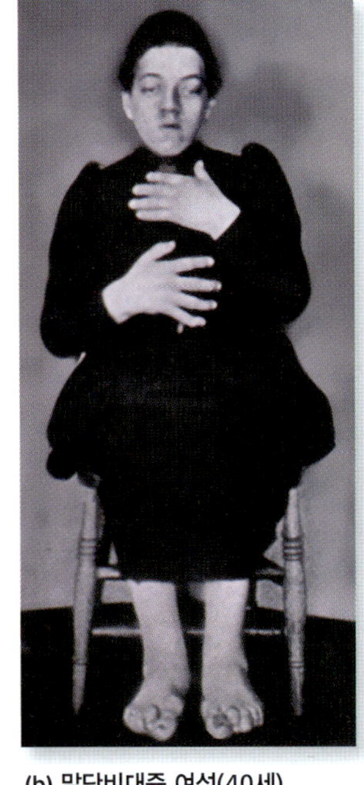

(b) 말단비대증 여성(40세)

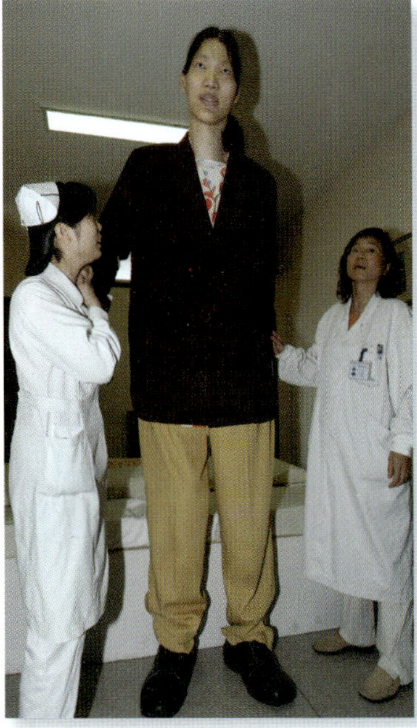

(d) 뇌하수체 거인증

말단비대증 여성의 20대(a)와 40대(b)사진, 뇌하수체 난쟁이증(c)과 뇌하수체 거인증(d)

14.8a 갑상샘의 해부학

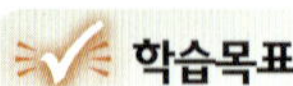

학습목표

25. 갑상샘의 위치와 해부학을 설명하라.
26. 갑상샘 내 내분비세포의 두 가지 특정 유형과 각각이 생성하는 특정 호르몬을 식별한다.

갑상샘(thyroid gland, **그림 14.15**)은 후두의 갑상샘 연골 바로 아래와 기관 앞쪽에 위치한 나비 모양의 분비샘이다. 이 샘은 **왼엽**(좌엽, left lobe)과 **오른엽**(우엽, right lobe)으로 구성되며, 앞쪽 중앙선인 좁은 **잘록**(협부, isthmus)에 의해 연결된다. 두 엽에 혈관이 풍부하게 분포하므로 갑상샘은 선명한 붉은색이며 전체 분비샘이 결합조직 막으로 싸여 있다.

조직학적 수준에서 갑상샘은 주로 **갑상샘소포**(thyroid follicles)라 불리는 수많은 미세한 구형 구조로 구성된다(그림 14.15b). 각 소포의 벽은 **소포세포**(follicular cell)라는 입방상피세포로 이루어져 있으며 이 세포는 속공간을 둘러싼다. 속공간에는 점액질이며 단백질이 풍부한 액체인 **콜로이드**(colloid)가 있다(갑상샘소포의 형태는 현미경으로 보았을 때 젤라틴으로 가득 찬 구체와 유사함).

소포세포는 먼저 **갑상샘글로불린**(thyroglobulin, TGB)이라는 당단백질을 합성한 후 세포외배출을 통해 콜로이드로 분비함으로써 **갑상샘호르몬**(thyroid hormone, TH)을 만들고 분비한다. 간단히 설명하면, 요오드 분자가 호르몬 전구체를 만들어 내기 위해 콜로이드 속에서 갑상샘글로불린과 혼합되어야 한다. 호르몬전구체는 미성숙한 갑상샘호르몬을 함유한 갑상샘글로불린 분자이다. 전구체는 갑상샘호르몬 분비가 필요해질 때까지 콜로이드 속에 저장된다.

갑상샘이 갑상샘호르몬을 분비하도록 자극을 받으면 갑상샘호르몬이 든 콜로이드 일부가 세포내섭취를 통해 소포세포로 들어간다. 콜로이드는 용해소체로 가며, 여기서 효소가 미성숙한 갑상샘호르몬을 전구체에서 분리시킨 후 소포세포에서 분비될 수 있도록 준비한다. 갑상샘호르몬의 합성, 저장과 분비에 대한 자세한 내용은 **그림 14.16**을 참조한다. 갑상샘의 다른, 적은 수의 내분비세포인 **소포곁세포**(parafollicular cell, *para*: 옆에, 가까운)는 소포세포 주위에 위치한다. 이 세포들은 칼시토닌을 합성하여 분비하는데, 이 내용은 14.8c에서 논하기로 한다.

어떻게 생각하는가?

6 "요오드 첨가"라고 쓰인 소금을 본 적이 있는가? 소금에 첨가된 요오드는 어떤 기능을 할까?

무엇을 배웠는가?

21 소포세포와 소포곁세포의 해부학적 관계를 설명하고, 각각이 분비하는 특정 호르몬을 구분한다.

14.8b 갑상샘호르몬: 조절과 효과

학습목표

27. 갑상샘호르몬과 관련된 항상성 체계를 설명하라.

여기서는 갑상샘호르몬과 관련된 항상성 시스템에 대한 자세한 내용을 제공한다. 뇌하수체앞엽에 의해 조절된 분비와 표적세포에 미치는 영향(지용성 호르몬)을 설명하며, 갑상샘호르몬과 관련된 항상성 체계의 개요는 **그림 14.17**에 나와 있다.

갑상샘호르몬 분비의 조절

갑상샘호르몬은 시상하부와 뇌하수체앞엽의 작용이 통합된 결과로 갑상샘에서 분비된다. 이 생리학적 관계를 **시상하부–뇌하수체–갑상샘축**(hypothalamic-pituitary-thyroid axis)이라고 한다. 이 축의 작용원리는 14.7c에서 설명하였다.

시상하부는 갑상샘자극호르몬분비호르몬(TRH)을 시상하부–뇌하수체 문맥계통으로 분비한다. 갑상샘자극호르몬분비호르몬은 뇌하수체앞엽의 세포(thyrotropic cells, 갑상샘 자극세포)와 결합해 뇌하수체

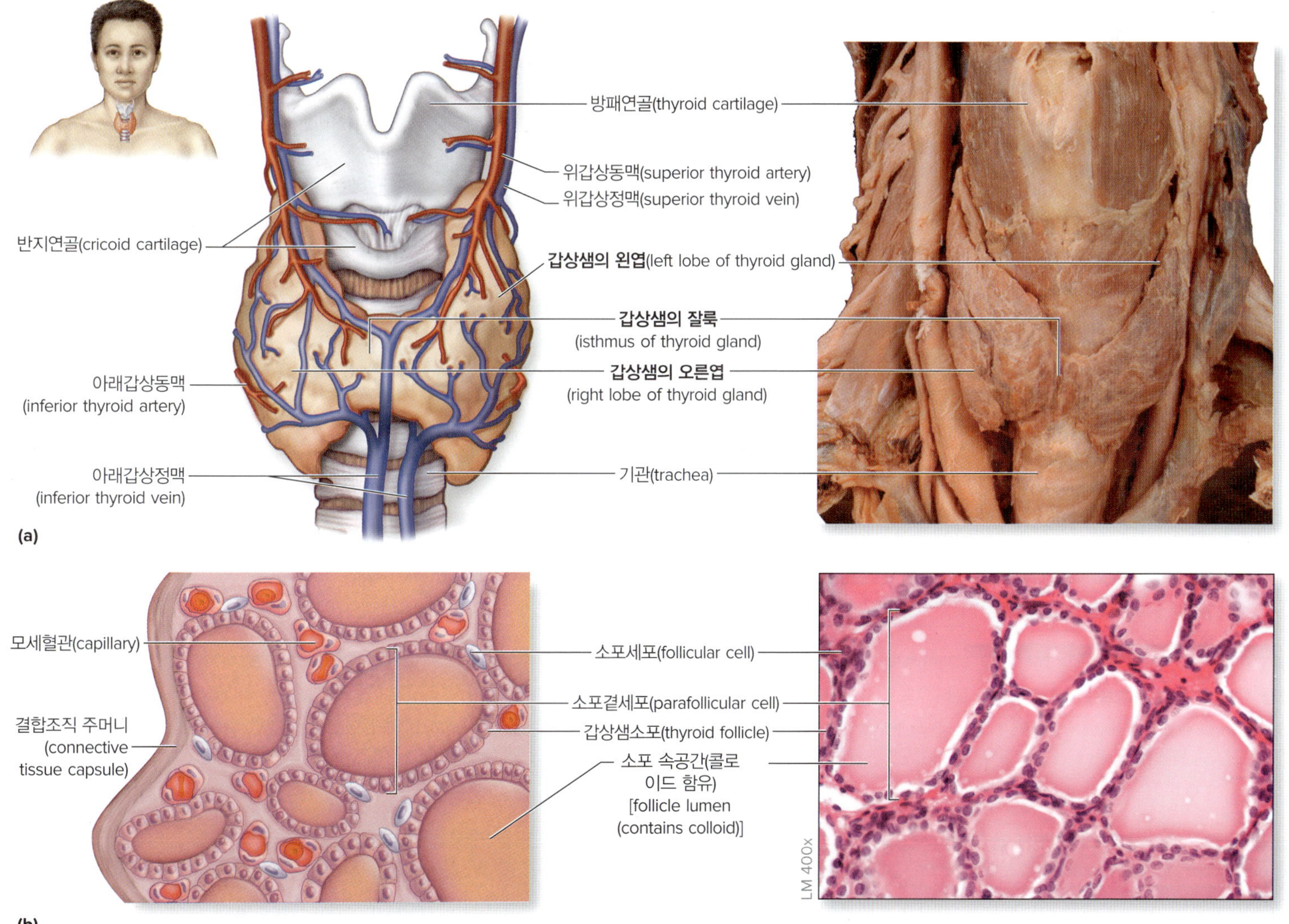

그림 14.15 갑상샘. (a) 방패연골 앞에 있으며, 혈액 공급이 풍부한 갑상샘을 관찰할 수 있는 그림과 표본 사진. (b) 갑상샘소포를 현미경으로 본 모습, 소포의 단층입방상피, 소포 속공간의 콜로이드, 소포곁세포(칼시토닌 생산)와 소포의 관계.

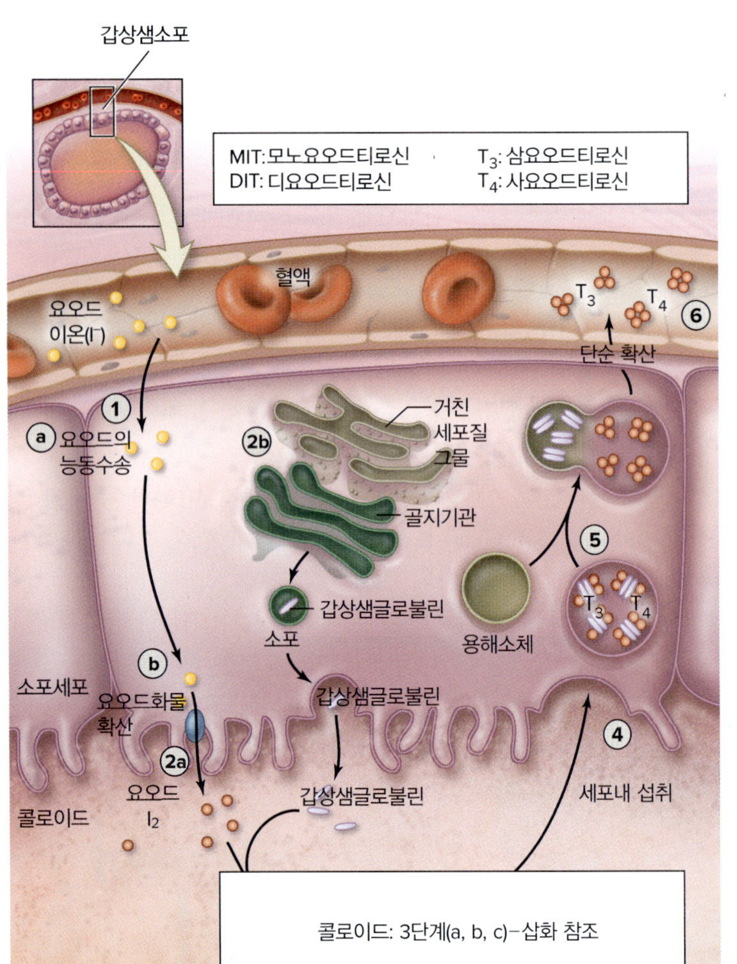

소포 세포

① **요오드 이온 흡수**. 요오드 이온(I^-)이 능동수송과 촉진확산에 의해 소포세포의 두 막을 가로질러 혈액에서 소포 공간으로 이동한다.

②a **요오드 분자 형성**. 소포세포의 세포막에서 2개의 요오드 이온(I^-)이 결합하여 요오드 분자(I_2)를 형성한다.

②b **갑상샘 글로불린 합성**. 이와 동시에 갑상샘 글로불린 단백질 분자는 거친세포질 그물 안에서 합성되어 골지기관으로 운송되어 변형된 뒤, 소포에 의해 운반되어 소포세포에서 세포외배출에 의해 콜로이드로 분비된다.

콜로이드

③ 삽화 참조

④ **세포내 섭취**. 티로신 아미노산에 요오드 분자가 부착된 갑상샘 글로불린 분자는 소포세포로 세포 내 이입된다.

⑤ **갑상샘 글로불린에서 T_3 및 T_4 분비**. pre-T_3 및 pre-T_4가 부착된 갑상샘 글로불린을 포함하는 소포는 용해소체와 융합된다. 용해소체 효소는 갑상샘 글로불린에서 pre-T_3 및 pre-T_4를 절단한다.

⑥ **혈액으로 T_3 및 T_4 분비**. 지용성 분자인 T_3와 T_4는 단순확산에 의해 소포세포에서 혈액으로 이동한다. T_4가 T_3보다 더 많이 분비되며, T_3와 T_4는 총칭하여 갑상샘호르몬이라 한다.

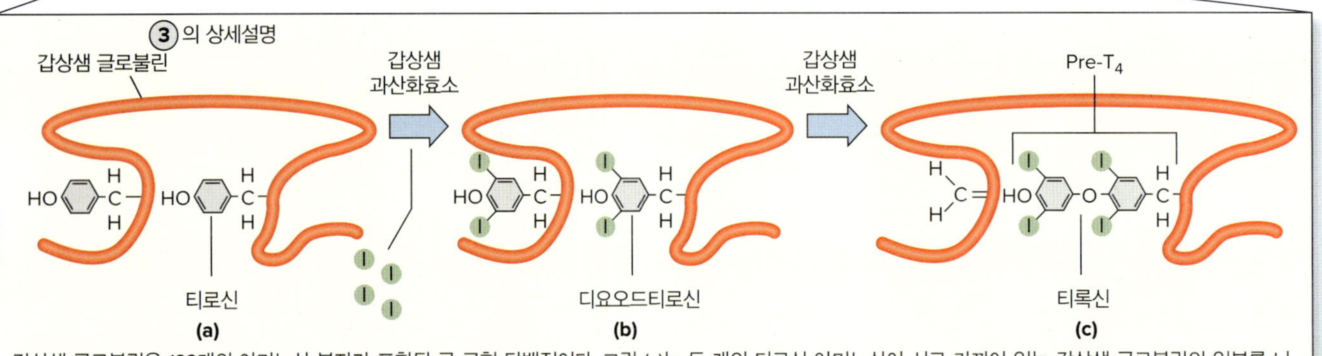

갑상샘 글로불린은 123개의 아미노산 분자가 포함된 큰 구형 단백질이다. 그림 (a)는 두 개의 티로신 아미노산이 서로 가까이 있는 갑상샘 글로불린의 일부를 나타낸다. 각각의 티로신에는 갑상샘 과산화효소에 의해 부착된 요오드 분자가 1개 또는 2개 있을 수 있다. 그림 (b)는 2개의 요오드 분자가 부착된 티로신 아미노산을 보여준다. 요오드 분자가 티로신 아미노산에 부착된 후 갑상샘 글로불린 내에서, 서로의 위치와 근접성에 따라 하나의 티로신이 근처에 있는 다른 티로신에 결합할 수 있다. 그림 (c)는 2개의 요오드 분자와 결합한 티로신이 또 다른 2개의 요오드 분자와 결합한 티로신과 결합한 것을 보여 준다. 이 결과로 생긴 구조를 pre-T_4라고 한다. (pre-T_3는 2개의 요오드 분자가 있는 티로신과 1개의 요오드 분자가 있는 티로신의 결합에 의해 생성되는 것을 제외하고는 유사한 방식으로 형성된다.)

그림 14.16 갑상샘호르몬: 합성, 저장과 분비. 요오드 분자(I_2)는 갑상샘 소포의 콜로이드 내에 있는 갑상샘 글로불린의 티로신 아미노산에 부착된다. pre-T_3 및 pre-T_4가 부착된 갑상샘 글로불린은 나중에 소포세포로 운반된다. 소포세포의 용해소체 내에서 pre-T_3 및 pre-T_4는 갑상샘 글로불린으로부터 절단되고 T_3 및 T_4는 혈액으로 분비된다.

앞엽이 갑상샘자극호르몬(TSH)을 전신순환계로 분비하도록 한다. 갑상샘자극호르몬은 갑상샘의 소포세포에 있는 수용체에 결합해 갑상샘호르몬(TH)이 분비되도록 자극한다. 갑상샘호르몬에는 삼요오드티로닌(triiodothyronine, T_3)과 사요오드티로닌(tetraiodothyronine, T_4)의 두 가지 형태가 있으며, 사요오드티로닌은 티록신(thyroxine)이라고도 한다. 두 호르몬 모두 순환계통으로 분비된다.

T_3과 T_4는 운반분자[예: 알부민, (티록신결합글로불린, thyroxine-binding globulin, TBG)]와 결합되어 혈액 속에서 운반된다. 언제든지 T_3과 T_4의 소량은 운반체 단백질과 결합되지 않고 혈액에서 빠져나갈 수 있다.

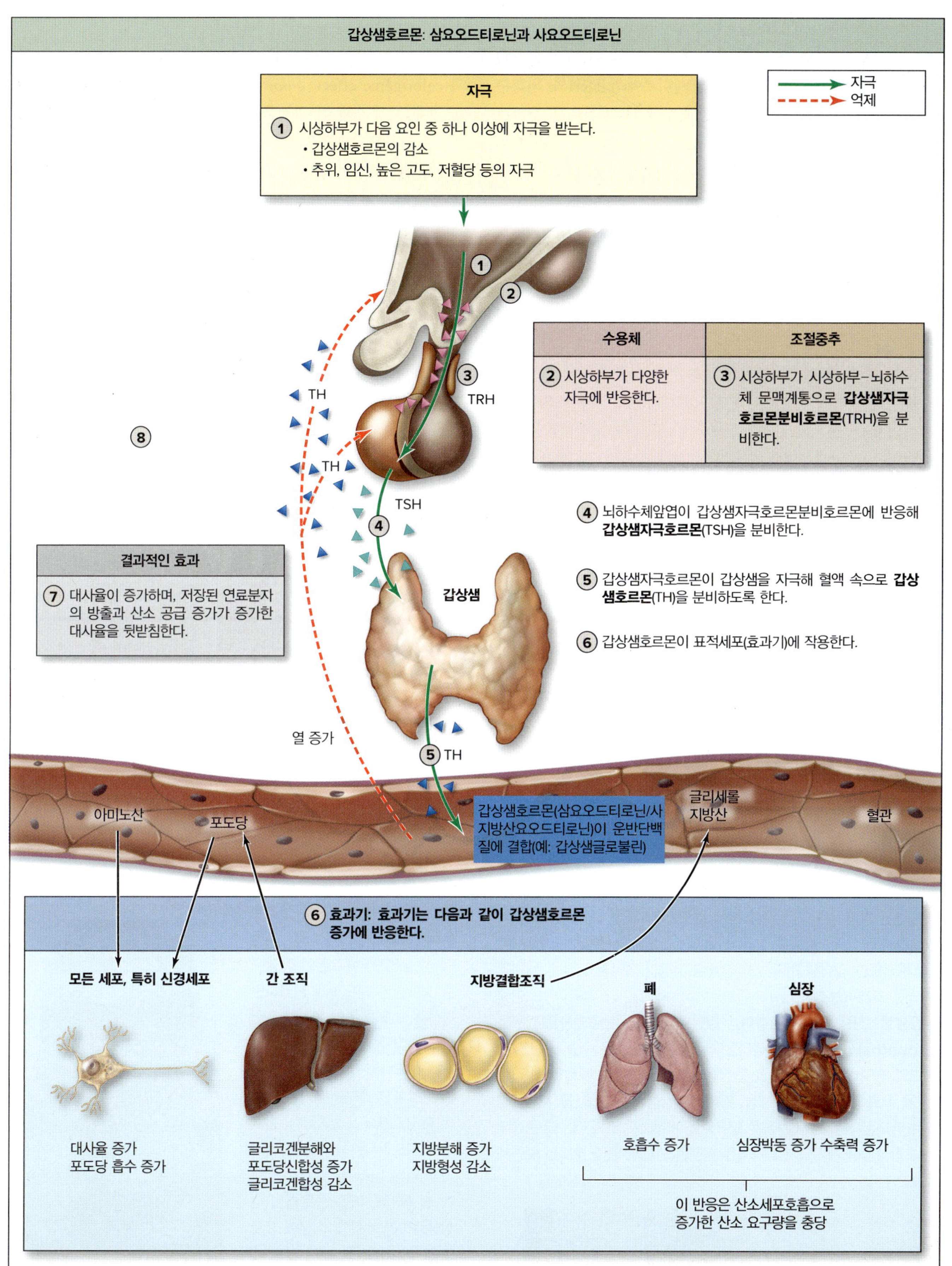

그림 14.17 갑상샘호르몬의 조절과 작용. 시상하부는 특정한 자극에 반응해 갑상샘자극호르몬분비호르몬(TRH)을 분비하며, 이 호르몬은 뇌하수체앞엽을 자극해서 갑상샘자극호르몬(TSH)을 분비하도록 한다. 갑상샘자극호르몬은 갑상샘을 자극해서 갑상샘호르몬을 분비하도록 한다. 갑상샘호르몬은 대사율을 높이고, 이 대사율에 부응하기 위해 혈액 속 영양소 분자의 가용성을 높인다(혈액과 효과기 사이의 화살표 방향은 영양소의 결과적인 이동을 나타낸다).

시상하부에서 분비되는 TRH와, 뇌하수체앞엽(그림 14.17의 3단계 및 4단계)에서 분비되는 TSH의 양은 음성되먹임(그림 14.17의 8단계)에 의해 조절된다. 갑상샘호르몬의 증가는 시상하부에서 TRH와, 뇌하수체앞엽에서 TSH의 분비를 모두 억제한다. 그 밖에 TRH 분비를 증가시킬 수 있는 다른 자극으로는 추위, 임신, 높은 고도, 저혈당, 그리고 아동의 경우 체온 저하 등이 있다.

갑상샘호르몬의 효과

갑상샘호르몬은 운반체계를 통해 표적세포로 이동해서 세포 내 수용체와 결합한다. 삼요오드 티로닌은 갑상샘호르몬의 가장 활성화된 형태이다. 그러나 대부분의 세포에는 사요오드티로닌에서 요오드 하나를 제거해 삼요오드티로닌으로 변환시킬 수 있는 효소가 있다. 이로 인해 갑상샘호르몬에 대한 세포의 반응이 증가하는데, 삼요오드티로닌(최대 10%)보다 훨씬 많은 양의 사요오드티로닌(최대 90%)이 생산되기 때문이다.

갑상샘호르몬은 지용성 호르몬이며 결과적으로 모든 세포, 특히 신경세포에서 단백질 합성을 증가시킨다. 구체적으로 갑상샘호르몬은 신경조직에서 나트륨-칼륨(Na^+-K^+) 펌프의 합성을 자극하며, 이 추가적인 이온 펌프 작용으로 열이 발생한다. 이 체온 상승을 **열생산 효과**(calorigenic effect; *calor*: 열, *genesis*: 생산)라 한다. 세포의 아미노산 흡수가 증가해 이 과정을 구조적으로 지탱하는 아미노산이 보충된다. 또 갑상샘호르몬은 모든 세포를 자극해 포도당 흡수량을 증가시킨다. 이러한 증가와 함께, 더 높아진 대사율을 지원하기 위한 추가 ATP가 필요하기 때문에 사립체 내의 세포호흡 효소가 증가한다.

갑상샘호르몬은 올라간 대사율로 더 많이 필요해진 ATP를 충당하도록 다른 표적세포를 자극한다. 간세포는 글리코겐 분해와 포도당 신합성을 늘리고 글리코겐 합성을 줄이도록 자극을 받고, 그 결과로 혈액 속으로 포도당이 더 많이 분비된다. 지방결합조직은 지방분해를 늘리고 지방형성을 억제하도록 자극받는다. 그 결과, 글리세롤과 지방산이 대체 연료 분자로서 혈액 속으로 분비된다. 뇌를 위해 남겨 두어야 할 혈당이 절약되기 때문에 이를 **포도당 절약효과**(glucose-sparing effect)라고 한다.

갑상샘호르몬에 대한 반응으로 증가한 산소 요구량을 충당하기 위해 호흡수가 증가한다. 또 심박수와 심장의 수축력이 조직에 더 많은

통합 INTEGRATE

임상적 고찰 14.5 CLINICAL VIEW

갑상샘호르몬 분비장애

갑상샘호르몬은 많은 체내 세포의 기초대사율을 조정하고 유지한다. 건강한 상태에서는 갑상샘호르몬의 분비가 매우 정밀하게 통제된다. 갑상샘호르몬의 양이 조금만 달라지면 과다 활동이 나타나고 더위를 못 견디게 될 수도 있으며, 행동이 느려지고 살이 찔 수도 있다. 갑상샘 활동의 장애는 가장 흔한 대사질환 중 하나이다.

갑상샘항진증(hyperthyroidism)은 갑상샘호르몬의 과다 생산으로 발생한다. 대사율 증가, 체중 감소, 과다 활동, 더위를 견디지 못하는 것이 특징이다. 원인은 여러 가지이나 가장 흔한 것은 (1) 사요오드티로닌 섭취(때로 비만클리닉에서 대사활동을 높이기 위해 갑상샘호르몬을 사용함), (2) 뇌하수체의 과도한 갑상샘 자극, (3) 갑상샘 자체의 되먹임 조절 상실이다. (3)번 상태를 **그레이브스병**(Graves disease)이라고 한다. 그레이브스병에 걸리면 갑상샘항진증의 모든 증상이 나타날 뿐 아니라 눈알돌출증(안구돌출증, exophthalmos)도 함께 나타난다. 갑상샘항진증은 수술 또는 방사성 요오드의 정맥내주사(I-131)로 갑상샘을 제거함으로써 치료한다. 갑상샘항진증을 치료하기 위해 I-131을 주사하면 갑상샘은 I-131을 저장하면서 스스로 파괴된다. 다른 기관들은 요오드를 저장하지 않기 때문에 손상되지 않는다(갑상샘이 제거되거나 파괴된 환자는 반드시 매일 호르몬 보충제를 복용해야 한다).

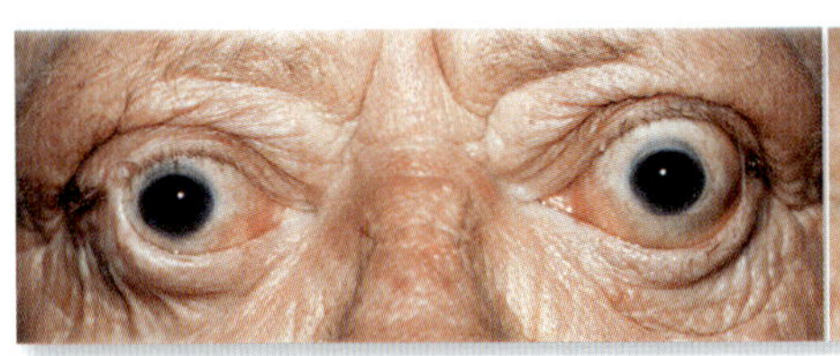
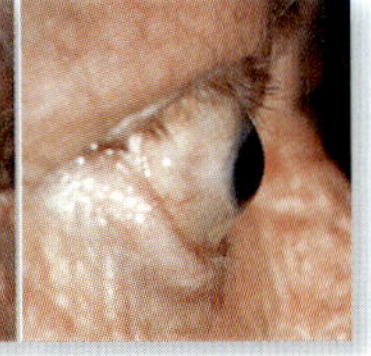

그레이브스병에서 볼 수 있는 눈알돌출증.

©Chris Barry/Medical Images

갑상샘저하증(hypothyroidism)은 갑상샘호르몬이 적게 생성되어 발생한다. 대사율 저하, 졸음, 추위, 체중 증가(일부 환자의 경우), 광선공포증(빛을 싫어하고 피하게 됨)이 나타난다. 갑상샘저하증의 원인으로는 요오드 섭취 감소, 뇌하수체의 갑상샘 자극 상실, 갑상샘 치료(갑상샘을 수술 또는 방사성 요오드로 제거한 경우), 면역계통의 **갑상샘 파괴**(하시모토 갑상샘염, Hashimoto thyroiditis)가 있다. 하시모토 갑상샘염의 경우는 갑상샘호르몬을 경구복용해서 치료한다.

갑상샘종(goiter)은 갑상샘이 비대해지는 것이며, 일반적으로 음식을 통해 요오드를 충분히 섭취하지 못할 때 발생한다. 뇌하수체가 갑상샘을 자극하기 위해 갑상샘자극호르몬을 더 많이 분비해도, 요오드를 충분히 섭취하지 않으면 갑상샘이 갑상샘호르몬을 충분히 만들어 내지 못한다. 갑상샘자극호르몬이 갑상샘을 오랫동안 과도하게 자극하면 갑상샘 소포가 과다 성장해 갑상샘도 과다 성장한다. 갑상샘종은 한때 미국에서 비교적 흔한 기형이었으나 요오드를 첨가한 소금이 출시되면서 드물어졌다. 현재도 요오드가 든 음식을 잘 섭취하지 않는 나라에서는 갑상샘종이 발생하며, 이를 풍토병성 갑상샘종이라고 한다. 식단에 요오드를 추가해도 잘 낫지 않기 때문에 수술로 갑상샘을 제거해야 하는 경우가 많다.

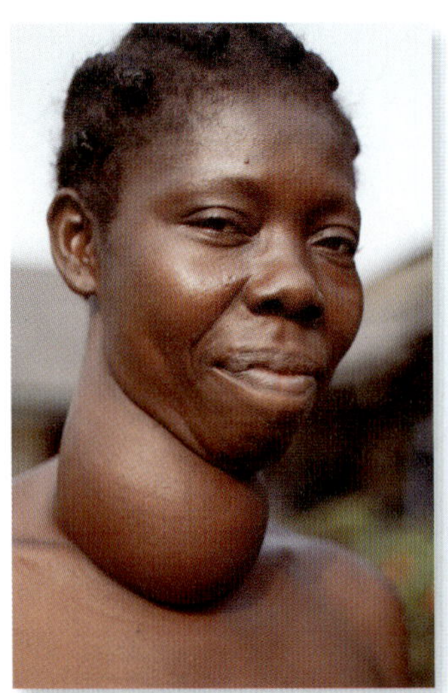

갑상샘종.

©Scott Camazine/Science Source

영양소와 산소를 공급하기 위해 혈류를 증가시킨다. 이는 심장근육 세포가 에피네프린과 노르에피네프린 수용체를 늘려서 이 호르몬들에 대한 심장의 반응도를 높인 결과이다(19.9b 참조). 갑상샘호르몬과 관련된 항상성 체계와 그 주요 효과는 그림 14.17에 요약되어 있다. 갑상샘호르몬 분비에 대한 추가 반응은 부록 1에 나열되어 있다(**표 R.4** 참조).

어떻게 생각하는가?

7 갑상샘항진증 환자가 다음 중 어떤 징후 또는 증상을 보일지 예측해 보라. (a) 체온이 높음/낮음, (b) 맥박이 빠름/느림, (c) 호흡이 빠름/느림, (d) 살찜/마름.

무엇을 배웠는가?

22 갑상샘자극호르몬분비호르몬, 갑상샘자극호르몬, 갑상샘호르몬은 대사를 조절하는 데 어떤 관계가 있는가?

23 갑상샘호르몬의 주된 표적기관 또는 표적조직은 무엇인가? 각 기관 또는 조직에서 발생하는 효과를 설명하라.

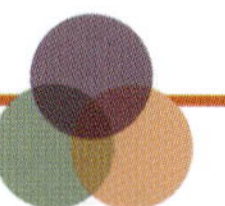

통합 INTEGRATE

개념 연결
CONCEPT CONNECTION

열역학 제2법칙을 알면 갑상샘호르몬 증가와 체온 상승의 관계를 이해하기 쉽다. 갑상샘호르몬은 나트륨-칼륨 펌프를 자극해서 이 이온을 막 너머로 이동시키도록 한다. ATP 형태의 화학에너지는 이 펌프를 움직이는 기계에너지로 변환된다. 열역학 제2법칙에 따르면 모든 에너지 변환에서는 열이 발생한다. 나트륨-칼륨 펌프가 많을수록 더 많은 화학에너지가 기계에너지로 변환되어 체온이 상승한다.

14.8c 칼시토닌: 조절과 효과

학습목표

28. 혈액의 칼슘을 조절하는 데 있어, 칼시토닌의 역할을 설명하라.

칼시토닌(calcitonin)은 갑상샘의 소포곁세포라 불리는 적은 수의 세포에서 합성 및 분비된다. 이 세포는 갑상샘호르몬을 생성하는 소포세포 주변에 위치한다(그림 14.15b 참조). 소포곁세포에서 나오는 칼시토닌 분비에 대한 자극은 높은 혈중 칼슘 농도이며; 또한 운동으로 인한 스트레스에 반응하여 분비된다. 칼시토닌은 주로 뼈조직 내의 뼈파괴세포 활성을 억제하고(뼈조직의 분해를 감소시킨다) 신장을 자극하여 소변에서의 칼슘 손실을 증가시킨다. 칼시토닌의 순 효과는 혈중 칼슘 수치의 감소이다. 혈중 칼슘을 조절하는 데 있어서 칼시토닌과 부갑상샘호르몬 및 칼시트리올의 관계는 4.6c에서 논의되었다.

무엇을 배웠는가?

24 칼시토닌은 혈중 칼슘을 감소 또는 증가시키는지 설명하라.

14.9 부신

부신은 시상하부와 뇌하수체처럼 신경조직과 호르몬을 생성하는 세포로 구성된다. 부신속질이라 불리는 각 샘의 안쪽 부분은 신경조직으로 구성되며, 부신겉질이라 하는 바깥쪽 부분은 호르몬 생성세포로 구성되어 있다. 부신에서는 수많은 유형의 호르몬이 분비되며, 먼저 부신의 해부학과 그와 관련된 호르몬을 설명한다.

14.9a 부신의 해부학

학습목표

29. 부신의 구조와 위치를 설명하라.

30. 부신겉질의 세 영역과 각 영역에서 생성되는 호르몬을 나열하라.

부신(adrenal glands; *ad*: ~에, *ren*: 콩팥), 또는 **콩팥위샘**(suprarenal gland)은 한 쌍을 이루는 피라미드형의 내분비샘으로 양쪽 콩팥의 윗면에 고정되어 있다(**그림 14.18**). 이 분비샘들은(각각 신장의 윗부분처럼) 벽쪽배막의 뒷부분에 위치한다(20.2a 참조). 각 부신은 움직임을 최소화

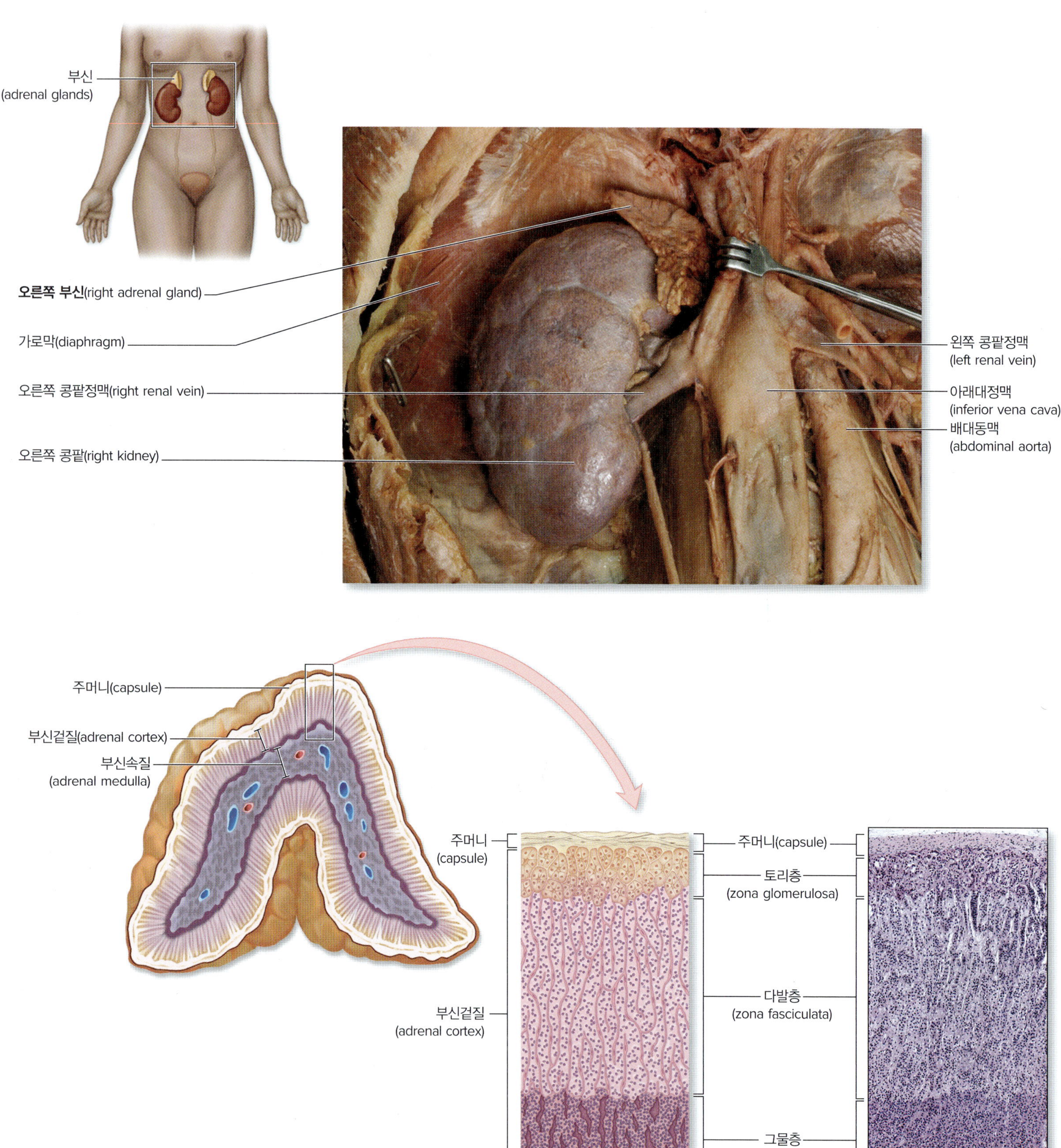

그림 14.18 부신. 양쪽의 각 부신은 스트레스 관련 호르몬을 분비하는 두 부분으로 구성된 분비샘이다. 부신 속질은 에피네프린과 노르에피네프린을 생성하고 부신겉질은 다른 영역에서 무기질코르티코이드(예: 알도스테론), 글루코코르티코이드(예: 코르티솔) 및 고나도코르티코이드(예: 안드로겐)를 생성한다. (a) 표본 사진은 신장과 부신의 관계를 보여 준다. (b) 겉질과 수질을 보여 주는 단면. (c) 부신겉질의 3개의 층, 그리고 바깥 주머니와 안쪽 속질의 관계를 나타낸 그림과 현미경 사진이다.

하기 위해 지방과 근막으로 둘러싸여 있다. 부신속질과 부신겉질의 두 영역이 부신을 구성한다(그림 14.18b).

› 부신속질

부신속질(부신수질, adrenal medulla)은 부신의 중심 부분으로 혈액 공급이 풍부하기 때문에 적갈색을 띤다. 교감신경 자극에 반응해 카테콜아민인 에피네프린과 노르에피네프린(생체아민; 14.3a 참조)을 분비한다. 분비되는 호르몬의 약 80%는 에피네프린이고 약 20%는 노르에피네프린이다. 두 호르몬 모두 혈액 내에서 순환하며 교감신경부의 활성화로 인한 투쟁 또는 도피 반응을 연장하는 데 도움이 된다(12.4 참조).

› 부신겉질

부신겉질(부신피질, adrenal cortex)은 세포 속에 지질이 저장되어 있기 때문에 노란색을 띠는 것이 특징이다. 이 세포는 25종류 이상의 코르티코스테로이드를 합성한다. 부신겉질은 바깥쪽에 토리층, 가운데에 다발층, 안쪽에는 그물층의 세 영역으로 이루어져 있다(그림 14.18c). 다양한 기능적 분류에 속하는 스테로이드가 각 영역에서 합성되고 분비된다.

› 부신겉질의 호르몬

토리층(사구대, zona glomerulosa; *glomerulus*: 실뭉치)은 겉질의 얇은 바깥층이며 구형의 치밀한 세포 덩어리로 이루어져 있다. 이 세포는 체액의 전해질(이온) 구성과 농도 조절을 돕는 호르몬인 **무기질코르티코이드**(광물부신겉질호르몬, mineralocorticoid)를 합성한다. 그중 가장 대표적인 것은 콩팥이 소변으로 배설하는 나트륨과 칼륨의 양을 변화시킴으로써 혈액과 체액 속에서 이 이온들의 비율을 조절하는 **알도스테론**(aldosterone)이다. 알도스테론은 나트륨이 남고 칼륨이 배출되도록 자극하는데, 두 이온의 불균형이 심하면 사망에 이를 수도 있다. 알도스테론의 기능적 세부 사항은 20.6d에 설명되어 있으며, 부록 1에 요약되어 있다(**표 R.7** 참조).

다발층(속상대, zona fasciculate; *fascicle*: 막대기 다발)은 부신겉질의 가운데 층이며 가장 많은 부분을 차지한다. 마치 거품과 같고 거의 색이 없는, 지질이 풍부한 세포로 이루어진 평행한 끈으로 구성되어 있다. 이 부분에서 주로 합성되는 1차 **글루코코르티코이드**(glucocorticoid)는 ACTH에 반응하여 분비되는 코르티솔과 코르티코스테론이다. 코르티솔의 조절 및 기능에 대한 자세한 내용은 17.9b절에서 설명하기로 한다.

겉질의 가장 안쪽에 있는 **그물층**(망상대, zona reticularis; *reticulum*: 그물)은 작고 가지 모양으로 갈라진 세포들이 이루는 좁은 띠이며, **고나도코르티코이드**(gonadocorticoid)라는 성호르몬을 소량 분비한다. 여기서 분비되는 대표적인 고나도코르티코이드는 **안드로겐**(androgen)이라는 남성 성호르몬으로, 따라서 남성의 경우 안드로겐의 2차 분비원 역할, 여성의 경우 1차 분비원 역할을 한다. 고나도코르티코이드에는 디히드로에피안드로스테론(DHEA), DHEA-황산염, 안드로스텐디온 등이 포함된다. 부신겉질이 분비하는 안드로겐의 양은 생식기관에서 분비하는 양에 비하면 적다. 그러나 여성의 부신에 종양이 생기면 테스토스테론의 양이 증가해 다양한 수준으로 남성화가 이루어질 수 있다.

무엇을 배웠는가?

25 부신겉질의 중간층인 다발층에서 생성되는 호르몬은?

14.9b 코르티솔: 조절과 효과

학습목표

31. 코르티솔과 관련된 항상성 체계를 설명하라.

여기서는 코르티솔을 포함하는 항상성 체계에 대한 자세한 내용을 제공하며, 뇌하수체앞엽에 의해 조절되는 분비 및 표적세포에 미치는 영향(지용성 호르몬)을 설명한다. 코르티솔과 관련

통합 INTEGRATE

학습전략 LEARNING STRATEGY

부신겉질(가장 바깥쪽에서 가장 안쪽까지)의 세 가지 층의 일차적 기능을 순서대로 "소금, 설탕, 성"으로 기억할 수 있다.

된 항상성 체계의 개요는 **그림 14.19**에 나와 있다.

› 코르티솔 분비의 조절

부신겉질의 **코르티솔**(cortisol)과 코르티코스테론(corticosterone) 분비는 시상하부의 부신겉질자극호르몬분비호르몬(corticotropin-releasing hormone, CRH)과 그다음 뇌하수체앞엽의 부신겉질자극호르몬(adrenocorticotropic hormone, ACTH) 분비를 거친 시상하부의 조절을 통해 이루어진다. 이 생리학적 관계를 **시상하부–뇌하수체–부신 축**(hypothalamic-pituitary-adrenal axis)이라 부르며(그림 14.19), 이 관계는 14.7c에서 처음 설명되었다.

시상하부는 시상하부–뇌하수체 문맥계를 통해 뇌하수체앞엽으로 전달되는 CRH를 분비하는데, 이 CRH는 뇌하수체앞엽(부신겉질 자극세포)의 수용체에 결합하여 부신겉질자극호르몬(ACTH)의 전신순환을 자극한다(그림 14.19). 그 뒤 ACTH는 부신겉질 세포(다발층) 내의 수용체와 결합하여 코르티솔과 코르티코스테론의 분비를 자극한다. 코르티솔은 글루코코르티코이드 작용의 95%를 차지한다. 코르티솔은 혈액 속에서 운반 단백질[코르티코스테로이드 결합 글로불린(CBG); 트랜스코르틴 또는 혈청 알부민이라고도 함]에 의해 운반된다. 코르티솔은 혈액 속을 순환하다가 무작위로 운반 단백질에서 분리되어 혈액에서 빠져나간다.

시상하부의 CRH와 뇌하수체앞엽의 ACTH 분비(그림 14.19의 단계 3 및 단계 4)는 음성되먹임으로 조절된다(그림 14.19의 단계 8). 코르티솔의 양이 증가하면 시상하부에서의 CRH와 뇌하수체앞엽의 ACTH의 분비가 억제된다. 다른 요인들은 시상하부에서 분비되는 CRH 양에 영향을 미친다(혈액 내 코르티솔 호르몬 수치로 측정)(**그림 14.20**).

- **하루 중의 시간.** 코르티솔 방출에는 매일 변동이 있다. 그림 14.20a을 보면 정상적인 수면–각성주기에서 코르티솔의 최고 수준은 수면주기의 후기 단계에 해당한다. 모든 코르티솔 분비의 절반가량은 수면 중에 발생하며, 아침에 일어나기 직전에 코르티솔 수치가 최고조에 달한다. 이 분비 리듬은 신경신호가 시상하부에 전달되면서 망막에 의해 감지된 빛과 어둠의 주기에 의해 조절된다(개인 간의 정상 수준에는 상당한 차이가 있다).
- **스트레스.** 정서적 스트레스(예: 불안, 분노, 두려움)와 신체적 스트레스(예: 열, 외상, 격렬한 운동) 모두 코르티솔 분비를 증가시킨다(그림 14.20b). 혈중 코르티솔 수치 증가를 유발하는 만성 스트레스의 영향은 코르티솔에 '스트레스 호르몬'이라는 별명을 부여한 이유이다(임상적 고찰 14.7: "스트레스 반응" 참조).

› 코르티솔의 효과

코르티솔과 코르티코스테론은 특히 스트레스에 저항하고 상처입거나 손상된 조직을 치료하기 위하여 혈중 영양소 수준(포도당, 지방산, 아미노산)을 증가시킨다. 다른 생리학적 변화들은 글루코코르티코이드에 의해 자극되어 고용량으로 존재할 때 가장 뚜렷해진다.

코르티솔은 세포막을 쉽게 통과해 세포 내 수용체와 결합해서 호르몬–수용체 복합체를 이룬다. 이 복합체는 DNA와 결합해 유전자 활성화를 통한 세포 변화를 자극한다. 변화의 내용은 자극을 받는 조직에 따라 다르다. 예를 들어 간세포는 코르티솔의 자극을 받으면 글리코겐 분해와 포도당 신합성이 증가한다. 동시에 글리코겐 합성 경로가 억제되어 혈당이 증가한다. 코르티솔 중 일부는 간에서 코티손으로 전환된다.

지방결합조직세포는 코르티솔의 자극을 받으면 지방분해가 증가하고 지방형성을 감소시킨다. 그 결과, 글리세롤과 지방산이 혈액으로 분비된다. 이 영양소들은 포도당 신합성을 위한 대체 영양소로 제공된다.

근육세포, 림프조직세포, 피부세포, 뼈세포와 같은 대부분의 세포는 코르티솔에 반응해 단백질 분해대사(단백질을 아미노산으로 분해)를 증가시킨다. 그러나 간세포는 예외이다. 간세포에서는 포도당 신합성을 위한 대체 영양소로 아미노산을 혈액으로 분비한다. 또한 코르티솔은 대부분의 세포를 자극해 포도당 흡수를 감소시킨다. 이것이 포도당 보존 효과로, 뇌에서 사용하기 위한 혈중 포도당이 절약된다. 코르티솔에 대한 자세한 내용은 부록 1의 스트레스 반응 조절

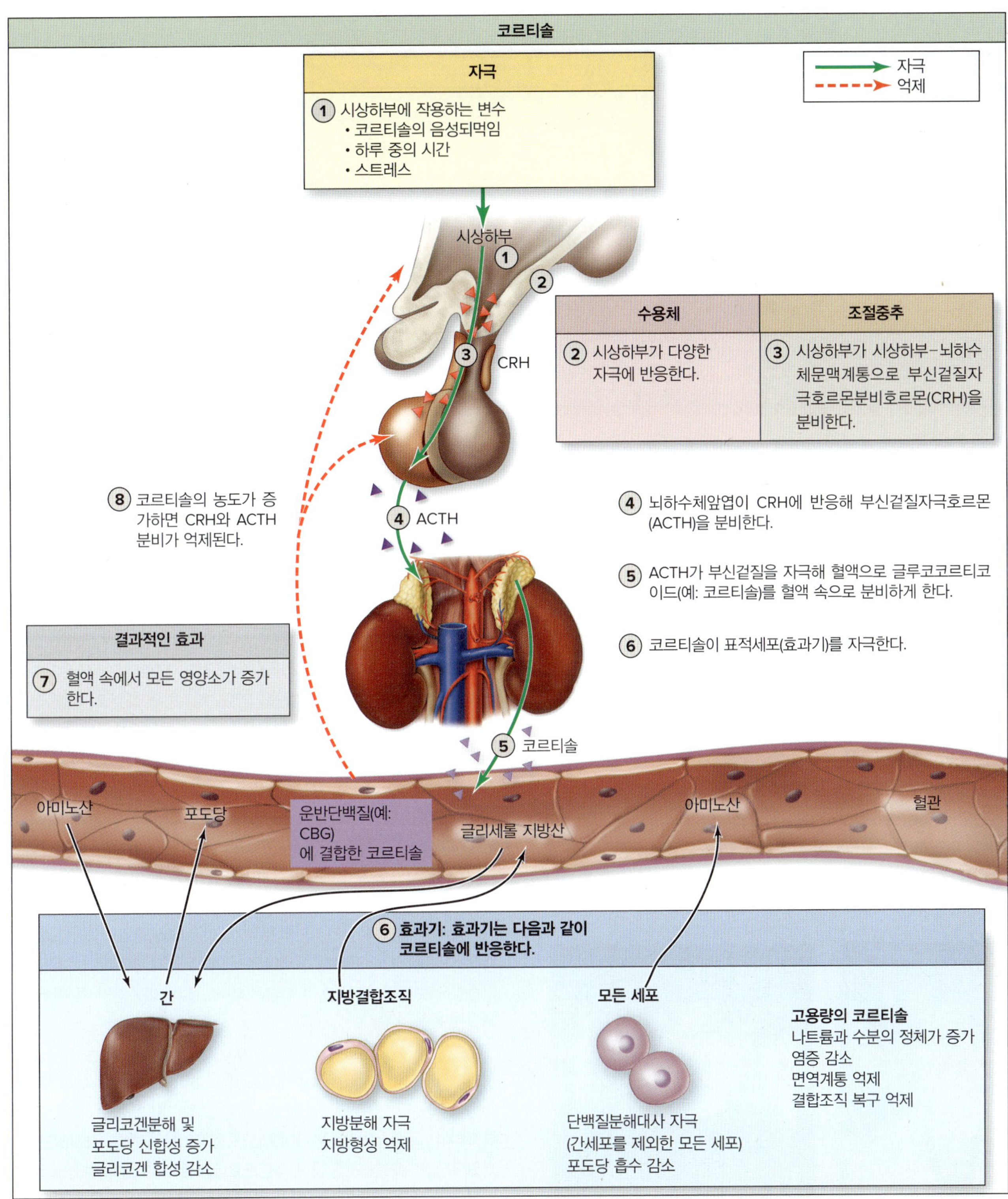

그림 14.19 코르티솔호르몬의 조절 및 작용. 시상하부는 특정한 자극에 반응해 부신겉질자극호르몬분비호르몬(CRH)을 분비한다. 이 호르몬은 뇌하수체를 자극해 부신겉질자극호르몬(ACTH)을 분비하게 한다. 부신겉질자극호르몬은 부신을 자극해 코르티솔을 분비하게 한다. 코르티솔은 스트레스에 대한 대응을 돕기 위해 영양소 분자의 가용성을 높인다(혈액과 효과기 사이의 화살표 방향은 영양소의 결과적인 이동방향을 나타낸다).

에 대한 요약 표에 나열되어 있다(**표 R.5** 참조).

코르티코스테론의 치료 용량

코르티코스테론은 종종 만성 염증 및 특정 알레르기 반응(예: 두드러기, 습진)에 대한 치료에 쓰인다. 부작용은 고용량으로 투여할 때 특히 뚜렷하게 나타난다. 부작용으로는 나트륨과 수분 정체; 염증 물질의 분비 억제(항염증효과); 면역체계 억제; 그리고 결합조직 복구 억제가 있다. 면역계통을 억제하면 감염과 암 발생 위험이 높아진다는 점을 기억한다.

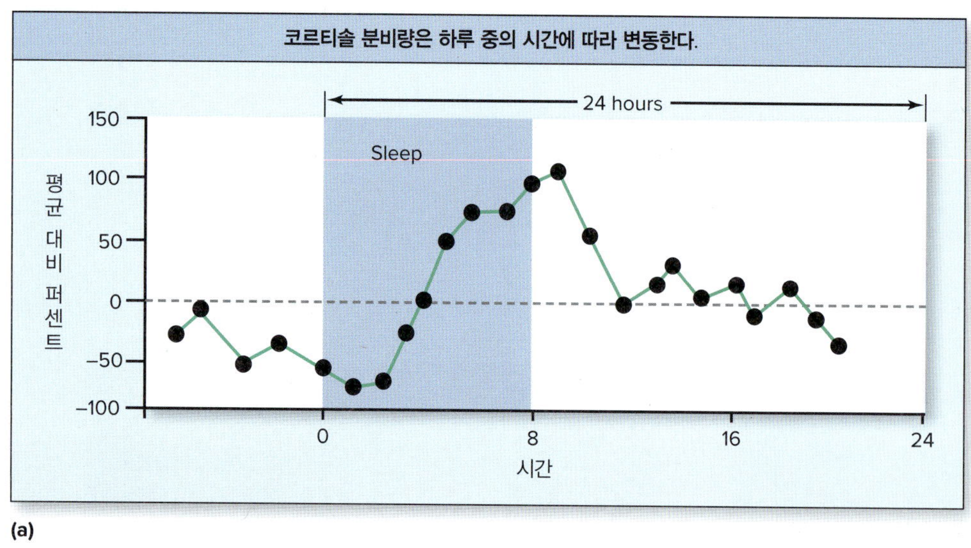

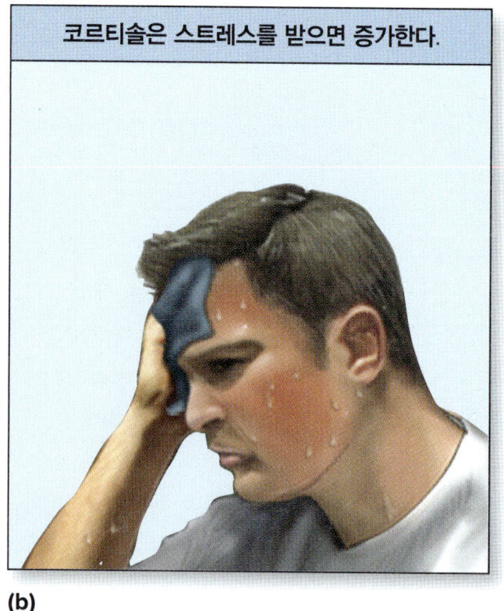

그림 14.20 혈중 코르티솔 농도에 영향을 미치는 변수. (a) 혈중 코르티솔 농도는 하루 동안 변동한다. (b) 혈중 코르티솔 농도는 스트레스가 증가할 때 상승한다. 그래서 때로 코르티솔을 '스트레스 호르몬'이라 부른다.

통합 INTEGRATE

임상적 고찰 14.6 CLINICAL VIEW

부신겉질호르몬 분비장애

부신겉질이 비정상적으로 기능하는 양상으로는 쿠싱증후군, 애디슨병, 부신생식기 증후군이 있다.

쿠싱증후군(Cushing syndrome)은 몸의 조직이 과다한 글루코코르티코이드호르몬에 만성적으로 노출되어 발생한다. 이 증후군은 류마티증성 관절염과 같은 자가면역질환을 치료하기 위해 코르티코스테로이드를 투여받는 사람들에게 가장 자주 나타나지만, 부신이 글루코코르티코이드 호르몬을 너무 많이 만들어 내서 나타날 수도 있다. 코르티코스테로이드는 강력한 면역억제제이지만 뼈엉성증, 근육 약화, 체지방의 재분포, 염분 정체(조직이 전체적으로 부음) 등 심각한 부작용이 있다. 쿠싱증후군은 전신, 특히 얼굴(달덩이 얼굴이라 불림)과 등(들소형 육봉)의 비만이 특징이다. 그 외의 증상은 고혈압, 과도한 털 성장, 콩팥돌, 월경불순 등이다.

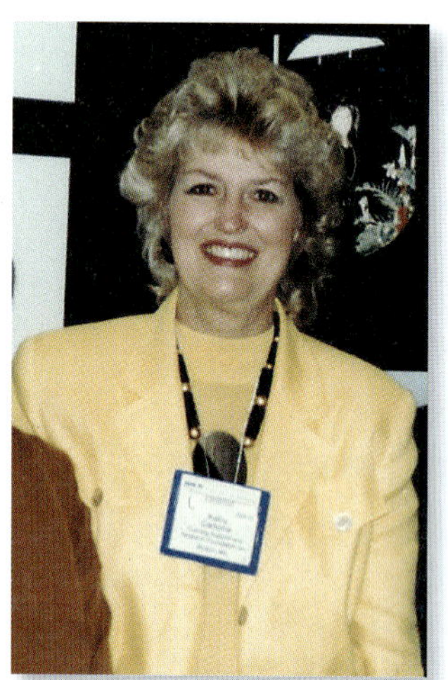

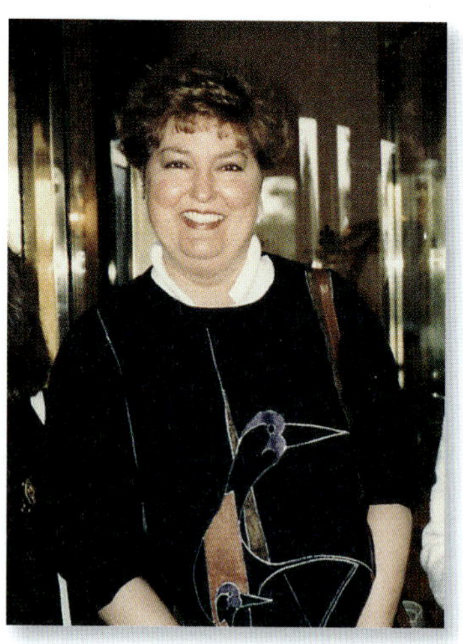

쿠싱증후군이 생기기 전(왼쪽)과 쿠싱증후군에서 글루코코르티코이드호르몬 분비 과다로 인한 들소형 육봉(buffalo hump)과 달덩이 얼굴(moon face)을 포함한 증상(오른쪽)

애디슨병(Addison disease, 이전에는 Addison's disease로 불림)은 부신겉질에서 스테로이드(글루코코르티코이드와 때로는 무기질코르티코이드)가 만성적으로 부족해진다. 애디슨병은 (1) 발생 중 부신의 기형, (2) 스테로이드 합성에서의 손상된 효소 경로, (3) 부신의 파괴(보통 부신에 대해 자가항체를 형성하는 자가면역질환에 의해 파괴됨)로 인해 발생할 수 있다. 증상은 체중 감소, 전반적인 피로와 쇠약, 저혈압, 어두운 피부색 등이다. 애디슨병으로 가장 잘 알려진 사람은 미국 35대 대통령인 존 피츠 제럴드 케네디(JFK)일 것이다.

부신생식기증후군(adrenogenital syndrome), 또는 선천성 부신과다형성(congenital adrenal hyperplasia)이라고 하며, 배아기와 태아기에 처음 나타난다. 코르티코스테로이드를 합성하지 못하는 것이 이 증후군의 특징이다. 뇌하수체앞엽은 코르티코스테로이드 부족을 감지하고 혈중 글루코코르티코이드 농도를 정상 수준으로 끌어올리기 위해 엄청난 양의 부신겉질자극호르몬을 분비한다. 이 다량의 부신겉질자극호르몬 때문에 부신이 과다 형성(크기가 커짐)되고 테스토스테론과 유사한 효과를 내는 중간 호르몬이 분비가 유발된다. 그 결과, 신생아는 남성화(virilization)된다. 남성화된 여아는 음핵이 비대해져 경우에 따라서는 음경만큼 커진다. 이 결과가 너무나 뚜렷해서 출생 시 아이의 성별을 구분하지 못하거나 심지어 남아로 오인하기도 한다. 남성화된 남아는 음경이 크고 사춘기가 빨리(경우에 따라서는 만 6, 7세) 찾아오기도 한다(자세한 내용은 임상적 고찰: 22.12: "남녀한몸증" 참조).

통합 INTEGRATE

임상적 고찰 14.7 CLINICAL VIEW

스트레스 반응(전신순응증후군)

스트레스 인자(stressor)는 감정적 스트레스(예: 불안, 분노, 공포, 흥분)와 신체적 스트레스(예: 열, 외상, 출혈, 수술, 영양실조)로 나눌 수 있다. 스트레스 인자는 스트레스 반응(stress response)을 이끌어 낸다. 스트레스 반응(또는 전신 순응 증후군, general adaptation syndrome 이라고도 함)에 대한 한스 젤리에(스트레스 내분비학의 선구자)의 정의를 따르면 "필요에 따른 몸의 비특이적 반응"이다. 스트레스에 대한 몸의 반응은 시상하부에서 개시되며 신경계와 내분비계 모두에서 나타난다. 한스 젤리에는 1936년에 스트레스인자에 대한 반응을 알림반응, 저항기, 탈진기로 구분했다.

알림반응

알림반응(alarm reaction)은 스트레스에 대한 최초의 반응이며 주로 자율신경계통의 교감신경계통이 조절한다. 시상하부가 교감신경계통을 활성화하고 그다음 부신속질을 자극해 혈액 속으로 에피네프린과 노르에피네프린을 분비하게 한다. 몸에서는 다음과 같은 변화가 일어난다(표 12.6 참조).

- 동공 확장
- 기관지 확장
- 호흡 수 증가
- 혈압은 다음과 같이 증가
  - 심장 박출량 증기
  - 혈관 수축
  - 혈액량 증가(나트륨 및 수분 보유 시)
- 칼륨 이온과 수소 이온 배설
- 혈중 포도당과 지질 수치 증가
- 땀 증가
- 소화작용과 소변생성작용 감소

저항기

저항기(stage of resistance)는 간에 저장된 글리코겐이 고갈됨에 따라 몇 시간 후에 발생한다. 이 단계는 주로 내분비계가 조절한다. 주된 변화는 글루코코르티코이드(예: 코르티솔)가 분비되면서 나타난다. 저항기의 주된 기능은 증가한 에너지 요구량에 맞추기 위해 포도당을 공급하는 것이다. 포도당은 신경조직에 특히 중요한데, 신경조직이 주로 사용하는 연료가 포도당이기 때문이다. 증가한 에너지 요구에 부응하기 위해 간의 포도당신합성이 증가하며 혈액 속으로 포도당이 분비된다. 또 지방결합조직세포의 지방분해가 증가해 혈액 속의 글리세롤과 지방산도 증가한다. 그리고 단백질 분해대사 증가(동시에 단백질 합성 감소)로 아미노산도 증가한다. 글리세롤과 아미노산은 간이 포도당 신합성을 하기 위한 대체 영양소를 제공한다. 대부분의 세포에서는 포도당 흡수가 억제되며 결과적으로 혈당이 높아진다.

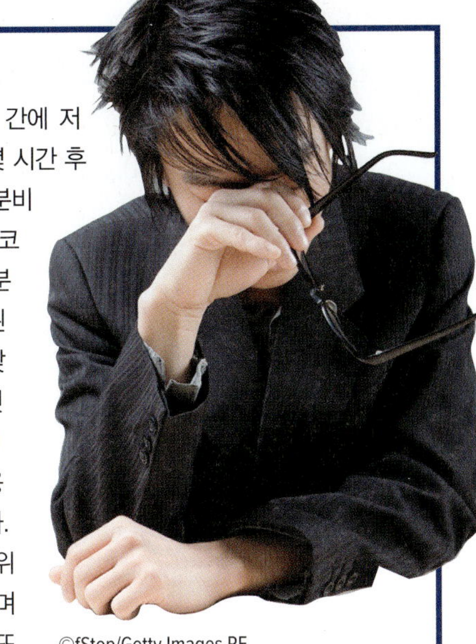
©fStop/Getty Images RF

탈진기

탈진기(stage of exhaustion)는 몇 주 또는 몇 달 후에 지방결합조직에 저장된 지방이 크게 감소하면서 찾아온다. 지방이 소모되고 신체세포를 구성하는 단백질이 포도당 신합성을 위해 계속 분해되면 몸이 점점 쇠약해진다. 또 알도스테론의 증가로 체액, 전해질, pH 균형이 깨질 수 있다. 신체 쇠약, 전해질 불균형, 그 외의 요소의 조합은 신체기관의 부전과 사망까지 유발할 수 있다.

무엇을 배웠는가?

26 CRH, ACTH, 코르티솔의 관계는?

27 코르티솔의 주요 표적 기관/장기는 무엇인가? 각각에 미치는 영향을 설명하라.

14.10 이자

이자는 인슐린과 글루카곤을 모두 분비한다. 먼저 이자의 해부학을 설명하고 인슐린과 글루카곤의 조절 및 각 호르몬이 표적기관에 미치는 영향에 대해 논하기로 한다.

14.10a 이자의 해부학

학습목표

32. 이자의 맨눈해부학적 구조와 세포 구조를 설명한다.

33. 이자섬세포의 주요 유형과 이자섬이 만들어 내는 호르몬을 확인한다.

이자[췌장, pancreas; *pan*: 모든, *kreas*: 살]는 위장의 뒤쪽에 위치한 길쭉한 기관이다(**그림 14.21**). 이자세포의 대부분(약 99%)는 외분비샘 기능을 한다. 특히 샘꽈리세포(acinar cell)라

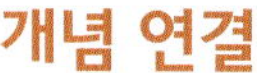

개념 연결
CONCEPT CONNECTION

이자는 외분비샘의 기능과 내분비샘의 기능을 모두 한다는 점에서 특이하다. 내분비샘은 분비물(호르몬)을 혈액 속으로 분비한다. 이자는 인슐린과 글루카곤을 모두 혈액으로 분비한다. 반대로 외분비샘은 분비물을 관으로 분비한다. 이자는 또한 21.3c에서 설명된 대로 소화효소가 포함된 이자액을 작은창자(샘창자)로 통하는 관으로 분비한다.

불리는 이 세포는 주머니와 같은 **샘꽈리**[선포, acini (단수, *acinus*; 포도)]에 배열된 변형된 단순입방상피세포이며, 각각을 구체적으로 **이자샘꽈리**(pancreatic acinus)라 부른다. 이자샘꽈리는 소화효소를 생성하여 외분비샘 역할을 하는데, 소화효소는 이자관으로 분비되어 궁극적으로 작은창자의 샘창자 영역으로 분비된다(21.3c 참조).

이자의 내분비세포는 랑게르한스 섬으로도 알려진 **이자섬**(pancreatic islets)이라고 하는 작은 무리 내에 위치한다. 이 내분비세포 무리는 이자 전체의 부피에서 약 1%밖에 차지하지 못한다. 이자섬은 주로 **글루카곤**(glucagon)을 분비하는 **알파세포**(alpha cell)와 **인슐린**(insulin; *insula*: 섬)을 분비하는 **베타세포**(beta cell)의 두 가지 유형으로 구성된다. 이자섬에 있는 소수의 세포로는 소마토스타틴(성장호르몬억제호르몬이라고도 하는)을 분비하는 델타세포, 이자 폴리펩티드를 분비하는 F세포가 포함되지만 이 작은 세포들과 호르몬에 대해서는 다루지 않는다.

무엇을 배웠는가?

28 왜 이자는 외분비샘인 동시에 내분비샘으로 간주되는가?

14.10b 이자호르몬

학습목표

34. 혈당을 낮추는 인슐린의 작용에 대해 설명한다.

35. 혈당을 높이는 글루카곤의 작용에 대해 설명한다.

이자의 주된 내분비 기능은 혈액 속의 포도당을 데시리터(100 밀리리터)당 70~110 밀리그램

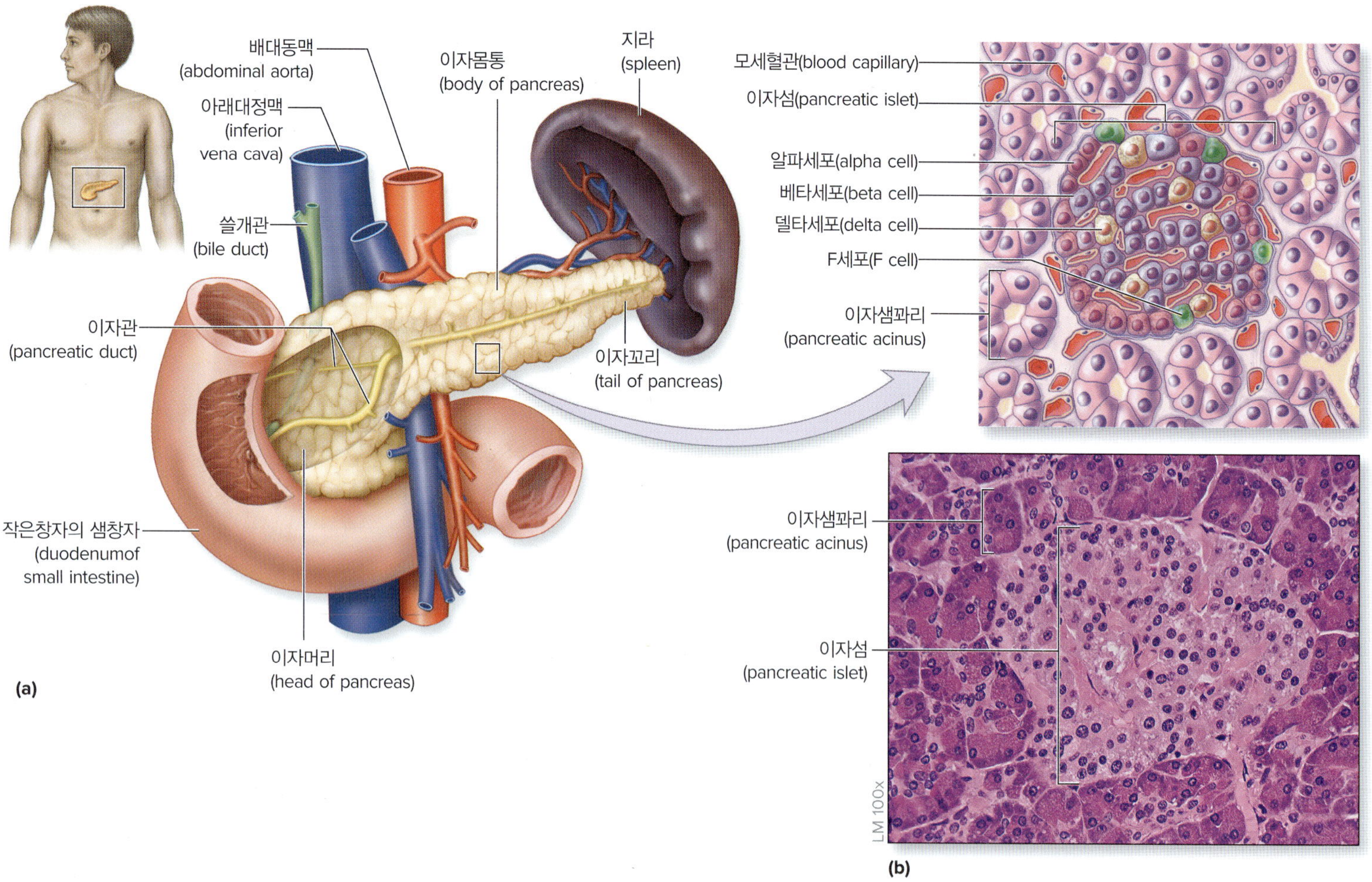

그림 14.21 **이자.** 이자는 외분비 작용과 내분비 작용을 모두 한다. (a) 이자와 샘창자(작은창자의 첫 번째 부분), 이자와 지라의 관계를 나타낸 그림. (b) 이자섬의 조직을 나타 낸 그림과 현미경 사진. 글루카곤을 분비하는 알파 세포와 인슐린을 분비하는 베타 세포를 포함하여 네 가지 유형의 섬 세포가 그림에 나와 있다.

(mg/dL)의 정상 범위 내에서 유지하는 것이다. 혈당이 만성적으로 높으면 혈관과 콩팥에 크게 해로울 수 있으므로 잉여 포도당은 반드시 다른 체세포로 운반되어 사용되거나 저장되어야 한다. 반대로 혈당이 낮으면 무기력감, 정신 및 신체 기능의 장애가 나타나며 혈당이 심하게 낮으면 사망할 수도 있다. 따라서 혈당 수치는 면밀하게 조절되어야 한다. 인슐린과 글루카곤의 항상성 기전은 다음 절에서 설명하고 부록 1에도 요약했다(**표 R.1** 참조).

› 높은 혈당을 낮추는 인슐린

인슐린은 대부분 음식을 섭취한 후 이자에서 분비된다(**그림 14.22**). 이자의 베타세포에 있는 화학수용체가 혈당 상승(평소의 70~110 mg/dL보다 큰 수치)을 감지해 인슐린(단백질 호르몬)을 분비하도록 자극받는다. 인슐린은 혈액 속을 순환하다가 모세혈관을 지날 때 무작위로 혈액 속에서 나와 사이질액으로 들어간다(그림 14.1 참조). 표적세포는 인슐린과 결합하며, 이때 표적세포 속의 2차 전령이 활성화된다(또 최근의 연구에 따르면 인슐린도 세포 속으로 들어가 세포 내 수용체와 직접 결합할 수 있다). 특정 효소 경로를 변경하는 인슐린의 효과는 다음과 같다:

- **간세포**의 글리코겐 합성이 자극되고 글리코겐 분해와 포도당 신합성이 모두 억제되어, 그 결과로 혈액 속의 포도당 분자가 혈액에서 빠져나와 간세포 내에 글리코겐의 형태로 저장된다.
- **지방결합조직세포**의 지방형성이 자극되고 지방분해가 억제된다. 혈중 지방산 수치가 감소하고 그 결과 지방 저장량이 증가한다.
- 대부분의 세포는 (1) 아미노산(특히 근육 세포)의 세포 흡수를 증가 시키도록 자극을 받는다. 이 변화는 세포의 **단백질 합성대사**(아미노산을 단백질로 합성)를 증가시키도록 유도한다; 그리고 (2) 포도당은 특히 근육과 지방결합조직세포에 의한 흡수를 늘린다. 포도당의 흡수는 포도당 운반 단백질(특히 Glut4 운반 단백질)을 함유한 세포 내 소포가 세포막에 융합하면서 이루어진다. 세포 속으로 포도당을 더 운반할 필요가 있을 때에는 세포의 세포막 속에 배치된 추가 포도당 운반 분자가 이용된다(이 운반 분자는 나중에 인

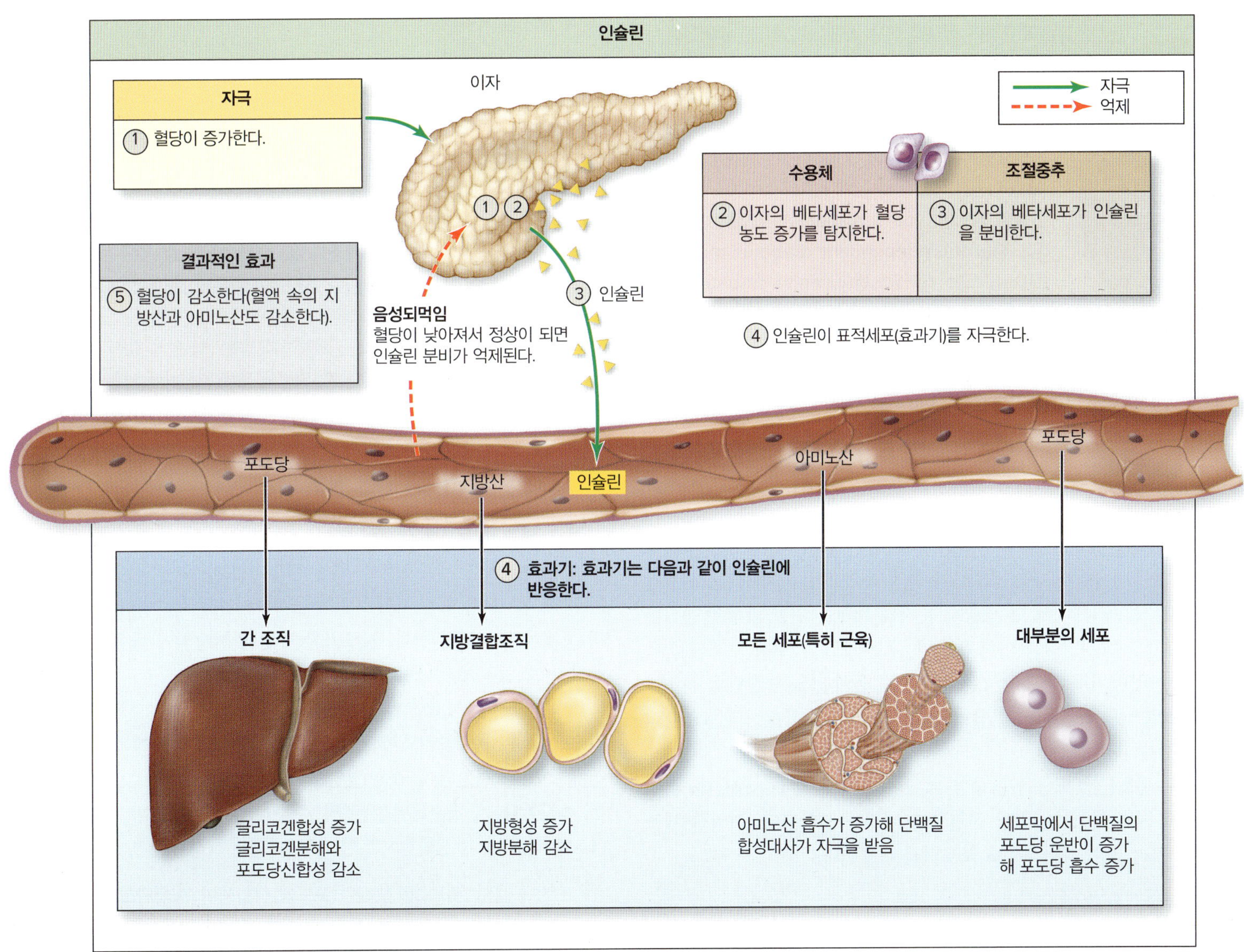

그림 14.22 인슐린의 조절 및 작용. 인슐린은 고혈당에 반응하여 이자섬 내의 베타 세포에서 분비된다. 인슐린은 혈액 내 모든 영양소 분자(포도당, 지방산, 아미노산)의 농도를 낮춘다. 지방산과 아미노산이 혈액으로부터 흡수되면 이 영양소의 가용성이 제한되어, 세포는 세포 호흡을 위한 연료 분자로 포도당을 이용하게 된다. 따라서, 혈당은 더 빠르게 항상성 수준으로 돌아온다.

통합 INTEGRATE

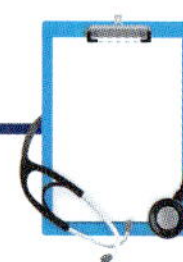

임상적 고찰 14.8 CLINICAL VIEW

비정상적인 혈당 때문에 나타나는 상태

당뇨병

당뇨병(*diabetes*: 사이펀), *mellitus*: 꿀로 달게 함)은 혈액 속의 포도당이 충분히 흡수되지 않는 대사질환이다. 이 병의 이름은 과다한 포도당 중 일부가 소변으로 나가 당뇨가 발생할 수 있기 때문에 달콤한 소변을 뜻하는 문구에서 유래되었다. 만성적으로 높은 혈당은 혈관, 특히 작은 소동맥을 손상시킨다. 혈관계에 대한 손상효과로 인해, 당뇨병은 미국에서 망막 실명, 콩팥부전 및 비외상성 다리 절단의 주요 원인이다. 또한 심장질환과 뇌졸중의 발병률 증가와도 관련이 있으며, 실제 당뇨병 환자의 약 65%는 심장질환 또는 뇌졸중으로 사망한다.

적혈구 속에서 혈색소분자에 부착된 포도당의 양을 측정(헤모글로빈 A1C 테스트)하면 당뇨병의 발병 위험도를 정확히 파악할 수 있다. 부착된 포도당이 많을수록 위험도 크다. 당뇨병의 세 가지 전형적인 징후는 (1) 일반적으로 세포가 혈액에서 포도당을 흡수할 수 없고 세포에 충분한 에너지가 부족하기 때문에 나타나는 허기 증가(다식증, polyphagia), (2) 소변에서 손실된 포도당이 삼투에 의해 소변으로 액체를 끌어들이는 작용을 하기 때문에 배뇨 증가(다뇨증, polyuria)와, (3) 소변에서 체액의 비정상적인 손실로 인해 갈증(다음증, polydipsia)이 증가하고 신체가 탈수되는 증상이다.

©Ian Hooton/ Science Source

당뇨병은 1형 당뇨병, 2형 당뇨병, 임신성 당뇨병으로 나뉜다.

1형 당뇨병(type 1 diabetes)은 인슐린 의존성 당뇨병(insulin-dependent diabetes mellitus, IDDM) 또는 소아당뇨병(juvenile diabetes)이라고도 한다. 이자섬세포가 인슐린을 생성하고 분비하는 능력이 없거나 낮은 것이 특징이다. 1형 당뇨병은 아동과 청년에게 잘 나타나며 비만과는 직접적인 관련이 없다. 1형 당뇨병은 유전적 소인이 있는 사람에게 나타날 수도 있고, 발병을 촉발하는 사건이 있어서 나타날 수도 있다. 가장 흔한 촉발 요인은 바이러스 감염으로 이자섬의 베타세포가 파괴되는 자가면역질환에 걸리는 것이다. 1형 당뇨병을 치료하려면 매일 인슐린 주사를 맞아야 한다. 최근 줄기세포의 사용을 통해 1형 당뇨병을 효과적으로 치료할 수 있는 가능성이 보인다.

2형 당뇨병(type 2 diabetes)은 인슐린 비의존성 당뇨병(insulin-independent diabetes mellitus, IIDM)이라고도 하며, 이자섬의 베타세포에서 인슐린 분비가 감소하거나 말초조직에서 인슐린의 효과가 감소함으로써 발생한다. 이 유형의 당뇨병은 30세 이후에 주로 발병하기 때문에 이전에는 성인 당뇨병(adult-onset diabetes)이라고 불렀다. 그러나 이제는 청소년과 젊은 성인에게도 2형 당뇨병이 흔히 발병한다. 2형 당뇨병의 발병에는 비만이 중심 역할을 하는데, 오늘날에는 그 어느 때보다 많은 사람들이 과체중으로 간주된다. 대다수의 2형 당뇨병 환자는 식이요법, 운동, 인슐린 분비 또는 조직의 인슐린 민감성을 높이는 약물치료를 병행하면 성공적으로 치료가 가능하다. 심한 경우에는 반드시 인슐린 주사를 맞아야 한다.

임신성 당뇨병(gestational diabetes)은 일부 임신부에게 나타나며 주로 임신 후반기에 발병한다. 치료하지 않으면, 태아가 위험하고 분만 합병증의 위험도 높아진다.

저혈당

저혈당(hypoglycemia)은 혈당이 60 mg/dL 아래로 떨어진 상태이다. 저혈당 자체는 질병이 아니지만 항상성 불균형의 비특이적 지표일 수 있다. 저혈당의 원인은 인슐린 과용, 긴 시간 동안의 강도 높은 운동, 빈속에 술을 마신 경우, 간 또는 콩팥의 기능부전, 글루코코르티코이드 또는 성장호르몬 결핍, 특정한 유전적 상태 등으로 매우 다양하다. 배고픔, 어지럼증, 신경과민, 혼란, 불안 또는 쇠약, 땀, 졸음 중 한 가지 이상의 증상이 나타난다. 이러한 증상은 뇌에서 포도당이 부족하거나 저혈당에 반응해 교감신경계가 활성화되기 때문에 나타나는 것으로 추정된다.

무의식, 무반응, 경련 때문에 안전하게 음식물을 섭취할 수 없는 경우에는 글루카곤을 주사로 공급해야 한다. 이 방법을 통해 안전하게 저혈당을 해소할 수 있다.

슐린의 양이 감소하면 제거된다).

요약하자면, 인슐린이 분비됨으로써 혈액 속의 모든 영양소 분자는 감소하고 신체조직 내에서 이 영양소 분자의 저장을 위한 합성은 증가한다. 대체 영양소(지방산과 아미노산)가 감소하므로 세포는 포도당을 더 많이 이용하며 이로 인해 혈당은 정상으로 돌아간다. 인슐린의 분비는 음성되먹임으로 조절된다. 혈당이 감소하면 이자에서 분비되는 인슐린도 감소한다.

어떤 세포는 포도당을 흡수할 때 인슐린이 필요하지 않은데, 신경조직세포, 콩팥세포, 간세포, 적혈구가 여기에 포함된다. 이러한 세포는 외부 자극 없이 독립적으로 포도당을 흡수한다.

어떻게 생각하는가?

8 보디빌더는 근육을 키우기 위해 인슐린을 주사한다고 한다. 이 원리에 대해 설명하라. 인슐린을 과용할 경우에는 어떤 위험이 있을까?

낮은 혈당을 높이는 글루카곤

모든 신경조직은 세포호흡을 위해 거의 포도당에만 의존한다. 정신기능 장애, 무기력, 또는 사망 가능성을 막기 위해서는 혈당이 너무 낮아지는 것을 방지해야 한다. 글루카곤은 낮은 혈당치에 반응해 분비되는 중요한 호르몬 중 하나이다(**그림 14.23**).

이자의 알파세포에 있는 화학수용체는 혈당 감소를 감지해 혈액 속으로 글루카곤(폴리펩티드 호르몬)을 분비한다. 글루카곤은 다양한 신체 조직에 저장되어 있는 영양소가 분해되어 혈액 속으로 방출되도록 촉진한다. 글루카곤은 세포막 수용체에 결합해 2차 전령(cAMP)(14.5b 참조)을 활성화함으로써 다음과 같은 현상을 유발한다:

- 간세포에서 글리코겐 분해와 포도당 신합성이 자극되고 글리코겐 합성이 억제된다. 포도당이 혈액 속으로 방출되어 혈당이 증가한다(근육세포 내의 포도당은 방출되지 않고 근육세포에서 세포호흡으로 산화된다).

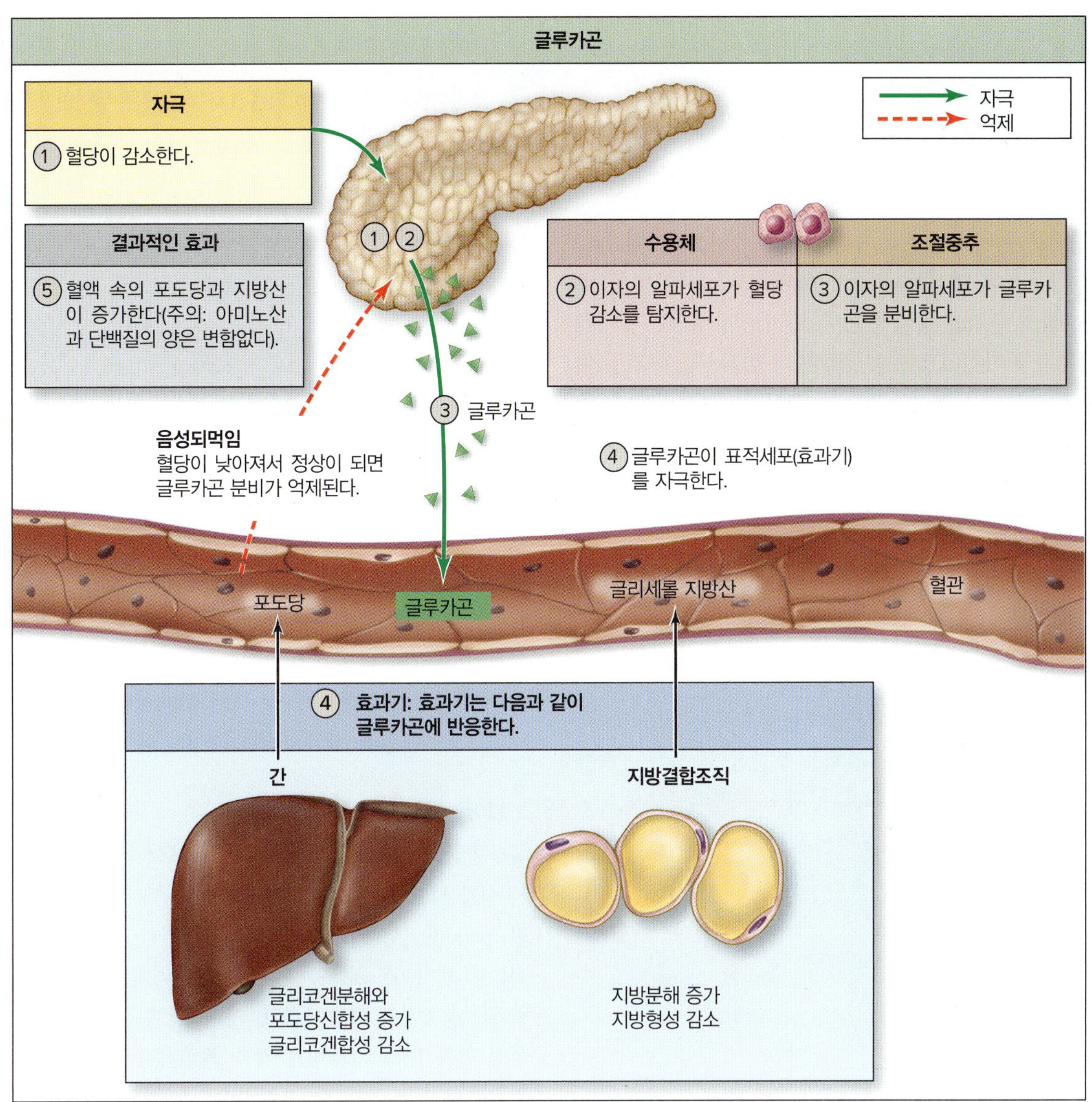

그림 14.23 글루카곤의 조절 및 작용. 글루카곤은 낮은 혈당 수치에 반응해 이자섬 내의 알파세포에서 분비된다. 글루카곤은 표적세포와 결합하여 혈액 내 포도당, 글리세롤 및 지방산 농도를 높인다.

- 지방결합조직세포의 지방분해가 자극되고 지방 형성이 억제된다. 저장된 지방으로부터 지방산과 글리세롤이 방출되어 혈중 농도가 상승한다.

요약하자면 글루카곤이 분비됨으로써 혈중 포도당, 글리세롤, 지방산이 증가하고 체내 조직에서는 이들 분자의 저장량이 감소한다. 혈당 수치의 상승은 음성 되먹임을 통해 글루카곤 분비의 감소를 유발한다.

글루카곤은 단백질로 이루어진 몸의 구조적 및 기능적 요소에는 작용하지 않는다는 점을 주의한다. 이러한 효과의 부재는 생리학적으로 중요한데, '비상사태'가 아닌 평소에 지속적이고 규칙적으로(예: 식사와 식사 사이) 분비되는 글루카곤은 혈당 유지를 위해 근육을 비롯한 몸의 구성요소를 분해하지 않기 때문이다.

흥미롭게도 구급대원은 특정한 상황에서 저혈당인 사람에게 글루카곤을 피하주사할 수 있다. 의식이 없어서 입으로 당을 섭취할 수 없을 때 이 방법을 사용한다.

무엇을 배웠는가?

29 이자에서 인슐린과 글루카곤이 분비되도록 하는 자극은 호르몬자극, 체액자극, 신경자극 중 무엇인가?

30 인슐린 분비에서 자극, 수용체, 조절중추, 효과기는 무엇인가? 혈액 속의 영양소 농도는 어떻게 되는가?

31 성장호르몬, 갑상샘호르몬, 코르티솔, 인슐린, 글루카곤 중 혈액 속으로 포도당이 분비되도록 하는 호르몬은 무엇인가?

14.11 기타 내분비샘

여기에서는 기타 내분비샘과 각각에 의해 분비되는 호르몬의 기능을 설명한다.

14.11a 솔방울샘

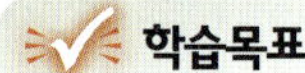
학습목표

36. 솔방울샘의 일반적인 구조, 위치, 기능을 설명한다.

솔방울샘[pineal gland (또는 송과체, pineal body)]은 사이뇌 내에서 시상상부의 뒤쪽 영역을 형성하는 작은 원뿔 모양 구조이다(그림 14.2 및 10.4a 참조). 솔방울샘은 **멜라토닌**(melatonin; *melas*: 어두운 색, *ton as*: 수축)을 분비하여 우리를 졸리게 한다. 멜라토닌 생산은 주기적인 경향이 있다. 밤에는 증가하고 낮에는 감소하며 점심시간에 가장 낮은 수치를 보인다. 멜라토닌은 하루주기 리듬(24시간 신체시계)을 조절하는 데 도움이 된다. 연구에 따르면 불규칙한 멜라토닌 수치는 계절정동장애(seasonal affective disorder, SAD)와 같은 기분(정동, affective)장애와 연관되어 있다. SAD로 고통받는 환자는 멜라토닌 분비를 억제하는 데 도움이 되는 특수 광선요법으로 치료할 수 있다.

또한 멜라토닌은 시상하부에서 생식샘자극호르몬분비호르몬(gonadotropin-releasing hormone, GnRH)의 합성에도 영향을 미치는 것으로 보인다. 이 호르몬은 뇌하수체앞엽에서 난포자극호르몬(follicle-stimulating hormone, FSH)과 황체형성호르몬(luteinizing hormone, LH)의 합성을 조절하여 생식기계를 조절한다. 성적 성숙에서 멜라토닌의 역할은 잘 알려져 있지 않으나, 과도한 멜라토닌 분비는 사람에서 사춘기를 지연시키는 것으로 알려져 있다.

무엇을 배웠는가?

32 멜라토닌 수치는 하루 종일 어떻게 변화하는가?

14.11b 부갑상샘

학습목표

37. 부갑상선의 일반적인 구조, 위치, 기능을 설명한다.

작고 적갈색의 **부갑상샘**(parathyroid glands)은 갑상샘의 뒤쪽 표면에 위치한다(그림 14.2 참조). 이 분비샘은 보통 4개의 작은 결절로 이루어지나, 일부 사람은 이 샘이 2개 또는 6개까지 있을 수 있다. 부갑상샘에는 으뜸세포(chief cells)와 호산소 세포(oxyphil cells)의 두 가지 유형이 있다.

더 흔한 **으뜸세포**(chief cells), 또는 주세포(principal cell)는 혈중 칼슘 수치의 감소에 반응하여 부갑상샘으로부터 분비되는 부갑상샘호르몬(parathyroid hormone, PTH)의 공급원이다. 부갑상샘호르몬은 혈중 칼슘 수치를 높이는 기능을 한다. 이것은 뼈조직에서 칼슘의 방출을 자극하고, 소변에서 칼슘의 손실을 줄이며, 콩팥이 효소를 분비하여 비활성 칼시트리올호르몬을 활성 칼시트리올호르몬으로 전환하게 한다(14.11c 참조). PTH 및 칼시트리올의 기능적인 세부사항은 4.6b절에 설명되어 있으며, 부록 1에 요약되어 있다(**표 R.2** 참조). (임상적 고찰 4.6: "구루병" 및 임상적 고찰 4.7: "뼈엉성증" 참조)

호산소 세포의 역할은 알려져 있지 않지만, 이 세포는 호산소 세포샘종(oxyphil cell adenoma)이라 하는 희귀한 형태의 암과 관련이 있다.

무엇을 배웠는가?

33 부갑상샘으로부터 분비되는 1차 호르몬은 무엇인가? 그것의 일반적인 기능은 무엇인가?

14.11c 내분비기능을 수행하는 장기

학습목표

38. 이 섹션에서 논의된 각 기관에서 방출되는 호르몬의 일반적인 기능을 확인하고 설명한다.

› 가슴샘

가슴샘(thymus)은 심장의 위쪽 전방에 위치한 이중엽 기관이다(그림 14.2 참조). 영아기에서 비교적 크고, 사춘기까지 계속 성장하며, 사춘기 이후 퇴행(크기 감소)을 시작한다. 결합조직 틀은 상피세포와 성숙 T-림프구(특정 유형의 백혈구)를 모두 수용한다. T-림프구는 골수에서 형성된 후 가슴샘으로 이동하고, 상피세포는 T-림프구의 성숙에 참여하는 **가슴샘 호르몬**[즉, 타이모신(thymosin), 타이뮬린(thymulin) 및 타이모포이에틴(thymopoietin)]을 분비한다(18.3b 참조).

› 심장

심장의 심방 내 내분비조직은 심방벽의 늘어남이 증가함에 따라 호르몬 **심방 나트륨 이뇨 펩티드**(atrial natriuretic; *natrium*: 운반, *ouron*: 소변) peptide, ANP]를 합성하고 분비한다(혈액량과 혈압의 증가를 나타냄). 이 펩타이드 호르몬은 콩팥을 자극하여 소변량을 증가시키고(혈액량 감소) 혈관을 확장시킨다. 이 두 가지 작용은 혈압을 낮추고 정상 항상성 한계 내로 되돌리는 것을 촉진한다. 따라서 ANP의 주요 기능은 혈압을 낮추는 것이다. ANP의 기능적인 세부사항은 20.5e, 20.6d에 및 20.6d에 설명되어 있으며, 부록 1에 요약되어 있다(**표 R.7** 참조).

› 콩팥

콩팥 내의 특수 수용체(화학수용체)가 낮은 혈중 산소 수치를 감지하면 콩팥 내의 내분비 조직에서 **적혈구형성인자**(erythropoietin, EPO)을 분비한다. EPO는 적색골수를 자극하여 산소를 운반하는 세포인 적혈구(red blood cells 또는 erythrocytes)의 생산 속도를 증가시킨다. 적혈구 형성인자의 기능적인 세부 사항은 15.3b절에 설명되어 있으며, 부록 1에도 요약되어 있다(**표 R.6** 참조).

› 간

간은 14.7d에서 설명했듯 성장호르몬에 대한 반응으로 인슐린 유사 성장인자(IGF)를 분비한다. 간은 또한 비활성 호르몬인 **앤지오텐시노겐**(angiotensinogen)을 분비한다. 앤지오텐시노겐을 **앤지오텐신 II**(호르몬의 활성 형태)로 활성화 하려면 콩팥에서 분비된 효소(레닌, renin)와 혈관 내층 안에 고정된 효소(앤지오텐신 전환효소, angiotensin-converting enzyme 또는 ACE)가 모두 필요하다(17.6b 참조). 앤지오텐신 II의 주요 기능은 혈압을 높이는 것이다. 앤지오텐신 II에는 여러 가지 효과가 있다. 그것은 (1) 강력한 혈관 수축제이며, (2) 콩팥을 자극하여 소변 배출량을 줄이며, (3) 갈증 센터를 자극한다. 이러한 모든 과정은 혈압을 정상적인 항상성 한계 내로 유지하는 기능을 한다(참고: 간도 EPO를 분비하지만 EPO의 주요 생산자는 콩팥이다). 앤지오텐신 II의 기능적인 세부 사항은 17.6b, 20.5e에 설명되어 있으며, 부록 1에도 요약되어 있다(**표 R.7** 참조).

› 위장과 작은창자

위와 작은창자는 위창자길[gastrointestinal (GI) tract]의 영역이다. 위는 가스트린을 합성하고 분비한다. **가스트린**(gastrin; *gaster*: 위)의 주요 기능은 위에서 소화를 촉진하기 위해 위 활동(운동성과 분비물 방출 모두)을 증가시키는 것이다(26.2d 참조). 작은창자는 위의 아래, 복강의 중앙에 위치한 긴 관이다. 소장은 세크레틴과 콜레시스토키닌을 분비하며, 둘 다 작은창자에서 소화를 촉진하는 기능을 한다. **세크레틴**(secretin)의 주요 기능은 간(쓸개즙)과 이자(이자액)에서 작은창자로 분비물이 방출되도록 자극하는 것이다. **콜레시스토키닌**(cholecystokinin; *chole*: 쓸개즙, *cyst*: 주머니, *kinin*: 이동, CCK)의 1차적 기능, 그리고 호르몬에 그 이름을 붙이는 것은 쓸개(간 아래쪽 표면에 있는 근육 주머니)에서 쓸개즙의 분비를 자극하는 것이기 때문이다. 가스트린, 세크레틴 및 콜레시스토키닌의 기능적 세부사항은 21.2d 및 21.3c에 설명되어 있으며, 부록 1에 요약되어 있다(**표 R.8** 참조).

› 피부

자외선은 표면피부세포(각질형성세포, keratinocytes)로 침투하여 변형된 콜레스테롤 분자를 **비타민 D_3**(콜레칼시페롤, cholecalciferol)로 전환한 뒤 혈액으로 분비한다. 비타민 D_3는 간 내의 효소에 의해 칼시디올로 전환된 뒤 콩팥 내의 효소에 의해 활성호르몬인 **칼시트리올**(calcitriol, 지용성 스테롤호르몬)으로 전환된다. 칼시트리올은 뼈조직에서 칼슘의 방출을 자극하여 혈중 칼슘을 증가시키고 소변의 칼슘 손실을 감소시키기 때문에 부갑상샘호르몬과 유사하다. 또한 칼시트리올은 작은창자의 속공간 안의 소화된 음식들로부터 칼슘 흡수를 향상시킨다. 칼시트리올은 작은창자를 둘러싸고 있는 상피세포를 자극하여 세포막 Ca^{2+} 수송 단백질(예: 칼빈덴, calbinden)의 수를 증가시킨다. 칼시트리올이 없으면 우리가 섭취하는 칼슘의 대부분은 흡수되지 않고 소화관에 머무르다가 대변으로 배출된다. 칼시트리올의 기능적 세부사항은 3.1d 및 4.6b에 설명되어 있으며, 부록 1에 요약되어 있다(**표 R.2** 참조).

› 지방결합조직

지방결합조직은 몸 전체에 위치하며 호르몬 **렙틴**(leptin)을 분비한다. 이 호르몬은 식욕을 조절하는 시상하부 신경세포에 결합하여 음식 섭취를 조절하는 데 도움이 된다(10.4c 참조). 렙틴은 식욕 증가에 관여하는 다른 수용체의 하향조절(14.6a 참조)을 자극한다. 체지방 비율이 낮으면 혈중 렙틴의 수치가 낮아 식욕을 자극한다. 따라서 렙틴의 기능 중 하나는 신체 내의 에너지 균형을 조절하는 것이다. 임상의와 연구자들은 이 조직의 과다 또는 결핍의 결과를 관찰함으로써 지방결합조직의 다른 내분비기능을 더 많이 밝혀 냈다. 과도한 지방결합조직은 다양한 유형의 암(예: 잘룩창자, 유방) 및 남성의 사춘기를 지연시키는 반면, 비정상적으로 낮은 체지방은 여성의 사춘기를 지연시키고 정상적인 월경주기를 방해할 수 있다.

› 요약

이번 장(및 본문 전체)에서 논의된 주요 호르몬에 대한 자세한 내용은 이번 장 뒤에 나오는 표에 요약되어 있으며, 그 기능에 기초하여 정리되어 있다(예: 혈당 조절, 혈액 칼슘 조절). 각 표에는 호르몬의 화학구조, 호르몬을 생성하는 내분비샘, 분비를 위한 1차 자극, 1차 표적기관 및 그것이 유도하는 세포 변화가 포함되어 있다. 또한 호르몬 작용의 결과, 관련된 질병 또는 상태의 예시를 자세히 설명하는 본문 위치도 표시되어 있다.

무엇을 배웠는가?

34 혈액 내 적혈구 농도를 조절하는 콩팥의 기능은 무엇인가?

35 앤지오텐시노겐을 분비하는 기관은 무엇이며, 활성화 된 후 앤지오텐시노겐의 기능은 무엇인가?

14.12 노화와 내분비계통

학습목표

39. 사람이 나이가 들면서 내분비활동이 어떻게 변하는지 설명한다.

내분비샘의 분비활동은 일반적으로 나이가 들면서 약해진다. 노화는 내분비계 기능의 효율을 감소시키며, 종종 호르몬의 평상시 농도가 낮아진다. 중년 이후에 나타나는 복부비만이나 근육 손실 등은 내분비샘 기능 약화와 직접적인 관련이 있다.

한 예로 성장호르몬과 성호르몬의 분비 감소를 들 수 있다. 노년이 되어 성장호르몬 농도가 감소하면 체중 및 체질량이 감소한다. 다만, 계속 운동을 하면 이런 효과를 감소시킬 수 있다.

또 나이가 들면 남성의 테스토스테론과 여성의 에스트로겐이 감소한다. 폐경 후 에스트로겐 수치의 감소는 뼈엉성증에 기여한다(임상적 고찰 4.7: "뼈엉성증" 참조). 호르몬 대체요법은 나이가 들어감에 따라 자연적으로 감소하는 성호르몬 수치를 보충하기 위한 것이다. 호르몬 대체요법의 이점과 부작용은 22.5f에서 자세히 설명한다.

무엇을 배웠는가?

36 나이가 들면 호르몬을 생산하는 내분비샘의 능력에 어떤 일반적인 변화가 일어나는가?

단원 요약 CHAPTER SUMMARY

	• 내분비계는 호르몬이라고 불리는 화학적 의사소통 분자(리간드, ligands)를 생산하는 내분비샘으로 구성되어 있다.
14.1 내분비계통 개관	• 신체의 두 가지 제어 시스템에는 내분비계와 신경계가 포함된다.
	14.1a 내분비계통의 개요 • 내분비계는 호르몬을 혈액으로 분비하여 표적세포를 제어하는 내분비샘으로 구성된다.
	14.1b 두 조절계통의 비교 • 내분비계와 신경계는 항상성을 유지하기 위해 서로를 보완한다.
	14.1c 내분비계통의 일반적인 기능 • 호르몬에 의해 제어되는 주요 과정에는 발달, 성장 및 대사 조절이 포함된다; 혈액 구성 및 부피의 항상성 유지; 소화과정 조절; 생식활동 조절.
14.2 내분비샘	**14.2a 주요 내분비샘의 위치** • 내분비기관에는 뇌하수체, 솔방울샘, 갑상샘, 부갑상샘 및 부신이 포함된다. • 내분비조직은 시상하부, 피부, 가슴샘, 심장, 간, 위, 이자, 작은창자, 지방결합조직, 콩팥 및 생식샘 내의 작은 집합체 내에 저장된다.
	14.2b 호르몬 합성 및 분비 촉진 • 내분비세포에서 호르몬의 분비는 반사를 통해 제어된다. 이들 세포를 자극하는 방법은 세 가지가 있다: (1) 호르몬 자극, (2) 다른 호르몬이 아닌 혈액 속의 무언가에 의한 체액성 자극, (3) 신경계 자극.
14.3 호르몬의 분류	• 호르몬은 순환호르몬 또는 국소호르몬으로 분류된다.
	14.3a 순환호르몬 • 순환호르몬은 지용성(콜레스테롤에서 합성된 스테로이드 포함) 또는 수용성(대부분의 생체아민 및 아미노산으로부터 합성되는 단백질 호르몬 포함)이다.

(계속)

단원 요약 CHAPTER SUMMARY

14.3 호르몬의 분류

14.3b 국소호르몬
- 아이코사노이드(eicosanoids)는 국소호르몬이다; 지방산(아라키돈산, arachidonic acid)으로부터 합성된다; 형성된 후, 아이코사노이드는 이를 생성한 세포(자가분비 자극) 또는 인접 세포(주변 분비 자극)를 자극한다.

14.4 호르몬 운반
- 호르몬 수송의 기전은 호르몬이 지용성인지 수용성인지에 따라 다르다.

14.4a 혈액을 통한 운반
- 지용성 호르몬은 혈액 내에서 운반되기 위해 운반 단백질 분자에 부착되어야 한다.
- 수용성 호르몬은 혈액의 수성 환경에서 쉽게 용해되며 운반 단백질이 필요하지 않다.

14.4b 순환호르몬의 농도
- 호르몬 농도에 영향을 미치는 두 가지 주요 요인은 내분비샘에 의한 호르몬 분비와 간, 콩팥, 표적세포에 의한 호르몬 제거이다.

14.5 표적세포: 호르몬과의 상호작용
- 호르몬은 표적세포의 수용체와 결합한다; 이것이 어떻게 발생하는지는 지용성 호르몬과 수용성 호르몬의 경우가 서로 다르다.

14.5a 지용성 호르몬
- 지용성 호르몬(스테로이드, 칼시트리올 및 갑상샘호르몬)은 세포 내 수용체에 결합하여 세포활동을 자극한다: 호르몬-수용체 복합체는 DNA 영역을 활성화하여 새로운 단백질을 생성한다.

14.5b 수용성 호르몬
- 수용성 호르몬(갑상샘호르몬을 제외한 단백질 및 생체아민)은 세포막 수용체와 결합한다; 호르몬은 1차 전령이며, G단백질의 활성화와 세포 내 효소 연쇄작용을 통해 2차 전령을 형성한다.
- 세포 반응은 효소 경로의 활성화 또는 억제, 세포분열을 통한 성장 자극, 세포 분비 자극, 세포막 투과성의 변화, 근육 수축 또는 이완을 포함할 수 있다.

14.6 표적세포: 세포 반응의 정도
- 세포 반응의 정도는 표시된 수용체와 그것이 결합하는 호르몬의 양과 종류 모두의 함수이다.

14.6a 표적세포의 수용체 수
- 상향조절은 수용체 수의 증가, 하향조절은 수용체 수의 감소이다. 수용체 수를 바꿀 수 있다는 것은 대상세포가 호르몬에 대한 반응성을 바꿀 수 있게 해 준다.

14.6b 표적세포의 호르몬 상호작용
- 단일 표적세포는 다양한 다른 호르몬에 대한 수용체를 보유할 수 있다.
- 여러 호르몬이 표적세포와 상호작용하여 상승, 허용 또는 대항의 세 가지 효과 중 하나를 낼 수 있다.

14.7 시상하부와 뇌하수체
- 시상하부는 뇌하수체로부터의 호르몬 분비를 직접 제어하고, 뇌하수체앞엽을 제어하여 다른 내분비샘에서의 호르몬 분비를 조절한다.

14.7a 시상하부와 뇌하수체의 해부학적 관계
- 뇌하수체는 시상하부 아래에 위치하고 누두(infundibulum)에 의해 연결된다.
- 시상하부는 시상하부에 있는 두 개의 핵(시각교차위핵과 뇌실곁핵)의 축삭을 포함하는 시상하부-뇌하수체관을 통해, 뇌하수체뒤엽과 통신한다.
- 시상하부는 시상하부에서 뇌하수체앞엽으로 호르몬을 전달하는 혈관 네트워크인 시상하부-뇌하수체 문맥계를 통해 뇌하수체앞엽과 통신한다.

14.7b 시상하부와 뇌하수체뒤엽의 상호작용
- 신경신호에 반응하여 뇌하수체뒤엽은 항이뇨호르몬(ADH) 또는 옥시토신(OT)을 분비한다.이 호르몬들은 사전에 시상하부에 의해 합성되어 뇌하수체뒤엽에 저장된다.

14.7c 시상하부와 뇌하수체앞엽의 상호작용
- 시상하부에서 분비되는 조절호르몬에는 '분비' 및 '억제' 호르몬이 모두 포함된다.
- 분비호르몬은 뇌하수체앞엽에서 특정 호르몬의 분비를 자극하고, 억제호르몬은 뇌하수체앞엽에서 호르몬 분비를 감소시킨다.
- 뇌하수체앞엽에서 합성되고 분비되는 호르몬에는 갑상샘자극호르몬(TSH), 프로락틴(PRL), 난포자극호르몬(FSH), 황체형성호르몬(LH), 부신겉질자극호르몬(ACTH) 및 성장호르몬(GH)이 있다.

14.7d 성장호르몬: 조절과 효과
- 뇌하수체앞엽으로부터의 GH 분비는 시상하부에서의 성장호르몬분비호르몬(growth hormone-releasing hormone, GHRH)과 성장호르몬억제호르몬(growth hormone-inhibiting hormone, GHIH)의 분비에 의해 조절된다.
- 성장호르몬은 간에서 인슐린 유사 성장인자 (insulin-like growth factors, IGFs) (소마토메딘)의 분비를 자극한다; GH와 IGF는 표적세포가 성장하도록 자극하며(특히 연골, 뼈 및 근육), 간은 글리코겐 분해와 포도당 신합성을 증가시키고, 지방결합조직은 지방분해를 증가시킨다.

14.8 갑상샘

14.8a 갑상샘의 해부학
- 갑상샘은 갑상샘호르몬을 생성하는 소포가 있는, 기관의 앞쪽과 후두의 아래쪽에 위치한 나비 모양의 분비샘이다.

14.8b 갑상샘호르몬: 조절과 효과
- 갑상샘 호르몬의 감소와 특정 자극은 시상하부가 뇌하수체앞엽에서 갑상샘 자극 호르몬(thyroid-stimulating hormone, TSH)을 방출하는 갑상샘 자극 호르몬 분비 호르몬(thyrotropin-releasing hormone, TRH)을 분비하게 한다.
- 갑상샘 호르몬은 이후, 체온의 증가와 함께 대사를 증가시킨다.

14.8c 칼시토닌: 조절과 효과
- 갑상샘의 소포곁세포(parafollicular cells)는 혈중 칼슘 수치를 낮추는 기능을 하는 칼시토닌을 분비한다.

(계속)

단원 요약 CHAPTER SUMMARY

14.9 부신	**14.9a 부신의 해부학** • 부신에는 내부속질(에피네프린과 노르에피네프린을 분비)과 외부겉질이 모두 있다. • 부신겉질에는 무기질코르티코이드(mineralocorticoids), 글루코코르티코이드(glucocorticoids, 주로 코르티솔) 및 고나도코르티코이드(gonadocorticoids)를 생성하는 세 개의 영역이 있다.
	14.9b 코르티솔: 조절과 효과 • 특정한 자극을 받으면 시상하부가 뇌하수체앞엽에서 부신겉질자극호르몬(adrenocorticotropic hormone, ACTH)을 분비하는 코르티코트로핀 분비호르몬(corticotropin-releasing hormone, CRH)을 분비한다. • 코르티솔의 순효과는 혈액 내 모든 영양분 분자의 증가이다.
14.10 이자	• 이자는 인슐린과 글루카곤을 모두 분비하여 혈중 영양소의 수치를 조절한다.
	14.10a 이자의 해부학 • 이자는 외분비샘이면서 내분비샘이다. 일차 내분비세포에는 알파세포와 베타세포가 포함된다.
	14.10b 이자호르몬 • 베타세포로부터 혈액으로 인슐린이 분비되면 혈중 모든 영양소(포도당 포함)가 감소하고, 신체 조직 내 이러한 분자의 저장이 증가한다. • 알파세포에서 글루카곤이 분비되면 혈중 포도당, 글리세롤 및 지방산이 증가한다; 이는 신체의 구조적 및 기능적 단백질 성분에 영향을 미치지 않는다.
14.11 기타 내분비샘	• 호르몬은 솔방울샘, 부갑상샘 및 기타 내분비샘에서도 분비된다.
	14.11a 솔방울샘 • 솔방울샘은 하루주기 리듬을 조절하는 멜라토닌을 생성하는 사이뇌 내의 원뿔형 구조이다.
	14.11b 부갑상샘 • 부갑상샘은 혈중 칼슘을 증가시키는 부갑상샘호르몬을 생성한다.
	14.11c 내분비기능을 수행하는 장기 • 내분비기능이 있는 구조에는 가슴샘, 심장, 콩팥, 간, 위 및 작은창자, 피부 및 지방결합조직이 있다.
14.12 노화와 내분비계통	• 내분비샘의 분비활성도는 나이가 들수록 감소하는데, 특히 GH, 테스토스테론, 에스트로겐의 생산과 활성에 관해서는 더욱 그러한 양상을 보인다.

단원 평가

기초 평가 Do You Know the Basics?

성과 및 평가

분석 및 적용

이해와 암기

1. 내분비계에 의해 제어되는 일반적인 과정이 아닌 것은?
   a. 발달, 성장, 대사
   b. 생식 활동 통제
   c. 혈액 구성의 항상성 유지
   d. 프로그램된 세포 사망/노화 세포의 사망

2. 이 호르몬의 주된 기능은 신진대사를 조절하는 것이다.
   a. 칼시토닌
   b. 갑상샘호르몬(TH)
   c. 성장호르몬(GH)
   d. 글루카곤

3. 수용성 호르몬에 의해 시작된 세포 내 효소 연쇄반응의 구성요소는?
   a. G단백질
   b. cAMP 분자
   c. 단백질 키나아제 효소
   d. 모두 해당

4. 뇌하수체앞엽에서 분비되는 호르몬은?
   a. 글루카곤
   b. 성장호르몬(GH)
   c. 멜라토닌
   d. 에피네프린

5. 지용성 호르몬의 작용으로 옳은 것은?
   a. 효소 경로의 활성화 또는 억제
   b. 호르몬 반응 원소로 결합
   c. 근육 수축 또는 이완
   d. 세포 분비의 자극

6. 인슐린은 간세포 내에서 혈당을 감소시키기 위해 ______을 증가시킨다.
   a. 글리코겐 분해
   b. 포도당 신합성
   c. 글리코겐 합성
   d. 지방 합성

7. 글루카곤은 표적세포에서 인슐린에 ____________ 효과가 있다.
   a. 대항
   b. 상승
   c. 허용
   d. 허용과 상승 둘 다

8. 부신피질에서 생성된 글루코코르티코이드(예: 코르티솔)가 조절하는 것은?
   a. 체액의 나트륨 이온 및 칼륨 이온 수준
   b. 혈압
   c. 혈중 칼슘 농도
   d. 혈중 포도당 수치
9. 갑상샘자극호르몬은 다음 중 어떤 것을 자극하는가?
   a. 호르몬을 분비하는 뇌하수체앞엽
   b. 호르몬을 분비하기 위한 시상하부
   c. 갑상샘호르몬을 분비하기 위한 갑상샘
   d. 모두 해당
10. 시상하부에서 분비되는 호르몬 중 뇌하수체앞엽에 영향을 끼치는 것이 아닌것은?
   a. 성장분비호르몬(GRH)
   b. 항이뇨호르몬(ADH)
   c. 프로락틴분비호르몬(PRH)
   d. 코르티코트로핀분비호르몬(CRH)
11. 내분비계와 신경계의 작동방법 및 효과의 유사점과 차이점을 설명하시오.
12. 내분비계의 네 가지 주요 기능을 나열하시오.
13. 내분비 반사를 시작하기 위해, 대상세포로부터 호르몬 분비를 자극하는 데 사용되는 세 가지 기전을 설명하시오.
14. 호르몬의 세 가지 화학적 범주를 구별하고 각각의 예를 드시오. 대부분의 호르몬은 어느 부류에 속하는가?
15. 국소호르몬이 순환호르몬과 어떻게 다른지 설명하시오.
16. 혈액에서 지용성 호르몬을 운반하는 운반 단백질의 기능과 이러한 호르몬이 세포와 상호작용하는 방식을 설명하시오.
17. 수용성 호르몬이 세포와 어떻게 상호작용하는지 설명하하시오.
18. 시상하부가 뇌하수체뒤엽의 내분비계 기능을 어떻게 감독하고 제어하는지 설명하하시오.
19. 시상하부가 뇌하수체앞엽의 내분비계 기능을 어떻게 감독하고 제어하는지 설명하하시오.
20. 인슐린과 관련된 항상성 체계에 대해 논하시오.

응용 평가 Can You Apply What You've Learned?

1. 조지는 43세의 건설노동자로, 목에 통증이 있고 계속해서 자라는 부종이 생겼다. 그는 의사를 찾아가 체중이 줄고 매우 예민해졌다고 털어 놓았다. 의사는 조지의 어떤 분비샘이 비정상적으로 기능하고 있다고 의심하겠는가?
   a. 뇌하수체
   b. 갑상샘
   c. 부신
   d. 이자
2. 질문 1에서 설명한 분비샘이 정상적으로 작동하지 않는지 여부를 판단하기 위해 가장 적합한 진단검사는?
   a. 갑상샘에 의해 흡수되는 방사성 요오드의 양 측정
   b. 매일 아침과 저녁 같은 시간에 체온 측정
   c. 1개월 동안의 체중 변동 관찰
   d. 존재하는 갑상샘호르몬(T_3 및 T_4)의 양을 측정하기 위해 혈액 샘플 채취
3. 엘레나는 출근에 늦었고 서둘러 문을 나서고 있다. 출퇴근시간이 붐비기 때문에 속도가 느려, 불안해지고 화가 나기 시작한다. 그녀가 주차를 시도하는 도중 누군가 그녀의 차를 치고 그녀는 더 화가 난다. 이 '긴급 상황' 동안 어떤 특정 호르몬이 방출되는가?
   a. 인슐린/글루카곤
   b. 에피네프린/코르티솔
   c. 인슐린/갑상샘호르몬
   d. 멜라토닌/에피네프린
4. 미셸이라는 젊은 여성의 혈액 샘플은 혈당 수치가 상승했음을 나타낸다. 이러한 항상성 불균형은 어떤 호르몬에 대한 민감도가 부족하거나 감소했기 때문에 발생할 가능성이 가장 높은가?
   a. 성장호르몬
   b. 글루카곤
   c. 인슐린
   d. 코르티솔
5. 스티븐은 지방결합 조직의 양을 감소시킬 뿐만 아니라(광고된 바와 같이) 간에서 글리코겐 저장량을 감소시키고 근육단백질 분해(단백질 이화작용)를 유발하는 것으로 알려진 새로운 체중 감소 보조제를 복용하고 있다. 이 보조제의 어떤 물질이 이러한 변화를 담당하는가?
   a. 성장호르몬
   b. 글루카곤
   c. 인슐린
   d. 코르티솔

종합 평가 Can You Synthesize What You've Learned?

1. 19세의 해롤드는 갑작스러운 체중 감소로 의사를 만나, 췌장의 베타세포가 인슐린을 충분히 생산하지 못하거나 표적세포가 인슐린에 반응하지 않는 상태인 1형 당뇨병 진단을 받았다. 해롤드에게 혈액검사 결과에서 그의 혈당 수치가 높은 것으로 나타난 이유를 설명하시오.
2. 35세의 수잔은 대학에서 입학사정관으로 일하는 두 아이의 엄마이다. 그녀는 최근에 뇌하수체 종양 진단을 받았다. 그녀가 경험할 수 있는 문제에 대해 논하고 뇌하수체뒤엽과 뇌하수체앞엽에서 분비되는 호르몬을 나열하시오.
3. 헨리는 갑상샘호르몬이 갑상샘자극호르몬분비호르몬(TRH)과 갑상샘자극호르몬(TSH)에 의해 어떻게 조절되는지 이해하는 데 관심이 있는 환자이다. 그에게 시상하부-뇌하수체-갑상선 축에 대해 간략하게 설명하시오.